M. G. Hammes, R. Schwarz

Lehrbuch der klassischen Chinesischen Medizin und Akupunktur

Michael G. Hammes, Roya Schwarz

Lehrbuch der klassischen Chinesischen Medizin und Akupunktur

Die Goldene Nadel

經典中醫針灸學妙成

金針發揮

1. Auflage

ELSEVIER

Elsevier GmbH, Bernhard-Wicki-Str. 5, 80636 München, Deutschland
Wir freuen uns über Ihr Feedback und Ihre Anregungen an kundendienst@elsevier.com

ISBN 978-3-437-56821-3
eISBN 978-3-437-09956-4

1. Auflage 2022

Wichtiger Hinweis für den Benutzer
Die medizinischen Wissenschaften unterliegen einem sehr schnellen Wissenszuwachs. Der stetige Wandel von Methoden, Wirkstoffen und Erkenntnissen ist allen an diesem Werk Beteiligten bewusst. Sowohl der Verlag als auch die Autorinnen und Autoren und alle, die an der Entstehung dieses Werkes beteiligt waren, haben große Sorgfalt darauf verwandt, dass die Angaben zu Methoden, Anweisungen, Produkten, Anwendungen oder Konzepten dem aktuellen Wissensstand zum Zeitpunkt der Fertigstellung des Werkes entsprechen. Der Verlag kann jedoch keine Gewähr für Angaben zu Dosierung und Applikationsformen übernehmen. Es sollte stets eine unabhängige und sorgfältige Überprüfung von Diagnosen und Arzneimitteldosierungen sowie möglicher Kontraindikationen erfolgen. Jede Dosierung oder Applikation liegt in der Verantwortung der Anwenderin oder des Anwenders. Die Elsevier GmbH, die Autorinnen und Autoren und alle, die an der Entstehung des Werkes mitgewirkt haben, können keinerlei Haftung in Bezug auf jegliche Verletzung und/oder Schäden an Personen oder Eigentum, im Rahmen von Produkthaftung, Fahrlässigkeit oder anderweitig übernehmen.

Für die Vollständigkeit und Auswahl der aufgeführten Medikamente übernimmt der Verlag keine Gewähr.
Geschützte Warennamen (Warenzeichen) werden in der Regel besonders kenntlich gemacht (®). Aus dem Fehlen eines solchen Hinweises kann jedoch nicht automatisch geschlossen werden, dass es sich um einen freien Warennamen handelt.

Bibliografische Information der Deutschen Nationalbibliothek
Die Deutsche Nationalbibliothek verzeichnet diese Publikation in der Deutschen Nationalbibliografie; detaillierte bibliografische Daten sind im Internet über https://www.dnb.de abrufbar.

22 23 24 25 26 5 4 3 2 1

In ihren Veröffentlichungen verfolgt die Elsevier GmbH das Ziel, genderneutrale Formulierungen für Personengruppen zu verwenden. Um jedoch den Textfluss nicht zu stören sowie die gestalterische Freiheit nicht einzuschränken, wurden bisweilen Kompromisse eingegangen. Selbstverständlich sind **immer alle Geschlechter** gemeint.

Planung: Marko Schweizer, München
Projektmanagement: Dagmar Wiederhold, München
Redaktion: Dr. Petra Zimmermann, Braunschweig
Bildredaktion und Rechteklärung: Stefan Schneidhuber, München
Herstellung: Renate Hausdorf, Gräfelfing
Satz: STRAIVE, Puducherry/Indien
Druck und Bindung: EGEDSA, Sabadell (Barcelona)/Spanien
Umschlaggestaltung: SpieszDesign, Neu-Ulm
Titelfotografie: The History Collection/Alamy Stock Photo

Aktuelle Informationen finden Sie im Internet unter **www.elsevier.de**

Hinweise zur Erstellung des Werkes

Das Verpflanzen eines wertvollen Kulturguts in eine neue Zeit und eine fremde kulturelle Umgebung stellt eine große Herausforderung dar, bei der die Versuchung einer Einverleibung durch umdeutende Interpretation entlang des im Zielgebiet etablierten Kontextes omnipräsent ist. Daher steht auch die Rezeption einer alten Medizin wie der Chinesischen stets in der Gefahr, Kontaminationen durch einen unkritischen Enthusiasmus, der kaum zwischen einzigartigem Original, medizinischer Chinoiserie und schön verpacktem Nachahmungsversuch unterscheidet, wie auch durch ein hinsichtlich der Erschließung originärer Quellen nicht hinreichend fundiertes Expertentum ausgesetzt zu sein. So sind unter der Bezeichnung „Traditionelle Chinesische Medizin" zum Teil transformierte Anteile einer ursprünglichen Medizin wie auch Hinzufügungen und Anpassungen an die moderne Medizin gefasst, die keinesfalls den ursprünglichen Zustand der antiken Chinesischen Medizin widerspiegeln.

Unabdingbare Voraussetzungen für eine angemessene Auseinandersetzung mit dem Sujet sollten daher nicht allein eine breite Kompetenz in der Beherrschung der Quellsprache, sondern ebenso eine enge Vertrautheit mit der chinesischen Geschichte, Kultur und Weltanschauung, eine erschöpfende Ausbildung in den unentbehrlichen Grundkenntnissen, eine ausgiebige klinische Praxis dieser Medizin, eine unmittelbare Unterrichtung durch authentische Meister und zuletzt auch Erfahrungen in der unterrichtenden Vermittlung dieser Medizin sein. Eine gelungene Umsetzung wird allerdings selbst unter all diesen Kautelen nicht möglich sein, wenn die Bereitschaft zur Selbstkultivierung und Selbstentwicklung im Sinne der daoistischen und buddhistischen Weisheiten nicht vorhanden ist und der entsprechende Entfaltungsweg nicht beschritten wird.

Die aufgeführten Grundanforderungen werden an den verschiedenen Orten der Aufnahme von Impulsen aus der Chinesischen Medizin häufig nicht erfüllt. In erheblicher Abweichung von der grundlegenden Orientierung dieser Medizin werden ihre feinsinnigen, spirituellen und esoterischen Inhalte oft bis hin zu ihrer vollständigen Ausblendung vernachlässigt, ohne dass dies gemeinhin als verheerend erachtet wird.

Unter dem Einfluss unzulänglicher Bedingungen ist ein Scheitern an den Herausforderungen einer angemessenen Darstellung der klassischen Chinesischen Medizin unausweichlich. Es darf daher nicht verwundern, wenn der Leser hier in diesem Werk allein in der benutzten Nomenklatur einigen ihm nicht geläufigen Ausdrücken begegnet. Der Grund für die Neugestaltung der Nomenklatur ist die nicht hinreichende Präzision der bisher verbreiteten Terminologien. Die benutzten Ausdrücke wurden so gewählt, dass sie die verschiedenen Ebenen des Sinngehalts im chinesischen Original widerspiegeln und sich in den gegebenen Kontext einfügen, ohne sich dabei einem konkreten Verständnis zu entziehen.

Die vielfältigen Schwierigkeiten bei der Übertragung vollständiger klassischer chinesischer Medizintexte ergeben sich aus dem Umstand, dass dort mit einer Zeichenfolge gleichzeitig konkrete Phänomenologien wie auch deren feinstoffliche und spirituelle Hintergründe angesprochen werden, während zusätzlich noch versteckte Hinweise auf die Geheimnisse der praktischen Umsetzung in die Zeilen hineingewoben sind.

Man führe sich vor Augen, dass eines der umfangreichsten Zeichenwörterbücher der chinesischen Sprache etwa 57.000 Schriftzeichen umfasst und der gesamte Zeichenwortschatz der chinesischen Sprache auf etwa 70.000 Lexeme geschätzt wird. In der deutschen und englischen Sprache handelt es sich in dieser Perspektive um einen Wortschatz von geschätzten 500.000 bis 700.000 Lexemen und bei der deutschen Sprache um einen gesamten Wortschatz von etwa 5,3 Millionen Wörtern. Diese Gegebenheiten sollten ausreichend Argumente liefern, um den Anspruch auf eine 1:1-Übersetzung altchinesischer Texte ad absurdum zu führen.

Es ist allgemein bekannt, dass die Zubemessung einer Bedeutung zu einem chinesischen Schriftzeichen in besonderem Maße kontextabhängig ist und dass die alten chinesischen Weisen die Vieldeutigkeit der chinesischen Schriftzeichen gezielt eingesetzt haben, um eine erweiterte und mehrdeutige Sichtweise zu ermöglichen. Den Leser darf es daher nicht verwundern, wenn die in diesem Werk vorzufindenden Neuübersetzungen von Passagen aus den chinesischen Medizinklassikern häufig einen anderen Wortlaut aufweisen, als er bei den Übertragungen anderer Experten vorzufinden ist, ohne dass dabei auf einen diametral unterschiedlichen Sinn abgehoben wird. Es ist der Natur der chinesischen Quellen geschuldet, wenn derselbe Wortlaut aus dem Chinesischen in unterschiedlichen Kontexten auch unterschiedlich übertragen wird, was an einzelnen Stellen dieses Werkes anzutreffen ist.

Darüber hinaus sind bestimmte Termini der Chinesischen Medizin wie Yin, Yang und Qi keiner adäquaten und eindeutigen Übertragung zugänglich. Andere Ausdrücke wie Shen und Jing können in bestimmten Fällen kontextabhängig als Essenz oder Geist-Seele verstanden werden, auch wenn ihr gesamtes semantisches Feld letztlich wesentlich weiter gefasst ist.

Es handelt sich bei diesem Buch um ein Werk, das sich auf die Praxis einer Medizin bezieht, und so müssen auch klassische Zitate in Worte gefasst sein, die einen medizinisch nachvollziehbaren Sinn aufweisen und nach Möglichkeit auch praktisch umsetzbar erscheinen. In den übertragenen Zitaten wird der Originalwortlaut möglichst präzise und quellennah wiedergegeben.

Die Außergewöhnlichen Gefäße werden hier so genannt, weil der in anderen Werken verwendete Ausdruck „außerordentlich" nahelegen würde, dass diese Gefäße keiner Ordnung folgen. Der Ausdruck „Perikard" wird nicht benutzt, weil er der einzige Fall wäre, in dem ein inneres Organ mit einem lateinischen Ausdruck benannt wird. Zudem legt dieser lateinische Begriff die Verwechselung mit der so benannten anatomischen Struktur nahe, was zu wesentlichen Missverständnissen Anlass geben kann. Der Ausdruck „Wandlungsphasen“ wird in diesem Buch meist nicht benutzt, weil er zwar eine naheliegende Interpretation des originären Sinnzusammenhangs darstellt, aber das Wort „Wandlung“ in den betreffenden Inhalten der chinesischen Literatur explizit nicht benutzt wird. Wörtlich bedeutet *xíng* 行 „sich fortbewegen“, aber auch die „Art und Weise, wie man sich aufführt“. Da mit den so genannten „Wandlungsphasen“ jedoch nicht die verändernden Bewegungen zwischen den Phasen gemeint sind, sondern der Grundcharakter dieser als Phasen bezeichneten Zustandsweisen, ist hier meist von den „Fünf Grundwesenheiten“ die Rede.

Das Wort *jiāo* 焦 bezeichnet einen über dem Feuer gebratenen Vogel. Dennoch schien es nicht dem Verständnis förderlich, eine Übersetzung als „Bräter“, „Brenner“, „Erwärmer“ oder „Wärmebereich“ vorzunehmen, weshalb die Pinyin-Transkription unübersetzt beibehalten wurde.

Akupunkturpunkte sind keine „Punkte“, da mit diesem Ausdruck die Schnittstelle zweier Geraden bezeichnet wird, der keine Ausdehnung zukommt. Das Wort *xué* 穴 bedeutet „Loch“ oder „Vertiefung“ im Sinne einer Zugangsstelle, einem Zu- oder Durchtritt. Daher wird in diesem Buch von „Akupunkturpforten“ gesprochen.

Weitere Erläuterungen zu den gewählten Übersetzungen finden sich gegebenenfalls im Text. Alle nicht anders gekennzeichneten Zitate aus alten chinesischen Quellen sind neue Übertragungen ins Deutsche von Michael G. Hammes.

Die Quellenangaben zu den aus den klassischen Schriften zitierten Stellen beziehen sich auf das Originalwerk und das jeweilige Kapitel oder den jeweiligen Abschnitt, aus dem der Text stammt. Der Verweis auf moderne Nachdrucke dieser Werke erschien nicht sinnvoll, da in der Regel solche Ausgaben nicht allgemein verfügbar sind. Eine große Anzahl klassischer medizinischer Texte ist inzwischen online einsehbar.

Natürlich existieren ebenso unzählige historische Kommentare zu den Medizinklassikern, doch ist vielen dieser Kommentare unschwer anzusehen, dass der Kommentator die Quelle seines Kommentars nicht ausreichend verstehen konnte. Dies ist häufig bei philosophischen oder spirituellen Texten aus China der Fall. Unseligerweise finden sich in der Literatur der westlichen Welt unzählige Aussprüche von Weisen und Heilern des chinesischen Altertums, die diese nie getätigt haben und die ihnen nur von nicht ausreichend kundigen Autoren in den Mund gelegt werden, oder die allenfalls halbgare Wiedergaben des Originals darstellen. Die für den Großteil der westlichen Autoren und Leser bestehende Sprachbarriere zwischen den alten chinesischen Texten und ihren Übertragungen in moderne Sprachen bedingt letztlich den Umstand, dass viele nicht belegbare Zitate aus den Klassikern oft nicht als Fälschung enttarnt werden können.

Die Chinesische Medizin kann zunächst nur aus ihrer eigenen Ordnung heraus verstanden werden, und sie muss daraus verstanden werden, um Missverständnisse und Fehlinterpretationen zu vermeiden. Um diese Ordnung zu erfassen, ist eine Richtigstellung der Begriffe, wie Konfuzius sie forderte, unumgänglich.

Auf der Basis einer authentischen Wiedergabe des Fundus der Altchinesischen Medizin wurden ausgewählten Kapiteln Falldarstellungen von Schülern der Akademie für Altchinesische Medizin beigefügt, um die Praktikabilität und die konkrete Umsetzung der Lehren zu veranschaulichen. Die notwendige Propädeutik zur Beschäftigung mit der Altchinesischen Medizin und der Weg der Vorbereitung auf die konkrete Unterrichtung wurde von den Autoren bereits in dem Buch „Das Geheimnis der Goldenen Nadel“ sublimiert dargestellt.

Von der (Un)möglichkeit, altchinesische Medizintexte zu übertragen

Mancher scheitert bereits an der Übersetzung der Worte.
Manchem gelingt die Übersetzung der Worte, aber er verfehlt den Sinn.
Der eine oder andere trifft einen Sinn, jedoch entweder nur im Geist oder nur in der Essenz.
Wenige erreichen den Geist wie auch die Essenz.
Viele von diesen vermögen zwar Geist und Essenz zu verbinden, jedoch ohne Kraft.
Kaum einer ist durchdrungen von Geist, Essenz und Qi.
Wo finde ich den einen, der in jeder Sprache, mit jedem Wort und auch ohne jedes Wort aus dem DAO heraus spricht?

Dr. med. Michael Hammes 2021

Die Autoren

Herr Dr. med. Michael G. Hammes, Facharzt für Neurologie, Studium der Medizin, Philosophie, Germanistik und Sprachwissenschaft. DAAD-Stipendium für Studium der chinesischen Sprache und Kultur und Aufbaustudium der Traditionellen Chinesischen Medizin an der Universität für TCM in Peking, Publikationen zur Grundlagenforschung und zur Anwendung der Akupunktur in der Schmerztherapie, Veröffentlichung von Fachbüchern zur Akupunktur und Chinesischen Medizin, derzeit als Facharzt für Neurologie in niedergelassener Praxis in Bad Homburg und an der Klinik für Neurologie der Hochtaunus-Kliniken Bad Homburg. Von 1994 bis 2015 Dozent der Deutschen Ärztegesellschaft für Akupunktur, ehemaliges Vorstandsmitglied des ICMART, Mitglied und Delegierter der DIN-Spiegelkommission zum ISO-TC-249 (Traditional Chinese Medicine), ehemaliges Mitglied der Chairman Advisory Group des ISO-TC-249, ehemaliger Co-Convenor der Joint-Working-Group des ISO-TC-249 und des ISO-TC-215, Gastprofessor des Ersten Lehrkrankenhauses der Universität für Traditionelle Chinesische Medizin Tianjin, VR China. Mitbegründer und Leiter der Akademie für Altchinesische Medizin (AofACM).

Frau Dr. med. Roya Schwarz, Studium der Humanmedizin, wissenschaftliche Arbeit und Promotion sowie Weiterbildung am Universitätsklinikum Hamburg-Eppendorf. Ausbildung Traditionelle Chinesische Medizin in China und Japan, langjährige Unterweisung durch authentische Meister der asiatischen Heilkunst. Mehr als zwei Jahrzehnte praktische Erfahrung in asiatischen Heilmeditationsformen und Studium der asiatischen Geistigkeit. Seit 2007 privatärztliche Praxis für integrative und präventive Medizin in Hamburg mit Schwerpunkt Chinesische Medizin, Präventionsmedizin, Japanische Akupunktur für Kinder (Shônishin), Koreanische Handakupunktur, Reflexzonentherapie, Heilsteintherapie nach Hildegard, Tuina, Ernährungstherapie, Phytotherapie, Qì-Gōng, Tài-Jí-Quán und Meditation. Ausbildung zur Tài-Jí-Quán- und Qì-Gōng-Lehrerin beim Deutschen Dachverband für Tai Chi und Qigong. Dreijährige Qì-Gōng-氣功-Ausbildung bei Meister Dean Li, Erlernen der Methode Yǎng-Shēng-Tōng-Mài 養生通脈. Erlernen des Yang-Stils des Tài-Jí-Quán 太極拳 in der waffenlosen Form, der Schwertform und der Säbelform bei Meister Yáng Jūn 楊軍, dem Nachfahren der Yang-Familie in sechster Generation. Entwicklung von neuartigen Behandlungsformen, wie z. B. der Kombination von Akupunktur und Aromatherapie, der Audio-Resonance-Therapy® mit der chinesischen 5-Elemente-Musiktherapie, sowie von weiteren innovativen Verfahren. Mitbegründerin und Leiterin der Akademie für Altchinesische Medizin (AofACM). Zahlreiche Veröffentlichungen, regelmäßige Ausbildung von Therapeuten aus den medizinischen Fachkreisen, Gastlesungen.

Fehler gefunden?

https://else4.de/978-3-437-56821-3

An unsere Inhalte haben wir sehr hohe Ansprüche. Trotz aller Sorgfalt kann es jedoch passieren, dass sich ein Fehler einschleicht oder fachlich-inhaltliche Aktualisierungen notwendig geworden sind.

Sobald ein relevanter Fehler entdeckt wird, stellen wir eine Korrektur zur Verfügung. Mit diesem QR-Code gelingt der schnelle Zugriff.

Wir sind dankbar für jeden Hinweis, der uns hilft, dieses Werk zu verbessern. Bitte richten Sie Ihre Anregungen, Lob und Kritik an folgende E-Mail-Adresse: kundendienst@elsevier.com

Abbildungsnachweis

Der Verweis auf die jeweilige Abbildungsquelle befindet sich bei allen Abbildungen im Werk am Ende des Legendentextes in eckigen Klammern. Alle nicht besonders gekennzeichneten Grafiken und Abbildungen © Elsevier GmbH, München.

E761	Fuller, G./ Manford, M. R.: Neurology. An Illustrated Colour Text. Elsevier/Churchill Livingstone, 3. Aufl. 2010.
E1047	Bing, L.U.: Outlines of Chinese history. The Commercial Press, 1.Aufl. 1914.
G891	Mackenzie, D.A.: Myths of China and Japan. Gresham Publishing Co., 1st Ed. 1923.
G1006	White, A./Cummings, M./Filshie, J.: An Introduction to Western Medical Acupuncture. Elsevier, 2. Aufl. 2018.
G1054	Unschuld, P. U.: Nan Jing: The Classic of Difficult Issues. University of California Press, 2016.
J787	Colourbox.com
J787-072	Colourbox.com / Anek
J787-073	Colourbox.com / Sasin Tipchai
J787-074	Colourbox.com / Pises Tungittipokai
J787-075	Colourbox.com / Andrei Shupilo
J787-076	Colourbox.com / Zhanna Tretiakova
J787-077	Colourbox.com / Ilin Sergey
J787-078	Colourbox.com / weltreisendertj
J787-079	Colourbox.com / Jakub Cejpek
J787-115	Colourbox.com / expressiovisual
J787-116	Colourbox.com / Ngungfoto
J787-117	Colourbox.com / Marian Garai
J787-118	Colourbox.com / Koldunov
J787-120	Colourbox.com / Kzenon
J787-121	Colourbox.com / Yanik88
J810-021	CPA Media Pte Ltd. / Alamy Stock Photo
J810-022	History and Art Collection / Alamy Stock Photo
J810-023	The Picture Art Collection / Alamy Stock Photo
J810-024	Yogi Black / Alamy Stock Foto
J810-025	The Picture Art Collection / Alamy Stock Foto
J810-026	Wirestock, Inc. / Alamy Stock Foto
J810-027	Charles Crust / Alamy Stock Photo
J810-028	Imaginechina Limited / Alamy Stock Photo
J810-029	Frank Heinz / Alamy Stock Foto
J810-030	Wachiraphorn Thongya / Alamy Stock Photo
J810-031	Itani / Alamy Stock Photo
J810-032	Granger Historical Picture Archive / Alamy Stock Photo
J810-033	Panther Media GmbH / Alamy Stock Photo
J810-034	Douglas Peebles Photography / Alamy Stock Photo
J810-035	Dan Hanscom / Alamy Stock Photo
J810-036	The History Collection / Alamy Stock Photo
J810-037	Westend61 GmbH / Alamy Stock Photo
L106	Henriette Rintelen, Velbert
L138	Martha Kosthorst, Borken
L255	Irina Kart, Berlin
M297	Matthias Deschner, Berlin
O250	Stephen Brown, Bainbridge Island, USA
P434	Dr. med. Michael Hammes, Bad Homburg
V953	STRAIVE, Puducherry, Indien
W1158	Wiktionary - Animated Character project. Learning Program for Stroke Order of Chinese Characters. © Ministry of Education, R.O.C. Taiwan, 2010.
W1161	ISO Central Secretariat, Vernier, Schweiz
X376	The Metropolitan Museum of Art, New York City, USA
X381-001	Wellcome Collection: C19 Chinese paintings of famous physicians: Shen Nong.
X381-002	Wellcome Collection: Acupuncture/pressure points on the body seen in three-quarter profile to left. Woodcut by a Chinese artist.
X381-003	Wellcome Collection: Acupuncture/pressure points on the back of the body (spinal pressure points). Woodcut by a Chinese artist.
X385	Daumier, H.: L'envoyé américain obtenant une audience de l'Empereur de la Chine.... In: Le Charivari. Paris, Oktober 1859.
X386	Imperial Encyclopaedia Gujin Tushu Jicheng (古今圖書集成): "Skilled Occupation or Profession" Volume 428 (1700-1725)
X387	Imperial Encyclopaedia Gujin Tushu Jicheng (古今圖書集成): "Skilled Occupation or Profession" Volume 432 (1700-1725)
X388	Imperial Encyclopaedia Gujin Tushu Jicheng (古今圖書集成): "Skilled Occupation or Profession" Volume 433 (1700-1725)

天命

Ein himmlischer Auftrag

Vorwort

Wenn man ein neues Lehrbuch zur Chinesischen Medizin in die Hand nimmt, mag man sich nicht nur dafür interessieren, was in diesem Werk steht, sondern auch für die Frage, warum es darin steht und welche Beweggründe die Autoren zu seiner Erstellung veranlasst haben. Wenn man schreibt, wenn man aus dem Herzen schreibt, dann möchte man ein Vakuum füllen, dann möchte man etwas präsentieren, was es noch nie gegeben hat, dann möchte man seine Leser so begeistern, dass es sie schmerzt, die Seiten aus der Hand zu legen und ihre Zahl so begrenzt vorzufinden.

Wo befinden sich die weißen Flecken auf der Landkarte der Medizin, wo liegt das unentdeckte Land der chinesischen Heilkunde? Die Vielzahl der mittlerweile verfügbaren nicht-chinesischsprachigen Publikationen mag das Gefühl vermitteln, dass das meiste bereits in verschiedenen Sprachen gesagt wurde. Und in der etablierten Medizin des Abendlandes scheinen wir ja mit dem aktuellen Stand der Wissenschaft die beste aller möglichen medizinischen Welten schon zu bewohnen.

Gegen jeden möglichen Einspruch möchten wir diese Annahmen zu medizinischen Paradiesen eingehend hinterfragen. Die wesentliche Motivation der Autoren ist in ihrem Unbehagen mit dem Zustand der Medizin zu finden: mit dem Zustand einer zwar modernen und die verfügbaren Technologien ausnutzenden, aber gleichsam wesentlich unvollständig erscheinenden „Westlichen Medizin", mit der Darstellung der Chinesischen Medizin als dem Zeitgeist und dem politischen Selbstverständnis angepasster „Traditioneller Chinesischer Medizin" und mit der bei Therapeuten, Lehrern, Kostenträgern und Politikern verbreiteten Annahme, dass eine merklich verkürzte, formalisierte, ja gar sterilisierte Form der alten Chinesischen Medizin eine qualitativ höherwertige Praxis hervorbringen würde. Sprich: dieses Werk sucht zu Tendenzen des positivistischen Reduktionismus in der Medizin geeignete Ergänzungen zu identifizieren und vorzustellen, um nicht in die Behandlung des Menschen als komplizierte Maschine zu verfallen und möglicherweise einen Umgang mit Patienten als Objekt und nicht lebendigem Subjekt zu entwickeln. Das Buch eröffnet daher den Einblick in eine höchst lebendige Kultur des Heilens und einen überlieferten und der Aneignung zugänglichen Korpus einer in sich vollständigen Medizin, mit dem Potenzial eine ideale Ergänzung für die nicht wenigen und nicht geringfügigen auffindbaren Lücken der modernen Medizin darstellen zu können. Tatsächlich ist Chinesische Medizin nicht auf das Setzen von Metallnadeln beschränkt und hat an Modellen zur Erschließung der komplexen funktionellen Vorgänge von Gesundheit, Krankheit und Genesung weit, weit mehr zu bieten als ein bloßes Duett von Yin und Yang.

Die Autoren finden in dem Vermächtnis der Altchinesischen Medizin einen für die heutige Medizin höchst relevanten Schatz an tiefgreifenden Einsichten und wohlbegründeter Weisheit vor, der zur Behandlung von Krankheiten wie auch zur Gesunderhaltung und gelungenen Lebensführung eine in sich schlüssige und detaillierte Anleitung bieten kann. Entgegen dieser günstigen Ausgangslage haben die Autoren den Eindruck gewonnen, dass das Ansinnen, diese Heilkunde in eine gezielte und begründbare Therapie umzusetzen, derzeit sowohl im Ursprungsland als auch in den anderen rezipierenden Regionen noch nicht befriedigend gelungen ist. Dass ein wesentlicher und überwiegender Teil der Chinesischen Medizin nicht mehr angewandt wird, liegt nicht in der mangelnden Wirksamkeit ihrer Therapieansätze begründet. Vielmehr scheinen nicht hinreichende Erklärungen, eine teilweise übermäßig akademisierte Didaktik, eine zuweilen zu Unterschlagungen neigende Rezeption und Darstellung sowie manchmal absurd wirkende Vorgaben der regulierenden Hoheitssysteme einer zielführenden und erfolgreichen Anwendung dieser Medizin entgegenzustehen.

Aus diesem Grund wurde in der vorliegenden Schrift eine anschauliche und nachvollziehbare Darstellung angestrebt, die vermeiden möchte, als enzyklopädische Sammlung einzelner minuziös oder auch eklektisch zusammengetragener Theoreme aufzutreten, sondern die Zielsetzung verfolgt, die bildhaften Konzepte mit einer klar beschreibbaren Praxis möglichst schlüssig zu verzahnen.

Die Autoren hoffen, dass die Leser in diesem Buch Antworten auf bislang unbeantwortete Fragen finden werden. Die Lektüre des Werkes soll dem Leser die Möglichkeit eröffnen, die Herangehensweisen der Altchinesischen Medizin in einem größeren Zusammenhang zu erfassen und über diese Art der Medizin der herrschenden, weitgehend materialistischen Betrachtung des Lebens eine organischer und menschlicher erscheinende hinzuzufügen. Die Wünsche für die Leser gehen dahin, dass sie sich Chinesische Medizin nicht nur in Form ergänzender Verfahren, sondern als grundlegend erweiterte und komplementierte Sicht des Lebendigen erschließen und nach eigener Überzeugung in eine integrative klinische Anwendung und Lebenspraxis überführen.

Ziel dieses Lehrbuches ist daher die Eröffnung eines Zugangs zum Menschen in Krankheit und Gesundheit, der alle Ebenen des Seins, die physische, psychische, intellektuelle und spirituelle Sphäre erfasst. Mögen daher die Leser sich von diesem Werk berühren lassen und in entsprechender Weise auch wiederholt die tiefe Berührung mit ihren Patienten suchen.

Die heutige Situation der Medizin

Medizin in der heutigen Welt ist offenbar immer verfügbarer und selbstverständlicher geworden. Erkrankungen werden gerne als eine berechenbare Größe dargestellt, und Krankheiten sollen zunehmend, vielleicht sogar ausschließlich mit den mehrheitlich akzeptierten, vorwiegend technikbasierten Instrumentarien unter Kontrolle gebracht werden. Dennoch ergibt sich der Eindruck, dass die realen Gegebenheiten im Gesundheitswesen immer noch an ihre Grenzen stoßen und chronisch Betroffene sich nicht selten gezwungen sehen, ihr Leiden als nicht abwendbares Schicksal zu ertragen.

Der Arzt, der Heiltätige, der Pflegende und der Patient, bei all diesen Beteiligten findet sich oft der Wunsch, auf die einer Veränderung zugänglichen Limitationen, auf die sie treffen, positiven Einfluss zu nehmen. Dem kritischen Beobachter kann sich dabei die Frage stellen, ob es wirklich ein vorbestimmtes Schicksal des Erkrankten gibt, oder ob nicht durch die Zusammenarbeit der Helfenden, Heilenden und Betroffenen Grenzen überwunden oder zumindest verschoben werden könnten. Die wiederholte Erfahrung zeigt, dass entgegen aller Normierung, Standardisierung und Propagierung medizinischen Wissens und medizinischer Methoden immer noch das Behandlungsergebnis auch davon abhängt, wer, wann, wo, wie und von wem behandelt wird. Wie durch verschiedene Untersuchungen belegt, sind der Verlauf einer Erkrankung und das Ansprechen auf Therapien in vielerlei Hinsicht individuelle und sehr persönliche Prozesse.

Ein auflösbares Dilemma?

Der oben beschriebene Zustand kann vor allem den Therapeuten Anlass dazu geben, ihre Maßnahmen und Überzeugungen stetig zu überprüfen. Besitzen wir Klarheit über die notwendigen Begabungen und Fähigkeiten von Personen, die einen medizinischen Beruf ausüben wollen? Wie schädlich ist es, wenn medizinische Handlungen nicht aus Berufung, sondern zum Gelderwerb oder als eigenständiger, zunehmend industriell ausgestalteter Wirtschaftszweig betrieben werden? Lassen sich Ökonomie und Medizin redlich miteinander versöhnen? Und wenn ja, wie?

In einem solchen Klima einer zumindest fraglichen Vereinbarkeit ganz unterschiedlicher Zielsetzungen, nämlich der bestmöglichen Medizin für den individuellen Patienten auf der einen Seite und der größtmöglichen Effizienz bei gerechter Verteilung der Kosten und gleichzeitiger Ermöglichung von Profit auf der anderen Seite, ist die Entscheidungsfreiheit für Therapeut und Patient den verschiedensten Einflüssen ausgesetzt und die therapeutische Entscheidungsfindung in die Zwänge der Wirtschaftlichkeit und des Gewinns verstrickt.

Es stellt sich die Frage, ob Medizin in der heutigen Welt ihre Eigenständigkeit dem Altar eines stark materialistischen Weltverständnisses und eines eher unkritischen wissenschaftlichen Positivismus geopfert hat. Ein in seiner Autonomie eingeschränkter Therapeut der modernen Zeit kann sich dazu aufgerufen sehen, nicht nur ein Zwitterdasein auch als Betriebswirt zu führen, sondern sich darüber hinaus gefügig zum Herdentier zurückzuentwickeln und als braves Schaf seinen leitlinienverkündenden Führungsorganisationen zu folgen. Kann der Therapeut als Ausübender eines freien Berufes es akzeptieren, dass ihm eigenständiges Denken nicht nur nicht zugetraut, sondern sogar untersagt wird?! Laufen diese Tendenzen der Förderung von Integrität und Selbstständigkeit des Therapeuten nicht zuwider?

In der klinischen Forschung und in der Therapie wurde der selbsternannte Gold-Standard der randomisierten, kontrollierten Doppel-Blind-Studie zum Goldenen Kalb der sogenannten Evidenz-basierten Medizin erhoben. Ist es mit dem Anspruch auf Wissenschaftlichkeit vereinbar, wenn in unwissenschaftlicher Weise statistische Wahrscheinlichkeiten wie Wahrheiten behandelt werden? Sollen die vielfältigen Möglichkeiten von Verfälschungen der Studienergebnisse etwa durch Bias ignoriert und das Problem der Selektivität der Forschung, der Forschungsfinanzierung und des Publication-Bias unterschlagen werden? Man könnte den Eindruck gewinnen, dass in der Diskussion um Erkenntnis in der klinischen Medizin Wahrheit als das angenommen wird, was die Wahrheitshüter als Wahrheit ausgeben. Keineswegs darf dabei die Wissenschaft den Gesetzen der Macht unterliegen und ihre kritische Grundhaltung auch sich selbst gegenüber aufgeben.

Aus den vielfältigen Ergebnissen der Akupunkturforschung generelle Aussagen über „die Akupunktur" abzuleiten, wäre aus wissenschaftlicher Sicht eher unredlich. Wir sprechen auch gemeinhin nicht darüber, ob Pillen in der Medizin hilfreich sind. In klinischen Studien wird üblicherweise die Wirkung bestimmter, verbreiteter und allgemein akzeptierter Regeln der klinischen Anwendungen der Nadeltherapie im Rahmen von Konstrukten der sogenannten Traditionellen Chinesischen Medizin (TCM) und/oder von Theoremen der modernen naturwissenschaftlichen Medizin überprüft. Die Behandlung erfolgt durch Therapeuten, die eine entsprechende Ausbildung auf dem üblichen Niveau erfahren haben.

Detailergebnisse aus großen Versorgungsstudien geben allerdings Hinweise darauf, dass einzelne Therapeuten dazu in der Lage sind, deutlich überdurchschnittliche Behandlungserfolge zu erzielen. Die Bedingungen für solche herausragenden therapeutischen Erfolge sind aus den Studiendaten bisher nicht ersichtlich. Die klassischen Überlieferungen und die Erfahrung weisen jedoch darauf hin, dass solche außergewöhnlichen Effekte nur in einer hoch individualisierten Therapie durch handwerklich wie spirituell weit entwickelte Therapeuten möglich sind. Diese Zusammenhänge sind bislang kaum Gegenstand systematischer Forschung.

Sacket et al. (1996) umrissen die „Evidenz-basierte Medizin" wie folgt: *„Evidenz-basierte Medizin ist der gewissenhafte, ausdrückliche und umsichtige Gebrauch der aktuell besten verfügbaren Erkenntnis in der Entscheidungsfindung bei der Behandlung individueller Patienten."* Das hat mit dem schlichten Befolgen von Leitlinienempfehlungen nicht unbedingt etwas gemein. Vielmehr wird zum einen ausdrücklich darauf hingewiesen, dass es um die Behandlung von Individuen, das heißt primär nicht replizierbaren Entitäten, geht, zum anderen wird in den Konventionen der Evidenz-basierten Medizin die Expertenmeinung als ein Evidenzgrad akzeptiert.

Das tatsächliche Potenzial einer Akupunkturbehandlung durch einen nicht nur in einer Art Handwerk, sondern umfassend ausgebildeten und entwickelten Therapeuten sollte daher ebenfalls Gegenstand wissenschaftlicher Untersuchungen sein. Therapeutische Maßnahmen bei dem jeweiligen Patienten sollten in jedem Fall nach individuellen Gesichtspunkten ausgewählt werden. Falls ökonomische Fehlanreize in der Medizin identifiziert werden, sollten diese genauso wie der Einfluss von Interessengruppen außerhalb der Patientenschaft selbst eliminiert werden.

Neubeginn an den Wurzeln

Die Rückeroberung des hohen ethischen Stellenwerts von Medizin und der individualisierten Behandlung sollte als Grundvoraussetzung für eine Ausübung der Medizin als tatsächliche ärztliche Kunst angestrebt werden. Berichte von betroffenen Patienten erwecken zuweilen den Eindruck, dass es sich die moderne Medizin erlaubt, in vielerlei Hinsicht die geistig-seelische Dimension des Menschen zu vernachlässigen. Weil diese Dimension nicht positivistisch erschließbar ist, nicht mit Messwertsurrogaten oder Strukturbildgebung erfasst werden kann, gilt sie gerne als statistisch herauszufilterndes Hintergrundrauschen. Wenn erkannt wird, auf wie viele Krankheitsprozesse und wie viele Leiden des Menschen diese Hintergrundaktivität einen Einfluss hat, dann wird auch verständlich, warum dieser Teil der Realität unbedingt mehr in den Vordergrund gebracht werden muss.

Aus der Perspektive der Neurophysiologie und der Psychologie kann man erläuternd anfügen, dass die etablierte Medizin zumindest die Erkrankungen, die sie als körperlich einstuft, so gut wie ausschließlich über einen analytischen Verarbeitungsmodus von Daten zu erfassen versucht. Die synthetisch-kreative, simultane oder parallele Verarbeitung von Informationen wird in der Regel als irreführend und nicht relevant angesehen. Im Lebendigen sind diese beiden Funktionsweisen unseres Gehirns ein Kontinuum und keine voneinander getrennten Datenwege, die in dem einen oder anderen Teil des Nervensystems ohne Verbindung zueinander stattfinden können. Die wesentlichen Fortschritte der Erkenntnisse in den Neurowissenschaften über die Prozesse und Steuerungsfunktionen des Nervensystems werden noch nicht ausreichend in die klinische Medizin überführt und eingebunden.

Diese Erläuterungen machen deutlich, dass eine Entwicklung, Erweiterung und Vervollständigung der Medizin nicht nur in dem bestehenden Umfeld eines analytischen, materialistischen und positivistischen Wissenschaftsverständnisses stattfinden kann, sondern darüber hinaus danach trachten muss, die Grenzen von Denksystemen, Weltanschauungen und kulturellen Gepflogenheiten zu überwinden.

Die Komplementierung der Heilkunst durch die Integration einer system- oder kulturfremden Medizinrichtung kann dann gelingen, wenn die Annäherung frei von jeglichen Vorurteilen, Vorgaben und solchen Anforderungen ist, die sich nicht unmittelbar auf das Wohl des Patienten beziehen. Diese Hürden sind nicht einfach zu nehmen, da der globale Anpassungsdruck auch die sogenannten komplementären oder alternativen Medizinrichtungen erfasst und die Ursprungskulturen von ihren Wurzeln entfremdet sind bzw. das ursprüngliche geistige Milieu für nicht zeitgemäß erklärt wird. Dabei ist ein tiefgreifendes durchdringendes Verständnis für das einzubindende Medizinsystem von seinen Ursprüngen her unentbehrlich.

Altchinesische Medizin, nicht Traditionelle Chinesische Medizin (TCM)

Unter den Bedingungen eines wissenschaftstheoretischen und weltanschaulichen Bias, gepaart mit einer unaufhaltsamen Ökonomisierung des Denkens und Handelns, konnten die Akupunktur und die sogenannte Traditionelle Chinesische Medizin dennoch einen gewissen Siegeszug in der westlichen Welt verbuchen. Im Verhältnis zur Bevölkerungszahl gibt es in Deutschland mehr akupunktierende Ärzte als in China, die akupunktierenden Heilpraktiker nicht eingerechnet. Nach Angaben der National Institutes of Health geben in den USA 83 Millionen Erwachsene jährlich 33,9 Milliarden US$ für komplementäre und alternative Medizin (CAM) aus. Das sind 11,2 % aller nicht erstatteten medizinischen Leistungen dort. Ein großer Teil dieser Leistungen bezieht sich auf Akupunktur und Produkte der Chinesischen Medizin.

Es ist politischen Entwicklungen in China und vor allem der westlichen Welt wie auch der Ausrichtung des Zeitgeistes geschuldet, dass die historische Vielschichtigkeit und Vielfalt der Medizin in China fast vollständig durch eine staatlich verordnete Einheitsdeutung ersetzt wurden. Dies soll nicht bedeuten, dass in China eine ausnahmslose Gleichschaltung der traditionellen Medizinausübung erreicht werden konnte. Allerdings sind wesentliche Bestandteile der historischen Praxis und des früheren Verständnisses unterschlagen, unterdrückt, als irrelevant oder zum Aberglauben erklärt und ins Museum verbannt worden.

Dem heutigen Schüler der Akupunktur bietet sich in der Regel zunächst nur ein Zugang durch die Pforte der sogenannten Traditionellen Chinesischen Medizin (TCM), die üblicherweise eine reduktionistische Zusammenfassung alten medizinischen Wissens aus China darstellt. Neben diesem möglichen Irrtum, TCM mit überlieferter Medizin in und aus China gemeinhin gleichzusetzen, sollte aber noch ein weiteres Missverständnis vermieden werden. Die verbreitete Eindimensionalität medizinischer Fortbildungen – neuerdings auch zertifiziert erhältlich – verführt zu dem Eindruck, man könne gelungenes medizinisches Handeln rein anhand von Entscheidungsbäumen und operanten Kriterien erlernen. Das könnte allerdings dann bald ein gut programmiertes Expertensystem besser als jeder Therapeut umsetzen.

Die authentische Beschäftigung mit der unbeschnittenen Akupunktur, mit den Wurzeln und Zweigen der historischen Medizin in China, mit den alten Meistern, kann letztlich zu einem wesentlich erweiterten Verständnis des Menschen und zu einem vertieften Zugang zu seinem Leid führen. Das Erlernen der wahren Künste in der Antike entzog sich ursprünglich der allgemeinen Zugänglichkeit und war im ursprünglichen Sinne des Wortes „Esoterik" nur dem Würdigen erschließbar. Die Unterrichtung in diesem Wissen der Eingeweihten und die Ausbildung heilender Fähigkeiten fand der Tradition gemäß in der direkten Beziehung zwischen Meister und Schüler statt. Dabei darf nicht übersehen werden, dass die alten Meister es gewohnt waren, Schüler auf ihre Eignung hin zu überprüfen. Der Erwerb von Büchern oder die Teilnahme an einschlägigen Bildungsveranstaltungen allein bietet daher noch keine Garantie auf das mögliche Erlangen einer Meisterschaft in der chinesischen Heilkunst.

Der Weg des Arztes in der Altchinesischen Medizin besteht zunächst in der Auseinandersetzung mit den eigenen Unzulänglichkeiten, denn wie sollte ein unzulänglicher Mensch eine Hilfe für andere sein? Ein Schüler der Altchinesischen Medizin und Akupunktur wird sich zuallererst selbst disziplinieren. Er versucht, seine Ungeduld, seine Oberflächlichkeit, seinen Mangel an Vertrauen und Glauben und sein Unvermögen, sich selbst und andere zu erkennen, zu entdecken, bevor ihn ein Anflug von Hybris zu Fall bringen kann. Der Akupunktur und altchinesischen Heilkunde würde man nicht gerecht werden, wenn man sie als reine Behandlungsmethode versteht und wie eine Technik erlernt. Technik alleine erzeugt keine Musik und in der Medizin unter Umständen keine Heilung. So heißt es dem Selbstverständnis des Konfuzianismus entsprechend: „Die Medizin ist die Kunst des Dienstes am Menschen" (*yī nǎi rén shù* 醫乃仁術). Eine Kunst wohlgemerkt, kein Verfahren.

Die Herausforderung der Erweiterung

Warum diese Vorrede? Nun, sie soll darauf vorbereiten, dass in dieser Schrift nicht nur eine Methode oder ein medizinisches System beschrieben wird. Dieses Werk unterscheidet sich grundlegend von der derzeit verfügbaren einschlägigen Literatur. Die alte Chinesische Medizin bietet ein ausgedehntes Spektrum an, das deutlich über die Möglichkeiten einzigartiger Behandlungsformen und eigenständiger medizinischer Theoreme hinausgeht. Die Beschäftigung mit der Altchinesischen Medizin lädt den Behandelnden wie den Patienten zu einer umfassenden Selbstentwicklung und -kultivierung ein.

Auf einem solchen Weg bietet sich allen Beteiligten die Chance, über die Grenzen des allgemeinen Rollenverständnisses und der üblichen Selbstbetrachtung hinauszuwachsen: Der Therapeut muss nicht der einzig Handelnde und hauptsächlich Verantwortliche bleiben; er kann mit erweiterten Kompetenzen und Fähigkeiten zum Berater und Lebensführer werden; und der Patient kann aus seiner Passivität und Duldsamkeit heraustreten und zum Gegenüber mit ständig erweiterter Autonomie und Eigeninitiative werden, der seine Behandlung und seinen Weg zu größerer Gesundheit mitgestaltet. Dann muss die Krankheit nicht mehr ertragen werden, sondern kann zum Ausgangspunkt einer Neuausrichtung im Leben dienen.

Die innere Haltung als Wegweiser

Der vorliegende Leitfaden möchte einen Weg aufzeichnen und dazu einladen, diesen Initiationspfad gemeinsam mit den Autoren zu beschreiten. Die Lektüre dieses Werkes wird möglicherweise Grenzerfahrungen vermitteln: Grenzen des Auffassungsvermögens, des Verständnisses und der Vorstellungskraft. Unser therapeutisches Handeln kann dann mit größerer und tieferer Wirkung gelingen, wenn wir gelernt haben, diese Grenzen zu überschreiten.

Und hier begegnen wir dem letzten wichtigen Fallstrick: Gemeinhin hält man ein Buch für wertvoll, wenn es unmittelbar das Gefühl vermittelt, zum Verständnis beigetragen zu haben. Dieser vermeintliche Gewinn geht jedoch mit einem schweren Nachteil einher: Solange man nur von dem Verständnis des Vermittlers profitiert hat, entwickelt man sich unter Umständen persönlich nicht weiter, und das vermeintlich Gelernte geht schnell wieder verloren. Erzeugen die Darlegungen jedoch zunächst die Distanz des Widerstands, des Nicht- oder Nur-Teilweise-Verstehens, dann entwickelt sich möglicherweise eine innere Kraft, die eine Chance für einen Reifungsprozess in sich trägt. Dann wird es vielleicht möglich, die Grenzen des rein intellektuellen Verstehens zu überschreiten und zu einer eigenen inneren Einsicht in die universellen Zusammenhänge vorzudringen.

Wenn Sie also den Entschluss gefasst haben, einen neuen Weg in der Medizin zu beschreiten, dann verdient schon dieser mutige Schritt großen Respekt, da der Anpassungsdruck im Gesundheitswesen besonders hoch ist. Das Buch hat die Absicht, in jeder Weise zum Gelingen Ihrer Expedition zu unentdeckten Ufern beizutragen.

Die Erfahrung auf dem Weg zeigt, dass es hilfreich ist, dem Lernen aus diesem Buch mit der Haltung des Suchenden und Wachsenden entgegenzutreten. Wenn Sie beim Lesen den Eindruck haben, dass es Sie nicht weiterbringt, dann lesen Sie es vielleicht noch einmal genauer und freuen sich, wenn Sie schließlich doch neue Samenkörner der Erkenntnis finden konnten. Erwarten Sie allerdings bitte nicht, dass Ihnen auf der letzten Seite ein ausgewachsener Baum entgegentritt, denn dieser sollte aus Ihrer persönlichen Erfahrung erwachsen. Sie erhalten hier Ihr Rüstzeug für Ihre Pflanzung und Aufzucht. Ihr neuer Sprössling wird durch Ihre eigene Praxis mit Ihren ganz besonderen und einzigartigen Patienten weiter sprießen.

Selbst-ent-wicklung

In diesem Buch wurde eine Vielzahl von Hinweisen und Erläuterungen zusammengetragen und entwickelt. Was die konkrete Anwendung betrifft, so bedarf es sicherlich noch einer praktischen und persönlichen Unterweisung, die Ihnen dazu verhilft, das Geheimnis der Goldenen Nadel schließlich in den eigenen Händen offenbart zu sehen.

Die alten Meister erreichten den Status eines Genius. Für sie war der menschliche Leib wie eine gläserne Gestalt. Die Leitbahnen und Gefäße, die inneren Organe, die Bewegungen des Qi und des Blutes, alle Gedanken und Regungen der Menschen konnten sie als direkte Wahrnehmung erkennen. Wir verneigen uns gemeinsam vor diesem Können und begeben uns zusammen auf die Reise, dies zu entwickeln.

Inhaltsverzeichnis

護送函

Ein Schreiben zum Geleit

Einleitung

Der Direktor des Staatlichen Verwaltungsamts für Chinesische Medizin und Pharmazie, Herr Wang Guoqiang, sprach am 9.8.2013 auf der All-Chinesischen Direktorenkonferenz für Chinesische Medizin und Pharmazie die folgenden Worte:

Die Chinesische Medizin und die Chinesische Kultur sind in ihrem Ursprung vollkommen kongruent, indem beide an erster Stelle das DAO erforschen, und dann erst aus dem DAO die Medizintheorie entwickelt wird. Aus dem DAO die professionelle Kunst zu entwickeln, ist die grundlegende Eigenart der Chinesischen Medizin; hier aus dem DAO die professionelle Kunst zu entwickeln und dort aus dem Menschen die professionelle Kunst zu entwickeln, das ist der wesentliche Unterschied zwischen der Chinesischen und der Westlichen Medizin.[1]

Um besser zu verstehen, was mit dem DAO gemeint ist, seien hier die ersten Zeilen der dem Laozi zugeschriebenen Grundlagenschrift *Daodejing* zitiert:

Das DAO, von dem man sprechen kann,
ist nicht das immerwährende DAO.
Der Name, mit dem man benennen kann,
ist nicht der immerwährende Name.
Ohne Namen ist der Beginn von Himmel und Erde;
das Benannte ist die Mutter der Zehntausend Wesen.
Daher: Mit grundlegender Begierdelosigkeit betrachtet man seine Wunder,
mit grundlegender Begierde betrachtet man seine Grenzen.
Diese beiden haben einen gemeinsamen Ausgang, aber verschiedene Bezeichnungen;
zusammen nennen wir dies ein Mysterium.
Des Mysteriums noch größeres Mysterium ist die Pforte zu mannigfachen Wundern.

Daodejing, 1. Eröffnung

Das Unmögliche wagen

Das Zitat der 1. Eröffnung des *Daodejing* ruft ins Bewusstsein, dass wir hier das Unmögliche versuchen: nämlich das DAO zu erklären, das DAO der Altchinesischen Medizin und Akupunkturlehre.

Wie Wittgenstein sehen wir uns in dem Dilemma, uns nur über das Ausdrückliche äußern zu können und darüber schweigen zu sollen, wovon man nicht sprechen kann. Das Schweigen Wittgensteins hat Laozi allerdings als ein staunendes, geduldiges Beobachten gekennzeichnet, so dass unser Schweigen als Autoren ein sehr beredtes sein wird, dem Ihr äußeres Schweigen, lieber Leser, die Möglichkeit zu einem inneren Dialog eröffnet. In diesen gemeinsamen Dialog sehen wir uns gestellt, wenn Sie als Leser mit einer bestimmten inneren Haltung lauschen, fragen und antworten.

[1] Vgl. http://blog.sina.com.cn/s/blog_5a8a77d10102eg0y.html, aufgerufen am 19.04.2021.

Handwerk und Kunst – nützliche Gefäße

Vielleicht haben Sie bislang gedacht, die Akupunktur und Chinesische Medizin seien raffinierte Techniken, die man nachzuahmen habe, um in der Behandlung des Patienten weiter zu kommen. Die Beherrschung der Goldenen Nadel gelingt jedoch nach den Lehren der alten Meister nicht durch äußere Technik, sondern durch Verinnerlichung. Selbstverständlich unterliegt die Frage der Wirksamkeit der Nadelbehandlung nicht einem Ausschließlichkeitsprinzip. Selbstverständlich entfaltet auch eine Akupunktur, die nicht vollständig auf den Grundsätzen und Erkenntnissen der Altchinesischen Medizin beruht, ihre Wirkungen. Allerdings bleibt dabei in der Regel ein wesentlicher Teil des gesamten Potenzials der Akupunktur möglicherweise ungenutzt.

Wenn Sie beginnen, dieses Buch zu lesen, dann empfehlen wir Ihnen zu versuchen, wie wir es am Anfang unseres Weges auch taten, alles zu vergessen, was Sie bereits über Chinesische Medizin gehört haben. Versuchen Sie zu vergessen, dass Sie überhaupt medizinisches Wissen besitzen. Am besten vergessen Sie alles, was Sie glauben zu wissen. Versuchen Sie nicht so schnell, das, was Sie hier lesen, mit etwas anderem zu vergleichen. Gehen Sie nicht davon aus, dass Sie durch die Lektüre nur Wissen ansammeln. Versuchen Sie herauszufinden, ob sich Ihre Einsicht in die Zusammenhänge erweitert. Bevor Sie diese Frage entschieden beantworten, sollten Sie versuchen, das Buch zu Ende zu lesen. Diese Hinweise ergeben sich aus der persönlichen Erfahrung der Autoren als selbst Lernende und Unterrichtende.

Gehen Sie nach Möglichkeit Kapitel für Kapitel durch und machen Sie sich Notizen zu Ihren Gedanken und Eindrücken. Versuchen Sie festzustellen, ob Sie sich zu einer Reflexion des Beschriebenen und Ihrer Reaktion darauf angeregt fühlen, ob sich Ihre Sicht auf den Alltag und auf Sie selbst verändert; ob das Buch Sie nicht nur intellektuell, sondern auch emotional berührt und Ihre innere Wahrnehmung schärft.

Die innere Reise

Dieses Buch möchte in eine wahrhaftige Praxis der Altchinesischen Medizin einführen. Sie können Aspekte der Akupunktur und Chinesischen Medizin kennenlernen, die in vielen verfügbaren Ausbildungsgängen nicht aufzufinden und auch in der Tradierung im Ursprungsland verloren gegangen sind.

Mit der vorliegenden Schrift wird angestrebt, einen intuitiven Zugang zu der Lehre zu ermöglichen. Daher ist Ihre innere Haltung beim Lesen von entscheidender Bedeutung. Lauschen Sie, wenn möglich, wie an den Lippen eines Geschichtenerzählers und achten Sie auf Ihre innere Reise. Wenn Sie die Chinesische Medizin so lernen wollen, wie Sie bisher die ärztliche Kunst erlernt haben, werden Ihre Möglichkeiten unter Umständen sehr begrenzt bleiben.

Machen Sie sich gegebenenfalls die Widerstände gegen diese Art des Lernens bewusst. Sind Sie auf geprüftes Wissen und eindeutige Aussagen eingeschworen? Wollen Sie eher konkrete Handlungsanweisungen und Schablonen für Ihre tägliche Praxis erhalten? Werden Sie sich Ihrer Gewohnheiten bewusst und zeigen Sie Großmut für sich selbst, wenn Sie zunächst noch daran festhalten möchten! Der Weg beginnt mit dem ersten Schritt oder unter dem Fuß, wie es in China heißt.

Sie können noch nicht sehen, wohin der Weg Sie führt. Es ist eine Reise in ein unentdecktes Land. Es kann hilfreich sein, wenn Sie versuchen, Ihren Fähigkeiten zu vertrauen, gegebenenfalls auch Führung anzunehmen und umzusetzen. Halten Sie Ausschau nach den Wegweisern für Ihre individuelle Praxis. Sie sollten im Text enthalten sein.

Initiation und Praxis – eine neue Welt

Aus der unentwegten und unbewussten Bewegung der Welt sind Sie eingeladen, in die Stille einer Verbindung mit den alten Meistern der chinesischen Heilkunst einzutreten. Im ständigen Wandel der Perspektiven und Einsichten können Sie lernen, das Beständige darin zu entdecken und nutzbar zu machen. Die Worte sind nur Hinweise, keine Verbindlichkeiten, keine Fesseln Ihres Bewusstseins. Sie folgen den Worten aufmerksam, aber ohne sich darin zu verstricken.

In diesem Buch werden Sie von einer neuen Sicht berührt; aber das Buch ist nur eine Initiation. Die Vollendung findet im persönlichen Kontakt zu einem Kundigen und zum Patienten statt. Das Buch verweist auf die Lehren der alten Meister und den Weg, ihren Spuren zu folgen. Es ist keine Sammlung unabänderlicher Vorschriften zur Vorgehensweise. Sie dürfen vielmehr an einer Führung zu den Quellen chinesischer Medizinweisheit teilnehmen, aus denen Sie dann persönlich schöpfen können.

Wir empfehlen Ihnen die folgende Vorgehensweise: Versuchen Sie, alle Ihre Sinne zu öffnen und den Darstellungen Ihre ungeteilte Aufmerksamkeit zu gewähren. Seien Sie gespannt auf Entdeckungen und die Erweiterung von Erkenntnis. Manches muss man unter Umständen wiederholt von verschiedener Seite betrachten, um es durchdringen zu können. Ihre Sicht wird sich mit großer Wahrscheinlichkeit unwillkürlich vertiefen, wenn Sie geduldig bleiben. Versuchen Sie nach Abschluss der Lektüre des Buches erste praktische Umsetzungen des Gelernten anzustreben; spielen Sie mit den verschiedenen Sichtweisen auf die Dinge. Kommentieren Sie nach Möglichkeit nicht vorschnell; erlauben Sie, dass ein Wandlungsprozess in Ihnen stattfindet.

Überschreiten des Allgemeinen und Hinwendung zum Persönlichen

Die Aussagen des Buches sind tief im Geist der alten Schriften und der Weitergabe im Meister-Schüler-Verhältnis verwurzelt. Hier beschäftigen wir uns mehr mit dem Kranksein als mit der Krankheit. Wir betrachten das Allgemeine wie das Individuelle. Wir ergänzen die objektiven Krankheitszeichen durch das subjektive Befinden und die persönliche Biografie unserer Patienten. Wir sind im Dialog – mit den Patienten, mit uns selbst, mit den Meistern, mit unseren Lehrern. Wir versuchen, die Selbstständigkeit, Kompetenz und Eigeninitiative unserer Patienten nach deren Möglichkeiten stetig zu vergrößern.

Klarheit über das Subjektive

Um das Lernen und die Aufnahme neuer Erkenntnisse zu unterstützen, beginnen wir jeden Tag bewusst und reinigen uns von den Ablagerungen alter Erfahrungen. Wir reinigen unsere Behandlungsräume von allen verbliebenen atmosphärischen Störungen. Wir verknüpfen Akupunktur mit der Praxis von Qigong und machen uns die Erkenntnisse der Fengshui-Lehre zunutze.

Wir treten durch die Praxis der Meditation in Kontakt zu den kosmischen und irdischen Kräften. Wir nehmen unsere Patienten als lebendige leibliche, geistige und seelische Wesen wahr. Wir lösen uns von der Ausstrahlung des einen Patienten, bevor wir den nächsten behandeln. In unserer Ernährungsweise wählen wir bewusst und verstopfen unsere Kanäle nicht mit Suchtstoffen, Genussmitteln und blockierenden Medikamenten.

Wir versuchen, durch die regelmäßige meditative Praxis unser Bewusstsein stetig zu schärfen, und gehen am Ende des Tages noch einmal in die tiefe Selbstreflexion. Verwicklungen lösen wir in der Meditation auf. Unsere Selbsterfahrung mit dem geöffneten Blick der Altchinesischen Medizin fördert unsere Selbstentwicklung. So werden wir vorbereitet, mit dem Patienten zusammen den Weg der „Ent-Wicklung" zu beschreiten.

Bereit-Sein

Deshalb spricht Qi Bo im 13. Kapitel des *Huangdi nejing: „Alte Gewohnheiten abstoßen und sich dem Neuen nähern, dann erst erreicht man den Weg des wahren Menschen."*

Und die 81. und letzte Eröffnung des *Daodejing* lautet:

Glaubwürdige Worte sind nicht schön, schöne Worte sind nicht glaubwürdig.
Der Vortreffliche rechtfertigt nicht, der Rechtfertigende ist nicht vortrefflich.
Der Wissende prahlt nicht mit Gelehrsamkeit, dem Gelehrten fehlt das tiefe Wissen.
Der Weise häuft nichts an.
Je mehr er anderen dient, desto mehr bleibt für ihn selbst.
Je mehr er anderen gibt, desto reicher wird er selbst.
Das DAO des Himmels ist es, zu nutzen ohne zu verletzen.
Das DAO des Weisen ist es, zu dienen ohne zu streiten.

Eine gelungene Behandlung im Sinne der ursprünglichen Chinesischen Medizin fußt auf dem Bewegen des blockierten Qi des Patienten. Um eine solche Wiederherstellung des Qi-Flusses zu erreichen, ist es notwendig, dass das reine Qi des Therapeuten frei von jedweder Behinderung und empfänglich für die Wahrnehmung der Störungen beim Patienten ist. Die vorbereitende Übungspraxis und die Kultivierung der besonderen Fähigkeiten beim Therapeuten ist in dem Buch „Das Geheimnis der Goldenen Nadel“ beschrieben. Die Autoren empfehlen, vor der Lektüre dieses Buches das dort beschriebene Übungsprogramm zu durchlaufen, um stärker in eine tatsächliche Verbindung mit dem DAO als wesentlichem Fundament der Altchinesischen Medizin treten zu können. Nur auf diese Weise kann sich ein wirkliches Verständnis der überlieferten Lehren in Ihnen verankern und entfalten.

Hört der Höchstfähige vom DAO, so bewegt es ihn, und er setzt es um.
Hört der Mittelfähige vom DAO, so schwankt er zwischen dem Glauben an seine Existenz
und dem Glauben an seinen Verfall.
Hört der Minderbegabte vom DAO, bricht er in großes Gelächter darüber aus.
Worüber nicht gelacht wird, dem gereicht es nicht, als DAO angesehen zu werden.

Daodejing, erste Zeilen der 41. Eröffnung

Das hier vorliegende Werk erläutert die konkrete Praxis von Diagnostik und Therapie in der Altchinesischen Medizin. Ein tiefgreifendes Verständnis dieser Heilkunst und die Umsetzung der Anleitungen werden gelingen, wenn die Vergegenwärtigung des DAO durch eine geflissentliche Vorbereitung erreicht ist.

飛

龍

Der Flug des Drachen

KAPITEL

1 Eine andere Sicht, eine andere Haltung, ein erweiterter Zugang

Die moderne Medizin befindet sich nicht nur in Auflösung aufgrund ihrer Zersplitterung in verschiedene Fachgebiete, die auch in der Tradition des Konsils kaum mehr miteinander kommunizieren, sondern gleichfalls aufgrund der Dissoziation zwischen Patient und Krankheit, aufgrund der Spaltung in Soma und Psyche. Ansätze zu einer grundlegend psychosomatischen Sicht der Medizin haben sich nicht durchsetzen können. Vielmehr erscheint „Medizin" in der heutigen Zeit wie ein weitgehend automatisierter Verwaltungsakt zur Verteilung von Ressourcen und Budgets, der den besonderen Gesetzen dieses Marktes zu folgen hat, wie er sich zwischen den Kräften der Erlösträchtigkeit, juristischen Durchsetzbarkeit und Meinungsprägung durch sich selbst installierende Institutionen aufspannt.

Gegen die Praxis einer individualisierten, umfassenden und ganzheitlichen Therapie hat sich der Moloch der Leitlinie erhoben, dem sich wesentliche Teile der Medizin in einer Art vorauseilendem Gehorsam unterwerfen. Diese Selbstaufgabe primär therapeutischer Kompetenz gipfelt in der absurden Schöpfung des wahrscheinlich meistbemühten Unworts der Medizin: die „leitliniengerechte Therapie". Ohne das geringste Zeichen intellektueller Reflexion spukt dieses Motto durch ärztliche Fortbildungen. Eine sinnvolle Therapie hat die Aufgabe, dem betroffenen Patienten und der Situation gerecht zu werden. Sie orientiert sich an verfügbaren Erkenntnissen, orientiert sich auch an Leitlinien, führt diese aber niemals sklavisch aus.

Im ureigenen Sinne wird Evidenz-basierte Medizin, wie bereits im Vorwort erwähnt, als *„der gewissenhafte, ausdrückliche und umsichtige Gebrauch der jeweils besten verfügbaren Evidenz für Entscheidungen in der Behandlung eines individuellen Patienten"* (Sacket et al. 1996) verstanden. Die klinische Anwendung der Evidenz-basierten Medizin umfasst die Integration individueller klinischer Expertise mit der besten verfügbaren externen Evidenz aus systematischer Forschung und schließt auch die Patientenpräferenz mit ein. Die Zielsetzung einer zuverlässigen und wahrscheinlichen Wirksamkeit muss in einem ausgewogenen Verhältnis zu den Bemühungen um eine Vermeidung von Schaden für den Patienten („nihil nocere") stehen. Evidenz-basierte Medizin bedeutet daher nicht die Verpflichtung, nur Therapien mit höchstem Evidenzgrad bei den individuellen Patienten anzuwenden.

Die Praxis der Altchinesischen Medizin sollte daher niemals mit der Anwendung besonderer Behandlungstechniken verwechselt werden, die dann auch noch den Kautelen der aktuellen, entgleisten Medizin unterworfen werden. Von Kostenträgern geübte Gepflogenheiten, denen zufolge Akupunkturbehandlungen nur bei zwei Krankheitsbildern unter Anwendung einer vorgeschriebenen Nadelanzahl an vorgegebenen Lokalisationen mit einer definierten Sequenz der Sitzungen als erstattungsfähig betrachtet werden, mögen zur Verbreitung der Nadelstecherei beitragen, haben jedoch mit der Ausübung der Akupunktur im Sinne der Altchinesischen Medizin keine Gemeinsamkeit. Die erzielbaren Ergebnisse werden in der Regel auf eine mögliche Symptomenkontrolle begrenzt bleiben. Darüber hinausgehende Wirkungen können sich dabei allenfalls akzidenziell einstellen.

Altchinesische Medizin wurzelt in der antiken Natur- und Weltbetrachtung der chinesischen Weisheitslehren und begründet eine Tradition der inneren Entwicklung und Disziplinierung des Therapeuten. Der Wirksamkeit der im Äußeren ansetzenden Behandlungsformen werden durch die Frage nach der inneren Veränderung Grenzen gesetzt. Ein innerer, tiefgreifender Prozess beim Patienten kann aber nur von einem authentischen Therapeuten angestoßen werden, das heißt einem Therapeuten, dessen Glaubwürdigkeit aus seinem eigenen Werdegang auf dem Weg zu höherer Gesundheit basiert.

Den Begründern der alten chinesischen Heilkunst war daher bewusst, dass umfassendes medizinisches Wirken nur gelingen kann, wenn man von einem gemeinsamen Ursprung aller Dinge ausgeht, wenn man die Einsicht in die Einheit aller Dinge zur Richtschnur nimmt, wenn die universellen Gesetzmäßigkeiten für Makrokosmos wie Mikrokosmos, für alle Bereiche des Lebens verinnerlicht werden, und wenn die Einsicht nicht nur auf intellektuellen Gedanken und Annahmen beruht, sondern sich durch ein allumfassendes Empfinden der gesamten Welt zwischen Himmel und Erde offenbart.

Im Folgenden soll erläutert werden, mit welchen grundlegenden Konzepten und unterstützenden Mitteln die Altchinesische Medizin diese erweiterte Sicht ermöglicht und wie diese die Wahrnehmung des Medizin-Erlernenden in den nicht dem Verstand unterworfenen Dimensionen des Erkennens verfeinern kann.

1.1 Ein naturphilosophischer Blickwinkel

Die Vorstellung der Einheit von Wirklichkeit begegnet uns bereits in den Wurzeln der europäischen Kultur, nämlich in den Grundprinzipien der Aufführung der griechischen Tragödie in der Antike. Die antike Tragödie war eine Allegorie des Lebens und ein Lehrstück zur Bewältigung von krisenhaften Episoden der Existenz. Zur Kondensation dieser Herausforderungen an die Meisterung des Lebens diente die Verdichtung der „Atmosphäre" auf die Einheit von Ort, Zeit und Handlung. Die Konfrontation mit einer Art reinem Zustand der Realität sollte in der Antike beim Zuschauer eine innere Reinigung, eine Katharsis bewirken. Im Gegensatz dazu erfahren wir im Rahmen der modernen Wissenschaften und der aktuellen Medienwelt die Welt als zunehmend fragmentiert, als eine kaum zu durchdringende Wolke flüchtiger, unzusammenhängender Details.

Diese Verfassung der modernen Medizin steht den Möglichkeiten einer umfassenden Heilung grundlegend im Wege, geht doch das Wort „heil" auf die Vorstellung von „ganz" zurück, was sich in der englischen Sprache in der Verwandtschaft der Worte „holy" und „whole" niederschlägt.

> Heilen bedeutet, wieder zum Ganzen zu führen; daher ist die Bewusstwerdung über das Wesen und die Wirklichkeit der Einheit der Erscheinungen unabdingbar.

Auch wenn die moderne Medizin an verschiedener Stelle konstatiert, dass die einzelnen Ebenen und Systeme des Lebendigen mannigfach zusammenwirken, so sind sowohl ihre Wissenschaft als auch ihre klinische Praxis in Fachgebiete zersplittert, und ihr Wissen, ihre Erkenntnis, ihre Daten und Befunde ihrer Ermittlung und Erhebung nach fraktioniert, dissoziiert und in Form diskreter Größen voneinander getrennt. Einheit und Ganzheit sind in der naturwissenschaftlichen Medizin Illusion, Wunschdenken, aber keine Realität. Davon künden auch solch ominöse Wortschöpfungen wie „Brustzentrum“ oder „Kopfklinik“, und bei „Stroke- und Chest-Pain-Units“ steht das Wort „Einheit“ ebenfalls für eine andere Bedeutung, nämlich die einseitige Ausrichtung auf bestimmte Krankheitsbilder.

In der Perspektive der alten Naturphilosophen stellte sich die Welt als Ganzheit dar, die von bereits in Himmel und Erde auffindbaren Archetypen geprägt war, welche sich als Urwesenheiten in allen Erscheinungen widerspiegelten. Eine Agrarkultur wie die chinesische baute natürlicherweise eine enge Beziehung zum regenspendenden Himmel auf, der im Zusammenwirken mit dem aufnehmenden Prinzip der Erde alles Lebendige erschuf. Der Himmel brachte die vier Jahreszeiten, die Erde teilte sich nach den vier Himmelsrichtungen auf, und dementsprechend besaß der Mensch vier Gliedmaßen. Der Himmel ist rund, und so ist auch der Kopf des Menschen rund, während die Füße viereckig sind wie die Erde. Die alte Naturphilosophie in China orientierte sich an anschaulichen, bildhaften Analogien, weniger an Kausalität und Logik.

Auch wenn außer Frage steht, dass bestimmte strukturelle oder stoffliche Defizite mit modernen technischen Untersuchungsmethoden genauer als über die menschlichen Sinne auflösbar sind, so bleibt doch für das Erleben und Empfinden des Menschen ein mitfühlendes menschliches Gegenüber das geeignete und unentbehrliche „Instrument“. Auch auf der stofflichen Ebene können bis zu 80 % der medizinischen Probleme durch Anamnese- und klinische Befunderhebung erkannt werden. Auf der nicht-stofflichen Ebene können die dem Patienten nicht zugänglichen inneren Regungen und Verstrickungen nur mit der Unterstützung eines kundigen und aufgeschlossenen Therapeuten aufgedeckt und aufgelöst werden, der in der Lage ist, die dem Patienten nicht bewusst zugänglichen Prozesse als Ausgangspunkt der Erkrankung erkennbar zu machen und in gesunde Vorgänge zu transformieren. Natürlich kann der Therapeut nur aufdecken, was ihm selbst bewusst ist, und nur helfen aufzulösen, was er bereits in sich selbst klären konnte.

Die antike Weisheit in China befasste sich daher nicht nur mit dem Denken, sondern vielmehr mit dem tiefen geistig-seelischen Wahrnehmen und Empfinden des Menschen. Die überlieferten Texte der alten chinesischen Meister werden gerne in den westlichen Kulturen als philosophische Traktate verkannt. So schrieb Marcel Granet in seinem vielbeachteten Werk „Das chinesische Denken“ (Übersetzung von Manfred Porkert 1985, S. 18 u. 60):

Die chinesischen Denker […] beschränken sich ganz und gar auf einen Bestand überlieferter symbolischer Bilder, der sich viel besser zur Beeinflussung des Handelns als zum Ausdrücken von Begriffen, Theorien und Dogmen eignet.

Und:

Bei keinem der Weisen des Alten China findet sich ein Hinweis darauf, daß er je das Bedürfnis verspürt hätte, sich eines unseren abstrakten Vorstellungen von Zeit, Zahl, Raum und Kausalität vergleichbaren Begriffs zu bedienen.

Obwohl Granet noch vom „Denken“ der alten chinesischen Weisen spricht, erkennt er doch, dass mit dem Gebrauch von Symbolen als auf die verschiedensten Situationen anwendbaren Grundmustern nicht auf das Erreichen eines intellektuellen Verstehens abgezielt wird, sondern die Wahrnehmung des Menschen geschärft und das Handeln durch tiefgehende Reflexion geprüft werden soll.

Altchinesische Medizin beschränkt sich nicht auf die Veränderung von Symptomen, sondern gibt dem Patienten die Möglichkeit, auf die den Symptomen zugrundeliegenden, individuellen krankhaften Prozesse und Einstellungen einzuwirken und so die Wurzeln des Krankseins aufzulösen. Hierzu ist es notwendig, dass der Therapeut den Patienten vollkommen, bis zu den Ursprüngen der Erkrankung hinab, durchschaut, und so seine Therapie nicht auf die Abmilderung von Auswirkungen, sondern auf die Beseitigung des Urgrunds für die Beschwerden ausrichtet.

Granet (1985, S. 60) griff auch einen zentralen Ausdruck chinesischer Geistigkeit auf: „Das *Tao* […] ist Ausdruck – wir dürfen nicht sagen für das Einmalige der kosmischen Ordnung, sondern wir müssen sagen – für die *Einheit und Ganzheit einer gleichzeitig idealen und tatsächlichen Ordnung.*“

Dies ist ein entscheidender Hinweis darauf, dass in der chinesischen Welt die Erfassung dessen, was wir gewöhnlich als „Natur“ bezeichnen, als eine Befolgung einer großen gegebenen Ordnung auf dem jeweiligen Lebensweg aufgefasst wurde, wobei diese Ordnung sowohl als aus sich gegeben als auch als „goldenes“ Leitbild für die Ausrichtung des Menschen in der Welt galt. Gesundheit ergibt sich aus diesem Grundsatz durch das Beachten dieser ursprünglichen, natürlichen Ordnung.

Die Betrachtung aller Erscheinungen der Welt aus analoger Perspektive kennt auch nicht die Trennung von Leib, Seele und Geist in gegensätzliche Entitäten. Hierzu äußerte sich Granet (1985, S. 258) wie folgt:

Über das chinesische Denken herrschen gemeinsam die Begriffe von Ordnung, Ganzheit und Wirkkraft. Die Chinesen bekümmerten sich nicht um die Abgrenzung von Reichen in der Natur. Jede Gegebenheit stellt in sich ein Ganzes dar. Alles im Kosmos ist wie der Kosmos. Stoff und Geist treten nicht als zwei antagonistische Welten in Erscheinung.

Diese Einsicht weiterführend können wir sagen, dass im altchinesischen Sinne das Stoffliche nur das Ergebnis von Wirkkräften ist, deren Ordnung und Gesetzmäßigkeiten, aber auch Störungen wir mit der Öffnung unseres Geistes zu einem erweiterten Bewusstsein und einer verfeinerten Wahrnehmung erfahrbar machen können.

Den grundsätzlich anderen Umgang mit scheinbar sich gegenseitig ausschließenden Antipoden in der chinesischen Kultur beschreibt Granet (1985, S. 272 ff.) sehr treffend wie folgt:

Nichts veranschaulicht die Vorstellung der Chinesen vom Mikrokosmos besser als die sich auf die Linke und die Rechte beziehenden Ideen, Gepflogenheiten und Mythen.
In China wird der Gegensatz zwischen Rechts und Links alles andere als ein absoluter aufgefaßt. Yin und Yang bilden ja auch nicht Gegensätze wie das Nichtsein und das Sein, das Reine und das Unreine. Die Chinesen kennen nicht das religiöse Ungestüm, das dazu verurteilt, die Dinge zwischen dem Bösen und dem

Guten aufzuteilen. Wir ehren die Rechte und scheuen die Linke und bezeichnen beispielsweise im Französischen alles, was mit dem Bösen zusammenhängt, als ›sinistre‹ (unheilvoll, unheimlich); und wir tadeln die Linkshänder (und »linkischen« Leute) und sind Rechtshänder. Die Chinesen sind, wie auch wir, Rechtshänder; trotzdem ehren sie die Linke. Von ihren großen Heroen wie Yü der Große oder der siegreiche T'ang waren die einen Linkshänder, die anderen Rechtshänder.

[...]

Die Linke und der Himmel haben in gewisser Weise vor der Rechten und der Erde Vorrang, ebenso wie das Yang vor dem Yin, das Tao vor dem Tê und das Königliche Werk vor den Aufgaben der Minister. Doch stellt dieser Gegensatz nichts als einen graduellen Unterschied oder eine Unterscheidung der Funktionen dar. Aus dem Schriftzeichen (右 Hand + Mund), das die Rechte darstellt, lesen die Etymologen ein Gebot heraus, und zwar, daß die rechte Hand zum Essen zu benützen sei. Die Rechte eignet sich folglich für die irdischen Dinge. Der Schriftteil ›Hand‹ kommt auch in dem für die Linke gebrauchten Schriftzeichen vor, diesmal in Verbindung mit einem anderen, das Winkelmaß darstellenden Schriftelement (左). Das Winkelmaß ist das Symbol aller Künste, in erster Linie der heiligen und magischen Künste.

[...]

Für das chinesische Denken sind nicht Gegenteile, sondern Gegensätze, Wechselwirkungen und Entsprechungen, der bei Hierogamien vollzogene Austausch der Attribute von Interesse.

Im Gegensatz zur bisweilen beklagten Vorstellung des alten Chinas als einer von Aberglauben und im negativen Sinne „esoterischen" Überzeugungen geprägten Epoche zeugen die in den alten Schriften festgehaltenen Weisheiten und Einsichten von einem hohen Durchdringungsgrad der inneren Ordnung der Welt.

Aus diesem Grund sollten die Ausführungen von Marcel Granet nicht dahingehend missverstanden werden, dass die antike chinesische Welt nur eine auf links gekrempelte westliche ist, sondern dass in der altchinesischen Kultur alles von Bedeutung war, alles in die Ordnung eingebunden war, und daher auch die kleinsten Unterschiede in der Behandlung von Erkrankungen oder dem Regieren eines Reiches zu berücksichtigen und in einen größeren Zusammenhang zu stellen waren. In der Anwendung der Akupunktur auf einer tiefgehenden Ebene ist es von erheblichem Belang, ob eine Akupunkturpforte auf der rechten oder auf der linken Seite gestochen wird, weil die Seiten in der menschlichen Physiologie und Pathologie unterschiedliche Prinzipien verkörpern, die sich zwar ergänzen, therapeutisch jedoch in der genauen Zielrichtung der Behandlung klar unterschieden werden müssen.

Die Vorstellungen von Austausch und Einheit begleiten das therapeutische Handeln in den verschiedenen Richtungen der Chinesischen Medizin. Um diese Prinzipien in der therapeutischen Arbeit stets verwirklichen zu können, ist es notwendig, diese Grundsätze als lebendige Wirklichkeit selbst zu erfahren und in allen Handlungen zu berücksichtigen.

Die folgenden Grundprinzipien kennzeichnen die antike chinesische Auffassung von der Einheit und Ganzheit der Welt.

1.1.1 Himmel und Mensch sind Eins

Der Mensch und das Gespann von Himmel und Erde greifen ineinander; der Mensch und das Gespann von Sonne und Mond entsprechen einander.

Huángdì nèijīng • Língshū • Suìlù lùn dìqīshíjiǔ
(Leitfaden des Gelben Ahnherrschers, Innerer Band • Drehangel aller Wunderwirkungen • Abhandlung über den Himmelstau in den Lebensaltern, als Neunundsiebzigstes)
黃帝內經 • 靈樞 • 歲露論 第七十九

Der Himmel verkörpert die große Ordnung der Natur, die auch DAO genannt wird (➤ Kap. 4). Der Himmel lenkt mit Wind und Wetter und mit dem Lauf der Gestirne das Geschehen auf der Erde, reguliert die Verhältnisse in der Außen- und Innenwelt des Menschen.

Die 25. Eröffnung des *Daodejing* beschreibt es wie folgt:

Es gibt ein Ding, aus dem Wirrwarr entstanden,
noch vor der Schaffung von Himmel und Erde:
so lautlos, so formlos,
für sich stehend und unveränderlich,
in kreisend beständiger Wiederkehr,
als Mutter von Himmel und Erde anzusehen.
Ich kenne seinen Namen nicht;
aus Ermangelung sage ich dazu: DAO!
Aus der Bedrängnis nenne ich es „groß"!
„Groß" heißt „sich verströmend",
„sich verströmend" heißt „sich ausweitend",
„sich ausweitend" heißt auch „wiederkehrend".
Daher nennt man das DAO groß,
nennt man den Himmel groß,
nennt man die Erde groß,
und nennt man auch den Menschen groß.
Im Kosmos gibt es somit vier Galaxien von Größe,
und der Mensch bewohnt eine davon.
Der Mensch bezieht seine Magie aus der Erde,
die Erde bezieht ihre Magie aus dem Himmel,
der Himmel bezieht seine Magie aus dem DAO,
das DAO bezieht seine Magie aus seinem Aus-Sich-Selbst-Sein.

Das DAO selbst entzieht sich der Erfassbarkeit durch Gedanken und Worte. Seine erste und direkte Manifestation ist der Himmel, der mit der konstanten Wiederkehr von Konstellationen des Klimas, der Sternbilder und großen Gestirne das unverrückbare Gleichnis für die Wirksamkeit naturgegebener Prinzipien und Regelhaftigkeiten in allen Wesenheiten, allen Lebensräumen und allen Erscheinungsformen des Lebens repräsentiert.

Auf dem Weg zu einer erweiterten Bewusstseinsperspektive auf die Altchinesische Medizin sollte der Therapeut die oben überlieferten Worte des *Daodejing* über einige Tage laut lesen, bis sich ihr umfassender Sinn in der Gestalt offenbart, dass der Verstand keine Fragen mehr darauf richten will.

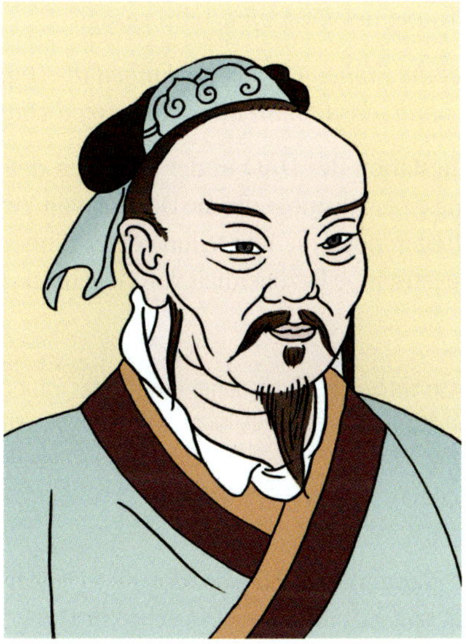

Abb. 1.1 Bildnis des Mengzi (ca. 370–290 v. Chr.) [M297]

In der Altchinesischen Medizin betrachten wir den Menschen nicht als hochkomplexe Maschine, sondern als lebendige Einheit von Leib, Geist und Seele, der als eine Art Mikrokosmos allen Gesetzmäßigkeiten unterliegt, die auch im Makrokosmos von Himmel und Erde wirksam sind.

Wer seinem Herzen auf den Grund geht, der erkennt seine wahre Natur; wenn man seine wahre Natur erkennt, dann weiß man auch um das Walten des Himmels.

Zhànguó • Mèngzǐ (> Abb. 1.1) • Jìnxīn shàng
(Zeit der Streitenden Reiche • Mengzi [ca. 370–290 v. Chr.] • Herzensergründung, oberer Teil)
戰國 · 孟子 · 盡心上

Die Worte des Menzius weisen klar darauf hin, dass die Heranbildung therapeutischer Fähigkeiten im Herzen und nicht im Verstand verankert werden muss.

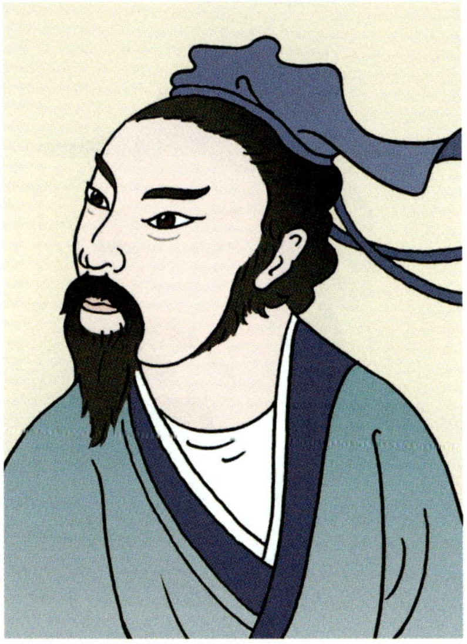

Abb. 1.2 Bildnis des Liezi (um 450 v. Chr.) [M297]

1.1.2 Ureinheit allen Seins ist das Qi

Die gesamte antike chinesische Kultur in allen ihren Gebieten ist von der Vorstellung des Qi als einer feinstofflichen Lebenskraft, die als ursprüngliche, grundlegende und beständige, formlose Substanz im Kosmos zirkuliert, durchdrungen (> Kap. 6).

Das Gestalthafte entsteht aus dem Gestaltlosen, das Gestalthafte wandelt sich ins Gestaltlose.

Zhànguó • Lièzǐ (> Abb. 1.2)
(Zeit der Streitenden Reiche • Liezi [um 450 v. Chr.])
戰國 · 列子

Was im Himmel wurzelt, ist das Himmels-Qi; was in der Erde wurzelt, ist das Erd-Qi. Himmel und Erde vereinen ihr Qi, so dass die Sechs Zeitabschnitte eingeteilt werden und aus dem Wandel die Zehntausend Wesen entstehen.

Huángdì nèijīng • Sùwèn • Zhìzhēnyào dàlùn piān dìqīshísì
(Leitfaden des Gelben Ahnherrschers, Innerer Band • Unbefangene Elementarfragen • 74. Kapitel: Große Abhandlung über das Wichtigste der höchsten Wahrheiten)
黃帝內經 · 素問 · 至真要大論篇第七十四

Die Vorstellung einer alle Dinge erschaffenden und bewegenden Urkraft findet sich bereits in den frühen Zeugnissen des Daoismus in China. Neben dem Qi wird in den Überlieferungen auch von Essenz-Qi (*jīngqì* 精氣), der reinsten und ungebundenen Form von Qi, gesprochen.

So heißt es in der 42. Eröffnung des *Daodejing:*

Die Zehntausend Dinge stützen sich auf das Yin und umfassen das Yang. Durchströmt von Qi stehen sie in Harmonie.

Im Buch Guanzi steht:

Was die Essenz betrifft, so handelt es sich um die Essenz des Qi.

Und:

Was die Essenzen aller Dinge betrifft, so verdanken sie ihre Entstehung eben dieser Essenz; unten entstehen die fünf Getreidearten, oben entsteht die Aneinanderreihung der Sterne. Was den Raum zwischen Himmel und Erde durchströmt, nennt man Geisteswesen. Was in der Mitte der Brust gespeichert wird, nennt man den im Einklang stehenden Menschen. Es liegt begründet in diesem Qi, das hell ist wie der Aufstieg in den Himmel, unauslotbar wie der Eintritt in einen Abgrund, allaufsaugend wie das Aufgehen im Meer, dienend wie das Ruhen im eigenen Selbst.

Chūnqiū • Guǎnzǐ (> Abb. 1.3) • Nèiyè
(Frühling-und-Herbst-Periode • Meister Guan [etwa 7. Jh. v. Chr.] • Innere Arbeit)
春秋 · 管子 · 內業

Im Buch Liezi wird es noch weiter ausgeführt:

Nun, das Gestalthafte entsteht also aus dem Gestaltlosen; woraus entstehen dann Himmel und Erde? Deshalb heißt es: es gibt die höchste Wandlung, den höchsten Beginn, das höchste Erste und das höchste Elementare. Die höchste Wandlung ist des Qi noch nicht angesichtig; der höchste Beginn ist die erste Erscheinung des Qi; das höchste Erste ist die erste Erscheinung der Gestalt, das höchste Elementare ist die

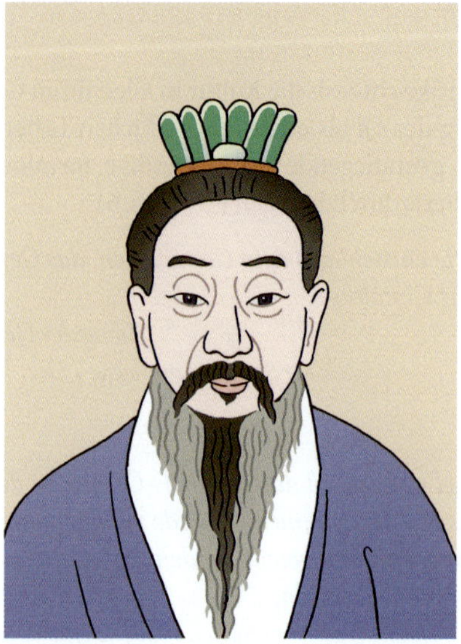

Abb. 1.3 Bildnis des Meister Guan (etwa 7. Jh. v. Chr.) [M297]

erste Erscheinung der Substanz. Qi, Gestalt und Substanz manifestieren sich und trennen sich nicht mehr voneinander, daher spricht man vom „Hun-Dun" („Wirrwarr"), der trüben Vermischung, dem chaotischen Urzustand der Welt.

Zhànguó • Lièzǐ • Tiānruì

(Zeit der Streitenden Reiche • Liezi [um 450 v. Chr.] • Himmelsglück)

戰國 • 列子 • 天瑞

Die Welt der für den Menschen erfahrbaren Erscheinungen beginnt mit dem Auftreten des Qi. Das Qi ist die in allen Erscheinungen schlummernde Urkraft des Lebens. Daher ist der Dreh- und Angelpunkt jeder Behandlung die Freisetzung des Qi und die Wiederherstellung des ursprünglichen und ureigenen Flusses des Qi im Patienten.

Der Therapeut der Altchinesischen Medizin sollte stets darauf reflektieren, dass die stofflichen Manifestationen der Erkrankung nur vordergründige Erscheinungen der zugrundeliegenden Wirkkräfte sind, die als Ausprägungen von Qi zu erspüren sind.

1.1.3 Die natürliche Ordnung fußt auf den Prinzipien von Yin und Yang und den Fünf Grundwesenheiten

Wenn Qi der Urstoff aller Erscheinungen ist, dann kann man Yin und Yang als die beiden grundlegenden, antagonistischen und sich ergänzenden Erscheinungsweisen aller Dinge betrachten (➤ Kap. 7). Jede Erscheinung beinhaltet Aspekte, die in ihrem Charakter dem Wesen des Yin oder dem Wesen des Yang entsprechen. In der direkten Bildbedeutung des Schriftzeichens ist *yīn* 陰 ein Ideogramm für die Schattenseite eines Hügels und *yáng* 陽 ein Ideogramm für die sonnenbeschienene Seite eines Hügels. Yin und Yang stellen also die zwei Hälften eines Ganzen dar.

In der 42. Eröffnung des *Daodejing* wird gesagt:

Das DAO bringt die Einheit hervor, die Einheit die Dualität, die Dualität die Trinität, die Trinität die Zehntausend Dinge.

Nach der Manifestation des DAO in der Ureinheit des Qi spaltet sich danach im Sinne einer Kosmogonie die Dualität von Yin und Yang auf. Yin und Yang tragen noch die Vorstellung einer Einheit in sich, leiten jedoch in die gegenseitige Bezogenheit von Gegensätzen über.

Der Ausgleich von Yin und Yang ist daher ein zweites, grundlegendes Prinzip der Behandlung. Der Therapeut kann sich jederzeit Klarheit über die Ausrichtung seiner Maßnahmen verschaffen, wenn er sie nach den dualen Prinzipien von Yin und Yang klassifiziert.

Auch die Fünf elementaren Zustandsformen (*wǔcaí* 五才) fußen auf der Dualität von Yin und Yang. So schreibt Dǒng Zhòngshū (董仲舒, 179–104 v. Chr., ➤ Abb. 1.4) in seinem Werk *Chūnqiū fánlù* (春秋繁露 „Reichhaltiger Tau von Frühling und Herbst"):

Das Qi von Himmel und Erde schließt sich zu Einem zusammen, trennt sich auf in Yin und Yang, unterscheidet die vier Zeitabschnitte und reiht sich auf in der Folge der Fünf Grundwesenheiten.

Die aus den Fünf Elementen (oder Vermögen) hervorgehenden Fünf Grundwesenheiten (oder Phasen der Wandlung; *wǔxíng* 五行) erlauben nicht nur eine differenziertere Erfassung der wesentlichen Eigenschaften der Erscheinungen, sondern auch eine vielfältige Beschreibung von Bezogenheiten der Grundwesenheiten zueinander (➤ Kap. 9). Ebenso wie die Lehre von Yin und Yang repräsentiert das Konzept der Grundwesenheiten den Gedanken der Einheit, durch den gemeinsamen Ursprung aus dem Qi, durch die Beschreibung eines Zentrums, nämlich der Erde (Ackerboden), und durch die wechselseitigen Beziehungen letztlich aller Grundwesenheiten zueinander im Sinne einer kybernetischen Einheit. Mit den Fünf

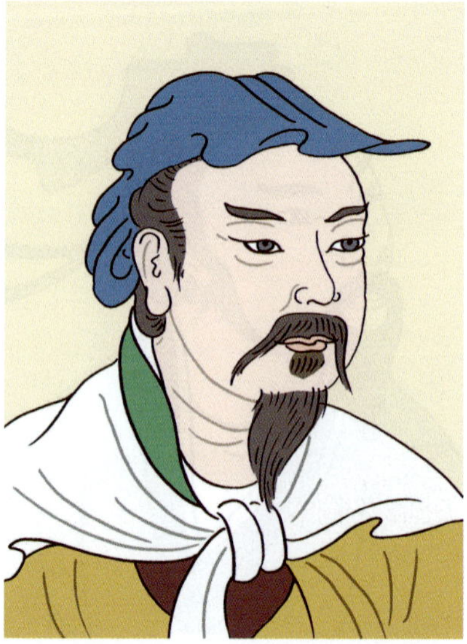

Abb. 1.4 Bildnis des Dong Zhongshu (179–104 v. Chr.) [M297]

Grundwesenheiten können strukturelle Aspekte, physiologische und pathologische Phänomene wie auch Persönlichkeitsmerkmale im Menschen sowie Behandlungsmaßnahmen klassifiziert werden.

Wenn der Therapeut die Eigenschaften der Fünf Grundwesenheiten tief verinnerlicht, dann werden sich die genaue Dynamik in der Konstitution und den daraus möglicherweise entstehenden Krankheitsprozessen im Menschen wie auch die Auswahl geeigneter Interventionen bei seinen Patienten leichter erschließen.

Die verdichte Manifestation der Fünf Grundwesenheiten im menschlichen Leib findet sich in den Wirkbereichen der Zang-Langzeitspeicher und der Fu-Zwischenlager.

1.1.4 Der Mensch wurzelt im Menschsein und in den menschlichen Beziehungen

Unter allen Wesen besitzt nur der Mensch die Möglichkeit, alles zwischen Himmel und Erde zu durchdringen und so auch sich selbst zu erforschen. Das menschliche Mitgefühl entspringt der Beziehung des Menschen zur Erde und gestaltet sich in den zwischenmenschlichen Beziehungen. Das menschliche Bewusstsein geht zurück auf die Beziehung des Menschen zum Himmel und entwickelt sich in der tiefen meditativen Versenkung.

Die Schriften der Zhou verzeichnen den Satz:

Einzig und allein sind Himmel und Erde Mutter der Zehntausend Dinge; einzig und allein vermag der Mensch die Dinge geistig zu durchdringen.

Zhōu • Shàngshū • Zhōushū • Tàishì

(Zhou-Dynastie • Schrift des Höchsten • Buch der Zhou • Heilvolle Ansprachen)

周 • 尚書 • 周書 • 泰誓

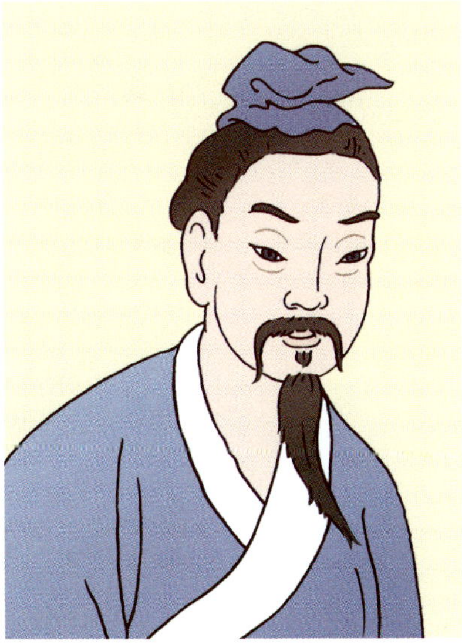

Abb. 1.5 Bildnis des Ban Gu (32–92) [M297]

Und Ban Gu (➤ Abb. 1.5) hinterließ den Ausspruch:

Durch das Wesen von Himmel und Erde dringt der Mensch.

Hàn • Bān Gù • Báihǔ tōng

(Han-Dynastie • Ban Gu [32–92] • Überblick über die Diskussionen im Pavillon des Weißen Tigers)

漢 • 班固 • 白虎通

Nur der Mensch kann sich selbst erkennen und das Sein in seinem Herzen verstehen. Nur ein Mensch mit seinen menschlichen Fähigkeiten kann sein Bewusstsein dahingehend entwickeln, dass er die Störungen in sich wie auch in einem anderen Menschen zu erfassen vermag und in der Lage ist, sich selbst und andere Menschen auf dem Weg zu größerer Gesundheit zu begleiten.

Verschiedene alte Meister hinterließen ihre Botschaften im Hinblick auf die vervollständigte Menschwerdung. Konfuzius (Kǒngzǐ 孔子) hinterließ die „Menschlichkeit" (*rén* 仁) in den Beziehungen, Laozi (Lǎozǐ 老子) das DAO (*dào* 道) als Allererfahrung des Seins in seiner natürlichen Ordnung, Menzius (Mèngzǐ 孟子) die „Rechtschaffenheit" (*yi* 義) als Ausdruck der Herzensgüte, Zhōu Dūnyí 周敦頤 die „Aufrichtigkeit" (*chéng* 誠) als Zeichen der Herzensbildung, Zhāng Zǎi 張載 das Qi (*qi* 氣) als Erfahrung des sittlichen Urwesens aller Dinge und schließlich die Chéng-Zhū-Schule (程朱理學) die „respektvolle Achtung" (*jìng* 敬) als Ergebnis der Selbstkultivierung des Menschen.

Die Herzensbildung in den urmenschlichen Empfindungen und das vollständige mitmenschliche Hineinfühlen in den Patienten sind unentbehrliche und essenzielle Voraussetzungen für die gelungene therapeutische Arbeit.

1.2 Spezifika der chinesischen Kultur

Ein wesentliches Instrument des kulturellen Austauschs und Dokument kultureller Idiosynkrasie sind Schriftzeugnisse. In China kommen unterschiedliche Sprachen und Schriften vor: neben dem Han-Chinesisch auch Tibetisch, Mongolisch und die Miao-Sprachen. Ihre charakteristische Prägung erhielt die chinesische Kultur vor allem durch die Entwicklung der Han-chinesischen Schrift, mit der die stark voneinander abweichenden Dialekte Chinas in einer gemeinsamen Schriftsprache vereint werden konnten.

Vereinfachend gesprochen entstanden historisch die Han-chinesischen Schriftzeichen aus ursprünglichen Piktogrammen, die dann in den Orakelknochenschriften ihre erste Formalisierung erfuhren und sich über die Inschriften auf Bronzegerätschaften, die große Siegelschrift und die kleine Siegelschrift schließlich zur Kanzleischrift und dann zur Regelschrift weiterentwickelten. In der Volksrepublik China wurden im 20. Jahrhundert zudem vereinfachte abgekürzte Zeichen, die sogenannten Kurzzeichen, eingeführt.

Die chinesische Kultur erschließt sich wesentlich aus der ihr eigentümlichen Schriftsprache, die in ihren ursprünglichsten Zeichen die Bedeutung eines Wortes in Form eines Ideogramms festhält. In den chinesischen Schriftzeichen können auch Hinweise auf die Lautgestalt enkodiert sein. In den indoeuropäischen Sprachen dienen Worte primär dem Zweck, die Aussprache des jeweiligen Ausdrucks zu markieren. Ein chinesisches Ideogramm ordnet die Bedeutung des Wortes unmittelbar in einen bildhaften Sinnzusammenhang ein. So ergibt sich die Ordnung der Welt (DAO) aus der natürlichen Beziehung der „Zehntausend Dinge“, wie sie in den Sinnbildern der chinesischen Schriftsprache exemplarisch festgehalten werden.

Die chinesischen Schriftzeichen sind magische Instrumente. Eine gewisse Beschäftigung mit ihrem Aufbau, ihrem Sinngehalt und ihrer Ausstrahlung vertieft die Verbindung zu den Essenzen der altchinesischen Kultur, ihrer Weisheit und Medizin.

Die chinesische Schriftsprache arbeitet mit Worten, die auf Sinnbilder zurückgehen. Die Ausdrücke der Sprache, im Alltag wie in der Wissenschaft und den Künsten, bedienen sich des metaphorischen Verweises auf die Bedeutungsbezüge. Die Sprache ist eine Blaupause für das dem Ritus entsprechende Handeln in allen Lebensbereichen. Die ideogrammatische Schrift führt exemplarisch die Beachtung der großen Weltordnung vor. Daher ist es für ein tiefes Verständnis der Altchinesischen Medizin unentbehrlich, mit der originären Bedeutung des Vokabulars dieser Heilkunst vertraut zu sein. Die feinsinnigen Konzepte dieser Medizin können aus den semantischen Codes und kontextualen Verbindungen der sinnbildhaften Schriftzeichen erschlossen werden.

Behandeln im chinesischen Kontext bedeutet demnach, ein Reich zu regieren, heißt das Mandat des Himmels zu erfüllen, meint, das Qi im vorgesehen Fluss zu halten, besteht darin, der großen Ordnung des DAO zu folgen.

1.2.1 In die Zeichengestalt eingewebte Intensionen chinesischer Ausdrücke

Als ursprüngliche primär magische Zeichen können die Acht Trigramme betrachtet werden (> Abb. 1.6). Die Trigramme bestehen aus einer Kombination von jeweils drei übereinanderliegenden Linien, von denen die durchbrochene Linie Yin und die durchgezogene Yang symbolisiert. Sie repräsentieren Grundzustände der Außenwelt, die fundamentalen Elemente der Natur und die familiären Beziehungen (> Tab. 1.1). Möglicherweise geht das Konzept

Tab. 1.1 Die Ordnung der Acht Trigramme [Zeichnungen: L138]

Trigramm	Bezeichnung			Natur			Familie	
☲	離	*lí*	Trennung	火	*huǒ*	Feuer	中女	mittlere Tochter
☷	坤	*kūn*	Weiblichkeit	地	*dì*	Erde	母	Mutter
☱	兌	*duì*	Wechsel	澤	*zé*	Sumpf	少女	jüngste Tochter
☰	乾	*qián*	Trockenheit	天	*tiān*	Himmel	父	Vater
☵	坎	*kǎn*	Gefahr	水	*shuǐ*	Wasser	中男	mittlerer Sohn
☶	艮	*gèn*	Aufrichtigkeit	山	*shān*	Berg	少男	jüngster Sohn
☳	震	*zhèn*	Erregung	雷	*léi*	Donner	長男	ältester Sohn
☴	巽	*xùn*	Sanftheit	風	*fēng*	Wind	長女	älteste Tochter

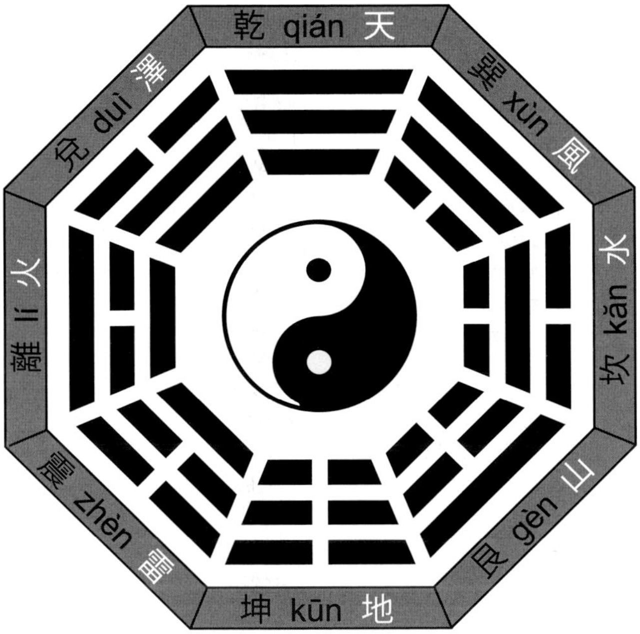

Abb. 1.6 Die sich aus Yin und Yang entwickelnden Trigramme als Strichsymbole und mit den zugehörigen chinesischen Schriftzeichen [L138]

von Yin und Yang auf das Schafgarbenorakel zurück, bei dem lange und kurze Pflanzenstängel Yin und Yang repräsentieren.

Auch in der europäischen Antike war das Orakel ein Instrument auf dem Weg der Heilung. Das Orakel führt das Prinzip des Rituals in die therapeutische Praxis ein. Die erhebliche Wirksamkeit von Ritualen in der Medizin wird von modernen Forschungsergebnissen bestätigt (Kerr et al. 2011). Das Prinzip des Orakels verweist zudem auf die Bedeutung der transzendierenden Offenbarung, was in der Therapie der Einsicht des Patienten in die innersten Prozesse und deren Transformation entspricht.

Klinische Anwendungen der Akupunktur stehen in Zusammenhang mit der Ordnung der Acht Trigramme. Die Trigramme nutzen die Kraft der Zahl als ordnendes Prinzip. Sie enthalten die Einteilungen nach Yin und Yang in Form der beiden unterschiedlichen Stricharten, die Dreiteilung von Jing, Qi und Shen durch die Anordnung in Dreierkombinationen, die Repräsentationen der vier Richtungen und Zwischenrichtungen und der Basiskonstellationen, wie sie über die Acht Leitkriterien (*bāgāng* 八綱) und die Acht Außergewöhnlichen Gefäße gekennzeichnet werden. In der Praxis der Akupunktur wird auf diese Ordnungsprinzipien bei der Erstellung einer Diagnose und beispielsweise der Auswahl der zu behandelnden Pforten im Sinne der Kombination von oben und unten, links

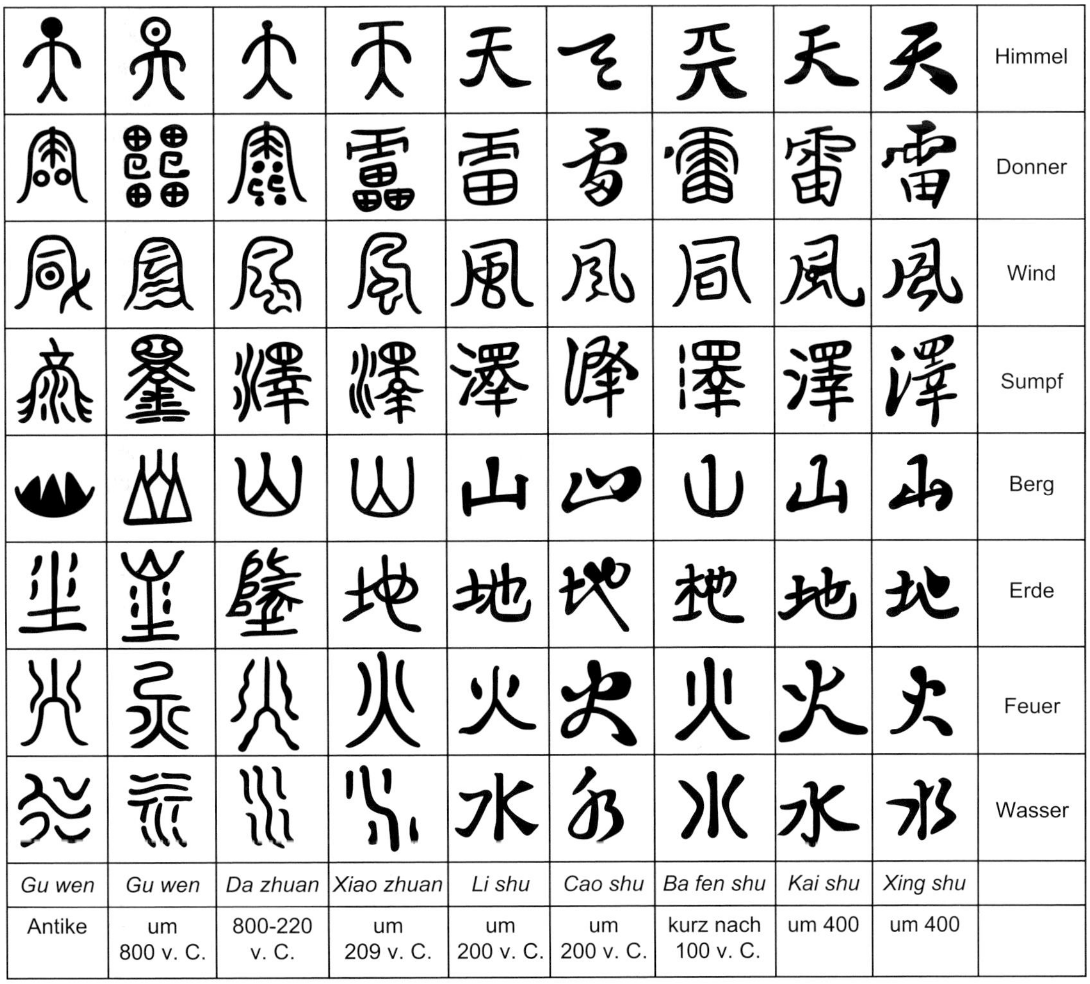

Abb. 1.7 Klassische Ideogramme [L138]

und rechts, hinten und vorne, innerlich aufbauend und äußerlich ausleitend und den Bezug zu den Drei Jiao, zu Leib, Seele und Geist Rechnung getragen.

Die klassischen Ideogramme unter den chinesischen Schriftzeichen markieren Gegenstände und Phänomene des alltäglichen Erlebens (➤ Abb. 1.7).

> Die Altchinesische Medizin und die antiken chinesischen Weisheitslehren arbeiten nicht mit abstrakten Begriffen, sondern mit konkreten Bildern, die als Metaphern für die grundlegenden Muster des Lebendigen und des aus der Ordnung Gerückten dienen. Der Anwender der Altchinesischen Medizin lernt daher in seiner Ausbildung, die abstrakte Betrachtung von medizinischen Problemen in Form von Krankheiten auf dem Hintergrund der modernen Medizin durch die Kenntnis typischer Erkrankungsmuster der Chinesischen Medizin und das direkte Spüren der krankhaften Vorgänge im Leib des Patienten zu ergänzen.

Im Folgenden sollen einige Beispiele die Bildhaftigkeit der chinesischen Schriftzeichen illustrieren.

Am Himmel beobachtet man die Sonne 日, den Mond 月, die Sterne 星 und die Wolken 雲 (➤ Abb. 1.8, ➤ Abb. 1.9, ➤ Abb. 1.10, ➤ Abb. 1.11).

Auf der Erde betrachtet man das Wasser 水, das Feuer 火, den Berg 山 und den Fels 石 (➤ Abb. 1.12, ➤ Abb. 1.13, ➤ Abb. 1.14, ➤ Abb. 1.15).

Bei den Tieren unterscheidet man den Ochsen 牛, das Schaf 羊, den Fisch 魚 und den Hahn 雞 (➤ Abb. 1.16, ➤ Abb. 1.17, ➤ Abb. 1.18, ➤ Abb. 1.19).

Als Entfaltung der Erde erkennt man den Bambus 竹, den Baum 木, das Gras 草 und die Ähre 禾 (➤ Abb. 1.20, ➤ Abb. 1.21, ➤ Abb. 1.22, ➤ Abb. 1.23).

Nah am menschlichen Leib findet man das Ohr 耳, das Auge 目, die Hand 手 und den Fuß 足 (➤ Abb. 1.24, ➤ Abb. 1.25, ➤ Abb. 1.26, ➤ Abb. 1.27).

All diese Schriftzeichen bezeichnen ihr Signifikat durch ein einfaches schematisches Abbild. Durch die Beschäftigung mit dem Aufbau der chinesischen Schriftzeichen wird das Erkennen von strukturellen Mustern gefördert.

> Die chinesischen Schriftzeichen enkodieren die natürliche Ordnung der Dinge, ihre der Kosmogonie entsprechende Zusammensetzung, ihre mystische Bedeutung und ihren rituellen Gebrauch. Sie verweisen auf sehr konkrete Objekte der Alltagswelt und erläutern gleichzeitig ihren transzendenten Kontext. Sie erscheinen in Zeit und Raum und beschreiben dennoch zeitlose Gesetzmäßigkeiten und abstrakte Zusammenhänge.

Man könnte die alte chinesische Schriftsprache als ein Sprachfossil auffassen, ein durch seinen alltäglichen Gebrauch in der Regel nicht als solches identifiziertes lingualarchäologisches Relikt. Tatsächlich sollte man den chinesischen Charakteren einen großen Respekt zollen, wie ihn Gläubige Reliquien oder wirkkräftige Meister ihren magischen Instrumenten entgegenbringen. Daraus ergeben sich die besonderen Herausforderungen bei der Übersetzung alter chinesischer Texte und die Ausgangspunkte für mannigfaltige Missverständnisse über die chinesische Kultur und Medizin.

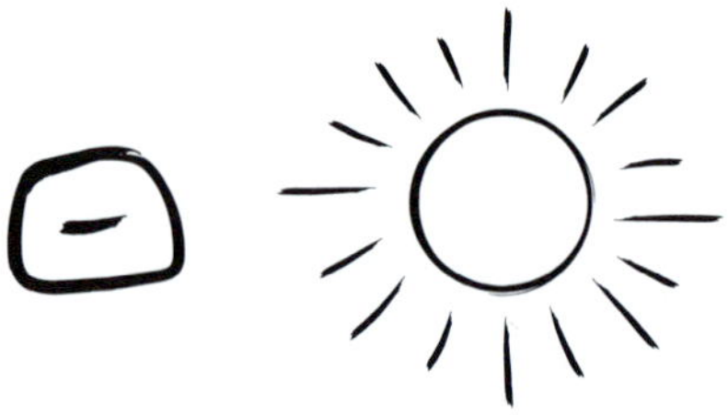

Abb. 1.8 Sonne 日 [L138]

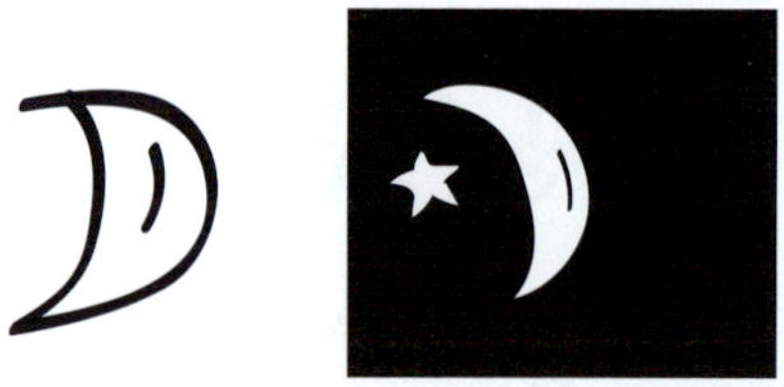

Abb. 1.9 Mond 月 [L138]

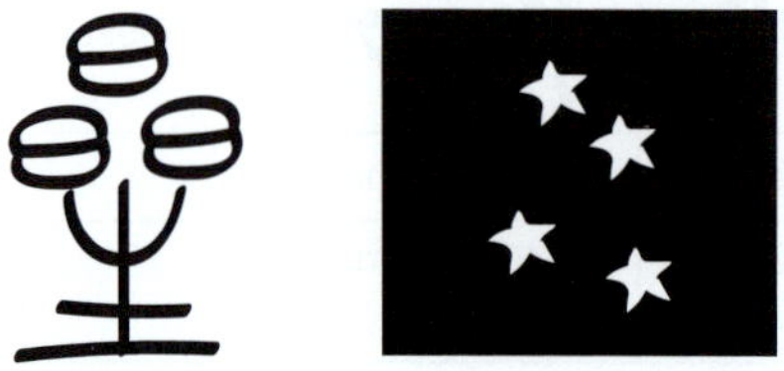

Abb. 1.10 Sterne 星 [L138]

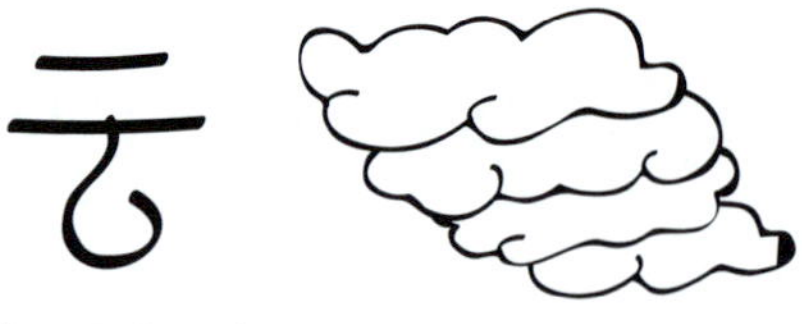

Abb. 1.11 Wolken 雲 [L138]

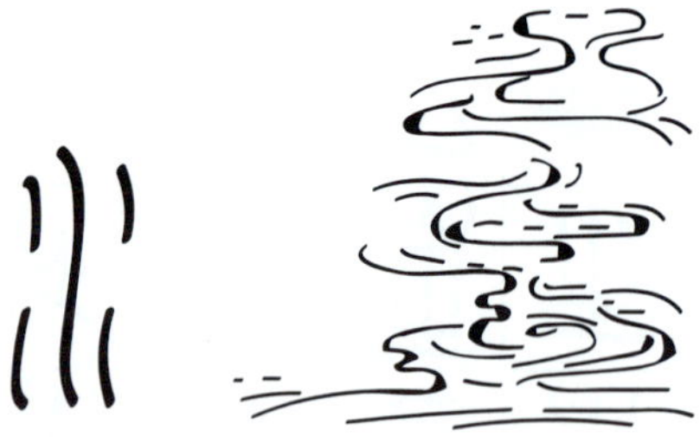

Abb. 1.12 Wasser 水 [L138]

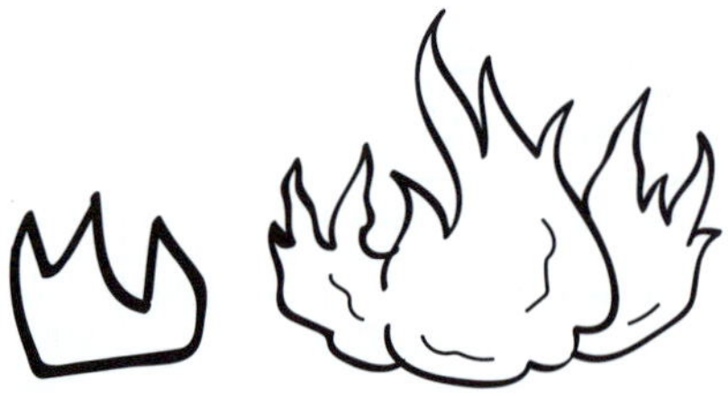

Abb. 1.13 Feuer 火 [L138]

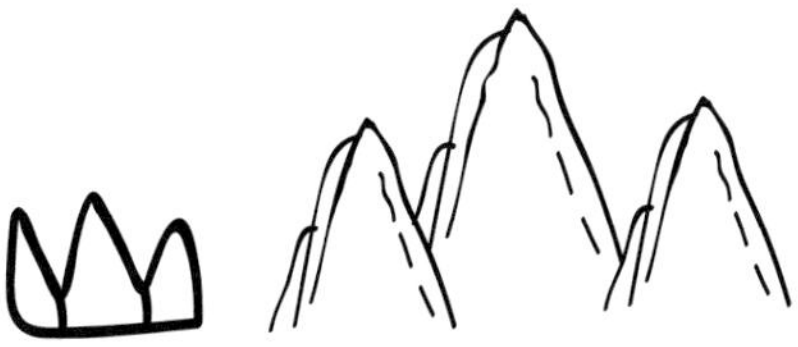

Abb. 1.14 Berg 山 [L138]

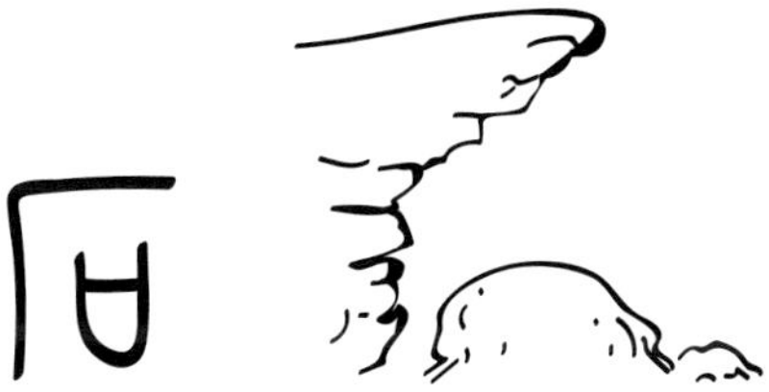

Abb. 1.15 Fels 石 [L138]

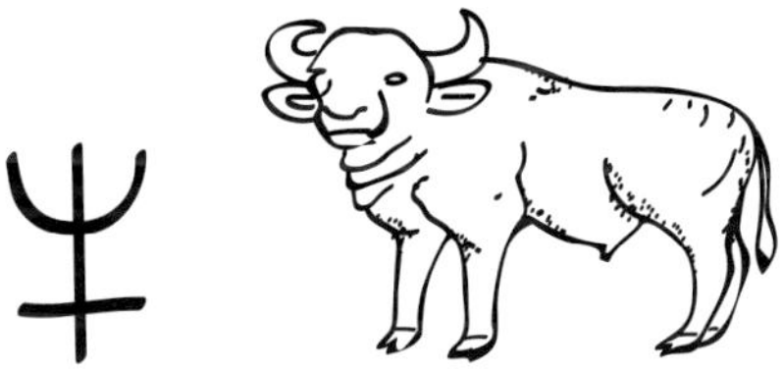

Abb. 1.16 Ochse 牛 [L138]

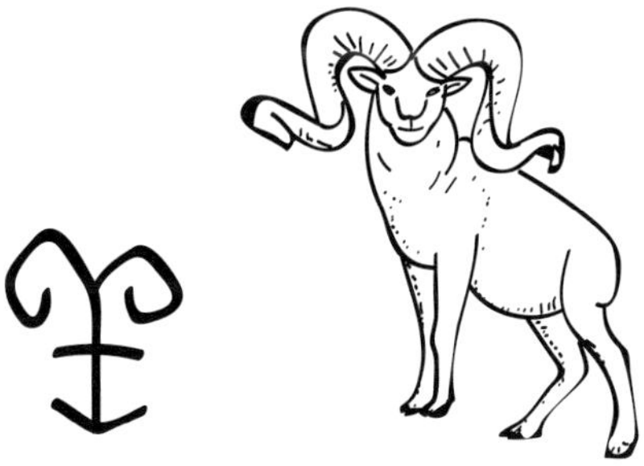

Abb. 1.17 Schaf 羊 [L138]

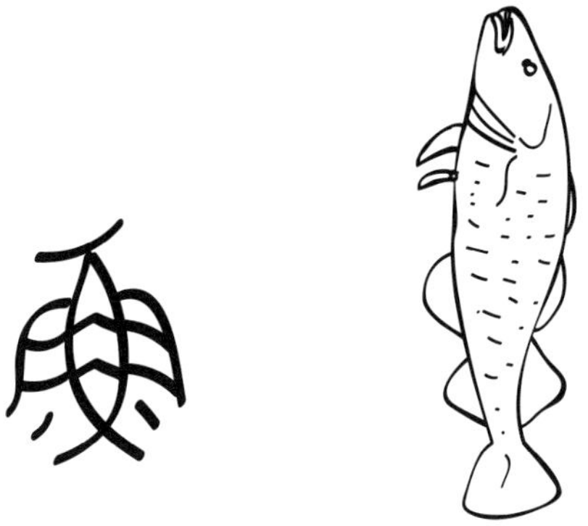

Abb. 1.18 Fisch 魚 [L138]

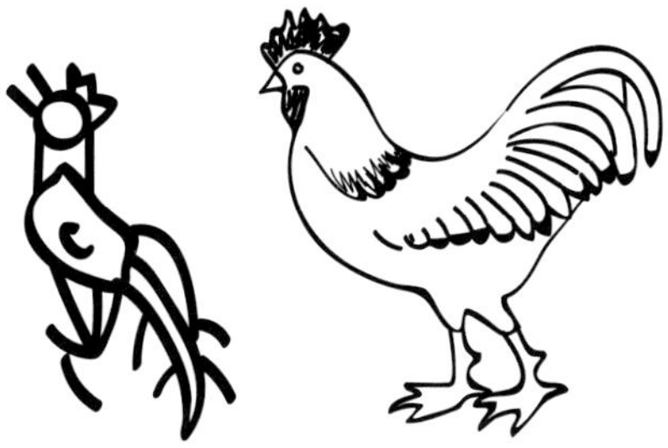

Abb. 1.19 Hahn 雞 [L138]

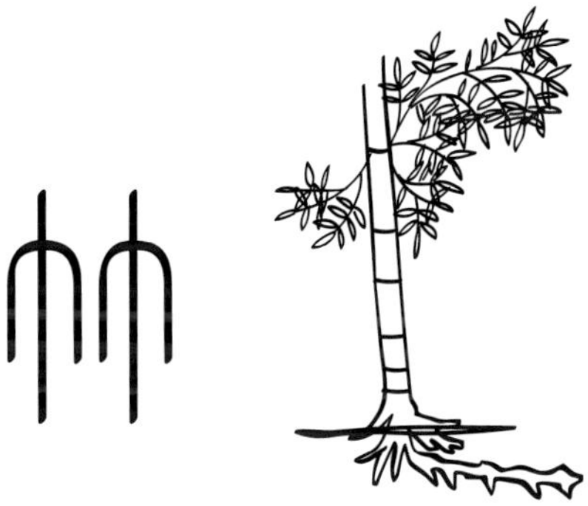

Abb. 1.20 Bambus 竹 [L138]

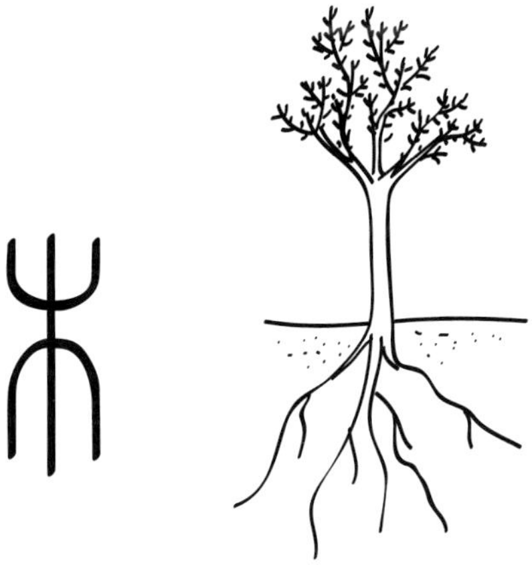

Abb. 1.21 Baum 木 [L138]

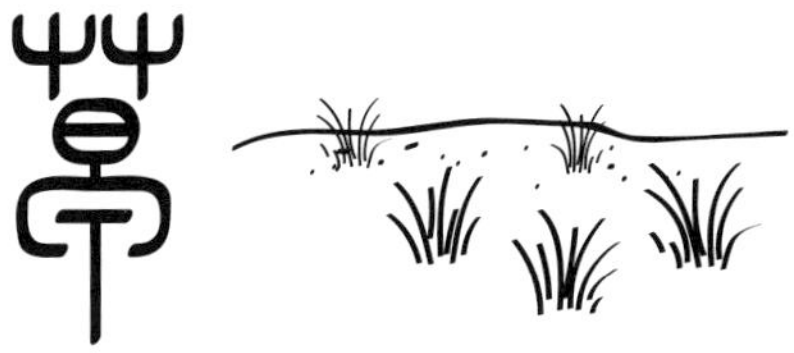

Abb. 1.22 Gras 草 [L138]

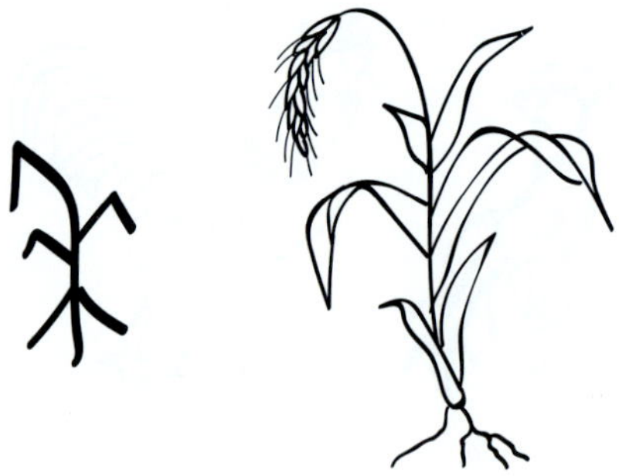

Abb. 1.23 Ähre 禾 [L138]

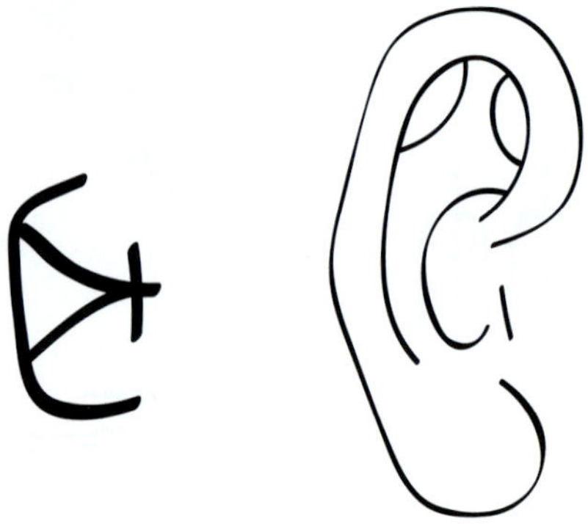

Abb. 1.24 Ohr 耳 [L138]

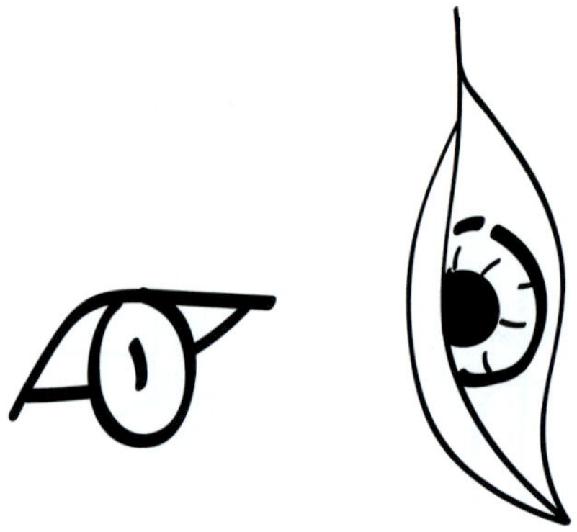

Abb. 1.25 Auge 目 [L138]

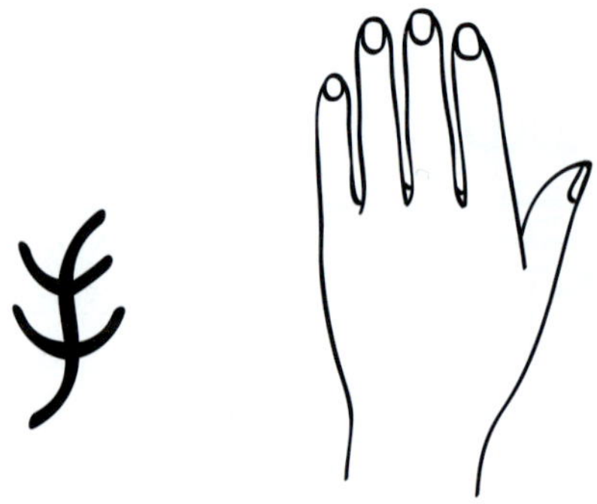

Abb. 1.26 Hand 手 [L138]

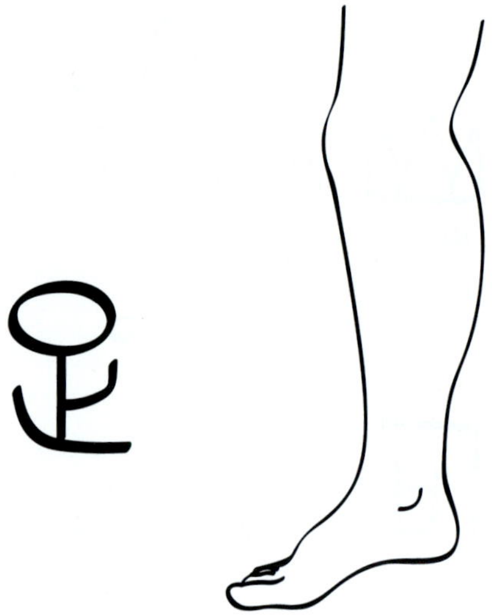

Abb. 1.27 Fuß 足 [L138]

1.2.2 Die Universalität der Schriftzeichen als Mittler zwischen den einzelnen Bereichen der Kultur

Zu der primär magischen Grundverfassung der chinesischen Schriftzeichen und ihrer Funktion in der Verschlüsselung und Entschlüsselung der Welt tritt die schiere Unerschöpflichkeit der Möglichkeiten zur Gestaltung von neuen Zeichen durch Kombination von bekannten Basischarakteren hinzu. So kann man das Zeichen für Sonne 日 *(rì)* mit dem Zeichen für Mond 月 *(yuè)* zu einem neuen Zeichen 明 *(míng)* zusammensetzen, um Helligkeit, Strahlkraft und Leuchtvermögen auszudrücken.

Man kann Basischaraktere auch als Phonem in ein neues Zeichen einbauen, bei dem dann die Bedeutung dieses Zeichenbestandteils in den Hintergrund tritt und nur seine bekannte Aussprache auf die Lautgestalt des neuen Zeichens hinweist. Wenn man zum Beispiel das Verb „setzen, stellen, legen“ als Zeichen „konstruieren“ möchte, dann verwendet man ein Klassezeichen (Radikal), welches das semantische Feld eingrenzt, hier also eine Tätigkeit, die mit der Hand ausgeübt wird – daher das Radikal für „mit der Hand entgegennehmen“ (攵). Die Aussprache des neu zu bildenden Zeichens ist *fang*, weshalb als phonematisches Indikatorzeichen das geläufige Schriftzeichen *fāng* (方; u. a. Rechteck, Richtung etc.) gewählt wird. Daraus entsteht das Tätigkeitswort *fàng* (放; u. a. setzen, stellen, legen).

Dieses Baukastenprinzip in der Erstellung chinesischer Schriftzeichen dient nicht nur der Ausweitung des Vorrats an Charakteren. Die Zeichen der chinesischen Sprache sind auch visuell-ästhetische Kunstwerke. Sie füllen mit ihrem Schriftbild gewöhnlich eine imaginäre rechteckige, annähernd quadratische Umrandungsbox aus, weisen eine vorgeschriebene Reihenfolge der einzelnen Striche und Haken auf und beachten mit Feingefühl die Proportionen der einzelnen Komposita (➤ Abb. 1.28).

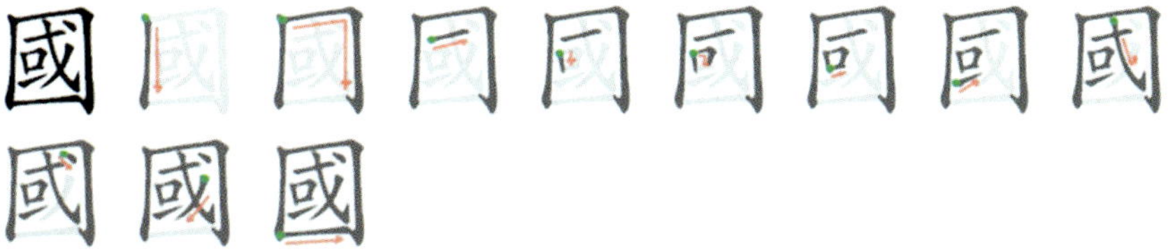

Abb. 1.28 Strichfolge des Schriftzeichens *guó* 國 (Reich, Land, Staat); rot: Strichrichtung, grün: Strichansatz [W1158]

Die Regeln des Aufbaus eines chinesischen Zeichens dienen der Übung von Selbstdisziplin und Ordnung beim Schreiben. Insofern kann man auch das bewusste, meditative Gestalten der Charaktere als eine magisch-meditative Praxis verstehen.

Die Kalligrafie der chinesischen Bildzeichen stellt eine höchst entwickelte Form der bildenden Künste und eine Meditationsform dar. Jedes Zeichen selbst und die Zusammenstellung von Zeichen in einem Satz, einem Gedicht, spiegeln die selbstgefügte Ordnung des Natürlichen wider (> Abb. 1.29, > Abb. 1.30).

Die ordnende Kraft der chinesischen Schriftzeichen resultiert aus der unmittelbaren visuellen Wirkung ihrer Bildgestalt.

Aus einem Gedicht der Tang-Zeit:

白日依山盡	*bái rì yī shān jìn*
黃河入海流	*huáng hé rù hǎi liú*

Dicht der lichte Tag die Gipfel behängt
Rege der Gelbe Fluss zum Meer hin strömt

Das Prinzip der Verankerung der Ordnung in den Emblemen der Schriftsprache selbst veranlasste einst Konfuzius zu der Devise, im Bemühen um die Wiederherstellung der natürlichen gesellschaftlichen Ordnung zunächst die Begriffe wieder in ihrem ursprünglichen Sinne auszurichten (正名 *zhèngmíng* „Richtigstellung der Bezeichnungen").

Die Ordnung in der Altchinesischen Medizin offenbart sich bereits in dem vertieften Verständnis für die metaphorische und magische Bedeutung der verwendeten Schriftzeichen.

Die große Ordnung wird verkörpert durch den Himmel, so dass es nicht verwundert, wenn der Kaiser oder Regent als „Sohn des Himmels" (*tiānzǐ* 天子) bezeichnet wird. Der im Einklang Stehende handelt mit dem „Mandat des Himmels" (*tiānmìng* 天命), er weiß um die „Vorsehungen des Himmels" (*tiānyì* 天意), er kennt die „Zahlenverhältnisse des Himmels" (*tiānshù* 天數) und die „Bestimmungen des Himmels" (*tiāndìng* 天定), die „geheimen Wirkweisen des Himmels" (*tiānjī* 天機) und das „Himmelslos" (*tiānyùn* 天運). Es gibt die „Himmels-Zeit", das Klima (*tiānshí* 天時), das „himmlische Unheil", die Naturkatastrophe (*tiānzāi* 天災), und das „himmlische Urteil", die Verfluchung (*tiānqiǎn* 天譴).

In China gibt es das „himmlische Können", das Naturtalent (*tiāncái* 天才), den „himmlischen Charakter", die Veranlagung (*tiānxìng* 天性), die „himmlische Gabe", die Begabung (*tiānfù* 天賦), das „himmlische Kapital", das Talent (*tiānzī* 天資), den „himmlischen Anteil", die Neigung (*tiānfèn* 天分), das „Wahre des Himmels", die Unschuld (*tiānzhēn* 天真), das „Gute des Himmels", das Gewissen (*tiānliáng* 天良), und die „himmlischen Jahre", die natürliche Lebensspanne (*tiānnián* 天年).

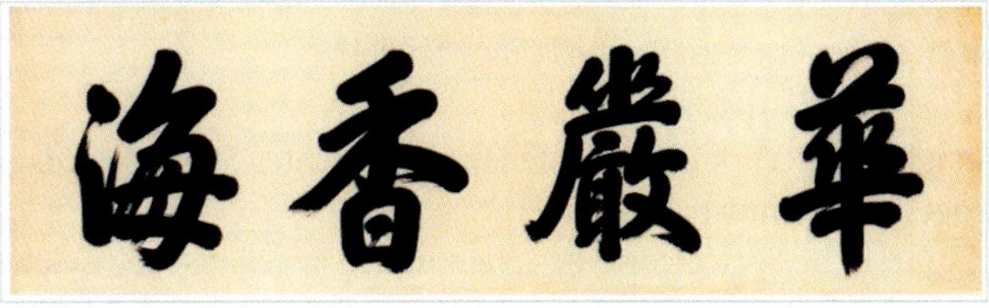

Abb. 1.29 Kalligrafie des Kaisers Qianlong „Prächtige Klippen und erfrischendes Meer" [V953]

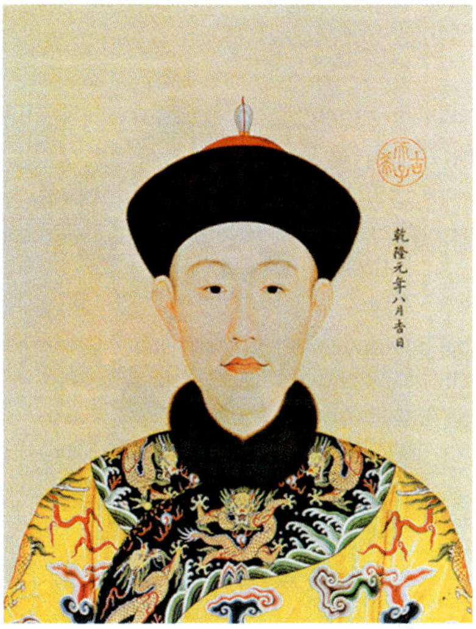

Abb. 1.30 Bildnis des Kaisers Qianlong (1711–1799) [J810-021]

Der Himmel führt, aber der Mensch steht zwischen Himmel und Erde, und die Belange des Menschen müssen entsprechend auch aus der Perspektive des wahrhaft verwirklichten Menschen betrachtet werden. Chinesische Schriftzeichen, die das Radikal „Mensch" beinhalten, stehen im Rang der Häufigkeit des Vorkommens an der fünften Stelle. Mehr als 5 % aller zusammengesetzten Sinn-Laut-Zeichen basieren auf dem Radikal für „Mensch". Das Schriftzeichen für Wandel (*huà* 化) geht zurück auf das Sinnbild zweier nebeneinander liegender Menschen, einer kopfüber, einer kopfunter (> Abb. 1.31).

Die besonderen Belange des Menschseins finden ihren Niederschlag im „menschlichen Herz", im Mitgefühl (*rénxīn* 人心), in der „menschlichen Natur", der Menschlichkeit (*rénxìng* 人性), in den zwischen-„menschlichen Beziehungen" (*rénlún* 人倫) und den „menschlichen Angelegenheiten", den persönlichen Belangen (*rénshì* 人事).

Alle Ausdrücke der chinesischen Sprache, die sich auf das Bewusstsein, das Denken, die Stimmung oder das Gefühl von Menschen beziehen, tragen das Radikal „Herz" (*xīn* 心). In der

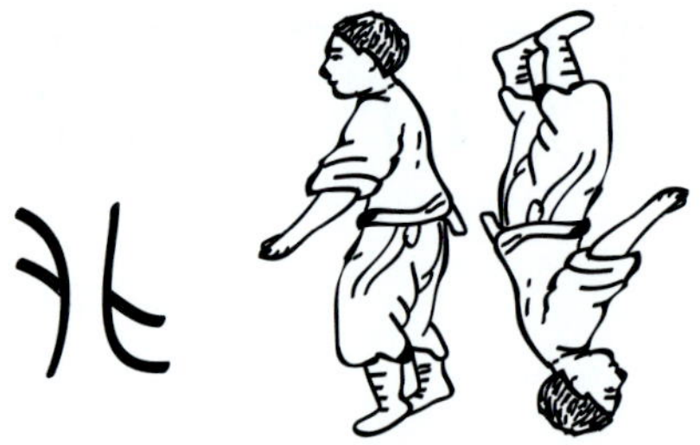

Abb. 1.31 Schriftzeichen für Wandel (*huà* 化) [L138]

Häufigkeit des Vorkommens stehen sie an achter Stelle der zusammengesetzten Sinn-Laut-Zeichen.

Chinesische Sprichworte bestehen in der Regel aus vier Zeichen. In Bezug auf das Herz finden sich beispielsweise die folgenden Redeweisen:

- 心想事成 *xīn xiǎng shì chéng* „im Herzen gedachte Angelegenheiten gelingen" (Erfüllung der Herzenswünsche)
- 心地善良 *xīn dì shàn liáng* „Herzensboden voller Güte" (Gutherzigkeit)
- 心領神會 *xīn lǐng shén huì* „Herz führt Geist zum Treffen" (insgeheimes, intuitives Verstehen)
- 心中有數 *xīn zhōng yǒu shù* „eine Zahl inmitten des Herzens haben" (Klarheit besitzen, sich seiner Sache sicher sein)

Auch in den Überlieferungen der Chinesischen Medizin werden Sachverhalte gerne in solche „Vier-Zeichen-Päckchen" gefasst, weil sich dies im Gedächtnis besonders leicht einprägen kann.

1.3 Geistige Ursprünge und vermittelnde Theoreme

In einer frühen Phase der chinesischen Zivilisation bildeten Medizin, Religion und Naturphilosophie eine Einheit. Die Naturphilosophie erforschte den Makrokosmos auf der Grundlage der Alltagserfahrungen und der Kenntnisse aus dem Ackerbau und der Viehzucht. Die schamanisch orientierte Religion lotete das Innere des Menschen durch bewusste Versenkung aus. In der Medizin wurden die so gewonnenen Einsichten zur Gesunderhaltung angewandt.

Das Vermögen zur Ergründung dieser Einsichten in die Prinzipien des Lebendigen und die Geheimnisse der Gesunderhaltung in der Medizin in der alten chinesischen Kultur resultiert aus der Grundhaltung der Verbundenheit mit allen Erscheinungen.

Zur Erläuterung dieser Erfahrungen aus der menschlichen Innen- und Außenwelt dienen in der Altchinesischen Medizin die folgenden Basistheoreme.

1.3.1 Die Lehre vom Lebendigen

- Das Qi ist der Urstoff des Lebens.
- Was Qi enthält, lebt, was kein Qi enthält, ist tot.
- Qi manifestiert sich in einem Kontinuum, das von seiner nicht-stofflichen Urform als „Qi" selbst bis zu den feinsten Ursubstanzen „Jing", den Essenzen, reicht.
- Jing und Qi sind die Analoga im Mikrokosmos für die Erde (fruchtbarer Boden) und das Wasser.
- Jing und Qi vereinen sich und formen die lebendigen, gestalthaften Wesen.
- Jing und Qi verkörpern die Prinzipien von Himmel und Erde, von Yin und Yang.
- Das Lebendige ist gekennzeichnet durch zirkuläre Bewegung. Die Grundbewegungen sind das Absinken und das Aufsteigen, das Eintreten und das Austreten.
- Die unaufhörliche Bewegung erzeugt den Wandel. Die Gestaltwerdung der Zehntausend Wesen ist das Ergebnis des Wandels.

Da die Gestaltwerdung im Morphologischen auf die Bewegung und die den Wandel steuernden Kräfte zurückzuführen ist, hat sich die Altchinesische Medizin weniger auf eine anatomisch-morphologische Betrachtung fokussiert, sondern das Wissen um die Prozesse des Lebendigen verfeinert. Die Altchinesische Medizin beruht auf dem Studium der Phänomene; sie ist die Wissenschaft des Funktionellen, der Störung der Funktion, weniger der Veränderung der Substanz und der Morphe. Sie setzt an der Dynamik und den wirksamen Kräften der Veränderung an, weniger am Substrat der pathologischen Veränderung. Dies ist die Domäne der modernen naturwissenschaftlich orientierten Medizin.

1.3.2 Das Himmlische im Menschlichen

- Himmel und Mensch bilden eine Einheit.
- Der Himmel teilt die Bewegung in Rhythmen und formt so die vier Jahreszeiten und die zwölf Monate.
- Im Menschen bewegt sich das Qi in den zwölf Doppelstunden durch die Leitbahnen.
- Am Himmel bewegen sich die Sternbilder in festen Konstellationen.
- Im Menschen folgen der Aufbau des Leibes und die Bewegungen des Qi durch die Organe, Leitbahnen und deren Pforten bestimmten Konstellationen.
- Die Ordnungssysteme der menschlichen Physiologie sind Analogien zu den Konstellationen der himmlischen (natürlichen) Wirkkräfte in der Außenwelt.
- Die wichtigsten Analogien bilden die Entsprechungen im System von Yin und Yang und in den Fünf Grundwesenheiten.
- Die himmlischen Konstellationen spiegeln sich auch in den Prägungen des Empfindens des Menschen wider.
- So, wie die himmlischen Anordnungen den Aspekt der wiederkehrenden Muster aufweisen, finden physiologische Prozesse im Menschen in gegebenen Konstellationen statt.
- Zudem können auch bestimmte charakteristische Merkmale der Physiognomie, des Fühlens, Wahrnehmens und Verhaltens über Generationen in den Familien der Menschen im Sinne von Prägungen weitergegeben werden.
- Die Basisbeschreibungsgrößen sind zeitliche Rhythmik und räumliche Anordnung.

In den vier Jahreszeiten zirkuliert das Qi in vier unterschiedlichen Ebenen des Leibes: im Frühling über der Haut, im Sommer in der Haut, im Herbst unter der Haut, im Winter in den Knochen. Die Jahreszeiten setzen die äußeren Einflüsse frei, nämlich Kälte, Hitze, Wind, Trockenheit und Feuchtigkeit. Verschiedene Lebensregionen der Welt, im Zentrum, im Norden, Süden, Westen und Osten, werden jeweils von einem der äußeren Einflüsse dominiert. Die Bevölkerung ist durch ihre Ernährungs- und Lebensweise jeweils an diese vorherrschende Einflusskraft adaptiert. Alle diese Aspekte müssen in der Behandlung und Gesunderhaltung berücksichtigt werden.

1.3.3 Alles ist Qi und ist aus Qi

Qi ist nicht nur die grundlegende Kraft alles Lebendigen, der mit dem Potenzial zu Wachstum und Wandel ausgestattete Urstoff des Lebens, sondern auch die Leitperspektive in der Altchinesischen Medizin. Alle Erkrankungen und alle Krankheitserscheinungen werden auf die Veränderung der Kraft und der Bewegungsweise des Qi zurückgeführt und durch Maßnahmen zur Wiederherstellung des Potenzials und des regulären Flusses behandelt.

1.3.4 Alles entspricht der Dualität von Yin und Yang und den fünf Ausprägungen der Grundwesenheiten

Yin und Yang kennzeichnen das allem übergeordnete Theorem der Chinesischen Medizin

Sobald wir beginnen, das Wirken des Qi genauer zu beschreiben, geschieht dies in den Dimensionen der polaren Gegensätzlichkeit von Yin und Yang, wie das Aufsteigen und Absteigen, das Eintreten und Austreten, das Ausdehnen und Zusammenziehen, das Vorpreschen und das Zurückziehen, der Wechsel zwischen links und rechts.

Funktion und Aufbau des menschlichen Leibes folgen Yin und Yang

Die Leitbahnen und Gefäße, die Organe, die Substanzen, die physiologischen Prozesse, alles wird nach der Dualität von Yin und Yang beschrieben.

Krankheit entsteht, wenn Yin und Yang sich nicht mehr ausgleichen

Die pathologischen Phänomene entstehen, wenn die Bewegung von Qi und Blut nicht mehr abgestimmt und harmonisch erfolgt, wenn Erwärmung und Abkühlung, Aktivierung und Regeneration nicht mehr dem natürlichen Maß entsprechen.

Diagnose und Therapie orientieren sich an Yin und Yang

Die durch Befragung, Inspektion und Betastung erhobenen Krankheitszeichen können dem Theorem von Yin und Yang folgend nach Fülle und Leere, Hitze und Kälte eingeteilt werden. Die Wirkrichtung der Behandlung kann nach auffüllend, stärkend, stützend, stabilisierend, beruhigend bzw. nach ableitend, vermindernd, auflösend, verteilend und anregend sowie nach erwärmend und kühlend unterschieden werden.

Die Kategorien von Yin und Yang beschreiben das Temperaturverhalten, die Geschmacksrichtung und die Wirkweise der chinesischen Arzneimittel

Das Temperaturverhalten wird unterschieden nach heiß und warm (Yang), kühl und kalt (Yin). Scharf, süß, schweißtreibend und zerstreuend zählen zum Yang, sauer, bitter, emetisch und abführend zählen zum Yin, salziger Geschmack mit emetischer und abführender Wirkung zählt zum Yin, neutraler Geschmack mit harntreibender und abführender Wirkung zählt zum Yang.

Die Fünf Grundwesenheiten stellen ein ungeradzahliges Kategorisierungssystem von Phänomenen in Entsprechungsreihen dar

Dieses Kategorisierungssystem wird zur allgemeinen Klassifizierung von Erscheinungen, in der Beschreibung pathologischer Prozesse und in der Diagnosestellung benutzt.

Die Grundwesenheiten stehen in paarigen Wechselbeziehungen, womit wieder auf die Dualität von Yin und Yang Bezug genommen wird: Die Leber bringt die Sehnen hervor, die Sehnen bringen das Herz hervor, das Herz bringt das Blut hervor, das Blut bringt die Milz hervor, die Milz bringt das Fleisch hervor, das Fleisch bringt die Lunge hervor, die Lunge bringt die Poren der Haut hervor, die Poren der Haut bringen die Niere hervor, die Niere bringt die Knochen und das Mark hervor, das Mark bringt die Leber hervor; die Niere ist der Regent des Herzens, das Herz ist der Regent der Lunge, die Lunge ist der Regent der Leber, die Leber ist der Regent der Milz, die Milz ist der Regent der Niere.

Typische pathologische Konstellationen werden beispielsweise wie folgt beschrieben: „Das Holz der Leber bezwingt die Erde“, „das Herz-Feuer bringt die Milz-Erde nicht hervor“, „Wasser unterspült nicht das Holz“, „Herz und Niere kommunizieren nicht“.

> Die Altchinesische Medizin beschäftigt sich mit der Erfassung der Dynamik funktioneller Prozesse und ihrer Störungen und bietet daher eine ideale Ergänzung zur Dinglichkeit der modernen naturwissenschaftlichen Medizin. Die Chinesische Medizin widmet sich dem Subjektiven und Individuellen, die heutige Medizin dem Objektiven und Unpersönlichen.

1.4 Die wesentlichen Merkmale der Altchinesischen Medizin

1.4.1 Menschlichkeit in der Grundhaltung und der medizinischen Praxis

„Medizin ist die Kunst der Menschlichkeit" (*yī nǎi rén shù* 醫乃仁術) ist ein geflügeltes Wort der Chinesischen Medizin.[1] Im Vorwort des „Abrisses der heimischen Pharmakopöe" (本草綱目 *Běncǎo gāngmù*, 16. Jh., ➤ Abb. 1.32) heißt es: *„In der Ausübung des DAO in der Medizin nutzt sie der Edle für die Bewahrung des Lebens und verbreitet sie, um die Welt aus der Not zu retten; daher nennt man sie die Kunst der Menschlichkeit."*

Die „Tausend-Dukaten-Rezepte" (千金方 *Qiānjīnfāng*, 652 n. Chr.) treffen die folgende Unterscheidung: *„Der obere Arzt heilt das Reich, der mittlere Arzt heilt den Menschen, der untere Arzt heilt die Krankheit."* Den Titel des Buches erläutert sein Autor Sūn Sīmiǎo (孫思邈, 581–682, ➤ Abb. 1.33) wie folgt: *„Das Leben des Menschen wiegt am schwersten; tausend Dukaten Gold wiegen es nicht auf."*

Das alte China stellte an den herausragenden Arzt hohe Ansprüche im Hinblick auf seine Charakterbildung und moralische Haltung. *„Wer sich im Lernen auszeichnet, taugt zum Beamten, wer im Lernen sein menschliches Mitgefühl entwickelt, taugt zum Arzt." „Die konfuzianische Lehre (mitfühlendes Herz) heilt die Welt; das DAO (ohne Wunsch, ohne Verlangen) heilt das Selbst; der Buddha (Barmherzigkeit in sich tragen) heilt das Herz."*

Der aufrichtige Geist des großen Arztes ist geprägt vom zarten Gemüt in Frau und Kind, von heldenhaftem Mut, von Hand und Auge der Unsterblichen und von der Warmherzigkeit des Boddhisattva.

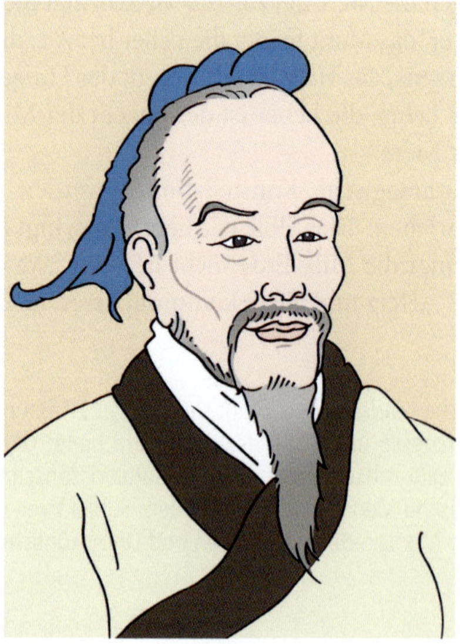

Abb. 1.32 Bildnis des Li Shizhen, Autor des *Bencao gangmu* (1518–1593) [M297]

[1] Im Vorwort wurde dieses Zitat kontextabhängig in leicht abgewandelter Formulierung übertragen.

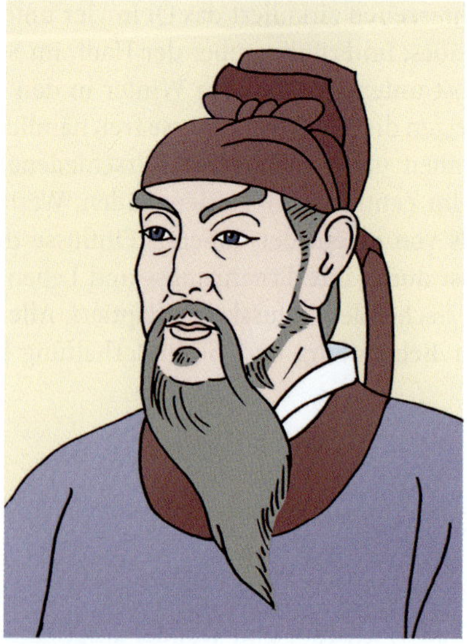

Abb. 1.33 Bildnis des Sun Simiao (581–682) [M297]

1.4.2 Harmonische Verbindung und Kompatibilität

Das Wissen der Altchinesischen Medizin fußt auf allen Errungenschaften der chinesischen Kultur, zuallererst auf den Prinzipien des DAO. So sagt Xú Dàchūn (徐大椿, 1693–1771, ➤ Abb. 1.34): *„Alle Behandlung auf dem Pfad der Medizin muss über das DAO diskutiert werden."*

Die Verbindung der Altchinesischen Medizin mit allen Facetten des antiken Wissens in China weist die folgenden Grundzüge auf:

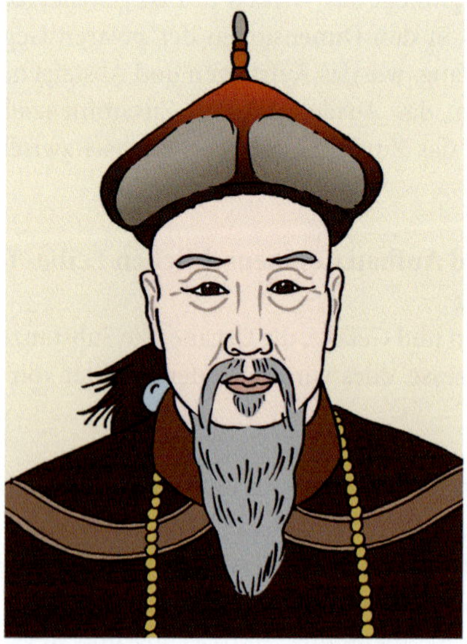

Abb. 1.34 Bildnis des Xu Dachun (1693–1771) [M297]

Die Medizin ist mit dem Konfuzianismus verwandt

In der gesamten klassischen chinesischen Geistigkeit ist es nicht üblich, ein Phänomen isoliert zu betrachten. Es ist dem klassischen chinesischen Denken und Wahrnehmen immanent, immer auf den

Kontext, auf die Beziehung zu reflektieren. Der Konfuzianismus beschäftigt sich intensiv mit den fünf menschlichen Grundbeziehungen (*wǔlún* 五倫; Fürst – Minister, Ehepartner – zueinander, Eltern – Kinder, ältere Geschwister – jüngere Geschwister, Freunde – zueinander; bei Konfuzius selbst allerdings nur Fürst – Minister und Vater – Sohn). Die Chinesische Medizin steht nicht für sich allein, sondern ist in ein komplexes kulturelles Umfeld eingebunden.

Die Chinesische Medizin ist Praxis des DAO

Der Daoismus ist der konzeptionelle Grundpfeiler der Chinesischen Medizin. Aber auch konfuzianische Ideen wie die menschliche Verbundenheit und die beständige Selbstverfeinerung prägen diese Heilkunst. *Dào* 道 im chinesischen Sinne bedeutet auch, einen bestimmten Weg zu gehen, einer Unterweisung zu folgen, sich einer Lehre oder einem Lehrer anzuschließen. Somit ist die Kunst der Selbstverteidigung ein DAO, die Musik ein DAO, die bildende Kunst ein DAO, die Teezeremonie ein DAO, die Kalligrafie ein DAO und auch die Medizin ein DAO. Auf allen diesen genannten Wegen zeigt sich an dem jeweiligen Sujet die Wirkweise des DAO und die in ihm ruhende Ordnung.

Einverleibung verschiedener Einflüsse aus den angrenzenden Ländern

In dem Aufeinandertreffen des urchinesischen Daoismus mit dem aus Indien stammenden Buddhismus hat sich eine neue, einzigartige Richtung ausgeprägt: der Chan-Buddhismus (Zen-Buddhismus in der japanischen Aussprache, chinesisch *chán* 禪). Seinen Einfluss auf die Medizinkunst in China und Asien fassen die folgenden Worte trefflich zusammen:

Die Gesetzmäßigkeiten der Medizin sind unergründlich, die Pulslehre nur schwer zu erklären; in der Verbindung zum Herzen der Menschen klärt sich unvermittelt alles auf; alles hängt ab vom plötzlichen Gewahrwerden im Chan.

Qīng • Zhōu Xuétíng (➤ Abb. 1.35) • Sānzhǐ chán
(Qing-Dynastie • Zhou Xueting • Drei-Finger-Chan [Zen] [1827])
清 • 周学霆 • 三指禅

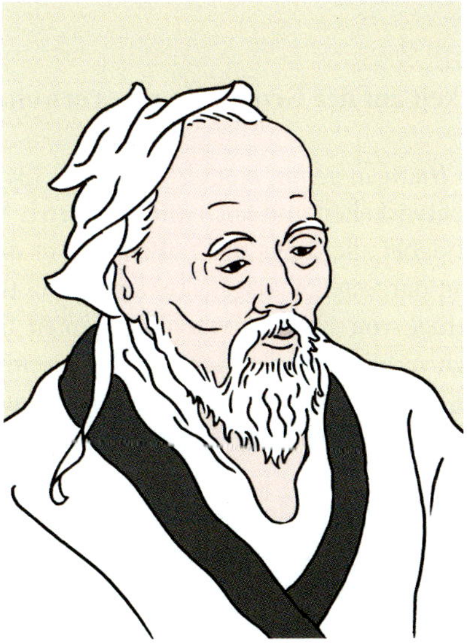

Abb. 1.35 Bildnis des Zhou Xueting (1771–1834) [M297]

Im klassischen chinesischen Sinne müssen alle Lebensbereiche, alle kulturellen Ausprägungen auch zum Menschen und zum Menschsein passen. Die Medizin muss kompatibel mit dem Menschen und der Menschlichkeit sein. Das geeignete „Instrument" zur Erfassung des Menschen in seinem Kranksein bleibt daher nur der Mensch mit seinem Einfühlungsvermögen.

1.4.3 Eigenständiges Denken und Wahrnehmen

Die chinesische Sprache prägte die antike chinesische Kultur im Hinblick auf ihre Hinwendung zum Bildlichen, zur kontextuellen Ganzheit und zur nach Innen spürenden, spontanen Erfahrung. Während sich die moderne Medizin vornehmlich mit dem Körper, dem Somatischen beschäftigt, wendet sich die Altchinesische Medizin den prozesshaften Phänomenen am lebendigen Leib zu.

Der tast- und sichtbare Körper und der gespürte Leib

Das Wort „Körper" geht zurück auf den lateinischen „corpus", den Leichnam; das Wort Leib entwickelte sich aus dem germanischen „leiba", was auf das Leben und das Lebendige hinweist. In welcher Weise diese Unterscheidung die antike chinesische Kultur und die Altchinesische Medizin betrifft, hat Gudula Linck in ihrem Buch „Yin und Yang – Die Suche nach Ganzheit im chinesischen Denken" eindrücklich ausformuliert (2017, S. 12 und 14):

Der Vorrang des gespürten Leibes bedeutet, daß leibliches Spüren für wichtiger gehalten wurde als der tast- und sichtbare Körper, ohne letzteren zu unterschlagen. Körper und Leib sind im Folgenden nicht umgangssprachlich als Synonyme zu verstehen, sondern unterschiedlich definiert. Die begriffliche Differenzierung legt die Etymologie schon nahe; sie entspricht darüber hinaus unserer alltäglichen Lebenserfahrung und hat sich seit dreißig Jahren philosophisch bewährt in der Phänomenologie des Leibes.
[…]
Zweitens unterstellt das vorliegende Buch, daß Philosophen sich nicht beliebig etwas ausdenken, daß sie vielmehr vor jeder begrifflichen Zurechtlegung die Welt unwillkürlich erlebt, erfahren und gespürt haben, so daß wir zumindest danach fragen sollten, ob sich in ihren Weltdeutungen womöglich Körper- und Leiberleben niedergeschlagen hat. Es geht also um die Frage nach dem „Sitz im Leben" von Begriffen und Konzepten.

Es sollte erneut darauf hingewiesen werden, dass weder die antiken chinesischen Weisheitspraktiken noch die alte Chinesische Medizin auf philosophischen Spekulationen oder rein intellektuellen Praktiken beruhen, sondern beide auf die wiederholte Erfahrung der „Herzensergründung" im Sinne des DAO und der inneren Entwicklung der Spürfähigkeit für das Materielle wie Immaterielle zurückgehen.

Die Vorstellung von Ganzheit in der antiken chinesischen Kultur

Über die Bedeutung der Betrachtung „im Ganzen" für das Verständnis der Altchinesischen Medizin und antiken chinesischen Kultur wurde bereits Einiges ausgeführt. Die Hinwendung zur Ganzheit trifft sicherlich auch aus dem Grund auf ein besonderes Interesse in der westlichen Welt, weil dies einen Gegenentwurf, ein komplementäres Verständnis – gänzlich im Sinne der gegenseitigen Ergänzung von Yin und Yang – zur Detailversessenheit und Auffaserung in der Moderne darstellt.

Die zusammenfassenden Aussagen aus dem Buch von Gudula Linck können zur eingehenden Betrachtung des einzigartigen Wesens der Altchinesischen Medizin und zu ihrem vertieften Verständnis beitragen (2017, S. 173 f.):

10 Thesen zur Suche nach Ganzheit in China

1. *Die ganzheitliche Sicht auf Mensch und Welt, die uns heute noch in der Traditionellen Chinesischen Medizin begegnet, war kein naiver Glaube, steht doch am Anfang jeder philosophischen Besinnung das Erleben von Differenz zwischen Mensch und Welt und zwischen abstandnehmendem Selbst und spontanen leiblichen Regungen.*
2. *So gesehen, ging es im chinesischen Denken vor allem darum, sich immer wieder aufs neue der bedrohten Ganzheit zu vergewissern, immer wieder die Einheit zu suchen und zu beschwören.*
3. *Unter den philosophischen Begriffen und Konzepten ragt eine signifikante Denkfigur heraus, die letztlich für den Siegeszug der Ganzheit verantwortlich war: die Lehre vom qi, das im vorliegenden Buch nicht nur als Lebenskraft, sondern auch als Atmosphäre gedeutet wird.*
4. *Das heißt, daß die chinesische Ontologie und Anthropologie unter den festen, flüssigen und gasförmigen Phänomenen der Welt letztere erwählte, d. h. dem Fließend-Atmosphärischen den Vorzug gab, ohne die sicht- und tastbaren Festkörper zu unterschlagen.*
5. *So erklärt sich auch, warum das Augenmerk vor allem auf das Dazwischen gerichtet war – auf die Bedeutung der Wirkungskräfte, auf das Relationale, auf das Sein-für-anderes –, und warum die Sache selbst – das Substantielle, das Für-sich-Sein – wesenhaft von dieser Funktion im Gesamtzusammenhang geprägt war.*
6. *Dieser Sichtweise entspricht eine weitere Denkfigur, das Verhältnis zwischen der Grundgegebenheit ti und der Funktion yong, die mit den Metaphern vom Messer und des Messers Schneide bzw. von der Kerze und dem Kerzenlicht ebenfalls die Ganzheit zu veranschaulichen mag.*
7. *Neben Begriffen und Konzepten dienten bestimmte Leibesübungen im weitesten Sinne des Wortes dazu, die Einheit von Mensch und Welt sowie die ganzheitliche Verfassung des Menschen im Denken zu verankern: die Körper- und Leibtechniken der Lebenspflege, die Kalligraphie, die verschiedenen Formen der Meditation.*
8. *Der Vorrang der Atmosphären – einfach nur genossen oder ganz bewusst hervorgebracht – bestimmte auch den Alltag, bei Essen und Trinken, im Garten und Wohnbereich, bei Liebe, Erotik und Sexualität.*
9. *An diesem Habitus, der im leiblichen Spüren gründete, rüttelten verschiedene gesellschaftspolitische Umstände sowie eine wachsende Selbstbehauptung des Menschen gegenüber Kosmos und Natur und gegenüber der eigenen Spontaneität.*
10. *Gefahr für die Ganzheit drohte immer dann, wenn sich Begriffe und Konzepte vom Boden der Phänomene lösten und das Spekulieren übernahm.*

Wenn hier erneut und wiederholt der Begriff der „Philosophie" herangezogen wird, so kann es hilfreich sein, auf dessen ursprüngliche Bedeutung zu rekurrieren: Philosophie meint die Liebe zur Weisheit, zur Erkenntnis, zum tiefen Wissen und Durchdringen des Lebendigen. Wenn wir also die philosophische Betätigung aus den Klauen des Verstandes befreien und sie als eine im Herzen verankerte Liebe für das Vertraut-Sein mit dem Menschen, dem Menschlichen und dem Lebendigen auffassen, dann können wir diesen inzwischen eingeengten Begriff mit dem universellen Ansatz und Ansinnen der allumfassenden Betrachtungsweise im alten China versöhnen.

Ganzheitlichkeit als umfassende Fürsorge für die Gesundheit

Gesundheitsfürsorge in der Altchinesischen Medizin war nicht auf die Behandlung von Erkrankungen beschränkt, war nicht nur Lebenshilfe im Sinne von Hilfe zur Selbsthilfe, sondern beinhaltete stets auch den Gedanken der Prävention. Die noch nicht ausgebrochene Krankheit zu behandeln, das Nicht-Kranksein zu bewahren, war immer die vornehmste Aufgabe in der Chinesischen Medizin.

Dazu prägte sie über jahrtausendelange Erfahrung einzigartige Behandlungsverfahren wie die Akupunktur aus und entwickelte die gesammelte Empirie weiter. Die Behandlungsformen der Altchinesischen Medizin sind eng verbunden mit den hier beschriebenen eigenständigen Theoremen dieser Heilkunst, die zusammenfassend die folgenden spezifischen Merkmale aufweisen:

- Eine umfassende synthetische Sicht
- Die dynamische Betrachtung der Zeichen von Krankheit und Gesundheit als Prozess
- Die Unterscheidung individualspezifischer Erkrankungszustände

„Medizin ist die Kraft der universellen geistigen Durchdringung und Vergegenwärtigung" heißt es in den alten chinesischen Überlieferungen. Daher wird in diesem Buch die Akupunktur im Sinne der Altchinesischen Medizin im ständigen Rückgriff auf die einzigartigen Einsichten dieser Heilkunde als der Versuch einer Rekonstruktion und gleichzeitigen Wiederbelebung der antiken Chinesischen Medizin für eine moderne Praxis dargestellt.

Ganzheitlichkeit auf der Grundlage eines erweiterten Zugangs

Mit der Schrift *Huangdi neijing* stoßen wir auf das historische Zeugnis einer weit entwickelten und hoch differenzierten Medizinpraxis. Erstaunlich ist dabei allerdings nicht allein das in diesem überlieferten Leitfaden dargestellte ausgefeilte, komplexe, tiefsinnige und feinfühlige Gefüge von medizinischen Konzepten und Empirien. Was am meisten verblüfft, ist der Tatbestand, dass ein so vollständig ausgearbeitetes System quasi aus dem Nichts auftaucht, ohne jegliche nachvollziehbaren Vorläufer, ohne ein Vorspiel einfacherer Entwicklungsstufen.

In der frühen Geschichte der Medizin in China spielen schamanistische Praktiker, Regentänzer und Beschwörungsbehandler eine Rolle. Sie trugen die Bezeichnung 巫 *wū*, was Bestandteil des Zeichens 靈 *líng* ist, mit dem einer der beiden Teile des *Huangdi neijing* bezeichnet wird (*Língshū* 靈樞 „Drehangel aller Wunderwirkun-

KAPITEL

2 Historische Gestalten und Schulen der Chinesischen Medizin – ein Streifzug

2

2.1 Die Ahnväter der Chinesischen Medizin im Porträt

Eine überlieferte Heilkunst wie die chinesische wurzelt in dem Vermächtnis legendärer Ahnväter, die aufgrund schier übermenschlicher Talente in der Lage waren, die Geheimnisse des Lebens zu ergründen und zu durchdringen. Die Vertrautheit mit den Kräften dieser Urahnen der Altchinesischen Medizin verleiht dem Schüler die Standfestigkeit, um einen eigenen Medizinbaum zum Wachsen anzuregen, als dessen Früchte die Heilung der Kranken anzusehen ist. Die Beschäftigung mit der historischen Entwicklung der Medizin in China ermöglicht die Verbindung mit dem Wissen und den Fähigkeiten der Titanen chinesischer Heilkunst.

Doch nicht nur das Verständnis von Medizin, auch der Umgang mit Geschichte im Sinne der alten Künste Chinas unterscheidet sich von den gewohnten Betrachtungsweisen in der modernen Welt. Unterschied Nietzsche in seinen „Unzeitgemäßen Betrachtungen" eine monumentalische, antiquarische und schließlich kritische Geschichtsschreibung, so müsste für die auf Sīmǎ Qiān (司馬遷, ca. 145–90 v. Chr.) zurückgehende Art der historischen Aufzeichnungen in China eine vierte Kategorie, nämlich die archetypografische Erfassung von Gegebenheiten, eingeführt werden. Simas „Aufzeichnungen der Geschichte" (史記 *Shǐjì*) unterscheiden nicht grundsätzlich zwischen Mythos, Legende, Überlieferung und Tatsachenbericht (➤ Abb. 2.1, ➤ Abb. 2.2). In der alten chinesischen Perspektive ist jede Kunde über das Altertum eine Tatsache, die in erster Linie als Vorbild für das Denken, Fühlen und Handeln in der Gegenwart zu dienen hat. Die historischen Berichte sind Illustrationen der Urbilder des Menschseins in Übereinstimmung mit der großen Ordnung, genannt DAO.

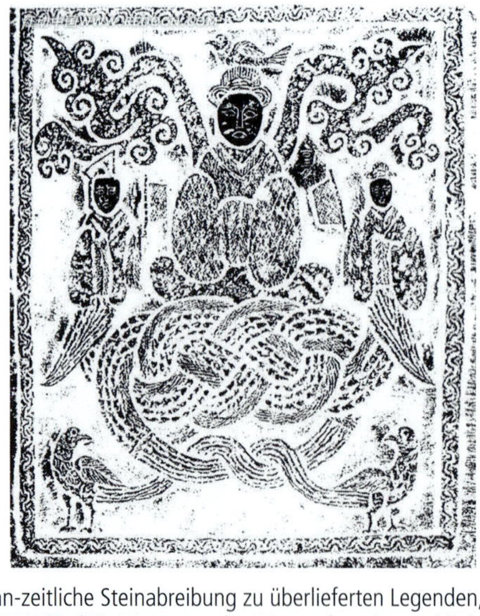

Abb. 2.1 Han-zeitliche Steinabreibung zu überlieferten Legenden, im Zentrum Xīwángmǔ 西王母 (Königinmutter des Westens), rechts und links daneben Fú Xī 伏羲 und seine Gattin Nǚ Wā 女娲 ineinander verschlungen als Drache und Schlange [J810-022]

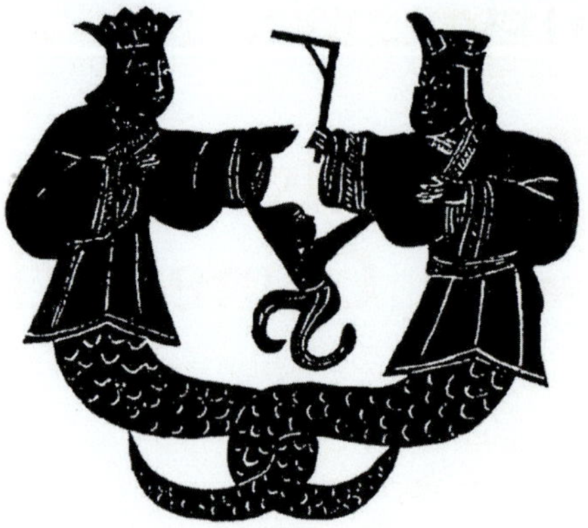

Abb. 2.2 Fú Xī 伏羲 und Nǚ Wā 女娲 [J810-023]

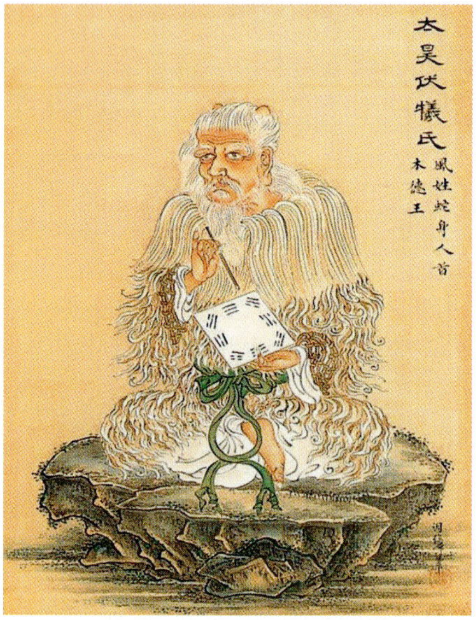

Abb. 2.3 Fu Xi als Überlieferer der Acht Trigramme (*bāguà* 八卦) [J810-024]

Der nun folgende Überblick kann keinen vollständigen Abriss der Medizingeschichte Chinas liefern. Er soll die aus den Überlieferungen bekannten wichtigen Gestalten und Persönlichkeiten dieser Heilkunst kurz porträtieren, mit deren Namen und den ihnen zugeschriebenen Anekdoten man zwangsläufig im tieferen Erlernen der Altchinesischen Medizin konfrontiert wird.

Zu den legendären Begründern der Heilkunst in China zählen: Fú Xī (伏羲 „Verborgener Odem", ➤ Abb. 2.3), Shénnóng (神農 „Mythischer Landmann", ➤ Abb. 2.4), Qí Bó (岐伯 „Kantiger Graf", Abb. 2.5), Yú Fū (俞跗 „Heil-Schritt", ➤ Abb. 2.6), Wū Péng (巫彭 „Schamane ‚Kraft'", ➤ Abb. 2.7), Wū Fáng (巫妨 „Schamane ‚Bann'"), Miáo Fù (苗父 „Vater aller Sprösslinge") und Tóng Jūn (桐君 „Edler Herr vom Tungölbaum", ➤ Abb. 2.8). Im *Nèijīng* (内經) finden noch Huángdì (黄帝 „Gelber Ahnherrscher"), Léi Gōng (雷公 „Donner-Fürst", ➤ Abb. 2.9), Shào Shī (少師 „Meister ‚Minderung'", ➤ Abb. 2.10), Bó Gāo (伯高 „Graf ‚Erhabenheit'", ➤ Abb. 2.11), Guǐ Yú Qū (鬼臾區 „Dämonen-Bändigungs-Dimension", ➤ Abb. 2.12) und Jiù Dài Jì (僦貸季 „Erbe der geborgten Zeiträume") Erwähnung.

Anhand der Legende von Shennong (➤ Abb. 2.13) soll nun verdeutlicht werden, dass den sich um die legendären Ahnherren der Altchinesischen Medizin rankenden Begebenheiten eine metaphorische Bedeutung innewohnt, die auf Erfahrungen des

宗廟

Der Tempel der Ahnen

gen"). Es stellt sich daher die Frage, wie sich derart ausgeklügelte Medizinkenntnisse entwickeln konnten. Der Mythos besagt, dass die Ursprünge der Medizin auf Einsichten beruhen, die sich dem legendären Urkaiser Fú Xī 伏羲 über Konstellationen von Mustern auf Schildkrötenpanzern offenbart haben. Schildkrötenpanzer wurden im alten China zu Orakelzwecken benutzt, indem man sie dem Feuer aussetzte und die entstehenden Berstungslinien deutete (➤ Kap. 2.2). Schamanen und Orakeldeuter verfügten über die Fähigkeit, die himmlischen Zeichen zu entschlüsseln, also die große natürliche Ordnung und die Abweichungen davon im Lebendigen zu erkennen. Diese Menschen trainierten über Askese und meditative Übungen eine Erweiterung ihrer Perspektive und ihres Zugangs auf das Lebendige und entwickelten so zusätzliche, ergänzende Qualitäten ihrer Wahrnehmung.

Coenästhetische Empfindungen (in der ursprünglichen, nicht-psychiatrischen Bedeutung des Wortes; vgl. Fuchs 1995) sind aus neurophysiologischer Sicht unter anderem aufgrund der Aktivität von Spiegelneuronen möglich. Darüber hinaus müssen auch Phänomene in entwicklungsgeschichtlich früheren Hirnabschnitten diskutiert werden. Im Alltagsbewusstsein bilden sich üblicherweise nur Erregungen des Neokortex ab. Un- oder unterbewusste „Wahrnehmungserregungen" im Archi- und Paläokortex werden mit das Alltagsbewusstsein unterlaufenden Höchstgeschwindigkeiten verarbeitet und zu sensorischen Informationen integriert, so dass hier der sogenannte „Sechste Sinn" gebildet wird. Über integrierende Meditationspraktiken können diese sonst unter dem „Radar" der bewussten Wahrnehmung sich bewegenden Empfindungen ins Bewusstsein gehoben, kontrastiver wahrgenommen und schließlich reflektiert werden. So entsteht beim beobachteten Objekt gerne der Eindruck, wie von einer übersinnlichen Fähigkeit vollkommen durchschaut zu werden, als sei der Mensch mit seinen Gedanken und Gefühlen durchsichtig und „auslesbar".

Entwickeltes Bewusstsein und erweiterte Wahrnehmung

Hinweise auf die Notwendigkeit der Entwicklung eines über die Alltagswahrnehmungen hinausgehenden Bewusstseins finden sich an vielen Stellen in den klassischen Schriften, wie das vorliegende Buch in den folgenden Kapiteln noch darstellen wird. Hier wollen wir einen Autor zu Wort kommen lassen, der zu seinen Lebzeiten für eine herausragende Beherrschung der medizinischen Künste bekannt war und daher mehrfach über tausend Kilometer Entfernung zu Konsultationen in die Hauptstadt Beijing gerufen wurde:

Dennoch verbanden sich die Weisen des Altertums im Heilen mit allen Dingen zwischen Himmel und Erde und ergründeten die Quellen des Lebens. Die Leitbahnen und Netzgefäße, die Zang- und Fu-Eingeweide, Qi und Blut, die Knochen und den Fluss in den Gefäßen, all dies betrachteten sie wie Erscheinungen in einem gläsernen Leib. Auf dieser Grundlage machten sie den Ausgangspunkt der Erkrankung ausfindig und benutzten Arzneien, um das Kranke auszutreiben und einen Ausgleich herzustellen. Hier kommen wunderbare Mächte und Einsichten in verborgene Geheimnisse zur Wirkung, die sich nicht mit Worten beschreiben lassen und bei denen Handeln und Wandeln untrennbar miteinander verknüpft sind.

Qīng • Xú Dàchūn • Yīxué yuánliú lùn • Xù
(Qing-Dynastie • Xu Dachun (1693–1771) • Abhandlung über die Urquellen und Strömungen in der Medizin • Vorwort)
清 • 徐大椿 • 醫學源流論 • 序

Die Lehren der alten Chinesischen Medizin können nicht als spekulative Naturphilosophie abgetan werden. Ihre Entstehung ist auch nicht durch eine über einen längeren Zeitraum systematisierte Empirie erklärbar. Die Beschreibungen in den klassischen Schriften sind viel zu detailliert, als dass sie auf der Basis von „trial and error" hätten gefunden werden können. Auch die historische Durchführung gezielter „Reihenexperimente" scheidet als glaubhafte Annahme aus. Vielmehr enthalten die alten Schriften zahlreiche Hinweise darauf, wie ein derartiges erweitertes Wahrnehmungsvermögen herangebildet werden kann. Das Buch „Das Geheimnis der Goldenen Nadel" (Hammes und Schwarz 2018) rekonstruiert den Entwicklungsgang anhand von historischen Quellen und authentischen Praktiken.

Heuristisch finden sich Akupunktur-naive Patienten, ohne Kenntnis der chinesischen Medizinlehre, die im Rahmen einer Nadeltherapie spontane Sensationen beschrieben, die dem Verlauf von Leitbahnen folgen. Menschen, die intensiv Meditation oder Qigong-Übungen praktizieren, können recht genau Veränderungen ihres Zustands beschreiben, die durch Berührung von oder Fokussierung auf bestimmte Akupunkturpforten ausgelöst werden. Die auftretenden Veränderungen stimmen häufig mit dem in der einschlägigen Literatur beschriebenen Wirkprofil der jeweiligen Pforten überein.

Werden die vertiefte Wahrnehmung und das erweiterte Bewusstsein geschult, dann sind die gerne als „rein subjektiv" gescholtenen Empfindungen erstaunlich zuverlässig, reproduzierbar und keinesfalls arbiträr.

1.5 Der diagnostisch-therapeutisch geschulte Mensch als zentrales Instrument der authentischen Chinesischen Medizin

Die moderne Medizin ist von der Maschinendiagnostik dominiert. Die Automaten werden nicht selten bemüht, noch bevor eine adäquate Anamnese erhoben, eine gründliche klinische Untersuchung vorgenommen und differenzialdiagnostische Erwägungen getroffen wurden. In der Diagnostik von Notfällen und von gewebsbeeinträchtigenden Prozessen ist die entsprechende Technologie unentbehrlich. Bei funktionellen Störungen und in der Begleitung chronischer Erkrankungen stößt eine Geräte-basierte Medizin jedoch an ihre Grenzen oder führt sich sogar in die Irre.

Über diesen Gesichtspunkt hinaus darf jedoch keinesfalls unterschlagen werden, dass die gezielte Anwendung der gesamten Weisheit der alten Chinesischen Medizin zum Bewegen des Qi, zum Ausgleich von Yin und Yang, zur Regulation nach den Fünf Grundwesenheiten und zur vollen Entfaltung der drei Schätze von Jing, Qi und Shen nur möglich ist, wenn die zugrundeliegenden Pathologien im Sinne der Chinesischen Medizin korrekt identifiziert werden, so dass es möglich wird, eine gezielte Intervention durchzuführen (➤ Kap. 18).

Chinesische Medizin dient nur sehr begrenzt der Behandlung von Krankheiten. Das ist eine Domäne der modernen Westlichen Medizin. Chinesische Medizin beinhaltet die Kunst, zu den tiefliegenden Wurzeln von Erkrankungen vorzudringen und diese mit heilsamen Kräften zu bearbeiten. Chinesische und Westliche Medizin können sich daher nicht gegenseitig ersetzen, wohl aber hervorragend zum Wohle der Patienten ergänzen.

WEITERFÜHRENDE LITERATUR

Fuchs Thomas: Coenästhesie. Zur Geschichte des Gemeingefühls. Zeitschrift für Klinische Psychologie, Psychopathologie und Psychotherapie 43 (1995): 103–112

Granet Marcel: Das chinesische Denken. Inhalt, Form, Charakter. Übers. u. eingel. v. Manfred Porkert. Suhrkamp Verlag. Frankfurt a. M. 1985

Hammes Michael, Schwarz Roya: Das Geheimnis der Goldenen Nadel. Die Entwicklung wahrer therapeutischer Kräfte aus den antiken Lehren der Chinesischen Medizin. Elsevier/Urban & Fischer Verlag. München 2018

Kerr CE, Shaw JR, Conboy LA, Kelley JM, Jacobson E, Kaptchuk TJ: Placebo acupuncture as a form of ritual touch healing: a neurophenomenological model. Conscious Cogn 2011 Sep;20(3): 784–91. https://doi.org/10.1016/j.concog.2010.12.009

Linck Gudula: Yin und Yang – Die Suche nach Ganzheit im Chinesischen Denken. Verlag Karl Alber. Freiburg 2017

Sackett DL, Rosenberg WM, Gray JA, Haynes RB, Richardson WS: Evidence based medicine: what it is and what it isn't. 1996. In: Clinical orthopaedics and related research. Bd. 455, Februar 2007, 3–5, https://doi.org/10.1136/bmj.312.7023.71; PMID 17340682

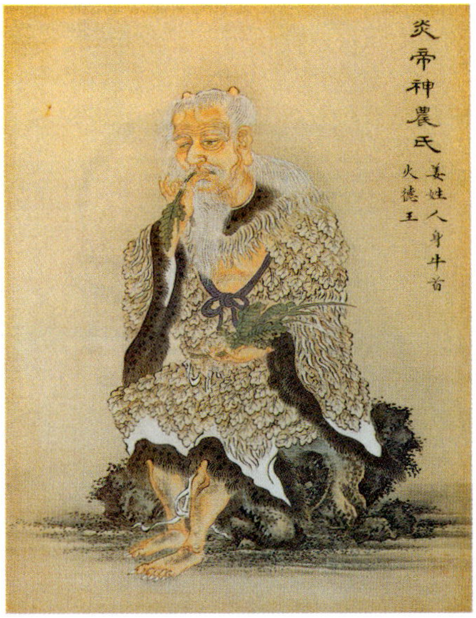

Abb. 2.4 Der mythische Landmann Shennong verkostet die Heilkräuter [J810-025]

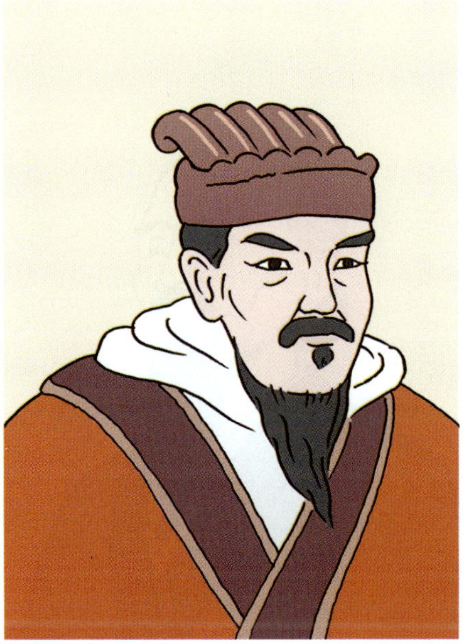

Abb. 2.6 Bildnis des Yu Fu [M297]

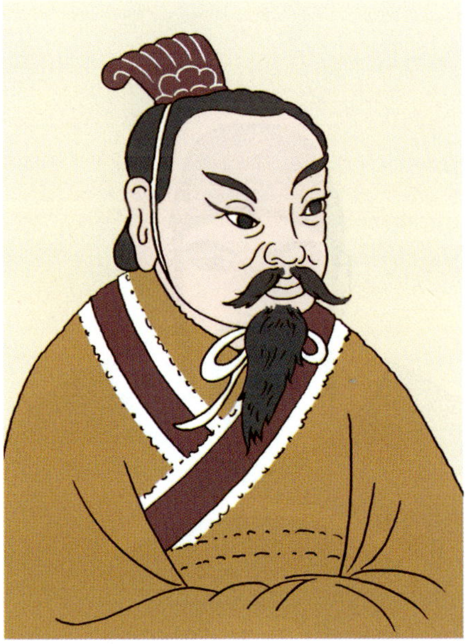

Abb. 2.5 Bildnis des Qi Bo [M297]

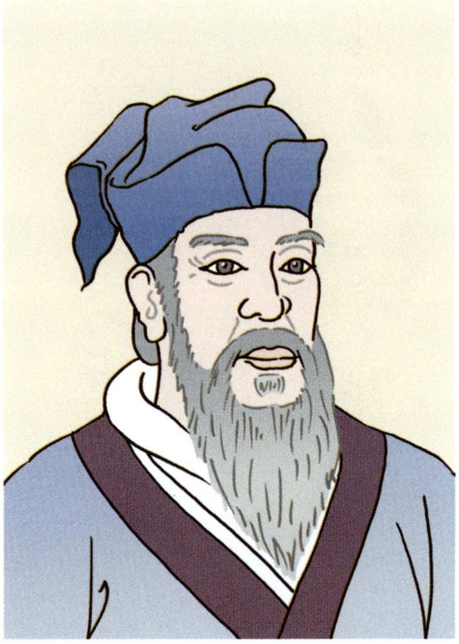

Abb. 2.7 Bildnis des mit Beschwörungen, Amuletten und Bannsprüchen heilenden schamanistischen Arztes Wu Peng [M297]

nicht-materiellen Leibes hinweisen. So steht im Buch *Huainanzi:*

Zu den Zeiten des frühen Altertums ernährte sich das Volk von wildwachsenden Pflanzen, trank Wasser aus natürlichem Vorkommen und pflückte Früchte von Bäumen und Sträuchern, um den Hunger zu stillen. Es aß das rohe Fleisch aus Schnecken und Muscheln und erlitt dabei häufig Erkrankungen durch schädliche Gifte in der Nahrung. Angesichts dieser Verhältnisse lehrte Shennong das Volk, die fünf Getreidesorten anzupflanzen und die Trockenheit und Durchfeuchtung des Ackerbodens zu beobachten, die übermäßige Bewässerung und die Dürre, die Hoch-und Tieflage des Ackers, um herauszufinden, für welche Nutzpflanzen das Gelände geeignet war. Dabei kostete Shennong auch den Geschmack von hundert Gewächsen, die Bitterkeit und Süße des Quellwassers, und lehrte das Volk, wie man schädlichen Substanzen aus dem Weg gehen und hilfreiche Substanzen auffinden konnte. Während dieser Bemühungen erlitt Shennong täglich mehr als siebzig Vergiftungen.

Hàn • Huáinánzĭ • Xiūwù xùn
(Han-Dynastie • Meister aus Huainan (um 150 v. Chr.) • Lektionen zu den Angelegenheiten der Kultivierung)
漢・淮南子・修務訓

Nach statistischen Berechnungen der Evolutionsbiologie erscheint es nicht möglich, dass man die äußerst detaillierten Erkenntnisse der frühen Pharmakopöen Chinas allein auf empirischer Basis, das heißt

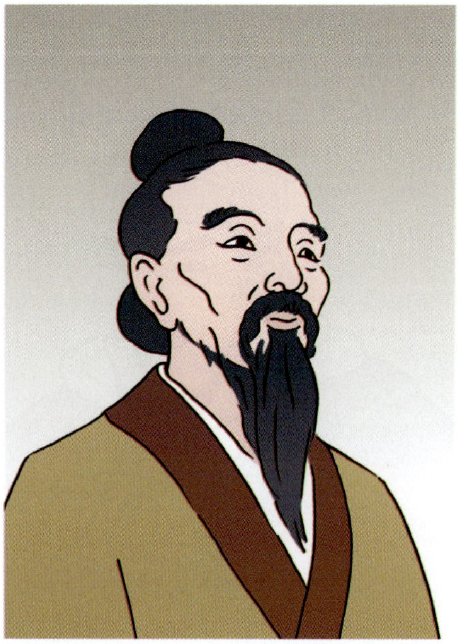

Abb. 2.8 Bildnis des Tong Jun, Ahnvater der Arzneien [M297]

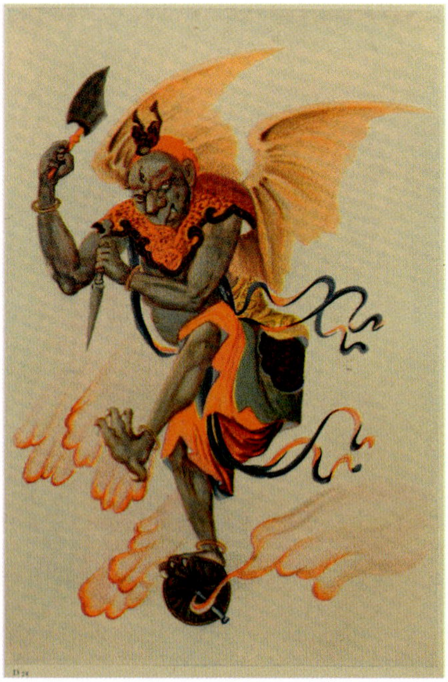

Abb. 2.9 Ähnlich dem Gott Thor schwingt Lei Gong in den antiken Darstellungen einen Hammer oder eine Axt [G891]

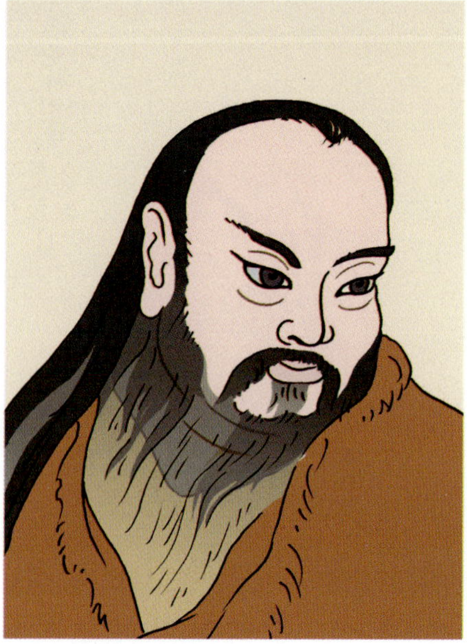

Abb. 2.10 Bildnis des Shao Shi [M297]

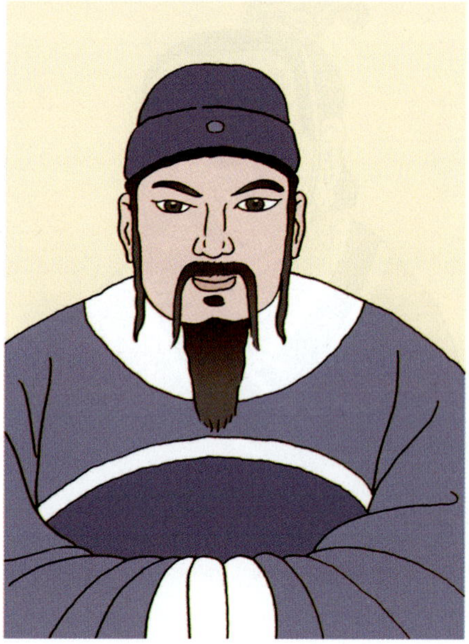

Abb. 2.11 Bildnis des Bo Gao [M297]

durch Versuch und Irrtum, hätte erringen können. Auch wenn die Legende des Shennong vordergründig genau eine solche unerbittliche Reihe fataler Selbstversuche nahelegt, so sollten die Vergiftungen des Shennong nicht als reale Tatbestände der materiellen Welt, sondern vielmehr als eine Eingebung aufgrund von Signalen im geistigen Bereich zu verstehen sein (➤ Abb. 2.14). Der spirituelle Leib vermag Informationen aus Form, Farbe, Geruch, Geschmack, Umgebung und Ausstrahlung eines Naturstoffs auszulesen und zu integrieren, wie diese vergleichsweise in der Kinesiologie genutzt oder in der Anthroposophie beschrieben werden. Im Bewusstsein entsprechend erweiterte Wesen können auf das Wissen des kollektiven und überzeitlichen Bewusstseins zurückgreifen, so dass eine tatsächliche stoffliche Vergiftung umgangen werden kann. Der Name des Shénnóng 神農 kann auch als der „inspirierte Landmann", der „beseelte Landmann" oder der „mit Geist und Seele arbeitende Landmann" verstanden werden.

Bereits im *Huangdi neijing* wurde beschrieben, wie sich der Therapeut mit den gesamten Kräften und Einsichten der alten Meister und Ahnherren der Medizin verbinden konnte, um die Grenzen sei-

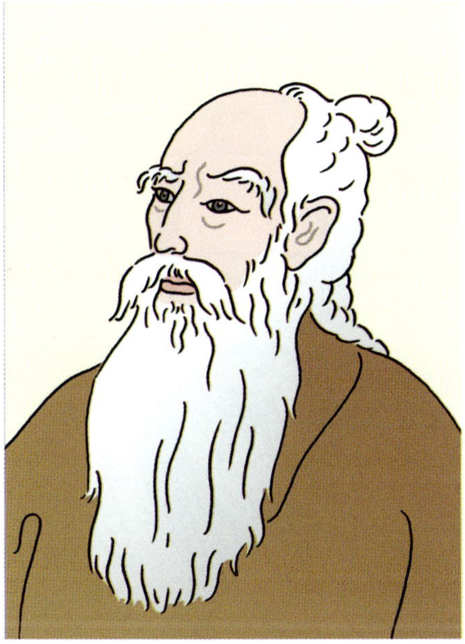

Abb. 2.12 Bildnis des Gui Yu Ou [M297]

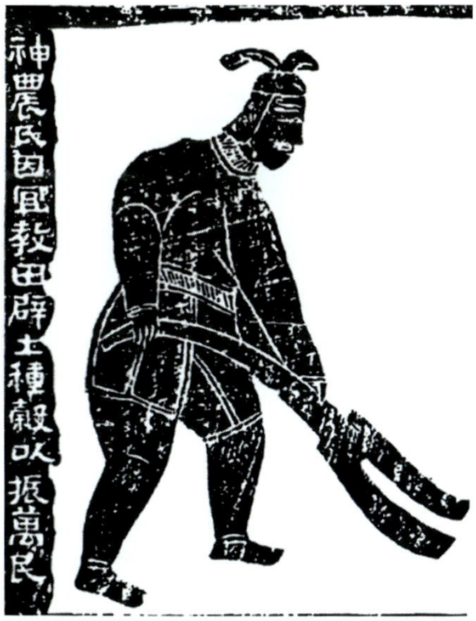

Abb. 2.13 Darstellung des Shennong im Han-zeitlichen Stil auf einer Steinabreibung [E1047]

nes individuellen, persönlichen Bewusstseins zu überwinden und eine vollständigere Befähigung zur Behandlung zu ermöglichen. Daher ist es sehr hilfreich, die Namen und Besonderheiten der alten Meister der chinesischen Weisheit und Medizin zu kennen.

Die Geschichtsschreibung mit den ersten benennbaren Kulturen und archäologischen Hinweisen in China beginnt noch mit Überschneidungen zu einer vorhistorischen Sagenwelt. Im Folgenden werden die Meilensteine der chinesischen Medizinhistorie chronologisch umrissen.

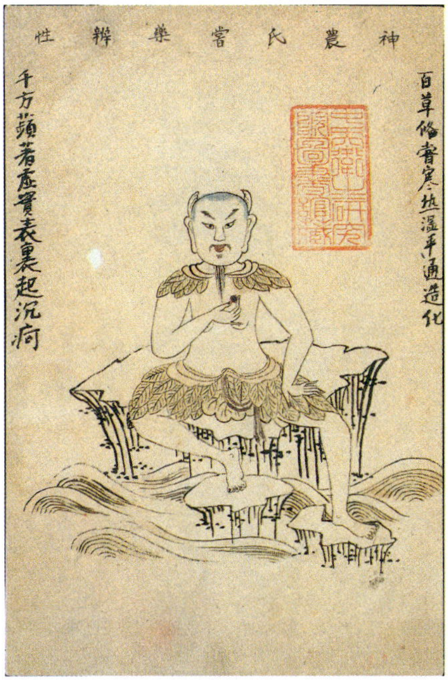

Abb. 2.14 Die hundert Proben und siebzig Vergiftungen des Shennong [X381-001]

2.2 Meilensteine in der Geschichte der Chinesischen Medizin

Orakel- und Ahnenheilkunde in der Shang-Dynastie

In der Shāng-Dynastie 商朝, die vom 17. bis zum 11. Jahrhundert v. Chr. regiert haben soll, wurde eine Orakel- und Ahnenheilkunde betrieben. Verfügbare archäologische Funde beziehen sich auf Praktiken an Fürstenhöfen, wo medizinische Probleme mittels eines Orakels gelöst wurden. Hierzu wurde die Frage auf einen Knochen geritzt (Schulterblätter von Tieren oder Schildkrötenpanzer), der dann in das Orakelfeuer geworfen wurde (➤ Abb. 2.15). Der Rauch

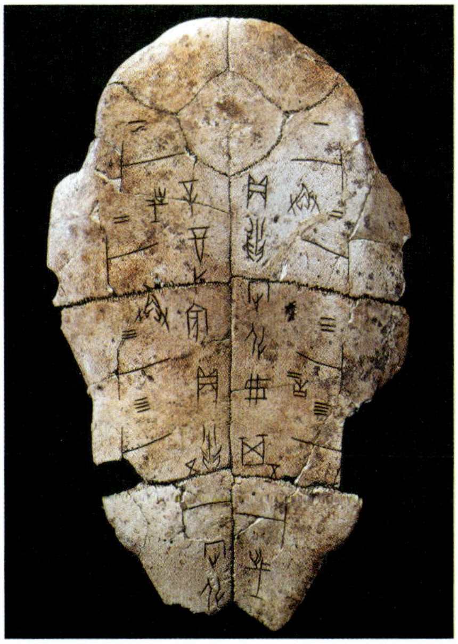

Abb. 2.15 Abbildung eines Orakelknochens [J810-032]

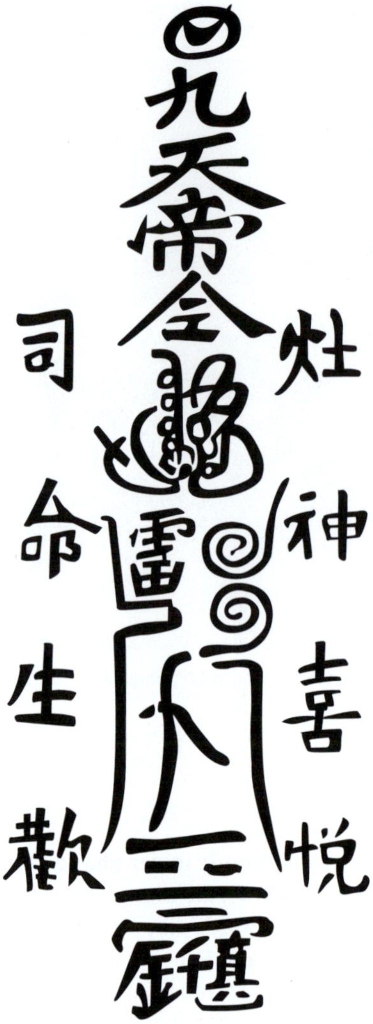

Abb. 2.16 Bannsprüche und deren Zusammensetzung [L138]

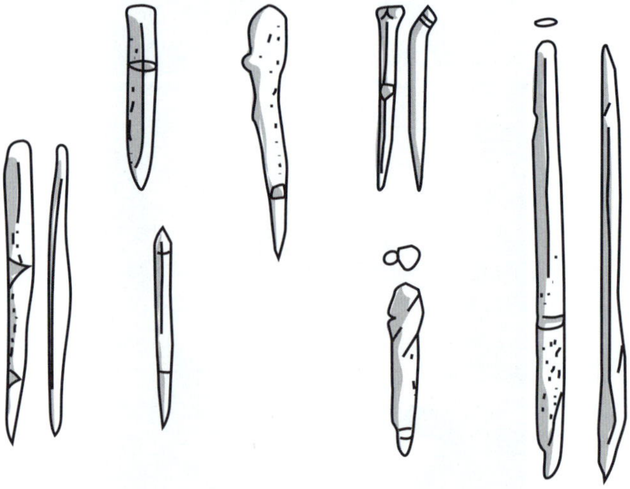

Abb. 2.17 Verschiedenen Formen von spitzen Steinen zur äußeren Behandlung [L138]

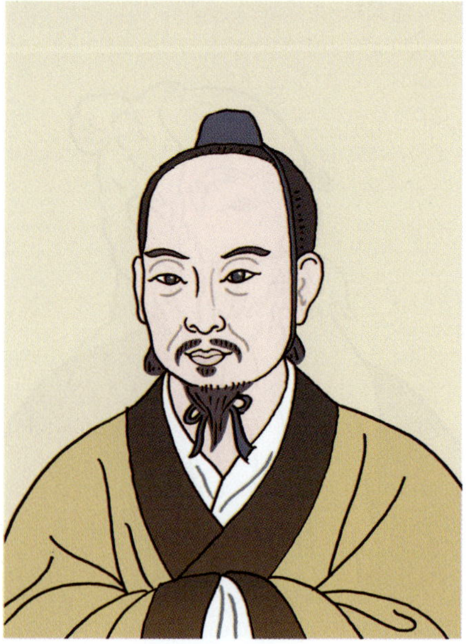

Abb. 2.18 Bildnis des Bian Que [M297]

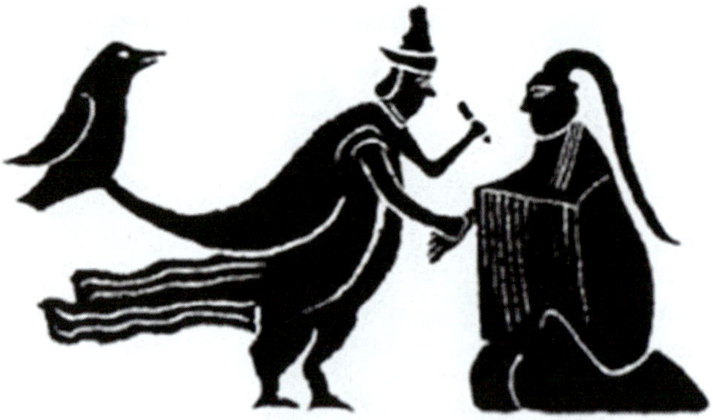

Abb. 2.19 Darstellung des Bian Que als schamanischer Akupunkteur [O250]

transportierte die Frage in den Himmel, der dann über die Konfiguration von Rissen antwortete. Diese Zeichen wurden von Priesterärzten gedeutet und mit Ritualen der Versöhnung mit den Ahnen (Familienangehörigen) oder Auflösung von Vorbelastungen behandelt. Als Krankheitsauslösung wurde also zum Beispiel ein ungelöster Konflikt mit einer Person des sozialen Umfelds betrachtet.

Dämonenmedizin in der Zhou-Dynastie

Unter der vom 11. Jahrhundert bis 256 v. Chr. herrschenden Zhōu-Dynastie 周朝 waren dämonenmedizinische Konzepte verbreitet. In diesem Verständnis von Krankheitsentstehung führten negative Grunderfahrungen eines Menschen, karmische Verstrickungen (siehe Ahnenheilkunde) oder Verfluchungen zur Entstehung von Dämonen. Dämonen erzeugen eine Besessenheit von Gefühlen, Gedanken und Reaktionsmustern, die bei dem Betroffenen unbewusst ablaufen und mit der Zeit zu körperlichen Beschwerden oder

sogar Krankheiten führen. Zur Austreibung eines Dämons war es wichtig, diesen genau zu benennen und dann mittels Amuletten oder Bannsprüchen zu vertreiben (➤ Abb. 2.16).
Archäologischen Funden und alten Aufzeichnungen zufolge wurde die äußere Behandlung noch vor der chinesischen Bronzezeit mit spitzen Steinen (*biānshí* 砭石), Knochensplittern und angespitzten Bambusfragmenten durchgeführt (➤ Abb. 2.17). Die Kenntnis von Reizarealen (Pforten) ging der eigentlichen „Akupunktur“ mit Nadeln zeitlich deutlich voraus.

Ein legendärer Arzt des Altertums war Biǎn Què 扁鵲 („Elster“, richtiger Name Qín Yuèrén 秦越人 [ca. 500 v. Chr.], ➤ Abb. 2.18). Er soll sehr bewandert in der Pulsdiagnose gewesen sein und wird in einer alten Darstellung als akupunktierender Schamanenvogel dargestellt (➤ Abb. 2.19). Als historische Varianten der Medizinausübung in China können die substanzgebundene Praktiken nutzenden *yī* 醫 (Arzneiweine verwendende Heiler von Erkrankungen) und die immateriellen Behandlungsverfahren anwendende *wū* 巫 (schamanische Regentänzer und magische Heiler) angesehen werden.

„Leitfaden des Gelben Ahnherrschers, Innerer Band“

In der Periode der „Streitenden Reiche“, *Zhànguó shídài* 戰國時代 (475–221 v. Chr.) wurden die Vorstellungen der Chinesischen Medizin von systematischen Korrespondenzen innerhalb der Yin-Yang-Lehre und der Fünf-Grundwesenheiten-Theorie geprägt (➤ Kap. 7, ➤ Kap. 9). Von den verschiedenen, miteinander konkurrierenden Meinungen blieben die tradierten Niederschriften von Lehrgesprächen der sich auf den Gelben Ahnherrscher berufenden Schulen mit ihren Konzepten von Jing, Shen und Qi und der Funktion der Inneren Organe erhalten. In die Zeit der Streitenden Reiche fällt die Entstehung der historisch ältesten Anteile der Textkompilation des *Huángdì neìjīng* (黃帝內經 „Leitfaden des Gelben Ahnherrschers, Innerer Band“), das schließlich als ein Grundlagenwerk der Chinesischen Medizin betrachtet wurde (➤ Abb. 2.20). Die frühest erhaltene Ausgabe des Teils *Sùwèn* (素問 „Unbefangene Elementarfragen“) des Werks stammt etwa aus dem Jahre 762 n. Chr. und enthält auch Textteile jüngeren Ursprungs, von denen einige wahrscheinlich noch durch den Kompilator Wáng Bīng 王冰 eingefügt sein dürften (➤ Abb. 2.21).

Ähnlich wie bei dem in einem Vogelkleid dargestellten Bian Que finden wir auch in Abbildern des Huangdi einen Verweis auf die Befähigung zum magischen Flug in Form des Rittes auf dem Drachen (➤ Abb. 2.22, ➤ Kap. 12). Der Eintritt in die zeit- und raumlose Anderswelt der antiken chinesischen Kultur findet in Form der meditativen Vereinigung mit den alten Meistern statt. Das *Huangdi neijing* führt Lehrdialoge mit Huangdi als Schüler und seinen Lehrmeistern vor. In einzelnen Kapiteln tritt Huangdi selbst als Lehrmeister auf. Der Dialog unterscheidet sich wesentlich vom dozierenden Vortrag, indem er unmittelbar in den gegenseitigen Austausch und Abgleich, die reflektierende Verinnerlichung und Vertiefung überleitet.

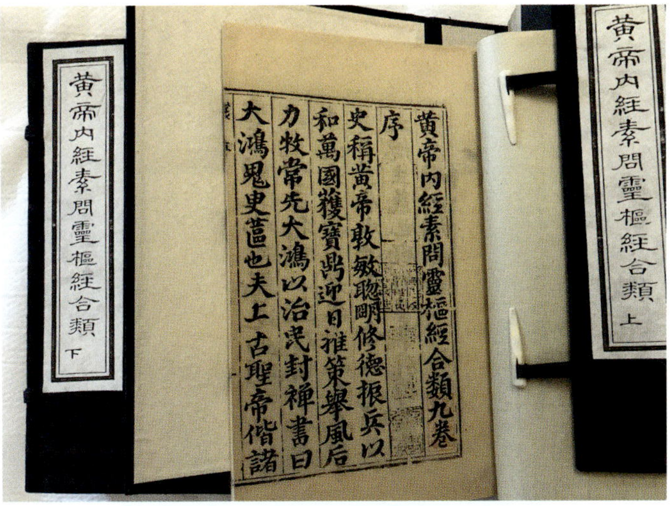

Abb. 2.20 Alte Ausgabe des *Huángdì neìjīng* 黃帝內經 [P434]

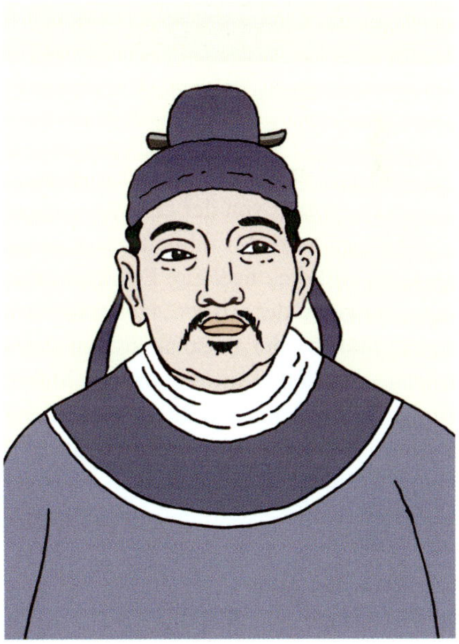

Abb. 2.21 Bildnis des Wang Bing (ca. 710–805) [M297]

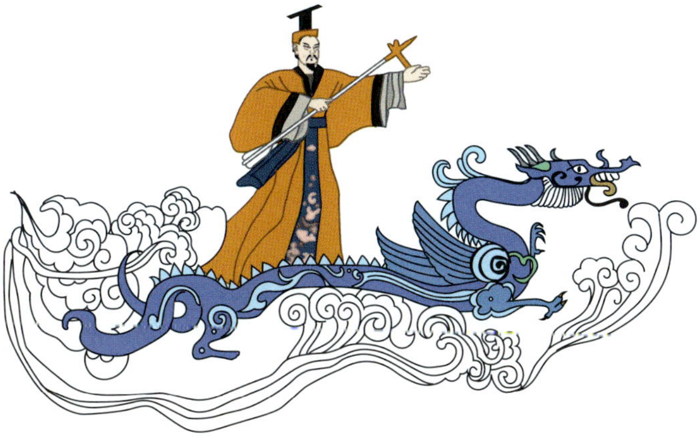

Abb. 2.22 Ritt des Huangdi auf dem Drachen [L138]

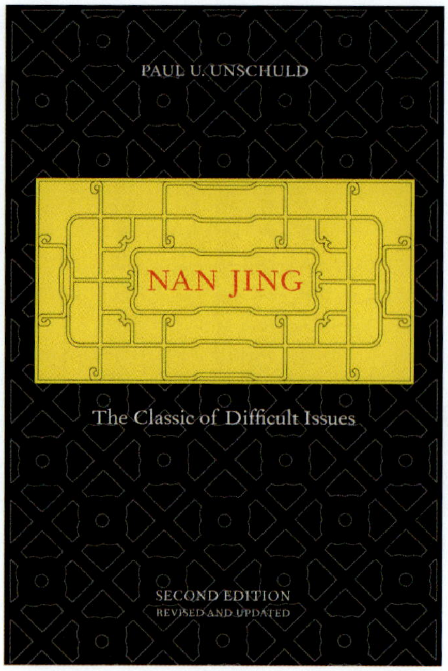

Abb. 2.23 Übertragung des *Nànjīng* 難經 durch Prof. P. U. Unschuld [G1054]

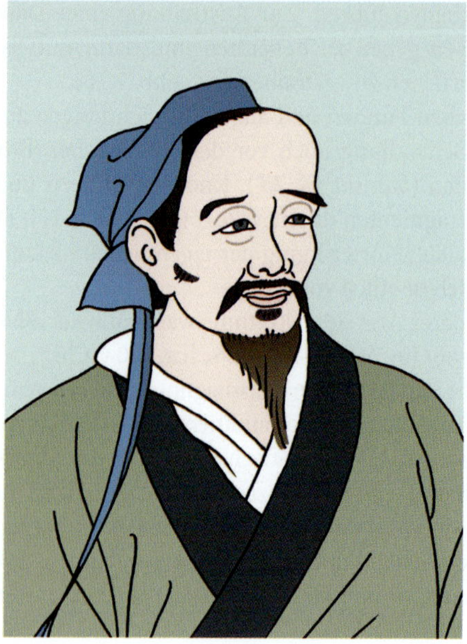

Abb. 2.24 Bildnis des Hua Tuo (112–207 n. Chr.) [M297]

„Leitfaden der schwer zu erwidernden Einwürfe"

In die Periode des Übergangs von der ersten Reichseinigung in der Qín-Dynastie 秦朝 im Jahre 221 in die Hàn-Dynastie 漢朝 (206 v. Chr. – 220 n. Chr.) fällt die ungefähre Entstehungszeit der Schrift *Nànjīng* (難經 „Leitfaden der schwer zu erwidernden Einwürfe"), die z. B. die Durchführung der Pulsdiagnose an den drei radialen Taststellen propagiert und die Anwendung der Mutter-Kind-Regel nach der Fünf-Grundwesenheiten-Theorie in der Akupunktur etabliert (➤ Abb. 2.23). Darüber hinaus enthält die Schrift einige Erklärungen von Krankheitskonstellationen über Permutationen von Grundzuständen (Himmelsstämme und Erdzweige).

Der legendäre Arzt Hua Tuo

Der legendäre Arzt Huà Tuō (華佗, 112–207 n. Chr.) soll über das Rezept für ein anästhetisch wirkendes Pulver verfügt, die Leibesübung des „Spiels der Fünf Tiere" entwickelt und die paravertebralen Extra-Punkte in der Akupunktur beschrieben haben (➤ Abb. 2.24).

Zhang Zhongjing: „Abhandlung über schädigende Kälte und verschiedene Erkrankungen"

Zhāng Zhòngjǐng 張仲景 (Zhāng Jī 張機 [150–219], ➤ Abb. 2.25) verfasste das Werk *Shānghán zábìng lùn* (傷寒雜病論 „Abhandlung über schädigende Kälte und verschiedene Erkrankungen"), das die genaue Differenzierung von Syndrommustern in die Chinesische Medizin einführte und eine große Anzahl auch heute noch – insbesondere in Japan – angewendeter Rezepturen der Drogenheilkunde verzeichnet.

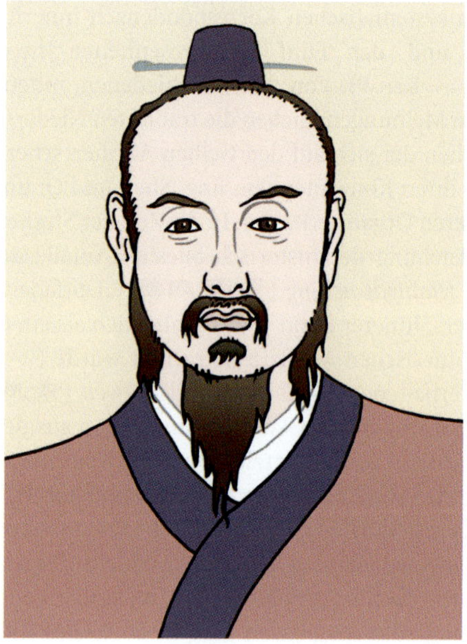

Abb. 2.25 Bildnis des Zhang Zhongjing (150–219) [M297]

Wang Shuhe: „Leitfaden der Pulse"

Im 3. Jahrhundert n. Chr. verfasste Wáng Shūhé 王叔和 mit *Maìjīng* (脈經 „Leitfaden der Pulse") die erste Monographie zur Pulslehre (➤ Abb. 2.26).

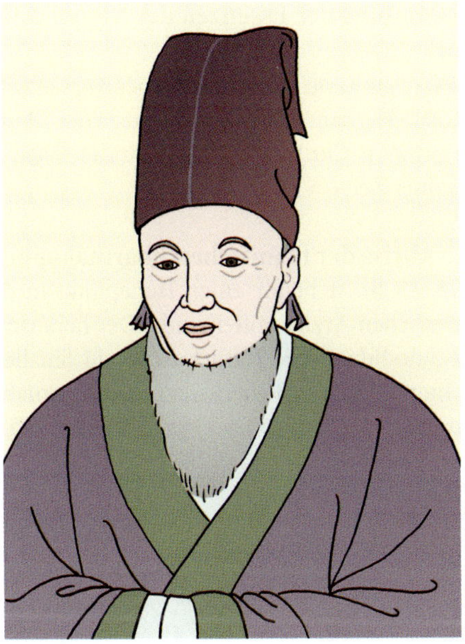

Abb. 2.26 Bildnis des Wang Shuhe (ca. 3. Jh.) [M297]

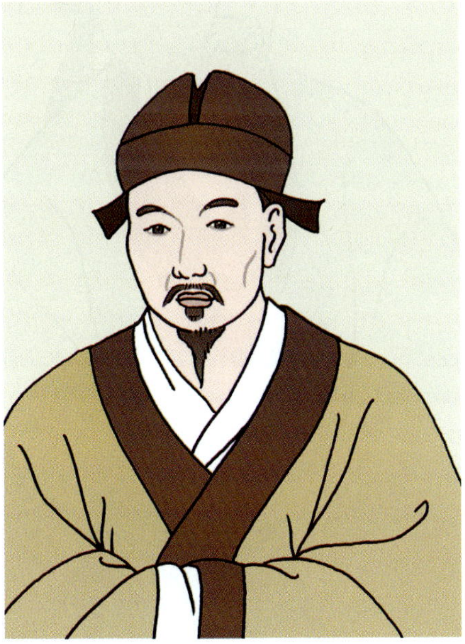

Abb. 2.27 Bildnis des Huangfu Mi (215–282 n. Chr.) [M297]

Huangfu Mi: „ABC-Monographie der Akupunktur und Moxibustion"

Auf Huángfŭ Mì 皇甫謐 (215–282 n. Chr.) geht die Schrift *Zhēnjiŭ jiăyĭ jīng* (鍼灸甲乙經 „ABC-Monographie der Akupunktur und Moxibustion") zurück (➤ Abb. 2.27). Er beschrieb darin die Lokalisation und Wirkweise von 300 paarigen und 49 unpaarigen Akupunkturpforten.

Differenzierung der Medizin in der Tang-Zeit

In den folgenden Jahrhunderten erfuhr die Medizin eine zunehmende Differenzierung hinsichtlich der Aufteilung in Fachgebiete und der Ausprägung einzelner Behandlungsmethoden. In der Táng-Zeit 唐朝 (618–907 n. Chr.) wurden offiziell vier Bereiche der Medizin unterschieden: Akupunktur (*zhēnkē* 針科), Rezepturenheilkunde (*yīkē* 醫科), Manualtherapie (*ànmó* 按摩) und magische Beschwörungen (*zhòujìn* 咒禁). Die Yuán-Dynastie 元朝 (1271–1368 n. Chr.) kannte bereits dreizehn medizinische Disziplinen: Akupunktur und Moxibustion (*zhēnjiŭ* 鍼灸), Erwachsenenheilkunde (*dàfāngkē* 大方科), Kinderheilkunde (*xiăofāngkē* 小方科), Medizin verschiedener anderer Erkrankungen (*zábìngkē* 雜病科), Heilkunde der Winderkrankungen (*fēngkē* 風科), Geburtshilfe (*chănkē* 產科), Beschwörungen (*zhùyóukē* 祝由科), Amulette und Bannsprüche (*jìnkē* 禁科), Knochenrichtkunst (*zhènggŭkē* 正骨科), Wundversorgung (*jīnchuāngkē* 金瘡科), Augenheilkunde (*yănkē* 眼科), Mund- und Zahlheilkunde (*kǒuchĭkē* 口齒科), Rachen- und Kehlkopfheilkunde (*yānhóukē* 咽喉科).

Wang Weiyi: Der Bronzemensch der Akupunktur

Wáng Weíyī 王惟一 zielte auf eine Standardisierung und höhere Verbindlichkeit in der Akupunktur und schuf im Jahre 1026 n. Chr. ein in Bronze gegossenes Modell des menschlichen Körpers mitsamt der Akupunkturpforten (➤ Abb. 2.28, ➤ Abb. 2.29, ➤ Abb. 2.30). Zur Illustration verfasste er die später per Dekret im ganzen Land verbreitete Schrift *Tóngrén shùxué zhēnjiŭ tújīng* (銅人腧穴鍼灸圖經 „Illustrierte Aku-Moxi-Monographie über die Löcher auf dem Bronzemenschen"). Es wurden 303 paarige und 51 unpaarige Akupunkturpforten aufgeführt.

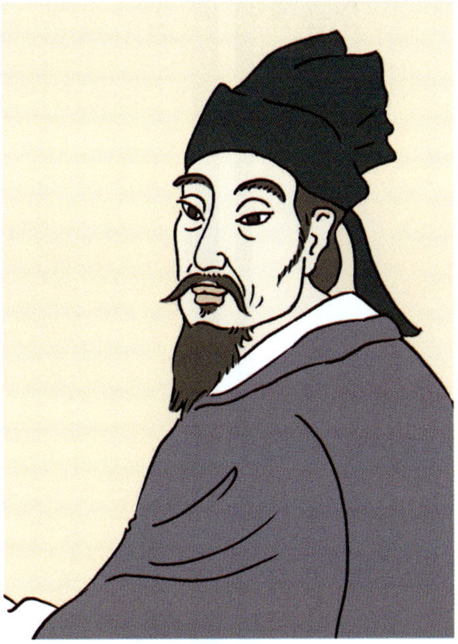

Abb. 2.28 Bildnis des Wang Weiyi (987–1067) [M297]

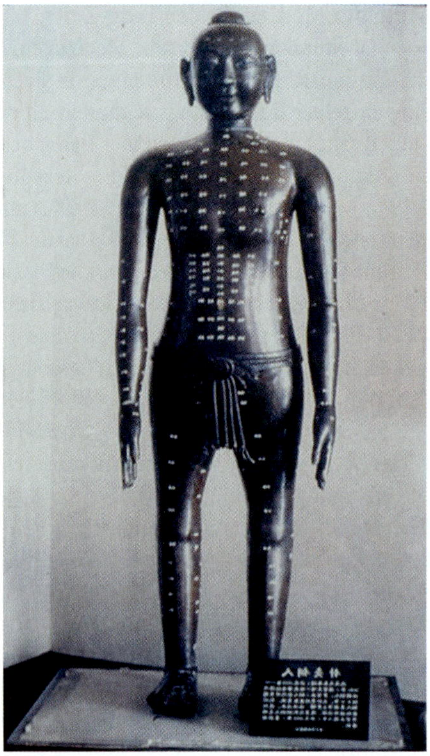

Abb. 2.29 Nachbildung des Bronzemenschen der Akupunktur [G1006]

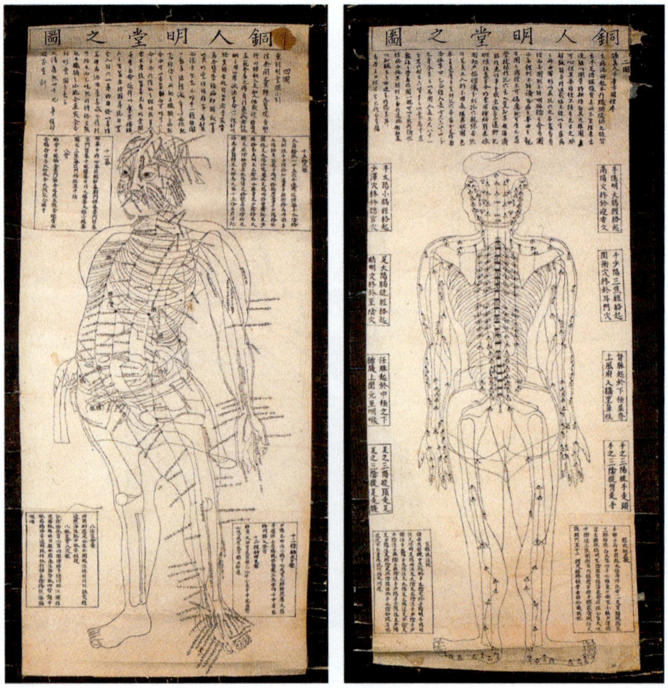

Abb. 2.30 Abbildungen zu den Akupunkturpforten auf dem Bronzemenschen [X381-002][X381-003]

Gao Wu: „Sammlung der Essenzen der Akupunktur und Moxibustion"

Gaō Wǔ 高武 resümierte mit seiner vielbeachteten Schrift *Zhēnjiǔ jùyīng* (鍼灸聚英 „Sammlung der Essenzen der Akupunktur und Moxibustion", 1529 n. Chr.) das Wissen um die Nadel- und Moxabehandlung seiner Zeit (➤ Abb. 2.31).

Li Shizhen: „Abriss der heimischen Pharmakopöe"

Das Jahr 1578 n. Chr. steht für einen Höhepunkt in der Entwicklung der chinesischen Arzneimittelkunde. Der herausragende Heilkundige und autodidaktische Naturforscher Lǐ Shízhēn 李時珍 erstellte ein monumentales Lebenswerk zur Pharmakopöe seiner Zeit (➤ Abb. 2.32). Das *Běncaŏ gāngmù* (本草綱目 „Abriss der

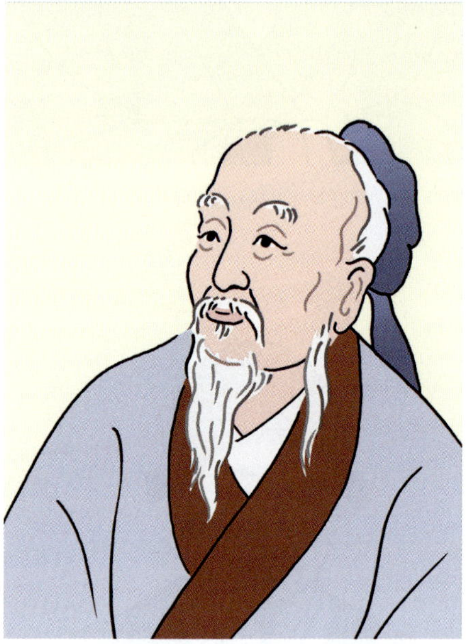

Abb. 2.31 Bildnis des Gao Wu (ca. 15. bis 16. Jh.) [M297]

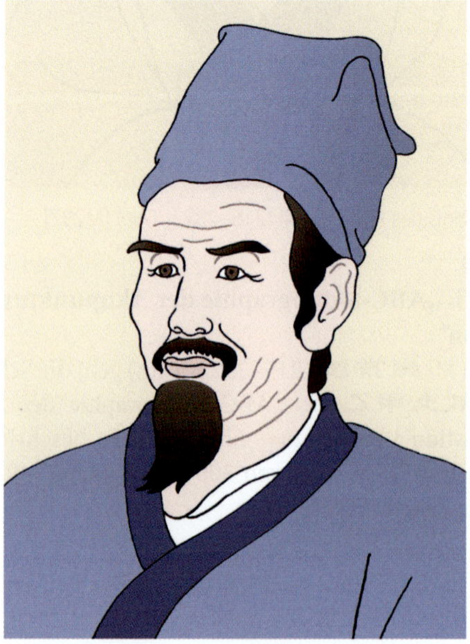

Abb. 2.32 Bildnis des Li Shizhen (1518–1593) [M297]

heimischen Pharmakopöe“) genannte Werk konnte erst 1590 gegen große Widerstände der Verleger sowie der etablierten Gelehrten gedruckt werden und fand schließlich nach dem Ableben seines Verfassers die Anerkennung, die ihm gebührte. Es verzeichnet mit hoher pharmazeutischer und pharmakologischer Präzision 1892 Heildrogen, darunter 374 zuvor nicht beschriebene, zudem mehr als 10 000 Rezepturen und 1 000 Illustrationen.

Yang Jizhou: „Großes Kompendium der Akupunktur und Moxibustion“

Das von Yáng Jìzhōu 楊繼洲 verfasste Werk *Zhēnjiǔ dàchéng* (鍼灸大成 „Großes Kompendium der Akupunktur und Moxibustion“, 1601 n. Chr.) stellt das noch heute meistzitierte klassische Handbuch zur Akupunktur dar (➤ Abb. 2.33).

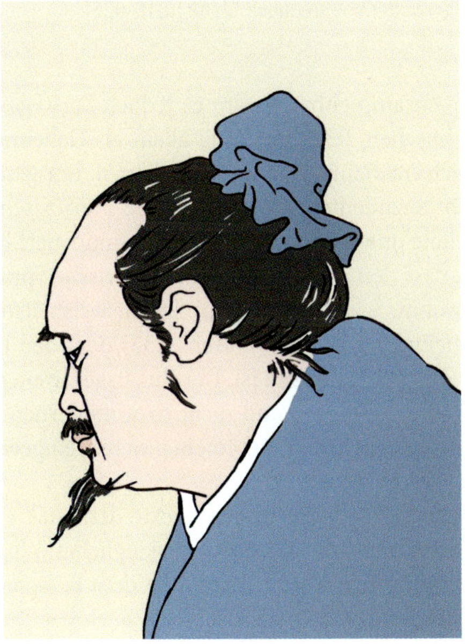

Abb. 2.33 Bildnis des Yang Jizhou (1522–1620) [M297]

Wu Qian: „Goldener Spiegel des Vermächtnisses der Heilkunst“

Für die kaiserliche Akademie der Qīng-Dynastie 清朝 wurde unter Aufsicht von Wú Qiān 吳謙 ein Lehrbuch kompiliert, welches als Pflichtlektüre der auszubildenden Mediziner diente (➤ Abb. 2.34). Das Werk *Yīzōng jīnjiàn* (醫宗金鑑 „Goldener Spiegel des Vermächtnisses der Heilkunst“, 1742 n. Chr.) gab einen systematischen Überblick über die damals autorisierte Medizin am Kaiserhof und dokumentierte auch einige außergewöhnliche Verfahren, wie die ersten Versuche einer Pockenimpfung in China oder besondere Techniken der Knochenrichtkunst.

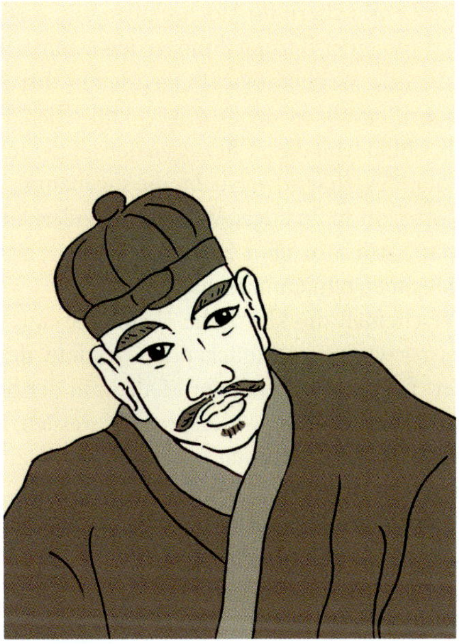

Abb. 2.34 Bildnis des Wu Qian (1689–1748) [M297]

2.3 Der Umgang mit der Tradition in der Chinesischen Medizin

Die heutige Traditionelle Chinesische Medizin wird ihrem Wesen nach auf verschiedene Art verstanden. In der Volksrepublik China wird sie gerne als die vereinheitlichte Fortführung einer Tradition heimischer Medizinpraktiken, die einen weit zurückreichenden historischen Vorlauf aufweisen, aufgefasst. Zuweilen wird sie auch als Destillat der Essenzen der historischen Praxis von Medizin in China insgesamt beschrieben. Häufig wird mit ihr der Anspruch auf die grundsätzliche Deutungshoheit über Chinesische Medizin und ihre Derivate verbunden. Auch wenn jeweils eigene Ausprägungen und Hinzufügungen zu der aus China übernommenen Medizin beispielsweise in Japan, Korea und Vietnam vorzufinden sind, so teilen sie doch die explizite Bezugnahme auf die Aussagen in den klassischen Schriften der Altchinesischen Medizin und die Verwendung der dort entworfenen Basistheoreme.

Als bemerkenswerte Anekdote ist zu erwähnen, dass sich zu Anfang des 11. Jahrhunderts das koreanische Königreich Goryeo von der Regierung der Song-Dynastie eine Kopie des *Huángdì zhēnjīng* (黃帝針經 „Akupunktur-Leitfaden des Gelben Ahnherrschers“)[1] erbat. Später wurde in China festgestellt, dass man nicht mehr in der Lage war, den ursprünglichen Textzustand des *Lingshu* zu rekonstruieren, sodass nun der Kaiserhof der Song um eine Kopie des Akupunktur-Leitfadens bat, die dann im Jahre 1093 von Goryeo an China geliefert wurde.

Die Geschichte der heimischen Medizin in China, wie sie sich in der reichhaltigen heilkundlichen Literatur widerspiegelt, bis hin zu

[1] Hierbei handelt es sich um einen alternativen Titel für das *Lingshu*.

den modernen Lehrbüchern für Hochschulen und Ausbildungsstätten, ist geprägt von einer Bezugnahme zu den essenziellen Schriften des Altertums. Alle Weiterentwicklungen leiten ihre Legitimation aus diesen Schriften ab. In der heutigen klinischen Praxis in der Volksrepublik China fehlt dieser Bezug zu den alten Meistern jedoch weitgehend. Stattdessen wird versucht, die sogenannte Traditionelle Chinesische Medizin in analoger Weise zur modernen Biomedizin zu präsentieren, sich also über klinische Evidenz, Standards und objektivierbare Surrogatparameter auszuweisen.

Dadurch erscheinen die klassische Heilkunde und die Weisheit der alten Meister wie eine schmückende Anekdote, der kein eigenständiger Wert für die Ausübung der Medizin in der heutigen Welt zukommt. Soll dieser Haltung widersprochen werden, so muss eine aktuelle integrative Praxis aus den Aussagen in den alten Schriften direkt herausgelesen werden.

Die Altchinesische Medizin wird an anderer Stelle auch als klassische Chinesische Medizin bezeichnet. Mit dem Wort Klassik werden Eigenschaften wie Vollkommenheit, Mustergültigkeit und Ausgewogenheit konnotiert. In der chinesischen Kultur gilt das Altertum als vorbildliche Epoche, die als zuverlässige Richtschnur für alles Kommende anzusehen ist. Das in China überlieferte Schrifttum vom Altertum bis zur Neuzeit ist sehr reichhaltig. Derzeit existieren etwa 113 Bibliotheken in der Volksrepublik China, die über Originalwerke verfügen. Die Originaltexte umfassen ein Volumen von etwa 12 124 Heften. Diese durch die Jahrhunderte bewahrten Dokumente sind keine vollständige Sammlung der jemals verfassten historischen Schriften, da es an alten Bibliotheksverzeichnissen abzusehen ist, dass ein nicht unerheblicher Teil der klassischen Literatur verloren gegangen ist (➤ Kap. 23, Abschnitt zu den Dämonen-Pforten).

Nicht jeder historische Text der Chinesischen Medizin ist eine vollständige Neuschöpfung. Es existieren einige Werke, die ausschließlich die klassischen Texte zusammenstellen, neu ordnen und kommentieren. In vielen Werken werden die klassischen Schriften, vor allem das *Huangdi neijing,* wiederholt zitiert. Einige dieser Zitate können keinem bekannten Original mehr zugeordnet werden. In bahnbrechenden Werken wurden neue Perspektiven und neu aufgestellte Theoreme in die medizinische Tradition eingefügt und sind so Ausgangspunkt neuer Schulen und Ausrichtungen der Medizin in China geworden.

Die Weisheit in den medizinischen Klassikern in China ist von den antiken Weisheitslehren und allen Bereichen des antiken Wissens und der Empirie inspiriert. Diese Antike ist von einem wissenschaftlichen Universalismus geprägt, der die verschiedenen Bereiche der Epistemologie nicht streng voneinander separiert. Vorstellungen in der Medizin sind, wie bereits erwähnt, von spirituellen Betrachtungsweisen des Daoismus geprägt und greifen auf Erfahrungen aus Ackerbau, Viehzucht, Landwirtschaft, Pflanzenaufzucht und Bewässerungswirtschaft zurück. Erklärungsmodelle in der Chinesischen Medizin bedienen sich der Begriffe der Staatslenkung, Verwaltung, Logistik und Kriegsführung. Innenwelt und Außenwelt sind Analoga zueinander und werden über Metaphern beschrieben, die häufig einen allgemeingültigen Charakter aufweisen oder auf verschiedene Bereiche des Lebens übertragen werden können.

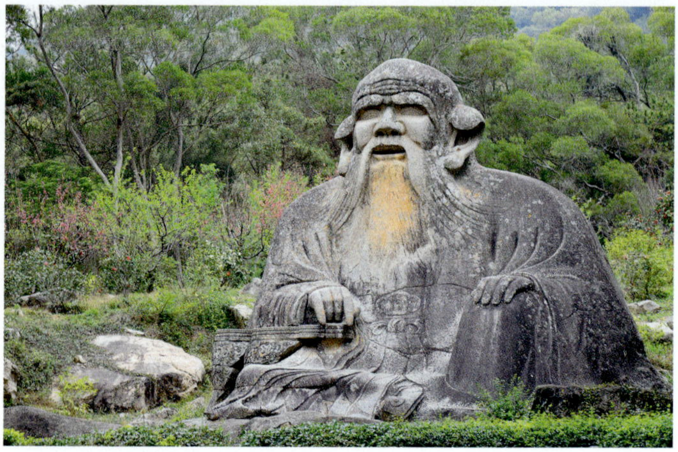

Abb. 2.35 Statue des Laozi am Berg Qingyuan nördlich der Stadt Quanzhou in der Provinz Fujian in der Volksrepublik China [J810-026]

In diesem Zusammenhang wäre es jedoch verwegen, die klassischen medizinischen Texte in China allein als Geheimcodes aufzufassen, die sich medizinischer Sujets bedienen, um gesellschaftliche Umwälzungen anzudeuten, so wie einst die französische Resistance über Poesiezitate untereinander geheim kommuniziert hat. Dennoch ist es richtig, dass den alten Texten eine esoterische Sprachverschlüsselung innewohnt, wie dies auch für Lebensweisheitstexte von der Art des *Daodejing* des Laozi (➤ Abb. 2.35) oder den Hinterlassenschaften des Zhuang Zi der Fall ist. Der Ausdruck „esoterisch" ist hier in seinem ursprünglichen – und nicht dem modernen korrumpierten – Sinne zu verstehen: als „nur einem inneren, eingeweihten Zirkel zugänglich".

Im Laufe der Zeit wurden Weisheitstexte dergestalt aufgefasst, als handele es sich dabei um allgemein zugängliches Wissen. Dies ist bereits den historischen Kommentaren zu dem besagten Schrifttum anzusehen. Sowohl das *Huangdi neijing* als auch das *Daodejing* wurden von einigen ihrer berühmten Kommentatoren nicht verstanden. Dies hat historisch längst zu verheerenden Irrtümern und zum Stillstand oder sogar Rückschritt in der Entwicklung geführt, wie dies etwa von dem bekannten Gelehrten Xu Dachun (➤ Kap. 1.4) angeprangert wurde.

In der heutigen Zeit werden die klassischen Schriften von immer weniger Menschen gelesen und verstanden, auch in China selbst. Außerhalb von China mangelt es an verlässlichen, angemessenen und für die medizinische Praxis brauchbaren Übersetzungen. Zu den bedauernswerterweise nicht ausreichend kundigen, jedoch mit der Weitergabe medizinischer Texte aus China beschäftigten Händen zählen zuweilen auch die von Angehörigen einschlägiger Professionen, von denen zuverlässige Bearbeitungen unberechtigterweise erwartet werden. Allzu vordergründige und zum Teil verunstaltende Lesarten sind weit verbreitet.

In dem vorliegenden Werk soll der Leser die Gelegenheit erhalten, sich über die brillanten Einsichten der alten Meister selbst zu orientieren und ihrem Feinsinn nachzuspüren. Um die wesentlichen klinischen Implikationen der klassischen Texte zu verdeutlichen, ohne die subtilen metaphysischen Aspekte der Werke zu unterschlagen, war eine vollständige Neuübersetzung erforderlich. In dieser sprachlichen Gestalt konnten erst die vielfältigen semantischen Facetten der Texte annähernd adäquat abgebildet werden.

Als wesentliches, immer wieder zitiertes Werk des Altertums ist das *Huangdi neijing* mit seinen beiden Teilen des *Suwen* und *Lingshu* zu nennen, wobei der letztere Teil auch als *Zhenjing* (Akupunktur-Leitfaden) bezeichnet wird. Der „Leitfaden des Gelben Ahnherrschers" weist eine große Nähe zu den Betrachtungsweisen des Daoismus auf, wie sie im *Daodejing* dargelegt wurden, weshalb das *Huangdi neijing* auch zuweilen iterativ auf den Laozi-Text Bezug nimmt. Aus diesem Grunde wurde vor der Erstellung dieses Werkes eine intensive Auseinandersetzung mit den geistigen Wurzeln des medizinischen Denkens in China gesucht und das Weisheitsbuch *Daodejing* einer neuen Übertragung und Erläuterung unterzogen (vgl. Hammes 2019).

Die Arbeit mit den Ursprüngen der alten Chinesischen Medizin und das Studium der klassischen Texte vermitteln Offenbarungen geheimer Zusammenhänge, die der Eindimensionalität des gewöhnlichen Betrachtens verborgen bleiben. Die überlieferten Worte eröffnen den Eintritt in eine Welt des Reichtums an innerem Erkennen und an durchdringender Einsicht, wodurch das Herz mit tiefer Dankbarkeit erfüllt und gleichzeitig der Geist zur höchsten Aufmerksamkeit und unverstellter Klarheit erweckt wird.

Die verschiedenen Schulen und Strömungen in der Chinesischen Medizin erweisen die Flexibilität und Anpassungsfähigkeit der antiken Theoreme an sich wandelnde klinische Herausforderungen. Sie bereichern das Repertoire durch zusätzliche Instrumente der Diagnostik und Therapie. Es wäre töricht, die Relevanz der alten Konzepte für die heutige Zeit zu verkennen und sich nur auf eine modernistische, reduzierte und verfälschte Anwendung einzulassen.

Daher sind moderne Curricula mit Aussparung der Darstellung der klassischen Literatur und der historischen Schulen ungeeignet, einen angemessenen und ausreichenden Einblick in das Wesen und den Ideenreichtum der Chinesischen Medizin zu vermitteln. An dieser Stelle sei daher auch ein kurzer Überblick über wesentliche historische Strömungen in der Medizin in China gegeben, der keinen Anspruch auf Vollständigkeit erhebt.

2.4 Überblick über klassische Strömungen und Schulen der Chinesischen Medizin

Die im Daoismus verwurzelte Medizin (dàojiā yīxué 道家醫學)

In diesem Ausdruck verbirgt sich mehr die Beschreibung eines Urzustands der dann in der historischen Nachfolge sich entwickelnden medizinischen Richtungen, denn eine eigene Strömung oder eine bestimmte Schule selbst. Die zu dieser Richtung gehörigen Schriften beschäftigen sich allgemein mit der Frage der Entstehung und des Verlaufs von Erkrankungen sowie deren Prävention und Rückführung in einen unbeeinträchtigten Zustand. Es werden die Fragen der Langlebigkeit, der Unvergänglichkeit und der Selbstverfeinerung erörtert. Als typische Merkmale dieses Urquells der Chinesischen Medizin, der sich der Geistigkeit des *Daodejing* verpflichtet sieht, können die folgenden benannt werden:

- Medizin und Daoismus speisen sich aus gleicher Quelle (*yīdào tóngyuán* 醫道同源)
- Medizin und Daoismus bilden zusammen ein eigenes System (*yīdào yītǐ* 醫道一躰)
- Medizin und Daoismus ergänzen einander (*yīdào hùbǔ* 醫道互補)
- Unzählige Künste vereinen sich in der Verfeinerung (*zhòngshù héxiū* 衆術合修)

Zu den stellvertretenden Schriften dieser Ausrichtung zählen:

- *Huángdì nèijīng* (黃帝內經 „Leitfaden des Gelben Ahnherrschers", etwa Qin- und Han-Dynastie, früheste erhaltene Version von Wáng Bīng 王冰 [710–805] kompiliert, ergänzt und kommentiert)
- *Bàopúzǐ nèipiān* (抱朴子內篇 „Innere Schrift des die Schlichtheit umarmenden Meisters", 317) von Gé Hóng 葛洪 (283–343) (➤ Abb. 2.36)
- *Qiānjīnfāng* (千金方 „Arzneirezepturen im Wert von tausenden Golddukaten", 652) von Sūn Sīmiǎo 孫思邈 (581–682)
- *Lèijīng* 類經 („Nach Kategorien geordneter Leitfaden", 1624) von Zhāng Jièbīn 張介賓 (1563–1640)
- *Jǐngyuè quánshū* (景岳全書 „Sämtliche Schriften des Jingyue", 1624), ebenfalls von Zhāng Jièbīn

Die Frage, wann und wie der Daoismus oder die heimische Medizin in China entstanden sind, kann nicht eindeutig beantwortet werden. Je weiter man in der Zeit zurückschreitet, desto mehr vermischen sich historische Fakten mit Mythen, Legenden und Volkserzählungen. Zur Zeit der Zhōu-Dynastie (周, 11. Jh. v. Chr. bis 221 v. Chr.) war daoistisches Gedankengut in China recht verbreitet (s. o.).

Wie oben bereits angesprochen, gibt es Hinweise darauf, dass eine äußere Behandlung des Leibes mit spitzen Steinen oder anderen

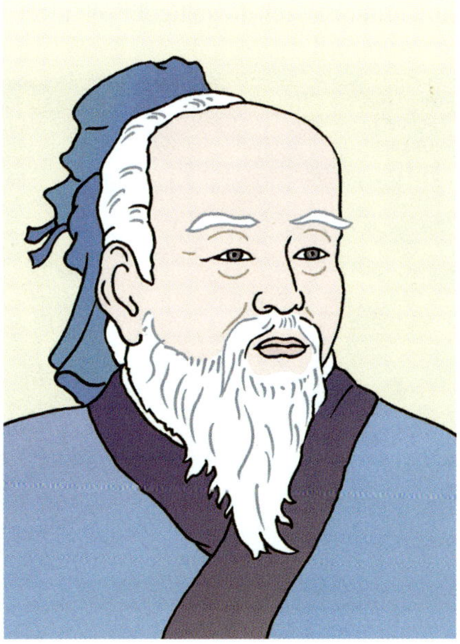

Abb. 2.36 Bildnis des Ge Hong [M297]

natürlichen Materialien wie Bambusstreifen oder Knochensplittern bereits im chinesischen Altertum praktiziert wurde. Ursprung und Entwicklung des Wissens über die Leitbahnen und Pforten vor der Zeit des *Huangdi neijing* bleiben jedoch weitgehend im Dunkeln. Zu einer Phase der dem *Huangdi neijing* vorausgehenden Präludien fehlen die aussagekräftigen historischen Dokumente und archäologischen Funde, die eine solche Vorbereitungsära der stupenden medizinischen Weisheit, die der Figur des Gelben Ahnherrschers gewidmet wurde, ausleuchten könnten.

Aus der Shāng-Dynastie (商, etwa 17. Jh. bis 11. Jh. v. Chr.) sind die Praxis der Wahrsagekunst und schamanistische Rituale überliefert. Ob die legendäre Xià-Dynastie (夏, ca. 2000 bis 1800 v. Chr.) als Mythos oder als Realität anzusehen ist, bleibt weiterhin umstritten.

Das Altertum, oder das hohe Altertum, wie es oft in den einschlägigen Texten heißt (*shànggǔ zhī rén* 上古之人 „die Menschen des hohen Altertums"), ist die Vorstellung eines idealen Seins, eines Goldenen Zeitalters, in dem sich das DAO in allem und jedem manifestiert. Gesellschaft, Lebenswelt und der Mensch an sich waren in einem Zustand des umfassenden Einklangs und der Übereinstimmung mit der großen natürlichen Ordnung (➤ Abb. 2.37). Ob ein solches Leben jemals Wirklichkeit war, oder es vielmehr einen Mythos, eine Metapher für die Welt, wie sie sein sollte, darstellt, war in der chinesischen Kultur nicht maßgeblich. Diese vollkommene Vorzeit wurde jedenfalls wie eine Realität behandelt, denn nur so konnte sie ihr vollständiges inspirierendes Potenzial entfalten.

Der berühmte Münchner Sinologe Wolfgang Bauer formulierte es so (1974, S. 22):

Mit rückwärts gewandtem Kopf [...] ist China, ein Land ohne Kindheit, bis in unsere Tage hinein durch die Jahrtausende geschritten, alle Ideale in der Vergangenheit, kaum irgendeins in der Zukunft suchend.

Auch wenn dieser Satz in der neuesten Zeit der Volksrepublik China seine Berechtigung verloren zu haben scheint, so war er doch mindestens bis ins 20. Jahrhundert hinein gültig. Er soll nicht dahingehend missverstanden werden, dass die Begründung einer erleuchteten Erkenntnis über das Wesen des Menschen, sein Kranksein und seine Gesundung, auf fiktiven Erfindungen beruht. So wie es in der Legende vom Göttlichen Landmann beschrieben wird, beruht vieles auf über lange Zeit entwickelter Empirie. Allerdings vermag die Annahme einer „trial and error"-basierten Evolution von Evidenz nicht den offensichtlich sehr raschen Fortschritt und die enorme Komplexität der gewonnenen Erkenntnisse und Theoreme zu erklären.

Das chinesische Altertum ruht in der Vorstellung einer idealen Ungestörtheit, die noch in die Zeit der Shang und Zhou hineinwirkt, aber mit der Zeit auch verblasste. In der Epoche der „Streitenden Reiche" wurde dann die unschuldige Unberührtheit des ursprünglichen Zustands aufgehoben, so dass nun Erklärungen für das neu entstandene, destabilisierende Unheil gefunden werden mussten. Die Kürze der verfügbaren Zeit und die Allgegenwart von Bedrohung legen daher nahe, dass in Rückbesinnung auf die sagenhaften Fähigkeiten der Weisen des Altertums ein zusätzlicher, nicht an den Versuch gebundener Weg zu Erkenntnis, Wissen und gelungenem Handeln beschritten wurde, der sich aus der intuitiven, sich selbst-versenkenden Innenschau speist. Dabei handelt es sich um trainierbare Fähigkeiten der Wahrnehmung und des Verstehens, die Ähnlichkeiten zu dem aufweisen, was gerne als sechster oder auch siebter Sinn bezeichnet wird.

Die Schulen der Medizinklassiker (yījīng xuépài 醫經學派)

Die „klassische Schule der Medizin" verweist auf die Gründerväter von mindestens drei legendären Medizinschulen, von denen wir nur eine aus einem möglicherweise nicht vollständig überlieferten Schrifttum kennen. Es wird von einem jeweils „Inneren" und „Äußeren" Band der maßgeblichen Schriften dieser Schulen berichtet. Sie gehen auf den Gelben Ahnherrscher (Huángdì 黃帝), die oben bereits erwähnte Figur des Biǎn Què 扁鵲 (mit dem Namen Qín Yuèrén 秦越人) und den Meister oder die Familie Bái 白 zurück (➤ Kap. 23, Ausführungen zu den Dämonen-Pforten). Der mythische Sippenführer Huangdi soll von 2717–2599 „regiert" haben. Wesentliche Anteile des Textes *Huangdi neijing* können etwa den Perioden der Qin- und Han-Dynastie (ca. 200 v. Chr. bis 200 n. Chr.) zugeordnet werden. Ins-

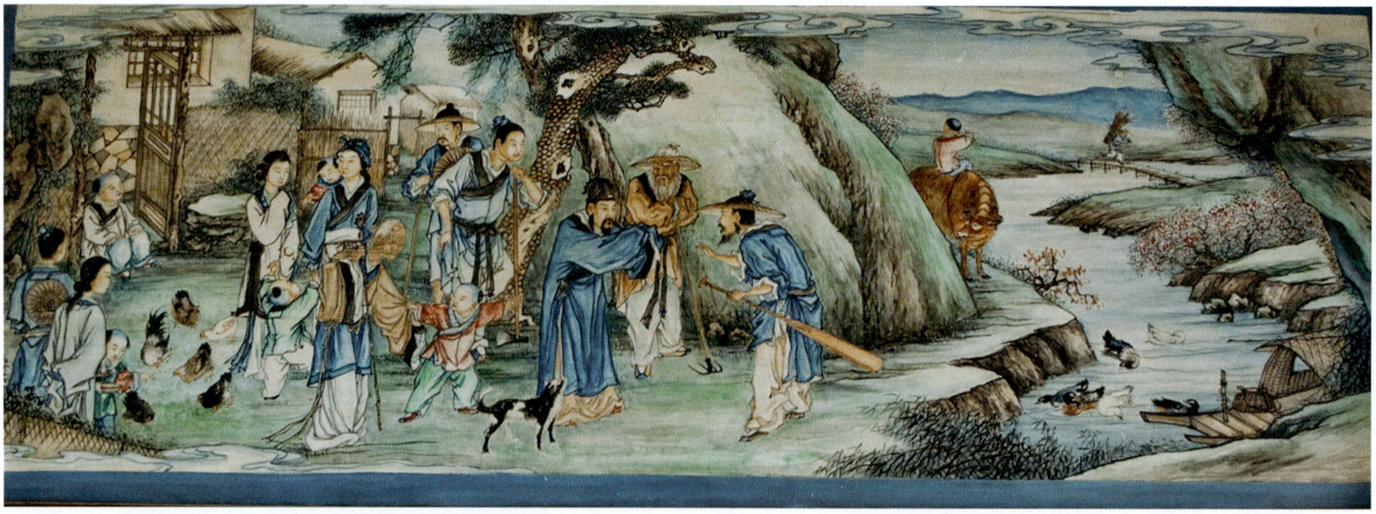

Abb. 2.37 Das Leben im Einklang mit dem DAO; eine Illustration zu der Erzählung „Aufzeichnungen vom Pfirsichblütenquell" des Daoisten Tao Yuanming (365–427), dem Meister von den Fünf Weiden [J810-027]

gesamt reicht die historische Verortung des Textes von frühen Anteilen aus der Zeit der Streitenden Reiche bis hin zu Hinzufügungen durch den Kompilator Wáng Bīng (etwa 700 n. Chr.) Bian Que soll in der Frühlings- und Herbstperiode der Zhou-Dynastie, etwa 500 v. Chr., gelebt haben (s. o.). Über den Meister oder die Familie Bai ist nichts weiter bekannt außer der Bezeichnung von Schriften medizinischen Inhalts mit diesem Namen in einem Bibliotheksverzeichnis der Han-Zeit.

Diese Schulen vertraten die folgenden Prinzipien für ihre Unterweisung:

- Notwendigkeit der sorgfältigen Untersuchung (*bì shénzhěn* 必審診)
- Großmut aufkommen lassen (*qǐ dùliàng* 起度量); „sich für den Patienten öffnen"
- Eine Ordnung errichten (*lì guījǔ* 立規榘); „planvoll und bewusst vorgehen"
- Den Wiegebalken austarieren (*chēng bǎnhéng* 稱板衡); „alles gegeneinander abwägen"
- Tischplatte, Schnur und Tusche (*àn shéng mò* 案繩墨); „Maß nehmen und die Behandlungsstrategie markieren"
- Yin und Yang regulieren (*tiáo yīnyáng* 調陰陽); „Basisausgleich"
- Ausstrahlung und Bewegung in den Gefäßen, Oberfläche und Inneres, Überschuss und Mangel, Mitläufiges und Gegenläufiges miteinander verbinden (*hé sèmài biáolǐ yǒuyú bùzú shùnnì* 合色脉表裏有餘不足順逆); umfassender Ausgleich

Die Schule der Arzneimittelrezepturen (yīfāng xuépài 醫方學派)

Der oben bereits erwähnte Zhāng Zhòngjǐng 張仲景 (150–219) schaffte einen Brückenschlag von den Theorien der Leitbahntypen zu einer Stadienbeschreibung von Infektionskrankheiten, die an eine eigene Systematik von Arzneimittelrezepturen geknüpft war. Zu seinen vielbeachteten Schriften zählen:

- *Shānghán zábìng lùn* (傷寒雜病論 „Abhandlung über schädigende Kälte und verschiedene Erkrankungen")
- *Jīnguì yàolüè* (金匱要略 „Abriss des Wesentlichen aus dem Goldenen Bücherschrein")

Die von Zhang Zhongjing kreierten Rezepturen finden bis heute Anwendung und sind Grundlage der japanischen Kampo-Medizin (s. o.).

Die Schule der Schädigenden Kälte (shānghán xuépài 傷寒學派)

Die Lehren des Zhang Zhongjing sind auch unter einem weiteren Aspekt bekannt: Das von ihm entworfene Stadienkonzept des Eindringens des schädigenden Faktors Kälte in den menschlichen Organismus ist eine kongeniale Weiterentwicklung der Chinesischen Medizin unter Ausnutzung bereits etablierter klassischer Theoreme.

Die Schule aus der Stadt Hejian (héjiān xuépài 河間學派)

Liú Wánsù 劉完素 (1110–1200) betonte die Bedeutung von Feuer und Hitze in der Entstehung von Krankheiten. Auszüge aus seinem Werk *Sùwèn xuánjī yuánbìng shì* (素問玄機原病式 „Die verborgenen Mechanismen in den ursprünglichen Mustern der Erkrankung in den ‚Unbefangenen Elementarfragen'") finden sich im Kapitel über die Krankheitsauslösung in diesem Buch (➤ Kap. 20).

Die Schule vom Fluss Yishui (yìshuǐ xuépài 易水學派)

Zhāng Yuánsù 張元素 (1131–1234) begründete eine neue systematische Klassifikation von Erkrankungen der Zang-Langzeitspeicher und Fu-Zwischenlager auf der Grundlage der klassischen Medizinliteratur. Darin findet die auch heute noch angewandte Einteilung von Zustandsmustern der Erkrankung ihren Ursprung.

Die Milz-und-Magen-Schule (píwèi xuépài 脾胃學派) oder die Schule des Auffüllens der Erde (bǔtǔ pài 補土派)

In der Perspektive von Lǐ Dōngyuán 李東垣, auch Lǐ Gǎo 李杲 genannt (1180–1251), haben die allermeisten Erkrankungen ihren Ausgangspunkt in einer Schwäche der Mitte, der Erd-Organe von Milz und Magen, weshalb eine Behandlung immer auch eine Stützung und Aufrichtung der Mitte beinhalten muss (➤ Kap. 19.1).

Die Schule des Angreifens und Absenkens (gōngxià pài 攻下派)

Zhāng Zǐhé 張子和, auch Zhāng Cóngzhèng 張從正 genannt (1156–1228), vertrat die Ansicht, dass in einer erfolgversprechenden Behandlung stets die schädigenden Einflüsse attackiert und möglichst nach unten via Urin und Stuhl ausgeleitet werden müssen. In seiner Schrift *Rúmén shìqīn* (儒門事親 „Ein Konfuzianer sorgt für seine Anverwandten") beschrieb Zhang Zihe die schädigenden Agenzien als Gifte und übles Qi, das eliminiert werden muss.

Die Schule der besprengenden Vermehrung des Yin (zīyīn pài 滋陰派) oder die Schule des Danxi (dānxī xuépài 丹溪學派)

Die Schule des Zhū Dānxī 朱丹溪, auch Zhū Zhènhéng 朱震亨 genannt (1281–1358), begründete das Konzept des aufgrund einer Yin-Leere überhand nehmenden Minister-Feuers (*xiànghuǒ* 相火), das mit einer vermehrten Zufuhr von Yin wie durch eine Sprinkleranlage ausgelöscht werden muss. Zu seinen bekanntesten Schriften gehören *Gézhì yúlùn* (格致餘論 „Erweiterte Abhandlung über die eifrige Durchdringung der Muster"), *Jùfāng fāhuī* (局方發揮 „Ausführliche Darlegung der amtlichen Rezepturen") und *Dānxī xīnfǎ* (丹溪心法 „Die dem Herzen entspringenden Methoden des Danxi").

Die Schule der auffüllenden Erwärmung (wēnbǔ xuépài 溫補學派)

Eine weitere Schule favorisierte das Auffüllen des Yang und die Kräftigung des Mingmen-Feuers (*mìngmén huǒ* 命門火) als hauptsächliches Behandlungsverfahren (➤ Kap. 12). Folgende Meister und Schriften sind Stellvertreter dieser Schule:

- Xuē Jǐ 薛己 (1487–1559): *Wàikē shūyào* (外科樞要 „Der wesentliche Angelpunkt der Äußeren Medizin")

2

- Sūn Yīkuí 孫一奎 (1522–1619): *Chìshuǐ xuánzhū* (赤水玄珠 „Rotes Wasser und Dunkle Perle", ➤ Kap. 7)
- Zhào Xiànkě 趙獻可 (1573–1664): *Yīguàn* (醫貫 „Streifzug durch die Medizin")
- Zhāng Jièbīn 張介賓 (1563–1640): *Jǐngyuè quánshū* (景岳全書 „Sämtliche Schriften des Jingyue")
- Lǐ Zhōngzǐ 李中梓 (1588–1655): *Nèijīng zhīyào* (内經知要 „Die wesentlichen Erkenntnisse des Inneren Leitfaden"), *Yīzōng bìdú* (醫宗必讀 „Pflichtlektüre der medizinischen Fraktion")

Dieser kurze Exkurs soll aufzeigen, dass die Altchinesische Medizin die Grundlage für mannigfache Weiterentwicklungen und Neuinterpretationen der aus der Antike von den klassischen Meistern hinterlassenen Einsichten, Erkenntnisse und Erklärungsmodelle bereits in der zurückliegenden Geschichte geliefert hat. Wenn sich die Altchinesische Medizin und die moderne Biomedizin intensiv gegenseitig befruchten könnten, wäre beiden Richtungen in der Medizin die Fortschreibung ihres bisherigen Wachsens und Gedeihens auf noch höherem Niveau sicher.

2.5 Der Wandel der Chinesischen Medizin nach dem Niedergang des Kaiserreichs

Im 20. Jahrhundert erlebte China turbulente Wandlungen, die mit dem Ende des Kaiserreichs und der Gründung der Republik China eingeleitet wurden. In den Jahren 1911–1913 formierte sich die All-Chinesische Studiengesellschaft für Traditionelle Medizin. Im Jahre 1914 äußerte sich der chinesische Unterrichtsminister zur traditionellen Medizin wie folgt: *„Ich habe beschlossen, die alte einheimische Praxis zu verbieten und die rohe Kräuterwirtschaft abzuschaffen"* (zitiert nach Ots 1999, S. 16). Den tradierten Vorstellungen des Alten Chinas wurden angesichts der Übermacht der Kolonialmächte und Japans zunehmend Misstrauen und Verachtung entgegengebracht. So schrieb die Tageszeitung *Rénmín rìbaò* 人民日報 (➤ Abb. 2.38) noch 1944: *„Die Krankheiten, welche die Chinesische Medizin heilen kann, sind eh solche, die sich von selbst erledigen"* (zitiert nach Ots 1999, S. 22).

Nach der Gründung der Volksrepublik China im Jahre 1949 ließ allerdings ein Jahr später Guō Mòruò 郭沫若, Erziehungsminister und stellvertretender Ministerpräsident, verlauten (➤ Abb. 2.39): *„Chinesische Medizin muss sich die Wissenschaftlichkeit der Westlichen Medizin aneignen; die Westliche Medizin muss vom volksnahen Charakter der Chinesischen Medizin lernen"* (zitiert nach Ots 1999, S. 23). Die Jahre 1955 und 1956 verzeichnen dann die Gründung der Nationalen Forschungsakademie für TCM in Beijing und den Aufbau von Hochschulen für TCM in Chengdu, Shanghai, Beijing

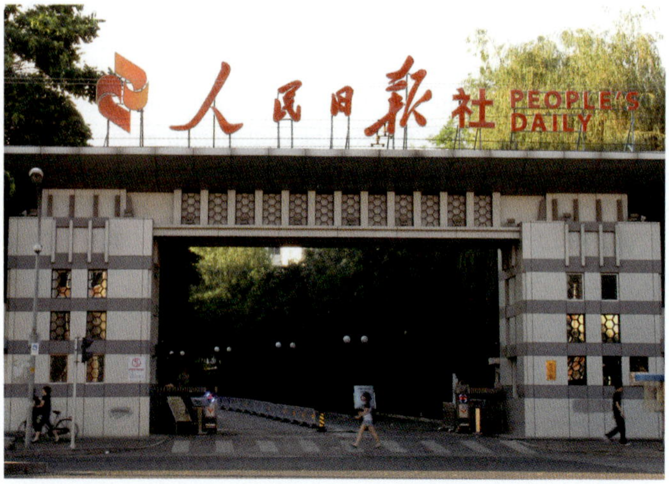

Abb. 2.38 „People's Daily"; Kalligrafie von Máo Zédōng 毛澤東 über dem Eingangstor [J810-028]

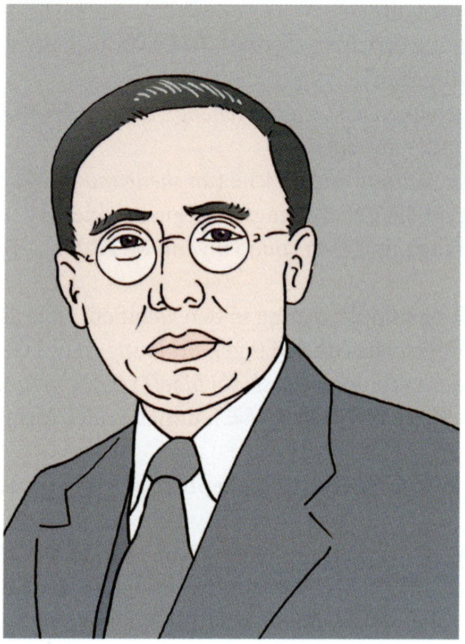

Abb. 2.39 Bildnis des Guo Moruo (1892–1978) [M297]

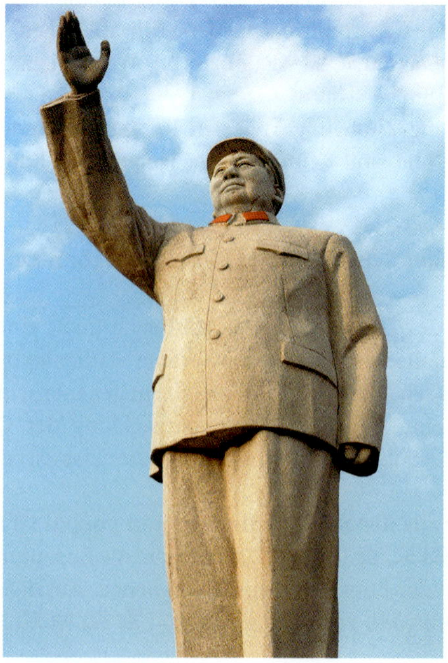

Abb. 2.40 Mao Zedong [J787]

und Guangzhou. Die Kommunistische Partei Chinas verkündete das Motto: *„Chinesische und Westliche Medizin, vereinigt euch!"*

Máo Zédōng 毛澤東 nahm 1958 eine Neubewertung der tradierten Medizin vor (zitiert nach Ots 1999, S. 38; ➤ Abb. 2.40):

Die Chinesische Medizin und Arzneikunde sind eine große Schatzkammer; Anstrengungen müssen unternommen werden, um sie nutzbar zu machen und auf ein höheres Niveau zu heben.

Die Chinesische Medizin überstand zwar die Kulturrevolution, eine Umsetzung der geforderten Fusion mit der Westlichen Medizin zeichnete sich hingegen nicht ab. So zog das Gesundheitsministerium der VR China 1980 die Schlussfolgerung (zitiert nach Ots 1999, S. 28 f.):

Die Traditionelle Chinesische Medizin, die Westliche Medizin und die Vereinigung beider Systeme stellen drei große Kräfte dar, die alle weiterentwickelt werden müssen. Sie werden für eine lange Zeit parallel nebeneinander bestehen.

Tatsächlich gibt es in China für die Westliche Medizin und die Traditionelle Chinesische Medizin jeweils ein eigenes Gesundheitsministerium mit den angeschlossenen Verwaltungsbehörden, einen eigenen Studiengang mit separaten Hochschulen und getrennte Krankenhäuser mit spezifischen Schwerpunkten.

2.6 Die gegenwärtige Situation der Chinesischen Medizin

Im heutigen China wird die sogenannte Traditionelle Chinesische Medizin zunehmend technisiert und formalisiert (➤ Abb. 2.41). Sie wird nach dem Vorbild der modernen Westlichen Medizin strukturiert und entwickelt eigene Systematiken und Technologien der Datenerfassung auf der Basis eines materialistischen Weltbildes und unter Vorherrschaft eines biologistisch-positivistischen Erklärungsmodells für medizinische Phänomene. Mittlerweile sind die Integration moderner Psychotherapieverfahren und Ansätze eines psychosomatischen Krankheitsverständnisses an die Stelle der früheren Dämonenmedizin und ritueller Praktiken getreten. Diese von der chinesischen Regierung geförderten Maßnahmen wie auch das Bestreben nach einer Standardisierung der Traditionellen Chinesischen Medizin auch auf internationaler Ebene sollen zu einer besseren Exportfähigkeit dieser Medizin und zur weiteren Erschließung der Märkte außerhalb Asiens beitragen. Von einigen im Ausland praktizierenden Chinesen wird die oben skizzierte Entwicklung der Traditionellen Chinesischen Medizin in China als Verfälschung und Aufgabe des einzigartigen, eigenständigen Charakters der Chinesischen Medizin scharf kritisiert.

ISO
ISO/TC 249
Traditional chinese medicine

Abb. 2.41 Logo des ISO Technical Committee (TC) 249 „Traditional Chinese Medicine" (2012) [W1161]

In den westlichen Ländern wird der Chinesischen Medizin und damit auch der Akupunktur von den Sachwaltern der Gesundheitssysteme meist abverlangt, auf naturwissenschaftlicher Grundlage erklärbar zu sein und mit den in der modernen Medizin zur Verfügung stehenden Theoremen beschrieben zu werden. Erkenntnistheoretisch ist diese Vorgehensweise problematisch. Eine Diskussion über die möglichen nachteiligen Konsequenzen für die Praxis der Akupunktur ist nur gegen erhebliche Widerstände zu führen. Die Auseinandersetzung mit den transkulturellen Inhalten der Akupunktur kann von Annäherung, Aneignung, Vereinnahmung und Unterschlagung geprägt sein. In der hier entwickelten Darstellung soll daher keine grundsätzliche Beschränkung etwa auf Aspekte, die im Mainstream als wissenschaftlich angesehen werden, oder auf Darstellungen, wie sie derzeit von der Volksrepublik China autorisiert werden, erfolgen. Der vorgelegte geschichtliche Abriss lässt die Vielfalt und Tiefe der Praxis der Chinesischen Medizin erahnen.

Verwehendes Nichts
Die Spinne, die am bemalten Vordach ihr Netz webt.
Die Brücke über die Milchstraße, von Elstern gebaut.
Die staubbedeckten Blätter des Ölbaums im Regen.
Die reifbeflogenen Zweige der Weiden im Wind.
Der Rest von gefrorenen Tautropfen zur Morgenröte.
Verbleichendes Sternenlicht am blauen Gewebe des Himmels
Verwehendes Nichts ....

Gedicht von Sū Shì 蘇軾 *(1037–1101); Übersetzung von Günter Eich*

WEITERFÜHRENDE LITERATUR

Bauer Wolfgang: China und die Hoffnung auf Glück. Paradiese, Utopien, Idealvorstellungen. dtv Verlag. München 1974
Eich Günter: Aus dem Chinesischen. Suhrkamp Verlag. Frankfurt 1973
Hammes Michael (Herausgeber, Nachwort, Übersetzer): Lao Zi – Dao De Jing. Manesse Verlag. München 2019
Lu Gwei-Djen, Needham Joseph: Celestial Lancets. A History and Rationale of Acupuncture and Moxa. Routledge. Cambridge 1980
Ots Thomas: Medizin und Heilung in China. Annäherungen an die traditionelle chinesische Medizin. 3., überarb. und erw. Aufl. Dietrich Reimer Verlag. Berlin 1999
Unschuld Paul U.: Medizin in China. Eine Ideengeschichte. Verlag C. H. Beck. München 1980

分清骨肉

Das Ausweiden der Knochen

KAPITEL

3 Das Dilemma der Chinesischen Medizin

Das Dilemma der heutigen Chinesischen Medizin ergibt sich aus der Frage, auf welche historischen Überlieferungen sie sich in welcher Weise bezieht und in welche Richtung sich die im Neuen China etablierte, designierte Nachfolgeeinrichtung, die sogenannte „Traditionelle Chinesische Medizin", unter dem Einfluss politischer Parolen und Kampagnen entwickelt hat und weiter entwickeln will. Noch zugespitzter gilt es, sich der Frage zu stellen, ob die „Traditionelle Chinesische Medizin" den geeigneten Weg verkörpert, das Erbe der antiken Medizin in China anzutreten.

Der Bruch mit der Vergangenheit und die Quadratur des Kreises

Über die Jahre unwidersprochen obliegt der Medizin in China nach Weisung der Kommunistischen Partei ein bislang unerfüllter Auftrag: „Chinesische und Westliche Medizin, vereinigt euch!" Tatsächlich schienen die vergangenen Jahrzehnte der Medizinpraxis in China eher von der Maxime „Ein Land, zwei Systeme" geprägt zu sein. Da die Frage, auf welcher Grundlage und in welcher Form eine Vereinigung der beiden Medizinformen erfolgen kann oder soll, nicht überzeugend beantwortet werden konnte, entschloss sich die chinesische Regierung, einen neuen Weg der Angleichung der beiden Medizinsysteme aneinander über die Ausarbeitung von ISO-Standards zu suchen (➤ Kap. 2.6).

Dem Unterfangen, die Chinesische Medizin nach den Kriterien moderner industrieller Technologie zu beschreiben, stehen allerdings einige Hemmnisse im Weg:

- Ausgangspunkt der Standardisierung ist nicht die Chinesische Medizin in ihrem ursprünglichen Zustand oder in ihrer unkontaminierten historischen Selbstentwicklung, sondern das in der Volksrepublik geschaffene Kunstprodukt „Traditionelle Chinesische Medizin".
- Chinesische Medizin und Westliche Medizin sind ihrem Wesen nach grundsätzlich verschieden, so dass sie kaum auf der Ebene der Ideen und Konzepte vereint werden können.
- Das Ansinnen der Standardisierung kollidiert mit der Intention der Chinesischen Medizin nach einer grundlegend individualisierten Diagnose und Therapie.
- Für eine Standardisierung sind zunächst nur Medizinprodukte, also zu medizinischen Zwecken benutzte Diagnose- und Heilmittel, aber nicht eine gesamte Heilkunst geeignet.

Es ist jedoch nicht allein die Herausforderung einer angemessenen Abbildung der Chinesischen Medizin, der sich gestellt werden muss. Es gibt offensichtlich auch im Ursprungsland erhebliche Kritik an der Lehre und Praxis der heimischen Medizin, die unter den Umformungen der jüngsten Zeit nicht nur an Wirksamkeit eingebüßt hat, sondern auch von dem Verhängnis bedroht ist, ihre Identität zu verlieren.

Daher soll nun ein Protagonist der Rückbesinnung auf die ureigenen Qualitäten der Altchinesischen Medizin aus der Volkrepublik zu Wort gebeten werden. Mit seinem Werk „Reflexionen über die Chinesische Medizin" hat der Autor Liu Lihong auch weit über die asiatischen Staaten hinaus Aufmerksamkeit erregt. Im Folgenden wird ein längerer Abschnitt aus dem ersten Kapitel dieses Werkes wiedergegeben, in dem Liu den gegenwärtigen Zustand der Chinesischen Medizin kritisch reflektiert.

➤ Kapitel 1 – Kurze Erörterung des Studiums und der Erforschung der Chinesischen Medizin

1.1 Etablierung der richtigen Sichtweise

1.1.1 Die Wichtigkeit der theoretischen Kenntnisse

Die von mir der Chinesischen Medizin entgegengebrachten Überzeugungen und Empfindungen haben in mir natürlicherweise die unbedingte Verpflichtung zu einer Mission aufkommen lassen, die darin bestand und besteht, mich unmittelbar und persönlich für das Schicksal der Chinesischen Medizin verantwortlich zu fühlen. Die Niederschrift dieses Buches ist wahrscheinlich direktes Ergebnis dieses Empfindens von Auftrag und Verantwortung. Daher war mit der Erstellung dieses Buches der Wunsch verbunden, zur Lösung einiger Probleme der Chinesischen Medizin beizutragen, insbesondere was die Schwierigkeiten in den Bereichen von Erkenntnis und Verständnis anbelangt.

Das Erstellen dieses Buches ist über einen etwa zehnjährigen Reifungsprozess verlaufen, so dass man von einer erschöpfenden Vorbereitung sprechen kann. Als es dann jedoch wirklich zu dem Moment kam, den Stift in die Hand zu nehmen, schien zunächst nicht klar, von wo aus die Sache angepackt werden sollte. Es entstand der Eindruck, dass die Probleme der Chinesischen Medizin verwickelt sind wie tausend Fäden, und es blieb unklar, welcher der wichtigste oder entscheidende sein sollte.

Nach üblicher Ansicht behandelt die Chinesische Medizin chronische Erkrankungen, oder die Westliche Medizin behandelt die Krankheitserscheinungen und die Chinesische Medizin behandelt die Wurzeln. Aber was bedeutet es nun, die Wurzel zu behandeln? Tatsächlich verhält es sich so, dass die Westliche Medizin dabei hilft, die akut gefährdenden krisenhaften Zuspitzungen großer oder schwerer Erkrankungen zu überwinden, während die Chinesische Medizin dann gebeten wird, den verbleibenden Rest zu übernehmen, so dass also die Chinesische Medizin für die Rekonvaleszenz eingesetzt wird. Man könnte schlussendlich sagen, dass die Chinesische Medizin nur dazu geeignet ist, ein paar Krankheiten zu behandeln, an denen niemand sterben kann.

In den Augen anderer wiederum ist die Chinesische Medizin nichts als ein Hahn, der kräht. Kräht er, so erstrahlt der Himmel, kräht er nicht, so erstrahlt der Himmel auch. Ist es wirklich so um die Chinesische Medizin bestellt? Ich gedenke diese Sichtweise zu dekonstruieren, denn genau dies stellt sich als Dreh- und Angelpunkt des Problems dar.

1) Der jetzige Zustand der Chinesischen Medizin

Die oben dargestellten Ansichten sind keineswegs zufällig entstanden; sie entbehren auch nicht jeder Grundlage. Von den Absolventen früherer Jahrgänge suchen mich einige auf, um über ihre Erfahrungen zu sprechen. Viele teilen ein gemeinsames Empfinden, dass nämlich unter den Studenten des vierten Jahres diejenigen, die noch Inbrunst aufweisen, die noch über Zuversicht verfügen, sich danach sehnen, in dem letzten Jahr vor dem Abschluss einmal die Gelegenheit zu haben, dem Wirken des Meisters[1] *beiwohnen zu dürfen. Doch dieses letzte*

[1] *xiǎoshì niúdāo* 小試牛刀 („kleine Probe des Ochsenmessers"): Im Text Zhuangzi wird von einem Meister des Schlachtens berichtet, der Zeit seines Lebens sein Messer nie nachschleifen musste. Gefragt, wie dies möglich sei, antwortete er, dass sein Messer nur dort entlangglitte, wo es auf keinen Widerstand treffe, so dass es nie stumpf werde.

Jahr vergeht, und die Studenten verlieren fast vollständig die letzten Hoffnungen, so dass sie ihren Enthusiasmus für die Chinesische Medizin nicht aufrechterhalten können.

Warum ist dies so? Ein wichtiger Gesichtspunkt dabei ist, dass die Chinesische Medizin, die sie in der klinischen Praxis erblicken, in keiner Weise der Chinesischen Medizin entspricht, die sie sich ursprünglich einmal ausgemalt hatten. Die Chinesische Medizin, sei es in einem darauf spezialisierten Krankenhaus oder in einer Abteilung in einem Krankenhaus der Westlichen Medizin, erschien ihnen als schmückendes Beiwerk. Die Vertreter der Chinesischen Medizin schienen dieser Medizin kein Vertrauen entgegenzubringen: Sobald sie auf ein kleines Problem stießen, wurden sofort westliche Medikamente angewandt. Oder man gab sich den Anschein von Chinesischer Medizin, indem man der üblichen Praxis der Westlichen Medizin noch ein wenig chinesisch-medizinische Couleur hinzufügte. Oder die tatsächlich an der Verwirklichung der Chinesischen Medizin Interessierten waren wiederum nicht in der Lage, eine zuverlässige Ordnung aufzubauen.

Ich erinnere mich noch an die Zeit gleich nach meinem Examen, als ich in einem Krankenhaus für Chinesische Medizin meine klinisch-praktische Tätigkeit ausübte, in dem die schriftliche Anweisung bestand, dass Patienten unter Behandlung mit Chinesischer Medizin, deren Fieber innerhalb von drei Tagen nicht zurückging, in jedem Fall mit westlichen Medikamenten zu behandeln seien. Dass ein Krankenhaus für Chinesische Medizin eine solche Regelung veranlasste, kann ich bis heute nicht verstehen. Warum hat das Krankenhaus für Chinesische Medizin dann nicht auch eine Anweisung erlassen, nach der Patienten, die mit westlichen Medikamenten nicht innerhalb von drei Tagen entfiebern, unbedingt mit chinesischen Arzneimitteln zu behandeln sind? Wenn sich Chinesische Medizin auf dieses Niveau herabbegeben hat, so muss dies zwangsläufig Zweifel in den Menschen hervorrufen.

Erst gestern stattete mir eine Schwangere kurz vor der Entbindung einen Besuch ab, um mir persönlich zu danken. Sie hatte im siebten Monat ihrer Schwangerschaft einen Erschöpfungszustand erlitten, bei dem abdominelle Schmerzen und eine vaginale Blutung als Zeichen eines drohenden Aborts aufgetreten waren. Die einwöchige Behandlung mit Westlicher Medizin hatte keine Besserung erbracht. Da bei der Patientin bereits einmal ein Abort aufgetreten war, befand sie sich im Zustand großer Furcht. Freunde der Patientin empfahlen eine Vorstellung zur Diagnose und Behandlung bei mir. Nach Evaluation von Zunge und Puls verschrieb ich ihr das Astragalus-Dekokt zum Aufbau der Mitte (Huángqí jiànzhōng tāng 黃芪建中湯*). Bereits nach der Einnahme der ersten Dosis war der Blutaustritt verringert. Nach drei Einnahmen waren Blutaustritt und Bauchschmerz verschwunden und der Appetit deutlich gesteigert. Die Patientin telefonierte mit ihrer im Norden des Landes lebenden Mutter, um sie über den Fortgang zu unterrichten. Nachdem die Mutter die Nachricht gehört hatte, war ihre erste Frage: „Ja, mit Chinesischer Medizin, wird das denn gehen?“ Der Zweifel der Mutter der Patientin spiegelt die übliche Wahrnehmung der Chinesischen Medizin in der Bevölkerung wider.*

Im Mai dieses Jahres habe ich an einem wissenschaftlichen Kongress zur Chinesischen Medizin teilgenommen. Ich hatte einen Vortrag zum Thema „Kurze Erörterung des Studiums und der Erforschung der Chinesischen Medizin“ gehalten, als mich hernach ein teilnehmender Doktorand ansprach. Einerseits drückte er Anerkennung dafür aus, dass ich in meinem Alter noch mit derartig großem Enthusiasmus die klassischen Schriften studiere und propagiere. Andererseits verhehlte er sein Unverständnis für meine Vorgehensweise nicht. Im Kreise seiner Mitdoktoranden der Chinesischen Medizin gebe es kaum noch jemanden, der die Klassiker lese. Falls man auf dem Schreibtisch eines heutigen Doktoranden eine Ausgabe des Huangdi neijing sichten würde, so gäbe das sicher Anlass zur Belustigung. Welche Bücher liegen denn dann auf dem Schreibtisch eines Doktoranden? Allesamt Bücher zur modernen Molekularbiologie. Können denn Doktoranden der Chinesischen Medizin auf die Lektüre der Klassiker verzichten?

Doktoranden einer solchen Gruppe befinden sich zweifellos auf hohem Niveau. Auf ihren Schultern lastet das Schicksal der modernisierten Chinesischen Medizin. Selbstverständlich müssen sie einige moderne Literatur lesen. Aber warum wollen sie keine Bücher der Chinesischen Medizin mehr lesen, insbesondere keine Klassiker?

Ich denke, dass es darauf nur eine einzige Antwort gibt, nämlich, dass vor ihrem geistigen Auge die Chinesische Medizin eben nichts mehr hergibt, die Klassiker eben nichts mehr hergeben: Was soll sich schon Lesenswertes darin finden? Im Vergleich zu den anderen oben erwähnten Problemen halte ich diese Frage für besonders schwerwiegend. Einem jeden wird bewusst sein, dass die Gruppe der Doktoranden sehr bald und natürlicherweise zum ausschlaggebenden Personenkreis der Protagonisten und Wegbereiter im Beruf des Chinesischen Arztes werden wird. Wenn also diese Gruppe tatsächlich einmal die Führung übernehmen wird, welche Gestalt nimmt die Chinesische Medizin dann an? Sich dies auszumalen, ist nicht schwer.

Daher kommen wir nicht umhin, die folgende Frage aufzuwerfen: Die Chinesische Medizin, die wir jetzt erblicken, die Chinesische Medizin, von der wir jetzt Kenntnis erhalten, kann sie letztendlich für eine wahrhafte Chinesische Medizin stehen? Kann das Niveau der derzeit in den klinischen Institutionen der Chinesischen Medizin arbeitenden Ärzte das wahre Niveau der Chinesischen Medizin repräsentieren? Wo findet sich die wahre Größe der Chinesischen Medizin? Wo findet sich der Höhepunkt der Chinesischen Medizin? In der Moderne? Oder im Altertum? Unterschiedliche Antworten auf diese Frage werden unweigerlich grundverschiedene Sichtweisen der Chinesischen Medizin zu Tage fördern. Sollte die wahre Chinesische Medizin genau so sein, wie wir sie jetzt erblicken, lohnt es sich dann nicht für uns, noch mehr Zeit darauf zu verwenden, sie zu studieren? Lohnt es sich dann nicht, ein ganzes Leben lang alle Kraft darauf zu verwenden, sie zu ergründen und zu praktizieren? Also, ich sehe mich nicht dazu veranlasst! Warum sollte ich mich in eine solche Sackgasse begeben wollen? Soll man solche Anstrengungen auf sich nehmen, um dann eine Nebenrolle zu spielen? Aus diesem Grunde habe ich hier die Frage aufgeworfen, wie die „korrekte Sichtweise zu etablieren“ sei, in der Hoffnung, dass niemand von dem jetzigen Zustand derart in die Irre geführt wird, dass er das Zutrauen in die Chinesische Medizin verliert.

Liu Lihong fasst das Dilemma des heutigen Zustands der heimischen Medizin in seinem Vorwort mit einem chinesischen Sprichwort zusammen: *„Will man Fusang (Japan) einen Besuch abstatten, so* *wäre es unangemessen, über kein Boot zu verfügen.*"[2] Daher endet seine Einleitung mit einem Zitat des Konfuzius: „*Die Spätgeborenen sind zu bewundern. Woher weiß man, dass die zukünftig Nachfolgenden nicht den Heutigen gleichkommen?*"[3]

Der chinesische Autor bezieht das Versagen der aktuellen chinesischen Medizinkultur in ihrem Ursprungsland auf zwei entscheidende Aspekte:

1. Wie will man Chinesische Medizin auf hohem Niveau betreiben, wenn man ihr und sich selbst als Anwender grundsätzlich keine großen Leistungen zutraut?
2. Wie will man eine authentische Praxis der Chinesischen Medizin entwickeln, wenn man von deren Ursprüngen weitgehend entfremdet ist und auch nicht danach trachtet, sich mit diesen Urquellen wieder vertraut zu machen?

Wenn nun die chinesische Führung Bestrebungen unternimmt, die sogenannte Traditionelle Chinesische Medizin zum Exportschlager in fremden Ländern zu entwickeln, dann ist davon auszugehen, dass das hier skizzierte Dilemma mit exportiert wird, und nicht etwa eine mit ihren Wurzeln wieder ideal verbundene Version dieser Medizin außerhalb Chinas feilgeboten wird.

Nicht nur, dass die nicht-chinesische Welt auf diese Weise eine von ihrem ursprünglichen Wesen getrennte Chinesische Medizin importiert und rezipiert und in dem Versuch, die aufgerissenen Lücken durch allerlei Neuerfindungen zu füllen, noch zur weiteren Verwirrung und Abtrennung beiträgt – auch sehen sich die nicht mit der chinesischen Sprache vertrauten Rezipienten der Chinesischen Medizin mit einer noch größeren Herausforderung konfrontiert, als sich nur wieder eine Ausgabe des *Huangdi neijing* auf den Schreibtisch zu legen: Sie benötigen einen Zugang zu den alten medizinischen Schriften in Form von authentischen, reliablen und signifikanten Übersetzungen in die eigene Muttersprache.

Eine weitere Schwierigkeit ergibt sich aus dem Umstand, dass zwar der überlieferte Schatz medizinischer Literatur aus dem alten China einen immensen Umfang annimmt, er dennoch keine lückenlose Dokumentation aller im chinesischen Altertum verfügbaren Einsichten, Erkenntnisse und Fertigkeiten darstellt. Die hier auffindbaren Fehlbestände müssen nach Möglichkeit rekonstruiert werden. Um diese Wiederherstellung eines möglichst vollständigen Zustands voranzubringen, bedarf es der Unterweisung durch kundige Meister ihres medizinischen Faches, die häufig selbst in einer Meister-Schüler-Tradition stehen und das in Büchern vorfindbare Wissen durch praktische Erfahrungen unter der Führung durch den weit Fortgeschrittenen ergänzt haben. Zu der Entwicklung von Kenntnissen und Fähigkeiten unter Anleitung gesellt sich im Lauf der Jahre noch die eigene Erfahrung, die auch dazu beitragen kann, die Tragfähigkeit der erstellten Brücken über die Täler der Überlieferungslücken zu überprüfen, dieses bestätigt zu sehen und jenes wieder zu verwerfen.

Somit verdeutlicht sich mit dem Gesagten noch einmal das Ansinnen dieses Buches, einen Weg aufzuzeichnen, auf dem das skizzierte Dilemma der Altchinesischen Medizin in der heutigen Zeit überwunden werden kann. Wenn wir im Gleichnis des zitierten chinesischen Sprichworts bleiben, so möge dieses Buch eine Anleitung dazu sein, sich ein Boot zu zimmern und die Fähigkeit zu entwickeln, damit auch schwierige Gewässer zu passieren, so dass man nicht unbedingt nach Japan gelangt, aber sich zunehmend in der Lage sieht, die Ströme des Qi zu befahren, zu erkunden und schließlich auch zu lenken.

Es liegt somit in der Verantwortung eines jeden Anwenders der Akupunktur, ja eines jeden, der sich mit einer gewissen Ernsthaftigkeit der Chinesischen Medizin widmen möchte, ob die Blüte der Altchinesischen Medizin allein als überliefertes Relikt in der Vergangenheit oder auch in der lebendigen Praxis der Gegenwart ihre Pracht entfaltet.

Die Rekonstruktion der Altchinesischen Medizin erfordert das Aufsuchen der allerersten Ursprünge des Baumes der Erkenntnis, also die Rückkehr zu den Wurzeln. Chinesische Medizin gründet sich auf einzigartige universelle Ordnungssysteme, die in ihrer unverfälschten Eigenart verstanden werden müssen. Die alles umfassende Ordnung der Welt ist durch das DAO repräsentiert, und dieses DAO ist die Leitvorstellung der Chinesischen Medizin (➤ Kap. 4). Daher beginnt die Erkundung dieser Medizin mit einer vertieften Betrachtung ihres Webfadens und ihrer Richtschnur: dem DAO.

WEITERFÜHRENDE LITERATUR

Liu Li-Hong: Nachdenken über die Traditionelle Chinesische Medizin. 刘力红:思考中医.广西师范大学出版社.桂林 2003

[2] *yùyì fúsāng, fēizhōu mòshì* 欲诣扶桑非舟莫适 („wollen besuchen Fusang, kein Boot nicht passend").

[3] Erläuterung: „Die Kraft der Jugend ist zu bewundern. Aber woher will man wissen, dass die nächste Generation sich mit der jetzigen nicht messen kann?"

玄

珠

Die schwarze Perle

KAPITEL

4 Das DAO der Chinesischen Medizin

Aus China zurückkehrende Reisende führen gewöhnlich einen Eindruck mit in ihrem Gepäck: dass es sich nämlich bei dem sogenannten „Reich der Mitte" um das Heimatland des Buddhismus handeln muss. In besonderen Fällen geht die Verwirrung so weit, dass zwar die Existenz eines „Taoismus" in China erkannt, dieser jedoch lediglich als eine Spielart des Buddhismus verkannt wird. Wer allerdings in Unkenntnis der wahren Bedeutung des DAO für die fundamentale Prägung der chinesischen Kultur verbleibt, vermag vielleicht sein Asservat an Chinoiserien zu vergrößern, aber nicht das Feld touristischer Gemeinplätze zu verlassen. Ihm wird auch das ursprüngliche Wesen der Chinesischen Medizin verschlossen bleiben, so dass der Umgang mit dieser Heilkunst in der beständigen Adaptation durch Umdeutung in die heimischen Begrifflichkeiten gefangen bleibt. Will man Chinesische Medizin aus ihrem eigenen Selbstverständnis und aus den Urquellen heraus verstehen, ist die wiederholte Lektüre altchinesischer Texte zum Thema unerlässlich. Da es sich bei diesem Unterfangen um den Prozess einer Annährung handelt, ist es nicht möglich, den feinsinnigen Bedeutungen der alten Schriften auf einen einzigen und ersten Anhieb hin auf den Grund zu dringen. In der Regel handelt es sich um Weisheitstexte, aus denen immer wieder ein neuer, erweiternder und vertiefender Sinn herausgelesen werden kann. Das DAO ist der Schlüssel, ohne den nicht in die inneren Kammern der Chinesischen Kultur eingedrungen werden kann.

Wir laden nun dazu ein, den ersten Schritt hin zur Erschließung eines profunden Verständnisses der chinesischen Heilkunst zu unternehmen, um zu einer vollkommeneren Einsicht aus dem Blickwinkel der antiken chinesischen Meister zu gelangen. Lassen Sie das Bekannte hinter sich, entledigen Sie sich des Vorwissens, um so Verstand und Herz in einen Zustand ohne Vorlast, ausgestattet mit höchster Aufmerksamkeit und Aufnahmebereitschaft zu versetzen.

4

Die Chinesische Medizin und die Chinesische Kultur sind in ihrem Ursprung vollkommen kongruent, indem beide an erster Stelle das DAO erforschen, und dann erst aus dem DAO die Medizintheorie entwickelt wird.

Wang Guoqiang, Direktor des Staatlichen Verwaltungsamts für Chinesische Medizin und Pharmazie, 2013

Die Menschen des Altertums wussten um den rechten Weg (DAO).

Huángdì nèijīng • Sùwèn • Shànggǔtiān zhēnlùn piān dìyī (Leitfaden des Gelben Ahnherrschers, Innerer Band • Unbefangene Elementarfragen • 1. Kapitel: Wahre Abhandlung über den Himmel des hohen Altertums)

黄帝内經・素問・上古天真論篇第一

Der Ausdruck „DAO" taucht an vielen Stellen im *Huangdi neijing* auf. Einzelne Passagen des *Daodejing* wurden in dem Text fast wörtlich übernommen. Die daoistische Tradition und die im *Huangdi neijing* beschriebene Altchinesische Medizin teilen sich einige gemeinsame Konzepte, allem voran die Allegorie des Qi zur Verteilung des Wassers in der Natur und sein Zusammenströmen in Kanälen und Flüssen. Das Sich-Sammeln des Wassers in Tälern (*gǔ* 谷) und das Sich-Formieren von Schluchtenbächen (*xī* 谿), von dem im *Daodejing* gesprochen wird, ist nicht zufällig auch Bestandteil der Namensgebung von einigen Pforten der Akupunktur.

4.1 Das DAO als die allen Dingen innewohnende Ordnung, als das Grundprinzip des Lebendigen

Huangdi sprach: „Ich möchte etwas über das DAO des Nadelns erfahren, nicht über die Angelegenheiten der Staatsführung."
Qi Bo sprach: „Das Regieren des Staates ist nichts anderes als das DAO; ohne das DAO, wie kann man da das Kleine und das Große, das Oberflächliche und das Tiefe, das Mannigfaltige zu Einem zusammenführen?"
Huangdi sprach: „Ich will alles zu Ende anhören."
Qi Bo sprach: „So Sonne und Mond, so Wasser und Spiegel, so Trommel und Laut. Im Leuchten von Sonne und Mond geht der Schatten nicht verloren, in der Wahrnehmung des Wassers und des Spiegels geht die Gestalt nicht verloren, im Einklang von Trommel und Laut erschallt der Ton nie verspätet; ist die Schwingung angestoßen, so folgt darauf ein korrespondierender Widerhall, der erschöpfend die Eigenart des Gesamtzustands umfasst."
Huangdi sprach: „Ach welche Beschämung: diese offensichtliche Klarheit lässt sich nicht mehr verbergen. Dass sie sich nicht mehr verbergen lässt, ergibt sich daraus, dass sie nicht von Yin und Yang abweicht. Aus der Verbindung untersuchen, in der unmittelbaren Berührung prüfen, mit dem Sehen die Einsicht erlangen, ganz so wie reinem Wasser und klarem Spiegel keine Gestalt entgeht. Erklingen die Fünf Töne nicht deutlich, erscheinen die Fünf Farben nicht klar, dann wogen die Fünf Zang-Langzeitspeicher-Organe auf und ab, und wenn dem so ist, dann bedeutet es, dass Inneres und Äußeres übereinanderfallen, so wie der Schlegel auf die Trommel trifft, der Ton im Klang vernehmlich wird, der Schatten sich der Gestalt angleicht. Daher: wer dies aus der Ferne betrachtet, beherrscht das Äußere und erschließt sich das Innere, wer dies aus der Nähe betrachtet, beherrscht das Innere und erschließt sich das Äußere; das nennt man den Gipfelpunkt von Yin und Yang, den Abschluss von Himmel und Erde. Bitte bewahrt dies im Zimmer der wunderwirkenden Orchidee[1] und wagt es nicht, zur Zerstückelung dieser Einsichten beizutragen."

Huángdì nèijīng • Língshū • Wàichuāi dìsìshíwǔ (Leitfaden des Gelben Ahnherrschers, Innerer Band • Drehangel aller Wunderwirkungen • Von außen erschließen, als Fünfundvierzigstes)

黄帝内經・靈樞・外揣第四十五

Alle Erscheinungen folgen der großen Ordnung des DAO. Wenn sich der Mensch dieser großen Ordnung unterstellt, wenn er seiner Teilhabe an dieser Ordnung gewahr wird, dann kann er sich alle anderen Dinge erschließen, dann bilden sich alle Dinge in ihm ab, wie in einem Spiegel.

1 *Línglánshì* 靈蘭室: sagenhafte Bücherei des Huangdi.

Erster Ausdruck der großen Ordnung des DAO sind die sich gegenseitig ergänzenden Polaritäten von Yin und Yang (➤ Kap. 7). Anhand dieses grundlegenden Ordnungsprinzips erkennen wir die Einheit der Dinge im Sinne des untrennbaren Zusammenhangs von Auslösung und Folge, Ursache und Wirkung, Schwingungsanstoß und Resonanz, Urbild und Spiegelung.

4.2 Grundlegende Charakteristika des DAO

Die folgenden Beschreibungen gelten in universeller Weise für das DAO. Es erscheint

- als die Auflösung aller Verstrickungen und Widersprüche und die Vereinigung mit allem, was existiert;
- als eine Erfahrung hinter allen Benennungen, die sich ausschließlich in der Meditation erschließt.

Im *Daodejing,* 1. Eröffnung, heißt es diesbezüglich:

Ohne Namen ist der Beginn von Himmel und Erde;
das Benannte ist die Mutter der Zehntausend Wesen.

Die 16. Eröffnung des *Daodejing* kann als eine Art Anleitung zur selbstversenkenden Meditation verstanden werden, in der sich die Grunderfahrung des DAO offenbart:

Erzeuge die höchste Leere,
beruhige die Stille aufs innigste.
Die Zehntausend Wesen erzeugen sich gegenseitig;
ich betrachte die Wiederkehr darin.
Im Wirrsal der Wesen kehrt doch jedes zu seiner Wurzel zurück.
Die Rückkehr zur Wurzel nennt man Stille,
Stille heißt auch Rückkehr zur Bestimmung.
Die Rückkehr zur Bestimmung nennt man Beständigkeit,
die Beständigkeit zu kennen bedeutet Klarheit.
Die Beständigkeit nicht zu kennen, bedeutet unbesonnen Unheil zu stiften.
Die Beständigkeit zu kennen, führt zu Weitherzigkeit.
Aus Weitherzigkeit entsteht gemeinschaftliche Verbindung.
Die Gemeinschaftlichkeit verbindet mit Allem;
mit allem verbunden zu sein, führt zum Himmel,
im Himmel ruht das DAO, das DAO ist ewig.
Ohne angreifbares Selbst steht man außerhalb der Gefahr.

Im Daoismus wird das DAO aufgefasst

- als etwas, was im Chinesischen *yuān* 淵 (der universell transformierte Geist der unendlichen Versenkung) genannt wird. Dem entspricht *tǐ* 體 (der in die Alleinheit des Kosmos eingetretene, entindividualisierte Leib als ununterschiedener, grenzenloser Organismus allen Seins) (vgl. Hammes/Schwarz 2018, S. 12).
- als die absolute Annahme des Einen, als die Alleinheit, die vollkommene Schlichtheit.

Im 1. Kapitel des *Suwen* finden sich die folgenden Hinweise:

Die auf uns herabgekommenen Lehren der Weisen des Altertums besagen: Vor den durch Leere sich einstellenden üblen Einflüssen und den diebischen Winden muss man sich beizeiten zurückziehen, die Stille suchen und in sich ruhen. Dann finden die wahren Ursprünge wieder ihre Ausrichtung, Essenz und Geist/Seele werden im Inneren bewahrt. Woher soll dich dann Krankheit befallen? Mit sorglosem Wollen und gemindertem Verlangen beruhigt sich das Herz und wird ohne Furcht. Die Arbeit ermüdet deinen Leib nicht und das Qi gehorcht seiner Richtung. Alles nimmt den gewünschten Lauf und findet Erfüllung. Daher verschönere dein Essen, lockere deine Kleidung, bereichere deinen Umgang mit Freude, sehne dich nicht nach hoher oder niedriger Position. Ein solches Volk nennt man wohl schlicht. Auf diese Weise können deine Begehren deine Sinne nicht ermüden und üble Einflüsse nicht dein Herz verwirren. Ob dumm, weise, tugendhaft oder ehrlos, die Angst vor den Dingen ist gebannt und der Einklang mit dem rechten Weg (DAO) hergestellt. Daher ist es für alle möglich, hundert Jahre zu verbringen, ohne ihre Bewegung zu erschöpfen. So ist ihre Tugend vollkommen und ungefährdet.

Huángdì nèijīng • Sùwèn • Shànggǔtiān zhēnlùn piān dìyī (Leitfaden des Gelben Ahnherrschers, Innerer Band • Unbefangene Elementarfragen • 1. Kapitel: Wahre Abhandlung über den Himmel des hohen Altertums)
黃帝內經 • 素問 • 上古天真論篇第一

Gleichzeitig werden die Gründe genannt, warum die jetzigen Menschen diese Reinheit nicht mehr erreichen können:

Die heutigen Menschen sind nicht von dieser Art. Sie trinken Wein wie Wasser und Suppe und halten das Unbesonnene für das Gewöhnliche. Trunken treten sie ins Schlafgemach und trachten danach, ihre Essenz zu erschöpfen und ihre wahren Ursprünge aufzubrauchen. Sie können das Erfüllt-Sein nicht abwarten und lenken ihren Geist ohne Geschick zur falschen Zeit. Sie sind damit beschäftigt, ihr Herz kurzweilig zu erfreuen. Entgegen den Lebensregeln vergnügen sie sich und finden im Aufstehen und Ruhen keinen Rhythmus. Daher sind sie nach einem halben (Jahr-)hundert bereits erschöpft.

Huángdì nèijīng • Sùwèn • Shànggǔtiān zhēnlùn piān dìyī (Leitfaden des Gelben Ahnherrschers, Innerer Band • Unbefangene Elementarfragen • 1. Kapitel: Wahre Abhandlung über den Himmel des hohen Altertums)
黃帝內經 • 素問 • 上古天真論篇第一

In der Stille der Meditation fügen sich alle verschiedenartigen Bewegungen des Qi zu einer Einheit zusammen und versammeln sich im Mittelpunkt des Herzens (hinter Ren 17 *dànzhōng* 膻中 „Zentrum des Opferweihealtars"). Nur durch das Erfahren dieser Ebene können wir unser Leben im Sinne der umfassenden Ordnung der Existenz (DAO) gestalten.

Das DAO findet sich in der Tiefe unseres Seins (im Herzen) und gleichzeitig in der Tiefe des Universums. Alle weiteren Dimensionen verdichten sich aus diesem ersten Ursprung allen Seins vor aller Zeit. Sie stellen die Vielfalt aller Manifestationsformen des DAO dar.

In der 42. Eröffnung des *Daodejing* heißt es:

Das DAO bringt die Einheit hervor,
die Einheit die Dualität,
die Dualität die Trinität,

4

die Trinität die Zehntausend Dinge.
Die Zehntausend Dinge stützen sich auf das Yin und umfassen das Yang.
Durchströmt von Qi stehen sie in Harmonie.

Und weiter in der 39. Eröffnung ist zu lesen:

Mit denen, die in der Vorzeit das Eine erlangten, verhielt es sich so:
den Himmel führte das Eine zur Klarheit;
die Erde führte das Eine in die Stille;
den Geist führte das Eine zu den Wunderwirkungen;
die Täler führte das Eine zur Erfüllung;
die Zehntausend Wesen führte das Eine in die Schöpfung;
die Fürsten und Könige führte das Eine
zur einheitlichen Regentschaft des Himmlischen.

Jede Manifestation des DAO ist in ihrer Eigenheit vollkommen und vollständig. Im Sein begegnen uns die aus dem DAO hervorgegangenen Manifestationen von *yīn* 陰 und *yáng* 陽 als die Polaritäten des Einen und die Wirkkräfte von *shén* 神, *qì* 氣 und *jīng* 精, die alle Manifestationen verflechten und bewahren. Die Durchdringung des Inneren ist gleichzusetzen mit der spirituellen Entwicklung, mit der Selbsterkenntnis und Meisterung des Selbst nach dem Vorbild der vollkommenen heilen (Heiligen) und erleuchteten Menschen (*shèngrén* 聖人: im Einklang stehender Mensch oder *zhēnrén* 真人: wahrhaftiger Mensch).

4

Nach der daoistischen Anschauung hat jedes Individuum stets das innere Bedürfnis, seine eigene Vollkommenheit (seine „unio mystica" im Sinne des DAO) in sich zu verwirklichen. Diese universelle Programmierung ist in jedem Menschen präexistent.

4.3 Die Praxis des DAO in der Medizin

4.3.1 Die Einheit und Zweiheit des DAO

Die alten chinesischen Textquellen weisen beständig auf diese Grundsätze hin, die insbesondere in der Praxis der Heilkunst eine wesentliche Rolle spielen sollten. Durch die Kultivierung (*xiūyǎng* 修養) der inneren Entwicklung (*neìdān* 内丹 inneres Zinnoberelixier) waren die alten chinesischen Meister in der Lage, außergewöhnliche Heilerfolge zu erzielen.

Im *Lingshu* heißt es:

Man erlaube mir bitte, das DAO hier darzulegen. Das Wesentliche der feinen Nadelung ist leicht darzulegen, aber es ist schwer, darin einzudringen.[2] *Der Grobschlächtige bewahrt den Leib, der Herausragende bewahrt das Shen. Das Shen, ja das Shen, ein Gast klopft an die Eingangstür. Wird die Erkrankung nicht genau beobachtet, wie kann dann der Ursprung erkannt werden? Die Feinheit des Stechens liegt in Schnelligkeit und Langsamkeit. Der Grobschlächtige achtet auf das Schloss, der Herausragende achtet auf den Mechanismus. Die Bewegung des Mechanismus vollzieht sich in dem ihr zustehenden Freiraum und Moment. Der Mechanismus inmitten dieses Freiraums und Moments ist klar, still und daher subtil. Auf sein Kommen kann man nicht zugehen, seinem Gehen kann man nicht folgen.*[3] *Wer das DAO des Mechanismus erfasst, hängt nicht mehr am seidenen Faden. Wer das DAO des Mechanismus nicht erfasst, betätigt den Abzug und löst doch keinen Schuss. Wer das Kommen und Gehen durchschaut, wird sich an die Zyklen halten. Dem Grobschlächtigen und Fahrlässigen wird dies im Dunklen verborgen bleiben. Wahrlich ein verborgenes Mysterium! Allein der Kundige verfügt darüber.*
[…]
Trete ihm entgegen oder folge ihm,[3] *mit der Kraft der Überlegung und Vorstellung (yì 意) füge es zusammen; darin ist das DAO des Nadelns vollständig erfasst.*

Huángdì nèijīng • Língshū • Jiǔzhēn shíeryuán dìyī
(Leitfaden des Gelben Ahnherrschers, Innerer Band • Drehangel aller Wunderwirkungen • Die Neun Nadeln und Zwölf Ursprünge, als Erstes)
黃帝內經・靈樞・九鍼十二原第一

Die Vorstellung des günstigen Moments findet sich auch in den antiken griechischen Weisheitslehren als Kairos (Καιρός). Dieser Zeitpunkt, in dem alle Umstände der Erkrankung zusammengefügt werden und eine Heilung gelingen kann, und die angemessene therapeutische Handlung lassen sich jedoch nicht mit Verstandeskraft und Willensanstrengung bestimmen.

Der flüchtige Moment verbindet gleichzeitig mit der Unerschöpflichkeit des DAO. Aus den oben dargelegten Hinweisen im *Lingshu* bildete sich ein geflügeltes Wort der Chinesischen Medizin heraus: *„Die höchste Kunst besteht darin, das Shen zu bewahren; die niedere Kunst besteht darin, den Leib zu bewahren."* Daher findet sich auch die folgende Aussage im *Lingshu:*

Die Ausstrahlung zu betrachten und die Krankheit zu erkennen, das nennt man erleuchtet; den Puls zu berühren und die Krankheit zu erkennen, das nennt man den magischen Geist; nach der Krankheit zu fragen und ihren Ort zu erkennen, das nennt man Handwerk.

Huángdì nèijīng • Língshū • Xiéqì zàngfǔ bìngxíng dìsì
(Leitfaden des Gelben Ahnherrschers, Innerer Band • Drehangel aller Wunderwirkungen • Ausgestaltung von Krankheiten durch übles Qi in den Zang-Langzeitspeichern und Fu-Zwischenlagern, als Viertes)
黃帝內經・靈樞經・邪氣臟腑病形第四

[2] Es könnte auch bedeuten: „das *Yijing* legt es dar und das *Nanjing* dringt hinein", „易陳而難入".

[3] In der 14. Eröffnung des *Daodejing* finden sich die folgenden Worte: *„Geht man ihm entgegen, sieht man nicht seinen Anfang, folgt man ihm, sieht man nicht sein Ende."* Die Ausdrücke *yíng* 迎 (entgegentreten) und *suí* 隨 (folgen) werden in beiden Texten in gleicher Intention benutzt. Gemeint ist, dass die Ausführung des Nadelns am Patienten nicht allein vom Verstand her erfolgen kann, dass nicht nur ein kluger Plan oder eine schematische Anweisung durchgeführt werden darf, sondern dass der Therapeut dem Mechanismus des Shen folgen muss, also auf das achten soll, was er in der Verbindung mit dem Patienten im Nadeln erspürt. Genau dieses Eins-Werden des Nadelimpulses mit der pathologischen Dynamik des Qi, das ist die essenzielle Ordnung der Nadeltherapie.

In ähnlicher Weise schreibt Sūn Sīmiǎo (孫思邈, 581–682) in den „Tausend-Dukaten-Rezepturen“:

In der Heilkunde gibt es drei Qualitäten: der höchste Arzt bewirkt die Genesung des Reiches, der mittlere Arzt bewirkt die Genesung des Menschen, der niedere Arzt bewirkt die Genesung der Krankheit. Der höchste Arzt heilt die Krankheiten, die noch nicht ausgebrochen sind, der mittlere Arzt heilt die Krankheiten, die auszubrechen drohen, der niedere Arzt heilt die Krankheiten, die bereits ausgebrochen sind.

Höchste Meisterschaft in der Medizin kann erreicht werden, wenn das Prinzip der Einheit des DAO beachtet wird, sich also der Arzt mit dem Qi und dem Shen des Patienten zu einer Einheit verbindet. Darüber hinaus sollte Klarheit über das Prinzip der Zweiheit von Yin und Yang herrschen, also das Auffüllen und Ableiten, das Vordringen und das Zurückweichen der Nadel, die Impulsrichtung der Nadel mit und gegen den Fluss des Qi, nach oben und nach unten, nach hinten und nach vorne, und schließlich auch die Seite des Nadelns in angemessener Weise berücksichtigt werden. Von der Beachtung des Prinzips der Dreiheit soll nun die Rede sein. Die Dreiheit des DAO bezieht sich auf die drei Schätze und die drei Dantian.

4.3.2 Die Dreiheit des DAO

Die Dreiheit des DAO in Form seiner drei Schätze (sānbǎo 三寶), shén 神, qì 氣 und jīng 精

Diese drei grundlegenden Wirkkräfte agieren verbindend zwischen Yin und Yang oder Himmel und Erde. Daher sammelt sich das Shen zwischen den beiden Gehirnhälften beziehungsweise zwischen beiden Augen. Wie zwischen Sonne und Mond spannt sich das Qi zwischen der rechten und der linken Brust und entfaltet sich das Jing zwischen dem Yin und Yang der Nieren. Shen, Qi und Jing manifestieren so auch das Überbewusstsein oder entwickelte Bewusstsein, das Bewusstsein und das Unterbewusstsein oder Unbewusste.

- Shen ist assoziiert mit dem Himmel und dem oberen Dantian (s. u.) und verkörpert das Bewusstsein.
- Qi ist assoziiert mit dem Menschen und dem mittleren Dantian und verkörpert die Emotionen.
- Jing ist assoziiert mit der Erde und dem unteren Dantian und verkörpert den physischen Leib.

Der Mensch vereint die unendliche Vielfalt und das Potenzial des DAO in sich. Aus Himmel und Erde, Yin und Yang, Shen und Jing wird das Qi geboren mit einer himmlischen und einer irdischen Hälfte. Qi ist somit Ausdruck der Vereinigung der Kräfte von Himmel und Erde im Menschen. Daher schließen und öffnen sich Akupunkturpforten im Menschen mit den Rhythmen der Natur, jahres- und tageszeitbezogen.

Diese Sichtweise gibt die Möglichkeit, auch ein Verständnis für die konstitutionellen Bedingungen der Patienten zu entwickeln. Dies kann im Rahmen einer Akupunkturbehandlung berücksichtigt und in therapeutischen Gesprächen den Patienten nahegebracht werden, indem ihnen ihr energetisches Naturell oder ihre Art der Reaktion auf die Welt verständlicher gemacht wird.

Dieser Ansatz in der Akupunkturtherapie beruht auf den Klassikern der Chinesischen Medizin, insbesondere dem *Huangdi neijing.* So heißt es im *Lingshu:*

Wann immer man die Nadel nutzen will, muss man zunächst den Puls beurteilen und Schwere wie auch Leichtigkeit des Qi betrachten; dann erst ist eine Behandlung möglich.

Huángdì nèijīng • Língshū • Jiǔzhēn shíèryuán dìyī
(Leitfaden des Gelben Ahnherrschers, Innerer Band • Drehangel aller Wunderwirkungen • Die Neun Nadeln und Zwölf Ursprünge, als Erstes)
黃帝內經 • 靈樞 • 九鍼十二原第一

Die zitierten Textstellen besagen, dass nicht allein die Symptome eine Diagnose bestimmen, sondern dass der ganze Mensch mit allen seinen Facetten im Mittelpunkt stehen sollte. Folgende Aspekte sind zu berücksichtigen:

- Zunächst die energetische Prägung durch Himmel und Erde zum Zeitpunkt der Geburt, wodurch beeinflusst wird, ob ein Mensch sich mit sich selbst, mit dem Leben oder mit dem DAO verbinden kann. Jede Art von Verbindungsstörung führt zu pathologischen Zuständen des Qi. Durch das Verständnis dieses Konzepts ergeben sich neue Interpretationsmöglichkeiten für die energetische Wirkung von Akupunkturpforten und ein tieferes Verständnis für die Chinesische Medizin insgesamt.
- Es wird angestrebt, in Einklang mit sich selbst, mit dem Himmel und der Erde zu gelangen. Dadurch entwickeln sich Demut, Großmut und eine empfängliche Leere des Herzens.
- Der Therapeut lernt, der Grundhaltung des Daoismus und der alten Meister der Chinesischen Medizin entsprechend gleichmütiger gegenüber dem Leben und ebenso dem unvermeidlichen Tod zu werden.
- Der Prozess wird durch eine Aktivierung der Pforten der Himmelsstämme und Erdzweige, der Shen-assoziierten Pforten auf dem äußeren Ast der Blasen-Leitbahn sowie der korrespondierenden Pforten des Du- und Renmai unterstützt (➤ Kap. 23). Diese Pforten reagieren besonders stark auf das Herz-Qi, das sich in die Pforten HH 8 *láogōng* 勞宮 des Therapeuten ergießt.

Akupunkturpforten in Korrespondenz zu Shen, Qi und Jing

Die unten genannten Akupunktur-Pforten können mit Hilfe der Kraft der Laogong-Pforte des Therapeuten (HH 8) von Stagnationen und Fülle-Zuständen des Qi befreit werden. Diese Kraft kann durch Handauflegen in die Aura oder durch Ausrichtung auf die Akupunkturnadel übertragen werden.

Shen-Aktivierung Du 20, Sishencong (EX-KH 1)

Qigong-Übung für den Patienten: mit den Armen in der Form eines Trichters das himmlische Qi auffangen, wobei die Fingerspitzen zum Himmel zeigen.

Qi-Aktivierung Ren 15, Ren 17, HH 8, Du 11, Bl 13, Bl 15, Bl 17, Bl 18, Bl 20, Bl 44

Qigong-Übung für den Patienten: die Arme und Hände umschlingen einen imaginären Baum auf Höhe des Herzens, also auf dem Level der Pforte Ren 17, wobei die den imaginären Baum haltenden Hände mit der Laogong-Pforte auf die Pforte Ren 17 zeigen.

Jing-Aktivierung Du 4, Bl 23, Ni 3, Le 3, Mi 6

Qigong-Übung für den Patienten: die zum Trichter geformten Arme fangen das irdische Qi auf, wobei die Fingerspitzen zur Erde zeigen.

Die drei Dantian (dāntián 丹田) (Zinnoberfelder)

Ein Dantian kann als Sammlungsfeld des Qi verstanden werden. Es gibt drei solcher Felder der Qi-Konzentration, die sich in den unteren, mittleren und oberen Arealen des Leibes erstrecken.

4

Das untere Dantian ist der Sitz des jīng 精

Das untere Dantian erstreckt sich vom Niveau der Pforte Ren 1 bis zum Niveau der Pforte Ren 8. In diesem Bereich befindet sich die Essenz (Jing) als Basispotenzial der Erschaffung des Menschen. Das Jing als eine grobstofflichere Form des Qi durchströmt die in diesem Bereich befindlichen Gefäße, vor allem den Chongmai, und vermischt sich insbesondere mit den Flüssen in der Nieren-Leitbahn. Das Jing steuert die Funktionalität des Urogenitalbereichs und bedingt die Fertilität.

In diesem Dantian sind pränatale, transgenerationale und unbewusste Informationen in Form energetischer Konstellationen gespeichert, die sich in festgelegten Bewegungsmustern des Qi äußern. Bei Störungen und Symptomen in diesem Bereich sollte immer eine Behandlung erfolgen, die das Qi des unteren Dantian reinigt und aufbaut.

Das mittlere Dantian ist der Sitz des qì 氣

Das mittlere Dantian dient der Transformation. Es erstreckt sich vom Niveau der Pforte Ren 8 bis zum Niveau der Pforte Ren 15. Dieser Bereich wird durch Manifestationen des Qi mit dem Potenzial, zu kontrollieren, zu formen und zu verändern dominiert. Die Dynamik des Qi dieser Region verkörpert die Auswirkung der Handlungen des Menschen auf seine postnatale energetische Konstellation und auf das Karma, das davon ausgeht.

Wenn ein Patient immer wieder unter der scheinbar unausweichlichen Wiederholung von Handlungsmustern leidet, die sein Leben negativ beeinträchtigen und die er nicht kontrollieren kann, dann ist das mittlere Dantian erkrankt. Zu den typischen Erkrankungen in diesem Bereich zählen auch Süchte und Zwänge. Zur Behandlung muss das mittlere Dantian gereinigt und aufgebaut werden.

Das obere Dantian ist der Sitz des shén 神

Das obere Dantian umfasst einen Bereich zwischen dem Niveau der Pforte Ren 15 und der Pforte Du 20. Die energetische Konstellation in diesem Bereich korrespondiert stark mit der Herzensmitte des Menschen und ist mit dem Shen assoziiert. Es besteht eine unmittelbare Beziehung zum Thema Liebe, zu spiritueller Klarheit und zur Selbstentwicklung. Bei einer Umarmung öffnet sich dieses Zentrum.

Wenn der Patient die Offenheit und den Bezug zur Liebe verloren hat und darüber hinaus nach dem Sinn im Leben sucht, sollte das obere Dantian behandelt werden.

Grundlegende Aspekte der therapeutischen Arbeit mit den Zinnoberfeldern

In allen drei beschriebenen Zonen, die von drei für das jeweilige Dantian spezifischen energetischen Konstellationen erfüllt sind, können sich damit korrespondierende, typische pathologische Qi-Muster einnisten. Diese pathologischen Konstellationen des Qi können sich von einem Dantian in die anderen ausbreiten und diese quasi infizieren.

> Alle pränatalen Qi-Konstellationen können die Entscheidungsfähigkeit und die Denkungsweise negativ beeinflussen. Alle postnatalen Qi-Konstellationen können die Fähigkeit, zu lieben und sich innerlich zu entwickeln, nachteilig beeinflussen.

Analog führt die Behandlung eines Zinnoberfelds konkomitant zu Veränderungen und zur Transformation in den anderen Zinnoberfeldern.

Die Typisierung der Schwierigkeiten und Verstrickungen im Leben kann einen Hinweis darauf liefern, in welchem Bereich sich die wesentlichen Blockaden befinden. Diese Informationen können in die Therapie mit einbezogen werden und so dazu beitragen, die zugrundeliegenden Prägungen, Konflikte und Traumata aufzulösen.

4.4 Meditative Übung für den Therapeuten und den Patienten, um das DAO unmittelbar zu erfahren

DAO sollte nicht als reines theoretisches Konstrukt aufgefasst, sondern der direkten Erfahrung zugänglich gemacht werden, um schließlich als integraler Bestandteil des alltäglichen Lebens und Erlebens die innere Ordnung wiederherzustellen. Die Kontaktaufnahme mit dem Phänomen des DAO und die Rückkehr in die eigene

Mitte und universelle Ordnung können durch Übungen wie der folgenden gebahnt werden.

Die Aufmerksamkeit fokussiert sich im Bereich des Kristallpalasts (vor der Epiphyse) zwischen den Ohren auf Höhe der Nasenwurzel. Es findet eine Verwurzelung in der bewussten Wahrnehmung und Beobachtung statt, und man stellt sich eine Perle vor. Die im Chinesischen als Kristallpalast bezeichnete Zone ist der Sitz der sogenannten Drachenperle. Hierhin wird die Wahrnehmung gelenkt, in das Zentrum des Shen. Gleichzeitig wird die Tatsache vergegenwärtigt, dass der Mensch auch ein himmlisches und schöpferisches Wesen ist, entstanden aus der Quelle allen Seins, dem sogenannten *yuánqì* (**元氣/原氣** Ureinheits-Qi oder Ursprungs-Qi) (➤ Kap. 6).

Die Vorstellung bewegt sich von diesem Zentrum ausgehend nach unten in den Leib begleitet von dem Gedanken: „Ich bin ein freies geistiges Wesen und trage die Kräfte des Universums (DAO) in mir."

Die Drachenperle sinkt den Spinalkanal hinab in Richtung auf den Ort, an dem sich die Kräfte des Chongmai ergießen. Beim Einatmen sinkt die Perle stetig hinab zum Os sacrum und verbindet sich dort mit dem Jing; beim Ausatmen steigt die Perle wieder stetig zum Kristallpalast auf. Nach einer Weile lässt die Vorstellung die Perle im unteren Dantian zunächst verweilen und dann den Yangqiaomai entlang hinabfließen. Anschließend zieht die Vorstellung die Perle wieder hoch zum Bereich des Sakrums und sendet sie danach entlang der Innenseite der Beine hinab in den Yinqiaomai. So wird eine innige Verbindung des Shen, dem die Drachenperle entstammt, mit dem Jing des unteren Dantian aufgebaut. So kommt das entwickelte Bewusstsein in Kontakt zum Unbewussten, zu verdrängten Bewusstseinsinhalten.

Beim Einatmen wird das Einfließen des Qi in die tieferen Schichten des Leibes, in die Knochen und das Mark, visualisiert. Das Qi verlässt schließlich den Leib durch die Pforte Ni 1 und tritt in die Erde ein. Beim Ausatmen wird ein Sammeln des Qi in der Pforte Ni 1 zu einer sprudelnden Quelle imaginiert. Mit der Kraft dieser Quelle lässt die Vorstellungskraft das Qi erneut spiralförmig zunächst zum unteren Dantian aufsteigen und dann im Anschluss den Solarplexus erreichen. Hier findet eine Selbstbesinnung mit den Worten „Ich stehe zu mir" statt. Vom Solarplexus ausgehend steigt das vorgestellte Qi wieder ins Sakrum ab, wodurch eine Konfrontation mit im unteren Dantian gespeicherten, verdrängten Ängsten ermöglicht wird, die nun abfließen können. Dies ist als Reinigung des Jing von schädigenden transgenerationalen und pränatalen Einflüssen anzusehen.

Vom unteren Dantian aus lassen wir das Qi erneut bis zum Solarplexus aufsteigen, wo sich Jing und Qi miteinander verbinden. Wir verweilen hier und dehnen mit Hilfe des Ein- und Ausatmens den Raum um den Solarplexus aus, so dass sich ein großes energetisches Feld bildet. Dies stärkt das Schutzwächter-Qi (➤ Kap. 6), wodurch alle äußeren pathogenen Einflüsse neutralisiert werden. Das so gereinigte Jing erzeugt neues Qi.

Wir zentrieren uns anschließend in der Mitte unseres Herzens und lassen alle negativen Emotionen hochkommen, die wir jetzt in Liebe betrachten, denn das Herz-Qi kann das pathogene endogene und postnatale Qi transformieren. Wir werden unserer Schattenseiten gewahr und führen diese in die Mitte unseres Herzens, damit das Feuer des Herzens sie zu Licht verwandeln kann.

Danach stellen wir wieder eine Verbindung zwischen Herz und Kristallpalast her, indem wir einatmend zum dritten Auge (Pforte Yintang) wandern und dort verweilen. Dieser Bereich wird vom Licht des Herzens und vom Yuan-Qi erfüllt. Das DAO wandelt das Qi in Shen.

Abschließend sammeln wir mit dem Einatmen das Qi im Becken, indem wir die Beckenmuskeln kräftig zusammenziehen. Dies führt zum erneuten Aufsteigen des Qi zur Pforte Du 20 *bǎihuì* **百會**. Jing und Qi verwandeln sich in Shen. Wieder zentrieren wir das Bewusstsein im Herzen, wo die wahre Intelligenz ihren Platz findet. So entfaltet sich das wahre Bewusstsein und das echte Gewahrsein als DAO im Herzen.

Die Hintergründe dieser Meditation lassen sich anhand des Bildnisses der inneren Kanäle (*nèijīng tú* **內經圖**) erläutern (➤ Abb. 4.1).

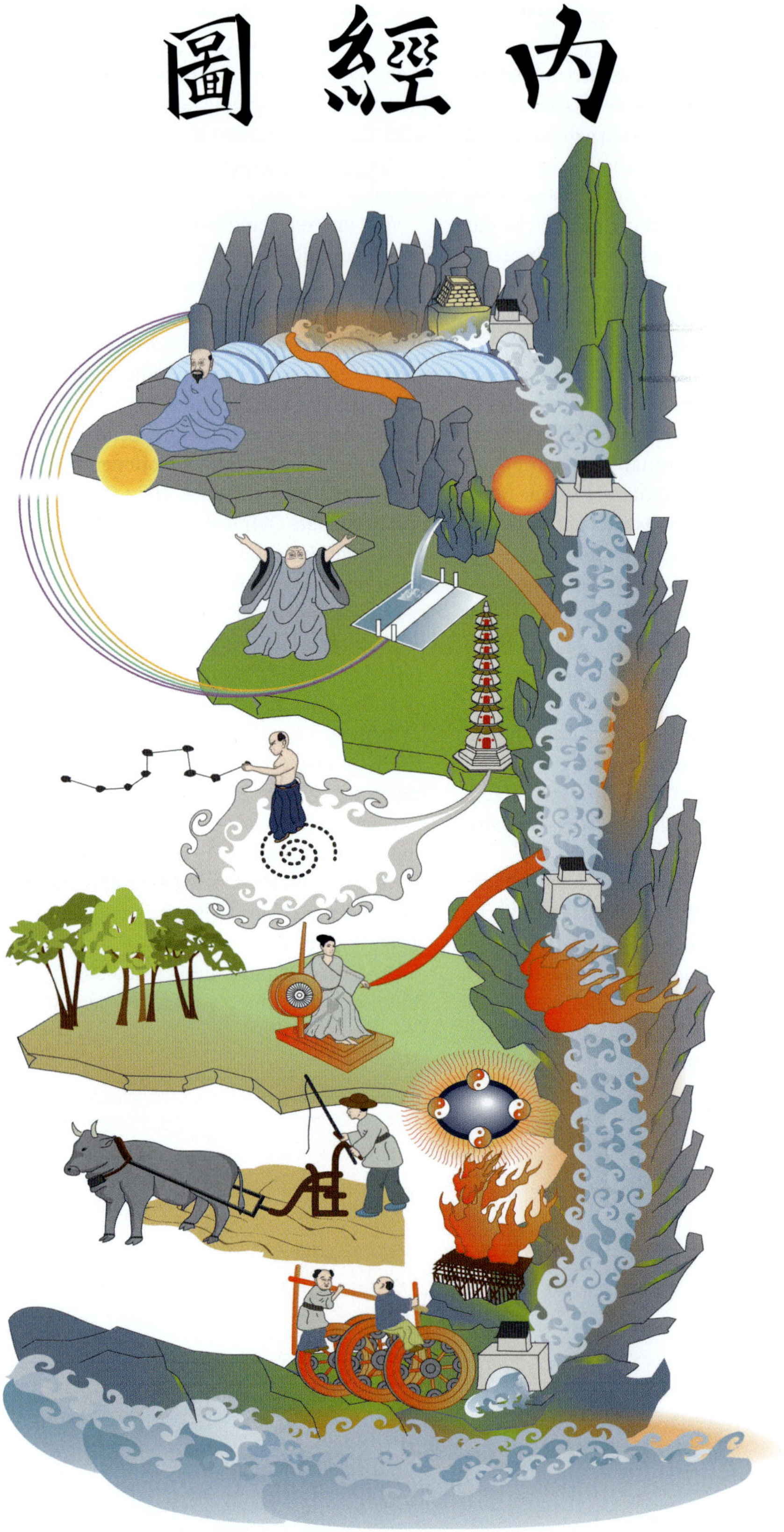

Abb. 4.1 Bildnis der inneren Kanäle (*nèijīng tú* 內經圖) [L138]

„Der fremdländische Mönch mit den azurblauen Augen stemmt den Himmel mit den Händen"

Das Gesicht und den Leib zur unendlichen Leere des Himmels gewandt, läutert der Adept seine Geist-Seele Shen. Der Buddhismus ist von außen nach China eingedrungen und hat den Blick auf den azurblauen Himmel um neue Dimensionen erweitert (➤ Abb. 4.2).

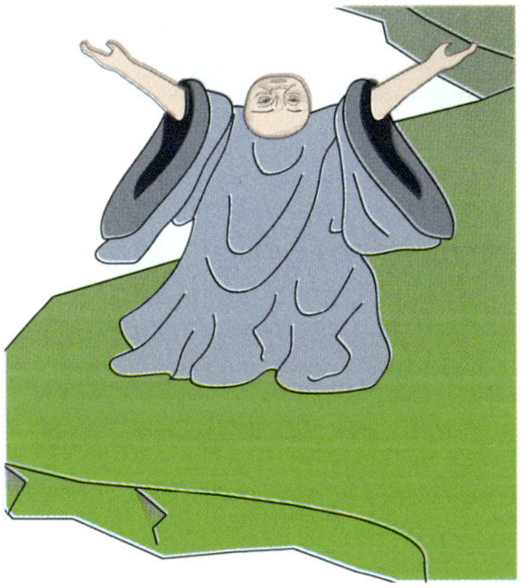

Abb. 4.2 Der fremdländische Mönch [L138]

„Der steinschnitzende Knabe hält die Schnur der Kostbarkeiten"

Das unschuldige Kind ist das reine Herz. Bedeutende Botschaften werden in Stein geschnitzt. Das Herz muss ausgeglichen sein, um Jing, Qi und Shen in Einklang zu bringen. Der Knabe steht im Purpurpalast, im mittleren Dantian. Die Schnur der Kostbarkeiten besteht aus den sieben Sternen im Großen Wagen. Das Herz ist so mit der himmlischen Weisheit verbunden, Himmel und Mensch bilden eine Einheit (➤ Abb. 4.3).

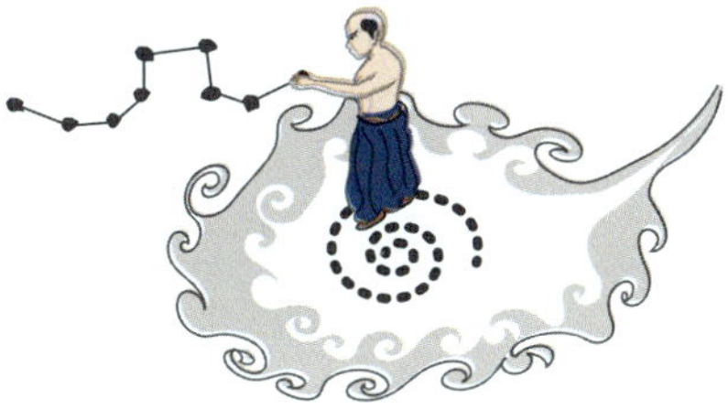

Abb. 4.3 Der steinschnitzende Knabe [L138]

„Der eiserne Ochse pflügt den Acker, damit die Goldwährung eingepflanzt werden kann"

Der Eisenochse symbolisiert die Traktionskraft des unteren Dantian. Hier wird das Zusammenwirken von Jing, Qi und Shen vorbereitet. Hinter dem Landmann lodert das Mingmen-Feuer, das die erste Läuterung des Jing in Qi vollzieht. Aufgrund der Läuterung können die drei Schätze Jing, Shen und Qi wie rohes Gold in der Erde verankert werden. Das geduldige Feuer des unteren Dantian entfacht die wahre Kraft der Wandlung (➤ Abb. 4.4).

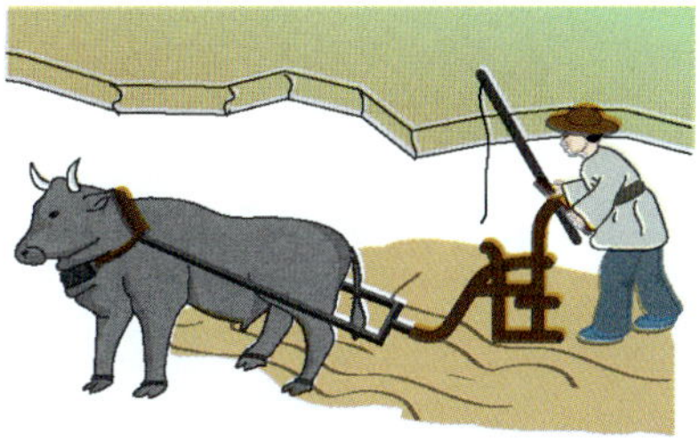

Abb. 4.4 Der eiserne Ochse [L138]

„Die kreisende Weberin"

Den Kuhhirten (Sternbild Altair) und die Weberin (Sternbild Wega) verbindet in einer chinesischen Volkssage eine verbotene Liebe, die sich eine Brücke über die Milchstraße bauen muss. Die Zugkraft des Willens (*zhì* 志) der Niere im unteren Dantian (Kuhhirte und Eisenochse) verbindet sich mit der Rotationskraft der Vorstellung (*yì*意) der Milz (Weberin und Spindel) wie Yin und Yang, um den Strom des verfeinerten Qi zur nächsten Stufe der Transformation im Herzen weiterzugeben. Der von der Weberin gesponnene Faden wird dem Shen im Herzen gereicht. Shen und Yi arbeiten im mittleren Dantian zusammen und wandeln Qi zu Shen (➤ Abb. 4.5).

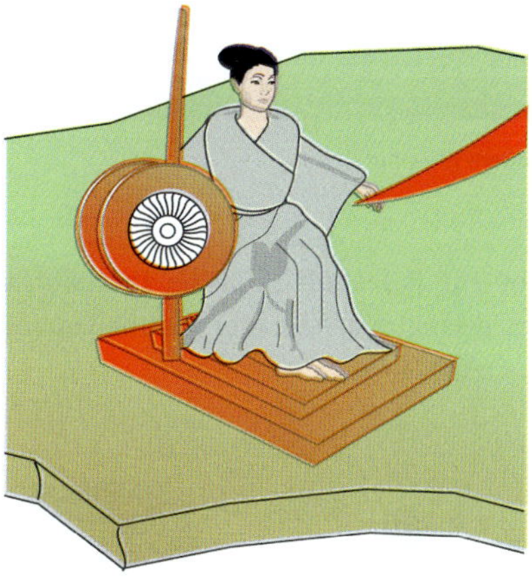

Abb. 4.5 Die kreisende Weberin [L138]

„Die magische Yin-Yang-Tretmühle"

Ein Knabe und ein Mädchen halten sich an einer Querstange fest und bewegen tretend die Räder einer Wassermühle. Dies symbolisiert die sich aus Yin und Yang speisende Quelle des unteren Dantian, durch die eine Aufwärtsbewegung über die Drei Jiao in den Drei Dantian ermöglicht wird. Es ist quasi die Umkehrung der der Schwerkraft folgenden Bewegung des Wassers nach oben. Aus der Tiefe der Urquellen des Lebens werden die geläuterten Feinstoffe bis zum höchsten Gipfel der Südberge gepumpt: dem Sitz der erwachten Geist-Seele (➤ Abb. 4.6).

4

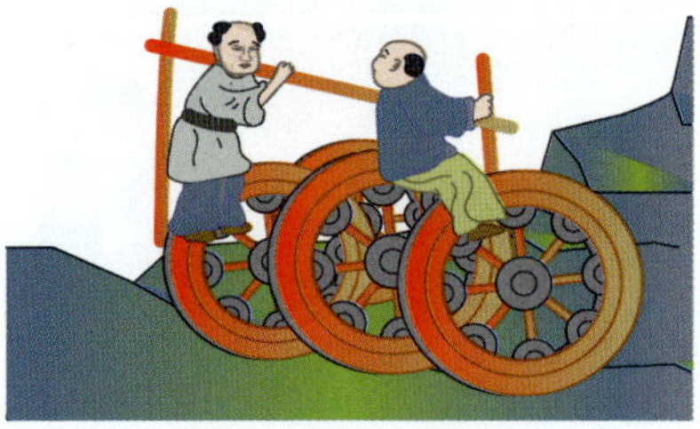

Abb. 4.6 Die magische Yin-Yang-Tretmühle [L138]

Details

Das „obere Dantian“: Der Schlammkugelpalast, die Residenz des aufsteigenden Yang, der Kunlun-Gipfel, die Terrasse der erwachten Seele, die an der Pforte Du 20 *bǎihuì* 百會 gelegen ist. Die allerwertvollste Eintrittstür des DAO, die wundersame Wurzel von Himmel und Erde, die Ahnenöffnung, durch die das Ahnen-Qi strömt (➤ Abb. 4.7).

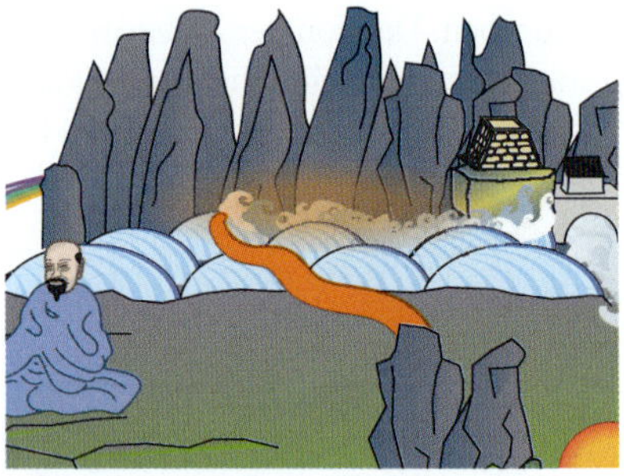

Abb. 4.7 Das „obere Dantian“ [L138]

Das „Passtor zur Jadestadt“: An der Protuberantia occipitalis externa gelegen, gelangt man von hier aus zur Vereinigung von Du- und Renmai (➤ Abb. 4.8).

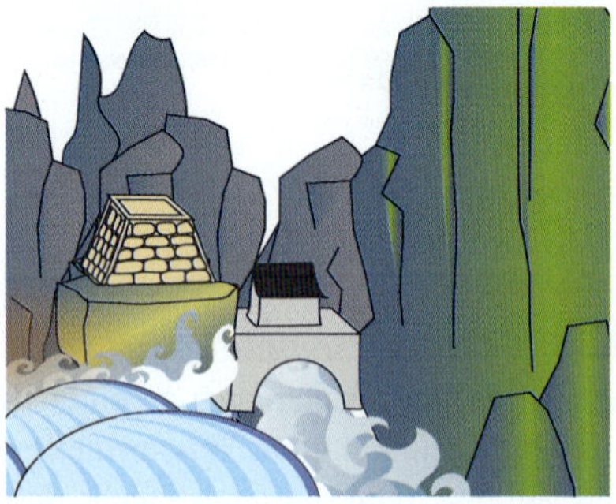

Abb. 4.8 Das „Passtor zur Jadestadt“ [L138]

Das „Passtor an der Schlussgasse“: Es entspricht der Dammregion um die Pforte Changqiang (Weilü = Du 1), wo Dumai und Renmai am unteren Pol aufeinandertreffen (➤ Abb. 4.9).

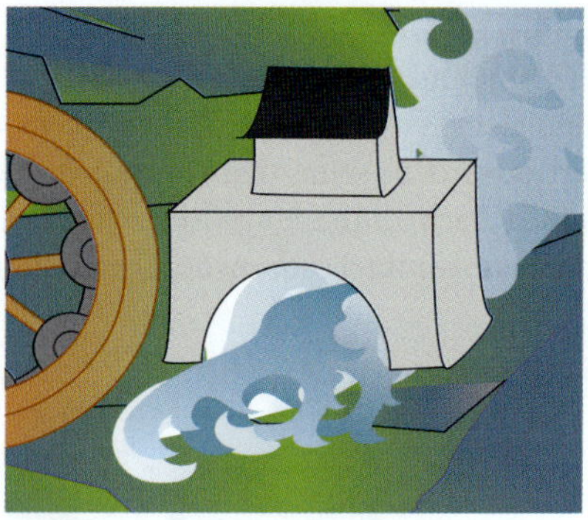

Abb. 4.9 Das „Passtor an der Schlussgasse“ [L138]

Der „Kleine himmlische Kreislauf“: Einatmend durch die Nase bewegt sich das Qi den Renmai hinab zur Dammregion (unteres Passtor, ➤ Abb. 4.9), dann ausatmend den Dumai hinauf über die Einzwängung der Wirbelsäule (mittleres Passtor) bis zum Occiput (oberes Passtor, ➤ Abb. 4.8) und über Du 20 *bǎihuì* 百會 zur Nase (➤ Abb. 4.10).

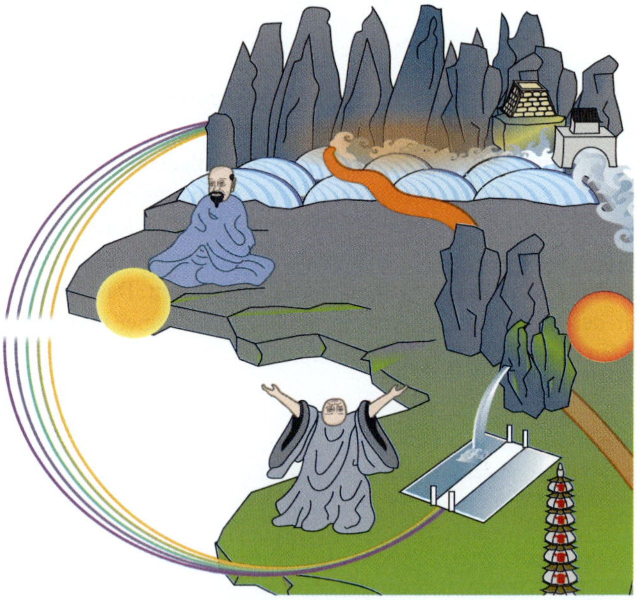

Abb. 4.10 Der obere Übergang von Du-Mai auf Ren-Mai im „Kleinen himmlischen Kreislauf“ [L138]

Das „Passtor an der Einengung der Wirbelsäule“: In der Mitte der Brustwirbelsäule auf Höhe des Herzens liegt das zweite Passtor zur Fortsetzung des Aufstiegs entlang der Wirbelsäule (➤ Abb. 4.11).

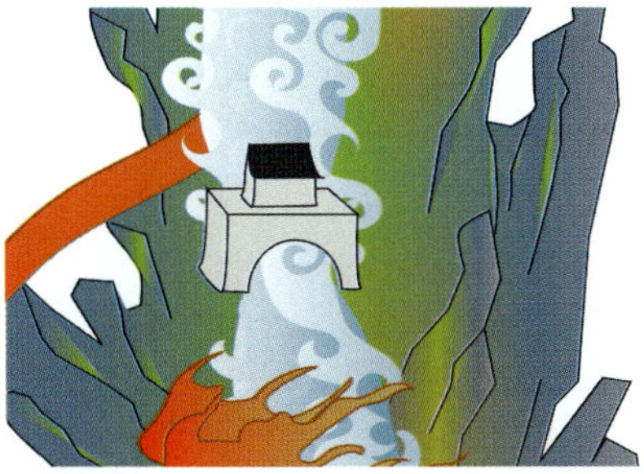

Abb. 4.11 Das „Passtor an der Einengung der Wirbelsäule" [L138]

Das „mittlere Dantian": die Region um Ren 17 *dànzhōng* 膻中, auch „Acker des Herzens" genannt, von der Kehle bis zum Gelben Hof reichend und das Zusammenspiel von Herz und Milz repräsentierend (➤ Abb. 4.12).

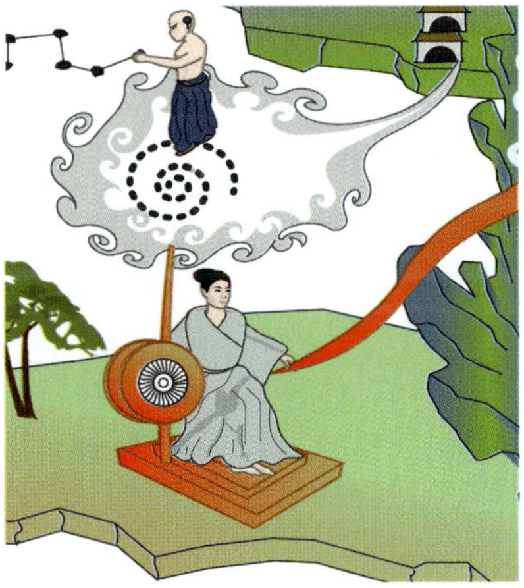

Abb. 4.12 Das „mittlere Dantian" [L138]

Das „untere Dantian": auch „echtes Dantian" genannt; die Verweilstätte der Acht vor-himmlischen Weissagungsdiagramme, hier durch vier Taiji-Diagramme symbolisiert. Sie sind Ausdruck der wahren Ursprünge von Yin und Yang, symbolisieren das Meer des Qi und den Aufbewahrungsort der Lebensbestimmung, den Ausgangspunkt des Zusammenspiels von Niere und Leber (➤ Abb. 4.13).

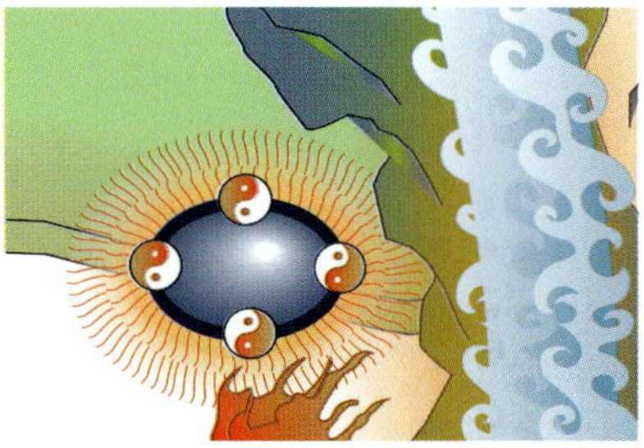

Abb. 4.13 Das „untere Dantian" [L138]

Das „Innere Elixier": der Feuerofen unter dem Symbol der Acht vor-himmlischen Weissagungsdiagramme, das ursprüngliche Feuer der Drei Jiao, auch „heiliger Embryo" genannt (➤ Abb. 4.14).

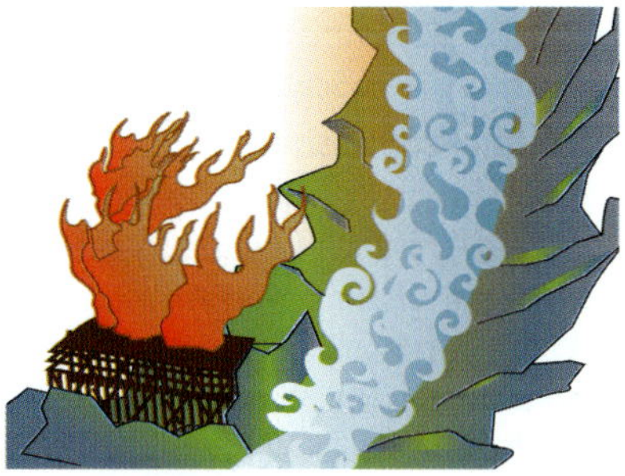

Abb. 4.14 Das „Innere Elixier" [L138]

Das DAO ist wie ein in sich geschlossener Kreis, bei dem Anfang und Ende ineinander fallen (➤ Abb. 4.15).

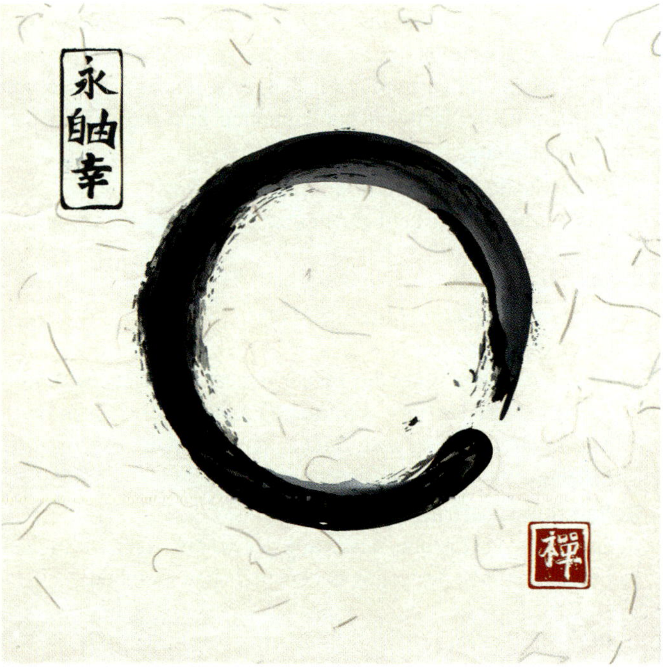

Abb. 4.15 Das DAO [J787]

4.5 Fallbeispiel: Die Verbindung mit dem DAO in der Akupunkturtherapie

Gundula Heinrici

Patient: Herr M., 80 Jahre, Wirtschaftswissenschaftler

Beschwerdevortrag

Unruhe, Schlafstörungen, erhöhte Reiz- und Irritierbarkeit, Gefühls- und Bewegungsstörung der linken Extremitäten, Appetitverlust, Orientierungs- und Konzentrationsstörung

Anamnese

Der Patient hatte einen Schlaganfall erlitten, der eine Reanimationsbehandlung erforderlich machte. Er wurde längere Zeit auf der Intensivstation behandelt und hat seine stationäre Rehabilitationsbehandlung abgeschlossen. Es bestehen weiterhin eine Schlafstörung, eine Halbseitenstörung links, Schluckbeschwerden und ein vermindertes Geschmacksempfinden. Eine Neigung zu Ängsten war bereits vor dem Schlaganfall vorhanden.

Körperlicher Untersuchungsbefund

Inspektion Reduzierter Ernährungszustand, Versorgung mit einer PEG, rötliches Gesicht, Minderbewegung der linken Körperseite und spastische Haltung von Arm und Hand links, psychomotorisch etwas unruhig; Zunge: rötlich, wenig Belag an der Herzspitze, Abweichung nach rechts

Psyche Zeitlich nicht vollständig orientiert, keine Denkstörung, auffassungs- und umstellungserschwert, antegrade Amnesie für fast drei Wochen nach dem Schlaganfall, zuweilen gedrückte Stimmung, noch schwingender Affekt

Größe und Gewicht 180 cm, 74 kg

Palpation Puls: Nierenpulse schwach, Leberpuls leicht saitenförmig, Herzpuls unruhig, Lungenpuls schwach, Milz- und Magenpuls ebenfalls geschwächt

Qi-Detektion Unruhe im Herzen, Stauung im Solarplexus, Mangel des Nieren-Qi, Trauer, Wut und Verzweiflung, aber auch Stärke, Willen und Lust auf das Leben, Wut auf das Schicksal mit wenig Demut oder Fähigkeit zur Annahme, kein Bezug zum Thema Transzendenz

Diagnostische Einschätzung

- Wind-Schlag in die Leitbahnen und Zangfu-Organe, vor allem in das Herz
- Shen-Störung
- Qi-Leere von Nieren, Milz und Magen
- Leber-Qi-Stagnation
- Konstitutionstyp Feuer (arterieller Hypertonus, Unruhe, Wind-Schlag betrifft das Herz, verdrängte Emotionen, insbesondere Ängste, Orientierung nach Außen, Vermeiden der Innenschau, Anfälligkeit für Destabilisierung)

Behandlungsauftrag

Reduzierung der Unruhe, Besserung des Schlafs, Verstärkung des Sicherheitsgefühls, Besserung der körperlichen Mobilität

Diagnoseerörterung

Durch eine langjährige Anspannung mit einer arteriellen Hypertonie auf dem Boden einer Feuer-Konstitution als Vorerkrankung und dem Auslösefaktor eines angestiegenen psychischen Drucks verliert die Leber ihre Fähigkeit zum Verteilen und Drainieren. Das Leber-Yang steigt nach oben auf und das Leber-Qi stagniert. Das pathogene Qi wird vom aufsteigenden Leber-Yang zum Vertex geführt und wandelt sich in Wind, welcher als Wind-Schlag die Leitbahnen und Zangfu-Organe obstruiert, wodurch die Halbseitenstörung auf Ebene der Leitbahnen und eine Schluck- und Sprechstörung hervorgerufen worden sind. Der Wind-Schlag in das Zang-Organ des Herzens löste einen Kreislaufzusammenbruch mit Reanimationspflicht aus und hinterließ das nun neu entdeckte Vorhofflimmern als Folgestörung im Inneren. Die Füllesituation der Leber bedingt eine übermäßige Bezwingung der Erde, so dass die Milz ihre Fähigkeit zum Transport verliert, das Milz-Qi dysfunktional wird und die Akkumulation von Feuchtigkeit und Schleim begünstigt. Schleim und Feuchtigkeit breiten sich in den Leitbahnen und Netzgefäßen aus, so dass diese taub und kraftlos werden.

Das Schockerlebnis des Schlaganfalls mit der erlittenen Bewusstlosigkeit können als ein Austritt des Shen aus dem Leib verstanden werden. Im Rahmen der Behandlung ist das Shen zu großen Teilen wieder in den Leib zurückgekehrt, jedoch nicht vollständig, weshalb die Verankerung im Herzen ausblieb, was die Shen-Problematik mit Freudlosigkeit, Unruhe, Schlafstörung und Vorhofflimmern begründet. Mit dem Leber-Yang aufsteigender feuchter Schleim beeinträchtigt das klare Denken.

Der Patient hat die Themen der Sinngebung und der Endlichkeit des Lebens bisher nicht wesentlich reflektiert. Ängste vor Erkrankungen hatte er durch einen sportlichen Lebensstil kompensiert, was jedoch Qi und Shen der Nieren angegriffen und die Verankerung des Shen im Herzen beeinträchtigt hat. Die Hun-Seele konnte keine ausreichende Biegsamkeit entwickeln, um auch schwere Schicksalsschläge anzunehmen. Herr M. möchte ganz aus eigener Kraft leben und war es gewohnt, sich auf seinen Körper verlassen zu können.

Therapeutische Strategie

Um die körperlichen und seelisch-geistigen Beeinträchtigungen durch die Erkrankung anzusprechen, muss das Shen wieder in seine Herberge zurückgeführt werden. Die Leitbahnen müssen durchgängig gemacht, der Leber-Wind besänftigt und ausgeleitet, die Qi-Stagnationen bewegt, pathologisches Qi und Schleim ausgeleitet, Nieren-Qi und Herz-Qi gestärkt und das Shen mit einem Lebenssinn verbunden werden.

Festlegung und Durchführung der Behandlung
Angebot zur Gesprächstherapie, wenn die Kraft reicht. Genusstraining zur Anregung der Freude, um so das Herz, Shen und die Erd-Phase zu stärken. Vermeidung alter negativer Muster, Förderung der Annahme der Endlichkeit des Lebens in Demut.

Unter der Akupunkturbehandlung stellte sich eine stetige Beschwerdebesserung ein, so dass der zuvor überwiegend bettlägerige Patient zu Spaziergängen und zur Bewegung in der Wohnung mobilisiert werden konnte. Nun traten die psychischen Beschwerden zunehmend in den Vordergrund.

Die sechste Behandlung war auf die Regulation des Shen beim Patienten ausgerichtet:

Du 20 bǎihuì 百會 („Hundert Begegnungen") und EX-KH 1 sìshéncōng 四神聰 („Vier zur Schärfung des Shen")

Die Verbindung des Irdischen mit dem Himmlischen wird hergestellt und die Leber-Leitbahn von Wind und schrägläufigem Qi befreit, wodurch die Hun-Seele ihre Flexibilität zurückerlangt. In der Pforte Du 20 trifft nicht nur der innere Ast der Leber-Leitbahn auf das lenkende Gefäß. Diese Pforte verbindet auch mit allen Yang-Leitbahnen der Hand und des Fußes. Die Shen-klärende Wirkung wird durch die vier umgebenden Extra-Pforten verstärkt. Der gesamte Bereich des Yang wird von pathologischen Einflüssen befreit und das Shen wieder auf- und ausgerichtet. Die Sinnesfunktionen im Bereich des Kopfes und die Schluckfunktion werden gestärkt. Die vier Extra-Pforten machen sämtliche Leitbahnen und Netzgefäße im Bereich des Kopfes durchgängig und aktivieren die lenkende Funktion des Dumai entlang der Wirbelsäule. Diese Pforten verbinden den Bereich des Kopfes mit dem DAO.

EX-KH 3 yìntáng 印堂 („Siegelhalle")

Diese Extra-Pforte befreit den Kopf vom Wind und öffnet das sogenannte dritte Auge, wodurch die eigene Lebensbestimmung wieder erkannt werden kann. Sie repräsentiert das Augen-Mingmen (➢ Kap. 12) und ermöglicht es, einen klaren Blick auf die eigene Situation und die eigene weitere Entwicklung zu werfen. Darüber hinaus hat die Pforte eine blutdrucksenkende Wirkung. In der „Siegelhalle" findet die Begegnung mit den Symbolen der ursprünglichen Ordnung des Seins („Siegel") statt, so dass diese Pforte das Shen mit dem DAO verbindet.

Du 16 fēngfǔ 風府 („Wind-Residenz")

Die Pforte verstärkt die Fähigkeit der leiblichen Wahrnehmung und gewährt den Zutritt zu den intimen Empfindungen des Menschen. In Verbindung mit EX-KH 3 vermag wieder ein Auge auf das eigene Denken, Empfinden und Handeln geworfen werden. Innere Widerstände können bewusst gemacht werden. Es handelt sich um die im Zentrum gelegene Pforte unter den sogenannten Himmelsfenster-Pforten (➢ Kap. 23), die dazu dienen, den irdischen Leib wieder mit der himmlischen Bestimmung der Geist-Seele zu verbinden. Die Pforte knüpft an den Yangweimai an, der in der Lage ist, die Yang-Leitbahnen von Blockierungen zu befreien und die Transformation von durch traumatische Erlebnisse ausgelösten Qi-Pathologien zu fördern. Auch gehört Du 16 zu den 13 Dämonen-Pforten nach Sun Simiao (➢ Kap. 23) und zu den unentbehrlichen Pforten in der Rehabilitation sämtlicher neurologischer Defizite von Schlaganfällen. Die Pforte beseitigt den Wind, der droht, die klare Flamme des DAO auszulöschen.

Du 15 yǎmén 啞門 („Tor der Stummheit")

Die Pforte beseitigt den Schock, der die Lebensgeister verstummen ließ. Traumatische Erinnerungen werden neutralisiert, der Wind wird ausgeleitet, Trübheiten klären sich auf. Das Zeitbewusstsein kann regeneriert werden. Gemeinsam mit Du 16 wird die Pforte sehr häufig in der Behandlung von Schlaganfallfolgen vor allem mit Sprach-, Sprech- und Schluckstörungen sowie Spasmen eingesetzt. Aufgrund der Nähe der Pforte zum Kleinhirn und Hirnstamm wird die Fähigkeit zur Bewegungskoordination verbessert und das Gleichgewicht zwischen beiden Körperhälften gefördert. Die Pforten Yintang, Du 15 und Du 16 fördern die Konzentration und die Orientierungsfähigkeit.

Du 26 rénzhōng 人中 („Mitte des Menschen"; shuǐgōu 水溝 „Wasser-Rinne") und Ren 24 chéngjiāng 承漿 („Aufnahme des Breis")

Die Pforte Du 26 erweckt das Bewusstsein, beruhigt den Geist und vermag in Verbindung mit Ren 24 einen Ausgleich zwischen Yin und Yang an den Endpunkten der beiden medial-vertikal orientierten Leitbahnen herbeizuführen. Du 26 leitet zusätzlich Wind aus und stellt eine Kreuzung mit den Yangming-Leitbahnen der Hände und Füße dar, so dass auch Schluckstörungen und der Appetit gebessert, sowie die Einverleibung des Förderlichen und die Ausscheidung des Unbrauchbaren unterstützt werden. Beide Pforten gehören zu den von Sun Simiao erwähnten 13 Dämonen-Pforten (➢ Kap. 23), die angewandt werden können, wenn das Shen von negativen Kognitionen und Emotionen beherrscht wird. Beide Pforten fördern die Einbindung des leuchtenden DAO in sämtliche Pfade des Leibes und seine ungestörte, stetig kreisende Bewegung.

Shenmen am Ohr und He 7 shénmén 神門 („Tor des Shen") [auf beiden Seiten]

Die Yuan-Pforte der Herz-Leitbahn repräsentiert die Erde im Feuer. Das Herz-Feuer wird dazu angeregt, das Holz der Leber wieder vollständig zu verbrennen und zu Erde zu wandeln. Das Shen verankert sich wieder im Herzen, so dass neue Perspektiven und der Lebenssinn wiedergefunden werden können. Das getrübte Herz wird wieder mit ungetrübtem Shen und reinem Ursprungs-Qi angefüllt. Die Pforte „Shenmen" am Ohr unterstützt die Wirkung der Pforte Du 20 in der Erzeugung einer empfänglichen Leere. Beide „Shenmen"-Pforten stimulieren die Befreiung von Ängsten, die Besserung der Schlafstörungen und der Herzrhythmusstörungen. Feuer im Oberen Jiao wird nach unten in die Erde geleitet. Über diese Pforten wird das Herz mit dem DAO verbunden.

4

Behandlungsverlauf

Das Setzen der Nadeln beginnt mit den Pforten Du 20 und EX-KH 1, um eine grundsätzliche Klärung des Shen einzuleiten. Dann folgen die Pforten EX-KH 3, Du 15 und Du 16, um das pathologische Qi und insbesondere den Wind zu entfernen. Shen wird gereinigt, mit dem DAO verbunden und über die Pforten Du 26 und Ren 24 in den Leib integriert. Dann kann das geklärte und mit dem DAO verbundene Shen wieder mit Hilfe der Shenmen-Pforten an den Handgelenken und den Ohren in seine Residenz im Herzen einziehen.

Alle ausgewählten Pforten haben einen Einfluss auf das Shen und stehen in Bezug zu den ordnenden Lebenskräften. Sie verankern das Shen im Herzen und stellen eine Verbindung mit dem DAO her, sofern dies von dem Betroffenen zugelassen werden kann. Der Patient war vor der Erkrankung sehr auf seine körperliche Unversehrtheit und die Verfügbarkeit der körperlichen Leistungsfähigkeit bezogen. Die körperlichen und kognitiven Einschränkungen nach dem Schlaganfall riefen eine Freudlosigkeit hervor und ließen die latenten Ängste des Patienten zum beherrschenden Thema mit lähmender Wirkung werden. Herr M. war nicht mehr in der Lage, sein Leben unter eine ordnende Führung zu stellen.

Nach der hier skizzierten Behandlung zeigte sich der Patient laut den Angaben der Ehefrau zunächst für zwei Tage unruhiger als gewohnt und eher von negativen Gedanken beherrscht. Diese Verfassung änderte sich jedoch im weiteren Verlauf. 14 Tage nach der Behandlung konnte sich der Patient auf ein längeres therapeutisches Gespräch einlassen, in dem die Fragen nach seinen Ängsten, negativen Erwartungen und mangelnder Sinngebung im Leben erörtert wurden. Dabei zeigte der Patient nicht mehr die sonst vorhandene resignative Einstellung. Trotz eines zwischenzeitigen Sturzereignisses wirkte er weniger ängstlich als bisher. Er hatte wieder mit Lektüre begonnen, was er vorher als nicht möglich und sinnlos abgelehnt hatte. Er zeigte sich daran interessiert, wieder eine Perspektive und Zielsetzung für sein Leben zu entwickeln.

東遊記

Die Reise nach Osten

KAPITEL

5 Leibliche Gestalt und Geist-Seele-Erscheinung in der Altchinesischen Medizin

Das DAO in der Altchinesischen Medizin steht für die grundlegende Ausrichtung, alle Betrachtungen, Beobachtungen, Befunde und Erkenntnisse stets über die Synthese auf die zugrundeliegende Einheit und Verbundenheit zurückzuführen. Die modernen Naturwissenschaften schreiten vornehmlich an der Analyse und der Unterscheidung relevanter Einzelaspekte voran. Die Erkenntnis in der okzidentalen Welt nimmt ihre Entwicklung entlang der beständigen Auftrennung, während in der orientalen Welt die Weisen den Weg der unentwegten Zusammenführung und die Befolgung des DAO empfehlen.

Selbstverständlich war sich die alte chinesische Kultur darüber bewusst, dass ein Unterschied zwischen der fassbaren leiblichen Gestalt des Lebendigen und den feinstofflichen, nicht greifbaren geistig-seelischen Regungen im Menschen besteht. Gleichzeitig betont die Altchinesische Medizin, dass eine separierende Betrachtung dieser beiden Erscheinungsweisen dem Lebendigen nicht gerecht würde, und dass im Menschen beide Aspekte in untrennbarer Beziehung zueinander stehen, also eine beständige Einheit bilden. Diese Auffassung stellt einen starken Gegensatz zur geläufigen Trennung von Körper und Geist bzw. Seele in der modernen westlichen Kultur und der einseitigen Ausrichtung auf die Beeinflussung somatischer Korrelate von Erkrankungen in einschlägigen Interpretationen der sogenannten Traditionellen Chinesischen Medizin dar. Die Überzeugung von der Einheit von Leib, Seele und Geist spiegelt dahingegen das wesentliche Fundament der ursprünglichen Chinesischen Medizin wider.

Die Zwiegespaltenheit des modernen Menschen aufgrund der Auftrennung in seine somatische und psychische Dimension ist in der naturwissenschaftlichen Medizin zumindest solange immanent, wie sie sich in ihren Betrachtungen auf Phänomene mit einem materiellen Korrelat beschränkt. Die Auffassung von einer in substanzgebundene und geistige Inhalte zerfallenden Welt, oder von einer Welt, in der auch Geistig-Seelisches verdinglicht wird, ist nicht nur bei Naturwissenschaftlern und Medizinern, sondern auch im Alltag und in den Widerspiegelungen der Medien allgegenwärtig. Letztlich wird ein Rückfall in diese Trennung von Körper, Geist und Seele in der Medizin und im Umgang mit Patienten nur vermieden werden können, wenn die Division im und durch den Therapeuten selbst bereits überwunden wurde.

Wir möchten Sie daher dazu ermuntern, die Lektüre der Texte nicht zum Anlass für intellektuelle Spekulationen zu nehmen, sondern in eine Selbsterkundung und Selbstentwicklung in Richtung auf eine Einheit von Leib und Seele einzutreten. Lenken Sie Ihr Bewusstsein auf die Frage, inwiefern Sie selbst körperliche und seelische Problematiken separiert betrachten, beziehungsweise auf welche Weise Sie die Einheit von Körper, Geist und Seele bei sich selbst erleben.

Das erste Kapitel des *Huangdi neijing* beginnt mit den folgenden Worten:

Der Huangdi des Altertums war bei Geburt von behändem Geist, vermochte schon früh zu sprechen, suchte schon als Kind die Ordnung, wuchs zu einem aufrichtigen und feinfühligen Menschen heran und stieg als Erwachsener in den Himmel auf.
Er wandte sich fragend an den himmlischen Meister und sprach: „Die Menschen des Altertums verbrachten ihr Frühjahr und ihren Herbst über hundert Jahre. Bei ihrer Arbeit erlahmten sie nicht. Die heutigen Menschen werden ein halbes Jahrhundert alt und erlahmen in der Arbeit; haben sich die Zeiten und Bedingungen so geändert?“
Qi Bo entgegnete: „Die Menschen des Altertums wussten um den rechten Weg (DAO 道), sie richteten sich nach den Gesetzmäßigkeiten von Yin und Yang und traten in Ausgleich mit den Weissagungen. Ihr Essen und Trinken war maßvoll, Aufstehen und Ruhen folgten einer Regel. Ihre Arbeit verrichteten sie nicht unbesonnen. Daher konnten sie Leib und Geist vollkommen erhalten und ihr himmlisches Alter vollenden, indem sie erst dahinschieden, nachdem sie hundert Jahre verbrachten.“

Huángdì nèijīng • Sùwèn • Shànggǔtiān zhēnlùn piān dìyī (Leitfaden des Gelben Ahnherrschers, Innerer Band • Unbefangene Elementarfragen • 1. Kapitel: Wahre Abhandlung über den Himmel des hohen Altertums)

黃帝內經・素問・上古天真論篇第一

„Xíng yǔ shén jù 形與神俱“, dieser Ausdruck aus dem obigen Zitat kann nicht nur im Sinne von „Leib und Geist vollkommen erhalten“ verstanden werden. Er kann auch bedeuten: „Leib und Geist-Seele vervollkommnen einander“, in dem Sinne, dass Leib und Geist-Seele[1] in vollkommenem Einklang miteinander stehen, sich perfekt ergänzen und reibungsfrei zusammenarbeiten (➤ Abb. 5.1).

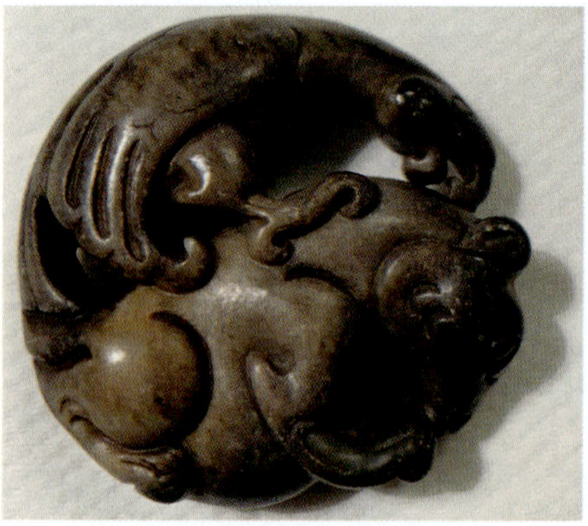

Abb. 5.1 Ein Raubvogel fängt eine Maus – auch darin bilden sie eine in sich geschlossene, abgerundete Einheit (chinesische Jade) [P434]

[1] Die genaue Bedeutung des Ausdrucks *shén* 神 in der Chinesischen Medizin wird in ➤ Kap. 8 erläutert.

5.1 Das Konzept von Leib und Seele

In dem Verständnis der alten Chinesischen Medizin wohnt dem lebendigen Leib eine Lebenskraft inne, die Qi (*qì* 氣) genannt wird und sämtliche Prozesse des Lebendigen unterhält. Dieses Qi in einem lebendigen Organismus muss über die folgenden vier Freiheitsgrade verfügen: Eintreten, Auslassen, Aufsteigen, Absinken (➤ Kap. 8). Der Leib (*xíng* 形) ist die „Gerätschaft" (*qì* 器), ist das „Werkzeug", das die materiellen Voraussetzungen für diese Grundbewegungen des Qi schafft.

Der Ahnherr sprach: „Gibt es eine zeitliche Einteilung [der Bewegung]?" Qi Bo sprach: „Kein Hervorbringen, kein Wandeln, das ist der Zeitabschnitt der Stille." Der Ahnherr sprach: „Wie? Ohne Hervorbringung und Wandel?" Qi Bo sprach: „Bleiben Eintreten und Auslassen aus, so erlischt die Wandel-Mechanik des Shen; bleiben Aufsteigen und Absinken aus, dann ist die Stellung des Qi isoliert und in Gefahr. Daher: ohne Eintreten und Auslassen gibt es nichts, woraus etwas entstehen, wachsen, erstarken, reifen oder sich vollenden könnte; ohne Aufsteigen und Absinken gibt es nichts, woraus etwas entstehen, wachsen, sich wandeln, empfangen oder gespeichert werden könnte. Aus diesem Grunde gibt es keine Gerätschaft, an der sich nicht Eintreten und Auslassen, Aufsteigen und Absinken ereignen würde. Was also die Gerätschaften betrifft, so sind sie der Tempel der Hervorbringung und des Wandels. Löst sich die Gerätschaft auf, so wird diese zerteilt, und Hervorbringung und Wandel kommen zum Erliegen, denn es gibt nichts ohne Eintritt und Auslass, nichts ohne Auf- und Abstieg.

Huángdì nèijīng • Sùwèn • Liù wēizhǐ dàlùn piān dìliùshíbā (Leitfaden des Gelben Ahnherrschers, Innerer Band • Unbefangene Elementarfragen • 68. Kapitel: Große Abhandlung über die sechs feinen Andeutungen)

黃帝內經 • 素問 • 六微旨大論篇第六十八

An der „Gerätschaft" des Leibes hat der Verdauungstrakt einen Eingang und einen Auslass, ermöglichen die Leitbahnen und Gefäße, die Zang-Langzeitspeicher und die Fu-Zwischenlager das Aufsteigen und Absinken. Wenn die Bewegungen des Qi bewusst wahrgenommen und betrachtet sowie mit einer emotionalen Attribution versehen werden, sprechen wir von einer eigenständigen Erscheinungsform des Qi, nämlich der Geist-Seele Shen (*shén* 神). Die Grundbewegungen des Qi unterhalten die *„Wandel-Mechanik des Shen"*, die sich im Ein- und Austreten der Geist-Seele über die Öffnungen der Sinnesorgane sowie im Aufsteigen des Shen im Wachzustand und Absinken des Shen im Schlaf vollzieht.

Deshalb heißt es auch: ohne Leib kein Leiden; genau dies ist damit gemeint.

Huángdì nèijīng • Sùwèn • Liù wēizhǐ dàlùn piān dìliùshíbā (Leitfaden des Gelben Ahnherrschers, Innerer Band • Unbefangene Elementarfragen • 68. Kapitel: Große Abhandlung über die sechs feinen Andeutungen)

黃帝內經 • 素問 • 六微旨大論篇第六十八

Dies begründet, warum eine Trennung von Leib und Geist/Seele im Lebendigen nicht möglich ist.

Der Himmel speist den Menschen mit den Fünf Qi. Die Erde speist den Menschen mit den Fünf Geschmäckern. Die Fünf Qi treten über die Nase ein und werden in Herz und Lunge gespeichert. Oben bewirkt dies, dass die Fünf Farbtönungen zu verbesserter Klarheit gelangen und die Klänge deutlich vernommen werden können. Die Fünf Geschmäcker treten über den Mund ein und werden in Darm und Magen gespeichert. Haben die Geschmäcker etwas, das sie speichert, dann bewirkt dies ein Ernähren der Fünf Qi. Ist das Qi harmonisch abgestimmt und lebendig, dann bringen sich die dünn- und dickflüssigeren Körpersäfte gegenseitig vollkommen hervor. Dann bringt sich das Shen aus sich selbst lebendig hervor.

Huángdì nèijīng • Sùwèn • Liùjié zàngxiàng lùn piān dìjiǔ (Leitfaden des Gelben Ahnherrschers, Innerer Band • Unbefangene Elementarfragen • 9. Kapitel: Abhandlung über die Sechs Zeitabschnitte und die Gestaltannahme der Zang-Langzeitspeicher)

黃帝內經 • 素問 • 六節臟象論篇第九

Die Geist-Seele *shén* 神 wird in der alten Chinesischen Medizin stets als Manifestation auch des Stofflichen präsentiert:

Blut und Qi, das ist das Shen des Menschen.

Huángdì nèijīng • Sùwèn • Bāzhèng shénmíng lùn piān dìèrshíliù (Leitfaden des Gelben Ahnherrschers, Innerer Band • Unbefangene Elementarfragen • 26. Kapitel: Abhandlung über die Acht geraden Ausrichtungen und die Erleuchtung des Geistes)

黃帝內經 • 素問 • 八正神明論篇第二十六

Was die Quartiermeister- und die Schutzwächter-Einflüsse[2] betrifft, so sind sie Essenz-Qi. Was das Blut betrifft, so ist es Geist/Seele-Qi. Daher, was Blut und Qi angeht, so haben sie unterschiedliche Bezeichnungen, sind aber von gleicher Art.

Huángdì nèijīng • Língshū • Yíngwèi shēnghuì dìshíbā (Leitfaden des Gelben Ahnherrschers, Innerer Band • Drehangel aller Wunderwirkungen • Hervorbringung und Zusammenkunft der Quartiermeister- und der Schutzwächter-Einflüsse, als Achtzehntes)

黃帝內經 • 靈樞 • 營衛生會第十八

Daher: Was das Shen anbetrifft, so ist es das Essenz-Qi des Wassers und des Getreides.

Huángdì nèijīng • Língshū • Píngrén juégǔ dìsānshíèr (Leitfaden des Gelben Ahnherrschers, Innerer Band • Drehangel aller Wunderwirkungen • Ein ausgeglichener Mensch fastet, als Zweiunddreißigstes)

黃帝內經 • 靈樞 • 平人絕谷第三十二

Das folgende Zitat beschreibt konkreter, wie die seelischen Zustände das Qi im menschlichen Leib beeinträchtigen und die Lebensfunktionen stören können.

Daher: Was die Lebenspflege des Wissenden anbetrifft, so muss sie den Vier Jahreszeiten folgen und der Kälte und der Sommerhitze angemessen sein, müssen Freude und Zorn miteinander versöhnt und der Ort, an dem man sich niederlässt, befriedet sein, müssen Yin und Yang maßvoll eingeteilt sein und Härte und Weichheit in Einklang miteinander stehen. Wer sich so verhält, den erreicht das

5

2 Quartiermeister-Einflüsse (*yíngqì* 營氣), auch ernährendes Qi genannt; Schutzwächter-Einflüsse (*wèiqì* 衛氣), auch Abwehr-Qi genannt (➤ Kap. 6).

abnorme Übel nicht. Seine Lebensspanne wird ausgedehnt sein, und die Klarheit seines Blicks dauert lange fort. Aus diesem Grunde verhält es sich so, dass die furchtsam und übervorsichtig Denkenden das Shen schädigen. Ist das Shen geschädigt, so wird man von Furcht und Angst ohne Unterlass überschwemmt. Wer aufgrund von Traurigkeit und Sorge in seiner Mitte bewegt wird, bei dem treten Erschöpfung und Verbrauch auf, und er geht seines Lebens verlustig. Bei den überschwänglich von Wonne Entzückten wird das Shen flatterhaft, zerstreut und so nicht speicherbar. Bei den von Kummer und Sorge Betrübten wird das Qi eingeschlossen und verstopft und so unbeweglich. Die unbändig Wütenden werden in die Irre geführt und sind so nicht heilbar. Bei den von Angst und Schreck Beherrschten wird das Shen umhergetrieben und flatterig und kann so nirgends aufgenommen werden.

Huángdì nèijīng • Língshū • Běnshén dìbā
(Leitfaden des Gelben Ahnherrschers, Innerer Band • Drehangel aller Wunderwirkungen • Die Verwurzelung im Shen, als Achtes)
黃帝內經 • 靈樞 • 本神第八

5

Die Geist-Seele Shen nimmt nicht allein die inneren Gemütszustände wahr, sondern spiegelt ebenfalls den Einfluss der geschmacklichen Tönung der von außen aufgenommenen Impulse sowohl über die leibliche als auch die geistig-seelische „Nahrung" wider. So kann der bittere Geschmack nicht nur auf typische Bitterstoffe, sondern auch auf andere Formen der Bitterkeit im Leben zurückgehen. Mit dem Ausdruck Essenz-Shen (*jīngshén* 精神) wird das physiologische, lebensförderliche Shen des Organismus bezeichnet.

Was vom Yin hervorgebracht wird, das wurzelt in den Fünf Geschmacksrichtungen. Die Schädigung der Fünf Residenzen des Yin liegt in den Fünf Geschmacksrichtungen begründet. Daher verhält es sich so, dass wenn der Geschmack übertrieben sauer ist, und sobald dadurch das Leber-Qi verwässert ist, auch der Strom des Milz-Qi unterbrochen wird. Ist der Geschmack übertrieben salzig, so ermüdet das Qi der großen Knochen, und das Herz-Qi wird niedergedrückt. Ist der Geschmack übertrieben süß, so bringt es das Herz-Qi zum Keuchen und in die Völle, die Farbtönung ist schwarz, das Nieren-Qi ist nicht ausgewogen. Ist der Geschmack übertrieben bitter, so wird das Milz-Qi nicht angefeuchtet, und das Magen-Qi wird folglich erstarken. Ist der Geschmack übertrieben scharf, so ruiniert es die Sehnen und Gefäße und lässt sie erschlaffen, was sogleich das Essenz-Shen ins Elend stürzt. Aus diesem Grunde harmonisiere man sorgfältig die Fünf Geschmacksrichtungen, so dass die Knochen ausgerichtet und die Sehnen geschmeidig sind. Sobald Qi und Blut fließen, die Hautritzen und -spalten dicht geschlossen stehen, wenn es sich also genauso verhält, dann erhebt sich das Knochen-Qi in erlesener Stärke. Folgt man ehrerbietig dem DAO als Wegweisung, dann ist das himmlische Mandat von langer Dauer.

Huángdì nèijīng • Sùwèn • Shēngqì tōngtiān lùn piān dìsān
(Leitfaden des Gelben Ahnherrschers, Innerer Band • Unbefangene Elementarfragen • 3. Kapitel: Abhandlung über das Hervorbringen des Qi und die durchdringende Verbindung mit dem Himmel)
黃帝內經 • 素問 • 生氣通天論篇第三

Aus diesen Zitaten ist zu ersehen, dass in der Perspektive der alten Chinesischen Medizin Qi, Blut, Essenz und Shen alle auch von Substanzen und Impulsen beeinflusst werden, sich gegenseitig bedingen, hervorbringen, verfeinern und verstetigen. Es zeigt sich ebenfalls deutlich, dass in der Schule des Huangdi die Prinzipien des DAO für die Medizin als Richtschnur gelten.

5.2 Die Verbindung von Leib und Geist-Seele (shén 神)

Der Leib entstammt der vorgeburtlichen Vereinigung der väterlichen Samenzelle mit der mütterlichen Eizelle. Die Geist-Seele entspringt dem nachgeburtlichen Qi und den Geschmacksrichtungen von Himmel und Erde, die die Fünf Grundwesenheiten verkörpern (➤ Kap. 9). Beides zusammen erst ergibt einen vollständigen Menschen.
Das *Lingshu* führt aus:

Huangdi wandte sich fragend an Qi Bo und sprach: „Die Magie allen Stechens muss zunächst im Shen wurzeln. Blut, Gefäße, Quartiermeister-Einflüsse, Qi und Essenz-Shen, dies alles wird von den Fünf-Langzeitspeichern als Vorrat angelegt. Treibt man es mit Ungehemmtheit und Zügellosigkeit so weit, dass diese Vorräte sich aus den Speichern entfernen, so geht die Essenz verloren. Die flüchtige Hun-Seele und die klare Po-Seele schwingen sich hoch in die Lüfte, Willens- und Vorstellungskraft geraten unversehens in ein heilloses Durcheinander. Wissen und Überlegung lassen das Selbst hinter sich."

Huángdì nèijīng • Língshū • Běnshén dìbā
(Leitfaden des Gelben Ahnherrschers, Innerer Band • Drehangel aller Wunderwirkungen • Die Verwurzelung im Shen, als Achtes)
黃帝內經 • 靈樞 • 本神第八

Ein anderes Kapitel des *Lingshu* erläutert dies so:

Sobald Blut und Qi harmonisiert sind, die gedeihlichen Einflüsse und die Schutzwächter-Einflüsse sich durchgängig verbreiten, die Fünf Zang-Langzeitspeicher herangebildet sind, das Shen-Qi im Herzen beherbergt wird, die flüchtige Hun- und die klare Po-Seele vollständig Gestalt angenommen haben, dann ist man zum Menschen geworden.

Huángdì nèijīng • Língshū • Tiānnián dìwǔshísì
(Leitfaden des Gelben Ahnherrschers, Innerer Band • Drehangel aller Wunderwirkungen • Die vom Himmel gegebenen Jahre, als Vierundfünfzigstes)
黃帝內經 • 靈樞 • 天年第五十四

Im Verständnis der Chinesischen Medizin stehen Substanzen und Geist oder Seele in direkter und unmittelbarer Beziehung zueinander:

Es verhält sich doch so: Die Fünf-Zang-Langzeitspeicher sind zuständig für das Speichern der Essenz; dies kann und darf keinen Schaden erleiden. Tritt tatsächlich eine solche Schädigung ein, dann geht das Aufnahmevermögen verloren, was zu einer Leere des Yin führt. Steht das Yin in Leere, so gibt es kein Qi. Gibt es kein Qi, so tritt der Tod ein. Aus diesem Grunde gilt folgendes: Die Anwender der Nadel untersuchen beobachtend den Zustand des Erkrankten, um sich über das Vorhandensein oder den Verlust der Essenz, des Shen, der flüchtigen

Hun- und der klaren Po-Seele zu orientieren, denn die Bedeutung von Erhalt und Verlust besteht doch darin, dass sobald die Fünfe allesamt geschädigt sind, die Nadel dies nicht mehr behandeln kann.
Die Leber speichert das Blut, das Blut beherbergt das hún 魂 (flüchtige Seele).
[…]
Die Milz speichert die Quartiermeister-Einflüsse, die Quartiermeister-Einflüsse beherbergen das yì 意 (Vorstellungen und Absichten).
[…]
Das Herz speichert die Gefäßpulse, die Gefäßpulse beherbergen das shén 神 (Geist-Seele).
[…]
Die Lunge speichert das Qi, das Qi beherbergt das pò 魄 (klare Seele).
[…]
Die Niere speichert die Essenz, die Essenz speichert das zhì 志 (Willenskraft und Erinnerung).

Huángdì nèijīng • Língshū • Běnshén dìbā
(Leitfaden des Gelben Ahnherrschers, Innerer Band • Drehangel aller Wunderwirkungen • Die Verwurzelung im Shen, als Achtes)
黄帝内經 • 靈樞 • 本神第八

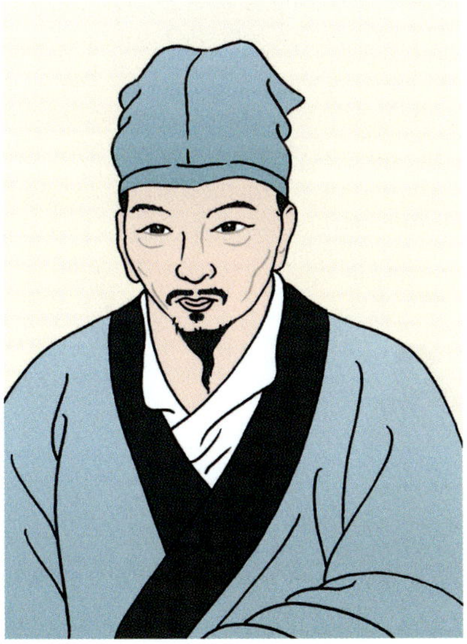

Abb. 5.2 Bildnis des Zhang Jiebin, auch Zhang Jingyue genannt (1563–1640) [M297]

Zhang Jingyue[3] brachte es mit knappen Worten auf den einen Punkt (> Abb. 5.2):

Ohne Shen vermag der Leib nicht zu leben, ohne Leib hat das Shen nichts, woran es sich hervorbringen könnte.

Und:

Das Shen geht von dannen und entfernt sich vom Leib: das führt zum Tod.

Míng • Zhāng Jièbīn • Lèijīng túyì • Zhēncì lèi
(Ming-Dynastie • Zhang Jiebin [1563–1640] • Ergänzende Abbildungen als Beflügelung zum nach Kategorien geordneten Leitfaden • Kategorie des Nadel-Stechens)
明 • 張介賓 • 類經圖翼 • 針刺類

Die unaufspaltbare Dualität von Leib und Geist-Seele bestimmt nicht allein Physiologie und Pathologie. Ihr kommt ebenso eine große Bedeutung für die Behandlung zu:

Der Ahnherr sprach: „Wie kommt es zustande, dass der Leib so übel zugerichtet und das Blut dermaßen am Ende ist, dass man im Versuch, etwas zu bewegen, doch nichts mehr aufrichten kann?" Qi Bo entgegnete: „Es wurde nicht durch das Shen herbeigeführt." Der Ahnherr sprach: „Was heißt ‚es wurde nicht durch das Shen herbeigeführt'?" Qi Bo antwortete: „Die Nadeln und die spitzen Steine, das ist das DAO. Wenn das Essenz-Shen dort nicht hineingeht, Wille und Vorstellung es nicht führen, dann kann die Krankheit nicht geheilt werden. In der heutigen Zeit ist es um die Essenz schlimm bestellt und das Shen ist dahingegangen. Die gedeihlichen Einflüsse und die Schutzwächter-Einflüsse können nicht rückgewonnen werden. Warum ist dies so? Die Gelüste und Begehrlichkeiten sind unerschöpflich, Kümmernis und Leid bestehen unentwegt, das Essenz-Shen erlahmt und wird übel zugerichtet, die gedeihlichen Einflüsse geraten ins Stocken und die Schutzwächter-Einflüsse machen sich davon. Daher hat das Shen das Feld längst geräumt, wodurch die Krankheit nicht mehr geheilt wird.

Huángdì nèijīng • Sùwèn • Shēngqì tōngtiān lùn piān dìsān
(Leitfaden des Gelben Ahnherrschers, Innerer Band • Unbefangene Elementarfragen • 3. Kapitel: Abhandlung über das Hervorbringen des Qi und die durchdringende Verbindung mit dem Himmel)
黄帝内經 • 素問 • 生氣通天論篇第三

Dies besagt, dass in der Akupunktur nicht die Nadel allein oder die Auswahl des Reizorts als einziges Kriterium über das Gelingen der Behandlung entscheiden, sondern dass ohne Shen, ohne Wille und Vorstellungskraft, ohne Ordnung beim Therapeuten keine Erkrankung geheilt werden kann.

Daher muss der Therapeut als erstes bei sich selbst aufräumen, um die Nadel mit heilsamem Geist führen zu können. In der Behandlung müssen Nadelkörper und Geist eine Einheit bilden.

Wie nun kann diese Einheit herangebildet werden?

Der Ahnherr sprach: „Also: Die dem DAO folgen, können alle hundert Lebensjahre erreichen und sogar noch Nachkommen haben?"
Qi Bo entgegnete: „Die Befolger des DAO vermögen den Alterungsprozess aufzuschieben und den Leib zu vervollkommnen. Auch wenn sie selbst schon ein hohes Alter erreicht haben, so können sie dennoch Kinder zeugen."
Der Ahnherr sprach: „Ich habe gehört, dass es im Altertum ‚Wahre Menschen' gab, die Himmel und Erde zu umfassen vermochten und in der Lage waren, Yin und Yang zu meistern. Sie atmeten Essenz-Qi, zogen sich auf sich selbst zurück und bewahrten das Shen. Ihre Muskeln und ihr Fleisch bildeten eine Einheit, so dass sie ihre Langlebigkeit abtragen konnten, wie es ihnen Himmel und Erde gestatteten. Für sie war die Zeit stets ohne Ende: so brachten sie ihr DAO hervor.

[3] Jǐngyuè 景岳 war der Beiname des Zhang Jiebin.

Im mittleren Altertum gab es ‚Herausragende Menschen', deren Tugend aufrichtig und deren DAO vollkommen war. In Yin und Yang waren sie harmonisch ausgeglichen und begegneten den Vier Jahreszeiten in angemessener Weise. Sie traten heraus aus der gewöhnlichen Welt und ließen die allgemeinen Gebräuche hinter sich. Sie sammelten die Essenz an und vervollkommneten ihr Shen. Sie bewanderten den Zwischenraum zwischen Himmel und Erde; ihr Sehen und Hören reichte in alle Acht Windrichtungen. Auf diese Weise steigerten sie ihre Langlebigkeit und konnten erstarken. Auch sie zählen zu den Wahren Menschen.
Darauf folgten die ‚Weisen Menschen', die sich der Harmonie von Himmel und Erde annahmen und die Ordnung der Acht Winde befolgten. Sie fügten ihre Gelüste und Begehrlichkeiten in die Gewohnheiten der Welt ein und hielten ihr Herz frei von Ärger. Ihr Verhalten deutete nicht auf das Verlangen, sich aus der gewöhnlichen Welt zu entfernen. Mit ihrer Kleidung trachteten sie nicht danach, Aufmerksamkeit unter den gewöhnlichen Menschen zu erregen. Im Äußeren belasteten sie ihren Leib nicht mit müßigen Angelegenheiten, ihr Inneres litt nicht an dem Drang zu übermäßiger Nachdenklichkeit. Sie machten heitere Gelassenheit zu ihrer Aufgabe, und Selbstzufriedenheit war ihr Verdienst. Ihr Leib nutzte sich nicht ab, ihr Essenz-Shen zerstreute sich nicht, so dass sie die Zahl Hundert verwirklichen konnten.
Als nächstes waren dort die ‚Tugendhaften Menschen', die ihre Prinzipien nach Himmel und Erde ausrichteten. Ganz wie das Erscheinen von Sonne und Mond, so diskutierten sie die Aneinanderreihung der Sterne, die Gegenläufigkeit und Mitläufigkeit von Yin und Yang und die Unterscheidung der Vier Jahreszeiten. Die Befolgung der Einsichten des hohen Altertums führte sie in die Einheit des Einklangs mit dem DAO. So waren auch sie in der Lage, ihre Langlebigkeit zu steigern und ihre äußerste Zeit zu verbringen.

Huángdì nèijīng • Sùwèn • Shànggǔtiān zhēnlùn piān dìyī (Leitfaden des Gelben Ahnherrschers, Innerer Band • Unbefangene Elementarfragen • 1. Kapitel: Wahre Abhandlung über den Himmel des hohen Altertums)

黄帝内經・素問・上古天真論篇第一

- Die Wahren Menschen (*zhēnrén* 真人, in ➤ Abb. 5.3 oben): tiefgründiges Verständnis der natürlichen Gesetzmäßigkeiten, vollständige Beherrschung der Mechanismen des Wandels von Yin und Yang, ewig wie Himmel und Erde; die „Wahren Menschen" sind mit dem DAO verschmolzen.

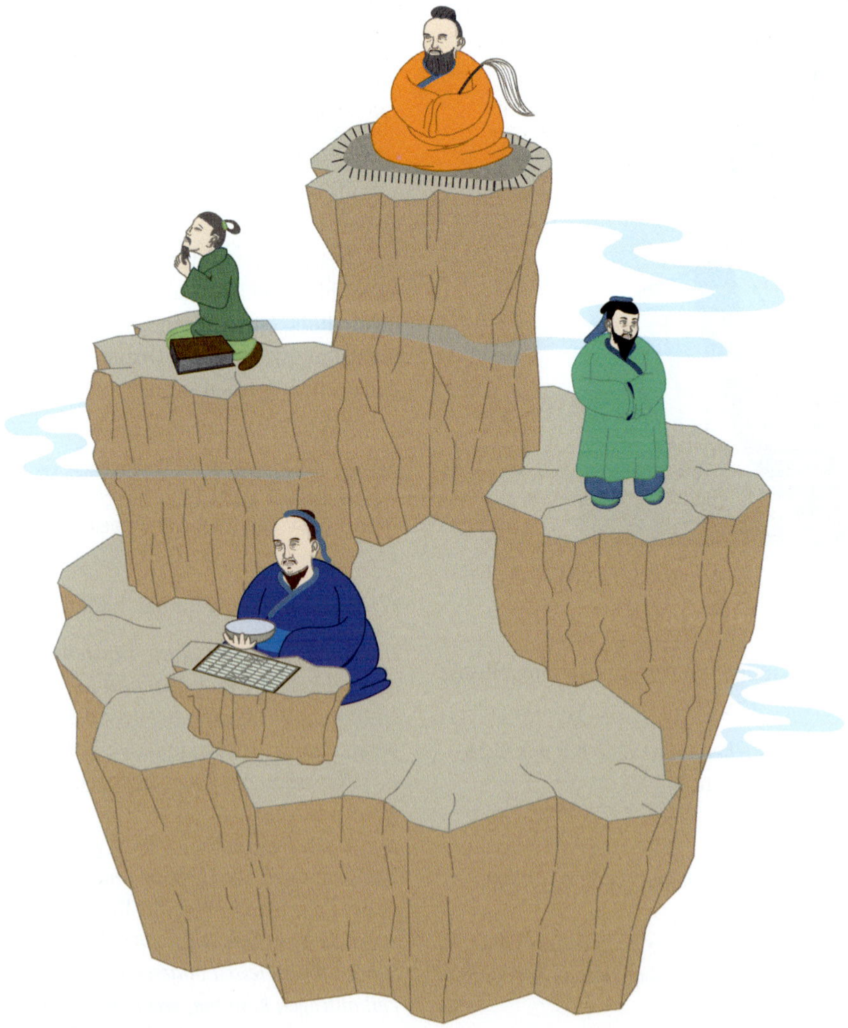

Abb. 5.3 Die Wahren Menschen (*zhēnrén* 真人) [L138]

- Die Herausragenden Menschen (*zhìrén* 至人, in ➤ Abb. 5.3 in der Mitte links): Vollendung der Verfahren zum Nähren des Lebens, Übereinstimmung mit dem Wandel von Yin und Yang, Entsprechung mit den klimatischen Veränderungen in den vier Jahreszeiten, deutliche Verlängerung der Lebensspanne, Stärkung des Leibes; die „Herausragenden Menschen" verwirklichen das DAO.
- Die Weisen Menschen (*shèngren* 聖人, in ➤ Abb. 5.3 in der Mitte rechts): friedvoll in der Außenwelt, Angleichung an jeden klimatischen Wandel, keine übermäßige Erschöpfung im Äußeren, Lebensspanne über 100 Jahre; die „Weisen Menschen" verfügen über Einsicht in das DAO.
- Die Tugendhaften Menschen (*xiánren* 賢人, ➤ Abb. 5.3 unten): Befolgung der Gesetzmäßigkeiten von Himmel und Erde sowie der Bewegungen von Sonne, Mond und Gestirnen, Befolgung des Wandels von Yin und Yang, ausgleichende Pflege des Leibes gemäß den klimatischen Bedingungen in den vier Jahreszeiten, Verlängerung der Lebensspanne; die „Tugendhaften Menschen" folgen dem DAO.

In einigen Kapiteln des *Neijing* finden sich wörtliche Anlehnungen an das dem Laozi zugeschriebene *Daodejing*. Offenbar pflichtete die Schule des Huangdi den Einsichten des Laozi grundsätzlich bei:

Daher heißt es: Mit diesen Einsichten vertraut zu sein bedeutet Stärke; nicht mit diesen Einsichten vertraut zu sein bedeutet Alterung.[4] *Daher wird auch [über Yin und Yang] gesagt, dass sie einen gleichen Ausgang, aber verschiedene Bezeichnungen haben.*[5] *Die Wissenden untersuchen das Gemeinsame, die Törichten untersuchen das Verschiedene. Die Törichten sind unzureichend, die Wissenden fließen über. Besteht ein Überfluss, so sind Ohren und Augen geschärft und klar, der Leib ist leicht und kräftig. Das Gealterte erhält erneuerte Robustheit, das Robuste verstärkt die Führung. Daher betreibt der im Einklang Stehende die Ungeschäftigkeit als sein Geschäft.*[6] *Er erfreut sich seines gleichmütigen und friedvollen Zustands. Er befriedigt sein Begehren und entzückt sein Gemüt mit der Wahrung der vollkommenen Selbstentleerung. So ist seiner Langlebigkeit keine Grenze gesetzt, und sein Ende von Himmel und Erde bestimmt. Dies ist die Beherrschung des Selbst der im Einklang Stehenden.*[7]

Huángdì nèijīng • Sùwèn • Yīnyáng yìngxiàng dàlùn piān dìwǔ (Leitfaden des Gelben Ahnherrschers, Innerer Band • Unbefangene Elementarfragen • 5. Kapitel: Große Abhandlung über die dem Yin und dem Yang entsprechenden Erscheinungen)

黃帝內經 • 素問 • 陰陽應象大論篇第五

Leib und Geist-Seele sind ein untrennbares Ganzes. Die Behandlung muss dieser Ganzheit entsprechen und aus der Ganzheit heraus erfolgen. Die ungeteilte Ganzheit wird gewahrt, indem man das DAO und seine Ordnung verinnerlicht und den Einklang dazu stetig herstellt.

WEITERFÜHRENDE LITERATUR

Hammes Michael (Herausgeber, Nachwort, Übersetzer): Lao Zi – Dao De Jing. Manesse Verlag. München 2019

Tian He-Lu: Erkundung der verborgenen wissenschaftlichen und philosophischen Kernbedeutung der Aussage „Der Leib vervollständigt sich in der Geist-Seele Shen". 田合禄: "形与神俱"之科学和哲学实质探秘. 浙江中医药大学学报2017年5月第41卷第5期 (345–351)

[4] Vgl. mit der 16. Eröffnung des *Daodejing*.

[5] Vgl. mit der 1. Eröffnung des *Daodejing*.

[6] Vgl. mit der 2. Eröffnung des *Daodejing*.

[7] Vgl. mit der 7. Eröffnung des *Daodejing*.

満樓夢

Der Traum der gefüllten Kammern

KAPITEL

6 Allgemeine und therapierelevante Aspekte von Qi und Blut

Will man das Wirken des DAO im Lebendigen erfassen, so ist es notwendig, sich mit der Vorstellung des Qi in der chinesischen und asiatischen Kultur vertraut zu machen. Das Qi markiert die Spur, die das DAO in der Welt hinterlässt. Mit Fug und Recht kann ausgesagt werden, dass sich die traditionelle Kultur Asiens als eine Kultur und Kultivierung des Qi versteht und in ihrem wesentlichen Charakteristikum erfassen lässt. So, wie es der moderne Mensch als unumstößliche Erkenntnis erachtet, dass alle Erscheinungen aus Atomen und Elementarteilchen aufgebaut sind, so sind die „tausend Dinge" Asiens eine Manifestation des Qi.

Qi ist die wirkende Kraft, der feinste Urstoff und die Grundhaltung der Perspektivität, der Betrachtung der bestehenden Beziehungen und statthabenden Prozesse. In der Perspektive des DAO, der Einheit, ist Blut auch nur eine andere Erscheinungsform von Qi. In der Perspektive von Yin und Yang, der Dualität, entspricht das Qi dem Yang und das Blut dem Yin. Ohne Qi sind Bewegung, Veränderung und Leben nicht möglich. Aber auch ohne Blut kann der Mensch nicht überleben. Qi und Blut stellen die unentbehrlichen Urstoffe des menschlichen Lebens dar.

In diesem Kapitel werden die Konzepte der feinstofflichen Lebenskraft Qi und der sichtbaren, kräftig rot gefärbten Lebenssubstanz des Blutes in ihrer allgemeinen und medizinischen Bedeutung näher vorgestellt. Die Dualität von Yin und Yang spiegelt sich in der Beziehung zwischen Qi und Blut wider, während die Trinität über die Theoreme von Jing (*jīng* 精), Qi (*qì* 氣) und Shen (*shén* 神) beschrieben wird (➤ Kap. 8). Die Dualität umreißt die dynamischen Bezogenheiten polarer Wirkkräfte, während die Trinität einen Verfeinerungsprozess ausgehend von den irdischen Feinstoffen zu einem am Himmlischen orientierten Zustand der Geist-Seele hin darstellt. Die qualitativen Grundzustände des Qi werden anhand der Fünf Grundwesenheiten erläutert (➤ Kap. 9).

Der Ausdruck Qi ist Bestandteil der chinesischen Alltagssprache, wo er entweder für eine konkrete Bedeutung wie etwa „Luft" oder das „Atmosphärische", die „Haltung, Einstellung oder Eigenart" oder auch für „angestaute Wut" steht. Im Umfeld der heutigen Traditionellen Chinesischen Medizin wird der Ausdruck viel bemüht, aber mehr im impliziten denn im expliziten Sinne verwandt. Die Therapie mit Akupunktur und Moxibustion sollte ihrem Ursprung nach am Qi ansetzen, Qi und Blut wieder in den natürlichen Zustand überführen. In der zeitgenössischen Praxis wird jedoch in der Regel mehr darauf abgezielt, Veränderungen im somatischen Bereich zu bewirken und Symptome zu kontrollieren, denn auf die unmittelbare Einwirkung auf den Zustand von Qi und Blut im Leib des Patienten zu reflektieren.

Für die Praxis der Altchinesischen Medizin ist es daher erforderlich, mit dem Phänomen des Qi nicht nur dem Wort nach, nicht allein im Sinne einer theoretischen Vorstellung, sondern durch unmittelbare praktische Erfahrung am eigenen wie am fremden Leib vertraut zu sein. Die Entwicklung der Spürfähigkeit für das Qi gelingt mit der Durchführung spezifischer Übungen, wie sie von den Autoren in einem propädeutischen Werk bereits beschrieben wurden (Hammes/Schwarz 2018).

Mit der über die Praxis von Meditation und Qigong ausgebildeten Fähigkeit zur unmittelbaren Wahrnehmung der Verfassung von Qi und Blut sehen Sie sich nun dazu aufgerufen, in der Lektüre der antiken Texte die getroffenen Aussagen mit eigenen leiblichen Erfahrungen abzugleichen und auf die Veränderungen im Fluss des eigenen Qi zu achten, während Sie sich vom Sinn der Worte berühren lassen.

6.1 Das Konzept des Qi in der chinesischen Kultur und Medizin

6.1.1 Das Qi in der klassischen chinesischen Kultur

In den klassischen Vier Büchern des chinesischen Altertums ist noch nicht explizit vom Qi die Rede. Hier wird in der Regel vom Wind gesprochen, der vom Himmel gesandt die Vorgänge auf der Erde beeinflusst und somit die Eigenschaften aufweist, die später auch dem Qi zugeschrieben werden.

Das DAO bringt die Einheit hervor, so heißt es im *Daodejing*, und das Qi vertritt diese Einheit. Es ist weder Materie noch Geist und verkörpert als universale Instanz den Urquell alles Lebendigen. Es ist im Innen wie im Außen zu finden und die wesentliche und ureigene Kraft hinter allen Erscheinungen. Daher gibt es das Yin- und das Yang-Qi, das Himmels-, Erd- und das Menschen-Qi, das Metall-, Wasser-, Holz-, Feuer- und Erde-Qi, das Qi der Leitbahnen und Netzgefäße, der Zang- und Fu-Eingeweide, das Qi der Kampfkunst, der Malerei, der Kalligrafie und der Musik, das Qi der Jahreszeiten und Sonnen- bzw. Mondperioden, des Wetters und der Atmosphäre, der Stimmungen und Emotionen.

Qi wird gefühlt, gespürt, wahrgenommen, aber nicht gemessen oder bestimmt. Über die Wahrnehmung des Qi kann die Natur von allem identifiziert werden. Dennoch ist das ursprüngliche Qi ein allgegenwärtiges, unteilbares und ultimatives Sein oder besser Wirken, dem kein Gegenteil und kein Gegenüber entspricht. Das Qi wird aus dem Himmel geführt und verkörpert dessen universale Bedeutung für das Leben. Es kann allerdings durch den Eigensinn und die Macht des Menschen vom eigentlichen Ansinnen des Himmels ausgelenkt werden. Und die Kraft hinter diesen Bestrebungen ist auch Qi.

Die wahrscheinlich ursprünglichste Bedeutung des Schriftzeichens *qì* (气) ist „ein Gebet zum Himmel schicken". Die Bewegung und ihre Richtung vollziehen sich dabei wie das Auftürmen der Wolken, nämlich himmelwärts. Das Lebendige muss sich jedoch nicht nur aufrichten und zum Himmel hin orientieren, sondern auch durch aufstrebende irdische Kräfte erbauen. Das zeitlich später erscheinende Schriftzeichen *qì* (氣) wurde daher durch das Ideogramm für den aufberstenden Reis *mǐ* (米) ergänzt, was zusätzlich auch auf den aufsteigenden Dampf aus dem aufgeheizten Reistopf hinweist. Beide Bestandteile des Schriftzeichens sind jedoch auch Insignien alles Lebendigen, das die Frische der Wolken einatmen und die Kraft der Nahrung in sich aufnehmen muss.

6.1.2 Zitate aus den klassischen Schriften

Gibt es Qi, so gibt es Leben, ohne Qi gibt es den Tod; das Leben besteht aus seinem Qi heraus.

Guǎnzǐ • Shūyán
(Meister Guan • Worte aus der Türangel)
管子・樞言

In der 42. Eröffnung des *Daodejing* heißt es: *„Die Zehntausend Dinge stützen sich auf das Yin und umfassen das Yang. Durchströmt von Qi stehen sie in Harmonie."*

Der Himmel hat Sechs Qi; sich absenkend bringen sie die Fünf Geschmacksrichtungen hervor. Sie breiten sich aus als die Fünf Farben und werden angezeigt von den Fünf Tönen. Im zügellosen Zustand bringen sie die Sechs Erkrankungen hervor. Die Sechs Qi heißen: Yin, Yang, Wind, Regen, Düsterheit und Helle. Sie werden gemäß der vier Jahreszeiten eingeteilt und nach den fünf Abschnitten geordnet. Wird ihre Regelhaftigkeit übertreten, so führt ihr Eindringen zu Unheil: übermäßiges Yin – Kälte-Erkrankung, übermäßiges Yang – Hitze-Erkrankung, übermäßiger Wind – Erkrankung der Extremitäten, übermäßiger Regen – Erkrankung des Abdomens, übermäßige Düsterheit – Erkrankung an Täuschungen, übermäßige Helle – Erkrankungen des Herzens.
[…]
Der Edle kennt vier Zeiten: den Morgen für die Anhörung der Amtsangelegenheiten, den hellen Tag für Besuche, den Abend für die Bearbeitung der Anweisungen und die Nacht zum Befrieden des Leibes. So vermag er, das Qi sich gemäß den Einteilungen verbreiten und frei zirkulieren zu lassen, und er stellt sicher, dass keine Einschränkung oder Verriegelung aufkommen kann, so dass sein Leib vollkommen erhalten wird.

Chūnqiū • Zuǒzhuàn • Zhāogōng yuánnián
(Frühlings- und Herbstperiode • Überlieferung des Herrn Zuo • Erstes Jahr der Regierung des Herzogs Zhao)
春秋・左傳・昭公元年

Huangdi sprach: „Der Mensch tritt mit einer Gestalt ins Leben und entfernt sich nie von Yin und Yang. Himmel und Erde vereinen das Qi, teilen sich in die Neun Felder auf und unterscheiden sich in den Vier Jahreszeiten. Der Mond erscheint zuweilen kleiner, zuweilen größer, das Tageslicht scheint zuweilen kürzer, zuweilen länger. Die Zehntausend Wesen erscheinen gleichzeitig, und ihre Zahl ist nicht zu bewältigen. Fülle und Leere schon anhand eines Glucksens oder Gähnens zu erkennen, nach dieser Kunst erkühne ich mich zu fragen."
Qi Bo sprach: „Wenn das Metall das Holz erreicht, dann wird es gefällt; wenn das Wasser das Feuer erreicht, dann wird es gelöscht, wenn das Holz die Erde erreicht, dann wird sie vollständig durchdrungen, wenn das Feuer das Metall erreicht, dann zerfällt es und wird aufgelöst, wenn die Erde das Wasser erreicht, dann wird es eingedämmt und abgeschnitten.
Mit den zehntausend Wesen verhält es sich allesamt dergestalt, und dies in unerschöpflicher Weise. Daher hängt bezüglich des Nadelns Fünferlei vom Himmel herab, was das gemeine Volk gleichsam für Speisereste hält, denn es weiß rein gar nichts darüber.
Das Erste heißt: beherrsche das Shen; das Zweite heißt: wisse um das Nähren des Leibes und des wahren Selbst; das Dritte heißt: erlange Gewissheit im Gebrauch potenziell giftiger Arzneien; das Vierte heißt: halte spitze Steine (Nadeln) verschiedener Größe bereit; das Fünfte heißt: sei vertraut mit der Diagnose des Zustands von Qi und Blut in den Zang-Langzeitspeichern und den Fu-Zwischenlagern. Diese fünf Grundsätze stehen allesamt fest und haben ihren eigenen Hintergrund. Das Stechen in der jüngsten Zeit stellt sich wie folgt dar: was leer ist, wird angefüllt, was voll ist, lässt man entweichen; dieses Wissen wird von allen Praktikern geteilt. Wenn aber die Kunst des Behandelns der Führung des Himmels folgt, die Prinzipien der Therapie in der Erde verankert sind und sich das therapeutische Arbeiten flexibel an diesen Grundsätzen ausrichtet, dann zeigt sich der Einklang wie ein Widerhall, und die Befolgung gleicht einem Ebenbild. Das DAO ist ohne Dämonen und Geister: es kommt als Einziges, es geht als Einziges."
Huangdi sprach: „Nach diesem DAO will ich mich erkundigen."
Qi Bo sprach: „Vor allem wahrhaftigen Stechen muss zunächst das Shen beherrscht werden. Erst wenn der Zustand der Fünf Speicher bestimmt ist und Klarheit über die Neun Leitanzeichen[1] *besteht, dann kann sich das Nadeln ausrichten. Man hält sich nicht mit der Betrachtung der vielfältigen Pulse auf, man folgt nicht im Zuhören dem Bann der vielen üblen Vorzeichen, so dass Innen und Außen sich schließlich gegenseitig erreichen können.*
Dem Gestalthaften wird nicht der Vorzug gegeben. Erst wenn man in der Lage ist, das wechselnde Kommen und Gehen aller Erscheinungen zu erfassen, kann man die Erkenntnis daraus in die Behandlung von Menschen einfließen lassen. Der Mensch kennt Fülle und Leere; auf die Fünf Leeren[2] *darf man nicht schnurstracks zugehen; vor den Fünf Füllen*[3] *darf man nicht einfach zurückschrecken. Ist der passende Moment zu handeln gekommen, dann darf kein Augenblick mehr dazwischen Einkehr halten.*
Die Hand bewegt sich wie geführt, die Nadel glänzt und zeigt sich in ausgewogener Form, der Geist wird still und richtet sich auf das Rechte, und man beobachtet die sich einstellenden Veränderungen. Das nennt man eine verborgene Wesenheit, eine unbestimmbare Gestalt, die wie ein vorbeihuschender Schwarm von Krähen erscheint, der eine nicht bestimmbare Mannigfaltigkeit aufweist. [4] *Im Verfolgen seiner Flugbahn kann man es nicht festlegen: verweilend*

[1] Drei Positionen, neun Anzeichen (*sānbù jiǔhòu* 三部九候): drei Lokalisationen der Palpation, nämlich oben (Kopf), mittig (Hand) und unten (Fuß), mit jeweils drei Taststellen, die Himmel, Mensch und Erde repräsentieren, nämlich Temporalarterie an der Schläfe (Himmel), Temporalarterie vor dem Ohr (Mensch) und Fazialarterie am Unterkiefer (Erde); Hand-Taiyin-Lungen-Leitbahn (Himmel), Hand-Shaoyin-Herz-Leitbahn (Mensch) und Hand-Yangming-Dickdarm-Leitbahn (Erde); Fuß-Jueyin-Leber-Leitbahn (Himmel), Fuß-Taiyin-Milz-Leitbahn (Mensch), Fuß-Shaoyin-Nieren-Leitbahn (Erde).

[2] Feiner Puls (1), kalte Haut (2), Atemnot (3), Harn- und Stuhlinkontinenz (4), Appetitlosigkeit (5).

[3] Kräftiger Puls (1), heiße Haut (2), abdominelle Spannung (3), Harnverhalt und Stuhlverstopfung (4), Brustbeklemmung und Verschwommensehen (5).

[4] Wörtlich ist im Text von *wūwū* 烏烏 (Krähe-Krähe) und *jìjì* 稷稷 (Hirse-Hirse) die Rede, was als Sinnbild für „unbestimmbar vorbeihuschend" und „unbestimmbar vielzählig/vielfältig" gedeutet werden kann. Es ergibt sich jedoch auch eine Homophonie mit der daoistischen Formel des *wújí* 無極, dem „Ohne-Höchsten", womit auf das DAO hingewiesen wird.

wie eine gespannte Armbrust und dann sich pfeilschnell erhebend, wie nach dem Betätigen des Abzugs.“
Huangdi sprach: „Und wie begegnet man der Leere? Und wie begegnet man der Fülle?“
Qi Bo sprach: „Sticht man eine Leere, dann bedarf sie der Auffüllung, sticht man eine Fülle, dann bedarf sie der Entleerung. Ist das Qi der Leitbahn eingetroffen, dann hüte man es vorsichtig, ohne es zu verlieren. Tiefes und an der Oberfläche Gelegenes präge man sich ein, Fernes und Nahes behandele man gleich, stets so, als ob man sich einem Abgrund nähert, die Hand, als ob sie einen Tiger bezwingen soll, das Shen nicht von den vielen Dingen affiziert.“

Huángdì nèijīng • Sùwèn • Bǎomìng quánxíng lùn piān dìèrshíwǔ (Leitfaden des Gelben Ahnherrschers, Innerer Band • Unbefangene Elementarfragen • 25. Kapitel: Abhandlung über das Bewahren der Lebensbestimmung und die Vollendung der leiblichen Gestalt)
黃帝內經 • 素問 • 寶命全形論篇第二十五

In diesem alten Text wird ausgeführt, dass die Behandlung im Bewegen des Qi besteht. Es ist wichtig, mit den Ordnungssystemen des Qi vertraut zu sein, aber noch wichtiger, dass das Qi vom Shen (vom Bewusstsein, von der Vorstellungskraft, der guten Absicht und dem festen Willen) geführt wird. Diese Art, das Qi zu führen, ist eine subtile Angelegenheit, die aus der Stille heraus, im Einklang mit dem DAO durchgeführt werden muss.

Deshalb wird in einer anderen Schrift erläutert:

Wenn das Qi eintrifft, ist es wie ein Fisch, der den Köder am Haken geschluckt hat und nun an der Angelleine auf- und niederschwimmt; wenn das Qi noch nicht eingetroffen ist, scheint es wie der Müßiggang in einer weit abgeschiedenen Halle.

Jīn • Dòu Jié (➤ Abb. 6.1)• Zhēnjīng zhǐnán • Biāoyōu fù (Jin-Dynastie • Dou Jie [1196–1280] • Kompass der Leitfäden des Nadelns • Reimspruch über die Wegweiser aus dem Düsterwald)
金 • 竇杰 • 鍼經指南 • 標幽賦

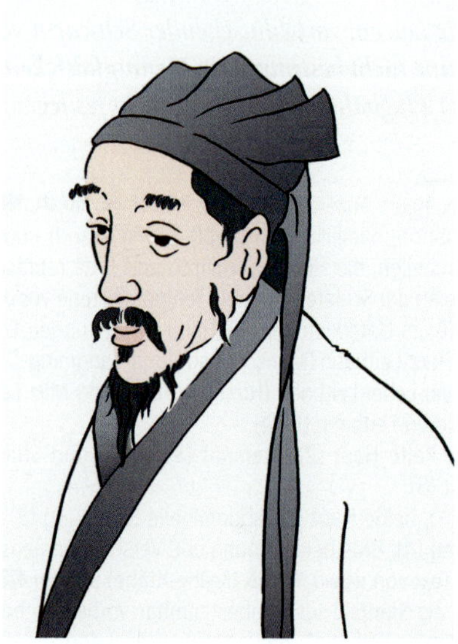

Abb. 6.1 Bildnis des Dou Jie, auch Dou Hanqing genannt (1196–1280) [M297]

Eine vollständige Behandlung bedarf jedoch nicht nur der himmlischen Führung durch das Shen, sondern auch der irdischen Grundlage durch Qi und Jing der Niere.

Das Mingmen-Feuer nennt man das Ureinheits-Qi; das Mingmen-Wasser nennt man das Ureinheits-Jing.

Míng • Zhāng Jièbīn • Lèijīng túyì • Zhēnyīn lùn (Ming-Dynastie • Zhang Jiebin [1563–1642] • Nach Kategorien geordneter Leitfaden mit Unterstützung durch Abbildungen • Abhandlung über das wahre Yin)
明 • 張介賓 • 類經圖翼 • 真陰論

In den Nieren, dem sogenannten Lebensbestimmungstor (*mìngmén* 命門), sind Yin und Yang bereits in Form von Qi und Essenz (*jīng* 精) miteinander vereint (erste Achse: **Einlassen** – Heranwachsen neuen Lebens und **Austreten** – Erzeugung neuen Lebens). Die zweite Achse der Vereinigung ist der Ausgleich zwischen dem Nieren-Wasser (Erdsphäre) und dem Herz-Feuer (Himmelssphäre) und die Vereinigung des Minister-Feuers (*xiànghuǒ* 相火) der Niere mit dem Herrscher-Feuer (*jūnhuǒ* 君火) des Herzens (**Aufsteigen** und **Absinken**) (➤ Kap. 12).

6.1.3 Die Arten des Qi

Je nach Funktion, Wirkqualität und Wirkbereich werden mehrere Qi-Arten unterschieden.

元氣 yuánqì: das Ureinheits-Qi

- Aus der antiken daoistischen Philosophie stammender Begriff für die allen Erscheinungen innewohnende, treibende Kraft; in der Altchinesischen Medizin erhält der Ausdruck jedoch eine engere Bedeutung.
- Im engeren Sinne ist es das grundsätzliche Qi, die ursprüngliche lebenserhaltende, lebensfördernde und lebensspendende Antriebskraft des Organismus; es wird in den chinesischen Quellen auch als *yuánqì* 原氣 (Ursprungs-Qi) bezeichnet; es ist daher die Grundlage für alle anderen unterschiedenen Formen des Qi, die sich jedoch zum Teil aus anderen Quellen speisen; die Kraft, die solche Prozesse überhaupt ermöglicht, das ist eben dieses Yuan-Qi.
- Es wird mit dem *jīngqì* 精氣, den feinstofflichen Essenz-Einflüssen der Niere, weitergegeben; es hat seine Wurzel im *mìngmén* 命門 (zum Konzept des Nieren-Mingmen existieren zwei alternative Deutungen: zum einen in Form der gestaltlosen Feuer-Niere in der Mitte zwischen den beiden gestalthaften Wasser-Nieren links und rechts; zum anderen als Nieren-Yang in Form der Niere auf der rechten Seite, repräsentiert durch den rechten Chi-Puls, und als Nieren-Yin in Form der Niere auf der linken Seite, repräsentiert durch den linken Chi-Puls; ➤ Kap. 12); die feinen Substanzen der Niere gehen zurück auf die *xiāntiān zhī jīng* 先天之精, die vorgeburtlichen feinstofflichen Essenzen; sie werden im Organismus ständig ergänzt durch die in Milz und Magen gebildeten *hòutiān zhī jīng* 後天之精, die nachgeburtlichen feinstofflichen Essenzen.
- Es ist die einheitliche Urform des Qi, die noch nicht nach Yin, Yang und den Fünf Grundwesenheiten unterschieden wird; es

muss dennoch von dem Konzept des universalen Ur-Qi in den daoistischen Lehren unterschieden werden, auch wenn es eine Manifestation dieses Ur-Qi darstellt; es wird unter den Organen durch das Wirken des *sānjiāo* 三焦 (wörtlich „Drei-Bräter“) überall hin verteilt; auf der Ebene der Leitbahnen und Gefäße wird es in den Acht Außergewöhnlichen Gefäßen (*qíjīng bāmài* 奇經八脈) gespeichert und in allen Richtungen in Balance gehalten; es repräsentiert die Urkraft, die auch die ständige Erneuerung des Lebens durch Nachkommen ermöglicht.
- Ein weiteres Synonym ist das sogenannte *zhēnqì* 真氣, das Wahre Qi, ein Ausdruck für alle dem Organismus förderlichen Einflüsse.
- Als Antonym zu dem Ausdruck *xiéqì* 邪氣, üble, schrägläufige, schädigende Einflüsse, wird die Bezeichnung *zhèngqì* 正氣, aufrechtes, korrekt ausgerichtetes, integres Qi, also alle die Integrität des Organismus wahrenden Einflüsse, verwandt.

宗氣 zōngqì: das in der Brust vereinte Rückverbindungs[5]-Qi
- Es stellt die Vereinigung des *shuǐgǔ jīngqì* 水穀精氣, der in Milz und Magen aus der Nahrung gebildeten feinstofflichen Einflüsse, mit dem *qīngqì* 清氣, dem Klaren Qi der Lunge, in der Brust dar.
- Es sorgt für einen gleichmäßigen Atemrhythmus, eine klare Sprache und eine glanzvolle Stimme.
- Es bewegt Qi und Blut durch alle vom Herzen ausgehenden Adern im gesamten Körper.

營氣 yíngqì: das Quartiermeister-Qi
- Es wird aus den klaren Anteilen des *shuǐgǔ jīngqì* 水穀精氣, der in Milz und Magen aus der Nahrung transformierten feinstofflichen Einflüsse, gebildet und geht aus dem Zong-Qi (*zōngqì* 宗氣) hervor.
- Es bewegt sich innerhalb der Gefäße unaufhörlich durch den gesamten Körper.
- Es wird dem Yin-Aspekt zugeordnet, bildet die Blutflüssigkeiten und ernährt den gesamten Organismus.
- Ein Synonym ist der Ausdruck *róngqì* 榮氣, gedeihliches Qi.

衛氣 wèiqì: das Schutzwächter-Qi
- Es wird aus den trüben Anteilen des *shuǐgǔ jīngqì* 水穀精氣, der in Milz und Magen aus der Nahrung transformierten feinstofflichen Einflüsse, gebildet und geht aus dem Zong-Qi (*zōngqì* 宗氣) hervor.
- Es bewegt sich außerhalb der Gefäße unaufhörlich durch den gesamten Körper
- Es wird dem Yang-Aspekt zugeordnet, wehrt an der Oberfläche den Angriff und das Eindringen schädigender Einflüsse ab, nährt wärmend die Gewebe und reguliert das Öffnen und Schließen der Spalten in den verbindenden Geweben sowie die Schweißabgabe.

臟腑之氣 zàngfǔ zhī qì: das Qi der Zang- und Fu-Eingeweide
Hierbei handelt es sich um die Triebkraft der physiologischen Aktivitäten, die spezifische physiologische Potenz und die Grundlage der feinstofflichen Transformationsprodukte der Inneren Organe.

經絡之氣 jīngluò zhī qì: das Qi der Leitbahnen und Netzgefäße
Dies ist die Triebkraft der physiologischen Bewegungen und Aktivitäten in den Leitbahnen und Netzgefäßen sowie deren spezifischen Versorgungsleistungen.

6.1.4 Die Funktionen des Qi

Auch wenn Qi selbst nicht direkt, sondern nur vermittels seiner Wirkungen sichtbar ist, wird es in der chinesischen Kultur doch als reales Phänomen betrachtet.

Die Funktionen, in denen das Qi seine Wirkkraft erweist, sind:
- Quelle für alle Arten von Bewegung und Wandlung zu sein
- Den Leib vor dem Angriff äußerer schädigender Einflüsse zu schützen
- Quelle für alle im Leib ablaufenden Transformationen zu sein
- Für eine harmonische Verteilung aller Substanzen zu sorgen
- Die Integrität des Organismus zu bewahren
- Die lebensnotwendige Assimilation von Substanzen aufrechtzuerhalten
- Wärme im Leib zu verteilen

Gegenstand der Akupunkturtherapie ist in erster Linie das Qi, dessen Bewegungsdynamik im Hinblick auf Stärke, Richtung, Freiheitsgrad und Qualität durch die Nadelung beeinflusst wird.

Klinisch können im Wesentlichen drei pathologische Situationen des Qi beschrieben werden:
- Qi-Leere (*qìxū* 氣虛): Erschöpfungs- und Schwächezeichen, verminderte Belastbarkeit
- Qi-Stagnation (*qìzhì* 氣質): Spannungs-, Schwellungs- und Völleempfinden sowie Schmerz meist als Ausdruck einer funktionellen Störung
- Gegenläufiges Qi (*qìnì* 氣逆): Umkehrung des Qi-Flusses in den Leitbahnen mit plötzlichen Kälte- und Kollapssymptomen, in der Leber mit heftigen Wutausbrüchen, in der Lunge mit Husten und im Magen mit Singultus, Übelkeit und Erbrechen

[5] Das Zeichen 宗 *zōng* bedeutet „Ahnen“ oder auch „Ahnentempel“; fortbestehende Anteile der Seelen der Ahnen werden als Qi über die Lunge in den Bereich des *dànzhōng* 膻中 aufgenommen. Das Zeichen *dàn* 膻 enthält das Partikel 亶, das in dem Zeichen *tán* 壇 enthalten ist, welches „Altar“ bedeutet. Die Mitte der Brust ist der Ort, an dem eine Rückverbindung mit der Ahnenenergie stattfindet und wo das erleuchtete Shen sich dem Mandat des Himmels, der eigenen Bestimmung im Leben, widmet. Die Ehrerbietung vor den Ahnen ist integraler Bestandteil der klassischen religiösen Rituale in China. Mögliche Bedeutungen von Religion sind Rückverbindung, Anbindung, Bindung an Wurzeln, Verbindlichkeit.

6.2 Das Konzept des Blutes in der Chinesischen Medizin

Qi und Blut sind die Basis des Lebendigen und stellen in der Chinesischen Medizin Antipoden dar, wobei das Qi als das bewegende Moment und das Blut als die bewegte Substanz aufgefasst werden kann. Qi treibt das Blut voran, und das Blut wiederum nährt und bindet das Qi. Mit Blut ist zwar auch der in der modernen Medizin vielfach im Labor untersuchte und gegebenenfalls rücktransfundierte Lebenssaft gemeint, jedoch werden in der Chinesischen Medizin dem Blut auch physiologische und pathologische Funktionen zugeschrieben, die ihm im naturwissenschaftlichen Sinne nicht zukommen. Daher muss zwischen der Verwendung dieses Ausdrucks in den beiden Medizinsystemen im gegebenen Falle klar unterschieden werden.

Was Qi und Blut anbetrifft, so handelt es sich um das, worauf sich der Mensch zum Leben stützt.

Míng • Lǐ Zhòngzǐ • Yīzōng bìdú • Yīlùn túshuō
(Ming-Dynastie • Pflichtlektüre für Mediziner von Li Zhongzi [1588–1655] • Erläuterungen medizinischer Abhandlungen mit Illustrationen)
明・李中梓・醫宗必讀・醫論圖說

Der Mensch verfügt über Yin und Yang, die gleichbedeutend sind mit Blut und Qi. Das Yang regiert das Qi; daher erblüht die Geisteskraft Shen (shén 神), sofern das Qi vollständig ist. Das Yin regiert das Blut; daher erstarkt der Leib, sofern das Blut üppig vorhanden ist. Worauf sich das menschliche Leben stützt, wird allein mit diesem erschöpfend erfasst.

Míng • Zhāng Jièbīn • Jǐngyuè quánshū • Xuèzhèng
(Ming-Dynastie • Zhang Jiebin [1563–1640] • Sämtliche Schriften des Jing-Yue[6] • Erkrankungszustände des Blutes)
明・張介賓・景岳全書・血證

In den Adern zirkulierendes Blut wird auch „Blut-Vorratslager" oder „Residenz des Blutes" (*xuèfǔ* 血府) genannt. Blutungen tragen die Bezeichnung „Blut, das die Leitbahn verlassen hat" (*líjīng zhī xuè* 離經之血).

Die Bildung des Blutes geht auf die folgenden Quellen zurück:
- Wasser, Getreide und die daraus gezogenen Essenzen und Feinstoffe
- Quartiermeister-Qi
- Essenz-Mark
- Körpersäfte

Die Beziehung zu den Inneren Organen kann wie folgt zusammengefasst werden:
- Das Herz: regiert die Blutgefäße
- Die Lunge: regiert das Qi des gesamten Leibes und ist an Entstehung und Transport des Zong-Qi beteiligt; Qi bringt Blut hervor
- Die Milz: ist die Wurzel des Nachgeburtlichen und die Wurzel von Entstehung und Wandlung von Qi und Blut
- Die Leber: beherrscht das Ausbaggern und Drainieren und speichert das Blut
- Die Niere: speichert die Jing-Essenz; die Jing-Essenz bringt das Mark hervor; das Essenz-Mark ist die grundlegende Substanz für die Entstehung und den Wandel des Blutes

Das Nahrungs-Qi betritt den Magen, verteilt die Jing-Essenz an die Leber und durchtränkt die Sehnen mit Qi. Das Nahrungs-Qi betritt den Magen; trübes Qi kehrt zum Herzen zurück und durchtränkt die Gefäße mit Jing-Essenz. Das Gefäß-Qi fließt in die Leitbahnen. Das Leitbahn-Qi kehrt in die Lunge zurück. Die Lunge nimmt die Hundert Gefäße in Empfang und transportiert die Jing-Essenz zu Haut und Körperhaaren. Körperhaare und Gefäße vereinen ihre Jing-Essenz und bewegen das Qi in das Vorratslager (des Blutes). Die Vorratslager-Jing-Essenz und die Klarheit des Geistes (shénmíng 神明) verweilen in den vier Zang-Langzeitspeichern. Das Qi kehrt zurück zur (Balance) von Prüfgewicht und Waagebalken. Sind Prüfgewicht und Waagebalken in Balance, so prägt das Qi seine Cun-großen Öffnungen aus[7], anhand derer über Leben und Tod entschieden werden kann.

Huángdì nèijīng • Sùwèn • Jīngmài biélùn piān dìèrshíyī
(Leitfaden des Gelben Ahnherrschers, Innerer Band • Unbefangene Elementarfragen • 21. Kapitel: Eine weitere Abhandlung über die Leitbahnen und Gefäße)
黃帝内經・素問・經脉別論篇第二十一

Die Zirkulation von Qi und Blut wird in der folgenden Schrift anschaulich beschrieben:

Die Lunge lenkt das Qi und regiert die Haut und die Körperhaare. Sie nimmt dieses Nebel-Qi (und befördert es) von den Zang-Langzeitspeichern zu den Leitbahnen, von den Leitbahnen zu den Netzgefäßen, und sendet es (schließlich) in die Gewebsspalten der Haut. Es bedampft die Körperhülle, füllt das Blut auf und verleiht den Körperhaaren ihren Glanz. Dies nennt man das Qi der Sechs (Typen von) Leitbahnen. Das abgesenkte und gereinigte Nebel-Qi wandelt sich zu Wasser, zu den klaren und trüben Körpersäften, zur Jing-Essenz und zum Blut, wodurch (der Leib) seine Lebendigkeit (erhält). Der Charakter des Yin ist dem Inneren anverwandt: von der Haut zu den Netzgefäßen, von den Netzgefäßen zu den Leitbahnen, und von den Leitbahnen sich wieder zurück den Zang-Langzeitspeichern und Fu-Zwischenlagern zuwendend.

Qīng • Huáng Yuányù • Sùlíng wēiyùn • Juànyī • Zàngxiàng jiě
(Qing-Dynastie • Huang Yuanyu [1705–1758] (➤ Abb. 10.36*)• Die im Suwen und Lingshu enthaltenen Feinheiten • Erstes Buch • Erläuterung der den Zang-Langzeitspeichern entsprechenden Erscheinungen)*
清・黃元御・素靈微蘊・卷一・臟象解

Der Mechanismus der Bewegung des Blutes geht auf die folgenden Grundlagen zurück:
- Das Herz regiert die Blutgefäße: die Bewegung des Herzens ist in den Gefäßen zu spüren
- Die Lunge nimmt die Hundert Gefäße in Empfang: alles Qi und Blut strömen auch durch die Lunge; das Herz regiert das Blut, die Lunge regiert das Qi
- Die Milz umschließt das Blut: die Transportfunktion der Milz beinhaltet die geordnete Bewegung des Blutes in den Gefäßen, ohne dass Blut aus diesen austritt

[6] Der Beiname von Zhang Jiebin lautet Jǐngyuè 景岳 (Zhang Jingyue).

[7] Die Schriftzeichen *cùn* 寸 und *kǒu* 口 deuten auf den *cùnkǒumài* 寸口脉, den Radialispuls.

- Die Leber speichert das Blut: die regulierende Funktion der Leber im Ausbaggern und Drainieren beinhaltet auch ein bedarfsangepasstes Angebot an Blut; bei vermehrter Muskeltätigkeit oder beim Vorgang der Menstruation muss ein Extra an Blut bereitgestellt werden; diese Anpassungsvorgänge werden bildlich als Entnahme aus einem Speicher beschrieben

Physiologisch kommen dem Blut drei hauptsächliche Funktionen zu:

- Ernährung und Durchsaftung des gesamten Leibes
- Substantielle Grundlage der geistig-seelischen Aktivitäten, die Shen genannt werden
- Verankerung des Shen

Klinisch können im Wesentlichen drei pathologische Situationen des Blutes beschrieben werden:

- Blut-Leere (*xuèxū* 血虛): Blässe einschließlich tatsächlicher Anämie, aber auch Minderernährung von Organfunktionen, was zu Schlaflosigkeit (Herz) und Reizbarkeit (Leber) führen kann
- Blut-Stase (*xuèyū* 血瘀): livide Verfärbung oder umschriebene, eindeutig abzugrenzende schmerzhafte Beschwerden mit Verhärtungen und Verschlimmerung auf Druck
- Blut-Hitze (*xuèrè* 血熱): Kombination von Hitze-Zeichen wie Überwärmung/Fieber, grelle Rötung und Blutaustritt oder Hauterscheinungen, als sei dort Blut ausgetreten (Erytheme)

Die Auffassung vom Blut ist ganz in der Bildhaftigkeit der Chinesischen Medizin aufgehoben. Das Blut verleiht dem Leib seine rötliche Färbung und ernährt ihn einschließlich der Sinne, des Geistes und der Seele. Ist es geschwächt, resultieren Blässe und eine Schwächung der Sinne, ein unkonzentrierter Geist und ein nicht verankertes Shen. Ist es gestaut, resultieren eine livide Verfärbung und unangenehme Sinnes- und Gefühlswahrnehmungen (Schmerz). Ist es überhitzt, resultieren grellrote Verfärbungen, Blutungen oder Erscheinungen, als ob Blut die Gefäße verlassen hätte. Agitierte Verwirrtheitszustände sind ebenfalls möglich.

6.3 Fallbeispiel: Die Behandlung von Qi-Schwäche-Zuständen

Andrea Goldkuhle

Patientin: Frau L., 60 Jahre, Arzthelferin

Beschwerdevortrag

Luftnot, Kurzatmigkeit, Engegefühl im Brustbereich, Zittern am ganzen Leib, Schmerzen im Bereich der Brust- und Lendenwirbelsäule, der Leisten, den lateralen Oberschenkeln, der Knie und Unterschenkel, rechtsbetontes Schweregefühl in den Beinen, Erschöpfungsempfinden, Kraftlosigkeit vor allem beim Aufrichten, Abgeschlagenheit, Bauchkrämpfe, Kopfschmerzen wechselnder Qualität und Lokalisation, Zunahme der Beschwerden bei körperlicher Anstrengung, Persistenz auch in den Ruhephasen

Anamnese

Die Patientin berichtet, ihr einziges leibliches Kind per Sectio entbunden zu haben. Aufgrund des danach unerfüllten weiteren Kinderwunsches habe sie zwei „Problemkinder" adoptiert. Sie sei ein Familienmensch und immer im Einsatz für Andere. Sie sei eine fürsorgliche, engagierte und mitfühlende Mutter, die ihre eigenen Wünsche und Bedürfnisse hintanstelle. Sie zeige jedoch eine Vorliebe für Süßigkeiten. Seit der frühen Kindheit sei sie aufgrund verschiedener Krankheiten mit wiederholten Klinikaufenthalten konfrontiert gewesen. Bei dialysepflichtiger Niereninsuffizienz seien zwei Transplantationen erfolgt. Sie habe lange Zeit mit der Sorge um eine Abstoßungsreaktion und einem eher ängstlichen familiären Umfeld gelebt. Sie fühle sich ausgebremst und frustriert, leide unter einer inneren Unausgeglichenheit, Herzunruhe und Palpitationen auch im Liegen, unter generalisierten Gelenkschmerzen, wechselnder Stuhlbeschaffenheit, Krämpfen im Bauchraum, Blähungen, Magenschmerzen, Ödemen mit Spannungsgefühl in den Unterschenkeln, unter einer Neigung zu Infekten der Atemwege sowie phlegmonösen Infektionen der Hände oder Füße.

Folgende Diagnosen sind etabliert:

- Juvenile Polymyalgia rheumatica
- Niereninsuffizienz, mehrjährige Dialyse, erste Nierentransplantation mit Abstoßung, zweite Transplantation 2005, Immunsuppressionstherapie
- Herzinsuffizienz mit Vorhofflimmern
- Arterielle Hypertonie
- COPD mit allergischen Reaktionen
- Hüft- und Kniegelenksersatz beidseits mit Komplikationen

Körperlicher Untersuchungsbefund

Inspektion Gebückte und schiefe Körperhaltung, Bewegungssteife, Unterstützung nötig, trübe Augen mit Mangel an Shen, Hautblässe, leicht gelblicher Teint; Zunge: kleiner, hellroter, trockener und belagloser Zungenkörper mit landkartenartigen Erosionen

Riechen und Hören Leise, etwas heisere Stimme, schleppend und stockendes Sprechen, wiederholtes Seufzen, Luftschnappen bei der Einatmung, verlängertes Expirium

Größe und Gewicht 178 cm, 84 kg

Palpation Kalte Hände und Füße, dünne, pergamentartige Haut, Unterhautgewebe prall und fest, eindrückbare Unterschenkelödeme, Bauchdecken prall und luftgefüllt, keine Abwehrspannung; Puls: fein, tief, eher schwach, Nierenpulse kaum tastbar, Herz- und Lungenpuls inkonstant und schlüpfrig, Milzpuls schwach, Leberpuls saitenförmig

Qi-Detektion Druck und Engegefühl im Thorax, Leere im unteren Dantian, Leere in den Beinen, trübes und dumpfes Empfinden im Kopfbereich

Diagnostische Einschätzung

- Generalisierte Qi-Schwäche mit Übergang in Qi-Stagnation
- Konstitutionelle Nieren-Schwäche mit Leere des vorgeburtlichen Yuan-Qi
- Sekundäre Schwäche des Milz-Qi mit Leere des nachgeburtlichen Qi
- Die Niere nimmt das Qi nicht in Empfang

6

- Konstitutionstyp Wasser (Anpassungs- und Ausweichbedürfnis, Zurückgezogenheit, Beharrlichkeit, altruistische Einstellung, Ängstlichkeit)

Behandlungsauftrag

Allgemeine Stärkung, Schmerzreduktion, Verbesserung der Beweglichkeit, Verbesserung der Luftnot, Verringerung der Ödeme, Reduktion der Magenschmerzen und Verbesserung der Verdauung; Verbesserung der Lebensqualität insgesamt

Diagnoseerörterung

Bei der Patientin besteht eine konstitutionelle Jing-Schwäche der Nieren, die sich in der früh auftretenden rheumatologischen Erkrankung und der allgemeinen Krankheitsanfälligkeit manifestiert. Das Jing-Qi der Niere ist leer, was sich in allgemeiner Erschöpfung, Adynamie, leerem Puls und Verschlimmerung der Beschwerden unter Belastung und bei Erschöpfung ausdrückt. Die Schwäche der Wasser-Wesenheit beeinträchtigt Niere und Blase, löst ein Nierenversagen sowie Knochenschmerzen mit Beeinträchtigungen der Gelenke aus. Die Fertilitätsstörung, die Kurzatmigkeit und die Atemnot können dadurch ebenso erklärt werden. Die Haltung und Lebensführung der Patientin betreiben weiteren Raubbau an Jing-Essenz und Qi, so dass die erschöpften Nieren schließlich das Qi der Lunge nicht mehr in Empfang nehmen können. Der Qi-Mangel geht in eine Qi-Stagnation mit Krämpfen und diffusen, wechselnden Schmerzen in verschiedenen Regionen des Leibes über.

Die Milz vermag auf Dauer die Schwäche des Nieren-Qi nicht auszugleichen, so dass sich auch das nachgeburtliche Qi in der Milz und – gemäß der Hervorbringungsreihenfolge – auch in der Lunge erschöpft. Abgeschlagenheit, Kraftlosigkeit, Schwellung und Schweregefühl der Gliedmaßen sind die Folge. Die Neigung zu Infektionen und Allergien zeugt von einem leeren Schutzwächter-Qi in der Lunge. Auch das Herz-Qi ist vermindert, so dass Palpitationen und Herzstolpern auftreten. Durch den Jing-Mangel ist die Transformation zu Qi und Shen unzureichend. Das Qi ist in allen Drei Jiao beeinträchtigt: im Unteren (Niere), im Mittleren (Milz) und im Oberen (Lunge und Herz).

Der Ausgangspunkt der Erkrankung ist die Niere, deren Schwäche von der Milz nicht mehr ausreichend kompensiert werden kann, was in der Perspektive der Grundwesenheiten der Beleidigung der Erde durch das ausufernde Wasser entspricht. Über die Milz-Erde als Mutter wird die Erkrankung an das Lungen-Metall als Kind weitergegeben. Bei der Patientin besteht allerdings auch ein Ungleichgewicht aufgrund der mangelnden Bezwingung des Herz-Feuers durch das erschöpfte Nieren-Wasser, wodurch die innere Unruhe und die Neigung zur Ablenkung von sich selbst und die Fokussierung auf die vermuteten Bedürfnisse anderer bedingt sind.

Therapeutische Strategie

- Qi-Stärkung und Auflösung der Stagnation, Bereitstellung von reinem Yuan-Qi
- Qi der Wasser-Wesenheit verteilen, indem alle Kanäle durchgängig gemacht werden
- Förderung der Transformation von Jing zu Qi und von Qi zu Shen

Festlegung und Durchführung der Behandlung

Es wurden folgende Akupunkturpforten ausgewählt:

Du 20 bǎihuì 百會 („Hundert Begegnungen")

Bei der Patientin besteht eine Leere im Unteren Jiao und eine Fülle im Oberen Jiao, die das klare Yang im Bereich des Kopfes beeinträchtigt. Das Shen ist ziellos und ohne Bezug zur großen Ordnung des Lebens (DAO). Die Patientin fühlt sich selbst nicht ausreichend wahrgenommen und geliebt und kompensiert dies durch eine nach außen gerichtete Aufmerksamkeit. Du 20 unterstützt die Po-Seele bei der Ausrichtung des Blicks nach innen auf eigene Bedürfnisse und die eigene Verankerung im Leben. Die Pforte schärft die Sinne und beschert einen ungetrübten Blick auf sich selbst und das Leben.

HH 7 dàlíng 大陵 („Großer Erdhügel") [auf beiden Seiten]

HH 7 ist die Ursprungs-Qi-Pforte der Leitbahn und repräsentiert unter den Fünf-Shu-Transport-Pforten die Erde. Der Herz-Hüter hält Störeinflüsse vom Herzen fern und reguliert über seine Oberfläche-Innen-Beziehung die Drei Jiao. Die Erd-Qualität der Pforte fördert die Erdung und Bodenhaftung der Patientin, so dass sie sich in sich selbst geborgen fühlen kann. Die Aktivität des Herzens wird gestärkt und das Qi der Brust, des Zwerchfells und des Magens ausgeglichen. Die Atmung wird besänftigt, das Shen wird entspannt und beruhigt. Feuer und Erde verhalten sich zueinander wie Mutter und Kind, so dass über diese Pforte das Feuer des Herzens gedämpft und zur Erde herabgeführt werden kann. Die Pforte zählt zudem zu den 13 von Sun Simiao überlieferten Dämonen-Pforten mit der Bezeichnung „Dämonen-Herz". Hier wird auf das Herz der seelischen Dunkelheit gezielt und der tödlich verwundete Dämon auf dem Erdhügel zu Grabe getragen. HH 7 befreit von dunklen Gedanken und schädlichen Anhaftungen und macht die Kehle für die Verbindung des Shen im Herzen mit den im Kopf beheimateten Sinnen durchgängig. Die Assoziation der Bezeichnung der Pforte mit einem Grabhügel zeigt ihre Bedeutung im Sinne des Mottos „memento mori": im Angesicht der eigenen Sterblichkeit wird die wahre Bedeutung des Lebens deutlich.

Ren 4 guānyuán 關元 („Angelpunkt aller Ursprünge") [Moxa]

Die Pforte stärkt das Yuan-Qi, unterstützt das Jing, stärkt und nährt die Nieren, wärmt und stärkt die Milz und reguliert den Unteren Jiao. Ren 4 verbindet sich mit Ni 13 und bringt den Patienten in Kontakt zu sich selbst und den eigenen Wurzeln, was aus der Namensgebung der Pforte hervorgeht. So können Selbstliebe und Selbstbewusstsein aufgebaut werden.

Das stark geschwächte Qi der Patientin muss mit Hilfe des Yuan-Qi wieder aufgefüllt werden. Die Pforte stellt die Reservoire der tief verborgenen und reinsten Form des Qi aus dem Chongmai zur Verfügung. Es handelt sich um die Mu-Sammlungs-Pforte des Dünndarms, dessen Leitbahn mit der Herz-Leitbahn in der Oberfläche-Innen-Beziehung steht, so dass überschüssiges Feuer des Herzens entfernt und das verbleibende Feuer gereinigt werden kann. Diese Pforte repräsentiert die Alchimie der inneren Reinigung und das gesamte Potenzial sämtlicher Yin-Leitbahnen. Alle Arten von Qi kehren an dieser Pforte zu ihrem Ursprung zurück, sammeln und vereinigen sich und bilden so die Verankerung des Shen. Von diesem Ort gehen sowohl die Rückbesinnung auf sich selbst als auch ein Neubeginn auf der Basis einer Befreiung von negativen Einflüssen aus. Diese Pforte eignet sich insbesondere, wenn Pathologien aus einer Erschöpfung mit Leere-Zuständen hervorgegangen sind.

Ni 13 qìxué 氣穴 („Qi-Loch") [Moxa auf beiden Seiten]

Es handelt sich um eine Kreuzungspforte der Nieren-Leitbahn mit dem Chongmai, die Ren- und Chongmai reguliert, das Nieren-Qi stärkt und die Wasser-Wesenheit durch alle Drei Jiao hindurchbewegt. Unten ergibt sich eine Erleichterung für die schweren Beine, in der Mitte wird die Verdauungsarbeit gefördert, oben werden Metall (Hervorbringung des Wassers: Lunge) und Feuer (Bezwingung durch das Wasser: Herz) ausgeglichen. Das Qi-Loch fördert sauberes Jing-Qi aus der Tiefe des Unterleibs an die Oberfläche. Bei der Patientin waren die unteren Quellen verstopft und versiegt, weshalb der weitere Kinderwunsch unerfüllt blieb. Die Pforte kann bei allen mit der Nieren-Leitbahn assoziierten Störungen angewandt werden, um diese Leitbahn wieder mit aufrechtem Qi zu durchströmen. Sie stellt die Verbindung zu den tiefliegenden Wurzeln einer Erkrankung her.

Ren 7 yīnjiāo 陰交 („Yin-Kreuzung") [Moxa]

Als Mu-Sammlungs-Pforte des Unteren Jiao und Kreuzungspforte der Nieren-Leitbahn mit dem Renmai und Chongmai stärkt diese Pforte den gesamten Einflussbereich der Niere. Von dieser Lokalisation aus verbreitet sich das Qi sternförmig und verbindet so Innen und Außen, Unten und Oben und macht die Kehle für das Qi durchgängig. Die Wirkung von Ren 4 und Ren 7 kann durch Moxibustion an der Nadel verstärkt werden. So wird aus dem Yuan-Qi vermehrt das Yang hervorgebracht, das die benötigte Herzenswärme entfacht. Durch die Zusammenarbeit mit der Nieren-Leitbahn und dem Chongmai wird gleichzeitig das Potenzial des Yin erhöht, wodurch sich die Unruhe in Herz und Kopf auflöst. Die sanfte Moxibustion der beiden Ren-Pforten vertreibt die Leere-Kälte im Unteren Jiao und schiebt den Hitze-Überschuss aus dem Kopf heraus.

Ma 30 qìchōng 氣衝 („Hindurchströmendes Qi") [ischämische Kompression]

Die ischämische Kompression von Ma 30 als Vereinigungspunkt der Magen-Leitbahn, die auch das „Meer der Nahrung" repräsentiert, mit dem als „Meer des Blutes" angesehenen Chongmai führt zur Stärkung der im Chongmai verwahrten Jing-Essenz und des vorgeburtlichen Qi wie auch zur Kräftigung des von Milz und Magen verwalteten nachgeburtlichen Qi. Die Magen-Leitbahn ist vom Yangming-Typus, so dass sie „viel Qi und viel Blut" transportiert. Das Potenzial des Chongmai und die Quelle des nachgeburtlichen Qi unterstützen das von den Nieren gespeicherte vorgeburtliche Qi. Die vorübergehende ischämische Kompression der Femoralarterien im Bereich von Ma 30 bewirkt nicht nur ein postischämisch verstärktes Strömen von Qi und Blut und überwindet Stagnationen. Der im Bereich der Pforte verlaufende Daimai wird zudem dazu veranlasst, bestehende Einschnürungen zu lockern. Es wird die Verbindung zum Unterleib und zu den unteren Extremitäten intensiviert, so dass pathogene Einflüsse aus den beteiligten Leitbahnen ausgespült werden. Qi, Jing und Blut können sich im Chongmai nähren und regenerieren, und das sich im Zentrum allen Entstehens befindende Erd-Element wird über seine zugehörige Yang-Leitbahn aktiviert. So findet auf der „breiten Trossstraße des Qi" (alternativer Name der Pforte) wieder ein unbehinderter Transport statt.

Behandlungsverlauf

Bei der außergewöhnlich stark geschwächten Patientin mussten besondere Anstrengungen zum Ausgleich der Leere unternommen werden. Hierzu war die Anwendung der üblichen Pfortenwahl mit Ma 36, Ren 4 und Ren 6 nicht ausreichend erfolgversprechend, so dass die genannten Modifikationen vorgenommen wurden. Nach der ersten Behandlung wirkte die Patientin gelöst und leicht euphorisch. Sie fühlte sich gestärkt, so dass das Aufrichten und Atmen deutlich leichter fielen. Sie zeigte sich überrascht, dass ihre Schmerzen nicht mehr wie sonst „ständig und überall" vorhanden waren. Sie verspürte den Impuls und den Mut, etwas Gutes für sich selbst zu tun.

In die Behandlung wurde die Pforte Ren 17 *dànzhōng* 膻中 („Zentrum des Opferweihealtars") einbezogen, um die Brust zu weiten, das Qi zu ordnen und in der Verbindung mit Du 20 das DAO des Himmels in das Herz einkehren zu lassen. Bei akuten LWS-Beschwerden wurde Bl 23 *shènshù* 腎腧 („Transportpforte der Niere") eingesetzt. Mit Ma 44 *nèitíng* 内庭 („Innerer Hof") und Bl 2 *cuánzhú*[8] 攢竹 („Bambus sammeln") wurden akute Kopfschmerzen gelindert; mit Ma 40 (*fēnglóng* 豐隆 „Üppige Vorwölbung") und Mi 9 *yīnlíngquán* 陰陵泉 („Quelle am Yin-Hügel") wurden Ödeme ausgeschwemmt.

Die Patientin berichtete eine deutliche Besserung der Verdauungsbeschwerden und der Diurese. Die Wirbelsäulenbeschwerden haben merklich nachgelassen, das aufgeregte Herz hat sich beruhigt. Die Laborwerte zeigten eine Besserungstendenz, die Kopfschmerzen waren reduziert. Insgesamt war die Stimmung aufgehellt, die Patientin wirkte lebhafter, und ihr Shen war in die Augen zurückgekehrt. Sie zeigte sich zuversichtlich, sorgte stärker für ihr Wohlbefinden und erhielt dabei viel Unterstützung durch ihre Familie.

8 In vielen Akupunkturlehrbüchern wird das Schriftzeichen 攢 im Pinyin-Namen für Bl 2 fälschlicherweise mit *zăn* wiedergegeben.

WEITERFÜHRENDE LITERATUR

Hammes Michael, Schwarz Roya: Das Geheimnis der Goldenen Nadel. Die Entwicklung wahrer therapeutischer Kräfte aus den antiken Lehren der Chinesischen Medizin. Elsevier/Urban & Fischer Verlag. München 2018

二妹無雙

Die zwei unvergleichlichen Schwestern

KAPITEL

7 Yin, Yang und die Vorstellung von Ausgeglichenheit und Bezogenheit in der chinesischen Naturphilosophie

Das Qi ist das Bindeglied zwischen dem DAO und der Welt und – in Gemeinschaft mit dem Blut – die Überleitung aus dem Prinzip des Einen in die Dualität der Erscheinungen. So wie das Qi das DAO konkretisiert, sind Qi und Blut wiederum eine Manifestation des dualen Prinzips von Yin und Yang. Behandlung in der Altchinesischen Medizin ist stets eine Behandlung des Qi. Die Orientierung der Durchführung der Therapie im Hinblick auf die Qualität und Wirkrichtung der Maßnahme erfolgt stets unter Bezug auf das Theorem von Yin und Yang.

Analog zu den anderen grundlegenden Konzepten der ursprünglichen Chinesischen Medizin gilt auch für die Vorstellung von Yin und Yang, dass sie nicht auf die Funktion einer dekorierenden Ausschmückung im erweiterten Vokabular medizinischer Termini reduziert werden und der Therapeut mit ihr auf andere Weise in Verbindung treten sollte, als nur über die Symbolfunktion der bekannten Monade.

Ein wirkliches Verständnis für die Bedeutung von Yin und Yang erwächst aus einer darauf ausgerichteten Lebenspraxis, in der Qigong- und Taijiquan-Übungen als Elemente des Alltags enthalten sind. Ausdrücklich in der Behandlung mit Akupunktur und Moxibustion sind die Aspekte von Anregung und Besänftigung, Hinaufheben und Absenken, Austreibung und Einverleibung, Seitenorientierung nach links und rechts, der Nutzung des Rückhalts und der Hingabe an das Voranschreiten, der Aufwärmung und Herabkühlung, des Öffnens und Schließens als Korrelate der Dualität von Yin und Yang essenziell.

Lassen Sie sich von diesem Kapitel dazu inspirieren, die polaren Kräfte des Lebens zu entdecken und herauszufinden, wie ein Ausgleich der Kräfte herbeigeführt werden kann, und welche Balance von Yin und Yang jeweils in Ihnen selbst herrscht.

Die Ausdrücke Yin und Yang sind in Alltagsgesprächen in Asien und außerhalb der durch China mitgeprägten Kulturen geläufiger als das Konzept des Qi. Die in China nicht viel länger als eintausend Jahre bekannte Monade von Yin und Yang ist nicht allein über Schmuckgeschäfte mittlerweile in so gut wie allen Teilen der Welt präsent. Im „Buch der Wandlungen" heißt es dazu schlicht:

Ein Yin, ein Yang, dies nennt man DAO.

Xīzhōu • Zhōuyì
(Westliche Zhou-Dynastie • Wandlungen der Zhou)
西周・周易

Die scheinbare Vertrautheit mit dem Theorem von Yin und Yang verleitet dazu, diese Vorstellungen in abendländischer Manier zu interpretieren, und dies bedeutet, sie in erster Linie als dingliche Phänomene misszuverstehen. Yin und Yang charakterisieren eine Betrachtungsweise von Phänomenen, die dinglicher und nicht-dinglicher Natur sein können. Dennoch ist nicht ein einzelnes Phänomen Yin oder Yang, vielmehr verkörpert es einen Yin- oder Yang-Aspekt einer Erscheinung, der im Sinne einer Dualität ein polares Gegenüber zukommt. Von der Wahrnehmung erfasste Phänomene weisen in der Regel ein Oben und ein Unten, ein Innen und ein Außen auf. Bewegungen ergeben sich aus Voranschreiten und Zurückweichen, aus Öffnen und Schließen. Das Leben gestaltet sich im beständigen Rhythmus von Tag und Nacht, von Helligkeit und Dunkelheit.

In der Medizin und Gesundheitspflege werden anhand von Yin und Yang die Leitbahnen und Inneren Organe, diagnostische Einschätzungen und Behandlungsmaßnahmen, Bewegungsmuster und Vorstellungsinhalte grundlegend strukturiert und klassifiziert. Das *Huangdi neijing* nimmt sich der Wesenheit von Yin und Yang in sehr ausführlicher Weise an:

Huangdi sprach: „Was Yin und Yang anbetrifft, so sind sie das DAO von Himmel und Erde, das Gitternetz zur Einteilung der Zehntausend Wesen, Vater und Mutter von Wechsel und Wandel, Wurzel und Ausgangspunkt des Hervorbringens und Beseitigens und die Residenz der in Klarheit erleuchteten Geist-Seele. Das Behandeln von Krankheiten muss nach der Wurzel verlangen."

Huángdì nèijīng • Sùwèn • Yīnyáng yìngxiàng dàlùn piān dìwǔ
(Leitfaden des Gelben Ahnherrschers, Innerer Band • Unbefangene Elementarfragen • 5. Kapitel: Große Abhandlung über die Yin und Yang entsprechenden Erscheinungen)
黃帝内經・素問・陰陽應象大論篇第五

Ausgangspunkt für die Betrachtung im Sinne der Einteilung von Yin und Yang ist immer ein einzelner Betrachtungsgegenstand oder eine einzelne Perspektive der Betrachtung:

Also zu Yin und Yang: das ist Eines in Zwei geteilt.

Míng • Zhāng Jièbīn • Lèijīng túyì • Yīnyáng lèi
(Ming-Dynastie • Zhang Jiebin [1563–1642] • Ergänzende Abbildungen als Beflügelung zum nach Kategorien geordneten Leitfaden • Kategorie von Yin und Yang)
明・張介賓・類經圖翼・陰陽類

Das Schriftzeichen *yīn* 陰 steht ursprünglich für die Schattenseite eines Hügels und das Schriftzeichen *yáng* 陽 für die sonnenbeschienene Seite des Hügels (➤ Abb. 7.1). Grundsätzlich können diese Zeichen drei Sachverhalte ausdrücken:

1. Polare, duale Entitäten der Natur (konkrete Bedeutung):
   - Sonne und Mond
   - Feuer und Wasser
   - Himmel und Erde
   - Sonnenstrahl und Regenfall

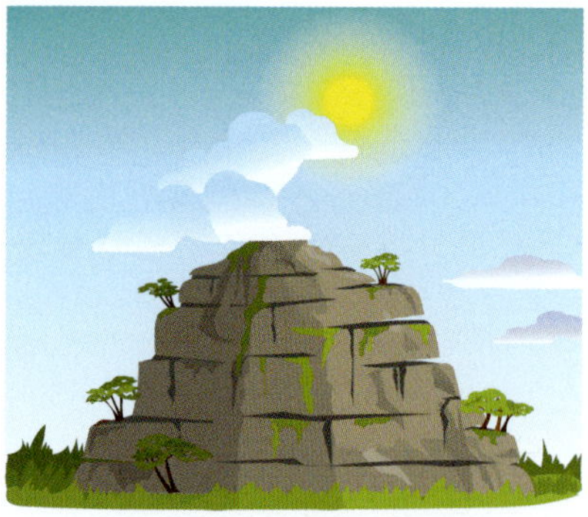

Abb. 7.1 Yin und Yang als Sonnen- und Schattenseite eines Hügels [L138]

2. Die zwei Grundformen des Qi (übertragene Bedeutung):
   - Das Yin-Qi verdichtet sich zur Erde, das Yang-Qi verbreitet sich als Himmel. Zhuāngzǐ 莊子 führte im Kapitel „Steuerung des Yang" (則陽 *Zéyáng*) aus: *„Nun, Yin und Yang, das ist das Große am Qi."*
3. Die Wesenheit einer Sache oder eines Phänomens (abstrakte Bedeutung):
   - Aktives, Bewegliches und Expansives als Yang
   - Ruhendes, Statisches, Stabiles und Konsolidierendes als Yin

7.1 Die Bedeutungsebenen von Yin und Yang

Yin und Yang als allgemeiner und abstrakter Ausdruck gegenteiliger Wesenheiten

In der grundlegenden Bedeutung drücken Yin und Yang nur die Existenz von Eigenschaften mit konträrer Ausrichtung aus.

Yin und Yang, mit diesen beiden Zeichen wird unzweifelhaft etwas sich Gegenüberstehendes ausgedrückt. Es weist gleichzeitig auf die Existenz von etwas nicht Festgelegtem hin.

Yuán • Zhū Dānxī (➤ Abb. 7.2) • Júfāng fāhuī (Yuan-Dynastie • Zhu Danxi [1281–1358] • Darlegung der amtlichen Rezepturen)

元．朱丹溪．局方發揮

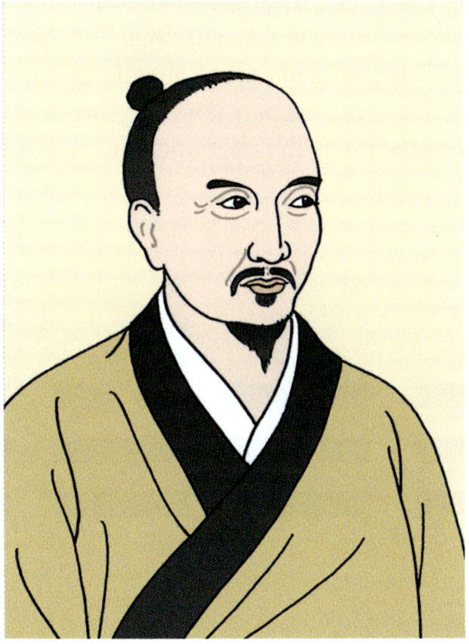

Abb. 7.2 Bildnis des Zhu Danxi (1281–1358) [M297]

Yin und Yang als Ausdruck der Gegensätzlichkeit zweier Dinge oder Phänomene oder zweier Charakteristika einer Sache

Auf dieser Bedeutungsebene müssen zwei Bedingungen erfüllt sein: die Objekte der Betrachtung müssen in wechselseitiger Beziehung stehen, und sie müssen ein Gegensatzpaar bilden. Beispiele dafür sind: Himmel und Erde, Feuer und Wasser, Helligkeit und Dunkelheit, oben und unten, aufsteigen und absinken, Bewegung und Ruhe. Sind Dinge zwar aufeinander bezogen, bilden aber kein Gegensatzverhältnis aus, so können sie nicht nach Yin und Yang eingeteilt werden, wie beispielsweise Zweigspitzen (Krankheitsmanifestationen) und Wurzeln (Krankheitsursachen) oder aufrechtes Qi (homöostatische Einflüsse) und übles Qi (heteropathische Einflüsse). Weitere Beispiele der Yin-Yang-Beziehung sind: Zang-Langzeitspeicher und Fu-Zwischenlager, Bauch und Rücken, Herz und Nieren, Leber und Milz, Milz und Magen.

Yin und Yang als Ausdruck bestimmter Arten der Gegensätzlichkeit, aber nicht beliebiger Antinomien bis hin etwa zur Paradoxie

Um eine Differenzierung nach Yin und Yang vorzunehmen, muss sich die Zugehörigkeit zu Yin oder Yang natürlich und zwanglos herleiten lassen. Keinesfalls darf sie beliebig, austauschbar oder aufgezwungen sein. Aus diesem Grunde wäre etwa die Behauptung einer eindeutigen Yin-Yang-Beziehung zwischen Chongmai und Daimai aufgezwungen und letztlich austauschbar, da für jede Zuordnung Argumente aufgeführt werden könnten.

Yin und Yang als methodologisches Unterscheidungskriterium

- Gegensatzpaare im Aufbau des Leibes, wie Zang-Langzeitspeicher und Fu-Zwischenlager, Bauch und Rücken, Herz und Nieren, Milz und Magen, Kopf und Rumpf
- Gegensatzpaare der Beschaffenheit feinstofflicher Substanzen, wie Jing und Qi, Blut und Qi, Körpersäfte und Qi
- Gegensatzpaare der Funktion feinstofflicher Substanzen und der Organe, wie Yin-Qi und Yang-Qi, Quartiermeister-Qi und Schutzwächter-Qi, Milz-Qi und Magen-Qi, Nieren-Yin und Nieren-Yang, Herz-Yin und Herz-Yang
- Gegensatzpaare innerhalb der Funktionen eines Organs, wie die vorantreibende und die ausgleichend-regulierende Funktion des Qi, die verbreitend ausdehnende Funktion und die bedächtig absenkende Funktion des Lungen-Qi, die kräftig-feste Eigenschaft und die sanft-harmonisierende Eigenschaft des Leber-Qi
- Gegensatzpaare innerhalb der krankheitsauslösenden Faktoren, wie Kälte-Übel und Feuer-Übel
- Gegensatzpaare in der Symptomatik von Erkrankungen, wie Kälte-Symptome und Hitze-Symptome, Leere-Symptome und Fülle-Symptome
- Gegensatzpaare der Wirkqualität von Arzneimitteln, wie kalt-kühl und warm-heiß, aufsteigend und an die Oberfläche hebend, herabführend und in die Tiefe versenkend

Die Zuordnung zu Yin oder Yang folgt allgemeinen Aspekten, wie sie in ➤ Tab. 7.1 zusammengefasst sind.

Die Gegensätzlichkeit von Yin und Yang kann sich in unterschiedlicher Art manifestieren. Drei Aspekte sind dabei zu berücksichtigen:

1. Yin und Yang können ineinander übergehen, sich ineinander verwandeln: Die Nacht wird zum Tag, und der Tag wieder zur Nacht; der Mensch ist aktiv und dann wieder ruhend, um schließlich wieder aktiv zu werden.
2. Ein als Yin oder Yang klassifiziertes Phänomen kann weiter nach Yin und Yang aufgeschlüsselt werden: Der Tag ist dem Yang zugeordnet; der Vormittag kann als Yang im Yang betrachtet werden,

Tab. 7.1 Aspekte von Yin und Yang

Aspekt	Yin	Yang
Position	unten, innen, rechts, nördlich, irdisch	oben, außen, links, südlich, himmlisch
Tageszeit	Nacht	Tag
Jahreszeit	Herbst und Winter	Frühling und Sommer
Temperatur	kühl und kalt	warm und heiß
Feuchte	feucht und gleitend	trocken und rau
Schwere	schwer	leicht
Zustand	trübe	klar
Licht	dunkel und düster	hell und strahlend
Bewegung	versteifen, zusammenziehen, senken, absinken, beruhigen, eindämmen, erschöpfen	ausbreiten, verteilen, erheben, aufsteigen, bewegen, anregen, übertreiben

da es zunehmend heller wird, der Nachmittag als Yin im Yang, da es zunehmend dunkler wird. Die Nacht ist dem Yin zugeordnet; die erste Hälfte der Nacht kann als Yin im Yin betrachtet werden, da es zunehmend dunkler wird, und die zweite Hälfte der Nacht als Yang im Yin, da es zunehmend heller wird.

3. Ein Betrachtungsgegenstand kann verschiedene Aspekte aufweisen, die nach Yin und Yang unterscheidend eingeteilt werden. Es muss jedoch immer ein Paar von Phänomenen in Relation zueinander betrachtet werden: Liegt eine Kugel auf dem Tisch, dann bietet sie einen Yang-Aspekt gegenüber einer unter dem Tisch liegenden Kugel. Wenn die Kugel eine dunkle Farbe aufweist, dann ist dies ein Yin-Aspekt gegenüber Kugeln von heller Farbe. Dreht sich die Kugel um die eigene Achse, dann ist dies ein Yang-Aspekt gegenüber Kugeln, die ruhig daliegen.

Die praktisch unendliche fortsetzbare Aufteilbarkeit von Yin und Yang kann ➤ Tab. 7.2 verdeutlichen.

Auch wenn die Gegensätzlichkeit des Yin- und Yang-Aspekts eines Beobachtungsgegenstands absolut, d. h. nicht umkehrbar sein kann, so handelt es sich dabei jedoch nie um eine Widersprüchlichkeit oder ein Paradoxon. Wasser ist grundsätzlich gegenüber dem Feuer als Yin zu betrachten und das Feuer in dieser Paarung eben als Yang. Wasser kann nicht beliebig heiß werden, dann ist es kein Wasser mehr. Feuer kann nicht beliebig schwach und kühl werden, dann ist es kein Feuer mehr. Yin und Yang sind eindeutig zuzuordnen zwischen Himmel und Erde, Sonne und Mond, oben und unten, Aufsteigen und Absinken, Bewegung und Ruhe, Kälte und Hitze, Helligkeit und Dunkelheit, behaglicher Wärme und befeuchtender Kühle, Erregung und Beherrschung, Anfachen und Beruhigen, Expandieren und Konsolidieren, usw.

Nicht alle Phänomene und nicht alle Gegenstände der Medizin lassen sich nach Yin und Yang einteilen, beispielsweise wenn sich kein Gegensatzpaar aufbauen lässt. Da mit Yin die Schattenseite eines Hügels und mit Yang die Sonnenseite eines Hügels beschrieben werden, lassen sich die Basiseigenschaften von Yin und Yang einfach herleiten: Im Schatten ist es kühl, und das Wasser trägt eine natürliche Kühle in sich; in der Sonne ist es warm, und das Feuer trägt die Hitze als wichtigste Wesenheit in sich. Im kühlen Schatten sucht man die Ruhe; die Wärme facht Bewegung und Bewegung facht die Wärme an.

Zusammenfassend lassen sich die Charakteristika von Yin und Yang wie folgt benennen:

1. Yin und Yang beschreiben eine Polarität.
   - Die Polarität ergibt sich aus natürlichen Gegebenheiten wie rechts und links, oben und unten, eintreten und austreten, Bewegung und Ruhe, warm und kalt, etc.
   - Die Polaritäten üben eine gegenseitige Zügelung aus, so wie Wärme die Kälte vertreibt und Kälte die Wärme mindert.
   - Die Polaritäten treten in periodischer Aufeinanderfolge auf, wie die Nacht auf den Tag folgt und der Tag auf die Nacht.

Tab. 7.2 Evolution von Yin und Yang (Zeichnungen: [L138])

八卦 bāguà **Acht Trigramme**	坤 *kūn* Weiblichkeit	艮 *gèn* Aufrichtigkeit	坎 *kǎn* Gefahr	巽 *xùn* Sanftheit	震 *zhèn* Erregung	離 *lí* Trennung	兌 *duì* Wechsel	乾 *qián* Trockenheit
	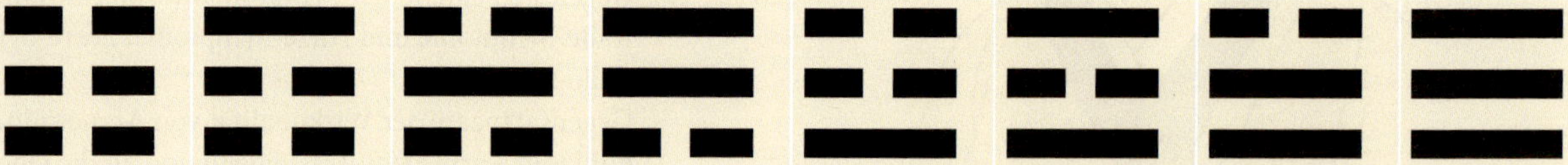							
	地 *dì* Erde	山 *shān* Berg	水 *shuǐ* Wasser	風 *fēng* Wind	雷 *léi* Donner	火 *huǒ* Feuer	澤 *zé* Sumpf	天 *tiān* Himmel
四象 sìxiàng **Vier Manifestationen**	冬，太陰 *dōng, tàiyīn* Winter, Tai-**Yin**		春，少陽 *chūn, shàoyáng* Frühling, Shao-**Yang**		秋，少陰 *qiū, shàoyīn* Herbst, Shao-**Yin**		夏，太陽 *xià, tàiyáng* Sommer, Tai-**Yang**	
兩儀 liǎngyí **Zwei Erscheinungen**	地(陰) *dì (yīn)* Erde **(Yin)**				天(陽) *tiān (yáng)* Himmel **(Yang)**			
太極 tàijí **Das Allerhöchste (der „oberste Firstbalken")**								

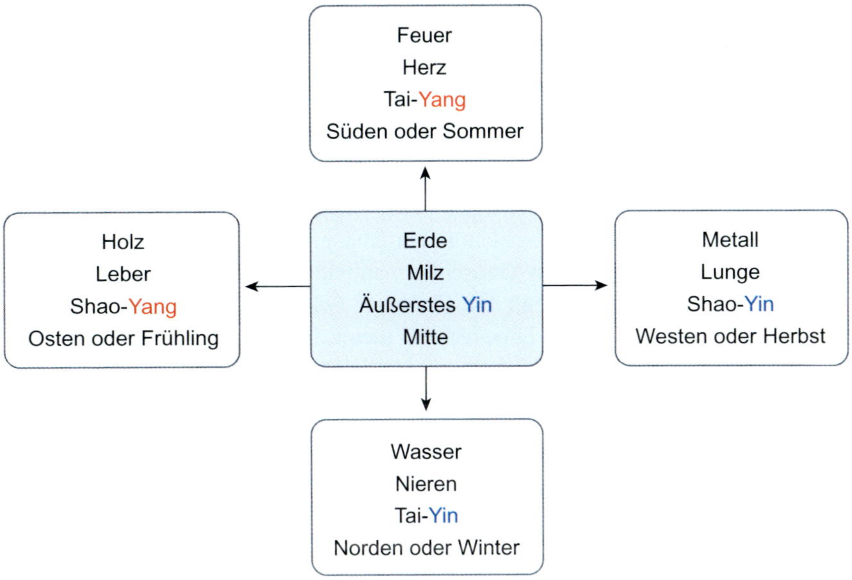

Abb. 7.3 Die Grundstruktur des menschlichen Organismus im Hinblick auf die Verteilung von Yin und Yang und die Zuordnung der Fünf Grundwesenheiten [P434][L138]

2. Yin und Yang wurzeln ineinander.
   - Yin und Yang hängen voneinander ab: Oben kann nur existieren, weil es ein Unten gibt, Kälte ist nur feststellbar, wenn es auch Wärme gibt, Bewegung kann man nur durch das Gegenüber der Ruhe beschreiben.
   - Yin und Yang bedienen sich aneinander: Die Sommerhitze verdunstet das Wasser, so dass der Himmel wolkig wird und kühlenden Regen herabschickt; die Winterkälte bindet das Wasser am Boden, so dass der Himmel klar bleibt und mehr Sonnenlicht durchlässt.
   - Yin und Yang ziehen einander an: Nach ausgiebiger Bewegung verlangt es nach Ruhe, nach ausgedehnten Ruhephasen erwacht der Bewegungsdrang.
   - Yin und Yang enthalten einander: In jedem Oben steckt wieder ein Teil oben und ein Teil unten; in jeder Dunkelheit findet sich ein hellerer und ein dunklerer Bereich.
   - Yin und Yang beziehen sich aufeinander: Jede Schwingung in eine Richtung leitet eine Gegenschwingung in die entgegengesetzte Richtung ein. Wenn viel Wasserdunst aufsteigt, dann schwellen die Wolken am Himmel, die das Wasser als Regen wieder zur Erde zurücksenden.
   - Yin und Yang fördern und begrenzen sich gegenseitig: Je mehr Bewegung herrscht, desto stärker wächst das Bedürfnis nach Ruhe und umgekehrt; Ruhe beendet die Bewegung und Bewegung die Ruhe.
   - Yin und Yang verwandeln sich ineinander: Nur was hell war, kann wieder dunkler werden, und was dunkel war, kann wieder hell werden. Bewegung bringt Ruhe hervor und Ruhe wiederum Bewegung.
   - Yin und Yang stimmen sich von selbst aufeinander ab: Unter natürlichen Gegebenheiten streben Yin und Yang aus sich selbst heraus die Ausgeglichenheit an. Ist der Leib unterkühlt, so leitet er etwa durch Zittern Maßnahmen zur Erwärmung ein, ist der Leib zu heiß, so leitet er etwa durch Schwitzen Maßnahmen zur Abkühlung ein.
   - Yin und Yang stehen im Gleichgewicht: Yin und Yang bezeichnen miteinander im Widerstreit liegende Tendenzen wie Erwärmung und Abkühlung, Aktivität und Regeneration. Im gesunden Zustand erringt jedoch keiner der beiden Pole über längere Zeit die Überhand, so dass sich die Bewegungen in die eine und die andere Richtung gegenseitig ausgleichen. Der Erwärmung wird ein äquivalentes Maß an Abkühlung entgegengesetzt und der Aufnahme an Stoffen ein kompensierendes Maß an Ausscheidung.

Mit Hilfe des Theorems von Yin und Yang lässt sich auch der Aufbau des Organismus erläutern. Dies wird in ➤ Abb. 7.3 dargestellt.

7.2 Yin und Yang als wirksame Agenzien der Grundbalance im menschlichen Organismus

Die obenstehenden Ausführungen beschrieben Yin und Yang in allen grundlegenden Aspekten der gegenseitigen Bezogenheit. Diese allgemeine Bedeutung von Yin und Yang darf nicht mit der engeren Bedeutung von Yin und Yang als im menschlichen Organismus wirksame Kräfte der Grundbalance verwechselt werden. Natürlich verkörpern Yin und Yang als Agenzien des Lebendigen auch die grundsätzlichen Charakteristika von Yin und Yang.

Yin und Yang haben in einem Organismus zwei grundlegende Aufgaben zu übernehmen: zum einen die Balance der Temperatur und des Temperaments zu halten, und zum anderen die Balance zwischen aktivierenden Kräften und strukturgebenden Substanzen zu gewährleisten. Daher ist das Yang des Organismus diejenige Funktion, die den Leib warm hält und der Geist-Seele Antrieb verleiht. Das Yang wärmt den Leib und lässt das Herz sich für die Dinge erwärmen, so dass man sogar Feuer und Flamme für etwas sein kann und hitzig voranstürmt. Es stellt die dynamischen Kräfte für alle Aktivitäten zur Verfügung. Das Yin des Organismus hingegen ist diejenige Funktion, die den Leib wieder abkühlt, der Leib-Seele Gelassenheit und Entspannung verleiht und ihr einen kühlen Geist beiseite stellt. Das Yin erzeugt Geschmeidigkeit und Durchsaftung. Es stellt das konsolidierende Potenzial für die Regeneration und den Strukturerhalt zur Verfügung.

An pathologischen Zuständen des Yin und des Yang gibt es einzig den Mangel. Abweichende Darstellungen in der einschlägigen Literatur sind irreführend, da die sogenannte Yin-Fülle nicht auf einen Überschuss an physiologischem Yin, sondern auf eine Anhäufung von schädigenden Einflüssen mit Yin-Charakter (wie etwa Kälte und Feuchtigkeit) zurückgeht. Entsprechend meint die sogenannte Yang-Fülle nicht einen Überschuss an physiologischem Yang, sondern gründet auf eine Anhäufung von schädigenden Einflüssen von Yang-Charakter (wie etwa Hitze und Wind) oder auf entartetes Potenzial, wie etwa übermäßig nach oben schlagendes Leber-Yang. Aus diesem Grunde wird in der Therapie dieser sogenannten Exzess-Zustände auch nicht physiologisches Yin oder Yang vermindert, sondern es werden die schädigenden Einflüsse eliminiert oder die entgleisten Aktivitäten wieder auf das physiologische Gleis rückgeführt.

Die pathognomonischen Symptome einer Yang-Leere sind leicht zu deduzieren: Kälteempfindlichkeit und Neigung zur Auskühlung des Leibes, Antriebsmangel und die Zeichen einer Qi-Leere wie Kraftlosigkeit, Abgeschlagenheit und rasche Erschöpfbarkeit. **Yang-Mangel im Herzen** führt zu sozialem Rückzug und Interesselosigkeit. Dumpfe thorakale Schmerzen bessern sich auf Druck und Wärme. **Yang-Mangel der Milz** führt zu Appetitmangel mit Verlust an geschmacklicher Differenzierung und zur Empfindlichkeit des Verdauungssystems auf kalte und rohe Speisen. **Yang-Mangel der Leber** führt zu Verlust an Selbstvertrauen und Selbstachtung und zu kälteinduzierten abdominellen Schmerzen. **Yang-Mangel der Nieren** führt zu verminderter Libido, Sexualfunktionsstörungen wie Impotenz und Infertilität und Kälteempfindlichkeit des unteren Rückens und der Urogenitalregion. Ein **Lungen-Yang-Mangel** wird in der Regel als Lungen-Qi-Mangel mit chronischem Kälte-Befall verstanden.

7

Yin-Mangel der Lunge äußert sich in einem chronischen, unproduktiven Reizhusten mit trockener Haut. **Yin-Mangel des Herzens** äußert sich in Schlafstörungen mit Vielträumerei. **Yin-Mangel der Milz** äußert sich in der Regel über Magen und Dickdarm mit einer Empfindlichkeit für heiße und scharfe Speisen mit Neigung zu epigastrischen Brennschmerzen und Stuhlverstopfung. **Yin-Mangel der Leber** äußert sich in Reizbarkeit und trockenen, geröteten Augen. **Yin-Mangel der Nieren** äußert sich in gesteigerter Libido, gestörter Sexualfunktion wie vorzeitigem Samenerguss, Scheidentrockenheit und Infertilität sowie Anfälligkeit für Reiz- und Entzündungszustände des Urogenitale.

Bei Yang-Mangel ist in der Regel eine Moxibustion indiziert, bei Yin-Mangel sollte der Patient ein Selbstentspannungsverfahren erlernen und heftige Reize aus der Umwelt meiden. Bei beiden Störungen sollte eine gezielte Ernährungsberatung nach der chinesischen Diätetik erfolgen.

7.3 Widerspiegelungen von Yin und Yang in anderen Theoremen der Chinesischen Medizin

Yin und Yang als erstes allgemeines Ordnungsprinzip der Manifestationen repräsentiert die Grundorientierung der Welt im Spannungsfeld zwischen Himmel und Erde. Die polare Ordnung findet sich in anderen kategorisierenden Systematiken wieder. Der Yin- und Yang-Einteilung folgen die in ➤ Tab. 7.3 aufgeführten Theoreme. Bei Systematiken mit einer ungeraden Anzahl von Kategorien (z. B. Drei Schätze, Fünf Grundwesenheiten) wird in der Regel ein Element in ein neutrales Zentrum gestellt.

Tab. 7.3 Widerspiegelung von Yin und Yang in anderen Theoremen der Chinesischen Medizin

Yin	Zentrum	Yang
Jing (Essenz)		Qi (Lebenskraft)
Blut		Qi
Trübe Säfte		Klare Säfte
Quartiermeister-Einflüsse		Schutzwächter-Einflüsse
Jing (Essenz)	Qi als vermittelndes Agens	Shen (Geist-Seele)
Unterer Jiao	Mittlerer Jiao	Oberer Jiao
Zang-Langzeitspeicher		Fu-Zwischenlager
Yin-Leitbahnen/Gefäße		Yang-Leitbahnen/Gefäße
Wasser und Metall	Erde	Holz und Feuer
Wasser und Erde	Feuer	Holz und Metall
Niere und Lunge	Milz	Leber und Herz
Niere und Milz als Eunuchen	Herz als Regent	Leber als General und Lunge als Minister
Zhi und Yi als Bewusstseinsaspekte	Shen als Integrator (DAO)	Po und Hun als Seelenaspekte

7.4 Yin und Yang in der Systematik der Bagang

Der medizinische Gelehrte Wáng Zhízhōng (王執中, 1140–1207, ➤ Abb. 7.4) hinterließ in seiner Schrift *Dōngyuán xiānshēng shānghán zhèngmài* (東垣先生傷寒正脈 „Die zutreffenden Pulsbewertungen des Herrn Dong-Yuan bei Schädigender Kälte") den Satz: „*Zum Behandeln acht Worte: Leere, Fülle, Yin, Yang, Oberfläche, Innen, Kälte, Hitze; werden diese acht Worte nicht auseinandergehalten, so tötet es Menschen im Handumdrehen.*" Der Ausdruck „Acht Kategorien" oder „Acht Leitkriterien" (*bāgāng* 八綱) findet wahrscheinlich seine erste Erwähnung durch den Gelehrten Sūn Yīkuí (孫一奎, 1522–1619, ➤ Abb. 7.5), der den Begriff in seiner

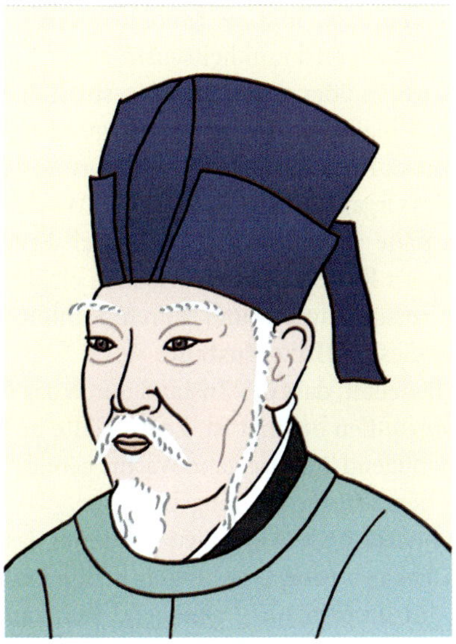

Abb. 7.4 Bildnis des Wang Zhizhong (1140–1207) [M297]

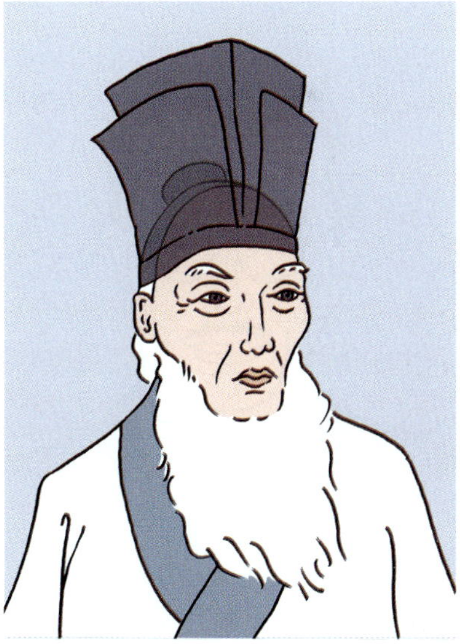

Abb. 7.5 Bildnis des Sun Yikui (1522–1619) [M297]

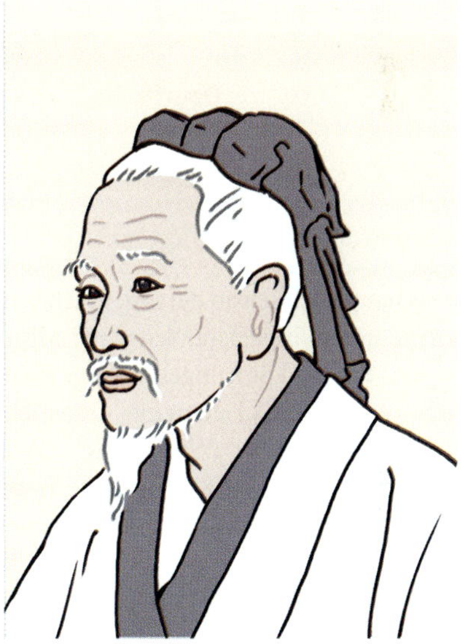

Abb. 7.6 Bildnis des Cheng Guopeng, auch bekannt als Cheng Zhongling (1661–1734) [M297]

Schrift *Chìshuǐ xuánzhū* (赤水玄珠 „Rotes Wasser und Dunkle Perle“[1]) erläuterte. Bereits Zhāng Jǐngyuè (張景岳, 1583–1640, eigentlicher Name Zhāng Jièbīn) wies in seinem Werk *Jǐngyuè quánshū* (景岳全書 „Sämtliche Schriften des Jingyue“) darauf hin, dass es sich im Grunde um zwei Kategorien und sechs Hauptaspekte (*èrgāng liùyào* 二綱六要) handelt. Das Konzept wurde von nachfolgenden Gelehrten weiter präzisiert. Zu nennen sind: Chéng Guópéng (程国彭, 1661–1734, ➤ Abb. 7.6) mit seiner Schrift *Yīxué xīnwù* (醫學心悟 „Herzenseinsichten der Medizin“), Xú Língtāi (徐灵胎, 1693–1771) und schließlich Zhù Wèijú (祝味菊, 1884–1951, ➤ Abb. 7.7) mit seinem Werk *Shānghán zhǐnàn* (傷寒质难 „Schwer zu erwidernde Einwürfe zur Natur der Schädigenden Kälte“).

Das Konzept der Bagang setzt sich also zusammen aus Yin und Yang als den beiden obersten Kategorien und Leere, Fülle, Innen, Oberfläche, Kälte und Hitze als den sechs Hauptaspekten. Leere, Innen und Kälte sind der Kategorie Yin zugeordnet, Fülle, Oberfläche und Hitze der Kategorie Yang (➤ Tab. 7.4).

Bei der Diagnosestellung wendet man sich zunächst der Frage nach dem Hauptaustragungsort der Erkrankung zu: Findet der

[1] Im Buch Zhuangzi wird im Kapitel „Himmel und Erde“ die folgende Begebenheit berichtet: „Als der Gelbe Kaiser sich nördlich des Roten Wassers erging, stieg er hinauf auf die Höhen des Kunlun und ließ den Blick nach Süden wandern. Als er wieder heimkehrte, verlor er seine Zauberperle. Wissen wurde ausgesandt, nach der Perle zu suchen, doch er konnte sie nicht finden. Der scharfsichtige Spinneblick wurde ausgesandt, nach der Perle zu suchen, doch er konnte sie nicht finden. Schärfe wurde ausgesandt, nach der Perle zu suchen, doch er konnte sie nicht finden. Schließlich wurde Formlosigkeit ausgesandt, und er fand sie. ‚Außerordentlich!‘, sagte der Gelbe Kaiser, ‚dass es am Ende Formlosigkeit war, der sie zu finden vermochte.‘“ (zitiert nach Zhuangzi – Das Buch der Spontaneität. Herausgegeben und aus dem Chinesischen ins Englische übertragen von Victor H. Mair. Aus dem Englischen übersetzt von Stephan Schuhmacher. Aitrang 2008, S. 144). Anzumerken ist, dass einige Ausdrücke nicht wörtlich, sondern metaphorisch zu verstehen sind. So ist das „Rote Wasser“ möglicherweise eine Allegorie des Blutes, des Fleisches, des Leiblichen oder Irdischen. *Yóu* 游 bedeutet nicht nur „umherziehen“, sondern auch „schwimmen“ oder „eintauchen in“. Und der Ausdruck „Norden“ kann auch als „Rücken“ verstanden werden. Kunlun ist das höchste Gebirge in China und kann auch als „Höchstes“, „Gipfelpunkt“, „Klimax“ aufgefasst werden. Dann könnte man den Text wie folgt lesen: „Als Huangdi gänzlich ins Sinnliche eintauchte und auf dem Rücken des Irdischen den Gipfel erklomm, ward er seiner Dunklen Perle (das Kondensat der Einsicht ins DAO) verlustig.“ „Wissen“ wäre eher als „Erkenntnisvermögen“ zu bezeichnen, „Schärfe“ meint hier wörtlich den „Beleidigungsfresser“. „Suchen“ und „Finden“ sollten eher als „wieder einfangen“ und „erreichen“ begriffen werden. Also: „Huangdi erklimmt den Gipfel des Irdischen und verliert dabei die Dunkle Perle, den Inbegriff des Himmlischen DAO. Er will seine Perle zurückholen mit seiner Klugheit, seinem durchdringenden Blick, seinem Vermögen, alle Widerstände aufzulösen. Doch all das ist von Ego getrieben und entspricht nicht dem DAO. Nur der Erscheinung des Erscheinungslosen gelingt dies [vgl. 14. Eröffnung des *Daodejing*], also dem Zustand der vollkommenen Selbstentleerung. So erhält Huangdi seine Zauberperle zurück, aber nicht als dingliche (irdische) Wesenheit, sondern als wahre Einsicht in das Wesen des himmlischen DAO.“

7

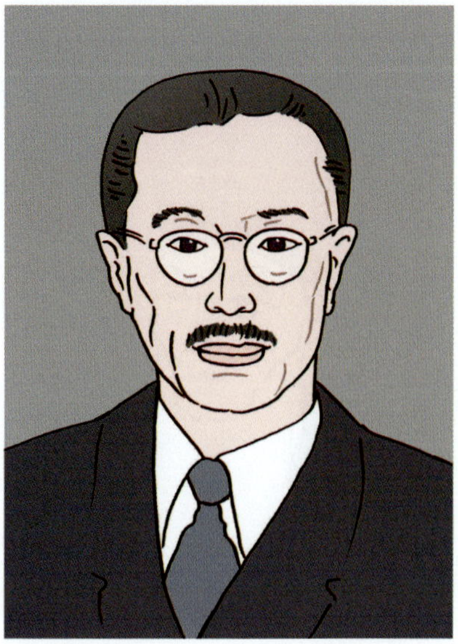

Abb. 7.7 Bildnis des Zhu Weiju (1884–1951) [M297]

Tab. 7.4 Überblick über die Acht Leitkriterien (Bagang)

Yin	Yang
Innen	Oberfläche
Leere	Fülle
Kälte	Hitze

Krankheitsprozess hauptsächlich an der Oberfläche oder in der Tiefe der Inneren Organe und Wirksubstanzen statt? Mit dem Terminus **„Oberfläche“** (*biǎo* 表) sind Störungen auf der Ebene der Schutzwächter-Einflüsse (*wèiqì* 衛氣) gemeint. Allgemein werden drei mögliche Zustände differenziert: „Wind-Kälte“, „Wind-Hitze“ und „Leere der Oberfläche“ (➤ Kap. 18). Mit dem Terminus **„Innen“** (*lǐ* 裏) sind Erkrankungen der Zang-Langzeitspeicher und Fu-Zwischenlager, der Grundwirksamkeiten von Qi, Jing, Blut, Shen, Yin, Yang und den Körpersäften gemeint. Hier stehen die Quartiermeister-Einflüsse (*yíngqì* 營氣) und die innere Integrität des Organismus im Vordergrund.

Als Nächstes wird das grundsätzliche Wesen der Erkrankung bestimmt: Sind die Krankheitszeichen als Ausdruck einer Leere oder einer Fülle zu verstehen? Sind die Krankheitsprozesse von einer Erschöpfung der Grundwirksamkeiten (Qi, Jing, Blut, Shen, Yin, Yang, Körpersäfte) oder nachlassenden Aktivitäten der Zang- und Fu-Organe dominiert, so spricht man von **Leere.** In der Regel spielen die inneren krankheitsauslösenden Faktoren („Sieben Emotionen“) eine wichtige Rolle. Sind die Krankheitszeichen vornehmlich durch den Einfall äußerer krankheitsauslösender Faktoren („Sechs klimatische Exzesse“) oder durch Stauungssituationen (Qi-Stagnation, Blut-Stase, Schleim) hervorgerufen, so gilt dies als **Fülle.**

Zuletzt wird geklärt, ob die eingetretene Störung das Temperaturgleichgewicht des Organismus ausgelenkt hat. Wird die eingetretene Störung durch Kälte verschlimmert und durch Erwärmung gelindert, so gilt dies als **Kälte-Zustand.** Wird die eingetretene Störung durch Wärme verschlimmert und durch Kühlung gelindert, so bezeichnet man dies als **Hitze-Zustand.**

Fülle-Kälte bedeutet, dass der Zustand durch das Eindringen des Faktors Kälte von außen bedingt ist. **Leere-Kälte** bedeutet, dass im Inneren nicht genügend körpereigene Wärme gebildet werden kann. Dies entspricht dem Muster der Yang-Leere.

Fülle-Hitze bedeutet, dass der Zustand durch das (scheinbare[2]) Einwirken des Faktors Feuer von außen bedingt ist. **Leere-Hitze** bedeutet, dass im Inneren nicht genügend Kühlkapazität besteht. Dies entspricht dem Muster der Yin-Leere.

Bei Oberflächen-Störungen werden äußere krankheitsauslösende Faktoren eliminiert und/oder das Schutzwächter-Qi gestärkt. Bei Innen-Störungen wird die innere Balance wiederhergestellt. Leere wird aufgefüllt und Fülle abgeleitet; Kälte wird erwärmt und so vertrieben, Hitze wird geklärt oder durch Vermehrung der Kühlung ausgeglichen.

7.5 Die übergeordnete Bedeutung von Yin und Yang in der Chinesischen Medizin

Das Theorem von Yin und Yang dient nicht allein der Einordnung von Natur- und Krankheitserscheinungen. Die Orientierung an Yin und Yang stellt auch die Grundlage für alle therapeutischen Bemühungen dar. Ziel jeder Behandlung ist es, das Gleichgewicht von Yin und Yang wiederherzustellen und für eine physiologische Schwankung des Lebendigen zwischen den beiden Polen zu sorgen. Aktivität und Ruhe sollen im rechten Verhältnis zueinander stehen, Elemente von Hitze und Kälte sollen sich ausgleichen, Innen und Außen sollen miteinander kommunizieren und im Einklang stehen.

2 Fülle-Hitze-Zustände können durch thermische Schädigung aus einer Wärmequelle oder der Sonneneinstrahlung ausgelöst werden; meist ist es jedoch eine Metapher für Gewebe, das so erscheint, als ob ein Feuer darin brennen würde, es also in Flammen steht („inflammiert“). Ein Feuer muss angezündet werden („Entzündung“). Fülle-Hitze in der Chinesischen Medizin bezeichnet daher häufig Entzündungszustände oder Situationen der Überfunktion mit lokaler Rötung, Überwärmung und Mehrdurchblutung im Sinne der modernen Biomedizin.

7.6 Fallbeispiel: Ausgleich von Yin und Yang

Ilka Shadbash

Patientin: Frau H., 34 Jahre, Büroangestellte, absolviertes Studium der Germanistik und Kunstgeschichte

Beschwerdevortrag

Akute migräneartige Kopfschmerzen vom Nacken aufsteigend mit Stechen hinter dem linken Auge; geschwollene Lymphknoten: rechts axillär (im Bereich von He 1), rechts an der Clavicula (im Bereich von Ma 11) und in der linken Leiste (im Bereich von Le 12)

Anamnese

Zwei Jahre vor der Konsultation hatte die Patientin in der 22. Woche die Schwangerschaft aufgrund eines schweren, nicht mit dem Überleben der Geburt vereinbaren Gendefekts des Embryos beendet, was die Patientin immer noch emotional stark belastet. Die Beziehung zum Partner zerbrach an diesem Trauma. Die Patientin beklagt eine Müdigkeit, ein Erschöpfungsgefühl und eine Wärmebedürftigkeit. Eine menstruationsassoziierte Migräne besteht seit dem 14. Lebensjahr.

Nach Beendigung der Schwangerschaft sei die Zyklusdauer auf 26 Tage verkürzt. Es treten prämenstruelle Stimmungsschwankungen und Spannungsgefühle der Brust auf. Das Menstruationsblut ist spärlich und hell. Eine akute Otitis rechts wurde kürzlich antibiotisch behandelt.

Körperlicher Untersuchungsbefund

Inspektion Klare Ausstrahlung, klarer Blick, blasses Hautkolorit, sehr weiche Bewegungen; Zunge: platter, blasser Zungenkörper, dünner weißlicher Belag, Zungenspitze ohne Belag

Größe und Gewicht 159 cm, 53 kg

Palpation Puls: Herzpuls fein, Leberpuls fein, Nieren-Yin-Puls leer und verborgen, Lungenpuls fein, Milzpuls schlüpfrig, Nieren-Yang-Puls tief und saitenförmig

Riechen und Hören Zurückhaltendes, leises Sprechen, unterbrochen von Seufzern

Diagnostische Einschätzung

- Leere im unteren Dantian
- Erworbene Schwäche der Mitte nach der Schwangerschaft mit Qi- und Blut-Leere
- Unterdrückung und Verknotung des Leber-Qi und aufsteigendes Leber-Yang
- Hitze im oberen Dantian
- Konstitutionstyp Wasser (zart, zurückhaltend, vorsichtig, ängstlich, unstet, feingeistig)

Behandlungsauftrag

Besserung der Kopfschmerzen, Beseitigung der Lymphknotenschwellungen, Wiederherstellung der Vitalität

Diagnoseerörterung

Im vorliegenden Fallbeispiel finden sich hauptsächlich Aspekte, die anhand der Polarität von Yin und Yang erläutert werden können. Die Kopfschmerzattacken sind als Yang-Phänomen zu verstehen, die chronischen Erschöpfungssymptome als Yin-Phänomen. Im Sinne der Bagang-Einteilungen (> Kap. 7.4) findet sich eine Innen-Kälte mit Verlangen nach Wärme und eine Fülle-Hitze an der Oberfläche, die sich bereits einmal über eine Otitis manifestiert hat. Qi, Blut und Yin, Niere und Milz sind leer, während an der Oberfläche eine Schleim-Stauungs-Fülle besteht, die sich über geschwollene Lymphknoten manifestiert. Im oberen Dantian herrscht Fülle, während mittleres und unteres Dantian leer sind. Männliches und Weibliches konnten sich bei der Patientin noch nicht fruchtbar vereinigen.

Die Wasser-Wesenheit ist zu schwach ausgeprägt und das Feuer steigt übermäßig auf. Es mangelt an Nieren-Yin zur Bändigung des Leber-Yang. In der Erd-Sphäre fehlt die Verwurzelung, in der Himmels-Sphäre die Orientierung. Das weibliche Prinzip ist nach dem Schwangerschaftsabbruch unerfüllt, das männliche Prinzip nach der Trennung vom Lebenspartner nicht befriedigend besetzt. Der notwendigen Regeneration nach dem erschöpfenden Lebensereignis wurde nicht genügend Raum gegeben, und die äußere Aktivität zu früh wieder aufgenommen. Die Patientin hat keine Schonung eingehalten und die erlittenen Traumata nicht bearbeitet. Oben und Unten, Innen und Außen, Erhitzung und Kühlung, Männliches und Weibliches konnten keine ausgleichende Beziehung zueinander aufbauen.

Therapeutische Strategie

Die Hauptaufgabe in der Behandlung der Patientin besteht darin, Yin und Yang wieder miteinander zu verbinden. Durch den Schwangerschaftsabbruch und den Weggang des Lebenspartners sind bei der Patientin Yin und Yang dissoziiert, nicht mehr aufeinander bezogen und nicht mehr in eine lebendige Schwingung eingebunden. Das defizitäre Yin der Niere muss gestärkt und das unkontrolliert aufsteigende Leber-Yang wieder eingebunden werden. Oberes und unteres Dantian müssen miteinander ausgeglichen, weibliche und männliche Seite, rechts und links miteinander versöhnt, Vergangenheit und Zukunft miteinander verbunden, Erholung und Aktivität aufeinander abgestimmt werden.

Festlegung und Durchführung der Behandlung

Es wurden Pforten mit dem Potenzial ausgewählt, die bei der Patientin im Ungleichgewicht stehenden Polaritäten auszugleichen.

Di 4 hégǔ 合谷 („Vereinigungs-Tal")

Die Pforte vermittelt viele Yang-bezogene Wirkungen, da sie unter allen Pforten das stärkste Nadelgefühl zu vermitteln vermag, für ein kräftiges Strömen von Qi und Blut sorgen kann und das Yang an der Oberfläche und am Kopf entfesselt. Sie wird bei vielerlei Schmerzzuständen und insbesondere bei Kopf- und Gesichtsschmerzen angewandt. Innerlich verleiht die Pforte die Kraft, sich

7

dem Leid zu stellen und es zu verdauen. Sie reguliert Füllezustände, stärkt das Schutzwächter-Qi, vertreibt Kälte und unterstützt so das Yang. Es handelt sich bei Di 4 um eine ferngelegene Pforte für Gesicht und Kopf, die gleichzeitig die Oberfläche und den Oberen Jiao reguliert, was in einer modernen Perspektive mit der Funktion der immunologischen Abwehr assoziiert werden kann. Dies kann somit zum Abschwellen der Lymphknoten im Bereich des Eintritts in den Rumpf der Leitbahnen beitragen, also den Orten, an denen ein Vordringen der Erkrankungen über die Leitbahnen nach innen verhindert werden soll. Di 4 hält störende Einflüsse vom Yang fern und öffnet ihm den nötigen Freiraum zu seiner Entfaltung in der himmlischen Sphäre. Di 4 bewirkt die Durchgängigkeit aller Leitbahnen der Hand und fördert das Bewegungsvermögen der oberen Extremität. Die Funktionalität der Drei Jiao wird unterstützt, indem die Arbeit des Verdauungstrakts über die Yangming-Achse von seinem Beginn im Magen bis zu seinem Abschluss im Dickdarm, also über alle Drei Jiao hinweg, gefördert wird. Di 4 lädt dazu ein, das Tal der eigenen Seele zu beschreiten und sich auch den Niederungen des Selbstempfindens, in denen alles erlebte Leid zusammenströmt, zuzuwenden. In diesem Tal verleiht das Ursprungs-Qi die Kraft und Ruhe, um mit der Qualität des Metalls die Trauer über die erlittenen Verluste loszulassen und auszuleiten.

Le 3 tàichōng 太衝 („Größtes Sich-Ergießen")

Die Pforte Le 3 liegt auf der Yang-Seite des Fußes zwischen Milz- und Magen-Leitbahn. Die Leber-Leitbahn erreicht mit ihrem inneren Ast oben den Gipfelpunkt des menschlichen Leibes im Bereich von Du 20. Gegenüber von Le 3 findet sich die tiefstgelegene Pforte des Leibes an der Fußsohle: Ni 1. Nach oben kontrolliert Le 3 das nach oben schlagende Leber-Yang und bringt es zum Ausgleich mit den Wurzeln des Nieren-Yin am unteren Pol. Le 3 und Di 4 werden auch als die „Vier Passtore" (➢ Kap. 21) bezeichnet, die wie die maßgeblichen Schleusenpforten den gesamten Fluss des Qi zwischen den Polen von Yin und Yang regulieren. Beide Pforten zählen zu den mit besonderer Wirksamkeit ausgestatteten Himmelsstern-Pforten (➢ Kap. 21), die den Weg aus der Dunkelheit zu den Sternen weisen. Sie stellen anatomisch korrespondierende Lokalisationen dar, deren Aktivierung den Menschen dabei unterstützt, traumatische Erfahrungen mit der Kraft des himmlischen Lichts zu überwinden. Mit Le 3 könnten alle Leber-Pathologien beherrscht werden: die Leber-Qi-Stagnation wird gelöst, das aufsteigende Leber-Yang wieder abgesenkt und das Leber-Blut genährt. Die Erd-Pforte führt den Menschen wieder in seine Mitte, Yin und Yang in den Ausgleich, oben und unten in die Bezogenheit. So ergibt sich die Synergie mit Di 4 auch in der Aufrechterhaltung der Durchgängigkeit der Drei Jiao. Das Qi von Milz und Niere wird ausgewogen verteilt, das Yang reguliert und mit dem Yin verbunden.

Mi 6 sānyīnjiāo 三陰交 („Kreuzung der drei Yin")

Mi 6 ist neben Bl 23 die am stärksten mit dem Yin assoziierte Pforte in der Akupunktur. Sie verbindet die Leitbahnen der Milz-Erde, des Nieren-Wassers und des Leber-Holzes. Das Wasser entspricht dem Yin, wird von der Erde eingegrenzt und bringt selbst das Holz hervor. Somit ist Mi 6 ein Inbegriff des Ausgleichs zwischen der Zügelung und der Hervorbringung und der Verankerung des Yin über die Leitbahnen der unteren Extremtäten. Wird diese Pforte mit Moxibustion behandelt, so fördert dies besonders intensiv den Übertritt zwischen Yin und Yang. Im Inneren wird das Gefühl aktiviert, mütterlich umsorgt, entlastet und behütet zu sein. Das Shen wird im Herzen bewahrt, doch seine Ein- und Austrittspforten für die Sinne befinden sich allesamt am Kopf. Im Bereich des Kopfes muss das klare Yang regieren, um die Integrität der Sinnesorgane zu gewährleisten. Der Kopf ist die Umschaltstelle der Yang-Leitbahnen; Yin-Leitbahnen wie die Nieren-, Leber- und Milz-Leitbahn erreichen den Kopf nur mit inneren Ästen. Über diesen inneren Verlauf der Yin-Leitbahnen wird der Ausgleich zur Dominanz der Yang-Leitbahnen am Kopf hergestellt. Die inneren Verläufe der Fuß-Yin-Leitbahnen ziehen alle über das Herz und den Herz-Hüter zum Kopf. Aus diesem Grunde ist die Pforte Mi 6 von hoher Bedeutung für die Behandlung von Shen-Störungen und wird bei vielen psychiatrischen und psychosomatischen Erkrankungen angewandt. Das von drei Leitbahnen eingespeiste Yin bewirkt gleichsam eine Bündelung von Yang. Die Pforte regt die Bildung von Blut und Säften an, macht die den Urogenitalbereich versorgenden Leitbahnen der Niere und Leber durchgängig. Sie vermittelt die alles verbindende Kraft des Mitten- und Erd-Organs der Milz, mit der Verlustängste überwunden werden können. Mi 6 ist die universelle Pforte zur Behandlung sämtlicher Frauenleiden.

Bl 1 jīngmíng 睛明 („Glanz und Klarheit des Auges")

Im System der Qi-verteilenden Kanäle sind unter anderem die Orte des Qi-Übertritts zwischen den einzelnen Leitbahnen von strategischer Bedeutung. Die Umschaltung zwischen den Yang-Leitbahnen jeweils der oberen und unteren Extremität erfolgt am Kopf in der Nähe der Augen. Im Bereich von Bl 1 findet zudem ein Ausgleich zwischen dem Yin- und Yangqiaomai statt. Bl 1 leitet somit über in die tiefliegenden Schichten der Yin/Yang-Dysbalance auf der Ebene der Außergewöhnlichen Gefäße. Diese Pforte aktiviert das obere Mingmen, den Gegenpol zum unteren Mingmen, das von Bl 23 und Bl 52 stimuliert wird (➢ Kap. 12). Die sich aus dem unteren Mingmen neu aufbauende Ausrichtung im Leben wird im oberen Mingmen klar erkannt, ins Auge gefasst und lichtvoll durchdrungen. Ausgangspunkt und Zielrichtung werden wieder miteinander verbunden. Bl 1 als Yang-Pforte ist der Gegenpol zu der Yin-Pforte Mi 6 in einer Oben-Unten-Kombination. Beide Pforten zusammen angewandt bewirken eine Klärung und Verwurzelung des Shen. Die Pforten Di 4, Le 3, Mi 6 und Bl 1 sind darauf ausgerichtet, Yin und Yang im Bereich der Leitbahnen und Gefäße auszugleichen und die Durchgängigkeit aller beteiligten Kanäle des Qi wiederherzustellen.

Bl 23 shènshù 腎腧 („Transportpforte der Niere")

Die Wurzeln von Yin und Yang sind in der Niere zu finden, weshalb sich die Behandlung auch der Niere widmen muss. Bl 23 ist eine der am stärksten mit dem Yin assoziierten Pforten der Akupunktur. Die Niere ist das Organ, in dem Yin gebildet wird und das alle anderen Organe mit Yin versorgt. Diese Fähigkeit des Wasser-Organs Niere, das Yin-Potenzial im Leib hervorzubringen und zu nähren, wird vor allem über die Rücken-Shu-Pforte der Niere angeregt (➢ Kap. 16). Die Nieren-Essenz wird gefestigt und die Verwurzelung des gesamten Organismus in der irdischen Sphäre des Bodens gefördert. Bl 23 aktiviert die reinigende Kraft des Wassers, mit der die Folgen erlittener Traumata fortgespült werden können. Das Essenz-Jing wird gefestigt, die Kraftlosigkeit behoben und die Wasser-Konstitution ausgeglichen.

Bl 52 zhìshì 志室 („Stube der Willenskraft und Erinnerung")

Bl 52 liegt mit Bl 23 auf gleicher segmentaler Höhe und ermöglicht eine Verbindung mit dem Shen-Aspekt der Niere, so dass Willenskraft und Erinnerungsvermögen wieder aufgebaut werden können. Bl 23 und Bl 52 verbinden den Menschen mit seinem Lebensauftrag und ermöglichen so die erneute Auf- und Ausrichtung im Leben. Die Moxibustion der Pforte fördert die Integration von Nieren-Yin und Nieren-Yang und festigt die Jing-Essenz. So vermag der Patient blockierende Ängste und negative Kognitionen zu überwinden. Der gestärkte Zhi-Seelenaspekt der Niere führt den Menschen zurück auf seinen Lebensweg und verleiht ihm die Sicherheit und Gewissheit, die Prüfungen auf diesem Pfad bestehen zu können. Während Bl 23 die Yin-Aspekte des Leiblichen stabilisiert, fördert Bl 52 die Yang-Kräfte des seelischen Bereichs. Das Jing-Qi des Unterleibs wird von der Niere verwaltet, so dass Bl 23 und Bl 52 für die Behandlung von Störungen der Urogenitalorgane herangezogen werden können. Die genetische Störung des Fötus und die prämenstruellen Beschwerden sprechen für einen Mangel sowohl des Nieren-Jing als auch des Nieren-Qi. Bl 52 verleiht das Durchsetzungsvermögen, die Kraft und den Willen, eigene Limitationen zu überwinden und somit über sich selbst hinauszuwachsen.

Ni 11 hénggǔ 横骨 („Querverlaufender Knochen")

Ni 11 zählt zu den vorderen Pforten auf der Nieren-Leitbahn, die zur segmentalen Therapie der Niere und des Unteren Jiao herangezogen werden können. Die Niere steht mit den Knochen in Korrespondenz. Die Röhrenknochen der Extremitäten stehen mit den vier Richtungen in Verbindung. Innerer und äußerer Verlauf der Nieren-Leitbahn repräsentieren die Ausrichtung entlang der zentralen vertikalen Achse. Der „querverlaufende Knochen" ist in den Beckenring integriert, mit dem sich die sammelnde und bündelnde Kraft der Nieren für die unteren Extremitäten, den Lenden-Hüft- und Schambeinbereich und den Unteren Jiao manifestiert. Das obere Pendant hierzu ist der Schultergürtel in der Einflusssphäre der Lunge und des Oberen Jiao. Niere und Lunge sind die Polaritäten in der auf- und absteigenden Bewegung des Qi, das von der Lunge hinabgeschickt und von der Niere in Empfang genommen und wieder nach oben geleitet wird. Die Organe kooperieren miteinander im Sinne der Polarität von Yin und Yang. Ni 11 steht für die Verknüpfung quer- und längsverlaufender Strömungen und deren Einbindung in Kreisläufe, wie sie sich hier in der zirkulären Konstruktion des knöchernen Beckens zur Verknüpfung der einen zentralen Säule (Wirbelsäule) mit den beiden unteren Säulen (Beine) manifestiert. Ni 11 birgt demzufolge die Funktion des Bindegliedes zwischen Yin und Yang, oben und unten, Einheit und Dualität. Die Pforte Ni 11 verbindet zudem mit dem Chongmai, der wiederum den zentralen Ursprung aller weiteren Gefäße und Leitbahnen darstellt. Der Chongmai ist der Ausgangspunkt von Yin und Yang, und die Integration der polaren Kräfte findet ebenfalls über den Chongmai statt. Der Chongmai verbindet den Renmai als Meer aller Yin-Leitbahnen mit dem Dumai als dem Meer aller Yang-Leitbahnen und stellt unbelastetes Yuan-Qi zur Verfügung, um dieses gegen alle Formen des traumatisierten Qi auszutauschen. Werden also in den tiefen Schichten Chong-, Ren- und Dumai sowie die Gebärmutter angesprochen, so aktiviert das querverlaufende Qi auch die parallel in der Nähe verlaufende Magen-Leitbahn, wodurch das Nieren-Qi und das Mitten-Qi von Milz und Magen zusammengeführt werden.

Du 14 dàzhuī 大椎 („Großer Wirbelknochen")

Das Meer aller Yang-Leitbahnen erhält seinen Zufluss aus den Yang-Leitbahnen hauptsächlich an der Pforte Du 14, an der sich sämtliche Yang-Leitbahnen mit dem Dumai kreuzen. Diese Pforte ist darauf spezialisiert, schädliche Einflüsse aus dem Bereich des Yang zu entfernen und so dazu beizutragen, dass das klare Yang zum Kopf aufsteigen kann. In der Kombination mit den Pforten Bl 23, Bl 52 und Ni 11 wird mit der Pforte Du 14 erneut der Yin-Yang-Polarität Rechnung getragen. Zum einem ergibt sich in dieser Pfortenwahl eine Oben-Unten Kombination, durch die die irdischen Wurzeln wieder mit den himmlischen Bestimmungen verbunden werden. Zum anderen verknüpft diese Kombination die Aktivierung der Yin-assoziierten Kräfte des Nieren-Wassers mit dem über den Dumai verbreiteten Yang-Feuer. Der „Große Wirbelknochen" verweist auf die Kraft der aufgerichteten Wirbelsäule, mit der sich der Mensch nach Schicksalsschlägen wieder erhebt, und auf den in die lebendige Gegenwart erhobenen Kopf, der von dem über Du 14 gereinigten Yang-Qi durchströmt wird. Dies ermöglicht eine Wiederauferstehung, nachdem man durch traumatisierende Lebensereignisse zu Fall gebracht wurde. Du 14 öffnet die Kehle, so dass heruntergeschluckte Enttäuschungen sich lösen können. Was zurückgehalten und verdrängt wurde, kann zu- und losgelassen werden. Der Dumai transportiert Qi und Shen der Niere, so dass Du 14 auch dazu beiträgt, den Mut zu fassen, aus der Zurückgezogenheit des Wassers auszutreten und verstärkt eigene Vorstellungen zu entwickeln.

Behandlungsverlauf

Die Patientin wurde in der ersten Sitzung über die Pforten Le 3, Di 4, Mi 6 und Bl 1 behandelt, wobei Mi 6 mittels Moxibustion stimuliert wurde. In der folgenden Behandlung wurden die Pforten Bl 23, Bl 52, Ni 11 und Du 14 eingesetzt, wobei diesmal Du 14 eine Moxibustion

7

erhielt. Auf diese Weise wurde die physiologische Pendelbewegung zwischen Yin und Yang in den Leitbahnen und von den Wurzeln in Niere und Chongmai bis in die Zweigspitzen angeregt.
Die Patientin berichtete, sich allgemein viel kräftiger und lebendiger zu fühlen. Sie prägte wieder einen regulären Menstruationszyklus aus. Die Lymphknoten waren nun in der Palpation reizlos und unauffällig, die Migräneattacken in Häufigkeit und Schwere deutlich rückläufig, so dass sie in einem Jahr nur noch zwei derartige Zustände ausprägte, die sich jeweils innerhalb eines halben Tages weitgehend zurückbildeten. Frau H. wirkte merklich energiegeladener; ihre Stimme war fest und kraftvoll, ihre Erscheinung hatte mehr Substanz, und vor allem die Nierenpulse hatten an Volumen gewonnen.

WEITERFÜHRENDE LITERATUR

Hammes Michael (Herausgeber, Nachwort, Übersetzer): Lao Zi – Dao De Jing. Manesse Verlag. München 2019

Linck Gudula: Yin und Yang – Die Suche nach Ganzheit im Chinesischen Denken. Verlag Karl Alber. Freiburg 2017

Zhuangzi – Das Buch der Spontaneität. Herausgegeben und aus dem Chinesischen ins Englische übertragen von Victor H. Mair. Aus dem Englischen übersetzt von Stephan Schuhmacher. Aitrang 2008

銀品莓

Silber, Schnaps und Schlehenduft

KAPITEL

8 Die Substanzen des Lebendigen – Jing-Essenz, Lebenskraft Qi und Geist-Seele Shen

Die alten chinesischen Weisheitslehren bedienten sich auch der Symbolkraft der Zahlen, um die Ordnung und den Aufbau der Welt zu beschreiben. Grundsätzlich ist die Welt nach dem Prinzip der Einheit im DAO ausgerichtet, wodurch das Zentrum, das Herz alles Seins bestimmt wird. Die Dualität steht für die Begegnung mit einem Gegenüber und verkörpert die horizontale Ordnung der Welt mit den beiden Polen Yin und Yang. Eine dreidimensionale Ordnung der Welt ist demgegenüber vertikal orientiert und bezieht sich auf die drei Ebenen des Himmels, des Menschen und der Erde. Entlang der Zahlenreihe entwickelte die Altchinesische Medizin und Weisheitslehre eine zunehmende Differenziertheit der Theoreme. Yin und Yang verdeutlichen die Bezogenheit der Dinge aufeinander, während mit Jing, Qi und Shen das Thema der Umwandlung einer Erscheinung in eine andere Art des Seins aufgenommen wird. Qi und Blut wurden bereits in ➢ Kap. 6 in der Perspektive von Yin und Yang beschrieben. Qi als der Vermittler zwischen einem noch an Feinstoffe gebundenen, „festeren“ Aggregatzustand „Jing“ und dem vollständig entstofflichten Zustand des „Spiritus“ im „Shen“ kann auch mit dem festen, flüssigen und gasförmigen Zustand von Stoffen und den Übergängen dazwischen assoziiert werden.

Der Leser kann sich daher nun innerlich auf die Beschäftigung mit den Thematiken der irdischen Voraussetzungen, des menschlichen Entfaltungspotenzials und der himmlischen Inspiration einstimmen und sich für die Frage der Entwicklung im Leben durch Wandlung öffnen. In ➢ Kap. 5 wurde der Leser zur Überwindung der Leib-Seele-Spaltung motiviert. Die Vorstellung einer in der Einheit verwurzelten Polarität beinhaltet den Auftrag, die sich gegenüberstehenden Kräfte im Gleichgewicht zu halten. Bereits auf der Ebene der Dualität wird das scheinbar voneinander Separierte als Kontinuum mit gegensätzlichen Richtungen vorgestellt. Auf der Ebene von Jing, Qi und Shen wird die Kontinuität der drei Grundweisen des Seins durch den Übergang der Zustände ineinander realisiert.
Himmel, Mensch und Erde, Shen, Qi und Jing sollen mit tatsächlichen Wahrnehmungen am eigenen Selbst verknüpft werden. Wie ist es um die eigene konstitutionelle Grundausstattung (Jing) bestellt, welche Dynamik in den emotionalen Prozessen (Qi) vermag man zu entfalten, und welcher Umgang wird mit Bewusstsein und Singgebung (Shen) gepflegt? Zu diesen Aspekten wird das vorliegende Kapitel hinführen.

8.1 Jīng 精 und qì 氣

In den ältesten bekannten Texten aus China werden *jīng* 精 und *qì* 氣 als Ursubstanzen des Lebendigen aufgefasst. Wie bei allen Konzepten aus den frühen Zeiten der chinesischen Geistigkeit sind diese Worte nicht als definierte Begriffe, sondern als sich anpassende Vorstellungen zu verstehen, die abhängig vom jeweiligen Kontext auch einer differenzierenden Übersetzung bedürfen. Zudem bilden sich die Konzepte historisch über längere Zeiträume heran und werden daher in verschiedenen Epochen und verschiedenen Schulen unterschiedlich aufgefasst. Hier soll versucht werden, einen roten Faden durch die abweichenden Ausdeutungen hindurch zu skizzieren.

Im *Dàodéjīng* 道德經 heißt es in der 21. Eröffnung:

Das DAO, dinglich verstanden, bleibt stets verschwommen und undeutlich.
Ja, undeutlich und verschwommen,
und doch setzen sich darin Erscheinungen ab.
Ja, undeutlich und verschwommen,
und doch bilden sich darin Dinge.
Ja, tief reichend und dunkel,
und doch findet sich darin feinste Klarheit;
diese Klarheit ist zutiefst wahrhaftig,
sie birgt Glaubwürdigkeit in sich;
sie reicht vom Altertum bis zum Heute.

Dies bedeutet, dass das *jīng* 精 (hier mit „feinste Klarheit“ übertragen) eine Manifestation des unergründlichen DAO zum Dinglichen, Stofflichen hin ist.

In der 42. Eröffnung des *Dàodéjīng* 道德經 wird das *qì* 氣 erwähnt:

Das DAO bringt die Einheit hervor,
die Einheit die Dualität,
die Dualität die Trinität,
die Trinität die Zehntausend Dinge.
Die Zehntausend Dinge stützen sich auf das Yin und umfassen das Yang.
Durchströmt von Qi befinden sie sich in Harmonie.

Dies bedeutet, dass sich die allumfassende Ordnung des *qì* 氣 bedient, um die Dinge in ein harmonisches Gefüge zu setzen, dessen Grundbewegung das Strömen ist. Insofern ist *qì* 氣 eine weitere Manifestation des DAO am Lebendigen. *Qì* 氣 wird in der weiteren Entwicklung des kulturellen Verständnisses in China schließlich zur führenden Spur des DAO in den greif- und spürbaren Erscheinungen.

Die „Abgewogenen Erörterungen“ (論衡 *Lùnhéng*) von Wáng Chōng 王充 (27–97) fassen es wie folgt zusammen: *„Der Grund, warum der Mensch lebt, sind das jīng* 精 *und das qì* 氣.“

In den frühen Texten wird zwischen ***jīng*** **精** und *qì* 氣 in der Bedeutung nicht streng unterschieden. Die Chinesische Medizin orientiert sich an diesem naturphilosophischen Verständnis, präzisiert dann jedoch die Bedeutung dieser Termini im medizinischen Bereich.

8.1.1 Die Vorstellung vom jīng 精 in der altchinesischen Kultur

Das Schriftzeichen *jīng* 精 setzt sich zusammen aus dem Radikal 米 für die ausgelegten Körner des geernteten Reises und dem Partikel 青, der *„qīng“* ausgesprochen wird und somit einen Bezug zur Phonetik herstellt, aber auch als Ideogramm für die gesamte Pflanze samt Wurzelstock zur Vervollständigung des Sinnbildcharakters des Zeichens beiträgt.

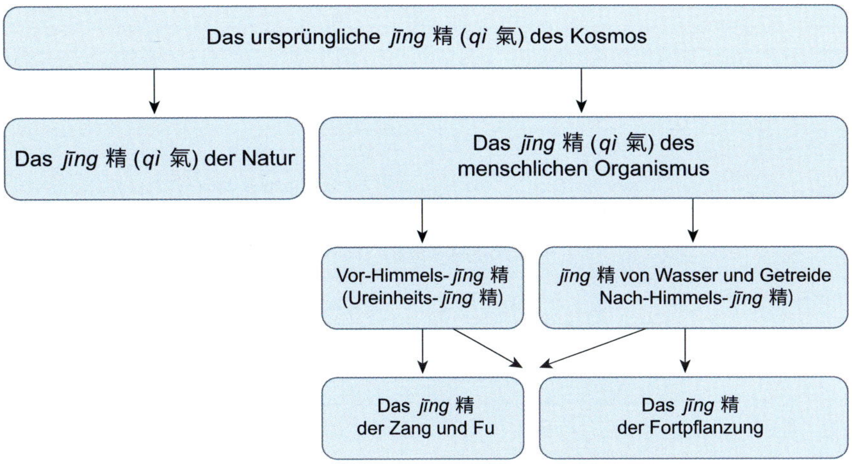

Abb. 8.1 Bildung des *jīng* 精 [P434][L138]

Mit „Jing" wird das Saatgut, werden die ausgewählten Samenkörner als Essenz für neu entstehendes Leben (Samen) bezeichnet.

Dem *jīng* 精 kommen in der antiken Naturphilosophie die folgenden fünf Attribute zu:

1. Es ist das Analogon zum Wasser in der Natur.
2. Es ist die Essenz, der Samen, als Grundlage des Fortpflanzungsvermögens.
3. Es ist der innere Kern des DAO, der Ursprung aller Erscheinungen.
4. Es ist das ursprüngliche Qi des Kosmos.
5. Es kennzeichnet die erlesensten Anteile des Qi.

Zusammengefasst lassen sich dem *jīng* 精 die folgenden drei Grundbedeutungen zuordnen:

1. Es ist der unentwegt zirkulierende feinste Stoff im Kosmos.
2. Es ist der Urstoff aller sich im Kosmos bildenden Manifestationen.
3. Es ist die antreibende und regulierende Urkraft der Entwicklung und Wandlung aller Phänomene im Kosmos.

Die Bildung des *jīng* 精 gestaltet sich wie in ➤ Abb. 8.1 gezeigt.

8.1.2 Von der allgemeinen Vorstellung vom qì 氣 in der altchinesischen Kultur zum spezifischen Terminus des qì 氣 in der Altchinesischen Medizin

Das ursprüngliche Schriftzeichen entspricht dem nun in der Volksrepublik gebräuchlichen Schriftzeichen *qì* 气. Dieses Ideogramm bezeichnet beispielsweise als Einritzung auf Orakelknochen „übereinandergeschichtete Wolkenformationen am Himmel". In der Analogie des Mikrokosmos zum Makrokosmos werden bei kaltem Wetter diese kleinen Wölkchen beim Ausatmen vor dem Mund von lebendigen Wesen flüchtig sichtbar. Ohne Wolken bildet sich kein Regen und entsteht kein Wachstum auf der Erde. Ohne Atemwölkchen ist kein Leben im Menschen und bei den Tieren möglich. Um diese Funktion als Urfeinststoff des Lebendigen noch weiter zu verdeutlichen, wurde ein erweitertes Schriftzeichen eingeführt, in dem noch auf die für das Leben unabdingbare Funktion der Nahrung hingewiesen wird. Das sogenannte Langzeichen für das *qì* (氣) beinhaltet noch zusätzlich das Ideogramm des vom Feld geernteten Reises (米; 气 + 米 = 氣).

Somit beinhaltet das Schriftzeichen *qì* 氣 die Vereinigung von Himmel (Wolken; aber auch „Gebet an den Himmel") und Erde (Reis) und ist daher eine direkte Manifestation des DAO.

Dem *qì* 氣/气 kommen in der antiken Naturphilosophie die folgenden acht Attribute zu:

1. Es entspricht dem Wolken-Qi (*yúnqì* 雲气), dem Wind-Qi (*fēngqì* 風气) oder dem Großen Qi (*dàqì* 大气), also den atmosphärischen, wetterbedingten Einflüssen.
2. Es entspricht den Sechs Qi (*liùqì* 六氣): Yin (*yīn* 陰), Yang (*yáng* 陽), Wind (*fēng* 風), Regen (*yǔ* 雨), Düsterheit (*huì* 晦) und Helle (*míng* 明).
3. Es entspricht dem in der Dualität von Yin und Yang erscheinenden *qì* 氣 zwischen Himmel und Erde.
4. Es entspricht dem vereinten, alles durchströmenden *qì* 氣 von Yin und Yang.
5. Es entspricht der alles erschaffenden Urkraft.
6. Es entspricht dem feinsten Stoff im Kosmos, dem *jīngqì* 精氣.
7. Es entspricht dem *qì* 氣 in seinen Ausprägungen gemäß Yin und Yang (*yīnyáng* 陰陽) und den Fünf Grundwesenheiten (*wǔxíng* 五行).
8. Es entspricht dem Ureinheits-Qi (*yuánqì* 元氣), auf das alle Dinge im Kosmos zurückgehen.

Zusammengefasst lassen sich dem *qì* 氣 die folgenden sechs Grundbedeutungen zuordnen:

1. Es ist der unentwegt zirkulierende gestaltlose Feinstoff im Kosmos.
2. Es ist die Ureinheit und das Urwesen des Kosmos.
3. Es ist die bewegende und treibende Kraft für alles Entstehen, Wachsen und Wandeln im Lebendigen.

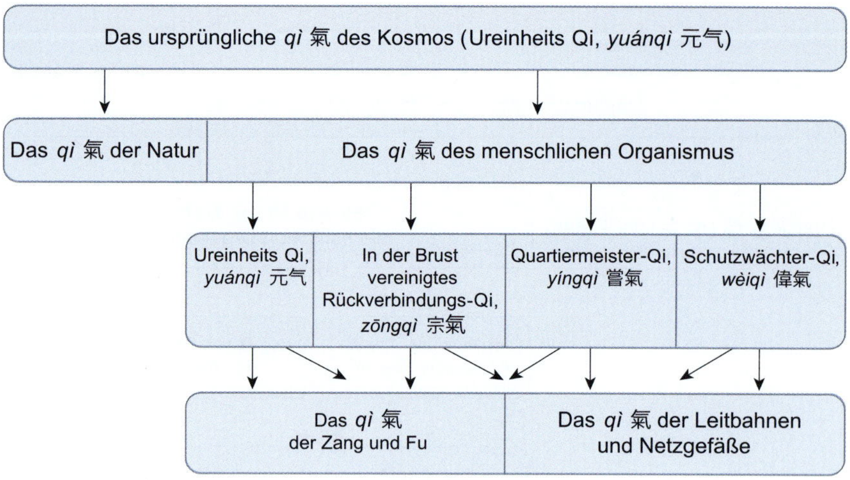

Abb. 8.2 Bildung des *qì* 氣 [P434][L138]

4. Es ist das Medium zwischen allen Erscheinungen im Kosmos.
5. Es ist die Verkörperung der Lebendigkeit eines Organismus.
6. Es ist die energetische Geistesverfassung von DAO und Tugend (*dé* 德).

Die Bildung des *qì* 氣 gestaltet sich wie in ➤ Abb. 8.2.

8.1.3 Die Konkretisierung des Konzepts des qì 氣 in der Altchinesischen Medizin

Während einzelne philosophische Strömungen im alten China noch zwischen dem Aufbau der Welt aus „Ordnung" (*lǐ* 理) und „Wirkkraft" (*qì* 氣) unterschieden, wird insbesondere im *Huángdì nèijīng* 黃帝內經 das Qi zum allumfassend ordnenden und lebensstiftenden Prinzip. Aus der Beschreibung dessen, was wir heute Natur nennen, als „Himmel" (*tiān* 天), oder „Himmel und Erde" (*tiāndì* 天地) in den frühen Zeiten der chinesischen Geistesgeschichte, erwuchs dann im Analogieschluss die erweiterte Welt als „Kosmos in der Zeit" (*zhòu* 宙) und „Kosmos im Raum" (*yǔ* 宇), wie dies im Text „Meister aus Huainan" (淮南子 *Huáinánzǐ*) dargelegt wird. Himmel und Erde sind der Rahmen für den Makrokosmos, der menschliche Leib ist die Bühne des Mikrokosmos.

In den überlieferten Texten der Altchinesischen Medizin ist zu lesen:

Ich habe dieses gehört: Wer befähigt ist, den Himmel zu erklären, muss dies im Menschen verwirklichen; wer befähigt ist, die Vergangenheit zu erläutern, muss dies in der Gegenwart erweisen; wer befähigt ist, das Qi zu beschreiben, muss Klarheit über alle Dinge besitzen; wer befähigt ist, die Entsprechungen darzulegen, ist mit dem Wandel von Himmel und Erde verbunden; wer über den Wandel und den Wechsel sprechen kann, durchdringt die Ordnung des klaren Geistes.

Huángdì nèijīng • Sùwèn • Qìjiāobiàn dàlùn piān dìliùshíjiǔ (Leitfaden des Gelben Ahnherrschers, Innerer Band • Unbefangene Elementarfragen • 69. Kapitel: Große Abhandlung über die Veränderungen durch Ineinandergreifen des Qi)

黃帝內經 • 素問 • 氣交變大論宣第六十九

Daher: das klare Yang entspricht dem Himmel, das trübe Yin entspricht der Erde. Das Erd-Qi steigt auf und wird zur Wolke, das Himmels-Qi steigt herab als Regen. Regen entspringt dem Erd-Qi, die Wolken entspringen dem Himmels-Qi (➤ Abb. 8.3).

Huángdì nèijīng • Sùwèn • Yīnyáng yìngxiàng dàlùn piān dìwǔ (Leitfaden des Gelben Ahnherrschers, Innerer Band • Unbefangene Elementarfragen • 5. Kapitel: Große Abhandlung über die Yin und Yang entsprechenden Erscheinungen)

黃帝內經 • 素問 • 陰陽應象大論宣第五

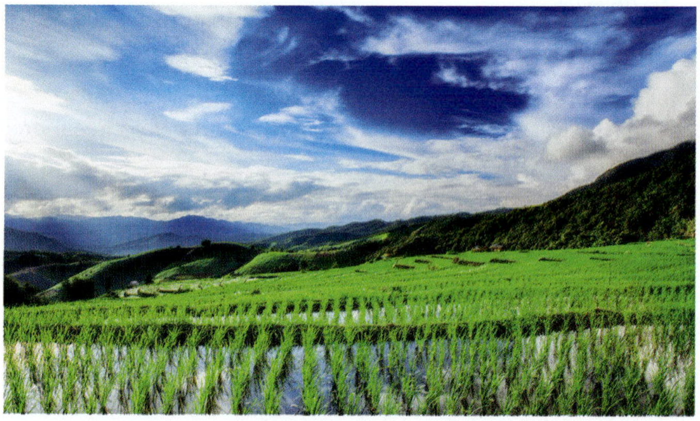

Abb. 8.3 Wolkenformationen über einer Landschaft (J787-072)

Was im Himmel wurzelt, ist das Himmels-Qi; was in der Erde wurzelt, ist das Erd-Qi. Himmel und Erde vereinen ihr Qi, so dass die Sechs Zeitabschnitte eingeteilt werden und aus dem Wandel die Zehntausend Wesen entstehen.

Huángdì nèijīng • Sùwèn • Zhìzhēnyào dàlùn piān dìqīshísì (Leitfaden des Gelben Ahnherrschers, Innerer Band • Unbefangene Elementarfragen • 74. Kapitel: Große Abhandlung über das Wichtigste der höchsten Wahrheiten)

黃帝內經 • 素問 • 至真要大論宣第七十四

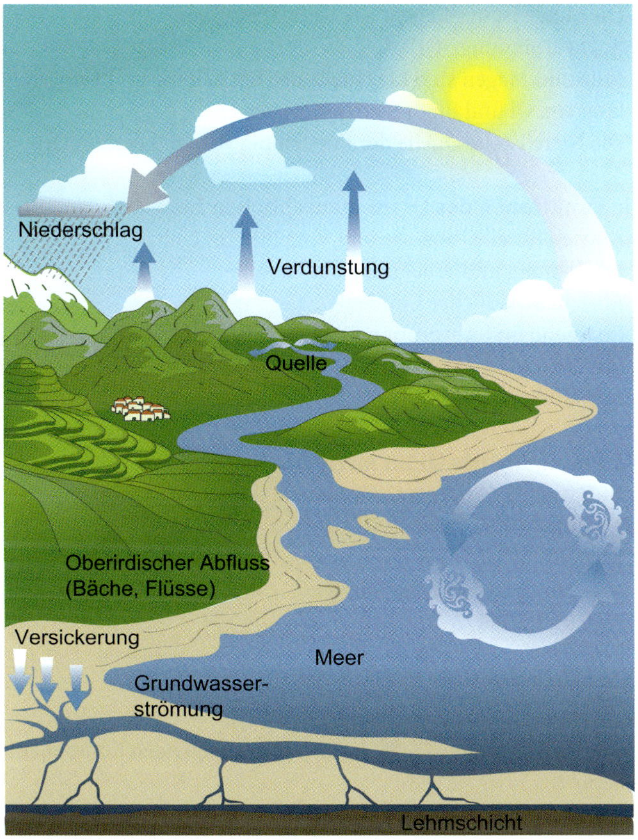

Abb. 8.4 Der Kreislauf des Wassers in Analogie zur Zirkulation des Qi in den Organen [L138]

Das Qi kennt den Sieg und den Gegenschlag. Aus dem Wirken von Sieg und Gegenschlag ergeben sich die Tauglichkeit und der Wandel, der Nutzen und die Veränderung; wo wechselnde Veränderung greift, bewohnt dies das üble Qi.
Das Aufsteigen und Absinken des Qi entspricht dem gegenseitigen Nutzen von Himmel und Erde. […] Ist das Aufsteigen abgeschlossen, folgt das Absinken; das Absinken wird nach dem Himmel benannt. Ist das Absinken abgeschlossen, folgt das Aufsteigen; das Aufsteigen ist nach der Erde benannt. Das Himmels-Qi sinkt herab, und das Qi fließt zur Erde. Das Erd-Qi steigt auf, und das Qi fliegt zum Himmel empor. Daher: Erhabenes und Tiefes berufen sich aufeinander, Aufsteigen und Absinken gründen ineinander, dies bewirkt den Wandel. Bleiben Eintreten und Auslassen aus, so erlischt die Wandel-Mechanik des Shen; bleiben Aufsteigen und Absinken aus, dann ist die Stellung des Qi isoliert und in Gefahr. Daher: ohne Eintreten und Auslassen gibt es nichts, woraus etwas entstehen, wachsen, erstarken, reifen oder sich vollenden könnte; ohne Aufsteigen und Absinken gibt es nichts, woraus etwas entstehen, wachsen, sich wandeln, empfangen oder gespeichert werden konnte.

Huángdì nèijīng • Sùwèn • Liù wēizhǐ dàlùn piān dìliùshíbā (Leitfaden des Gelben Ahnherrschers, Innerer Band • Unbefangene Elementarfragen • 68. Kapitel: Große Abhandlung über die sechs feinen Andeutungen)

黃帝內經 • 素問 • 六微旨大論篇第六十八

Zusammenfassend ist den alten Texten zu entnehmen, dass sich das Qi im Spannungsfeld zwischen Himmel und Erde manifestiert. Es sind physiologisches („homöostatisches“) Qi und pathologisches („heteropathisches“) Qi zu unterscheiden. Die Grundbewegungen des lebendigen Qi sind das Aufsteigen und das Absinken, das Eintreten und das Auslassen (➤ Abb. 8.4).

Die Zirkulation des Qi in den Eingeweiden

Dem Kreislauf des Wassers in der Natur entspricht die Zirkulation des Qi in den Eingeweiden des Leibes (➤ Abb. 8.5, ➤ Kap. 10).

Die **Lunge** entspricht dem Himmel, in dem sich die Wolken formieren. Sie sammelt das aufsteigende Qi, teilt es mit dem Herzen und führt es den tiefer gelegenen anderen Organen zu. Das Qi der Lunge ist absenkend.

Das **Zwerchfell** entspricht der Oberfläche der Erde, der ersten Bodenschicht.

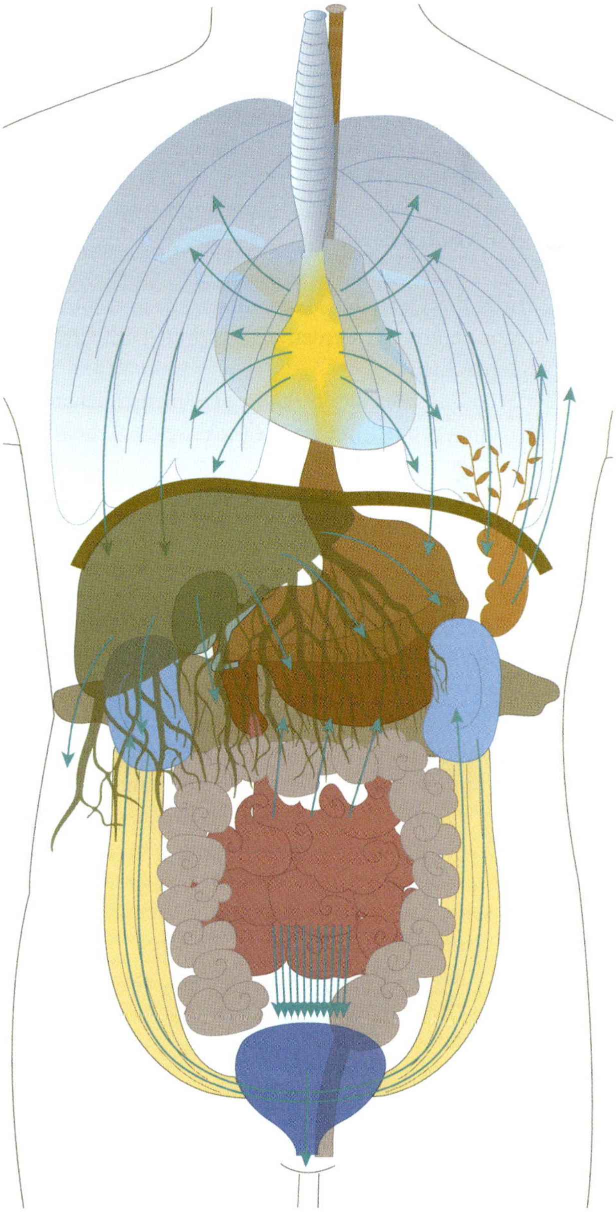

Abb. 8.5 Die Zirkulation des Qi in den Eingeweiden des Leibes [L138]

Die unter dem Zwerchfell gelegene **Leber** leitet das Qi in den Boden und verteilt es über die Oberfläche der Erde, wie es die oberflächlichen und tief verborgenen Kanäle, Bäche und Flüsse mit dem gesammelten Regenwasser im Makrokosmos tun. Das Qi der Leber ist verteilend und durchdringend.

Die **Niere** nimmt in der Tiefe das Qi in Empfang und leitet es der Milz zu. In dieser Funktion entspricht die Niere der Lehmschicht in der Erde, die eine Grundwasserbildung ermöglicht und verhindert, dass wertvolles Wasser verloren geht. Das Qi der Niere ist festhaltend und aufrichtend.

Die **Milz** saugt das von der Niere angenommene Qi nach oben und bewegt es gegen die Schwerkraft. Sie ermöglicht, dass das Qi der bewegenden Kraft des **Herzens** ausgesetzt wird und dass es wieder aufsteigen und die Lunge erreichen kann. Die Arbeit der Milz entspricht unter anderem dem Prozess der angemessenen Abstimmung zwischen Trocknung und Befeuchtung durch Verdunstung von Wasser in der Natur. Das Qi der Milz ist anhebend und verwandelnd.

Somit ermöglichen die Fünf Zang-Organe die Basiszirkulation des Qi im Leib in Analogie zum Lauf des Wassers in der Natur. Zusammengefasst sind dies die Drei Jiao, die auch als die „Wasserwege" oder die „breite Trossstraße des Qi" bezeichnet werden, mit den drei Zuständen des Wassers:

- schmutzig im unteren Bereich,
- geklärt im mittleren Bereich und
- verdunstet im oberen Bereich.

Die Bedeutung des Qi in der Medizin

Folgende Grundfunktionen werden dem Qi in der Altchinesischen Medizin zugesprochen:

1. Qi ist die Grundsubstanz für die Bildung des menschlichen Leibes.
2. Qi ist die grundlegende Kraft für alle Prozesse des Lebendigen im menschlichen Leib.
3. Aus der Aktivität des Qi entstehen alle Grundsubstanzen des Leibes und die Emotionen.

8

Die Entstehung des Qi

An dieser Stelle soll noch einmal darauf hingewiesen werden, dass Termini der Altchinesischen Medizin nicht als definierte Begriffe aufgefasst werden können. Die Bedeutung eines Ausdrucks, eines Schriftzeichens, vor allem in der antiken Schriftsprache, ist grundsätzlich kontextgebunden. Dies bedeutet, dass zu einem Konzept wie dem Qi immer darauf reflektiert werden muss, in welchem Zusammenhang und in welcher Perspektive die Aussagen getroffen werden. In ➤ Kap. 6 wurde die allgemeinere Bedeutung von Qi und die Bedeutung in Zusammenhang mit dem Blut besprochen. Hier wird das Qi in seiner konkreten Bedeutung im menschlichen Organismus und in seiner Stellung zu Jing und Shen beschrieben.

Aus den Angaben in den klassischen Werken lassen sich die folgenden Aspekte extrahieren (vgl. ➤ Abb. 8.2).

Das Qi speist sich aus den folgenden Quellen:

1. Dem vorgeburtlichen Essenz-Qi
2. Dem nachgeburtlichen Essenz-Qi; es setzt sich zusammen aus:
   - dem klaren Qi der Atmung,
   - dem Essenz-Qi der Nahrung.

Das Qi durchläuft den folgenden Entstehungsprozess:

1. Die Lunge ist der Regent des Qi (klares Qi und Rückverbindungs-Qi).
2. Milz und Magen sind die Quelle der Entstehung und Umwandlung von Qi und Blut (Quartiermeister-Qi).
3. Die Niere ist die Quelle der Entstehung von Qi (geerbtes Qi).

Die Funktionen des Qi im menschlichen Leib

1. Antrieb für alle Prozesse und Vorgänge im Leib
2. Erwärmung und Trocknung der Gewebe
3. Abwehr schädlicher Einflüsse
4. Festigung und Absorption förderlicher Einflüsse
5. Ernährung der Inneren Organe und Gewebe
6. Umwandlung

Die Bewegung des Qi im menschlichen Leib

1. Qi-Dynamik (Eintreten, Auslassen, Aufsteigen, Absinken)
2. Atmung
3. Wasserhaushalt
4. Verdauung und Einverleibung
5. Blutzirkulation
6. Umläufe der Leitbahnen

Die Arten des Qi im menschlichen Leib

Das wahre Qi (*zhēnqì* 真氣) setzt sich aus folgenden Komponenten zusammen:

- Vorgeburtliches Qi („Vor-Himmels-Qi", *xiāntiān zhī qì* 先天之氣) – Ureinheits-Qi (*yuánqì* 元氣)
- Nachgeburtliches Qi („Nach-Himmels-Qi", *hòutiān zhī qì* 後天之氣)
  - In der Brust vereintes Rückverbindungs-Qi (*zōngqì* 宗氣)
  - Quartiermeister-Qi (*yíngqì* 營氣)
  - Schutzwächter-Qi (*wèiqì* 衛氣)

Diese beiden letztgenannten Arten bilden das Qi der Zang- und Fu-Organe, der Leitbahnen und Netzgefäße (*zàngfǔ jīngluò zhī qì* 臟腑經絡之氣); mit dem Ausdruck Rückverbindungs-Qi wird auf die besondere Qualität des in der Brust gesammelten Qi verwiesen.

Die Rückführung in die ursprüngliche Ordnung des Qi-Flusses in der Therapie

Im menschlichen Körper sammelt und verteilt sich Qi in den Organen, Geweben, Leitbahnen und Gefäßen, nimmt verschiedene Funktionen wahr und die Prägungen von Wasser, Feuer, Holz, Metall und Erde auf. Alles entsteht und wandelt sich unter dem Einfluss des Qi. Krankheiten jedweder Art manifestieren sich, wenn der Fluss des Qi nicht mehr der natürlichen und ursprünglichen Verteilung entspricht und nicht mehr den wechselnden Gegebenheiten angepasst ist. Auch der materielle Leib besteht aus einem Komplex zusammengesetzter Qi-Qualitäten. Die Art der Zusammensetzung und deren Zustand bestimmen über die Gesundheit von Seele, Geist und Leib.

Mit der Akupunkturtherapie können alle Teilaspekte des insgesamt fließenden Qi angesprochen und aus dem abweichenden Zustand befreit werden. Die Behandlung kann äußerst individuell gestaltet werden und muss daher keinen Schemata folgen, da die jeweils anzutreffende Störung des Qi-Flusses ganz unabhängig von

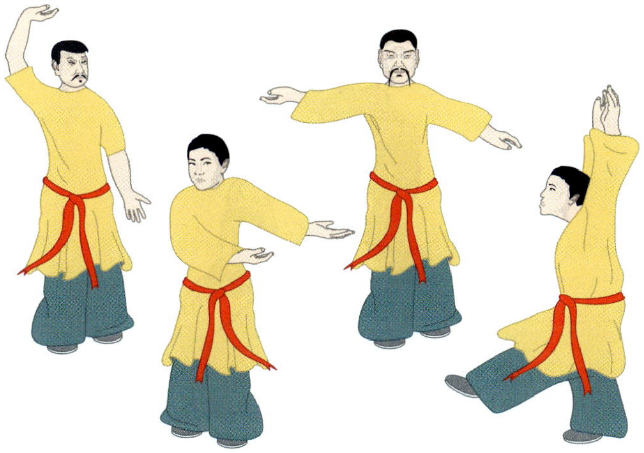

Abb. 8.6 Darstellung von Übungen zur Lenkung des Qi aus den Mawangdui-Gräbern [L138]

den äußerlich sichtbaren Symptomen zwischen den einzelnen Patienten und Behandlungszeiten stark variiert.

Die Störung des Qi-Flusses ist die allen Schwächungen und Krankheiten zugrundeliegende Problematik mit Auswirkungen auf den gesamten Organismus. Daher ist die Wiederherstellung dieses Flusses als ganzheitliche Behandlung zu bezeichnen. Um das Qi lenken und harmonisieren zu können, müssen Behandler und im weiteren Therapieverlauf möglichst auch der Patient eine enge Verbindung zum Qi aufbauen. Wie bereits erwähnt geschieht dies durch Übungen, mit denen fließende und gelenkte Atmung, fließende und kreisende Bewegung sowie konzentrierte Vorstellungskraft geschult und entwickelt werden (➤ Abb. 8.6).

Aktuelle Attributionen zum Phänomen des Qi in China

Während die alten Schriften dazu anregen, in der Annäherung an das Phänomen des Qi die innere Wahrnehmung des Erspürens zu entwickeln, wird im heutigen China um eine mehr intellektuelle Festlegung des Konzepts gerungen. Im Ursprungsland der daoistischen Weltanschauung werden aktuell zusammenfassend die folgenden, miteinander konkurrierenden Auffassungen zum Qi vertreten:

1. Das Qi ist eine Substanz.
2. Das Qi bezeichnet Funktion.
3. Das Qi bezeichnet sowohl eine Substanz als auch funktionale Prozesse.
4. Das Qi ist die Vereinigung von Substanz und Funktion.

Zu Daumiers Zeiten betrachtete sich China noch als sittlich überlegene und für den westlichen Menschen undurchdringliche Kultur (➤ Abb. 8.7). Man zeigte sich amüsiert über die Annäherungsversuche aus dem Okzident. In der aktuellen Auseinandersetzung mit der heimischen Medizin scheint es ein erklärtes Ziel zu sein, zumindest auf der formalen Ebene eine Ebenbürtigkeit mit der sogenannten „Westlichen Medizin" zu erreichen.

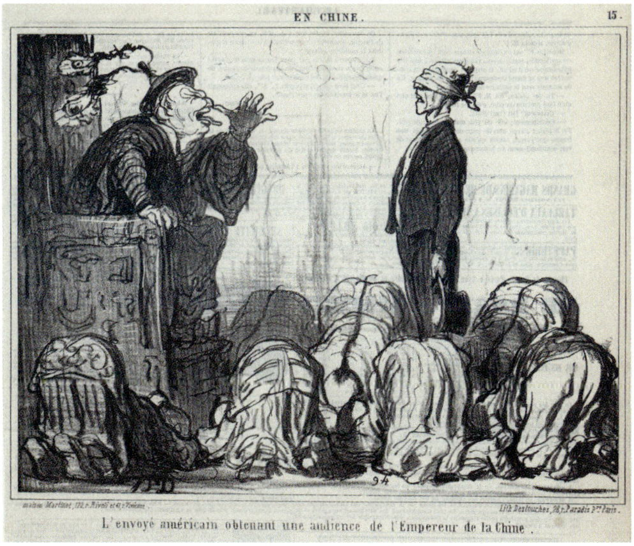

Abb. 8.7 Radierung von Honoré Daumier (1808–1879) [X385] [X376]

Die Bezüge zur Dreischichtigkeit von Jing, Qi und Shen

Die drei Zustandsweisen von Jing, Qi und Shen folgen der Ordnung von Himmel, Mensch und Erde, die auch von den Drei Jiao verkörpert wird. Das Qi ist in den Drei Jiao in den drei Zuständen des Trüben, Geklärten und Aufgelösten anzutreffen. Dem entspricht auch die Zuordnung der sogenannten „Drei Schätze" (*sānbǎo* 三寶): *jīng* 精 als dem Körperlichen zugewandter Feinstoff in der Sphäre der Erde (Unterer Jiao), *qì* 氣 als gestaltloser Feinstoff in der Sphäre des Menschen (Mittlerer Jiao) und *shén* 神 als mit dem Potenzial der Loslösung versehene geistige Wesenheit in der Sphäre des Himmels (Oberer Jiao).

Die Bedeutung der Essenz „*jīng* 精" als feinster Urstoff der Reproduktion und aller Substanzen des Lebendigen wurde bereits beschrieben. Die Dimensionen des *qì* 氣 in der Chinesischen Medizin wurden ausführlich dargelegt. Nun soll das *shén* 神 einer genaueren Betrachtung unterzogen werden.

8.2 Shén 神

8.2.1 Aspekte des shén 神 in der altchinesischen Kultur

Das Schriftzeichen *shén* 神 setzt sich zusammen aus dem Radikal 示 (anzeigen, offenbaren, kenntlich machen; es ist das Ideogramm des Sterbetäfelchens auf einem Grabhügel, womit über den Namen und zuweilen auch ein Portrait die Anwesenheit einer verstorbenen Seele angezeigt wird) und dem Partikel 申, der eine Hand darstellt, die einen Stab umfasst und hält, was als „etwas erfassen" verstanden werden kann, aber auch als eine andere Darstellung des Zeichens 电 für Blitz im Sinne von Geistesblitz, göttlicher Funken oder Eingebung aufgefasst werden könnte. Bezeichnenderweise fehlt auch in aktuellen, ausführlich publizierten Darstellungen der Grundlagen der TCM eine Diskussion der verschiedenen Aspekte des Shen oft gänzlich.

> Als gestaltlose Wesenheit ist das Shen mit dem Qi verwandt. Allerdings findet sich im Shen keinerlei Stofflichkeit mehr. Das Shen ist eine Art des Qi, die mit der einzigartigen Qualität von Bewusstsein, von Wahrnehmung und Darüber-Wissen, Darüber-Reflektieren verknüpft ist.

So heißt es in den alten Schriften:

Der Ahnherrscher sprach: „Was nennt man shén 神?" Qi Bo antwortete: „Ich werde gebeten, über das shén 神 zu sprechen. Was bedeutet shén 神?– das Ohr kann es nicht hören. Es erhellt die Augen und öffnet das Herz, so dass der Weg zu tiefem Verstehen und klarer Einsicht erleuchtet wird. Wie die einzig helle Flamme in der Dunkelheit, wie der Wind, der eine düstere Wolke fortweht, daher nennt man es shén."

Huángdì nèijīng • Sùwèn • Bāzhèng shénmíng lùn piān dìèrshílìù (Leitfaden des Gelben Ahnherrschers, Innerer Band • Unbefangene Elementarfragen • 26. Kapitel: Abhandlung über die acht geraden Ausrichtungen und den klaren Geist)

黃帝內經・素問・八正神明論宣第二十六

Was im Menschen lebt, ist das shén 神, was stirbt, ist die körperliche Gestalt. Wird das shén 神 übermäßig gebraucht, so schädigt dies den Leib, wird es übermäßig ermüdet, so wird der Leib abgenutzt, tritt es aus, so stirbt man. Daher wird es von den Weisen als äußerst wichtig erachtet.

Féng Chǔzhān • Féngshì jǐnnáng mìlù (Feng Chuzhan • Im brokatenen Säckchen bewahrte geheime Niederschriften des Herrn Feng [1722])

馮楚瞻・馮氏錦囊秘錄

Das shén 神 ist die Wurzel des Lebendigen, der Leib ist das Werkzeug des Lebendigen.

Hànshū • Sīmǎ Qiān zhuàn (Buch der Han: Biographie des Historiographen Sima Qian [ca. 145–90 v. Chr.])

漢書・司馬遷傳

Der Leib ist das Gerüst des shén 神, das shén 神 ist das Nutzen des Leibes. Ohne shén 神 kann der Leib nicht leben, ohne Leib hat das shén 神 nichts, woran es gedeihen kann. Die Fülle des Leibes, die Stärke der Quartiermeister-Einflüsse, der Schutzwächter-Einflüsse, des Blutes und des qì 氣 sind alle die Stütze des shén 神 im Menschen. Will man das shén 神 hegen, kann man nicht umhin, sorgsam den Leib zu pflegen.

Zhāng Jièbīn • Lèijīng • Zhēncìlèi (Zhang Jiebin • Nach Kategorien geordneter Leitfaden: Kategorie des Nadelstechens [1624])

張介賓・類經・針刺類

Das shénqì 神氣 steht in Verbindung mit den Sieben Öffnungen.

Qīng • Zhāng Zhìcōng (➤ Abb. 8.8) • Huángdì nèijīng sùwèn jízhù (Qing-Dynastie • Zhang Zhicong [1616–1674] • Sammlung von Kommentaren zum Leitfaden des Gelben Ahnherrschers, Innerer Band, Unbefangene Elementarfragen)

清・張志聰・黃帝內經靈樞集注・經脈

Der Leib ist das Gefäß des Herzens, das Herz ist der Regent des Leibes. Das shén 神 ist der Schatz des Herzens. Daher, wenn der Leib still ist, so befindet sich das Herz in Einklang. Ist das Herz in Einklang, so ist der Leib vollkommen. Ist das shén 神 in Aufruhr, so schaukelt das Herz hin und her. Schaukelt das Herz hin und her, so nimmt der Leib Schaden. Will man den Leib vollkommen erhalten, so ordne man zunächst das shén 神.

Huán Tán (➤ Abb. 8.9)• Huánzǐ xīnlùn (Huan Tan [ca. 23 v. Chr.–56 n. Chr.] • Neue Erörterungen von Meister Huan)

桓譚・桓子新論

Füllt man das shén 神 mit dem shén 神 auf, so leidet das shén 神 nirgends Mangel. Daher: bleibt das shén 神 in Bewegung, so ist des Menschen Leben beständig.

Yǒnglè dàdiǎn • Yīyào jí (Großes Kompendium der Yong-Le-Regierung • Anthologie zu Medizin und Arzneien [1403])

永樂大典・醫藥集

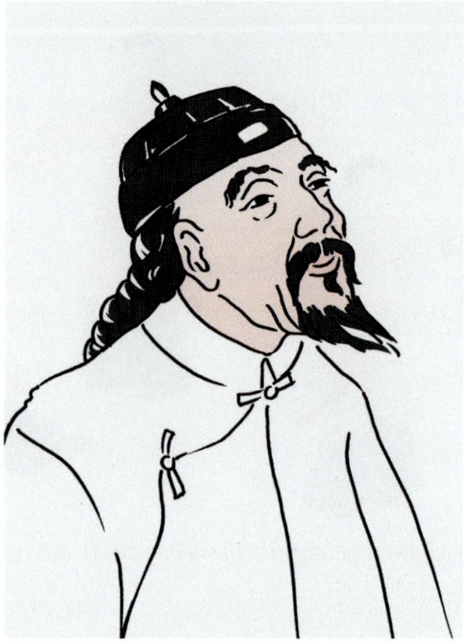

Abb. 8.8 Bildnis des Zhang Zhicong (1616–1674) [M297]

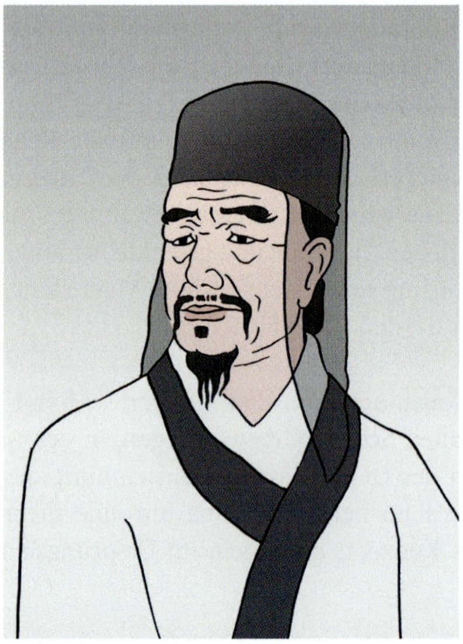

Abb. 8.9 Bildnis des Huan Tan (23 v. Chr.–56 n. Chr.) [M297]

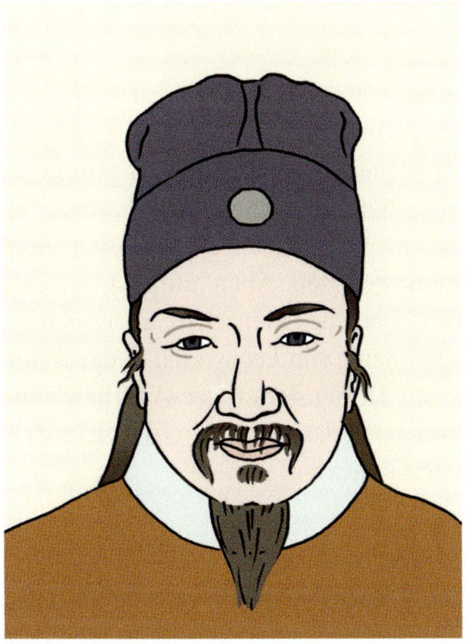

Abb. 8.10 Bildnis des Wang Tingxiang (1474–1544) [M297]

Das Herz ist die Herberge, in der sich das shén 神 *aufhält. Das shén* 神 *ist die Wurzel des Wissens. Das kluge Erwägen ist das geschickte Nutzen des wissenden Geistes.*

Wáng Tíngxiàng (➤ Abb. 8.10) • Yǎshù
(Wang Tingxiang [1474–1544] • Feinsinnige Darlegungen)
王廷相・雅述

Einen Überblick über die Verwendung der mit Shen assoziierten Ausdrücke in der Altchinesischen Medizin findet man im Buch *Lingshu* des *Huangdi neijing:*

Der Himmel offenbart sich in mir als Tugend 德 *(dé), die Erde offenbart sich in mir als Qi* 氣 *(qì). Die Tugend verströmt sich und das Qi wogt auf und ab, so dass Leben daraus entsteht. Das Kommen des Lebendigen nennt man daher die Essenz Jing* 精 *(jīng), das Ringen der beiden Jing* 精 *(jīng) miteinander nennt man die Geist-Seele Shen* 神 *(shén). Was mit dem Shen* 神 *(shén) kommt und geht, das nennt man die flüchtige Hun-Seele* 魂 *(hún); was zusammen mit dem Jing* 精 *(jīng) ein- und austritt, das nennt man die klare Po-Seele* 魄 *(pò). Was die Dinge bestimmt, das nennt man das Herz* 心 *(xīn). Was das Herz wiedererkennt, das nennt man Vorstellung* 意 *(yì). Was die Vorstellung aufspeichert, das nennt man Erinnerung* 志 *(zhì). Was in der Erinnerung fortbesteht und sich wandelt, das nennt man Gedanken* 思 *(sī). Was das Denken aus der Ferne herbeisehnt, das nennt man die kluge Überlegung* 慮 *(lǜ). Was aufgrund kluger Überlegungen die Dinge regelt, das nennt man Weisheit* 智 *(zhì).*

Huángdì nèijīng • Língshū • Běnshén dìbā
(Leitfaden des Gelben Ahnherrschers, Innerer Band • Drehangel aller Wunderwirkungen • Die Verwurzelung im Shen, als Achtes)
黄帝内經・靈樞・本神第八

Der Beginn der in Kap. 8.1 zitierten 42. Eröffnung des *Dàodéjīng* 道德經 kann daher auf dem Hintergrund der Erläuterung durch das „Bildnis des Ohne-Höchsten" (➤ Abb. 8.11) wie folgt aufgefasst werden:

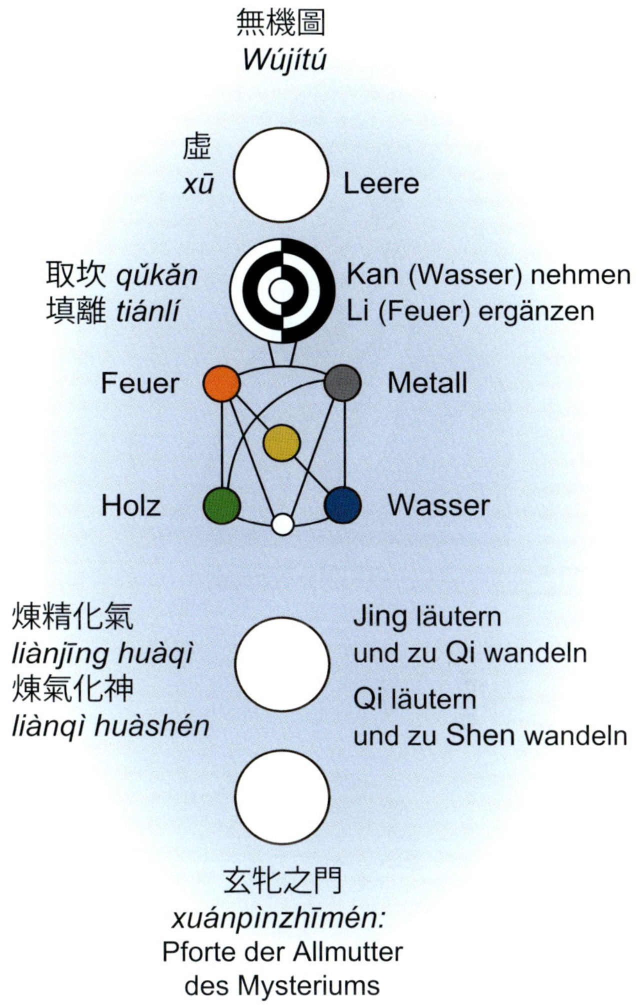

Abb. 8.11 Bildnis des Ohne Höchsten (*wújítú* 無極圖) nach den Illustrationen in den Werken des Song-zeitlichen Neo-Konfuzianers Zhōu Dūnyí (周敦頤, 1017–1073, ➤ Abb. 8.12) und der Deutung des daoistischen Meisters Chén Tuán (陳摶 gest. 989, ➤ Abb. 8.13) [L255]

- *„Das DAO bringt die Einheit hervor"*: Eine direkte Manifestation des DAO ist die Leere oder Stille, der ununterschiedene Uranfang von allem.
- *„die Einheit die Dualität"*: Die Ureinheit scheidet sich in die grundlegende Polarität aller Dinge: in Yin und Yang. Hierzu wird Yin etwas reduziert (Wasser genommen) und Yang etwas verstärkt (Feuer ergänzt).
- *„die Dualität die Trinität"*: Aus der Polarität von Yin (Erde) und Yang (Himmel) gehen Himmel, Mensch und Erde hervor, Shen, Qi und Jing, die Drei Jiao oder die Drei Zinnoberfelder (*dāntián* 丹田). Die Ausdrücke *jiāo* 焦 (gebratener Vogel) und *dān* 丹 (roter Zinnober) deuten auf die relative Überrepräsentation des Feuers.
- *„die Trinität die Zehntausend Dinge"*: Die „Zehntausend Dinge" sind nach den Fünf Grundwesenheiten gestaltet. Im menschlichen Leib ist wiederum die Feuerphase mit vier Organen (Herz und Herz-Hüter als Yin-Organe und Dünndarm und die Drei Jiao als Yang-Organe) überrepräsentiert.

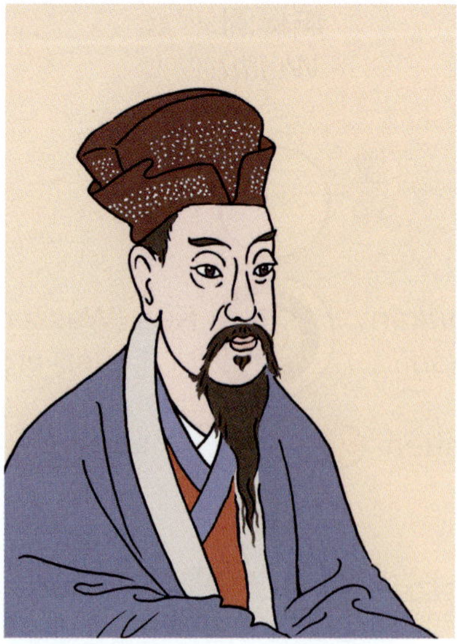

Abb. 8.12 Bildnis des Zhou Dunyi (1017–1073) [M297]

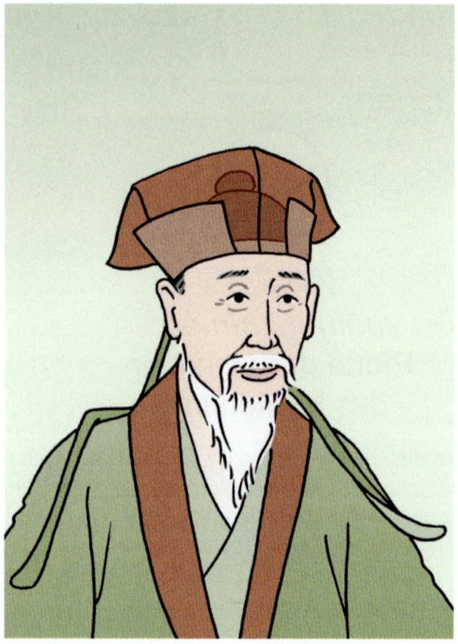

Abb. 8.13 Bildnis des Chen Tuan (gest. 989) [M297]

Der trübe Feinstoff Jing wird zum klaren Feinstoff Qi geläutert. Der klare Feinstoff Qi wiederum wird zur immateriellen Wesenheit Shen geläutert. Shen bedient sich seiner Fünf Ausprägungen (Shen, Hun, Po, Yi und Zhi), um sich in Weisheit zu wandeln. Die Weisheit vermag die Pforte der Allmutter des Mysteriums zu durchschreiten. Damit tritt Shen wieder in den Zustand der Stille oder der tiefen Versenkung (*yuān* 淵; ein Sinnbild für den Zusammenfluss aller Ströme in der Tiefe) ein. Dieser Zustand ist gleichsam die Rückkehr in den Urzustand der ununterschiedenen Ureinheit von allem.

Tiefgreifende Gesundheitsstörungen bedürfen stets auch einer Behandlung auf der Ebene des Shen. Es ist daher wichtig, mit dem Verständnis des Phänomens Shen in der Altchinesischen Medizin vertraut zu sein.

8.2.2 Das Konzept des shén 神 in der Altchinesischen Medizin

Mit dem Ausdruck *shén* 神 werden verschiedene Aktivitäten des Geistes benannt, denen in der deutschen und den anderen indoeuropäischen Sprachen kein adäquates Einzelwort als Übertragung zukommt. Daher wird der Ausdruck in diesem Buch in der Regel ohne Übertragung gelassen. Shen umfasst verschiedene Dimensionen des Ich-Erlebens des Menschen, aber auch den allgemeinen Aspekt des Beseelt-Seins von Lebewesen in der Natur. Darüber hinaus meint Shen alle Dimensionen der Wahrnehmung des Bewusstseins, einschließlich des Unbewussten, des Erinnerungsvermögens und der bewussten Reflexion.

Shen umfasst somit die mentalen, kognitiven und intellektuellen Fähigkeiten des Menschen und markiert dessen besondere Stellung als spirituelles Wesen. Unter den Ausdruck Shen sind daher auch alle Seelenzustände des Menschen zu fassen. Shen kommt in dieser Hinsicht der in der westlichen Welt beheimateten Vorstellung von Psyche als Gesamtheit des Fühlens, Empfindens und Denkens nahe.

Shen ist die dem Organismus einen „Spiritus", ein Seelen(er)leben, einhauchende Kraft und prägt die Dimensionen des Schlaf- und Wachbewusstseins einschließlich des versteckten Bewusstseins, des Unterbewusstseins. Hierzu gehören Prägungen, Bilder, Intuitionen, Fantasien und Vorstellungen, welche unser Erleben auf dem Hintergrund der Biografie oder eines kollektiven oder kosmischen Bewusstseins modulieren.

Shen drückt sich am Menschen im Antlitz und im Glanz der Augen aus, ist in einem deutlichen Sprechen und einer klaren Nutzung der Sprache erkennbar und findet seinen Niederschlag in der Konsistenz oder Zerstreutheit des Pulses. Shen zeigt sich im Charakter der körperlichen Bewegungen und in der Präsenz allgemeiner Zeichen von Vitalität in einem lebendigen Wesen.

Shen ist als nicht-stoffliche Wesenheit von ätherischer Natur, also in gewisser Form flüchtig, und muss daher verankert werden. Shen wird quasi vom grobstofflichen Blut „genährt", was sich darin zeigt, dass ein Mangel von Blut unmittelbar mit Einbußen in der Vitalität und Vigilanz verknüpft ist.

Menschen von überragendem Geist werden ebenfalls als „Shen" im Sinne von „Genius" bezeichnet.

Shen reguliert das Denken

Das Shen ist im Leib dort beheimatet, wo auch die Verteilung des Blutes im Organismus ihren Ausgangspunkt nimmt, nämlich im Herzen. Daher tragen viele chinesische Schriftzeichen, deren Bedeutung mit dem Shen assoziiert ist, das Radikal „Herz", wie beispielsweise die Vorstellung oder der Gedanke (*yì* 意), denken (*xiǎng* 想) und Nachdenklichkeit (*sī* 思).

Shen bringt Emotionen hervor

Ausschließlich Shen beziehungsweise das Herz sind in der Lage, Emotionen wahrzunehmen und zu empfinden. Emotionen beeinflussen auch alle anderen Organe, weil sie letztlich das Qi in den Organen aus

8

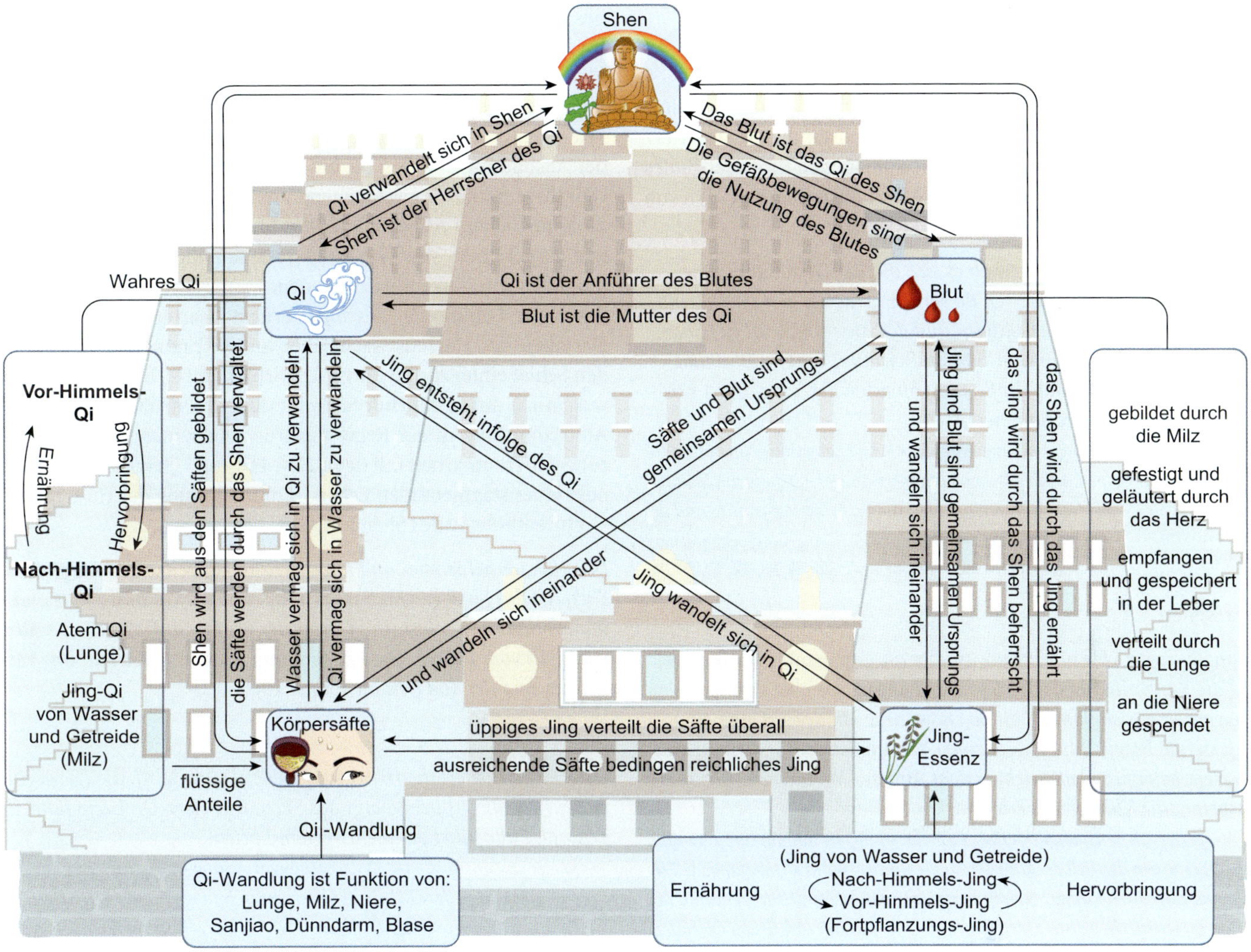

Abb. 8.14 Übersicht über die gegenseitigen Beziehungen von Qi, Blut, Jing, Körpersäften und Shen [P434] [L138]

der vorgesehenen Bahn auslenken. Die Wahrnehmung dieser Abweichungen und das Bewusstsein dafür bildet das Shen im Herzen.

Shen bestimmt die Intelligenz

Die Ausprägung der Intelligenz ist ein weiterer Aspekt des Shen. Sind Herz und Shen stark ausgeprägt, können sie einem Menschen Intelligenz und Weisheit verleihen. Sind Herz und Shen zu schwach, so wird ein Mensch verlangsamt, ungeschickt und stumpf in seinen Lebensäußerungen werden.

8.2.3 Die Fünf Entsprechungen des shén 神

Im Sinne der Fünf Grundwesenheiten manifestiert sich das Shen im Menschen in Fünf Entsprechungen (Fünf Shen, *wǔshén* 五神), welche die verschiedenen Aspekte von Seele und Bewusstseinsbildung widerspiegeln.

Was die Fünf Zang-Langzeitspeicher aufbewahren: Das Herz speichert shén 神*, die Lunge speichert die klare Seele (pò* 魄*), die Leber speichert die wolkige Seele (hún* 魂*), die Milz speichert die Gedanken und Vorstellungen (yì* 意*), die Nieren speichern die Willenskraft (zhì* 志*). Das bezeichnet man als das, was die Fünf Zang-Langzeitspeicher aufbewahren.*

Huángdì nèijīng • Sùwèn • Xuānmíng wǔqì piān dìèrshísān (Leitfaden des Gelben Ahnherrschers, Innerer Band • Unbefangene Elementarfragen • 23. Kapitel: Verbreitung der Erhellungen über die Fünf Qi)
黃帝內經・素問・宣明五氣宣第二十三

Dies bedeutet, dass dem Ausdruck *shén* 神 eine breite Bedeutung im Sinne der Gesamtheit aller Aspekte des Geistig-Seelischen und eine engere Bedeutung im Sinne der spezifischen Manifestationen von Wahrnehmung und Bewusstsein im Herzen zukommen. Zwei der fünf Shen-Aspekte tragen das Radikal für Geist, Seele oder Dämon (鬼), die beiden anderen das Radikal des Herzens (心). Hun und Po sind eher im Sinne von Seelenaspekten, Yi und Zhi eher im Sinne von Erkenntnis- und Bewusstseinsaspekten zu verstehen. In den Fünf Seelenanteilen spiegeln sich somit auch die Ordnungsprinzipien der Drei Schätze in Form der Einteilung in zwei Yang-Anteile (Hun und Zhi), zwei Yin-Anteile (Po und Yi) und ein Zentrum (Shen). Zudem findet – wie bereits angesprochen – auch die Dualität von Yin und Yang ihre Entsprechungen in den verschiedenen Seelenaspekten.

Das Shen im Herzen – der numinose Aspekt der Seele (shén 神)

Das Shen wird im Herzen durch das Blut gebunden und genährt. Des Nachts zieht sich das Shen wieder vollständig in das Herz zurück und regeneriert sich durch die aufbauende Kraft des Blutes im Herzen. Daher ist der Schlaf für die Revitalisierung des Shen von essenzieller Bedeutung. So heißt es im Klassiker:

Der Ahnherr sprach: „Wie verhält es sich mit der Gestaltannahme der Zang-Langzeitspeicher?" Qi Bo sprach: „Was das Herz anbetrifft, so ist es die Wurzel des Lebendigen und der Aufenthaltsort des Shen. Seine Blüte findet sich im Gesicht, sein Reichtum liegt im Blut und in den Gefäßen. Es ist das Große Yang inmitten des Yang. Es ist verbunden mit dem Qi des Sommers."

Huángdì nèijīng • Sùwèn • Liùjié zàngxiàng lùn piān dìjiǔ
(Leitfaden des Gelben Ahnherrschers, Innerer Band • Unbefangene Elementarfragen • 9. Kapitel: Abhandlung über die Sechs Zeitabschnitte und die Gestaltannahme der Zang-Langzeitspeicher)
黃帝內經 • 素問 • 六節臟象論宣第九

Und weiter:

Huangdi fragte: „Ich möchte etwas über die gegenseitige Bedingung und die Rangordnung der Zwölf Zang-Langzeitspeicher erfahren. Wie verhält es sich damit?" Qi Bo entgegnete: „In der Tat eine allumfassende Frage! Bitte folgt meinen Worten Schritt für Schritt! Was das Herz betrifft, so entspricht es dem Amt des Monarchen. Aus ihm entspringt die Klarheit des erleuchteten Geistes."

Huángdì nèijīng • Sùwèn • Línglán mìdiǎn lùn piān dìbā
(Leitfaden des Gelben Ahnherrschers, Innerer Band • Unbefangene Elementarfragen • 8. Kapitel: Abhandlung über das geheime Kompendium der wunderwirkenden Orchidee)
黃帝內經 • 素問 • 靈蘭秘典論宣第八

Das *Lingshu* führt aus:

Huangdi sprach: „Das Gefäß des Kleinen Yin (Shaoyin) der Hand ist einzig ohne Transportpforte.[1] Warum verhält es sich so?" Qi Bo sprach: „Das Kleine Yin (Shaoyin) ist das Gefäß des Herzens. Das Herz wiederum ist der große Herrscher der Fünf Zang-Langzeitspeicher und der Sechs Fu-Zwischenlager. Hier wird das essenzielle Shen beherbergt. Ist dieser Speicher solide und gefestigt, dann kann Übles darin nicht gastieren. Wenn es gastiert, dann nimmt das Herz Schaden. Hat das Herz Schaden genommen, dann entfernt sich das Shen. Ist das Shen gegangen, dann tritt der Tod ein. Daher gilt: alles Übel, was sich am Herzen befindet, hält sich tatsächlich im einhüllenden Netzgefäß des Herzens auf. Was nun dieses einhüllende Netzgefäß betrifft, so ist es das vom Herzen beherrschte Gefäß. Daher finden sich einzig [auf der Herz-Leitbahn] keine Transportpforten."

Huángdì nèijīng • Língshū • Xiékè dìqīshíyī
(Leitfaden des Gelben Ahnherrschers, Innerer Band • Drehangel aller Wunderwirkungen • Übles zu Gast, als Einundsiebzigstes)
黃帝內經 • 靈樞 • 邪客第七十一

[1] In früheren Versionen der Lehre von den Leitbahnen und Pforten bzw. innerhalb konkurrierender Lehrmeinungen war die Herz-Leitbahn tatsächlich noch ohne Öffnungen für die Akupunktur, oder die Herz-Hüter-Leitbahn war noch nicht vorhanden, so dass nur sechs Yang- und fünf Yin-Gefäße beschrieben wurden.

Shen erzeugt Träume

Im Herzen können alle Inhalte des Shen aus seinen verschiedenen Manifestation in den jeweiligen Organen integriert werden, da hier die grundlegende Fähigkeit der Bewusstseinsbildung hinterlegt ist. Wie jedes natürlich angelegte Vermögen bedarf das Bewusstsein der Ausbildung und des Trainings, um schließlich ein umfassendes Gewahrsein und eine weitgehend uneingeschränkte Wahrnehmung zu ermöglichen. Allgemein ist das Shen auf durchdringende Klarheit ausgerichtet. Was Geist und Seele am Tage erleben, aber nicht durchdringen und auflösen können, wird während der Schlafphase durch die Funktionen des Shen erneut bearbeitet und bereinigt. Das Shen des Herzens wacht über unser Traumerleben, indem es den Schlaf einleitet und durch den Schlaf führt. Die Träume werden wesentlich durch die Hun-Seele moduliert. Unruhige Träume oder Albträume sind in der Regel Ausdruck einer mangelnden Befütterung der Traumarbeit mit dem „Betriebsstoff" Herz- und Leber-Blut oder eines stagnierenden Leber-Qi mit Belastung der Hun-Seele.

Zur Pathologie des Shen führt das *Lingshu* aus:

Das Herz: Furchtsames und übervorsichtiges Denken schädigt das Shen. Ist das Shen geschädigt, so führt es zu Furcht und Angst und man verliert sich selbst. Die Fettpolster werden aufgebrochen, und man fällt vom Fleisch. Die Körperhaare fallen aus, die Färbung verwittert, und der Tod tritt im Winter ein.

Und:

Das Herz speichert die [Bewegung in den] Gefäße[n], die [Bewegung in den] Gefäße[n] beherbergt das Shen. Das Herz-Qi: Leere führt zu Trübsal, Fülle führt zu unentwegtem Lachen.

Huángdì nèijīng • Língshū • Běnshén dìbā
(Leitfaden des Gelben Ahnherrschers, Innerer Band • Drehangel aller Wunderwirkungen • Die Verwurzelung im Shen, als Achtes)
黃帝內經 • 靈樞 • 本神第八

Das Shen in der Leber – die flüchtige (wolkig-unstete) Seele (hún 魂)

Das chinesische Schriftzeichen für *hún* (魂) setzt sich aus „Wolke" 云 und „Geist/Seele/Dämon" 鬼 zusammen. Das Partikel *yún* 云 sollte dabei nicht auf eine rein phonematische Funktion reduziert, sondern als mit sinnbestimmender Bestandteil des Zeichens aufgefasst werden.

> Hun verbindet mit den väterlichen Familieneinflüssen und verkörpert den himmlischen Aspekt der Seele. Es ist als Yang-Qi klassifiziert. Hun bildet das Denken, das geistige Vermögen und die Weisheit heran.

Es werden die „Drei Hun" beschrieben, die als „Fötus-Glanz" (*tāiguāng* 胎光), „heitere Seele" (*shuǎnglíng* 爽靈) und „verborgene Essenz" (*yōujīng* 幽精) oder als „Himmels-Hun" (*tiānhún* 天魂), „Erd-Hun" (*dìhún* 地魂) und „Vorsehungs-Hun" (*mìnghún* 命魂) bezeichnet werden. Sie werden auch die „Drei Essenzen" (*sānjīng* 三精) oder die „Drei Vorsehungen" (*sānmìng* 三命) genannt, die jeweils für die „Lebensbestimmung" (*mìng* 命), den

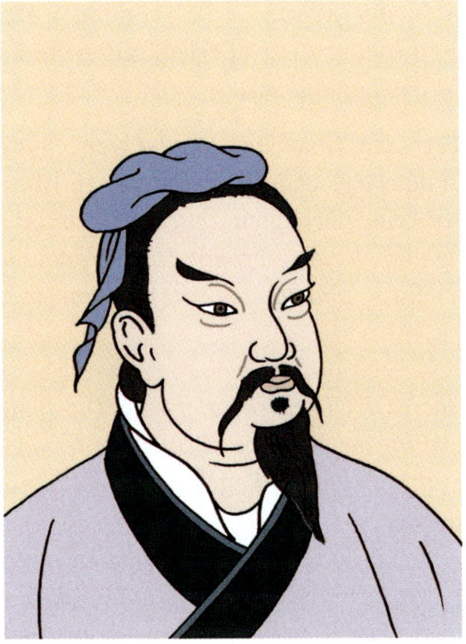

Abb. 8.15 Bildnis des Zuo Qiuming (ca. 400 v. Chr.) [M297]

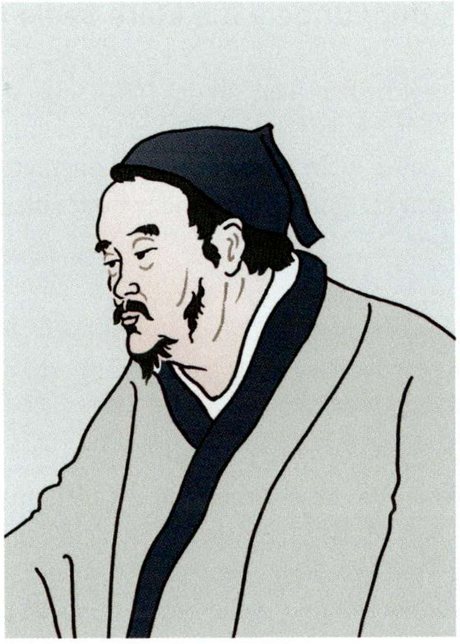

Abb. 8.16 Bildnis des Zhang Junfang (ca. 1000 n. Chr.) [M297]

„Wohlstand" (*cáilù* 財祿) und den „Untergang" (*zāishuāi* 災衰) zuständig sind.

So heißt es in klassischen Schriften:

Die Himmelsseele (shén 神*), die dem Qi nahesteht, gilt als Hun.*

Zuǒ Qiúmíng (➤ Abb. 8.15) • Zuǒzhuàn • Zhāogōng qīnián
(Zuo Qiuming • Überlieferungen des Herrn Zuo • Siebtes Jahr der Regierung des Herzogs Zhao [wahrscheinlich nicht später als 389 v. Chr.])
左丘明 • 左傳 • 昭公七年

Das Hun ist auf das Leben des Menschen aus, das Po ist auf das Sterben des Menschen aus. Das Hun ist bekümmert, das Po ist belustigt.

Zhāng Jūnfáng (➤ Abb. 8.16) • Yúnjí qīqiān
(Zhang Junfang • Die sieben Projektile im Wolken-Wunder-Köcher [um 1001 n. Chr.])
張君房 • 雲笈七籤

Was sich bewegt, um dem Selbst sein Quartier zu bereiten, das nennt man Hun.

Wèijìn • Tàishàng lǎojūn nèiguān jīng
(Wei- und Jin-Dynastie • Leitfaden der Innenschau des allerhöchsten altehrwürdigen Gebieters)
魏晉 • 太上老君內觀經

Das Konzept der sogenannten „Wanderseele" ist uralt und reicht in mythologische Vorzeiten zurück. Es weist eine enge Beziehung zum altchinesischen Glauben an Geister und Dämonen auf.

Hun manifestiert sich im Menschen kurz nach der Geburt; im Fötus ist Hun noch nicht vorhanden. Nach dem Tod haftet Hun noch eine Weile dem physischen Körper und mit dem Verstorbenen eng verbundenen Gegenständen an. Dann erst kehrt Hun zurück in die Sphäre der „himmlischen" Shen. Hun ermöglicht das Bewusstsein über das eigene geistig-seelisch-emotionale Selbst.

Der „wolkige" Charakter des in der Leber residierenden Hun bezieht sich auf seine ätherähnliche Flüchtigkeit und seine wandernde Beweglichkeit. Hun kann auch aus dem menschlichen Leib austreten und mit anderen Personen in Kontakt treten oder sich über Werke des Hun-Trägers manifestieren. In der Regel tritt Hun über die Augen mit der Außenwelt in Verbindung („ein Auge auf etwas werfen"). Auch aus diesem Grund nehmen Äste der Leber-Leitbahn mit dem Augenhintergrund Verbindung auf und gelten die Augen als das dem Leber-Holz entsprechende Körperloch. Auf uns selbst gerichtet stellt Hun die Verbindung zu unseren „inneren Bildern" und persönlichen Empfindsamkeiten her. Das Leber-Blut bindet und nährt das Hun.

Zum Hun führt das *Lingshu* aus:

Die Leber: Wenn Traurigkeit und Kümmernis die Mitte erschüttern, so schädigen sie das Hun. Ist das Hun geschädigt, so führt es zu Wahn und Desorientierung ohne konzentrierten Geist. Ist man ohne konzentrierten Geist, so ist man nicht gerade ausgerichtet. Bei solchen Menschen schrumpft das Genitale, und Sehnen-Krämpfe treten auf. Die Rippenknochen beider Flankenregionen heben sich nicht mehr. Die Körperhaare fallen aus, die Färbung verwittert, und der Tod tritt im Herbst ein.

Die Hun-Seele ermöglicht das Reflektieren auf die persönliche Dimension von Ereignissen und Handlungen. Die Hun-Seele empfängt zudem die numinosen Botschaften und Inspirationen. Weiter heißt es:

Die Leber speichert das Blut, das Blut beherbergt die Hun-Seele. Das Leber-Qi: Leere führt zu Angst, Fülle führt zu Zorn.

Huángdì nèijīng • Língshū • Běnshén dìbā
(Leitfaden des Gelben Ahnherrschers, Innerer Band • Drehangel aller Wunderwirkungen • Die Verwurzelung im Shen, als Achtes)
黃帝內經 • 靈樞 • 本神第八

Anhaltender Groll und emotionale Konflikte zehren das Leber-Blut auf. Blockierte Gefühle stauen das Leber-Qi, so dass auch das Leber-Blut nicht frei fließen kann. Dies beeinträchtigt die Hun-Seele, die unter diesen Bedingungen vom Ego kontrolliert wird und keinen Zugang zum wahren Selbst herstellen kann. Beeinträchtigungen der Hun-Seele können zu Schlafstörungen, aber auch zu Tagträumen und Erregungszuständen mit Panikattacken Anlass geben.

Das Shen in der Lunge – die klare Seele (pò 魄)

Das chinesische Schriftzeichen für *pò* (魄) setzt sich aus „weiß/klar" 白 und „Geist/Seele/Dämon" 鬼 zusammen. Das Partikel *bái* (bo) 白 sollte dabei nicht auf eine rein phonematische Funktion reduziert, sondern als sinnbestimmender Bestandteil des Zeichens aufgefasst werden.

Po verbindet mit den mütterlichen Familieneinflüssen und verkörpert den irdischen Aspekt der Seele. Es ist als grobes, rohes, schweres und trübes Yin-Qi klassifiziert. Po bildet den sensorischen Leib heraus.

Es werden „Sieben Po" beschrieben, die als „Himmels-Durchströmung" (*tiānchōng* 天衝), „Erdseelen-Einsicht" (*línghuì* 靈慧), „Qi" (*qì* 氣), „Kraft" (*lì* 力), „Zentrums-Türangel" (*zhōngshū* 中樞), „Essenz" (*jīng* 精) und „volle Blüte" (*yīng* 英) oder auch als „Kadaver-Wachhund" (*shīgǒu* 尸狗 – Bewachen des Schlafs), „verborgener Pfeil" (*fúshǐ* 伏矢 – vegetative Funktionen), „Liebesvogel-Genitale" (*qùeyīn* 雀陰 – befreite Sexualfunktion), „geschluckte Heimtücke" (*tūnzéi* 吞賊 – Vernichtung von Krankheitserregern), „Nicht-Gift" (*fēidú* 非毒 – Vernichtung von Giften), „Beseitigung von Schmutz" (*chúhuì* 除穢 – Elimination von Stoffwechselabfall) und „Gestank-Lunge" (*chòufèi* 臭肺 – ungestörte Atmung/Abgabe) bezeichnet werden.

So heißt es in klassischen Schriften:

Die Erdenseele (líng 靈), die dem Leib nahesteht, gilt als Po.

Zuǒ Qiúmíng • Zuǒzhuàn • Zhāogōng qīnián
(Zuǒ Qiúmíng • Überlieferung des Herrn Zuo • Siebtes Jahr der Regierung des Herzogs Zhao [wahrscheinlich nicht später als 389 v. Chr.])
左丘明 • 左傳 • 昭公七年

Das Hun ist auf das Leben des Menschen aus, das Po ist auf das Sterben des Menschen aus. Das Hun ist bekümmert, das Po ist belustigt.

Zhāng Jūnfáng • Yúnjí qīqian
(Zhang Junfang • Die sieben Projektile im Wolken-Wunder-Köcher [um 1001 n. Chr.])
張君房 • 雲芨七籤

Was still bleibt, um dem Leib seinen Stützpunkt zu erbauen, das nennt man Po.

Wèijìn • Tàishàng lǎojūn nèiguān jīng
(Wei- und Jin-Dynastie • Leitfaden der Innenschau des allerhöchsten altehrwürdigen Gebieters)
魏晉 • 太上老君內觀經

Während Hun auf Gefühle und Empfindungen bezogen ist, stellt das auch als Körperseele bezeichnete Po einen Bezug zu den körperlichen Grundbedürfnissen und den Funktionen der Sinnesorgane her. Die Po-Seele ist in der Lunge beheimatet, wo das vordringlichste Grundbedürfnis des lebendigen Leibes, nämlich zu atmen, befriedigt wird. Somit erreicht Po mit unserem ersten eigenen Atemzug seine Entfaltung in uns als eigenständigem Organismus und endet mit dem letzten Hauch, der unseren Leib (nach chinesischer Vorstellung aus dem After, der „Pforte des Po") verlässt. Über diesen letzten Atemzug kehrt Po wieder zu den Seelenkräften der Erde zurück.

Zum Po führt das *Lingshu* aus:

Die Lunge: Unbegrenzte Glückseligkeit und grenzenlose Wonne schädigen das Po. Ist das Po geschädigt, so führt es zu Wahn. Beim Wahnhaften verbleiben keine überlegten Absichten mehr im Menschen. Die Haut wird ledrig und wie ausgebrannt. Die Körperhaare fallen aus, die Färbung verwittert, und der Tod tritt im Sommer ein.

Und:

Die Lunge speichert Qi, Qi beherbergt das Po. Das Lungen-Qi: Leere führt zur Verstopfung der Nase mit Nicht-Beförderung [des Qi] und Atemnot. Fülle führt zu lautem Keuchen bei gefüllter Brust und Atmen in Rückenlage.

Huángdì nèijīng • Língshū • Běnshén dìbā
(Leitfaden des Gelben Ahnherrschers, Innerer Band • Drehangel aller Wunderwirkungen • Die Verwurzelung im Shen, als Achtes)
黃帝內經 • 靈樞 • 本神第八

Nach Zhāng Jièbīn (張介賓, 1563–1642), dem Autor des „Leitfadens nach Kategorien", verhält es sich mit dem Po wie folgt:

Die Funktion des Po besteht in der Befähigung zu Bewegung und Handlung, in der Befähigung zum Spüren von Schmerz und Juckreiz.

Und:

Po folgt der Jing-Essenz. Daher: ist der Leib stark, so ist Po kräftig.

Die Körperseele Po wird pränatal als frühester Seelenanteil angelegt. Bevor der Mensch mit Hun beseelt wird, lässt die Körperseele den menschlichen Leib sich aus den Zellen bilden und bewirkt mit Unterstützung der Jing-Essenz der Niere die Heranreifung eines vollständigen Organismus aus winzig feiner Materie. Die Körperseele Po ist auf die Lebenskräfte bezogen, die instinktive und reflektorische Handlungen ermöglichen.

Da die Körperseele Po eine enge Beziehung zur Lunge aufweist, kann das Atmen auch als das Pulsieren der Körperseele verstanden werden. Der Meditierende nutzt diesen ewig wiederkehrenden Rhythmus des Atmens, um sich zu beruhigen und sich zu seiner „Mitte" zu bringen. Der Geist wird ruhig, alle körperlichen Vorgänge werden vereinfacht und automatisiert, so dass man sich den „inneren Welten" und „höheren Sphären" nähern kann, die abseits der alltäglichen Emotionen und psychophysischen Leidenschaften zu finden sind.

Die Poren der Haut entsprechen der der Grundwesenheit des Metalls und stehen unter dem Einfluss der Organe Lunge und Dickdarm. Po ist bei unseren taktilen Erfahrungen und dem sinnlichen Erlebnis der Berührung, gestreichelt und liebkost zu werden, wie auch beim Erleiden von Schmerz aktiv. Verschiedenen Hautkrankheiten liegt eine Störung und Disharmonie des Lungen-Qi und der Po-Seele zugrunde, was dementsprechend behandelt werden sollte. Die Fähigkeit der Kinästhetik, sich zu bewegen, Gleichgewicht zu halten, den Körper in seiner Bewegung koordinieren zu können, all dies ist ein Ausdruck der Körperseele Po.

Wenn die Zeit des Todes gekommen ist, lösen sich die Seelenanteile Hun und Po voneinander. Yin und Yang werden voneinander getrennt, da ihre gemeinsame Bezogenheit zu einem Ende gelangt. Das Shen der Hun-Seele steigt bestimmungsgemäß auf und verlässt den Menschen über die Pforte Baihui, um sich mit den Yang-Anteilen anderer Seelen im Himmel zu vereinen. Po nimmt den genau entgegengesetzten Weg über den Anus und folgt dem rituellen Vorgang „Erde zu Erde, Asche zu Asche" hin zu seiner Auflösung. Po zerfällt wieder zu Erde.

Das Shen in der Milz – Überlegung und Vorstellung (yì 意)

Das chinesische Schriftzeichen für *yì* (意) setzt sich aus „Herz" 心 und formal gesehen „Ton/Laut" 音 zusammen. Bei dem Partikel *yīn* 音 soll es sich um eine korrumpierte Schreibweise eines anderen Zeichens handeln, das aus den beiden Teilen „sprechen/in Worte fassen" (*yán* 言) und „treffen" (*zhòng* 中) zusammengesetzt ist. Zusammengesetzt soll dieses Zeichen so viel wie „mit Worten anzeigen/treffen" bedeuten. Darüber hinaus soll das Partikel *yīn* 音 die Lautgestalt des Schriftzeichens angeben. *Yì* 意 kann als „Idee", „Sinn", „Bedeutung", „Absicht" und „Hauch oder Anflug von etwas" verstanden werden. Das Schriftzeichen steht für eine Tätigkeit des Bewusstseins, weshalb es das Radikal „Herz" (*xīn* 心) trägt.

In einem klassischen Text heißt es:

Wen es verlangt, sein Selbst zu vervollkommnen, der richte zunächst sein Herz aus. Wen es verlangt, sein Herz auszurichten, der weihe seine Absichten (yì 意) der Wahrhaftigkeit. Wen es verlangt, seine Absichten der Wahrhaftigkeit zu weihen, der gebe sich dem wahren Wissen hin. Die Hingabe an das wahre Wissen liegt in der rechten Einschätzung der Dinge.

Zhànguó • Lǐjì • Dàxué
(Periode der Streitenden Reiche • Aufzeichnungen der Riten • Die Große Lehre)
戰國・禮記・大學

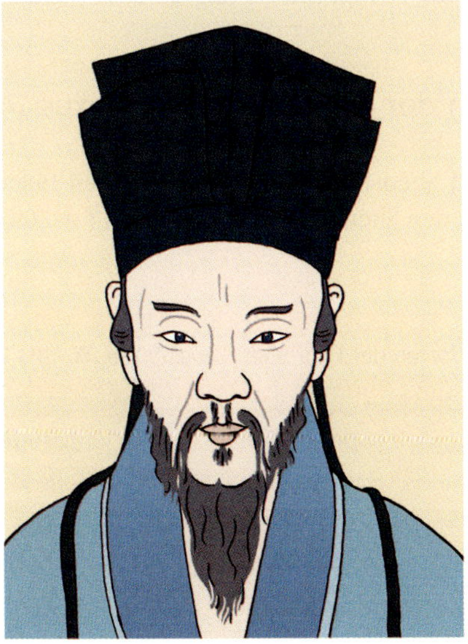

Abb. 8.17 Bildnis des Wang Shouren (1472–1529) [M297]

Nach den antiken Vorstellungen ist die Güte im menschlichen Herzen verwurzelt. Allerdings bedarf das Herz noch der Ausrichtung, was durch die Kraft der Vorstellung, durch die ausgewogenen Überlegungen bewirkt wird. Die rechten Vorstellungen werden durch Überwindung von Egoismen und Orientierung am Wohlwollen für das große Ganze entwickelt:

Ist an den Absichten (yì 意) nichts, was nicht wahrhaftig wäre, dann kann sich das Herz zum Rechten ausrichten.

Wáng Shǒurén (➤ Abb. 8.17) • Dàxué wèn
(Wang Shouren [1472–1529] • Fragen an die Große Lehre)
王守仁・大學問

Zum Yi führt das *Lingshu* aus:

Die Milz: Nicht aufgelöste Kümmernis und Sorge schädigen das Yi. Ist das Yi geschädigt, so führt es zu Konfusion und Aufruhr. Die vier Gliedmaßen lassen sich nicht mehr anheben. Die Körperhaare fallen aus, die Färbung verwittert, und der Tod tritt im Herbst ein.

Und:

Die Milz speichert die Quartiermeister-Einflüsse, die Quartiermeister-Einflüsse beherbergen das Yi. Das Milz-Qi: Leere führt zur Unbrauchbarkeit der vier Gliedmaßen, die Fünf Zang-Langzeitspeicher sind nicht befriedet. Fülle führt zu abdomineller Anspannung, die Regelblutung und der Urin werden nicht befördert.

Huángdì nèijīng • Língshū • Běnshén dìbā
(Leitfaden des Gelben Ahnherrschers, Innerer Band • Drehangel aller Wunderwirkungen • Die Verwurzelung im Shen, als Achtes)
黃帝內經・靈樞・本神第八

> Mit *yì* 意 werden die überlegten Absichten und Vorstellungen bezeichnet. Sie entstammen der Milz und unterstützen die Orientierung des Shen im Herzen.

Die Milz ist für Transport und Transformation der Nahrung zuständig. Mit der Kraft der Vorstellungen und Intentionen (*yì* 意) wird die geistige Nahrung aufgeschlossen und verwertet. Die Eindrücke und Informationen, die wir über die Sinne gewinnen, werden so zu Gedanken, Überlegungen und Absichten „verdaut" und weiterverarbeitet. Was für uns verwert- und brauchbar ist, wird uns zur „Ernährung" dienen, das Unbrauchbare wird ausgeschieden oder oft auch ein Leben lang als Altlast mit sich herumgeschleppt: Dies führt zu ständigen Gedankenschleifen über Vergangenes.

Das Yi und das Denken

Wenn die Milz gut arbeitet, sich das Brauchbare einverleibt und das Überflüssige ausscheidet, so sind unser Denken klar, unsere Gedächtnisleistung gut ausgebildet, unser Konzentrationsvermögen auf seiner Höhe und die Aufmerksamkeit ungeteilt. Bei schwacher Milz fällt das Denken schwer, die Gedanken schweifen ab oder kreisen um Unaufgelöstes und scheinbar Unauflösbares, man kann sich nicht konzentrieren und nichts studieren, und auch die Aufmerksamkeit wird gering sein.

Das Shen in der Niere – die Willenskraft und Erinnerung (zhì 志)

Das chinesische Schriftzeichen für *zhì* (志) setzt sich aus „Herz" 心 und „Krieger/Adept" 士 zusammen. Dem Partikel *shì* 士 wird eine phonematische Funktion zugeschrieben. Dennoch kann dieser Bestandteil auch als sinntragende Komponente verstanden werden, so dass die Bedeutung des zusammengesetzten Schriftzeichens auch als „Krieger des Herzens", „Sachwalter der Herzensangelegenheiten" oder „Adept des Bewusstseins" aufgefasst werden kann. *Zhì* 志 kann mit „Wille", „Wollen", „Willenskraft", aber auch als „Erinnerung", „Vermerk" oder „Aufzeichnung" übertragen werden. Das Schriftzeichen steht für eine Tätigkeit des Bewusstseins, weshalb es das Radikal „Herz" (*xīn* 心) trägt.

Die Willenskraft *zhì* 志 bezieht sich auf körperliche, geistige, seelische und spirituelle Aspekte. Wird das Herz durch unsere bewussten Absichten ausgerichtet, dann bedarf die Umsetzung dieser Absichten der Kraft des Willens.

Menzius sagte dazu Folgendes:

Also was das zhì 志 betrifft: es ist der Lehrmeister des Qi.

Zum Zhi führt das *Lingshu* aus:

Die Niere: Heftiger und unentwegter Zorn schädigt das Zhi. Ist das Zhi geschädigt, so neigt man dazu, das zu vergessen, was zuvor gesagt wurde. Die Lendenregion und das Rückgrat erlauben nicht mehr, den Kopf zu heben oder zu senken, sich zu beugen oder zu strecken. Die Körperhaare fallen aus, die Färbung verwittert, und der Tod tritt im Spätsommer ein.

Und:

Die Niere speichert die Essenz, die Essenz beherbergt das Zhi. Das Nieren-Qi: Leere führt zum Umfallen, Fülle führt zur Anspannung.

Huángdì nèijīng • Língshū • Běnshén dìbā
(Leitfaden des Gelben Ahnherrschers, Innerer Band • Drehangel aller Wunderwirkungen • Die Verwurzelung im Shen, als Achtes)
黃帝內經 • 靈樞 • 本神第八

Zhi bestimmt das aktive Wollen

Aus unseren flüchtigen Gedanken oder Bewusstseinsimpulsen entsteht eine innere Bewegung, die sich gedanklich und auf der Handlungsebene zielstrebig auf etwas zu bewegt, um etwas zu erreichen oder umzusetzen. Das Spektrum der Dynamik reicht von leichtem Interesse bis zum leidenschaftlichen Wollen.

Der Wille ist auf ein gewünschtes Ergebnis bezogen, was uns dabei hilft, eine Orientierung und Ausrichtung zu finden, unser Leben bewusst zu gestalten und uns das Schöne und Nützliche dieser Welt zu eigen zu machen. Unsere Intensionen, Pläne und Wünsche erhalten eine Zielrichtung und können so im Rahmen unserer Möglichkeiten verwirklicht werden.

Das Wollen ist in der Regel vom „Ego" kontaminiert. Es begegnet uns bereits in frühen Phasen der Entwicklung unserer Sprösslinge, wenn sie uns trotzig entgegentreten. Die Kunst der Erziehung besteht darin, ein gesundes Gleichgewicht zwischen den persönlichen Wünschen und den Belangen anderer heranzubilden. Die Willensentwicklung im Zhi muss von einer Entwicklung des Bewusstseins für das große Ganze im Shen begleitet werden. Bleibt diese Eingrenzung des Zhi durch die Einsicht des Shen aus, dann können sich Egozentrismus, Egomanie, krankhafte Selbstbezogenheit und Rücksichtslosigkeit ausbilden. Wenn hingegen der Zhi-Aspekt der Seele in der Kindheit zu stark unterdrückt wird, kann sich ein antisoziales, narzisstisches und heimtückisches Verhalten ausprägen.

Das Zhi ist in der Niere beheimatet, so dass ein starker Wille für ein starkes Nieren-Qi spricht. Menschen dieser Konstitution weisen eine ausgeprägte Entschlossenheit und Beharrlichkeit in ihrem Verhalten auf. Sie sind in der Lage, große Dinge bewirken. Im Gegensatz dazu verfügt ein Mensch mit einem schwachen Nieren-Qi über ein eher geringes Durchhaltevermögen und wenig Kraft. Dieser Mensch ist ohne genügende Zuversicht und ausreichendes Selbstvertrauen in das eigene Vermögen und kann daher oft seine Ziele nicht verwirklichen.

Wie im 8. Kapitel des *Lingshu* (s. o.) bereits angedeutet wurde, wird die Willenskraft 志 *(zhì)* unter dem Einfluss des Shen durch Denken und Reflektieren in Weisheit 智 *(zhì)* verwandelt. Dies geschieht im letzten Schritt durch die Verbindung des Shen mit der Klarheit des leuchtenden Geistes (*tōngshénmíng* 通神明) im Sinne einer alchimistischen Vereinigung des Nieren-Wassers mit dem Herz-Feuer.

8.2.4 Der therapeutische Zugang zum shén 神

In allgemeiner Form kann der Aspekt des Shen, also das bewusste Wahrnehmen, Denken und Erleben des Patienten durch Pforten angesprochen werden, deren Namensgebung einen Bezug zum Shen herstellt. Spezifische Pathologien werden mit einer gezielten Auswahl von Pforten angesprochen, die auf die Art der Störung und die unterliegenden Mechanismen zugeschnitten wird. Eine detaillierte Darstellung erfolgt im ➢ Kap. 23 über „Shen-Pathologien".

Die Pforten der Fünf Shen (wǔshénxué 五神穴)

Durch die fünf Shen-Pforten können wir einen tieferen Zugang zu den verschiedenen Shen-Aspekten herstellen (➢ Tab. 8.1).

Tab. 8.1 Die Pforten der Fünf Shen (*wǔshénxué* 五神穴)

Shen-assoziierte Pforten auf dem äußeren Blasen-Ast		
BL 42	*pòhù* 魄戶	Türflügel des Po
BL 44	*shéntáng* 神堂	Halle des Shen
BL 47	*húnmén* 魂門	Tor des Hun
BL 49	*yìshè* 意舍	Herberge des Yi
BL 52	*zhìshì* 志室	Stube des Zhi

Das Ansprechen der verschiedenen Dimensionen des Shen durch die Anwendung der Dämonenmedizin

Das Konzept übelwollender Geister im Sinne von Dämonen ist nicht mehr Bestandteil der modernen Medizin. Um dennoch wertvolles Wissen der alten chinesischen Kultur um bestimmte psychische und psychosomatische Erkrankungen für die heutige Zeit nutzbar zu machen, sollte der Begriff Dämon besser als „schwerwiegende Konfliktbesetzung" oder „obsessive Verstandes- und Gemütsverfassung" bis hin zum wahnhaften Erleben verstanden werden.
Lassen wir an dieser Stelle einen kongenialen Gelehrten der Qing-Zeit, Xú Dàchūn 徐大椿 (1693–1771), zu Wort kommen, der vor einem falsch vordergründigen Verständnis der Dämonenmedizin warnt. Er schrieb hierzu in seinem Werk „Abhandlung über die ursprünglichen Quellen und Entwicklungen in der Medizin" (醫學源流論 *Yīxué yuánliú lùn*) Folgendes:

Über die Verursachung von Erkrankungen durch übelwollende Dämonen: *„Wenn jemand übelwollende Einflüsse in seinem Leib hat, so muss ihnen an einer gewissen Stelle Einlass gewährt worden sein. Sie wurden sozusagen an ihren Aufenthaltsort gerufen! Wenn jīng* 精 *und shén* 神 *eines Menschen vollständig und stark sind, wird es kein äußeres Übel wagen, diese Person anzugreifen. Wenn jedoch die Kräfte, deren Aufgabe es wäre, äußeres Übel abzuwehren, versagen, werden sich die Angreifer an diesem Ort einnisten. Wenn übelwollende Dämonen eine Krankheit ausgenutzt haben, glauben ungebildete Menschen daran, dass Dämonen wirklich Menschen Schaden zufügen können, während diejenigen, welche die natürlichen Prinzipien verstehen, überzeugt sind, dass solche Krankheiten sicher nichts mit übelwollenden Dämonen zu tun haben. Beide irren in gleichem Maße."*

Xú Dàchūn 徐大椿 weist darauf hin, dass „Dämonen" keine eigene natürliche Wesenheit zukommt, sondern dass sie Phänomene darstellen, denen der Mensch durch Schwächung seiner geistig-seelischen Kräfte die Möglichkeit gibt, von ihm Besitz zu ergreifen. So werden sie einerseits durch eine abträgliche Lebensführung oder schwache Konstitution des Menschen quasi „erschaffen", wirken andererseits aber wie fremde Wesenheiten, die den sich nicht abschottenden Menschen besetzen und beherrschen.

> Daher ist es weder zutreffend zu behaupten, dass Dämonen gar nicht existieren, noch anzunehmen, dass Dämonen einfach aus eigenem Entschluss Menschen Schaden zufügen könnten. Schädigendes Agens und befallener Wirt können nicht getrennt voneinander betrachtet werden.

Der Mensch erhält seine Existenz aus dem Kräftefeld zwischen den Einflüssen des Himmels, genannt *shén* 神, und den Einflüssen der Erde, genannt *jīng* 精. Hieraus entsteht auch die menschliche Seele mit ihren zehn Bestandteilen: den drei Teilen der himmelsgeborenen Hun-Seele und den sieben Teilen der erdgeborenen Po-Seele.

Stirbt ein Mensch, so verlassen Hun und Po den Leib. Dieser Prozess nimmt nach tradierter Vorstellung etwa die Zeit von sieben Tagen in Anspruch, weshalb in der chinesischen Kultur – wie in vielen anderen Kulturen dieser Welt – minutiös abzuhaltende Bestattungsriten verankert sind.

Sogenannte „Geister" und „Dämonen" sind Sinnbilder nicht allein für abgespaltene Seelenanteile in einem Menschen, sondern ebenso für deren zusätzliche Besetzung durch sogenannte „angegriffene Seelen", die entstehen sollen, wenn der Vorgang der Ablösung der Geist-Seele vom Leib durch Nichtbeachtung oder nicht vollständige Durchführung der Rituale gestört wurde. Diese nicht komplett ab- und aufgelösten Seelenanteile können ihren Weg zurück zu Himmel und Erde nicht zu Ende beschreiten. Sie bemächtigen sich daher anderer beseelter Wesen, die sich gegen ein solches Eindringen nicht wehren können und deren nicht vollkommen ausgebildete Geist-Seele eine „Fremdbesetzung" erlaubt. Diese „fremden Seelenkräfte" können so eine chronische Shen-Störung in ihrem „Wirt" bedingen.

Der Historiograph Sīmǎ Qiān 司馬遷 berichtet von einer Behandlung durch den legendären Heilkundigen Biǎn Què 扁鵲, der einen Patienten von seinem Komazustand mit Krämpfen befreite, indem er die Pforte *guǐgōng* 鬼宮 („Dämonen-Palast"; Du 26) nadelte.

Der als „König der Arzneien" bezeichnete Arzt Sūn Sīmiǎo 孫思邈 hinterließ wertvolle Hinweise zum Verständnis der Wirkweise der Akupunkturpforten. Er schrieb:

Was nun alle Öffnungen auf den Leitbahnen anbetrifft, so wurden die Bezeichnungen nicht ohne Zweck vergeben: Alle beinhalten eine tiefe Bedeutung. Daher, wenn der Name in Verbindung zu Holz steht, so ist die Pforte der Leber zuzuordnen; wenn der Name in Verbindung zum Shen steht, so ist die Pforte dem Herzen zuzuordnen; wenn der Name in Verbindung zu Metall und Jade steht, so ist die Pforte der Lunge zuzuordnen; wenn der Name in Verbindung zu Wasser steht, so ist die Pforte der Niere zuzuordnen. Abhängig davon, wie das Shen gespeichert wird, ergibt sich die jeweilige Entsprechung. Trägt die Pforte die Bezeichnung fǔ 府 *(Residenz), dann deutet es auf die Ansammlung des Shen; trägt die Pforte die Bezeichnung mén* 門 *(Tor) oder hù* 戶 *(Tür), dann deutet es auf das Austreten und Eintreten des Shen; trägt die Pforte die Bezeichnung shè* 舍 *(Herberge), dann deutet es auf das Behütet-Sein des Shen; trägt die Pforte die Bezeichnung tái* 臺 *(Terrasse), dann deutet es auf das Umherziehen und Ausschau-Halten des Shen. Worauf die Bezeichnung der Pforte jeweils hindeutet, das hat alles seinen Hintergrund und lässt auf hunderte Richtungen schließen; vielfach verhält es sich so.*

Sūn Sīmiǎo • Qiānjīn yìfāng dìèrshíbā • Zhēnjiǔ xià • Záfǎ dìjiǔ • Yòngzhēnfǎ

(Sun Simiao [581–682] • Flankierende Tausend-Dukaten-Rezepturen, 28. Heft • Akupunktur und Moxibustion, unterer Abschnitt • 9. Kapitel: Verschiedene Prinzipien und Methoden • Prinzipien der Nadelanwendung)

孫思邈 • 千金翼方第二十八 • 針灸下 • 雜法第九 • 用針法

Bei Sun Simiao finden wir auch die Überlieferung zu den Bezeichnungen und Anwendungen von 13 sogenannten „Dämonen-Pforten", die auf die Schule des Bian Que zurückgehen sollen.

Der Zahl 13 kommt der chinesischen Numerologie eine besondere Bedeutung zu: Sie repräsentiert den Tod und die Beständigkeit

(4 + 9), die Trinität der Drei Schätze und die Vollkommenheit ausgedrückt in den Zehn Himmelsstämmen (3 + 10), die Fünf Grundwesenheiten und die Acht Außergewöhnlichen Gefäße (5 + 8), aber auch die Sechs klimatischen Exzesse und die Sieben emotionalen Zustände (6 + 7) sowie das DAO und die Zwölf Erdzweige (1 + 12). Nicht durch Zufall beschäftigt sich das 13. Kapitel des *Suwen* mit dem Heilen durch das Bewegen der Essenz und das Wandeln des Qi mittels Beschwörung des letztlichen Ursprungs einer Erkrankung.

Die Dämonen-Pforten können nicht nur bei Störungen mit psychischem oder psychosomatischem Hintergrund wie Depressionen, Angsterkrankungen und Phobien, Anorexie und Bulimie, somatoformen Störungen und dissoziativen Erkrankungen eingesetzt werden. Sie sind grundsätzlich bei allen komplexen und hartnäckigen Erkrankungen hilfreich, so dass sie auch zur Behandlung von Patienten mit gut- und bösartigen Tumoren, mit Infertilität, Autoimmunerkrankungen und unerklärlichen Schmerzzuständen und vielen weiteren chronischen und schwer behandelbaren Krankheiten herangezogen werden können.

Daher heißt es auch wiederholt im *Huangdi neijing:*

Qi Bo sprach: „Vor allem wahrhaftigen Stechen muss zunächst das shén 神 *beherrscht werden."*

Huángdì nèijīng • Sùwèn • Bǎomìng quánxíng lùn piān dìershíwǔ (Leitfaden des Gelben Ahnherrschers, Innerer Band • Unbefangene Elementarfragen • 25. Kapitel: Abhandlung über das Bewahren der Lebensbestimmung und die Vollendung der leiblichen Gestalt)
黃帝內經 • 素問 • 寶命全形論篇第二十五

Und:

Das Wesentliche des Nadelns besteht darin, dass man niemals das shén 神 *aussparen darf.*

Huángdì nèijīng • Língshū • Guānnéng dìqīshísān (Leitfaden des Gelben Ahnherrschers, Innerer Band • Drehangel aller Wunderwirkungen • Amtsauftrag und Befähigung, als Dreiundsiebzigstes)
黃帝內經 • 靈樞 • 官能第七十三

Aus den oben dargelegten Hinweisen im *Suwen* und *Lingshu* bildete sich ein geflügeltes Wort der Chinesischen Medizin heraus:

Die höchste Kunst besteht darin, das Shen zu bewahren; die niedere Kunst besteht darin, den Leib zu bewahren.

Die von Sun Simiao aufgeführten 13 Dämonen-Pforten, die zum Regulieren des Shen eingesetzt werden können, werden in ➤ Kap. 23 ausführlich dargestellt.

Zum Abschluss dieses Kapitels sei ein Kōan (*gōngàn* 公案; „öffentliche Bekanntmachung") aus dem *Shôyô Roku* (*cóngrónglù* 從容錄; „Aufzeichnungen über die Gelassenheit") angefügt, das an den wahren Geist des Lernens gemahnt. Ein Koan ist eine kurze lehrreiche Geschichte, die meist vom Umgang eines Chan-Meisters (*chán* 禪, jap. Zen, onomatopoetisch für das Sanskrit-Wort „Dhyana", das „Meditation" bedeutet) mit seinen Schülern berichtet. Sie soll allen, denen sie „öffentlich bekannt gemacht" wird, die Möglichkeit eröffnen, an der Weisheit der altehrwürdigen Lehrmeister zu partizipieren. Das hier vorgestellte Koan soll daran erinnern, dass das Lernen nicht im Anhäufen von Wissen bestehen kann. Vielmehr sollte das Shen stets im aufnahmebereiten Zustand verweilen, beständig an seiner Erweiterung und Verfeinerung arbeiten, niemals abgeschlossen und zu einem Ende gekommen sein.

8.2.5 Shôyô Roku Nr. 46: Deshans „Lernen abgeschlossen!"

Ankündigung

Auf zehntausend Li nicht einen Zoll Gras – die Reinheit des Bodens führt Menschen in die Irre; in den Acht Himmelsrichtungen kein einziger Wolkenstreifen – die Leere eines heiteren Himmels betrügt dich. Auch wenn es so wäre, als wolltest du mittels eines Keils einen Keil entfernen, so hindert dich das nicht daran, Leere zwischen die Finger zu nehmen, um damit die Leere abzustützen. – Einen Hammerschlag auf den Hinterkopf, auf dass du nicht den bequemen Weg erwägst, durch Anrufung Buddhas ins Nirvâna zu gelangen.

Beispiel

Der Großmeister Déshān Yuánmíng 德山圓明 wandte sich an die Gemeinde der Mönche und sagte: „Wenn Ihr bis ans Ende gelangt, dann habt Ihr auf der Stelle die Münder sämtlicher Buddhas der Drei Welten oben an der Wand hängen. Es gibt nur einen einzigen Menschen, der da in lautes Gelächter ausbricht! Falls Ihr diesen Menschen kennt, ist die Aufgabe Eures Versenkungslernens abgeschlossen."

Lobgesang

Sammle sie ein,
Pack die Gefühle und schneid' ihnen die Kehle durch!
Der Wind schleift glatt, die Wolken wischen weg;
Das Wasser ist kalt, das Wetter herbstlich.
Der Brokatschuppen-Fisch: sag nicht, er habe keinen Wohlgeschmack;
Wirf weit über unabsehbare Wogen die Angel nach ihm aus: der eine Angelhaken des Mondes.

Ergänzung

Meister Bǎofēng Wéizhào 寶峯惟照 sagte: „Ihr müsst wie ein Mensch sein, der ganz und gar gestorben ist; wenn ihr gestorben seid, sterbt noch ein zweites Mal!"

Ein Mönch sagte: „Geht es nicht darum, aus der Mitte des Todes ins Leben zurückzukehren?"

Der Meister sagte: „Ihr sollt nur sterben, sollt nicht leben wollen! Während Ihr noch esst, habt ihr es schon eilig, Euren Darm zu entleeren! Warum haltet Ihr dann, wenn ihr doch noch gar nicht gegessen habt, bereits nach der Darmentleerung Ausschau!?"

> Wir merken uns: Das Lernen kennt als einzigen Anfang den Anfang des eigenen Sich-Überzeugens und als einziges Ende das Ende der Gewissheit. Wenn wir an nichts mehr festhalten und uns dem frischen Wind des Noch-Nie-Dagewesenen öffnen, kann sich wahre Einsicht entwickeln.

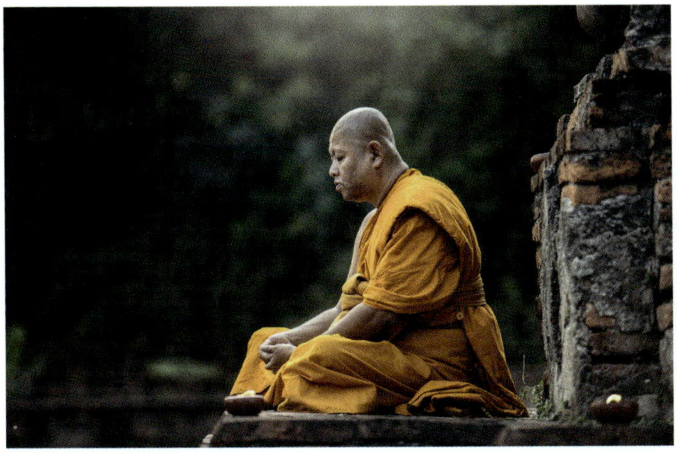

Abb. 8.18 Meditierender Mönch [J787-073]

Jing, Qi und Shen in der Chinesischen Medizin stellen keine drei voneinander separierten Entitäten dar, sondern spiegeln wiederum die drei Seinsweisen des Lebendigen wider, mit denen ein Entwicklungsweg von den feinstofflichen Substanzen *(jīng)* über die feinstofflichen Wirkkräfte *(qì)* hin zum erwachten Bewusstsein *(shén)*, das alle Aspekte und Sphären integriert und gleichzeitig den Schlüssel zur Auflösung aller dem DAO widersprechenden Blockierungen liefert, beschritten wird.

Der Entwicklungsprozess der Geist/Seele (Shen) wird dabei als eine kreisende Bewegung beschrieben, die nicht umgekehrt werden kann, da dies eben nicht eine Entwicklung, sondern ein Rückschreiten in die Verwicklung bedeuten würde.

Der Eintritt des Shen in eine sich kontinuierlich fortsetzende Entwicklungsspirale - sowohl beim Therapeuten als schließlich auch beim Patienten - ist die essenzielle und unabdingbare Voraussetzung für eine umfassend gelingende Behandlung und die beständige Förderung der Gesundheit. Die sich darauf beziehende Botschaft aus dem Huangdi neijing findet sich am Ende des letzten Kapitels dieses Buches (➤ Kap. 25).

8.3 Fallbeispiel: Die therapeutische Arbeit mit Jing, Qi und Shen, den drei Schätzen des DAO

Ivonne Ziegeler

Patientin: Akademikerin, 33 Jahre

Beschwerdevortrag

Bei der Patientin bestehen ein Kinderwunsch bei Endometriose und Menstruationsbeschwerden. Sie beklagt eine Aufgedunsenheit etwa drei bis vier Tage vor der Menstruation im Bereich der Beine und im Unterbauch. Es treten krampfartige Schmerzen im Unterbauch am ersten und zweiten Tag der Menstruation mit starker Intensität auf. Das Menstrualblut ist dunkel und dickflüssig. Nach der Menstruation treten Lumbalgien für zwei bis drei Tage auf. Ihre Tränensäcke sind geschwollen, der Bauch ist teilweise gebläht. Wiederholt tritt ein Herpes nasalis oder labialis auf. Nachts erwacht die Patientin häufig gegen 2 Uhr.

Anamnese

Die Herpeserkrankungen begannen im Alter von sechs bis sieben Jahren, zeitgleich mit der Trennung der Eltern. Sie entwickelte Warzen an den Händen und Füßen, eine Neigung zur Obstipation, Heuschnupfen und migräneartige Kopfschmerzen. Bei der Patientin war in der Vorgeschichte eine Konisation und eine Ovarentfernung links nach Entdeckung ausgedehnter Zysten durchgeführt worden. Die Patientin beschreibt sich als sehr gewissenhaft, eher ruhig, zurückhaltend und perfektionistisch. Der frühe Tod der älteren Halbschwester habe sie emotional zusätzlich sehr belastet. Sie erweckt den Eindruck, dass sie sehr leistungsorientiert ist und bei der Ernährung darauf achtet, dass sie ihre schlanke Figur halten kann, so dass eine leichte Form einer Essstörung zu bestehen scheint. Aktuell erlebt sie viele Frustrationen und zu wenig Erfreuliches im Leben. Sie neigt etwas zum Frösteln und verträgt Kälte weniger gut.

Körperlicher Untersuchungsbefund

Inspektion Sehr schlanke, sportliche Statur, aufrechte Haltung, sehr gepflegte Erscheinung; Zunge: Spitze rot, wenig Belag, gestaute Zungengrundvenen

Größe und Gewicht 178 cm, 65 kg

Palpation Puls: linker Nierenpuls sehr schwach, rechts im Vergleich weniger schwach, Lunge und Milz leicht saitenförmig, Leber saitenförmig

Qi-Detektion Leere und Kälte im Unteren Jiao, Stau im Mittleren Jiao in der Gegend des Solarplexus, unverwurzeltes Shen

Diagnostische Einschätzung

- Nieren-Qi-Leere mit Lumbalgie
- Leber-Qi-Stagnation und Blut-Stase im Unteren Jiao
- Lungen-und Schutzwächter-Qi-Leere
- Milz-Qi-Leere
- Metall-Konstitutionstyp (Infektanfälligkeit, Trennungstrauma, Leistungsbezogenheit, Neigung zur Darmverstopfung)

Behandlungsauftrag

Behandlung der Menstruationsstörung, Erfüllung des Kinderwunsches

Diagnoseerörterung

Die ererbte konstitutionelle Schwäche der Metall-Grundwesenheit, die durch die Trennung der Eltern eine zusätzliche Belastung erfuhr, geht bei der Patientin mit einem hohen Bedürfnis einher, nach außen keinen Angriffspunkt zu bieten und nahezu perfekt zu erscheinen. Sie weist eine hohe Leistungsbereitschaft auf, die mit einem Lebensstil einhergeht, bei dem die Patientin sich beständig

8

verausgabt. Das Aufrechterhalten einer schlanken Figur belastet die Milz, so dass schließlich Lungen- und Milz-Qi in einen Leere-Zustand geraten. Die Patientin betreibt einen fortgesetzten Raubbau an ihren Kräften, so dass die Erkrankung des Metalls (Lunge) sowohl an die Mutter (Erde – Milz) als auch an das Kind (Wasser – Niere) weitergegeben wird. Die Schwäche der Milz begünstigt die Akkumulation von Feuchtigkeit-Schleim im Inneren, wodurch die Erkrankungen im gynäkologischen Raum entstehen. Die Patientin neigt zur Anpassung und zu emotionaler Selbstvernachlässigung, so dass auf dem Hintergrund des Qi-Mangels eine Stagnation des Leber-Qi auch eine Stase des Menstrualbluts und eine Verstopfung der Yang-Leitbahnen im Kopfbereich bedingt. Die anhaltende Erschöpfung durch Überarbeitung und hohen Selbstanspruch entleert schließlich auch das Nieren-Jing, was die Erfüllung des Kinderwunsches zusätzlich erschwert. Das Essenz-Jing wird verbraucht, und das Nieren- und Milz-Yang werden vermindert, was sich in einer Dysregulation der Sexualhormone ausdrückt. Durch die auf Schlanksein bedachte Ernährung vermag die Patienten den Mangel nicht durch brauchbares Nahrungs-Qi auszugleichen. Mit den ihr gegebenen Schätzen von Jing, Qi und Shen betreibt die Patientin durch Selbstausbeutung eine Misswirtschaft, so dass sich die irdischen Grundlagen aufbrauchen, für die menschlichen Belange nicht mehr genügend Qi zur Verfügung steht und das gehemmte Shen sich zu keinen himmlischen Exkursionen mehr aufgerufen fühlt. Aus diesem Grund steht die Patientin in der Gefahr, sich bereits in jungen Lebensjahren zu verbrauchen, ihre Drei Schätze zu verlieren und so die Entwicklung chronischer Gesundheitsstörungen und die eigene Infertilität zu begünstigen.

Therapeutische Strategie

Das Nieren-Qi und -Jing im Unteren Jiao müssen gestärkt und die Milz im Mittleren Jiao gewärmt werden. Der Moxibustion kommt eine wärmende, Kälte und Stauung vertreibende, die Feuchtigkeit trocknende, das Qi und das Yang stärkende, Qi und Blut bewegende Wirkung zu. Sie stärkt das Feuer-Element, vermehrt so die Lebensfreude und belebt das Shen im Oberen Jiao.

Festlegung und Durchführung der Behandlung

Die Erkrankung der Patientin betrifft alle Drei Jiao und die darin bewahrten Schätze des Jing, Qi und Shen. Es wurden Pforten ausgewählt, die in den Drei Jiao wirken und geeignet sind, Jing, Qi und Shen wieder aufzubauen.

Ni 6 zhàohǎi 照海 („Feuerschein-Meer") [links genadelt; Moxa]

Das Essenz-Jing wird von den Nieren gespeichert und verwaltet. Es handelt sich dabei um eine besondere Ausprägung des Yin, das auch über den Yinqiaomai und Yinweimai reguliert wird. Unter den Acht Außergewöhnlichen Gefäßen nimmt der an dieser Pforte entspringende Yinqiaomai eine Sonderstellung als Ausgangspunkt und Grundlage aller Regulierungen in den Außergewöhnlichen Gefäßen ein (> Kap. 15). Seine Grundcharakteristik entspricht daher der Funktion des Essenz-Jing im Organismus. Die Pforte Ni 6 stabilisiert das Nieren-Jing, verknüpft mit den Yinqiaomai, stabilisiert die Geist-Seele und reguliert den Unteren Jiao. Aus der Namensgebung wird ersichtlich, dass die Pforte über die alchimistische Kraft der Vereinigung von Feuer und Wasser verfügt, womit die Transformation des Nieren-Jing schließlich zum Herz-Shen und der Ausgleich zwischen dem Nieren-Wasser und dem Herz-Feuer angesprochen werden. Der Yin-Aspekt der Niere und die Belastung durch die Trennung vom Vater werden über die linke Seite adressiert. Durch die Kombination mit Lu 7 werden die Einflüsse der Niere zur Milz und dann weiter zu Herz und Lunge geleitet. Diese Fluss-Aktivierungs-Pforte verbindet mit dem Renmai, der in allen Drei Jiao seine Wirkung entfaltet. Die Pforte wirkt der Erschöpfung und den Menstruationsstörungen entgegen; ihre Moxibustion fördert die Trockenlegung von Schleim und stärkt das Yang-Qi.

Lu 7 lìequē 列缺 („Unterbrochene Reihenfolge", „Blitz und Wolkenbruch") [rechts]

Ni 6 ist die Fluss-Aktivierungs-Pforte für den Yinqiaomai, Lu 7 ist die Fluss-Aktivierungs-Pforte für den Renmai. Unter den Acht Fluss-Aktivierungs-Pforten werden Ni 6 und Lu 7 gemeinsam als feststehende Paarkombination angewandt, die eine besonders intensive innere Verstrebung aufbaut. Diese Kombination von Yin-Pforten verknüpft oben und unten in der Gestalt des jeweils höchst gelegenen Yin-Organs (Lunge) und des am tiefsten gelegenen Yin-Organs (Niere), verschränkt den vorderen Umlauf (**Lunge**-Dickdarm-Magen-Milz) mit dem hinteren Umlauf (Herz-Dünndarm-Blase-**Niere**) und vertäut in der hier beschriebenen Akupunkturanwendung zusätzlich die linke mit der rechten Seite. Die Kombination der beiden Pforten repräsentiert nicht zuletzt auch die Transformation des Nieren-Jing zum Lungen- bzw. Zong-Qi. Die Anwendung von Fluss-Aktivierungs-Pforten der Außergewöhnlichen Gefäße eröffnet zusätzliche und ursprüngliche Quellen des Nachschubs bei dem voranschreitenden Aufbrauch der Drei Schätze. Die schicksalhafte Verkettung biografischer Belastungen kann durch Lu 7 unterbrochen werden. Wie in einer dunklen Wolke (zur Lunge aufgestiegenes pathologisches Nieren-Qi) gespeicherte Hemmungen und Trauerempfindungen können sich so blitzartig in einem Strom von Tränen entladen (Wolkenbruch). Gleichzeitig entladen die Außergewöhnlichen Gefäße ihr reinigendes Potenzial in alle Strombahnen.

Du 20 bǎihuì 百會 („Hundert Begegnungen")

Du 20 stellt einen Kreuzungspunkt des Dumai mit der Blasen-, Gallenblasen-, Sanjiao- und Leber-Leitbahn dar. Die Pforte unterstützt das Empfangen himmlischer Informationen durch das Herz-Shen und verleiht somit Inspiration für ein Leben im Einklang mit dem DAO. Ein bei schwachem Nieren-Yin möglicherweise zum Kopf aufsteigendes Gallenblasen- oder Magen-Feuer (Herpes-Infektionen) kann über diese Pforte ausgeleitet werden. Die Pforte verbindet mit Ren 17, ermöglicht so die Entwicklung einer liebevollen Beziehung zu sich selbst und ruft zum Ende der Selbstausbeutung auf. Die Pforte vermag jegliches gehemmte, stagnierende, schräg- oder gegenläufige Leber-Qi in den Drei Jiao zu beseitigen und die Transformation von Jing in Qi und von Qi in Shen zu fördern.

Behandlungsverlauf

Direkt nach der Behandlung und am Folgetag beobachtete die Patientin bei sich eine depressive Stimmung, die etwa einen Tag anhielt. Sie blieb im Bett und weinte dort über viele Stunden, was sie zuvor noch nie getan hatte. Der Patientin wurde bewusst, dass weiterhin ein ausgeprägter Kinderwunsch bei ihr bestand. Das Weinen wurde von ihr als befreiend und erlösend empfunden. Sie konnte ihren Kummer in Bezug auf ihre Kinderlosigkeit und ihren Drang zu einer perfekten Außendarstellung loslassen. Sie zeigte sich weniger mit ihrem beruflichen Erfolg identifiziert und mehr mit ihren Herzensbedürfnissen verbunden.

Die auf die Behandlung folgende Menstruation setzte etwa zwei Tage früher ein als sonst, d. h. diesmal nach 23 Tagen, und war weniger schmerzhaft als zuvor. Schmerzen waren nur noch am ersten Tag der Regelblutung vorhanden. Vier Tage vor dem Einsetzen der Menstruation entwickelte sie erneut eine Aufgedunsenheit, die diesmal allerdings auf den Unterbauch begrenzt und geringer ausgeprägt als üblich war. Die Stärke der über etwa fünf Tage anhaltenden Blutung war unverändert. Die Patientin empfand Prodromi eines Herpesausbruchs, der jedoch nicht eintrat. Eine kleine, seit anderthalb Jahren bestehende Warze unter dem rechten Auge bildete sich zurück. Insgesamt waren ihre körperlichen Beschwerden nach mehreren Behandlungssitzungen deutlich zurückgebildet, und sie pflegte einen bewahrenden Umgang mit ihren Ressourcen. Migräneanfälle, Dysmenorrhoen und Lumbalgien traten nicht mehr auf. Sie wirkte insgesamt ausgeglichener, selbstbestimmender und lebensfreudiger.

WEITERFÜHRENDE LITERATUR

Hammes M.: Der Begriff der Psyche in der chinesischen Medizingeschichte – Ein transkultureller Vergleich. Dt. Ztschr. f. Akupunktur 54, 4/2011, 6–13 (DOI: https://doi.org/10.1016/J.DZA.2011.07.014)

Hammes M.: Krankmachende Geisterwesen – Aspekte der Dämonenmedizin in China. Dt. Ztschr. f. Akupunktur 55, 1/2012, 12–17 (DOI: https://doi.org/10.1016/J .DZA.2012.02.011)

Hammes M.: „Doktor, lesen Sie mir aus den alten buddhistischen Schriften vor?" – Die Integration der Psychotherapie in die aktuelle Praxis der traditionellen Medizin in China. Dt. Ztschr. f. Akupunktur 55, 3/2012, 5–10 (DOI: https://doi.org/10.1016/J.DZA.2012.08.002)

五帝

Die Fünf Ahnherrscher

KAPITEL

9 Die Fünf Grundwesenheiten als Basiskonstellationen aller Erscheinungen

Bisher wurden die auf der Einheit des DAO basierenden Theoreme der Altchinesischen Medizin als das Kontinuum in der Dualität von Yin und Yang in einer horizontalen Orientierung und der dreistufig aufeinanderfolgende Übergang von Jing in Qi und Qi in Shen in der vertikalen Orientierung dargestellt. Mit den Fünf Grundwesenheiten werden nun die „zehntausend Dinge" in einem nochmals erhöhten Grad der Differenzierung klassifiziert, wobei darin eine sich unendlich perpetuierende zirkuläre Orientierung zugrunde gelegt wird. Mit den ausgebreiteten Armen den polaren Spannungsbogen in die Breite entwickelnd, mit dem in der Länge aufgerichteten Leib die Linie zwischen Himmel, Mensch und Erde repräsentierend, beides sich im Zentrum des Herzens überkreuzend, wird nun die Gesamtheit der Erscheinungen von einem Kreis umrundet und eingeschlossen. Die Fünf Grundwesenheiten greifen die Einteilung nach Yin und Yang auf und gruppieren sich um das Zentrum der Erde, wodurch auch die Dreier-Ordnung in diesem Theorem inkludiert ist. Die Kontinuität ist in dieser Lehre durch eine unerschöpfliche Wiederholung der Basissequenz realisiert, während die Übergänge zwischen den Wesenheiten als Phasen in einem Wandlungsprozess vorgestellt werden (➤ Abb. 9.1).

Die Grundwesenheiten erfassen wesentliche und grundlegende Charakteristika der Erscheinungen. Sie können sich daher mit dem Wesen von Erde, Metall, Wasser, Holz und Feuer vertraut machen, um gleichsam die eigenen maßgeblichen Charakterzüge und die in ihnen enthaltenen Prägungen zu durchschauen und die Chance zu erhalten, die Vereinnahmung durch pathologische Tendenzen in einer bestimmten Wesenheit zu durchbrechen und aufzulösen. Auf diese Weise kann es Ihnen gelingen, wieder den lebendigen Weg der beständigen Selbstreinigung und Selbstentsprechung zu beschreiten.

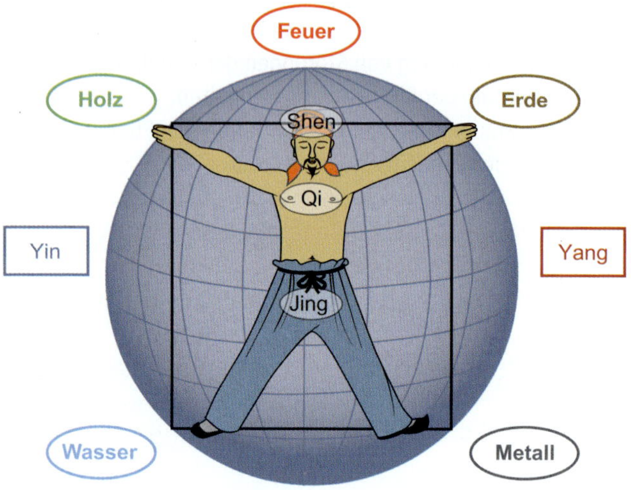

Abb. 9.1 Yin, Yang, die Drei Schätze und die Fünf Grundwesenheiten im Menschen [L255][L138]

9.1 Wǔxíng 五行: die Fünf Grundwesenheiten und ihr Potenzial zur Transformation

Es ist zunächst wichtig festzustellen, dass der üblicherweise verwendete Ausdruck „Wandlungsphase" keine korrekte Übertragung des chinesischen Ausdrucks *xíng* 行 darstellt. Es ist eine interpretierende Formulierung, die aus dem Umstand hervorgeht, dass einerseits in der Entsprechungsreihe etwa in Gestalt der Jahreszeiten den Grundwesenheiten Zeitabschnitte (Perioden oder Phasen) zugeordnet werden, und andererseits etwa im Sinne der Hervorbringungsreihenfolge diese Phasen ineinander übergehen, die eine Phase sich also bildlich gesprochen in die andere „wandelt". Dies führte zur Inauguration des Ausdrucks „Wandlungsphase".

Ursprünglich bedeutet das Wort *xíng* 行 eine Straßenkreuzung, einen Weg beschreiten, sich fortbewegen, in einem Prozess stehen, oder aber auch ein spezifisches Verhalten und Gebaren auf einem solchen Weg oder in einem solchen Prozess. Es kann also auch als Eigenart des Erscheinens, des sich in der Welt Bewegens aufgefasst werden. Daher die Übertragung dieses Ausdrucks als „Grundwesenheit" oder auch umschreibend als „Erscheinungsweise".

Da die Verwendung der Bezeichnung „Wandlungsphase" in der einschlägigen Literatur und unter den Praktizierenden jedoch sehr verbreitet ist, wird in diesem Buch zuweilen auch auf diese Übertragung zurückgegriffen. Dennoch sollte stets auch auf die Ursprungsbedeutung reflektiert werden.

Die frühest erhaltenen Schriften erläutern das Konzept wie folgt:

Dass von Fünf Aspekten gesprochen wird, geht auf eine jeweilige grundlegende Befähigung zurück. Dass sie als Bewegung und Bewerkstelligung bezeichnet werden, geht darauf zurück, dass sie im Hinblick auf das Himmlische als die Fünf umherziehenden Arten des Qi erscheinen und im Hinblick auf das Irdische als die gebräuchliche Verwendung in der Welt zu verstehen sind.

Shàngshū • Hóngfàn
(Buch der Shang • Ausprägungsformen der Überflutungen)
尚書 • 洪范

Wasser und Feuer sind das, was die hundert Familien trinken und essen; Metall und Holz sind das, womit die hundert Familien ihre Werke gestalten; die Erde ist das, was den Zehntausend Wesen als Lebensgrundlage für das dient, was der Mensch dann verwenden kann.

Shàngshū • Hóngfàn
(Buch der Shang • Ausprägungsformen der Überflutungen)
尚書 • 洪范

Der Himmel bringt die Fünf Grundvermögen hervor, das Volk wendet sie zusammen an; kein einziges von diesen kann ausgespart werden.

Zuǒzhuàn • Xiānggōng èrshíqīnián
(Überlieferung des Herrn Zuo • 27. Jahr der Regierung des Herzogs Xiang)
左傳 • 襄公二十七年

9.1.1 Die Herleitung der Fünf Grundwesenheiten

Das Konzept der Fünf Grundwesenheiten entwickelte sich auf der Basis der Beschreibungen der „Fünf Vermögen" *wŭcái* 五才 (auch 五材) (➤ Tab. 9.1).

Tab. 9.1 Die Entwicklung des Konzepts der Fünf Grundwesenheiten auf der Grundlage der „Fünf Vermögen" (*wŭcái* 五才) (aus: *Shàngshū* • *Hóngfàn* [Buch der Shang • Ausprägungsformen der Überflutungen] 尚書 • 洪范)

Grundwesenheit	Eigenschaft	Charakter und Verhalten
mù 木 Holz	一日曲直 mit einem Wort biegsam	Menschlichkeit, Gutmütigkeit
huǒ 火 Feuer	一日炎上 mit einem Wort hitzig hinauf	Ritual, Selbstachtung, Umsichtigkeit
tǔ 土 Erde	一日稼穡 mit einem Wort säend/erntend	Vertrauen, Warmherzigkeit, Ernsthaftigkeit
jīn 金 Metall	一日從革 mit einem Wort wandelbar	Gerechtigkeit, Güte, Gelingen
shuǐ 水 Wasser	一日潤下 mit einem Wort befeuchtend herab	Weisheit, Vorausschau, Geschick

Mit den Grundwesenheiten (Wandlungsphasen) wird also zunächst eine grundlegende Eigenschaft oder Zweckeignung einer Erscheinung beschrieben. Den Grundwesenheiten werden dann die verschiedenen Erscheinungen der Lebenswelt im Sinne einer Korrespondenz oder Entsprechung zugeordnet. Daher werden die Grundwesenheiten oder Wandlungsphasen auch als ein System von Entsprechungen beschrieben. Die Zuordnung zu einer der fünf Kategorien basiert in der Regel auf einem der drei folgenden Ordnungsprinzipien: Similarität, Synchronizität und Resonanz.

Mit der Entsprechung auf der Basis von **Similarität** ist beispielsweise gemeint, dass sich der Wind und der Ärger ähneln, weil sie beide von aufbrausendem Charakter sind. Mit der Entsprechung auf der Basis von **Synchronizität** ist beispielsweise gemeint, dass im Spätsommer eine besonders hohe Luftfeuchte herrscht und gleichzeitig die Früchte in der Natur ausgesprochen süß schmecken. Mit der Entsprechung auf der Basis von **Resonanz** ist beispielsweise gemeint, dass bestimmte Affekte mit einem bestimmten leiblichen Resonanzkörper in Verbindung stehen, wie es von Sprichwörtern ausgedrückt wird: dass man so ärgerlich wirkt, als ob einem eine Laus über die Leber gelaufen wäre, dass man so wütend wird, dass die Galle überläuft, dass das Herz vor Freude hüpft, dass einem die Sorgen schwer im Magen liegen, dass die Brust von Traurigkeit zugeschnürt wird, dass einem etwas Bedrohliches an die Nieren geht und dass man sich vor Angst in die Hose macht.

➤ Tab. 9.2 gibt einen Überblick über die in der Chinesischen Medizin benutzten Konventionen in der Zuordnung der Entsprechungen von Erscheinungen.

Tab. 9.2 Entsprechungen der Fünf Grundwesenheiten in Makrokosmos und Mikrokosmos

Grundwesenheit	Holz	Feuer	Erde	Metall	Wasser
Makrokosmos					
Himmelsrichtung	Osten	Süden	Mitte	Westen	Norden
Jahreszeit	Frühling	Sommer	Spätsommer	Herbst	Winter
Witterungseinfluss	Wind	Hitze	Feuchtigkeit	Trockenheit	Kälte
Stadium	keimen	wachsen	wandeln	reifen	bewahren
Mikrokosmos					
Zang-Langzeitspeicher	Leber	Herz	Milz	Lunge	Niere
Fu-Zwischenlager	Gallenblase	Dünndarm	Magen	Dickdarm	Blase
Emotion	Ärger	Freude	Sorge	Trauer	Angst
Sinnesorgan	Auge	Zunge	Mund	Nase	Ohr
(Sinnesfunktion)	(Sehen)	(Sprechen)	(Schmecken)	(Riechen)	(Hören)
Geschmack	sauer	bitter	süß	scharf	salzig
Gewebe	Sehnen	Gefäße	Fleisch	Poren	Knochen

9.1.2 Die Bedeutung der Fünf Grundwesenheiten

In den antiken Schriften Chinas kommen fünf verschiedene Auffassungen zu den Fünf Grundwesenheiten zum Ausdruck.

- Die Fünf Grundwesenheiten charakterisieren fünf Arten von Substanzen.
- Die Fünf Grundwesenheiten charakterisieren fünf Arten von Elementen.
- Die Fünf Grundwesenheiten (Bewegungen) stehen für die fünf großen Gestirne (Planetenbahnen): Merkur – Wassergestirn, Venus – Metallgestirn, Mars – Feuergestirn, Jupiter – Holzgestirn, Saturn – Erdgestirn.
- Die Fünf Grundwesenheiten bezeichnen die Sechs Qi (Fünf Qi): die fünf Wetterperioden in den fünf (vier) Jahreszeiten mit ihren typischen klimatischen Faktoren Kälte, Wind, Trockenheit, Feuchtigkeit, Feuer und Sommerhitze.
- Die Fünf Grundwesenheiten bezeichnen die Grundeigenschaften der spezifischen Zustandsweisen von Holz, Feuer, Erde, Metall und Wasser.

Dem Theorem der Fünf Grundwesenheiten kommen zwei wesentliche Bedeutungen zu: Zum einen sind die Grundwesenheiten ein abstrakter Begriff der elementaren Wirkkräfte des Universums, die über fünf Zustandsweisen beschrieben werden können. In diesem Sinne bezeichnen die Fünf „Elemente" fünf grundlegend verschiedene Arten der Verfassung des Qi. Zum anderen erläutern die Grundwesenheiten zyklische Wandlungsprozesse im Sinne von fünf transienten Phasen mit charakteristischen Merkmalen der Beschaffenheit der in der jeweiligen Phase auftretenden Erscheinungen.

Diese phasischen Wandlungszustände stehen in einer kybernetischen Ordnung, die nicht nur die Entstehung des einen aus dem anderen erläutert, sondern auch wechselseitige Beziehungen zwischen den einzelnen Zustandsformen im Sinne von gegenseitiger Hemmung oder Förderung beschreibt.

Da sich die Zuordnung zu einer Grundwesenheit im Sinne der Entsprechungen aus den Eigenschaften der Erscheinungen ableitet, also einen aspektiven Charakter aufweist, kann die Kategorisierung nicht immer eindeutig ausfallen. So kann etwa die Fähigkeit zur heftigen Erregung des Huhns eine Zuordnung zur Wesenheit des Holzes begründen, während es aufgrund seiner Beharrlichkeit wiederum als Metall klassifiziert werden könnte. ➢ Tab. 9.3 gibt einen Überblick über die in den verschiedenen Kapiteln des *Huangdi neijing* jeweils getroffenen Einordnungen.

Tab. 9.3 Die verschiedenen Zuordnungen von Erscheinungen im *Huangdi neijing* (SW = *Suwen*, LS = *Lingshu*, darauf folgt die Kapitelzahl) und anderen klassischen Schriften

	Holz	Feuer	Erde	Metall	Wasser	Kapitel
Himmelsrichtung	Osten	Süden	Mitte	Westen	Norden	
Jahreszeit	Frühling	Sommer	Langsommer	Herbst	Winter	SW22
	Frühling	Sommer	Sommersaison	Herbst	Winter	LS65
Witterungseinfluss	Wind	Hitze	Feuchtigkeit	Trockenheit	Kälte	SW5 + 70
	sanfte Wärme	lodernde Sommerhitze	schwüles Köcheln	aufklärendes Abschneiden	bedächtiges Einfrieren	SW70
Gestirn	Jupiter	Mars	Saturn	Venus	Merkur	
Kleinere Zahl	drei	zwei	fünf	vier	eins	
Größere Zahl	acht	sieben	zehn	neun	sechs	
Himmelsstämme	甲乙	丙丁	戊己	庚辛	壬癸	SW66
	丁壬	戊癸	甲己	乙庚	丙辛	SW70
Geschmack	sauer	bitter	süß	scharf	salzig	
Farbe	blaugrün	rot	gelb	weiß	schwarz	SW4
	blassgrün	rot	gelb	weiß	schwarz	SW5 + 70
Ton	角 *jué*	徵 *zhǐ*	宫 *gōng*	商 *shāng*	羽 *yǔ*	
Geruch	urinähnlich	verbrannt	duftend	fischig-fleischig	faulig	
Wandlung	entstehen	wachsen	umwandeln	ernten	speichern	SW4
	gedeihen	sprießen	voll erblühen	verfestigen	erstarren	SW70
Frucht	Pflaume	Aprikose	Dattel	Pfirsich	Weichkastanie	
Gemüse	Schnittlauch	Chinesischer Lauch	krautige Blütenpflanzen	Röhrenlauch	Bohnenpflanzen	
Haus- oder Nutztier	Huhn	Schaf	Büffel	Pferd	Schwein	SW4
	Hund	Schaf	Büffel	Huhn	Hausschwein	SW22, LS63 + 65
	Hund	Pferd	Büffel	Huhn	Schwein	SW70
Getreide	kleine Bohne	Gerste u. a.	Rundkornreis	Rispenhirse	Sojabohne	SW22
	Sesam	Gerste u. a.	Echte Hirse	Hirse	Sojabohne	LS65
	Sesam	Gerste u. a.	Echte Hirse	Rohreis	Saubohne	SW70
	Sesam	Gerste u. a.	Langkornreis	Rispenhirse	Sojabohne	LS63
	Gerste u. a.	Hirse	Echte Hirse	Rohreis	Saubohne	SW4
Zang-Langzeitspeicher	Leber	Herz	Milz	Lunge	Niere	
Fu-Zwischenlager	Gallenblase	Dünndarm	Magen	Dickdarm	Blase	
Gewebe	Sehnen	Gefäße	Fleisch	Haut	Knochen	
Sinnesorgane und -öffnungen	Augen	Zunge	Mund	Nase	Ohren	SW5
	Augen	Zunge	Mund	Nase	Anus und Meatus urethrae	SW70
	Augen	Ohren	Mund	Nase	Anus und Meatus urethrae	SW4
Körpersäfte	Tränen	Schweiß	Parotis-Speichel	Nasensekret	Sublingualspeichel	
Seelenanteile	klare Seele Po	bewusste Seele Shen	Überlegung und Vorstellung Yi	flüchtige Seele Hun	Willenskraft und Erinnerung Zhi	

Tab. 9.3 Die verschiedenen Zuordnungen von Erscheinungen im *Huangdi neijing* (SW = *Suwen*, LS = *Lingshu*, darauf folgt die Kapitelzahl) und anderen klassischen Schriften (*Forts.*)

	Holz	Feuer	Erde	Metall	Wasser	Kapitel
Affekte und Emotionen	Wut	Euphorie	Grübeln	Trauer	Angst	
Lautäußerung	rufen	lachen	singen	weinen	stöhnen	
Angestoßene Bewegung	ergreifen	seufzen	aufstoßen	husten	zittern	SW5
Erkrankungsort	Nacken/Hals	Brust/Flanken	Wirbelsäule	Schulter/Rücken	Lenden/Hüften	SW4
Krankheitszeichen	innere Anspannung und Völlegefühl der Rippen	Fieber	Geschwulst	Husten	Umfallen	SW70

Wenn sich eine Zuordnung in einer Vielzahl von Kapiteln oder als durchgängige Diktion im *Huangdi neijing* oder anderen klassischen Schriften findet, wird kein bestimmtes Kapitel genannt.

9.2 Die grundsätzlichen Beziehungen zwischen den Grundwesenheiten

Es wurde eingangs darauf hingewiesen, dass die Ausrichtung der Grundwesenheiten eine zirkuläre ist, dass sich also die Bewegungen und Einflüsse der Wesenheiten untereinander über in sich geschlossene Zyklen vollziehen. Die Beziehungen zwischen den Grundwesenheiten sind durch die vier Zyklen der Hervorbringung, Vollendung, Ausbeutung und Beleidigung geprägt. Die Vollendung ist der Abschluss der Hervorbringung. Der Aspekt der Vollendung ist folglich in der Hervorbringung inkludiert und wird nur an dieser Stelle erwähnt. Ausbeutung und Beleidigung beruhen auf dem Prinzip der Bezwingung, das in anderen Werken auch als „Kontrolle" bezeichnet wird. Die Bedeutung der Bezwingung wird in ➤ Kap. 9.2.2 genauer dargestellt.

9.2.1 Überblick über die Beziehungen zwischen den Grundwesenheiten

Holz

- Hervorbringung: kräftiges Holz wird vom Feuer erfasst, wodurch sich seine Widerspenstigkeit wandelt
- Vollendung: üppiges Holz wird vom Metall erreicht und so zu Gebäuden und Dächern gewandelt
- Ausbeutung: schwaches Holz trifft auf Metall und wird unausweichlich davon gefällt
- Beleidigung: Holz vermag die Erde zu bezwingen; ist die Erde schwer, bricht das Holz

Feuer

- Hervorbringung: kräftiges Feuer wird von der Erde erfasst, so dass es aufhört zu lodern
- Vollendung: üppiges Feuer wird vom Wasser erfasst und vollendet so den gegenseitigen Nutzen (z. B. Garkochen, Verdampfen)
- Ausbeutung: schwaches Feuer trifft auf das Wasser und wird unausweichlich davon gelöscht
- Beleidigung: Feuer vermag das Metall zu bezwingen; viel Metall verschlingt das Feuer

Erde

- Hervorbringung: kräftige Erde wird vom Metall eingefasst, was ihre Gefährlichkeit einschränkt
- Vollendung: üppige Erde wird vom Holz erfasst, so dass sie gelockert und durchdrungen werden kann
- Ausbeutung: schwächelnde Erde begegnet dem Holz und erleidet unausweichlich eine Absenkung in einer Grube
- Beleidigung: Erde vermag das Wasser zu bezwingen; viel Wasser schwemmt die Erde hinweg

Metall

- Hervorbringung: kräftiges Metall wird vom Wasser erfasst, was seine Spitzheit mildert
- Vollendung: üppiges Metall wird vom Feuer erreicht, so dass es sich zu Geschirr formen lässt
- Ausbeutung: schwächelndes Metall begegnet dem Feuer und muss unausweichlich seiner Schmelze entgegensehen
- Beleidigung: Metall vermag das Holz zu bezwingen; solides Holz ermüdet das Metall

Wasser

- Hervorbringung: kräftiges Wasser wird vom Holz erreicht, so dass es seinen vollen Einfluss entfalten kann
- Vollendung: üppiges Wasser wird von der Erde erreicht, so dass Teiche und Sümpfe entstehen
- Ausbeutung: schwaches Wasser trifft auf die Erde und muss unausweichlich durch Schlamm blockiert werden
- Beleidigung: Wasser vermag das Feuer zu bezwingen; loderndes Feuer erhitzt das Wasser

9.2.2 Die kybernetische Regulation innerhalb der Fünf Grundwesenheiten

Die gegenseitige Hervorbringung (shēng 生)

Holz, das ist der Beginn der Fünf Bewegungen; Wasser, das ist der Abschluss der Fünf Bewegungen; Erde, das ist die Mitte der Fünf Bewegungen. So stellt es die Abfolge der himmlischen Reihung dar. Holz bringt das Feuer hervor, Feuer bringt die Erde hervor, die Erde bringt das Metall hervor, das Metall bringt das Wasser hervor, das Wasser bringt das Holz hervor.

Dǒng Zhòngshū • Chūnqiū fánlù • Wǔxíng zhī yì
(Dong Zhongshu [179–104 v. Chr.] • Üppiger Tau von Frühling und Herbst • Die Bedeutung der Fünf Bewegungen)
董仲舒 • 春秋繁露 • 五行之義

Im *Nanjing* wird die Beziehung zwischen der hervorbringenden Grundwesenheit und der hervorgebrachten Grundwesenheit mit dem Bild der Mutter-Kind-Beziehung illustriert. Das Hervorbringen kann als Gewährung von Unterhalt, Versorgung und Förderung verstanden werden.

Die gegenseitige Bezwingung (kè 克)

Qi Bo sprach: „Wird Holz dem Metall ausgesetzt, so wird es gefällt; wird Feuer dem Wasser ausgesetzt, so wird es gelöscht; wird Erde dem Holz ausgesetzt, so wird sie durchdrungen; wird Metall dem Feuer ausgesetzt, so zerspringt es; wird Wasser der Erde ausgesetzt, so wird es aufgesogen. Mit den Zehntausend Wesen verhält es sich allesamt so; man kann sich nicht über dieses hinwegsetzen oder es unterlaufen.

Huángdì nèijīng • Sùwèn • Bǎomìng quánxíng lùn piān dìèrshíwǔ
(Leitfaden des Gelben Ahnherrschers, Innerer Band • 25. Kapitel: Abhandlung über das Bewahren der Lebensbestimmung und der Unversehrtheit des Leibes)
黃帝內經 • 素問 • 寶命全形論篇第二十五

In der Bezwingungsbeziehung steht jeweils ein „Bezwinger" und ein „Bezwungener". So bezwingt beispielsweise das Holz die Erde. Somit ist das Holz in Bezug auf die Erde der „Bezwinger" und die Erde in Bezug auf das Holz das „Bezwungene" (➤ Abb. 9.2).

Gewandelte Zügelung und rückwirkende Förderung zwischen den Fünf Grundwesenheiten

Durch die gegenseitige Hervorbringung und gegenseitige Bezwingung der Grundwesenheiten baut sich ein kybernetisches Regulationssystem auf, das im Hinblick auf die Funktion der zwischen den Phasen gewandelten Zügelung mit dem folgenden Beispiel erläutert werden kann:

- Ist das Holz stark (+), so bringt es vermehrt das Feuer hervor (++).
- Das deutlich erstarkte Feuer (++) würde dann wesentlich vermehrt die Erde hervorbringen (+++).
- Allerdings bezwingt das starke Holz (+) auch vermehrt die Erde, so dass die Erde die Bilanz (++) aufweist.
- Die deutlich erstarkte Erde (++) würde dann wesentlich vermehrt das Metall hervorbringen (+++).
- Allerdings bezwingt das deutlich erstarkte Feuer (++) auch erheblich stärker das Metall, so dass das Metall die Bilanz (+) aufweist.
- Das erstarkte Metall (+) würde dann vermehrt das Wasser hervorbringen (++).
- Allerdings bezwingt die deutlich erstarkte Erde (++) auch erheblich das Wasser, so dass das Wasser die Bilanz (0) aufweist.
- Gleichzeitig bezwingt das erstarkte Metall (+) vermehrt das Holz, das ursprünglich einen Überschuss (+) aufwies, der so zu (0) ausgeglichen wird (➤ Abb. 9.3).

Dies zeigt, dass die Auslenkung einer Grundwesenheit zwar nachfolgende Veränderungen der anderen Grundwesenheiten anstößt, die gesamte Bilanz jedoch unter physiologischen Bedingungen wieder vollständig ausgeglichen wird. Ist der natürliche Ausgleich in der Außenwelt gestört, so entstehen Unwetterlagen; ist die Autoregulation des Organismus gestört, so entstehen Krankheiten.

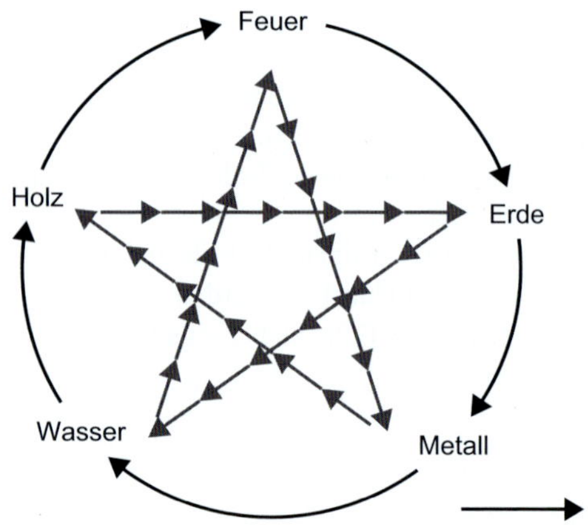

Abb. 9.2 Die Reihenfolge der Hervorbringung und der Bezwingung unter den Fünf Grundwesenheiten (Zügelung und Transformation) [L138]

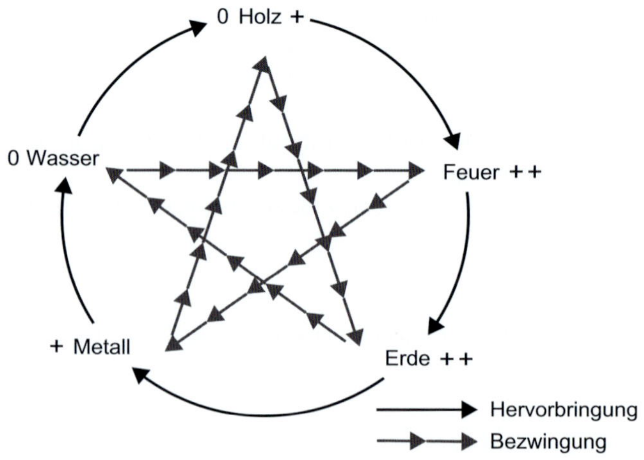

Abb. 9.3 Die Verschiebungen in der Reihenfolge der Hervorbringung und Bezwingung bei übermäßiger Hervorbringung durch das Holz (Sieg und Ausgleich) [L138]

9

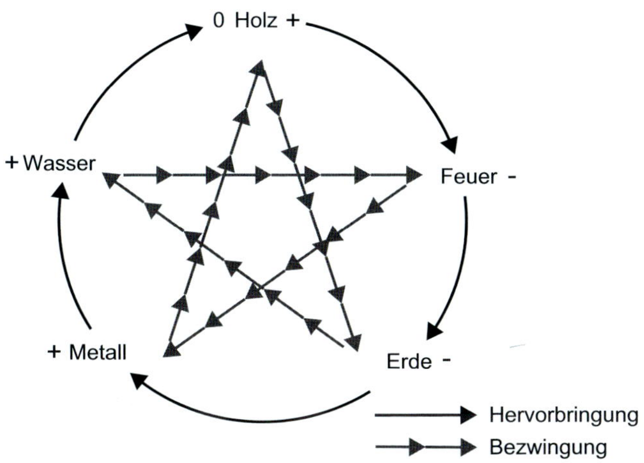

Abb. 9.4 Die Verschiebungen in der Reihenfolge der Hervorbringung und Bezwingung bei übermäßiger Bezwingung durch das Holz [L138]

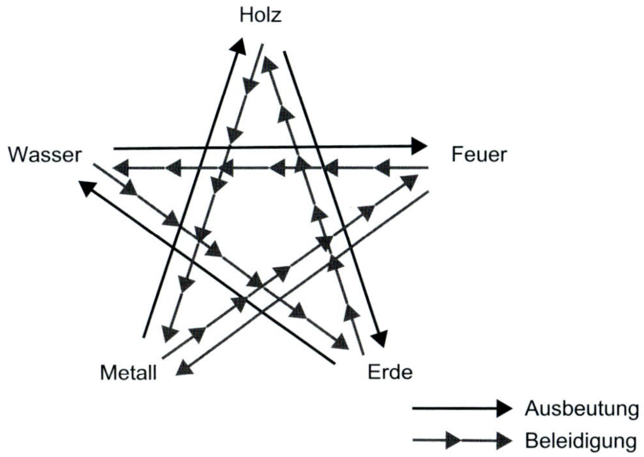

Abb. 9.5 Die Beziehungen der gegenseitigen Beleidigung und der Ausbeutung unter den Fünf Grundwesenheiten [L138]

Umgekehrt führt die übermäßige Bezwingung zur Schwächung einer Grundwesenheit, die dann ihrerseits keine ausreichende Bezwingung mehr aufbauen kann, so dass die zu bezwingende Grundwesenheit indirekt gefördert wird. Das Prinzip der rückwirkenden Förderung kann anhand des folgenden Beispiels erläutert werden:

- Ist das Holz erstarkt (+), so wird die Erde übermäßig bezwungen (-).
- Die bezwungene Erde (-) vermag das Wasser nicht mehr ausreichend zu bezwingen, so dass das Wasser einen Überschuss ausprägt (+).
- Das erstarkte Wasser (+) bezwingt übermäßig das Feuer, so dass das Feuer vermindert wird (-).
- Das bezwungene Feuer (-) vermag das Metall nicht mehr ausreichend zu bezwingen, so dass das Metall einen Überschuss ausprägt (+).
- Das erstarkte Metall (+) bezwingt übermäßig das Holz, so dass der ursprüngliche Überschuss (+) wieder zu (0) ausgeglichen wird.

In diesem Bespiel ist das Holz der „Förderer" und das Metall das „rückwirkend Geförderte" (> Abb. 9.4).

Unter den der Hervorbringung und Bezwingung innewohnenden regulierenden Prinzipien sind die Fünf Grundwesenheiten als veränderliche Bewegungsphasen in einem System der gegenseitigen Beeinflussung zu verstehen, das unter physiologischen Bedingungen stets einen stabilisierenden Ausgleich herbeizuführen vermag.

Gegenseitige Ausbeutung (chéng 乘) und gegenseitige Beleidigung (wǔ 侮) unter den Fünf Grundwesenheiten

Während Hervorbringung und Bezwingung, Förderung und Zügelung Ausdruck physiologischer Aktivitäten unter den Grundwesenheiten sind, werden pathologische Entgleisungen als „Ausbeutung" bzw. als „Beleidigung" bezeichnet (> Abb. 9.5).

Eine Situation der **Ausbeutung** entsteht, wenn die bezwingende Grundwesenheit eine übermäßige Kontrolle ausübt und so die zu bezwingende Wesenheit zu stark schwächt. Daher gilt:

- Holz beutet Erde aus.
- Erde beutet Wasser aus.
- Wasser beutet Feuer aus.
- Feuer beutet Metall aus.
- Metall beutet Holz aus.

Drei Bedingungen können zur übermäßigen Bezwingung, also zur Ausbeutung führen:

1. Die bezwingende Wesenheit befindet sich in einem Exzess-Zustand.
2. Die bezwungene Wesenheit befindet sich in einem geschwächten Zustand.
3. Es befinden sich sowohl die bezwingende Wesenheit im Exzess als auch die bezwungene Wesenheit in Schwäche.

Die Konstellation der **Beleidigung** kennzeichnet eine pathologische Situation, in der die eigentlich zu bezwingende Wesenheit im Rückschlag die Wesenheit kontrolliert, die die Bezwingung ausüben sollte. Statt gezügelt zu werden, verhöhnt und beleidigt diese Wesenheit ihren zu schwachen „Bezwinger". Dies bedeutet,

- dass Holz Metall beleidigt, indem es sich nicht fällen lässt;
- Metall Feuer beleidigt, indem es nicht schmilzt oder zerspringt;
- Feuer Wasser beleidigt, indem es sich nicht löschen lässt;
- Wasser Erde beleidigt, indem es sich nicht eindämmen lässt, und
- Erde Holz beleidigt, indem sie sich nicht von den Wurzeln durchdringen lässt.

Drei Bedingungen können zur unzureichenden Bezwingung und damit zur Beleidigung führen:

1. Die zu bezwingende Wesenheit steht im Exzess und lässt sich nicht bezwingen.
2. Die bezwingende Wesenheit ist zu schwach, um bezwingen zu können.
3. Die zu bezwingende Wesenheit steht im Überschuss, und gleichzeitig befindet sich die bezwingende Wesenheit in Schwäche.

Im *Huangdi neijing* heißt es dazu:

Qi Bo sprach: „Hat das Qi einen Überschuss, so beherrscht es stark das, was von ihm selbst überwunden wird, und es beleidigt das, was es sonst überwinden soll. Wenn es nicht das Soll erreicht, so wird es von dem, was es selbst nicht überwindet, beleidigt und ausgebeutet und wird sogar von dem, was es sonst überwindet, erniedrigt und beleidigt."

Huángdì nèijīng • Sùwèn • Wǔ yùnxíng dàlùn piān dìliùshíqī
(Leitfaden des Gelben Ahnherrschers, Innerer Band • 67. Kapitel: Große Abhandlung über die Fünf Anstöße der Bewegungen zwischen den Wesenheiten)
黃帝內經 • 素問 • 五運行大論篇第六十七

Gegenseitige Weitergabe zwischen Mutter und Kind

Innerhalb der Reihenfolge der Hervorbringung der Fünf Grundwesenheiten gilt die hervorbringende Wesenheit als „Mutter" und die hervorgebrachte Wesenheit als „Kind". Mit der gegenseitigen Weitergabe ist gemeint, dass eine Erkrankung, die in einer bestimmten Wesenheit beginnt, sich auf die in der Hervorbringungsreihenfolge vorangehende oder nachfolgende auswirkt, so dass schließlich sowohl die „Mutter" als auch das „Kind" betroffen sind.

Weitergabe der Erkrankung der Mutter an das Kind

- Steht die Mutter-Phase in Leere, ist schwach und erschöpft, dann wird auch die Kind-Phase eine Leere ausprägen. Klinische Beispiele sind die aus einer Nieren-Jing-Leere resultierende Leber-Jing- und Blut-Leere oder die auf einer Nieren-Yin-Leere basierende Leber-Yin-Leere mit übertrieben aufsteigendem Leber-Yang.
- Steht die Mutter-Phase in Fülle, so wird auch die Kind-Phase früher oder später eine Fülle ausprägen. Klinische Beispiele sind ein übervolles Leber-Feuer, das schließlich zu prasselndem Feuer von Leber und Herz führt.

Weitergabe der Erkrankung des Kindes an die Mutter

- Steht die Kind-Phase in Fülle, so kann das in einer Fülle der Mutter-Phase resultieren. So kann zunächst ein überschüssiges Feuer im Herzen bestehen, was dann zu einem Übermaß an Feuer in der Leber führt, so dass schließlich ein prasselndes Feuer von Herz und Leber ausgeprägt wird.
- Eine Fülle der Kind-Phase kann jedoch auch zu einer Erschöpfung der Mutter-Phase Anlass geben, was als „das Kind raubt das mütterliche Qi" beschrieben wird. Klinisch drückt sich dies beispielsweise als längerwährendes, übervolles Leber-Feuer aus, das nach unten das Nieren-Yin ausplündert, so dass schließlich die klinische Situation einer Yin-Leere von Leber und Niere ausgeprägt wird.
- Steht die Kind-Phase in Leere, so ermüdet es nach oben die Mutter-Phase, die schließlich ebenfalls in einen unzureichenden Zustand gerät. Auch dies wird als „das Kind raubt das mütterliche Qi" bezeichnet. Im klinischen Bereich kann ein ausleerender Aufbrauch des Herz-Blutes auf längere Sicht zu einem unzureichenden Leber-Blut führen, so dass schließlich die Situation der Blut-Leere von Herz und Leber entsteht.

9.3 Die Anwendung der Theorie der Fünf Grundwesenheiten in der Altchinesischen Medizin

Der Anwendung der Fünf Grundwesenheiten in der Altchinesischen Medizin liegen die entlang der Fünf elementaren Erscheinungsweisen entwickelten Entsprechungsreihen im Mikrokosmus und Makrokosmos zugrunde, die im Wesentlichen aus der genauen Naturbeobachtung heraus destillierte Analogieschlüsse darstellen. Die analogen Elemente in diesen Analogien entspringen nicht der reinen Spekulation, sondern beschreiben regelhafte und reproduzierbare medizinische Zusammenhänge auf den verschiedenen Ebenen der Phänomenologie. Phänomenologische Beschreibungen dürfen nicht mit Substanz- und Formanalysen verwechselt werden, wie sie der modernen, auf den westlichen Naturwissenschaften basierenden Medizin eigen sind.

9.3.1 Die Fünf Grundwesenheiten als erläuterndes Modell von Phänomenen der menschlichen Physiologie

Die Fünf Grundwesenheiten erklären den Aufbau des Leibes mit den Fünf Zang-Langzeitspeichern und deren grundlegenden Funktionen und Manifestationen, den Sechs Fu-Zwischenspeichern, den Geweben und Sinnesorganen des Leibes und den Resonanzorten der Sieben emotionalen Regungen.

Die spezifischen physiologischen Aktivitäten der Fünf Zang-Langzeitspeicher in Analogien

In ➤ Kap. 9.1.1 wurde darauf hingewiesen, dass sich die Grundwesenheiten aus fünf Vermögen von „Rohstoffen" der Natur ableiten. Auf dieser Basis lassen sich diese fundamentalen Wesenheiten und ihre sich insbesondere in den Zang-Langzeitspeichern manifestierenden charakteristischen Eigenschaften genauer beschreiben.

- **Der biegsame Charakter des Holzes:** aufsteigend und aussendend, hervorbringend und wachsen lassend, aufspannend, aber auch abmildernd, sich anpassend. Der Grundcharakter der Leber: das Sich-Ausbreiten und das sich behagliche Entfalten, die Milde und die Befeuchtung liebend. Daher fordert die Qi-Stagnation das Bedürfnis der Leber nach Entfaltung heraus, und die übermäßige Gegenläufigkeit des Qi belastet das Streben nach Sanftheit und Selbstbeherrschung der Leber.
- **Der hitzig hinaufstrebende Charakter des Feuers:** wärmend, anregend, aufwärtsstrebend, nach außen gerichtet, ausschreitend und übersteigend. Der Grundcharakter des Herzens: unentwegt pochend-pulsierend, die Körpertemperatur wahrend und die Lebensaktivitäten anstachelnd. Zu den Behandlungsmaßnahmen bei Erkrankungen des Herzens zählen das wärmende Durchgängigmachen bei Yang-Mangel, das Sich-Austoben-Lassen des Herz-Feuers und dessen Bezwingung durch Bewässerung.

- **Der säend-erntende Charakter der Erde:** heranziehend, beackernd, Wachstum-spendend und alles ernährend, „die Mutter der Zehntausend Wesen". Der Grundcharakter von Milz und Magen: den Mittleren Jiao bewohnend, kompostierend, Wasser und Getreide transportierend und zu den feinen Essenzen transformierend, die Lebensaktivitäten des Menschen aufrechterhaltend. Die Milz ist die Yin-Erde und beherrscht das Aufsteigen; der Magen ist die Yang-Erde und beherrscht das Absenken. Sind Aufsteigen und Absenken in Milz und Magen ausgeglichen, so werden die feinen Essenzen herangebildet, transformiert und in alle Regionen verteilt, die Abfälle werden herabgeführt und ausgeschieden. Daher werden Milz-Erkrankungen durch Anheben und Magen-Erkrankungen durch Herabführen behandelt.
- **Der wandelbare Charakter des Metalls:** ausrichtend und fügsam, bedächtig dämpfend, verdichtet absenkend, aber auch umwandelnd und gestaltbildend. Der Grundcharakter der Lunge: das bedächtige Absenken, aber auch das ausbreitende Entfalten. Wenn sich das Lungen-Qi nicht absenkt und sich gegenläufig nach oben bewegt, so muss man das Lungen-Qi bedächtig absenken, damit es wieder zu dämpfen und zu verdichten vermag. Wenn sich das Lungen-Qi nicht ausbreitet und stagniert, so muss es wieder zur Entfaltung gebracht werden, damit es wieder in der Lage ist umzuwandeln.
- **Der befeuchtend herabführende Charakter des Wassers:** Feuchtigkeit spendend, kühlend, befriedend, einschließend speichernd. Der Grundcharakter der Niere: die Essenz speichernd, das Wasser beherrschend, das Qi aufnehmend. Wenn das aufgebrauchte Nieren-Jing und -Qi nicht mehr einschließend gespeichert und gesammelt werden können, so müssen Jing und Qi aufgefüllt und genährt werden, damit das befeuchtende Herabführen wieder ermöglicht wird. Wenn das pathologische Minister-Feuer nach oben aufbegehrt, so muss das Wasser vermehrt werden, um das Feuer zu bezwingen und gleichzeitig das Yang zu wärmen, ganz im Sinne der sich anziehenden Gegensätze, des Ergreifens am Entstehungsort, so dass das Feuer wieder zurück zu seiner Quelle geführt wird.

Die Beziehungen der Fünf Zang-Langzeitspeicher und Sechs Fu-Zwischenlager zu den verschiedenen Bereichen des Leibes, den Sinnesöffnungen und den emotionalen Zuständen

Um das Zentrum der Fünf Zang-Langzeitspeicher herum wird anhand der Grundwesenheiten ein Entsprechungssystem entwickelt, aus dem sich der Aufbau und die inneren Zusammenhänge der leiblichen und geistig-seelischen Aspekte des menschlichen Organismus herleiten lassen.

Das Leber-(Holz-)System

Die Leber steht mit der Gallenblase in der Innen-Oberfläche-Beziehung, ist unter den Geweben mit den Sehnen verbunden, öffnet sich in die Löcher der Augen, findet ihren Glanz in den Nägeln, entspricht unter den Körpersäften den Tränen und unter den geistig-emotionalen Regungen der Wut.

Das Herz-(Feuer-)System

Das Herz steht mit dem Dünndarm in der Innen-Oberfläche-Beziehung, ist unter den Geweben mit den Gefäßen verbunden, öffnet sich in das Loch der Zunge (laut *Suwen* Kap. 4 jedoch in *„die Löcher der Ohren")*, findet seinen Glanz im Gesicht, entspricht unter den Körpersäften dem Schweiß und unter den geistig-emotionalen Regungen der Euphorie.

Das Milz-(Erde-)System

Die Milz steht mit dem Magen in der Innen-Oberfläche-Beziehung, ist unter den Geweben mit dem Fleisch verbunden, öffnet sich in das Loch des Mundes, findet ihren Glanz in den Lippen, entspricht unter den Säften dem Parotis-Speichel und unter den geistig-emotionalen Regungen dem Grübeln.

Das Lungen-(Metall-)System

Die Lunge steht mit dem Dickdarm in der Innen-Oberfläche-Beziehung, ist unter den Geweben mit der Haut verbunden, öffnet sich in die Löcher der Nase, findet ihren Glanz in den Körperhaaren, entspricht unter den Körpersäften dem Nasensekret und unter den geistig-emotionalen Regungen der Kümmernis und der Niedergeschlagenheit.

Das Nieren-(Wasser-)System

Die Niere steht mit der Blase in der Innen-Oberfläche-Beziehung, ist unter den Geweben mit den Knochen verbunden, öffnet sich in die Löcher der Ohren, des Anus und des Meatus der Urethra, findet ihren Glanz im Kopfhaar, entspricht unter den Körpersäften dem Sublingualspeichel und unter den geistig-emotionalen Regungen der Angst.

Die gegenseitigen physiologischen Beziehungen unter den Fünf Zang-Langzeitspeichern

Die physiologischen Beziehungen unter den Fünf Zang-Langzeitspeichern können auf der Grundlage der gegenseitigen Hervorbringung und der gegenseitigen Bezwingung erklärt werden (➤ Kap. 9.2.2).

Gegenseitige Hervorbringung

- Holz bringt das Feuer hervor: Die Leber speichert das Blut, mit dem das Herz unterstützt wird; die Leber ist zuständig für das Ausbaggern und Drainieren, womit dem Herzen beim Bewegen des Blutes geholfen wird.
- Feuer bringt die Erde hervor: Das Yang-Qi des Herzens wärmt das Milz-Yang und hilft der Milz bei Transport und Transformation.
- Erde bringt das Metall hervor: Das von der Milz aus Wasser und Getreide transformierte und transportierte Essenz-Qi erfüllt die Lungen und bildet in der Vereinigung mit dem Klaren Qi der natürlichen Umwelt das versammelte Zong-Qi.
- Metall bringt das Wasser hervor: Die Essenz-Säfte der Lunge bewegen sich nach unten, um das Nieren-Jing zu nähren; das bedächtige Absenken der Lunge assistiert der Niere bei der Annahme des Qi.
- Wasser bringt das Holz hervor: Das in den Nieren gespeicherte Jing nährt das Leber-Blut; das Nieren-Yin unterstützt das Leber-Yin bei der Zügelung des Leber-Yang und verhindert das übermäßige Aufsteigen.

Gegenseitige Bezwingung

- Wasser bezwingt das Feuer: Das Nieren-Yin unterstützt oben das Herz-Yin, das das Herz-Yang zügelt, um dem Aufkommen eines übermäßigen Herz-Feuers vorzubeugen.
- Feuer bezwingt das Metall: Das Herz-Feuer erwärmt und bescheint den Langzeitspeicher Lunge, treibt die Atmung voran und verhindert eine übermäßige Ausbreitung von Kälte in der Lunge.
- Metall bezwingt das Holz: Das klärende und bedächtige Absenken der Lunge vermag das Emporschnellen des Leber-Qi im Zaum zu halten.
- Holz bezwingt die Erde: Die sich ausbreitende und aufsteigende Natur des Leber-Qi, sein Ausbaggern und Drainieren, sind in der Lage, Transport und Transformation in Milz und Magen zu fördern und der Blockierung und Stagnation dieser Prozesse vorzubeugen.
- Erde bezwingt das Wasser: Die Transformation und der Transport von Wasser und Körpersäften durch das Milz-Qi beugen der überschwemmenden Akkumulation von Nieren-Wasser vor.

Die Beziehung der Aktivitäten in den Fünf Zang-Langzeitspeichern mit Faktoren aus der natürlichen Umgebung

Aus den Zuordnungen in den Entsprechungsreihen der Grundwesenheiten ergeben sich wichtige Hinweise etwa für Fragen der Diätetik und der Lebensführung, indem Aspekte der Farbe, des Geschmacks und des Typus von Nahrungsmitteln und der herrschenden Jahreszeit in der Küche und bei gesundheitsfördernden Übungen berücksichtigt werden. So bestellt man für die Gäste im Restaurant üblicherweise jeweils ein salziges, scharfes, süßes oder neutrales, saures und leicht bitteres Gericht. In den Gerichten sollten die weiße, gelbe, rote, grüne und schwarze Farbe realisiert sein. Ein Mensch mit einer Wasser-Konstitution sollte allerding nicht zur Winterzeit Speisen von kühlendem Charakter, keine Minze und keine kalten Getränke zu sich nehmen.

Ausprägungsmerkmale von bestimmten Konstitutionstypen des Menschen

Als Konstitutionstyp wird die präferenzielle Prägung eines Menschen aus den Charakteristika einer bestimmten Grundwesenheit bezeichnet. Die Dominanz der Grundwesenheit bedingt ein gewisses Gefangen-Sein in typischen Reaktionsmustern, die Bevorzugung bestimmter Verhaltensweisen und die Abneigung gegen definierte äußere Einflüsse. Der Konstitutionstyp erzeugt also eine gewisse Anfälligkeit des Regulationssystems des betreffenden Organismus für Einflüsse, die in ihrer Qualität in Resonanz zu einer bestimmten Grundwesenheit stehen, so dass schließlich fünf Grundkonstitutionstypen beschrieben werden können (➤ Kap. 9.3.5).

Im *Huangdi neijing* werden auf der Grundlage der Fünf Grundwesenheiten insgesamt 25 (5 x 5) unterschiedliche Konstitutionstypen beschrieben. Einen Überblick über die dort erwähnten relevanten Merkmale gibt ➤ Tab. 9.4.

Tab. 9.4 Charakteristika der Fünf Grundwesenheiten beim Menschen nach den antiken Schriften – konstitutionelle und charakterliche Besonderheiten

Grundwesenheit	Hautfärbung	Körperbau	Auftreten	Psyche	Rhythmik	Charakter
Holz	blaugrünlich	• kleiner Kopf • langes Gesicht • große Schultern, großer Rücken • gerader Leib • kleine Hände und Füße • hochaufgeschossene und hübsche Figur	• elastischer Gang • kraftlose Erscheinung	• begabt • geistig arbeitend • besorgt • sich an den Dingen abmühend	Frühjahr und Sommer verträglich, Herbst und Winter unverträglich	• würdevoll, selbstgenügsam • nachgiebig • wagemutig • sanft und gutmütig • redlich und wahrhaftig
Feuer	rötlich	• breite Rückenmuskeln • schmales Gesicht • kleiner Kopf • gute Schultern und Schenkel, guter Rücken und Bauch • kleine Hände und Füße • etwas untersetzt • spitzes Gesicht • kräftige Muskeln an Schultern und Rücken	• sicherer Gang • ungeduldig („schnelles Herz") • schwankender Gang	• energisch • Materielles geringschätzend • zurückhaltend im Vertrauen • nachdenklich • klarsichtig • hellsehend • ungeduldig	Frühjahr und Sommer verträglich, Herbst und Winter unverträglich	• aufrichtig und ehrlich • unstet • lebhaft und offenherzig • optimistisch und fröhlich • frohgemut und selbstgenügsam
Erde	gelblich	• rundes Gesicht • großer Kopf • schöne Schultern und schöner Rücken • großer Bauch • schöne Ober- und Unterschenkel • kleine Hände und Füße • viel Fleisch • Oberkörper und unterer Teil des Körpers ausbalanciert • Leibesfülle und ausgeglichene Körpermaße	• sicherer Gang • flacher, leicht schlurfender Gang	• unbesorgt • dienstbar • uninteressiert an Macht und Einfluss • gesellig	Herbst und Winter verträglich, Frühjahr und Sommer unverträglich	• aufrichtig und gutherzig • taktvoll und fügsam • flexibel und agil • fleißig und selbstbestimmt • gesittet und umsichtig

Tab. 9.4 Charakteristika der Fünf Grundwesenheiten beim Menschen nach den antiken Schriften – konstitutionelle und charakterliche Besonderheiten (*Forts.*)

Grundwesenheit	Hautfärbung	Körperbau	Auftreten	Psyche	Rhythmik	Charakter
Metall	weißlich	• eckiges Gesicht • kleiner Kopf • kleine Schultern und kleiner Rücken • kleiner Bauch • kleine Hände und Füße • hervortretender Fersenknochen • leichte Knochen	• entschiedenes Auftreten • zurückhaltendes Auftreten	• makelloser Leib • ungeduldig • ruhig, aber auch tollkühn • zum Beamten geeignet	Herbst und Winter verträglich, Frühjahr und Sommer unverträglich	• großherzig und aufrichtig • reinlich und selbstliebend • untrüglich • ernsthaft • ungezwungen und unkonventionell
Wasser	schwärzlich	• unebenes Gesicht • großer Kopf • kantiges Kinn • kleine Schultern • langes Steißbein • schmales Gesicht und schmaler Rücken • großer Bauch und langgezogener Rücken	• überbewegte Hände und Füße • schwankender Leib beim Gehen	• furchtlos • betrügerisch • dem Massakrieren geweiht	Herbst und Winter verträglich, Frühjahr und Sommer unverträglich	• unlauter • großherzig • zufrieden • offenherzig • unzugänglich und verschlossen

9.3.2 Die Fünf Grundwesenheiten als erläuterndes Modell von pathologischen Veränderungen

Im Bereich der Erklärung von pathologischen Veränderungen spielen die Fünf Grundwesenheiten im Wesentlichen unter zwei Aspekten eine Rolle:

1. zur Typisierung von krankheitsauslösenden Faktoren und krankheitsbedingten Veränderungen und
2. zur Herleitung von Regelhaftigkeiten bei der Entwicklung und Ausbreitung von Krankheitsprozessen.

Saisonale Präferenzen beim Auftreten von Krankheiten

Im *Suwen* heißt es:

Das Herz […] ist das Taiyang inmitten des Yang und steht mit dem Qi des Sommers in Verbindung. Die Lunge […] ist das Taiyin inmitten des Yang und steht mit dem Qi des Herbstes in Verbindung. Die Niere […] ist das Shaoyin inmitten des Yin und steht mit dem Qi des Winters in Verbindung. Die Leber […] ist das Shaoyang inmitten des Yang und steht mit dem Qi des Frühlings in Verbindung. Milz und Magen […] gehören zur Art des extremen Yin und stehen mit dem Qi der Erde in Verbindung.

Huángdì nèijīng• Sùwèn • Liùjié zàngxiàng lùn piān dìjiǔ (Leitfaden des Gelben Ahnherrschers, Innerer Band • Unbefangene Elementarfragen • 9. Kapitel: Abhandlung über die Erscheinungen der Zang-Langzeitspeicher in den Sechs Abschnitten)

黃帝內經 • 素問 • 六節臟象論篇第九

Mit den Grundwesenheiten wird ein System der Entsprechungen beschrieben, das auf den Prinzipien von Similarität, Synchronizität und Resonanz basiert (➢ Kap. 9.1.1). Das Herz weist eine Ähnlichkeit zur Erscheinung des Feuers auf, da es als Organ auf niedrigerer oder höherer Flamme tätig sein kann. Die Hitze des Feuers findet ihre Widerspiegelung in der Hitze des Sommers. Synchron zur Anwesenheit des klimatischen Faktors der Sommerhitze steigen Blutdruck und Herzfrequenz an. Die Sommersonne bringt das Licht in die Herzen der Menschen, die in Resonanz mit der vermehrten äußeren Helligkeit auch eine Aufhellung ihrer Stimmung erfahren. Gleichzeitig wäre ein Mensch mit einer Hitze-Konstitution anfällig dafür, unter der Hitze des Sommers eine Überlastung seines Systems mit einem Kollaps oder einem Unruhezustand zu erleiden. Der spezifische Bezug der Organe zum jeweiligen jahreszeitlichen Qi wird im 9. Kapitel des *Suwen* beschrieben (s. o.). Einen Überblick über die verschiedenen aus der Resonanzbeziehung hervorgehenden Verbindungen im Organismus findet sich im 4. Kapitel des *Suwen* (➢ Tab. 9.5).

Tab. 9.5 Jahreszeitliche Präferenzen des Auftretens von Krankheiten nach den Angaben im 4. Kapitel des *Suwen*

Richtung	Jahreszeit	Organ	Behandlungspforten	Erkrankungsort	Erkrankung
Ost-Wind	Frühling	Leber	Hals und Nacken	Kopf	Epistaxis
Süd-Wind	Sommer	Herz	Brust und Flanken	Zang-Langzeitspeicher	Beschwerden im Bereich von Brust und Flanken
West-Wind	Herbst	Lunge	Schulter und Rücken	Schulter und Rücken	Malaria
Nord-Wind	Winter	Niere	Lenden und Hüften	vier Extremitäten	Obturations-Kollaps
Zentrum	(Spätsommer)	Milz	Wirbelsäule		Diarrhö und Mitten-Kälte

Gegenseitige Beeinflussung bei Erkrankungen der Fünf Zang-Langzeitspeicher

Die in ➤ Kap. 9.2.2 beschriebenen Einwirkmöglichkeiten der Grundwesenheiten aufeinander erläutern auch die Ausbreitung von Krankheitsprozessen, die in einem Zang-Langzeitspeicher ihren Ausgang nehmen und sich dann auf andere Organe ausbreiten.

Leber

Die Leber gilt als der „Schädling der Fünf Zang-Langzeitspeicher". Fülle- wie auch Leerezustände können sich gemäß den Beziehungen zwischen den Fünf Grundwesenheiten auf die vier anderen Langzeitspeicher auswirken (➤ Abb. 9.6).

1. Die Erkrankung der Mutter wird an das Kind weitergegeben; die Leber-Erkrankung erreicht das Herz:
   - Mangel-Leere des Leber-Blutes, das Herz-Blut wird nicht genährt: Blut-Leere von Leber und Herz (Leere: „Holz bringt kein Feuer hervor").
   - Übermäßiges Leber-Feuer stößt Herz-Feuer an: prasselndes Feuer von Herz und Leber (Fülle: „die übervolle Mutter erzeugt die Fülle des Kindes").
2. Die Erkrankung des Kindes wird an die Mutter weitergegeben; die Leber-Erkrankung erreicht die Niere:
   - Übermäßiges Leber-Feuer drängt unten das Nieren-Yin zurück: Nieren-Yin-Mangel und Leber-Feuer-Überschuss („übervolles Kind erzeugt Leere der Mutter", „das Kind raubt das Qi der Mutter").
   - Unzureichendes Leber-Yin und relativer Leber-Yang-Überschuss, Erschöpfung der Niere: Nieren-Yin-Mangel („Wasser unterspült nicht das Holz", „nach oben überschießendes Leber-Yang", „das Kind nährt nicht die Mutter").
   - Mangel und Leere des Leber-Blutes, das Nieren-Jing wird nicht ernährt und ergänzt: Mangel-Leere von Jing und Blut der Leber und der Niere, Amenorrhoe oder Infertilität („das Kind nährt nicht die Mutter").
   - Leere und Schwächung des Leber-Yang, die Leber-Gefäße und der Uterus werden nicht mehr erwärmt, Schädigung des Nieren-Yang: Schwäche des Nieren-Yang, Leere-Kälte des Unteren Jiao, kalter Uterus ohne Empfängnis („das Kind nährt nicht die Mutter").

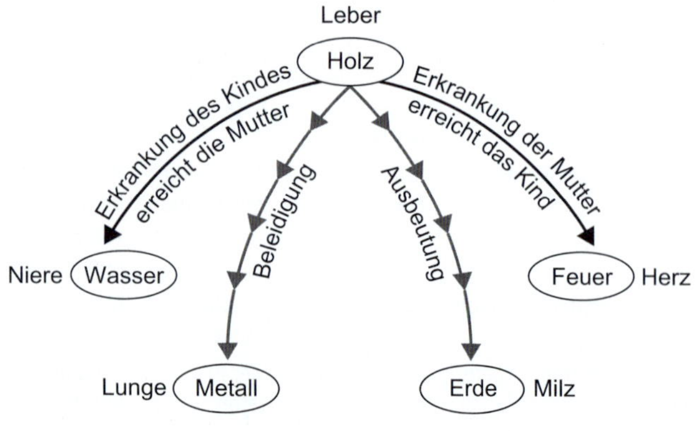

Abb. 9.6 Weitergabe zwischen Mutter und Kind, Beleidigung und Ausbeutung unter den Fünf Grundwesenheiten am Beispiel der Leber (Holz) [L138]

3. Ausbeutung – die Erkrankung der Leber beutet die Milz aus:
   - Unterdrückung und Verknotung des Leber-Qi oder nach oben schlagendes, gegenläufiges Leber-Qi, Ausbeutung der Milz und Befall des Magens, irreguläre Mechanik des Aufsteigens und Absenkens in Milz und Magen: Leber-Qi attackiert den Magen oder Leber und Magen harmonieren nicht („üppiges Holz beutet die Erde aus").
   - Wenn zunächst die Leere und Schwäche von Milz und Magen auftreten und die Unterdrückung und Verknotung oder die nach oben schlagende Gegenläufigkeit des Leber-Qi nachfolgen, so wird eine „Holz-Ausbeutung durch Leere der Erde" ausgelöst: Leber und Milz harmonieren nicht oder Leber und Magen harmonieren nicht.
4. Beleidigung – die Erkrankung der Leber beleidigt die Lunge:
   - Unterdrückung und Verknotung des Leber-Qi, Transformation in Feuer, oder nach oben schlagendes, gegenläufiges Leber-Qi, Transformation des Überschusses in Feuer, nach oben loderndes Leber-Feuer, links übermäßiges Aufsteigen, rechts unzulängliches Absenken: Leber-Feuer attackiert die Lunge („Holz-Feuer martert das Metall", „üppiges Holz beleidigt das Metall").
   - Wenn zunächst Mangel und Leere des Lungen-Yin auftreten und das nach oben lodernde Leber-Feuer nachfolgt, so wird eine „Holz-Beleidigung durch Metall-Leere" ausgelöst: Lungen-Yin-Leere und üppiges Leber-Feuer.

Herz

An Leere-Erkrankungen des Herzens treten Blut-Leere, Qi-Leere, Yin-Leere und Yang-Leere auf. Als Fülle-Erkrankung besteht der Überschuss des Herz-Feuers. Alle diese Pathologien können sich auf die vier anderen Langzeitspeicher auswirken.

1. Die Erkrankung der Mutter wird an das Kind weitergegeben; die Herz-Erkrankung erreicht die Milz:
   - Mangel und Leere des Herz-Blutes, fehlende Nährung von Milz und Magen; oder Schwäche und Leere des Herz-Yang, fehlende Erwärmung von Milz und Magen, Milz und Magen erhalten nicht die Unterstützung des Herz-Feuers, die Funktionen von Transport und Transformation des Wassers und Getreides geraten aus den Fugen: abdominelles Spannungsgefühl und Diarrhö („Feuer bringt nicht die Erde hervor").
2. Die Erkrankung des Kindes wird an die Mutter weitergegeben; die Herz-Erkrankung erreicht die Leber:
   - Mangel und Leere des Herz-Blutes, das Leber-Blut wird nicht ernährt: Blut-Leere von Herz und Leber („das Kind nährt nicht die Mutter").
   - Ein Überschuss des Herz-Feuers stößt Leber-Feuer an: üppig prasselndes Feuer von Herz und Leber („das Kind vermag die Mutter in Fülle zu bringen").
3. Ausbeutung – die Erkrankung des Herzens beutet die Lunge aus:
   - Übermäßiges Herz-Feuer röstet den Langzeitspeicher der Lunge und schädigt verbrauchend das Lungen-Yin: blockierender Überschuss von Lungen-Hitze, irreguläres Verbreiten und Absenken, oder Mangel und Leere des Lungen-Yin, sich nicht absenkendes Lungen-Qi („Feuer-Überschuss beutet das Metall aus").
   - Wenn zunächst ein unzureichendes Lungen-Yin auftritt und das Verbrennen durch überschüssiges Herz-Feuer nachfolgt,

so ergibt sich das Bild der „Beleidigung des Feuers durch Metall-Leere".

4. Beleidigung – die Erkrankung des Herzens beleidigt die Niere:
   - Übermäßiges Herz-Feuer, verbrauchende Schädigung des Herz-Yin, die Erschöpfung erreicht das Nieren-Yin: unzureichendes Nieren-Yin („üppiges Feuer beleidigt das Wasser").
   - Wenn eine Nieren-Yin-Leere besteht, so dass das Herz-Feuer nicht gezügelt werden kann, oder ein relativer Überschuss des Herz-Feuers besteht, so führt dieser wiederum unten zum Aufbrauch des Nieren-Yin, was als „die Wasser-Leere beleidigt das Feuer" oder „der Norden leer, der Süden voll" bezeichnet wird.

Milz

Die Milz befindet sich im Mittleren Jiao; sie ernährt beständig die vier anderen Zang-Langzeitspeicher. An Pathologien gibt es Leere und Fülle, die zwangsläufig auch die vier „Nachbarn" beeinträchtigen müssen.

1. Die Erkrankung der Mutter wird an das Kind weitergegeben; die Milz-Erkrankung erreicht die Lunge:
   - Die Erde vermag das Metall hervorzubringen; ist die Milz erkrankt, so kann sie nicht mehr als „Urquell des Hervorbringens des Qi" dienen, der Lunge zur Verfügung gestellt und zur Vereinigung zum Zong-Gesamt-Qi der Brust herangezogen werden, so dass auch eine Lungen-Qi-Leere auftritt: Qi-Leere von Milz und Lunge („die Erde bringt kein Metall hervor").
   - Kommt das Milz-Qi seiner Aufgabe des Transports und der Transformation nicht mehr nach, so entstehen Schleim-Flüssigkeit und Wasser-Feuchtigkeit im Inneren; Schleim-Flüssigkeit wird in der Lunge aufgespeichert und beeinträchtigt die verbreitende Verteilung und das bedächtige Absenken des Lungen-Qi: Nicht-Beförderung der Atmung, Schnaufen und Husten („die Milz ist die Quelle der Entstehung des Schleims, die Lunge ist das Gefäß der Aufspeicherung des Schleims"; Fülle-Zustand oder Vermischung von Fülle und Leere).
2. Die Erkrankung des Kindes wird an die Mutter weitergegeben; die Erkrankung der Milz erreicht das Herz:
   - Die Milz ist die Quelle der Entstehung und Umwandlung des Blutes und der Körpersäfte; bei einer Erkrankung der Milz können der Entstehung und Umwandlung des Blutes und der Körpersäfte nicht mehr ausreichend Grundsubstanzen zur Verfügung gestellt werden: unzureichende Bildung und Umwandlung von Blut und Körpersäften, nicht ausreichendes Herz-Blut („das Kind nährt nicht die Mutter").
3. Ausbeutung – die Erkrankung der Milz beutet die Niere aus:
   - Im physiologischen Zustand ist die Erde in der Lage, das Wasser zu bezwingen, so dass eine überschwemmende Akkumulation des Nieren-Wassers verhindert werden kann; allerdings ist klinisch ein relativ oder absolut überschießendes Milz-Qi, das zu einer Schwächung des Nieren-Qi führen würde, so gut wie nie anzutreffen, so dass dieser Zusammenhang nur in der Theorie besteht.
4. Beleidigung – die Erkrankung der Milz beleidigt die Leber:
   - Die Milz transportiert die Feuchtigkeit, die Feuchtigkeit belastet die Milz; geraten Transport und Transformation der Milz aus den Fugen, so bildet sich Feuchtigkeit; üppige Feuchtigkeit belastet und hemmt das Milz-Qi, so dass die zentrale Verteilung und das Anheben nicht realisiert werden, so dass die Funktion des Ausbaggerns, Drainierens und Verbreitens durch die Leber beeinträchtigt wird: Unterdrückung und Stagnation des Leber-Qi oder Entwicklung einer Gelbsucht („blockierte Erde führt zu unterdrücktem Holz", „blockierte Erde beleidigt das Holz").

Lunge

Die Lunge ist der Anführer der Zang-Langzeitspeicher; eine Erkrankung der Lunge beeinträchtigt die anderen vier Zang-Langzeitspeicher.

1. Die Erkrankung der Mutter wird an das Kind weitergegeben; die Lungen-Erkrankung erreicht die Niere. Zu den häufigen Pathologien nach dem Muster „das Metall bringt kein Wasser hervor" zählen:
   - Die Lunge verteilt und verbreitet die Körpersäfte und nährt damit das Nieren-Jing; reichen die Säfte der Lunge nicht aus, so entstehen Mangel und Leere des Nieren-Jing.
   - Die Lunge regiert die Bildung und Verteilung des vereinten Zong-Qi der Brust; ist das vereinte Zong-Qi der Brust geschwächt und leer, so vermag es das Ureinheits-Qi nicht heranzubilden und trägt so zu seinem Mangel bei.
   - Yin und Qi von Lunge und Niere unterstützen sich gegenseitig in ihrer Heranbildung; ist das Lungen-Yin unzureichend, so entsteht daraus auf längere Sicht auch ein Mangel und eine Leere des Nieren-Yin.
   - Das Yang-Qi der Lunge hat das Nieren-Yang als Wurzel; ist das Lungen-Yang geschwächt und leer, so führt dies auf längere Sicht unweigerlich zur Erschöpfung des Nieren-Yang, so dass das Nieren-Yang schließlich auch in den Zustand der Leere und Schwäche gerät.
2. Die Erkrankung des Kindes wird an die Mutter weitergegeben; die Erkrankung der Lunge erreicht die Milz:
   - Schnaufen und Husten bei Erkrankung der Lunge, auf die Dauer wird das Qi geschädigt; die Leere und Schwäche des Lungen-Qi vermag ein unzureichendes Milz-Qi hervorzurufen; daher sollte bei anhaltenden Erkrankungen mit Schnaufen und Husten die Milz gestärkt und das Qi gemehrt werden.
3. Ausbeutung – die Erkrankung der Lunge beutet die Leber aus:
   - Bei einer Erkrankung der Lunge mit Husten und Schnaufen sind auch die Brust und die Flanken betroffen, so dass sich das Leber-Qi nicht entfalten kann und ziehende Schmerzen in Brust und Flanken auftreten.
   - Erkrankt die Lunge durch Trauer und Sorgen, so wird zu sehr bedächtig geklärt, was die aufsteigende Entwicklung und behagliche Entfaltung des Leber-Qi behindert, so dass die Stimmung zu sehr niedergedrückt wird und eine Neigung zum Seufzen auftritt.
4. Beleidigung – die Erkrankung der Lunge beleidigt das Herz:
   - Bei einer Lungen-Erkrankung aufgrund einer Blockade durch üppiges Hitze-Übel fließt der Puls beschleunigt und gedrängt, was die pulsierende Bewegung des Herzens beeinträchtigt und zu Palpitationen und Belastungs-Schnaufen führt.
   - Bei einer Lungen-Erkrankung mit Yang-Leere stocken Flüssigkeiten im Inneren und die Atmung wird nicht befördert, was die erwärmende und vorantreibende Funktion des Herz-Yang beeinträchtigt: Leere und Schwäche des Herz-Yang.

9

Niere

Die Niere ist die Wurzel von Yin und Yang der Fünf Zang-Langzeitspeicher. Daher kann eine Erkrankung der Niere auf verschiedene Art und Weise die anderen Organe beeinträchtigen.

1. Die Erkrankung der Mutter wird an das Kind weitergegeben; die Nieren-Erkrankung erreicht die Leber. Zu den häufigen Pathologien nach dem Muster „das Wasser bringt kein Holz hervor" zählen:
   - Jing und Blut von Leber und Niere entstammen einer gemeinsamen Quelle; ein Mangel und eine Leere des Nieren-Jing mit dem Unvermögen, das Leber-Blut zu nähren, erzeugt eine Leber-Blut-Leere: Mangel und Leere von Jing und Blut in Leber und Niere.
   - Bei Mangel und Leere des Nieren-Yin mit dem Unvermögen, das Leber-Yin zu nähren und gemeinsam das Leber-Yang zu zügeln, entsteht ein unkontrolliert an die Oberfläche steigendes und nach oben schlagendes Leber-Yang, was als „das Wasser lässt das Holz nicht aufschwimmen" bezeichnet wird.
   - Ein schwaches und leeres Nieren-Yang vermag nicht das Leber-Yang beim Wärmen der Leber-Gefäße und des Uterus zu unterstützen: Kälte-Stagnation der Leber-Gefäße, Unfruchtbarkeit bei Uterus-Kälte.
2. Die Erkrankung des Kindes wird an die Mutter weitergegeben; die Erkrankung der Niere erreicht die Lunge. Zu den häufig anzutreffenden Pathologien zählen:
   - Das Nieren-Jing ist die grundlegende Quelle der Speicherung von Jing-Qi in den Fünf Zang-Langzeitspeichern; bei einem Mangel und einer Leere des Nieren-Jing werden die Essenz-Säfte der Lunge nicht mehr genährt: Mangel-Leere von Jing und Säften in Lunge und Niere, Haut und Haare gedeihen nicht.
   - Das Nieren-Yin ist die Wurzel des Yin-Qi des gesamten Leibes; steht das Nieren-Yin in Mangel und Leere, so vermag es nicht mehr das Lungen-Yin zu nähren: Mangel und Leere des Yin-Qi von Lunge und Niere, Leere-Hitze und Leere-Feuer entstehen im Inneren.
   - Das Nieren-Yang ist die Wurzel des Yang-Qi des gesamten Leibes; ist das Nieren-Yang leer und schwach, so vermag es nicht mehr das Lungen-Yang zu unterstützen: Leere-Schwäche des Yang-Qi von Lunge und Niere, Leere-Kälte entsteht im Inneren; gleichzeitig werden aufgrund der Yang-Leere die Flüssigkeiten nicht umgewandelt: Entstehung von Schleim-Flüssigkeit und von Ödemen.
3. Ausbeutung – die Erkrankung der Niere beutet das Herz aus:
   - Bei einem Mangel und einer Leere des Nieren-Yin wird das Nieren-Yang nicht ausreichend gezügelt, so dass das Minister-Feuer nach oben strebt und schließlich das Herz-Yin aufbrauchend schädigt, so dass Herz-Feuer angestoßen wird: die beiden Feuer von Minister und Monarch lodern gemeinsam, was allgemein als „Wasser-Mangel und üppiges Feuer" bezeichnet wird.
   - Bei Leere und Schwäche des Nieren-Yang können Wasser und Körpersäfte nicht wärmend umgewandelt werden, so dass im Inneren verbleibende Flüssigkeiten entstehen, die nach oben aufschwemmen und das Herz schikanieren, wodurch das Herz-Yang geschädigt wird: Yang-Leere von Niere und Herz, Leere-Kälte entsteht im Inneren, die unteren Gliedmaßen prägen Ödeme aus, in schweren Fällen wird der gesamte Leib von Wasser überschwemmt; im Allgemeinen wird dies als „Wasser-Qi schikaniert das Herz" oder „Wasser beleidigt des Herz" bezeichnet.
   - Falls die Schwäche des Herz-Yang vorangeht und daraus die Schikane der nach oben strebenden Flüssigkeiten hervorgeht, nennt man dies „schwaches Feuer wird vom Wasser beleidigt".
4. Beleidigung – die Erkrankung der Niere beleidigt die Milz:
   - Bei einer Leere und Schwäche des Nieren-Yang können Wasser und Körpersäfte nicht erwärmend umgewandelt werden, so dass das Nieren-Wasser eine Überschwemmung auslöst, was die Funktion des Beförderns und Umwandelns von Flüssigkeiten durch das Milz-Yang beeinträchtigt: Yang-Leere von Milz und Niere mit Flüssigkeits-Akkumulation. Dies wird allgemein als „kraftvolles Wasser beleidigt die Erde" bezeichnet.
   - Wenn aufgrund einer Leere und Schwäche des Milz-Yang die Flüssigkeiten nicht befördert und umgewandelt werden können, so dass die Flüssigkeiten akkumulieren und eine Überschwemmung durch Nieren-Wasser ausgelöst wird, wird dies „leere Erde wird von Wasser beleidigt" genannt.

Grundsätzlich sollte hier angemerkt werden, dass die über die Regelbezüge zwischen den Grundwesenheiten hergeleiteten Muster der Weitergabe von Krankheitspotenzialen idealtypische Situationen beschreiben, die nicht immer streng in dieser Form im klinischen Bereich angetroffen werden können. Sie sind jedoch hilfreich, um die Vorstellungen von Dynamik in Krankheitsprozessen in der Altchinesischen Medizin zu illustrieren und um diese weniger quantitativ und auf Substanzen als vielmehr auf qualitative Charakteristika und Prozesse gerichtete Betrachtungsweise der Chinesischen Medizin einzuüben. Daher handelt es sich hier auch nicht um eine erschöpfende Darstellung von Erkrankungsmustern im Sinne dieser Medizin, sondern eher um eine Propädeutik der Basisregulation physiologischer und pathologischer Prozesse in den von den Fünf-Zang-Langzeitspeichern ausgeübten Grundfunktionen des Organismus.

Einen Überblick über sämtliche physiologischen und pathologischen Beziehungen unter den Grundwesenheiten liefert ➤ Abb. 9.7.

9.3.3 Die Bedeutung der Fünf Grundwesenheiten für die Diagnostik

Bereits im *Nanjing* wird darauf hingewiesen, dass man sich in der Diagnosestellung an Aspekten der Fünf Grundwesenheiten orientieren sollte. Die Anwendung der Erkenntnisse aus den Zuordnungen der Fünf Grundwesenheiten in der Gesunderhaltung und Medizin wird in ➤ Kap. 9.3.5 thematisiert.

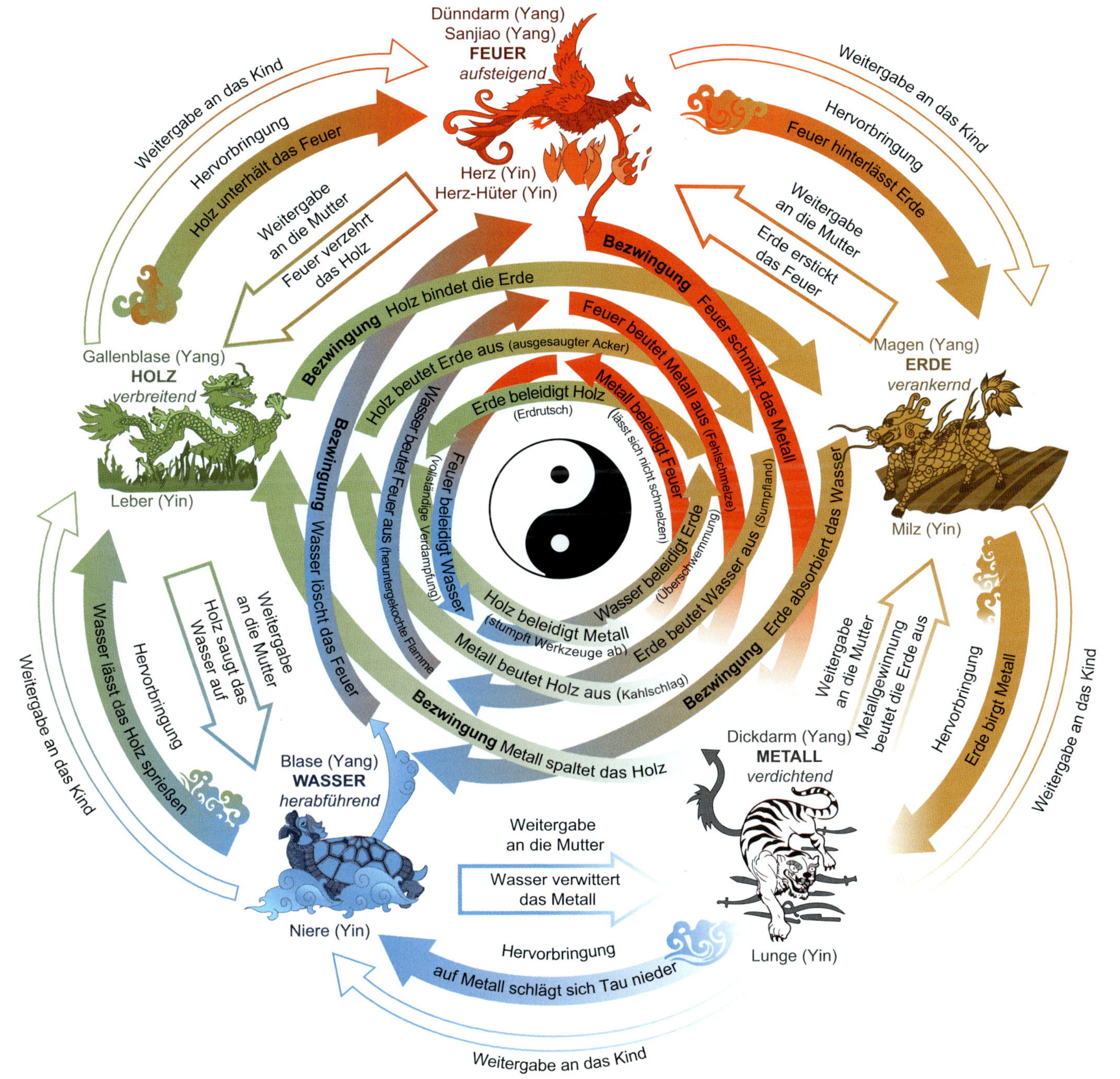

Abb. 9.7 Überblick über sämtliche physiologische und pathologische Beziehungen der Grundwesenheiten [L138]

Im *Nanjing* steht:

Der 61. schwer zu erwidernde Einwurf lautet: Der Leitfaden besagt, wer es beobachtend erkennt, den nennt man genial; wer es hörend erkennt, den nennt man weise; wer es befragend erkennt, den nennt man begabt, wer es die Bewegung in den Gefäßen ertastend erkennt, den nennt man geschickt. Warum wird das so behauptet?

Nun, die es beobachtend erkennen, die schauen in der Beobachtung nach den Fünf Farben, um die Krankheit zu erkennen; die es hörend erkennen, die hören auf die Fünf Töne, um die Krankheit von anderen zu unterscheiden; die es befragend erkennen, die fragen nach der Vorliebe für die Fünf Geschmäcker, um zu wissen, von wo aus sich die Krankheit erhebt und wo sie sich befindet; die es die Bewegung in den Gefäßen ertastend erkennen, die beurteilen die Cun-große Öffnung (cùnkǒu 寸口), sehen Leere und Fülle und erkennen so die Krankheit, und in welchem Zang-Langzeitspeicher und welchem Fu-Zwischenlager sie sich befindet. Der Leitfaden besagt, dass das Erkennen von außen als „weise" bezeichnet wird und das Erkennen von innen „genial" genannt wird. Das ist die Aussage.

Nànjīng • Liùshíyī nàn
(Leitfaden der schwer zu erwidernden Einwürfe: 61. Einwurf)
難經 • 六十一難

9.3.4 Die Bedeutung der Fünf Grundwesenheiten für die Festlegung des Behandlungsprinzips

„Bei Leere fülle man die Mutter auf"

In der Behandlung von Leerezuständen werden Maßnahmen ergriffen, bei denen nicht nur die erkrankte Wesenheit auffüllend therapiert wird, sondern auch die in der Hervorbringungsreihenfolge vorangehende Wesenheit, die sogenannte „Mutter". So wird häufiger die Milz zur Stärkung der Lunge, die Lunge zur Unterstützung der Niere und die Niere zur Stabilisierung der Leber eingesetzt.

„Bei Fülle leite man das Kind ab"

In der Behandlung von Füllezuständen werden Maßnahmen ergriffen, die nicht nur eine ableitende Wirkung an der erkrankten Wesenheit entfalten, sondern auch an der in der Hervorbringungsreihenfolge nachstehenden Wesenheit, dem sogenannten „Kind".

Klinisch sind die folgenden Konstellationen relevant:

Auffüllende Maßnahmen

- **Auffüllen der Mutter/**Das Wasser vermehren und das Holz aufschwimmen lassen: das Nieren-Yin vermehren, um das Leber-Yin zu nähren und so das nach oben schlagende Leber-Yang zu zügeln; bei unzureichendem Nieren-Yin, so dass das Wasser das Holz nicht aufschwimmen lässt, oder bei länger-währender Leber-Yin-Leere mit nachfolgender Nieren-Yin-Leere und nach oben schlagendem Leber-Yang (andere Mutter-Kind-Konstellationen zwischen Wasser und Holz fallen nicht unter dieses Prinzip: Jing- und Blut-Leere von Niere und Leber, Yang-Leere von Leber und Niere mit Kälte-Stagnation der Leber-Gefäße und des Uterus, üppiges Feuer und Yin-Mangel).
- **Auffüllen der Mutter/**Das Holz anfeuchten und Feuer hervorbringen: Leber-Blut nähren, um Herz-Blut hervorzubringen; bei Blut-Leere von Herz und Leber und bei reiner Herz-Blut-Leere.
- **Auffüllen der Mutter/**Das Feuer mehren und die Erde auffüllen: das Herz-Yang nähren, um dem Milz-Yang in seiner Transportfunktion zu assistieren; bei Diarrhö, Schwellungen und Spannungsgefühlen aufgrund des Verlusts der Transportfunktion der Milz (bei Yang-Leere von Niere und Milz mit Hahnenschrei-Diarrhö und Ödemen der unteren Extremitäten wird das Minister-Feuer der Niere angefacht, um die Milz-Erde aufzufüllen; bei einer Leere von Milz und Herz, zusammengesetzt aus einer Milz-Qi- und einer Herz-Blut-Leere, muss gleichzeitig das Milz-Qi gestärkt und das Herz-Blut genährt werden; diese Mutter-Kind-Konstellationen von Feuer und Erde fallen nicht unter das oben erwähnte Prinzip).
- **Auffüllen der Mutter/**Erde anhäufen und Metall hervorbringen: das Milz-Qi auffüllen, um das Lungen-Qi zu mehren (bei Leere von Milz und Lunge).
- **Auffüllen der Mutter/**Metall und Wasser bringen sich gegenseitig hervor: das Yin von Niere und Lunge nähren; bei Yin-Leere von Lunge und Niere; Jing und Säfte von Niere und Lunge nähren; bei Leere von Jing und Säften in Lunge und Niere; das Yang von Niere und Lunge wärmend auffüllen; bei Yang-Leere von Niere und Lunge; Mangel-Leere des Qi des gesamten Leibes; das Qi von Niere und Lunge auffüllen und mehren.

Ableitende Maßnahmen

- **Ableiten des Kindes/**Das Feuer ableiten und das Holz klären: das Herz-Feuer ableiten, um das Leber-Feuer zu klären; bei Füllezuständen mit üppigem Feuer von Herz und Leber oder bei reinem loderndem Leber-Feuer.
- **Ableiten des Kindes/**Das Metall verbreiten, um die Erde klarzuspülen: die Ansammlung von Schleim-Feuchtigkeit aus der Lunge vertreiben, um die Funktion des verteilenden Transports der Flüssigkeiten durch Lunge und Milz wiederherzustellen; bei Einschluss von Schleim-Feuchtigkeit in der Lunge.
- **Ableiten des Kindes/**Die Erde ableiten und das Feuer klären: Ansammlungen und Stagnationen in Magen und Darm klärend ableiten, um Herz-Feuer klärend abzuleiten; bei üppigem Feuer von Herz und Magen.

Gemäß dem Bezwingungszyklus kann aufgrund einer Fülle eine Situation der Ausbeutung oder der Beleidigung und aus einer Leere die Situation des Ausgebeutet-Werdens oder des Beleidigt-Werdens entstehen.

Bei Fülle muss die übermäßige Stärke kontrolliert werden

Gewinnt unter den Fünf Zang-Langzeitspeichern ein Organ die Überhand über die anderen, so beutet es das von ihm bezwungene Organ aus und beleidigt das Organ, von dem es bezwungen werden sollte. Ist beispielsweise Leber-Qi im Übermaß vorhanden oder ist es unterdrückt und in Stagnation, oder bewegt es sich übermäßig im Gegenlauf, so kann die Milz ausgebeutet und der Magen befallen werden. Die Situation kann sich in Feuer umwandeln, das daraufhin die Lunge martert. Die Behandlung muss dann das Ziel verfolgen, die übermäßige Stärke der Leber zu kontrollieren, also etwa die Leber auszubaggern oder die Leber zu besänftigen. Wird das überschießende Leber-Qi niedergerungen oder abgeschwächt, so vermag es nicht mehr Milz und Lunge zu schikanieren.

Bei Leere muss die übermäßige Schwäche aufgerichtet werden

Befindet sich ein Organ unter den Fünf Langzeitspeichern in einem Zustand der unzureichenden Leere, so verleitet es das Organ, von dem es bezwungen wird, zur Ausbeutung, und das Organ, das es eigentlich bezwingen sollte, zur Beleidigung. Wenn beispielsweise die Milz schwach wird, so geraten das die Milz bezwingende Leber-Holz und das eigentlich von der Milz bezwungene Nieren-Wasser in einen relativen Überschuss, so dass die Situation „die leere Erde wird vom Holz ausgebeutet" oder „die leere Erde wird vom Wasser beleidigt" entsteht. In der Therapie muss hauptsächlich die Milz gestärkt werden, damit diese der Ausbeutung durch die Leber und der Beleidigung durch das Wasser widerstehen kann. Auch vor der Ausbildung von „Ausbeutung" und „Beleidigung" können die genannten Prinzipien des Kontrollierens der Stärke bei Fülle und Aufrichtens der Schwäche bei Leere präventiv eingesetzt werden.

Geht die Erkrankung von zwei oder mehr Organen gleichzeitig aus, so werden die beiden oben genannten Behandlungsprinzipien miteinander kombiniert. Klinisch kommen dabei die folgenden Strategien häufig zum Einsatz:

1. Das Holz kontrollieren und die Erde aufrichten
   Kräftiges Holz beutet die Erde aus: „die Leber ausbaggern und die Milz stärken"; schwache Erde wird vom Holz ausgebeutet: „die Milz stärken und die Leber besänftigen"
2. Die Erde anhäufen und das Wasser zügeln
   Schwache Erde wird vom Wasser beleidigt: „die Milz stärken und das Wasser befördern"; die überschwemmte Niere beleidigt nach oben die Milz: „das Wasser befördern und die Erde verdicken" oder „das Wasser befördern und die Milz stärken"
3. Dem Metall beistehen und das Holz besänftigen
   - Schwaches Metall wird vom Holz beleidigt (Lungen-Yin-Leere und Leber-Feuer; rechts unzureichendes Absenken, links übermäßiges Aufsteigen): „die Lunge nähren und die Leber klären"
   - Übermäßiges Holz beleidigt das Metall (Leber-Feuer befällt die Lunge; links übermäßiges Aufsteigen, rechts unzureichendes Absenken): „die Leber besänftigen und dem Metall beistehen" oder „die Leber klären und die Lunge nähren"
4. Den Süden ableiten und den Norden auffüllen
   - Übermäßiges Feuer beleidigt das Wasser (Herz-Feuer verbraucht das Nieren-Yin, Herz und Niere kommunizieren nicht): „das Feuer ableiten und das Wasser nähren"
   - Schwaches Wasser wird vom Feuer beleidigt (unzureichendes Nieren-Yin nährt nicht das Herz-Yin, so dass dem Herz-Feuer nicht genügend Einhalt geboten wird): „den Norden auffüllen und den Süden ableiten" oder „das Wasser nähren und das Feuer ableiten"
5. Den Süden auffüllen und den Norden ableiten
   - Unzureichendes Feuer wird vom Wasser ausgebeutet (Herz-Yang-Leere wird vom nach oben flutenden Nieren-Wasser überschwemmt, Wasser-Qi schikaniert das Herz): „das Yang durchgängig machen und das Wasser befördern"
   - Überflutendes Wasser beutet das Feuer aus (übles Qi aus Wasser-Flüssigkeit überschwemmt oben das Herz-Yang, Wasser-Qi schikaniert das Herz): „das Wasser befördern und das Yang durchgängig machen"
   - Steht die Leere des Herz-Yang im Vordergrund, so muss an erster Stelle des Herz-Yang durchgängig gemacht werden (wärmend durchgängig machen); steht die Leere des Nieren-Yang mit üblem Wasser-Flüssigkeits-Qi im Vordergrund, so muss zunächst das Wasser befördert werden (wärmend ernähren)
6. Das Feuer auffüllen und das Metall erwärmen
   - Metall beleidigt das Feuer (Yang-Leere von Herz und Lunge, Bildung von Schleim-Feuchtigkeit und Wasser-Flüssigkeit im Inneren, Kälte-Flüssigkeit schließt die Lunge ein)
   - Steht die Yang-Leere von Herz und Lunge im Vordergrund: das Yang von Herz und Lunge wärmend durchgängig machen, dadurch Flüssigkeiten umwandeln und Schleim vertreiben
   - Steht die Bildung von Kälte-Schleim und Wasser-Flüssigkeit im Inneren im Vordergrund: Kälte-Schleim wärmend umwandeln, die Flüssigkeiten zurückweisen und das Wasser befördern, unterstützend das Yang von Herz und Lunge wärmend durchgängig machen
7. Das Feuer ableiten und das Metall befeuchten
   - Feuer beutet das Metall aus (übermäßiges Herz-Feuer schädigt das Lungen-Yin, üppiges Feuer schädigt das Yin): das Herz klären und die Lunge nähren
   - Unzureichendes Metall wird vom Feuer ausgebeutet (unzureichendes Lungen-Yin facht das Herz-Feuer an, Yin-Leere und prasselndes Feuer): das Lungen-Yin nähren, das Herz klären und Feuer ableiten

Ausgleich der Emotionen nach den Regeln der Fünf Grundwesenheiten

Die folgenden Ausführungen gehen auf Aussagen im 5. Kapitel des *Suwen* zurück:

- Trauer ist der Gemütszustand der Lunge; er entspricht dem Metall. Wut ist der Gemütszustand der Leber; er entspricht dem Holz. Metall vermag das Holz zu bezwingen, daher überwindet die Trauer Wut und Zorn.
- Angst ist der Gemütszustand der Niere; er entspricht dem Wasser. Ungezügelte Euphorie ist der Gemütszustand des Herzens; er entspricht dem Feuer. Wasser vermag das Feuer zu bezwingen, daher überwindet die Angst die ungezügelte Euphorie.
- Wut ist der Gemütszustand der Leber; er entspricht dem Holz. Grübeln ist der Gemütszustand der Milz; er entspricht der Erde. Holz vermag die Erde zu bezwingen, daher überwinden Wut und Zorn das Grübeln.
- Ungezügelte Euphorie ist der Gemütszustand des Herzens; er entspricht dem Feuer. Kummer und Niedergeschlagenheit sind die Gemütszustände der Lunge, sie entsprechen dem Metall. Feuer vermag das Metall zu bezwingen, daher überwindet die ungezügelte Euphorie Kummer und Niedergeschlagenheit.
- Gedankliche Abwägung („Grübeln") ist der Gemütszustand der Milz; er entspricht der Erde. Angst ist der Gemütszustand der Niere; er entspricht dem Wasser. Erde vermag das Wasser zu bezwingen, daher überwindet das gedankliche Abwägen die Angst.

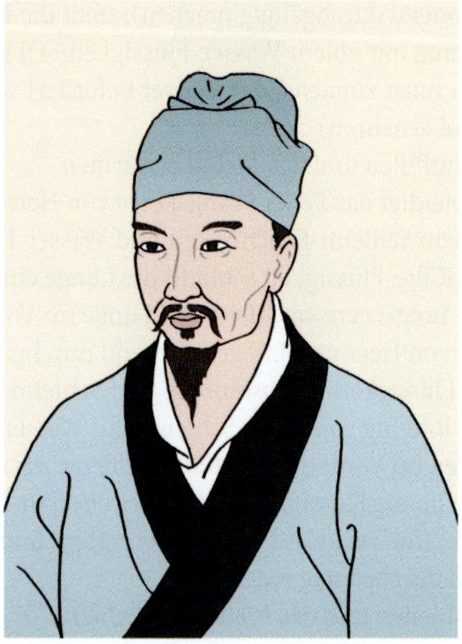

Abb. 9.8 Bildnis des Zhang Congzheng, auch Zhang Zihe genannt (1156–1228) [M297]

Trauer vermag Wut und Zorn zu bezähmen; durch mitfühlendes und sich kümmerndes Zureden kann man den Zorn anrühren. Freudige Euphorie vermag die Trauer zu überwinden; durch neckische und frivole Rede kann man die Zerstreuung der Trauer herbeiführen. Angst vermag die übersteigerte Euphorie zu bändigen; mit furchteinflößenden und die Todesgefahr beschwörenden Worten kann man die Euphorie verschrecken. Wut vermag das Grübeln auszukurieren; mit demütigenden Provokationen kann man das Grübeln an seiner verletzlichen Stelle treffen. Die gedankliche Abwägung vermag die Angst zu bannen; mit einem Vortrag, der dieses hier genau überlegt und jenes dort einprägsam darstellt, kann man die Angst niederringen.

Zhāng Cóngzhèng (> Abb. 9.8) • Rúmén shìqīn

Zhang Congzheng (1156–1228) • Ein Konfuzianer sorgt für seine Angehörigen

張從正 • 儒門事親

9.3.5 Die Bedeutung der Fünf Grundwesenheiten für die Lebensgestaltung und die therapeutische Praxis

Wir benötigen für unser seelisches, geistiges und körperliches Gleichgewicht die Stärkung der verschiedenen Qualitäten des Qi, aus denen wir erschaffen wurden und mit deren Hilfe wir in der Lage sind, ein ausgewogenes Leben zu führen und unsere Bestimmung zu erfüllen. Diese grundlegenden Qualitäten werden ebenfalls anhand der Fünf Grundwesenheiten (*wǔxíng* 五行) bestimmt. Im Sinne einer Reihe von systematischen Entsprechungen charakterisieren diese Wesenheiten die Grundeigenschaften der Inneren Organe und deren Repräsentanz auf den Leitbahnen sowie in den Akupunkturpforten. Dies bedeutet, dass auch das Qi sich gemäß diesen Grundwesenheiten manifestiert und der Ordnung dieser Wesenheiten folgend beeinflusst werden kann.

Die Anamnese, das Erscheinungsbild des Patienten, die Puls- und Zungendiagnose geben Auskunft über die Zustände in den Grundwesenheiten. Holz, Erde und Metall werden als Lebensachse, Wasser, Erde und Feuer als Himmelsachse aufgefasst.

In der Behandlung der Grundwesenheiten gilt es, verborgene Aspekte des Individuums aufzudecken. Wenn einseitige und sich machtvoll auswirkende Prägungen stattgefunden haben, dann können diese Kräfte Anlass zu krankhaften Entwicklungen geben, die aufgelöst werden müssen.

Die Fünf Grundwesenheiten in der leiblichen Entwicklung des Menschen

Alles Himmlische befindet sich auch in uns Menschen. In diesem Sinne müssen alle Fünf Wesenheiten mit ihren inneren geistig-seelischen Qualitäten verstanden werden. Alle Aspekte der Grundwesenheiten müssen dem Therapeuten offenbart worden sein, indem er sie nicht allein theoretisch lernt, sondern versucht, sie in der Arbeit mit diesem Konzept aus sich selbst heraus zu erfahren.

Die Ausklammerung der in den Klassikern der Chinesischen Medizin festgehaltenen Kenntnisse über die von den Grundwesenheiten gestifteten Zusammenhänge aus dem Behandlungskonzept führt dazu, dass die angestoßenen Wirkungen oft oberflächlich bleiben. Ohne grundlegendes Verständnis für die komplexe Dynamik der Grundwesenheiten kann man deren volles Potenzial in der Gestaltung der Therapie von Patienten nicht nutzbar machen.

Eine nur gedankliche oder rein theoretische Vorstellung von den Erscheinungsweisen macht sie nicht erfahrbar, so dass auch ihre Bedeutung für den Heilungsprozess nach den ursprünglichen Vorstellungen der Chinesischen Medizin nicht erkennbar wird.

Aus der Perspektive der Grundwesenheiten lässt sich der Prozess der Entstehung menschlichen Lebens wie folgt charakterisieren:

- Das Wasser-Element initiiert die Empfängnis, welche dann mit Hilfe des Wirkens des Metalls in die Erde hineingepflanzt werden kann.
- In den ersten drei Monaten der Schwangerschaft festigt somit das Wirken der Erdwesenheit die Verankerung des Samens im Boden.
- Im zweiten Drittel der Schwangerschaft regiert das Feuer-Element, mit dessen Hilfe das Shen im Herzen verankert werden kann.
- Im letzten Trimenon wird durch die Wandlungsphase Holz der Durchbruch aus dem vor-himmlischen in den nach-himmlischen Zustand vorbereitet.

9

Charakterisierung der einzelnen Grundwesenheiten

Wasser (Weisheit/göttlicher Wille)

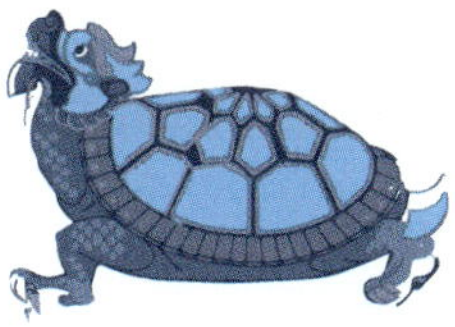

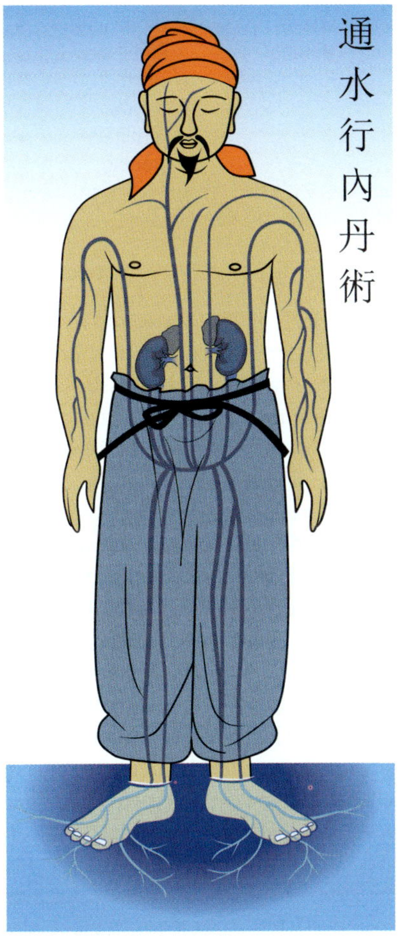

Abb. 9.9 Grundwesenheit Wasser [L138][L255]

Merkmale

- Herabführend
  ⇓⇓⇓
- Durchdringung, Ausgleichung, Sammlung, Ruhe
- Klugheit, Scharfsinn, Vorzüglichkeit
- Wasser in Fülle: schwärzlicher Teint, glänzendes Gesicht, klare, geordnete Sprache, reifliche Überlegung, Einfallsreichtum, hohe Bildung
- Übermäßiges Wasser-Qi: Rechthaberei, Habsucht, Geltungsdrang
- Wasser in Leere: Kleinlichkeit, Stimmungsschwankungen, unentwegte Mutlosigkeit, wiederholte Verhaltensmuster

Wasser ist die Mutter und die Urkraft allen Seins. Das Wasser entspringt aus einer Urquelle (Yuan) und wird geprägt von dieser Herkunft. Das Wasser hat die Qualität, das Unreine oder Verunreinigungen des Lebens zu eliminieren. Das alte Leben kann sterben und dadurch eine Erneuerung (Wiedergeburt) ermöglichen (symbolisch: Weihe oder Taufe mit Wasser).

Die Yin-bezogene Eigenschaft des Wassers liegt in der Neutralisierung oder sogar Zerstörung; die Yang-bezogene Eigenschaft besteht darin, etwas Neues hervorzubringen. Die Kundalini-Schlange, im daoistischen Verständnis ebenfalls ein dem Wasser-Element zugeordnetes Wirkprinzip, lenkt die Energie des Unteren Jiao entlang der Wirbelsäule nach oben, wo eine Wiedervereinigung mit den himmlischen Kräften (DAO) möglich wird.

Unter Einsatz der Wirkkraft des Wassers und der Veredelung des eigenen Selbst ist man in der Lage zu erkennen, wie man Dinge mit geringem Aufwand fast mühelos und mit großer Eleganz erledigen kann. Die Verinnerlichung des Wesens des Wassers erweist sich in einem demütigen Verhalten, das einerseits nichts erzwingt, andererseits auch niemals seine Kraft und Beständigkeit einbüßt, um seine Ziele anzustreben. Angst und Anpassungsstörungen können mit der Kraft des Wassers überwunden und zu großer Entschlossenheit und Ehrfurcht gewandelt werden. So ist es möglich, dem eigenen Lebensweg und der eigenen Bestimmung zu folgen.

Während der körperlichen und geistigen Transformationsvorgänge hilft das Wasser mit seiner Qualität der Solutio, einen Übergang vom Unreinen in das Reine zu schaffen, indem das innere Chaos hinweggespült und das Ich-Bewusstsein (Ego) aufgelöst wird. Wasser entfernt den Schmutz der Welt und hinterlässt einen frischen, geklärten Zustand. Daraus resultiert das wahre Wissen (Weisheit).

Das Element Wasser ermöglicht den richtigen Umgang im Leben mit innerer Rückschau und Zeiten der Ruhe, wo Geist und Seele sich zurücknehmen, um sich selbst zu erkunden. Gleichermaßen unterstützt es jede dynamische Phase des Lebenswechsels, wo die Aufmerksamkeit nach außen gerichtet sein muss, um im Leben bewusste Entscheidungen und Handlungen zu vollziehen.

Die Akupunkturtherapie zielt darauf ab, Pforten auszuwählen, die den Patienten in den Qualitäten des Wassers unterstützen, wenn diese erwähnte dynamische Handlungsfähigkeit beeinträchtigt ist. Es gilt, eine Balance zwischen der nötigen Ruhe unter Vermeidung von Realitätsflucht und der unentbehrlichen Berücksichtigung äußerer Erfordernisse unter Vermeidung von selbstverleugnender Konformität einerseits und ehrgeizigem Erfolgsstreben andererseits zu finden. Sowohl der furchtsame Rückzug als auch der ichbezogene Geltungsdrang stellen ein Ungleichgewicht des Wasser-Elements dar.

Die Therapie ist darauf ausgerichtet, die Gegensätze miteinander zu versöhnen und sie ausgleichend in ein stabiles Gleichgewicht zu bringen. Bei einer Unausgeglichenheit des Wasser-Elements werden alle Energien in festen Gedankenmustern gefangen. Die harmonische Ausdrucksform des Wasser-Elements zeigt sich durch den fließenden Charakter einer Person, also eine gerichtete Beharrlichkeit, die mit einer hohen Anpassungsfähigkeit verbunden ist, ohne seine Eigenart aufgeben zu müssen.

Auf der Patientenseite treffen wir bei einer gesunden Manifestation des Wassers auf Menschen, die sich flexibel an die Lebensumstände anpassen können und keinerlei Starrsinn aufweisen. Auf der Therapeutenseite zeigt sich die Qualität der Grundwesenheit Wasser in dem Vermögen, sehr unterschiedliche Persönlichkeiten mit vielfältigen Problemen behandeln zu können. Das Wasser-Element verleiht die Kraft, in tiefes Gewässer und verborgene Erdschichten vordringen zu können, so dass der Therapeut die Grundprobleme des Patienten verstehen und gezielt angehen kann. Mit der „Furchtlosigkeit" strömenden Wassers unterstützt der Therapeut den für den Patienten notwendigen Prozess, den Zusammenbruch alter Lebensgewohnheiten und die Integration neuer oder unentwickelter Wesensanteile zulassen zu können.

Das Wasser symbolisiert die Gelegenheit, Krankheit als Chance zu positiver Veränderung zu verstehen und Behandlung nicht nur als Abwehr bedrohlich sich zuspitzender Symptome. Wasser will den Dingen immer auf den Grund gehen und die Tiefe ausloten.

Besondere diagnostische und krankheitsdynamische Aspekte der Wesenheit des Wassers – verborgene Kräfte und tiefe Emotionen

Das Wasser trägt nicht nur das Mysterium des Lebens in sich, sondern verfügt über das Potenzial, sich zu enormer Kraft zu vereinen, aber auch Stille und Klarheit zu verkörpern. Die Niere bewahrt das mit dem Wasser assoziierte Jing und bildet die Säfte, nährt die Knochen und hütet die Zhi-Seele.

Menschen mit einem starken und ausgeglichenen Wasser-Element weisen ein breites Becken, große Ohren, ein dominantes Kinn und dicke Haare auf. Darüber hinaus zeigen sie eine ausgeprägte physische und psychische Stärke.

Das Wasser-Element generiert die Fünf Grundwesenheiten in der Chinesischen Medizin. Es ist assoziiert mit der Ruhe inmitten des Flusses des Lebens. Wenn diese Wesenheit bei einem Menschen ausgeglichen ist, gelingt ihm stets die Selbstbesinnung und das Erreichen einer inneren Klarheit, so dass er seiner eigenen Bestimmung zu folgen vermag. Ihm ist die Kraft gegeben, sich den Hindernissen des Lebens zu stellen und diese mit starkem Willen zu überwinden.

Menschen mit einer Wasser-Konstitution hingegen verlieren sehr leicht ihr Gleichgewicht, entwickeln gerne innere Widerstände und verfügen eher nicht über eine große physische oder psychische Stärke (➤ Tab. 9.6).

Tab. 9.6 Der Wasser-Konstitutionstyp

Persönlichkeitszüge	Emotion und Reaktion	Somatische Symptome	Dysbalance
• Demütigkeit • Unterwürfigkeit • Introvertiertheit • Neigung zu Selbstzweifeln • Tiefsinnigkeit • Unsicherheit • Unentschlossenheit • Schwermütigkeit • Unterkühltheit • Gutgläubigkeit	• Angst • Zweifel • Willkür • Sturheit • innerer Widerstand • Unruhe • Rastlosigkeit	• Rücken-, Becken- und Knie-Probleme • Entwicklungsstörung • Urogenital-Probleme • Tinnitus • Ödeme • Fertilitätsstörung	Auslöser: • salzige Speisen • Marihuana Folgen: • Angst- und Zwangsneurose • Schizophrenie • Psychose

Während der Entwicklung im Uterus und im hohen Alter ist der Mensch durch das Wasser-Element geprägt; daher ist es während dieser Zeiten besonders wichtig, das Wasser-Element zu stärken. Niere und Blase sind mit dem Wasser-Element assoziiert.

Übersteigerte Angst ist in der Lage, das Qi einzufrieren oder heftig nach unten zu lenken. Sturheit baut einen inneren Widerstand auf, der das Qi im Solar Plexus stagnieren lässt. Solange der Wasser-Typ seine inneren Widerstände nicht bewusst wahrnimmt und nicht seiner Bestimmung und den Gesetzen der Schöpfung folgt, wird diese Stagnation aufrechterhalten. Meistens sind es traumatische und nicht bearbeitete Erlebnisse in der Familienhistorie, welche das Jing des Menschen negativ beeinflussen und die Ausprägung eines Wasser-Typs begünstigen. In einem solchen Fall ist es wichtig, das Jing von seinen Unreinheiten zu befreien, denn sonst kann das Qi nicht frei im Körper zirkulieren.

Auf der physiologischen Seite wird der Wille eines Menschen, ein bestimmtes Ziel zu verfolgen (beispielsweise ein Therapeut zu werden), durch das Wasser-Element unterstützt.

Holz (Güte)

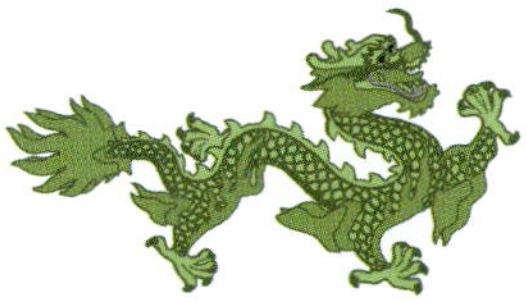

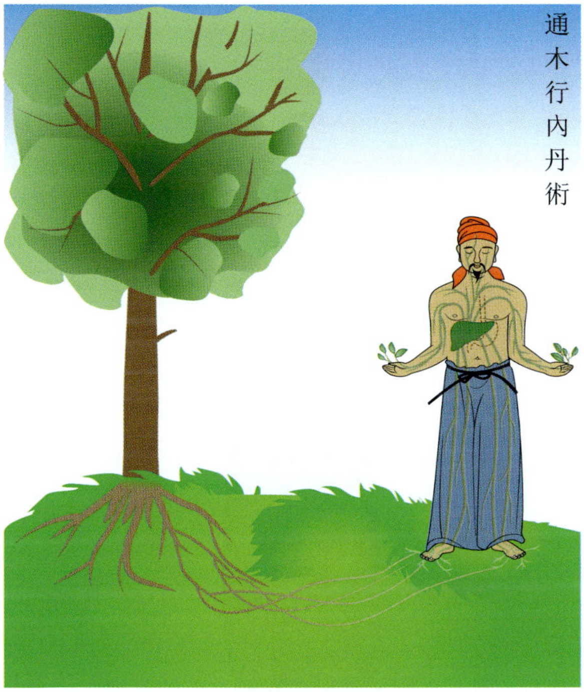

Abb. 9.10 Grundwesenheit Holz [L138][L255]

Merkmale

- Verbreitend

↖ ↗

↙ ↘

- Aufbruch, Entwicklung eines Handlungsimpulses, Ausdehnung, Aufsteigen
- Menschlichkeit, Aufrichtigkeit, Harmoniebestreben
- Holz in Fülle: graziler, anmutiger Wuchs, hochaufgeschossene Gestalt, feingliedrige Hände und Füße, spitzer Mund, schönes Haar, blassgrünbläulicher Teint, Menschenliebe, Mitgefühl, Güte, Aufgeschlossenheit, Erhabenheit, Großzügigkeit, Natürlichkeit, Ehrlichkeit
- Holz in Leere: hagerer Wuchs, dünner Haarwuchs, Zurückgezogenheit, Neid, Missgunst
- Absterbendes Holz-Qi: Asymmetrie der Augen und Augenbrauen, langer Hals, prominenter Adamsapfel, trockene Haut, ungeschmeidige Muskeln, herablassende und geizige Haltung

Der Charakter des Holzes wird in der Gestalt des Baumes verdeutlicht. Wenn wir dieses Bild anhand des Lebensbaumes betrachten, so symbolisiert es das Bindeglied zwischen Himmel und Erde und repräsentiert die Neuorientierung innerer Prozesse in der Bewusstwerdung des feinstofflichen Geistes und im Umwandlungsprozess von Tod, Erneuerung und Wiedergeburt.

Unter dem Einfluss des Holzes bilden sich Kräfte auf verschiedenen Ebenen aus. Die Wurzeln des Baumes verbinden Stamm und Zweige mit den Elementen Erde, Wasser und Metall zur Unterstützung von Wachstum und Stabilität. In der Höhe nehmen Blätter, Blüten und Früchte Kontakt mit dem Feuer-Element (Sonne) auf. Dies zeigt, dass die Wesenheit des Holzes eine ausgewogene Verbindung zu allen anderen Lebenselementen herzustellen und eine vollkommene Balance des Yin in Form der Flexibilität und des Yang in Form der Kraftentwicklung hervorzubringen vermag.

In der Auffassung des alten Chinas offenbart die in der Leber wohnende flüchtige Seele Hun als Repräsentant der Wandlungsphase Holz durch Träume versteckte und sonst unzugängliche Inhalte des Bewusstseins. Mit der dem Holz eigenen seelischen Qualität Güte wird ein durch Wohlwollen und Fürsorge geprägter Zugang der bewussten Wahrnehmung und des reflektierten Verhaltens sich selbst und anderen gegenüber ermöglicht. Erscheinungen eines krankhaften Leber-Qi wie Ärger oder Verbitterung werden zu einem flexiblen Durchsetzungsvermögen gewandelt, das von Zugewandtheit und Mitgefühl geleitet wird.

Pathologien der Wesenheit von Holz können sich sowohl zu einem Übermaß an Widerstand als auch zu hoher Nachgiebigkeit entwickeln. Der Ärger kann sowohl nach innen gegen sich selbst als auch nach außen gegen andere gerichtet sein. Unkontrolliertes Holz-Qi kann zu cholerischen Ausbrüchen führen, bei denen Impulse explosiv nach oben schießen und sich ein Mangel an Rücksichtnahme und Verständnis für sich selbst oder andere offenbart. Le 3 ist hilfreich zur Herabführung solcher Eruptionen und zur Harmonisierung des Leber-Qi.

Wird das Leber-Qi nicht geglättet und in frei schwingenden Fluss gebracht, dann erfolgt ein ständiges Verurteilen und Herabsetzen von anderen. Betroffene Patienten zeigen solche Tendenzen gerne indirekt, indem sie wiederholt die Kompetenz des Therapeuten in Frage stellen und seine Behandlung hinterfragen. Nicht selten haben diese Patienten behandlungsresistente Symptome und chronische Beschwerden entwickelt. Eine solche Situation ist häufig Ausdruck einer inneren Perspektivlosigkeit und Unbeweglichkeit.

Besondere diagnostische und krankheitsdynamische Aspekte der Wesenheit des Holzes – die Kraft der Veränderung

Das ausgewogene Yin der Wesenheit des Holzes lässt Biegsamkeit zu und verleiht gleichzeitig die Fähigkeit, sich unaufhaltsam den Veränderungen des Lebens stellen. Der Pioniergeist, der auf neue, abenteuerliche Wege führt und Entdeckungen zu Tage fördert, steht mit der Kraft des Holzes in Resonanz. Die Entsprechung hierzu findet sich im Leib: Das Holz bewegt das Blut und das Qi und hält die Leitbahnen, die Zugangswege frei. Die Hun-Seele wird durch die Kraft des Holzes in der Leber gehütet.

Wenn die Durchgängigkeit der Leitbahnen nicht erhalten wird, entstehen Stagnationen des Qi. Dies wiederum führt zur Entwicklung von negativen Emotionen wie Wut, Zorn und Ärger (➤ Tab. 9.7). Wenn diese Emotionen länger anhalten, kann sich daraus eine depressive Stimmung entwickeln. Eine Unausgeglichenheit im Holz-Element bewirkt eine planlose und verantwortungslose

Tab. 9.7 Der Holz-Konstitutionstyp

Persönlichkeitszüge	Emotion und Reaktion	Somatische Symptome	Dysbalance
• Leidenschaftlichkeit • Fokussiertheit • Durchsetzungsfähigkeit • Barmherzigkeit • Realismus • Dominanz • Kontrolliertheit • Selbstbehauptungswille • Gerechtigkeitssinn	• Wut, Zorn, Ärger • Gereiztheit • Ängstlichkeit • Gefühl von Ohnmacht • Cholerik • Rechthabertum • Jähzorn • Machtsucht • Egozentrismus	• Augenprobleme • Hypochondrie • Migräne • Schwindel • Schlafstörung • Sehnenbeschwerden • Tinnitus • Schwaches Immunsystem • Verdauungsstörung	Auslöser: • saures Essen • Alkoholismus • Drogenabhängigkeit Folgen: • autoaggressives Verhalten • Streitsucht • Wahn • Paranoia

Haltung gegenüber Verpflichtungen, oder aber ein übertriebenes Verantwortungsbewusstsein. Es kann auch auf der Grundlage einer solchen Konstellation die Neigung zu Unpünktlichkeit, Unordentlichkeit und Unzuverlässigkeit entstehen.

Ein Mensch des Holz-Konstitutionstyps kann lang und schlank sein wie ein Baum, oder aber breit und füllig wie ein Busch. Dicke Augenbrauen, ein markanter Kiefer, krauses Haar und definierte Sehnen mit einer starken und aktiven Physis charakterisieren diesen Typ.

Die Wesenheit des Holzes gewährleistet das Wissen darüber, wie die Dinge des Lebens zu erledigen sind. Ein balanciertes Holz-Element bedingt die Ausgewogenheit von Entscheidungen durch die Berücksichtigung aller relevanten Aspekte. Wer beispielsweise Arzt werden möchte, fällt die weiteren Entscheidungen, an welcher Universität studiert werden soll und in welchem Fach man sich spezialisieren will, mit den Fähigkeiten der Wesenheit des Holzes.

Der Holzaspekt bedarf der Aktivität und Aufregung; bei einem Mangel an Agitation kann die Energie des Holzes quasi implodieren und zur Entwicklung von Schmerzen beitragen.

Feuer (Ritual)

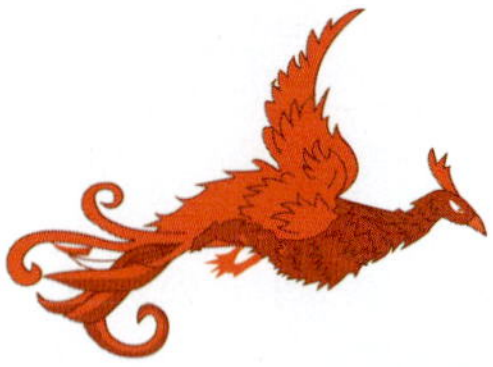

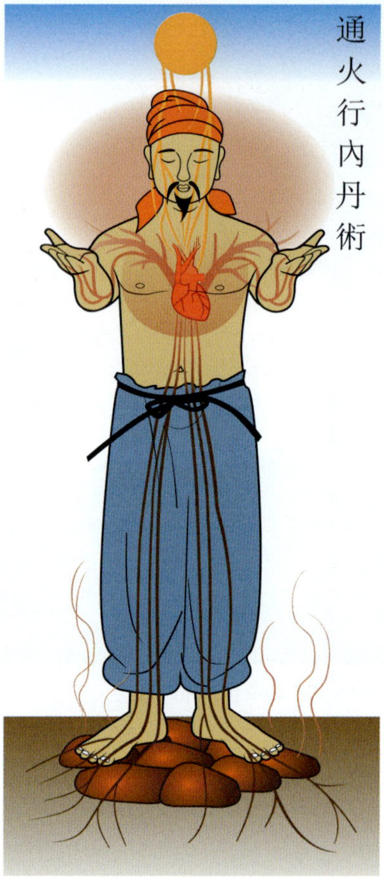

Abb. 9.11 Grundwesenheit Feuer [L138][L255]

Merkmale

- Aufsteigend
  ⇑⇑⇑
- Ausgestaltung, dynamische Phase, Aktion
- Höflichkeit, Ungeduld, Ernsthaftigkeit
- Feuer in Fülle: kleiner Kopf, lange Füße, oben schmaler, unten breiter Körper, buschige Augenbrauen, kleine Ohren, schillernder Charakter, Liebenswürdigkeit, respektvolles Auftreten, Schnörkellosigkeit, Hitzköpfigkeit
- Feuer in Leere: fahler Teint, kantige Gestalt, unbesonnene Rede, Verschlagenheit, Missgunst, Halbherzigkeit und Inkonsequenz

Es zählt zu den Fähigkeiten des Feuers, eine Kommunikation zwischen Himmel und Erde herzustellen, wodurch die Umwandlungsprozesse in uns und die Veredelung seelischer Wesenszüge unterstützt werden. Das Feuer stellt eine Verbindung zur feinstofflichen Ebene her. Ein Kontakt zum numinosen Geist kann letztlich nur durch das Feuer-Element erreicht werden.

Die Fähigkeit, Freude und Enthusiasmus im Inneren zu empfinden und anwachsen zu lassen, wird durch das Feuer-Element unterstützt. Die Wesenheit des Feuers verknüpft die irdische mit der himmlischen Ebene und fördert die Bewegung des Shen auf der Herz- und der Dünndarm-Leitbahn durch die treibende und läuternde Kraft des Feuers, so dass auf der geistig-seelischen Ebene mit den Ahnen in Kontakt getreten werden kann.

Ein tiefgreifender Heilungsprozess erfordert es, mit den transgenerationalen Anteilen unseres Wesens in Verbindung zu treten, um mit der Kraft des Feuers das Konfliktbehaftete aufzulösen und das Wertvolle darin reifen zu lassen. Wird das Feuer unstet oder zu schwach generiert, bleibt die seelische Reifung erschwert. Entsprechende daoistische Übungen werden als das „Hüten des Feuers" (*huǒhòu* 火候) bezeichnet. Die schamanistischen Praktiken im antiken China machten sich das Feuer-Element zunutze, um das Wesen des Menschen von der Fremdbestimmung durch Triebhaftigkeit zu befreien. Ist das Herz mit zu vielen Begierden gefüllt, so kann das himmlische Shen nicht empfangen werden.

Durch den reinigenden Effekt des Feuers wird die Läuterung von hemmenden Faktoren ermöglicht. Die Energie des Herzens in Gestalt des läuternden Feuers vermag vor allem solche Arten von blockiertem, krankmachendem Qi zu verbrennen, die zu Hitzköpfigkeit und Impulsivität führen. In der Flamme des Herzens verwandeln sich alle Störeinflüsse in reines Qi, und selbst intensives emotionales Erleben mündet nicht mehr in unkontrollierter Impulsivität.

Mythologisch werden diese Vorgänge als Fegefeuer oder Feuerprobe bezeichnet, was die Voraussetzung für das Empfangen der göttlichen Inspiration schafft (vergleiche dies auch mit dem Motiv des Hephaistosschlags in der griechischen Mythologie). Feuer verbrennt alles Materielle, vertreibt alles Unreine (wie etwa krankmachendes Qi), befreit das Numinose aus den Fesseln des Dinglichen und steigt schließlich zum Himmlischen auf. Durch das Aufsteigen kann ein gesteigertes, durchdringendes Bewusstsein erreicht werden, das sonst von der noch egobezogenen Austrocknung in einer persönlich geprägten, sich selbst überhöhenden Gefühls- und Geisteshaltung bedroht wäre. Das Einüben des kleinen Kreislaufs des Qi in seiner Zirkulation über den Dumai und den Renmai fördert im Sinne der daoistischen Alchemie die Umwandlung der Hitze des Feuers zum alles durchdringenden Licht der Einsicht in das DAO.

Das Feuer umfassender Klarheit steigt im Leib vom Bereich des unteren Mingmen (➤ Kap. 12) über die Blasen-Leitbahn und den Dumai zum Kopf auf. Hinter der Siegelhalle, in einem dunklen Raum in der Gegend der Hypophyse, wird ein Licht angezündet, das auch das Dritte Auge erhellt. Die tief verankerten kognitiven Prägungen können so durchschaut und wie in der Schmelze einer Sonne transformiert werden. In der Akupunkturtherapie können die Feuer-Pforten auf den Feuer-Leitbahnen herangezogen werden, um die Transformation der Persönlichkeit zu unterstützen, bei der sich wie oben beschrieben Hitzigkeit in erhellendes Licht verwandelt.

Die Pforte Sj 6 steht in Kontakt mit dem Mingmen-Feuer (➤ Kap. 12), das unter anderem in Form von charismatischer und authentischer Ausstrahlung in den Drei Jiao (➤ Kap. 11) zirkuliert. Negativ empfundene Emotionen können sich – wie andere krankheitsauslösende Faktoren auch – stets in Hitze umwandeln und dadurch das klare Shen irritieren. Dann ist es unabdingbar, die innere heilige Pilgerfahrt entlang der Zwölf heiligen Flüsse (Leitbahnen) anzutreten, um zum eigenen wahren Selbst im Zustand der inneren Reinheit zurückzufinden.

Die Frucht der Blume des Herzens gedeiht unter dem Einfluss des reinen, unverfälschten Lichts und findet ihren angestammten Sitz im Kronenchakra (Areal um Du 20), wo sie sich vollkommen entfalten kann. Unreife Gelüste, Abneigungen und negative Emotionen wie auch Kognitionen behindern die vollständige Entfaltung des Bewusstseins. Hektisches Verhalten und psychische Übererregung führen dazu, dass sich das Qi unkontrolliert zerstreut und jede Einbindung verweigert.

Das Feuer-Element wird nicht nur durch das Wasser-Element gebändigt, sondern kann auch durch Erde eingedämmt und von Metall umschlossen werden. So kann ein Raum geschaffen werden, in dem das Feuer nicht außer Kontrolle geraten kann. Wer das Feuer zu meistern vermag, hat Zugang zum Göttlichen, zum Himmel. Daher wurden die Schamanen auch Schmiedemeister des Feuers genannt. Die zum Himmel aufsteigenden Flammen des Feuers symbolisieren die höhere Entwicklung des Bewusstseins. Der Mensch wird über seine persönlichen Grenzen hinaus hinauf zum Göttlichen getragen.

Besondere diagnostische und krankheitsdynamische Aspekte der Wesenheit des Feuers – die sprudelnde Kraft der ausgelassenen Freude

Ein Funke, der aus der Tiefe der Dunkelheit aufkeimt, um die Seele zu beleuchten, ist mit der Wesenheit des Feuers assoziiert. Feuer verkörpert Dynamik und Enthusiasmus. Menschen mit einer Feuer-Konstitution sind lebendig, euphorisch und spontan (➤ Tab. 9.8). Gleichzeitig sind sie nicht organisiert oder diszipliniert; meist agieren sie strukturlos. Sie können eine Sache nicht zu Ende bringen, sind gerne sprunghafte Wesen. Der dominante Kopf verleitet diese Menschen häufig zu sprunghaften Gedanken und Ideen. Solche Gewohnheiten finden in der westlichen Kultur meist keinen Einklang mit den gesellschaftlichen Normen, was bewirkt, dass sich Menschen vom Feuer-Typ gerne als untüchtig und wertlos erachten. Solche Personen bringen zwar die Kraft auf, großartige Ideen zu empfangen, ihnen fehlt jedoch die Kraft des Holzes, um diese auch zu manifestieren.

In der Therapie ist es vordergründig wichtig, den Patienten darin zu bestärken, seinem inneren Rhythmus zu folgen und seinen Enthusiasmus nicht zu verlieren. Dennoch sollte der Patient

Tab. 9.8 Feuer-Konstitutionstyp

Persönlichkeitszüge	Emotion und Reaktion	Somatische Symptome	Dysbalance
• Quirligkeit • Charme • Lebhaftigkeit • Einfallsreichtum • Spontaneität • Ausdrucksstärke • Neugier • Erfindungsreichtum • Interesse • Streben • Abenteuerlust • Risikofreude	• Überdrehtheit • Zerstreutheit • Panik • Nervosität • Ernsthaftigkeit • Instabilität • Dramatik • Hysterie • Extrovertiertheit	• Schlafstörungen • Palpitationen • Albträume • Hypertonie • Angststörungen • dermatologische Probleme • ADHS-assoziierte Beschwerden	Auslöser: • bittere Speisen • Amphetamine • Kokain • Narkotika • Nikotin-Konsum • Sucht nach Nervenkitzel Folgen: • Manie • bipolare Störungen • Panikattacken

Abstand davon nehmen, sich in flatterhafte Ideen und Gedanken zu verwickeln. Es ist für einen Menschen vom Feuer-Typ wichtig, nicht jeden Einfall umsetzen zu wollen, sondern zu lernen, zunächst die eigenen Gedanken zu zentrieren und entspannt zu sortieren.

Wird das Ziel verfolgt, Therapeut zu werden, so hilft die Wesenheit des Feuers dabei, gegen alle Widrigkeiten auf dem Weg Freude und Leidenschaft nicht zu verlieren.

Erde (Vertrauenswürdigkeit)

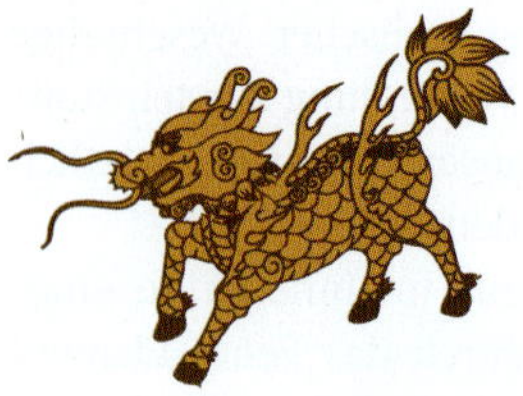

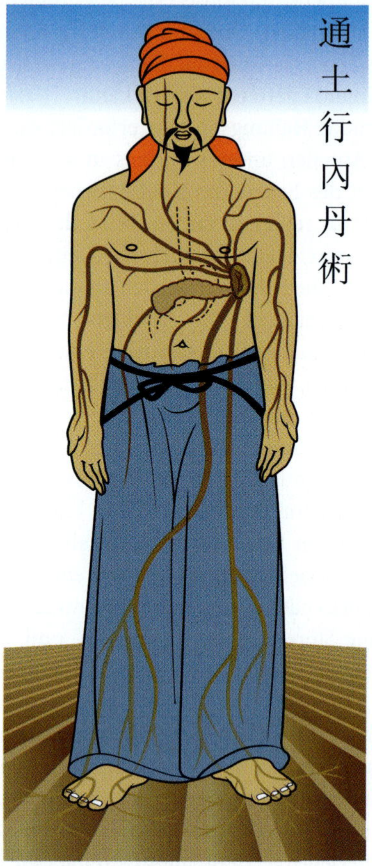

Abb. 9.12 Grundwesenheit Erde [L138][L255]

Merkmale

- Verankernd

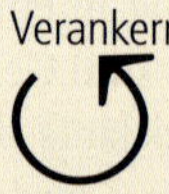

- Ausreifung, Ausrichtung, Fruchtbildung
- Wahrhaftigkeit, Umsichtigkeit, Aufrichtigkeit
- Erde in Fülle: runde Hüften, konturierte Nase, feine Gesichtszüge, schöne Augen, Beredsamkeit, kräftige Stimme, Loyalität, Ehrlichkeit, Toleranz, Edelmut, Verlässlichkeit
- Übermäßiges Erd-Qi: Starrsinn, Einfältigkeit, Introvertiertheit, Stille liebend
- Erde in Leere: Besorgtheit, flaches Gesicht, tiefsitzende Nase, Boshaftigkeit, Verschrobenheit, Unzuverlässigkeit, Unvernunft

Die Wesenheit der Erde verkörpert die Regelmäßigkeit und die Gesetzmäßigkeiten zyklischer Abläufe im Bereich des Materiellen und somit die grundlegende Zuversicht und das Vertrauen darauf, dass alles in den richtigen Bahnen verläuft. Unter dem Einfluss der Wirkkraft des Erd-Elements verwandelt sich Egoismus in ein angemessenes Mitgefühl mit dem Bestreben, die Erfüllung der Bedürfnisse anderer und der eigenen Bedürfnisse zu erreichen. Für den Menschen ist es unentbehrlich, sich in der irdischen Realität zu stabilisieren und zu verankern.

Eine unausgewogene Verwurzelung zeigt sich häufig in einem übermäßigen Verlangen nach Süßem, was als verzerrte Form, die Süße des Erdenlebens auskosten zu wollen, verstanden werden kann. Der nicht gelungene Versuch der Verbindung mit dem Erd-Element kann zu Diabetes führen.

Der Mensch ist eingespannt in die Polarität von Himmel und Erde. Daher ist es erforderlich, in allen menschlichen Bestrebungen auch die Verbindung und den Bezug zum Irdischen zu berücksichtigen. Wenn das Qi frei und kräftig in der Milz (Erde) fließt, kann kein Erdbeben entstehen: Inneren, seelischen Erschütterungen wird so vorgebeugt. Wenn das Qi schwach ist, dann resultiert daraus eine mangelhafte Verdauung und Verarbeitung von stofflicher wie geistiger Nahrung. Hieraus bilden sich spezifische negative Eindrücke und Lebenserfahrungen.

Im Menschen zeigt sich die ausgewogene Verteilung körperlicher, geistiger und seelischer Kräfte in der beständigen Fähigkeit, intellektuelle Nahrung angemessen zu verdauen, sowie in dem Vermögen, Sorgen durch angemessenes Handeln entgegenzutreten. Das Erd-Element befähigt den Menschen dazu, stets seine eigene Mitte zu finden, nicht nur sich selbst zu erkennen, sondern auch die Perspektive anderer einnehmen zu können, ohne die psychische und physische Balance zu verlieren.

Die Wesenheit der Erde gewährleistet die Fähigkeit, Vertrauen zu entwickeln und über den Shen-Aspekt der Milz, die Vorstellungskraft (Yi), zu verfügen. Wenn in der Kindheit die Grundlage des Urvertrauens nicht ausreichend durch elterliche Zuwendung und Fürsorge gelegt wird, resultiert daraus eine Labilität der Erd-Qualität im Charakter eines Menschen. Insbesondere durch eine angespannte Beziehung zur Mutter kann sich das Empfinden der Selbstverständlichkeit eines sicheren Bodens unter den Füßen, der Zuverlässigkeit von Mutter Erde, nicht hinreichend entwickeln. Daraus entsteht ein Mangel an Zentrierung und an Mitgefühl für sich und andere. Es findet sich meist das unbewusste Grundempfinden eines heimatlosen, verlorenen Kindes. Für die Betroffenen ist oft der Umgang mit Zuwendung und Liebe durch das unterschwellige Misstrauen erschwert.

Patienten mit einer Störung im Erd-Element suchen sich gerne Therapeuten, die aufgrund der eigenen Ausgeglichenheit in dieser Grundwesenheit ein ausgewogenes Mitgefühl für die Betroffenen aufbauen können. Diese Therapeuten verfügen meist über empathische Fähigkeiten, die ihnen das Fühlen und Verstehen ihrer Patienten und die Begleitung im Heilungsprozess erleichtern. Sie sind auch gewappnet, wenn ihr Patient zunächst nicht zur Annahme von Hilfe und Mitgefühl bereit ist.

In der Akupunkturbehandlung kann die Anwendung der Pforte Ma 23 beim Patienten die Entwicklung von Mitgefühl und Einfühlungsvermögen auch für sich selbst fördern, da über diese besondere Pforte das Licht des Himmels in den Bauchraum und auf die Eingeweide scheinen kann. Das himmlische Qi wird wie ein Same in die Erde gepflanzt, damit daraus die himmlische Qualität des Erd-Elements heranwachsen kann. Die Vorstellungskraft Yi verleiht die Fähigkeit der Selbst- und Fremdbeobachtung, welche die Voraussetzung für die Entwicklung von Mitgefühl darstellt. Nur wer sich vorstellen kann, wie sich jemand in einer bestimmten Situation fühlen kann, ohne vom eigenen Empfinden korrumpiert zu werden, ist auch in der Lage, Mitgefühl zu entwickeln. Das Wahrnehmen eigener Bedürfnisse wird durch die Annahme von Hilfe und Zuwendung durch andere erleichtert. Gleichzeitig nimmt das Vermögen zu, die Bedürfnisse anderer zu erkennen und andere in ihrer Entwicklung zu unterstützen.

Besondere diagnostische und krankheitsdynamische Aspekte der Wesenheit der Erde – die Kraft der Behaglichkeit

Die Kraft der Wesenheit der Erde verleiht dem Körper das Empfinden von Gemütlichkeit, Harmonie und eines friedvollen Daseins. Sofern das Gefühl von Geborgenheit bedroht wird, kann sich der Mensch nicht mehr vertrauensvoll den Begebenheiten seines Lebens hingeben. Wenn die Erd-Energie durcheinander gerät, stockt das Qi und wird unharmonisch in seinem Fluss. Das bringt ein Gefühl von Unruhe und Zerrissenheit hervor, was die Entwicklung von Gelüsten fördert.

Die Fähigkeit, sich hinzugeben und in Sicherheit zu wissen, wird durch die Wesenheit der Erde gewährleistet. Einem Erd-Konstitutionstypen fehlen die Leichtigkeit und das Vertrauen in sich selbst, in andere Menschen und in das Leben (➤ Tab. 9.9). Er kann sich daher schwer äußeren Erschütterungen aussetzen, weil er dann durch unkontrollierte, konfuse Gedanken in eine endlose Schleife des Erlebens gezogen wird, die frühere negative Erfahrungen widerspiegelt. Diese Erfahrungen sind von vielen unbewussten Anteilen geprägt, die der Erd-Typ kaum zu durchleuchten vermag. Für einen Erd-Konstitutionstypen ist es wichtig, sich von seinen Gedanken zu befreien, um eine Verbindung zu seinem Inneren (seiner Mitte) herstellen zu können. Ihm stellt sich die Aufgabe, zuerst seine Emotionen zu klären, bevor er klare und richtungsweisende Gedanken entwickeln kann. Die Neigung zur Trübheit im Erd-Element kann die Entwicklung klarer Gedanken behindern.

Wird das Ziel, Therapeut zu werden, verfolgt, so benötigt der Mensch die Kraft der Erd-Wesenheit, um alles Erlernte sortieren und in klare Gedankengänge umwandeln zu können. Darüber hinaus ermöglicht ihm die Erd-Energie, sich immer wieder auf das Ziel zu besinnen und genügend Selbstvertrauen zu mobilisieren, um das Ziel auch erreichen zu können.

Tab. 9.9 Erd-Konstitutionstyp

Persönlichkeitszüge	Emotion und Reaktion	Somatische Symptome	Dysbalance
• Standhaftigkeit • Treue • Bodenständigkeit • Sentimentalität • Leichtlebigkeit • Vergnügtheit	• Besorgtheit • Konfusität • Unkonzentriertheit • Zerstreutheit • Unter- oder Übergewicht • Helfersyndrom • Unentschlossenheit	• Verdauungsbeschwerden • Übelkeit • Appetitlosigkeit • Magenschleimhautentzündung • Müdigkeit • Bauchschmerzen • Blähung • Reizdarm • Nahrungsmittelallergien	Auslöser: • stärkehaltiges Essen • Süßigkeiten Folgen: • Esssucht • Magersucht • Depressivität • Neurose

9

Metall (Gerechtigkeit)

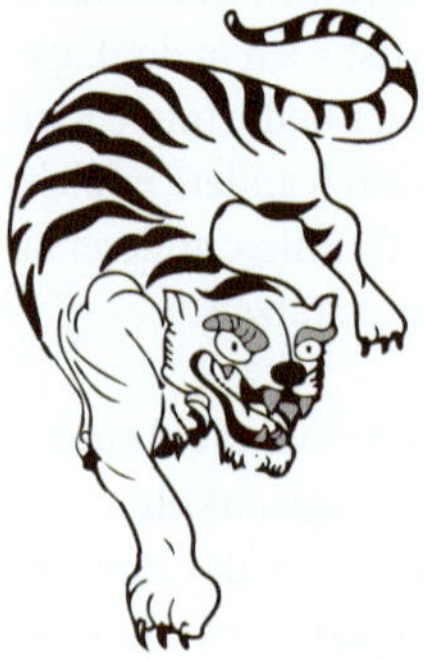

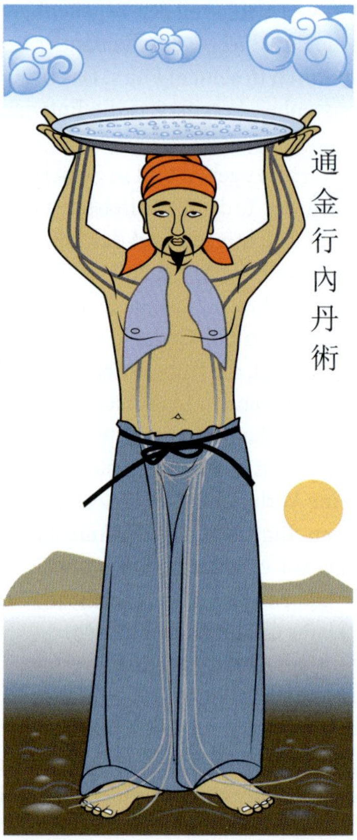

Abb. 9.13 Grundwesenheit Metall [L138][L255]

Merkmale

- Verdichtend

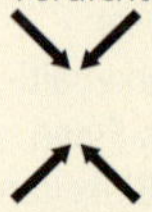

- Verfestigung, Kontraktion, Kondensation, Ablösung, Absinken
- Rechtschaffenheit, Unnachgiebigkeit, Inbrunst
- Metall in Fülle: Knochen und Fleisch wohlproportioniert, eckiges Gesicht mit reiner Haut, hochstehende Augenbrauen, tiefsitzende Augen, gesunder Leib, klarer Geist, Resolutheit, Unbeirrtheit, Generosität, tiefwurzelnde Anständigkeit
- Übermäßiges Metall-Qi: Tollkühnheit, Habgier, Herzlosigkeit
- Metall in Leere: kleiner und schmaler Wuchs, Erbarmungslosigkeit, Gehässigkeit, Zügellosigkeit, Geiz, Habsucht

Das Wesen des Metalls vermittelt Einsicht in die von numinoser Fügung hervorgebrachte Ordnung, die Gewinn und Verlust zu verteilen scheint. Das Wirken des Metalls offenbart, dass Fülle und Leere nicht von unseren Vorstellungen bestimmt werden, sondern sich in einer größeren Ordnung abbilden, die dem Menschen Toleranz und Akzeptanz abverlangt. Die durch Lebenserfahrungen wie Enttäuschung und Verlust hervorgerufenen Gefühle von Trauer und Bitterkeit können durch die Transformation in Offenheit und Annahme überwunden werden.

Leben vollzieht sich als Manifestation des Formlosen in der Form. Der alchimistische Leitspruch „solve et coagula“ kann in der Therapie auf die Auflösung von verhärteten und erstarrten Persönlichkeitsanteilen bezogen werden. Im therapeutischen Prozess werden deren ungereinigte Bestandteile voneinander getrennt, gesäubert und dann zu einer neuen Substanz, ähnlich einer Metalllegierung, zusammengeführt. Die so entwickelte und von blockierenden Elementen befreite Persönlichkeit ist nicht als Summe ihrer Teile aufzufassen, sondern bildet nun eine Einheit, der die unzerstörbare Solidität des Steins der Weisen zukommt.

Die meditative Praxis daoistischer Übungen kann eine derartige innere Transformation im Menschen bewirken. Das Metall-Element weist eine starke Anhaftung an die Erde auf. Wird die transformierende Kraft des Metalls nur nach außen projiziert, dann kann ein unaufhörliches Verlangen nach der Stillung irdischer Bedürfnisse entstehen und der Entwicklung von Süchten Vorschub geleistet werden. Die aus einer ungenügenden Erfahrung von Zuwendung resultierende ungesunde Anhaftung an Mutter Erde verhindert dann die Entwicklung einer selbstbewussten und selbstbestimmten Persönlichkeit. Dem Therapeuten obliegt dabei die Rolle des wertschätzenden und rückenstärkenden Schicksalsschmieds, der dazu beiträgt, das Metall-Element in dem betroffenen Patienten zu verdichten.

Das Sprichwort, aus Dreck Gold zu erzeugen, kann in der Medizin darauf bezogen werden, dem vorzeitigen Verfall des irdischen Leibes dadurch vorzubeugen, dass dessen himmlische Erzanteile herausgelöst und veredelt werden. Die Wesenheit des Metalls hilft dabei, eingeprägte Verhaltensmuster oder verhärtete Überzeugungen, die einem Wachstum des inneren Wesens und der Persönlichkeit im Wege stehen, zu entfernen und durch eine neue Entwicklungsstufe des Bewusstseins abzulösen, also eine vollständige Bewusstseinsveränderung zu durchlaufen. Mit Hilfe des Metall-Elements können nach außen projizierte Schattenanteile erkannt und aufgelöst werden. Der alte Mensch, der zu einseitigen, festgefahrenen oder unreifen Verhaltensweisen neigt, fällt wie das Laub im Herbst vom Kern des wahren Selbst ab, damit aus diesem Erz eine neue entwickelte Persönlichkeit geschmiedet werden kann.

Ist die Wandlungsphase Metall ungenügend entfaltet, greift eine Inakzeptanz von Alterung, Verlust oder Tod Raum. Dies führt zu einer Sucht nach äußerer Zerstreuung, nach schmückender und kosmetischer Überdeckung, zum Beherrschtsein von Geiz und Verlustängsten und zur Verweigerung, eine Innenschau vorzunehmen.

Besondere diagnostische und krankheitsdynamische Aspekte der Wesenheit des Metalls – die verbindende Kraft von Yin und Yang

Während alle anderen Elemente entweder mehr Yin- oder mehr Yang-betont sind, verkörpert die Wesenheit des Metalls sowohl die Yin- als auch die Yang-Energie. Das Metall manifestiert sich sowohl als festes Partikel, der in die Erde eingebettet ist, als auch als loses Partikel der Luft. In der Luft gelöstes Metall wurde bereits vor Jahrtausenden von unseren Vorfahren eingeatmet. Daher stellt das Metall-Element die Verbindung zu jenen Menschen her, welche vor uns gelebt haben. Darüber hinaus wird die Kraft des Metalls dazu benutzt, die energetische Situation im Körper zu verfeinern. Die Wesenheit des Metalls verleiht die Fähigkeit, sich von allem zu lösen, was der eigenen Entwicklung nicht dienlich ist. Die Metall-Wesenheit expandiert wie die Luft, kann allerdings auch scharf und schneidend wirken. Darum ist es so schwer, dieses Element zu beherrschen.

Das Metall-Element kann vor allem durch traumatische Ereignisse, durch Bindungsstörungen in der Jugendzeit und Kompromittierung beeinträchtigt werden. Metall-Konstitutionstypen sind hoch sensitive und emotionale Menschen (➤ Tab. 9.10). Sie verhalten sich wie das Wesen des Metalls, das sehr schnell Hitze und Kälte zu absorbieren vermag. Die wesentliche Herausforderung bei einem Menschen vom Metall-Typ besteht darin, die tief eingedrungene Trauer im Herzen, die sich als Kummer in der Lunge manifestiert, zu transformieren. Die Lunge verfügt über die Fähigkeit, die eingesogene Luft wieder loszulassen. Analog dazu muss die Psyche das Vermögen kultivieren, unangenehme und belastende Eindrücke des Lebens wie auch negative Glaubensmuster wieder loszulassen.

Soll der Beruf des Therapeuten erlernt werden, so benötigt der Mensch die Kraft des Metall-Elements, um über sich selbst hinauszuwachsen und sich immer wieder flexibel dem zu stellen, was sich als Hindernis auftürmt. Unter dem Einfluss des Metalls ist der Mensch in der Lage, bei Niederlagen rasch wieder aufzustehen und weiterzugehen.

Tab. 9.10 Metall-Konstitutionstyp

Persönlichkeitszüge	Emotion und Reaktion	Somatische Symptome	Dysbalance
• Empfindlichkeit • Ordnungssinn • Strukturiertheit • Präzision • Raffinesse • Idealismus • Gnade • Vorsicht • herrisches Wesen • Strenge	• Trauer • Mangel an Selbstwert • Insuffizienzempfinden • Verschlossenheit • Dogmatismus • Kummer • Trübsal • Resignation • Gefühlskälte • Freudlosigkeit • Grimm • Gram	• Husten • Asthma • Infektionen des Respirationstrakts • Hautirritationen • Immunschwäche • Verstopfung • Allergien • Heuschnupfen • Kehlkopfentzündung	Auslöser: • Tabak-Abhängigkeit • scharfes Essen Folgen: • Perfektionismus • Sauberkeitsneurose • Starke Depressivität • Zwangsstörung

9.3.6 Die Behandlung von Störungen der Regulation innerhalb der Fünf Grundwesenheiten

Behandlung von Störungen über die Fünf-Shu-Transport-Pforten

Die Behandlung von Störungen aufgrund des Konstitutionstyps oder in der kybernetischen Regulation zwischen den Wesenheiten wird über die Fünf-Shu-Transport-Pforten der Leitbahnen aufgebaut (➤ Kap. 16, ➤ Kap. 21). Die Auswahl der Pforten ergibt sich aus der zu behandelnden Wandlungsphase und dem erkrankten Organ. Zur Akupunktur werden längere Nadeln von mindestens 1½ Cun Länge verwendet. Die Fünf-Shu-Transport-Pforten einer jeden Leitbahn sind wie folgt den Grundwesenheiten zugeordnet (➤ Tab. 9.11, ➤ Tab. 9.12).

In einer ersten Behandlungsstufe können wir auf der betroffenen Leitbahn die Pforte nadeln, die die gestörte Wandlungsphase repräsentiert. Darüber hinaus kann eine Behandlung erfolgen, in der die Aspekte der Mutter-Kind-Beziehung und der Großeltern-Enkel-Beziehung berücksichtigt werden. Die Mutter-Kind-Beziehung ergibt sich aus der gegenseitigen Hervorbringung und die Großeltern-Enkel-Beziehung aus der gegenseitigen Bezwingung zwischen den einzelnen Grundwesenheiten (vgl. ➤ Abb. 9.2).

Die Einteilung von Kind und Mutter bezieht sich auf die **Hervorbringungsreihenfolge** (*shēng* 生) der Fünf Grundwesenheiten (auch Sheng-Zyklus genannt). Die hervorbringende (vorangehende) Grundwesenheit wird dabei als Mutter, die hervorgebrachte (nachfolgende) Grundwesenheit als Kind betrachtet. So ist das „Holz" beispielsweise die Mutter des „Feuers" und die „Erde" das Kind des

Tab. 9.11 Die von den Fünf-Shu-Transport-Pforten auf den Yin-Leitbahnen repräsentierten Grundwesenheiten

Fünf *Shù*-Pforten 五輸穴	Yin-Leitbahnen					
	Lunge Metall	Herz-Hüter Feuer	Herz Feuer	Milz Erde	Leber Holz	Niere Wasser
jǐng 井 Brunnenwasser (Holz)	Lu 11	HH 9	He 9	Mi 1	Le 1	Ni 1
xíng 滎 Quellwasser (Feuer)	Lu 10	HH 8	He 8	Mi 2	Le 2	Ni 2
shù 輸 Stromschnellen (Erde)	Lu 9	HH 7	He 7	Mi 3	Le 3	Ni 3
jīng 經 Flusswasser (Metall)	Lu 8	HH 5	He 4	Mi 5	Le 4	Ni 7
hé 合 Mündung/Delta (Wasser)	Lu 5	HH 3	He 3	Mi 9	Le 8	Ni 10

Tab. 9.12 Die von den Fünf-Shu-Transport-Pforten auf den Yang-Leitbahnen repräsentierten Grundwesenheiten

Fünf *Shù*-Pforten 五輸穴	Yang-Leitbahnen					
	Dick-darm Metall	Sanjiao Feuer	Dünn-darm Feuer	Magen Erde	Gallen-blase Holz	Blase Wasser
jǐng 井 Brunnen-wasser (Metall)	Di 1	Sj 1	Dü 1	Ma 45	Gb 44	Bl 67
xíng 滎 Quellwasser (Wasser)	Di 2	Sj 2	Dü 2	Ma 44	Gb 43	Bl 66
shù 輸 Strom-schnellen (Holz)	Di 3	Sj 3	Dü 3	Ma 43	Gb 41	Bl 65
jīng 經 Flusswasser (Feuer)	Di 5	Sj 6	Dü 5	Ma 41	Gb 38	Bl 60
hé 合 Delta (Erde)	Di 11	Sj 10	Dü 8	Ma 36	Gb 34	Bl 40

„Feuers". Die Mutter ernährt und hat somit eine „auffüllende" Funktion, während der Bedarf des Kindes ständig gestillt werden muss, es also eine „ableitende" Funktion ausübt.

Daher ist diejenige unter den Fünf-Shu-Pforten, welche die Mutter-Grundwesenheit repräsentiert, die auffüllende, und diejenige Pforte, welche die Kind-Grundwesenheit repräsentiert, die ableitende.

Das Herz ist der Wandlungsphase Feuer zugeordnet. Daher ist He 9 die auffüllende Pforte der Leitbahn, weil sie die Grundwesenheit „Holz" vertritt. He 7 ist die ableitende Pforte der Leitbahn, weil sie die Grundwesenheit „Erde" vertritt.

Man kann auffüllende und ableitende Pforten jedoch auch auf anderen Leitbahnen als der betroffenen bestimmen. Das Organ Herz repräsentiert die Grundwesenheit „Feuer". Diesbezüglich repräsentiert das Organ Leber die Mutter-Grundwesenheit „Holz" und das Organ Milz die Kind-Grundwesenheit „Erde". Daher kann die Holz-Pforte auf der Leber-Leitbahn benutzt werden, um eine auffüllende Wirkung auf das Herz auszuüben, und die Erd-Pforte auf der Milz-Leitbahn, um abzuleiten. Somit ist Le 1 eine auffüllende Pforte für das Herz und Mi 3 eine ableitende Pforte. Es ist jedoch auch möglich, über die Feuer-Pforte der Leber-Leitbahn (Le 2) das Herz-Feuer aufzufüllen und über die Feuer-Pforte der Milz (Mi 2) das Herz-Feuer abzuleiten.

Aus den genannten Möglichkeiten wird diejenige Pforte ausgewählt, die mit den bestehenden Beschwerden und erhobenen Befunden im engsten Zusammenhang steht. Wenn neben auf das Herz bezogenen Leere-Symptomen auch mit dem Zang-Langzeitspeicher Leber assoziierte Probleme vorhanden sind, so bietet sich die Auswahl von Shu-Transport-Pforten auf der Leber-Leitbahn an. Leidet ein Patient mit Herz-Leere auch an einem Harnwegsinfekt, so kann Le 1 angewandt werden. Leidet etwa eine Herz-Leere-Patientin auch an Hypermenorrhö, so kann sie über die Pforte Le 2 behandelt werden. Wenn neben Anzeichen einer Herz-Fülle auch Beschwerden im Zang-Langzeitspeicher Milz bestehen, so bietet sich die Auswahl von Shu-Transport-Pforten der Milz-Leitbahn an. Leidet ein Patient mit Herz-Fülle auch an Verstopfung, so kann Mi 3 benutzt werden. Sind bei Herz-Fülle auch Magenschmerzen vorhanden, so ist eine Behandlung über Mi 2 möglich (➤ Tab. 9.13).

Es ist wichtig zu verstehen, dass sich die Behandlung der Grundwesenheiten über die Fünf-Shu-Transport-Pforten nicht primär mit der Frage von Fülle und Leere befasst. Die Grundwesenheiten stehen in kybernetischen Regelkreisen miteinander in Beziehung. Ziel der Behandlung ist es daher, die Qualitäten der Grundwesenheiten in vollem Umfang für den Patienten zur Verfügung zu stellen. Die Behandlung wird vom festzustellenden Konstitutionstyp aus aufgebaut. Die einfachste Art, eine Grundwesenheit bei ihrer

Tab. 9.13 Auswahl geeigneter Pforten nach den Aspekten von Kind und Mutter (Sheng-Zyklus) innerhalb der Grundwesenheiten

Leitbahn	Fülle/ Leere	Pforte eigener Leitbahn	Pforte anderer Leitbahn
Hand-Taiyin-Lunge (Metall)	Leere	Lu 9 (Erde im Metall)	Mi 3 (Erde in der Erde) Mi 5 (Metall in der Erde)
	Fülle	Lu 5 (Wasser im Metall)	Ni 10 (Wasser im Wasser) Ni 7 (Metall im Wasser)
Hand-Shaoyin-Herz (Feuer)	Leere	He 9 (Holz im Feuer)	Le 1 (Holz im Holz) Le 2 (Feuer im Holz)
	Fülle	He 7 (Erde im Feuer)	Mi 3 (Erde in der Erde) Mi 2 (Feuer in der Erde)
Hand-Jueyin-Herz-Hüter (Feuer)	Leere	HH 9 (Holz im Feuer)	Le 1 (Holz im Holz) Le 2 (Feuer im Holz)
	Fülle	HH 7 (Erde im Feuer)	Mi 3 (Erde in der Erde) Mi 2 (Feuer in der Erde)
Hand-Yang-ming-Dickdarm (Metall)	Leere	Di 11 (Erde im Metall)	Ma 36 (Erde in der Erde) Ma 45 (Metall in der Erde)
	Fülle	Di 2 (Wasser im Metall)	Bl 66 (Wasser im Wasser) Bl 67 (Metall im Wasser)
Hand-Taiyang-Dünndarm (Feuer)	Leere	Dü 3 (Holz im Feuer)	Gb 41 (Holz im Holz) Gb 38 (Feuer im Holz)
	Fülle	Dü 8 (Erde im Feuer)	Ma 36 (Erde in Erde) Ma 41 (Feuer in Erde)
Hand-Shaoyang-Sanjiao (Feuer)	Leere	Sj 3 (Holz im Feuer)	Gb 41 (Holz im Holz) Gb 38 (Feuer im Holz)
	Fülle	Sj 10 (Erde im Feuer)	Ma 36 (Erde in Erde) Ma 41 (Feuer in Erde)
Fuß-Taiyin-Milz (Erde)	Leere	Mi 2 (Feuer in Erde)	He 8 (Feuer in Feuer) HH 8 (Feuer in Feuer) He 7 (Erde im Feuer) HH 7 (Erde im Feuer)
	Fülle	Mi 5 (Metall in Erde)	Lu 8 (Metall in Metall) Lu 9 (Erde in Metall)

Tab. 9.13 Auswahl geeigneter Pforten nach den Aspekten von Kind und Mutter (Sheng-Zyklus) innerhalb der Grundwesenheiten *(Forts.)*

Leitbahn	Fülle/ Leere	Pforte eigener Leitbahn	Pforte anderer Leitbahn
Fuß-Shaoyin-Niere (Wasser)	Leere	Ni 7 (Metall in Wasser)	Lu 8 (Metall in Metall) Lu 5 (Wasser in Metall)
	Fülle	Ni 1 (Holz im Wasser)	Le 1 (Holz im Holz) Le 8 (Wasser im Holz)
Fuß-Jueyin-Leber (Holz)	Leere	Le 8 (Wasser im Holz)	Ni 10 (Wasser im Wasser) Ni 1 (Holz im Wasser)
	Fülle	Le 2 (Feuer im Holz)	He 8 (Feuer im Feuer) HH 8 (Feuer im Feuer) He 9 (Holz im Feuer) HH 9 (Holz im Feuer)
Fuß-Yangming-Magen (Erde)	Leere	Ma 41 (Feuer in Erde)	Dü 5 (Feuer im Feuer) Sj 6 (Feuer im Feuer) Dü 8 (Erde im Feuer) Sj 10 (Erde im Feuer)
	Fülle	Ma 45 (Metall in der Erde)	Di 1 (Metall im Metall) Di 11 (Erde im Metall)
Fuß-Taiyang-Blase (Wasser)	Leere	Bl 67 (Metall im Wasser)	Di 1 (Metall im Metall) Di 2 (Wasser im Metall)
	Fülle	Bl 65 (Holz im Wasser)	Gb 41 (Holz im Holz) Gb 43 (Wasser im Holz)
Fuß-Shaoyang-Gallenblase (Holz)	Leere	Gb 43 (Wasser im Holz)	Bl 66 (Wasser im Wasser) Bl 65 (Holz im Wasser)
	Fülle	Gb 38 (Feuer im Holz)	Dü 5 (Feuer im Feuer) Sj 6 (Feuer im Feuer) Dü 3 (Holz im Feuer) Sj 3 (Holz im Feuer)

Entfaltung zu unterstützen, ist die Auswahl der Pforte, an der die jeweilige Grundwesenheit auf sich selbst trifft, also beispielsweise die Metall-Pforte auf einer Metall-Leitbahn (Metall im Metall) oder die Erd-Pforte auf einer Erd-Leitbahn (Erde in Erde).

Die Störung einer Grundwesenheit wird sich in den anderen Grundwesenheiten den kybernetischen Beziehungen entsprechend ausbreiten, also ein Leere-Zustand die Kind-Wesenheit unterversorgen oder die Mutter-Wesenheit schwächen. Wenn sich daher eine Schwäche des Metalls in die Wasser-Wesenheit fortpflanzt, so gilt es, das Wasser im Metall auszugleichen und die dieser Beziehung entsprechenden Pforten auszuwählen. Es werden schließlich diejenigen Pforten ausgewählt, die auch die Beschwerden des Patienten bestmöglich ansprechen.

Füllezustände führen in erster Linie zu einer übermäßigen Bezwingung der jeweils kontrollierten Wesenheit. Bei Füllezuständen ist daher eine Erweiterung der Auswahl möglicher therapierelevanter Pforten nach der Großeltern-Enkel-Beziehung, also den Beziehungen in der **Bezwingungsreihenfolge** (*kè* 克) gegeben (auch Ke-Zyklus genannt). Bei einer Störung des Metall-Zang-Langzeitspeichers Lunge kann die Stärkung der bezwingenden Wesenheit des Feuers für die Behandlung genutzt werden, wenn eine unzureichende Kontrolle durch das Feuer festzustellen ist. Wenn das vom Metall bezwungene Holz zu sehr unter dem überaktiven Metall leidet, kann ein Ausgleich durch Pforten, die die Beziehung zwischen Metall und Holz ausgleichen, herbeigeführt werden.

Dies kann auf der betroffenen Leitbahn, bei Yin-Leitbahnen auf den anderen Yin-Leitbahnen und bei Yang-Leitbahnen auf den anderen Yang-Leitbahnen erfolgen. Analog zu den oben angegebenen Beispielen ist die konkrete Auswahl von den jeweils betroffenen Organ-Funktionskreisen und den gegebenen Beschwerden abhängig (➢ Tab. 9.14).

Tab. 9.14 Auswahl geeigneter Pforten nach der Bezwingungsreihenfolge (Ke-Zyklus) innerhalb der Grundwesenheiten bei Fülle-Zuständen

Leitbahn	Pforte eigener Leitbahn	Pforte anderer Leitbahn
Hand-Taiyin-Lunge (Metall)	Lu 10 (Feuer im Metall) Ausgleich der bezwingenden Wesenheit	HH 5 (Metall im Feuer) HH 8 (Feuer im Feuer) He 4 (Metall im Feuer) He 8 (Feuer im Feuer)
	Lu 11 (Holz im Metall) Ausgleich der bezwungenen Wesenheit	Le 4 (Metall im Holz) Le 1 (Holz im Holz)
Hand-Shaoyin-Herz (Feuer)	He 3 (Wasser im Feuer) Ausgleich der bezwingenden Wesenheit	Ni 2 (Feuer im Wasser) Ni 10 (Wasser im Wasser)
	He 4 (Metall im Feuer) Ausgleich der bezwungenen Wesenheit	Lu 10 (Feuer im Metall) Lu 8 (Metall im Metall)
Hand-Jueyin-Herz-Hüter (Feuer)	HH 3 (Wasser im Feuer) Ausgleich der bezwingenden Wesenheit	Ni 2 (Feuer im Wasser) Ni 10 (Wasser im Wasser)
	HH 5 (Metall im Feuer) Ausgleich der bezwungenen Wesenheit	Lu 10 (Feuer im Metall) Lu 8 (Metall im Metall)
Hand-Yangming-Dickdarm (Metall)	Di 5 (Feuer im Metall) Ausgleich der bezwingenden Wesenheit	Dü 1 (Metall im Feuer) Dü 5 (Feuer im Feuer) Sj 1 (Metall im Feuer) Sj 6 (Feuer im Feuer)
	Di 3 (Holz im Metall) Ausgleich der bezwungenen Wesenheit	Gb 44 (Metall im Holz) Gb 41 (Holz im Holz)
Hand-Taiyang-Dünndarm (Feuer)	Dü 2 (Wasser im Feuer) Ausgleich der bezwingenden Wesenheit	Bl 60 (Feuer im Wasser) Bl 66 (Wasser im Wasser)
	Dü 1 (Metall im Feuer) Ausgleich der bezwungenen Wesenheit	Di 5 (Feuer im Metall) Di 1 (Metall im Metall)
Hand-Shaoyang-Sanjiao (Feuer)	Sj 2 (Wasser im Feuer) Ausgleich der bezwingenden Wesenheit	Bl 60 (Feuer im Wasser) Bl 66 (Wasser im Wasser)
	Sj 1 (Metall im Feuer) Ausgleich der bezwungenen Wesenheit	Di 5 (Feuer im Metall) Di 1 (Metall im Metall)
Fuß-Taiyin-Milz (Erde)	Mi 1 (Holz in der Erde) Ausgleich der bezwingenden Wesenheit	Le 3 (Erde im Holz) Le 1 (Holz im Holz)
	Mi 9 (Wasser in der Erde) Ausgleich der bezwungenen Wesenheit	Ni 3 (Erde im Wasser) Ni 10 (Wasser im Wasser)

Tab. 9.14 Auswahl geeigneter Pforten nach der Bezwingungsreihenfolge (Ke-Zyklus) innerhalb der Grundwesenheiten bei Fülle-Zuständen *(Forts.)*

Leitbahn	Pforte eigener Leitbahn	Pforte anderer Leitbahn
Fuß-Shaoyin-Niere (Wasser)	Ni 3 (Erde im Wasser) Ausgleich der bezwingenden Wesenheit	Mi 9 (Wasser in der Erde) Mi 3 (Erde in der Erde)
	Ni 2 (Feuer im Wasser) Ausgleich der bezwungenen Wesenheit	He 3 (Wasser im Feuer) He 8 (Feuer im Feuer) HH 3 (Wasser im Feuer) HH 8 (Feuer im Feuer)
Fuß-Jueyin-Leber (Holz)	Le 4 (Metall im Holz) Ausgleich der bezwingenden Wesenheit	Lu 8 (Metall im Metall) Lu 11 (Holz im Metall)
	Le 3 (Erde im Holz) Ausgleich der bezwungenen Wesenheit	Mi 1 (Holz in der Erde) Mi 3 (Erde in der Erde)
Fuß-Yangming-Magen (Erde)	Ma 43 (Holz in der Erde) Ausgleich der bezwingenden Wesenheit	Gb 34 (Erde im Holz) Gb 41 (Holz im Holz)
	Ma 44 (Wasser in der Erde) Ausgleich der bezwungenen Wesenheit	Bl 40 (Erde im Wasser) Bl 66 (Wasser im Wasser)
Fuß-Taiyang-Blase (Wasser)	Bl 40 (Erde im Wasser) Ausgleich der bezwingenden Wesenheit	Ma 44 (Wasser in der Erde) Ma 36 (Erde in der Erde)
	Bl 60 (Feuer im Wasser) Ausgleich der bezwungenen Wesenheit	Dü 2 (Wasser im Feuer) Dü 5 (Feuer im Feuer) Sj 2 (Wasser im Feuer) Sj 6 (Feuer im Feuer)
Fuß-Shaoyang-Gallenblase (Holz)	Gb 44 (Metall im Holz) Ausgleich der bezwingenden Wesenheit	Di 3 (Holz im Metall) Di 1 (Metall im Metall)
	Gb 34 (Erde im Holz) Ausgleich der bezwungenen Wesenheit	Ma 43 (Holz in der Erde) Ma 36 (Erde in der Erde)

Xu Dachun äußerte sich zu dem Thema in der folgenden Weise:

Gemäß der im „Neijing" beschriebenen Methodik des Auffüllens und Ableitens, ob die betroffene Leitbahn herangezogen wird oder verschiedene andere Leitbahnen benutzt werden, ob zunächst abgeleitet und dann aufgefüllt, oder zunächst aufgefüllt und dann abgeleitet wird, ob nur aufgefüllt und nicht abgeleitet, oder nur abgeleitet und nicht aufgefüllt wird, ob nur eine Leitbahn herangezogen wird, oder drei, vier Leitbahnen benutzt werden, zu allen diesen Verfahrensweisen existieren die jeweiligen Theorien, ohne dass man eine hochhalten könnte, die der anderen überlegen wäre. Das Auffüllen der Mutter und das Ableiten des Kindes ist nur eine Herangehensweise; sollte man es so darstellen, dass sich der Weg des Auffüllens und Ableitens vollkommen darin erschöpft, so wäre dies nicht zutreffend.

Xú Dàchūn • Nànjīng jīngshì

Xu Dachun (1693–1771) • Die Erläuterung der Klassiker im Leitfaden der schwer zu erwidernden Einwürfe

徐大椿 • 難經經釋

Behandlung von aus den Grundwesenheiten hervorgehenden Shen-Störungen über Akupunkturpforten

Ist bei einer den Fünf Grundwesenheiten zuzuordnenden Erkrankung auch der jeweilige Shen-Aspekt in größerem Maße gestört (➤ Kap. 8.2.3), so können ergänzend zu den oben ausgeführten Konzepten Pforten auf dem äußeren Ast der Blasen-Leitbahn am Rücken genutzt werden, die mit der jeweilig gestörten Grundwesenheit und deren Shen-Aspekt korrespondieren. Auch die sich auf der gleichen Höhe mit den Shen-assoziierten Pforten befindenden Pforten des Dumai können eingesetzt werden (➤ Tab. 23.3, ➤ Kap. 23).

Unterstützende therapeutische Maßnahmen

Aspekte des entsprechenden **Materials** können ebenfalls in der Therapie genutzt werden:

- Metall: Metallnadel oder Metallstimulator
- Wasser: ätherische Öle
- Feuer: Moxibustion
- Erde: Therapiesteine
- Holz: Holzpflock und -hammer

Unterstützend können auch korrespondierende **Farben und Kristalle** angewandt werden (➤ Tab. 9.15).

Darüber hinaus kann mit Hilfe der mit den Organen in Resonanz stehenden **heilenden Laute** das Qi der Fünf Grundwesenheiten direkt angesprochen werden.

Holz

Laut: *xu* (gesprochen „chü")

Das energetische Potenzial des Holz-Elements hilft uns, mit einer federnden Festigkeit im Leben zu stehen. Wenn diese Energie in unserem Körper gut fließt, können wir unbeirrt unseren Weg beschreiten. Es dient der Stärkung der eigenen Wurzeln und elastischen Beständigkeit, auf denen das Neue aufgebaut werden und seine Form wahren kann.

Feuer

Laut: *he* (gesprochen ähnlich „hö" mit aspiriertem „h" und stummem „e")

Das energetische Potenzial dieses Elements fließt durch unsere Herzen, was wir als Liebe und Seligkeit wahrnehmen. Durch das Element Feuer vermag sich unser Herz zu öffnen und die Verbindung zum Himmel und zu unserer Urquelle herzustellen.

Erde

Laut: *hu* (mit aspiriertem „h")

Aus dem energetischen Potenzial des Elements Erde können wir die Kraft der Umwandlung ziehen, so dass sich Altes in Neues, Fremdes in Eigenes verwandeln lässt.

Metall

Laut: *si* (mit scharfem „s" und stummem „i")

Tab. 9.15 Therapeutische Nutzung von Farben und Kristallen in Bezug zu den Grundwesenheiten

		Metall	Wasser	Feuer	Erde	Holz
Leere	rettende Farbe	weiß	schwarz graublau	rot kaffeebraun	gelb violett rosa	blaugrün grün
	rettender Kristall	Bergkristall Milchquarz	Onyx Tigerauge Obsidian	Granat roter Achat Rauchquarz Turmalin	Citrin Amethyst Rosenquarz Ametrin	Aventurin grüner Achat Prasiolith
Fülle	rettende Farbe	schwarz graublau	blaugrün grün	gelb violett rosa	weiß	rot kaffeebraun
	rettender Kristall	Onyx Tigerauge Obsidian	Aventurin grüner Achat Prasiolith	Citrin Amethyst Rosenquarz Ametrin	Bergkristall milchiger Quarz	Granat roter Achat Rauchquarz Turmalin

Das energetische Potenzial des Metalls unterstützt uns bei der Loslösung von Altem und nicht mehr Benötigtem. Diese Energie benutzen wir, um unser Karma aufzulösen.

Wasser
Laut: *jiu* („j" wie „dsch" gesprochen)
Aus dem Element Wasser vermag etwas noch nie zuvor Dagewesenes zu entstehen. Es ist die Geburt des Lichtes in uns. Die Kraft des Wassers fördert die Neugestaltung und Neuschöpfung.

9.3.7 Zusammenfassender Überblick über die Fünf Grundwesenheiten wǔxíng 五行

Abschließend sollen noch einmal wichtige Gesichtspunkte des therapeutischen Einsatzes der Fünf Grundwesenheiten zusammengefasst werden.

Feuer ist seinem Wesen nach verbrennend und verdampfend, Holz ist seinem Wesen nach fest und ausgerichtet, Metall ist seinem Wesen nach solide und fest, Wasser ist seinem Wesen nach befeuchtend und vermehrend, Erde ist ihrem Wesen nach zusammenführend und geschmeidig. Daher bedingt Holz die Entwicklung, Feuer die Wandlung, Wasser die Vermehrung, Erde die Vereinigung, Metall die Bezwingung. So entstehen aus den Eigenschaften die Dinge. Was erblüht und die Oberhand gewinnt, hängt alles ab vom Nutzen aus der Reihenfolge der Hervorbringung und vom Genutzt-Werden aus der Reihenfolge der Zügelung. Nutzen und Gebrauch bedingen sich gegenseitig, daher gibt es Gelingen und Verlust.

Sòng • Zhāng Jūnfáng • Yúnjí qīqiān
(Song-Dynastie • Zang Junfang [geb. ca. 1001] • Sieben Projektile im Wolkenköcher)

Jeder Mensch kann in der Regel einem Konstitutionstypen, also einer der Fünf Wesenheiten, zugeordnet werden. Der Konstitutionstyp ist die Grundlage für die Ausprägung der typischen konstitutionellen Schwächen. Aufgrund der kybernetischen Bezüge unter den Wesenheiten kann die Störung in einer Wesenheit auf die anderen Elemente übergreifen. All diese Situationen können über die Fünf-Transport-Pforten der Leitbahnen ausgeglichen werden. Der Einsatz der Pforten beschränkt sich dabei nicht darauf, etwa bei einem Holz-Typen die Holz-Wesenheit zu stärken. Vielmehr werden alle Verschiebungen des kybernetischen Gleichgewichts bei der Auswahl der Pforten berücksichtigt:

- Soll der Leber-General gefördert werden, so kann entsprechend der Hervorbringungsreihenfolge das Wasser-Qi als Mutter des Holzes gestärkt werden. Hierzu können die Pforten Ni 10 (Wasser im Wasser) oder Le 8 (Wasser im Holz) auffüllend stimuliert werden. Ebenso ist es möglich, den Bezwingungszyklus zum Einsatz zu bringen, indem mit der ableitenden Stimulation von Le 4 (Metall im Holz) oder Lu 8 (Metall im Metall) die kontrollierende Kraft des Metalls auf das Holz geschwächt wird.
- Soll der Leber-General gezügelt werden, so können im Sinne des Bezwingungszyklus Le 4 (Metall im Holz) und Lu 8 (Metall im Metall) auffüllend stimuliert werden, um so die kontrollierende Kraft des Metalls auf das Holz zu stärken. Im Sinne der Mutter-Kind-Beziehungen innerhalb der Hervorbringungsreihenfolge können die Pforten Le 2 (Feuer im Holz), HH 8 oder He 8 (Feuer im Feuer) stimuliert werden, um die Fülle des Holzes über das Kind (Feuer) zu mindern. Ist die Fülle im Sinne des Feuers im Herzen entstanden und vom Kind an die Mutter Holz (Leber) weitergegeben worden, können die Pforten HH 9 oder He 9 (Holz im Feuer) ableitend stimuliert werden. Die konkrete Auswahl ergibt sich aus der Konstellation von Symptomen und Pathomechanismen beim Patienten.
- Eine Pforte aktiviert gleichzeitig andere Pforten der gleichen Wesenheit auf anderen Leitbahnen. Wird beispielsweise Bl 40 (Erde im Wasser) genadelt, so werden auch Ni 3 (Erde im Wasser), Mi 3 (Erde in der Erde), Di 11 (Erde im Metall), Lu 9 (Erde im Metall) usw. aktiviert, abhängig davon, welche Eigenschaften der jeweiligen Pforten akut benötigt werden. Wird Di 11 durch Bl 40 aktiviert, so ist es beispielsweise möglich, übertriebene Angst zunächst einzudämmen und dann auszuscheiden. In umgekehrter Richtung kann die Einwirkung der vom Dickdarm bei ungesunder Ernährung aufgenommenen Gifte auf die Blase neutralisiert werden.
- Auf der psychischen Ebene stabilisieren die Pforten durch ihre Korrespondenz mit den Pforten der Seelen-Aspekte auf dem zweiten Ast der Blasen-Leitbahn. Die Fünf-Transport-Pforten auf

den Leitbahnen repräsentieren die Fünf Wesenheiten zusammen mit den korrespondierenden Fünf Seelen-Aspekten, die über die Leitbahnen im entsprechenden Organ angesprochen werden. Beispielsweise regt die Erd-Pforte der Blasen-Leitbahn, Bl 40 (Erde im Wasser), den Yi-Seelen-Aspekt der Milz an. Wird die Pforte Bl 49 („Herberge des Yi") aktiv, so kann damit das Wasser durch die Kraft der Erde eingedämmt werden. Auf der seelischen Ebene wird so übertriebene Angst durch rationale Überlegung neutralisiert. In der Behandlung bedeutet dies, dass nicht nur die jeweiligen Pforten genadelt, sondern auch die intendierten Prozesse bewusst imaginiert und mit dem Patienten thematisiert werden.

In der Anwendung der Fünf-Shu-Transport-Pforten zum Ausgleich der Grundwesenheiten kommen keine feststehenden Rezepturen zum Einsatz. Zunächst wird festgestellt, welchen Konstitutionstyp der Patient aufweist. Dann muss eruiert werden, welche Auffälligkeiten noch in den anderen Grundwesenheiten bestehen, und in welcher Beziehung diese Konstellationen zu der Wesenheit des Konstitutionstyps stehen. Über die gezielte Auswahl der Shu-Transport-Pforten auf den Leitbahnen wird die gestörte Balance zwischen den Grundwesenheiten in ihrer jeweiligen Beziehung zueinander ausgeglichen. Die Behandlung zielt also auf den Gesamtzustand des Patienten und nicht allein auf den Konstitutionstyp und die Ausprägungsart im Sinne von Fülle und Leere ab. ➢ Tab. 9.13 und ➢ Tab. 9.14 zeigen bestehende Möglichkeiten der Pfortenauswahl auf, sollten jedoch nicht als feste Vorgaben missverstanden werden, sondern müssen nach den individuellen Verhältnissen beim Patienten angewandt werden. In analoger Weise zu den in den Tabellen dargestellten Vorgehensweisen können auch Störungen des Zusammenspiels der Grundwesenheiten in der Beleidigungs- und der Ausbeutungs-Beziehung behandelt werden.

9.4 Fallbeispiel: Behandlung aus der Perspektive der Fünf Grundwesenheiten

Angela Czwick

Patientin: Frau A., 53 Jahre, Lehrerin

Beschwerdevortrag

Migränekopfschmerzen, von der rechten Schläfe zur Stirn ziehend, etwa alle sechs Wochen, über einen oder mehrere Tage anhaltend; Hitzewallungen vor allem im Schlaf; mediale Knieschmerzen mit Instabilitätsempfinden links; gedrückte Stimmung und Herzstolpern

Anamnese

Die Patientin fühlt sich seit ihrer Kindheit in der Familie oft alleingelassen und sehnt sich nach liebevoller Zuwendung. Seit der Trennung vom Ehemann vor zweieinhalb Jahren fühlt sich die Patientin elend und verzweifelt. Sie leidet unter Schuldgefühlen, muss häufig weinen und kann das Alleinsein nicht ertragen. Sie hadert mit dem Umstand, vom früheren Partner verlassen worden zu sein, und kann die Kränkung nicht überwinden. Die beklagten Kopfschmerzen werden von Übelkeit und Palpitationen begleitet. Ein nächtliches Schwitzen von unterschiedlicher Intensität besteht ebenfalls seit etwa zwei Jahren. Die Kniebeschwerden waren auch nach einer Meniskus-OP und intensiver Physiotherapie nicht gebessert.

Körperlicher Untersuchungsbefund

Inspektion Aufrechte Haltung, schlanke und sportliche Gestalt, gepflegte Erscheinung, Genu valgum rechts; koordinierter, rascher und harmonischer Gang, Abrollphase rechts leicht verkürzt; gebräunter, rosiger Teint; Zunge: blass-roter Zungenkörper, dünner und weißer Belag

Größe und Gewicht 177 cm, 74 kg

Riechen und Hören Logorrhoe, manchmal schrille Stimme

Palpation Nackenmuskulatur hyperton, betont am Occiput, festgespannter Oberbauch, sonst weiches Abdomen, Patellarsehnenansatz rechts sehr angespannt, herabgesetzter Tonus der rechten Oberschenkelmuskulatur im Vergleich zur Gegenseite; Puls: Herzpuls unruhig und schwach, Leberpuls voll, Nieren-Yin-Puls schwach, Lungenpuls schwach, Milzpuls fein und schwach, Nieren-Yang-Puls schwach

Qi-Detektion Schwirrendes Empfinden im Kopfbereich, tiefe Traurigkeit über der Lunge, Herzregion unruhig und geschwächt, Stau im Solarplexus-Bereich mit Wutempfinden in der Übertragung, unteres Dantian sehr leer, mangelnde Erdung, geringes Schwächeempfinden links im Vergleich zur Gegenseite

Diagnostische Einschätzung

- Kopf-Wind bei aufsteigendem Leber-Yang, Shaoyang-Typ
- Nieren-Yin-Leere mit menopausalem Syndrom
- Knieinstabilität bei Nieren-Leere
- Nicht-verankertes Hun mit emotionaler Instabilität
- Konstitutionstyp Holz (menschlich, aufrichtig, harmoniebedürftig, kompakt, drahtig, ehrgeizig, zielstrebig, stolz, anerkennungsbedürftig, extrovertiert, expressiv)

Diagnoseerörterung

Das komplexe Beschwerdebild geht auf die Persönlichkeit der Patientin zurück. In einem solchen Fall bietet sich der Behandlungsaufbau in der Perspektive der Fünf Grundwesenheiten an.

Die Wesenheit des Holzes besteht in Flexibilität, in der Biegsamkeit der Bäume und Sträucher und im Wind. Als Holz-Konstitutionstyp ist die Patientin für seelische Verletzungen in Form von Kränkungen, Mangel an liebevoller Zuwendung und als ungerecht empfundene Schicksalsschläge anfällig. Derartige Prägungen und life events führen das Holz in die Erstarrung und bauen Widerstände auf. Wenn die Patientin auf Hindernisse stößt, mag sie sich nicht fügen und keine flexiblen Lösungen suchen. So verbraucht sich ihr Qi nicht nur in der Holz-Phase, sondern auch in der Mutter-Phase des Wassers. Gleichzeitig wird die Feuer-Phase nicht mehr ausreichend genährt.

Das Hun der Leber vermag sich nicht mehr zu stabilisieren und entwickelt Wut auf das Verhalten des Ehemanns und Schuldgefühle gegen sich selbst. Aus der destabilisierten Leber, die auch im Rahmen der Menopause nicht ausreichend mit Nieren-Yin versorgt wird, steigt das Yang zum Kopf und wandelt sich in Wind.

Das Gefühl der ungerechten Vernachlässigung verstetigt die Blockierung der Leber durch Einnahme einer Opferrolle. Das Holz wird nicht mehr ausreichend von Wasser unterspült. Die Blockierung der Holz-Phase bedingt wiederum eine mangelnde Inspiration und eine zu schwache Leuchtkraft in der Feuer-Phase des Herzens. Das Herz ist irritiert, freudlos und unruhig, das Shen kann nicht ordnungsgemäß verankert werden.

Aufgrund der mangelnden Nieren-Bewässerung erstarrt das Leber-Holz, das wiederum kaum mehr Herz-Feuer zu entfachen vermag. Die Starrheit des Holzes manifestiert sich auch im Bereich der Gallenblase, so dass eine ungehemmte Fortbewegung erschwert wird. Das Nieren-schwache Knie büßt so auch seine Gallenblasen-Geschmeidigkeit ein.

Behandlungsauftrag

Besserung der Kopfschmerzen und der Hitzewallungen, Stabilisierung des Kniegelenks und des psychischen Zustands

Therapeutische Strategie

Das steife, ausgetrocknete Holz benötigt Wasser, um seine Biegsamkeit zurückzugewinnen. Die freudige Flamme des Herzens muss durch ausreichende Zufuhr von Holz genährt werden. Das Holz muss vom Metall in die rechte Form gebracht werden. Das Metall trennt die bereits erstorbenen Anteile vom brauchbaren Holz ab. Mit der Förderung des Wassers wird die Unruhe des Shen-Feuers gebändigt und das Jing-Qi im Unteren Jiao konzentriert.

Festlegung und Durchführung der Behandlung

Da sich die Symptomatik der Erkrankung aus den Bezügen zwischen den Fünf Grundwesenheiten herleitet und in den konstitutionellen Schwächen der Patientin begründet ist, bietet sich eine Behandlung über die Fünf-Shu-Transport-Pforten (Phasen-Pforten) der jeweiligen Leitbahnen an.

Zunächst muss die Quelle des Wassers wieder zugänglich gemacht werden.

Ni 3 tàixī 太谿 („Größter Schluchtenbach") [rechts]

Es handelt sich um die Shu-Stromschnellen-Pforte und die Yuan-Ursprungs-Pforte der Leitbahn. Sie repräsentiert die Erde im Wasser. Die Erde dämmt das Wasser ein und sorgt dafür, dass das Wasser in einem stabilen Flussbett strömen kann. Die Yuan-Pforte stellt wieder frisches, ursprüngliches und unbelastetes Wasser zur Verfügung, das in der Stromschnellen-Pforte dynamisiert wird. An dieser Pforte kann der stärkste Fluss von reinem Wasser-Qi mobilisiert werden. Die Erde führt wieder zurück aus dem Sich-Verbrauchen im Äußeren in das Zentrum, in die eigene Mitte. Das mangelnde Nieren-Yin wurde über die Yin-Seite (rechts) stimuliert.

Als nächstes gilt es, die im Bereich des Leber- und Gallenblasen-Holzes gebildeten Hemmnisse zu überwinden.

Gb 43 xiáxī 侠谿 („Eingezwängter Schluchtenbach") [links]

Es handelt sich um die Xing-Quellwasser-Pforte der Gallenblasen-Leitbahn, die das Wasser im Holz repräsentiert. Der Ausdruck „eingezwängt" deutet auf eine Prädilektionsstelle für Flussbehinderungen des Qi, die zu Schmerzen führen, weshalb mit dieser Pforte Schläfenkopfschmerzen aufgrund von über die Gallenblasen-Leitbahn aufsteigendem Leber-Yang behandelt werden können. Die Pforte weist die Eigenschaft auf, Fülle-Hitze auszuleiten, was den Abbau der Emotionalität des Ärgers fördert. Das überschießende Yang wird abgesenkt, das Ärger-Feuer über das Wasser gelöscht, und das Holz sprießt und erlangt seine Biegsamkeit zurück. Das aufsteigende Leber-Yang wird über die Yang-Seite (links) kontrolliert.

Nun ist es notwendig, die im Bereich des Herzens ausgelösten Störungen anzusprechen.

He 7 shénmén 神門 („Tor des Shen") [links]

Es handelt sich um die Yuan-Ursprungs-Pforte und die Shu-Stromschnellen-Pforte der Herz-Leitbahn, die die Erde im Feuer repräsentiert. Feuer bringt die Erde hervor, so dass die Flamme des Shen im Herzen mit den daraus hervorgehenden klaren Vorstellungen verbunden wird. Die Erd-Phase bewirkt die nötige Zentrierung und Erdung des in Unruhe geratenen Feuers. Das Shen beruhigt sich und wird ausgeglichen. Der Yang-Aspekt des Herzens (Shen) wird über die Yang-Seite (links) behandelt.

Im nächsten Schritt gilt es, das Leber-Hun von den schädigenden Emotionen zu befreien, also das aus der Holz-Konstitution der Patientin resultierende Problem direkt anzusprechen.

Le 4 zhōngfēng 中封 („Mitten zwischen den Erdwällen") [rechts]

Die Jing-Flusswasser-Pforte der Leber-Leitbahn repräsentiert die Grundwesenheit des Metalls im Holz. Das pathologische emotionale Erleben des Leber-Holzes mit Wut und Schuldgefühlen wird vom Metall bezwungen, wie abgestorbene Äste und verwitterte Anteile von einem Baumstamm mit einer Axt abgeschlagen werden, um den nützlichen Kern freizulegen und wieder aufblühen zu lassen.

In Ergänzung zum Wiederaufbau der Achse Wasser (Unterer Jiao), Holz (Mittlerer Jiao) und Feuer (Oberer Jiao) und zur Zentrierung in der Erde ist es wichtig, die Verbindung zum Himmlischen zu fördern und das Shen wieder auf seinen ureigenen Weg zurückzuführen.

Du 23 shàngxīng 上星 („Oberer Stern")

Als Licht in der Dunkelheit gibt der Polarstern die Richtung an, auch wenn man sich bereits verloren glaubt und kaum mehr dem Gestrüpp von Gedanken und Gefühlen zu entrinnen vermag. Der „obere Stern" übernimmt die Führung und leitet das Shen auf seinem Weg, Klarheit über sich selbst zu erlangen und den Weg aus der Selbstisolation zu finden. Die Pforte befreit von Kopfschmerzen und als eine der von Sun Simiao überlieferten Dämonen-Pforten auch von trüben zwanghaften Vorstellungen und Empfindungen (Verwicklungen) durch erlebte Verletzungen.

Behandlungsverlauf

Nach der zweiten Behandlung waren die Kopfschmerzen und Hitzewallungen deutlich gebessert. Bei der dritten Behandlung trat bei der Patientin ein heftiger Wutausbruch auf, bei dem sie sich aggressiv gegenüber der Therapeutin äußerte und die Behandlung abbrach. Sie verblieb über mehrere Tage in ihrer Wut und bat dann die Therapeutin um ein Gespräch. Bereits beim ersten Satz flossen Tränen, und die Wut löste sich auf. Die Patientin betrachtete nun ihr Verhalten als unangemessen und bat wiederholt um Entschuldigung. Sie wünschte jedoch keine Fortführung der Behandlung. Nach drei Monaten berichtete Frau A., dass ihre Beschwerden fast vollständig verschwunden seien. Sie wirkte deutlich widerstandsloser und zeigte einen freudigen Affekt.

五國六地

Fünf Kaiserreiche, Sechs Fürstentümer

KAPITEL

10 Die Instanzen des Mikrokosmos: Zang-Langzeitspeicher und Fu-Zwischenlager

Die Lehre von den Zang-Langzeitspeichern (*zàng* 臟) und Fu-Zwischenlagern (*fǔ* 腑) ist als das Kernstück aller Beschreibungen von physiologischen und pathologischen Vorgängen im menschlichen Organismus im Sinne der Chinesischen Medizin zu betrachten. Sämtliche Theoreme der Chinesischen Medizin finden Eingang in das Konzept der Zang- und Fu-Organe und werden zu einer Gesamtschau der Prozesse des Lebendigen integriert.

Die Zang- und Fu-Organe repräsentieren das DAO (*dào* 道), indem sie – den natürlichen Institutionen eines Staatswesens vergleichbar – die himmlische Ordnung des irdischen Territoriums herbeiführen und aufrechterhalten. Sie verleihen dem allgemeinen Phänomen der Lebenskraft Qi (*qì* 氣) als Wirkvermittler des DAO sein für den jeweiligen Funktionsauftrag im Organismus notwendiges spezifisches Gepräge. Das Qi wird mit den erforderlichen Wirkqualitäten aufgeladen und so in seine Unterkategorien differenziert.

Die Zang-Langzeitspeicher sind mit Aufgabenstellungen von Yin-Charakter (*yīn* 陰) betraut, die Fu-Zwischenlager üben grundsätzlich Yang-Funktionen (*yáng* 陽) aus. Insbesondere die Zang-Langzeitspeicher können anhand der ihnen zukommenden Verwaltung der organspezifischen Yin- und Yang-Potenziale in einer erweiterten Aufschlüsselung ihres Wirkens klassifiziert werden.

Den Zang-Langzeitspeichern kommen in erster Linie spezifische Funktionen in der Bereitstellung und Transformation von Jing (*jīng* 精), Qi (*qì* 氣) und Shen (*shén* 神) zu. Das Shen in seinen fünf Ausprägungsformen (*wǔshén* 五神) findet seine Verankerung und seine Beherbergung in den Fünf Zang-Langzeitspeichern. Die Zang- und Fu-Eingeweide organisieren sich in ihrer Topografie und Funktionsweise zu den Drei Jiao (*sānjiāo* 三焦) beziehungsweise den Drei Zinnoberfeldern (*dāntián* 丹田).

Die Zang- und Fu-Organe vertreten jeweils eine der Fünf Grundwesenheiten. Im Sinne der systematischen Entsprechung stehen diese Organe jeweils mit Geweben, anderen Organen und Funktionen des Leibes in Verbindung.

An dieser entscheidenden Schnittstelle des Aufbaus eines umfassenden Verständnisses der klassischen Chinesischen Medizin wird Ihnen nun als Leser der Zeugnisse dieses großartigen kulturellen Vermächtnisses der Generalschlüssel in die Hand gelegt, mit dem Sie sich Zugang zu sämtlichen Kammern dieser Heilkunst verschaffen und die wunderwirkenden Orchideen darin studieren können. Um sich mit der Vielfalt der in den Kammern bewahrten Geheimnisse vertraut zu machen, ist es unentbehrlich, die Lehren der alten Chinesischen Medizin nicht unter bereits bekannte Konstrukte der modernen Biomedizin zu subsumieren. Obschon gleiche Bezeichnungen für die Inneren Organe in der modernen Westlichen wie in der klassischen Chinesischen Medizin Anwendung finden, werden damit doch grundverschiedene Gegebenheiten adressiert.

Zunächst wird der Leser daher erneut für die eigenständige Betrachtungsweise der Chinesischen Medizin sensibilisiert.

10.1 Die Lehre von den Zang- und Fu-Organen als Kernstück des kulturellen Vermächtnisses der Altchinesischen Medizin

An dieser Stelle der Auseinandersetzung mit den Konzepten der Zang- und Fu-Eingeweide erscheint es notwendig, erneut in erweiterter Differenzierung auf die Voraussetzungen und Bedingungen der Auf- und Übernahme von Einsichten einer antiken medizinischen Weisheitslehre einzugehen. Eine angemessene Darstellung der Lehre von den Zang- und Fu-Organen muss Abstand davon nehmen, unter dem Licht und den Prämissen einer modernen naturwissenschaftlichen Weltanschauung zu erfolgen. Sie kann zunächst nicht mit Begriffen der Biomedizin oder modernen Naturwissenschaften erklärt werden. Genauso wenig kann darauf verzichtet werden, zu reflektieren, dass Wahrnehmung und Deutung von Phänomenen einem kulturellen Vorverständnis unterliegen, wodurch die Wahrnehmung als solche geprägt und manipuliert wird, so dass dieses nahezuliegen scheint und jenes scheinbar vernachlässigt oder unterschlagen werden kann.

Den Autoren erscheint es unabdingbar, die Konzepte über die Inneren Organe in der alten Chinesischen Medizin wie sämliche anderen genuinen Inhalte auch in ihrem ureigenen Umfeld und aus sich selbst heraus verständlich zu machen und sie nicht etwa mit einer modernen Auffassung über die Beschaffenheit der Organe zu kontaminieren, sie fehlzudeuten oder gar neu zu erfinden. Was den genuinen Nährboden der Altchinesischen Medizin betrifft, so soll zunächst mit einigen romantisierenden Vorstellungen über China als Kulturnation aufgeräumt werden. Nach einer über einige Jahrzehnte geführten Auseinandersetzung mit der Chinesischen Medizin in ihrem Ursprungsland und außerhalb davon haben die Autoren die folgenden Einschätzungen gewonnen:

1. Die Weisheit der Altchinesischen Medizin hat universellen Charakter. Die Aufgabe der heutigen Zeit besteht darin, sie auch für ihre Anwendung im Kontext einer heutigen integrativen Medizin verfügbar zu machen.
2. Eine angemessene Darstellung und ein verantwortlicher Einsatz der alten Chinesischen Medizin müssen den Eigenheiten der alten chinesischen Sprache und den Besonderheiten ihres Gebrauchs im medizinischen Kontext Rechnung tragen.
3. Die Einsichten der alten Chinesischen Medizin gehen auf spirituell hoch entwickelte Menschen zurück, die sich zunächst Klarheit über die Bedingtheit des eigenen Seins verschafft haben, um auf Grundlage dieser Erkenntnisse die Welt des Krankseins und des Leidens zu durchdringen. Daher wird in den klassischen Schriften die Darstellungsform des Dialogs unter weisen Menschen gewählt. Dies ist gleichzeitig die archetypische Darstellung des Zugangswegs zur Altchinesischen Medizin.
4. Von ursprünglicher Weisheit durchdrungene Menschen sind auch im Ursprungsland eine Ausnahmeerscheinung. Sie finden sich jedoch genauso außerhalb Asiens. Die Teilhabe an geistiger Durchdringung und spiritueller Entwicklung ist nicht allein und ausschließlich durch die Beherrschung der chinesischen Sprache gesichert. Die Sprachkompetenz ist allerdings in der Erschließung authentischer originärer Quellen unerlässlich.

5. Die Beschäftigung mit der Altchinesischen Medizin birgt die Aufforderung in sich, die eigene innere Entwicklung und Ausgeglichenheit zu fördern. Nur so können die medizinischen Einsichten der alten Chinesischen Medizin auch verinnerlicht werden.
6. Es ist daher grundsätzlich davon auszugehen, dass Äußerungen in der Altchinesischen Medizin von fein- und tiefsinniger Art und niemals vordergründig und damit nicht im ersten Anlauf aufzufassen und sofort auszuloten sind.
7. Bereits im Ursprungsland ist sehr früh das Problem aufgetreten, dass die klassischen Schriften von Gelehrten und von Anwendern der Medizin nicht angemessen verstanden wurden. Historische und moderne Kommentare zu den klassischen Schriften können daher unter Umständen nicht erhellend, sondern eher verstellend sein.
8. Da die Praxis der Altchinesischen Medizin eine Entwicklung hin zu einer Erweiterung von Wahrnehmung und Bewusstsein zur Voraussetzung hat, kann sie nicht anhand von schematischen Vorgaben hinreichend beschrieben werden.
9. Eine Klarheit über die Praxis der Altchinesischen Medizin muss auf eine Klarheit über ihre Terminologie sowohl in semantischer Hinsicht als auch bezüglich des Aspektes ihrer Kontextgebundenheit zurückgreifen.
10. Jede Reduktion des ursprünglichen Zustands der Altchinesischen Heilkunst ist nicht nur mit einem Verlust an Dimensionalität, sondern noch im größeren Maße mit einer Einbuße an Wirksamkeit verbunden.

In den vorangehenden Kapiteln wurden neue, der Chinesischen Medizin eigentümliche Termini eingeführt, die weitgehend in ihrer Pinyin-Umschrift belassen wurden, da ihnen kein einzelnes deutsches Wort zugeordnet werden kann, das das gesamte Bedeutungsspektrum abdecken könnte. Für Ausdrücke wie DAO, Qi, Yin, Yang, Jing und Shen lassen sich keine wirklich erschöpfenden Äquivalente in der Zielsprache auffinden, da ihnen viele mögliche Einzelbedeutungen zugeordnet werden können. Bei diesen Termini fällt es gemeinhin leichter, sie nicht vorschnell in gewohnte Muster des Denkens und Verstehens einzuordnen. Dem kommt auch entgegen, dass die Vorstellung von immateriellen oder zumindest feinstofflichen Wesenheiten von unserer sehr dem Gewohnten verpflichteten Auffassung noch toleriert wird. Dass jedoch die eine Wesenheit in die andere übergehen soll, dass ein Kontinuum des Immateriellen zum Materiellen bestehen soll, dies lässt sich mit unserer üblichen, auf Distinktheit bedachten Denkweise kaum vereinbaren, weshalb es gerne als Widerspruch in sich selbst empfunden wird.

Was dem Bewusstsein dabei möglicherweise entgeht, ist ein spezifischer Umgang mit Denominatoren in der alten chinesischen Sprache und insbesondere in der Altchinesischen Medizin. Nehmen wir die Ausdrücke Yin und Yang als Beispiel, so kann damit auf das Wechselspiel von Licht und Schatten abgehoben werden, wie es sich etwa in der Namensgebung der Leitbahnen ausdrückt, oder es kann als ein Verweis auf eine allgemeine Polarität von Erscheinungen aufgefasst werden. So können die Ausdrücke Yin und Yang einmal konkrete singuläre Phänomene benennen und andererseits im übertragenen Sinne die allgemeine duale und polare Bezogenheit von Erscheinungen beschreiben. Das gleiche Wort kann also sowohl eine sehr konkrete als auch eine abstrakte oder übertragene Bedeutung innehaben. Das gleiche Wort kann auch unter dem Gesichtspunkt der Analogie Wirkkräfte im Organismus beschreiben, die in ihrem Wesen und Wirken den Kräften der wärmenden, aktivierenden Sonne und des kühlenden, beruhigenden Schattens entsprechen.

So wie Wasser in verschiedenen Aggregatzuständen als Eis, fließendes Wasser oder Dampf auftreten kann, so sind im Sinne der alten Chinesischen Medizin und Weltanschauung alle Erscheinungen in einem mit mehrfachen Übergängen ausgestatteten Kontinuum aufgespannt. Die Übergänge werden in der Regel als Wandlung bezeichnet. Immaterielles Shen, feinststoffliches Qi, feinstoffliches Jing und grobstoffliches Blut können sich ineinander verwandeln, wobei die Wandlung Sinnbild der Kontinuität der Erscheinungen ist.

Dieses Kontinuum zwischen dem Immateriellen und dem Stofflichen findet sich ebenfalls in der alten chinesischen Auffassung von den Zang- und Fu-Organen. Hier sind größte Aufmerksamkeit und Vorsicht geboten, um nicht die chinesischen Konzepte mit landläufigen Vorstellungen unserer Kultur oder dem Wissen der modernen Biomedizin zu konfundieren. Das Vorhandensein eines Kontinuums bedeutet nicht, dass man sich in der chinesischen Antike nicht des Unterschieds zwischen materiellen, substanzgebundenen und immateriellen, funktions- und prozessbezogenen Erscheinungen, zwischen Leib und Seele, Gestaltlosem und Gestalthaftem bewusst gewesen wäre.

Wenn wir nun in der Chinesischen Medizin von Leber oder auch von Blut sprechen, dann werden wir feststellen, dass die alten Schriften das Wort Leber dazu benutzen, eine definierte stoffliche Gegebenheit im Leib zu benennen, aber genauso auch, um eine der Region oder Einflusssphäre dieser als strukturierte Morphe erscheinenden Substanz zugesprochene Funktion oder Wirkung zu beschreiben oder damit den Ursprung einer bestimmten Phänomenologie anzugeben. Die Leber ist das Organ, dessen Rand am unteren Rippenbogen rechts tastbar ist und das sichtbar wird, wenn man an dieser Stelle den Leib aufschlitzt. Die Leber ist aber auch die Instanz im Menschen, die den Fluss der Emotionen reguliert und die der Ausgangspunkt für Schlaganfälle sein kann. Sich mit einer solchen Welt von Vorstellungen und Konzepten vertraut zu machen, ist für den von modernen Naturwissenschaften geprägten Verstand eine große Herausforderung.

In gleicher Weise, wie es am Beispiel der Leber gezeigt wurde, kann mit Blut eben jener rote Lebenssaft gemeint sein, der etwa bei Verletzungen den Körper verlässt, aber ebenso das nur imaginäre oder symbolische Agens, das eine Veränderung der Erscheinungsweise in Richtung auf einen Wandel der Rotfärbung bedingt, oder auch der unterstellte Nährstoff für immaterielle Erscheinungen wie Shen und Hun.

Daraus ergibt sich unvermeidlich die Frage, woran nun zu erkennen ist, ob in einem alten chinesischen Text die konkrete oder übertragene Bedeutung eines Ausdrucks gemeint ist. Es ist ein Merkmal der chinesischen Kultur, dass sich die Bedeutung der Dinge aus dem Kontext ergibt und dass etwa das Individuum seine gesellschaftliche Position durch die Einbindung in Beziehungen erhält. Aus dem Kontext muss daher der Rezipient erschließen, ob mit einem Ausdruck sein konkreter oder sein übertragener Sinn oder mal das eine, mal das andere oder beides gleichzeitig gemeint ist. Mit „Lunge" kann in der Chinesischen Medizin daher das konkrete, morphologisch fassbare Organ gemeint sein, können bestimmte Orte gemeint sein, an denen sich Phänomene der Atmung ereignen (Atemwege), kann die konkrete Funktion der Atmung angesprochen werden und kann ebenso die übertragene rhythmisierende Steuerung aller Lebensvorgänge oder die Phänomenologie von Abwehrvorgängen an der Körperoberfläche bezeichnet werden.

Die Verwendung des gleichen Wortes für Organe oder Gewebe im menschlichen Leib sowohl für die stoffliche als auch für die funktionell-dynamische Bedeutung weist noch auf einen weiteren Aspekt hin. In den alten chinesischen Weisheitsschriften spielt die Vorstellung einer Ureinheit aller Wesenheiten eine entscheidende Rolle. Somit weist dieser Sprachgebrauch darauf hin, dass den materiellen und immateriellen Erscheinungen eine einzige Grundverfassung zugrunde liegt, die im Kontinuum der Phänomene ihre gestalthaften und gestaltlosen, ihre physischen und ihre emotionalen, psychischen, geistigen und spirituellen Korrelate bildet.

In diesem Sinne sind alle Erscheinungen, materielle wie immaterielle, eine Manifestation von Qi, wobei hier für Qi ein von Manfred Porkert für das Shen eingeführter Ausdruck bemüht werden kann: das Qi ist die konstellierende Kraft, mit der sich die All-Ordnung des DAO in den verschiedenen Wesenheiten manifestiert. In diesem Sinne ist jede Erscheinung, jedes Ding, jedes Organ, jeder Fein- oder Grobstoff einer bestimmten Konstellation von Qi entsprechend. Qi ist die zugrunde liegende Eigenart der Erscheinung, ihr Grundwesen, ihre Stoßrichtung und Bewegungsart, ihre Eigenschaft und ihr Vermögen, ihre Wirkkraft, ihr Impuls und Impetus. Dieser Grundcharakter der jeweils benannten Erscheinung findet in der Regel ihren Niederschlag im chinesischen Schriftzeichen, das als Ideo- oder Piktogramm diese Eigenart bildlich festhält.

Die in der Altchinesischen Medizin entworfene Vorstellung von einem Kontinuum zwischen dem Materiellen (Irdischen) und dem Immateriellen (Himmlischen) sollte nicht auf eine lineare Entwicklung entlang einer Geraden mit eben diesen beiden Endpunkten projiziert werden. In einer sich der Vorstellung annähernden graphischen Darstellung muss das Phänomen der Ineinander-Verwandlung und des Schnittpunktes in der ursprünglichen Wesenheit berücksichtigt werden. Somit bietet sich das Symbol der Unendlichkeit an, die liegende Acht, bei der die eine Schleife die Ausprägung im Materiellen ausdrückt und die andere die entsprechende Manifestation im Immateriellen (➤ Abb. 10.1). Zusammen bilden sie den immerwährenden Kreislauf des Lebendigen, wobei Gestalthaftes und Gestaltloses in einem zentralen Punkt in der Mitte ineinanderfallen, wo sich die ihnen zugrunde liegende Wesenheit als Einheit im Qi (in seiner universellen Bedeutung) erweist.

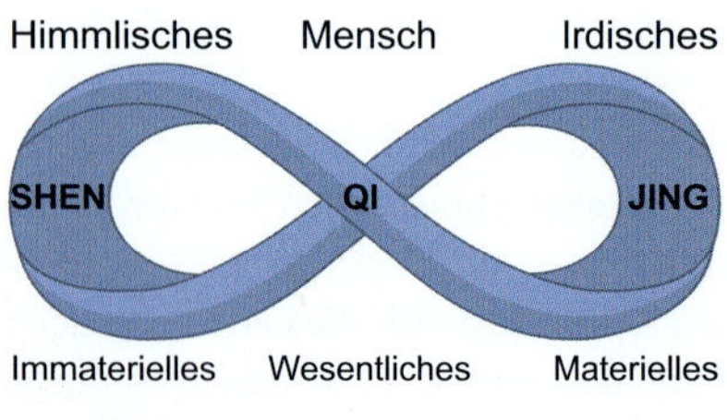

Abb. 10.1 Das Unendlichkeitszeichen als Symbol der Kontinuität von Jing, Qi und Shen [L138]

Die alte chinesische Kultur, so auch die alte Medizin in China, sind von der Vorstellung des Qi geprägt. Damit geht auch einher, dass dem Immateriellen, dem Gestaltlosen oder allenfalls Feinststofflichen ein Primat vor der groben stofflichen Erscheinung eingeräumt wurde. Das Gestalthafte bildet sich aus dem Gestaltlosen. Auch wenn das Gestalthafte auf das Gestaltlose zurückwirken kann, so vermag der Mensch den Einklang mit der umfassenden Ordnung im DAO herzustellen, indem er Qi und Shen in Shenming, die durchdringende Klarheit des entwickelten Geist-Bewusstseins, wandelt. Alles ist bedingt durch das Qi, und das Qi folgt dem Shen.

Wenn Sie sich als naturwissenschaftlich geprägter Mensch diesem neuen und erweiterten Verständnis der Funktionen des lebendigen Leibes und den hier dargestellten ergänzenden Erklärungsmodellen öffnen, werden Sie in die Lage versetzt, Zusammenhänge zu erkennen und präzise zu beschreiben, die in der herkömmlichen Medizin nicht erfasst werden können. Dies bedeutet, dass Sie mit Hilfe der Konzepte der Altchinesischen Medizin Krankheitszustände von Patienten nachvollziehen können, die in der etablierten Medizin gerne als akzidentielle oder arbiträre Symptomatologie aufgefasst oder gar als Befindlichkeitsstörung vernachlässigend behandelt werden.

Die Entwicklung eines authentischen und wirkungsvoll einsetzbaren Verständnisses für das Konzept der Inneren Organe in der Altchinesischen Medizin, das im Folgenden seine Darstellung findet, wird folglich ganz wesentlich davon abhängen, inwiefern Sie sich als Leser für diese neuartige Perspektive auf das Lebendige öffnen können, und davon, ob Sie das Erlernen und die Praxis der Altchinesischen Medizin als Entwicklungsgang und nicht als Aneignung und Anwendung von Wissen aufzufassen vermögen.

10.2 Das Konzept der Inneren Organe in der Chinesischen Medizin

Im *Huangdi neijing* werden die Organe im Inneren des Leibes als *zàng* 藏 (Speicher) bezeichnet.[1] Der Ausdruck deutet einerseits darauf hin, dass der bezeichnete Gegenstand im Leibesinneren aufbewahrt wird, und andererseits, dass er selbst einen Ort der Aufbewahrung darstellt. Die frühesten Bezeichnungen für die Inneren Organe tragen alle das Radikal 月, das im Sinne von „Fleisch" (肉) oder „Teil des Leibes" zu verstehen ist. Es handelt sich beispielsweise um Worte wie *gān* 肝 (Leber), *fèi* 肺 (Lunge), *pí* 脾 (Milz) und *cháng* 腸 (Darm), was dazu führte, dass dem Zeichen *zàng* 藏 später auch das Radikal 月 beigestellt wurde (臟, als Kurzzeichen 脏).

Da die Inneren Organe nicht für das Auge von außen sichtbar sind, können ihre Aktivitäten nicht direkt beobachtet werden. Die von außen oder indirekt erkennbaren Lebensäußerungen oder Manifestationen der Organe werden als *xiàng* 象 („Gestalt", „Ausgestaltung", „Erscheinung") bezeichnet. Darunter sind alle mit den Organen verknüpften physiologischen und pathologischen Funktionserscheinun-

[1] Fungiert das Zeichen als Verb, so wird es *cáng* 藏 ausgesprochen.

gen zu verstehen. Die Lehre von den Manifestationen der Organe (臟象學 *zàngxiàng xué*) speist sich im Wesentlichen aus drei Quellen:

- Antike anatomische Kenntnisse
- Empirische Aufzeichnungen über physiologische und pathologische Phänomene
- Wiederholte klinische Überprüfungen der Annahmen über längere Zeiträume

In der Chinesischen Medizin werden zwei Arten von Organen grundlegend unterschieden: die *zàng* 臟 Langzeitspeicher und die *fǔ* 腑 Zwischenlager, weshalb auch von der Zangfu-Lehre gesprochen wird. Das *Huangdi neijing* unterscheidet dreierlei Organe: die Fünf Zang-Langzeitspeicher (*wǔzàng* 五臟), die Sechs Fu-Zwischenlager (*liùfǔ* 六腑) und die außergewöhnlichen Fu-Zwischenlager (*qíhéng zhī fǔ* 奇恆之腑). Die Unterscheidung zwischen den Zang-Langzeitspeichern und den Fu-Zwischenlagern orientiert sich an den Besonderheiten in den physiologischen Funktionen und Aktivitäten der Organe (➤ Tab. 10.1):

Innerhalb der Zangfu-Lehre sind die in ➤ Abb. 10.2 dargestellten Zusammenhänge innerhalb eines „Strahls" des Spinnennetzes nicht als reine Entsprechungen im Sinne der Fünf Grundwesenheiten zu verstehen, sondern spiegeln die integrale Vernetzung der verschiedenen physiologischen Grundaktivitäten und deren systemische Manifestation in den einzelnen Bestandteilen des Aufbaus des Leibes wider. Die Zuordnungen zu einem Zang-Langzeitspeicher als der jeweils integrierenden Basisinstitution sind hier in erster Linie eben nicht als Entsprechungsreihe gedacht, sondern als Ausdruck des physiologischen Zusammenspiels, als erzeugte und ernährte Strukturen und als Manifestationsorte pathologischer Veränderungen zu identifizieren. So fördern sich die funktionalen Aktivitäten von Leber und Gallenblase gegenseitig, nährt das Leber-Blut Augen und Sehnen und können pathologische Veränderungen der Leber-Anbindung am Zustand der Nägel abgelesen werden.

Tab. 10.1 Unterscheidung zwischen den Zang-Langzeitspeichern und den Fu-Zwischenlager

	Fünf Zang-Langzeitspeicher	Sechs Fu-Zwischenlager
Gemeinsamkeiten in der Funktion	Transformierende Erzeugung und Speicherung des Jing-Qi	Aufnahme und Weiterleitung von Wasser und Getreide
Gemeinsamkeiten in den Aktivitäten	Speichern und nicht durchleiten; locker angefüllt, aber nicht fest ausgefüllt	Durchleiten und nicht speichern; fest ausgefüllt, aber nicht locker angefüllt
Grundeigenschaft	Speichervermögen	Durchgängigkeit
Natur	Speicherung der lockeren Feinstoffe Jing-Qi, die nicht verloren gehen dürfen und ggf. aufgefüllt werden müssen	Durchleitung der Feststoffe Wasser und Getreide und deren Produkte vom oberen Eingang bis zu den unteren Ausgängen, ohne dass eine Stockung entsteht, die ggf. abzuleiten wäre

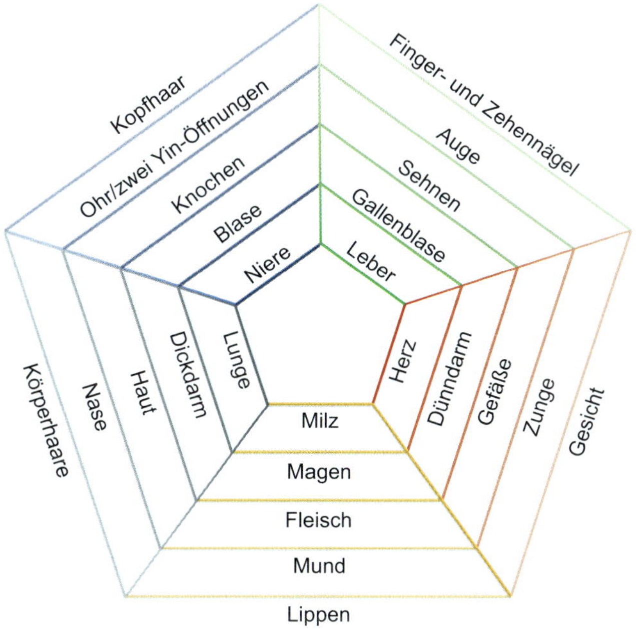

Abb. 10.2 Manifestationen der Inneren Organe als Spinnennetz aus Fünfecken dargestellt [L138]

Somit stellt die Lehre der Zang- und Fu-Organe den Kern der holistischen und systemischen Betrachtungsweise der Chinesischen Medizin dar. In ihr werden alle anderen Systeme von Yin und Yang, von den Drei Schätzen, den Fünf Grundwesenheiten, den Grundwirksamkeiten von Qi, Blut, Jing und Körpersäften sowie den Fünf Seelenerscheinungen integriert.

Im Zentrum der Betrachtung stehen die Fünf Zang-Langzeitspeicher. Dass in der Chinesischen Medizin die Organe die gleichen Bezeichnungen tragen wie in der modernen Westlichen Medizin, darf keinesfalls dazu verleiten, Gleichsetzungen oder auch nur vergleichende Übertragungen zwischen den beiden Medizinsystemen vorzunehmen. Dies würde zu folgenschweren Missverständnissen führen. Auch eine vermeintliche Vorherrschaft der modernen westlichen Konzepte ist zurückzuweisen, die üblicherweise als objektives Korrektiv der Chinesischen Medizin angeführt wird.

Die moderne Medizin analysiert die physiologischen und pathologischen Prozesse aus der Materie, aus den Substanzen heraus. Die Chinesische Medizin deduziert die den Phänomenen des Lebendigen zugrunde liegenden Prinzipien aus der Beobachtung der funktionellen Vorgänge heraus. Die moderne Medizin ist darauf spezialisiert, Schäden der Physis zu detektieren, während in der Altchinesischen Medizin die Fähigkeiten entwickelt werden, Entgleisungen der Dynamis wahrzunehmen und zu identifizieren.

Daher hat die moderne Medizin ihre Stärke bei Erkrankungen aufgrund von Organschäden und die Altchinesische Medizin ihre Stärke bei Funktionsstörungen, bzw. die moderne Medizin beschäftigt sich mehr mit den Problemen auf der materiellen Ebene der Substanzen, und die Altchinesische Medizin kümmert sich um die zur Verfügung stehenden Ressourcen der optimierten Regulation, der Auflösung von Funktionsblockierungen und der Salutogenese im Zusammenspiel von Geist, Seele und Leib.

Die Zangfu-Lehre fordert daher zwei Dogmen der modernen Medizin heraus, die gerne als „Wissenschaftlichkeit" missverstanden werden. Das erste Dogma ist aus erkenntnistheoretischer Sicht nicht haltbar, da es reklamiert, das Lebendige sei nur aus der naturwissenschaftlichen Analyse heraus korrekt beschreibbar. Hier wird das Leben auf die Anwesenheit von ATP (Adenosintriphosphat) reduziert. Ein derartiger Anspruch auf Deutungshoheit erlaubt keine andere Sicht auf das Leben. Das zweite Dogma ist eine Folge des ersten und reklamiert, dass „Geist" und „Seele" nur Konstrukte seien (wobei offengelassen wird, wer der Konstrukteur sein soll), bzw. dass es sich dabei um rein auf materiellen Prozessen basierende Phänomene handeln soll. Dieses Argument verknüpft das imperialistische Selbstverständnis der verbindlichen Allgemeingültigkeit naturwissenschaftlicher Deutungen mit dem im Rahmen des herrschenden Zeitgeists üblichen Reduktionismus. Die der modernen Medizin zugrunde liegende exkludierende und reduktionistische Einheitsdeutung der Welt wird von ihren Vertretern so gut wie nicht reflektiert. Sie wird im Gegenteil über die mit Gesundheit und Krankheit befassten Institutionen zunehmend zementiert und in rigide Strukturen gepresst.

Der Grund, warum eine solche Diskussion geführt werden muss, ist jedoch nicht theoretischer Natur. Wenn mit der modernen Medizin alle gesundheitlichen Probleme zufriedenstellend gelöst werden könnten, bestünde kein Bedarf an alternativen und ergänzenden Betrachtungs- und Behandlungsweisen. Ja, wenn alle Patienten sich in ihrem Ansprechen auf Behandlungen der modernen Medizin „vorbildlich wissenschaftlich" und wie zu erwarten verhalten würden, wären die Probleme vielleicht nur herbeigeredet. Die moderne Medizin gebart sich gerne so, als wäre sie eine exakte Wissenschaft, was sie nicht ist. Die klinische Medizin ist eine empirische und deskriptive Wissenschaft, die sich der Statistik bedient. Daher gibt es auch keine „Beweise" in der klinischen Medizin. Das von den Institutionen und Medien verbreitete Bild der modernen Medizin ist Wunschdenken und somit pseudowissenschaftlich. Die gängigen Vorwürfe gegen alternative und komplementäre Formen der Medizin entbehren der Substanz und sind selber Ausdruck von Unverständnis von Wissenschaft bzw. von Scheinwissenschaft.

Die hier dargestellte Zangfu-Lehre ist die wahrscheinlich komplexeste und umfangreichste, derzeit auf der Welt verfügbare Formulierung von Konzepten einer dynamischen, funktionellen und „energetischen", d. h. der entwickelten menschlichen Wahrnehmung und Vorstellungskraft zugänglichen Medizin. Wie sich die moderne Medizin erlaubt, einem Primat des Stofflichen zu folgen, so darf sich die Altchinesische Medizin vornehmlich mit dem Feinstofflichen und Unstofflichen, mit Geist und Seele, befassen und den Einklang mit dem Leib suchen, ohne sich hierfür in irgendeiner Weise rechtfertigen zu müssen. In der Altchinesischen Medizin finden Patienten und Therapeuten gemeinhin das, was sie in der etablierten Medizin des Okzidents völlig zu Recht vermissen und entbehren.

Sollte die Erarbeitung dieses völlig neuen Terrains von Medizin also von fortgesetzten Rückgriffen auf vermeintliches Wissen aus der naturwissenschaftlichen Medizin geprägt sein, so ist der Versuch von vorneherein zum Scheitern verurteilt. Eine Annäherung ohne Vorurteile, ohne Vorbedingungen und ohne unveränderliche Überzeugungen mit Allgemeingültigkeitsanspruch ist erforderlich. Sie beginnt damit, anzuerkennen, dass die Chinesische Medizin und die Westliche Medizin in ihrem Wesen, in ihren Konzepten, in ihrer Erkenntnisfindung und in der gesamten Methodik grundverschieden sind. Beide verfolgen nicht die Zielsetzung der Kompatibilität, sondern der Eigenständigkeit in Theorie und Praxis. Beide Medizinsysteme haben auf ihre jeweils eigene Weise gezeigt, dass sie imstande sind, einen wichtigen Beitrag zur Gesundung von Menschen zu leisten.

Den nachfolgenden Darstellungen liegt also nicht der in der Westlichen Medizin gebräuchliche morphologisch-anatomische Organbegriff zugrunde, sondern die Auffassung eines „Organs" wie etwa in dem Wort „Staatsorgan" als einer Institution, die sich mit der Ausübung definierter Funktionen und der Erledigung spezifischer Aufgaben beschäftigt. Die anzutreffende anatomische Struktur oder Region ist in dieser primär an der Funktion interessierten Medizin als eine Art leibliches Regungsfeld zu verstehen, in dem die Wahrnehmung bestimmter Funktionen mit klar umschriebenen, beobachtbaren oder spürbaren Lebensäußerungen im Physiologischen wie im Pathologischen verknüpft ist. Insofern wird hier die Systematik der Entschlüsselung der Lebensäußerungen anhand der Lehre von den Zangfu erläutert.

Genau wie die Leitbahnen und Netzgefäße sind die Zangfu nicht mit rein anatomischen Strukturen zu verwechseln, sondern stellen eine abstrahierende und verschiedene Funktionsaspekte integrierende Sicht des Leibes dar. So scheinen Leitbahnen zuweilen Nervenverläufen zu entsprechen oder werden auch mit Segmenten verwechselt, stellen jedoch tatsächlich eine integrierende höhere Betrachtungsebene der Gesamtschau etwa von regulativen und versorgenden Vorgängen im System von Nerven, Blutgefäßen, Lymphbahnen wie auch Somatotopien, Regelschleifen und Ordnungen von Wahrnehmung, Gefühl und Bewusstsein im zentralen Nervensystem dar. Gleiches gilt für die Zangfu, die zum einen bestimmte Grundprozesse des Organismus wie etwa „Verdauung", „Atmung" oder „Blutkreislauf" repräsentieren, aber auch mit allen anderen Dimensionen dieser Basisfunktionen wie etwa der leiblichen Wahrnehmung in der betreffenden Region und der emotionalen Bewertung leiblichen Erlebens verknüpft sind.

Daher wird mit dem Konzept der Zangfu zwar auch auf anatomische Gegebenheiten rekurriert, letztlich jedoch eine komplexe Ordnung der gesamten Geist-Seele-Leib-Phänomenologie des menschlichen Organismus abgebildet.

Die Eigenständigkeit des chinesischen medizinischen Denkens führt dann schließlich auch zur Beschreibung solch inaugurativer Organe wie den Drei Jiao bzw. den Drei Brätern, oder dem Herz-Hüter, der keinesfalls mit dem Perikard gleichgesetzt werden sollte, also Organen, die so in der Westlichen Medizin nicht vorkommen.

Die chinesischen Organe sind Beschreibungen von Wirkbezügen, nicht primär von abgrenzbaren zellulären Territorien und den darin ablaufenden materiellen Prozessen wie in der Westlichen Medizin.

Die Vertrautheit mit der Lehre der Zangfu in ihrem originären Kontext ohne irreführende Kontaminationen aus den artfremden Zusammenhängen der okzidentalen Medizin ist daher eine unverzichtbare Voraussetzung für die zielgerichtete und gelungene klinische Anwendung der Chinesischen Medizin (➤ Abb. 10.3).

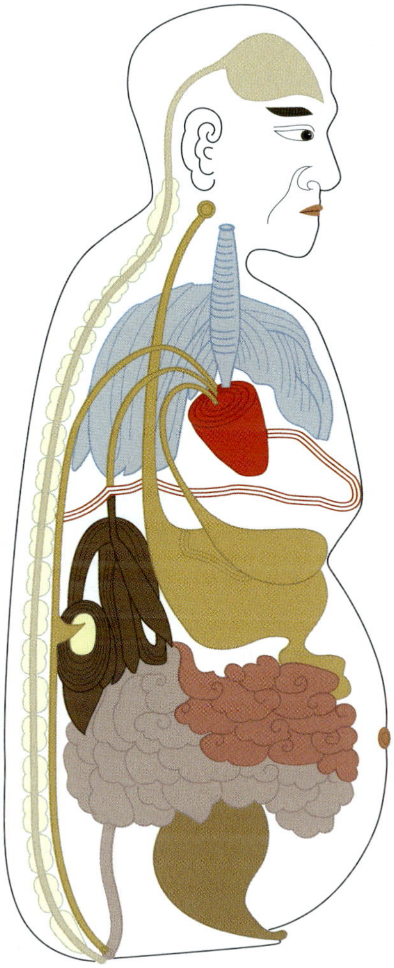

Abb. 10.3 Darstellung der Inneren Organe, wie sie in der kaiserlichen Akademie verwendet wurde [L138]

10.3 Darstellung der Langzeitspeicher und Zwischenlager im Huangdi neijing suwen

In zwei Kapiteln des „Leitfadens des Gelben Ahnherrschers/Unbefangene Elementarfragen“ finden sich ausführliche Darstellungen der Zang-Langzeitspeicher und Fu-Zwischenlager, die im Folgenden zitiert seien. Die zitierten Texte liefern die für den Aufbau einer Gesamtschau notwendigen Details, die im Gedächtnis zu verankern sind. Die neue Sicht auf den Menschen und seine Erkrankungen ergibt sich jedoch aus den vielfältigen Verknüpfungen zwischen den einzelnen Aspekten, so dass neben dem Memorieren der Informationen auch ständig die Fähigkeit zur assoziativen Verbindung dieser Perspektiven miteinander geübt werden muss.

Übersicht über die Langzeitspeicher und Zwischenlager im 23. Kapitel des Suwen

Worin die Fünf Geschmacksrichtungen eindringen: das Saure dringt in die Leber ein, das Scharfe dringt in die Lunge ein, das Bittere dringt ins Herz ein, das Salzige dringt in die Niere ein, das Süße dringt in die Milz ein. Das nennt man die Fünf Eindringungen.

Wenn die Fünf Qi erkranken: So äußert es sich im Herz als Aufstoßen, in der Lunge als Husten, in der Leber als Geschwätzigkeit, in der Milz als Würgen, in der Niere als Gähnen und als Niesen, im Magen als gegenläufiges Qi, als Erbrechen und als Furcht, im Dickdarm und im Dünndarm als Durchfall, im Unteren Jiao als überfließendes Wasser, in der Harnblase bei ausbleibender Beförderung als Harnverhalt, beim Unvermögen einzuhalten als Harnverlust, in der Gallenblase als Wut. Das nennt man die Fünf Erkrankungen.

Womit sich die Fünf Essenzen verbinden: Wenn sich das Essenz-Qi mit dem Herzen verbindet, so folgt daraus Ausgelassenheit, mit der Lunge verbunden folgt daraus Traurigkeit, mit der Leber verbunden folgt daraus Betrübnis, mit der Milz verbunden folgt daraus Furchtsamkeit, mit der Niere verbunden folgt daraus Ängstlichkeit. Das nennt man die Fünf Verbindungen.

Was die Fünf Langzeitspeicher verabscheuen: Das Herz verabscheut die Hitze, die Lunge verabscheut die Kälte, die Leber verabscheut den Wind, die Milz verabscheut die Feuchtigkeit, die Niere verabscheut die Trockenheit. Das nennt man die Fünf Verabscheuungen.

Die von den Fünf Langzeitspeichern durch Umwandlung erzeugten Körpersäfte: Das Herz erzeugt den Schweiß, die Lunge erzeugt den Rotz, die Leber erzeugt die Tränen, die Milz erzeugt den wässrigen Speichel (der Ohrspeicheldrüsen), die Niere erzeugt den schleimigen Speichel (der Unterzungendrüsen und der Unterkieferdrüsen). Das nennt man die Fünf Körpersäfte.

Was sich bezüglich der Fünf Geschmacksrichtungen verbietet: Scharfes geht zum Qi; ist das Qi erkrankt, so darf man nicht zu viel Scharfes essen. Salziges geht zum Blut; ist das Blut erkrankt, so darf man nicht zu viel Salziges essen. Bitteres geht zu den Knochen; sind die Knochen erkrankt, so darf man nicht zu viel Bitteres essen. Süßes geht zum Fleisch; ist das Fleisch erkrankt, so darf man nicht zu viel Süßes essen. Saures geht zu den Sehnen; sind die Sehen erkrankt, so darf man nicht zu viel Saures essen. Das nennt man die Fünf Verbote: was nicht erlaubt sein darf, im Übermaß zu essen.

Worin sich die Fünf Krankheiten äußern: Yin-Erkrankungen äußern sich in den Knochen, Yang-Erkrankungen äußern sich im Blut, Yin-Erkrankungen äußern sich im Fleisch, Yang-Erkrankungen äußern sich im Winter, Yin-Erkrankungen äußern sich im Sommer. Das nennt man die Fünf Äußerungen.

Was die Fünf Übel in Unordnung versetzen: Tritt das Übel in das Yang ein, so führt es zum Wahn; tritt das Übel in das Yin ein, so führt es zur Bi-Obturation; wird über das Yang hergefallen, so entsteht die Krankheit des Gipfels (Verrücktheit, Epilepsie); wird über das Yin hergefallen, so entsteht die Laut-Krankheit (Heiserkeit oder Stummheit); wenn Yang bis zum Yin durchdringt, so erzeugt es Stille; wenn das Yin ganz aus dem Yang austritt, so erzeugt es Wut. Das nennt man die Fünf Unordnungen.

Worin sich die Fünf Übel zeigen: Im Frühling erhält man einen Herbst-Puls, im Sommer erhält man einen Winter-Puls, im Spätsommer erhält man einen Frühlings-Puls, im Herbst erhält man einen Sommer-Puls, im Winter erhält man einen Spätsommer-Puls. Das wird als gänzlich aus dem Yang austretendes Yin bezeichnet. Die Patienten neigen zu Wut und können nicht geheilt werden. Das nennt man die Fünf Übel. Allen widerfährt das gleiche Schicksal: Sie sterben, ohne dass man sie heilen kann.

Was von den Fünf Langzeitspeichern gespeichert wird: Das Herz speichert das Shen, die Lunge speichert die klare Seele Po, die Leber speichert die flüchtige Seele Hun, die Milz speichert die Überlegungen und Vorstellungen, die Niere speichert die Willenskraft und die Erinnerungen. Das nennt man das von den Fünf Langzeitspeichern Gespeicherte.
Was von den Fünf Langzeitspeichern beherrscht wird: Das Herz beherrscht die Gefäße, die Lunge beherrscht die Haut, die Leber beherrscht die Sehnen, die Milz beherrscht das Fleisch, die Niere beherrscht die Knochen. Das nennt man die Fünf Herrschaftsausübungen.
Was von den Fünf Erschöpfungen geschädigt wird: Lange währendes Schauen schädigt das Blut, lange währendes Liegen schädigt das Qi, lange währendes Sitzen schädigt das Fleisch, lange währendes Stehen schädigt die Knochen, lange währendes Gehen schädigt die Sehnen. Das nennt man das von den Fünf Erschöpfungen Geschädigte.
Wie die Fünf Pulse in Erscheinung treten: Der Leber-Puls ist saitenförmig, der Herz-Puls ist hakenartig, der Milz-Puls ist unterbrochen, der Lungen-Puls ist flaumartig, der Nieren-Puls ist steinartig. Das nennt man die Gefäßbewegungen der Fünf Zang-Langzeitspeicher.

Huángdì nèijīng • Sùwèn • Xuānmíng wǔqì piān dìèrshísān (Leitfaden des Gelben Ahnherrschers, Innerer Band • Unbefangene Elementarfragen • 23. Kapitel: Verkündung der erhellenden Einsichten in die Fünf Qi)

黃帝內經・素問・宣明五氣篇第二十三

Die Betrachtung der Langzeitspeicher und Zwischenlager als Amtsfunktionen im Sinne der staatstragenden Organe im 8. Kapitel des Suwen

Huangdi stellte die Frage: „Ich möchte etwas über die Verteilung der Ämter und der Positionen unter den Zwölf Zang-Speicherorganen[2] erfahren; wie verhält es sich damit?“ Qi Bo erwiderte: „Wahrlich eine erschöpfende Frage! Erlaube mir, dies ausführlich zu besprechen. Was das Herz anbetrifft, so bekleidet es das Amt des Regenten; aus ihm tritt der von Klarheit erleuchtete Geist hervor. Was die Lunge anbetrifft, so bekleidet sie das Amt der Kanzler und Minister; aus ihr tritt die rhythmische Regulation hervor. Was die Leber anbetrifft, so bekleidet sie das Amt der Generäle und Heerführer; aus ihr gehen die planvollen Überlegungen hervor. Was die Gallenblase anbetrifft, so bekleidet sie das Amt der zentrierten Aufrichtigkeit des obersten Richters; aus ihr gehen die von Entscheidungskraft getragenen Erlässe und Verfügungen hervor. Was das Danzhong[3] anbetrifft, so bekleidet es das Amt der Magistrate und Ausführungsbehörden; aus ihm tritt die ausgelassene Fröhlichkeit hervor. Was Milz und Magen anbetrifft, so bekleiden sie das Amt der Verwaltung der Getreidespeicher; aus ihnen geht (die aufbauende Kraft der) Fünf Geschmacksrichtungen hervor. Was den Dickdarm anbetrifft, so bekleidet er das Amt des Transports und Verkehrs; aus ihm gehen die umwandelnden Veränderungen hervor. Was den Dünndarm anbetrifft, so bekleidet er das Amt der ausfüllenden Entgegennahme; aus ihm geht die Umwandlung der Substanzen hervor. Was die Niere anbetrifft, so bekleidet sie das Amt der Erschaffung von Stärke; aus ihr gehen die besonderen Fähigkeiten und Vermögen hervor. Was die Drei Jiao anbetrifft, so bekleiden sie das Bewässerungsamt; ihnen entspringen die Wasserwege. Was die Harnblase anbetrifft, so bekleidet sie das Amt der Abwassersammlung; die Körperflüssigkeiten werden hier gespeichert, einer Qi-Umwandlung unterzogen und können so austreten. Was alle diese Zwölf Ämter anbetrifft, so dürfen sie den Kontakt zueinander nicht verlieren. Daher: Ist der Herrscher von Klarheit erleuchtet, so genießen die Untergebenen einen gesicherten Frieden. Wird nach dieser Vorgabe das Leben gepflegt, so resultiert daraus Langlebigkeit, und bis zum Ende aller Generationen gibt es kein Verderben. Wenn es so unter dem Himmel eingerichtet wird, steht alles in großer Blüte. Ist der Herrscher nicht erleuchtet, so sind die Zwölf Ämter gefährdet. Die Wege werden verstopft und unpassierbar, und der Leib nimmt großen Schaden. Wird nach dieser Vorgabe das Leben gepflegt, so führt es ins Unheil. Wird es dergestalt unter dem Himmel eingerichtet, so befindet sich das eigene Ahnenhaus in Gefahr. Man hüte sich davor, man hüte sich! Das ultimative DAO liegt in den subtilen Feinheiten; unermüdliche Wandlung, wer kennt dessen Ursprung? Beschämend ist es! Die Vorbildlichen sind eingeschüchtert. Wer kennt schon sein Wesentliches?! Konfrontiert mit dem Unergründlichen, wessen Handeln wäre da als gut zu bezeichnen? Die Bezifferung des Unfassbaren geht aus den kleinsten Maßeinheiten hervor. Auch die Bezifferung mit den kleinsten Maßeinheiten beruht auf messbaren Größen. Vertausendfacht man dies, verzehntausendfacht man es, so kann man seine Größe zunehmen lassen. Treibt man dies weiter voran, vergrößert man es weiter, so wird seine körperliche Gestalt schließlich ausgebildet.“ Huangdi sprach: „Vortrefflich! Ich habe vom erlesenen und glänzenden DAO erfahren, dem Werk der Großen Weisen. Nun, (will man) das Große DAO erhellen und verbreiten, ohne reinigendes Fasten und die Auswahl eines verheißungsvollen Tages, darf man nicht wagen, es zu empfangen.“ So machte Huangdi ein glückverheißendes Datum mit günstigen Vorzeichen ausfindig und verbarg dies in der Kammer der wunderwirkenden Orchidee, um es zu bewahren und weiterzugeben.

Huángdì nèijīng • Sùwèn • Línglán mìdiǎn lùn piān dìbā (Leitfaden des Gelben Ahnherrschers, Innerer Band • Unbefangene Elementarfragen• 8. Kapitel: Abhandlung über das geheime Kompendium der wunderwirkenden Orchidee)

黃帝內經・素問・靈蘭秘典論篇第八

Die zwölf Inneren Organe sind in Wang Qingrens Schrift „Richtigstellung von Irrtümern im Gelehrtenwald der Medizin“ in einem Versuch des Abgleichs der Chinesischen Medizin mit den Erkenntnissen der Westlichen Medizin wie folgt dargestellt (➤ Abb. 10.4, ➤ Abb. 10.5).

[2] Hiermit sind die zwölf Inneren Organe (sechs Zang-Langzeitspeicher und sechs Fu-Zwischenlager) gemeint.

[3] Das *dànzhōng* 膻中 steht hier für den Herz-Hüter, die schützende Herz-Hülle (vgl. die Ausführungen am Ende des Abschnitts zum Herz-Hüter).

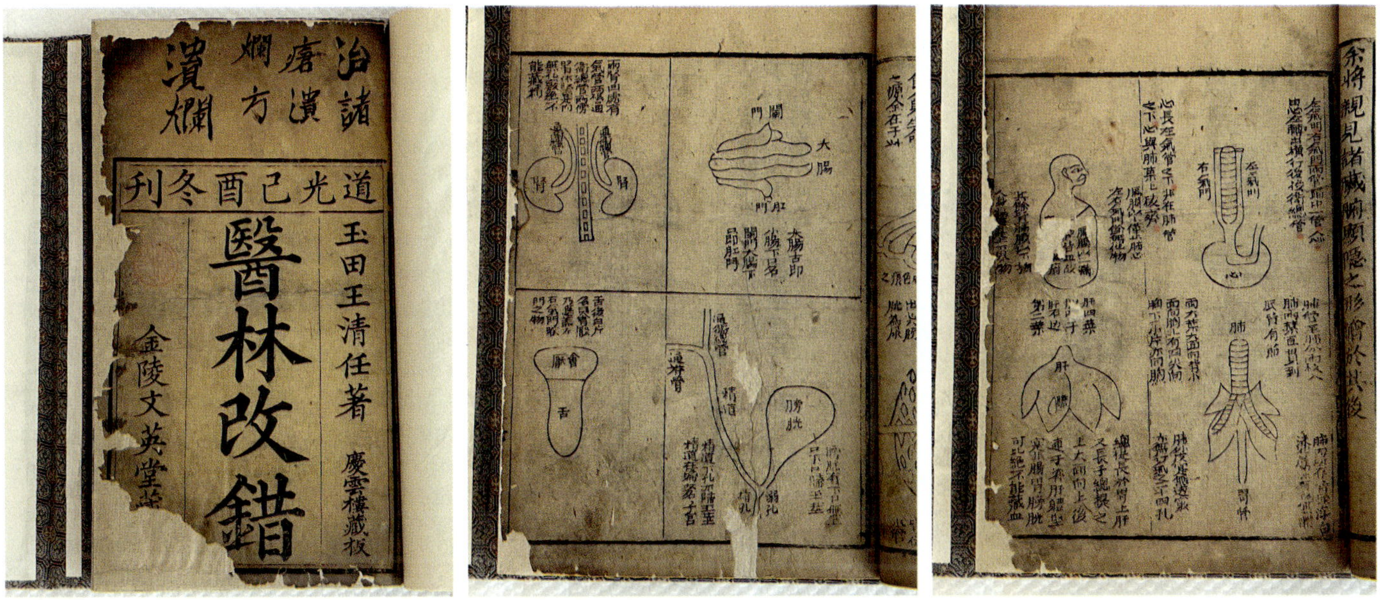

Abb. 10.4 Darstellung der Zang- und Fu-Organe in der Schrift „Richtigstellung von Irrtümern im Gelehrtenwald der Medizin" (*Yīlín gǎicuò* 醫林改錯) von Wáng Qīngrèn 王清任 (1830). Wang versuchte, die Auffassungen der einheimischen Medizin mit den sich zunehmend vor allem durch Missionare verbreitenden Kenntnissen der Medizin des Westens abzugleichen. So zeigen die Abbildungen etwa Gefäße, die vom Herzen zum Hals hochziehen, und einen Samen-Essenz-Weg (*jīngdào* 精道), der sich unten mit dem Ausfluss der Blase vereint und sich nach oben in die beiden Konstrukte eines Verbindungswegs zur Wirbelsäule und eines weiteren zur „Sammelröhre der Schutzwächter-Einflüsse" (*wèizǒngguǎn* 衛總管) aufzweigt. [P434]

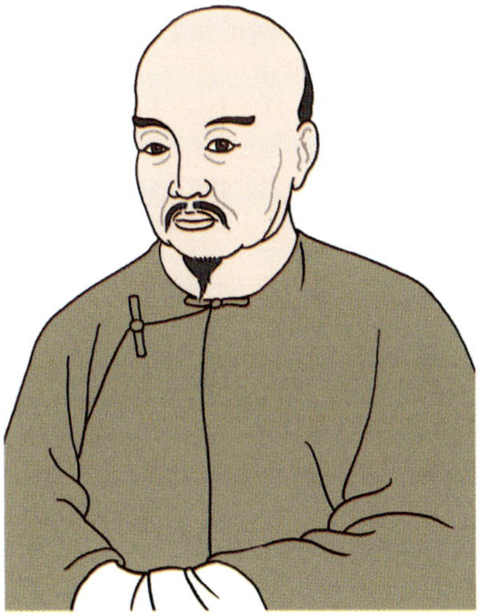

Abb. 10.5 Bildnis des Wang Qingren (1786–1831) [M297]

10.4 Die Fünf Zang-Langzeitspeicher
五臟

10.4.1 Das Herz (xīn 心)

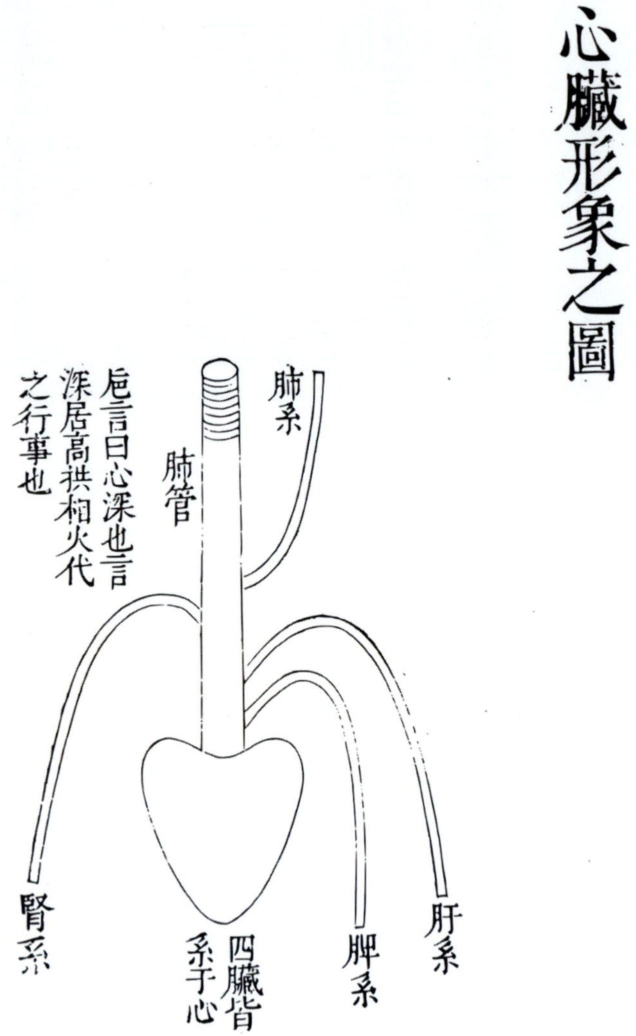

Abb. 10.6 Darstellung des Herzens in der Kaiserlichen Enzyklopädie *Gǔjīn túshū jíchéng* 古今圖書集成 (Umfassende Sammlung von Schriften und Illustrationen vom Altertum bis zur Gegenwart; zwischen 1700 und 1725 erstellt) [X387]

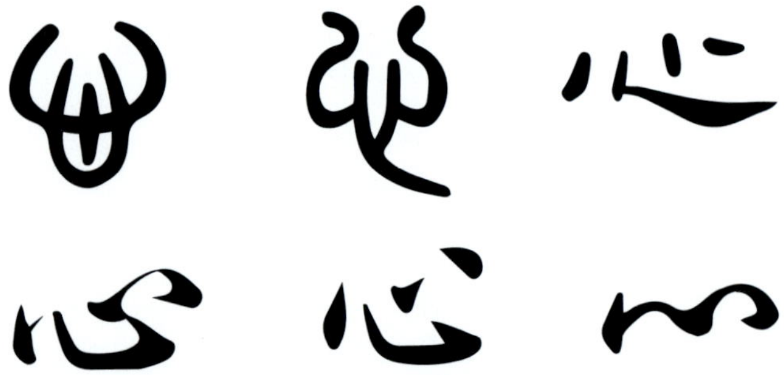

Abb. 10.7 Das Zeichen „Herz" in verschiedenen Schriftstilen: obere Reihe – Bronzeinschriften, kleine Siegelschrift, Kanzleischrift; untere Reihe – Schreibschrift, Pinselschrift, Grasschrift [L138]

Das Schriftzeichen für das Organ Herz ist von allen Bezeichnungen für Organe das einzige, das nicht das Radikal 月 („Fleisch" 肉) trägt. Daher nimmt das Herz eine Sonderstellung unter den Organen ein. Es ist zwar einerseits auch Teil des Leibes, gleichzeitig jedoch als Speicher der Geist-Seele Shen das am wenigsten „fleischlich" zu erfassende Organ. Die alten Schriftzeichen zeigen Herzkammern oder Vorhöfe und Herzkammern sowie Scheidewände (➤ Abb. 10.7). Das Zeichen kann auch für die übertragenen Bedeutungen wie „Kern einer Sache" oder „Zentrum" stehen. Das Herz wird in Analogie zum Staat auch als Regent aufgefasst, der über die strahlende Klarheit der entwickelten Geist-Seele (*shénmíng* 神明) verfügt.

Das Herz nimmt eine hervorgehobene Stellung unter den Organen ein. Es gilt als „das Amt des Regenten" (*jūnzhǔ zhī guān* 君主之官), als „großer Anführer der Fünf Zang-Langzeitspeicher und Sechs Fu-Zwischenlager" (*wǔzàng liùfǔ zhī dàzhǔ* 五臟六腑之大主) und ist für die durchdringende Klarheit zuständig.

Das Herz ist das Amt des Regenten; aus ihm tritt die Klarheit des Shen heraus.

Huángdì nèijīng • Sùwèn • Línglán midiǎn lùn piān dìbā (Leitfaden des Gelben Ahnherrschers, Innerer Band • Unbefangene Elementarfragen • 8. Kapitel: Abhandlung über das geheime Kompendium der wunderwirkenden Orchidee)

黃帝内經 • 素問 • 靈蘭秘典論篇第八

Das Herz ist unter den Geweben mit den Gefäßen verbunden, findet seinen Glanz im Gesicht, öffnet sich im Körperloch der Zunge, äußert sich im Gemüt als überschwängliche Begeisterung und tritt unter den Körpersäften als Schweiß in Erscheinung. Der Dünndarm und seine Leitbahn stehen mit dem Herz und seiner Leitbahn in der Oberfläche-Innen-Beziehung. Das Herz befindet sich inmitten der Brust und ist der Grundwesenheit des Feuers zugeordnet. Es gilt als Yang im Yang und steht in der Natur mit dem Sommer-Qi in Resonanz.

Die Pulsation des Herzens wird im *Suwen* wie folgt beschrieben:

Das große Netzgefäß des Magens trägt den Namen „der Weiler der Leere" (xūlǐ 虛里). Es tritt unterhalb der linken Brustwarze aus. Seine Bewegung erfasst auch die Kleidung. Es ist der Puls des Zong-Qi[4].

Huángdì nèijīng • Sùwèn • Píngrén qìxiàng lùn piān dìshíbā (Leitfaden des Gelben Ahnherrschers, Innerer Band • Unbefangene Elementarfragen • 18. Kapitel: Abhandlung über die Erscheinungen des Qi bei einem durchschnittlichen Menschen)

黃帝内經 • 素問 • 平人氣象論篇第十八

Auf der phänomenologischen Ebene beschreibt dieser Text die Pulsation des Herzens an der Brustwand etwa dort, wo der Herzspitzenstoß erfasst werden kann. Interessanterweise wird die Herkunft dieser Qi-Bewegung dem Magen zugesprochen. Dies geht überein mit der Auffassung, dass der Puls gemeinhin Magen-Qi aufweisen sollte. Insgesamt wird die an dieser Stelle spürbare Bewegung allerdings als Ausdruck eines Gesamt-Qi verstanden, das sich aus dem Qi verschiedener Organe speist und im Brustkorb um den Danzhong herum sammelt (bezüglich des Danzhong vgl. die Ausführungen auf der nächsten Seite und am Ende des Abschnitts zum Herz-Hüter).

[4] Zong-Qi = in der Brust sich sammelndes Rückverbindungs-Qi (➤ Kap. 6).

Verschiedene Klassiker beschreiben die äußere Gestalt des Herzens in blumiger Weise.

Die Gestalt des Herzens gleicht einer noch nicht entfalteten Lotosblüte, die sich unterhalb der Lunge und oberhalb des Zwerchfells befindet, nahe dem fünften Wirbel des Rückgrats.

Yuán • Huá Shòu (➤ Abb. 10.8) • Shísì jīng fāhuī
(Yuan-Dynastie • Hua Shou • Darlegung der Vierzehn Leitbahnen [1341])
元.滑壽.十四經發揮

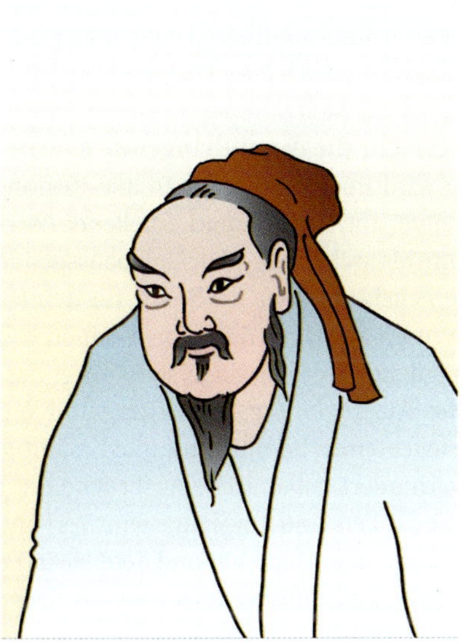

Abb. 10.8 Bildnis des Hua Shou (1304–1386) [M297]

Im Sinne der Signaturenlehre können in der chinesischen Arzneimitteltherapie Erkrankungen des Herzens und des Herz-Hüters mit Bestandteilen des Lotos wie den Lotossamen und deren Keimlingen behandelt werden. Auf Höhe des fünften Brustwirbels befinden sich die Rücken-Shu-Transport-Pforten des Herzens.

Das Herz wiegt zwölf Liang[5]. In ihm gibt es sieben Löcher und drei haarfeine Federn. Es ist mit drei Ge[6] Jing-Essenz-Saft angefüllt.

Nànjīng • Sìshíèr nàn
(Leitfaden der schwer zu erwidernden Einwürfe • 42. Einwurf)
難經.四十二難

Das Herz erscheint wie ein spitz zulaufender Kreis, es hat die Gestalt von Lotossamen. Inmitten von ihm gibt es eine Vielzahl von unterschiedlichen Öffnungen, die dazu dienen, das himmlisch wahre Qi zu führen. Unten gibt es keine durchgängige Öffnung, oben besteht eine Verbindung mit der Zunge. Es besitzt vier Systemanknüpfungen, um sich mit den vier Zang-Langzeitspeichern zu verbinden. Außen am Herzen gibt es einhüllendes rot-gelbes Fett, das als Herz-Hüter-Netzgefäß anzusehen ist. Unter dem Herzen gibt es die Membran des Zwerchfells, die sich in ihrem Umkreis an die Rippen und das Rückgrat anheftet und das trübe Qi bedeckt. Sie verhindert, dass Herz und Lunge, die auch das Danzhong[7] genannt werden, nach oben zugeräuchert werden.

Míng • Zhāng Jièbīn • Lèijīng túyì • Zhēncì lèi
(Ming-Dynastie • Zhang Jiebin [1563–1640] • Ergänzende Abbildungen als Beflügelung zum nach Kategorien geordneten Leitfaden • Kategorie des Nadel-Stechens)
明.張介賓.類經圖翼.針刺類

Hier wird darauf hingewiesen, dass das Herz über das Shen mit dem Himmel verbunden ist. Dem Zwerchfell sitzt die Herzbasis flach und ohne untere Öffnung auf. Der Regent (Herz) steht mit seinen Ministern (Lunge) im Austausch. Die vier Systemanknüpfungen könnten dem Truncus pulmonaris, den Lungenvenen, der Aorta und der Vena cava entsprechen. Dies ist jedoch spekulativ. Die Chinesische Medizin sieht die vier Verbindungsstränge als Versorgungsleitungen vom Herzen zu den Zang-Langzeitspeichern Niere, Leber und Milz sowie zum Zwerchfell an, wie es in ➤ Abb. 10.3 ➤ Abb. 10.6 dargestellt ist.

Die Zuordnung des Herzens zur Wandlungsphase des Feuers spiegelt sich in der Eigenschaft des Organs wider, erregt werden zu können, Leidenschaft zu entwickeln, sich mit den Dingen tief zu verbinden und Licht in die Dunkelheit zu bringen, also die Dinge zu erhellen.

Die physiologischen Funktionen des Herzens

Das Herz regiert die Blutgefäße

Das Herz ist die treibende Kraft der Blutzirkulation, der Ursprung des Pulses, und es unterstützt die allumfassend ernährende Funktion des Blutes.

Das Herz regiert das Blut

Hiermit ist gemeint, dass das Herz für die Fortbewegung des Blutes, aber auch für dessen Hervorbringung verantwortlich ist.

Das Feuer ist das, was das Herz beherrscht; durch Wandel treten das Blut und die Säfte hervor, wodurch der gesamte Leib befeuchtet und genährt wird.

Qīng • Táng Zōnghǎi (➤ Abb. 10.9) • Xuèzhèng lùn
(Qing-Dynastie • Tang Zonghai [1846–1897] • Erörterung der Krankheitszeichen des Blutes)
清.唐宗海.血證論

Das Herz ist seiner Natur nach ein Feuer-Organ. Dieses Feuer ist jedoch in seinem physiologischen Zustand nicht verzehrend, sondern reinigend und wandelnd. Daher gehen aus ihm geläuterte Substanzen wie Blut und Körpersäfte hervor.

Das Herz regiert die Gefäße

Das Herz und die Gefäße sind direkt miteinander verbunden. Die regelmäßige Herzbewegung befördert das Blut durch die Gefäße und

[5] Ein Liang entspricht ca. 50 g.
[6] Ein Ge entspricht ca. 100 ml.
[7] Der Aufbau des Schriftzeichens von *dànzhōng* 膻中 legt die Vorstellung nahe, dass dies der Ort des Altars ist, an dem man sich über das *zōngqì* 宗氣 („Rückverbindungs"-Qi) mit der Ahnenenergie verbindet.

10

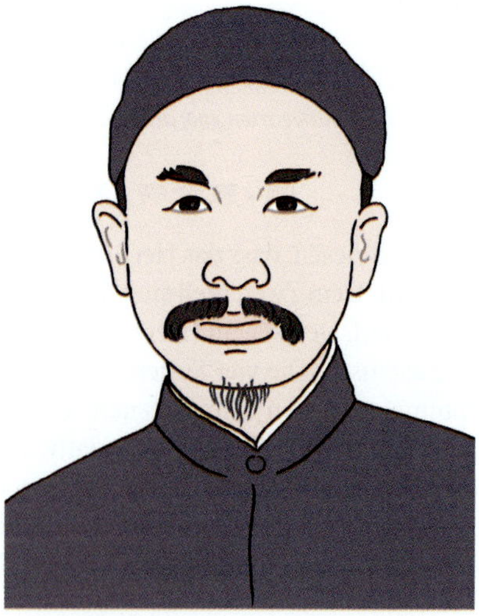

Abb. 10.9 Bildnis des Tang Zonghai (1846–1897) [M297]

stellt so die Ernährung aller Organe und Gewebe sicher. Die Gefäße sind die Residenz des Blutes; das Herz-Qi veranlasst die Bewegung des Blutes in den Gefäßen. Die Funktion der Blutversorgung und das System der Blutverteilung im Leib basieren auf den drei Elementen Herz, Gefäße und Blut.

Das Herz speichert das Shen

Das Speichern des Shen im Herzen wird auch als „das Herz regiert die Klarheit des Shen" oder „das Herz regiert das Bewusstsein" bezeichnet. Damit wird ausgedrückt, dass das Herz für alle Funktionen der Vigilanz, des Bewusstseins, des Verstandes und der Wahrnehmung zuständig ist. Der Ausdruck „Shen" in der Chinesischen Medizin kann im weiten und im engen Sinne verstanden werden. Im weiten Sinn ist „Shen" ein allgemeiner Ausdruck für die intakte Lebendigkeit des Organismus, für die allgemeine Verfügbarkeit der Alltagsfunktionen. Im engeren Sinn werden mit Shen die Gesamtheit der intellektuellen, kognitiven und psychischen Vorgänge einschließlich der Reaktionsbildungen, aber auch die autonomen und somatischen Steuerungsfunktionen des Nervensystems bezeichnet. Man kann sagen, dass das Qi vom Shen gelenkt wird. Shen formt das Jing und reguliert die Verteilung von Blut und Körpersäften und wacht über die Ausübung der Basisfunktionen des Organismus in den Organen. Aufgrund der Wahrnehmungsfunktion des Shen im Herzen schädigen emotionale Erschütterungen zunächst das Herz. Letztlich sind alle Organe von der Zufuhr von Qi und Blut durch das Herz abhängig. Störungen der Kraft und der Regelmäßigkeit der Herzbewegung beeinträchtigen letztlich auch alle anderen Organe. Im Herz selbst stehen Herzaktion, Shen und Blut in einem besonders engen Zusammenhang. Sobald das Herz nicht genügend Blut hervorbringt oder seine Bewegung nachlässt, wird das Shen beeinträchtigt, und Bewusstseinsstörungen bis zur Bewusstlosigkeit treten auf.

Die physiologischen Besonderheiten des Herzens

Das Herz ist ein Zang-Langzeitspeicher vom Yang-Typ

Das Herz befindet sich inmitten des Brustkorbs und gilt als Yang im Yang. Daher wird es auch als Feuer-Zang-Langzeitspeicher bezeichnet. Mit dem Yang- oder Feuer-Aspekt des Herzens hat es mehrfache Bewandtnis: Das Feuer erleuchtet das Shen, es unterhält die ständige Bewegung des Herzens, erwärmt die Gefäße und den gesamten Leib und befeuert die Geist-Seele, so dass sie himmlische Inspiration empfangen kann und zur Begeisterung fähig wird. So vermag der Mensch unermüdlich „Feuer und Flamme" für etwas zu empfinden.

Das Herz beherrscht die durchdringende Klarheit

Das Herz-Yang wird über die Gefäße in alle Regionen verteilt, wo es seine wärmende, antreibende und erhellende Wirkung entfaltet. Das Herz hat im Menschen die gleiche lebensspendende Funktion und die gleiche Leuchtkraft wie die Sonne für den Himmel und die Erde. Dennoch muss das Herz Yang durch seinen Gegenspieler, das Herz-Yin, ausgeglichen werden, denn sonst sorgt das übermächtige Yang für Unruhe, Austrocknung, Verwirrung und Verblendung. Die abkühlende, befeuchtende, beruhigende und besänftigende Wirkung des Herz-Yin verhindert vulkanische Ausbrüche des Herz-Yang mit überwertigen Gedanken und ungezügeltem Verhalten. Nur durch die Balance zwischen dem Herz-Yin und dem Herz-Yang bleiben die Gefäße geschmeidig und durchgängig, und das Shen ist weder eingelullt noch überdreht.

Dem Herz-Qi geziemt es, sich abzusenken

Das Herz-Qi wird aus der gleichmäßigen Durchdringung von Herz-Yin und Herz-Yang gebildet. Seine natürliche Bewegungsrichtung ist das Absinken. Das Yang-Qi des Herzens inmitten des Oberen Jiao wird Herz-Feuer oder Regenten-Feuer genannt. Das Feuer der anderen Organe wird Minister-Feuer genannt. In jedem Organ trägt das Feuer einen besonderen Namen. In der Leber heißt es das „Donner-Feuer", in der Niere wird es das „Drachen-Feuer" genannt.

Das Regenten-Feuer sichert die klare Erleuchtung, das Minister-Feuer sichert die Stellung.

Huángdì nèijīng • Sùwèn • Tiānyúanjì dàlùn piān dìliùshíliù
(Leitfaden des Gelben Ahnherrschers, Innerer Band • Unbefangene Elementarfragen • 66. Kapitel: Große Abhandlung über die Aufzeichnungen zu den im Himmel verankerten Ur-Gegebenheiten)
黄帝内經 • 素問 • 天元紀大論篇第六十六

Das Regenten-Feuer im Herzen klärt das Shen-Bewusstsein. Die Minister-Feuer in Leber, Gallenblase, Niere und in den Drei Jiao verhindern, dass ungeklärte Einflüsse aufsteigen können und die Klarheit des Herz-Shen trüben. Zu diesen ungeklärten Einflüssen zählen Produkte aus gestörten körperlichen Prozessen und unaufgelöste seelische Konflikte.

Daher heißt es auch: „Der Drache verbirgt sich am Meeresgrund, der Donner vertraut sich dem Moor an". Die Metapher drückt aus, dass das Minister-Feuer der Leber im Leber-Yin verankert ist und das Minister-Feuer der Niere im Nieren-Yin. Was oben ist, muss sich absenken, was unten ist, muss aufsteigen. Feuer hat die Tendenz, weiter aufzusteigen. Wie kann es gelingen, das Herz-Feuer dazu zu bewegen, sich abzusenken? Unter dem Einfluss des Herz-Yin wandelt sich die Natur des Herz-Yang, und es bewegt sich herab. Wasser hat die Tendenz, in die Tiefe zu streben. Wie kann es gelingen, das Wasser dazu zu bewegen, aufzusteigen? Unter dem Einfluss des Nieren-Yang wandelt sich die Natur des Nieren-Yin, und es bewegt sich nach oben. Unter dem Einfluss des Herz-Feuers droht das Leber-Holz entflammt zu werden und noch mehr Feuer zu erzeugen. Die Befeuchtung mit dem Nieren- und Leber-Yin verhindert die rasche Entzündlichkeit des Holzes.

Jing, Blut, Qi, Yin und Yang des Herzens

Alles Blut ist dem Herzen zugeordnet.

Huángdì nèijīng • Sùwèn • Wǔzàng shēngchéng piān dìshí (Leitfaden des Gelben Ahnherrschers, Innerer Band • Unbefangene Elementarfragen • 10. Kapitel: Entstehung und Vervollkommnung der Fünf Langzeitspeicher)

黃帝內經 • 素問 • 五臟生成篇第十

Das Qi der Nahrung betritt den Magen; trübes Qi kehrt zum Herzen zurück und überflutet als Jing die Gefäße.

Huángdì nèijīng • Sùwèn • Jīngmài biélùn piān dìèrshíyī (Leitfaden des Gelben Ahnherrschers, Innerer Band • Unbefangene Elementarfragen • 21. Kapitel: Eine weitere Abhandlung über die Leitbahnen und Gefäße)

黃帝內經 • 素問 • 經脉別論篇第二十一

Wird durch Schreck das Jing entrissen, so tritt der Schweiß aus dem Herzen aus.

Huángdì nèijīng • Sùwèn • Jīngmài biélùn piān dìèrshíyī (Leitfaden des Gelben Ahnherrschers, Innerer Band • Unbefangene Elementarfragen • 21. Kapitel: Eine weitere Abhandlung über die Leitbahnen und Gefäße)

黃帝內經 • 素問 • 經脉別論篇第二十一

Jing und **Blut des Herzens** sind die grundlegenden Feinstoffe zur Nährung des Shen. Sind Herz-Jing und Herz-Blut ausreichend vorhanden, dann sind Vigilanz und Schlaf, Auffassung- und Anpassungsvermögen sowie die mentalen und kognitiven Funktionen unbeeinträchtigt. Das **Herz-Qi** bedingt vornehmlich das konstante und kräftige Schlagen des Herzmuskels, wodurch ein gleichmäßiger und bedarfsangepasster Blutfluss ermöglicht wird. Mit dem **Herz-Yin** wird die Funktion des Herz-Qi beschrieben, einen kühlenden, nährenden, beruhigenden und absenkenden Einfluss auf die Verteilung des Blutes und die Aktivität des Shen auszuüben. Als **Herz-Yang** wird die Fähigkeit des Herz-Qi bezeichnet, einen wärmenden, erhellenden, antreibenden und aufsteigenden Einfluss auf die Verteilung des Blutes und die Aktivität des Shen auszuüben. Das Herz-Yin weist das Herz-Feuer in seine Schranken, das Herz-Feuer wiederum konsumiert das Herz-Blut und das Herz-Jing, woraus das Herz-Yin gebildet wird. Abkühlung und Besänftigung auf der einen Seite müssen Erwärmung, Begeisterung und Beseelung auf der anderen Seite die Balance halten.

Die äußeren und inneren Manifestationen des Herzens

Unter den Geweben mit den Gefäßen verbunden, sein Glanz liegt im Gesicht

Jedwede Bewegung in den Gefäßen wird vom Herzen angestoßen; die Blutgefäße unterstehen dem Kommando des Herzens. Der Zustand von Jing, Qi und Blut des Herzens spiegelt sich im Gesicht wider. Die Gesichtsfarbe gibt Auskunft über die generelle Verteilung des Blutes. Im Gesichtsausdruck wird zudem der Zustand des Shen im Herzen sichtbar: ob es wach und frisch oder verwirrt und entleert ist.

Das Blut und Qi der Zwölf Leitbahn-Gefäße und der 365 Netzbahnen bewegen sich allesamt nach oben zum Gesicht und gehen in die hohlen Körperöffnungen.

Huángdì nèijīng • Língshū • Xiéqì zàngfǔ bìngxíng dìsì (Leitfaden des Gelben Ahnherrschers, Innerer Band • Drehangel aller Wunderwirkungen • Ausgestaltung von Krankheiten durch übles Qi in den Zang-Langzeitspeichern und Fu-Zwischenlagern, als Viertes)

黃帝內經 • 靈樞 • 邪氣臟腑病形第四

Die Verbindung des Herzens, das sind die Gefäße; seine Blüte, das ist die Färbung.

Huángdì nèijīng • Sùwèn • Wǔzàng shēngchéng piān dìshí (Leitfaden des Gelben Ahnherrschers, Innerer Band • Unbefangene Elementarfragen • 10. Kapitel: Entstehung und Vervollkommnung der Fünf Langzeitspeicher)

黃帝內經 • 素問 • 五臟生成篇第十

Unter den Körperlöchern als Zunge

Das Herz öffnet sich in das Körperloch der Zunge. Dies bedeutet grundsätzlich, dass der funktionelle Zustand des Organs Herz an der Zunge abgelesen werden kann. Dies zeigt sich in den folgenden vier Aspekten:

- Herz und Zunge sind auf der Ebene der Leitbahnen miteinander verbunden.

Der Zweig des Hand-Shaoyin heißt mit Namen He 5 (tōnglǐ 通裏). Ein Cun vom Handgelenk entfernt trennt er sich ab und bewegt sich nach oben der Leitbahn folgend, um in die Mitte des Herzens einzutreten. Er knüpft an die Zungenwurzel an und ist Bestandteil der Augen-Anbindung.

Huángdì nèijīng • Língshū • Jīngmài dìshí (Leitfaden des Gelben Ahnherrschers, Innerer Band • Drehangel aller Wunderwirkungen • Leitbahnen und Gefäße, als Zehntes)

黃帝內經 • 靈樞 • 經脈第十

- Das Herz beherrscht die Blutgefäße; der Zungenkörper ist reich an Blutgefäßen. Der Blick auf die Durchblutungssituation der Zunge wird nicht wie sonst an der Oberfläche des Körpers durch eine dicke Hautschicht verstellt.
- Das Shen des Herzens ermöglicht Wahrnehmungen. Die Zunge ist in der Lage, Geschmacksrichtungen wahrzunehmen.

Das Qi des Herzens dringt bis in die Zunge vor; ist das Herz ausgeglichen, so vermag die Zunge die Fünf Geschmacksrichtungen wahrzunehmen.

Huángdì nèijīng • Língshū • Màidù dìshíqī
(Leitfaden des Gelben Ahnherrschers, Innerer Band • Drehangel aller Wunderwirkungen • Die Einteilungen der Gefäße, als Siebzehntes)
黃帝内經 • 靈樞 • 脈度第十七

- Die Zunge steht mit der Sprache und der Lautbildung in Beziehung. Beides ist Ausdruck der Funktionalität des Herz-Shen.

Die Zunge ist das amtsausübende Organ des Herzens.

Huángdì nèijīng • Língshū • Wǔyuè wǔshǐ dìsānshíqī
(Leitfaden des Gelben Ahnherrschers, Innerer Band • Drehangel aller Wunderwirkungen • Die Fünf Beobachter und die Fünf Beauftragten, als Siebenunddreißigstes)
黃帝内經 • 靈樞 • 五閱五使第三十七

Die Zunge ist von ihrer Beschaffenheit her von den anderen, sich nach außen öffnenden und jeweils ein Sinnesorgan tragenden Körperlöchern (Ohr, Auge, Nase, Mund) verschieden. Dem Herzen wird in den alten Schriften auch das Ohr als Körperloch zugewiesen.

Die südliche Himmelsrichtung und die rote Färbung, all dies dringt ins Herz ein und steht mit ihm in durchgängiger Verbindung; es öffnet sich in die Körperlöcher der Ohren.
Die Verbindung des Herzens, das sind die Gefäße; seine Blüte, das ist die Färbung.

Huángdì nèijīng • Sùwèn • Jīnguì zhēnyán lùn piān dìsì
(Leitfaden des Gelben Ahnherrschers, Innerer Band • Unbefangene Elementarfragen • 4. Kapitel: Abhandlung über die wahrhaftigen Äußerungen im Goldenen Bücherschrein)
黃帝内經 • 素問 • 金匱真言論篇第四

Das Herz steht den anderen Organen als Regent vor. Auf der Ebene der Leitbahnen ist die Zunge nicht allein mit dem Herzen, sondern auch mit den Organen von Milz, Leber und Niere verbunden.

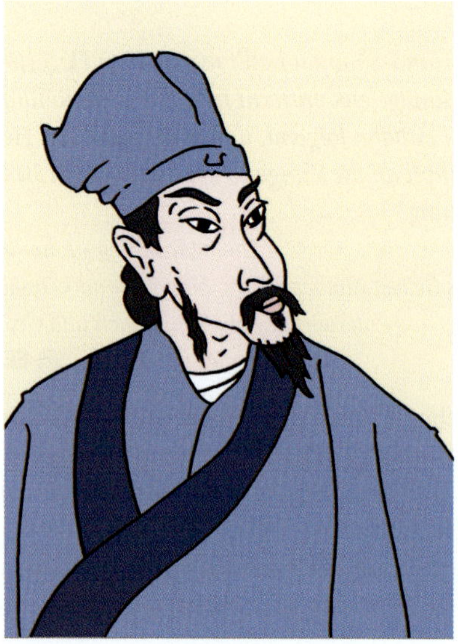

Abb. 10.10 Bildnis des Wei Yilin (1277–1347) [M297]

Die eigenen Gefäße des Herz-Regenten verknüpfen sich mit dem Zungengrund; die Netzgefäße der Milz verknüpfen sich mit den beiden Seiten der Zunge; die Gefäße der Leber umrunden die Geschlechtsorgane und vernetzen sich mit der Zungenwurzel; die Säfte der Niere treten am Ende der Zunge aus und verteilen sich auf die Fünf Zang-Langzeitspeicher; Nelumbinis Plumula und Euryales Semen beherrschen dies.

Yuán • Wēi Yìlín (➤ Abb. 10.10) • Shìyīdé xiàofāng
(Yuan-Dynastie • Wei Yilin [1277–1347] • Wirkungsvolle Rezepturen aus den vergangenen Medizinergenerationen)
元 • 危亦林 • 世醫得效方

Das Herz zeigt sich unter den emotionalen Zuständen als Fröhlichkeit

Die physiologischen Aktivitäten des Herzens sind mit dem Empfinden von Freude und dem Zustand der Fröhlichkeit eng verbunden.

Bei Fröhlichkeit ist das Qi ausgeglichen, und ungehemmte Stimmung breitet sich aus; die Quartiermeister- und Schutzwächter-Qi werden durchdringend befördert.

Huángdì nèijīng • Sùwèn • Jǔtòng lùn piān dìsānshíjiǔ
(Leitfaden des Gelben Ahnherrschers, Innerer Band • Unbefangene Elementarfragen • 39. Kapitel: Erörterung des Aufkommens von Schmerzen)
黃帝内經 • 素問 • 舉痛論篇第三十九

Fröhlichkeit ist Teil der physiologischen Aktivitäten des Herzens und unterstützt diese. Dennoch kann auch ein Übermaß an Fröhlichkeit Schaden anrichten.

Bei den überschwänglich Euphorischen wird das Shen verscheucht und nicht mehr gespeichert.

Huángdì nèijīng • Língshū • Běnshén dìbā
(Leitfaden des Gelben Ahnherrschers, Innerer Band • Drehangel aller Wunderwirkungen • Die Verwurzelung im Shen, als Achtes)
黃帝内經 • 靈樞 • 本神第八

Das Herz beherbergt das Shen und ist somit für alle Vorgänge im Bewusstsein des Menschen zuständig. Es wird sowohl durch ein Zuviel an emotionaler Bewegung als auch durch einen Mangel an emotionaler Regung beeinträchtigt.

Weist das Shen einen Überschuss auf, so gibt es unentwegtes Gelächter; ist das Shen unzureichend, so tritt Traurigkeit auf.

Huángdì nèijīng • Sùwèn • Tiáojīng lùn piān dìliùshíèr
(Leitfaden des Gelben Ahnherrschers, Innerer Band • Unbefangene Elementarfragen • 62. Kapitel: Abhandlung über das Regulieren der Leitbahnen)
黃帝内經 • 素問 • 調經論篇第六十二

Daher können alle emotionalen Zustände, wenn sie heftig und anhaltend sind, zu einer Schädigung des Shen führen.

Trübsal, Sorgen, Angst und Schreck, dies alles vermag dem Herzen zu schaden.

Huángdì nèijīng • Língshū • Xiéqì zàngfǔ bìngxíng dìsì
(Leitfaden des Gelben Ahnherrschers, Innerer Band • Drehangel aller Wunderwirkungen • Ausgestaltung von Krankheiten durch übles Qi in den Zang-Langzeitspeichern und Fu-Zwischenlagern, als Viertes)
黃帝内經 • 靈樞 • 邪氣臟腑病形第四

Unter den Körpersäften als Schweiß
Der Schweiß ist ein Destillat, das aus den Grundsubstanzen unter der Einwirkung des Yang-Qi gebildet wird. Herz-Jing und Herz-Blut bilden die materielle Grundlage.

Wird dem Yin das Yang hinzugefügt, so nennt man das Schweiß.

Huángdì nèijīng • Sùwèn • Yīnyáng biélùn piān dìqī
(Leitfaden des Gelben Ahnherrschers, Innerer Band • Unbefangene Elementarfragen • 7. Kapitel: Eine weitere Abhandlung über das Yin und Yang)
黃帝內經・素問・陰陽別論篇第七

Die Fünf Zang-Langzeitspeicher bilden die Säfte durch Wandlung; das Herz bildet Schweiß.

Huángdì nèijīng • Sùwèn • Xuānmíng wǔqì piān dìèrshísān
(Leitfaden des Gelben Ahnherrschers, Innerer Band • Unbefangene Elementarfragen • 23. Kapitel: Verbreitung der Erhellungen über die Fünf Qi)
黃帝內經・素問・宣明五氣篇第二十三

Das Herz regiert die Gefäße und die Bewegung des Blutes darin. Unter der Einwirkung des Herz-Yang tritt der aus dem Blut transformierte Schweiß über die Poren in der Haut aus. Dies geschieht bei körperlicher Anstrengung oder bei unter dem Einfluss psychologischer Stimuli hervorgerufener innerer Anspannung, was sowohl zu einer Veränderung des Herzschlags als auch zum Schweißaustritt führt. Übermäßiger Schweißaustritt wiederum konsumiert Herz-Jing und Herz-Yang, was dann zum Kollaps mit kaltschweißiger Haut führen kann.

Wird durch Schreck das Jing entrissen, so tritt der Schweiß aus dem Herzen aus.

Huángdì nèijīng • Sùwèn • Jīngmài biélùn piān dìèrshíyī
(Leitfaden des Gelben Ahnherrschers, Innerer Band • Unbefangene Elementarfragen • 21. Kapitel: Eine weitere Abhandlung über die Leitbahnen und Gefäße)
黃帝內經・素問・經脉別論篇第二十一

Mit dem Sommer-Qi in der Entsprechung verbunden
Die glühende Hitze des Sommers entspricht der Yang-Natur des Herzens als Feuer-Organ. Patienten mit einer Herz-Yang-Leere erfahren im Sommer im Allgemeinen eine Erleichterung ihrer Beschwerden. Patienten mit einer Yin-Leere erfahren im Sommer im Allgemeinen eine Verschlimmerung der Symptome.

Der Süden bringt die Hitze hervor, die Hitze bringt das Feuer hervor, das Feuer bringt das Bittere hervor, das Bittere bringt das Herz hervor, das Herz bringt das Blut hervor, das Blut bringt die Milz hervor, das Herz regiert die Zunge. Im Himmel erscheint es als Hitze, auf der Erde als Feuer, unter den Bestandteilen des Leibes als Gefäße, unter den Zang-Langzeitspeichern als Herz, unter den Farben als Rot.

Huángdì nèijīng • Sùwèn • Yīnyáng yìngxiàng dàlùn piān dìwǔ
(Leitfaden des Gelben Ahnherrschers, Innerer Band • Unbefangene Elementarfragen • 5. Kapitel: Große Abhandlung über die Yin und Yang entsprechenden Erscheinungen)
黃帝內經・素問・陰陽應象大論篇第五

10.4.2 Das Herz-Hüter-Netzgefäß (xīnbāoluò 心包絡)

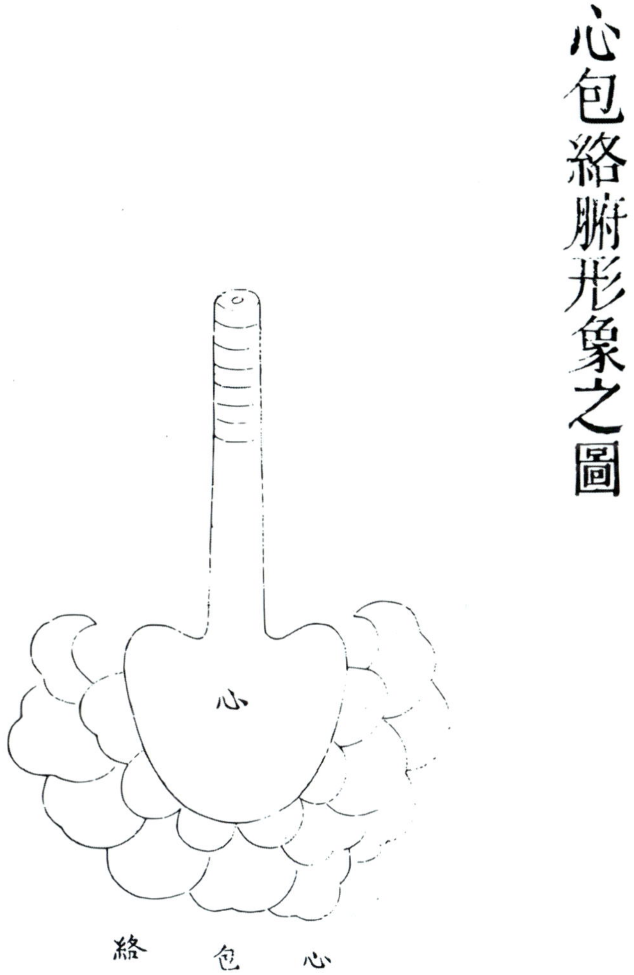

Abb. 10.11 Darstellung des Herz-Hüter-Netzgefäßes in der Kaiserlichen Enzyklopädie *Gǔjīn túshū jíchéng* 古今圖書集成 (Umfassende Sammlung von Schriften und Illustrationen vom Altertum bis zur Gegenwart; zwischen 1700 und 1725 erstellt) [X388]

Das Herz-Hüter-Netzgefäß (*xīnbāoluò* 心包絡) wird abgekürzt auch der „Herz-Hüter" (*xīnbāo* 心包) oder wörtlich „Herz-Hülle" genannt. Eine andere Bezeichnung lautet „Zentrum des Opferweihealtars" (*dànzhōng* 膻中)[8]. Damit ist eine Art behütender Schutzhülle, die sich um das Herz legt, gemeint.

10

[8] *Dànzhōng* 膻中 ist auch der Name der Akupunkturpforte Ren 17; in der Literatur wird diese Bezeichnung in der Regel im Sinne einer anatomischen Region, nämlich der Mitte des Brustraums, verstanden. Das Zeichen *dàn* 膻 trägt das Radikal 月 (肉), was anzeigt, dass es sich um einen Teil des Leibes handelt. Der rechtsstehende Teil des Zeichens 亶 sollte sowohl als laut- als auch als sinnbestimmend verstanden werden. Er ist auch Bestandteil des Zeichens *tán* 壇, das „Altar" bedeutet und in dem Wort *tiāntán* 天壇 („Himmelstempel") vorkommt. Die Region von Herz und Herz-Hüter ist der Ort, an dem sich der Mensch seines himmlischen Auftrags bewusst wird und sich dieser Bestimmung wie auf einem Altar weiht. So wie der Kaiser dem Himmel für die Ernte dankt, bedankt sich der Mensch aus der Tiefe seiner Brust für das Leben, das ihm geschenkt wurde.

Was nun das Herz-Hüter-Netzgefäß betrifft, so ist es tatsächlich eine Membran, die das Herz einhüllt, eine Hülle außerhalb des Herzens; deshalb wird es „Herz-Hüter-Netzgefäß" genannt.

Míng • Yú Tuán (➤ Abb. 10.12) • Yīxué zhèngzhuàn • Yīxué huòwèn (Ming-Dynastie • Yu Tuan [1438–1517] • Wahre Überlieferungen der Medizin • Häufige Fragen in der Medizin)

明・虞摶・醫學正傳・醫學或問

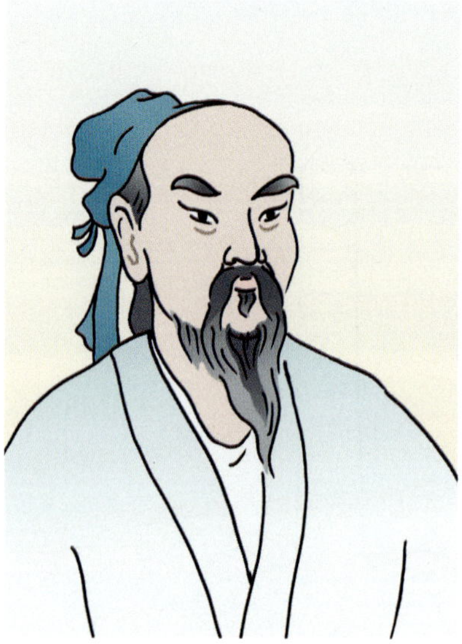

Abb. 10.12 Bildnis des Yu Tuan (1438–1517) [M297]

Die Hülle des Herzens übernimmt die äußere Form des Herzens, die einer ungeöffneten Lotosblüte entspricht (s. o.).

Unter dem Herzen gibt es das Herz-Hüter-Netzgefäß, was dem Danzhong entspricht, in der Form eines umgedrehten Napfes, dessen Mitte das Herz bewohnt.

Míng • Zhào Xiànkě (➤ Abb. 10.13) • Yīguàn • Nèijīng shíèr guān lùn (Ming-Dynastie • Zhao Xianke [1573–1664] • Durchdringung der Medizin • Abhandlung über die Zwölf Ämter im Inneren Leitfaden)

明・趙獻可・醫貫・內徑十二官論

Auf der Ebene der Leitbahnen steht die Hand-Jueyin-Herz-Hüter-Leitbahn mit der Hand-Shaoyang-Sanjiao-Leitbahn in der gegenseitigen Oberfläche-Innen-Beziehung, weshalb das Herz-Hüter-Netzgefäß als Zang-Langzeitspeicher betrachtet wird.

Die Zuordnung des Herz-Hüters zur Wandlungsphase des Feuers spiegelt sich in der Eigenschaft des Organs wider, nach außen wie eine Art „Firewall" zu agieren und keine gefährlichen Elemente in das Herz eindringen zu lassen, und nach innen die Ausleuchtung zu ermöglichen, deren es für eine gelungene Selbstreflexion bedarf.

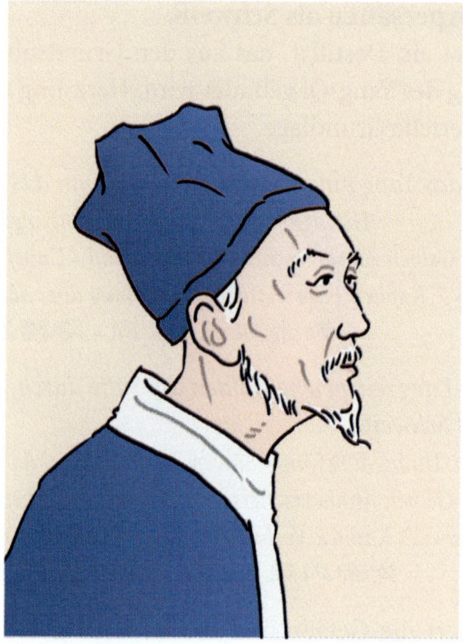

Abb. 10.13 Bildnis des Zhao Xianke (1573–1664) [M297]

Die physiologischen Funktionen des Herz-Hüters

- Schutz des Zang-Langzeitspeichers Herz
- Stellvertretung des Monarchen in der Durchführung der Regierungsgeschäfte, was sich in der Physiologie des Organismus auf die Vermittlung zwischen Emotionen und Wahrnehmungen und leiblichen Regungen bezieht
- Stellvertretung des Monarchen bei der Aufnahme von üblen Krankheitseinflüssen

Der Herz-Hüter schützt den Zang-Langzeitspeicher Herz

Das Herz-Hüter-Netzgefäß umspannt das Herz wie ein Schutzwall den Amtssitz des Regenten.

Das Danzhong ist der äußere Schutzwall des Regierungspalastes des Herz-Regenten.

Huángdì nèijīng • Língshū • Zhànglùn dìsānshíwǔ (Leitfaden des Gelben Ahnherrschers, Innerer Band • Drehangel aller Wunderwirkungen • Abhandlung über Anspannungen, als Fünfunddreißigstes)

黃帝內經・靈樞・脹論第三十五

Das Hüter-Netzgefäß ist die Leibgarde des Shaoyin-Regenten. […] Das Herz-Hüter-Netzgefäß dient als Außenwächter des Regenten und ist den schwer befestigten Mauern der Wachtürme am kaiserlichen Palast gleich.

Míng • Zhāng Jièbīn • Lèijīng fùyì • Sānjiāo mìngmén bāoluò biàn (Ming-Dynastie • Zhang Jiebin [1563–1640] • Beflügelnde Ergänzungen zum nach Kategorien geordneten Leitfaden • Differenzierung von Sanjiao, Mingmen und Hüter-Netzgefäß)

明・張介賓・類經附翼・三焦命門包絡辨

Der Herz-Hüter ist der Stellvertreter des Monarchen in der Durchführung der Regierungsgeschäfte

Laut dem *Huangdi neijing* kommt dem Herz-Hüter nicht nur eine Wächterfunktion, sondern auch eine Aufgabe bei der Vermittlung der emotionalen Zustände an das Bewusstsein zu.

Das Danzhong hat das Amt der Magistrate und Ausführungsbehörden inne; aus ihm tritt die ausgelassene Fröhlichkeit heraus.

Huangdi neijing • Sùwèn • Línglán mìdiǎn lùn piān dìbā
(Leitfaden des Gelben Ahnherrschers, Innerer Band • Unbefangene Elementarfragen • 8. Kapitel: Abhandlung über das geheime Kompendium der wunderwirkenden Orchidee)
黃帝內經 • 素問 • 靈蘭秘典論篇第八

Die ausgelassene Fröhlichkeit ist die emotionale Entsprechung des Herzens. Es bedarf jedoch der Vermittlung des Herz-Hüters, um sie nach außen zu bringen.

Der Herz-Hüter ist der Stellvertreter des Monarchen bei der Aufnahme von üblen Krankheitseinflüssen

Nach den Ausführungen im *Huangdi neijing* übt das Herz das Amt des Regenten aus, lenkt das Shen in die Klarheit, ist der große Anführer der Fünf Zang-Langzeitspeicher und Sechs Fu-Zwischenlager, die Wurzel des Lebens, etwas, in das üble, schädigende Einflüsse nicht eindringen dürfen. Daher werden schädliche Krankheitsfaktoren zunächst im Netzgefäß des Herz-Hüters aufgefangen.

Das Herz ist der große Herrscher der Fünf Zang-Langzeitspeicher und der Sechs Fu-Zwischenlager und das, worin Jing und Shen beherbergt werden. Dieser Speicher ist solide und beständig; üblen Einflüssen kann kein Zugang gewährt werden. Wird der Einlass gewährt, so nimmt das Herz Schaden, ist das Herz geschädigt, so entfernt sich das Shen, hat sich das Shen entfernt, so tritt der Tod ein. Daher befinden sich alle das Herz betreffenden Übel im Hüter-Netzgefäß des Herzens.

Huangdi neijing • Língshū • Xiékè dìqīshíyī
(Leitfaden des Gelben Ahnherrschers, Innerer Band • Drehangel aller Wunderwirkungen • Übles zu Gast, als Einundsiebzigstes)
黃帝內經 • 靈樞 • 邪客第七十一

Bei schweren Infektionen mit hohem Fieber und bei Flüssigkeitsmangel treten daher auch Störungen der Orientierung und Vigilanz mit Verwirrtheitszuständen auf, die in der Chinesischen Medizin als „Hitze tritt in den Herz-Hüter ein" oder „trüber Schleim vernebelt den Herz-Hüter" bezeichnet werden. Letztlich sind die klinischen Syndrome des Herzens und des Herz-Hüters stark überlappend.

Dennoch bestand bezüglich des Herz-Hüters und letztlich auch der Drei Jiao ein Dilemma in der Chinesischen Medizin, zu dem es bis heute keinen allseits akzeptierten Konsens gibt:

Der fünfundzwanzigste schwer zu erwidernde Einwurf lautet: Es gibt die Zwölf Leitbahnen, die Fünf Zang-Langzeitspeicher und Sechs Fu-Zwischenlager, elf insgesamt. Bei dieser einen übrigen Leitbahn, um was für eine Art Leitbahn handelt es sich dabei?
Nun, diese eine Leitbahn, das ist das Hand-Shaoyin, das als Abzweig-Gefäß des Herz-Regenten bezeichnet wird, wobei der Herz-Regent mit den Drei Jiao als Oberfläche und Innen gelten. Diese besitzen beide ihre eigene Bezeichnung, sind jedoch ohne Gestalt; deshalb ist von zwölf Leitbahnen die Rede.

Nànjīng • Èrshíwǔ nàn
(Leitfaden der schwer zu erwidernden Einwürfe • 25. Einwurf)
難經 • 二十五難

10.4.3 Die Lunge (fèi 肺)

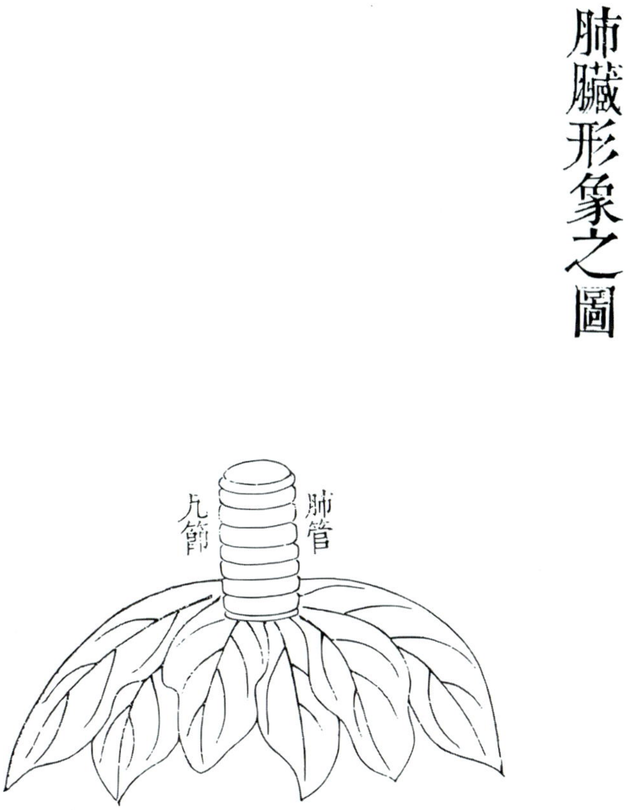

Abb. 10.14 Darstellung der Lunge in der Kaiserlichen Enzyklopädie *Gǔjīn túshū jíchéng* 古今圖書集成 (Umfassende Sammlung von Schriften und Illustrationen vom Altertum bis zur Gegenwart; zwischen 1700 und 1725 erstellt) [X386]

Das Partikel 巿 des Zeichens für die Lunge sollte nicht auf die Funktion einer rein phonematischen Signatur reduziert werden.

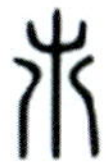

Das Bild des Zeichens in der Siegelschrift zeigt deutlich eine Struktur, die dem Aufbau der Lunge mit den beiden Lungenflügeln ähnelt. Daher kann das Zeichen 肺 als „symmetrisches Organ mit zwei Flügeln" aufgefasst werden. Die Lungenflügel stellen eine Allegorie mit den dem Regenten beistehenden Ministern in einem Staatswesen dar. Sie entscheiden über die Taktung und regulierenden Einteilungen. Darüber hinaus bezeichnet 巿 in der Aussprache *fú* einen antiken Kleiderschmuck, der vom Kaiser in zinnoberroter Farbe und von seinen Beamten in gewöhnlicher roter Farbe bei der Durchführung von Zeremonien getragen wurde, die eine rituelle Kommunikation zwischen Himmel und Erde etablierten. Daher kann die Lunge auch als „Organ der Vermittlung zwischen Himmel und Erde und der Stellvertretung des Himmlischen" verstanden werden. In der Aussprache *pó* bedeutet das Partikel 巿 erblühende Vegetation, so dass die Lunge auch als „Organ des Aufblühens" bezeichnet werden kann.

Die Lunge nimmt unter allen Organen die höchste Position ein und wird daher auch als „prächtiger Baldachin" der Fünf Zang-Langzeitspeicher und Sechs Fu-Zwischenlager bezeichnet. Die Lunge regiert das Qi und lenkt die Atmung, ist zuständig für das Aussenden und Entfalten und das bedächtige Absenken, ist zuständig für das Bewegen des Wassers, sammelt die hundert Gefäße ein und beherrscht die Einteilung der Rhythmen. Die Lungenblätter sind fragil und vertragen den Einfall von schädigenden Einflüssen wie Kälte, Hitze, Trockenheit und Feuchtigkeit nicht, weshalb die Lunge auch das „zarte Organ" genannt wird. Die Lunge ist unter den Geweben mit der Haut verbunden, findet ihren Glanz in den Körperhaaren, öffnet sich im Körperloch der Nase, äußert sich im Gemüt als Traurigkeit (Kummer) und tritt unter den Körpersäften als Rotz in Erscheinung. Der Dickdarm und seine Leitbahn stehen mit der Lunge und ihrer Leitbahn in der Oberfläche-Innen-Beziehung. Die Lunge befindet sich im Brustkorb und ist der Grundwesenheit des Metalls zugeordnet. Es gilt als Yin im Yang und steht in der Natur mit dem Herbst-Qi in Resonanz.

Zur äußeren Gestalt der Lunge findet sich im *Nanjing* Folgendes:

Die Lunge wiegt drei Jin und drei Liang, hat sechs Blätter und zwei Ohren, insgesamt acht Blätter.[9]

Nànjīng • Sìshíèr nàn
(Leitfaden der schwer zu erwidernden Einwürfe • 42. Einwurf)
難經 • 四十二難

Die Zuordnung der Lunge zur Wandlungsphase des Metalls schlägt sich in der Eigenschaft des Organs nieder, das Alte abzustreifen und das Neue einzulassen, scharf zwischen Innen und Außen, Eigenem und Fremdem, Nützlichem und Schädlichem zu trennen, das eigene äußere Wirken wie in einem Spiegel zu betrachten, und wie mit einer Glocke, einem Gong oder einer Triangel den Rhythmus des Lebendigen vorzugeben.

Die physiologischen Funktionen der Lunge

Die Lunge regiert das Qi und steuert die Atmung

Die Lunge kommandiert das Atmungs-Qi und das gesamte Qi des Leibes. Das ist die wesentliche Grundsubstanz zur Aufrechterhaltung aller Lebensprozesse.

Alles Qi ist vollständig der Lunge zugeordnet.

Huángdì nèijīng • Sùwèn • Wǔzàng shēngchéng piān dìshí
(Leitfaden des Gelben Ahnherrschers, Innerer Band • Unbefangene Elementarfragen • 10. Kapitel: Entstehung und Vervollkommnung der Fünf Langzeitspeicher)
黃帝内經 • 素問 • 五臟生成篇第十

Die Lunge regiert das Atmungs-Qi

Mit dem Kommando der Lunge über das Atmungs-Qi sind die folgenden physiologischen Prozesse angesprochen:

- Ausstoßen des trüben Qi und Aufnehmen des klaren Qi
- Verbindung mit der Außenwelt über die Atemwege
- Unterstützung des Qi-Mechanismus des Aufsteigens und Absinkens
- Unterstützung der Verteilung der Körpersäfte
- Aufrechterhaltung des Grundrhythmus des Lebendigen[10]

Das Himmels-Qi durchzieht die Lunge.

Huángdì nèijīng • Sùwèn • Yīnyáng yìngxiàng dàlùn piān dìwǔ
(Leitfaden des Gelben Ahnherrschers, Innerer Band • Unbefangene Elementarfragen • 5. Kapitel: Große Abhandlung über die Yin und Yang entsprechenden Erscheinungen)
黃帝内經 • 素問 • 陰陽應象大論篇第五

Das Durchschleusen des Qi durch die Inneren Organe, welches durch den oberen Pol der Lunge gewährleistet wird, findet seine Vollendung durch das Widerlager der Niere am unteren Pol. Die Lunge ist der Regent des Qi, die Niere ist die Wurzel des Qi. Die Lunge ist für die Einatmung des Qi zuständig, die Niere für die vollständige Aufnahme des Qi: ein Einatmen und ein Aufnehmen, ein Austreten und ein Eintreten. Daher heißt es auch: Frische Erkrankungen spielen sich in der Lunge ab, alte Erkrankungen in der Niere.

Die Lunge regiert das gesamte Qi des Leibes

Das von der Lunge durch die Atmung gesammelte frische Qi wird dem gesamten Organismus zur Verfügung gestellt.

Die Lunge ist die Grundlage des Qi.

Huángdì nèijīng • Sùwèn • Liùjié zàngxiàng lùn piān dìjiǔ
(Leitfaden des Gelben Ahnherrschers, Innerer Band • Unbefangene Elementarfragen • 9. Kapitel: Abhandlung über die Sechs Zeitabschnitte und die Gestaltannahme der Zang-Langzeitspeicher)
黃帝内經 • 素問 • 六節臟象論篇第九

Die Lunge ist an der Bildung des gesamten Qi im Organismus beteiligt, insbesondere an der Entstehung des in der Brust gesammelten Zong-Qi (*zōngqì* 宗氣). Die Lebendigkeit des Organismus wird durch zwei Vorgänge unterhalten: Atmung und Nahrungsaufnahme. Das Qi der Atmung geht auf die Tätigkeit der Lunge zurück; das Qi der Nahrung wird durch die Arbeit der Milz einverleibt. Die Lunge senkt ab und die Milz lässt aufsteigen, wodurch die Basisbewegung des Qi in der Zirkulation – Aufsteigen und Absinken – gewährleistet ist. All dies ist in dem Schriftzeichen für *qì* 氣 bereits ausgedrückt: die Aufnahme des frischen, klaren, himmlischen Qi aus den Wolken 气, und die Extraktion des kräftigenden, gewandelten, irdischen Qi aus dem Grundnahrungsmittel Reis 米. Das in der Brust unter Vermittlung der Lunge gesammelte Zong-Qi wird vom Herzen in alle Regionen des Leibes geschickt.

Was am großen Qi pocht und sich nicht weiterbewegt, das sammelt sich inmitten der Brust und trägt die Bezeichnung „Meer des Qi". Es tritt aus der Lunge aus und bewegt sich an Rachen und Kehle entlang. Daher bedeutet Ausatmen das Austreten und Einatmen das Eintreten.

Huángdì nèijīng • Língshū • Wǔwèi dìwǔshíliù
(Leitfaden des Gelben Ahnherrschers, Innerer Band • Drehangel aller Wunderwirkungen • Die Fünf Geschmacksrichtungen, als Sechsundfünfzigstes)
黃帝内經 • 靈樞 • 五味第五十六

Dies verdeutlicht, dass die Lunge an allen vier Grundbewegungen des Qi Anteil hat: Aufsteigen und Absinken, Austreten und Eintreten

[9] Ein Jin entspricht ca. 500 g, ein Liang entspricht ca. 50 g.

[10] Man bedenke die Modulation des Sympathikotonus durch die Atmung.

(*shēng* 升 *jiàng* 降 *chū* 出 *rù* 入). Die Lunge reguliert somit den Qi-Mechanismus des gesamten Organismus. Dies bezieht sich nicht allein auf die Funktionen des Einatmens und Ausatmens, des Aussendens und bedächtigen Absenkens des Qi. Die Lunge verleiht auch allem Strömen des Qi im Leib seine Rhythmik durch die Modulation des Vegetativums. Die Lunge ist die wesentliche Schnittstelle zwischen dem Bewusstsein Shen und den vegetativen Funktionen der Zang-Langzeitspeicher und Fu-Zwischenlager. Aufgrund der somatischen Innervation der Atemmuskulatur kann dieser grundsätzlich vegetative Vorgang und Ausdruck der Präsenz der klaren Po-Seele dem bewussten Willen unterworfen werden, wodurch die Verbindung zur Willenskraft Zhi der Niere hergestellt, die Brustatmung mit der Bauchatmung verbunden und der gesamte Kreislauf des Qi vom höchst- bis zum tiefstgelegenen Zang-Organ aktiviert wird.

Störungen des Lungen-Qi können sich zu Störungen des Zong-Qi und schließlich zu Beeinträchtigungen des gesamten Qi des Leibes und aller Zangfu-Organe ausweiten.

Die Lunge ist ihrem Wesen nach klar und leer. Ihre Funktion ist das Entfalten, Ausbreiten und klärende Herabführen. Auf diese Weise regiert sie das Qi, lenkt die Atmung, unterstützt das Herz beim Bewegen des Blutes und gewährleistet die Durchgängigkeit der Wasserwege.

Die **ausbreitende und entfaltende Funktion der Lunge** zeigt sich in drei Aspekten:

- Ausscheiden des trüben Qi durch die Ausatmung
- Verteilung der Feinstoffe und Körpersäfte im ganzen Leib und in die Haut
- Verbreitung des Schutzwächter-Qi, das auch den Schweißaustritt über die Haut reguliert

Zur Verteilungsfunktion der Lunge heißt es im *Huangdi neijing:*

Was heißt Qi? Qi Bo sprach: „Ist der Obere Jiao geöffnet und aussendend, so verbreitet er die Geschmacksrichtungen der Fünf Getreidesorten, bedampft die Haut, füllt den Leib aus, befeuchtet die Körperhaare, wie eine Berieselung durch Nebel und Tau; das nennt man das Qi."

Huángdì nèijīng • Língshū • Juéqì dìsānshí
(Leitfaden des Gelben Ahnherrschers, Innerer Band • Drehangel aller Wunderwirkungen • Das Beurteilen des Qi, als Dreißigstes)
黃帝內經 • 靈樞 • 決氣第三十

Huangdi sprach: „Ich habe gehört, dass Darm und Magen das Getreide aufnehmen und dass der Obere Jiao das Qi hinauslässt, um so die Unterteilungen des Fleisches zu erwärmen, die Knochen und Gelenke zu ernähren und die Spaltentexturen der Haut zu durchdringen."

Huángdì nèijīng • Língshū • Yōngjū dìbāshíyī
(Leitfaden des Gelben Ahnherrschers, Innerer Band • Drehangel aller Wunderwirkungen • Eiterbeulen und Geschwüre[11], als Einundachtzigstes)
黃帝內經 • 靈樞 • 癰疽第八十一

Das Schutzwächter-Qi durchzieht die Texturspalten der Haut und kontrolliert den Austritt des Schweißes aus den Poren. Die Poren werden daher auch als „Tore des Qi" (*qìmén* 氣門) bezeichnet.

[11] *yōng* 癰: „Erweichungs-Erkrankung"; *jū* 疽: „Fleischzerhacker-Erkrankung".

Die **bedächtig absenkende Funktion der Lunge** zeigt sich in den drei Aspekten:

- Aufnahme des klaren Qi durch die Einatmung, Vollendung durch die Niere (Metall bringt Wasser hervor)
- Verteilung der Feinsubstanzen und Säfte, Regulation der Wasserwege in Zusammenarbeit mit der Blase (Metall bringt Wasser hervor)
- Beseitigung von Fremdkörpern der Atemwege im Sinne einer Selbstreinigungskraft der Lunge

Die Funktionen des ausbreitenden Entfaltens und bedächtigen Absenkens ergänzen einander und sind unmittelbar miteinander verzahnt.

Die Lunge regiert die Bewegung des Wassers

Die Lunge ist zuständig für die durchgängige Abstimmung der Wasserwege. Sie ist die am höchsten gelegene Instanz der Verteilung von Flüssigkeiten im Leib.

Die Lunge ist die obere Quelle des Wassers.

Qīng • Táng Zōnghǎi • Xuèzhèng lùn • Zhǒngzhàng
(Qing-Dynastie • Tang Zonghai [1846–1897] • Abhandlung über die Krankheitszeichen des Blutes • Schwellungen und Anspannungen)
清 • 唐宗海 • 血證論 • 腫脹

Die Durchschleusung und Umwandlung des Wassers im menschlichen Leib wird hauptsächlich durch das Zusammenwirken von Lunge, Milz und Niere, Dünndarm, Dickdarm und Blase gewährleistet. Zu den wahrgenommenen Funktionen zählt einerseits die allseitige Befeuchtung der Organe und Gewebe und die Erzeugung von Schweiß, andererseits die Ausscheidung und Entsorgung von aufgebrauchten Flüssigkeiten über die Ausatmung aus der Lunge und die Harnentleerung über die Blase. Die Behandlungsmethode des Ausbreitens der Lunge und des Beförderns des Wassers wird im *Huangdi neijing* auch „Öffnen der Dämonen-Pforten" (*kāi guǐmén* 開鬼門) genannt und mit der überlieferten Metapher des „Hochhebens des Kessels und Abhebens des Deckels" beschrieben. Xu Dachun drückt es wie folgt aus:

Man öffnet die oberen Quellen, um den unteren Fluss zu befördern.

Qīng • Xú Dàchūn • Yīxué yuánliú lùn
(Qing-Dynastie • Xu Dachun [1693–1771] • Abhandlung über die Urquellen und Strömungen in der Medizin)
清 • 徐大椿 • 醫學源流論

Die Lunge sammelt die hundert Gefäße ein

Die Beziehung der Lunge zu den Gefäßen beinhaltet die folgenden beiden Aspekte:

- Die Lunge empfängt die Versammlung der hundert[12] Gefäße.
- Die Lunge bewegt das Blut.

Der erste Aspekt besagt, dass alle Blutgefäße auch zur Lunge führen. Der zweite Aspekt erklärt sich aus dem ersten und der Funktion,

[12] Mit den Zahlen 100, 1 000 und 10 000 wird in den alten Schriften nicht eine genaue Anzahl bezeichnet, sondern die etwa anzunehmende Zahl: die hundert Familien sind die etwa hundert Sippen und deren Familiennamen, die „tausend Dukaten" sind genug für einen wahren Schatz, die „zehntausend Wesen" sind alle nur möglichen Erscheinungen im Leben; „hundert Gefäße" meint einfach sämtliche Blut- und Qi-Gefäße.

dass die Lunge das Qi regiert. Das Qi bewegt das Blut, und somit ist die Lunge auch daran beteiligt, das Blut durch die Gefäße zu führen.

Das Qi der Nahrung betritt den Magen; trübes Qi kehrt zum Herzen zurück und überflutet als Jing die Gefäße. Das Gefäß-Qi durchströmt die Leitbahnen; das Leitbahn-Qi kehrt zur Lunge zurück; die Lunge sammelt die hundert Gefäße ein und transportiert Jing-Essenz zu den feinen Haaren der Haut.

Huángdì nèijīng • Sùwèn • Jīngmài biélùn piān dìèrshíyī (Leitfaden des Gelben Ahnherrschers, Innerer Band • Unbefangene Elementarfragen • 21. Kapitel: Eine weitere Abhandlung über die Leitbahnen und Gefäße)

黃帝內經 • 素問 • 經脉別論篇第二十一

Wang Bing (Wáng Bīng 王冰 [710–805]) erläutert:

Das Leitbahn-Qi kehrt zurück zum gesammelten Zong-Qi und wendet sich oben der Lunge zu. Die Lunge ist der prächtige Baldachin und nimmt die höchste Position ein. Aus ihr entstammt die regulierende Rhythmik. Daher empfängt sie die Versammlung der hundert Gefäße. Aus diesem Grunde sammelt die Lunge die hundert Gefäße ein, verteilt und wandelt dann das Essenz-Qi und transportiert es zu den feinen Haaren der Haut.

(zu finden bei Guo 2013, S. 219 f.)

Die Lunge beherrscht die rhythmische Regulation

Die Lunge unterstützt das Herz bei der Aufgabe, die Bewegung des Qi und des Blutes, die Verteilung der Körpersäfte und das Zusammenwirken der Zang- und Fu-Organe nach den natürlichen Rhythmen der Atmung und des Herzschlags regulierend einzuteilen. Vier Aspekte können unterschieden werden:

- Die Lunge lenkt die Atmung, die den Grundrhythmus des Lebens repräsentiert.
- Die Lunge reguliert rhythmisierend den Qi-Mechanismus.
- Die Lunge unterstützt das Herz bei der rhythmischen Bewegung des Blutes.
- Die Lunge reguliert rhythmisierend die Erneuerung der Körpersäfte.

Die Lunge regiert das Qi. Ist das Qi reguliert, so gibt es in den Quartiermeister- und Schutzwächter-Einflüssen, in den Zang-Langzeitspeichern und Fu-Zwischenlagern nichts, was nicht zur Ordnung gebracht werden könnte.

Míng • Zhāng Jièbīn • Lèijīng • Zàngxiànglèi • Shíèr guān (Ming-Dynastie • Zhang Jiebin • Nach Kategorien geordneter Leitfaden [1624] • Kategorie der äußeren Erscheinungen der Zang-Langzeitspeicher • Die Zwölf Ämter)

明 • 張介賓 • 類經 • 臟象類 • 十二官

Das Beherrschen der rhythmischen Regulation ist im Grunde die Zusammenfassung aller anderen Funktionen der Lunge aus einer übergeordneten Perspektive.

Die physiologischen Besonderheiten der Lunge

Die Lunge dient als prächtiger Baldachin

Im alten China wurde das Verdeck der Reisekutschen als „Baldachin" (*gài* 蓋) bezeichnet. Die Lunge nimmt unter den Inneren Organen die höchste Position ein und legt sich über das Herz und die anderen Organe wie ein Baldachin und hat so die Funktion eines Schutzschirms nach außen. Die Lunge beherrscht die Oberfläche des gesamten Leibes und ist außen mit der Haut und den Körperhaaren verbunden. Sie sendet das Schutzwächter-Qi aus und verbreitet es, widersetzt sich den äußeren Übeln, hegt und behütet die Muskulatur der Oberfläche. Die Lunge beherrscht das Qi des gesamten Leibes und reguliert die Rhythmik des Qi-Mechanismus, weshalb es auch heißt, dass die Lunge der Anführer der Zang-Langzeitspeicher sei. Die Lunge ist das Einfallstor für äußere schädigende Einflüsse, vor allem Wind und Kälte, die gerne auch über die Nase eintreten. Der Faktor Trockenheit spielt vor allem für die Lunge eine wichtige Rolle, weniger für andere Organe.

Die Lunge ist der fragile Zang-Langzeitspeicher

Die Lunge ist in ihrem Aufbau von Geklärtheit, Zartheit und Ungefülltheit geprägt: Mit einem Einatmen füllt sie sich, mit einem Ausatmen entleert sie sich. Sie erträgt schlecht den Einfall äußerer Krankheitsfaktoren und kann kaum ein Körnchen Senf aufnehmen. Daher gilt entsprechend für die Therapie der Leitsatz: „Man behandle den Oberen Jiao wie eine Feder; geht man es nicht sanft an, lässt (es) sich nicht beheben." (*zhì shàngjiāo rúyǔ fēiqīng bùjǔ* 治上焦如羽, 非輕不舉).

Jing, Qi, Yin und Yang der Lunge

Die **Jing-Essenz** der Lunge wird in Form der Körpersäfte und der feinen Anteile von Wasser und Getreide von der Milz an die Lunge weitergegeben. Die Lunge verteilt die Essenz zur Befeuchtung nach oben zu Kopf, Gesicht und Sinnesöffnungen, nach außen zur Haut und zu den Körperhaaren und nach unten zu den Zang- und Fu-Organen. Schweiß und Rotz werden daher aus dem Lungen-Jing gebildet.

Das Lungen-Jing wandelt sich zu Lungen-Qi und verbindet sich mit dem klaren Qi der Luft und dem Qi des Herzen zum in der Brust gesammelten Zong-Qi (*zōngqì* 宗氣).

Das **Lungen-Qi** setzt sich aus dem Lungen-Yin und dem Lungen-Yang zusammen. Das **Lungen-Yin** ist für das befeuchtende Ernähren, das tiefe Absenken und das besänftigende Niederringen zuständig. Das **Lungen-Yang** besorgt die milde Erwärmung, das sich ausbreitende Aussenden und die anregende Stimulation.

Treten die Getränke in den Magen ein, so ergibt sich eine Überflutung mit Essenz-Qi, die nach oben zur Milz transportiert wird. Das Milz-Qi verteilt die Essenz, die oben in die Lunge einkehrt. Sind die

Wasserwege durchgängig abgestimmt, so findet ein Transport zur Blase hinab statt. So verteilen sich Wasser und Essenz in alle vier Richtungen und die Fünf Leitbahnen werden gemeinsam durchzogen. Geschieht dies in Übereinstimmung mit den Vier Jahreszeiten, den Fünf Zang-Langzeitspeichern und mit Yin und Yang, so ist dies gemäß der Schrift „Einschätzung der Ausmaße"[13] *als ordnungsgemäß anzusehen.*

Huángdì nèijīng • Sùwèn • Jīngmài biélùn piān dìèrshíyī (Leitfaden des Gelben Ahnherrschers, Innerer Band • Unbefangene Elementarfragen • 21. Kapitel: Eine weitere Abhandlung über die Leitbahnen und Gefäße)

黃帝內經・素問・經脉別論篇第二十一

Die äußeren und inneren Manifestationen der Lunge

Unter den Geweben mit der Haut verbunden, ihr Glanz liegt in den Körperhaaren

Unter die Bezeichnung „Haut und Körperhaare" sind die Funktionen der Haut, der Schweißdrüsen und der feinfühligen Körperhärchen zu fassen. Die hier stattfindenden Vorgänge sind vom Wechselspiel zwischen Schutzwächter-Qi und Körpersäften bestimmt. Dabei handelt es sich um die Abwehr des Angriffs von üblem Qi von außen, die Regulation der Erneuerung der Körpersäfte, die Regulation der Körpertemperatur und die Unterstützung der Atmung.

Die Einwirkung der Lunge auf Haut und Körperhaare beinhaltet die folgenden Aspekte im Zusammenhang mit dem Schutzwächter-Qi:

- Aussendung und Verteilung des Schutzwächter-Qi in der Haut und an den Körperhaaren
- Erwärmung der Unterteilungen des Fleisches durch das Schutzwächter-Qi
- Ausfüllen der Haut mit Körpersäften und Schutzwächter-Qi
- Bedüngen der Texturspalten der Haut mit Körpersäften und Schutzwächter-Qi
- Steuerung des Öffnens und Schließens der Poren
- Abwehr des Eindringens von äußerem Übel

Die Einwirkung der Lunge auf Haut und Körperhaare beinhaltet die folgenden Aspekte im Zusammenhang mit der Jing-Essenz:

- Verteilung von Jing und ausgewählten Anteilen des Wassers und des Getreides an die Oberfläche, um dort Haut, Körperhaare, Muskeln und Texturspalten zu nähren
- Verleihung von Glanz und gesunder roter Färbung an die Haut

Die Wechselwirkungen zwischen Haut, Körperhaaren und Lunge beinhalten die folgenden Aspekte:

- Haut und Körperhaare senden im Rahmen der rhythmischen Regulation der Atmung das Lungen-Qi aus und verteilen es.
- Haut und Körperhaare nehmen äußere Übel auf und können diese an die Lunge weitergeben.

Die Funktion der Poren in der Haut mit den Schweißdrüsen wird im *Huangdi neijing* mit den Ausdrücken „verborgene Residenzen" (*xuánfǔ* 玄府) oder „Tore des Qi" (*qìmén* 氣門) beschrieben. Dies verdeutlicht, dass neben der offensichtlichen Funktion der Lunge in der Atmung noch ein verborgener Qi-Austausch zwischen Außen und Innen an der Oberfläche des Leibes über besondere, feine und kaum sichtbare Pforten stattfindet, der ebenfalls unter dem Kommando der Lunge steht. Gleichzeitig sind diese geheimnisvollen Orte die Eintrittsstellen der von außen schädigend eindringenden Krankheitsfaktoren.

Unter den Körperlöchern als Nase

Die Nase ist Aus- und Eintrittspforte der Atmung und steht in direkter Verbindung mit der Lunge. Sie stellt die höchstgelegene Stelle der Atemwege dar. Luftröhre, Kehle, Rachen und Nase schließen als sogenannte „Lungen-Anbindung" direkt an die Lunge an.

Die Nase ist das amtsausübende Organ der Lunge.

Huángdì nèijīng • Língshū • Wǔyuè wǔshǐ dìsānshíqī (Leitfaden des Gelben Ahnherrschers, Innerer Band • Drehangel aller Wunderwirkungen • Die Fünf Beobachter und die Fünf Beauftragten, als Siebenunddreißigstes)

黃帝內經・靈樞・五閱五使第三十七

Das Lungen-Qi zieht sich durch bis zur Nase. Steht die Lunge in Harmonie, so vermag die Nase Gestank und Duft zu erkennen.

Huángdì nèijīng • Língshū • Màidù dìshíqī (Leitfaden des Gelben Ahnherrschers, Innerer Band • Drehangel aller Wunderwirkungen • Die Einteilungen der Gefäße, als Siebzehntes)

黃帝內經・靈樞・脈度第十七

Die Lunge zeigt sich unter den emotionalen Zuständen als Kummer (Traurigkeit)

Im *Huangdi neijing* wird sowohl der Kummer als auch die Traurigkeit als Emotion der Lunge bezeichnet. Im Hinblick auf die gegenseitige Beeinflussung von Emotionen heißt es im klassischen Leitfaden allerdings: „Trauer besiegt die Wut". Traurigkeit und Kummer im Überfluss üben einen vergleichbar störenden Effekt auf die funktionellen Aktivitäten der Lunge aus: Das Atmen fällt schwerer, und es stellt sich ein Beklommenheitsgefühl im Brustkorb ein. Bei erschöpftem Lungen-Qi besteht eine erhöhte Anfälligkeit für niedergedrückte Stimmungen.

Bei Trauer schwindet das Qi.

Huángdì nèijīng • Sùwèn • Jǔtòng lùn piān dìsānshíjiǔ (Leitfaden des Gelben Ahnherrschers, Innerer Band • Unbefangene Elementarfragen • 39. Kapitel: Erörterung des Aufkommens von Schmerzen)

黃帝內經・素問・舉痛論篇第三十九

Unter den Körpersäften als Rotz

In gewissem Umfang stellt der Rotz den natürlichen Befeuchtungsfilm der Naseninnenräume dar. Im Krankheitsfall kann der Nasenrotz die Nase verstopfen. Die Beschaffenheit des Nasenschleims

[13] *Kuídù* 揆度; der Name eines Kapitels aus einer verloren gegangenen Schrift.

kann über den eingedrungenen Krankheitsfaktor Auskunft geben: Dünnflüssiger weißer Schleim deutet auf Kälte, zäher gelber Schleim auf Hitze, wenig und eingetrockneter Schleim auf Trockenheit, hellrot blutiger Schleim auf Blut-Hitze.

Die Fünf Zang-Langzeitspeicher bilden die Säfte durch Wandlung; […] die Lunge bildet Rotz.

Huángdì nèijīng • Sùwèn • Xuānmíng wǔqì piān dìèrshísān (Leitfaden des Gelben Ahnherrschers, Innerer Band • Unbefangene Elementarfragen • 23. Kapitel: Verbreitung der Erhellungen über die Fünf Qi)

黃帝內經 • 素問 • 宣明五氣篇第二十三

Mit dem Herbst-Qi in der Entsprechung verbunden

Der Herbst und die Lunge entsprechen der Wandlungsphase Metall. Das Herabfallen der Blätter von den Bäumen entspricht der bedächtig absenkenden Funktion der Lunge. Die Lunge gilt als Yin im Yang; die Hitze des Spätsommers wird im Herbst durch die aufkommende Kälte zurückgedrängt. Das Wachstum hat seinen Zenit überschritten und bildet sich wieder zurück. Das zur Lunge aufgestiegene Qi wird wieder herabbewegt. Die Lunge weist wieder in die Schranken und zieht die Kräfte zusammen. Daher heißt es: „der Herbst empfängt", „der Winter speichert".

In den drei Monaten des Herbstes […] sende man die emotionalen Zustände in die Stille, um die Martern des Herbstes abzumildern. Das konzentrierte Sich-Sammeln des Shen-Qi bringt das Herbst-Qi in Balance. Die emotionalen Zustände werden nicht nach außen gebracht, wodurch das Lungen-Qi zur Klärung veranlasst wird. Das ist die angemessene Erwiderung des Herbst-Qi, das DAO des Hegens und Empfangens.

Huángdì nèijīng • Sùwèn • Sìqì tiáoshén dàlùn piān dìèr (Leitfaden des Gelben Ahnherrschers, Innerer Band • Unbefangene Elementarfragen • 2. Kapitel: Große Abhandlung über das Regulieren des Shen gemäß der Vier Qi)

黃帝內經 • 素問 • 四氣調神大論篇第二

Die westliche Himmelsrichtung bringt die Trockenheit hervor, die Trockenheit bringt das Metall hervor, das Metall bringt das Scharfe hervor, das Scharfe bringt die Lunge hervor, die Lunge bringt die Haut und die Körperhaare hervor, die Haut und die Körperhaare bringen die Niere hervor. Die Lunge regiert die Nase. Im Himmel als Trockenheit, auf der Erde als Metall, unter den Geweben als Haut und Körperhaar, unter den Speichern als Lunge, unter den Farben als Weiß […].

Huángdì nèijīng • Sùwèn • Yīnyáng yìngxiàng dàlùn piān dìwǔ (Leitfaden des Gelben Ahnherrschers, Innerer Band • Unbefangene Elementarfragen • 5. Kapitel: Große Abhandlung über die Yin und Yang entsprechenden Erscheinungen)

黃帝內經 • 素問 • 陰陽應象大論篇第五

10.4.4 Die Leber (gān 肝)

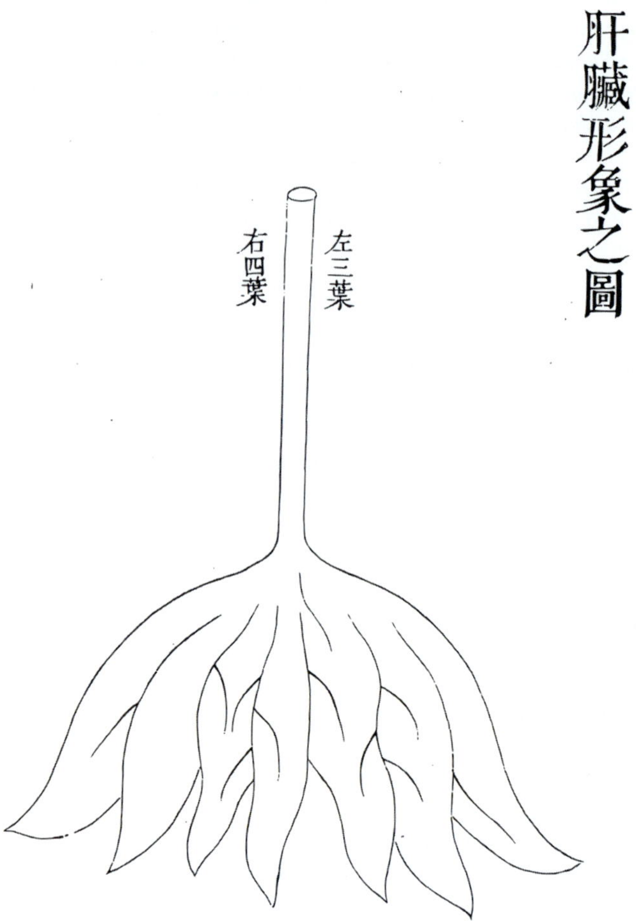

Abb. 10.15 Darstellung der Leber in der Kaiserlichen Enzyklopädie *Gǔjīn túshū jíchéng* 古今圖書集成 (Umfassende Sammlung von Schriften und Illustrationen vom Altertum bis zur Gegenwart; zwischen 1700 und 1725 erstellt) [X386]

Das Partikel 干 des Zeichens für die Leber sollte nicht auf die Funktion einer rein phonematischen Signatur reduziert werden.

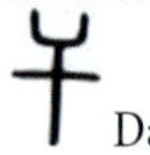

Das Zeichen soll ursprünglich den „Schildpanzer eines Kriegers" bezeichnet haben, aber auch „gabelartige Gerätschaften", oder kann als Verb „einmischen, eindringen" oder „etwas angehen" bedeuten. Das Bild des Zeichens in der Siegelschrift erinnert auch an einen antiken Pflug. Das Zeichen 肝 kann daher auch als „durchdringendes Organ" aufgefasst werden. Die Leber stellt in der Allegorie mit dem Staatswesen den General dar, der die klugen Strategien entwickelt.

Die Leber befindet sich unter den unteren Rippen. Die Hauptaufgaben der Leber bestehen in der Speicherung des Blutes, im Ausbaggern und im Drainieren. Die Leber gilt als robustes Organ. Sie beherrscht das Aufsteigen und das Bewegen. Ihre körperliche Struktur entspricht dem Yin, ihre Funktion dem Yang. Die Leber speichert die flüchtige Seele (*hún* 魂) und ist für die planvollen Überlegungen zuständig.

Die Leber ist unter den Geweben mit den Sehnen verbunden, findet ihren Glanz in den Nägeln, äußert sich im Gemüt als Zorn, tritt unter den Körpersäften als Tränenflüssigkeit in Erscheinung und öffnet sich in den Körperlöchern der Augen.

Was die Leber anbetrifft, so ist sie die Wurzel der äußersten Ausschöpfung, der Wohnsitz der flüchtigen Seele (hún 魂). Ihr Glanz findet sich in den Nägeln, ihre Fülle in den Sehnen. Sie bewirkt das Hervorbringen von Blut und Qi.

Huángdì nèijīng • Sùwèn • Liùjié zàngxiàng lùn piān dìjiǔ
(Leitfaden des Gelben Ahnherrschers, Innerer Band • Unbefangene Elementarfragen • 9. Kapitel: Abhandlung über die Sechs Zeitabschnitte und die Gestaltannahme der Zang-Langzeitspeicher)
黃帝內經 • 素問 • 六節臟象論篇第九

Die Gallenblase und ihre Leitbahn stehen mit der Leber und ihrer Leitbahn in der Oberfläche-Innen-Beziehung. Zur Yin- und Yang-Zugehörigkeit der Leber bestehen voneinander abweichende Theorien. In einer Textstelle im *Lingshu* wird die Leber dem männlichen Yang-Prinzip zugeordnet:

Qi Bo sprach: „Die Leber ist ein männlicher Speicher, ihre Farbe ist grünbläulich, ihre Zeit ist der Frühling, ihr Ton ist Jue (jué 角), ihr Geschmack ist sauer, ihre Tage sind der Erste (jiǎ 甲) und der Zweite (yǐ 乙).“

Huángdì nèijīng • Língshū • Shùnqì yīrì fēnwèi sìshí dìsìshísì
(Leitfaden des Gelben Ahnherrschers, Innerer Band • Drehangel aller Wunderwirkungen • Das orthograde Qi teilt sich an einem Tag in vier Zeitabschnitte, als Vierundvierzigstes)
黃帝內經 • 靈樞 • 順氣一日分為四時第四十四

In anderen Passagen des Leitfadens finden sich hierzu unterschiedliche Aussagen:

Die Leber gilt als das Shaoyang im Yin.

Huángdì nèijīng • Língshū • Yīnyáng xì rìyuè dìsìshíyī
(Leitfaden des Gelben Ahnherrschers, Innerer Band • Drehangel aller Wunderwirkungen • Yin und Yang betreffen Sonne und Mond, als Einundvierzigstes)
黃帝內經 • 靈樞 • 陰陽係日月第四十四

Der Bauch gilt als Yin; das Yang inmitten des Yin, das ist die Leber.

Huángdì nèijīng • Sùwèn • Jīnguì zhēnyán lùn piān dìsì
(Leitfaden des Gelben Ahnherrschers, Innerer Band • Unbefangene Elementarfragen • 4. Kapitel: Abhandlung über die wahrhaftigen Äußerungen im Goldenen Bücherschrein)
黃帝內經 • 素問 • 金匱真言論篇第四

Was die Leber anbetrifft, […] so gilt diese als Shaoyang inmitten des Yang.

Huángdì nèijīng • Sùwèn • Liùjié zàngxiàng lùn piān dìjiǔ
(Leitfaden des Gelben Ahnherrschers, Innerer Band • Unbefangene Elementarfragen • 9. Kapitel: Abhandlung über die Sechs Zeitabschnitte und die Gestaltannahme der Zang-Langzeitspeicher)
黃帝內經 • 素問 • 六節臟象論篇第九

In der Natur steht die Leber mit dem Frühlings-Qi in Resonanz. Sie ist der Grundwesenheit des Holzes zugeordnet.

Der einundvierzigste schwer zu erwidernde Einwurf lautet: Einzig besitzt die Leber zwei Blätter; womit hat dies seine Entsprechung? Nun, die Leber, das ist die östliche Richtung und das Holz; das Holz, das ist der Frühling. Beginnen die Zehntausend Wesen zu entstehen, so sind sie noch jung und klein, und ihrem Sinn ist noch nichts anverwandt. Das vergangene Taiyin[14] ist noch nah, zum Taiyang[15] besteht doch kein weiter Abstand, so als ob (der Frühling) zwei Herzen hätte. Daher gibt es entsprechend zwei Blätter (der Leber), was wiederum den Blättern der Bäume entspricht.

Nànjīng • Sìshíyī nàn
(Leitfaden der schwer zu erwidernden Einwürfe: 41. Einwurf)
難經 • 四十一難

In den Klassikern finden sich weitere Aussagen zur äußeren Gestalt der Leber:

Bei denjenigen mit einer blaugrünlichen Farbe und winzig kleiner Spaltentextur der Haut ist die Leber klein. Bei denjenigen mit grober Spaltentextur der Haut ist die Leber groß. Bei denjenigen mit geweiteter Brust und nach außen gekehrten unteren Rippen steht die Leber hoch. Bei denjenigen mit eng geschlossen stehenden Flanken und sich verjüngenden unteren Rippenbögen wie bei einem Hasen steht die Leber tief. Bei denjenigen mit gut ausgebildetem Brustkorb und gut ausgebildeten Flanken ist die Leber fest. Bei denjenigen mit schwachen Flankenknochen ist die Leber mürbe. Bei denjenigen, die ein gut ausgewogenes Verhältnis von Brustkorb und Bauchraum aufweisen, steht die Leber gerade aufrecht. Bei denjenigen mit seitlich abstehenden unteren Rippenbögen steht die Leber ebenfalls schräg geneigt.

Huángdì nèijīng • Língshū • Běnzàng dìsìshíqī
(Leitfaden des Gelben Ahnherrschers, Innerer Band • Drehangel aller Wunderwirkungen • Die Eigenheiten der Zang-Langzeitspeicher, als Siebenundvierzigstes)
黃帝內經 • 靈樞 • 本臟第四十七

Die Leber ist vier Jin und vier Liang schwer, links drei Blätter, rechts vier Blätter, insgesamt sieben Blätter. Sie ist für die Speicherung der flüchtigen Hun-Seele zuständig.[16]

Nànjīng • Sìshíèr nàn
(Leitfaden der schwer zu erwidernden Einwürfe: 42. Einwurf)
難經 • 四十二難

In den historischen Darstellungen der Medizin in China weichen die Angaben zur Anatomie und Position der Leber zum Teil weit voneinander ab. So gibt es Schulen, die die Leber links lokalisieren, und andere, die die anatomische Lage auf der rechten Seite verfechten, wobei zuweilen anatomische und funktionelle Aspekte miteinander konfundiert werden. Auch hinsichtlich der Aufteilung der Leber in einzelne „Blatter“ bestehen unterschiedliche Ansichten.

10

[14] Das Taiyin, die große Dunkelheit, symbolisiert den Winter.
[15] Das Taiyang, die große Helligkeit, symbolisiert den Sommer; der Frühling steht zwischen beiden, dem Winter noch nah, dem Sommer nicht fern.
[16] Ein Jin entspricht ca. 500 g, ein Liang entspricht ca. 50 g.

Die physiologischen Funktionen der Leber

Die Leber ist für das Ausbaggern und Drainieren zuständig

Mit „Ausbaggern“ (*shū* 疏) ist das Durchgängig-Halten der Leitbahnen und Gefäße wie bei einem Flussbett gemeint. „Drainieren“ (*xiè* 泄) bezeichnet das Im-Fluss-Halten und Ausströmen-Lassen wie das Fließen in Bewässerungsgräben. Die Leber befördert die fließende Verteilung des Qi im gesamten Leib.

Im ersten Frühlingsmonat wird zunächst die Milz dargebracht[17] *[…] ihr Gefäß ist ausgebaggert, um die Überführung zu ermöglichen, […] die voll entwickelte Wirksamkeit liegt im Holz.*

Lǐjì • Yuèlìng

(Aufzeichnungen der Riten • Kommando des Mondes)

禮記 • 月令

Die Periode der Erzeugung und des Hervorbringens wird Aufbruch aus dem Abgestandenen genannt. Die Erde wird ausbaggernd gelockert [shū 疏*] und drainiert [xiè* 泄*], das grünliche Qi reicht in alle Regionen. Das Yang wird harmonisiert; es verteilt sich und führt die Wandlung herbei. Dem folgt das Yin-Qi. Das hervorbringende Qi verbreitet den Wandel, so dass die Zehntausend Wesen florieren. Sein Wandel lässt entstehen, sein Qi ist anmutig, sein Regime wirkt verteilend, sein Kommando lautet geordnete Ausbreitung, seine Bewegung erzeugt Drehschwindel und Gipfelerkrankungen [diānbìng* 巔病*, Beschwerden im Kopfbereich], seine Wirkkraft besteht im summenden Wind, der sich dem Auflösen und Aufbrechen hingibt, seine Umformung wirkt aufrüttelnd, auseinanderziehend, aufbrechend und herausreißend. Die ihm entsprechenden Getreidearten sind der Sesam und der Reis, die Haustiere sind Hahn und Hund, seine Früchte Pflaume und Pfirsich, seine Färbung grünlich, gelblich und weißlich, seine Geschmacksrichtungen sauer, süß und scharf, seine natürliche Erscheinung ist der Frühling, seine Leitbahnen sind das Fuß-Jueyin und -Shaoyang, seine Zang-Langzeitspeicher sind Leber und Milz, das ihm entsprechende Gewürm sind Raupe und Laus, die ihm entsprechenden dinglichen Erscheinungen sind innerlich und äußerlich hart, die ihm entsprechende Krankheit die Wut. In einer Periode des oberen Zhi [zhǐ* 徵*]*[18] *ist sein Qi gegenläufig; die ihm entsprechenden Krankheiten sind Erbrechen und Durchfall. Wird seine Wirkkraft nicht eingesetzt, so revanchiert sich dafür das es zügelnde Qi*[19]*. Das Herbst-Qi wirkt kraftvoll-bedrängend, schlimmstenfalls wird es zur tödlichen Bedrohung. Kühl-klares Qi trifft in großem Ausmaß ein, Gräser und Bäume verwelken und sinken hernieder: So schädigt das Üble die Leber.*

Huángdì nèijīng • Sùwèn • Wǔchángzhèng dàlùn piān dìqīshí

(Leitfaden des Gelben Ahnherrschers, Innerer Band • Unbefangene Elementarfragen • 70. Kapitel: Große Abhandlung über die Fünf gewöhnlichen Arten eines Regimes)

黃帝內經 • 素問 • 五常政大論篇第七十

In späteren Zeiten wird zusammenfassend davon gesprochen, dass die Leber das geordnete Durchdringen liebt und die niedergedrückte Gehemmtheit verabscheut.

Zhū Zhènhēng 朱震亨 hinterließ die folgenden Aussagen:

Was die verschließende Speicherung beherrscht, das ist die Niere. Was das ausbaggernde Drainieren leitet, das ist die Leber. Beide Zang-Langzeitspeicher besitzen jeweils ein Minister-Feuer; sie verbinden sich nach oben mit dem Herzen, dem sie zugehörig werden. Das Herz, das ist das Regenten-Feuer; wird es von den Dingen angerührt, so verändert sich seine Bewegung. Gerät das Herz in Bewegung, so stürzt es das Regenten-Feuer in unbesonnene Aktionen. Durch die Bewegung setzt sich das Jing spontan in Gang, und die Minister-Feuer richten sich gefügig auf. Obwohl sie sich nicht überkreuzen, so fließen sie doch ausbaggernd und drainierend in verborgenen Strömen.

Yuán • Zhū Dānxī • Gézhì yúlùn • Yángyǒuyú yīnbùzú lùn

(Yuan-Dynastie • Zhu Danxi [1281–1358] • Weitere Abhandlung über die Erkenntnisse aus dem Gepräge der Dinge • Abhandlung über den Überschuss im Yang und das unzureichende Yin)

元 • 朱丹溪 • 格致餘論 • 陽有餘陰不足論

Zhu Zhenheng, auch Zhu Danxi genannt (➤ Abb. 10.16), spricht hier zwei mögliche Bedeutungen des „Ausbaggerns“ und „Drainierens“ an: Zum einen wird es auf die physiologische Funktion des Samenergusses beim Mann bezogen, zum anderen meint es die pathologische frühzeitige Ejakulation durch unkontrollierte Erregung der Minister-Feuer. Allerdings beschränkt der Autor die Einflussnahme der Leber nicht auf das Bewegen des Jing, sondern bezieht diese Funktion auf alle verborgenen Ströme von vitalen Substanzen im Leib.

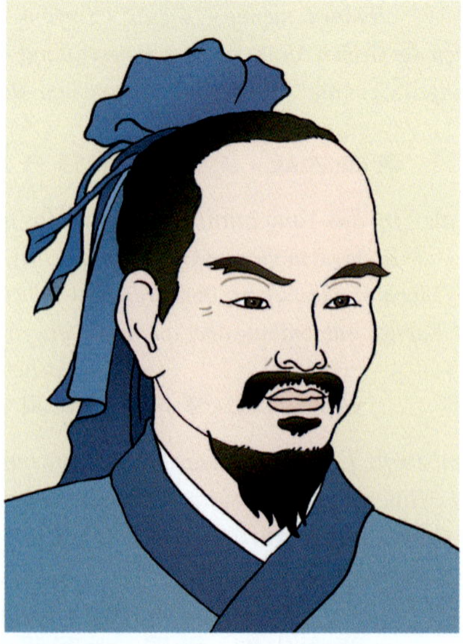

Abb. 10.16 Zhu Danxi [M297]

[17] Der Ausdruck „Darbringung“ spielt auf die Hingabe an die himmlischen und irdischen Ordnungen an; er meint also das Einbringen oder Aktivieren der Milz zur Einleitung des Prozesses der Erneuerung im Frühling unter dem Einfluss der Leber; da aus der Milz alles Entstehen und Wachsen hervorgeht, muss die Milz demzufolge zunächst der Leber zur „Bearbeitung“ dargebracht werden, damit die Erde unter dem Einfluss des Leber-Holzes wieder geöffnet und gelockert wird.

[18] Der vierte Ton in der antiken pentatonischen Musik Chinas, der der Wandlungsphase des Feuers zugeordnet ist; die damit bezeichnete Periode umfasst vier Jahre, in denen das Wetter vom Regenten-Feuer des Shaoyin und vom Minister-Feuer des Shaoyang beherrscht ist; das Holz-Qi besitzt einen Überschuss, bewegt sich daher nach oben und bringt Feuer hervor; das Kind residiert so oberhalb der Mutter, was zur Gegenläufigkeit des Qi führt.

[19] Kann sich das Holz-Qi der Leber nicht vollständig entfalten, so fordert es die Zügelung durch die kontrollierende Grundwesenheit des Metalls heraus: Metall beutet Holz aus. Der gesamte Passus beschäftigt sich mit Phänomenen, die das Holz-Qi der Leber betreffen.

10

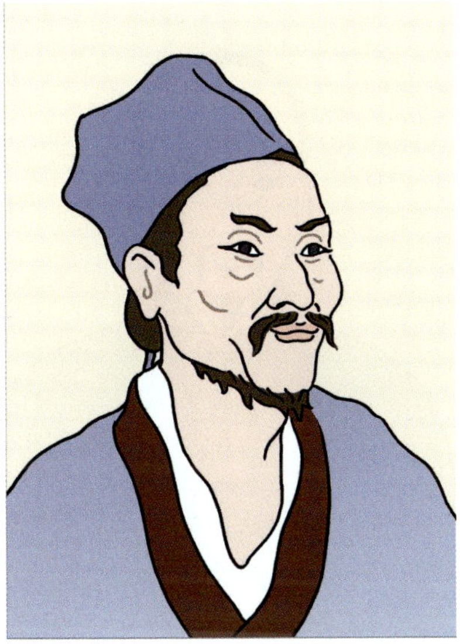

Abb. 10.17 Bildnis des Miao Xiyong (1546–1627) [M297]

Auch von anderen Autoren werden die Funktionen des Aufsteigen- und Entwickeln-Lassens der Leber betont. Dem Bild der Grundwesenheit des Holzes entsprechend durchdringen die Wurzeln des Holzes den Boden, entwickelt sich der Stamm nach oben hin aufsteigend und breiten sich die Triebe in alle Richtungen aus.

Das Unterstützen des Sprießens und die geordnete Ausbreitung, das sind die Manifestationen des Holzes. Aufsteigen-Lassen, Entwickeln, Öffnen und Entfalten, das sind die Funktionen des Hun.

Míng • Miào Xīyōng (➤ Abb. 10.17) • Shénnóng béncǎo jīng shū • Wǔzàngkǔ yù bǔxiè lùn

(Ming-Dynastie • Miao Xiyong [1546–1627] • Ausgrabung der Erkenntnisse aus dem Leitfaden der einheimischen Pharmakopöe des Mythischen Landmanns • Abhandlung über das Verlangen der Leiden der Fünf Zang-Langzeitspeicher nach Auffüllung oder Ableitung)

明．繆希雍．神農本草經疏．五臟苦欲補瀉論

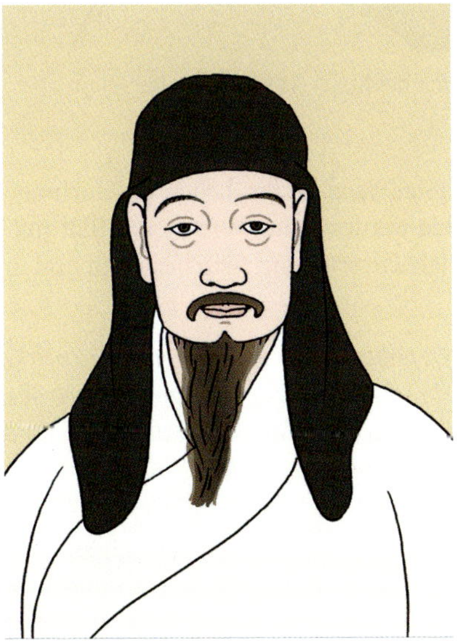

Abb. 10.18 Bildnis des Zhang Lu (1617–1698) [M297]

Die Leber speichert das Qi des Aufsteigens und Sich-Entwickelns; floriert das lebendige Qi, so zirkuliert es in den Fünf Zang-Langzeitspeichern allumfassend; wird das lebendige Qi eingedämmt, so verweilt es in den Fünf Zang-Langzeitspeichern an seinem Ort.

Qīng • Zhāng Lù (➤ Abb. 10.18) • Zhāngshì yītōng • Juàn shíèr

(Qing-Dynastie • Zhang Lu [1617–1698] • Zhangs Überblick über die Medizin • 12. Band)

清．張璐．張氏醫通．卷十二

Die Leber entspricht dem Holz und vermag (die Verteilungswege für) Wasser und Getreide auszubaggern und zu drainieren. Wird die Milz-Erde von der ausbaggernd-lockernden und drainierenden (Kraft der) Leber erfasst, dann werden Getränke und Speise zum Yang des Leber-Holzes umgewandelt.

Qīng • Táng Zōnghǎi • Zhōngxī huìtōng yījīng jīngyì • Shàngjuàn • Wǔzāng suǒzhǔ

(Qing-Dynastie • Tang Zonghai [1846–1897] • Die feinsinnigen Inhalte in der Zusammenschau chinesischer und westlicher Leitfäden der Medizin • Oberer Band • Was von den Fünf Schmutzigen Orten[20] beherrscht wird)

清．唐宗海．中西匯通醫經精義．上卷．五髒所主

Aus den zitierten Aussagen wird deutlich, dass die physiologische Funktion des Ausbaggerns und Drainierens der Leber die folgenden Aspekte umfasst:

- Durchgängiges Ausbaggern der Verteilungswege für Qi, Blut und Körpersäfte
- Harmonische Abstimmung der geistigen Aktivitäten und des Gemütszustands
- Unterstützung der Verdauungsarbeit von Milz und Magen
- Rhythmische Regulation des Samenausstoßes beim Mann und der Menstruation bei der Frau

Durchgängiges Ausbaggern der Verteilungswege für Qi, Blut und Körpersäfte

Die grundlegende Auswirkung der ausbaggernden Funktion der Leber ist die Erstellung eines ungehinderten Flusses der Qi-Mechanik. So bleiben die Leitbahnen und Netzgefäße durchgängig, Qi und Blut aufeinander abgestimmt und die Zang- und Fu-Organe im harmonischen Zusammenspiel.

Daher entspringt das von dem einen Yang ausgesandte und hervorgebrachte Qi dem Jueyin, und es gibt keinen Bereich, den das gesamte Qi des Leibes, von oben bis unten, nicht durchstreifen würde. Ist die Leber in Harmonie, so wird das Qi hervorgebracht; es lässt die Zehntausend Wesen heranwachsen und dient den Prozessen der Generierung und Transformation in sämtlichen Zang-Organen.

Qīng • Shěn Jīnáo (➤ Abb. 10.19) • Zábìng yuánliú xīzhú • Gānbìng yuánliú

(Qing-Dynastie • Shen Jinao [1717–1776] • Die Nashornkerze[21] der Urquellen und Strömungen verschiedener Krankheiten • Urquellen und Strömungen der Leber-Krankheiten)

清．沈金鳌．雜病源流犀烛．肝病源流

[20] *zāng* 髒 bedeutet „schmutzig" und ist ein alternatives Schriftzeichen für *zàng* 臟 (Langzeitspeicher).

[21] Das Nashorn (*xī* 犀) symbolisiert eine ein- und durchdringende Kraft, die Kerze (*zhú* 烛) symbolisiert die Erhellung und Beleuchtung eines Sachverhalts.

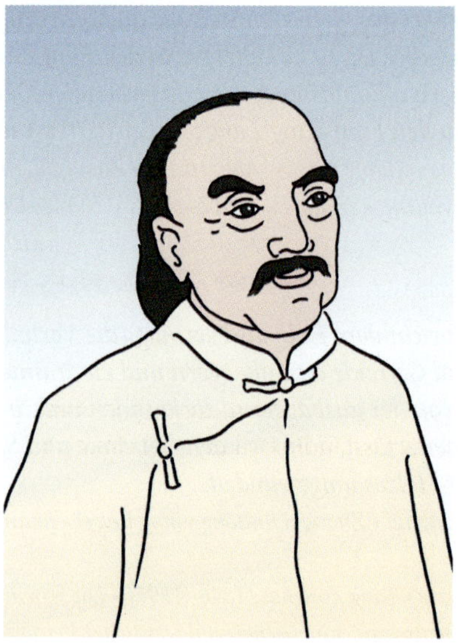

Abb. 10.19 Bildnis des Shen Jinao (1717–1776) [M297]

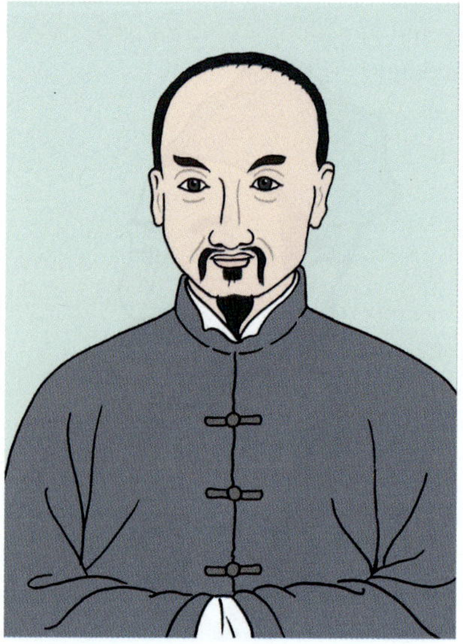

Abb. 10.20 Bildnis des Lin Peiqin (1772–1839) [M297]

Wird das Leber-Qi in seiner Ausbreitung behindert, so entstehen häufig die folgenden Krankheitszustände:

- „Unterdrückung und Verknotung des Leber-Qi" (*gānqì yùjié* 肝氣鬱結)
- „Nach oben gegenläufiges Leber-Qi" (*gānqì shàngnì* 肝氣上逆)
- „Nach oben loderndes Leber-Feuer" (*gānhuǒ shàngyán* 肝火上炎)

Die Natur des Leber-Holzes ist das Aufsteigen und Entwickeln; es nimmt keine Hemmung oder Unterdrückung an. Wird es dennoch unterdrückt, dann wird das Leitbahn-Qi gegenläufig und es führt zu Aufstoßen, Spannungsgefühl, Übelkeit und Erbrechen, plötzlichen Wutausbrüchen mit Flankenschmerzen, Völlegefühl der Brust und Unterbrechung der Nahrungsaufnahme, Durchfall unverdauter Speisereste und Inguinalhernien [tuíshàn 癩疝 *][22]; all dies ist (Ausdruck von) schräg- und gegenläufigem Leber-Qi.*

Qīng • Lín Pèiqín (➤ Abb. 10.20) • Lèizhèng zhìcái • Gānqì gānhuǒ gānfēng (Qing-Dynastie • Lin Peiqin [1772–1839] • Ausschnitte der Behandlung nach den Kategorien der Krankheitszeichen geordnet • Leber-Qi Leber-Feuer Leber-Wind)

清・林佩琴・類證治裁・肝氣肝火肝風

Das Blut folgt dem Kommando des Qi. Bewegt sich das Qi ungehemmt, so fließt auch das Blut; stagniert das Qi, so gerät auch das Blut in Stase.

Bei der Bewegung von Qi und Blut arbeiten Leber und Herz zusammen.

Ist das Leber-Qi durchgängig, so steht das Herz-Qi in Harmonie; stagniert des Leber-Qi, so braucht sich das Herz-Qi auf.

Míng • Xuē Jǐ (➤ Abb. 10.21) • Zhù • Míngyī zázhù • Yīlùn (Ming-Dynastie • Xue Ji [1487–1559] • Kommentar zu • Verschiedene Werke berühmter Mediziner • Abhandlungen über die Medizin)

明・薛己・注・名義雜著・醫論

Aus einer Qi-Stagnation kann nicht nur eine Blut-Stase erwachsen. Die Unterdrückung und Verknotung des Leber-Qi kann auch in Feuer umgewandelt werden, so dass Blut-Hitze entsteht.

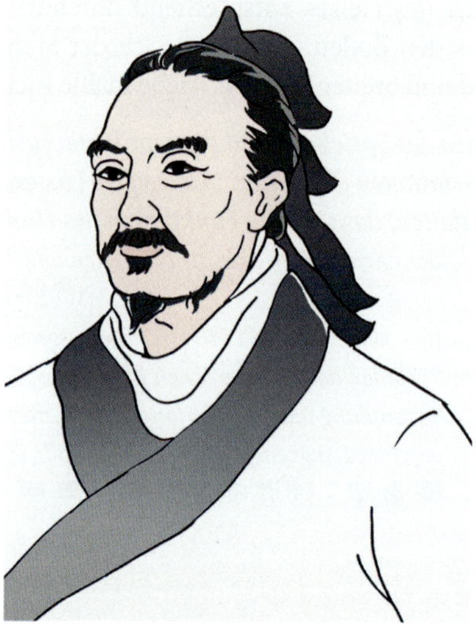

Abb. 10.21 Bildnis des Xue Ji (1487–1559) [M297]

Das übermäßige Yang-Qi der Leber, das auch als Ausdruck von Hitze verstanden werden kann, vermag das Blut mit sich zu reißen und so eine Ungleichverteilung zwischen oben und unten hervorzurufen.

Was das Yang-Qi anbetrifft, so wird bei großem Zorn (der Fluss des) Leibes-Qi unterbrochen, und das Blut sammelt sich oben an. Dies bewirkt eine Schwäche beim Menschen, die zur Ohnmacht führt.

Huángdì nèijīng • Sùwèn • Shēngqì tōngtiān lùn piān dìsān (Leitfaden des Gelben Ahnherrschers, Innerer Band • Unbefangene Elementarfragen • 3. Kapitel: Abhandlung über das Hervorbringen des Qi und die Durchdringung des Himmels)

黃帝內經・素問・生氣通天論篇第三

[22] *tuí* 癩 bedeutet nach dem Sinnbildinhalt „verderbende Erkrankung" (Erkrankung der Schamregion), *shàn* 疝 bedeutet „Berg-Erkrankung" (Hernie).

Die Entstehung und Verteilung der Körpersäfte ist eng mit dem Wirken der Organe Lunge, Milz, Niere und der Drei Jiao verbunden. In allen diesen Organen wird der reibungslose Ablauf der Qi-Mechanik durch den Einfluss der Leber unterstützt. Die Leber-Leitbahn erreicht in ihrem Verlauf die äußeren Geschlechtsorgane und die Blase, so dass auch die freie Durchgängigkeit der Wasserwege nach unten von der Leber gefördert wird.

Im Falle einer Qi-Fülle verknotet sich das Qi zwischen Dünndarm und Blase, so dass ein Harnverhalt[23] entsteht, was als Krankheitszustand der Leber-Stärke mit Qi-Gegenläufigkeit eingeordnet werden sollte. Allein diejenigen mit Unterdrückung und Verknotung von plötzlich auftretender Wut weisen diesen (Zustand) meist auf. Er eignet sich zur Behandlung hauptsächlich durch Aufbrechen des Qi und Bewegen des Qi […].

Míng • Zhāng Jièbīn • Jǐngyuè quánshū • Lóngbì lùnzhì
(Ming-Dynastie • Zhang Jiebin [1563–1640] • Sämtliche Schriften des Jingyue[24] • Abhandlung über die Behandlung des Harnverhalts)
明・張介賓・景岳全書・癃閉論治

Physiologie und Pathophysiologie der Leber und der Blase sind auch unmittelbar miteinander verbunden.

Die Leber ist zuständig für das Ausbaggern und Drainieren. Steht das Leber-Qi in voller Blüte, so ist es heiß, weshalb Harn verloren wird.

Qīng • Zhāng Zhìcōng (➤ Abb. 10.22) • Huángdì nèijīng língshū jízhù • Jīngmài
(Qing-Dynastie • Zhang Zhicong [1616–1674] • Sammlung von Kommentaren zum Leitfaden des Gelben Ahnherrschers, Drehangel aller Wunderwirkungen • Leitbahnen und Gefäße)
清・張志聰・黄帝内經靈樞集注・經脈

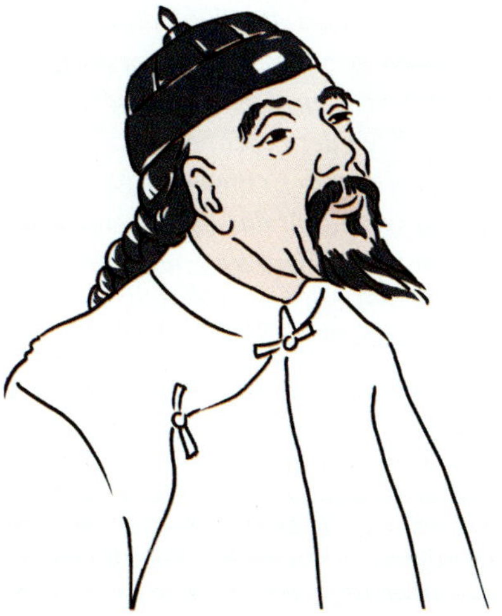

Abb. 10.22 Bildnis des Zhang Zhicong (1616–1674) [M297]

[23] *lóngbì* 癃閉 bedeutet in direkter Übertragung „Erkrankung der eingesperrten Vorwölbung" (volle Blase).
[24] Der Beiname von Zhang Jiebin lautet **Jǐngyuè** 景岳 (Zhang Jingyue).

Harmonische Abstimmung der geistigen Aktivitäten und des Gemütszustands

Neben der Beherrschung der geistigen Aktivitäten und der Gemütsbewegungen durch das Herz besteht auch eine enge Beziehung dieser Regungen des Lebendigen mit der Leber. Die genannten geistigen und emotionalen Prozesse sind Ausdruck einer eigenständigen Qi-Mechanik und hängen von einer harmonischen Abstimmung von Qi und Blut ab. Da die Leber diese Regulationen federführend unterstützt, sorgt sie auch für einen ausgeglichenen und unbeschwerten Seelenzustand. Wird das Leber-Qi unterdrückt und verknotet, so ruft dies auch eine niedergedrückte seelische Verfassung hervor. Pathologisch veränderte Zustände des Leber-Qi führen zu pathologischem emotionalen Erleben.

Ist das Leber-Qi leer, so bestehen Ängste, bei Fülle tritt Wut auf.

Huángdì nèijīng • Língshū • Běnshén dìbā
(Leitfaden des Gelben Ahnherrschers, Innerer Band • Drehangel aller Wunderwirkungen • Die Verwurzelung im Shen, als Achtes)
黄帝内經・靈樞・本神第八

Umgekehrt bedingen starke Affekte wie etwa Wut eine Beeinträchtigung der Funktion der Leber in der Verteilung des Qi.

Sollte eine große Wut aufkommen, so (geht) das Qi nach oben, aber nicht nach unten; es sammelt sich unterhalb der Flanken, so dass die Leber Schaden nimmt.

Huángdì nèijīng • Língshū • Xiéqì zàngfǔ bìngxíng dìsì
(Leitfaden des Gelben Ahnherrschers, Innerer Band • Drehangel aller Wunderwirkungen • Ausgestaltung von Krankheiten durch übles Qi in den Zang-Langzeitspeichern und Fu-Zwischenlagern, als Viertes)
黄帝内經・靈樞・邪氣臟腑病形第四

Der mit der Leber verbundene feinstoffliche Seelenaspekt „Hun" ist mit Aspekten der angemessenen Wahrnehmung des Selbst und dem Aufbau eines adäquaten Realitätsbezugs verknüpft. Störungen dieses Seelenaspekts bedingen Verkennungen und geistige Fehlleistungen.

Die Leber: Kummer und Betrübnis erschüttern die Mitte, so dass die Hun-Seele geschädigt wird. Ist die Hun-Seele geschädigt, so treten Wahn, Vergesslichkeit und Geistlosigkeit auf.

Huángdì nèijīng • Língshū • Běnshén dìbā
(Leitfaden des Gelben Ahnherrschers, Innerer Band • Drehangel aller Wunderwirkungen • Die Verwurzelung im Shen, als Achtes)
黄帝内經・靈樞・本神第八

Unterstützung der Verdauungsarbeit von Milz und Magen

Die Milz ist zuständig für das Aufsteigen-Lassen des Klaren; der Magen ist zuständig für das Absenken des Trüben. Die Abgestimmtheit dieser sich ergänzenden Qi-Mechanik wird natürlich durch die verteilende Tätigkeit der Leber unterstützt. Die gestörte Zusammenarbeit von Leber-Holz und Milz-Magen-Erde wird „Leber und Milz harmonieren nicht" oder „Leber und Magen harmonieren nicht" genannt.

Sobald das Leber-Qi in Bewegung gerät, wird unmittelbar die Milz-Erde beleidigt. (Dies) erzeugt Schmerzen, erzeugt Anspannung, schlimmstenfalls erzeugt (es) Durchfall. Oder, falls oben die Magen-Erde attackiert und das Qi gegenläufig wird, ruft es Erbrechen

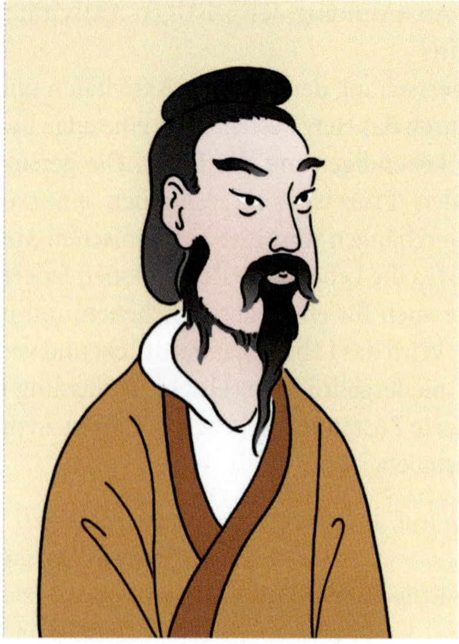

Abb. 10.23 Bildnis des Li Guanxian (1772–1849) [M297]

hervor und führt zu Schmerzen und Spannungsgefühlen in beiden Flanken.

Qīng • Lǐ Guànxiàn • Zhīyī bìbiàn (➤ Abb. 10.23) • Lùn gānqì (Qing-Dynastie • Li Guanxian [1772–1849] • Was man zum Verständnis der Medizin voneinander unterscheiden muss • Diskussion des Leber-Qi)

清.李冠仙.知醫必辨.論肝氣

Die Bedeutung des in der Leber gebildeten Gallensaftes für die Förderung der Verdauung wurde innerhalb der Chinesischen Medizin in einer späten historischen Phase durch Kontakt mit der Westlichen Medizin erkannt.

Rhythmische Regulation des Samenausstoßes beim Mann und der Menstruation bei der Frau

Die Samenflüssigkeit des Mannes wird in der Niere aufbewahrt und unter dem Kommando des Leber-Qi ausgestoßen.

Was die verschließende Speicherung beherrscht, das ist die Niere. Was das ausbaggernde Drainieren leitet, das ist die Leber.

Yuán • Zhū Dānxī • Gézhì yúlùn • Yángyǒuyú yīnbùzú lùn (Yuan-Dynastie • Zhu Danxi [1281–1358] • Weitere Abhandlung über die Erkenntnisse aus dem Gepräge der Dinge • Abhandlung über den Überschuss im Yang und das unzureichende Yin)

元.朱丹溪.格致餘論.陽有餘陰不足論

Ist das Yin der Niere leer, so wird das Jing nicht gespeichert; ist das Yang der Leber stark, so wird das Feuer nicht zurückgehalten. Addiert man zu dem nicht zurückgehaltenen Feuer das vorübergehend nicht gespeicherte Jing hinzu, so gibt es (Menschen, die dabei) nicht träumen; wird geträumt, so entweicht unmittelbar (das Jing).

Míng • Zhào Xiànkě • Yīguàn • Mèngyí bìng huájīng lùn (Ming-Dynastie • Zhao Xianke [1573–1664] • Durchdringung der Medizin • Abhandlung über den Verlust beim Träumen begleitet vom Entschlüpfen des Samens[25])

明.趙獻可.醫貫.夢遺並滑精論

Ist die versiegelnde Speicherung in der Niere nicht gefestigt, so liegt dies in der übermäßigen Ausübung des Ausbaggerns und Drainierens der Leber begründet.

Qīng • Cáo Cúnxīn • Cáo Rénbó yīàn • Yíjīng (Qing-Dynastie • Cao Cunxin [1767–1833] • Die medizinischen Fallbeispiele des Cao Renbo[26] • Samenverlust)

清.曹存心.曹仁伯醫案.遺精

Die Menstruation der Frau weist einen engen Zusammenhang mit der Funktion der Gefäße Chong und Ren auf, da diese Gefäße Qi und Blut zum Uterus befördern.

Qi Bo sprach: „Im Alter von sieben Jahren steht bei einer Frau das Nieren-Qi in voller Blüte; die Zähne werden gewechselt, und das Haar wächst zu seiner vollen Länge. Mit zweimal Sieben trifft der Himmelstau [tiānguǐ 天癸][27] ein; das Gefäß Ren ist durchgängig, das Gefäß Taichong [tàichōng 太衝][28] üppig angefüllt, und die monatliche Angelegenheit bewegt sich beizeiten herab; deshalb hat (die Frau) Kinder."

Huángdì nèijīng • Sùwèn • Shànggǔtiān zhēnlùn piān dìyī (Leitfaden des Gelben Ahnherrschers, Innerer Band • Unbefangene Elementarfragen • 1. Kapitel: Wahre Abhandlung über den Himmel des hohen Altertums)

黄帝内經.素問.上古天真論篇第一

Die Fuß-Jueyin-Leber-Leitbahn kommuniziert mit den Gefäßen Chong und Ren. Die Leber speichert das Blut und verteilt das Qi, so dass sie für die Fruchtbarkeit und die Menstruation der Frau eine wichtige Rolle spielt. Daher wird auch gesagt, dass bei Frauen die Leber als das Vor-Himmlische, also die natürliche Grundlage der Lebensentwicklung fungiert.

Die Leber ist für das Speichern des Blutes zuständig

Die Leber ist zuständig für das Speichern des Blutes. Das Blut entsteht im Herzen und bewegt sich nach unten in die Mitte des Schoßes, was als Meer des Blutes gilt. Für alles im gesamten Leib befindliche Blut wird das Meer des Blutes als Beherrscher der Unordnung angesehen. Ist das Meer des Blutes ungestört, so ermangelt das gesamte Blut des Leibes nicht der Führung und befindet sich in Sicherheit. Die Leitbahnen der Leber beherrschen die (dem Blut) zugehörigen Bereiche: Deshalb ist die Leber für das Speichern des Blutes zuständig. Der Grund für das Vermögen zur Speicherung besteht darin, dass aufgrund der Zuordnung der Leber zum Holz entsprechend das Holz-Qi sich vorstoßend, harmonisierend und geordnet ausbreitend verhält und daher auf keine Hemmung oder Unterdrückung trifft, weshalb in den Blutgefäßen ein reibungsloser Fluss erreicht wird.

[25] Das Schriftzeichen *jīng* 精 kann in der Chinesischen Medizin in seiner engeren und in seiner weiteren Bedeutung benutzt werden; kontextabhängig ist von Jing die Rede, wenn die allgemeine Bedeutung der vitalen Substanz und Grundwirksamkeit gemeint ist; im engeren Sinne meint der Ausdruck die zur Vermehrung notwendigen Körpersäfte, insbesondere die Samenflüssigkeit beim Mann.

[26] Cáo Cúnxīn 曹存心 trug den Beinamen Rénbó 仁伯.

[27] Den alten Schriften nach handelt es sich um eine die Fertilität bedingende Substanz oder einen entsprechenden Zeitpunkt, an dem himmlischen Gesetzmäßigkeiten folgend der Leib der Frau (etwa im 14. Lebensjahr) fruchtbar wird; Gui ist der zehnte und damit letzte Himmelsstamm, womit auf eine natürliche Zahlen- und Zeitordnung hingewiesen wird.

[28] Gemeint ist der Chongmai.

Qīng • Táng Zōnghǎi • Xuèzhèng lùn • Zàngfǔ bìngjī (Qing-Dynastie • Tang Zonghai [1846–1897] • Abhandlung über die Krankheitszeichen des Blutes • Krankheitsmechanismen der Zang-Langzeitspeicher und Fu-Zwischenlager)
清．唐宗海．血證論．臟腑病機

Wenn daher ein Mensch daniederliegt, so kehrt das Blut zur Leber zurück. Empfängt die Leber das Blut, so vermag man zu sehen; empfängt der Fuß das Blut, so vermag er zu gehen; empfängt die Hand das Blut, so vermag sie zuzugreifen; empfangen die Finger das Blut, so vermögen sie etwas festzuhalten.

Huángdì nèijīng • Sùwèn • Wǔzàng shēngchéng piān dìshí (Leitfaden des Gelben Ahnherrschers, Innerer Band • Unbefangene Elementarfragen • 10. Kapitel: Entstehung und Vervollkommnung der Fünf Langzeitspeicher)
黃帝內經．素問．五臟生成篇第十

Dem Blut kommt die Funktion zu, die flüchtige Hun-Seele zu nähren, die Sehnen geschmeidig zu halten, das Auge aufzuladen, die Nägel erblühen zu lassen sowie die Sehkraft, das Bewegungsvermögen und die geistig-emotionalen Aktivitäten aufrechtzuerhalten. Die Leber wirkt auch dem Verlust von Blut entgegen.

Diejenigen mit Schmerzen unterhalb der Flanken, die frisches Blut spucken, bei diesen zeigt sich eine Schädigung der Leber.

Suí • Cháo Yuánfāng • Zhūbìng yuánhòu lùn (Sui-Dynastie • Chao Yuanfang [550–630] • Abhandlung über die Urquellen und Anzeichen jedweder Krankheit)
隋．巢元方．諸病源候論

Der Arzt Luo Tianyi brachte eine neue Begrifflichkeit zur Funktionsweise der Leber auf:

Die Leber bindet das Blut.

Yuán • Luó Tiānyì (➤ Abb. 10.24) • Wèishēng bǎojiàn (Yuan-Dynastie • Luo Tian-Yi [550–630] • Kostbarer Spiegel der Behütung des Lebens)
元．羅天益．衛生寶鑑

Die Leber übt in Bezug auf das Blut drei wesentliche Funktionen aus:

- Speichernde Aufbewahrung des Blutes
- Regulation der Blutmenge
- Bindung des Blutes zur Verhinderung des Blutverlustes

Speichernde Aufbewahrung des Blutes

Die Leber ist zwar anatomisch ein sehr gut durchblutetes Organ, aber im Sinne der modernen naturwissenschaftlichen Medizin vermag sie nicht wirklich größere Mengen Blut in den Kreislauf einzuspeisen. Zum gesamten Verständnis des Konzeptes ist es notwendig, sich zu vergegenwärtigen, dass die Chinesische Medizin in der Regel den Substanzcharakter eines Phänomens nicht von seiner Funktion trennt. Blut in der Chinesischen Medizin ist also nicht nur der rote Lebenssaft als materielles Substrat unseres Leibes, sondern auch Träger aller Funktionen, die solch einer lebensspendenden, nährenden, beseelenden und Geist einhauchenden Flüssigkeit zukommen. Daher wird die Leber auch als „Blut-Lagerhalle", „Blut-Stube" oder „Meer des Blutes" bezeichnet.

Neben seiner nährenden Funktion stabilisiert das Blut auch das Organ, von dem es gespeichert wird, und verhindert eine übermäßige Aktivität des Leber-Yang. Somit ist an pathologischen Entwicklungen einerseits eine Leber-Blut-Leere möglich, andererseits ein übermäßig nach oben schlagendes Leber-Yang, ein nach oben loderndes Leber-Feuer oder ein sich im Inneren bewegender Leber-Wind.

Substanz und Funktion der Leber werden in dem folgenden Text trefflich charakterisiert:

Die Leber gilt als Zang-Langzeitspeicher des Wind-Holzes. Da ihr ein Minister-Feuer im Inneren anvertraut ist, ist sie in ihrer körperlichen Struktur Yin und in ihrem Gebrauch Yang. Ihr Charakter ist solide Härte; sie beherrscht die Bewegung und das Aufsteigen und ist vollständig auf das Nieren-Wasser angewiesen, um davon unterspült, auf Blut und Säfte, um davon befeuchtet, auf die bedächtig klärende und absenkende Führung des Lungen-Metalls, um davon ausgeglichen, und auf das reichhaltige Erd-Qi des Palastes der Mitte, um davon herangebildet zu werden. Also, mit dieser kraftvollen Natur und

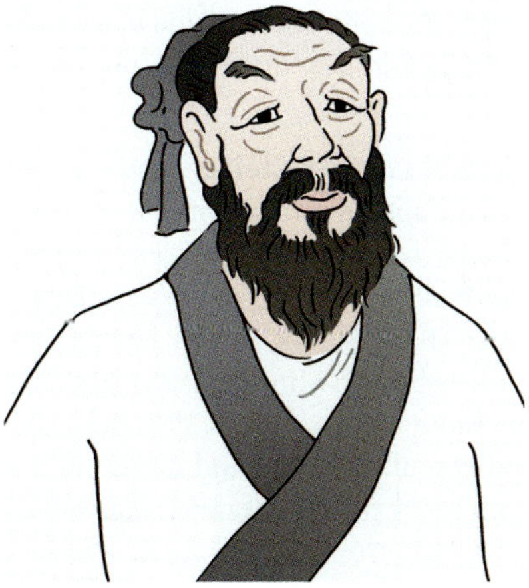

Abb. 10.24 Bildnis des Luo Tianyi (550–630) [M297]

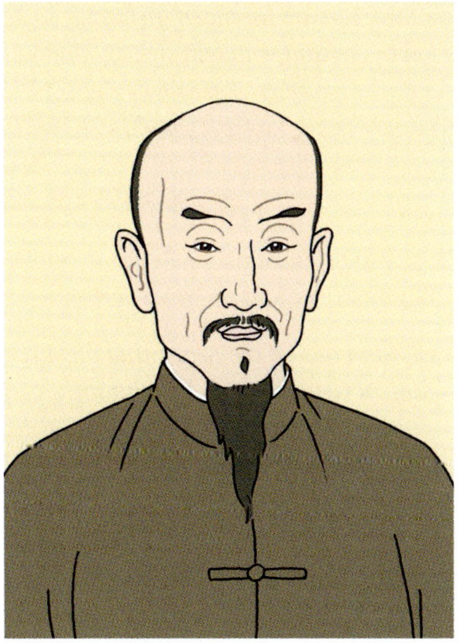

Abb. 10.25 Bildnis des Ye Tianshi (1666–1745) [M297]

einer weichzuhaltenden körperlichen Struktur ausgestattet, wie auch gemäß ihrem sich geordnet ausbreitenden und ungehindert gedeihenden Charakter: welche Krankheit sollte sich hier einstellen?

Qīng • Yè Guì (➤ Abb. 10.25) • Línzhèng zhǐnán yīàn • Gānfēng
(Qing-Dynastie • Ye Gui[29] [1666–1745] • Medizinische Fallbeispiele als klinischer Kompass • Leber-Wind)
清・葉桂・臨證指南醫案・肝風

Regulation der Blutmenge

Die Leber speichert das Blut, das Herz befördert es; bewegt sich der Mensch, so wird das Blut in alle Leitbahnen transportiert; befindet sich der Mensch in Ruhe, so kehrt das Blut in die Leber zurück.

Táng • Wáng Bīng • Chóngguǎng bǔzhù huángdì nèijīng sùwèn • Wǔzàng shēngchéng
Tang-Dynastie • Wang Bing [710–804] • Erneut erweiterte Ergänzung und Kommentierung des Leitfadens des Gelben Ahnherrschers, Innerer Band, Unbefangene Elementarfragen • Entstehung und Vervollkommnung der Fünf Langzeitspeicher
唐・王冰・重廣補注黃帝內經素問・五臟生成

In der konkretistischen und bildhaften Darstellungsform der alten Chinesischen Medizin wird die Bedarfsanpassung des Blutflusses als Rückhalten des Blutes in und Abgeben von Blut aus der Leber vorgestellt. Dieser in den alten Texten beschriebene physiologische Mechanismus sollte als Beschreibung einer Regulationsfunktion des Organs Leber auf den jeweils erforderlichen Blutfluss im Leib verstanden werden. Diese Funktion beruht auf den beiden Fähigkeiten der Leber zur Speicherung des Blutes und zur ausbaggernden Drainierung des Qi in seinen Verteilungswegen.

Assimilierende Bindung der Blutsäfte

Ein Aspekt der Speicherung des Blutes durch die Leber ist die assimilierende Bindung des Blutes, um dem Austritt aus den Gefäßen entgegenzuwirken. Die Leber speichert nicht nur Blut, sondern bindet auch überschüssige Essenzen und wandelt diese zu Blut um.

Wird das Qi nicht verbraucht, so kehren die Essenzen zur Niere als Essenzen zurück. Strömen die Essenzen nicht aus, so kehren die Essenzen in die Leber ein und wandeln sich zu klarem Blut.

Qīng • Zhāng Lù • Zhāngshì yītōng • Juàn shíèr
(Qing-Dynastie • Zhang Lu [1617–1698] • Zhangs Überblick über die Medizin • 12. Band)
清・張璐・張氏醫通・卷十二

Ist die Leber etwa durch emotionale Belastungen destabilisiert, so vermag sie den Blutaustritt nicht mehr zu verhindern.

Besteht Wut, so schädigt das Qi die Leber, und das Leber-Qi bricht seitlich aus; aus diesem Grunde wird das Blut nicht gespeichert.

Qīng • Táng Zōnghǎi • Xuèzhèng lùn
(Qing-Dynastie • Tang Zonghai [1846–1897] • Abhandlung über die Krankheitszeichen des Blutes)
清・唐宗海・血證論

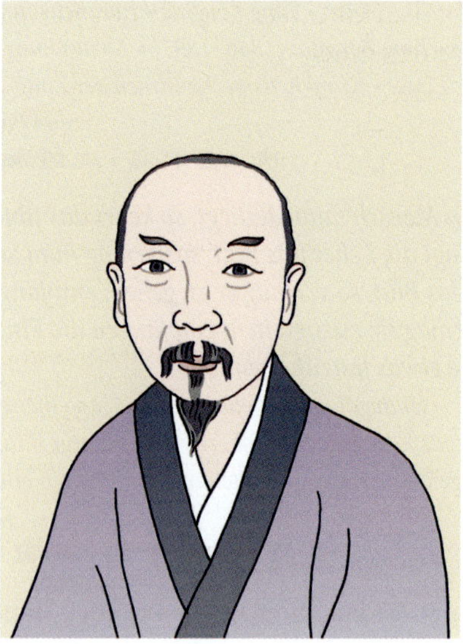

Abb. 10.26 Bildnis des Fu Shan (1607–1684) [M297]

Nun, üblicherweise speichert die Leber das Blut; ist die Leber in Wut, so speichert sie nicht; wird nicht gespeichert, so ist es schwierig, das Blut zu bändigen.

Qīng • Fù Shān (➤ Abb. 10.26) • Fù Qīngzhǔ nǚkē
(Qing-Dynastie • Fu Shan [1607–1684] • Fu Qingzhus[30] Frauenheilkunde)
清・傅山・傅青主女科

Die physiologischen Besonderheiten der Leber

Die körperliche Struktur der Leber entspricht dem Yin, die Funktion dem Yang

Die Leber entspricht dem Holz, das vom Wasser hervorgebracht wird und selbst das Feuer hervorbringt. Somit steht die Leber in der Mitte zwischen Feuer und Wasser. Die Leitbahn der Leber ist das Jueyin, jedoch ist das Langzeit-Speicherorgan der Leber als Shaoyang aufzufassen. Daher wurde die Leber im Altertum auch als der Zang-Langzeitspeicher des sich erschöpfenden Yin und des in der Entstehung begriffenen Yang bezeichnet. Die Leber speichert das Blut, und das Blut entspricht dem Yin. Die Leber sucht ihrem Charakter nach die geordnete Ausbreitung und beherrscht die Bewegung wie auch das Aufsteigen, so dass ihre Wirkweise dem Yang entspricht.

Die Leber beherrscht das Aufsteigen und das Bewegen

Die Leber hebt das Yang-Qi an und verteilt es. Die Leber hebt das Qi an, und die Lunge senkt es hinab. Zudem sorgt die Leber für die durchgängige Verbreitung des Qi, so dass die Leber hauptsächlich die physiologische Qi-Mechanik in den Leitbahnen und Organen sicherstellt. Da die Leber ein Minister-Feuer in sich trägt, besitzt sie eine ungestüme Natur, was dazu führt, dass das Leber-Qi leicht niedergedrückt und gegenläufig wird und das Leber-Yang leicht überschießt, sich dann leicht zu Feuer wandelt und Wind hervorbringt.

---

[29] Auch bekannt unter dem Namen Yè Tiānshì 葉天士.

[30] Qīngzhǔ 青主 ist ein Beiname des Fù Shān 傅山.

Die Leber liebt die geordnete Ausbreitung und verabscheut die Niedergeschlagenheit

Die Holz-Natur der Leber drückt sich darin aus, dass sie wie ein Gewächs die ungezügelte Ausbreitung in jeden sich bietenden Raum sucht. Sie befördert die Qi-Mechanik der Organe und Leitbahnen, unterstützt das Aufsteigen und Absinken in Milz und Magen und betreibt die durchdringende Verteilung von Qi und Blut im Leib. Wird das Qi durch anhaltende Erkrankung in seiner Ausbreitung gehindert, so führt dies unweigerlich zu einer Unterdrückung der Leber mit Beeinträchtigung der Stimmung. Werden emotionale Regungen anhaltend unterdrückt, so beeinträchtigt dies den freien Fluss des Qi in den Organen und Leitbahnen. Ist das Leber-Qi niedergeschlagen und unterdrückt, so geht die geordnete Verteilung verloren. In leichten Fällen wird nur die Qi-Mechanik blockiert, in schweren Fällen findet eine Umwandlung beispielsweise in eine Blut-Stase, in gegenläufiges Qi, Wind oder Schleim statt, woraus jeweils entsprechende Krankheitszustände entstehen.

Qi, Blut, Yin und Yang der Leber

Das **Leber-Qi** ist eine Bezeichnung für die treibende Kraft der physiologischen Aktivitäten der Leber, die sich hauptsächlich in der Funktion des ausbaggernden Verteilens manifestieren. Zusammengefasst zählen zu den physiologischen Aktivitäten der Leber:

- Anheben und Entwickeln, durchdringendes Drainieren und regulierendes Ausbreiten innerhalb der Qi-Mechanik
- Leitung der Beiträge der planvollen Überlegung bei der Unterstützung der Denkvorgänge als Bestandteil des geistigen Bewusstseins
- umschließende Speicherung des Blutes und Regulation der Blutmenge

Qi Bo sprach: „Das Leben des Menschen – mit zehn Jahren beginnen sich die Fünf Zang-Langzeitspeicher zu festigen, Blut und Qi sind bereits durchgängig und sein Qi befindet sich unten, weshalb (der Mensch) gerne umhergeht. Mit 20 Jahren beginnen Blut und Qi sich üppig zu entwickeln, Muskeln und Fleisch wachsen sich aus, weshalb (der Mensch) gerne eilig voranschreitet. Mit 30 Jahren erreichen die Fünf Zang-Langzeitspeicher ihre bestimmungsgemäße Größe, Muskeln und Fleisch sind gefestigt, die Blutgefäße üppig angefüllt, weshalb (der Mensch) gerne umherspaziert. Mit 40 Jahren sind die Fünf Zang-Langzeitspeicher, die Sechs Fu-Zwischenlager und die Zwölf Hauptleitbahnen allesamt in großem Maße üppig entwickelt und ausgeglichen gefestigt; die Spaltentexturen der Gewebe beginnen sich zu weiten, der Glanz (des Gesichts) verfällt, im Haupthaar finden sich zunehmend weiße Strähnen, die ausgeglichene Anfüllung zeigt keine Schwankungen mehr, weshalb (der Mensch) gerne sitzt. Mit 50 Jahren beginnt das Leber-Qi, schwach zu werden, die Blätter der Leber fangen an auszudünnen, der Gallensaft beginnt, sich zu reduzieren, die Augen fangen an, nicht mehr klar zu sehen. Mit 60 Jahren beginnt das Herz-Qi, schwach zu werden, und (der Mensch) erscheint wie von Sorgen und Trauer erfüllt, Blut und Qi werden träge, weshalb es (dem Menschen) beliebt, sich hinzulegen. Mit 70 Jahren ist das Milz-Qi leer, und die Haut verwelkt. Mit 80 Jahren ist das Lungen-Qi geschwächt, und die klare Po-Seele entfernt sich, weshalb (der Mensch) dazu neigt, falsche Behauptungen aufzustellen. Mit 90 Jahren ist das Nieren-Qi ausgebrannt, und die übrigen vier Zang-Langzeitspeicher sind entleert. Mit 100 Jahren sind die Fünf Zang-Langzeitspeicher allesamt leer, und das Shen-Qi hat sich vollständig entfernt; einzig und allein die leibliche Gestalt und das Gerippe sind noch anwesend, so dass das Ende eintritt.

Huángdì nèijīng • Língshū • Tiānnián dìwǔshísì
(Leitfaden des Gelben Ahnherrschers, Innerer Band • Drehangel aller Wunderwirkungen • Das himmlische Alter, als Vierundfünfzigstes)
黃帝內經 • 靈樞 • 天年第五十四

Leber-Qi (und auch Leber-Blut, s. u.) sind von grundlegender Bedeutung für die uneingeschränkte Funktionalität in den übrigen Organen. Daher wird der Alterungsprozess von einem Nachlassen des Antriebs durch das Leber-Qi eingeleitet.

Die chinesische Medizinliteratur betrachtet gemeinhin das **Leber-Blut** als das in der Leber gespeicherte Blut. Dennoch darf dies nicht mit einem Verständnis aus der Perspektive der modernen naturwissenschaftlichen Medizin gleichgesetzt werden. Obschon die altchinesische Bildsprache der Medizin die Leber als tatsächliches Auffangbecken des Blutes beschreibt, so ist dies dennoch gleichzeitig eine Metapher für physiologische Funktionen, die der Leber zubemessen werden. Das Leber-Blut lässt die Sehnen, die Augen und die Nägel gedeihen, lässt Geist und Gemüt erblühen. Gleichzeitig hält das Blut das Gewebe der Leber in weichem Zustand und bindet die funktionellen Aktivitäten der Leber, um Entgleisungen zu verhindern.

Die Leber ist der Zang-Langzeitspeicher, der das Blut speichert; zudem lenkt sie das Minister-Feuer. Ist das Blut ausreichend vorhanden, so wird das Feuer erwärmend und nicht zu feurig sein; es wandert in den Drei Jiao umher und erreicht die Texturen der Gewebsspalten. Es gibt nichts, was nicht von seiner wärmenden und ernährenden Wirkung erreicht würde.

Qīng • Táng Zōnghǎi • Xuèzhèng lùn • Fāngjiě shàng
(Qing-Dynastie • Tang Zong-Hai [1846–1897] • Abhandlung über die Krankheitszeichen des Blutes • Erläuterungen der Rezepturen, oberer Band)
清 • 唐宗海 • 血證論 • 方解上

Der Ausdruck **„Leber-Yin"** findet wahrscheinlich an der im Folgenden zitierten Stelle seine erste explizite Erwähnung:

Zeigt die linke Guan-Taststelle einen beschleunigten, leeren, saitenförmigen, feinen und kraftlosen Puls, so ist das Leber-Yin erschöpft; das Yin aufzufüllen, ist nicht leicht.

Qīng • Lín Zhīcháo (➤ Abb. 10.27) • Sìzhěn juéwēi • Guǎnkuī fùyú
(Qing-Dynastie • Lin Zhichao • Auswahl der Feinheiten bei den vier diagnostischen Methoden • Bescheidene Anfügungen [1723])
清 • 林之翱 • 四診抉微 • 管窺附餘

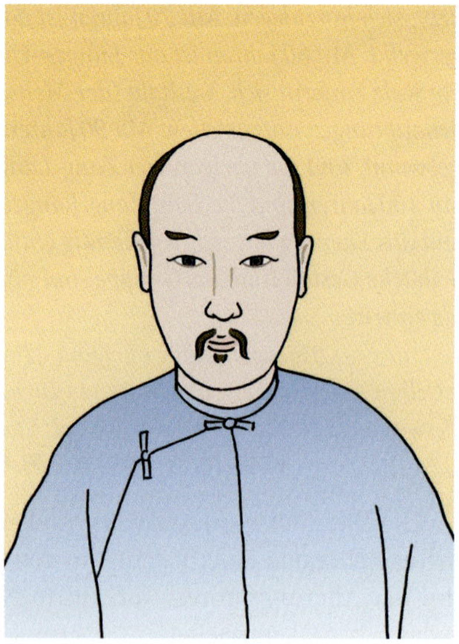

Abb. 10.27 Bildnis des Lin Zhichao [M297]

Dem Leber-Yin kommt eine nährend-befeuchtende, absenkende, beruhigende und aufnehmende Funktion zu. Diese Grundsubstanz entstammt dem Nieren-Yin.

Die erste explizite Erwähnung des Terminus **„Leber-Yang"** findet sich wahrscheinlich in dem folgenden Text:

Ist der Puls saitenförmig und bewegt, bestehen Schwindel, Verschwommensehen und Ertaubung des Ohrs, ist das Atmen beim Gehen keuchend und kraftlos, bestehen herabhängende Hämorrhoiden, so ist dies Ausdruck einer Tendenz zum Verfall noch vor der Alterung, eines schwachen Nieren-Yin, einer machtlosen Aufnahme, eines erglühenden Leber-Yang, eines die Körperlöcher zudeckenden Leere-Winds, also der Fülle oben und der Leere unten.

Qīng • Yè Guì • Línzhèng zhǐnán yīàn • Zhòngfēng (Qing-Dynastie • Ye Gui[31] [1666–1745] • Medizinische Fallbeispiele als klinischer Kompass • Wind-Schlag[32])

清 • 葉桂 • 臨證指南醫案 • 中風

Das Leber-Yang wurzelt im Nieren-Yang. Es befördert die milde Erwärmung, das Aufsteigen, das Bewegen und das Verteilen. Ist das Leber-Yin unzureichend vorhanden, so nimmt das Leber-Yang überhand, steigt ungezügelt auf und wandelt sich in Wind. Ist das Leber-Yang zu schwach ausgeprägt, dann mangelt es an Erwärmung, und das Aufsteigen und Verteilen vollziehen sich kraftlos. Die Bewegung des Qi ist dann verlangsamt, so dass sich eine Unterdrückung und Stagnation ausprägen können.

[31] Auch bekannt unter dem Namen Yè Tiānshì 葉天士.

[32] Der chinesische Ausdruck für einen Schlaganfall.

Die äußeren und inneren Manifestationen der Leber

Unter den Geweben mit den Sehnen verbunden; ihr Glanz findet sich in den Nägeln

Mit dem Ausdruck „Sehnen" sind in der Chinesischen Medizin die Gewebe gemeint, die unter Spannung gesetzt werden können und Kraft übertragen. Im modernen Sinne können Sehnen und Bänder damit gemeint sein. Die Sehnen haften den Knochen an, überspannen die Gelenke, sind mit den Muskeln verbunden und steuern die Bewegungen über die Gelenksverbindungen. Die den „Sehnen" in der Chinesischen Medizin zugeordneten Funktionen spielen sich im Verständnis der modernen naturwissenschaftlichen Medizin in den Muskeln, Sehnen, Bändern und somatischen Nerven ab, die Empfindungen melden, auf die wiederum über Nervenimpulse mit Muskelanspannung oder Bewegung geantwortet wird.

Die Sehnen bedürfen der Ernährung durch das Leber-Blut und Leber-Jing sowie des Kommandos durch das Leber-Qi. Daher gehören Bewegungseinschränkungen, verkrampfte, unsichere und ungelenke Bewegungen, Muskelverspannungen und -verkrampfungen, aber auch Lähmungen und Taubheitsgefühle in den Extremitäten zu den Symptomatiken der Leber. Der Bezug der Leber zur Bewegung bezieht sich auch auf das Durchhaltevermögen. Daher heißt es in der Chinesischen Medizin, die Leber sei „die Wurzel der Ausdauer"[33].

Eine unzureichende Nährung durch Blut und Essenz der Leber kann sich auch in brüchigen, mit Riefen oder Einschlüssen versehenen Nägeln widerspiegeln.

Unter den Körperlöchern als Augen

Mit dem Ausdruck „Augen" sind das Sehvermögen und die Sehkraft gemeint.

Die östliche Himmelsrichtung und die grün-bläuliche Färbung, all dies dringt in die Leber ein und steht mit ihr in durchgängiger Verbindung; (es) öffnet sich in die Körperlöcher der Augen und speichert die Jing-Essenz in der Leber.

Huángdì nèijīng • Sùwèn • Jīnguì zhēnyán lùn piān dìsì (Leitfaden des Gelben Ahnherrschers, Innerer Band • Unbefangene Elementarfragen • 4. Kapitel: Abhandlung über die wahrhaftigen Äußerungen im Goldenen Bücherschrein)

黄帝内經 • 素問 • 金匱真言論篇第四

Die Leber-Fuß-Jue-Yin-Leitbahn […] knüpft an die Augen-Anbindung an.

Huángdì nèijīng • Língshū • Jīngmài dìshí (Leitfaden des Gelben Ahnherrschers, Innerer Band • Drehangel aller Wunderwirkungen • Leitbahnen und Gefäße, als Zehntes)

黄帝内經 • 靈樞 • 經脈第十

[33] *Gān wèi bàjí zhī běn* 肝爲罢極之本; *bà* 罢 bedeutet, sich einer Sache zu entledigen, sie abzustreifen oder zu beenden; mit *jí* 極 wird das Äußerste, das Extreme bezeichnet und ist hier als äußerste Erschöpfung zu verstehen; *bàjí* 罢極 meint daher, die Ermüdung sofort loszuwerden.

10

Das Leber-Qi steht in Verbindung mit den Augen; steht die Leber in Harmonie, so vermögen die Augen die Fünf Farben zu erkennen.

Huángdì nèijīng • Língshū • Màidù dìshíqī
(Leitfaden des Gelben Ahnherrschers • Drehangel aller Wunderwirkungen • Die Einteilungen der Gefäße, als Siebzehntes)
黃帝內經 • 靈樞 • 脈度第十七

Die Leber empfängt das Blut, so dass man sehen kann.

Huángdì nèijīng • Sùwèn • Wǔzàng shēngchéng piān dìshí
(Leitfaden des Gelben Ahnherrschers, Innerer Band • Unbefangene Elementarfragen • 10. Kapitel: Entstehung und Vervollkommnung der Fünf Langzeitspeicher)
黃帝內經 • 素問 • 五臟生成篇第十

Qi Bo erwiderte: „Das Essenz-Qi der Fünf Zang-Langzeitspeicher und Sechs Fu-Zwischenlager ergießt sich allesamt oben in die Augen und bildet deren Essenz. Die Grube dieser Essenz füllt das Auge aus. Die Essenz der Knochen bildet die Pupille, die Essenz der Sehnen bildet das Schwarze des Auges, die Essenz des Blutes bildet die Netzgefäße (an den Augenwinkeln), die Essenz des Qi der (Augen)grube bildet das Weiße des Auges, die Essenz der Muskeln und Sehnen bildet die Beschränkung (durch die Augenlider), durch die die Essenz von Sehnen, Knochen, Blut und Qi eingewickelt wird, was gemeinsam mit den Gefäßen ein System bildet.[34] Oben ist es dem Gehirn zugehörig, hinten tritt es mitten im Genick aus.

Huángdì nèijīng • Língshū • Dàhuò lùn dìbāshí
(Leitfaden des Gelben Ahnherrschers • Drehangel aller Wunderwirkungen • Abhandlung über die große Konfusion, als Achtzigstes)
黃帝內經 • 靈樞 • 大惑論第八十

Die Leber zeigt sich in den emotionalen Zuständen als Wut

Wut und Ärger sind Bestandteil des normalen emotionalen Erlebens. Unkontrollierte Wut und heruntergeschluckter Ärger stellen allerdings pathologische, schädliche Reize für den Organismus dar, die zu einer Unterdrückung und Verknotung des Leber-Qi führen können. Ist die Qi-Mechanik nicht ungehemmt, so erfahren die Beförderung und Verteilung von Essenzen, Blut und Säften eine Behinderung, was Schleim-Aufsaugung, gestautes Blut und abdominelle Verhärtungen hervorrufen kann. Wenn es zu einem nach oben umgekehrten Leber-Qi kommt, dann folgt das Blut dem Qi, was zu Blutaustritt, Schlaganfall oder Ohnmacht führt.

Bei Wut ist das Qi gegenläufig, in schlimmen Fällen wird Blut erbrochen und Unverdautes ausgeschieden.

Huángdì nèijīng • Sùwèn • Jǔtòng lùn piān dìsānshíjiǔ
(Leitfaden des Gelben Ahnherrschers, Innerer Band • Unbefangene Elementarfragen • 39. Kapitel: Erörterung des Aufkommens von Schmerzen)
黃帝內經 • 素問 • 舉痛論篇第三十九

Was nun das Yang-Qi anbetrifft: Bei großer Wut bricht (der Fluss) des Qi des Leibes ab, und das Blut verdichtet sich oben, wodurch der Mensch niedergeworfen wird.

Huángdì nèijīng • Sùwèn • Shēngqì tōngtiān lùn piān dìsān
(Leitfaden des Gelben Ahnherrschers, Innerer Band • Unbefangene Elementarfragen • 3. Kapitel: Abhandlung über das Hervorbringen des Qi und die durchdringende Verbindung mit dem Himmel)
黃帝內經 • 素問 • 生氣通天論篇第三

In der Chinesischen Medizin wird von den beiden Pathomechanismen „übermäßige Wut schädigt die Leber" und „unterdrückte Wut schädigt die Leber" gesprochen. Sind Essenzen und Blut der Leber unzureichend, dann führen bereits leichte emotionale Reize zur Auslösung von Wut.

Bei an der Leber Erkrankten treten unterhalb beider Flankenregionen Schmerzen auf, die zum Unterleib ziehen und bei den Menschen eine Neigung zu Wutausbrüchen hervorrufen.

Huángdì nèijīng • Sùwèn • Zàngqì fǎshí lùn piān dìèrshíèr
(Leitfaden des Gelben Ahnherrschers, Innerer Band • Unbefangene Elementarfragen • 22. Kapitel: Abhandlung über die Befolgung der jahreszeitlichen Gesetzmäßigkeiten des Qi in den Zang-Langzeitspeichern)
黃帝內經 • 素問 • 臟氣法時論篇第二十二

Behandelt man Wut als ein Problem, so vermag einzig und allein die Besänftigung der Leber die Wut zu beherrschen; dies ist die Methode der Heilkundigen, um die Wut auszukurieren.

Qīng • Shěn Jīnáo • Zábìng yuánliú xīzhú • Gānbìng yuánliú
(Qing-Dynastie • Shen Jinao [1717–1776] • Die Nashornkerze[35] der Urquellen und Strömungen verschiedener Krankheiten • Urquellen und Strömungen der Leber-Krankheiten)
清 • 沈金鳌 • 雜病源流犀烛 • 肝病源流

Unter den Körpersäften als Tränen

Die Leber öffnet sich in die Augen, und die Tränen sind die nährende Flüssigkeit der Augen. Ist das Leber-Blut unzureichend, so kann ein trockenes Auge auftreten. Wind, Wind-Hitze oder feuchte Hitze in der Leber können zu einer Augenrötung und Brennen der Augen mit vermehrter Tränenproduktion führen. Zudem kann der Tränenfluss bei emotionaler Erregung gesteigert sein.

Mit dem Frühlings-Qi in der Entsprechung verbunden

Der Frühling ist der Neubeginn des Yang-Qi, der Eintritt in ein neues Jahr, bei dem sich alles Lebendige erneuert und es aus der Ruhe des Winters heraus wiederersteht. So wie im Frühjahr die neuen Triebe sprießen und gedeihen, so liebt die Leber das Sich-Ausbreiten und Sich-in-alle-Richtungen-Verteilen. In der deutschen Sprache kennen wir die Ausdrücke „Frühlingserwachen" und „Frühlingsgefühle".

Huangdi stellte die Frage: „Wie verhält es sich mit dem Wesentlichen der Diagnostik?" Qi Bo antwortete: „Im ersten Monat und im zweiten Monat des Jahres beginnt das Himmels-Qi, sich in alle Richtungen

[34] Die hier dargelegte Einteilung bezieht sich auf die Entsprechungen im System der Fünf Grundwesenheiten und der Fünf Zang-Langzeitspeicher: Die Knochen entsprechen dem Nieren-Wasser, dem die tiefschwarze Pupille zugeordnet ist; die Sehnen entsprechen dem Leber-Holz, dem die bewegliche Iris zugeordnet ist; das Blut entspricht dem Herz-Feuer, dem die roten Augenwinkel zugeordnet sind; das Qi entspricht dem Lungen-Metall, dem die weiße Lederhaut zugeordnet ist; das Fleisch entspricht der Milz-Erde, der die fleischgelben Augenlider zugeordnet sind. Dieses Theorem wird später in der Geschichte der Chinesischen Medizin als die „Fünf Ringe" (*wǔlún* 五輪) bezeichnet.

[35] Siehe Fußnote 21.

auszubreiten, und das Erd-Qi beginnt auszuströmen; das Qi des Menschen befindet sich in der Leber."

Huángdì nèijīng • Sùwèn • Zhěnyào jīngzhōng lùn piān dìshíliù (Leitfaden des Gelben Ahnherrschers, Innerer Band • Unbefangene Elementarfragen • 16. Kapitel: Abhandlung über das Wesentliche der Diagnostik und das Ersterben des Flusses in den Leitbahnen)

黃帝內經 • 素問 • 診要經終論篇第十六

Im Frühjahr erwacht der Mensch zu neuem Leben, was zu Schwierigkeiten führen kann, wenn Milz und Magen eine Schwäche aufweisen. Ein schwaches Qi wird in der Leber stagnieren; unzureichendes Blut wird das Leber-Yang übermäßig aufsteigen lassen.

Darüber hinaus können die weiteren Entsprechungen des Leber-Holzes bei den klinischen Erscheinungen zuweilen eine Rolle spielen.

Die östliche Richtung bringt den Wind hervor, der Wind bringt das Holz hervor, das Holz bringt das Saure hervor, das Saure bringt die Leber hervor, die Leber bringt die Sehnen hervor, die Sehnen bringen das Herz hervor, die Leber beherrscht die Tränen. […] In den leiblichen Strukturen als Sehnen, unter den Zang-Langzeitspeichern als Leber, unter den Farben als zartes Grün.

Huángdì nèijīng • Sùwèn • Yīnyáng yìngxiàng dàlùn piān dìwǔ (Leitfaden des Gelben Ahnherrschers, Innerer Band • Unbefangene Elementarfragen • 5. Kapitel: Große Abhandlung über die dem Yin und dem Yang entsprechenden Erscheinungen)

黃帝內經 • 素問 • 陰陽應象大論篇第五

Die Leber beinhaltet das Potenzial des „Zum-Leben-Erwachens" und „Zu-Sich-Selbst-Kommens" des Menschen, was der aufgehenden Sonne im Osten gleichkommt. Die Leber setzt Dinge in Bewegung wie der Wind, wie eine frische Brise, die wieder Auftrieb verleiht. Die Leber möchte sich frei entwickeln, Hemmnisse stoßen ihr sauer auf. In angemessenem Maße besitzt das Saure jedoch die Qualität, alles zu lösen und freizusetzen. Der Antrieb der Leber möchte über die Sehnen in Bewegung umgesetzt werden. Ärger und Wut spannen die Sehnen heftig an. Unauflösbare Anspannung führt zur Bitterkeit, was dem Shen des Herzens schadet. Emotionale Erregung wird über die Tränen in den Augen sichtbar. Wenn die Leber emotionale Anspannung und Verwicklung nicht auflösen kann, so ist die Bewegung des Qi in allen Bereichen blockiert. Die Sanftheit kann der Leber allerdings nicht aufgezwungen werden, sondern entsteht im Freisein von belastenden Empfindungen, von körperlichem wie seelischem Schmerz.

10.4.5 Die Milz (pí 脾)

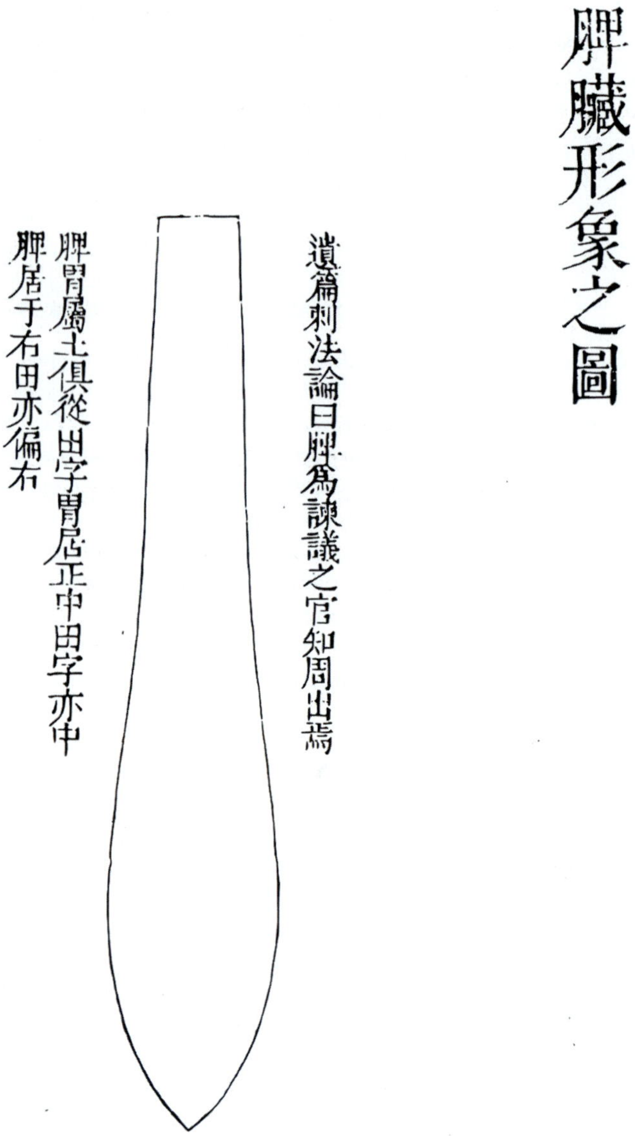

Abb. 10.28 Darstellung der Milz in der Kaiserlichen Enzyklopädie *Gǔjīn túshū jíchéng* 古今圖書集成 (Umfassende Sammlung von Schriften und Illustrationen vom Altertum bis zur Gegenwart; zwischen 1700 und 1725 erstellt) [X386]

Das Partikel 卑 des Zeichens für die Milz sollte nicht auf die Funktion einer rein phonematischen Signatur reduziert werden.

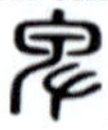 Das Bild des Zeichens in der Siegelschrift zeigt eine Hand, die sich einer höhergestellten Figur zur Verfügung stellt oder diese auf den rechten Weg zieht. Das Zeichen 卑 kann daher auch als „handreichendes Organ" oder „dienstbares Organ" aufgefasst werden. Die Milz stellt in der Allegorie mit dem Staatswesen die ermahnenden Wächter dar, die über das allumfassende Wissen verfügen.

Die Hauptaufgaben der Milz bestehen im Transport, im Hervorbringen und Umfassen des Blutes sowie im Bewirken des Aufsteigens. Es ist das hauptsächliche Organ für die Ausübung der Funktionen der Verdauung, der Einverleibung von Speisen und Getränken und der Verteilung der feinstofflichen Substanzen. Zusammen mit dem Magen bewohnt die Milz den Mittleren Jiao. Nach der Geburt trägt die Milz die Hauptverantwortung für die Aufrechterhaltung der Lebendigkeit des Organismus durch das Bereitstellen der unentbehrlichen Feinstoffe Jing-Essenz, Qi und Blut und der Körpersäfte. Aus diesem Grund wird die Milz auch die „Wurzel des Nach-Himmlischen" (*hòutiān zhī běn* 後天之本) genannt. Die wesentliche Eigenart des Milz-Qi ist die Fähigkeit zum Emporheben, so wie die Erde die Pflanzen gegen die Schwerkraft nach oben wachsen lässt. Die Milz ist das Taiyin, die feuchte Erde, Beförderer und Wandler des Wassers und der Säfte. Deshalb liebt die Milz die Trockenheit und verabscheut die Feuchtigkeit.

Die Milz ist unter den Geweben mit dem Fleisch verbunden und regiert die vier Gliedmaßen, findet ihren Glanz in den Lippen, öffnet sich im Körperloch des Mundes, äußert sich im Gemüt als Nachdenklichkeit und tritt unter den Körpersäften als wässriger Speichel (der Ohrspeicheldrüsen) in Erscheinung. Der Magen und seine Leitbahn stehen mit der Milz und ihrer Leitbahn in der Oberfläche-Innen-Beziehung. Die Milz ist der Grundwesenheit der Erde zugeordnet. Sie gilt als maximales Yin im Yin und steht in der Natur mit dem Spätsommer-Qi in Resonanz. Sie floriert zu allen Vier Jahreszeiten.

Milz und Magen sind über eine Membran miteinander verbunden.

Huángdì nèijīng • Sùwèn • Tàiyīn yángmíng lùn piān dìèrshíjiǔ
(Leitfaden des Gelben Ahnherrscher, Innerer Band • Unbefangene Elementarfragen • 29. Kapitel: Abhandlung über das Taiyin und das Yangming)
黃帝內經 • 素問 • 太陰陽明大論篇第二十九

Über die äußere Gestalt der Milz findet sich im *Nanjing* Folgendes:

Die Milz wiegt zwei Jin und drei Liang,[36] *ist drei Cun breit und fünf Cun lang. Um sie ist ein halbes Jin an Baufett*[37] *verteilt.*

Nànjīng • Sìshíèr nàn
(Leitfaden der schwer zu erwidernden Einwürfe • 42. Einwurf)
難經 • 四十二難

Die physiologischen Funktionen der Milz

Die Milz beherrscht die Beförderung und die Wandlung (Transport und Transformation)

Mit der Transportfunktion sind die Annahme und Beförderung von „Wasser und Getreide", also Getränken und Speisen gemeint. Mit der Transformationsfunktion ist die Verdauung und Einverleibung der Speisen und Getränke gemeint, was in etwa der wörtlichen Bedeutung des Begriffs „Stoffwechsel" entspricht. Speisen und Getränke werden in feinstoffliche Essenzen umgewandelt. Das Milz-Qi verfügt über die Kraft der Qi-Transformation und des klärenden Aufsteigen-Lassens. Das Milz-Yang führt die sanfte Erwärmung durch.

Transport und Transformation von Wasser und Getreide

- Transformation der Nahrung in die feinstofflichen Essenzen durch das Milz-Qi und Milz-Yang
- Unterstützung des Magen-Feuers bei der Aufnahme und Vorverdauung durch das Milz-Qi und Milz-Yang
- Unterstützung des Dünndarm-Feuers bei der Weiterverdauung und Aussortierung des Abfalls durch die Trennung von Klarem und Trübem durch das Milz-Qi und Milz-Yang
- Weitergabe der feinstofflichen Essenzen an alle Empfänger im ganzen Leib
- Aufsteigenlassen der Feinstoffe nach oben zu Herz und Lunge

Die Versorgung des gesamten Leibes durch die Milz wird wie folgt beschrieben:

Qi Bo sprach: „Der Milz-Puls entspricht der Erde. Es handelt sich bei der Milz um einen alleinstehenden Zang-Langzeitspeicher, der dazu dient, sich in die vier anliegenden Gebiete zu ergießen."

Huángdì nèijīng • Sùwèn • Yùjī zhēnzàng lùn piān dìshíjiǔ
(Leitfaden des Gelben Ahnherrschers, Innerer Band • Unbefangene Elementarfragen • 19. Kapitel: Abhandlung über den Jade-Generator und das Wahre der Zang-Langzeitspeicher
黃帝內經 • 素問 • 玉機真臟論篇第十九

Die Milz wird als „Wurzel des Nachgeburtlichen" (*hòutiān zhī běn* 後天之本) oder als „Quelle des Hervorbringens und der Umwandlung von Qi und Blut" (*qìxuè shēnghuà zhī yuán* 氣血生化之源) bezeichnet. Neben der Niere, die über ererbte Kräfte und Feinstoffe verfügt, ist die Milz die zweite Instanz, die dem Organismus Qi und Yang zur Verfügung stellt. Zudem wird die Milz benötigt, um Blut zu generieren (s. u.). Die reguläre physiologische Aktivität wird „energisch transportierendes Milz-Qi" (*píqì jiànyùn* 脾氣健運) genannt.

Die Milz befördert und wandelt allerdings nicht nur das von außen zugeführte „Wasser und Getreide", sondern auch die im Leib zirkulierenden Wasser-Flüssigkeiten.

Transport und Transformation von Wasser und Körpersäften

- Verhinderung der Akkumulation von Wasser-Feuchtigkeit im Inneren durch Transport und Transformation der Flüssigkeiten
- Ausgleichende Regulation der Aufnahme und Verteilung von Flüssigkeiten in Zusammenarbeit mit der Lunge, der Niere, den Drei Jiao, dem Dünndarm und der Blase
- Bereitstellung der benötigten Köperflüssigkeiten für die regelrechte Befeuchtung, Durchsaftung und Ernährung aller Organe und Gewebe

Die Milz befindet sich im Mittleren Jiao und nimmt somit eine Schlüsselposition an einem Knotenpunkt ein. Der Magen (Grundwesenheit Erde) nimmt die Getränke auf, wie der Boden den Regen, und gibt sie an den Dünndarm (Grundwesenheit Feuer) weiter.

Das Dünndarm-Feuer wird durch das Nieren-Yang und das Milz-Yang unterstützt. Es führt als ersten Schritt der Transformation die Scheidung von Trübem und Klarem an der flüssigen wie an der festen

10

[36] Ein Jin entspricht ca. 500 g, ein Liang entspricht ca. 50 g, ein Cun entspricht ca. 33,3 mm.

[37] In neuerer Zeit wird von einigen Autoren diskutiert, dass es sich dabei um die Bauchspeicheldrüse handeln soll, da in der antiken Medizin die Milz der Westlichen Medizin und die Bauchspeicheldrüse offenbar als ein einziges Organ angesehen wurden.

Nahrung durch. Das Trübe der festen Nahrung wird mit Unterstützung des Milz-Qi an den Dickdarm weitergegeben. Das Trübe der flüssigen Nahrung wird mit Unterstützung des Nieren-Qi quasi als Destillat, d. h. ohne die Notwendigkeit einer Verbindungsstraße wie vom Magen über den Dünndarm zum Dickdarm (ein Ureter kommt in der alten Chinesischen Medizin nicht vor), an die Blase weitergegeben.

Die vom Dünndarm-Feuer erhitzten Säfte werden als leichte und klare Flüssigkeiten aufsteigend zur Milz transportiert; die trüben und damit schweren Säfte bewegen sich als Harn nach unten zum nächstgelegenen Organ der Blase (Grundwesenheit Wasser). Hier kondensieren die heißen Dünste aus dem Feuer des Dünndarms quasi in der Kühle des Wassers der Blase in Form der gelbgefärbten (Feuerwirkung!) flüssigen Ausscheidung. Die an die Milz weitergegebenen klaren Säfte werden hier wieder transformiert und als Feinstoffe weiter nach oben zur Lunge transportiert.

Das absenkende und verbreitende Lungen-Qi führt diese Säfte nach unten zu allen Geweben und Organen. Die absenkende Kraft des Lungen-Qi unterstützt die Bewegung der trüben Dünste in die Blase und die Weiterbewegung des Stuhls nach unten, zusätzlich auch durch Befeuchtung des Darms (➤ Abb. 10.29).

Die Aufnahme, Verteilung und Ausscheidung der Wasser-Flüssigkeiten spielt sich in allen Drei Jiao ab, weshalb diese auch die „Wasserwege" genannt werden. Transport und Transformation sind nur durch die Einwirkung von Hitze möglich, weshalb die Drei Jiao zusätzlich zum Dünndarm die Grundwesenheit des Feuers repräsentieren. Daher sind die Drei Jiao eine Art Zusammenfassung der einzelnen physiologischen Vorgänge in den drei Abschnitten des Rumpfes bezogen auf das Qi und die Flüssigkeiten. Aus diesem Grund nimmt das Wasser-Qi in den Jiao jeweils verschiedene Aggregatzustände an: im Oberen Jiao als „Vernebelung" (feuchte Atemluft), im Mittleren Jiao als „Durchfeuchtung" (Vergärung in Magen und Darm) und im Unteren Jiao als „Abwasserentsorgung" (Blasenentleerung).[38]

Aufgrund der Schlüsselfunktion der Milz, die die Trockenheit liebt und die Feuchtigkeit verabscheut, sind die Einverleibung von Flüssigkeiten und das Aufrechterhalten eines ausgeglichenen Flüssigkeitshaushaltes von einer gesunden Milz abhängig.

Jede Art von durch Feuchtigkeit ausgelöster Schwellung oder hervorgebrachtem Völlegefühl ist der Milz zuzuordnen.

Huángdì nèijīng • Sùwèn • Zhìzhēnyào dàlùn piān dìqīshísì
(Leitfaden des Gelben Ahnherrschers, Innerer Band • Unbefangene Elementarfragen • 74. Kapitel: Große Abhandlung über das Wichtigste der höchsten Wahrheiten)
黄帝内經・素問・至真要大論篇第七十四

Transport und Transformation der Nahrung einerseits und der Flüssigkeiten andererseits laufen im Organismus gleichzeitig ab und sind dennoch eng ineinander verzahnt. Die Milz ist unentbehrlich für die Versorgung des Organismus mit Jing-Essenz, mit Qi, Blut und Körpersäften, weshalb sie als die Wurzel des Nach-Himmlischen gilt. Daher heißt es:

Wenn die Milz zu allen vier Jahreszeiten prosperiert, nimmt sie keine üblen Einflüsse auf.

Hàn • Zhāng Zhòngjǐng • Jīnguì yàolüè • Zàngfǔ jīngluò xiānhòu bìng maìzhèng
(Han-Dynastie • Zhang Zhong-Jing [150–219] • Abriss des Wesentlichen aus dem Goldenen Bücherschrein • Abfolge der Erkrankung der Zang-Langzeitspeicher und Fu-Zwischenlager, ihrer Leitbahnen und Netzgefäße mit den Pulsbefunden und der Symptomatik)
漢・張仲景・金匱要略・藏府經絡先後病脉証

Aus der herausgehobenen Stellung der Milz unter den Fünf Zang-Langzeitspeichern und der besonderen Bedeutung der Organe Milz und Magen als „Mitte" des menschlichen Organismus entwickelte sich eine eigene medizinische Schule, die auf den Arzt Lǐ Gǎo 李杲 (Lǐ Dōngyuán 李東垣) zurückgeht.

Die hundert Erkrankungen entstehen alle aufgrund des Verfalls von Milz und Magen.

Yuán • Lǐ Dōngyuán • Píwèi lùn • Píwèi shèngshuāi lùn
(Yuan-Dynastie • Li Dongyuan • Abhandlung über Milz und Magen [1249] • Abhandlung über Blüte und Verfall von Milz und Magen)
元・李東垣・脾胃論・脾胃盛衰論

Die Milz beherrscht das Hervorbringen und das Umschließen des Blutes

Die Milz hat das Vermögen, Blut entstehen zu lassen, und übt zudem die Funktion aus, das Blut zu kontrollieren und in den Gefäßen zu halten.

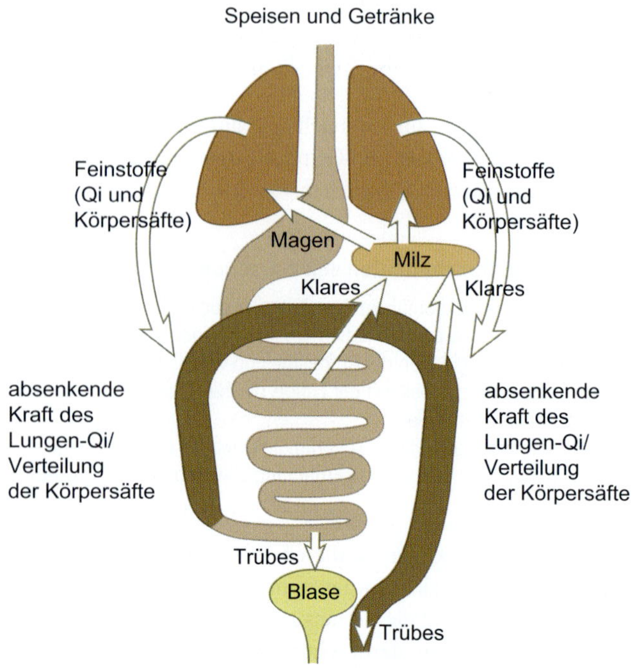

Abb. 10.29 Verflechtung der Organe bezüglich Beförderung und Wandlung [L138]

[38] Weitere Ausführungen finden sich in ➤ Kap. 11 über die Drei Jiao.

Das Herz regiert das Blut, die Leber speichert das Blut, die Milz vermag umschließend und absorbierend auf das Blut einzuwirken.

Míng • Xuē Jǐ • Xuēshì yīàn

Ming-Dynastie • Xue Ji [1487–1559] • Medizinische Fallbeispiele des Herrn Xue

明．薛己．薛氏醫案

Das Blut der Fünf Zang-Langzeitspeicher und der Sechs Fu-Zwischenlager hängt vollständig vom Umschließen und Absorbieren des Milz-Qi ab.

Qīng • Shěn Míngzōng • Zhāng Zhòngjǐng jīnguì yàolüè

(Qing-Dynastie • Shen Mingzong • Zhang Zhongjings Abriss des Wesentlichen aus dem Goldenen Bücherschrein [1692])

清．沈明宗．張仲景金匱要略

Die Milz beherrscht das Hervorbringen des Blutes

- Die durch aus Wasser und Getreide hervorgebrachten Feinstoffe sind die Grundbausteine des Blutes.
- Die Milz transportiert diese Feinstoffe nach oben zu Herz und Lunge, wo das Blut in seiner endgültigen Form entsteht.

Die Milz beherrscht das Umschließen des Blutes

- Die Milz übt eine festigende und umschließende Wirkung aus.
- Das Qi ist der Anführer des Blutes; das Blut folgt dem Qi in seiner Bewegung.
- Die umschließende Kraft des Milz-Qi geht auf das Milz-Yang zurück.
- Die umschließende Kraft hält das Blut in den Gefäßen und verhindert den Austritt und Übertritt in andere Gewebe oder nach außen.

Milz-Qi und Milz-Blut stehen in enger Beziehung zueinander. Ein schwaches Milz-Qi kann nicht genügend Blut hervorbringen, es andererseits auch nicht in den Gefäßen halten. So kann eine ausgeprägte Blut-Leere entstehen. Ist das Milz-Qi, das Mitten-Qi, erschöpft, dann büßt es seine Kraft des Emporhebens ein und stürzt nach unten. Wird das Blut von Qi im Sturz mitgerissen, so entstehen verschiedene Arten der Blutung nach unten, wie beispielsweise anhaltende Blutungen aus dem Genitale bei Frauen.

Die Milz beherrscht das Aufsteigen

Mit dem Ausdruck „Aufsteigen" sind sowohl die Bewegung nach oben als auch das Anheben nach oben gemeint. Das Qi der Milz leitet das Klare nach oben und hebt die Inneren Organe gegen die Schwerkraft an.

Die Milz beherrscht das Anheben des Klaren

- Die von Magen und Darm aufgenommenen und durch das Milz-Qi extrahierten klaren Feinstoffe werden nach oben zu Herz und Lunge bewegt, wo Qi und Blut entstehen; das in der Brust gesammelte Qi und Blut wird dem gesamten Organismus zur Verfügung gestellt.
- Die von Magen und Darm aufgenommenen und durch das Milz-Qi extrahierten klaren Flüssigkeiten werden nach oben vornehmlich zur Lunge bewegt, die die klaren Säfte zur Befeuchtung aller Organe und Gewebe zur Verfügung stellt.
- Das Anheben des Klaren durch die Milz und das Absenken des Trüben durch den Magen stehen in direktem Zusammenhang zueinander und ergänzen sich gegenseitig. Gemeinsam sind sie Ausdruck des Aufsteige- und Absink-Mechanismus des Qi, während der Ein- und Austritts-Mechanismus des Qi vornehmlich durch das Zusammenspiel von Lunge und Niere verwirklicht wird (> Kap. 6).

Das Milz-Qi steigt auf: daraus resultiert gesunde Stärke; das Magen-Qi sinkt ab: daraus resultiert ausgeglichene Harmonie.

Qīng • Yè Guì • Línzhèng zhǐnán yīàn • Píwèi mén

(Qing-Dynastie • Ye Gui, genannt Ye Tianshi [1666–1745] • Medizinische Fallbeispiele als klinischer Kompass • Eintragungen zu Milz und Magen)

清．葉桂．臨証指南醫案．脾胃門

Befindet sich das Klare Qi unten, so entsteht ein Durchfall unverdauter Mahlzeiten; befindet sich das Trübe Qi oben, so entsteht eine Schwellung und Spannung im Bauch.

Huángdì nèijīng • Sùwèn • Yīnyáng yìngxiàng dàlùn piān dìwǔ

(Leitfaden des Gelben Ahnherrschers, Innerer Band • Unbefangene Elementarfragen • 5. Kapitel: Große Abhandlung über die Yin und Yang entsprechenden Erscheinungen)

黃帝內經．素問．陰陽應象大論篇第五

Die Milz ist auch für das Anheben der Inneren Organe zuständig. Ist das Milz-Qi zu schwach, so können daraus Erkrankungen resultieren wie Magensenkung, Nierensenkung, Uterussenkung und -prolaps und Analprolaps. Dies wird als „nach unten einsinkendes Milz-Qi" bezeichnet. Aufgrund der engen Zusammenarbeit von Milz und Magen werden die beiden Organe auch unter der Bezeichnung „die Mitte" zusammengefasst. Daher ist auch der Ausdruck „nach unten einsinkendes Mitten-Qi" für die oben genannten Erkrankungen geläufig.

Die physiologischen Besonderheiten der Milz

Der gesunden Milz geziemt das Aufsteigen

Herz und Lunge befinden sich oben; für sie eignet sich das Absenken. Leber und Niere befinden sich unten; für sie eignet sich das Aufsteigen. Milz und Magen befinden sich in der Mitte. Für die Milz eignet sich das Aufsteigen und für den Magen das Absenken.

Die Milz liebt die Trockenheit und verabscheut die Feuchtigkeit

Die Aufgabe der Milz besteht darin, für die Transformation und den Transport der Flüssigkeiten zu sorgen. Die klaren Säfte werden in alle Bereiche des Leibes befördert und die Entstehung von Feuchtigkeit und Schleim verhindert. Aus diesem Grund muss die Milz selbst grundsätzlich den Zustand der Trockenheit anstreben. Wird diese Bedingung nicht erfüllt, so spricht man davon, dass die Milz Feuchtigkeit entstehen lässt, oder nennt dies „Feuchtigkeit belästigt die Milz". Die Feuchtigkeit wiederum folgt der Schwerkraft und beeinträchtigt die aufsteigenden Kräfte der Milz.

Ist die Milz trocken, so gibt es ein Aufsteigen.

Qīng • Wú Dōngyáng • Yīxué qiúshì

(Qing-Dynastie • Wu Dongyuan[39] • Das Bestreben um die Tatsachen in der Medizin [1879])

清．吳東暘．醫學求是

[39] Auch Wú Dá 吳達 genannt.

Jing, Qi, Yin und Yang der Milz

Die besonderen physiologischen Funktionen der Milz werden in der Chinesischen Medizin gerne mit den folgenden geflügelten Formulierungen zusammenfassend zum Ausdruck gebracht:

- „Die Zentrums-Erde ergießt sich in die vier umliegenden Gebiete."
- „Die Milz speichert die Quartiermeister-Einflüsse."
- „Die Milz ist die Quelle der Entstehung und des Wandels des Qi."
- „Die Milz ist die Wurzel des Nach-Himmlischen".
- „Das Quartiermeister-Qi ist das Essenz-Qi von Wasser und Getreide. Das Schutzwächter-Qi ist das tapfere Kühnheits-Qi von Wasser und Getreide."

Diese Funktionen der Milz können über die zugrundeliegenden Wirkkräfte noch präziser benannt werden.

Das **Milz-Jing** übt in allen Bereichen eine ernährende Funktion aus. Daher regiert die Milz die vier Gliedmaßen und die Muskulatur und verleiht das Vermögen der Überlegung und des Nachdenkens.

Das **Milz-Qi** wird aus dem Milz-Jing gebildet. Ihm kommen die folgenden Funktionen zu:

- Wandlung von Wasser und Getreide
- Beförderung der Feinstoffe
- Umwandlung von Flüssigkeiten in die Körpersäfte
- Weitertransport von Jing-Essenz und Körpersäften in den gesamten Organismus
- Anheben der Feinstoffe und Weitergabe an Herz und Lunge
- Wahrung der Position der Organe gegen den Einfluss der Schwerkraft
- Rückhalten des Blutes in den Adern

Das **Milz-Yin** ist der Name für die nährenden, beruhigenden und absenkenden Funktionen des Milz-Qi.

Als **Milz-Yang** werden die wärmenden, vorantreibenden, aufsteigenden und entwickelnden Funktionen des Milz-Qi bezeichnet.

Die äußeren und inneren Manifestationen der Milz

Unter den Geweben mit dem Fleisch verbunden; regiert die vier Gliedmaßen

Der funktionelle Zustand der Milz spiegelt sich im Ernährungszustand wider. Ein ausgewogenes Verhältnis von Muskelmasse zu Fettgewebe belegt eine gesunde Milz. Muskelatrophie und Kraftverlust der Gliedmaßen deuten daher auf eine Erkrankung der Milz hin.

Die Milz ist zuständig für das Fortbewegen und Umwandeln der Jing-Essenzen von Wasser und Getreide, um damit Haut und Fleisch hervorzubringen und zu ernähren; daher regiert sie das Fleisch.

Huángdì nèijīng • Sùwèn jízhù • Wǔzàng shēngchéng piān dìshí
(Sammlung von Kommentaren zum Leitfaden des Gelben Ahnherrschers, Innerer Band • Unbefangene Elementarfragen • 10. Kapitel: Entstehung und Vervollkommnung der Fünf Langzeitspeicher)
黃帝內經・素問集注・五臟生成篇第十

In vielerlei Hinsicht ist die Milz (Taiyin) mit dem Magen (Yangming) eng verbunden und bildet nicht nur auf der Leitbahn-Ebene ein Yin- und Yang-Paar, sondern ebenso die auch als Mitte bezeichnete untrennbare Einheit, aus der sich alle Kräfte der Milz entfalten.

Der Ahnherr sprach: „So wie Sie es, mein Herr, ausgedrückt haben, ist es in Ordnung. Die Abhandlung besagt, dass man zur Behandlung von Schrumpfungen einzig und allein das Yangming heranziehen soll. Warum ist das so?" Qi Bo sprach: „Das Yangming ist das Meer der Fünf Zang-Langzeitspeicher und Sechs Fu-Zwischenlager. Es ist für die Befeuchtung der Stamm-Sehnen[40] zuständig. Die Stamm-Sehnen sind zuständig für die Zügelung der Knochen und die Beförderung des Mechanismus der großen Gelenke. Das Gefäß Chong ist das Meer der Leitbahnen und Gefäße. Es ist für die durchdringende Bewässerung der Schluchtenbäche und Täler[41] zuständig. Es verbindet sich mit dem Yangming an den Stamm-Sehnen. Yin und Yang halten die Zusammenkunft der Stamm-Sehnen ab und begegnen hier der Qi-Straße, wobei das Yangming die Leitung innehat. Alles ist dem Gefäß Dai zugeordnet und verbindet sich über Netzgefäße mit dem Gefäß Du. Wenn daher das Yangming eine Leere aufweist, so erschlaffen die Stamm-Sehnen, und das Gefäß Dai zieht sich nicht mehr zusammen. Daher verkümmern die Füße, schlaffen ab und können nicht mehr benutzt werden."

Huángdì nèijīng • Sùwèn • Wěilùn piān dìsìshísì
(Leitfaden des Gelben Ahnherrschers, Innerer Band • Unbefangene Elementarfragen • 44. Kapitel: Abhandlung über Verkümmerungsleiden)
黃帝內經・素問・痿論篇第四十四

Die vier Gliedmaßen werden auch die vier Endigungen genannt. Die Kraft der Glieder beruht auf dem Qi der Milz in Zusammenarbeit mit dem Magen.

Der Ahnherr sprach: „Bei Milz-Erkrankungen sind die vier Gliedmaßen nicht mehr zu gebrauchen. Wie kommt es dazu?" Qi Bo sprach: „Alle vier Zweige entnehmen ihr Qi aus dem Magen. Allerdings werden die Leitbahnen nicht auf direktem Wege erreicht; vielmehr müssen sie ihren Grund in der Milz finden, dann erst kann eine Entnahme ermöglicht werden. Wenn nun bei einer Milz-Erkrankung dem Magen nicht seine Säfte zugeführt werden können, so erreichen die vier Zweige auch nicht die Entnahme des Qi von Wasser und Getreide. Das Qi verfällt von Tag zu Tag; die Gefäß-Wege befördern nichts mehr; die Sehnen, die Knochen, die Muskeln und das Fleisch, sie alle bleiben ohne Qi, das sie hervorbringt. Aus diesem Grund sind sie nicht zu gebrauchen.

Huángdì nèijīng • Sùwèn • Tàiyīn yángmíng lùn piān dìèrshíjiǔ
(Leitfaden des Gelben Ahnherrscher, Innerer Band • Unbefangene Elementarfragen • 29. Kapitel: Abhandlung über das Taiyin und das Yangming)
黃帝內經・素問・太陰陽明大論篇第二十九

---

[40] Mit dem Ausdruck „Stamm-Sehnen" wird der Bereich des äußeren Genitale an der Symphyse bezeichnet, wo die großen Muskeln des Stamms und der unteren Extremitäten sehnig einstrahlen. Der „Mechanismus der großen Gelenke" ist das Gehen und Stehen, wofür Hüft-, Knie- und Sprunggelenk benötigt werden. Zu den Muskeln dieser „Stamm-Sehnen" wären die Adduktoren und Hüftbeuger zu zählen.

[41] Viele Akupunkturpforten, vor allem die Yuan-Ursprungs-Qi-Pforten, sind als *gǔ* 谷 (Gebirgstal) oder als *xī* 谿 (Schluchtenbach) bezeichnet. Diese Allegorie für die Konzentration des Qi ähnlich dem Sich-Sammeln des Wassers in der Natur wird bereits im *Daodejing* benutzt.

Aus diesem Grund findet sich im Klassiker auch die folgende Aussage:

Wenn die vier Zweige losgelöst sind und herabfallen, so ist dies die fehlende Bewegung der Milz-Jing-Essenz.

Huángdì nèijīng • Sùwèn • Shì cóngróng lùn piān dìqīshíliù
(Leitfaden des Gelben Ahnherrschers, Innerer Band • Unbefangene Elementarfragen • 76. Kapitel: Abhandlung über das Zeigen souveräner Gelassenheit)
黃帝內經 • 素問 • 示從容論篇第七十六

Unter den Körperlöchern als Mund; ihr Glanz liegt in den Lippen

Appetit und Geschmacksempfinden stehen in enger Beziehung zur Milz. Der Mund ist der oben gelegene Anfang des Verdauungstrakts. Vom Mund aus werden Speisen und Getränke zum Magen transportiert und vorverdaut. Die Leitbahn-Gefäße der Milz verbinden sich mit der Zungenwurzel und verteilen sich unterhalb der Zunge. Appetit und Differenziertheit des Geschmacksempfindens spiegeln den funktionellen Zustand der Milz wider.

Das Milz-Qi steht in Verbindung mit der Zunge; steht die Milz in Harmonie, so vermag der Mund die Fünf Getreide zu erkennen.

Huángdì nèijīng • Língshū • Màidù dìshíqī
(Leitfaden des Gelben Ahnherrschers • Drehangel aller Wunderwirkungen • Die Einteilungen der Gefäße, als Siebzehntes)
黃帝內經 • 靈樞 • 脈度第十七

Farbe und Feuchte der Lippen spiegeln ebenfalls den Status des Milz-Qi.

Die Verbindung der Milz, das ist das Fleisch; ihre Blüte, das sind die Lippen.

Huángdì nèijīng • Sùwèn • Wǔzàng shēngchéng piān dìshí
(Leitfaden des Gelben Ahnherrschers, Innerer Band • Unbefangene Elementarfragen • 10. Kapitel: Entstehung und Vervollkommnung der Fünf Langzeitspeicher)
黃帝內經 • 素問 • 五臟生成篇第十

Die Milz zeigt sich unter den emotionalen Zuständen als Nachdenklichkeit

Nachdenklichkeit und Grübelei sind vom Denken und Überlegen zu unterscheiden. Die Nachdenklichkeit und das Grübeln sind zwar als Gemütszustand der Milz zugeordnet, stehen jedoch auch mit dem Herzen in Beziehung. Daher wird auch gesagt: „Denken und Überlegen entstammen dem Herzen, und die Milz bildet ihren Widerhall". Kommen Gedanken nicht zu Ende und kreisen unentwegt, werden Informationen nicht verdaut und in Nützliches verwandelt, kann die geistige Nahrung nicht in klare Vorstellungen aufgelöst werden, so nimmt die Milz Schaden und es kann Feuchtigkeit entstehen, die sich in Schweregefühl, Schwermut oder Erschwernis des geistig-seelischen Auflösungsvermögens äußert. Auf der körperlichen Ebene können Verdauungsstörungen auftreten.

Unter den Körpersäften als wässriger Speichel (der Ohrspeicheldrüsen)

Der Speichel wird aus dem Milz-Jing und dem Milz-Qi gebildet. Er befeuchtet und pflegt die Innenwände der Mundhöhle und leitet den ersten Schritt der Verdauung ein. Daher heißt es: „Der wässrige Speichel entspringt der Milz und ergießt sich in den Magen".

Mit dem Spätsommer-Qi in der Entsprechung verbunden

Im Spätsommer ist das Klima durch noch brütende Hitze einerseits und ausgedehnten Regenfall andererseits gekennzeichnet. Das Himmels-Yang drängt nach unten und das Milz-Qi schnellt empor. Die Feuchte wird von der Hitze verdampft und generiert die Fruchtbarkeit des Landes. Verbunden mit dem Boden erreicht alles Wachsende seine vollständige Gestalt. Im menschlichen Organismus lässt die Kraft der Milz Jing-Essenz, Qi, Blut und Säfte entstehen, um die Lebendigkeit des Leibes anzuheben, weshalb es heißt, dass „die Erde folglich sät und erntet". Ohne Wasser kann nichts gedeihen, doch wenn die Feuchtigkeit ein Übermaß annimmt, dann droht der Boden zu versumpfen und das Wachsende zu verfaulen.

Es heißt jedoch auch, dass die Milz die Vier Jahreszeiten beherrscht.

Die Milz, das ist die Erde; sie regiert das Zentrum. Beständig lässt sie durch die Vier Jahreszeiten die Vier Zang-Langzeitspeicher sich entwickeln. Jeweils für achtzehn Tage übernimmt sie vorübergehend das Regiment; sie kann nicht als einzige zu allen Zeiten herrschen.

Huángdì nèijīng • Sùwèn • Tàiyīn yángmíng lùn piān dìèrshíjiǔ
(Leitfaden des Gelben Ahnherrscher, Innerer Band • Unbefangene Elementarfragen • 29. Kapitel: Abhandlung über das Taiyin und das Yangming)
黃帝內經 • 素問 • 太陰陽明大論篇第二十九

Das Erd-Qi übernimmt in allen vier übrigen Jahreszeiten außerhalb des Spätsommers vorübergehend für 18 Tage das Kommando. Daher nimmt die Erde nicht nur als mittlere Zeitspanne des Jahres, sondern als Zentrierungsphase in jeder anderen Jahreszeit eine zentrale Position ein.

Das Zentrum bringt die Feuchtigkeit hervor, die Feuchtigkeit bringt die Erde hervor, die Erde bringt das Süße hervor, das Süße bringt die Milz hervor, die Milz bringt das Fleisch hervor, das Fleisch bringt die Lunge hervor, die Milz regiert den Mund. Im Himmel (erscheint es) als Feuchtigkeit, auf der Erde als Boden[42], unter den Geweben als Fleisch, unter den Zang-Langzeitspeichern als Milz, unter den Farben als Gelb […].

Huángdì nèijīng • Sùwèn • Yīnyáng yìngxiàng dàlùn piān dìwǔ
(Leitfaden des Gelben Ahnherrschers, Innerer Band • Unbefangene Elementarfragen • 5. Kapitel: Große Abhandlung über die Yin und Yang entsprechenden Erscheinungen)
黃帝內經 • 素問 • 陰陽應象大論篇第五

10

[42] In der chinesischen Kultur wird zwischen der „Erde" (*dì* 地) als Gegenstück zum Himmel und dem „Boden" (*tǔ* 土) als einer der Fünf Grundwesenheiten unterschieden. Da es jedoch sehr ungewohnt wäre, unter den Fünf Grundwesenheiten von „Boden" statt von „Erde" zu sprechen, wird an den anderen Stellen in diesem Buch weiterhin *tǔ* 土 als „Erde" übersetzt.

10.4.6 Die Niere (shèn 腎)

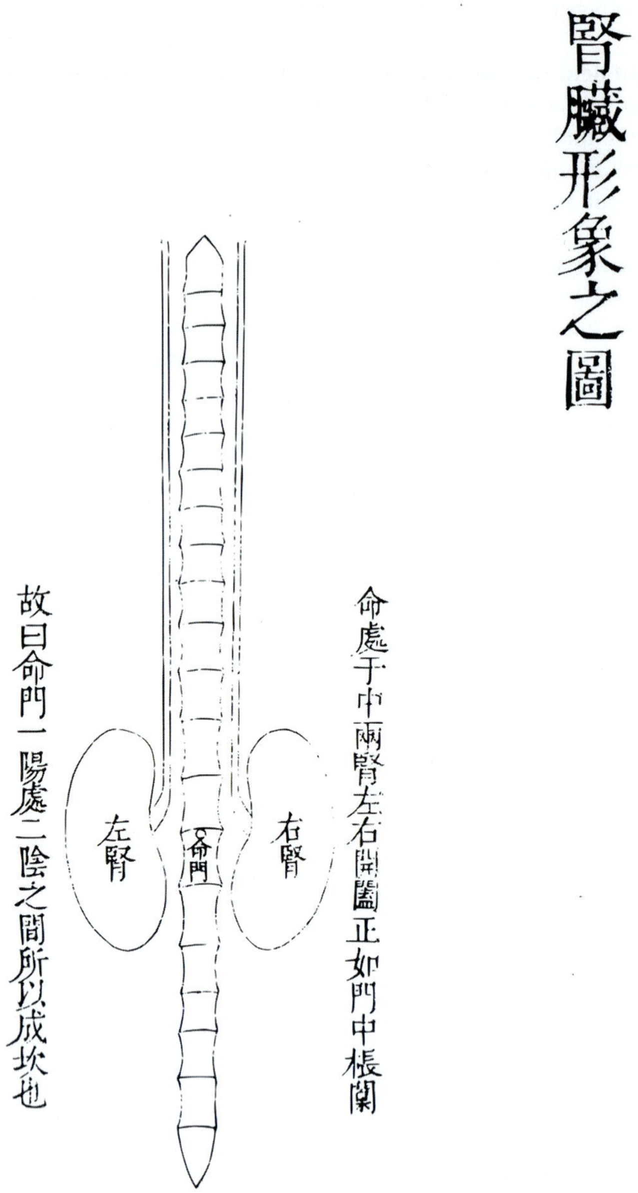

Abb. 10.30 Darstellung der Niere in der Kaiserlichen Enzyklopädie *Gǔjīn túshū jíchéng* 古今圖書集成 (Umfassende Sammlung von Schriften und Illustrationen vom Altertum bis zur Gegenwart; zwischen 1700 und 1725 erstellt) [X388]

Das Partikel 臤 des Zeichens für die Niere sollte nicht auf die Funktion einer rein phonematischen Signatur reduziert werden.

 Die beiden Bildvarianten des Zeichens in der Schreibweise auf Orakelknochen zeigen ein wachsames Auge, das die feste Hand lenkt. In der kleinen Siegelschrift rechts ist es die Hand des Präfekten, der so seine Aufgaben fest im Griff hat. Das Zeichen kann daher auch als „fest zupackendes Organ“ aufgefasst werden. Die Niere stellt in der Allegorie mit dem Staatswesen den Präfekten mit eisernem Willen dar, von dem die geschickten Anweisungen stammen. Ein abgeleitetes Zeichen ist *xián* 賢, was „rechtschaffen und fähig“ bedeuten kann.

Die Funktionen der Niere in der Chinesischen Medizin erstrecken sich auf drei Bereiche:

- Speicherung der Jing-Essenz und somit Förderung von Wachstum, Entwicklung und Fortpflanzung des Organismus (im *Suwen* wird die Niere als die „Wurzel der versiegelten Speicherung“ [*fēngcáng zhī běn* 封藏之本] bezeichnet)
- Beherrschung der Umwandlung von Wasser und Körpersäften (daher wird die Niere auch der „Wasser-Speicher“ [*shuǐzàng* 水臟] genannt)
- Beherrschung der Annahme des Qi (weshalb die Niere auch den Namen „Wurzelstock des Qi“ [*qì zhī gēn* 氣之根] trägt)

Die Nieren sind mit einer vor-himmlischen Anlage im menschlichen Leib assoziiert, die als „Tor der Lebensbestimmung“ (*mìngmén* 命門) bezeichnet wird. Dieses wichtige ergänzende Theorem der Altchinesischen Medizin wird gesondert in ➤ Kap. 12 dargestellt.

Das Mingmen setzt sich aus den beiden Nieren zusammen; die beiden Nieren sind allesamt dem Mingmen zuzurechnen.

Míng • Zhāng Jièbīn • Lèijīng fùyì • Sānjiāo mìngmén bāoluò biàn
(Ming-Dynastie • Beflügelnde Ergänzungen zum nach Kategorien geordneten Leitfaden von Zhang Jiebin [1563–1640] • Differenzierung von Sanjiao, Mingmen und Hüter-Netzgefäß)
明．張介賓．類經附翼．三焦命門包絡辨

Die Betrachtung der beiden Nieren als Nieren-Wasser und Nieren-Feuer drückt sich in der Bezeichnung „Wurzel von Yin und Yang“ aus.

Die Nieren sind die Wurzel des Vor-Himmlischen, die Milz ist die Wurzel des Nach-Himmlischen.

Míng • Lǐ Zhòngzǐ (➤ Abb. 10.31) • Yīzōng bìdú • Shèn wèi xiāntiānběn pí wèi hòutiānběn lùn
(Ming-Dynastie • Li Zhongzi [1588–1655] • Pflichtlektüre für Mediziner • Abhandlung darüber, dass die Niere als Vor-Himmels-Wurzel fungiert, die Milz als Nach-Himmels-Wurzel fungiert)
明．李中梓．醫宗必讀．腎為先天本脾為後天本論

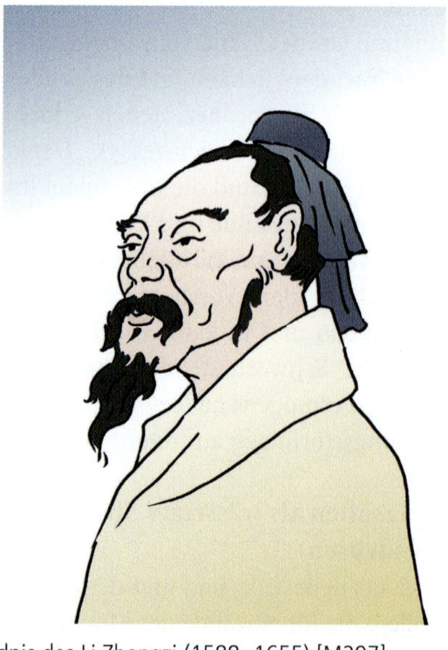

Abb. 10.31 Bildnis des Li Zhongzi (1588–1655) [M297]

Die Niere ist unter den Geweben mit den Knochen verbunden, findet ihren Glanz im Kopfhaar, äußert sich im Gemüt als Willenskraft und Erinnerung, tritt unter den Körpersäften als zäher Speichel (der Unterkieferspeicheldrüse) in Erscheinung und öffnet sich in den Körperlöchern der Ohren und der beiden Yin(-Löcher), dem vorderen (Harnröhrenausgang) und dem hinteren (After).

Was die Nieren anbetrifft, so sind sie für das Überwintern zuständig. Sie sind die Wurzel der versiegelten Speicherung, der Ort der Anwesenheit der Jing-Essenz. Ihr Glanz findet sich im Kopfhaar, ihr Gefüllt-Sein liegt in den Knochen. Sie gelten als das Taiyin inmitten des Yang und stehen mit dem Qi des Winters in Verbindung.

Huángdì nèijīng • Sùwèn • Liùjié zàngxiàng lùn piān dìjiǔ
(Leitfaden des Gelben Ahnherrschers, Innerer Band • Unbefangene Elementarfragen • 9. Kapitel: Abhandlung über die Sechs Zeitabschnitte und die Gestaltannahme der Zang-Langzeitspeicher)
黃帝內經．素問．六節臟象論篇第九

Die Blase und ihre Leitbahn stehen mit der Niere und ihrer Leitbahn in der Oberfläche-Innen-Beziehung. Im *Huangdi neijing* wird aufgrund des Umstands, dass die Nieren als „Wasser-Speicher" und die Drei Jiao als „Wasser-Wege" betrachtet werden, auch von einer Oberfläche-Innen-Beziehung der Niere mit den Drei Jiao ausgegangen.

Die Niere ist mit den Drei Jiao und der Blase verbunden.

Huángdì nèijīng • Língshū • Běnzàng dìsìshíqī
(Leitfaden des Gelben Ahnherrschers, Innerer Band • Drehangel aller Wunderwirkungen • Die Eigenheiten der Zang-Langzeitspeicher, als Siebenundvierzigstes)
黃帝內經．靈樞．本臟第四十七

Die Niere ist mit der Blase verbunden. Was die Blase anbetrifft, so ist sie das Fu-Zwischenlager der Körpersäfte. Das Shaoyin wird der Niere zugerechnet; die Niere knüpft oben an die Lunge an, daher betrifft es zwei Zang-Langzeitspeicher. Was die Drei Jiao anbelangt, so sind sie das Fu-Zwischenlager des zentralen Bewässerungskanals; aus ihnen treten die Wasser-Wege aus. Sie sind der Blase zuzurechnen. Es handelt sich um ein alleinstehendes Fu-Zwischenlager.

Huángdì nèijīng • Língshū • Běnshù dìèr
(Leitfaden des Gelben Ahnherrschers, Innerer Band • Drehangel aller Wunderwirkungen • Die Eigenheiten der Transport-Pforten, als Zweites)
黃帝內經．靈樞．本輸第二

Im 4. Kapitel des *Suwen* wird die Niere als „Yin inmitten des Yin" bezeichnet, im 9. Kapitel als „Shaoyin inmitten des Yin".

In der Natur steht die Niere mit dem Winter-Qi in Resonanz. Sie ist der Grundwesenheit des Wassers zugeordnet.

Im *Nanjing* finden sich die folgenden ergänzenden Angaben zur Niere:

Von der Niere gibt es zwei Ableger; sie wiegt ein Jin und ein Liang und ist für die Speicherung von Willenskraft und Erinnerung zuständig.[43]

Nànjīng • Sìshíèr nàn
(Leitfaden der schwer zu erwidernden Einwürfe • 42. Einwurf)
難經．四十二難

[43] Ein Jin entspricht ca. 500 g, ein Liang entspricht ca. 50 g.

Dass sich auch chinesische Gelehrte nicht immer des Unterschieds zwischen der metaphorisch-funktionellen Bedeutung der altchinesischen Theoreme und den faktischen anatomischen Verhältnissen bewusst waren, zeigt eine Anekdote über Wang Qingren (1786–1831), der anhand eigener Sektionsstudien zwar die Harnleiter fand, diese jedoch für Qi-führende Röhren hielt (vgl. ➤ Abb. 10.4). Er stellte auch fest, dass die Nieren gar keine Samen-Essenz (Jing) enthalten.

Die physiologischen Funktionen der Niere

Die Niere speichert die Jing-Essenz und ist für Wachstum, Entwicklung und Fortpflanzung zuständig

Die Niere ist die Wurzel des Lebendigen, indem sie die feinstoffliche Grundlage, das Jing-Qi aufbewahrt und dem Organismus zur Verfügung stellt. Das Essenz-Jing bildet den Leib und ist Grundbedingung für die Ausführung der Funktionen des Lebendigen. Im weiten Sinne bezeichnet Jing die das Lebendige aufrechterhaltenden feinstofflichen Anteile in allen funktionellen Bestandteilen des Leibes wie Qi, Blut, Körpersäfte, flüssige und feste Nahrung. Im engeren Sinne sind mit Jing das Fortpflanzungspotenzial und die dazu notwendigen Substanzen, wie die Samenflüssigkeit des Mannes (Sperma) und die Scheidenflüssigkeit und die Eizelle der Frau (Ovum), gemeint.

Zur weiten Bedeutung des Jing führt der „Leitfaden" aus:

Huangdi sprach: „Ich habe gehört, dass der Mensch Jing, Qi, trübe und klare Säfte, Blut und pulsierende Gefäße hat. Ich habe das alles als ein Qi aufgefasst; nun wird es mit sechs Bezeichnungen voneinander unterschieden, und ich weiß nicht, warum es sich so verhält." Qi Bo sprach: „Wenn die beiden Shen[44] *sich gegenseitig ergreifen, dann vereinen sie sich und bilden den Leib. Was gemeinhin vor einer Person entsteht, das nennt man Jing."*

Huángdì nèijīng • Língshū • Juéqì dìsānshí
(Leitfaden des Gelben Ahnherrschers, Innerer Band • Drehangel aller Wunderwirkungen • Das Beurteilen des Qi, als Dreißigstes)
黃帝內經．靈樞．決氣第三十

Auch die engere Bedeutung des Jing wird im „Leitfaden" erläutert:

Im Alter von acht Jahren ist bei einem Mann das Nieren-Qi angefüllt; die Zähne werden gewechselt, und das Haar wächst zu seiner vollen Länge. Mit zweimal Acht steht das Nieren-Qi in voller Blüte, der Himmelstau [tiānguǐ 天癸][45] *trifft ein; das Jing-Qi fließt über, Yin und Yang vereinigen sich, so dass er Kinder haben kann.*

Huángdì nèijīng • Sùwèn • Shànggǔtiān zhēnlùn piān dìyī
(Leitfaden des Gelben Ahnherrschers, Innerer Band • Unbefangene Elementarfragen • 1. Kapitel: Wahre Abhandlung über den Himmel des hohen Altertums)
黃帝內經．素問．上古天真論篇第一

[44] Gemeint sind Yin und Yang.

[45] Den alten Schriften nach handelt es sich um eine die Fertilität bedingende Substanz oder einen entsprechenden Zeitpunkt, an dem himmlischen Gesetzmäßigkeiten folgend der Leib des Mannes (etwa im 16. Lebensjahr) zeugungsfähig wird; Gui ist der zehnte und damit letzte Himmelsstamm, womit auf eine natürliche Zahlen- und Zeitordnung hingewiesen wird.

Das Jing unterteilt sich in vor- und nachgeburtliches Jing. Das vor-himmlische oder vorgeburtliche Jing wird von Vater und Mutter empfangen und stellt die feinstoffliche Grundlage der Bildung des Embryos dar. Das nach-himmlische oder nachgeburtliche Jing wird aus der Nahrung assimiliert und den Zang- und Fu-Organen zur Aufrechterhaltung ihrer physiologischen Funktionen zur Verfügung gestellt. Auch dieser Feinstoff wird in der Niere bevorratet.

Was die Niere anbetrifft, so beherrscht sie das Wasser; sie nimmt die Jing-Essenz der Fünf Zang-Langzeitspeicher und Sechs Fu-Zwischenlager in Empfang und speichert sie. Daher stehen die Fünf Zang-Langzeitspeicher in Blüte, und es kann daraus etwas abfließen.

Huángdì nèijīng • Sùwèn • Shànggǔtiān zhēnlùn piān dìyī
(Leitfaden des Gelben Ahnherrschers, Innerer Band • Unbefangene Elementarfragen • 1. Kapitel: Wahre Abhandlung über den Himmel des hohen Altertums)
黃帝內經 • 素問 • 上古天真論篇第一

Vor- und nachgeburtliches Jing ergänzen sich gegenseitig. Das Jing-Qi der Zang- und Fu-Organe wird durch die Milz dem gesamten Organismus zur Verfügung gestellt. Das überschüssige Jing-Qi wird wieder von der Niere aufgenommen und mit dem vorgeburtlichen Jing vereint. Dem vorgeburtlichen Jing der Niere kommt vornehmlich die Aufgabe zu, Wachstum und Reifung zu ermöglichen. Das nachgeburtliche Jing der Niere unterhält alle Funktionen des Lebendigen. Somit ist Entstehen, Heranwachsen, Erstarken, Altern und Vergehen des menschlichen Leibes vom Zustand der Jing-Essenz abhängig.

Die Beherrschung der Lebensspanne durch das Nieren-Jing wird im „Leitfaden" wie folgt ausgeführt:

Qi Bo sprach: „Im Alter von sieben Jahren steht bei einer Frau das Nieren-Qi in voller Blüte; die Zähne werden gewechselt, und das Haar wächst zu seiner vollen Länge. Mit zweimal Sieben trifft der Himmelstau [tiānguǐ **天癸***] ein; das Gefäß Ren [rènmài* **任脈***][46] ist durchgängig, das Gefäß Taichong [tàichōng* **太衝***][47] üppig angefüllt, und die monatliche Angelegenheit bewegt sich beizeiten herab; deshalb hat (die Frau) Kinder. Mit dreimal Sieben ist das Nieren-Qi ausgeglichen ausgeprägt, daher wachsen die Weisheitszähne heran und die volle Körperlänge wird erreicht. Mit viermal Sieben sind Sehnen und Knochen fest, das Kopfhaar hat seine volle Länge erreicht. Die Statur der Person steht in voller Blüte und Robustheit. Mit fünfmal Sieben ist das Yangming-Gefäß geschwächt. Das Gesicht beginnt auszudörren, das Kopfhaar beginnt auszufallen. Mit sechsmal Sieben sind die drei Yang-Gefäße im oberen Bereich geschwächt. Das Gesicht ist vollkommen ausgedörrt, und das Kopfhaar beginnt, weiß zu werden. Mit siebenmal Sieben ist das Gefäß Ren geleert, das Gefäß Taichong ist geschwächt und in Mangel, der Himmelstau hat sich erschöpft. Die irdischen Wege sind nicht durchgängig[48], der Leib wird beschädigt und bleibt ohne Kinder. Im Alter von acht Jahren ist bei einem Mann das Nieren-Qi angefüllt; die Zähne werden gewechselt, und das Haar wächst zu seiner vollen Länge. Mit zweimal Acht steht das Nieren-Qi in voller Blüte, der Himmelstau trifft ein; das Jing-Qi fließt über, Yin und Yang vereinigen sich, so dass er Kinder haben kann. Mit dreimal Acht ist das Nieren-Qi ausgeglichen ausgeprägt, Sehnen und Knochen sind erstarkt, daher wachsen die Weisheitszähne heran und die volle Körperlänge wird erreicht. Mit viermal Acht sind Sehnen und Knochen üppig erblüht, Muskel und Fleisch erscheinen füllig und stark. Mit fünfmal Acht ist das Nieren-Qi geschwächt, das Haupthaar fällt aus und die Zähne verwittern. Mit sechsmal Acht ist das Yang-Qi in den oberen Bereichen geschwächt und erschöpft. Das Gesicht ist ausgedörrt, in Kopf- und Schläfenhaar bilden sich weiße Strähnen. Mit siebenmal Acht ist das Leber-Qi geschwächt, die Sehnen können sich nicht mehr frei bewegen und der Himmelstau hat sich erschöpft, das Jing steht im Mangel, der Nieren-Speicher ist geschwächt und die leibliche Statur äußerst aufgezehrt. Mit achtmal Acht sind Zähne und Haare verloren gegangen.*

Huángdì nèijīng • Sùwèn • Shànggǔtiān zhēnlùn piān dìyī
(Leitfaden des Gelben Ahnherrschers, Innerer Band • Unbefangene Elementarfragen • 1. Kapitel: Wahre Abhandlung über den Himmel des hohen Altertums)
黃帝內經 • 素問 • 上古天真論篇第一

Das Jing-Qi der Niere steuert also die gesamte Lebensspanne des Menschen von seinem Heranreifen bis zum Zenit und den Niedergang. Natürlich kann es Abweichungen von diesen üblichen Zahlenverhältnissen geben:

Der Ahnherr sprach: „Es gibt solche, die den Jahren nach bereits gealtert sind, aber dennoch Kinder haben. Wie verhält es sich damit?" Qi Bo sprach: „Dies ist so, weil ihre Lebensspanne das gewöhnliche Maß übersteigt, die Qi-Gefäße unverändert durchgängig bleiben und das Nieren-Qi einen Überschuss aufweist."

Huángdì nèijīng • Sùwèn • Shànggǔtiān zhēnlùn piān dìyī
(Leitfaden des Gelben Ahnherrschers, Innerer Band • Unbefangene Elementarfragen • 1. Kapitel: Wahre Abhandlung über den Himmel des hohen Altertums)
黃帝內經 • 素問 • 上古天真論篇第一

Der Ausdruck „Himmelstau" wird unterschiedlich gedeutet. „Gui" ist wie schon erwähnt der zehnte Himmelsstamm in der chinesischen Astrologie. Der neunte und der zehnte Himmelsstamm sind der Grundwesenheit des Wassers zugeordnet und entsprechen somit der Niere. Mit dem zehnten Himmelsstamm ist ein Zyklus vollendet, weshalb das Wort einen Hinweis auf regelmäßige Lebenszyklen darstellen kann. „Himmlisch" sind diese regelhaften Abläufe, weil sie natürlicherweise so vorgesehen sind. „Gui" wird aber auch als besonderer Feinstoff interpretiert, der in definierten Phasen der körperlichen Entwicklung eines Menschen in Erscheinung tritt und bei Frauen das Auftreten des Menstrualbluts bewirkt und beim Mann die Produktion von Samenflüssigkeit. Andere Gelehrte wiederum führen das Aufkommen und wieder Versiegen der Libido auf die Wirkung des „Himmelstaus" zurück.

Zhang Jingyue deutet den „Himmelstau" als besondere Ausprägung der im Leib vorhandenen Grundwirksamkeiten:

Nun, als „Himmelstau" wird das Jing-Qi der himmlischen Einheit angesprochen. Das Qi wandelt sich zu Wasser, weshalb es die Bezeich-

---

[46] Das beauftragte Gefäß.

[47] Gemeint ist der Chongmai, das sich ergießende Gefäß.

[48] dìdào bùtōng **地道不通**: gemeint ist das Ausbleiben der Regelblutung in der Menopause.

nung „himmlischer Tau" trägt. Wenn es in einer Person erscheint, dann nennt man es das Ureinheits-Yin; auch heißt es Ureinheits-Qi.

Míng • Zhāng Jièbīn • Zhìyílù • Lùn tiānguǐ fēi jīng xuè

(Ming-Dynastie • Zhang Jiebin [1563–1640] • Aufzeichnungen aus der Sprechstunde • Diskussion darüber, dass der Himmelstau weder Jing-Essenz noch Blut ist)

明．張介賓．質疑錄．論天癸非精血

Den Himmelstau erhält man von Vater und Mutter verliehen; es ist das wahre Qi der vorgeburtlichen Heranbildung der Person. Jing-Essenz und Blut entstehen aus der Umwandlung von Wasser und Getreide; es ist die Wurzel der nachgeburtlichen Ausbildung des Leibes. Bei den Männern mit zweimal Acht ist das vorgeburtliche Nieren-Qi üppig herangebildet, so dass der Himmelstau eintrifft und sich mit dem nachgeburtlich erzeugten Jing auffüllend verbindet. Bei den Frauen mit zweimal Sieben ist das vorgeburtliche Nieren-Qi ausfüllend vorhanden, so dass der Himmelstau eintrifft und sich mit dem nachgeburtlich erzeugten Blut erblühend verbindet.

Qīng • Wú Qiān • Yīzōng jīnjiàn

Qing-Dynastie • Wu Qian• Goldener Spiegel des Vermächtnisses der Heilkunst [1742 n. Chr.]

清．吳謙．醫宗金鑑

Was das Ureinheits-Yin anbetrifft, so ist es nichts anderes als formloses Wasser, das zum Wachsen und Aufrichten dient; genau dies ist der Himmelstau, von dem Stärke und Schwäche abhängen, weshalb es auch Ureinheits-Jing genannt wird.

Míng • Zhāng Jièbīn • Jǐngyuè quánshū • Yīnyáng piān

(Ming-Dynastie • Zhang Jiebin [1563–1640] • Sämtliche Schriften des Jingyue[49] • Ein Kapitel zu Yin und Yang)

明．張介賓．景岳全書．陰陽篇

Der Himmelstau ist eine besondere Ausformung des Nieren-Qi und der Nieren-Essenz, der mit der Entstehung und Aufrechterhaltung der Fortpflanzungskraft assoziiert ist. Er repräsentiert eine Zeitspanne der Fertilität des Menschen, aber auch die physiologische Funktion der Fertilität und die feinstoffliche Grundlage der zur Zeugung von Nachkommen benötigten Substanzen. Der Ausdruck beleuchtet mit dem männlichen Samen und dem weiblichen Menstrualblut assoziierte Phänomene.

Die Niere beherrscht das Wasser

Die Niere ist für den Wasserumsatz und die Regulation der Körperflüssigkeiten zuständig.

Was die Niere anbetrifft, so ist sie der Zang-Langzeitspeicher des Wassers. Sie regiert die Körpersäfte.

Huángdì nèijīng • Sùwèn • Nìtiáo lùn piān dìsānshísì

(Leitfaden des Gelben Ahnherrschers, Innerer Band • Unbefangene Elementarfragen • 34. Kapitel: Abhandlung über die Regulation der Gegenläufigkeit)

黃帝內經．素問．逆調論篇第三十四

Am Metabolismus des Wassers im menschlichen Leib sind die Organe Lunge, Milz, Magen, Niere, Darm, Blase und die Drei Jiao beteiligt. Aus der Perspektive der Wandlungsphasen verwalten Niere und Blase das Wasser, bindet die Erde (Milz und Magen) das Wasser, bringt das Metall (Lunge und Dickdarm) das Wasser hervor und überführt das Feuer (Dünndarm und die Drei Jiao) das Wasser in den Aggregatzustand des dampfartigen Hauchs.

Der Prozess der Einverleibung der festen Stoffe und die Entstehung des Stuhls ist auf dem Hintergrund der Konzepte der Chinesischen Medizin leichter zu erklären, da sich der Schlauch der Verdauungsorgane vom Mund bis zum Anus kontinuierlich durchzieht. Die Befüllung der Blase erfordert jedoch komplexere Erklärungsansätze, da, wie bereits erwähnt, die Chinesische Medizin sich der Existenz eines Ureters nicht gewahr war.

Die Niere nimmt eine dominierende Stellung ein, da sie sowohl über Feuer und Wasser als auch über das Vermögen des Anbindens und Festhaltens verfügt. Die Chinesische Medizin sah sich vor die Aufgabe gestellt, zu erläutern, wie die in verschiedener Form von Magen und Darm in Empfang genommenen Flüssigkeiten in der Lunge als Befeuchtung der Atemluft, in den Poren der Haut als Schweiß und aus der Blase in Gestalt des gelb gefärbten Urins den Leib wieder verlassen. Die Gelbfärbung des Urins deutete darauf hin, dass eine Einwirkung von Feuer stattgefunden haben muss, durch die auch eine Trennung von nach unten geleiteten trüben Säften und nach oben gehobenen klaren Säften bewirkt wurde.

Die Niere ist ein Zang-Langzeitspeicher von weiblicher Natur. Das sich nach oben bewegende irdische Qi ist der Niere zugehörig und bringt Wasser-Säfte hervor.

Huángdì nèijīng • Sùwèn • Shuǐrè xué lùn piān dìliùshíyī

(Leitfaden des Gelben Ahnherrschers, Innerer Band • Unbefangene Elementarfragen • 61. Kapitel: Abhandlung über Wasser- und Hitze-Pforten)

黃帝內經．素問．水熱穴論篇第六十一

Die Niere kontrolliert das Wasser im Hinblick auf drei Aspekte:

- Anhebung und Wandlung durch das Nieren-Qi und Nieren-Yang
- Antriebskraft für den Transport in Milz und Lunge
- Beherrschung des Öffnens und Schließens der unteren Auslassöffnungen

Der Urin befördert die schmutzig-trüben Anteile der Flüssigkeiten, die nicht für physiologische Zwecke genutzt werden können, wie auch den Überschuss an aufgenommenem Wasser aus dem Leib hinaus.

Der gesamte Vorgang des Wasserhaushalts im Sinne der antiken chinesischen Organtheoreme gestaltet sich wie folgt: Die durch Trinken dem Leib zugeführten Flüssigkeiten werden von Milz und Magen in Empfang genommen und erfahren eine erste Filtration und Erwärmung. Unter Mitwirkung der trennenden Kraft des Dickdarm-Metalls werden trübe Säfte nach unten geleitet und klare Säfte zum Aufsteigen gebracht. Im Dünndarm findet die vollständige Destillation durch Einwirkung von Feuer statt. Die leichten klaren Säfte steigen auf und werden mit Hilfe von Niere und Milz schließlich als Dunst an die Lunge übermittelt. Die schweren trüben Säfte sinken hinab und treffen auf die Kühle des Blasen-Wassers und das kühlende Yin des Unteren Jiao, so dass sie quasi als gelbgefärbter Urin in der Blase kondensieren. Das Lungen-Metall verteilt die klaren Säfte und gibt sie an den Leib weiter, trübe Säfte führt es herab zu Dünndarm und Blase. So findet ein beständiger Klärungsprozess der Säfte im Leib statt, durch den auch die Befeuchtung aller Gewebe und Regionen reguliert wird.

Dieser komplexe Vorgang der Erzeugung, Reinigung und Verteilung der Flüssigkeiten im Leib kann zusammenfassend und übergreifend auch durch die Tätigkeit der Drei Jiao beschrieben werden

[49] Der Beiname von Zhang Jiebin lautet Jǐngyuè 景岳 (Zhang Jingyue).

(➢ Kap. 11), die den Einfluss des Feuers, von sanfter Wärme bis starker Hitze, auf die Wandlung des Qi und des Wassers beschreiben. Daher heißt es auch, dass der Obere Jiao wie ein Nebel, der Mittlere Jiao wie ein Durchfeuchter und der Untere Jiao wie ein Abwassergraben sei.

Qi Bo sprach: „Nun, die Niere ist die (untere) Absperrung des Magens. Ist die Pforte verschlossen und befördert sie nicht, so sammelt sich Wasser, was dann Seinesgleichen nachfolgt."

Huángdì nèijīng • Sùwèn • Shuǐrè xué lùn piān dìliùshíyī
(Leitfaden des Gelben Ahnherrschers, Innerer Band • Unbefangene Elementarfragen • 61. Kapitel: Abhandlung über Wasser- und Hitze-Pforten)
黄帝内經．素問．水熱穴論篇第六十一

Der Magen nimmt Speisen und Getränke entgegen. Das Unbrauchbare davon tritt unten als Urin und Stuhl aus. Dieser Vorgang wird von der Niere kontrolliert. Wenn keine unbrauchbaren Flüssigkeiten mehr ausgeschieden werden, so führt dies zu Ansammlungen von Wasser im Leib. Das Wasser sammelt sich dort, wo es auf „Seinesgleichen" trifft, etwa in den Wasser-Organen Blase und Niere und, der Natur des Wassers entsprechend, in der Tiefe, etwa an den Knöcheln und Unterschenkeln.

Die Niere beherrscht die Annahme des Qi

Die Niere nimmt das von der Lunge abgesenkte Qi in Empfang und vollendet so den Zyklus der Atmung als Aufnahme des Klaren und Ausstoß des Trüben.

Kann das Niederlegen nicht erreicht werden und tritt beim Niederlegen ein schnaufendes Atmen auf, so ist Wasser-Qi zu Gast. Nun, das Wasser fließt an den Körpersäften entlang; die Niere ist der Zang-Langzeitspeicher des Wassers; sie regiert die Körpersäfte und ist zuständig für das schnaufende Atmen beim Daniederliegen.

Huángdì nèijīng • Sùwèn • Nìtiáo lùn piān dìsānshísì
(Leitfaden des Gelben Ahnherrschers, Innerer Band • Unbefangene Elementarfragen • 34. Kapitel: Abhandlung über die Regulation der Gegenläufigkeit)
黄帝内經．素問．逆調論篇第三十四

In diesem historisch frühen Zitat werden Störungen der Atmung mit der Niere in Zusammenhang gebracht. Ein weiterer Hinweis ergibt sich aus einer Bemerkung zur Pulsdiagnostik im *Nanjing:*

Der vierte schwer zu erwidernde Einwurf lautet: Die Bewegung in den Gefäßen weist die Modalitäten von Yin und Yang auf. Was wird damit ausgesagt?
Das Ausatmen tritt aus Herz und Lunge aus, das Einatmen tritt in Niere und Leber ein; zwischen dem Aus- und Einatmen nimmt die Milz das Getreide-Qi entgegen; ihr Puls befindet sich in der Mitte.

Nànjīng • Sìnàn
(Leitfaden der schwer zu erwidernden Einwürfe • 4. Einwurf)
難經．四難

Nach dieser Aussage korrespondiert die Ausatmung mit Herz und Lunge, die Einatmung mit Niere und Leber. Herz und Leber verteilen, die Lunge bildet den oberen Abschluss, die Niere den unteren.

Die Kurzatmigkeit mit leichter wässriger Verschleimung muss man über den Urin beseitigen. Das Dekokt von Poria, Zimt, Atractylodes und Süßholz [líng guī zhú gān tāng 苓桂朮甘湯] beherrscht dies; auch die Arzneikugel für das Nieren-Qi [shènqì wán 腎氣丸] beherrscht dies.

Hàn • Zhāng Zhòngjǐng • Jīnguì yàolüè • Tányǐn késòu bìng maìzhèng bìng zhì
(Han-Dynastie • Zhang Zhongjing [150–219] • Abriss des Wesentlichen aus dem Goldenen Bücherschrein • Pulsbefunde und Symptomatik nebst Therapie der Schleim-Trunk-Husten-Erkrankungen)
漢．張仲景．金匱要略．痰飲咳嗽病脈証并治

Zhang Zhongjing präzisiert hier den Zusammenhang zwischen der Niere und Erkrankungen, die die Atmung betreffen. Indirekt sind natürlich auch die Blase, der Dünndarm und die Drei Jiao angesprochen.

Die Lunge lässt das Qi heraus, die Niere nimmt das Qi entgegen und hält es fest. Die Lunge ist der Regent des Qi, die Niere ist der Speicher des Qi.

Sòng • Yáng Shìyíng • Rén Zhāi zhízhǐ fānglùn • Fùbǔyí • Késòu
(Song-Dynastie • Yang Shiying [ca. 1208–1274] • Ren Zhais[50] unumwundene Fingerzeige zur Diskussion der Rezepturen • Anhang • Husten)
宋．楊士瀛．仁斎直指方論．附補遺．咳嗽

Ein späterer Autor konkretisiert dies noch einen Schritt weiter und schreibt:

Die Lunge ist der Regent des Qi, die Niere ist der Wurzelstock des Qi. Die Lunge beherrscht das Austreten des Qi, die Niere das Entgegennehmen und Festhalten des Qi. Wenn Yin und Yang sich überschneiden, kommen Aus- und Einatmen in Harmonie. Wenn das Austreten, Entgegennehmen, Aufsteigen und Absinken ihre Regelhaftigkeit verlieren, dann erhebt sich das schnaufende Atmen.

Qīng • Lín Pèiqín • Lèizhèng zhìcái • Chuǎnzhèng lùnzhì
(Qing-Dynastie • Lin Peiqin [1772–1839] • Ausschnitte der Behandlung nach den Kategorien der Krankheitszeichen geordnet • Symptomatik des Schnaufens)
清．林佩琴．類證治裁．喘症論治

Lunge und Nieren wirken zusammen wie Himmel und Erde

Die Lunge fasst das Qi der Fünf Zang-Langzeitspeicher und Sechs Fu-Zwischenlager zusammen und richtet es auf; die Niere empfängt die Jing-Essenz der Fünf Zang-Langzeitspeicher und Sechs Fu-Zwischenlager und speichert sie. Das Nieren-Qi findet ursprünglich oben in der Lunge seine Grenze, und das Lungen-Qi kehrt genauso unten zur Niere zurück. So führt das ganze Qi das Aufsteigen und Absinken aus sich selbst heraus durch.

Qīng • Zhào Qíngchū • Cúncún zhāi yīhuà gǎo • Juànèr
(Qing-Dynastie • Zhao Qingchu [1823–1895] • Manuskript der medizinischen Vorträge in Cuncuns[51] Lehrstube • 2. Heft)
清．趙晴初．存存斎醫話稿．巻二

Die Niere vollendet die Atmung

Nun, die Atmung wurzelt im Ursprungs-Qi, und sie kann sich nicht von einem Augenblick zum nächsten davon trennen.

Míng • Sūn Yīkuí • Yīzhǐ xùyú • Yuánhūxī
(Ming-Dynastie • Sun Yikui [1522–1619] • Nachlass der Hauptanliegen der Medizin • Die ursprüngliche Atmung)
明．孫一奎．醫旨緒餘．原呼吸

[50] Rén Zhāi 仁斎 ist ein Beiname des Autors.

[51] Cúncún Lǎorén 存存老人 war der in seinem letzten Lebensabschnitt benutzte Beiname des Autors.

Die Niere nimmt also das sich nach unten absenkende Lungen-Qi in Empfang. In der Zirkulation des Atmungs-Qi durch den Leib bilden das klare Qi der Lunge und das Ursprungs-Qi der Niere eine unauftrennbare Einheit.

Die Lunge (Metall) bringt die Niere (Wasser) hervor

Lunge und Niere stehen in der Mutter-Kind-Beziehung. Das Nieren-Wasser repräsentiert das Grundwasser in der Erde, im Lungen-Metall scheidet sich das himmlische Wasser der Wolken ab. Sind Qi und Wasser durchgängig aufeinander abgestimmt, dann stehen alle Gefäße in Harmonie und die Atmung verläuft ungehemmt.

Die physiologischen Besonderheiten der Niere

Die Natur der Niere ist das Verbergen

Die Niere wird als Wurzel der versiegelten Speicherung angesehen. Was sie speichert, ist gleichsam in ihr eingeschlossen. Die Niere nimmt unentbehrliche Feinstoffe in Empfang und hält sie in sicherer Aufbewahrung: Sie speichert das Jing, das Blut und nimmt das Qi entgegen. Darüber hinaus stabilisiert die Niere die Körpersäfte, verwaltet die zwei Notdürfte (Urin und Stuhl), sichert die Leibesfrucht und speichert versiegelnd das Viszeralfett.

Dem Nieren-Jing geziemt es, gespeichert zu werden; es sollte nicht ausfließen. Dem Mingmen-Feuer (> Kap. 12) geziemt es, sich im Verborgenen zu halten; es sollte nicht sichtbar werden. Gehen das Jing und das Mingmen-Feuer verloren, so stellt sich ein Krankheitsleiden ein. Zu den typischen Krankheitszeichen zählen Störungen der Atmung („die Niere nimmt das Qi nicht an", *shèn bú nà qì* 腎不納氣), der Samenausfluss und vorzeitige Samenerguss („ungefestigte Schranke des Jing", *jīngguān bù gù* 精關不固), Metrorrhagien und Aborte („instabiles Chong- und Ren-Gefäß", *chōng rèn bù gù* 衝任不固) sowie Harninkontinenz und breiiger Durchfall („Verlust der Verwaltung der zwei Notdürfte", *èrbiàn shī shè* 二便失攝). Da die Niere nur Leere-Zustände kennt, besteht die Therapie im Auffüllen der Niere.

Die Niere verabscheut die Trockenheit

Was die Fünf Zang-Langzeitspeicher verabscheuen: Das Herz verabscheut die Hitze, die Lunge verabscheut die Kälte, die Leber verabscheut den Wind, die Milz verabscheut die Feuchtigkeit, die Niere verabscheut die Trockenheit. Dies nennt man die Fünf Verabscheuungen.

Huángdì nèijīng • Sùwèn • Xuānmíng wǔqì piān dìèrshísān
(Leitfaden des Gelben Ahnherrschers, Innerer Band • Unbefangene Elementarfragen • 23. Kapitel: Verbreitung der Erhellungen über die Fünf Qi)
黃帝內經．素問．宣明五氣篇第二十三

Der Ming-zeitliche Mediziner Mă Shí 馬蒔 (> Abb. 10.32) führte in seinem Kommentar zum *Huangdi neijing* aus: *„Die Niere regiert das Wasser, ihre Natur ist befeuchtend. Wird die Niere trocken, so dörrt das Essenz-Jing aus; daher verabscheut die Niere die Trockenheit."*

Daher ist bei der Auffüllung des Nieren-Yang darauf zu achten, dass durch die wärmenden Maßnahmen kein zu stark austrocknender Effekt erzielt wird.

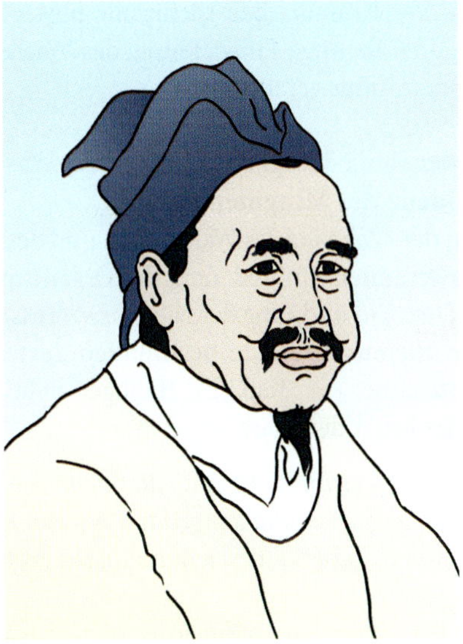

Abb. 10.32 Bildnis des Ma Shi (ca. 15.–16. Jh.) [M297]

Die Niere ist die Wurzel des Vor-Himmlischen

Die Auffassung, dass die Niere als Vor-Himmels-Wurzel aufzufassen sei, wurde von Lĭ Zhòngzĭ 李中梓 fomuliert:

Die Niere ist die Wurzel der Zang-Langzeitspeicher und Fu-Zwischenlager, der Wurzelstock der Zwölf Leitbahnen, die Wurzel der Atmung, die Ursprungsquelle der Drei Jiao, und dem Menschen dient dies als Anbeginn. Daher heißt es: Die Wurzel des Vor-Himmlischen besteht in der Niere.

Míng • Lĭ Zhòngzĭ • Yīzōng bìdú • Shèn wèi xiāntiānběn pí wèi hòutiānběn lùn
(Ming-Dynastie • Li Zhongzi [1588–1655] • Pflichtlektüre für Mediziner • Abhandlung darüber, dass die Niere als Vor-Himmels-Wurzel fungiert, die Milz als Nach-Himmels-Wurzel fungiert)
明．李中梓．醫宗必讀．腎為先天本脾為後天本論

Das vor-himmlische Jing geht auf die Zeugung durch Vater und Mutter zurück. Es ist die feinstoffliche Grundlage der Entwicklung neuen Lebens.

Huangdi sprach: „Am Beginn des menschlichen Lebens wird zuerst die Jing-Essenz vollendet. Ist die Jing-Essenz vollendet, so entstehen Gehirn und Mark, die Knochen dienen als Hauptstütze, die Gefäße dienen als Quartiermeister, die Sehnen [jīn 筋][52] dienen als festigende Ausrichtung, das Fleisch dient als umzäunender Wall, die Haut wird fest, Haupt und Köperhaar wächst aus. Die Getreide treten in den Magen ein, die Verbindungswege der Gefäße werden durchgängig, so dass sich Qi und Blut schließlich bewegen.

Huángdì nèijīng • Língshū • Jīngmài dìshí
(Leitfaden des Gelben Ahnherrschers • Drehangel aller Wunderwirkungen • Leitbahnen und Gefäße, als Zehntes)
黃帝內經．靈樞．經脈第十

[52] Unter diesem Ausdruck ist nicht allein die aus der westlichen Anatomie definierte Struktur zu verstehen, vielmehr wird damit der Zeichenbedeutung folgend das bezeichnet, was die flexible Biegsamkeit von Bambus aufweist und dem Fleisch seine Kraft verleiht.

Die Wurzel des Vor-Himmlischen ist für alle physiologischen Vorgänge der Zeugung, Reifung, Entwicklung, des Wachstums und der Alterung des Organismus verantwortlich.

Die Niere ist der Zang-Langzeitspeicher von Wasser und Feuer als Residenz des Mingmen

Die Nieren sind der Wohnsitz des Wahren Yin und des Wahren Yang, die Wurzel des gesamten Yin und Yang des Organismus. Die rechte und die linke Niere, Yin und Yang der Niere bzw. die Gesamtheit aller Teilaspekte der Nieren werden in bestimmten Texten allesamt als „Mingmen" bezeichnet (➤ Kap. 12). Häufiger steht der Ausdruck Mingmen für das Feuer der Niere.

Was das Mingmen anbetrifft, so ist es die Residenz von Wasser und Feuer, die Wohnung von Yin und Yang, das Meer von Jing und Qi, die Höhle von Leben und Tod […] dies nennt man die große Wurzel des Lebendigen.
Das Yin-Qi der Fünf Zang-Langzeitspeicher, ohne dies kann sich nichts vermehren; das Yang-Qi der Fünf Zang-Langzeitspeicher, ohne dies kann sich nichts entwickeln.

Míng • Zhāng Jièbīn • Lèijīng fùyì • Sānjiāo mìngmén bāoluò biàn (Ming-Dynastie • Beflügelnde Ergänzungen zum nach Kategorien geordneten Leitfaden von Zhang Jiebin [1563–1640] • Differenzierung von Sanjiao, Mingmen und Hüter-Netzgefäß)
明 • 張介賓 • 類經附翼 • 三焦命門包絡辨

Das Mingmen-Feuer ist das Wahre Yang, das Mingmen-Wasser ist das Wahre Yin. Die Niere ist die ursprüngliche Quelle für alles Yin und Yang im Organismus. Daher heißt es auch, dass „eine Erschöpfung schließlich bis zur Niere reichen muss." Das Nieren-Yang unterstützt vornehmlich das Milz-Yang; das Nieren-Yin stabilisiert vornehmlich Leber, Herz und Lunge.

Jing, Qi, Yin und Yang der Niere

Nieren-Jing

Im *Huangdi neijing* wird zwar erwähnt, dass die Niere die Jing-Essenz speichert; dennoch ist nicht explizit von einem Nieren-Jing die Rede. Dem Ausdruck Jing ist eine weitere und eine engere Bedeutung zugeordnet. Im weiteren Sinne meint Jing die in der Niere gespeicherte feinstoffliche Grundlage des menschlichen Lebens. Diese speist sich aus zwei Quellen: dem von Vater und Mutter empfangenen Vor-Himmels-Jing und dem aus dem Jing von Wasser und Getreide und dem Jing der Zang- und Fu-Organe gebildeten Nach-Himmels-Jing. Im engeren Sinne sind mit Jing die Fortpflanzungssäfte (Samen des Mannes und die Eizellen tragenden Scheidensäfte der Frau) gemeint. Das Nieren-Jing bringt das Mark hervor, erfüllt die Knochen und ergänzt das Gehirn. Auf diesem Hintergrund sind dem Nieren-Jing die folgenden Erkrankungsarten zugeordnet:

1. Entwicklungsstörungen (die Fünf Verspätungen und die Fünf Erweichungen[53], vorzeitige Alterung mit frühzeitigem Ausfall von Haaren und Zähnen, Einbuße der Merkfähigkeit)
2. Fortpflanzungsstörungen (unerfüllter Kinderwunsch, verringerte Spermienzahl und -qualität beim Mann, hormonelle Dysregulation und Nidationsstörungen bei der Frau)

Nieren-Qi

Das Nieren-Qi entsteht durch Wandlung aus dem Nieren-Jing und ist die treibende Kraft aller physiologischen Aktivitäten dieses Organs. Der Ausdruck Nieren-Qi wird im *Huangdi neijing* vielfach erwähnt. Im 1. Kapitel des *Suwen* wird anhand des Nieren-Qi der Lebenszyklus von der Entstehung über das Heranwachsen und das Erstarken bis zu Alterung und Tod beschrieben. Zu den vom Nieren-Qi vorangetriebenen Prozessen des Lebendigen gehören:

- die Entwicklung des Fötus,
- die Unterstützung der Atmung durch Entgegennahme des Lungen-Qi,
- die Ausprägung des Hörvermögens,
- die Bildung des Urins durch Qi-Wandlung,
- das Öffnen und Schließen der beiden Yin-Öffnungen (Anus und Ostium urethrae externum).

Zu den typischen Krankheitserscheinungen gehören der vorzeitige Samenerguss, Impotenz und Inkontinenz sowie Atemerschöpfung mit verkürztem Inspirium.

Nieren-Yin

Im frühen Schrifttum der Chinesischen Medizin wird das Nieren-Yin nicht explizit erwähnt. Erst mit der Ausformulierung des Mingmen-Theorems (➤ Kap. 12) in der Ming-Dynastie wird der Ursprung von Yin und Yang als Wirkprinzipien des Organismus auf die Niere bezogen.

Wird der Mensch vom Leben erreicht, so ist dies die Pforte zur Errichtung der Lebensbestimmung; es wird das Ursprungs-Shen genannt. Das gestaltlose Feuer wird das Ursprungs-Qi genannt. Das gestaltlose Wasser wird das Ursprungs-Jing genannt. Es wird in die Mitte zwischen beiden Nieren gesandt, weshalb es heißt, dass unter den Fünf Zang-Langzeitspeichern allein die Niere als Wahres gilt. Dies ist die Theorie des wahren Feuers und des wahren Wassers, des wahren Yin und des wahren Yang.

Míng • Zhào Xiànkě • Yīguàn • Xuèzhèng lùn (Ming-Dynastie • Zhao Xianke [1573–1664] • Durchdringung der Medizin • Abhandlung über die Krankheitszeichen des Blutes)
明 • 趙獻可 • 醫貫 • 血症論

Nieren-Yang

Der Ausdruck „Nieren-Yang" kommt in der Song-Dynastie auf. Hier wird vom „Wahren Yang", „Wahren Feuer" oder „Kan-Feuer"[54] gesprochen.

[53] *wǔchí* 五遲, Fünf Verspätungen: verspätetes Stehen, verspätetes Gehen, verspätetes Sprechen, verspäteter Haarwuchs, verspätetes Zahnen; *wǔruǎn* 五軟, Fünf Erweichungen: Scheitelerweichung (offene Fontanelle), Munderweichung (Sabbern), Handerweichung (fehlende Greiffähigkeit), Fußerweichung (fehlende Steh- und Gehfähigkeit), Muskelerweichung (ungenügender Muskeltonus).

[54] *kǎn* 坎, das mit Wasser assoziierte Trigramm; wörtlich also: „Wasser-Feuer".

Außerhalb der Fünf Grundwesenheiten am menschlichen Leib existieren noch ein weiteres gestaltloses Feuer und ein gestaltloses Wasser, die in die Mitte zwischen den Nieren gesandt werden, weshalb es heißt, dass unter den Fünf Zang-Langzeitspeichern allein die Niere als Wahres gilt.

Míng • Zhào Xiànkě • Yīguàn • Xuèzhèng lùn
(Ming-Dynastie • Zhao Xianke [1573–1664] • Durchdringung der Medizin • Abhandlung über die Krankheitszeichen des Blutes)
明 • 趙獻可 • 醫貫 • 血症論

Das Nieren-Yang wird also auch Wahres Yang oder Ursprungs-Yang genannt. Es steht einerseits für die Erwärmung des Organismus, den Antrieb und Sexualtrieb, und andererseits für den Flüssigkeitshaushalt durch Qi-Umwandlung.

Die gegenseitige Beziehung von Nieren-Jing, -Qi, -Yin und -Yang

Jing, Qi, Yin und Yang der Niere sind unterschiedliche Feinstoffe mit jeweils spezifischen Eigenschaften. Sie sind zwar voneinander unterschieden, stehen jedoch in engen Wechselbeziehungen.

Wird das Jing zerstreut, so wandelt es sich zu Qi; verdichtet sich das Qi, so wandelt es sich zu Jing. Daher wird auch häufig vom Jing-Qi gesprochen.

Dem Nieren-Yin kommt eine befeuchtende, nährende, Stoffaufbauende und kühlende Funktion zu. Das Nieren-Yang treibt an, erwärmt, wandelt Flüssigkeiten und trocknet. In der Niere wird dem harmonischen Gleichgewicht von Yin und Yang im Organismus ein Fundament verliehen. Nieren-Jing und Nieren-Yin sind dem Yin zugeordnet, Nieren-Qi und Nieren-Yang allgemein dem Yang. In einer aktuellen Lehrmeinung wird das Yin eher als Substanz und das Yang eher als funktionelles Potenzial aufgefasst. Dies sollte jedoch als Tendenz und nicht als grundsätzlich unterscheidendes Merkmal aufgefasst werden. Einer anderen Auffassung nach werden das Nieren-Jing als Feinstoff, Nieren-Yin und Nieren-Yang als zwei polare funktionelle Manifestationen des Jing angesehen. Einer dritten Interpretationsschule nach handelt es sich beim Nieren-Jing, Nieren-Qi, Nieren-Yin und Nieren-Yang allesamt um Feinstoffe mit unterschiedlichen Eigenschaften. Eine vierte Deutung sieht Nieren-Jing und Nieren-Qi als Grundlage des Stofflichen, und Nieren-Yin und Nieren-Yang als polar verschiedene funktionelle Manifestationen des in der Niere befindlichen Jing-Qi an.

Diese voneinander abweichenden Ansichten beruhen wesentlich auf einigen verbreiteten Missverständnissen über medizinische Konzepte aus dem Alten China. Zum einen ist es aus dem Selbstverständnis der Moderne eine eher aufgezwungene Ansicht, dass etwas entweder nur Stoff oder nur Funktion sein kann. Zum anderen wird häufig die allgemeine Einteilung nach Yin und Yang als oberste Kategorien einer polaren Dualität mit der Betrachtung von Yin und Yang als funktionellen Wirkungsvektoren im Organismus durcheinandergeworfen.

Somit können das Nieren-Jing und das Nieren-Yin als das „Yin-Jing inmitten der Niere" und das Nieren-Qi und das Nieren-Yang als das „Yang-Qi inmitten der Niere" bezeichnet werden. Dennoch kann das Yang nicht das Qi und das Yin nicht das Jing ersetzen.

Im Bereich der Pathologien werden die Unterschiede evidenter: Erkrankungen im Bereich des Nieren-Jing sind typischerweise mit Entwicklungsstörungen verknüpft. Erkrankungen des Nieren-Qi beeinträchtigen nicht die Libido, während diese bei Nieren-Yang-Leere vermindert ist, wohingegen der Sexualtrieb bei Nieren-Yin-Leere gesteigert sein kann.

Die äußeren und inneren Manifestationen der Niere

Unter den Geweben mit den Knochen verbunden, bringt das Mark hervor, ihr Glanz findet sich im Kopfhaar

Die Niere bringt die Knochen und das Mark hervor.

Huángdì nèijīng • Sùwèn • Yīnyáng yìngxiàng dàlùn piān dìwǔ
(Leitfaden des Gelben Ahnherrschers, Innerer Band • Unbefangene Elementarfragen • 5. Kapitel: Große Abhandlung über die Yin und Yang entsprechenden Erscheinungen)
黃帝內經 • 素問 • 陰陽應象大論篇第五

Die Niere regiert Knochen und Mark des Leibes.

Huángdì nèijīng • Sùwèn • Wěilùn piān dìsìshísì
(Leitfaden des Gelben Ahnherrschers, Innerer Band • Unbefangene Elementarfragen • 44. Kapitel: Abhandlung über die Verkümmerungs-Erkrankungen)
黃帝內經 • 素問 • 痿論篇第四十四

Das Gehirn ist das Meer des Marks.

Huángdì nèijīng • Língshū • Hǎilùn dìsānshísān
(Leitfaden des Gelben Ahnherrschers, Innerer Band • Drehangel aller Wunderwirkungen • Abhandlung über die Meere, als Dreiunddreißigstes)
黃帝內經 • 靈樞 • 海論第三十三

Alles Mark ist sämtlich dem Gehirn zugehörig.

Huángdì nèijīng • Sùwèn • Wǔzàng shēngchéng piān dìshí
(Leitfaden des Gelben Ahnherrschers, Innerer Band • Unbefangene Elementarfragen • 10. Kapitel: Entstehung und Vervollkommnung der Fünf Langzeitspeicher)
黃帝內經 • 素問 • 五臟生成篇第十

Was die Niere anbetrifft […] ihr Glanz liegt im Kopfhaar.

Huángdì nèijīng • Sùwèn • Liùjié zàngxiàng lùn piān dìjiǔ
(Leitfaden des Gelben Ahnherrschers, Innerer Band • Unbefangene Elementarfragen • 9. Kapitel: Abhandlung über die Sechs Zeitabschnitte und die Gestaltannahme der Zang-Langzeitspeicher)
黃帝內經 • 素問 • 六節臟象論篇第九

Die Niere […] ihre Blüte ist das Kopfhaar."

Huángdì nèijīng • Sùwèn • Wǔzàng shēngchéng piān dìshí
(Leitfaden des Gelben Ahnherrschers, Innerer Band • Unbefangene Elementarfragen • 10. Kapitel: Entstehung und Vervollkommnung der Fünf Langzeitspeicher)
黃帝內經 • 素問 • 五臟生成篇第十

Mit dem Ausdruck „Knochen" werden die Festigkeit der Knochen und das Knochenwachstum (Längenwachstum) angesprochen. Mark findet sich in den Röhrenknochen (Mark der Knochen), inmitten des knöchernen Wirbelsäulenkanals (Mark der Wirbelsäule) und inmitten des Schädelknochens (Mark des Gehirns). Hirn und Rückenmark kontrollieren die Bewegungen der Extremitäten, so dass hiermit auch die Funktionen des aufrechten Gangs, des sicheren Stehens und Gehens angesprochen sind, die sich im Leben zunächst in den entsprechenden Phasenabschnitten entwickeln und im Alter wieder Einbußen erleiden. Das Gehirn steht für die geistige Entwicklung.

Im übertragenen Sinn steht die Niere auch für Standfestigkeit und Durchhaltevermögen, für Widerstands- und Durchsetzungskraft. Die Niere repräsentiert die gesamte Spanne der menschlichen Entwicklung von der Entstehung, der vollständigen Heranreifung und dem Erreichen des Zenits bis hin zu den Einbußen im Alter und dem Tod. Dies spiegeln auch alle mit der Niere assoziierten Gewebe wider. Die Zähne gelten als „Überschuss der Knochen" (*chǐ wèi gǔ zhī yú* 齒為骨之餘), weshalb auch Zahnentwicklung und Zustand der Zähne Ausdruck der Situation der Niere sind.

Die Haare bedürfen der Ernährung durch das Blut, weshalb das Haupthaar auch als „Überschuss des Blutes" (*fà wèi xuè zhī yú* 髮為血之餘) bezeichnet wird. Schütteres Haar, vorzeitiger Haarausfall und vorzeitiges Ergrauen des Haares deuten auf einen Schwäche-Zustand der Niere.

Unter den Körperlöchern als Ohren und als die Zwei Yin

Das Nieren-Qi steht in Verbindung mit den Ohren; ist die Niere in Harmonie, so vermag das Ohr die Fünf Töne wahrzunehmen.

Huángdì nèijīng • Língshū • Màidù dìshíqī
(Leitfaden des Gelben Ahnherrschers, Innerer Band • Drehangel aller Wunderwirkungen • Die Einteilungen der Gefäße, als Siebzehntes)
黃帝内經 • 靈樞 • 脈度第十七

Die Niere unterstützt nicht nur das Hörvermögen und das ungestörte Hören, sondern steht auch im übertragenen Sinne für das Unterscheidungsvermögen zwischen Wahrem und Falschem und das richtige Erkennen der vielen Zwischentöne.

Die nördliche Himmelsrichtung und die schwärzliche Färbung, all dies dringt in die Niere ein und steht mit ihr in durchgängiger Verbindung; es öffnet sich in die Körperlöcher der Zwei Yin [èryīn 二陰*][55] und speichert die Jing-Essenz in der Niere.*

Huángdì nèijīng • Sùwèn • Jīnguì zhēnyán lùn piān dìsì
(Leitfaden des Gelben Ahnherrschers, Innerer Band • Unbefangene Elementarfragen • 4. Kapitel: Abhandlung über die wahrhaftigen Äußerungen im Goldenen Bücherschrein)
黃帝内經 • 素問 • 金匱真言論篇第四

Die Niere bildet den Abschluss der Fünf Zang-Langzeitspeicher nach unten. Sie sorgt dafür, dass keine wertvollen Substanzen den Leib verlassen und nur die schmutzigen Reste der Verdauung und der Umwandlung der Flüssigkeiten ausgeschieden werden. Neben der Kontrolle über die Ausscheidungen kommt dem vorderen Yin noch die Fortpflanzungsfunktion zu. Die äußeren Geschlechtsorgane werden auch als „äußere Niere" (*wàishèn* 外腎) bezeichnet. Beim Mann ist es eine gemeinsame Öffnung für den Urin und das Sperma; bei der Frau sind Vagina und äußere Harnröhrenöffnung zwar eng zusammenliegend, aber doch voneinander getrennt.

Die Niere ist für die Fortpflanzungsfähigkeit verantwortlich und kontrolliert den Zyklus der Frau mit der Menstruation und die Ejakulation beim Mann. Alle Störungen des Fortpflanzungsvermögens sind somit in erster Linie als Erkrankungen der Niere zu verstehen.

Die Niere zeigt sich in den emotionalen Zuständen als Angst

Mit Angst sind alle Formen von Furcht, Ängstlichkeit, Schreckhaftigkeit und Bangigkeit gemeint, die mit der Niere in enger Beziehung stehen.

Die nördliche Himmelsrichtung bringt die Kälte hervor, die Kälte bringt das Wasser hervor, das Wasser bringt das Salzige hervor, das Salzige bringt die Niere hervor, die Niere bringt die Knochen und das Mark hervor, das Mark bringt die Leber hervor, die Niere beherrscht das Ohr. So (erscheint es) am Himmel als Kälte, auf der Erde als Wasser, unter den Geweben als Knochen, unter den Zang-Langzeitspeichern als Niere, unter den Färbungen als Schwarzes, unter den Tönen als yǔ 羽*[56], unter den Stimmen als Stöhnen, unter den plötzlichen Veränderungen ist es das Schaudern, unter den Körperöffnungen als Ohr, unter den Geschmacksrichtungen als Salziges, unter den Gemütsregungen als Angst. Angst schädigt die Niere, die Nachdenklichkeit überwindet die Angst. Die Kälte schädigt das Blut, die Trockenheit überwindet die Kälte. Das Salzige schädigt das Blut, das Süße überwindet das Salzige.*

Huángdì nèijīng • Sùwèn • Yīnyáng yìngxiàng dàlùn piān dìwǔ
(Leitfaden des Gelben Ahnherrschers, Innerer Band • Unbefangene Elementarfragen • 5. Kapitel: Große Abhandlung über die Yin und Yang entsprechenden Erscheinungen)
黃帝内經 • 素問 • 陰陽應象大論篇第五

Unter physiologischen Bedingungen muss das Nieren-Qi vom Unteren Jiao in die beiden Oberen Jiao aufsteigen, um eine regelrechte Zirkulation zu ermöglichen. Angst führt das Qi herab, weshalb Angst die Niere schädigt. Angst vor einer realen Gefahr und ein kurzes Erschrecken sind physiologische Erscheinungen. Anhaltende, nicht kontrollierbare Angst beeinträchtigt jedoch die Funktionen der Inneren Organe. Angst kann zum Verlust der Kontrolle über die Ausscheidungsöffnungen führen und beeinträchtigt die Sexualfunktion. Die Angst stört das Selbstvertrauen und bringt den Menschen dazu, nach unten in Deckung zu gehen.

Unter den Körpersäften als dickflüssiger Speichel (der Unterzungendrüsen)

Der dickflüssige Speichel entsteht aus dem Nieren-Jing unter der wandelnden Wirkung des Nieren-Qi. Die Nieren-Leitbahn verbindet die Niere über innere Verläufe mit der Zungenwurzel und dem Zungengrund. Da der dickflüssige Speichel aus dem Nieren-Jing gebildet wird, sollte er im Inneren bewahrt und nicht ständig ausgespuckt werden. Als Übung zur Lebenspflege wird das bewusste Schlucken des Speichels in der einschlägigen chinesischen Literatur empfohlen.

[55] Die beiden im Yin (Region der äußeren Geschlechtsorgane) verborgenen Auslassöffnungen für Urin (vorderes Yin) und Stuhl (hinteres Yin).

[56] Der fünfte Ton in der antiken pentatonischen Musik Chinas, der der Wandlungsphase des Wassers zugeordnet ist.

Mit dem Winter-Qi in der Entsprechung verbunden

Die Inneren Organe stehen in Resonanz zu den in bestimmten Jahreszeiten herrschenden Bedingungen. Das Nieren-Wasser entspricht der Kühle des Wassers. Das Wasser nimmt die Kälte auf, so dass sich Eis und Schnee daraus bilden können. Die Natur der Niere ist das verschließende Speichern. Im Winter zieht man sich vermehrt in die Geborgenheit des Hauses zurück und lebt von den dort angelegten Vorräten. Die Jahreszeit ist von Verlangsamung und vermehrter Ruhe geprägt, was der stabilisierenden und verfestigenden Natur der Niere entspricht. Aufgrund der Wasser-Natur der Niere gilt das Prinzip, dass man sie gut sommerlich erwärmen, aber nicht winterlich abkühlen kann. In der dunklen Zeit des Winters herrscht ein grundsätzlicher Mangel an Yang, so dass sich die Niere erschöpfen und Anlass zur Entwicklung von Depressionen geben kann.

10.5 Die Sechs Fu-Zwischenlager 六腑

Das Schriftzeichen für die Fu-Zwischenlager war ursprünglich ohne das Radikal für „Fleisch" (月), dem die Funktion zukommt anzuzeigen, dass es sich bei dem jeweiligen benannten Organ um einen integralen Bestandteil des Leibes handelt. Wie bei den Zang-Langzeitspeichern wird auch mit dem Ausdruck *fǔ* 府 die Funktion des Speicherns assoziiert. Es ist ein Ort, an dem Güter gesammelt und vorübergehend aufbewahrt werden. In den Fu-Zwischenlagern werden Wasser und Getreide in Empfang genommen, aufbewahrt, weiterverarbeitet und vom überflüssigen Abfall, der schließlich ausgeschieden wird, getrennt.

Was die Sechs Fu-Zwischenlager betrifft, so leiten sie Substanzen weiter und wandeln diese um, speichern jedoch nicht. Daher werden sie zwar angefüllt, können aber niemals vollständig ausgefüllt sein. Warum es sich so verhält: Wasser und Getreide treten in den Mund ein, so dass sich der Magen anfüllt und der Darm leer bleibt. Die Speisen bewegen sich nach unten, so dass sich der Darm anfüllt und der Magen sich entleert.

Huángdì nèijīng • Sùwèn • Wǔzàng biélùn piān dìshí
(Leitfaden des Gelben Ahnherrschers, Innerer Band • Unbefangene Elementarfragen • 11. Kapitel: Ergänzende Abhandlung über die Fünf Zang-Langzeitspeicher)
黃帝內經 • 素問 • 五臟別論篇第十一

Die Eigenschaft der Fu-Zwischenlager besteht darin, dass die darin transportierten Substanzen nicht längerfristig in ihnen verweilen, sondern dass sie wie Passagewege ständig durchgängig gehalten werden müssen. Die Hauptaufgabe dieser Organe ist es, die Speisen und Getränke durch den Leib zu schleusen und sie dabei einer Umwandlung zu unterziehen. Daher heißt es über diese Organe: Sie können angefüllt, jedoch nicht ausgefüllt sein, sie leiten aus, aber speichern nicht.

Daraus leiten sich die beiden Prinzipien ab, dass die Durchgängigkeit ihrer Funktion entspricht und das Absenken als die orthograde Bewegung in ihnen anzusehen ist. Die Unterscheidungsmerkmale zu den Zang-Langzeitspeichern sind zum einen, dass sie angefüllt, aber nicht dauerhaft ausgefüllt sein können, und dass sie ausleiten und nicht speichern. Im Rahmen des physiologischen Zustands der Durchgängigkeit und der physiologischen Aktivität des Herabführens kann es ein Übermaß und eine Unzulänglichkeit geben. Beides führt zu einer Störung der Aufnahme, Weiterbeförderung und Umwandlung von Wasser und Getreide, Speisen und Getränken, beides gibt Anlass für ein Stocken und Stoppen des Nahrungsbreis in den Eingeweiden und kann zu blockierenden Ansammlungen führen. Dies impliziert die geeigneten therapeutischen Ansätze:

Krankheiten der Fu-Zwischenlager eignen sich für das Öffnen und Durchgängig-Machen; (gegen dieses Prinzip) darf nicht mit Arzneien für die Zang-Langzeitspeicher verstoßen werden. Krankheiten der Zang-Langzeitspeicher eignen sich für das Auffüllen und Anreichern; (gegen dieses Prinzip) darf nicht mit Arzneien für die Fu-Zwischenlager verstoßen werden.

Qīng • Shí Shòutáng • Yīyuán • Yīnyáng zhìfǎ dàyào lùn
(Qing-Dynastie • Shi Shoutang • Die Ursprünge der Medizin [1861] • Abhandlung über das Wesentliche der Yin-Yang-Behandlungsmethoden]
清 • 石壽堂 • 醫原 • 陰陽治法大要論

Die Fu-Zwischenlager bilden den Verdauungstrakt, der an den Lippen beginnt, über die Zähne und den Mundraum am Schlund vorbei und die Speiseröhre entlang in den Magen führt. Im Magen beginnt der umwandelnde Weitertransport, mit dem die raffinierten Feinheiten aufgenommen und der Schmutz ausgeschieden wird. Im Verdauungstrakt befinden sich sieben Engstellen, die im *Nanjing* die *„Sieben Hauptverkehrsader-Passtore qīchōngmén* 七衝門" genannt werden:

Der vierundvierzigste schwer zu erwidernde Einwand lautet: Wo befinden sich die Sieben Hauptverkehrsader-Passtore?
Also, die Lippen gelten als die geflügelte Pforte, die Zähne gelten als Pforte am Eintritt, der Kehldeckel gilt als Pforte des Atems, der Magen(eingang) gilt als die Pforte des Vorandrängens, die untere Öffnung des Großen Getreidespeichers (Magenausgang) gilt als im Dunkel verborgene Pforte, die Stelle des Zusammentreffens von Dick- und Dünndarm gilt als Pforte mit Brüstung, der untere Pol gilt als Po-Pforte [pòmén 魄門][57]. Daher spricht man von den Sieben Hauptverkehrsader-Passtoren.

Nànjīng • Sìshísì nàn
(Leitfaden der schwer zu erwidernden Einwürfe • 44. Einwurf)
難經 • 四十四難

Mit den Sieben Hauptverkehrsader-Passtoren beschreibt die antike Chinesische Medizin also sieben Engstellen bzw. Übergänge im Verdauungstrakt, beginnend an der Eintrittspforte des Mundes und endend an der Austrittspforte des Afters.

[57] Zu diesem Ausdruck existieren zwei Deutungsansätze, die als gleichrangig und gleichzeitig gültig angesehen werden sollten. Zum einen wird mit *pò* 魄 die klare Seele der Lunge bezeichnet, die beim Beginn des Lebens mit dem ersten Atemzug in die Lunge eintreten und am Ende mit dem letzten Darmwind aus dem After austreten soll. Lunge und Dickdarm stehen in der gegenseitigen Oberfläche-Innen-Beziehung, so dass sie der Po-Seele Ein- und Auslass bieten. Einer anderen Deutung nach ist *pò* 魄 homophoner Stellvertreter für das Schriftzeichen *pò* 粕, das soviel wie Abfall und die nicht verdauliche Hülle des Reiskorns bedeutet. Dickdarm und Lunge trennen Klares vom Trüben, nehmen die raffinierten Substanzen auf und scheiden die unreinen Substanzen aus.

10.5.1 Die Gallenblase (dǎn 膽)

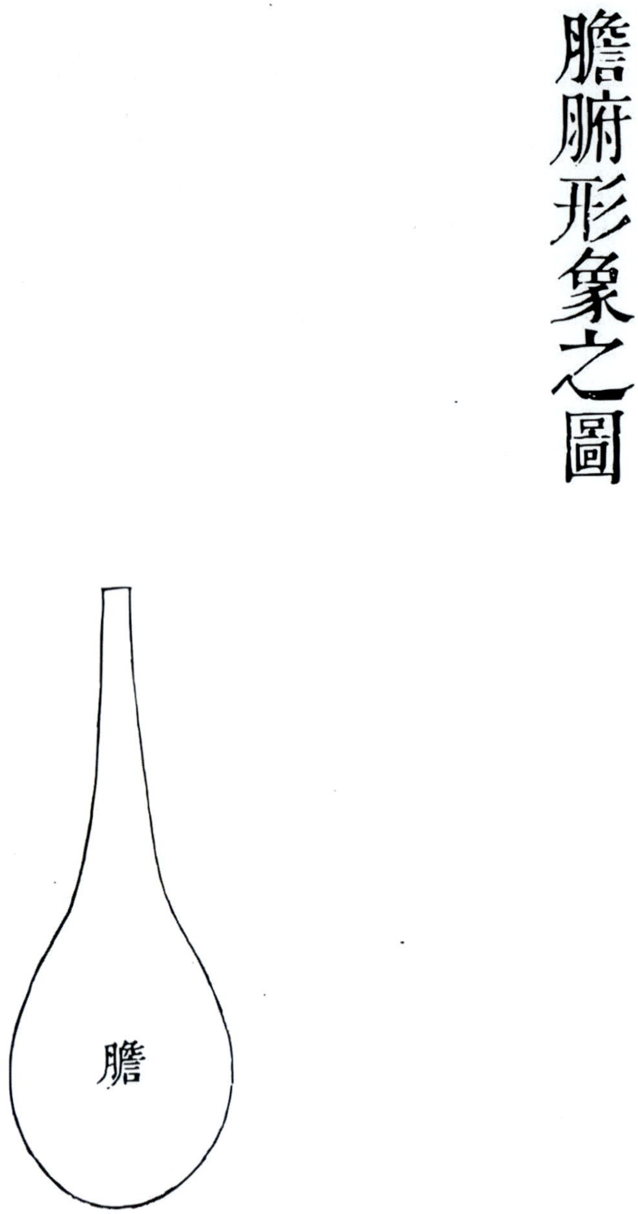

Abb. 10.33 Darstellung der Gallenblase in der Kaiserlichen Enzyklopädie *Gǔjīn túshū jíchéng* 古今圖書集成 (Umfassende Sammlung von Schriften und Illustrationen vom Altertum bis zur Gegenwart; zwischen 1700 und 1725 erstellt) [X386]

Das Partikel 詹 des Zeichens für die Gallenblase sollte nicht auf die Funktion einer rein phonematischen Signatur reduziert werden.

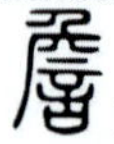
Das Bild des Zeichens links in der kleinen Siegelschrift soll einen Menschen zeigen, der auf einem Berggipfel kniend laut ruft, um vor einer Gefahr zu warnen. Wird das Zeichen mit der Silbe „*dan*" gesprochen, so bedeutet es „ausreichend", „reichlich", „angefüllt". Das Schriftzeichen für die Gallenblase kann daher auch als „ausgefülltes Organ" aufgefasst werden.

Die Gallenblase ist das Essenz-Saft sammelnde Fu-Zwischenlager [zhōngjīng zhī fǔ 中精之腑].

Huángdì nèijīng • Língshū • Běnshù dièr
(Leitfaden des Gelben Ahnherrschers, Innerer Band • Drehangel aller Wunderwirkungen • Die Eigenheiten der Transport-Pforten, als Zweites)
黃帝內經 • 靈樞 • 本輸第二

In den „Hauptsächlichen Tausend-Dukaten-Rezepturen" spricht Sun Simiao vom *„Klares sammelnden Fu-Zwischenlager"* (*zhōngqīng zhī fǔ* 中清之腑) und das *Nanjing* im 35. schwer zu erwidernden Einwurf vom *„Fu-Zwischenlager des Klaren und Reinen"* (*qīngjìng zhī fǔ* 清淨之腑).

Über den Sitz und die Ausmaße des Organs der Gallenblase finden sich im *Nanjing* die folgenden Angaben:

Die Gallenblase befindet sich im Raum zwischen den kurzen Blättern der Leber; sie wiegt drei Liang und drei Zhu und ist mit drei Ge Essenz-Saft angefüllt.[58]

Nànjīng • Sìshíèr nàn
(Leitfaden der schwer zu erwidernden Einwürfe • 42. Einwurf)
難經 • 四十二難

Die Leber-Leitbahn und die Gallenblasen-Leitbahn sind über Luo-Gefäße miteinander verbunden und bauen so eine Oberfläche-Innen-Beziehung auf.

Die Leber vereint sich mit der Gallenblase.

Huángdì nèijīng • Língshū • Běnshù dièr
(Leitfaden des Gelben Ahnherrschers, Innerer Band • Drehangel aller Wunderwirkungen • Die Eigenheiten der Transport-Pforten, als Zweites)
黃帝內經 • 靈樞 • 本輸第二

Der Gallenblase kommen zwei physiologische Funktionen zu:

- Aufbewahrung und Ausscheidung des Gallensafts
- Beherrschung der Entscheidungskraft

Aufgrund der Beteiligung am Vorgang der Weitergabe und Wandlung der Substanzen zählt die Gallenblase zu den Sechs Fu-Zwischenlagern. Allerdings werden Wasser und Getreide nicht von der Gallenblase aufgenommen. Sie befördert auch keine trüben Substanzen weiter, weshalb sie sich in ihrem Wesen von den anderen Fu-Zwischenlagern unterscheidet. Die Gallenblase sammelt einen klaren Essenz-Saft und hat einen Einfluss auf das Shen, indem sie für die bewussten Entscheidungen zuständig ist. Daher gilt die Gallenblase gleichzeitig auch als „außergewöhnliches Fu-Zwischenlager" (➤ Kap. 10.6).

Die Gallenblase ist zuständig für die Aufbewahrung und Ausscheidung des Gallensafts

Das überschüssige Qi der Leber fließt über in die Gallenblase hinein, sammelt sich und bildet eine Essenz.

Cháoxiān Wángcháo • Xǔ Jùn • Dōngyī bǎojiàn • Nèijǐng piān • Dǎn
(Joseon-Dynastie [Korea] • Xu Jun [Heo Jun] • Kostbarer Spiegel der östlichen Medizin • Abschnitt über die innere Landschaft • Gallenblase [1613])
朝鮮王朝 • 許浚 • 東醫寶鑑 • 內景篇 • 膽

[58] Ein Liang entspricht ca. 50 g, ein Zhu entspricht ca. 2 g, ein Ge entspricht ca. 100 ml.

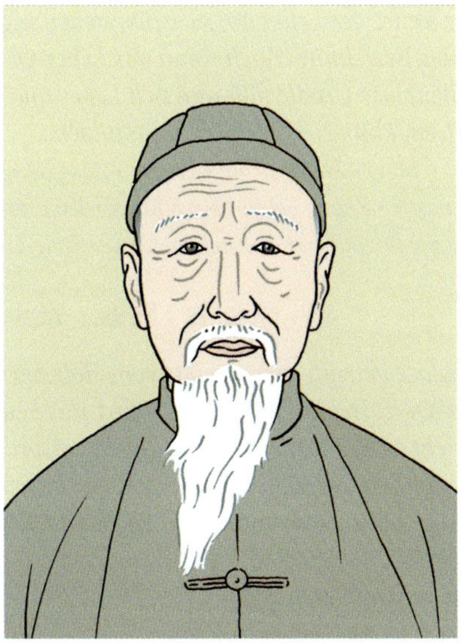

Abb. 10.34 Bildnis des Wu Jutong (1758–1836) [M297]

Der Ausfluss der Gallenflüssigkeit („überschüssiges Qi") aus der Leber ist kontinuierlich, die Abgabe durch die Gallenblase intermittierend, angepasst an den Bedarf des Verdauungstrakts.

Die Gallenblase ist ohne Austrittsweg; sie bedient sich des Dünndarms als Austrittsweg.

Qīng • Wú Jūtōng (➤ Abb. 10.34) • Yī yībìng shū • Xiǎobiàn lùn (Qing-Dynastie • Wu Jutong [1758–1836] • Das Buch über den Arzt als Heiler von Krankheiten • Abhandlung über die kleine Notdurft)

清 • 吳鞠通 • 醫醫病書 • 小便論

Xu Lingtai[59] erklärte dies in seinem Kommentar des Shennong bencao jing[60] mit dem Ausdruck „das Holz vermag die Erde ausbaggernd zu lockern". Es sagt aus, dass Leber und Gallenblase dem Holz zugehörig sind, Milz und Magen der Erde zugehörig sind. Mit der Aussage, dass „das Holz die Erde ausbaggernd zu lockern vermag", wollte Herr Xu verdeutlichen, dass Leber und Gallenblase den Darm und den Magen bei der Umwandlung von Speisen unterstützen. Dies birgt das Prinzip, dass der Gallensaft den Dünndarm bei der Umwandlung von Speisen unterstützt, in sich.

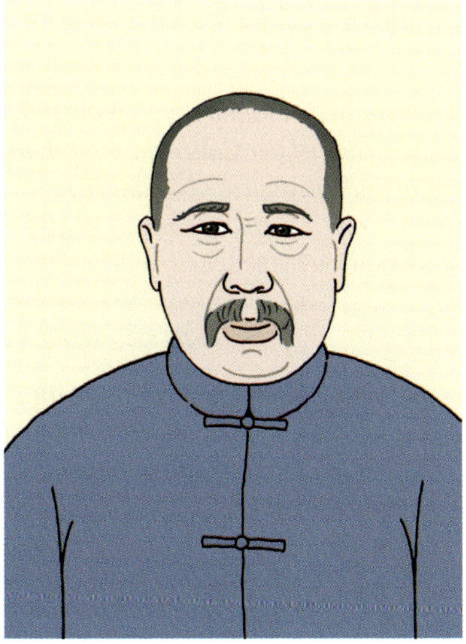

Abb. 10.35 Bildnis des Zhang Xichun (1860–1933) [M297]

Qīng • Zhāng Xīchún (➤ Abb. 10.35) • Yīxué shuāizhōng cānxī lù • Yīhuà (Qing-Dynastie • Zhang Xichun [1860–1933] • Aufzeichnungen über das Zurateziehen des Westens im Niedergang der Medizin • Gespräche über die Medizin)

清 • 張錫純 • 醫學衷中參西錄 • 醫話

Das Erd-Qi ist ausfüllend und harmonisch; die Leber folgt der Milz im Aufsteigen, die Gallenblase folgt dem Magen im Absinken; das Holz floriert und wird nicht unterdrückt. Ist die Erde schwach, so vermag sie das Holz nicht mehr zu erreichen, so dass das Holz-Qi unterdrückt und blockiert wird und die Erkrankung der Gallenblase im Gegenlauf nach oben schlägt. Holz-Übel fällt querverlaufend ein, und die Erde wird dadurch ruiniert, so dass die Milz nichts mehr aufsteigen lassen und der Magen nichts mehr absenken kann.

Qīng • Huáng Yuányù (➤ Abb. 10.36) • Sìshèng xīnyuán • Juànsān • Màifǎ jiě • Fú chén dà xiǎo (Qing-Dynastie • Huang Yuanyu [1705–1758] • Die Herzensquellen der Vier Weisen[61] • 3. Buch • Erläuterung der Pulsmethode • Oberflächlichkeit, Tiefe und Größe[62])

清 • 黄元御 • 四聖心源 • 卷三 • 脉法解 • 浮沈大小

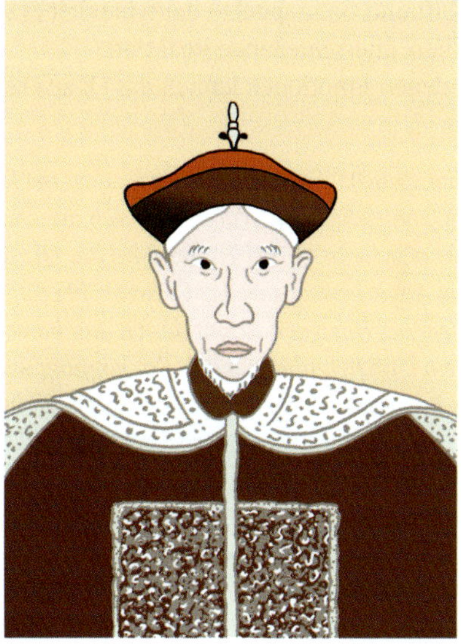

Abb. 10.36 Bildnis des Huang Yuanyu (1705–1758) [M297]

Die Ausscheidungsfunktion der Gallenblase kann durch feuchte Hitze, Blut-Stase, Steinleiden und Wurmbefall beeinträchtigt werden und hängt von dem Zusammenspiel zwischen Leber und Gallenblase ab. Daher heißt es auch, dass Leber und Gallenblase gemeinsam für das Ausbaggern und Drainieren zuständig sind (➤ Kap. 10.4.4).

[59] Beiname des Xú Dàchūn 徐大椿, eines berühmten Arztes und Gelehrten der Qing-Dynastie.

[60] *Shénnóng běncǎo jīng* (神農本草經 „Leitfaden der heimischen Pharmakopöe des mythischen Landmanns").

[61] Die Vier Weisen sind: Huángdì 黄帝, Qí Bó 崎伯, Qín Yuèrén 秦越人 (Biān Què 扁鵲), Zhāng Zhòngjǐng 張仲景.

[62] Dies bezieht sich auf den oberflächlichen, den tiefen, den großen und den kleinen Puls.

10

Die Gallenblase beherrscht die Entscheidungskraft

Was die Gallenblase anbetrifft, so ist sie das Amt der zentrierten Aufrichtigkeit, aus dem die Entschlusskraft austritt.

Huángdì nèijīng • Sùwèn • Línglán mìdiǎn lùn piān dìbā
(Leitfaden des Gelben Ahnherrschers, Innerer Band • Unbefangene Elementarfragen • 8. Kapitel: Abhandlung über das geheime Kompendium der wunderwirkenden Orchidee)
黃帝内經・素問・靈蘭秘典論篇第八

Mit dem Ausdruck „zentrierte Aufrichtigkeit" ist eine unparteiische, rechtschaffene und entschlossene Haltung gemeint. Hier wird auf den Funktionsaspekt der Gallenblase im geistig-seelischen Bereich angespielt. In der Sichtweise der modernen Medizin finden die geistig-seelischen-emotionalen Prozesse im Gehirn statt. In der Altchinesischen Medizin sind die Inneren Organe die Resonanzräume dieser Prozesse, die aufgrund ihrer Erscheinungsart, ihres Grundcharakters, nach dem Prinzip von Ähnlichkeit und Entsprechung den jeweiligen Organen und ihren Grundwesenheiten zugeordnet werden.

Die Gallenblase nimmt den konstanten Fluss der Gallensäfte aus der Leber auf und gibt die gesammelten Säfte zur exakt richtigen und passenden Zeit an den Darm ab. Eine kräftige Gallenblase reagiert auf Außenreize besonnen und nicht überempfindlich. Die neutrale, unvoreingenommene Beurteilung durch die Gallenblase verhindert, dass emotionale Reize und Wahrnehmungsinhalte das Erleben eines Menschen fremdbestimmen. Wenn jemandem „die Galle übergeht" oder jemand „Gift und Galle spuckt", dann handelt es sich bereits um eine unkontrolliert überschießende Reaktion.

Die verschiedenen Emotionen lenken das Qi aus seiner regulären Bahn:

Der Ahnherrscher sprach: „Exzellent! Ich weiß, dass die Hundert Krankheiten aus dem Qi entstehen: Bei Wut bewegt sich das Qi nach oben, bei Fröhlichkeit lockert sich das Qi, bei Trauer wird das Qi zum Verschwinden gebracht, bei Angst bewegt sich das Qi herab, bei Kälte zieht sich das Qi zusammen, bei Hitzigkeit strömt das Qi aus, beim Erschrecken gerät das Qi in ein Durcheinander, durch Erschöpfung wird das Qi verbraucht, bei Nachdenklichkeit verknotet sich das Qi. Diese Neun Qi sind verschieden; zu welchen Krankheiten geben sie Anlass?"

Huángdì nèijīng • Sùwèn • Jǔtòng lùn piān dìsānshíjiǔ
(Leitfaden des Gelben Ahnherrschers, Innerer Band • Unbefangene Elementarfragen • 39. Kapitel: Erörterung des Aufkommens von Schmerzen)
黃帝内經・素問・舉痛論篇第三十九

Das aufrechte Gallenblasen-Qi führt durch seine Entschluss- und Urteilskraft die entgleiste Bewegung wieder zurück in die vorgesehenen Bahnen. Den Mutigen wird eine große Galle nachgesagt, den Feiglingen eine kleine.

Bei den Mutigen bewegt sich das Qi und (die Beschwerden) kommen zum Stillstand; bei den Furchtsamen entsteht Anhaftung, was zu Krankheiten Anlass gibt.

Huángdì nèijīng • Sùwèn • Jīngmài biélùn piān dìèrshíyī
(Leitfaden des Gelben Ahnherrschers, Innerer Band • Unbefangene Elementarfragen • 21. Kapitel: Eine weitere Abhandlung über die Leitbahnen und Gefäße)
黃帝内經・素問・經脈別論篇第二十一

Die Gallenblase haftet der Leber an; sie beide stehen gegenseitig in der Oberfläche-Innen-Beziehung. Auch wenn das Leber-Qi kräftig ist, nur solange die Gallenblase Urteile fällt und sich Leber und Gallenblase so gegenseitig fördern, kann sich der Mut heranbilden.

Míng • Zhāng Jièbīn • Lèijīng • Zàngxiàng lèi • Shíèr guān
(Ming-Dynastie • Zhang Jiebin • Nach Kategorien geordneter Leitfaden [1624] • Kategorie der äußeren Erscheinungen der Zang-Langzeitspeicher • Die Zwölf Ämter)
明・張介賓・類經・臟象類・十二官

Was die Gallenblase betrifft, so ist sie das vom Holz hervorgebrachte Feuer. Das Holz-Qi ist frei fließend abgestimmt, das Feuer-Qi breitet sich aus und reicht in alle Regionen; der diesem entsprechende Mensch ist harmonisch ausgeglichen. Wenn eine Unterdrückung plötzlich das Holz erfasst, so kommt es zu einer Wut-Erschütterung. Bei allen Erkrankten, die leicht in Wut geraten, liegt die Verantwortung hierfür bei der Gallenblase.

Qīng • Táng Zōnghǎi • Zhōngxī huìtōng yījīng jīngyì • Xiàjuàn • Zàngfǔ wéi bìng
(Qing-Dynastie • Tang Zonghai [1846–1897] • Die feinsinnigen Inhalte in der Zusammenschau chinesischer und westlicher Leitfäden der Medizin • Unterer Band • Krankheitsentstehung in den Zang- und Fu-Organen)
清・唐宗海・中西匯通醫經精義・下卷・臟腑為病

An der Entstehung und Regulation von emotionalen, geistigen und seelischen Prozessen als Ausdruck des Shen sind im Sinne der Altchinesischen Medizin verschiedene Organe beteiligt:

- Aus dem Herzen stammt die Klarheit des Geistes.
- Aus der Leber stammen die planvollen Überlegungen.
- Aus der Gallenblase stammt die Urteils- und Entscheidungskraft.

Somit unterstützen Leber und Gallenblase das Herz dabei, die Klarheit des Shen zu bewahren und den Einfluss von Ablenkungen und emotionalen Reizen aus dem Herzen fernzuhalten. Die Beziehungen zwischen den Organen spiegeln sich auch im Verlauf der Leitbahnen und ihrer Zweige wider.

Der Leitbahnzweig tritt in den Raum des Hypochondriums ein, verläuft im Inneren der Brust, ist der Gallenblase zugehörig, verteilt sich um die Leber herum und durchzieht oben das Herz.

Huángdì nèijīng • Língshū • Jīngbié dìshíyī
(Leitfaden des Gelben Ahnherrschers, Innerer Band • Drehangel aller Wunderwirkungen • Die Leitbahnzweige, als Elftes)
黃帝内經・靈樞・經別第十一

In der klinischen Praxis können Gallenblasenstörungen über das Herz behandelt werden und Symptomatiken des Herzens über die Gallenblase oder die Leber. Bei den Krankheitserscheinungen treten Überlappungen zwischen Leber und Gallenblase auf.

Also, was die Leber anbetrifft, so ist sie der General in der Mitte. Sie bezieht die Entscheidungen aus der Gallenblase, und der Rachen ist ihr Diener. Ein solcher Mensch strengt vielfach Überlegungen an, ohne zu einem Entschluss zu kommen, wodurch die Gallenblase in den Leere-Zustand gerät und das Qi nach oben überfließt, so dass der Mund daraus eine Bitterkeit herstellt.

Huángdì nèijīng • Sùwèn • Qíbìng lùn piān dìsìshíqī (Leitfaden des Gelben Ahnherrschers, Innerer Band • Unbefangene Elementarfragen • 47. Kapitel: Abhandlung über außergewöhnliche Krankheiten)

黃帝內經 • 素問 • 奇病論篇第四十七

Das Gallenblasen-Qi ist Teil des Aufrechten Qi (➤ Kap. 6), weshalb ein Mangel an Entschlusskraft auch eine allgemeine Schwäche des Qi und der Widerstandskraft markiert. Umgekehrt unterstützt die Wahrung der Entschlusskraft auch das Aufrechterhalten der Widerstandskraft.

Die elf Zang-Organe beziehen ihre Entscheidungen aus der Gallenblase

Alle elf Zang-Organe beziehen ihre Entscheidungen aus der Gallenblase.

Huángdì nèijīng • Sùwèn • Liùjié zàngxiàng lùn piān dìjiǔ (Leitfaden des Gelben Ahnherrschers, Innerer Band • Unbefangene Elementarfragen • 9. Kapitel: Abhandlung über die Sechs Zeitabschnitte und die Gestaltannahme der Zang-Langzeitspeicher)

黃帝內經 • 素問 • 六節臟象論篇第九

Auch wenn das Herz als Regent sämtlicher Organe gilt und über die Klarheit des Geistes verfügt, so werden die geistig-seelischen Vorgänge doch zusätzlich durch die Einwirkung des Gallenblasen-Qi gestaltet. Bezüglich des obigen Zitats finden sich in der chinesischen Medizinliteratur unterschiedliche Erläuterungen:

1. **Die Gallenblase beherrscht die Entscheidungskraft, ihre zentrierte Aufrichtigkeit ist unparteiisch:** Das Qi der Gallenblase bewirkt eine senkrechte Ausrichtung der übrigen Organfunktionen, wodurch eine Zentrierung bewirkt wird.
2. **Das Gallenblasen-Qi entspricht dem frühlingshaften Aufsteigen, alle Zang-Organe folgen ihm:** Das Qi der Gallenblase ist von anhebender und aufsteigender Qualität. Es vermittelt wie der Frühling einen Neubeginn und eine Wiederbelebung.
3. **Halb Innen, halb Oberfläche; Yin und Yang erreichen sich durchgängig:** Die Shaoyang-Leitbahn der Gallenblase steht wie der Angelpunkt eines Hebels zwischen dem Inneren und der Oberfläche. Sie führt den Ausgleich zwischen den Yin- und den Yang-Organen und allen Yin- und Yang-Phänomenen des Organismus herbei.
4. **Die mutige Galle bewegt das Qi, steht dem Aufrechten bei und bekämpft das Üble:** Die im Selbstvertrauen verankerte Entschlusskraft der Gallenblase unterstützt die Zirkulation der Aufrechten Einflüsse und des Schutzwächter-Qi, wodurch die Verteidigung gegen Üble Einflüsse gestärkt wird.
5. **Das Shaoyang ist ein Minister-Feuer, das die Zehntausend Dinge entstehen und sich entwickeln lässt:** Das Herz ist das Regenten-Feuer, Gallenblase und die Drei Jiao repräsentieren das Minister-Feuer (*xiànghuǒ* 相火). Die Funktionen des Lebendigen gründen sich auf die Qi-Wandlung. Antriebskraft für die Qi-Wandlung ist die Kraft des Feuers. Die Drei Jiao wirken in allen Sphären des Leibes, die Gallenblase auf sämtliche Organe.
6. **Die Gallenblase gilt als Yang-Holz; sie baggert die Wege von Qi und Blut durchgängig aus:** Die Leber ist das Yin-Holz, die Gallenblase das Yang-Holz; beide ergänzen sich gegenseitig im Aufrechterhalten des Flusses von Qi und Blut in allen Fu-Organen.

Die Gallenblase als außergewöhnliches Fu-Zwischenlager

Gallenblase, Magen, Dickdarm, Dünndarm, Harnblase und die Drei Jiao gelten allesamt als Yang.

Huángdì nèijīng • Sùwèn • Jīnguì zhēnyán lùn piān dìsì (Leitfaden des Gelben Ahnherrschers, Innerer Band • Unbefangene Elementarfragen • 4. Kapitel: Abhandlung über die wahrhaftigen Äußerungen im Goldenen Bücherschrein)

黃帝內經 • 素問 • 金匱真言論篇第四

Gehirn, Mark, Knochen, Gefäße, Gallenblase und Gebärmutter, diese sechs werden vom irdischen Qi hervorgebracht. Bei allen bezieht sich das Speichern auf das Yin und die Erscheinungsform auf das Irdische, weshalb sie auch speichern und nicht ausleiten. Sie werden die außergewöhnlichen Fu-Zwischenlager genannt.

Huángdì nèijīng • Sùwèn • Wǔzàng biélùn piān dìshíyī (Leitfaden des Gelben Ahnherrschers, Innerer Band • Unbefangene Elementarfragen • 11. Kapitel: Ergänzende Abhandlung über die Fünf Zang-Langzeitspeicher)

黃帝內經 • 素問 • 五臟別論篇第十一

Im *Huangdi neijing* wird die Gallenblase sowohl als Fu-Zwischenlager als auch als außergewöhnliches Fu-Zwischenlager betrachtet. Der Gallensaft unterstützt die Weiterbeförderung und Umwandlung der Substanzen im Verdauungstrakt. Daher kann die Gallenblase zu den Sechs Fu-Zwischenlagern gerechnet werden, deren Aufgabe die Weitergabe und Wandlung der zu verdauenden Stoffe ist. Allerdings nimmt die Gallenblase nicht wie die anderen Fu-Organe direkt das Getreide und das Wasser in Empfang und befördert auch nicht unmittelbar die Abfallstoffe.

Magen, Dickdarm, Dünndarm, Drei Jiao und Harnblase, diese fünf werden vom himmlischen Qi hervorgebracht. Ihr Qi gleicht dem Himmel, weshalb sie auch ausleiten und nicht speichern. Diese (fünf) nehmen das trübe Qi der Fünf Zang-Langzeitspeicher in Empfang und werden als die weiterleitenden und umwandelnden Fu-Zwischenlager bezeichnet. In ihnen kann nichts längerfristig verweilen; sie transportieren und leiten aus.

Huángdì nèijīng • Sùwèn • Wǔzàng biélùn piān dìshíyī (Leitfaden des Gelben Ahnherrschers, Innerer Band • Unbefangene Elementarfragen • 11. Kapitel: Ergänzende Abhandlung über die Fünf Zang-Langzeitspeicher)

黃帝內經 • 素問 • 五臟別論篇第十一

An dieser Stelle nimmt das *Huangdi neijing* die Gallenblase ausdrücklich aus der Aufzählung heraus und unterstreicht so die Verschiedenheit dieses Organs von den anderen Fu-Zwischenlagern.

Also, die Gallenblase befindet sich als ein (Organ) unter den Sechs Fu-Zwischenlagern; nur sie alleine speichert, aber leitet nicht aus. Dies macht den Unterschied zu den übrigen weiterleitenden und umwandelnden Fu-Zwischenlagern aus.

Míng • Zhāng Jièbīn • Lèijīng • Zàngxiàng lèi • Shíèr guān (Ming-Dynastie • Zhang Jiebin • Nach Kategorien geordneter Leitfaden [1624] • Kategorie der äußeren Erscheinungen der Zang-Langzeitspeicher • Die Zwölf Ämter)

明 • 張介賓 • 類經 • 臟象類 • 十二官

Aufgrund dieser Besonderheit wird die Gallenblase auch zu den außergewöhnlichen Fu-Zwischenlagern gezählt. Zeitgenössische Autoren präsentieren Argumentationen, in denen sie die Gallenblase als außergewöhnliches Organ mit dem Uterus der Frau oder den Hoden des Mannes identifizieren. Wieder andere Autoren setzen die Gallenblase mit dem Danzhong (siehe Abschnitt zum Herz-Hüter-Netzgefäß unter ➤ Kap. 10.4.2) gleich. Die Problematik ergibt sich aus dem Primat der Funktion bzw. der Prozesse des Lebendigen vor dem assoziierten anatomischen Substrat oder der zugeschriebenen Region dieser Vorgänge. Aufgrund der verknüpfenden Wirkung der Leitbahnen können distinkte Organe oder Regionen einer gemeinsamen Funktion dienen, ohne dass die Phänomenologie ausschließlich einem einzigen Organ oder einer einzigen Region zugeschrieben werden müsste. So vermag die Entschlusskraft („Beherztheit") der Gallenblase die Standfestigkeit der Niere bei der Erzeugung von Nachkommen ebenso zu unterstützen wie den Herz-Hüter bei der Abwehr von Störenfrieden.

10.5.2 Der Magen (wèi 胃)

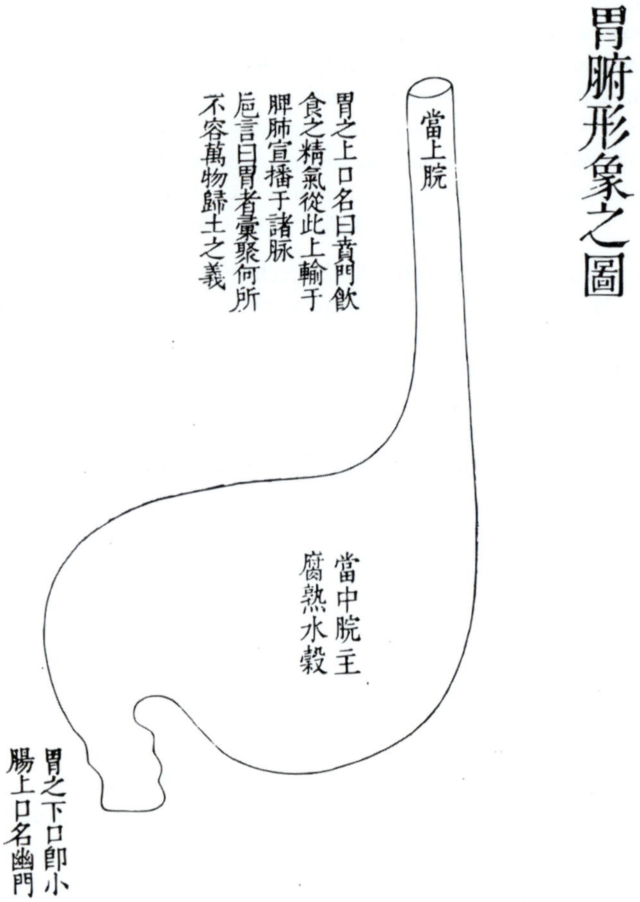

Abb. 10.37 Darstellung des Magens in der Kaiserlichen Enzyklopädie *Gǔjīn túshū jíchéng* **古今圖書集成** (Umfassende Sammlung von Schriften und Illustrationen vom Altertum bis zur Gegenwart; zwischen 1700 und 1725 erstellt) [X386]

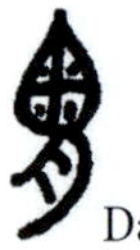

Das Bild des Zeichens für den Magen links in der Bronzeschrift zeigt oben Nahrungsmittel im Mund, die unten in eine nach unten offene Höhle eintreten, die aus Fleisch **肉** (**月**) besteht. Die übertragene Bedeutung des Schriftzeichens für den Magen ist „Zusammenfluss".

Qi Bo sprach: „Was den Magen anbetrifft, so ist er das Meer des Wassers und Getreides. Seine Transport-Pforten befinden sich oben am qìchōng **氣衝** *(Ma 30), unten wird der sānlǐ* **三里** *(Ma 36) erreicht."*

Huángdì nèijīng • Língshū • Hǎilùn dìsānshísān (Leitfaden des Gelben Ahnherrschers, Innerer Band • Drehangel aller Wunderwirkungen • Abhandlung über die Meere, als Dreiunddreißigstes)

黃帝內經 • 靈樞 • 海論第三十三

Qi Bo sprach: „Woraus der Mensch das Qi empfängt, das ist das Getreide. Worin das Getreide einfließt, das ist der Magen. Was den Magen anbetrifft, so ist er das Meer des Wassers und Getreides, von Qi und Blut. Aus den Meeren zieht (es) als Wolken-Qi davon, so verhält es sich unter dem Himmel. Worin Qi und Blut aus dem Magen austreten, das sind die Leitbahn-Röhren. Was die Leitbahn-Tunnel anbetrifft, so sind sie die großen Vernetzungsbahnen der Fünf Zang-Langzeitspeicher und der Sechs Fu-Zwischenlager. Tritt man ihrem Fluss entgegen und will etwas gewaltsam erzwingen, so führt es zum Ende.[63]“

Huángdì nèijīng • Língshū • Yùbǎn dìliùshí
(Leitfaden des Gelben Ahnherrschers, Innerer Band • Drehangel aller Wunderwirkungen • Jade-Täfelchen[64], als Sechzigstes)
黄帝内經 • 靈樞 • 玉版第六十

Der Magen ist zwei Jin und zwei Liang schwer; er ist gewunden, krümmt sich und streckt sich. Seine Länge beträgt zwei Chi und sechs Cun, seine Größe ein Chi und fünf Cun, sein Durchmesser fünf Cun. Er fasst zwei Dou an Getreide und ein Dou fünf Sheng an Wasser.[65]

Nànjīng • Sìshíèr nàn
(Leitfaden der schwer zu erwidernden Einwürfe • 42. Einwurf)
難經 • 四十二難

Im Sprachgebrauch der Chinesischen Medizin wird der Ausdruck „Magen“ zuweilen synonym für Dick- und Dünndarm oder den gesamten Verdauungstrakt verwendet. Milz und Magen stehen mit ihren Leitbahnen in der Oberfläche-Innen-Beziehung. Ihre enge Beziehung wird auch mit dem Ausdruck „Milz und Magen sind verbunden“ beschrieben. Die hauptsächliche physiologische Funktion des Magens besteht in der Aufnahme und Zersetzung des Speisebreis. Die Besonderheit in der Bewegung des Magens ist die Beherrschung des durchgängigen Absenkens. Die besondere Eigenschaft des Magens besteht darin, die Befeuchtung zu bevorzugen und die Austrocknung zu verabscheuen.

Der Magen empfängt und zersetzt Wasser und Getreide

Was den Mittleren Jiao anbetrifft, so befindet er sich in der mittleren Krümmung des Magens, nicht darüber, nicht darunter; er ist zuständig für die verdauende Zersetzung von Wasser und Getreide; seine Behandlung erfolgt seitlich des Nabels.

Nànjīng • Sānshíyī nàn
(Leitfaden der schwer zu erwidernden Einwürfe • 31. Einwurf)
難經 • 三十一難

Der Magen nimmt den Speisebrei auf und führt ihn hinab. Die absenkende Qualität des Magen-Qi führt den Speisebrei über die Speiseröhre vom Mund hinab in den Magen und vom Magen weiter hinab in den Dünndarm. Das herabführende Magen-Qi unterstützt auch die propulsive Peristaltik in Dick- und Dünndarm.

Im Magen findet eine Vorbereitung des Speisebreis für die weitere Verdauung und Aufnahme statt. Diese Vorverdauung gleicht einem Kompostiervorgang. Deshalb wird der Mittlere Jiao auch mit einem „Durchfeuchter“ verglichen, womit beispielsweise ein Komposthaufen gemeint sein kann. An den Magen schließt sich die Resorption im Darm an, aus der mit der Hilfe des Milz-Qi die Umwandlung in Qi und Blut erfolgt.

Typische mit dem Magen assoziierte Beschwerden sind daher eine ungenügende Nahrungsaufnahme und ein rasch einsetzender Appetitverlust sowie postprandiale Beschwerden, Aufstoßen und fauler Mundgeruch, aber auch Heißhungerattacken. Die einwandfreie Funktion des Magens stellt dem Darm die aufzunehmenden und einzuverleibenden Grundstoffe zur Verfügung, die unter dem Einfluss der Milz zu körpereigenen Substanzen umgewandelt werden. Der Magen ermöglicht die fortwährende Ernährung des Leibes und die Nachproduktion von Qi und Blut. Dies erfordert jedoch eine abgestimmte Zusammenarbeit mit der Milz, die erst die Herstellung der für den Leib notwendigen Feinstoffe ermöglicht. Das Magen-Qi nimmt auf, das Milz-Qi transportiert und wandelt, so dass Essenz-Qi gebildet wird. Deshalb werden Milz und Magen zusammen auch als die „nach-himmlische Wurzel“ oder die „Quelle der Entstehung und Wandlung von Qi und Blut“ bezeichnet.

Der Magen ist zuständig für das durchgängige Absenken

Der Magen nimmt den Speisebrei auf, leitet die Vorverdauung ein und befördert ihn weiter zum Dünndarm. Der Speisebrei soll nur kurzfristig im Magen verweilen; der Magen soll für ihn „durchgängig“ sein. Die Durchgängigkeit wird durch den absenkenden Charakter des Magen-Qi erzielt. Durchgängigkeit und Absenken stellen zwar zwei unterschiedliche Aspekte dar, stehen jedoch in enger unmittelbarer Beziehung zueinander. Nur durch das Absenken wird die Durchgängigkeit erreicht, nur die Durchgängigkeit erlaubt das Absenken. Daher wird auch über den Magen ausgesagt, dass das Absenken als orthograde Bewegung und die Durchgängigkeit als harmonischer Zustand anzusehen sind.

Das durchgängige Absenken des Magens steht dem klärenden Aufsteigen der Milz diametral gegenüber. Das Trübe sinkt hinab, und das Klare steigt auf. Das Zusammenspiel von Milz und Magen repräsentiert das Grundprinzip der Qi-Mechanik des Aufsteigens und Absenkens. Die vom Magen ausgeübte Funktion des durchgängigen Absenkens ist daher auch nicht auf den Magen beschränkt, sondern ist die Triebkraft für den propulsiven, herabführenden Charakter des gesamten Verdauungstrakts.

[63] Wenn man einen Leere-Zustand fälschlicherweise durch eine heftige Nadelung gegen den Fluss in der Leitbahn behandelt, so kann dies zum Ableben des Patienten führen.
[64] Auf Jade-Täfelchen werden Texte von besonders kostbarem Inhalt gemeißelt.
[65] Ein Jin entspricht ca. 500 g, ein Liang entspricht ca. 50 g, ein Chi entspricht ca. 33,3 cm, ein Cun entspricht ca. 33,3 mm, ein Dou entspricht ca. 10 l, ein Sheng entspricht ca. 1 l.

Der Magen bevorzugt die Befeuchtung und verabscheut die Austrocknung

Wird die feuchte Erde des Taiyin vom Yang erreicht, beginnt sie den Transport; wird die (trockene) Yang-Erde des Yangming vom Yin erreicht, besänftigt sie sich aus sich selbst heraus. Denn die Milz bevorzugt die solide Austrocknung, der Magen bevorzugt die sanfte Befeuchtung.

Qīng • Yè Guì • Línzhèng zhǐnán yīàn• Gānfēng
(Qing-Dynastie • Ye Gui[66] *[1666–1745] • Medizinische Fallbeispiele als klinischer Kompass • Leber-Wind)*
清 • 葉桂 • 臨證指南醫案 • 肝風

Das Magen-Qi ermöglicht die Aufnahme und Zersetzung der Nahrung und treibt den Nahrungsbrei im Verdauungstrakt voran. Das Magen-Yang unterstützt die Zersetzung und hat eine erwärmende Funktion inne. Der gesamte Vorverdauungsvorgang bedarf jedoch noch der Magensäfte (Magen-Yin), um vollständig statthaben zu können. Deshalb wird der Mittlere Jiao auch mit einem kompostierenden „Durchfeuchter" verglichen.

Das Magen-Yin kann durch äußere Faktoren oder innere Einflüsse geschädigt werden. Als von außen zugezogene Faktoren schädigen Sommerhitze, Feuer und Trockenheit das Yin. Innere Schädigungen können auf ein unterdrücktes Leber-Qi, ein mangelndes Nieren-Yin oder eine übermäßige Anwendung von schweißtreibenden, Erbrechen auslösenden oder nach unten ausleitenden Arzneien zurückgehen. Bei Magen-Yin-Leere sind typischerweise sowohl das Hungergefühl als auch die Nahrungsaufnahme krankhaft verringert.

Dem Menschen dient das Magen-Qi als Wurzel

Das gewöhnliche Qi des Menschen wird im Magen aufbewahrt. Was also den Magen anbetrifft, so ist er das gewöhnliche Qi des durchschnittlichen Menschen.[67] *Der Mensch ohne Magen-Qi wird gegenläufig genannt; das Gegenläufige erleidet den Tod.*
Dem Menschen dienen Wasser und Getreide als Wurzel. Wenn daher der Mensch (die Zufuhr) von Wasser und Getreide unterbricht, so stirbt er. Ist die (Bewegung in den) Gefäßen ohne Magen-Qi, so stirbt er ebenfalls. Was nun ohne Magen-Qi genannt wird, ist, dass man einzig den wahren Zang-Langzeitspeicher-Puls erhält und das Magen-Qi nicht erhält. Was nun das Nicht-Erhalten des Magen-Qi im Puls genannt wird, so ist der Leber(-Puls) nicht leicht angespannt wie eine Saite und der Nieren(-Puls) nicht annähernd unnachgiebig wie ein Stein.[68]

Huángdì nèijīng • Sùwèn • Píngrén qìxiàng lùn piān dìshíbā
(Leitfaden des Gelben Ahnherrschers, Innerer Band • Unbefangene Elementarfragen • 18. Kapitel: Abhandlung über die Erscheinungen des Qi bei einem durchschnittlichen Menschen)
黃帝內經 • 素問 • 平人氣象論篇第十八

Die grundlegende Bedeutung des Magen-Qi

Dem Ausdruck „Magen-Qi" kommen die folgenden Bedeutungen zu:

- **Die physiologischen Aktivitäten und Charakteristika von Milz und Magen:** ungestörte Nahrungsaufnahme und Verdauung
- **Das physiologische Fassungs- und Beförderungsvermögen des Magens für die Nahrung:** beschwerdefreie Magenfüllung und -leerung
- **Allgemeine Bezeichnung für das Essenz-Qi des Organismus:** Widerstands- und Selbsterhaltungskraft des Organismus

Was das Magen-Qi anbetrifft, so ist es das Getreide-Qi, das gedeihliche Qi, das Transport-Qi, das lebensspendende Qi, das klare Qi, das Schutzwächter-Qi, das Yang-Qi.

Yuán • Lǐ Dōngyuán • Píwèi lùn • Píwèi xū zé jiǔqiào bùtōng lùn
(Yuan-Dynastie • Li Dongyuan • Abhandlung über Milz und Magen [1249] • Abhandlung darüber, dass bei Leere von Milz und Magen die Neun Öffnungen nicht durchgängig sind)
元 • 李東垣 • 脾胃論 • 脾胃虛則九竅不通論

- **Die Qualität des normalen, unbeeinträchtigten Pulses:** Ausdruck einer Lebenskraft, durch die der Organismus beständig seine Kräfte durch Nahrungsaufnahme wiederherstellen kann

Ist der Puls filigran und gleitet er dahin, dann besitzt er Magen-Qi.

Huángdì nèijīng • Sùwèn • Yùjī zhēnzàng lùn piān dìshíjiǔ
(Leitfaden des Gelben Ahnherrschers, Innerer Band • Unbefangene Elementarfragen • 19. Kapitel: Abhandlung über den Jade-Generator und das Wahre der Zang-Langzeitspeicher
黃帝內經 • 素問 • 玉機真臟論篇第十九

- **Allgemeiner Ausdruck für das Yang-Qi des Magens:** das Magen-Yang oder Magen-Feuer als Nahrungsverarbeitungspotenzial des Organismus

Die physiologische Bedeutung des Magen-Qi

Der Mensch empfängt das Qi aus dem Getreide; das Getreide tritt in den Magen ein, um an die Lunge weitergegeben zu werden, an die Fünf Zang-Langzeitspeicher und die Sechs Fu-Zwischenlager, damit sie allesamt Qi empfangen.

Huángdì nèijīng • Língshū • Yíngwèi shēnghuì dìshíbā
(Leitfaden des Gelben Ahnherrschers, Innerer Band • Drehangel aller Wunderwirkungen • Hervorbringung und Zusammenkunft der Quartiermeister- und der Schutzwächter-Einflüsse, als Achtzehntes)
黃帝內經 • 靈樞 • 營衛生會第十八

Was das Yangming anbetrifft, so ist es das Meer der Fünf Zang-Langzeitspeicher und der Sechs Fu-Zwischenlager.

Huángdì nèijīng • Sùwèn • Wěilùn piān dìsìshísì
(Leitfaden des Gelben Ahnherrschers, Innerer Band • Unbefangene Elementarfragen • 44. Kapitel: Abhandlung über die Verkümmerungs-Erkrankungen)
黃帝內經 • 素問 • 痿論篇第四十四

[66] Auch bekannt unter dem Namen **Yè Tiānshì** 葉天士.
[67] Im Gesamtkontext könnte dieser Satz auch bedeuten: Was also den Magen-Puls anbetrifft, so spiegelt er das gewöhnliche Qi des ausgeglichenen Menschen wider.
[68] Das sogenannte Magen-Qi wird im Puls wie der Ausdruck einer grundlegenden Vitalität und eines ungetrübten Lebenswillens wahrgenommen. Mangelt es an dieser vitalen Spur, dann zeigt sich der Puls nur mit der typischen Charakteristik des jeweils repräsentierten Zang-Langzeitspeichers. Wenn nun gar kein Magen-Qi den Puls erreicht, dann fehlt etwa dem Leber-Puls der typische saitenförmige Charakter und dem Nieren-Puls die typische Festigkeit. Das Fehlen des Magen-Qi im Puls kann also an zwei Aspekten abgelesen werden: an dem allgemeinen Mangel an federnder Vitalität oder an dem Fehlen des organspezifischen Charakters im jeweiligen Puls.

Was die Fünf Langzeitspeicher anbetrifft, so beziehen sie alle ihr Qi aus dem Magen. Was den Magen anbetrifft, so ist er die Wurzel der Fünf Zang-Langzeitspeicher.

Huángdì nèijīng • Sùwèn • Yùjī zhēnzàng lùn piān dìshíjiǔ (Leitfaden des Gelben Ahnherrschers, Innerer Band • Unbefangene Elementarfragen • 19. Kapitel: Abhandlung über den Jade-Generator und das Wahre der Zang-Langzeitspeicher

黃帝內經 • 素問 • 玉機真臟論篇第十九

Die Aufnahme- und Weitergabekapazität des Magens und die Kapazität seiner Vorverdauung sichern die beständige Ergänzung und Regeneration des Qi für alle anderen Organe und für den gesamten Organismus. Darüber hinaus repräsentieren Milz und Magen im Mittleren Jiao die grundlegende vertikale Mechanik der Qi-Zirkulation: das Aufsteigen und das Absinken. Dadurch werden die grundlegende Ordnung und die Basisbewegungen im Leib aufrechterhalten. Das Klare Yang tritt aus den oberen Öffnungen aus, das Trübe Yin verlässt die unteren Öffnungen. Das Klare Yang entwickelt sich in den Spaltentexturen der Haut, das Trübe Yin geht zu den Fünf Zang-Langzeitspeichern. Das Klare Yang füllt die vier Gliedmaßen aus, das Trübe Yin kehrt in die Sechs Fu-Zwischenlager ein.

Die pathophysiologische Bedeutung einer Magen-Qi-Störung

Das Magen-Qi hat wesentlichen Anteil an der Entstehung des Aufrechten Qi des Organismus. Ein nachlassendes Magen-Qi schwächt das gesamte Qi des Organismus und die übrigen Zang-Speicherorgane. Li Zhongzi wählte zur Verdeutlichung den folgenden Vergleich:

Das Magen-Q sei dem Prinzip der Besoldung der Soldaten vergleichbar. Bleibt der Sold aus, so löst sich ein Heer mit zehntausenden Soldaten sogleich auf.

Míng • Lǐ Zhòngzǐ • Yīzōng bìdú • Shèn wèi xiāntiānběn pí wèi hòutiānběn lùn (Ming-Dynastie • Li Zhongzi [1588–1655] • Pflichtlektüre für Mediziner • Abhandlung darüber, dass die Niere als Vor-Himmels-Wurzel fungiert, die Milz als Nach-Himmels-Wurzel fungiert)

明 • 李中梓 • 醫宗必讀 • 腎為先天本脾為後天本論

Ein schwaches Magen-Qi begünstigt das Auftreten anderer Erkrankungen und verschlechtert die Prognose für das Überwinden einer anderen Erkrankung.

Was die Beziehung zwischen dem Magen-Qi und dem gesamten Menschen anbetrifft, so gibt es nichts, was von ihm nicht erreicht würde, so dass die Zang- und Fu-Organe, die Stimme und die Färbung, die Pulszeichen und der Leib nichts aufweisen, was kein Magen-Qi besäße. Geht das Magen-Qi verloren, so ist dies unweigerlich ein unheilvolles Anzeichen.

Míng • Zhāng Jièbīn • Jǐngyuè quánshū • Juàn zhī shíqī • Lùn píwèi (Ming-Dynastie • Zhang Jiebin [1563–1640] • Sämtliche Schriften des Jingyue • 17. Band • Diskussion von Milz und Magen)

明 • 張介賓 • 景岳全書 • 卷之十七 • 論脾胃

Die Bedeutung des Magen-Qi in der Diagnose von Erkrankungen

Das Konzept des Magen-Qi hat seine besondere Bedeutung in der Pulsdiagnose. Die An- oder Abwesenheit von Magen-Qi im Puls spiegelt die Schwere der Erkrankung und die Prognose wider. Sind im Puls keine ursprünglichen Charakteristika der jeweiligen Organe mehr vorhanden, so ist die Erkrankung bedrohlich. Finden sich im Puls noch Spuren des Magen-Qi in Form einer harmonischen und beständig-gemächlichen Grundbewegung, dann ist die Prognose günstig.

Ein Organismus, bei dem die Umwandlung und Einverleibung von Nährstoffen stattfindet, bei dem die unterschiedlichsten Gewebe und Säfte gebildet werden, und dies alles einer ausgleichenden Ordnung folgt, die zudem bewusst erkundet werden kann, kann gleichsam als beseelt und mit einem Geist ausgestattet angesehen werden. Die Beseeltheit eines Menschen und seine geistige Reife und Wachheit sind an seiner Ausstrahlung, seiner Shen-Färbung (*shénsè* 神色) abzulesen.

Die Fünf Geschmacksrichtungen treten in den Mund ein und werden in Darm und Magen gespeichert. Dass die Geschmacksrichtungen ihre Speicher haben, dient der Nährung der Fünf Qi. Werden die Qi ausgeglichen und treten sie hervor, erzeugen sich die Körpersäfte gegenseitig; so tritt das Shen von selbst ins Leben.

Huángdì nèijīng • Sùwèn • Liùjié zàngxiàng lùn piān dìjiǔ (Leitfaden des Gelben Ahnherrschers, Innerer Band • Unbefangene Elementarfragen • 9. Kapitel: Abhandlung über die Sechs Zeitabschnitte und die Gestaltannahme der Zang-Langzeitspeicher)

黃帝內經 • 素問 • 六節臟象論篇第九

Somit wird der Zustand des Magen-Qi aus dem Gesichtsausdruck, der Körperhaltung und -bewegung ablesbar. Auch ein Blick auf die Zunge zeigt über die Beschaffenheit des Zungenkörpers (Zahneindrücke, Mittelfurche, dicke Zunge) und des Zungenbelags (verdickter, schmieriger oder schmutziger Belag) den Zustand des Magen-Qi.

Darüber hinaus kann das Magen-Qi anhand der Ernährungssituation und der Ernährungsgewohnheiten beurteilt werden. Ein gesunder Zustand des Magen-Qi geht mit einem angemessenen Hunger- und Sättigungsgefühl und einem natürlichen Verlangen nach einer vielfältigen und ausgewogenen Ernährung einher.

Gibt es Magen-Qi, so wird gelebt, ohne Magen-Qi wird gestorben. Dies ist das große Grundprinzip der hundert Krankheiten. Daher gilt: Alle Erkrankten, die noch in der Lage sind, Nahrung aufzunehmen, können gerettet werden, selbst wenn sie mit schwerer Wucht befallen wurden; bei denen, die keine Nahrung aufnehmen können, wird dies eine Verlängerung des Dramas hervorrufen, selbst wenn sie nur von geringer Wucht getroffen wurden. Diese Wahrheit ist für die Menschen leicht nachzuvollziehen.

Qīng • Yè Guì • Línzhèng zhǐnán yīàn• Bùshí (Qing-Dynastie • Ye Gui[69] [1666–1745] • Medizinische Fallbeispiele als klinischer Kompass • Nicht-Essen)

清 • 葉桂 • 臨證指南醫案 • 不食

Die Integrität oder Desintegrität des Magen-Qi ist also mitentscheidend für die Prognose einer Erkrankung.

Die Bedeutung des Magen-Qi für die Behandlung einer Erkrankung

Auch in der Therapie von Erkrankungen muss der Zustand des Magen-Qi berücksichtigt werden.

[69] Auch bekannt unter dem Namen Yè Tiānshì 葉天士.

Bei allen Krankheiten, die nicht ausheilen, muss die Mitte von Milz und Magen aufgesucht werden, dann erst bleibt man ohne Verfehlung. Was soll damit gesagt werden? Sobald Milz und Magen geschädigt werden, sind die vier (übrigen) Zang-Langzeitspeicher ohne Lebens-Qi; daher nehmen dann die Krankheiten täglich zu. Die zehntausend Wesen erwachsen der Erde und kehren auch wieder zur Erde zurück. Das Auffüllen der Niere ist nicht vergleichbar mit dem Auffüllen der Milz, das soll damit gesagt werden. Heilen Krankheiten unter der Behandlung nicht aus und sucht man (dann) Milz und Magen auf, so wird man deutlich mehr Geheilte (erzielen).

Míng • Zhōu Zhīqiān • Shènzhāi yíshū • Juàn èr • Biànzhèng shīzhì
(Ming-Dynastie • Zhou Zhiqian[70] *[1508–1586] • Hinterlassene Schriften des Shenzhai • 2. Band • Die Differenzierung der Krankheitszeichen und die Durchführung der Behandlung)*
明．周之千．慎齋遺書．卷二．辨證施治

Ist das Magen-Qi erst abgenutzt, so sind die hundert Arzneien nur noch schwierig anzuwenden.

Míng • Lǐ Zhōngzǐ • Yīzōng bìdú • Shèn wèi xiāntiānběn pí wèi hòutiānběn lùn
(Ming-Dynastie • Li Zhongzi [1588–1655] • Pflichtlektüre für Mediziner • Abhandlung darüber, dass die Niere als Vor-Himmels-Wurzel fungiert, die Milz als Nach-Himmels-Wurzel fungiert)
明．李中梓．醫宗必讀．腎為先天本脾為後天本論

Wann immer man bestrebt ist, eine Krankheit zu untersuchen, so muss man zunächst das Magen-Qi untersuchen. Wann immer man bestrebt ist, eine Krankheit zu behandeln, so muss man ständig das Magen-Qi berücksichtigen. Ist das Magen-Qi unbeeinträchtigt, so kann alles ohne Gebrechen (bleiben).

Míng • Zhāng Jièbīn • Jǐngyuè quánshū • Juàn zhī shíqī • Lùn píwèi
(Ming-Dynastie • Zhang Jiebin [1563–1640] • Sämtliche Schriften des Jingyue • 17. Band • Diskussion von Milz und Magen)
明．張介賓．景岳全書．卷之十七．論脾胃

Dies bedeutet, dass eine Behandlung keinesfalls das Magen-Qi schädigen, im Gegenteil, es nach Möglichkeit sogar fördern sollte. Grundsätzlich eignen sich sämtliche Erkrankungen auch für eine behütende Behandlung, wobei vor allem bei Leere-Störungen Vorsicht geboten ist. Die Schonung des Magen-Qi in der Therapie ist ein integraler Bestandteil der von der Altchinesischen Medizin überlieferten Empfehlungen.

Die Bedeutung des Magen-Qi in der Lebenspflege

Bereits im *Huangdi neijing* wird ausdrücklich darauf hingewiesen, dass das Behüten des Magen-Qi für die Lebenspflege von wesentlicher Bedeutung ist.

Wird eine Krankheit mit großem Gift behandelt, so lassen sich sechs Zehntel entfernen, (bevor man innehalten muss); wird eine Krankheit mit gewöhnlichem Gift behandelt, so lassen sich sieben Zehntel entfernen, (bevor man innehalten muss); wird eine Krankheit mit kleinem Gift behandelt, so lassen sich acht Zehntel entfernen, (bevor man innehalten muss); wird eine Krankheit ohne Gift behandelt, so lassen sich neun Zehntel entfernen, (bevor man innehalten muss). Mit einer Diät aus Getreide, Fleisch, Früchten und Gemüse vollende man (die Behandlung), keinesfalls erlaube man, dass Grenzen überschritten werden, denn dies würde das Wahre (Qi) schädigen.

Huángdì nèijīng • Sùwèn • Wǔchángzhèng dàlùn piān dìqīshí
(Leitfaden des Gelben Ahnherrschers, Innerer Band • Unbefangene Elementarfragen • 70. Kapitel: Große Abhandlung über die Fünf gewöhnlichen Arten eines Regimes)
黃帝內經．素問．五常政大論篇第七十

Sūn Sīmiǎo 孫思邈 schrieb in den „Hauptsächlichen Tausend-Dukaten-Rezepturen zur Vorbereitung auf Notfälle“ (備急千金要方, *Bèijí qiānjīn yàofāng*):

Wenn man möchte, dass sich der Leib in Sicherheit befindet, so ignoriere man niemals den sanli (Ma 36).

Die Niere speichert das Jing und gilt als Wurzel des Vorgeburtlichen. Sie ist zuständig für das Entstehen, Wachsen, Erstarken, Altern und Vergehen. Daher ist das Auffüllen der Niere und Ergänzen des Jing ein fester Bestandteil der Maßnahmen zur Lebenspflege in der Chinesischen Medizin. Da sich Vor-Himmlisches und Nach-Himmlisches gegenseitig ergänzen und unterstützen, werden die beiden Ansätze in der Praxis miteinander verknüpft.

Milz und Magen gelten als Meer des Wassers und Getreides; sie erhalten das nach-himmlische Qi. Wie verhält es sich damit? Nun, das Leben des Menschen wurzelt in den Quellen von Jing und Blut. Dass der Mensch lebendig ist, gründet sich auf die Ernährung durch Wasser und Getreide. Fehlen Jing und Blut, so gibt es nichts, worauf der Leib seine Basis errichten könnte. Fehlen Wasser und Getreide, so gibt es nichts, woran der Leib seine Gestaltung vollenden könnte. […] Daher verhält es sich so, dass das Meer des Wassers und Getreides grundsätzlich auf das Vor-Himmlische als Führungsinstanz angewiesen ist und wiederum das Meer des Jing und Blutes sich auf das Nach-Himmlische als Kapital verlassen muss. Deshalb gilt für den Menschen von seiner Geburt bis ins Alter, dass – sofern das Vor-Himmlische Unzulänglichkeiten aufweist, jedoch die heranbildende Kraft des Nach-Himmlischen erhält, also den Verdienst der himmlischen Auffüllung – er eine Stärkung um die Hälfte in Anspruch nehmen kann. Dies zeigt, dass der Anteil des Qi von Milz und Magen am Körperlichen kein geringer ist.

Míng • Zhāng Jièbīn • Jǐngyuè quánshū • Juàn zhī shíqī • Lùn píwèi
(Ming-Dynastie • Zhang Jiebin [1563–1640] • Sämtliche Schriften des Jingyue • 17. Band • Diskussion von Milz und Magen)
明．張介賓．景岳全書．卷之十七．論脾胃

[70] Beiname: Shènzhāi 慎齋.

10.5.3 Der Dünndarm (xiǎocháng 小腸)

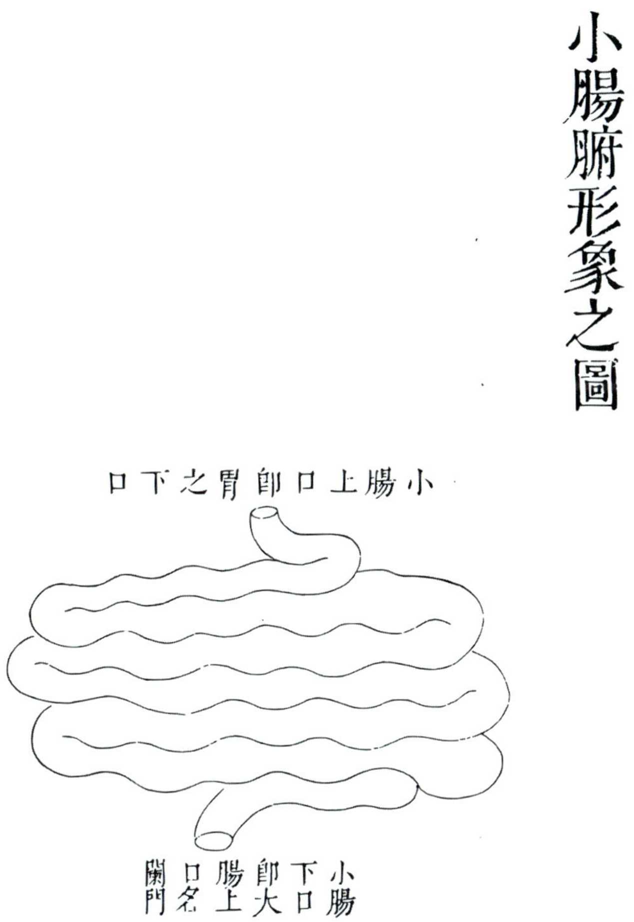

Abb. 10.38 Darstellung des Dünndarms in der Kaiserlichen Enzyklopädie *Gǔjīn túshū jíchéng* 古今圖書集成 (Umfassende Sammlung von Schriften und Illustrationen vom Altertum bis zur Gegenwart; zwischen 1700 und 1725 erstellt) [X387]

Das Schriftzeichen für den Darm *cháng* 腸 enthält das üblicherweise als lautangebend verstandene Partikel 昜, das allerdings *yáng* gesprochen wird. Es ist wahrscheinlich im Sinne von *cháng* 長 („lang") zu verstehen. Das Partikel 長 ist Bestandteil eines anderen Schriftzeichens (脹), das *zhàng* gesprochen wird und eine Anspannung oder ein Spannungsgefühl am Leib bezeichnet. Zur Unterscheidung wird das Wort, das den Darm bezeichnet, mit einem Stellvertreterpartikel geschrieben. Somit ist davon auszugehen, dass das genannte Partikel nicht die Aussprache markiert, sondern auch darauf hinweist, dass es sich um einen besonders langen oder den am längsten hingezogenen Teil des Leibes handelt. Der Dünndarm wird als „kleiner Darm" (*xiǎocháng* 小腸) und der Dickdarm als „großer Darm" (*dàcháng* 大腸) bezeichnet.

Der Dünndarm ist zwei Jin und vierzehn Liang schwer; er ist gewunden, krümmt sich und streckt sich. Seine Länge beträgt drei Zhang und zwei Chi, seine Breite beträgt zweieinhalb Cun, sein Durchmesser acht Fen und ein Drittel. Linksseitig windet er sich in insgesamt 16 Krümmungen zurück. Er fasst zwei Dou und vier Sheng an Getreide und sechs Sheng und drei Ge und zwei Drittel an Wasser.[71]

Nànjīng • Sìshíèr nàn
(Leitfaden der schwer zu erwidernden Einwürfe • 42. Einwurf)
難經 • 四十二難

Die Dünndarm- und die Herz-Leitbahn stehen über Luo-Netzgefäße miteinander in Verbindung und stehen in einer Oberfläche-Innen-Beziehung. Die hauptsächlichen physiologischen Funktionen des Dünndarms sind die reichliche Entgegennahme und die Umwandlung der Substanzen sowie die trennende Ausscheidung von Klarem und Trübem.

Der Dünndarm ist zuständig für die reichliche Entgegennahme und die Umwandlung der Substanzen

Die Milz ist der große Organisator der Verdauung mit der Kraft der Umwandlung; der Magen ist der große Motor der Verdauung durch seine Kraft des Absenkens. Dünndarm und Dickdarm sind die ausführenden Organe dieser Kräfte, wobei dem Dünndarm eine Schlüsselposition zukommt.

Was den Dünndarm anbetrifft, so bekleidet er das Amt der ausfüllenden Entgegennahme. Die umgewandelten Substanzen treten daraus hervor.

Huángdì nèijīng • Sùwèn • Línglán mìdiǎn lùn piān dìbā
(Leitfaden des Gelben Ahnherrschers, Innerer Band • Unbefangene Elementarfragen • 8. Kapitel: Abhandlung über das geheime Kompendium der wunderwirkenden Orchidee)
黃帝内經 • 素問 • 靈蘭秘典論篇第八

Mit der reichlichen Entgegennahme ist die Annahme des Mageninhalts und dessen Aufbewahrung im langen Dünndarmtrakt für eine gewisse Zeit zur Durchführung der weiteren Schritte der Verdauung und Aufnahme von Substanzen gemeint. Mit der Umwandlung der Stoffe sind einerseits das Bereitstellen von Substanzen, die einverleibt werden können, und andererseits das Erzeugen von Abfallstoffen gemeint.

Bei seiner enorm wichtigen Aufgabe wird der Dünndarm von Leber und Gallenblase, von Milz und Magen unterstützt. Leber und Gallenblase leisten ihren Beitrag durch ihr Vermögen, auszubaggern und zu drainieren, also den Darm durchgängig zu halten und seine regelmäßige Entleerung zu fördern. Die Milz verleiht dem Dünndarm das Vermögen der Umwandlung und sorgt für den Abtransport der durch Wandlung bereitgestellten Stoffe. Durch die Kraft des Magens werden die Bewegungen des Darms nach unten gerichtet und die Ausscheidung gefördert.

[71] Ein Jin entspricht ca. 500 g, ein Liang entspricht ca. 50 g, ein Zhang entspricht ca. 3,33 m, ein Chi entspricht ca. 33,3 cm, ein Cun entspricht ca. 33,3 mm, ein Fen entspricht ca. 3,33 mm, ein Dou entspricht ca. 10 l, ein Sheng entspricht ca. 1 l, ein Ge entspricht ca. 100 ml.

Der Dünndarm ist zuständig für das trennende Ausscheiden von Klarem und Trübem

Mit trennender Ausscheidung ist die Auftrennung von Klarem und Trübem sowie die getrennte Weitergabe von Klarem und Trübem gemeint. Mit dem „Klaren“ sind die für den Organismus unentbehrlichen Feinsubstanzen gemeint, mit dem „Trüben“ die aus der Verdauung hervorgehenden Abfallstoffe.

Im Dünndarm findet eine Art Sortierung von brauchbaren und unbrauchbaren Stoffen statt. Die brauchbaren Feinstoffe werden der Milz zum Weitertransport und zur abschließenden, einverleibenden Umwandlung angeboten; unter dem Einfluss der Milz steigen sie auf. Die Abfallstoffe müssen den Organismus verlassen und werden nach unten zu den beiden schmutzigen Öffnungen geführt.

Der Dünndarm vertritt die Grundwesenheit des Feuers. Sein Feuer wird für den Auftrennungsprozess von Klarem und Trübem und für die Weiterverdauung durch Umwandlung im Dünndarm benötigt. Was mit den festen Bestandteilen der Nahrung geschieht, ist durch einfache äußere Beobachtung evident: Sie werden durch die Weitergabe an den Dickdarm schließlich als geformter Stuhl ausgeschieden.

Dem Feuer des Dünndarms obliegt jedoch noch eine weitere Aufgabe. Selbst wenn die zeitgenössische Chinesische Medizin – teilweise auch im Bemühen um eine Angleichung an die Westliche – im Hinblick auf die Frage der Entstehung des Urins gerne die Niere als beteiligtes Organ benennt, so wird die Harnausscheidung in der alten Chinesischen Medizin dennoch nicht über einen dieser Medizin unbekannten Ureter als anatomischer Verbindungsleitung zwischen Niere und Harnblase erklärt.

Der Dünndarm empfängt aus dem Magen die festen und flüssigen Bestandteile der Nahrung. Die flüssigen Bestandteile werden unter dem Einfluss des Dünndarm-Feuers hinsichtlich ihres Aggregatzustands in heiße Dämpfe verwandelt, deren klare Anteile unter Vermittlung der Drei Jiao aufsteigen und als Nebel in der Lunge erscheinen und deren trübe Anteile ihrer höheren Schwere entsprechend und unter dem Einfluss der Drei Jiao nach unten gelenkt werden. Die heißen trüben Dämpfe treffen am untersten Pol des Leibes auf das kühle Wasser der Grundwesenheit der Harnblase. Dies führt zu einer Rekondensation der Dämpfe an den Innenwänden der Harnblase, die so die auszuscheidenden Flüssigkeiten sammelt.

Die Beschaffenheit des Harns weist die zu erwartende leichte Trübung wie auch eine gelbe Farbe auf, die als Indiz für die Einwirkung des Dünndarm-Feuers zu werten ist. Dünndarm und Harnblase grenzen direkt aneinander an, so dass sich in der dynamisch-funktionalen Perspektive der alten Chinesischen Medizin der Übergang ohne die Erschwernis größerer Distanz ereignen kann. Der Harn wäre also im Sinne der alten Chinesischen Medizin als eine Art „Destillat“ der Qi-Umwandlung aufzufassen.

Der Dünndarm befindet sich unterhalb des Magens; er empfängt reichlich das Wasser und Getreide aus der Mitte des Magens und trennt Klares von Trübem. Von hier aus dringen die Flüssigkeiten durchsickernd nach vorne, und der Abfall kehrt von hier aus nach hinten zurück. Das Milz-Qi wandelt dies um und lässt dieses aufsteigen. Der Dünndarm wandelt um und senkt es nach unten ab. Daher spricht man davon, dass die gewandelten Stoffe austreten.

Míng • Zhāng Jièbīn • Lèijīng • Zàngxiàng lèi • Shíèr guān
(Ming-Dynastie • Zhang Jiebin • Nach Kategorien geordneter Leitfaden [1624] • Kategorie der äußeren Erscheinungen der Zang-Langzeitspeicher • Die Zwölf Ämter)
明 • 張介賓 • 類經 • 臟象類 • 十二官

Harnblase und Niere dienen als Oberfläche und Innen. Vollständig beherrschen beide das Wasser. Das Wasser tritt in den Dünndarm ein und bewegt sich nach unten zur Blase, bewegt sich zum Genitale, und dies als Urin.

Suí • Cháo Yuánfāng • Zhūbìng yuánhòu lùn
(Sui-Dynastie • Chao Yuanfang [550–630] • Abhandlung über die Urquellen und Anzeichen jedweder Krankheit)
隋 • 巢元方 • 諸病源候論

Die Bildung des trüben Harns nimmt folglich ihren Ausgang im Dünndarm, und die aufsteigenden klaren Säfte sind aufgrund der Einwirkung des Dünndarm-Feuers von zäher Konsistenz, weshalb auch Merksätze wie die folgenden gebildet wurden: „Der Dünndarm beherrscht die zähflüssigen Körpersäfte [*yè* 液]“ und „Der Dünndarm (‚kleine Darm‘) beherrscht die kleine Notdurft“.

Der Trennung von Klarem und Trübem kommt jedoch auch eine Funktion im übertragenen Sinne zu. Das Dünndarm-Feuer unterstützt das Herz-Feuer, indem es Trübes vom Herzen fernhält. Zusätzlich wird der Gallenblase das Treffen von Entscheidungen erleichtert, indem das sonst beeinträchtigende Trübe nach unten gesenkt wird und nur klares Wasser das Holz der Gallenblase unterspült.

10.5.4 Der Dickdarm (dàcháng 大腸)

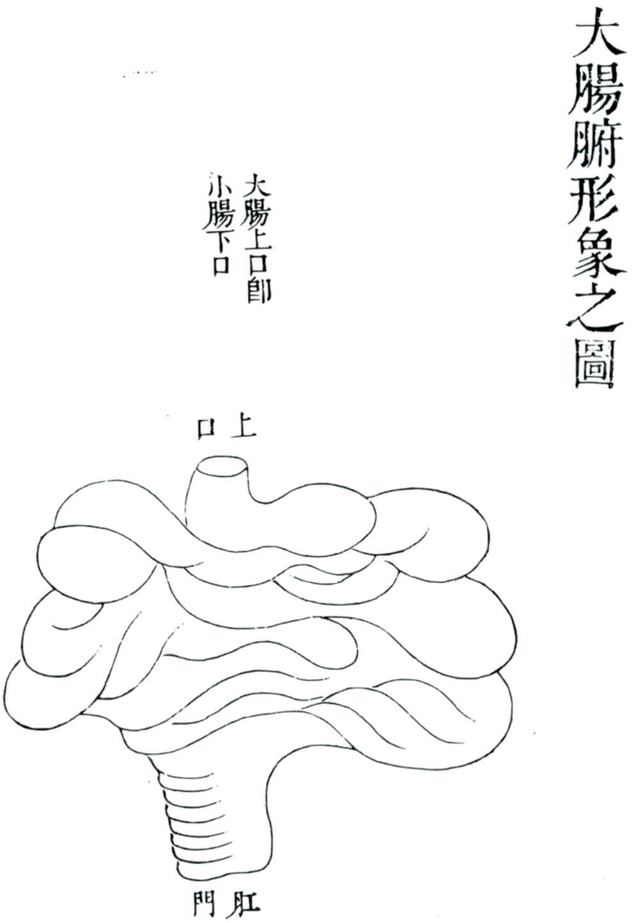

Abb. 10.39 Darstellung des Dickdarms in der Kaiserlichen Enzyklopädie *Gǔjīn túshū jíchéng* 古今圖書集成 (Umfassende Sammlung von Schriften und Illustrationen vom Altertum bis zur Gegenwart; zwischen 1700 und 1725 erstellt) [X386]

Zur Herleitung des Schriftzeichens sei auf die Ausführungen weiter oben zum Dünndarm verwiesen.

Der Dickdarm ist im Vergleich mit dem Dünndarm kürzer und breiter. Aufgrund seines Verlauf in einem rechts aufsteigenden, dann querverlaufenden und schließlich links absteigenden Segment wird er auch als „gewundener Darm" (*huícháng* 迴腸) bezeichnet. Das Endstück des Dickdarms mit der Ampulla recti und dem Anus trägt auch die Bezeichnung „aufgeweiteter Darm" (*guǎngcháng* 廣腸). Der Anus wird *pòmén* 魄門 („Pforte der klaren Po-Seele") genannt, wobei es für die Verwendung des Zeichens *pò* 魄 verschiedene Deutungen gibt. Der Dickdarm steht mit seiner Leitbahn mit der der Lunge und ihrer Leitbahn in der gegenseitigen Oberfläche-Innen-Beziehung. Mit dem ersten eigenen Atemzug des Neugeborenen betritt die klare Po-Seele die Lunge. Sie soll den Leib dann wieder mit dem Entweichen des letzten Darmwinds über den Anus verlassen. Die Nase wäre demnach die obere Eintrittsöffnung für die klare Po-Seele und der Anus die untere Austrittsöffnung, was durch die Verbindung von Lunge und Dickdarm auf Leitbahnebene ermöglicht wird. Einer alternativen Erklärung nach soll *pò* 魄 ein stellvertretendes Homophon für das Zeichen *pò* 粕 sein, das „Abfall" bedeutet, so dass der Anus dann als „Abfall-Pforte" zu verstehen wäre. Historisch später kommt die Bezeichnung *gāngmén* 肛門 („Loch-Pforte" oder „aufgetriebene Pforte") auf. Das Partikel 工 in dem Wort *gāng* 肛 wird meist als phonematische Signatur verstanden, wodurch der Ausdruck in eine homophone Reihe mit anderen Zeichen wie *kòng* 空 („Leerraum", „Höhle") oder *kǒng* 孔 („Aushöhlung", „Loch", „Öffnung") gestellt wird. *Gāng* 肛 soll aber auch „angeschwollen" oder „aufgetrieben" bedeuten und den Teil des Enddarms bezeichnen, der sich durch die zunehmende Ansammlung von Kot aufweiten kann.

Der Dickdarm ist zwei Jin und zwölf Liang schwer. Seine Länge beträgt zwei Zhang und ein Chi, seine Breite beträgt vier Cun, sein Durchmesser ein Cun. Er befindet sich nahe am Bauchnabel und windet sich rechtsseitig in insgesamt 16 Krümmungen zurück. Er fasst ein Dou an Getreide und siebeneinhalb Sheng an Wasser.[72]

Nànjīng • Sìshíèr nàn
(Leitfaden der schwer zu erwidernden Einwürfe • 42. Einwurf)
難經 • 四十二難

Die hauptsächliche Funktion des Dickdarms besteht darin, den Abfall weiterzuleiten und umzuwandeln.

Was den Dickdarm anbetrifft, so bekleidet er das Amt der führenden Durchleitung entlang der Hauptverkehrsstraßen. Die verändernde Umwandlung tritt aus ihm heraus.

Huángdì nèijīng • Sùwèn • Línglán mìdiǎn lùn piān dìbā
(Leitfaden des Gelben Ahnherrschers, Innerer Band • Unbefangene Elementarfragen • 8. Kapitel: Abhandlung über das geheime Kompendium der wunderwirkenden Orchidee)
黃帝內經 • 素問 • 靈蘭秘典論篇第八

Der Dickdarm nimmt den Verdauungsbrei aus dem Dünndarm entgegen und befördert ihn weiter Richtung Anus. Er wandelt den breiigen Darminhalt weiter um, so dass daraus Kot gebildet wird. Im Rahmen dieses Vorgangs wird das noch überschüssige Wasser aus dem Darminhalt aufgenommen.

Die drei Worte „Austritt verändernder Umwandlung" drücken aus, dass die bis hierhin gelangten Stoffe aus dem Dünndarm nach ihrer vollständigen Umwandlung in Jing-Feinstoffe und Säfte nun zu reinem Abfall verändert austreten.

Qīng • Táng Zōnghǎi • Zhōngxī huìtōng yījīng jīngyì • Shàngjuàn • Wǔzāng suǒzhǔ
(Qing-Dynastie • Tang Zonghai [1846–1897] • Die feinsinnigen Inhalte in der Zusammenschau chinesischer und westlicher Leitfäden der Medizin • Oberer Band • Was von den Fünf Schmutzigen Orten[73] beherrscht wird)
清 • 唐宗海 • 中西匯通醫經精義 • 上卷 • 五髒所主

[72] Ein Jin entspricht ca. 500 g, ein Liang entspricht ca. 50 g, ein Zhang entspricht ca. 3,33 m, ein Chi entspricht ca. 33,3 cm, ein Cun entspricht ca. 33,3 mm, ein Fen entspricht ca. 3,33 mm, ein Dou entspricht ca. 10 l, ein Sheng entspricht ca. 1 l, ein Ge entspricht ca. 100 ml.

[73] *zāng* 髒 bedeutet „schmutzig" und ist ein alternatives Schriftzeichen für *zàng* 臟 (Langzeitspeicher).

10

Durch die Restresorption von Wasser aus dem Darm entstehen aus dem Dickdarm-Metall die wässrigen, dünnflüssigen Körpersäfte, weshalb ausgesagt wird, dass „der Dickdarm die dünnflüssigen Körpersäfte [*jīn* 津] beherrscht".

Der komplexe Vorgang der Verdauung der Nahrung, der Aufnahme und Verteilung der Feinstoffe und Flüssigkeiten bis hin zur Entsorgung der schmutzigen Überreste ist das gemeinsame Ergebnis aus dem Zusammenwirken unterschiedlicher Organsysteme. Beginnend mit der Aufnahme durch den Magen, über die Weiterbeförderung und Klärung von Klarem und Trübem im Dünndarm, zum weiteren Transport und zur abschließenden Umwandlung durch die Milz bis hin zur Ausscheidung des Abfalls durch den Dickdarm greifen verschiedene Zang- und Fu-Organe mit ihren Funktionen ineinander und ergänzen sich in ihren Aufgaben. Die Ausscheidungsfunktion des Dickdarms wird daher durch die absenkende Kraft des Magens und den vorantreibenden Impuls des Dünndarms unterstützt.

Die umwandelnde Kraft der Milz sorgt für die abschließende Wandlung des Dickdarminhalts in Kot und den Transport der abschließend umgewandelten Säfte im Leib. Im Rahmen der Oberfläche-Innen-Beziehung wird die wichtige Reinhaltungstätigkeit des Dickdarms durch die verbreitende und bedächtig absenkende Grundqualität des Lungen-Qi zusätzlich gefördert und vorangetrieben.

Nun, dass der Dickdarm weiterleiten und in Bahnen lenken kann, liegt daran, dass er das der Lunge zugeordnete Fu-Zwischenlager ist. Das Lungen-Qi bewegt sich alles erreichend hinab, weshalb die gebahnte Weiterleitung ermöglicht wird.

Qīng • Táng Zōnghǎi • Zhōngxī huìtōng yījīng jīngyì • Shàngjuàn • Wǔzāng suǒzhǔ

(Qing-Dynastie • Tang Zonghai [1846–1897] • Die feinsinnigen Inhalte in der Zusammenschau chinesischer und westlicher Leitfäden der Medizin • Oberer Band • Was von den Fünf Schmutzigen Orten beherrscht wird)

清．唐宗海．中西匯通醫經精義．上卷．五髒所主

Die im Dickdarm aufgenommenen Flüssigkeiten steigen bis zur Lunge auf, die sie zum Teil wieder herabsendet, um den Darm zu befeuchten und den ungehinderten Transport darin zu erleichtern. Die Zirkulation der Körperflüssigkeiten im Leib vollzieht sich in Analogie zur Zirkulation des Wassers in der Natur.

Der Dickdarm und die Lunge stellen Oberfläche und Inneres dar. Die Lunge regiert das Qi, und die dünnflüssigen und zähen Körperflüssigkeiten nehmen ihren Ursprung in der Umwandlung durch das Qi. Daher sind alle krankhaften Zustände des Dickdarms, sei es in Form des Durchfalls oder in Form der Verstopfung, sämtlich durch die Körperflüssigkeiten hervorgebracht, und ihre Beherrschung liegt im Dickdarm.

Míng • Zhāng Jièbīn • Lèijīng • Jíbìng lèi • Shíèrjīng bìng

(Ming-Dynastie • Zhang Jiebin • Nach Kategorien geordneter Leitfaden [1624] • Kategorie der Krankheiten • Krankheiten der Zwölf Leitbahnen)

明．張介賓．類經．疾病類．十二經病

Li Gao hingegen betonte die enge Beziehung zwischen Dickdarm und Magen.

Der Dickdarm regiert die dünnflüssigen Körpersäfte, der Dünndarm regiert die zähflüssigen Körpersäfte. Erst dadurch, dass Dickdarm und Dünndarm das gedeihliche Qi des Magens aufnehmen, sind sie in der Lage, die Körpersäfte zu den Drei Jiao zu bewegen, Haut und Körperbehaarung zu bewässern und die Gewebetexturspalten auszufüllen. Wenn die Getränke und Speisen nicht ausreichen, dann gibt es nichts, was der Dickdarm und der Dünndarm entgegennehmen könnten, weshalb die Körpersäfte austrocknen und sich erschöpfen.

Yuán • Lǐ Dōngyuán • Píwèi lùn • Dàcháng xiǎocháng wǔzāng jiē shǔyú wèi wèixū zé jùbìng lùn

(Yuan-Dynastie • Li Dongyuan • Abhandlung über Milz und Magen [1249] • Abhandlung darüber, dass der Dickdarm, der Dünndarm und die Fünf Zang-Langzeitspeicher sämtlich dem Magen zugeordnet sind, und dass sie bei Magen-Leere allesamt erkranken)

元．李東垣．脾胃論．大腸小腸五臟皆屬於胃胃虛則俱病論

Aus diesem Grund heißt es auch, dass die Weiterbeförderung im Dickdarm „die Körpersäfte zur stofflichen Grundlage und das Qi zur Ausübung dieser Funktion" heranzieht.

10.5.5 Die Blase (pángguāng 膀胱)

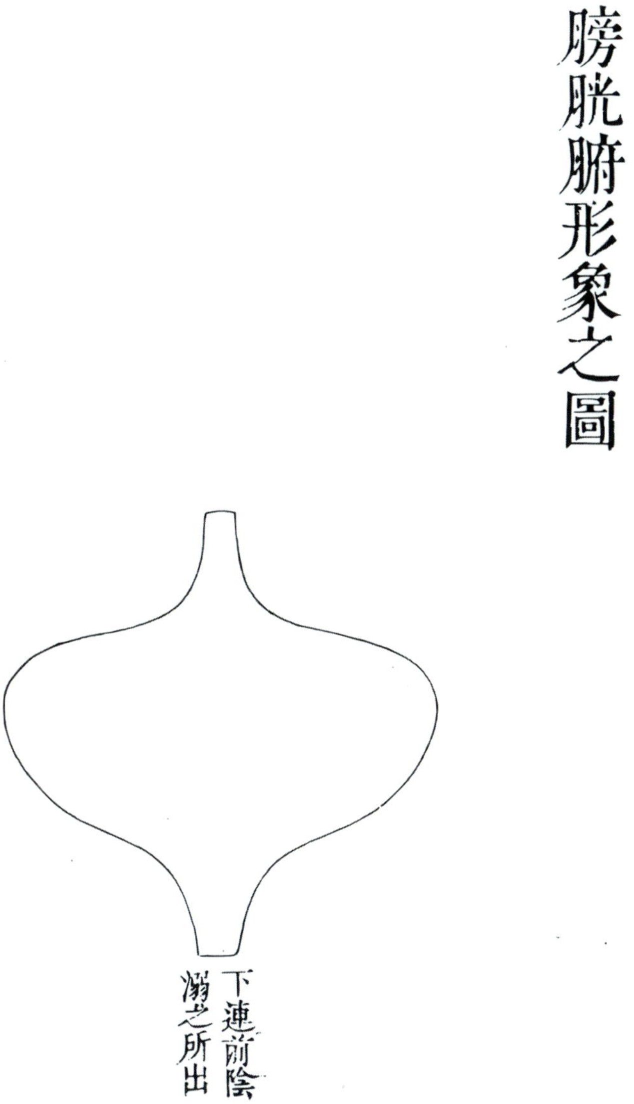

Abb. 10.40 Darstellung der Blase in der Kaiserlichen Enzyklopädie *Gǔjīn túshū jíchéng* 古今圖書集成 (Umfassende Sammlung von Schriften und Illustrationen vom Altertum bis zur Gegenwart; zwischen 1700 und 1725 erstellt) [X388]

Die Etymologie der beiden Schriftzeichen für die Harnblase lässt sich nicht eindeutig aufklären. Das Partikel 旁 *(páng)* bedeutet soviel wie seitlich angrenzend. Dies könnte auf die Position der Blase in der Mitte zwischen den beiden Flanken hinweisen. Das in der Silbe homophone Zeichen *pàng* 胖 bedeutet füllig, was darauf hindeuten könnte, dass sich die Harnblase merklich füllen kann. Das Partikel 光 *(guāng)* bedeutet im bildlichen Sinne soviel wie „leuchtend", „strahlend", kann aber auch die Bedeutung von „leer", „vollständig entleert" haben, wobei diese Semantik historisch erst für spätere Zeiten belegt ist. Aus dieser Perspektive könnte der Ausdruck *pángguāng* 膀胱 auch als „gefülltes-entleertes Organ" verstanden werden.

Das *Nanjing* nennt Details zu den Ausmaßen der Blase:

Die Blase ist neun Liang und zwei Zhu schwer. Die horizontale Breite beträgt neun Cun. Sie fasst neun Sheng und neun Ge an Urin.[74]

Nànjīng • Sìshíèr nàn
(Leitfaden der schwer zu erwidernden Einwürfe • 42. Einwurf)
難經 • 四十二難

Die Blase und ihre Leitbahn stehen mit der Niere und ihrer Leitbahn in der Oberfläche-Innen-Beziehung. In der modernen TCM-Literatur aus China werden die Harnleiter als Verbindungswege der Niere mit der Blase beschrieben. Tatsächlich war sich die Chinesische Medizin der Existenz und Bedeutung der Harnleiter über viele Jahrhunderte nicht gewahr. Auch wurde in der Chinesischen Medizin nicht die Niere als Produzent des Harns angesehen. Die Entstehung des Harns nach den Vorstellungen der Altchinesischen Medizin wurde bereits in dem Abschnitt zum Dünndarm dargestellt (➢ Kap. 10.5.3). Beim Mann nehmen Urin und Sperma den gleichen Weg aus dem Körper heraus; bei der Frau liegen die Harnröhrenöffnung und die Öffnung der Vagina eng beieinander. Die Niere hat Bezug zu den am Auslass der Harnblase statthabenden Fortpflanzungsfunktionen.

Andererseits weisen einige moderne Abhandlungen aus China auch darauf hin, dass der Begriff der „Blase" aus der überlieferten Chinesischen Medizin keinesfalls mit der Harnblase der modernen Medizin gleichzusetzen ist. Wie die anderen Organe der Altchinesischen Medizin auch verkörpert die Blase umschriebene physiologische Funktionen des Organismus. Die Perspektive der Chinesischen Medizin auf die Organe ist weniger strukturell-morphologisch als vielmehr funktionell-phänomenologisch.

Deshalb sind der Blase verschiedene Funktionen zugeordnet, die sich zusammenfassend wie folgt benennen lassen. Zunächst ist mit der Blase auch die Harnblase gemeint. Dieses Organ wird in der Literatur auch als *bāonáng* 胞囊 („beutelförmiges Umschließungsorgan"), *niàobāo* 尿胞 („Harnbeutel"), *pāo* 脬 („mit Säften versorgendes Organ"; das Partikel 孚 bedeutet ursprünglich „säugen", also ein Kind an der Brust stillen) oder *suīpāo* 尿脬 („Harn-Versorgungs-Organ") bezeichnet. Auch in der Chinesischen Medizin hat die Blase die Aufgabe, den Harn zu sammeln, aufzubewahren und auszuleiten.

Die Wand der Harnblase ist dünn und weich. Nimmt sie Saures entgegen, so rollt sie sich zusammen. Durch die Zügelung ist sie nicht mehr durchgängig. In den Wasserwegen bewegt sich nichts, deshalb entsteht die Vorwölbungs-Erkrankung[75].

Huángdì nèijīng • Língshū • Wǔwèi lùn dìliùshísān
(Leitfaden des Gelben Ahnherrschers, Innerer Band • Drehangel aller Wunderwirkungen • Abhandlung über die Fünf Geschmacksrichtungen, als Dreiundsechzigstes)
黃帝內經 • 靈樞 • 五味論第六十三

[74] Ein Liang entspricht ca. 50 g, ein Zhu entspricht ca. 2 g, ein Cun entspricht ca. 33,3 mm, ein Sheng entspricht ca. 1 l, ein Ge entspricht ca. 100 ml.
[75] *lóng* 癃 (Harnverhalt, so dass sich der Unterleib vorwölbt).

Wenn die Blase nicht befördert, so gilt dies als Vorwölbungs-Erkrankung; wenn sie nicht zügelt, so führt es zu Harnverlust.

Huángdì nèijīng • Sùwèn • Xuānmíng wǔqì piān dìèrshísān (Leitfaden des Gelben Ahnherrschers, Innerer Band • Unbefangene Elementarfragen • 23. Kapitel: Verkündung der erhellenden Einsichten in die Fünf Qi)

黄帝内經 • 素問 • 宣明五氣篇第二十三

In weiterer Hinsicht ist die Blase als „Fu-Zwischenlager der Körperflüssigkeiten" anzusehen.

Was die Harnblase anbetrifft, so bekleidet sie das Amt der Abwassersammlung; die Körperflüssigkeiten werden hier gespeichert, einer Qi-Umwandlung unterzogen und können so austreten.

Huángdì nèijīng • Sùwèn • Línglán mìdiǎn lùn piān dìbā (Leitfaden des Gelben Ahnherrschers, Innerer Band • Unbefangene Elementarfragen • 8. Kapitel: Abhandlung über das geheime Kompendium der wunderwirkenden Orchidee)

黄帝内經 • 素問 • 靈蘭秘典論篇第八

Die Niere verbindet sich mit der Blase. Was die Blase anbetrifft, so ist sie das Fu-Zwischenlager der dünnflüssigen und zähen Körperflüssigkeiten.

Huángdì nèijīng • Língshū • Běnshū dìèr (Leitfaden des Gelben Ahnherrschers, Innerer Band • Drehangel aller Wunderwirkungen • Die Eigenheiten der Transport-Pforten, als Zweites)

黄帝内經 • 靈樞 • 本輸第二

Darüber hinaus finden sich in der klassischen Literatur einige Textstellen, in denen der Ausdruck *pángguāng* 膀胱 im Sinne einer Region, nämlich dem Unterbauch, benutzt wird. Heute würde man von der Urogenitalregion sprechen. Die Verbindung zur Niere ergibt sich hauptsächlich über die Genitalorgane. Auch der Name der Akupunkturpforte Ren 4 (*guānyuán* 關元) wird zuweilen zur Benennung dieser Region herangezogen.

Wie bereits in ➢ Kap. 10.2 erläutert wurde, bilden die Inneren Organe insgesamt (so auch die Blase) Funktionseinheiten, die mit der Erledigung bestimmter Aufgaben betraut sind. Sie sind nicht mit dem strukturell morphologischen Organbegriff der Anatomie und Physiologie in der modernen Medizin identisch.

Im Zentrum der Lehre von den Zang-Langzeitspeichern und Fu-Zwischenlagern stehen die funktionellen Zuschreibungen und die Angabe der in der Einflusssphäre des jeweiligen Organs stattfindenden Prozesse. Im 8. Kapitel des *Suwen* werden die Aufgaben der einzelnen Inneren Organe eindeutig aufgeführt. Als Beispiele seien hier genannt:

- Die klare Erleuchtung des Geistes geht aus dem Herzen hervor.
- Die rhythmische Regulation geht aus der Lunge hervor.
- Die planvolle Überlegung geht aus der Leber hervor.
- Die besonderen Vermögen und Fähigkeiten gehen aus der Niere hervor.
- Die von Entscheidungskraft getragenen Erlässe und Verfügungen gehen aus der Gallenblase hervor.
- Die Wasserwege gehen aus den Drei Jiao hervor.
- Die dünnflüssigen und zähen Körpersäfte werden in der Blase gespeichert.

In der Chinesischen Medizin hat die Blase einen oberen Teil, der in Zusammenarbeit mit dem Dünndarm die Körperflüssigkeiten verwaltet, und einen unteren Teil, der mit der Harnausscheidung befasst ist.

Grundsätzlich wird auch der Harn als Köperflüssigkeit aufgefasst, so dass sich – wie bereits oben ausgeführt – die Speicherung der Säfte einerseits auf den Harn und andererseits auf alle übrigen Körperflüssigkeiten bezieht. Das Nieren-Qi verleiht der Blase die Kraft, das Zurückhalten und Auslassen des Harns zu kontrollieren. Das Qi von Milz und Niere ist die Grundlage für die Entstehung der Körpersäfte durch Umwandlung. Der Harn wird in der Blase gesammelt, die Säfte steigen auf und werden durch Beteiligung der Organe Milz, Lunge, Niere, Dick- und Dünndarm sowie der Drei Jiao im ganzen Leib verteilt. Der Harn wird in der Blase gesammelt, die übrigen Körpersäfte werden von der Blase beständig abgegeben, so dass sie im Leib verteilt werden können.

Körperflüssigkeiten und Harn haben die Gemeinsamkeit, im Leib als Säfte zu erscheinen, wobei der schmutzige Saft (Harn) den Leib verlassen muss und die sauberen Säfte dem gesamten Organismus zur Verfügung gestellt werden. Daher gelten die dünnflüssigen Säfte und die zähen Säfte zusammen mit dem Jing, dem Blut, dem Qi und der Bewegung in den Gefäßen als die „Sechs Qi", sechs integrale Bestandteile des Organismus.

Treten die Getränke in den Magen ein, so ergibt sich eine Überflutung mit Essenz-Qi, die nach oben zur Milz transportiert wird. Das Milz-Qi verteilt die Essenz, die oben in die Lunge einkehrt. Sind die Wasserwege durchgängig abgestimmt, so findet ein Transport zur Blase hinab statt. So verteilen sich Wasser und Essenz in alle vier Richtungen, und die Fünf Leitbahnen werden gemeinsam durchzogen. Geschieht dies in Übereinstimmung mit den Vier Jahreszeiten, den Fünf Zang-Langzeitspeichern und mit Yin und Yang, so ist dies gemäß der Schrift „Einschätzung der Ausmaße"[76] als ordnungsgemäß anzusehen.

Huángdì nèijīng • Sùwèn • Jīngmài biélùn piān dìèrshíyī (Leitfaden des Gelben Ahnherrschers, Innerer Band • Unbefangene Elementarfragen • 21. Kapitel: Eine weitere Abhandlung über die Leitbahnen und Gefäße)

黄帝内經 • 素問 • 經脉别論篇第二十一

[76] *Kuídù* 揆度; der Name eines Kapitels aus einer verloren gegangenen Schrift.

Betrachtet man den gesamten Kreislauf von Flüssigkeiten im Organismus, dann sorgt die Blase dafür, dass sich die physiologischen Körpersäfte in den Organen und Geweben verteilen und die überschüssigen oder verbrauchten Flüssigkeiten als Schweiß oder Harn den Leib verlassen. Der Transport der Säfte wird von der Milz unterstützt, das Ausscheiden des Schweißes von der Lunge und das Auslassen des Harns von der Niere.

An dieser Stelle ist es hilfreich, das gesamte System der „Wasserwege" und der Verteilung der Körpersäfte einschließlich der Leitbahnen zu betrachten. Im Zentrum stehen zunächst die beiden Fu-Zwischenspeicher des Dünndarms und der Blase.

Der Dünndarm nimmt die Flüssigkeiten auf und teilt sie nach trübem und klarem Charakter auf. Er nimmt den ersten Schritt der Qi-Wandlung vor, so dass die Flüssigkeiten zu körpereigenen Substanzen werden. Der Dünndarm repräsentiert das Feuer im Unteren Jiao, wie das Herz das Feuer im Oberen Jiao darstellt. Das Herz-Feuer läutert das Shen, welches dann in leuchtender Klarheit erscheint und alles Dunkle überstrahlt. Das Dünndarm-Feuer läutert die Säfte wie bei einer Destillation, so dass die reinen Säfte aufsteigen können und die schmutzigen absinken. Oben entsteht das geklärte Bewusstsein, unten entstehen die geklärten Säfte.

Die Blase nimmt die trüben Säfte auf, um sie als Urin auszuscheiden, und verwaltet die klaren Säfte, damit sie sich über die Drei Jiao, die Wasserwege, im gesamten Leib verteilen. Das Wasser der Blase ist der Gegenspieler zum Feuer des Dünndarms, wie das Nieren-Wasser die Balance zum Herz-Feuer herstellt. So befinden sich Yin und Yang in harmonischem Ausgleich.

Der Dünndarm kontrolliert, was in den Leib hineingelangt, die Blase kontrolliert, was den Leib verlässt. Beide Organe werden durch Taiyang-Leitbahnen repräsentiert. Die Taiyang-Schicht stellt die Oberfläche dar, die erste Kontaktebene mit äußeren schädigenden Einflüssen, denen sich das größte Yang entgegenstellt. Die häufigsten Infektionen betreffen das System der Lunge oder die Blase. Als erste Symptome treten vermehrte Schweißbildung oder blockierte Schweißabsonderung, Schmerzen beim Wasserlassen oder blockiertes Wasserlassen auf, was bedeutet, dass die Körperflüssigkeiten unmittelbar betroffen und die Qi-Wandlungen gestört sind. Im Nasenrotz und im Urin zeigt die Färbung die Natur des schädigenden Einflusses – Hitze oder Kälte – an.

10.5.6 Die Drei Jiao (sānjiāo 三焦)

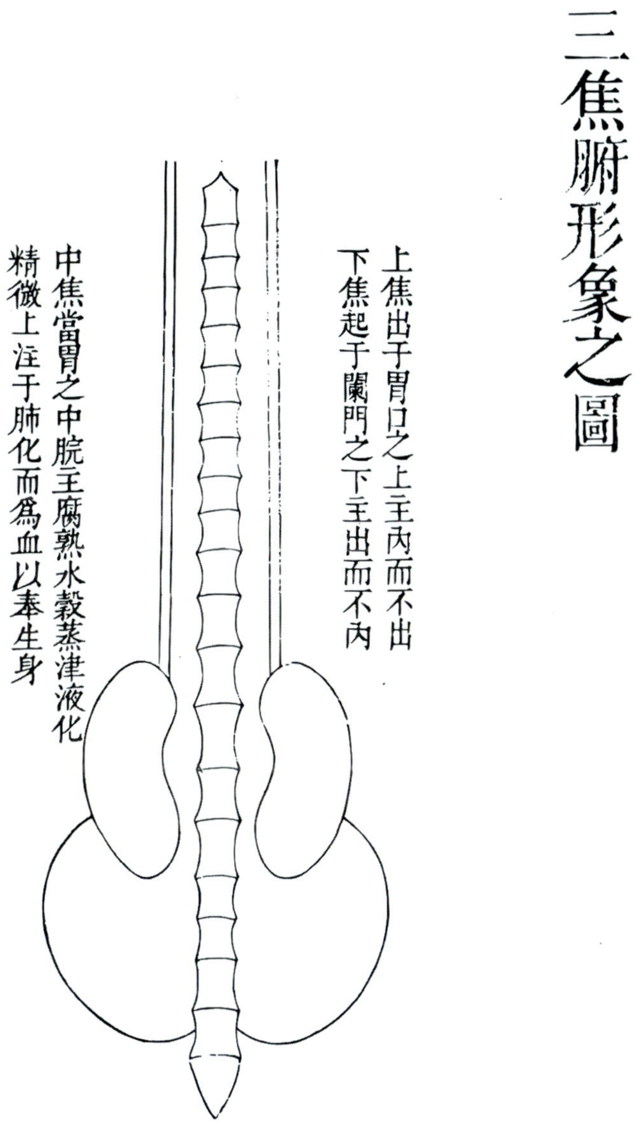

Abb. 10.41 Darstellung der Drei Jiao in der Kaiserlichen Enzyklopädie *Gǔjīn túshū jíchéng* 古今圖書集成 (Umfassende Sammlung von Schriften und Illustrationen vom Altertum bis zur Gegenwart; zwischen 1700 und 1725 erstellt) [X388]

Mit *sān* 三 (drei) sind die Dreiteilung der Leibeshöhle in Brustraum, Oberbauch und Unterbauch, die Dreiteilung der Sphären in Himmel, Mensch und Erde und die Dreiteilung der menschlichen Gestalt nach Kopf, Leib und Gliedmaßen gemeint. Bauchhöhle und Brustraum sind durch das Zwerchfell voneinander getrennt. Anhand der Nabelhöhe unterscheidet man in etwa im Bauchraum einen oberen und einen unteren Teil. Das Schriftzeichen *jiāo* 焦 zeigt im Sinnbild einen Vogel, der über dem Feuer gebraten wird. Die Drei Jiao repräsentieren die drei Feuer in den drei Abschnitten des Leibes, wobei auch hier in den klassischen Schriften voneinander abweichende Konzepte aufzufinden sind:

- Das Herz-Feuer oder Regenten-Feuer im Oberen Jiao
- Das Magen-Feuer oder das Yang von Milz und Magen bzw. das Minister-Feuer von Leber und Gallenblase im Mittleren Jiao
- Das Mingmen-Feuer der Niere bzw. das Feuer des Dünndarms im Unteren Jiao

Durch das Braten des Vogels über dem Feuer wird das Fleisch gar und zart, so dass es einverleibt werden kann. Eine vergleichbare Funktion üben die drei Feuer im menschlichen Leib aus, indem sie durch Qi-Wandlung aus den zugeführten Substanzen Feinstoffe bis hin zum reinen Shen erzeugen und dem Leib zur Verfügung stellen. Somit könnte man die Drei Jiao als die drei Bräter oder die drei Garküchen des lebendigen Leibes bezeichnen. Unter der Einwirkung der Feuer auf die Wasserwege erscheinen die Flüssigkeiten in den Drei Jiao in jeweils unterschiedlicher Beschaffenheit:

- Unten als Schmutzwasser
- In der Mitte als köchelndes Wasser
- Oben als verdunstetes oder verdampftes Wasser

Da den Drei Jiao aufgrund ihrer Komplexität ein eigenes Kapitel gewidmet wurde (> Kap. 11), erfolgt hier nur eine Darstellung in Form einer kürzeren Übersicht. Modernere Auffassungen unterscheiden zwischen den „Drei Jiao als Zangfu-Organ", den „Drei Jiao als drei Regionen", den „Drei Jiao auf der Leitbahnebene" und den „Drei Jiao auf der Syndromdiagnoseebene".

Die Drei Jiao mit ihrer Leitbahn und der Herz-Hüter mit seiner Leitbahn stehen in der gegenseitigen Oberfläche-Innen-Beziehung. Zu den hauptsächlichen Funktionen der Drei Jiao zählen:

- das Bewegen des Ureinheits-Qi,
- das Bewegen von Wasser und Getreide,
- das Bewegen der Köpersäfte.

Der einundreißigste, schwer zu erwidernde Einwurf lautet: Was nehmen die Drei Jiao entgegen, was wird von ihnen beherrscht, wo beginnen sie, wo enden sie? An welchem Ort erfolgt üblicherweise ihre Behandlung? Können wir uns darüber etwas auslassen oder nicht? Nun, was die Drei Jiao anbetrifft, so sind sie die Durchgangsstraße von Wasser und Getreide, der Anfang und das Ende des Qi. Was den Oberen Jiao anbetrifft, so befindet er sich unterhalb des Herzens, herunter zum Zwerchfell und zur oberen Öffnung des Magens. Er ist zuständig für das Hineinnehmen und nicht für das Herausgeben. Seine Behandlung erfolgt im dànzhōng 膻中 *(Ren 17), ein Cun und sechs Fen unterhalb von yùtáng* 玉堂 *(Ren 18), direkt in der Vertiefung zwischen beiden Brustwarzen.*
Was den Mittleren Jiao anbetrifft, so befindet er sich im mittleren Abschnitt des Mageninnenraums, nicht darüber und nicht darunter. Er ist zuständig für das Verdauen und Garen des Wassers und Getreides. Seine Behandlung erfolgt seitlich des Nabels (z. B. Ma 25). Was den Unteren Jiao anbetrifft, so befindet er sich unterhalb des Nabels, an der oberen Öffnung der Blase. Er ist zuständig für die Unterscheidung des Klaren und Trüben, ist zuständig für das Herausgeben und nicht das Hineinnehmen, um so dem Weitergeben zu dienen. Seine Behandlung erfolgt ein Cun unterhalb des Nabels. Daher werden sie die Drei Jiao genannt. Ihre Residenz befindet sich an der breiten Trossstraße des Qi.

Nànjīng • Sānshíyī nàn
(Leitfaden der schwer zu erwidernden Einwürfe • 31. Einwurf)
難經 • 三十一難

Zur Bedeutung der Ausdrücke „Klares und Trübes" in diesem Zitat gibt es drei differierende Deutungen:

1. Die Wandlung in Jing-Essenz durch das Nieren-Qi einerseits (Klares) und die Wandlung in Urin durch das Blasen-Qi andererseits (Trübes)
2. Die Trennung zwischen Feinstoffen (Klares) und Abfall (Trübes) in Dick- und Dünndarm
3. Die Entstehung der Abfallstoffe des Urins (Klares) in der Blase und des Stuhls (Trübes) im Dickdarm

In den klassischen Schriften finden sich die folgenden Aussagen zu den Drei Jiao:

Dass es sechs der Fu-Zwischenlager gibt, liegt an den sogenannten Drei Jiao, durch die ein zusätzlicher Kurier des Qi der Ursprungsquellen existiert. Sie regieren und dirigieren das gesamte Qi.

Nànjīng • Sānshíyī nàn
(Leitfaden der schwer zu erwidernden Einwürfe • 31. Einwurf)
難經 • 三十一難

Was die Drei Jiao anbetrifft, so sind sie der zusätzliche Kurier des Ursprungsquellen-Qi. Sie sind zuständig für das durchgängige Bewegen der Drei Qi durch die Fünf Zang-Langzeitspeicher und Sechs Fu-Zwischenlager.

Nànjīng • Liùshíliù nàn
(Leitfaden der schwer zu erwidernden Einwürfe • 66. Einwurf)
難經 • 六十六難

Da vor allem die Drei Jiao sich einer einfachen Übertragung in ein der modernen Medizin bekanntes Organsystem widersetzen, ist in der zeitgenössischen TCM-Literatur eine Fülle alternativer Deutungsansätze vorzufinden:

- Die Drei Jiao in Beziehung zum Lymphsystem
- Die Drei Jiao in Beziehung zum Nervensystem
- Die Drei Jiao in Beziehung zum gesamten Verdauungssystem
- Die Drei Jiao als die Gesamtheit aller Stoffwechselvorgänge
- Die Drei Jiao als Baufett und Gekröse der Organe
- Die Drei Jiao als interstitieller Raum
- Die Drei Jiao als Brust- und Bauchhöhle
- Die Drei Jiao als Bauchspeicheldrüse

usw.

Am Beispiel der Drei Jiao wird besonders deutlich, dass das Verständnis der Organe in der Altchinesischen Medizin nicht mit dem Verständnis der Westlichen Medizin gleichgesetzt werden und auch nicht unmittelbar auf dieses durch moderne Naturwissenschaften geprägte Verständnis übertragen werden kann, auch wenn die Verwendung zumeist gleicher Bezeichnungen dies vermeintlich nahelegt.

Wie in dem anschließenden Kapitel über die Drei Jiao noch auszuführen ist, wurde bereits im 38. Einwand des *Nanjing* ein Problem aufgeworfen, das auch auf die anderen Organe zu beziehen ist. In

10

der besagten klassischen Schrift wird ausgesagt, dass die Drei Jiao zwar eine Bezeichnung, aber keine Gestalt haben. Natürlich ist es auf den ersten Blick so, dass die übrigen Organe sowohl einen Namen als auch eine Gestalt oder Erscheinungsform besitzen.

Die Chinesische Medizin hat allerdings den morphologischen Substraten der Organe wenig Aufmerksamkeit geschenkt und sie nur in groben Zügen beschrieben, während sie sich jedoch der Darstellung der vielfältigen Funktionen dieser Organe sehr ausgiebig widmet. Aus der Lektüre der alten Texte wird ersichtlich, dass mit den Organbezeichnungen weniger die der modernen Medizin sehr vertrauten fassbaren anatomischen Korrelate gemeint sind, als vielmehr ein Resonanzraum definierter Körperfunktionen und korrespondierender Manifestationen, die häufig aus dem definierten anatomischen Raum des Organs herausführen.

Letztlich stellen die Zangfu-Organe der Chinesischen Medizin Embleme komplexer physiologischer Prozesse und Phänomene wie auch pathologischer Manifestationen dar. Die Organnamen dienen dabei einer gewissen Etikettierung für einen Zusammenhang von auf der Grundlage klinischer Empirie entwickelten Analogien. Insofern kommt den anderen Organen außerhalb der Drei Jiao nur scheinbar eine definierte Erscheinung oder Gestalt zu. Das Organverständnis der Chinesischen Medizin beinhaltet auch die Zuordnung zu einer bestimmten Morphe, ist aber nicht auf eine komplette Identifikation mit dieser Morphe angewiesen.

Im Beispiel der Drei Jiao ist das so bezeichnete Organ nicht mehr über eine klar umrissene morphologische Gestalt zu definieren. Auch die Drei Jiao haben eine Gestalt, aber es ist eine Vielgestalt und eine Wechselgestalt. Auch die übrigen Organe weisen Aspekte auf, die nicht mehr morphologisch fassbar sind, wie etwa die Niere als Mingmen-Feuer zwischen den beiden gestalthaften Nieren, oder der Herz-Hüter, der mehr eine Funktion denn ein definiertes anatomisches Korrelat darstellt.

Eine authentische Annäherung an die Zangfu-Lehre kann sich daher nicht von dem dieser Lehre eigenen funktionell-phänomenologischen Wesen und ihren analogisierenden Betrachtungsweisen trennen. Maßstab ist daher nicht die Kongruenz mit Erkenntnissen der modernen Medizin, sondern die Tauglichkeit und Zuverlässigkeit in der klinischen Anwendung.

10.6 Die außergewöhnlichen Fu-Zwischenlager (qíhéng zhī fǔ 奇恆之腑)

Als außergewöhnliche Fu-Zwischenlager werden das Gehirn, das Mark, die Knochen, die Gefäße, die Gallenblase und der Uterus bezeichnet. Hinsichtlich der Merkmale der außergewöhnlichen Fu-Zwischenlager wird auf den Abschnitt zur Gallenblase als außergewöhnliches Fu-Zwischenlager verwiesen (➤ 10.5.1).

Die Gallenblase gilt sowohl als reguläres als auch als außergewöhnliches Fu-Zwischenlager. Beide Funktionen wurden bereits erläutert. Knochen und Gefäße zählen zu den mit den Fünf Zang-Langzeitspeichern gemäß der Entsprechung in den Fünf Grundwesenheiten korrespondierenden Geweben. Daher werden hier nur noch das Gehirn, das Mark und der Uterus erläutert.

10.6.1 Das Gehirn (nǎo 腦)

Das Gehirn wird auch *suǐhǎi* 髓海 (Meer des Marks) oder *tóuhǎi* 頭海 (Kopf-Meer) genannt. In der Terminologie des Qigong werden auch Ausdrücke wie *níwán* 泥丸 (Mörtel-Kugel), *kūnlún* 崑崙 (Kunlun-Gebirge) oder *tiāngǔ* 天谷 (Himmels-Tal) verwandt. Das Gehirn wird aus Essenz-Mark gebildet.

Was das gesamte Mark anbetrifft, so ist es ausnahmslos dem Gehirn zuzurechnen.

Huángdì nèijīng • Sùwèn • Wǔzàng shēngchéng piān dìshí (Leitfaden des Gelben Ahnherrschers, Innerer Band • Unbefangene Elementarfragen • 10. Kapitel: Entstehung und Vervollkommnung der Fünf Langzeitspeicher)

黃帝內經 • 素問 • 五臟生成篇第十

Der Kopf ist das Zusammentreffen allen Yangs und der Ort, an dem sich die klaren Körperöffnungen befinden. Das Qi des klaren Yang des Organismus tritt sämtlich oben aus den klaren Körperöffnungen aus. Im Inneren des Schädelknochens befindet sich das Meer des Marks, das der Ort des sammelnden Zusammenflusses des Essenz-Marks und der Klarheit des Shen in der Höhe ist; es gilt als die Residenz des Ureinheits-Shen (*yuánshén* 元神).

Die physiologischen Funktionen des Gehirns

Das Gehirn beherrscht die Alltagsaktivitäten
Wenn der Mensch auf die Welt kommt, ist der Leib bereits in seinen Grundzügen herangebildet, das Shen befindet sich jedoch noch in seinem ursprünglichen Zustand. Dieses Vor-Himmels-Shen ist noch nicht dazu in der Lage zu denken. Es kontrolliert die grundlegenden Aktivitäten und Bewegungen des Organismus und wird Ureinheits-Shen genannt.

Das Gehirn bildet das Bewusstsein
Hier ist anzumerken, dass die Altchinesische Medizin die höheren Hirnfunktionen wie Gedächtnis, Intelligenz und reflektierendes Bewusstsein dem Herzen zugeordnet hat. Erst im 19. Jahrhundert wurden diese Ansichten revidiert, nachdem China vermehrt in Kontakt mit der Medizin der westlichen Welt trat. Gelehrte wie Lín Pèiqín 林佩琴 und Wáng Qīngrèn 王清任 reklamierten Fehler in den historischen Schriften, die sie anhand von Kenntnissen der Westlichen Medizin zu korrigieren suchten.

Das Gehirn beherrscht die sensorischen Funktionen
Auch diese Zuordnung geht auf Autoren der späten Qing-Dynastie zurück, die bemüht waren, Kenntnisse der Westlichen Medizin über Anatomie und Physiologie mit den Lehren der heimischen Medizin in Einklang zu bringen. In der Altchinesischen Medizin spielt das Gehirn eine zweitrangige Rolle und ist nur für die Grundaktivitäten des Lebendigen wie die Bewegungssteuerung und die automatische Aufrechterhaltung vegetativer Funktionen zuständig. Die verschiedenen Aspekte des Geistes, der Seele und des Bewusstseins im ursprünglichen Verständnis der Chinesischen Medizin wurden in einem gesonderten Kapitel (➤ Kap. 8) dargestellt.

10.6.2 Das Mark (suǐ 髓)

Als Mark werden zusammenfassend das Hirn-Mark, das Rückenmark und das Knochenmark bezeichnet. Das Mark wird aus dem Vor-Himmels-Jing gebildet und vom Nach-Himmels-Jing genährt. Das Mark selbst nährt das Gehirn, füllt die Knochen aus und vermag sich in Blut zu wandeln. Essenz-Blut und Essenz-Mark können sich jeweils ineinander verwandeln. Das Rückenmark stabilisiert Stand und Gang, das Knochenmark festigt das Gerippe.

Die Niere regiert die Knochen und das Mark des Leibes.

Huángdì nèijīng • Sùwèn • Wěilùn piān dìsìshísì (Leitfaden des Gelben Ahnherrschers, Innerer Band • Unbefangene Elementarfragen • 44. Kapitel: Abhandlung über die Verkümmerungs-Erkrankungen)

黃帝內經・素問・痿論篇第四十四

Die aus den Fünf Getreidearten gebildeten Essenz-Säfte vermischen sich miteinander und bilden einen Schmalz, der innerlich die Hohlräume der Knochen durchtränkt und zudem das Gehirn und das Mark vermehrend auffüllt.

Huángdì nèijīng • Língshū • Wǔlóng jīnyè bié dìsānshíliù (Leitfaden des Gelben Ahnherrschers, Innerer Band • Drehangel aller Wunderwirkungen • Die Fünf Arten der Vorwölbungs-Erkrankung und die Unterscheidung der dünnflüssigen und zähen Körpersäfte, als Sechsunddreißigstes)

黃帝內經・靈樞・五癃津液別第三十六

Qi, Blut, Jing und Mark können sich gegenseitig hervorbringen. Daher steht das Mark mit allen Fünf Langzeitspeichern in Verbindung, wobei die Beziehung zur Niere besonders eng ist.

10.6.3 Der Uterus (nǚzǐbāo 女子胞)

Der Uterus wird auch *bāogōng* 胞宮 (Blasen-Palast), *zǐgōng* 子宮 (Palast des Kindes), *zǐzàng* 子臟 (Zang-Langzeitspeicher des Kindes), *bāozàng* 胞臟 (Blasen-Zang-Langzeitspeicher), *zǐchù* 子處 (Aufenthaltsort des Kindes) oder *xuèzàng* 血臟 (Blut-Zang-Lanzeitspeicher) genannt.

Die physiologischen Funktionen des Uterus

Der Uterus führt die Regelblutung durch

Die Menstruation wird als *yuèjīng* 月經 (Monatsregel), *yuèxìn* 月信 (Monatsbotschaft), *yuèshì* 月事 (Monatsangelegenheit) und *yuèshuǐ* 月水 (Monatswasser) bezeichnet. Die Menstruation sollte mit 2 x 7 (14) Jahren einsetzen und mit 7 x 7 (49) Jahren versiegen.

Der Uterus birgt den Fötus in sich

Der Uterus ist das Organ, das in der Schwangerschaft den Fötus austrägt. In der Schwangerschaft sistiert die Regelblutung; besteht eine normale Regelblutung, so ist die Frau fruchtbar.

Die Beziehungen des Uterus zu den Zang- und Fu-Organen

Die Physiologie der Frau baut stark auf dem Blut auf. Die Menses entsteht auf der Grundlage des Blutes; das Blut entstammt den Zang- und Fu-Organen. Das Herz regiert das Blut, die Leber speichert das Blut, die Milz umschließt das Blut. Milz und Magen sind gemeinsam die Quelle der Entstehung und Wandlung von Qi und Blut. Die Niere speichert die Jing-Essenz, Jing wandelt sich zu Blut. Die Lunge regiert das Qi und sammelt die hundert Gefäße ein, wodurch die Essenz-Feinstoffe transportiert werden. Die Beziehungen des Uterus zur Niere, zur Leber und zur Milz sind besonders eng.

Uterus und Niere

Die Niere speichert das Jing und ist für die Reproduktion zuständig. Die Niere liefert die stofflichen Grundlagen der Fruchtbarkeit, die auf das Eintreffen des aus dem Nieren-Jing gebildeten „Himmelstaus" (siehe die Ausführungen hierzu in ➤ Kap. 10.4.4 und ➤ Kap. 10.4.6) zurückgeht. Die Niere kontrolliert auch die Regelhaftigkeit des Zyklus. Dem Erstarken und Nachlassen des Nieren-Qi entsprechend, trifft der Himmelstau zu einem bestimmten Zeitpunkt ein und versiegt zu einem anderen.

Uterus und Leber

Die Leber gilt als Meer des Blutes und ist für die Speicherung des Blutes zuständig. Solange die Leberfunktion ungestört ist, ist auch der Chongmai angefüllt, so dass die Menstruation regelrecht eintrifft. Die Leber hält mit ihrer ausbaggernden und drainierenden, sich in alle Richtungen ausbreitenden Funktion die Qi-Mechanik aufrecht. Die Leber bevorratet den physiologischen Grundstoff des Uterus und kommandiert mit ihrem Qi die Menstruation, den Ausfluss aus der Scheide, die Schwangerschaft, die Geburt und selbst den Milchfluss in der Stillzeit. Daher heißt es auch, dass die Leber der Frau als „Vor-Himmlisches" dient.

Uterus und Milz

Die Milz ist zuständig für Transport und Transformation, für die Bildung und das Umschließen des Blutes; sie ist die Quelle für die Entstehung und Wandlung von Qi und Blut. Das Blut ist das Jing-Qi des Wassers und Getreides. Aus dem Blut bildet sich oben die Muttermilch, unten das Menstrualblut. Die Milz hat Einfluss auf die Beschaffenheit und Menge des Menstrualbluts sowie auf das Vermögen, sein Ausfließen zu kontrollieren.

Die Beziehungen des Uterus zu den Leitbahnen und Gefäßen

Uterus und Chongmai

Der Chongmai entspringt dem Uterus; er gilt als Meer des Blutes. Der Chongmai hat Verbindungen zur Nieren-Leitbahn und zur

Yangming-Magen-Leitbahn. Über den Chongmai wird der Uterus mit Blut gefüllt.

Uterus und Renmai
Der Renmai entspringt ebenfalls dem Uterus. Er stellt die Verbindung zu den drei Yin-Leitbahnen des Fußes (Milz-, Nieren- und Leber-Leitbahn) her. Der Renmai ist zuständig für die Ausbildung der leiblichen Gestalt: für den Embryo im Mutterleib und die weitere Entwicklung des Leibes nach der Geburt. Der Renmai verbindet die Mutter mit dem Kind über die Nabelschnur.

Uterus und Dumai
Wie der Chong- und der Renmai entspringt auch der Dumai dem Uterus. Er ist der Gegenspieler zum Renmai, um den Ausgleich von Yin und Yang herbeizuführen. Auch der Dumai ist mit seiner vorantreibenden Kraft aus allen Yang-Leitbahnen an der Ausbildung des Menstrualzyklus, der Aufrechterhaltung der Schwangerschaft und der Durchführung der Geburt beteiligt.

Uterus und Daimai
Der Daimai verbindet sich nach unten mit dem Uterus. Er ermöglicht die kontrollierende Zügelung von Chong-, Ren- und Dumai und festigt den Fötus durch seine anbindende Wirkung in der Schwangerschaft.

Der Uterus und die Zwölf Hauptleitbahnen
Die Zwölf Hautleitbahnen gewinnen über den Chong-, Ren- und Dumai Anschluss an den Uterus und tragen so zur Versorgung des Uterus mit Qi und Blut bei, dessen Ausfließen sich in der Menstruation manifestiert und dessen Speicherung den Fötus ausbildet.

10.7 Die Beziehungen der Fünf Zang-Langzeitspeicher untereinander

Die Beziehung zwischen Herz und Lunge

Alles Blut ist dem Herzen zugehörig; alles Qi ist der Lunge zugehörig.

Huángdì nèijīng • Sùwèn • Wǔzàng shēngchéng piān dìshí (Leitfaden des Gelben Ahnherrschers, Innerer Band • Unbefangene Elementarfragen • 10. Kapitel: Entstehung und Vervollkommnung der Fünf Langzeitspeicher)

黃帝內經 • 素問 • 五臟生成篇第十

Herz und Lunge repräsentieren die gegenseitige Bezogenheit von Qi und Blut: Das Blut folgt dem Qi, wird von ihm angetrieben; das Blut nährt das Qi und wandelt sich in Qi. Deshalb sind die Bewegungen in beiden Organen aufeinander abgestimmt, so dass unter physiologischen Bedingungen Herzschlag und Atemfrequenz ein bestimmtes Verhältnis zueinander aufweisen. Wenn sich Sorge und Bekümmernis auflösen und die Beklommenheit verschwindet, Qi und Blut wieder frei fließen, dann sagen wir, dass uns ein Stein vom Herzen gefallen ist.

Die Beziehung zwischen Herz und Milz

Herz und Milz sind über das Blut miteinander verbunden, indem sie sich bei der Bildung des Blutes und seinem Transport gegenseitig unterstützen. Die Milz unterstützt die Bildung des Blutes und nährt so das Shen im Herzen. Die Milz beherrscht das Transportieren und unterstützt so das Herz bei der Verteilung des Blutes im gesamten Leib. Das Herz unterstützt die Milz bei ihrer Transportaufgabe in Bezug auf das Blut. Das Herz sendet Blut zur Milz, um diese zu ernähren. In der deutschen Sprache sind Sprichworte über die Milz kaum verankert. An die Stelle tritt meist der Magen. Wenn wir zu lange im Herzen besorgt und ohne Freude sind, dann schlägt uns das auf den Magen. Im alten Griechenland löste die Bedrücktheit der Emotionen die Bildung von schwarzer Galle in der Milz aus: die Melancholie.

Die Beziehung zwischen Herz und Leber

Das Herz regiert das Blut und speichert das Shen; die Leber speichert das Blut und beherbergt die flüchtige Hun-Seele. Das Blut nährt Shen und Hun. Die drainierende Funktion der Leber unterstützt die Verteilung des Blutes durch das Herz. Das vom Herzen der Leber überantwortete Blut stabilisiert die Leber und das Hun. Das Shen im Herzen verschafft ein Bewusstsein über die Emotionen. Der vom Hun angestrebte freie Fluss der Emotionen hält das Herz-Shen fern von Belästigungen, indem ein Grundzustand der fröhlichen Entspannung erreicht wird. Wenn wir Dinge zu ernst nehmen, dann kann uns leicht eine Laus über die Leber laufen. Was man innig liebt, das nennt man im Chinesischen „mein Herz und meine Leber". Wir befinden uns im Zustand der Glückseligkeit, wenn wir ein Herz und eine (Hun-) Seele sind.

Die Beziehung zwischen Herz und Niere

Das Herz repräsentiert das Feuer, die Niere repräsentiert das Wasser. Herz und Niere stellen den Grundausgleich, die harmonische Ausgeglichenheit zwischen Yin und Yang dar. Daher heißt es, dass „Herz und Niere miteinander kommunizieren" bzw. dass „Wasser und Feuer von gegenseitigem Nutzen sind". Aktivierung und Beruhigung müssen in einem ausgewogenen Verhältnis zueinander stehen, Schlafen und Wachen müssen sich die Waage halten, Himmel (Herz oben) und Erde (Niere unten) müssen sich miteinander austauschen. Wenn wir einer Sache auf den Grund gehen wollen, dann prüfen wir sie auf Herz und Nieren.

Die Beziehung zwischen Lunge und Milz

Die Milz repräsentiert die Grundwesenheit der Erde und die Lunge die Grundwesenheit des Metalls. Die Erde bringt das Metall hervor. Das Milz-Qi unterstützt die Lunge bei der Bildung des Zong-Qi.

Das Milz-Qi wird durch das Zong-Qi gestärkt. Das Milz-Qi steigt auf, das Lungen-Qi senkt sich hinab. Die Milz strebt die Trockenheit an und verabscheut die Feuchtigkeit, die Lunge verabscheut die Trockenheit und benötigt eine ausreichende Befeuchtung. Zwischen Milz und Lunge reguliert sich die ausreichende Stärke des Qi und die angemessene Versorgung des Organismus mit Körpersäften. In der Artussage ist derjenige ermächtigt, die Führung zu übernehmen, der in der Lage ist, das Metall aus dem Stein, dem Boden, zu ziehen.

Die Beziehung zwischen Lunge und Leber

Die Lunge repräsentiert das Metall, die Leber repräsentiert das Holz. Das Metall bezwingt das Holz. Das Thema dieser beiden Organe ist die gegenseitige Zügelung, die sich im Bereich der Qi-Mechanik manifestiert. Das Leber-Qi steigt links auf, das Lungen-Qi sinkt rechts hinab. Lunge und Leber kontrollieren alle zusammen die Bewegungen des Auf und Ab und die Ausgeglichenheit zwischen links und rechts. Werden Grenzen klar aufgezeigt, dann reden wir gerne von „einschneidenden Maßnahmen" (Metall). Wenn sich etwas nicht an Regeln halten möchte, dann sieht das Ergebnis gerne chaotisch wie „Kraut und Rüben" (Holz) aus. Lunge und Leber spiegeln also das Wechselspiel zwischen eindämmender Ordnung und sich ungezügelt ausbreitendem Chaos wider.

Die Beziehung zwischen Lunge und Niere

Die Lunge ist dem Metall zugeordnet, die Niere dem Wasser. Metall bringt Wasser hervor, Lunge und Niere vollenden sich demnach gegenseitig. Die Lunge ist das höchststehende Zang-Organ, die Niere das am tiefsten gelegene. Die Atmung beginnt in der Lungen-Anbindung und muss, um vollständig zu sein, im Unterleib durch die Niere, die das Qi in Empfang nimmt und wieder nach oben lenkt, vollendet werden. Gleiches gilt für den Turnus des Wassers im Organismus, das im Unterleib durch das Mingmen- und Dünndarm-Feuer von seinen schmutzigen Anteilen befreit wird und schließlich aufsteigend die Lunge als Dunst erreicht. Die Lunge leitet dann diese befeuchtenden Säfte wieder hinab und durch den gesamten Leib. Wenn wir uns sehr eindringlich mit etwas beschäftigen oder es uns einverleiben, dann „nehmen wir es uns zur Brust". Wenn etwas sehr tief in uns eindringt, dann geht es durch „Mark und Bein", den beiden mit der Niere assoziierten Geweben. Existenzielle Bedrohungen, die „an das Eingemachte gehen", nehmen einem den Atem und „gehen an die Nieren".

Die Beziehung zwischen Leber und Milz

Die Leber vertritt die Grundwesenheit des Holzes, die Milz vertritt die Grundwesenheit der Erde. Holz bezwingt die Erde. Tatsächlich besteht zwischen den beiden Organen eine sich gegenseitig fördernde Beziehung: Das Drainieren der Leber unterstützt den Transport durch die Milz. Dadurch werden Verdauung und Blutzirkulation gefördert. Nur wenn das Leber-Qi stagniert oder gegenläufig wird, kann es auch die Milz in die Knie zwingen. „Frei von der Leber weg" kennzeichnet den Fluss von Qi und Blut, der für Leber und Milz essenziell ist. Läuft jedoch die vielbesagte „Laus über die Leber", so kann einem zuweilen „der Appetit vergehen".

Die Beziehung zwischen Leber und Niere

In der Altchinesischen Medizin wird die Beziehung zwischen diesen beiden Organen wie folgt charakterisiert: „Yi und Gui[77] haben eine gemeinsame Quelle." Oder „Leber und Niere haben eine gemeinsame Quelle." Das Wasser muss dem Holz Auftrieb verleihen, indem es das Holz unterspült. Die Niere speichert die Essenz, die Leber das Blut. Essenz und Blut können sich ineinander umwandeln, weshalb es auch heißt, dass „Essenz und Blut eine gemeinsame Quelle" haben. Nieren-Yin und Leber-Yin unterstützen sich gegenseitig und gleichen sich gegenseitig aus. Das Nieren-Yin stabilisiert zudem das Leber-Yang. Niere und Leber repräsentieren beide ein Minister-Feuer. Die Organe, die in der Chinesischen Medizin entweder das Regenten-Feuer (Herz) oder ein Minister-Feuer (Leber, Gallenblase, Niere) repräsentieren, sind gleichzeitig die Organe, die hauptsächlich Eingang in deutsche Sprichworte gefunden haben. Über den Feuer-Aspekt manifestiert sich das Yang-Qi als Ausdruck der Lebendigkeit des Organismus. Darüber hinaus ist es der Charakter der Leber zu bewegen, und der Charakter der Niere zu festigen. Bewegen und Festigen müssen in einem ausgewogenen Verhältnis zueinander stehen. Man kann einen Fisch nicht aus dem Wasser ziehen, und genausowenig das Holz ohne Versorgung mit Wasser lassen.

Die Beziehung zwischen Milz und Niere

Die Milz ist die Wurzel des Nach-Himmlischen, die Niere ist die Wurzel des Vor-Himmlischen. Vor-Himmlisches und Nach-Himmlisches unterstützen und fördern sich gegenseitig, spornen sich gegenseitig an. Es sind die beiden Kraftwerke des Organismus für die Versorgung mit Qi, Yin und Yang. Die Niere ermöglicht die Wiedererschaffung des Leibes, die Reproduktion, die Milz sorgt für die Erhaltung des Leibes. Die Niere repräsentiert das Wasser, die Milz die Erde. In der Theorie der Fünf Grundwesenheiten bezwingt die Erde das Wasser, saugt es auf und bindet es an sich. In der Natur bietet die Erde dem Wasser das Bett der Bäche und Flüsse und die Senkungen der Seen und Meere. Durch die Kraft der Erde vermag das Wasser zu fließen; durch die Wirkung des Wassers wird die Erde fruchtbar. Die Verbindung zwischen Milz und Niere entspricht auch der Beziehung zwischen Mensch und Erde, wobei sich in dieser Beziehung des Vor- und Nach-Himmlischen das gesamte Geheimnis des Seins offenbart, so dass auch der Himmel nicht nur in der Terminologie mitrepräsentiert wird.

[77] *yǐ* 乙 ist der zweite der zehn Himmelstämme, der das Holz repräsentiert; *guǐ* 癸 ist der zehnte der zehn Himmelsstämme, der das Wasser repräsentiert.

10.8 Fallbeispiel: Die Behandlung einer Zangfu-Störung

Barbara Groos

Patientin: Frau H., 61 Jahre, Grundschulleiterin

Beschwerdevortrag

Trockener, seit anderthalb Jahren therapieresistenter Husten, Nichtraucherin, keine Ursache gefunden. Empfehlung des Hausarztes zur Akupunktur. Darüber hinaus starke linksseitige Knie- und rechtsseitige Hüftschmerzen, Erschöpfungs- und Verausgabungsgefühl.

Anamnese

Die Patientin plant, mit 62 Jahren in Pension zu gehen, da die letzten Berufsjahre sie viel Kraft gekostet haben. Sie habe sich stets um andere gekümmert und sich ein Leben lang in ihrem Beruf verausgabt, so dass sie vor 10 Jahren einen Burn-Out-Zustand erlitt. Eine Wiederholung möchte sie vermeiden. Im Alter von etwa sieben Jahren sei sie noch sehr schlank gewesen und habe dann ein zunehmendes Übergewicht entwickelt. Sie erachte dies als einen Ausdruck ihrer gestörten Beziehung zu Körperlichkeit und Sexualität. Die Atemwege und der Magen-Darm-Bereich seien ihre Schwachpunkte. Der Husten begann zwei Jahre zuvor, als die Mutter der Patientin starb. Seither leide sie unter wiederholten Bronchitiden und einer Neigung zu Rhinosinusitiden. Wiederholt träten Verdauungsprobleme mit weichen Stühlen und Meteorismus auf. In der Mitte des Leibes herrsche ein beständiges hohles und leeres Empfinden. Sie neige zu saurem Aufstoßen. Ein Jahr zuvor sei auch der Vater verstorben. Die beiden Trauerfälle habe sie noch nicht verwunden. Die Patientin berichtet von einer Abneigung gegen Feuchtigkeit und einer Vorliebe für Trockenheit. Sie bevorzugt den süßen Geschmack und warmes Essen. Sie beschreibt bei sich ein häufiges Grübeln und eine stets besorgte Grundhaltung.

Körperlicher Untersuchungsbefund

Inspektion Weißliche, teigige Haut, Gesicht jedoch schlank und glatt, klarer, aufmerksamer und lebendiger Blick, Unterschenkel- und Knöchelödeme, kalte Füße, schleppender Gang, etwas Starthemmung; Zunge: blasse, vergrößerte Zunge mit weißlich-schleimigem Belag, Zahneindrücke

Palpation Bauchdecken weich und adipös, keine Resistenzen; Puls: insgesamt schwach und leer, Lungenpuls oberflächlich, Magen-Milzpuls verschwindend, Herzpuls etwas kurz und tief, Nierenpulse versteckt und leer

Größe und Gewicht 176 cm, 106 kg

Qi-Detektion Druck im Thorax, Leere im Abdomen, mangelnde Erdung

Diagnostische Einschätzung

- Lungen-Yin-Leere
- Nieren-Qi-Leere
- Milz- und Lungen-Qi-Leere
- Umgekehrtes Magen-Qi
- Konstitutionstyp Erde

Behandlungsauftrag

Befreiung von Husten und Verdauungsstörungen

Diagnoseerörterung

Der trockene Husten und die unverarbeitete Trauer stehen mit der Lunge in Beziehung. Die Trockenheit des Hustens spricht für eine Yin-Leere. Die Erschöpfung mit Burn-Out-Zustand deutet auf eine Mitbeteiligung der Niere. Grübelei, verminderte Belastbarkeit, Verdauungsstörungen, Ödeme und die Abneigung gegen Feuchtigkeit sind pathognomonisch bei einer Milz-Leere. Die Schwäche des Milz-Qi führt im Rahmen der Hervorbringung unter den Grundwesenheiten auch zu einer Schwächung des Lungen-Qi. Ein anstrengendes Leben hat das Nieren-Qi erschöpft. Die vor- und die nachgeburtliche Quelle des Qi sind beide leer. Ein schwaches Qi und Yang (Verlangen nach warmen Speisen) von Milz und Magen kann zu einem umgekehrten Magen-Qi führen.

Therapeutische Strategie

Um zügig die bestehende Situation zu verbessern, muss das Qi von Niere, Milz und Lunge gemehrt werden. Das Lungen-Yin muss genährt und die Milz mit Moxibustion gewärmt und getrocknet werden. Die Moxibustion belebt dazu das Lebensfeuer und unterstützt das Shen, so dass Vitalität, Freude und Lebensmut ins Herz zurückkehren können.

Festlegung und Durchführung der Behandlung

Es wurden folgende Pforten ausgewählt:

Bl 13 fèishù 肺腧 („Transportpforte der Lunge") [auf beiden Seiten; Moxa]

Über die Rücken-Shu-Pforte der Lunge können sämtliche Störungen dieses Yin-Organs behandelt werden. Das Lungen-Qi wird aufgefüllt und absenkend verteilt, das Lungen-Yin kann genährt und das Lungen-Yang gestärkt werden. Um die Verarbeitung von Verlusten zu fördern, kann zusätzlich Bl 42 akupunktiert werden.

Bl 20 píshù 脾腧 („Transportpforte der Milz") [auf beiden Seiten; Moxa]

Über die Rücken-Shu-Pforte der Milz können sämtliche Störungen dieses Yin-Organs behandelt werden. Durch die Moxibustion dieser Pforte wird die Erd-Konstitution der Patientin ausgeglichen, Milz-Qi und -Yang gestärkt und die sich sammelnde Feuchtigkeit (u. a. Knöchelödeme) aufgelöst.

Bl 21 wèishù 胃腧 („Transportpforte des Magens") [auf beiden Seiten]

Über die Rücken-Shu-Pforte des Magens können chronische Störungen dieses Yang-Organs und Störungen der Milz behandelt werden. Milz und Magen arbeiten bei der Bereitstellung und Zirkulation des Qi eng zusammen und werden auch als „Mitte" bezeichnet. Der Magen senkt das Qi ab, während die Milz das Qi aufsteigen lässt. Bei chronischen Erkrankungen werden Bl 20 und Bl 21 oft gemeinsam behandelt, um den Mittleren Jiao in seiner Arbeit der Verdauung und Erzeugung des nachgeburtlichen Qi zu unterstützen. Die Verdauungsbeschwerden der Patientin können so von der Wurzel her behandelt werden.

Bl 23 shènshù 腎腧 („Transportpforte der Niere") [auf beiden Seiten; Moxa]

Über die Rücken-Shu-Pforte der Niere können sämtliche Störungen dieses Yin-Organs behandelt werden. Durch die Moxibustion dieser Pforte können das vorgeburtliche Nieren-Qi mobilisiert und das Nieren-Yang gestärkt werden.

Bl 42 pòhù 魄戶 („Türflügel der klaren Seele") [auf beiden Seiten]

Die Pforten auf dem äußeren Ast der Blasen-Leitbahn stehen in Korrespondenz mit den Shen-Aspekten der Zang-Organe. Diese Pforte unterstützt die Po-Seele bei der Überwindung der Trauer über den Verlust der Mutter und verhilft der Patientin zur besseren Berücksichtigung der eigenen Bedürfnisse.

Bl 44 shéntáng 神堂 („Halle des Shen") [auf beiden Seiten; Moxa]

Durch die Moxibustion dieser Pforte wird das Shen im Herzen belebt, so dass das Herzensfeuer wieder entfacht und die Lebensfreude wieder geweckt wird.

Bl 52 zhìshì 志室 („Stube der Willenskraft und Erinnerung") [auf beiden Seiten]

Diese Pforte spricht den Shen-Aspekt der Niere an, so dass die Patientin wieder Entschlossenheit und Zuversicht zurückgewinnen kann. Die Behandlung kann durch eine Moxibustion der Region des Nabels unterstützt werden.

Behandlungsverlauf

Die Behandlung von Störungen der Zang-Organe über die Rücken-Shu-Pforten wird häufig durch die Anwendung der Yuan-Ursprungs-Pforten der entsprechenden Leitbahnen ergänzt, so dass die Patientin im weiteren Verlauf der Behandlung auch an den Pforten Lu 9, Mi 3 und Ni 3 genadelt wurde.

Die Patientin erlebte unter der Behandlung eine zunehmende energetische Stärkung und empfand zudem mehr Freude in ihrem Leben. Ihr Antrieb und ihre sozialen Aktivitäten nahmen zu, so dass die Patientin wieder neue Bekanntschaften schließen konnte. Im Zuge der Stärkung der „Mitte" (Milz und Magen) nahm die Patientin eine Ernährungsumstellung vor und konnte das Körpergewicht zwischenzeitig um 6 kg reduzieren. Die Zunge der Patientin zeigte entsprechend ein zunehmend normalisiertes Erscheinungsbild.

WEITERFÜHRENDE LITERATUR

Guo Ai-Chun (Hrsg.): Kollation und Kommentierung des „Leitfadens des Gelben Ahnherrschers, Inneres Band – Unbefangene Elementarfragen". 郭靄春 [主編]: 黃帝內經素問校注. 人民衛生出版社. 北京 2013

Porkert Manfred: Die energetische Terminologie in den chinesischen Medizinklassikern. Verlag für Recht und Gesellschaft. Therwil, Schweiz 1965

鳳
三
燒

Die drei Brände des Phönix

KAPITEL

11 Das merkwürdige Organ der „Drei Jiao“

Die Autoren haben sich entschlossen, dem Theorem der Drei Jiao ein eigenes Kapitel zu widmen, da eine alleinige Darstellung als eines der Sechs Fu-Zwischenlager zu kurz greifen würde. Abweichend von den anderen in der Chinesischen Medizin beschriebenen Inneren Organen kann man den Drei Jiao nicht ohne Zwang ein konkretes organisches Korrelat zuordnen. Sie erscheinen in vielerlei Hinsicht eher als regulierende Einheit oder zusammenfassende Beschreibung grundlegender Steuerungs-, Antriebs-, Aufnahme-, Verteilungs- und Ausscheidungsfunktionen des Organismus und beantworten Fragen nach der Durchschleusung von Wasser und Säften durch den Leib, der Abstimmung einzelner Organfunktionen miteinander und der Konkordanz innerleiblicher mit kosmischen Konstellationen.

Die Angaben zu diesem „Organ" der zuweilen als „Drei Wärmebereiche" bezeichneten Institution in unserem Leib in den klassischen Texten sind spärlich, unvollständig und zum Teil widersprüchlich. Immer wieder erscheinen zeitgenössische Publikationen, die die Natur der Drei Jiao diskutieren und über mögliche anatomische Entsprechungen spekulieren. Dieses Kapitel stellt daher eine Art Rekonstruktion des ursprünglichen Zustands der Drei Jiao anhand der verfügbaren Fragmente dar, die einerseits eine bestmögliche Kompatibilität mit den anderen Theoremen der Altchinesischen Medizin gewährleistet und andererseits die auffindbaren Informationsstränge umfänglich integriert.

11.1 Etymologie des Schriftzeichens

Das Schriftzeichen *jiāo* 焦 ist zusammengesetzt aus 隹 (Vogel) und 灬 (Feuer). Die direkte Bildbedeutung meint daher: einen Vogel über dem Feuer braun und knusprig braten. Deshalb wird der Ausdruck zuweilen mit „Erwärmer" (engl. „warmer"), „Erhitzer" (engl. „heater") oder „Brenner" (engl. „burner") übersetzt. Ob eine solche Übertragung als gerechtfertigt oder angemessen betrachtet werden kann, soll anhand der Ausführungen in den klassischen Texten geprüft werden.

Bezeichnenderweise wird in der 60. Eröffnung des *Daodejing* das Regieren eines Staates (und damit ist sowohl der äußere Staat im Makrokosmos als auch der innere Staat des eigenen mikrokosmischen Organismus gemeint) mit dem Braten allerdings von Fischen verglichen: *„Ein großes Reich zu regieren, ist, wie sachte kleine Fische zu braten."*

Der Leser möge sich den Drei Jiao folglich mit hoher Achtsamkeit und Umsicht nähern, jedes Zuviel und Zuwenig und jede Ungeduld meiden, um später in der klinischen Anwendung des Theorems auch alle relevanten Gesichtspunkte beim Patienten einfließen lassen zu können.

11.2 Die klassischen Quellen

Die Schwierigkeiten, die tatsächliche Beschaffenheit des Organs „Drei Jiao" zu ergründen, gehen auf eine etwas rätselhafte Beschreibung im *Nànjīng* 難經 zurück:

Der achtunddreißigste schwer zu erwidernde Einwurf lautet: An Zang-Langzeitspeichern gibt es nur fünf, von den Fu-Zwischenlagern jedoch sechs; Warum ist dies so?
Also, damit verhält es sich wie folgt: Der Grund dafür, dass es sechs Fu-Zwischenlager gibt, wird ‚Drei Jiao' genannt. Es existiert eine weitere Art des Ursprungs-Qi, dessen Aufgabe es ist, das gesamte Qi zusammenzuhalten. Es hat einen Namen, aber keine Gestalt. Es wird dem Hand-Shaoyang zugeordnet. Es handelt sich um ein ausgelagertes Fu-Zwischenlager. Deshalb heißt es, dass es sechs Fu-Zwischenlager gibt.

Nànjīng • Dìsānshíbā nàn
(Leitfaden der schwer zu erwidernden Einwürfe • 38. Einwurf)
難經 • 第三十八難

Diesen Ausführungen zufolge sind die „Drei Jiao" ein form- und gestaltloses Organ, das als eine Subspezies des Ursprungs-Qi aufgefasst werden kann. Seine Funktion besteht darin, das gesamte Qi des Organismus zu führen und in geordnete Bahnen zu lenken. Dieses „Organ", das besser als eine übergeordnete Organisationsform einzelner Organe oder als deren Zusammenwirken verstanden werden sollte, wird ursprünglich im *Huangdi neijing* präsentiert, so dass das Verständnis für sein Wesen auch aus dieser klassischen Schrift zu entwickeln ist.

Wie bereits oben erwähnt, beinhalten die Drei Jiao mit ihrem Qi die Qualität des Feuers und sind daher die Institution der Verwaltung des Feuers in den drei Abschnitten des Leibes. In jedem Bereich muss für eine angemessene „Betriebstemperatur" gesorgt werden, muss die passende Kraft der Wandlung erzeugt werden, damit reines Qi gebildet werden kann und – um das Bild noch einmal wachzurufen – damit die „Fischlein" nicht anbrennen.

Dem Regenten-Feuer des Herzens im Oberen Jiao steht daher das sogenannte Minister-Feuer im Unteren Jiao gegenüber. Das Konzept der verschiedenen Feuer spiegelt sich auch im Mingmen-Theorem wider (➤ Kap. 12).

Die genannten Phänomene treten über die Systematik der Entsprechung miteinander in Beziehung. Das Herz repräsentiert das Feuer im Sinne der Fünf Grundwesenheiten (➤ Kap. 9). Auf der Basis der Zahl Fünf könnte in Verbindung mit der Yin-Yang-Ordnung jedoch nur eine Zahl von zehn Organen und/oder Leitbahnen realisiert werden. Auf der Erde dominieren allerdings Ordnungen, die auf der geraden Zahl 12 basieren.

Yin und Yang sind auf der Ebene der Leitbahnen in jeweils drei Untertypen (Jueyin, Shaoyin und Taiyin; Shaoyang, Yangming und Taiyang) unterteilt. Auf den zwölf Hauptleitbahnen und unter den zwölf Inneren Organen ist das Feuer als Grundwesenheit folglich doppelt vertreten und wird im Herzen als Regenten-Feuer und im Bereich der Nieren als Minister-Feuer bezeichnet.

Der Terminus Shaoyang charakterisiert allerdings nicht nur einen Leitbahntyp, sondern auch eine Übergangsperiode zwischen dem Sommer und dem Herbst, also in der Wandlung der Erde zum Metall. Über die Erdzweige als irdische Ordnung werden die 12 Doppelstunden eines Tages und die 12 Monate des Kalenderjahres bezeichnet. Die sechs Doppel-Erdzweige schaffen das erweiterte Ordnungssystem, in dem die Fünf Grundwesenheiten durch die zweifache Repräsentanz des Feuers in eine Sechser-Ordnung eingepasst werden können. Zweimal 6 (Sechs Yin und Sechs Yang) ist die Anzahl der Inneren Organe und Hauptleitbahnen.

Die Drei Jiao integrieren daher die Diktion der auf die Zahl Sechs erweiterten Grundwesenheiten durch die Doppelung des Feuers mit der Allgegenwart des Feuers in allen Prozessen des Lebendigen, der Dreiteilung der Sphären in den himmlischen, menschlichen und irdischen Bereich, der dreifachen Unterteilung in die Untertypen des Yin und des Yang in den Leitbahnen in Korrespondenz mit Kalenderperiode und den himmlischen Einflüssen, der Wandlung des Qi in seinen verschiedenen Aggregatzuständen und dem dieser Transformation entsprechenden Weg des Wassers durch den menschlichen Organismus.

Hat das Shaoyang die Oberhand, dann regiert das Minister-Feuer.

Huángdì nèijīng • Sùwèn • Tiānyúanjì dàlùn piān dìliùshíliù
(Leitfaden des Gelben Ahnherrschers, Innerer Band • Unbefangene Elementarfragen • 66. Kapitel: Große Abhandlung über die Aufzeichnungen zu den im Himmel verankerten Ur-Gegebenheiten)
黃帝內經 • 素問 • 天元紀大論篇第六十六

Holz entzündet sich unter dem Einfluss des Feuers, ein herabgebranntes Feuer hinterlässt Erde, am Metall kondensiert die Luftfeuchte und nur durch Zufuhr von Wasser wächst das Holz. All diese Prozesse laufen in der Natur mehr oder minder spontan ab. Einzig muss in der dinglichen Welt das Metall mit Hilfe des Feuers aus der Erde gezogen werden. Im Übergang zwischen Erde zu Metall liegt eine Schnittstelle zwischen den drei Yin- und den drei Yang-Perioden des Jahreszyklus der Monatsfolge. Hier ist die Shaoyang-Doppelmonats-Periode mit der Kraft der Wandlung aus dem größten Yin (Taiyin) in das strahlende Yang (Yangming) in Form des Minister-Feuers ausgestattet, wie das Regenten-Feuer die Wandlung des kleinsten Yin (Shaoyin) in das größte Yin (Taiyin) anfacht. All diese Zusammenhänge werden in ➤ Tab. 11.1 dargestellt.

Aus der Tabelle wird nicht nur das Ineinandergreifen von himmlischen und irdischen Ordnungssystemen deutlich, sondern auch die Parallelität des Mikrokosmos des menschlichen Organismus zum Makrokosmos der natürlichen Umgebung illustriert. In den einzelnen Perioden des Jahres wird durch den Himmel die jeweils geeignete Temperatur (die passende Menge Feuer) eingerichtet. Dem entspricht die Aufgabe der Drei Jiao im menschlichen Organismus, die nicht nur das jeweilige Feuer an die Aufgabenstellung in den drei Bereichen des Leibes anzupassen haben, sondern im gesunden Zustand den Leib auch gemäß den herrschenden Wetterbedingungen innen wie außen mit der geeigneten Befeuerung versorgen.

Das Himmels-Qi verkörpert eine allgegenwärtige Kraft, mit der sich eine von der jeweiligen Grundwesenheit geprägte Qi-Konstellation in allen Erscheinungen als Potenzial entfaltet. Somit bieten sich besondere Möglichkeiten der Transformation im Übergang vom Frühling zum Sommer unter dem Einfluss des Regenten-Feuers und im Übergang vom Sommer zum Herbst unter dem Einfluss des Minister-Feuers, da sich die Konstellationen des Himmels-Qi über das Wirken der Drei Jiao im Mikrokosmos Mensch manifestieren.

Daher heißt es im Klassiker:

Hat das Shaoyang die Oberhand, dann regiert das Feuer-Qi.

Huángdì nèijīng • Sùwèn • Liù wēizhǐ dàlùn piān dìliùshíbā
(Leitfaden des Gelben Ahnherrschers, Innerer Band • Unbefangene Elementarfragen • 68. Kapitel: Große Abhandlung über die sechs feinen Andeutungen)
黃帝內經 • 素問 • 六微旨大論篇第六十八

Aus diesen Aussagen wird deutlich, dass Shaoyang und die Drei Jiao mit der Kraft des Feuers assoziiert werden, mit dem Potenzial, beispielsweise Speisen durch Erhitzung verdaulich zu machen und den Leib mit Wärme (Yang-Qi) zu versorgen und so seine Temperatur stabil zu halten.

Bei denen mit kühlem Leib und Abneigung gegen Kälte ist dies auf eine Schädigung der Drei Jiao zu beziehen.

Hàn • Zhāng Zhòngjǐng • Shānghán lùn • Biànmài fǎ
(Han-Dynastie • Zhang Zhongjing [150–219] • Abhandlung über Schädigende Kälte • Das Verfahren der unterscheidenden Beurteilung der Bewegung in den Gefäßen)
漢 • 張仲景 • 傷寒論 • 辨脈法

An einigen Stellen taucht im *Huangdi neijing* das Zeichen *jiāo* 膲 auf, das wiederum deutlich macht, dass unter diesem Fu-Zwischenlager nicht nur ein Prozess oder eine Funktion verstanden wurde, sondern ein integrer, „fleischlicher" Bestandteil des Leibes.

Also, der Magen, der Dickdarm, der Dünndarm, die Drei Jiao und die Blase, diese fünf werden vom Himmels-Qi hervorgebracht, denn ihr Qi ist eine Manifestation des Himmels. Daher leiten sie ab, aber speichern nicht. Sie nehmen das trübe Qi der Fünf Zang-Langzeitspeicher auf und tragen daher die Bezeichnung „Fu-Zwischenlager der Weiterleitung und der Umwandlung". In diesen kann nichts über lange Zeit verweilen; sie transportieren und leiten ab.

Huángdì nèijīng • Sùwèn • Wǔzàng biélùn piān dìshíyī
(Leitfaden des Gelben Ahnherrschers, Innerer Band • Unbefangene Elementarfragen • 11. Kapitel: Ergänzende Abhandlung über die Fünf Zang-Langzeitspeicher)
黃帝內經 • 素問 • 五臟別論篇第十一

Was die Drei Jiao betrifft, so handelt es sich dabei um das Fu-Zwischenlager der zentralen Wasserkanäle, aus dem heraus die Wasserwege hervortreten. Es ist der Harnblase zugeordnet und gilt

Tab. 11.1 Die den Erdzweigperioden zugeordneten Schichten (Leitbahntypen) und die Sechs Qi des Himmels

Erdzweige	子 午 *zǐ wǔ*	丑 未 *chǒu wèi*	寅 申 *yín shēn*	卯 酉 *mǎo yǒu*	辰 戌 *chén xū*	巳 亥 *sì hài*
Yin/Yang	少陰 *shàoyīn*	太陰 *tàiyīn*	少陽 *shàoyáng*	陽明 *yángmíng*	太陽 *tàiyáng*	厥陰 *juéyīn*
Himmels-Qi	君火 Regenten-Feuer	濕土 Feuchtigkeit-Erde	相火 Minister-Feuer	燥金 Trockenheit-Metall	寒水 Kälte-Wasser	風木 Wind-Holz

als eigenständiges Fu-Zwischenlager. Es ist das, worin sich die Sechs Fu-Zwischenlager vereinigen.

Huángdì nèijīng • Língshū • Běnshù dìbā
(Leitfaden des Gelben Ahnherrschers • Drehangel aller Wunderwirkungen • Die Eigenheiten der Transport-Pforten, als Zweites)
黃帝内經 • 靈樞 • 本輸第二

Hier werden die Drei Jiao mit der Verteilung der Flüssigkeiten (des Wassers) im Leib in Verbindung gebracht. Als gestaltloses „Organ" umfasst es alle anderen Durchschleusungsorgane.

Die Drei Jiao üben das Amt der Bewässerungswirtschaft aus; die Wasserwege treten aus ihnen hervor.

Huángdì nèijīng • Sùwèn • Línglán mìdiǎn lùn piān dìbā
(Leitfaden des Gelben Ahnherrschers, Innerer Band • Unbefangene Elementarfragen • 8. Kapitel: Abhandlung über das geheime Kompendium der wunderwirkenden Orchidee)
黃帝内經 • 素問 • 靈蘭秘典論篇第八

11.3 Drei Jiao und die Gewebsspalten

Die Bewässerung durch die Drei Jiao findet jedoch nicht wesentlich in den übrigen Fu-Zwischenlagern, sondern in den feinen Spalten der Haut und der Gewebe statt.

Die Niere schließt sich mit den Drei Jiao und der Harnblase zusammen. Was die Drei Jiao und die Harnblase betrifft, so korrespondieren sie mit den Spalten und Texturen der Haut und den Körperhärchen.

Und:
Die Niere korrespondiert mit den Knochen. Bei denen mit einer dicht geschlossenen Textur und dicker Haut sind auch die Drei Jiao und die Harnblase dick. Bei denen mit grober Struktur und dünner Haut sind auch die Drei Jiao und die Harnblase dünn. Bei denen mit lockerer Hautspaltentextur sind die Drei Jiao und die Harnblase entspannt. Bei denen mit angespannter Haut und fehlenden Körperhärchen sind auch die Drei Jiao und die Harnblase angespannt. Bei denen mit schönen und grob strukturierten Körperhärchen sind die Drei Jiao und die Harnblase aufgerichtet. Bei denen mit spärlichem Besatz von Körperhärchen sind die Drei Jiao und die Harnblase verknotet.

Huángdì nèijīng • Língshū • Běnzàng dìsìshíqī
(Leitfaden des Gelben Ahnherrschers • Drehangel aller Wunderwirkungen • Die Eigenheiten der Zang-Langzeitspeicher, als Siebenundvierzigstes)
黃帝内經 • 靈樞 • 本臟第四十七

Man könnte die Aussage des Textes so verstehen, dass die Harnblase als Ausscheidungsorgan und die Drei Jiao als Verteilungsorgan der Körperflüssigkeiten gleichzeitig auch den Gewebsturgor und die Beschaffenheit der Haut bestimmen.

Còulǐ 腠理 ist eine Bezeichnung für die spaltenförmige Architektonik der Haut, des Weichteilmantels und der Inneren Organe des menschlichen Leibes. Ihre Befeuchtung und die Erhaltung ihres optimalen Turgors ist Aufgabe der Drei Jiao.

Was die sogenannten còu 腠 anbetrifft, so sind sie der Ort der durchgängigen Verteilung und Versammlung des Ureinheits-Qi und des Wahren Qi durch die Drei Jiao, sind das, worin sich Blut und Qi ergießen. Was die sogenannten lǐ 理 anbetrifft, so handelt es sich dabei um die Textur der Haut und der Zang-Langzeitspeicher sowie der Fu-Zwischenlager.

Hàn • Zhāng Zhòngjǐng • Jīnguì yàolüè • Zàngfǔ jīngluò xiānhòu bìng maìzhèng
(Han-Dynastie • Zhang Zhongjing [150–219] • Abriss des Wesentlichen aus dem Goldenen Bücherschrein • Abfolge der Erkrankung der Zang-Langzeitspeicher und Fu-Zwischenlager, ihrer Leitbahnen und Netzgefäße mit den Pulsbefunden und der Symptomatik)
漢 • 張仲景 • 金匱要略 • 藏府經絡先後病脉証

Die Drei Jiao bewahren die Integrität des Organismus und schützen ihn vor Abnutzung und Alterung:

Daher verhält es sich so, dass der sorgsame Ausgleich der Fünf Geschmacksrichtungen die Knochen ausgerichtet und die Sehnen weich erhält. Sobald Qi und Blut ungehindert fließen, und wenn die Gewebsspalten dicht geschlossen stehen, befindet sich das Knochen-Qi in vorzüglicher Verfassung. Ergibt man sich der Magie des DAO, so erhält man dauerhaft das Mandat des Himmels.

Huángdì nèijīng • Sùwèn • Shēngqì tōngtiān lùn piān dìsān
(Leitfaden des Gelben Ahnherrschers, Innerer Band • Unbefangene Elementarfragen • 3. Kapitel: Abhandlung über das Hervorbringen des Qi und die Durchdringung des Himmels)
黃帝内經 • 素問 • 生氣通天論篇第三

11.4 Drei Jiao und Qi

Wie zu Beginn des Kapitels ausgeführt, sind die Drei Jiao mit dem Regenten- und dem Minister-Feuer assoziiert. Sie repräsentieren die Wasserwege und kooperieren dabei mit der Harnblase. Sie stehen mit den Gewebsspalten in Verbindung und halten die ausgeglichene Zirkulation der Körperflüssigkeiten aufrecht. Aus dem Qi der Fünf Geschmäcker, also aus der Nahrung, extrahieren die Drei Jiao das Qi des Organismus, um so das Blut und das widerstandsfähige „Knochen-Qi" zu bilden. Das mit Feuer aufgeladene Qi ist das Yang oder das Yang-Qi, und es geht auf das Nieren-Yang und das Yang von Milz und Magen zurück. Die neben dem Minister- und Regenten-Feuer dritte Feuerquelle findet sich im Magen: ohne das Magen-Feuer, die Kraft der Verdauung, kann kein Yang aus der Nahrung gebildet werden. Somit sind jetzt die drei Feuerstätten der Drei Jiao identifiziert.

Im *Suwen* heißt es:

Was Yang genannt wird, ist letztlich das Yang der Magengrube.

Huángdì nèijīng • Sùwèn • Yīnyáng biélùn piān dìqī
(Leitfaden des Gelben Ahnherrschers, Innerer Band • Unbefangene Elementarfragen • 7. Kapitel: Eine weitere Abhandlung über Yin und Yang)
黃帝内經 • 素問 • 陰陽别論篇第三

Im *Lingshu* steht:

Huangdi sprach: „Ich habe gehört, dass Darm und Magen das Getreide aufnehmen und der Obere Jiao Qi ausströmen lässt, mit dem die Zwischenräume des Fleisches erwärmt und die Gewebsspalten durchdrungen werden. Der Mittlere Jiao lässt Qi ausströmen, das wie ein Tau erscheint und sich nach oben hin in die Tal- und Schluchtenbach-Pforten[1] ergießt und die drittrangigen Enkel-Gefäße[2] durchtränkt.“

Huángdì nèijīng • Língshū • Yōngjū dìbāshíyī
(Leitfaden des Gelben Ahnherrschers • Drehangel aller Wunderwirkungen • Eiterbeulen und Geschwüre[3], als Einundachtzigstes)
黃帝內經．靈樞．癰疽第八十一

Das *Nanjing* führt aus:

Nun, die Drei Jiao, das sind die Durchgangswege von Wasser und Getreide, das Ende und der Beginn des Qi.

Nànjīng • Dìsānshíyī nàn
(Leitfaden der schwer zu erwidernden Einwürfe • 31. Einwurf)
難經．第三十一難

Die Drei Jiao unterhalten demnach zwei Kreisläufe: den der Flüssigkeiten und den des Qi. Das Qi der Drei Jiao wird gebildet durch die Einwirkung des Magen-Feuers (der Verdauungskräfte) auf die aufgenommenen Getränke und die Nahrung. Hier wird das so gestärkte Magen-Yang als ein zweites Minister-Feuer und als anteilig an dem gesamten Feuer verstanden, das in den Drei Jiao brennt. Die Funktionen der Drei Jiao fasst ein dem Arzt Hua Tuo zugeschriebenes Werk wie folgt zusammen:

Was die Drei Jiao betrifft, so handelt es sich um das Qi der Drei Ureinheiten des Menschen. Es wird der Fu-Zwischenspeicher der zentralen Klarheit genannt und kommandiert als führende Instanz das Qi der Fünf Zang-Langzeitspeicher, der Sechs Fu-Zwischenlager, der gedeihlichen Einflüsse und der Schutzwächter-Einflüsse, der Leitbahnen und Netzgefäße, des Innen und des Außen, des Linken und des Rechten, des Oben und des Unten. Sind die Drei Jiao durchgängig, dann sind auch die Wege nach innen und außen, nach links und rechts, nach oben und unten durchgängig. Es verknüpft mit dem gesamten Leib und berieselt alle Glieder, harmonisiert das Innere und reguliert das Äußere, lässt die Linke erblühen und ernährt die Rechte, dirigiert das Obere und verbreitet das Untere; es existiert nichts Größeres als dieses. Es wird auch „Jade-Meer“ oder „Wasser-Wege“ genannt. Oben heißt es die „drei Abschnitte der Magengrube“, in der Mitte heißt es „plötzlicher Aufruhr“, unten heißt es der „Gang zur Fütterung“. Obwohl es also drei Bezeichnungen hat, so findet es sich doch in einem zusammen. Es hat seine Bezeichnung, aber bleibt ohne Gestalt. Daher wird es auch das einsame Fu-Zwischenlager genannt. So treten die Schutzwächter-Einflüsse oben aus, die gedeihlichen Einflüsse treten in der Mitte aus. Das Obere stellt das System der Netzgefäße dar, das Mittlere stellt das System der Leitbahn-Gefäße dar, das Untere stellt das System der Wasserwege dar. Es entstammt der Harnblase, ist für die Durchgängigkeit von Yin und Yang zuständig, es reguliert Leere und Fülle, Einatmung und Ausatmung. […] Ist das Qi der Drei Jiao harmonisch abgestimmt, so sind Innen und Außen harmonisch abgestimmt, ist es gegenläufig, so sind Innen und Außen gegenläufig. Deshalb sagt man, dass die Drei Jiao das Qi der drei Ureinheiten darstellen; es sollte gepflegt und herangebildet werden.

*Dōnghàn • Huà Tuō (**> Abb. 11.1**) • Zhōngzàngjīng • Lùn sānjiāo xūshí hánrè shēngsǐ nìshùn màizhèng zhī fǎ dìsānshíèr*
(Östliche Han-Dynastie • Hua Tuo [145–208] • Leitfaden der Zentralen Eingeweide • Abhandlung über die Methodik der Anzeichen in der Bewegung in den Gefäßen für Fülle, Leere, Kälte, Hitze, Leben, Tod, Gegenläufigkeit und Mitläufigkeit im Sanjiao)
東漢．華佗．中藏經．论三焦虛实寒热生死逆顺脉证之法第三十二

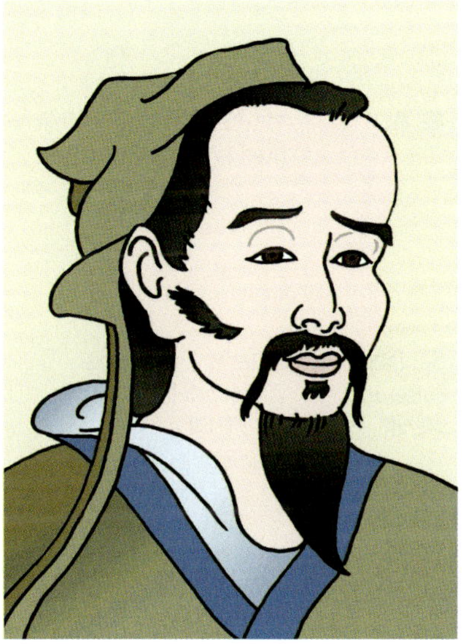

Abb. 11.1 Bildnis des Hua Tuo [M297]

Obschon die Drei Jiao dreigeteilt sind, so bilden sie dennoch eine Einheit. Mit den drei Ureinheiten sind Kopf, Rumpf und untere Extremitäten gemeint. Die Dreiteilung der Drei Jiao basiert in gleicher Weise wie die Dreiteilung der Zinnoberfelder (*dāntián* 丹田) also auch auf einem topografischen Aspekt. In diesen drei Lokalisationen erscheint das Qi zudem in unterschiedlicher Funktion und Verfassung.

Der Obere Jiao ist wie ein Nebel, der Mittlere Jiao ist wie ein Durchfeuchter, der Untere Jiao ist wie ein Abwassergraben.

Huángdì nèijīng • Língshū • Yíngwèi shēnghuì dìshíbā
(Leitfaden des Gelben Ahnherrschers, Innerer Band • Drehangel aller Wunderwirkungen • Hervorbringung und Zusammenkunft der Quartiermeister- und der Schutzwächter-Einflüsse, als Achtzehntes)
黃帝內經．靈樞．營衛生會第十八

Das Schriftzeichen *jiāo* 焦 trägt das Radikal „Feuer“. Die Drei Jiao werden durch die Minister- und das Regenten-Feuer repräsentiert und sind mit der Bildung des Magen-Yang verknüpft. Die Hitze der Drei Jiao macht die zugeführte Nahrung „gar“, so dass sie einverleibt werden kann und zu Qi gewandelt wird. Das zugeführte Wasser wird durch die Hitze der Drei Jiao verdampft und findet sich wie ein Nebel im **Oberen Jiao.** Das Schutzwächter-Qi ist Teil dieses Nebels, der in alle Gewebsspalten dringen und bei Bedarf als Schweiß ausgeschieden werden kann. Das brodelnde Wasser dringt in alle Organe und Gewebe und

[1] Einige Akupunkturpforten sind als *gǔ* (谷 Tal) oder als *xī* (谿 Schluchtenbach) bezeichnet, weil sich das Qi in den Leitbahnen wie das Wasser in der Natur bewegt.
[2] Die Leitbahnen sind die primären Gefäße, die Netzgefäße die sekundären und die Enkel-Gefäße (*sūnmài* 孫脈) die tertiären.
[3] *yōng* 癰: „Erweichungs-Erkrankung“; *jū* 疽: „Fleischzerhacker-Erkrankung“.

Tab. 11.2 Manifestationen der Drei Jiao 三焦 (Jade-Meer 玉海, Wasser-Wege 水道)

Jiao 焦	Alternativer Name	Zinnoberfeld *(dantian)* 丹田	Feinstoff	Kanalsystem	Aggregatzustand	Sphäre	Drei Ureinheiten 三元	Mingmen 命門	Feuer
Oberer Jiao 上焦	drei Abschnitte der Magengrube 三管	Oberes Zinnoberfeld 上丹田 (Bl 1, EX-KH 3 *yintang*)	Shen 神 Schutzwächter *(wei)* 衛	Netzgefäße 絡脈	Nebel 霧	Himmel 天	Kopf	Augen-Mingmen 目命門 Mingmen der Vereinigung des Vor- und Nach-Himmlischen 先後天合一命門	vereintes Feuer des alles durchleuchtenden Geistes 先後天合一神明火
Mittlerer Jiao 中焦	plötzlicher Aufruhr 霍亂	Mittleres Zinnoberfeld 中丹田 (Ren 17)	Qi 氣 Gedeihliche Einflüsse *(rong)* 榮	Leitbahn-Gefäße 經脈	Durchfeuchter 漚	Mensch 人	Rumpf	Herz-Mingmen 心命門 Mingmen des vom Meister des Herzens gebildeten Leibes 心主形體命門	Regenten-Feuer 君火
Unterer Jiao 下焦	Gang zur Fütterung 走哺	Unteres Zinnoberfeld 下丹田 (Ren 8)	Jing 精	Wasserwege 水道	Abwassergraben 瀆	Erde 地	Extremitäten	Shen-Mingmen 神命門 Mingmen des Qi-durchströmten Gelben Hofes von Magen und Darm 腸胃黃庭沖氣命門	Minister-Feuer 相火

durchfeuchtet sie als Teil der Funktion der Quartiermeister-Einflüsse, die dem **Mittleren Jiao** entspringen. Im **Unteren Jiao** sammelt sich das Schmutzwasser, das vom Feuer des Dünndarms und der Drei Jiao destilliert wurde und über die Harnblase ausgeschieden werden kann.

Auf der Leitbahnebene werden der Obere und Mittlere Jiao von der Hand-Shaoyang-Sanjiao-Leitbahn angesprochen, während der Untere Jiao sich teilweise auf die Fuß-Taiyang-Blasen-Leitbahn abbildet (➤ Kap. 13). Daher findet sich die Untere Mündungs-Pforte der Drei Jiao auf der Blasen-Leitbahn: *wěiyáng* 委陽 (Bl 39).

Da also die Drei Jiao in ihrem Ursprung ein „Gartopf" sind, oben ein „Verdampfer" und unten ein „Entsorger", bleibt der Ausdruck unübersetzt. Dieses einzigartige Fu-Organ wandelt nach oben Wasser in Qi und nach unten Qi wieder in Wasser. Es ist in Union der Administrator und Generator aller Wandlungsprozesse und aller Zirkulationen im menschlichen Organismus. Es besteht aus drei Anteilen und ist doch eine gesonderte Einheit. Es wirkt auf alle Leitbahnen und Organe, ist mit diesen jedoch nicht identisch. Es ist die Manifestation der durchdringenden Lebendigkeit von Himmel und Erde im Menschen.
So heißt es in der 42. Eröffnung des *Daodejing:*

Das DAO bringt die Einheit hervor,
die Einheit die Dualität,
die Dualität die Trinität,
die Trinität die Zehntausend Dinge.

Die Einheit bildet das Ur-Qi, die Dualität Yin und Yang, die Trinität Himmel, Mensch und Erde, Shen, Qi und Jing oder eben die Drei Jiao bzw. das dreigeteilte Mingmen (➤ Kapitel 12), aus denen alles Weitere hervorgeht.

Die Manifestationen der Drei Jiao in den verschiedenen vorzufindenden Deutungsvarianten werden in ➤ Tab. 11.2 zusammenfassend aufgeführt. Die Zuordnungen zu dem jeweiligen Jiao sind nicht in allen Aspekten mit den obigen Ausführungen kongruent, da sich in klassischen wie modernen Texten zum Teil einander widersprechende Angaben finden lassen. Abhängig vom jeweiligen Kontext kann daher ein „Etagensprung" in der Einordnung der Einzelaspekte anzutreffen sein. Die Tabelle wurde so erstellt, dass eine Kompatibilität mit dem Konzept der drei Mingmen und mit den geläufigen Darstellungen gegeben ist. Das Theorem des Mingmen wird in ➤ Kap. 12 erläutert.

WEITERFÜHRENDE LITERATUR

Cai Ming-Zong, Zhang Jia-Wei, Lin Zhao-Geng: Das Dan-Tian ist einfach das Ming-Men. 蔡明宗, 張家維, 林昭庚: 丹田即是命門. 台灣中醫臨床醫學雜誌 2007: 13 (2) 163–169
Tian He-Lu: Erkundung des Ursprungs des San-Jiao-Theorems im „Leitfaden des Gelben Ahnherrschers, Innerer Band". 田合禄:《黃帝内经》三焦说探源.浙江中医药大学学报 2018 年1月第42卷第1期 (1–7)

光蓮三舞

Der Lichtertanz der drei Lotosblüten

KAPITEL

12 Mingmen – Aspekte der Pforte der Lebensbestimmung

Nachdem im vorangehenden Kapitel zur Vertiefung der Bedeutung der Drei Jiao wiederholt auf das Konzept des Mingmen verwiesen wurde, sollen nun die Hintergründe der Pforte der Lebensbestimmung genauer beleuchtet werden. Der Chinesischen Medizin wird eine ganzheitliche Perspektive auf die Gesundheit des Menschen zugeschrieben. Dieser ganzheitliche Zugang drückt sich unter anderem darin aus, dass nicht nur ein Gleichgewicht von Leib, Geist und Seele angestrebt wird, sondern auch die Frage der Sinngebung des Lebens und des Bewusstseins der eigenen Lebensbestimmung im Fokus der Ausbildung therapeutischer Fähigkeiten und der Durchführung therapeutischer Bemühungen steht.

Über die Vorstellung des Mingmen wird das Handeln in der Medizin mit der gesamten Lebensgestaltung und Ausrichtung des persönlichen Lebensweges in Beziehung gesetzt. In der Lektüre dieses Kapitels sollte das Augenmerk nicht allein auf neu zu erkundende theoretische Zusammenhänge ausgerichtet sein. Vielmehr ergibt sich an dieser Stelle die Gelegenheit, sich der eigenen Orientierung im Leben und ihres Stellenwerts in der therapeutischen Arbeit und für das Leben an sich stärker gewahr zu werden.

Dem Akupunkteur ist der Ausdruck Mingmen zunächst aus dem chinesischen Namen der Pforte Du 4 *mìngmén* 命門 geläufig. Tatsächlich verbirgt sich dahinter ein wie gesagt tiefgründiges Konzept über die Entstehung und Lenkung des menschlichen Lebens.

Der Ausdruck Mingmen wird bereits im *Huangdi neijing* erwähnt und meint dort allerdings die Augen.

Das Taiyang ist in der Pforte zhìyīn 至陰 *(Bl 67) verwurzelt und knüpft im Mingmen an. Das Mingmen, das sind die Augen.*

Huángdì nèijīng • Língshū • Gēnjié dìwǔ

(Leitfaden des Gelben Ahnherrschers, Innerer Band • Drehangel aller Wunderwirkungen • Verwurzelung und Anknüpfung, als Fünftes)

黃帝內經 • 靈樞 • 根結第五

Das *Nanjing* bezeichnet die Nieren als Mingmen. Eine vertiefende Diskussion dieses Theorems findet erst deutlich später in der Ming- und Qing-Dynastie statt.

12.1 Vor- und nachgeburtliches Mingmen

Davon ausgehend, dass der Ausdruck *mìng* 命 das Phänomen des Lebens oder Lebendig-Seins an sich, aber genauso das Leben eines einzelnen Menschen bezeichnen kann, seine Biografie, seinen Lebensauftrag, seine Lebensaufgabe, seine Bestimmung im Leben und sein Schicksal, ist das Mingmen folglich die Pforte, durch die das Leben in den Menschen oder der Mensch in sein Leben eintritt. Wieso nun wird dieses Tor mit einer Lokalisation einmal im Bereich der Augen und ein anderes Mal im Bereich der Nieren erwähnt?

Geläufige Sprichwörter der deutschen Sprache vermögen erstaunlicherweise diese Zusammenhänge zu beleuchten und herzustellen: „Man muss seinem Schicksal in die Augen blicken“ und dem, was sich der eigenen Bestimmung entgegenstellt „muss man die Stirn bieten“. Wenn wir die wirkliche Tauglichkeit einer Sache herausfinden wollen, so prüfen wir sie „auf Herz und Nieren“. Wenn etwas droht, einen Menschen aus seiner Lebensbahn zu werfen, dann geht es ihm ziemlich „an die Nieren“. Das Leben tritt in den neu entstandenen Menschen über den Bauchnabel auf Höhe der Nieren ein. Bei manchen Menschen mit einer embryonalen Entwicklungsstörung findet sich eine entsprechende Einziehung hinten am Rücken im Bereich der oberen Lendenwirbelsäule. Wenn wir plötzlich die ganze Sache durchschauen, so greifen wir uns unwillkürlich an die Stirn, in den Bereich des Augen-Mingmen, als sei mit einem Mal über dieses Tor ein Zugang zur in unserem Bewusstsein schlummernden Einsicht und Selbsterkenntnis aufgestoßen worden.

12

Die Weitergabe der körperlichen Existenz und der Lebensweisheiten an die folgende Generation, die körperliche und die geistig-seelische Verbindung zwischen den Menschen, all dies findet im Lenden- bzw. Stirnbereich statt. Die Nierenregion entspricht der Erde, die Augen- und Stirnregion dem Himmel. Daher heißt es im *Huangdi neijing:*

Huangdi sprach: „Vom Himmel bedeckt und von der Erde getragen, so konstituieren sich die Zehntausend Wesen in ihrer Gänze, wobei nichts wertvoller erscheint als der Mensch. Der Mensch entsteht aus dem Qi von Himmel und Erde und wird von den Bedingungen der Vier Jahreszeiten vollendet.“

[…]

Qi Bo sprach: „Also der Mensch verbringt sein Leben auf der Erde, aber seine Bestimmung ist im Himmel aufgehangen. Himmel und Erde vereinigen ihr Qi; die daraus gebildete Lebensbestimmung heißt ‚Mensch‘.“

Huángdì nèijīng • Sùwèn • Bǎomìng quánxíng lùn piān dìèrshíwǔ

(Leitfaden des Gelben Ahnherrschers, Innerer Band • Unbefangene Elementarfragen • 25. Kapitel: Abhandlung über die Bewahrung der Lebensbestimmung und die Vollendung des Leibes)

黃帝內經 • 素問 • 寶命全形論篇第二十五

In der Perspektive des DAO entsteht das neue Leben aus der Vereinigung von Yin und Yang, von Mann und Frau, und der erneuten nachfolgenden Teilung der Urzelle nach dem Prinzip der stetigen Verdoppelung der bestehenden Anzahl.

Leben entsteht zunächst aus der Verschmelzung von Ei- und Samenzelle, der weiblichen und der männlichen Essenz. Gemäß den Erkenntnissen der modernen naturwissenschaftlichen Medizin entsteht der Leib durch Zellteilung. Die antike chinesische Naturphilosophie spricht von dem Auftreten der beiden Monogramme von Yin und Yang, dem Auftreten von Qi und Blut, dann den vier Bigrammen und den vier Meeren, schließlich den Acht Trigrammen und den Acht Außergewöhnlichen Gefäße, den 64 Hexagrammen usw.

In der 42. Eröffnung des *Daodejing* wird der Aspekt der zunehmenden Differenzierung und der Vervielfältigung wie folgt ausgedrückt:

Das DAO bringt die Einheit hervor, die Einheit die Dualität, die Dualität die Trinität, die Trinität die Zehntausend Dinge. Die Zehntausend Dinge stützen sich auf das Yin und umfassen das Yang. Durchströmt von Qi befinden sie sich in Harmonie.

Die Zunahme der Anzahl der funktionellen Einheiten durch repetitive Teilung repräsentiert allerdings nur einen Aspekt der Weitergabe von Leben. In dieser anschwellenden Menge einzelner Wesenheiten bilden sich auch neue Strukturen, was eine Zunahme der Komplexität bedingt. Das sich neu heranbildende Leben hängt über die Nabelschnur von der Blutzufuhr durch die Mutter ab. Nach antiker chinesischer Vorstellung bildet sich am Ende der Nabelschnur das Herz des Embryos, das Herz-Mingmen (*xīn mìngmén* 心命門) oder das vor-himmlische Mingmen (*xiāntiān mìngmén* 先天命門). Dieses Herz-Mingmen bildet den Leib des neu heranwachsenden Menschen.

Ab der Geburt sorgen Lunge und Milz für eine Unabhängigkeit von der mütterlichen Versorgung über die Nabelschnur. Die Lunge hat ihre Pforte in der Nase, die Milz hat ihre Pforte im Mund. Lunge und Milz ermöglichen die selbstständige Nahrungsaufnahme und Atmung des Organismus. Somit stellen Lunge und Milz die nach-himmlische Wurzel (*hòutiān zhī běn* 後天之本) dar.

Der Himmel speist den Menschen mit den Fünf Qi, die Erde speist den Menschen mit den Fünf Geschmacksrichtungen. Die Fünf Qi treten durch die Nase ein und werden in Herz und Lunge gespeichert. Oben bewirken sie, dass die Fünf Färbungen sich deutlich ausprägen und die Laute sich entfalten können. Die Fünf Geschmacksrichtungen treten über den Mund ein und werden in Darm und Magen gespeichert. Haben die Geschmacksrichtungen einen Ort der Speicherung erhalten, so dienen sie dem Nähren der Fünf Qi. Das Qi ist vereint und lebendig; die dünnflüssigen und zähen Körperflüssigkeiten bilden sich gegenseitig heran. Dann wird auch das Shen aus sich selbst heraus lebendig.

Huángdì nèijīng • Sùwèn • Liùjié zàngxiàng lùn piān dìjiǔ (Leitfaden des Gelben Ahnherrschers, Innerer Band • Unbefangene Elementarfragen • 9. Kapitel: Abhandlung über die Sechs Zeitabschnitte und die Gestaltannahme der Zang-Langzeitspeicher)

黃帝內經・素問・六節臟象論篇第九

Dies bedeutet, dass der Mensch über die Lunge das Qi des Himmels und über Milz und Magen die Geschmacksrichtungen (Nahrung) der Erde aufnimmt, beides vereint und so die Aktivitäten der Fünf Zang-Langzeitspeicher in Gang setzt, die Körpersäfte bildet und somit dem Shen eine Projektionsfläche bietet, auf der es sich manifestieren kann.

Die „Beseelung des Menschen“, diese gegenseitige Befruchtung von Leib, Geist und Seele wird im *Huangdi neijing* auch Shen-Mechanismus (*shénjī* 神機) genannt. Im *Daodejing* wird diese himmlische Pforte der Lebensbestimmung, die vor- wie nachgeburtlich wirksam ist (vorgeburtlich in Form der Ersatzversorgung durch die Mutter und nachgeburtlich durch die im eigenen Organismus aufgebauten selbstständigen Kreisläufe) auch als „Geist der Sammlung“ (wörtlich „Geist des Tals“ *gǔshén* 谷神) oder „Durchströmung mit Qi“ (*chōngqì* 沖氣) oder „Pforte der Allmutter des Mysteriums“ (*xuánpìn zhī mén* 玄牝之門; wörtlich Pforte der okkulten Vagina) bezeichnet.[1] In dem daoistischen Werk „Leitfaden des Gelben Hofes“ (*huángtíng jīng* 黃庭經) wird es „Gelber Hof“ (*huángtíng* 黃庭) oder Zinnoberfeld (*dāntián* 丹田) genannt. Im Buddhismus hat dieser Bereich die Bezeichnung „Nabel-Zirkel“ (*qílún* 臍輪) oder „Bauch-Zirkel“ (*fùlún* 腹輪). Im „Leitfaden der schwer zu erwidernden Einwürfe“ (難經 *Nànjīng*) wird es als „sich-bewegendes Qi zwischen den Nieren“ (*shènjiān dòngqì* 腎間動氣) angesprochen. Hier soll von dem *shén mìngmén* 神命門 oder dem Mingmen des Gelben Hofes die Rede sein. Es umfasst den Trieb (Libido), die Wirkprinzipien (Verschmelzung der Ei- und Samenzelle zu einer Einheit und Heranwachsen neuen Lebens durch wiederholte Zellteilung) und die organischen Voraussetzungen (Sexualorgane) zur Perpetuierung des Lebens.

12.2 Die Vereinigung von vor- und nachgeburtlichem Mingmen

In der oben erläuterten Perspektive bildet das vor-himmlische Herz-Mingmen den Leib, und das nach-himmlische Mingmen des Gelben Hofes im Zinnoberfeld bildet das *shén* 神. Die vollkommene Vereinigung von Leib und Shen stellt den lebendigen Menschen dar. Stehen Leib und Geist-Seele nicht in Harmonie, so ist der Mensch krank oder vom Tode bedroht.

Der Ahnherr sprach: „Der Leib ist beschädigt, das Blut erschöpft, und alle Bemühungen können es nicht mehr aufrichten. Wie kommt dies zustande?“ Qi Bo sprach: „Das Shen vermag nichts mehr auszurichten.“ Der Ahnherr sprach: „Was bedeutet dies: ‚Das Shen vermag nichts mehr auszurichten‘?“ Qi Bo sprach: „Die Nadel und der spitze Stein, das ist das DAO. Wenn aber die Essenz und das Shen nicht mehr vorankommen, Willens- und Vorstellungskraft sich nicht mehr lenken lassen, dann kann die Krankheit nicht geheilt werden. In der heutigen Zeit ist die Essenz meist verdorben und das Shen dahingegangen, die gedeihlichen Einflüsse und die Schutzwächter-Einflüsse können nicht wiedererlangt werden. Wie kommt es dazu? Unbegrenzte Begehrlichkeiten und unentwegte Sorgen, so erlahmen Essenz und Shen und werden zerstört, die gedeihlichen Einflüsse werden ungezielt vergossen und die Schutzwächter-Einflüsse gehen verloren, so dass sich schließlich das Shen entfernt und die Krankheit nicht ausheilt.“

Huángdì nèijīng • Sùwèn • Tāngyè láolǐ lùn piān dìshísì (Leitfaden des Gelben Ahnherrschers, Innerer Band • Unbefangene Elementarfragen • 14. Kapitel: Abhandlung über die Abkochungen und Getreideweine)

黃帝內經・素問・湯液醪醴論篇第十四

[1] Die hier erwähnten Metaphern bezeichnen Einsichten in archaische Prinzipien des Lebendigen. Leben ist ohne Wasser nicht denkbar. Das Wasser bietet der ordnenden Kraft aller Erscheinungen (DAO) keinen Widerstand. Es fließt in präformierten Landschaftsformationen und sammelt sich, dem Gesetz der Schwerkraft Folge leistend, in den Schluchten und Tälern. Mit „Geist“ ist hier Einsicht in ein naturgegebenes Prinzip und Einklang mit demselben gemeint. Der „Geist des Tals“ ist das unentwegt wirksame Prinzip des Zusammenführens des Wassers in der Tiefe, des Einsammelns des Wassers in der Natur aus den unterschiedlichen zufließenden Strömen in der Senke von Tälern, in Seen und Meeren. Hier nimmt die Zirkulation des Wassers in der Natur einen neuen Ausgang und Anlauf. Das gleiche Prinzip des Neubeginns in einer Vertiefung findet sich in der Erscheinungsform der für die Reproduktion zuständigen weiblichen Geschlechtsorgane, die eingesunken, eingestülpt sind und das Wesen des Aufnehmens analog zum Tal, zur Senke verkörpern. In der Natur sammelt sich die Essenz des Lebens (Wasser) in Tälern, wie es dem Geist, dem Wirkprinzip des Lebendigen entspricht. In gleicher Weise sammeln sich die neues Leben generierenden Säfte in der weiblichen Vagina. Diese Vorgänge vollziehen sich im Verborgenen (die Leibesfrucht wächst im Inneren des Leibes heran, die Pflanzen keimen in der Erde unter der Oberfläche), sind okkult, dem nicht Eingeweihten ein Mysterium, das sich demjenigen eröffnet, der aus dem Einklang mit den Bewegungen des Lebendigen heraus die ursprünglichen Vorgänge und Wirkweisen in Analogien zu erkennen vermag.

In diesem Text wird die gegenseitige Bezogenheit von Leib und Shen beschrieben, wobei dem Shen im individuellen Leben nach der Geburt und in den medizinischen Maßnahmen das Primat zukommt. Die genaue Beziehung der drei Mingmen (vor-himmlisches, nach-himmlisches und vereintes Mingmen) zueinander und ihr Wirken bedürfen jedoch noch einer erweiterten Erschließung.

12.3 Die Natur des Mingmen

„Wer das Shen verliert, stirbt, wer das Shen erhält, lebt." Huangdi sprach: „Was wird als Shen angesehen?" Qi Bo sprach: „Stehen Qi und Blut in Harmonie, sind die gedeihlichen Einflüsse und die Schutzwächter-Einflüsse durchgängig, sind die Fünf Zang-Langzeitspeicher herangebildet, so werden Shen und Qi im Herzen beherbergt, haben die klare Po-Seele und die flüchtige Hun-Seele vollständig Gestalt angenommen, so ist man schließlich Mensch geworden."

Huángdì nèijīng • Língshū • Tiānnián dìwǔshísì
(Leitfaden des Gelben Ahnherrschers, Innerer Band • Drehangel aller Wunderwirkungen • Die vom Himmel gegebenen Jahre, als Vierundfünfzigstes)
黃帝內經 • 靈樞 • 天年第五十四

Die leibliche Gestalt wird erst durch die Vereinigung mit dem Shen zum Leben erweckt. Wenn es also ein Herz-Mingmen gibt, von dem der Leib ausgeht, und ein Mingmen im Bereich zwischen den Nieren (sich bewegendes Qi zwischen den Nieren), das die Geist-Seele entstehen lässt, was ist dann die Bedeutung des Augen-Mingmen, und wie entstehen die drei Bereiche des Mingmen?

Erneut gefragt: „Ich weiß nicht, woher das Wasser gebildet wird, und woher die Tränen austreten!?" Der Ahnherr sprach: „Nach diesen Dingen zu fragen ist der Behandlung nicht unbedingt dienlich. Was der Praktiker zu wissen hat, wird vom DAO hervorgebracht. Was nun das Herz betrifft, so konzentriert es die Essenz der Fünf Zang-Langzeitspeicher, und die Augen sind seine Körperöffnung. Glanz und Färbung [des Gesichts] sind sein blühender Ausdruck. Aus diesem Grund ist es so, dass wenn dem Menschen etwas zukommt, dann mischt sich dieses Qi in die Augen. Gibt es Verlust, so mischt sich Kümmernis in die Färbung [des Gesichts]. Daher fließen bei Trauer und Leid die Tränen herab; die herabfließenden Tränen sind aus dem Wasser gebildet. Die Herkunft des Wassers sind Wasser-Ansammlungen, und Wasser-Ansammlungen sind maximales Yin. Maximales Yin, das ist die Essenz der Nieren. Wenn das der Essenz entstammende Wasser nicht austreten kann, so liegt es daran, dass es von der Essenz festgehalten, einbehalten und eingewickelt wird. Aus diesem Grund bewegt es sich nicht. Nun, die Essenz des Wassers wird Willenskraft und Erinnerung (zhì 志; „Bewusstmachung"), die Essenz des Feuers wird Geist und Seele (shén 神). Wenn Wasser und Feuer sich gegenseitig berühren, und Geist-Seele und Willens-Erinnerung vollkommen von Trauer erfasst sind, dann bildet sich Wasser in den Augen. Daher besagt das Sprichwort: ‚Die Trauer des Herzens ist bewusste Trauer.' Die Bewusstmachung und die Herzens-Essenz, sie finden sich in den Augen zusammen. Daher wird bei vollständiger Trauer das Shen-Qi an das Herz weitergegeben. Die festhaltende Essenz wird oben nicht auf das Bewusstmachen übertragen, so dass die Willens-Erinnerung für sich vollkommen traurig sein kann und daher Tränen austreten."

Huángdì nèijīng • Sùwèn • Jiě jīngwēi lùn piān dìbāshíyī
(Leitfaden des Gelben Ahnherrschers, Innerer Band • Unbefangene Elementarfragen • 81. Kapitel: Abhandlung über die Erläuterung der tiefgründigen Feinheiten)
黃帝內經 • 素問 • 解精微論篇第八十一

Dieser Text verdeutlicht, dass es nicht angemessen ist, die Phänomene nur anhand ihrer Erscheinungsweise zu ergründen, sondern dass die Erforschung der Zusammenhänge unter der Vorstellung des DAO und in Bezug auf das DAO zu erfolgen hat. Erst unter der Überzeugung, dass alle Erscheinungen einer größeren Ordnung folgen und als Ausdruck eines tiefgründigen Sinns zu verstehen sind, erschließt sich deren wahrer Hintergrund.

Das Essenz-Qi der Fünf Zang-Langzeitspeicher und Sechs Fu-Zwischenlager ergießt sich oben insgesamt in die Augen und verfeinert sie.
[…]
Die Augen sind die Verfeinerung der Fünf Zang-Langzeitspeicher und Sechs Fu-Zwischenlager, die beständige Niederlassung der Quartiermeister- und Schutzwächter-Einflüsse, der flüchtigen Hun- und der klaren Po-Seele. [Die klare Sicht der Augen] wird vom Shen-Qi hervorgebracht.
[…]
Die Augen sind die Botschafter des Herzens; das Herz ist die Herberge des Shen.

Huángdì nèijīng • Língshū • Dàhuò lùn dìbāshí
(Leitfaden des Gelben Ahnherrschers, Innerer Band • Drehangel aller Wunderwirkungen • Abhandlung über die große Konfusion, als Achtzigstes)
黃帝內經 • 靈樞 • 大惑論第八十

Die Nieren bilden das Shen und das Herz trägt Shen als Bewusstsein und Empfindung in sich, aber die klare Sicht der Dinge, der Überblick über alles zwischen Himmel und Erde und der Kontakt mit dem über dem Menschen Stehenden, ob es nun religiös, philosophisch, rationalistisch, positivistisch oder selbst agnostisch erfasst wird[2], ereignet sich im Bereich der Augen.

Qi Bo sprach: „Das Herz ist der Anführer der Fünf Zang-Langzeitspeicher und Sechs Fu-Zwischenlager; die Augen sind der Sammelort der Stammgefäße und der Weg der sich nach oben bewegenden Flüssigkeiten.

Huángdì nèijīng • Língshū • Kǒuwèn dìèrshíbā
(Leitfaden des Gelben Ahnherrschers, Innerer Band • Drehangel aller Wunderwirkungen • Mündliche Befragung, als Achtundzwanzigstes)
黃帝內經 • 靈樞 • 口問第二十八

Das Herz-Hand-Shaoyin-Gefäß entspringt inmitten des Herzens, sein Austritt ist der Herz-Anbindung zugeordnet, nach unten erreicht es das Zwerchfell und knüpft an den Dünndarm an. Sein Zweig zieht

[2] Dem religiösen Menschen ist Gott das Größte, dem philosophischen Menschen ist die Wahrheit das Größte, dem Rationalisten ist die Vernunft das Größte, dem Positivisten ist das wissenschaftlich Greifbare das Größte, dem Agnostiker ist die Unmöglichkeit des sicheren Wissens das Größte, dem Atheisten ist die Nicht-Existenz des Göttlichen das Größte und dem Nihilisten ist die Absolutheit der Verneinung das Größte; alle sehen etwas als Größtes an.

von der Herz-Anbindung nach oben entlang des Rachens und verbindet sich mit der Augen-Anbindung.

Huángdì nèijīng • Língshū • Jīngmài dìshí
(Leitfaden des Gelben Ahnherrschers, Innerer Band • Drehangel aller Wunderwirkungen • Leitbahnen und Gefäße, als Zehntes)
黄帝内經 • 靈樞 • 經脈第十

Qi Bo antwortete: „Qi und Blut der Zwölf Leitbahn-Gefäße und der 365 Netzbahnen bewegen sich insgesamt nach oben zum Auge und wandern zu den hohlen Körperlöchern; ihr Essenz-Yang-Qi wandert nach oben zu den Augen und bewirkt das Augenlicht.

Huángdì nèijīng • Língshū • Xiéqì zàngfú bìngxíng dìsì
(Leitfaden des Gelben Ahnherrschers, Innerer Band • Drehangel aller Wunderwirkungen • Ausgestaltung von Krankheiten durch übles Qi in den Zang-Langzeitspeichern und Fu-Zwischenlagern, als Viertes)
黄帝内經 • 靈樞 • 邪氣藏府病形第四

Aus den zitierten Texten geht hervor, dass das Herz mit den Augen und mit dem Shen verbunden ist. Die Augen sind das Tor des klaren und lichten Shen und die obere Pforte der Lebensbestimmung. Die Augen-Anbindung tritt in das Gehirn ein, somit sind die Augen die Pforte und das Gehirn die Kammer dieses Mingmen-Systems.

Nun, aufgrund der verfeinerten Klarheit ist man imstande, die Zehntausend Wesen zu sehen, zwischen weiß und schwarz zu unterscheiden, Kurzes und Langes festzustellen. Hält man Langes für kurz, Weißes für schwarz, wenn es sich so zeigt, dann befinden sich die Feinheiten im Verfall.
[…]
Der Kopf ist die Residenz der verfeinerten Klarheit. Ist der Kopf herabgeneigt und der Blick nach unten gesenkt, dann wird die verfeinerte Klarheit bald entrissen werden.

Huángdì nèijīng • Sùwèn • Mài yào jīngwēi lùn piān dìshíqī
(Leitfaden des Gelben Ahnherrschers, Innerer Band • Unbefangene Elementarfragen • 17. Kapitel: Abhandlung über das Wesentliche in den tiefgründigen Feinheiten der Bewegung in den Gefäßen)
黄帝内經 • 素問 • 脈要精微論篇第十七

Es verhält sich doch so, dass üblicherweise das Yin am frühen Morgen ausgeschöpft ist und das Yang-Qi an den Augen austritt. Die Augen werden geöffnet und das Qi bewegt sich nach oben zum Kopf, dann den Nacken entlang hinab auf dem Fuß-Taiyang und den Rücken weiter hinab bis zur Spitze der Kleinzehe.

Huángdì nèijīng • Língshū • Wèiqì xíng dìqīshíliù
(Leitfaden des Gelben Ahnherrschers, Innerer Band • Drehangel aller Wunderwirkungen • Bewegung des Schutzwächter-Qi, als Sechsundsiebzigstes)
黄帝内經 • 靈樞 • 衛氣行第七十六

Das Augen-Mingmen als Vereinigung des Vorgeburtlichen mit dem Nachgeburtlichen ist in seinem Wesen Yang-Qi und repräsentiert die Einsichtsfähigkeit des erwachten Bewusstseins.

In dem Konzept des Mingmen, der Pforte der Lebensbestimmung, und insbesondere in der dreiteiligen Betrachtung als vorgeburtliches, nachgeburtliches und vereintes Mingmen, spiegeln sich einige andere Theoreme der Altchinesischen Medizin wider, wie etwa die drei Zinnoberfelder, das Regenten- und das Minister-Feuer und die Drei Jiao.

So sichert das untere Zinnoberfeld mit dem „bewegten Qi zwischen den Nieren" die Nachkommenschaft, nährt das mittlere Zinnoberfeld mit dem Blut des Herzens und der Aktivität des Herz-Hüters Leib und Geist-Seele, und ermöglicht die Verbindung dieser Grundlagen im oberen Zinnoberfeld die tiefgründige Klarheit über die verborgenen Geheimnisse des Lebens. So findet sich im *shén mìngmén* 神命門 eine Repräsentanz des Minister-Feuers, ob zwischen den Nieren oder an der rechten Niere. Im zentralen Opferweihealtar (*dànzhōng* 膻中) begegnen wir sowohl dem Minister-Feuer im Herz-Hüter als auch dem Regenten-Feuer im Herzen, oder dem in Yang-Qi verwandelten Herrscher-Feuer in den Drei Jiao und dem Minister-Feuer des Herz-Hüters als ergänzendem Partner in der Oberfläche-Innen-Beziehung auf der Ebene der Leitbahnen. Im Augen-Mingmen sind betriebsames Minister-Feuer und in der Ungeschäftigkeit ruhendes Regenten-Feuer vereint und verwandelt: in reines, sanft strahlendes Licht, Augenlicht, in Klarheit, in Durchblick und Durchdringung, in Einsicht, in ein alles erhellendes Leuchten.

Die drei Feuer des Mingmen brennen im Sinne der Drei Jiao im unteren und mittleren Bereich zwischen Polen jeweils auf dem Dumai oder der Blasen-Leitbahn und dem Renmai und im oberen Bereich zwischen Polen jeweils auf dem vorderen und hinteren Abschnitt des Dumai oder der Blasen-Leitbahn, woraus sich die therapeutischen Zugänge ableiten.

Das untere Mingmen befeuert die leiblichen Belange, das mittlere Mingmen ist die Fackel der vollständigen Herrschaft über das Reich, das obere Mingmen erstrahlt in der Unterwerfung an das Licht der himmlischen Führung. Die Einsichtsfähigkeit des Shen im Herzen wird durch das Po zur Niere abgesenkt und steigt durch Vermittlung des Hun zum Kristallpalast[3] hin auf.

12.4 Die erweiterte Bedeutung des Mingmen-Theorems

Aus Sicht der Altchinesischen Medizin entstehen Krankheit und frühzeitiger Verfall aufgrund des Verlusts des Einklangs mit der großen Ordnung, mit dem DAO. Daher widmet sich die Altchinesische Medizin nicht allein dem vordergründigen Ansinnen der Linderung von Beschwerden und der Bekämpfung von Krankheiten, sondern bietet darüber hinaus die Möglichkeit, eine höhere Form der Gesundheit und des Bewusstseins zu entwickeln.

Zur Verdeutlichung dieses Ansinnens der Altchinesischen Medizin greifen wir an dieser Stelle das 1. Kapitel des *Huangdi neijing* mit einer verfeinerten Übertragung noch einmal auf (➤ Kap. 5). Mit genau diesen Worten (s. u.) führt sich das Medizinbuch *Huangdi neijing* selbst ein und macht deutlich, dass es sich nicht mit der bloßen Vermittlung medizinischen Wissens begnügen wird.

Die Behandlung *zhì* 治 besteht in der Beherrschung aller Ströme des Lebendigen, so dass das zu regulierende Reich nicht auf das

[3] Zum System des Augen-Mingmen gehörender Bereich im Zentrum des Gehirns um die Zirbeldrüse herum.

Territorium des menschlichen Leibes beschränkt bleibt. Dieser Text, in dem Huangdi, der Gelbe Ahnherrscher, seine Lehrstunden bei herausragenden Meistern nimmt, zeigt gleichsam einen Weg der Selbstkultivierung und der Verwirklichung des DAO im Lebendigen auf. Daher kann es nicht verwundern, wenn die Inneren Organe in Form des Verwaltungsapparats eines Staates auftreten, die Leitbahnen wie Verkehrsstraßen und Bewässerungsgräben erscheinen und Reservoire in Form von Rückhaltebecken (Gefäßen) und Meeren beschrieben werden.

Mikrokosmos Mensch und Makrokosmos Staat bilden analoge Entsprechungen. Die Prinzipien des DAO gelten für alle Bereiche des Lebens. Die Ausgeglichenheit des Selbst führt zur Ausgeglichenheit der Welt. Der medizinische Heiler hilft dem Patienten, dem DAO folgen zu können. Der Herrscher über den Staat heilt die Welt, indem er im Ritus das Mandat des Himmels, das DAO, verkörpert und die Widerstände gegen das Wirken des DAO auflöst. Alle Wege sind frei durchgängig[4], so wie das Shen alles in Klarheit durchdringt.[5] Der Einklang mit dem DAO ist im Menschen selbst zu verankern; die Ordnung des DAO wird durch die tiefe Bedeutung der chinesischen Schriftzeichen repräsentiert. Daher weisen Weisheitstexte des alten China häufig eine Doppelbedeutung mit einem vordergründigen und einem tiefgründigen Sinn oder mit noch weiteren Bedeutungsebenen auf:

Die allererste Frage des Huangdi, *„Die Menschen des Altertums verbrachten ihr Frühjahr und ihren Herbst über hundert Jahre. Bei ihrer Arbeit erlahmten sie nicht. Die heutigen Menschen werden ein halbes Jahrhundert alt und erlahmen in der Arbeit; haben sich die Zeiten und Bedingungen so geändert?“* (➤ Kap. 5) beantwortet der himmlische Meister Qi Bo wie folgt:

Die Menschen des Altertums waren vom DAO durchdrungen [zhī 知], gründeten ihre magische Beherrschung auf die universalen Gesetze [fǎ 法] von Yin und Yang und standen im Einklang mit den kosmologischen Zahlenordnungen [shùshǔ 術數]. […] Daher konnten ihr Leib und ihre Geist-Seele einander vervollkommnen, und sie waren imstande ihre himmlische Ernte einzubringen [nián 年], indem sie erst dahinschieden, nachdem sie vollständig gereift [bǎisuì 百歲] waren.

Huángdì nèijīng • Sùwèn • Shànggǔtiān zhēnlùn piān dìyī (Leitfaden des Gelben Ahnherrschers, Innerer Band • Unbefangene Elementarfragen • 1. Kapitel: Wahre Abhandlung über den Himmel des hohen Altertums)
黃帝內經・素問・上古天真論篇第一

Der Text enthält einige Schlüsselwörter, deren Bedeutungsfacetten genauer zu betrachten sind:

- *zhī* 知: Das Schriftzeichen hat eine gemeinsame Wurzel mit dem Ausdruck *zhì* 智 (Weisheit); es bedeutet daher nicht nur von oder um etwas wissen, sondern es so weit zu durchdringen, dass die Worte aus dem Mund 口 wie Pfeile 矢 ihr Ziel treffen, wobei Pfeile auf die Erkenntnis der Außenwelt wie auf die Selbsterkenntnis gerichtet sind. Die Pfeile symbolisieren auch die Durchdringung und den Vorstoß zur Erleuchtung (Weisheit), was in dem Zeichen für Weisheit durch das Partikel 日 für Sonne gekennzeichnet ist.
- *fǎ* 法 wird meist als „Regel“ oder „Gesetz“ übertragen; die ursprüngliche Bedeutung ist, als Nomade die Nutztiere zu grünen Weiden und klaren Gewässern zu führen, ihnen also die Segnungen des Himmels und der Erde zur Verfügung zu stellen. Das Schriftzeichen bezeichnet auch die kaiserlichen Herrschaftsutensilien und die Kunst der Weissagung, also der korrekten Zeichendeutung im Orakel. Es bedeutet darüber hinaus die Anwendung und Verinnerlichung naturgegebener oder menschengegebener Grundprinzipien.
- *shùshǔ* 術數: Mit 術 wird die Kunst, die magische Beherrschung einer besonderen Fertigkeit bezeichnet; 數 meint die Beherrschung der Zahlen, die Weissagekunst aufgrund der korrekten Anwendung der Bedeutung der Zahlen (z. B. 1 – Einheit; 2 – Yin und Yang; 3 – Himmel, Mensch, Erde; 4 – Vier Jahreszeiten oder Vier Richtungen; 5 – Fünf Grundwesenheiten; 6 – Sechs Qi; 8 – Acht Trigramme; 10 – Zehn Himmelsstämme; 12 – Zwölf Erdzweige). Nach chinesischer Vorstellung werden alle Erscheinungen durch Zahlenkonstellationen bedingt (siehe das *Yijing* und die Hexagramme).
- *nián* 年 bedeutet nicht nur „Jahr“, sondern meint ursprünglich, die Ernte einzubringen, die Früchte des Feldes auf dem Rücken nach Hause zu tragen.
- *bǎisuì* 百歲: Einhundert 百 ist die Quadratur der ersten vollkommenen Zahl 10 und bedeutet nicht nur „Vielzahl“, sondern auch „vollständige, komplett vollendete Zahl“. 歲 meint nicht nur das Alter oder die Zahl der Jahre, sondern auch den „Ernteertrag“. Nur was gereift ist, kann geerntet werden; hundert ist hier keine konkrete, sondern eine symbolische Zahl, mit der nur vordergründig auf ein hohes Lebensalter verwiesen wird.

Der zitierte Text besagt unter anderem, dass die Behandlung oder die Herrschaft nach den Einsichten der alten Meister nur dann zu stabilen, nachhaltigen und profunden Ergebnissen führt, wenn sie den Weg der Selbstkultivierung und Selbstverfeinerung unterstützt und inkludiert.

Der Prozess der Selbstentwicklung durch Selbstkultivierung und -verfeinerung führt aus den schädlichen Verwicklungen heraus zurück in die Übereinstimmung mit dem DAO. Der Ausdruck Mingmen wurde bereits in der Kapitelüberschrift als „Pforte der

[4] *sìtōng bādá* 四通八達: vier (Richtungen) durchgängig, acht (Endpunkte) erreicht.

[5] *tōngshénmíng* 通神明: durchdringende Klarheit der Geist-Seele Shen.

上	古	之	人	其	知	道	者	法	於	陰	陽	和	於	術	數	[…]
shàng	*gǔ*	*zhī*	*rén*	*qí*	*zhī*	*dào*	*zhě*	*fǎ*	*yú*	*yīn*	*yáng*	*hé*	*yú*	*shù*	*shǔ*	
故	能	形	與	神	俱	而	盡	終	其	天	年	度	百	歲	乃	去
gù	*néng*	*xíng*	*yǔ*	*shén*	*jù*	*ér*	*jìn*	*zhōng*	*qí*	*tiān*	*nián*	*dù*	*bǎi*	*suì*	*nǎi*	*qù*

Lebensbestimmung“ übertragen. Nun wird gezeigt, dass diese Pforte, Mingmen genannt, nicht allein als Eintrittspforte und Übergang auf den Pfad der Lebensbestimmung anzusehen ist. Das Mingmen mit seinen drei Bereichen (Nieren-, Herz- und Augen-Mingmen) ist ein System, das den vom DAO gezeichneten Entwicklungsgang des Menschen auch als Wegweiser, als Einsicht und als transformierende Kraft begleitet.

12.5 Die wahre Bedeutung des Mingmen und seines Feuers

12.5.1 Die geheime Botschaft der Schriftzeichen

Es wurde bereits darauf hingewiesen, dass in den chinesischen Schriftzeichen die große Ordnung der Dinge enkodiert ist (➤ Kap. 1). Daher soll zunächst der Aufbau der betreffenden Schriftzeichen untersucht werden.

mìng 命

Das Zeichen *mìng* 命 ist aus dem Zeichen *lìng* 令 entwickelt, indem ein Mund 口 hinzugefügt wurde. Der obere Teil der beiden Zeichen *lìng* 令 und *mìng* 命 zeigt diese Struktur: 亼, womit eine Glocke symbolisiert wird, die allgemein mit dem Wort *líng* 鈴 benannt wird. Glocken wurden beispielsweise bei der Verkündung von Dekreten benutzt und, sofern sie etwas langgezogen sind und sich leicht nach oben zu einer Linie verjüngen, auch *duó* 鐸 genannt. Die Glocke (*líng* 鈴) kündigt die Weisung an, den Auftrag (*lìng* 令), dessen Homophon *líng* 靈 die entwickelte Geist-Seele ist. Wenn die Weisung den Lebensweg grundlegend bestimmt, dem Menschen ein klares Mandat erteilt, wird sie *mìng* 命 genannt. *Tiānmìng* 天命 ist das „Mandat des Himmels“, der himmlische Auftrag des Kaisers, sein Amt auf der Erde unter den Menschen im Sinne des DAO zu entfalten. Das Schriftzeichen *mìng* 命 enthält also die Glocke 鈴 als Symbol des Aufgerufen-Werdens, als Repräsentation des Himmlischen und der entwickelten Geist-Seele 靈, die eine mündliche 口 Anweisung erhält. Der Mund kann dabei auch eine Pforte oder einen Durchtritt von einem Bereich in einen anderen markieren. Neben dem Mund kniet ein Mensch, der demütig seine Lebensbestimmung annimmt (➤ Abb. 12.1).

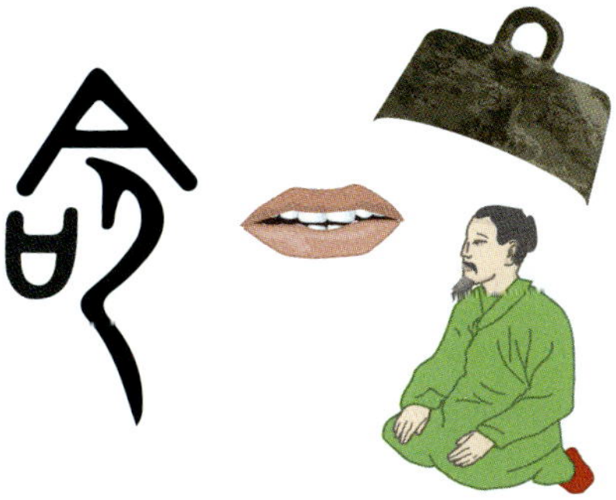

Abb. 12.1 Das Piktogramm des Schriftzeichens *mìng* 命 [L138]

mén 門

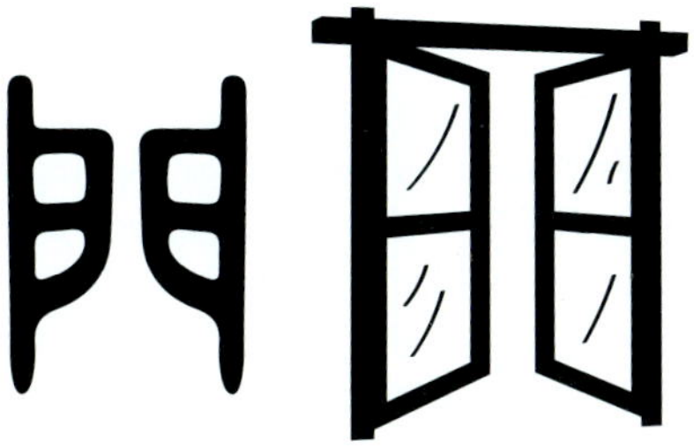

Abb. 12.2 Das Piktogramm des Schriftzeichens *mén* 門 [L138]

Mit *mén* 門 wird eine in beide Richtungen schwingende, zweiflügelige Tür oder Pforte bezeichnet (➤ Abb. 12.2). Hierdurch wird symbolisiert, dass der Weg hinein- und hinausführen kann, aus etwas Altem heraus, in etwas Neues hinein, aber auch eine durchgängige Verbindung herstellt, ein Zurück ermöglicht, alle Richtungen berücksichtigt. Die beiden Flügel symbolisieren die Notwendigkeit, vollständig, mit beiden Armen und Beinen, nicht halbherzig über die Schwelle zu treten, es mit beiden Händen anzupacken, Yin und Yang einzubeziehen, sich der „beiden Seiten der Medaille“ bewusst zu sein. Das Wort bezeichnet den Ein- oder Zugang zu den Schulungsräumen eines Meisters wie auch diese Schule selbst, den Eingang zur Behausung einer Familie und den Zugang zur Sippenzugehörigkeit. Die Pforte ermöglicht den Zutritt zum eigenen Zuhause, zu den eigenen Überzeugungen und Weltanschauungen und zu den eigenen familiären Wurzeln, zur eigenen Herkunft wie auch zur eigenen Lebensaufgabe, und damit zu den himmlischen Ursprüngen des Lebendigen und der eigenen Manifestation als Mensch mit bestimmten Eigenarten.

Unter diesen Gesichtspunkten kann das Konzept des Mingmen als Wegweiser der Kommunikation zwischen Himmel und Erde, des Übertritts vom Un- oder Vorbewussten zum Bewussten und weiter zum Einklang auf dem Pfad der Selbstverwirklichung betrachtet werden.

> Die Pforte, das Tor, ist ein Symbol der Transformation, des Übergangs von einem Zustand in einen entwickelteren. Die höhere Gesundheit bedarf eines erweiterten Bewusstseins; die Einsicht muss durch eine Quelle des Lichts erhellt werden.

12.5.2 Die Geheimnisse des Mingmen-Feuers

Das Mingmen repräsentiert ähnlich den Drei Jiao die Bedeutung des Feuers für den Menschen. Prometheus ringt den Göttern das Feuer ab und schenkt es den Menschen. Auch das Mingmen-Feuer ist von prometheischer Natur. Zur Verdeutlichung des Wesens des Mingmen-Feuers sei hier eine Analogie angeführt. Ursprung allen Feuers ist die Sonne, die das Zentrum eines Sonnensystems darstellt. Die Planeten umkreisen die Sonne und sind selbst aus der Sonne hervorgegangen. Das Feuer der Sonne ist noch im Erdkern gespeichert. Dies entspricht dem Wesen des unteren Mingmen der Niere. Hier wird das Yuan-Qi aufbewahrt, das zunächst die Lunge vom Himmel empfangen hat. Das ursprüngliche Yang und das ursprüngliche Jing werden hier von den Eltern übertragen.

Das **Feuer im Nieren-Mingmen** verhält sich ähnlich wie das in der Erde eingeschlossene Magma-Feuer. Es ist ein latentes, potenzielles Feuer. Es verkörpert den Lebensauftrag, mit dem abgesteckt wird, wozu sich der Mensch bei bester Ausschöpfung seiner Anlagen entwickeln könnte. Es entspricht dem Drang und dem Antrieb, den eigenen Platz in der menschlichen Gemeinschaft einzunehmen und auszufüllen, zum eigenen wahren Selbst vorzudringen, mit dem man sich vertrauensvoll und zuversichtlich verbindet und das man als wahrhaftig empfindet. Es ist wie ein Lagerfeuer, das die Speisen aufschließt, sie leichter verdaulich und bekömmlich macht. Es ist wie eine Kerze, eine Lampe, eine Leuchte oder Laterne, die uns hilft, die nächste Umgebung auch bei schwierigen Sichtverhältnissen zu erkunden.

Das **Feuer im Herz-Mingmen** entspricht der Sonne, die sich im Zentrum allen Geschehens befindet. Durch die Strahlkraft der Sonne wird alles beleuchtet, offenbart seine Gestalt und nimmt Konturen an. Dies entspricht dem Erwachen des Bewusstseins, dem Gewahr-Werden der Dinge und seiner selbst. Und doch gibt es Höhlen, Keller und abgesperrte Kammern, in die das Licht der Sonne, das bewusste Erkennen nicht dringen kann: die verdrängten, abgespaltenen Inhalte unserer Persönlichkeit.

Das **Feuer im Augen-Mingmen** kann mit dem Mondlicht verglichen werden. Es hat zwei grundsätzliche Eigenschaften: Es ist eine Reflexion des Sonnenlichts, und es leuchtet in der Dunkelheit. Es ähnelt dem Licht eines Leuchtturms, der das Schiff auf seiner Odyssee wieder zurück in den Heimathafen führt. Hier wird also das vertiefte, reflektierte und zu sich selbst führende Bewusstsein mit den letzten Offenbarungen wirksam. Es ist die tiefe, erleuchtende Einsicht in die eigene Verwirklichung des DAO.

Diese drei Feuer des Mingmen bilden ein komplexes System und interagieren miteinander. Das vom Himmel gespendete Yuan-Qi sinkt zunächst von der Lunge hinab in die Niere. Von der Niere steigt es wieder auf und durchläuft seine Wandlungen, bis es sich schließlich am Kopf wieder mit dem Himmel vereinigt. Daher ist das System der drei Mingmen nicht allein eine symbolische Pforte, durch die die lebensbestimmenden Kräfte und grundlegenden Feinstoffe (Yuan-Qi und Jing) in den Menschen eintreten, sondern auch der Kommunikationskanal mit der eigenen Lebensbestimmung über das untere Mingmen, und ebenso der Transformationsprozess, der das erwachte Bewusstsein im mittleren Mingmen und schließlich das umfassende Bewusstsein im oberen Mingmen initiiert.

Die Drei Jiao verkörpern das Feuer in den drei Zinnoberfeldern zur Bildung der Substanzen des Lebendigen, und in den drei Mingmen brennen die jeweils für die Transformation der Drei Schätze des Jing, Qi und Shen erforderlichen Feuer, die schließlich das Erscheinen des klar erleuchteten Shen ermöglichen.

Somit versinnbildlicht dieses „Tor der Lebensausrichtung" die verschiedenen Stufen des unabdingbaren himmlischen Feuers des Lebendigen, das sowohl als treibende Kraft als auch erhellendes Licht auf dem Weg der Selbstkultivierung und Verwirklichung der eigenen Bestimmung im Leben zu verstehen ist.

Über das untere Mingmen empfängt der Mensch die grundlegenden Essenzen, damit das Leben an ihm Gestalt annehmen kann und er über vitale Kräfte verfügt. Gleichzeitig werden die Kräfte auf die Erfüllung der himmlischen Mission hin ausgerichtet. Noch vor dem ersten Herzschlag treten die Vitalität in Form des Yuan-Qi und der große Plan des DAO über diese Pforte in den Menschen ein, so dass er über das Potenzial verfügt, seinen Werdegang hin zum wahren Selbst, zur entwickelten Geist-Seele „Ling", die auch *shénmíng* 神明 (klar erleuchtete Geist-Seele „Shen") genannt wird, mit Licht zu durchfluten.

Im Nieren-Mingmen keimt der Essenz-Same der Eltern, mit dem Potenziale der Eltern auf das Kind übertragen werden. Hier wird ein Reservoir des Yuan-Qi erstellt, das den grundlegenden Motor aller Prozesse des Lebendigen darstellt. So wird ein himmlischer Plan für die Ausrichtung im Leben des betreffenden Menschen entworfen, der ihm das Bestreben und die Orientierung verleiht, sich selbst zu erfüllen. Dieser Entwurf beinhaltet die Initiation des Lebens wie die Abberufung aus dem Leben, die Lebensspanne wie den Lebensinhalt, die Aufgabe im Leben, die, wenn sich der Mensch ihrer zunehmend bewusst wird, dann zur Herzensangelegenheit wird.

Der dem DAO entsprechende Lebensplan ist dem Menschen nicht aufgezwungen, sondern spiegelt seine jeweils individuelle Wesenheit und seine Sehnsucht nach Selbsterkenntnis und Hingabe an etwas Bedeutsames wider. Im Nieren-Mingmen ist die Lebensbestimmung ebenso angelegt wie die Kräfte und die Fähigkeiten, die benötigt werden, um den inhärenten Weisungen zu entsprechen. Zum Prozess des Erkennens und der Erfüllung der Lebensaufgabe gehört zudem die Auseinandersetzung mit der Herausforderung der inneren und äußeren Widerstände, die ebenfalls zur Selbstfindung genutzt werden können.

Die Lebensbestimmung schlummert im unteren Mingmen in vorbewusster Form. Über die einzelnen Entwicklungsabschnitte des Lebens transformiert sich das vor-himmlische Jing-Qi der Niere allmählich zum bewussten Shen des Herzens. Der göttliche Funke der Himmelssphäre entzündet das Feuer im Irdischen, das stetig an Leuchtkraft zunimmt, mehr und mehr das Bewusstsein erhellt, dem dann schließlich tiefe Einsicht in das Wirken des Himmels zuteil werden kann.

Die auf dem Weg sich ereignenden Verdunkelungen sind mit den Lebensängsten und Zweifeln assoziiert, die Mingmen-Feuer hingegen mit Selbstvertrauen, Hoffnung und Zuversicht. Zum Wiederauffinden des Weges bedarf es aller Außensinne, vor allem des klaren Sehens, um den Weg deutlich zu erkennen und das Ziel „ins Auge zu fassen".

Die innere Ausrichtung entstammt dem Mingmen der Niere, die äußere Zielerfassung nimmt ihren Ausgang aus dem Augen-Mingmen in der Pforte *yìntáng* 印堂 (EX-KH 1) (➤ Kap. 12.6). Das Leuchten in den drei Mingmen steht in gegenseitiger Wechselwirkung. Intuition und klare Einsicht stärken das Bewusstsein, und die Bewusstseinsinhalte leiten die Intuition. Intuition und Bewusstsein erhellen die Lebensbestimmung; die Lebensaufgabe führt das Bewusstsein und die Intuition zu den relevanten Inhalten.

Das Licht in den drei Mingmen strahlt nach innen wie nach außen, beleuchtet das Selbst wie das dem Selbst Gegenübertretende. Durch den Kontakt mit dem wahren Selbst wird das Herz frei von Angst. Ohne Angst vermag der Mensch sich der Führung durch Weisheit und Einsicht zu öffnen.

Das untere Mingmen befindet sich mitten zwischen der gleichnamigen Pforte *mìngmén* 命門 (Du 4) am unteren Rücken und dem Nabel am Unterbauch und liegt etwa auf Höhe des zweiten und dritten Lendenwirbels. Seitlich neben Du 4 befinden sich die Rücken-Shu-Pforten der Niere (Bl 23 *shènshù* 腎俞) und noch weiter lateral die „Stube der Willens- und Erinnerungskraft" (Bl 52 *zhìshì* 志室), die Repräsentation des Seelenaspekts der Niere. Wenn das in dieser Ebene gesammelte Jing nur zur Erfüllung irdischer Wünsche verbraucht wird, bleiben die Transformation in Bewusstsein und die Orientierung am DAO aus, so dass sich eine Blockade des unteren Mingmen aufbaut. Unter den Bedingungen dieser Blockade ist das Mingmen-Feuer nicht kräftig genug, um das Essenz-Jing zu reinigen und zu verwandeln.

Zu den Verunreinigungen des Essenz-Jing zählen Konditionierungen durch erlebte oder gesetzte Traumata, durch Übertragung negativer Überzeugungen und destruktiver Verhaltensmuster von den Eltern oder Großeltern oder anderen nahen Verwandten, die Weitergabe ungelöster Konflikte in einer Familie möglicherweise über mehrere Generationen und die Neigung zur permanenten Selbstanklage oder -infragestellung. Ist das Mingmen-Feuer der Niere konstitutionell zu schwach ausgeprägt, dann mangelt es an Selbstvertrauen, Selbstrespekt und Selbstfürsorge. Ist das Mingmen-Feuer aktiv, dann öffnet sich der Zugang zur wahren Bestimmung der Person, die dann nicht mehr von Begierden und irdischen Verstrickungen beherrscht wird.

12.6 Die Aktivierung des Mingmen in der Pforte Yintang

Gefangen in der Dunkelheit, besteht die Möglichkeit der Selbstbesinnung, wodurch Licht ins Dunkel gebracht wird. Das zweite hermetische Prinzip der Entsprechung besagt, dass Erscheinungen nicht singulär, sondern mit einem entsprechenden Gegenpol auftreten („wie oben, so unten; wie unten, so oben"). So entsteht beispielsweise durch Implosion der Supernova ein schwarzes Loch (Dunkelheit), jedoch gleichzeitig auch ein weißes Loch (Licht).

Alle Planeten in einem Sonnensystem beziehen sich auf die Sonne und umkreisen sie. Die innere Sonne des Menschen befindet sich im Herzen und wird durch das Regenten-Feuer repräsentiert. Das Herz kann sich auf die Bewusstwerdung fokussieren. Das Bewusstsein stellt das Licht dar, welches die Dinge in ihrer wahren Bedeutung erkennbar werden lässt. Um eine ausreichende Leuchtkraft zu entwickeln, muss sich das Regenten-Feuer des Herzens mit dem Minister-Feuer der Niere im Mingmen verbinden. Das obere Dantian repräsentiert den Himmel; in ihm leuchtet das Herz wie eine Sonne am Firmament. Das untere Dantian repräsentiert die Erde; in ihrem Kern birgt sie glühende Lava: das Mingmen-Feuer der Niere. Die Lava kann aus der Erde wie in einem Vulkan eruptiv aufsteigen und zum Himmel geschleudert werden.

Zur Förderung der Verbindung mit der eigenen Lebensbestimmung wird daher im ersten Schritt zunächst eine Aktivierung des Nieren-Mingmen vorgenommen. Durch geistige Fokussierung gefolgt von physischer Berührung mit leichtem Druck auf die Akupunkturpforte Du 4 wird die läuternde Kraft des Mingmen-Feuers entfacht. Die aktive Mingmen-Pforte vermag alle anderen Pforten des Dumai zu öffnen und durchgängig zu machen. So verbinden sich nicht nur Minister- und Regenten-Feuer. Vielmehr wandelt sich dieses vereinte Feuer zur durchdringenden Klarheit der erleuchteten Geist-Seele, die sich im sogenannten „dritten Auge" im Bereich der Pforte *yìntáng* 印堂 („Siegelhalle", EX-KH 1) versammelt. Die Halle der Siegel[6] ist die Versammlung der symbolischen Engramme, die charakteristisch für die chinesische Schriftsprache sind. „Siegel" wurden in der Dämonenmedizin aufgebaut und benutzt, um Amulette und Bannzeichen daraus herzustellen. Dies rekurriert auf die magische Funktion der Sprache, die Wirklichkeit zu bannen, zu besprechen und damit zu ordnen, also auf einen Weg (DAO) einzuschwören.

Ein aktives Mingmen sorgt nicht nur für die Orientierung im Leben, sondern auch für den aufrechten Gang durchs Leben. Die Aufrichtung und die Stärkung der Wirbelsäule beugen Erkrankungen wie dem Bandscheibenvorfall vor. Auf der symbolischen Ebene kann der Zusammenbruch der Bandscheibe als Einbruch der Verwirklichung des eigenen Lebensauftrags verstanden werden, als eine Diskontinuität des Lebensweges.

Das im Nieren-Mingmen aufbewahrte Jing-Qi wird bei auszehrender, von Süchten geprägter und unausgeglichener Lebensführung dezimiert. Die Pforte Du 4 sollte daher nur in besonderen Notfällen behutsam akupunktiert werden, damit durch die Nadelung keine wertvollen Feinstoffe entweichen können. Bei jungen Männern ohne ausgeprägte Nieren-Yang-Leere sollte die Region nicht gemoxt werden, da eine zu große Wärmezufuhr das Yin schädigen und so die Fruchtbarkeit verringern kann. Eine intensive und dennoch sanfte Stimulation des Mingmen ist durch die Herstellung einer geistigen Verbindung und durch Lenkung mit Hilfe der Vorstellungskraft möglich.

12.7 Das Licht der Erkenntnis

Die klare Erkenntnis, das Aufleuchten der Dinge in ihrem wahren Licht, die einleuchtende Aufklärung der tatsächlichen Verhältnisse, die Erleuchtung des Geistes, all dies wird in der chinesischen Sprache über das Zeichen *míng* 明 ausgedrückt. Das Zeichen setzt sich zusammen aus den Sinnbildern für Sonne 日 und Mond 月. Es handelt sich um die beiden intensiven Leuchtkörper am Himmel, wovon der eine am Tag und der andere in der dunklen Nacht erstrahlt. Im unteren Mingmen ist das Feuer noch eingeschlossen, latent, noch nicht freigesetzt. Es ist potenzielles Licht oder schwach dämmerndes Licht. Im Herzen, dem mittleren Dantian, erscheint das Feuer dann als Licht des Bewusstseins. Hier offenbart sich, was

[6] *yìn* 印 meint ursprünglich „etwas mit den Händen niederdrücken", im weiteren Sinne auch „einen Eindruck hinterlassen", aber auch „besiegeln", also nach Prüfung bestätigen, autorisieren; die Siegelschrift ist eine frühe Schriftform in China, bei der die ursprüngliche Natur der chinesischen Schriftzeichen als Ideogramm oder Piktogramm noch weitgehend erhalten ist; *yìn* 印 verweist also auch auf eine Prägung, auf ein Engramm und auf die Urbedeutung der Dinge, wie sie im Schriftzeichen als Sinnbild erfasst wird.

beim ersten Kontakt mit dem Tageslicht einsichtig ist. Aus dem Bewusstsein verdrängte Inhalte, Themen, denen Widerstand entgegengesetzt wird, verbleiben noch im Dunkel des Unbewussten.

Das Herz repräsentiert die am hellen Tag erstrahlende Sonne der ersten Erkenntnis. Das dritte Auge im Bereich der Yintang-Pforte repräsentiert das Licht des Mondes und damit die Fähigkeit zur intuitiven Erkenntnis und weisen Einsicht in die Dinge. Es ist der erweiterte Zustand des Bewusstseins, durch den auch sonst verborgene Dinge ans Licht gebracht werden können. Sind die intuitiv durchdringende Kraft des Augen-Mingmen und die sich mit den Emotionen verbindende Herzensenergie im mittleren Mingmen des Bewusstseins unzureichend, so verblasst die offenbarende Kraft des Bewusstseins und des erweiterten Bewusstseins, und die Aktivität des Shen fällt in den Bereich des Denkens zurück. Die intellektuelle Beschäftigung mit den Dingen ist in der Milz angesiedelt und hält dadurch die Erkenntnis zwischen dem Unbewussten oder Vorbewussten der Niere und dem Bewusstsein des Herzens fest.

Die Frage der Bewusstwerdung und der Transformation der im Nieren-Mingmen angelegten Lebensbestimmung folgt daher dem dritten hermetischen Prinzip der Schwingung („nichts ruht; alles bewegt sich; alles schwingt"). Das im unteren Dantian aufbewahrte Potenzial muss im Leben aktualisiert, entwickelt werden: als Vorstellung in der Milz, als geistig-seelisches Bewusstsein im Herzen und als auch die Dunkelheit durchdringende Ausleuchtung des Wahren Selbst im Augen-Mingmen des Yintang. Wird die klare Durchdringung der Dunkelheit im oberen Mingmen mit der leuchtenden Klarheit des Herzens im mittleren Mingmen und mit der Willenskraft der Niere im unteren Mingmen verknüpft, so transformiert sich diese Verbindung zu Weisheit im Denken, Fühlen und Handeln.

Voraussetzung für diese Entwicklung ist die Möglichkeit des freien Schwingens zwischen den drei Mingmen, durch die Drei Jiao hindurch. Die inneren Behinderungen der Schwingungen in Form etwa der unbearbeiteten inneren Unzufriedenheit begünstigen Projektionen nach außen. Wird gegen diese äußeren Widerstände angekämpft, so vergrößern sich die Widerstände innen wie außen und verfestigen sich. Umgekehrt führt die Auflösung innerer Widerstände und die Überwindung von Problemen auch zum Verschwinden der Konflikte in der Außenwelt. Dabei kann es zu einer inneren Befreiung beitragen, wenn sich in der Außenwelt einem größeren und bedeutsamen Ziel gewidmet wird. Kämpfen wir jedoch im Außen gegen Probleme an, erschaffen wir große Widerstände und festigen sie.

Die Hinwendung an das Licht geschieht durch Zentrierung, durch Herstellung einer harmonischen Beziehung mit den Gegebenheiten im Universum, durch Erzeugen von innerer Ausgeglichenheit, Zufriedenheit und Glückseligkeit. Der Einsichtige, der Erleuchtete ist unmittelbar glücklich, ohne das Glück an Bedingungen zu knüpfen.

12.8 Die Stufen der Selbstverwirklichung

Nietzsche stellte im „Zarathustra" das Gleichnis der drei Wandlungen auf. Am Anfang seines Lebens gleicht der Mensch einem fügsamen Kamel, einem Lastenträger. Er trägt noch die Beschwernis seiner Prägungen, seiner unbewussten Verwicklungen und verdrängten Konflikte mit sich herum. Wird er sich seiner Altlasten bewusst, begehrt der Mensch dagegen auf und verwandelt sich in den brüllenden Löwen. Doch auch das fauchende Raubtier steht noch im Bannkreis seines eigenen Verhängnisses: Es vermag nur zu zerstören, jedoch nichts Neues zu schaffen. Daher muss der Löwe wiederum zum unschuldigen Kind werden, das mit seinem lebensbejahenden Geist den Neubeginn ermöglicht. In der chinesischen Perspektive werden die neugierige Offenheit und selbstvergessene Glückseligkeit des Kindes mit der Weisheit des Erleuchteten verbunden.

In einem weiteren Gleichnis stellt Nietzsche dem Adler die Schlange gegenüber. In der chinesischen Mythologie repräsentiert der Drache als Fabelwesen die Verfeinerung des Selbst und die Überwindung der unentwickelten Stufen des Seins. Der Drache ist eine zur höchsten Daseinsform gereifte Schlange. Die Schlange fristet ihr Dasein auf der Erde, ohne sich von ihr lösen zu können. Die Mingmen-Feuer läutern die Schlange, so dass sie sich in den Drachen verwandelt und durch die Fähigkeit zu fliegen vom unteren Dantian bis hoch ins obere Dantian aufsteigen kann.

Der Drache symbolisiert wie der Adler den Aufstieg des Menschen aus seinem eingeschränkten Dasein und die Entwicklung der Fähigkeit des freien magischen Flugs in der Himmelssphäre. Mit dem dritten Auge des Yintang-Areals können die noch bestehenden Verstrickungen aus der Vogelperspektive identifiziert und verlassen werden.

Der Aufstieg der Schlange zum Drachen symbolisiert die Beherrschung des Raums durch Wandlung zwischen Himmel und Erde. Auch die chinesische Mythologie kennt als weiteres Fabelwesen der Himmelssphäre den Phönix, der bereits in der altägyptischen Mythologie beschrieben wird. Phönix wie Drache beherrschen das Feuer, doch der Phönix nutzt die Kraft des Feuers zur vollständigen Wiedererneuerung. Daher brennt er am Ende seines Lebensweges seinen Leib vollständig nieder, um als aus der Erde erneut zum Himmel aufsteigendes Wesen wieder aufzuerstehen. Der Phönix symbolisiert die Beherrschung der Zeit, indem er das Gewesene zum Kommenden transformiert und das Sein aus den Fesseln der Zeit befreit, indem er gegenüber der Wiederkehr des Gleichen widerstandslos wird.

Beide Wesen repräsentieren den Aufstieg des bewussten Menschen in ein königliches, himmlisches Sein. Das himmlische Yuan-Qi steigt zur Erde hinab, um sich mit dem irdischen Jing zu verbinden und ein läuterndes Feuer zu entfachen, das den erneuten Aufstieg zum *shén* 神 und schließlich zum entfalteten *shénmíng* 神明 generiert.

> Der bewusste und mit dem DAO in Einklang stehende Mensch ist frei von Sorge und Angst, ohne irdische Verstrickungen, mit der weisen Klarsicht von Drache und Adler und der Fähigkeit zur Selbsterneuerung wie der Phönix ausgestattet.

WEITERFÜHRENDE LITERATUR

Chargaff Erwin: Das Feuer des Heraklit. Klett-Cotta Verlag. Stuttgart 1979
Nietzsche Friedrich: Also sprach Zarathustra. Sämtliche Werke Bd. 4 – Kritische Studienausgabe hrsg. v. Giorgio Colli und Mazzino Montinari. De Gruyter, Berlin 1999
Tian He-Lu: Aufdeckung des geheimen Wesens des Augen-Ming-Men. 田合禄: 目命门实质揭密. 浙江中医药大学学报 2016 年 12 月 第 40 卷第 12 期

帝國水道

Die Wasserstraßen des Reichs

KAPITEL

13 Das alles-verbindende System der Leitbahnen

Die genauen Schritte in der historischen Entwicklung des Systems der Leitbahnen in Verknüpfung mit den Erkenntnissen zu den Lokalisationen und Wirkungen der Pforten der Akupunktur sind nicht geklärt. Es gibt Hinweise darauf, dass in einer frühen Phase einerseits ein vornehmlich empirisch begründetes Wissen um geeignete Orte für eine äußere Stimulation und andererseits Konzepte von röhrenförmigen Strukturen in oder auf der Körperoberfläche vorhanden waren. Die leitbahnähnlichen Formationen waren möglicherweise zunächst nur im Hinblick auf ihre topografische Distribution und mögliche therapeutische Anwendungen beschrieben.

Im *Huangdi neijing* begegnet uns quasi ohne Übergang wie aus einem historischen Nichts heraus ein höchst komplexes und differenziertes System von Versorgungs- und Verbindungskanälen mit Bezügen zur Yin- und Yang-Lehre, zur Systematik der Fünf Grundwesenheiten, zu den Theoremen der Zang-Langzeitspeicher und Fu-Zwischenlager und weiteren Kategorisierungen von natürlichen Phänomenen wie die Dreiteilung der Sphären (Himmel – Mensch – Erde) und die Einteilung der Acht Richtungen (mit Bezug zu den Acht Außergewöhnlichen Gefäßen). Diese antike Schrift propagiert eine hoch individualisierende Behandlung für die Patienten auf der Grundlage einer genauen Erfassung des Zustands von Qi und Shen.

Die grundlegenden Systematiken der Klassifikation und Regulation in der Chinesischen Medizin wurden in den vorangehenden Kapiteln erörtert. Für einen sicheren therapeutischen Umgang mit den aus der Kenntnis der Leitbahnen und Pforten erwachsenden Einwirkmöglichkeiten ist es unentbehrlich, diese Systematiken in ihrem vollen Umfang zu beherrschen, um ein zielgerichtetes Behandlungskonzept erstellen zu können.

Qi und Shen, Blut und Jing, Yin und Yang, die in den Inneren Organen ablaufenden Prozesse, alles wird über die Leitbahnen reguliert, verknüpft und in Beziehung gesetzt. Alle Krankheitszustände werden in den Leitbahnen und Pforten spezifisch widergespiegelt und können entsprechend spezifisch angegangen werden. Aufgrund des universellen Charakters dieses grundlegenden Regulationssystems kommen bereits allgemeine und gerichtete Wirkungen bei der Nadelung einer beliebigen Pforte zustande. Bestimmte Pforten können umschriebene gesundheitliche Störungen häufig besser behandeln als andere. Die Zusammenhänge zwischen den Angaben zu den über eine Leitbahn oder eine Pforte behandelbaren Erkrankungen und der tatsächlichen klinischen Wirkung gelten jedoch für verschiedene Patienten in unterschiedlichem Maße und sind nicht beliebig zu verallgemeinern.

Feinfühlige Menschen sind ohne jegliche Kenntnis der Chinesischen Medizintheorie und ohne Vorerfahrungen in der Akupunkturbehandlung in der Lage, Leitbahnverläufe zu perzipieren und genau zu beschreiben. Das Wesen der Leitbahnen ist daher eng mit inneren leiblichen Wahrnehmungen und nur sekundär und partiell mit präfomierten anatomischen Strukturen verknüpft. Der Vorwurf, dass es sich dabei um nicht beliebig reproduzierbare subjektive Beobachtungen handelt, verfängt nur dann, wenn man sich dazu entscheidet, eine künstliche Welt bar jeder Subjektivität erschaffen zu wollen. Menschliches Leiden und das Kranksein des Menschen sind jedoch ihrem Wesen nach subjektive Erscheinungen, und es würde bedeuten, das Erleben des Patienten für ungültig und irrelevant zu erklären, wenn so vorgegangen wird. Im Ergebnis steht dann eine zutieft unmenschliche, technische und technisierende Form der Behandlung, in der Patienten als zu bearbeitende Werkstücke erscheinen.

Im Sinne der im *Huangdi neijing* und *Nanjing* beschriebenen Medizin wird der erkrankte Mensch als jeweils einzigartige Problemstellung behandelt. Nur in begrenztem Maße wird sich mit Krankheiten oder Syndromen (Erkrankungsmustern) auseinandergesetzt. Bei komplizierten und langwierigen Erkrankungen sind schematisierte Behandlungsstrategien meist nicht zufriedenstellend wirksam. Der gezielte therapeutische Einsatz der Akupunkturpforten ist erst dann möglich, wenn einerseits ausreichende Klarheit über den funktionellen Zustand des Patienten besteht und andererseits der Therapeut über umfassende Kenntnisse der Regulationssysteme verfügt, mit denen er arbeitet.

Im Falle der Akupunktur ist ein genaues Studium der Leitbahnverläufe, der Verbindungen der Leitbahnen und Gefäße untereinander und der spezifischen regulativen Wirkweise der Leitbahnen und Pforten unabdingbar. Es ist erforderlich, eine durchdringende Klarheit darüber zu erlangen, welche Mechanismen und Qualitäten über welche Leitbahn und welchen Abschnitt der Leitbahn angesprochen werden können. Aus diesen Gründen wird hier eine erschöpfende Darstellung des überlieferten Wissens über die Qi-befördernden Kanäle angestrebt.

Sie als Therapeut sollten sich daher an dieser Stelle vergewissern, ob Sie die Inhalte der bisherigen Kapitel fest verinnerlicht haben, und sich dann schließlich dem Studium der Leitbahnen in der Chinesischen Medizin widmen, indem Sie jeweils die bereits erworbenen Einsichten mit den Angaben zu den energetischen Kanälen im menschlichen Leib verknüpfen.

13.1 Das energetische System des Qi-Flusses

Das lebendige System des Qi-Flusses kann nicht primär als Substanzerscheinung verstanden und daher nicht erschöpfend mit den modernen naturwissenschaftlichen Kategorien des menschlichen Verstands allein erfasst werden. Versuche, eine Vorstellung dieses Systems auf dem Hintergrund rein materieller Konstrukte zu entwickeln, müssen scheitern, da sich dieses System nicht primär an festen Strukturen stofflicher Natur orientiert.

Die Variablen dieses Systems sind vielmehr als Beschreibungen von Prozessen aufzufassen, die unserer inneren Wahrnehmung und dem leiblichen Spüren zugänglich sind. Die auf den Leitbahnen und an der Oberfläche des Leibes verteilten Qi-transportierenden Pforten ermöglichen einen Einstieg in die Phänomenologie des Qi-Flusses in den Kanälen. Die alten Meister der Chinesischen Medizin wurden in ihren Betrachtungen und Beschreibungen von ihrem Studium von Naturphänomenen inspiriert. Über Analogien insbesondere über den Lauf des Wassers auf der Erde und Erfahrungen mit Maßnahmen zur Bewässerung der Felder wurden allgemeine Prinzipien formuliert,

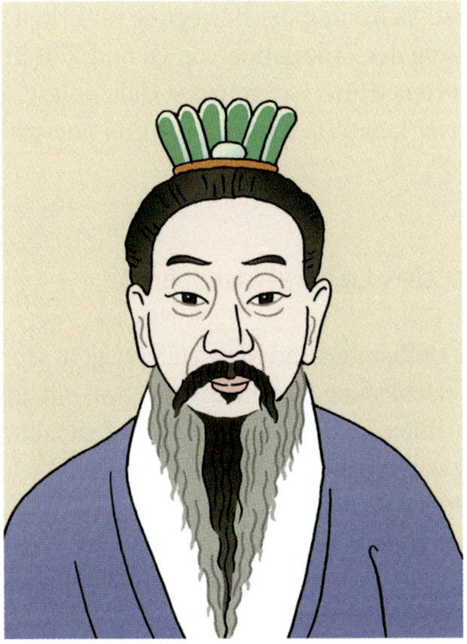

Abb. 13.1 Bildnis des Guan Zhong (gestorben 645 v. Chr.) [M297]

die in sich entsprechender Weise gleichermaßen im Mikrokosmos Mensch wie im Makrokosmos natürliche Umwelt gültig sind.

Wasser ist das Blut und das Qi der Erde; es ist wie das durch die Sehnen und Gefäße Hindurchströmende.

Chūnqiū • Guǎn Zhòng (➤ Abb. 13.1) • Guǎnzǐ • Shuǐdì
Frühlings- und Herbstperiode • Guan Zhong • Meister Guan • Wasser und Boden
春秋 • 管仲 • 管子 • 水地

In der chinesischen Sprache wird das Regulieren von Angelegenheiten, das Regieren eines Staates, das Erteilen einer Lektion, das Sanktionieren einer Übertretung und das Behandeln von Erkrankungen über dasselbe Schriftzeichen *zhi* 治 ausgedrückt. Es bedeutet ursprünglich auch das Beherrschen der Ströme, der Wasserläufe und der von ihnen hervorgerufenen Überschwemmungen, wenn sie über die Ufer treten. Die legendären Urkaiser bewiesen ihre Fähigkeit, das Mandat des Himmels auszuüben, durch das Vermögen, den Fluten Einhalt zu gebieten (➤ Abb. 13.2).

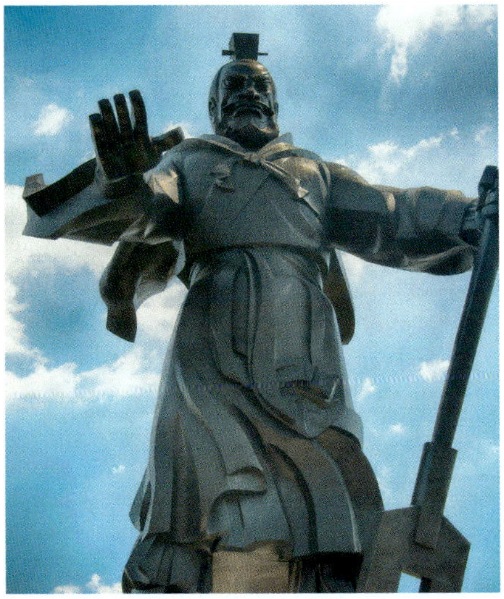

Abb. 13.2 Der Große Yu dirigiert das Wasser (大禹治水) [J810-035]

Im menschlichen Leib bilden die Akupunkturpforten die Ansatzpunkte, an denen die Hebel der Regulation angesetzt werden können. Dabei erschließen die energetischen Pforten der Leitbahnen nicht nur den Zugang zur Verteilung des Qi an der Oberfläche, sondern stellen über die abzweigenden Äste der Leitbahnen, die Netzgefäße und inneren Verläufe eine Verbindung zu allen Prozessen im Inneren des Organismus dar. Physiologische Vorgänge können so unterstützt und pathologischen Abläufen kann auf diese Weise Einhalt geboten werden.

Die Altchinesische Medizin verfügt über äußerst differenzierte Einsichten in die im Lebendigen stattfindenden Prozesse. Durch tiefe Versenkung in das Erspüren der leiblichen Matrix von Regulationen physiologischer und pathologischer Lebensvorgänge gelang es den alten Meistern über lange Zeit der klinischen Beobachtung, diese verborgenen Einsichten freizulegen und die zugrundeliegenden Prinzipien zu formulieren, die ein einzigartiges, tiefes Verständnis für die energetische oder funktionelle Struktur des menschlichen Leibes in seinen körperlichen, geistigen und seelischen Dimensionen ermöglichen. Die Erfahrungen der Meister führten zu einer detaillierten Beschreibung der Verteilung von Lebenskraft durch komplexe Netzwerke, die auch Qi-transportierende Kanäle oder energetisch-funktionelle Leitbahnen und Netzgefäße genannt werden.

In Analogie zum Transport der Lebensenergie über kanalisierende Bahnen des Leibes findet sich in der Kernaussage des Daoismus die Aufgabe, seine gesamte Existenz auf einer Lebensbahn zu bewegen, die einer der Natur innewohnenden Ordnung gewidmet ist. Diese Ordnung wird, wie in ➤ Kap. 4 bereits ausgeführt, DAO oder der WEG genannt. Leben ereignet sich auf Umlaufbahnen und ist Freisetzung, Bahnung und Klärung von Lebenskraft.

Der kostbare Schatz dieser Überlieferung ist als Erbe in unsere Heilpraxis zu integrieren. Die tiefe Einsicht über nicht der unmittelbaren Darstellbarkeit zugängliche Lebensprozesse sollte unser medizinisches Denken und Handeln prägen und leiten und mit der Kenntnis materieller Fakten zu einem Ganzen verknüpft werden. Die Dominanz einer eingeschränkt dinglichen Sichtweise unter Verdrängung der komplementären Perspektive führt zu einer wesentlichen Verzerrung und schließlich zu folgenschweren Fehleinschätzungen und damit zu Behandlungsfehlern.

Aus diesem Grund rufen die Autoren den Leser dringlich dazu auf, noch fortbestehende kollektive materialistische und kartesianische medizinische Überzeugungen für eine unverzichtbare Komplementierung zu öffnen, die dazu verhilft, zu einer erweiterten Wahrnehmung und Benennung von Prozessen im Bereich von Gesundheit und Krankheit zu gelangen. Die der Chinesischen Medizin entstammenden Kanalsysteme und die mit ihnen assoziierten Phänomene können nicht unmittelbar mit den etablierten Verfahren der Medizin erfasst und erklärt werden. Vielmehr sollte der Leser anstreben, in der Dinglichkeit einerseits und dem Energetisch-Funktionellen andererseits verankerte Konzepte der Diagnose und Therapie in sich gegenseitig ergänzender Weise ihren natürlichen Platz in einer integrativ arbeitenden modernen Medizin einnehmen zu lassen. So ist es möglich, therapeutische Kompetenzen dort zu entwickeln, wo sie zuvor fehlten oder inadäquat genutzt wurden.

Die Qi-transportierenden Kanäle jīngluò 經絡

Die Kanäle der Akupunktur bilden nicht nur untereinander ein eng verwobenes Netzwerk, sondern stehen genauso in Beziehung zu anatomischen Strukturen und physiologischen Systemen der modernen Medizin. So beschrieben die Leitbahnen und Netzgefäße der Akupunktur in zusammenfassender, integrierender Form die funktionellen Aktivitäten von Blut- und Lymphgefäßen, des neuronalen Systems und des myofaszialen Bewegungssystems.

Diese Akupunkturkanäle üben durch Impulsfortleitung eine dirigierende Funktion im Organismus aus, sind also Fortpflanzungswege energetischer Wellen, die sich materieller Strukturen bedienen, aber selbst keine dingliche Form besitzen. Es handelt sich nicht um starre Gebilde, die das Qi hin und her transportieren. Aufgrund der Wellennatur des Qi können wir die transportierenden Systeme etwa mit den Saiten eines Streichinstruments vergleichen, die je nach Spannung und Dicke einen anderen Resonanzraum eröffnen.

Diese Resonanzräume finden sich ubiquitär im Leib, an der Oberfläche wie in der Tiefe der Zang- und Fu-Organe. Alle Regungen auf der mentalen, physischen oder spirituellen Ebene spiegeln sich im funktionell-energetischen System wider. Innere Regungen antworten auf äußere Einflüsse. Alle Arten von äußeren oder inneren Vibrationen werden entlang in Resonanz stehender Bahnen fortgeleitet oder in die Umgebung weitergegeben.

Die chinesischen Bezeichnungen für das Kanalsystem deuten auf den Kettfaden eines Gewebes *jīng* 經 und die vielfältigen Anknüpfungen und Überleitungen in einem Netzwerk *luò* 絡. Die primären Kanäle oder Hauptleitbahnen weisen Strecken eines oberflächlichen Verlaufs am Rumpf und an den Extremitäten von proximal nach distal oder von distal nach proximal beziehungsweise von cranial nach caudal oder von caudal nach cranial auf. In diesem äußeren Verlauf befinden sich Öffnungen der Kanäle in Form von Akupunkturpforten, die eine Anregung der Qi-leitenden Systeme durch Nadeln, Druck oder Wärme ermöglichen.

Über den inneren Verlauf der Kanäle werden der Transport und die Verteilung der Lebenskraft Qi auf die Inneren Organe gewährleistet. Pathologische Prozesse behindern Transport und Verteilung des Qi entlang der Kanäle und in den Inneren Organen.

Auf den zwölf Hauptleitbahnen *shíèr zhèngjīng* 十二正經 als den primären Kanälen fließen die postnatale Lebensenergie Qi und das Blut. Aus daoistischer Sicht wird damit der persönliche spirituelle Pfad (der Weg des Einklangs mit dem DAO) als Entwicklungsmöglichkeit im Leben repräsentiert.

Die Leitbahnkonstellationen vermitteln die drei Grundsicherungen des menschlichen Lebens.

- Erste Einheit: Sicherung des Überlebens durch Gewährleistung der Zirkulation von Qi und Blut in den Funktionskreisen von Lunge → Dickdarm → Magen → Milz.
- Zweite Einheit: Sicherung der Kontinuität des Lebens durch Gewährleistung der Zirkulation von Qi und Blut in den Funktionskreisen von Herz → Dünndarm → Blase → Niere.
- Dritte Einheit: Sicherung der Bewegung im Leben durch Gewährleistung der Zirkulation von Qi und Blut in den Funktionskreisen Herz-Hüter → Sanjiao → Gallenblase → Leber.

Diese drei Basiszirkulationen bilden die drei energetischen Schichten des Lebens.

Der Aufbau des Leitbahnsystems

Das System der Leitbahnen und Netzgefäße zeigt in seiner historischen Entwicklung verschiedene Varianten, so etwa mit und ohne Herz-Leitbahn, Herz-Hüter-Leitbahn oder Sanjiao-Leitbahn, also auch mit zehn, elf oder zwölf hauptsächlichen Leitbahnen. Die folgenden Kurzdarstellungen der Leitbahnen stimmen mit den aktuellen, in der Volksrepublik China verbreiteten Konventionen überein. Zusätzlich werden die Angaben in einem Grundlagenwerk der Qing-Dynastie zur Verfügung gestellt (Yue Hanzhen: „Erläuterung der Leitbahnen und Pforten").

Zwölf Hauptleitbahnen

Einen Überblick über die zwölf Hauptleitbahnen gibt ➤ Tab. 13.1.

Die Namensgebung für die jeweilige Qualifikation der Leitbahn bezieht sich auf das Spiel von Licht und Schatten auf der Oberfläche des Leibes, wobei – entsprechend der Bildbedeutung der Schriftzeichen – Yin mit dem Schatten und Yang mit dem Licht assoziiert ist[1]. Yin-Leitbahnen verlaufen an den Innenseiten der Extremitäten und ventral am Rumpf; Yang-Leitbahnen verlaufen an den Außenseiten der Extremitäten und – mit Ausnahme der Magen-Leitbahn – lateral oder dorsal am Rumpf. Yin-Leitbahnen verlaufen vornehmlich im Schatten, also dort, wo die Pigmentierung der Haut schwächer ausgeprägt ist. Yang-Leitbahnen verlaufen vornehmlich im sonnenbestrahlten Bereich, also dort, wo die Pigmentierung der Haut stärker ausgeprägt ist. Die Oberfläche des Leibes, die Haut, ist also in ein „Licht-" und ein „Schattenreich" unterteilt, wobei der Kopf und der

Tab. 13.1 Die zwölf Hauptleitbahnen

Orientierung	Qualifikation	Organ	
Hand	Taiyin	Lungen	Leitbahn
Hand	Yangming	Dickdarm	Leitbahn
Fuß	Yangming	Magen	Leitbahn
Fuß	Taiyin	Milz	Leitbahn
Hand	Shaoyin	Herz	Leitbahn
Hand	Taiyang	Dünndarm	Leitbahn
Fuß	Taiyang	Blasen	Leitbahn
Fuß	Shaoyin	Nieren	Leitbahn
Hand	Jueyin	Herz-Hüter	Leitbahn
Hand	Shaoyang	Sanjiao	Leitbahn
Fuß	Shaoyang	Gallenblasen	Leitbahn
Fuß	Jueyin	Leber	Leitbahn

[1] *yīn* 陰 ist ein Ideogramm für die Schattenseite eines Hügels 阜 (阝), wobei das Schriftzeichen das Partikel 云 für die abdunkelnde Wolke enthält; *yáng* 陽 ist ein Ideogramm für die sonnenbeschienene Seite eines Hügels, wobei das Partikel 昜 die Strahlen der Sonne 日 symbolisiert (➤ Kap. 7).

Hals vollständig unter dem Einfluss des Lichts stehen. Das „Licht-“ und das „Schattenreich“ wiederum sind jeweils in drei Fürstentümer aufgeteilt: das Groß-Yin- (Taiyin), das Klein-Yin- (Shaoyin) und das Zwischen-Yin-Reich (Jueyin); das Groß-Yang- (Taiyang), das Klein-Yang- (Shaoyang) und das Leuchtende Yang-Reich (Yangming).

- **tàiyīn 太陰 „größtes Yin“:** wird ein Körper von hinten von der Sonne angestrahlt, so entsteht eine Kontrastanhebung zwischen dem Körper und dem Licht in der Form, dass der Körper deutlich dunkler erscheint und einen Strahlenkranz, eine sogenannte Corona aufweist; von vorne betrachtet besteht hier im Inneren der Silhouette die größte Dunkelheit, der stärkste Schatten.
- **yángmíng 陽明 „überstrahlendes Yang“:** der oben beschriebene Effekt der Corona wird als leuchtende Helle beschrieben; von vorne betrachtet erscheint der menschliche Leib außen von einem überstrahlenden Kranz umgeben.
- **shàoyīn 少陰 „kleinstes Yin“:** betrachtet man den von einer Lichtquelle angestrahlten menschlichen Leib von hinten, dann ist dort der Schatten am geringsten ausgeprägt, da durch die direkte Lichteinstrahlung auch viel Streulicht in den Schattenbereich fällt, so dass hier die kleinste Dunkelheit herrscht.
- **tàiyáng 太陽 „größtes Yang“:** der von hinten betrachtete Leib wird von einer hinter ihm befindlichen Lichtquelle voll ausgeleuchtet, so dass hier der geringste Schatten (s. o.) und das stärkste Licht bestehen.
- **juéyīn 厥陰 „umbrechendes Yin“:** an den Innenseiten der Extremitäten bricht der Schatten in einem mittleren Bereich zwischen seiner größten Ausprägung an der Vorder-Innenseite zur schwächsten Ausprägung an der Hinter-Innenseite um.
- **shàoyáng 少陽 „kleinstes Yang“:** an den Außenseiten der Extremitäten sieht man von vorne die leuchtende Corona und von hinten die stärkste Ausleuchtung, den kräftigsten Einfall der Sonnenstrahlen, während an der Seite die Sonnenstrahlen den Leib nur streifen, so dass hier die schwächste Sonneneinstrahlung besteht (➤ Abb. 13.3).

Acht Außergewöhnliche Gefäße

Die zwölf organbezogenen Hauptleitbahnen werden durch acht Gefäße ohne Organbezug ergänzt (siehe auch ➤ Kap. 15):

- Dumai (lenkendes Gefäß)
- Renmai (beauftragtes Gefäß)
- Chongmai (sich ergießendes Gefäß)
- Daimai (Gürtelgefäß)
- Yinqiaomai/Yangqiaomai (Yin-Schreit-Gefäß/Yang-Schreit-Gefäß)
- Yinweimai/Yangweimai (Yin-Bündelriemen-Gefäß/Yang-Bündelriemen-Gefäß)

Zwölf Leitbahnzweige

Jede der zwölf Hauptleitbahnen verfügt über Abzweigungen, die für eine stärkere Vernetzung der einzelnen Leitbahnen miteinander, für einen Ausgleich zwischen den einzelnen Leitbahnen und eine zusätzliche Verknüpfung mit den Organen sorgen:

- Verstärkung der Oberfläche-Innen-Beziehung über die Organe
- Verstärkung der regulierenden Wirkung der Extremitäten auf den Rumpf
- Verstärkung der regulierenden Wirkung der Extremitäten auf den Kopf
- Vergrößerung des Wirkbereichs der Hauptleitbahnen
- Verstärkung der Beziehung der drei Yin- und der drei Yang-Leitbahnen des Fußes zum Herzen

Netzgefäße (zwölf Hauptleitbahnen, Dumai, Renmai, Großes Netzgefäß der Milz)

Die von den Hauptleitbahnen und großen Gefäßen ausgesandten Netzgefäße kreieren ein gesamtes Netzwerk der ausgeglichenen Versorgung des Leibes mit Qi und Blut und der Aufnahme pathologischer Konstellationen von Qi und Blut (➤ Kap. 13.3):

- Verstärkung der Oberfläche-Innen-Beziehung zwischen den Leitbahnen

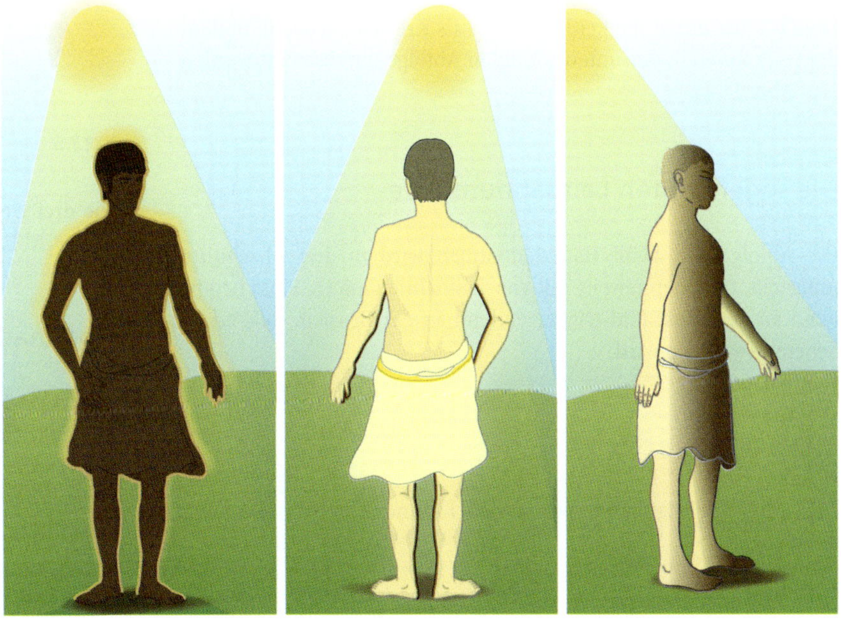

Abb. 13.3 Die Leitbahntypen als Widerspiegelung der dreistufigen Unterteilung von Yin und Yang im Sinne des Spiels von Licht und Schatten auf der Oberfläche des menschlichen Leibes [L138]

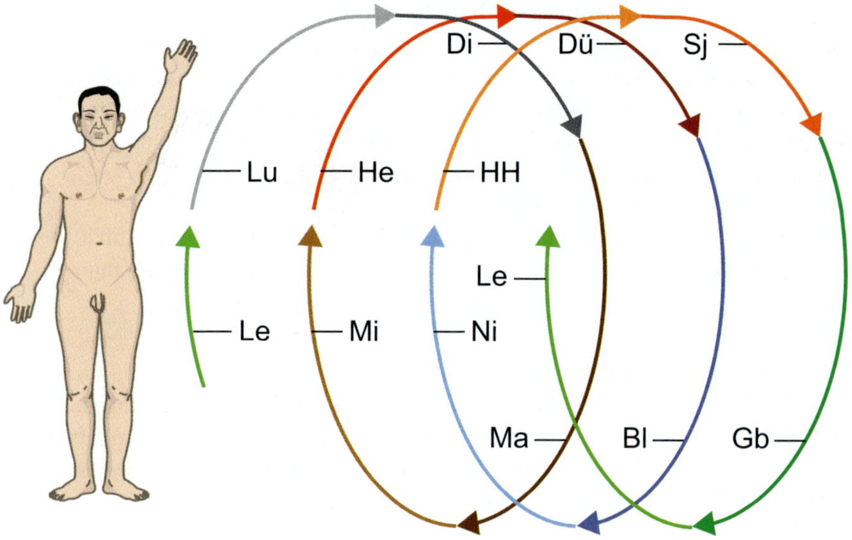

Abb. 13.4 Qi-Fluss durch die Leitbahnen [L138]

- Verstärkung der Beziehung zwischen den Umläufen
- Verteilung von Qi und Blut in allen Regionen des Leibes

Zwölf sehnige Leitbahnen

Die steuernden Hauptleitbahnen weisen jeweils eine gesonderte Manifestation im Bewegungssystem auf, die als sehnige Leitbahn bezeichnet wird (> Kap. 13.4). Ihre Funktion besteht in der Steuerung der Bewegung der Gelenke.

Zwölf Hautbezirke

Den Hauptleitbahnen wird jeweils ein eigener, von der Leitbahn versorgter Hautbezirk zugeordnet (> Kap. 13.5). Ihre Pathologie besteht in

- Gefühlsstörungen,
- Hauterkrankungen und
- Mitbeteiligung der Haut bei Leitbahn- und Organ-Störungen.

Der Qi-Fluss durch die Leitbahnen ist als Kreislauf gedacht, in dem die Leitbahnen in der unten gezeigten Abfolge durchströmt werden (> Abb. 13.4).

Die sogenannten Leitbahnumläufe

Die Abfolge der zwölf Hauptleitbahnen wird in drei Abschnitte unterteilt, in denen jeweils mit vier Leitbahnen ein Qi-Fluss beginnend an der Brust und wieder endend an der Brust in folgendem Schema vollzogen wird:

- Brust → Hand
- Hand → Kopf
- Kopf → Fuß
- Fuß → Brust

Die Abfolge der Leitbahntypen ist dabei immer Yin → Yang → Yang → Yin.

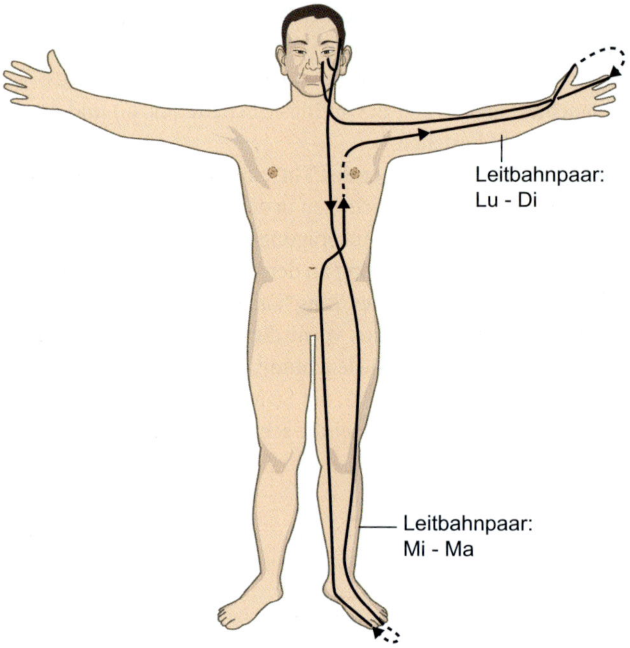

Abb. 13.5 Der 1. Leitbahn-Umlauf [L138]

Die drei Umläufe sind auf den folgenden Seiten bildlich dargestellt (> Abb. 13.5, > Abb. 13.6, > Abb. 13.7).

Leitbahnachsen

Die aufeinanderfolgenden, gleichnamigen Yang-Leitbahnen in den Umläufen werden auch als „Leitbahnachsen" aufgefasst (> Abb. 13.8).

- Die vordere Achse heißt Yangming.
- Die mittlere oder seitliche Achse heißt Shaoyang.
- Die hintere Achse heißt Taiyang.

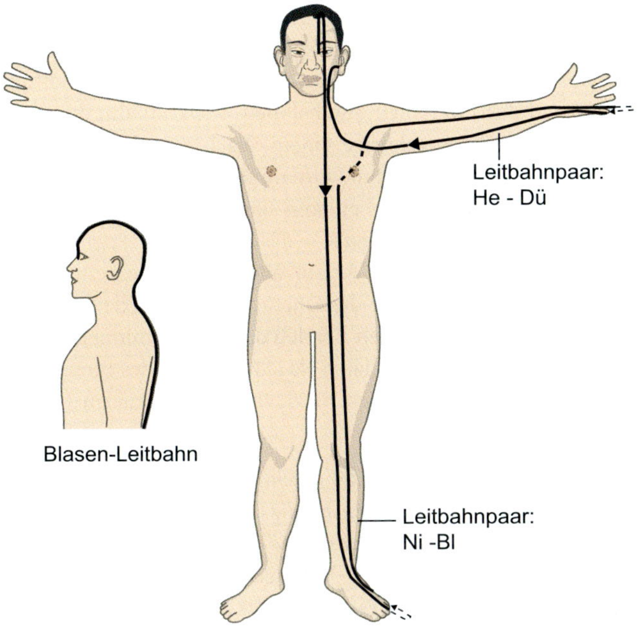

Abb. 13.6 Der 2. Leitbahn-Umlauf [L138]

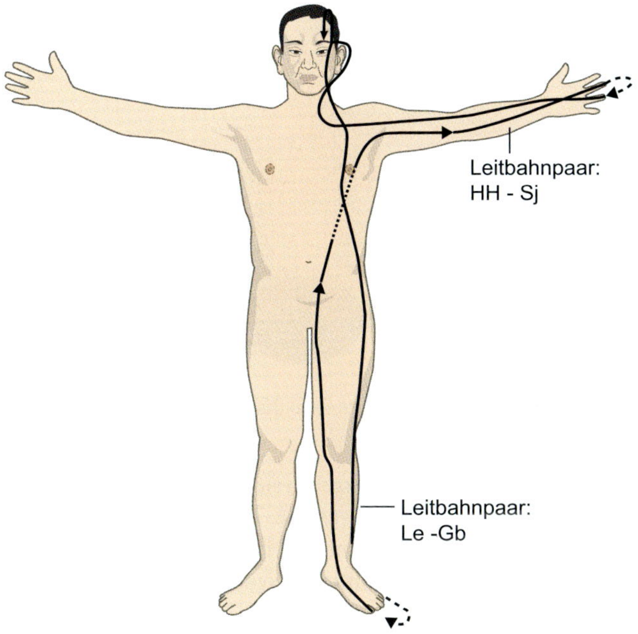

Abb. 13.7 Der 3. Leitbahn-Umlauf [L138]

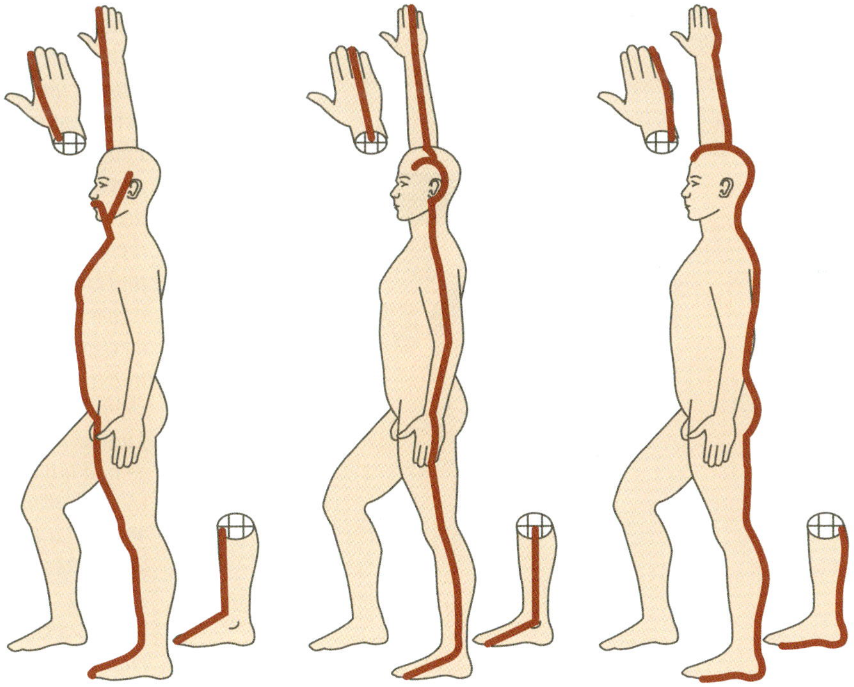

Abb. 13.8 Die gleichnamigen Yang-Leitbahnen als Achsen [L138]

Leitbahnpaare

An den Extremitäten in gleicher Orientierung verlaufende Leitbahnen werden als sich ergänzende Paare mit jeweils einer Yin- und einer Yang-Leitbahn aufgefasst.

An der oberen Extremität ergeben sich die folgenden Paarungen (➤ Tab. 13.2, ➤ Abb. 13.9):

Tab. 13.2 Leitbahnpaare der oberen Extremität

	Yin-Leitbahn	Yang-Leitbahn
Vorderer Umlauf	Lunge	Dickdarm
Seitlicher Umlauf	Herz-Hüter	Sanjiao
Hinterer Umlauf	Herz	Dünndarm

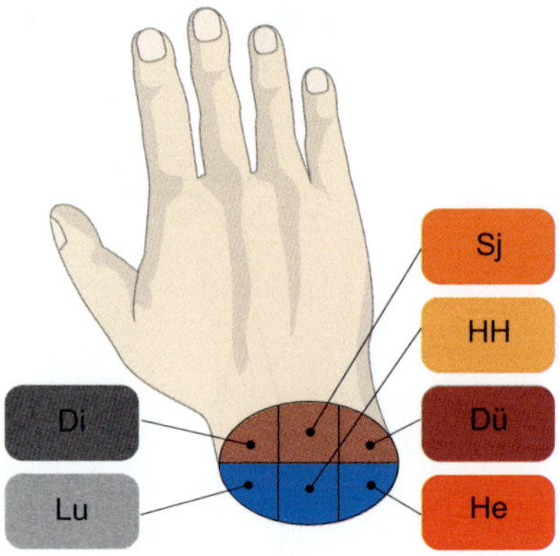

Abb. 13.9 Leitbahnpaare obere Extremität (Hand-Leitbahnen) [L138]

An der unteren Extremität ergeben sich analog die folgenden Paarungen (➤ Tab. 13.3, ➤ Abb. 13.10):

Die den Leitbahnen zugeordneten Organe der unteren Extremität haben dabei größtenteils unmittelbar synergistische Funktionen.

Tab. 13.3 Leitbahnpaare der unteren Extremität

	Yin-Leitbahn	Yang-Leitbahn
Vorderer Umlauf	Milz	Magen
Seitlicher Umlauf	Leber	Gallenblase
Hinterer Umlauf	Niere	Blase

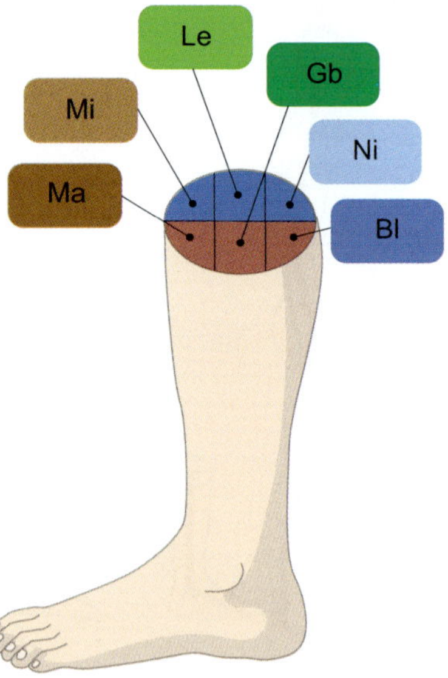

Abb. 13.10 Leitbahnpaare untere Extremität (Fuß-Leitbahnen) [L138]

13.2 Die zwölf Hauptleitbahnen 十二正經

13.2.1 Verlauf der Lungen-Leitbahn (Hand-Taiyin-Lungen-Leitbahn)

Synonym: Lungen-Meridian

Im oberflächlichen Verlauf der Lungen-Leitbahn liegen elf Akupunkturpforten (➤ Abb. 13.11).

Der innere Verlauf beginnt im Mittleren Jiao und bewegt sich zunächst nach caudal, um Kontakt mit dem Dickdarm aufzunehmen. Auf dem Weg zurück wird zunächst die obere Magenöffnung passiert und das Zwerchfell durchstoßen. Die Leitbahn durchzieht die Lunge, das ihr zugehörige Organ. Nach dem Verlauf entlang der Luftröhre und der Kontaktaufnahme mit dem Kehlkopf- und Rachenbereich verlässt die Leitbahn unterhalb des Schlüsselbeins den Brustkorb an der Pforte Lu 1.

In ihrem oberflächlichen Verlauf überstreicht die Leitbahn den vorderen Teil der Innenseite des Oberarms bis zur Ellenbeuge und zieht weiter über den radialen Bereich der Unterarminnenseite und des Daumenballens zum radialen Nagelfalzwinkel des Daumens.

Von der Pforte Lu 7 zweigen Netzgefäße zur Dickdarm-Leitbahn und zum Zeigefinger ab.

Silianzi[2] sprach: Die Lunge ist der prächtige Baldachin der Fünf Zang-Langzeitspeicher. Sie ist zuständig für die Speicherung der klaren Po-Seele. Ihre Leitbahn ist das Hand-Taiyin, die wenig Blut und viel Qi führt. Sie entspringt dem Mittleren Jiao, nach unten knüpft sie an den Dickdarm an, da die Lunge und der Dickdarm als Oberfläche und Inneres gelten, daher wird an ihn angeknüpft. Nun, nach der Anknüpfung an den Dickdarm kehrt sie zurück und bewegt sich an der oberen Öffnung des Magens entlang nach oberhalb des Zwerchfells und wird der Lunge zugehörig. Dann vom als Kehle dienenden System oberhalb der Lunge ausgehend tritt sie horizontal davon verlaufend unterhalb der Schultern und oberhalb der Flanken unterhalb der Achsel aus. Dann in der vierten Reihe der Region der Brust: die Pforte zhōngfǔ 中府 *(Lu 1) und die Pforte yúnmén* 雲門 *(Lu 2), gegenüber der Achsel unter dem Arm an der Innenseite des Oberarms, über die Pforten tiānfǔ* 天府 *(Lu 3) und xiábái* 俠白 *(Lu 4) dieser Leitbahn, vor den beiden Leitbahnen des Hand-Shaoyin-Herz und Hand-Jueyin-Herz-Hüters, nach unten in die Mitte des Ellenbogens eintretend und die Pforte chǐzé* 尺澤 *(Lu 5) dieser Leitbahn erreichend. Dann von der Mitte des Ellenbogens nach unten an der Innenseite des Unterarms entlang an der Unterkante des oberen Knochens über die Pforte kǒngzuì* 孔最 *(Lu 6) dieser Leitbahn und die Luo-Vernetzungs-Pforte lìequē* 列缺 *(Lu 7) zum jīngqú* 經渠 *(Lu 8) und tàiyuān* 太淵 *(Lu 9) im Bereich der Cunkou-(Öffnung)[3] eintretend, oberhalb des yújì* 魚際 *(Lu 10), dann entlang der Pforte yújì* 魚際 *(Lu 10) dieser Leitbahn, und am Ende des Daumens austretend, wo die Pforte shàoshāng* 少商 *(Lu 11) dieser Leitbahn erreicht wird und (die Leitbahn) stoppt. Ihr Zweig nimmt wieder von der Pforte lìequē* 列缺 *(Lu 7) dieser Leitbahn seinen Ausgang und kreuzt mit der Hand-Yangming-Dickdarm-Leitbahn, von hégǔ* 合谷 *(Di 4), sānjiān* 三間 *(Di 3), èrjiān* 二間 *(Di 2) bis zur Pforte shāngyáng* 商陽 *(Di 1), dann wieder von shāngyáng* 商陽 *(Di 1) sich nach oben bewegend. Der Abfolge der Pforten dieser Leitbahn gemäß beginnt sie mit zhōngfǔ* 中府 *(Lu 1) und yúnmén* 雲門 *(Lu 2) und tritt dann in die Innenkante des Oberarms ein, so dass es so erscheint, dass sich mit den sechs Leitbahnen des Fußes kein gemeinsames Zusammentreffen ergibt. Nun entspringt (die Leitbahn) dem Mittleren Jiao, verbindet sich nach unten mit dem Dickdarm, umrundet die Magen-Öffnung,*

[2] Sīliánzǐ 思蓮子 („denkender Lotossamen"): Beiname des Autors Yue Hanzhen.

[3] *cùnkǒu* 寸口: die cun-große Öffnung; der Radialispuls.

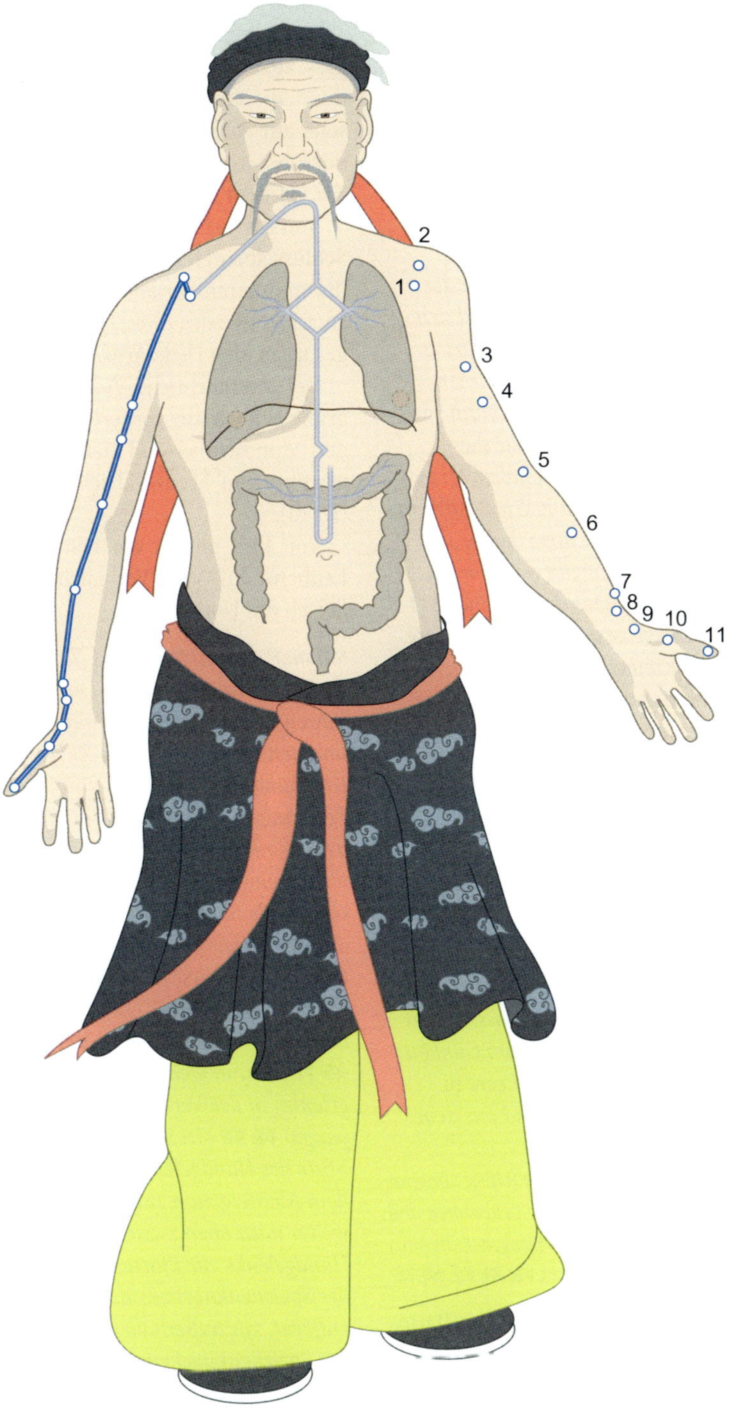

Abb. 13.11 Hand-Taiyin-Lungen-Leitbahn. In den Abbildungen der zwölf Hauptleitbahnen ist das Kleid jeweils in der Farbe der zugehörigen Grundwesenheit gehalten und mit passenden Ornamenten versehen. Der Gürtel trägt die korrespondierende Farbe der bezwingenden und das Innenfutter die korrespondierende Farbe der hervorbringenden Grundwesenheit. [L138]

um dann mit den beiden Yangming(-Leitbahnen) in engen Kontakt zu treten. Wird (die Leitbahn) angerührt, so erkrankt die Lunge und entwickelt ein Spannungs- und Völlegefühl, wie angeschwollen tritt ein keuchender Atem und Husten auf, und Schmerzen inmitten der Schlüsselbeingrube[4]*. Der Leitfaden besagt: Was das Spannungsgefühl der Lunge anbetrifft, so ist die Leere mit Völlegefühl und keuchendem Husten eben diese Krankheit. In schlimmen (Fällen) werden beide Hände überkreuzt (auf die Brust gelegt) und man sieht undeutlich. Dies gilt als Zusammenbruch-Gegenläufigkeit*[5] *der Arme. Das alles bedeckende Lungen-Qi verlässt an der Pforte zhōngfǔ* 中府 *(Lu 1) den Achselbereich, verläuft entlang des Oberarms nach unten zum Ellenbogen und tritt schließlich in die Hand ein. Die oben genannten Krankheiten gehören zu denjenigen, die der Leitbahn direkt zugeordnet sind. Es führt zu Husten, zu sich nach oben bewegendem Qi, zu Keuchen, zu Durst, zu Verdrossenheit, zu Völlegefühl in der Brust. Da die Lungen-Leitbahn durch das Zwerchfell zieht und sich in der Brust verteilt, gibt es alle diese Erkrankungen. Auch führt es zu Schmerzen an der Vorderseite des Oberarms, zum Zusammenbruch, Hitze inmitten der Handfläche. Da die Lungen-Leitbahn vor dem Shaoyin und dem Herz-Hüter verläuft, gibt es alle diese Erkrankungen. Auch führt es bei einem Überschuss an üblem Qi zu Schmerzen an Schulter und Rücken, zum Angang von Wind-Kälte in den Netzgefäßen, so dass die überkreuzten Hände auf Schulter und Oberarm gelegt werden. Alle diese Erkrankungen gibt es daher. Es führt zu Schweißaustritt und Wind-Schlag*[6]*, zu häufiger kleiner Notdurft und zu Gähnattacken, denn die Lunge ist die Mutter der Niere, und da die Erkrankung der Mutter das Kind erreicht, gibt es alle diese Erkrankungen. Auch führt es bei unzureichendem Aufrechten Qi zu Kälte-Schmerzen an Schulter und Oberarm. Da die Netzbahnen zum Hand-Yangming ziehen, gibt es alle diese Erkrankungen. Es führt zu Kurzatmigkeit, so dass es nicht zum Einatmen reicht, denn die Lunge regiert das Qi. Wenn es nicht ausreicht, ist das Qi schwach, und es gibt Erkrankungen. Es führt zur Änderung der Färbung des Urins, was bedeutet, dass die Erkrankung der Mutter das Kind erreicht. Wie weiß man, dass es sich um (einen Zustand von) Üppigkeit handelt? Falls der Puls am Cunkou die dreifache (Stärke) des Renying*[7] *und einen hitzigen (Charakter) aufweist, so herrscht Fülle in der Lunge, und aus der Lungen-Leitbahn muss (man etwas) entweichen lassen, und das Hand-Yangming muss man auffüllen. Falls der Puls am Cunkou dreifach (schwächer) als der des Renying ist, so herrscht Leere in der Lunge, und man muss das Hand-Taiyin auffüllen und aus dem Hand-Yangming (etwas) entweichen lassen.*

Qīng • Yuè Hánzhēn • Jīngxué jiě • Shǒu tàiyīn fèijīng zǒnglùn (Qing-Dynastie • Yue Hanzhen [1602–1693] • Erläuterung der Leitbahnen und Pforten • Zusammenfassende Erörterung der Hand-Taiyin-Lungen-Leitbahn)
清・岳含珍・經穴解・手太陰肺經總論

Hinweise zur Behandlung von häufigen Erkrankungskonstellationen der Lunge und der Lungen-Leitbahn finden sich in ➤ Kap. 21.3.1.

[4] *quēpén* 缺盆: mangelhafte Schale; die obere Schlüsselbeingrube hat die Form einer unvollständigen Schale.
[5] *juénì* 厥逆: Kollaps mit kalten Gliedmaßen.
[6] *zhòngfēng* 中風: Schlaganfall.
[7] *rényíng* 人迎: Bezeichnung für die Pforte Ma 9 und für den Carotispuls.

13.2.2 Verlauf der Dickdarm-Leitbahn (Hand-Yangming-Dickdarm-Leitbahn)

Synonym: Dickdarm-Meridian
Im oberflächlichen Verlauf der Dickdarm-Leitbahn liegen 20 Akupunkturpforten (➤ Abb. 13.12).

Die Leitbahn beginnt am radialen Nagelfalzwinkel des Zeigefingers, zieht an der Radialseite des zweiten Strahls der Hand entlang, durch die Tabatière und über den vorderen Teil der Unterarmaußenseite zur Außenseite des Ellenbogens. Über den vorderen Bereich der Oberarmaußenseite wird die Schulterhöhe erreicht, von wo ein Ast vor dem Acromion zum siebten Halswirbel (Du 14) zieht.

Von der Schulterhöhe aus verläuft die Leitbahn durch die obere Schlüsselbeingrube und tritt zunächst in den Brustkorb ein, um in ihrem inneren Verlauf Kontakt zur Lunge aufzunehmen. Nach dem Durchstoßen des Zwerchfells erreicht die Leitbahn das ihr zugehörige Organ, den Dickdarm.

Der oberflächliche Verlauf führt von der oberen Schlüsselbeingrube seitlich am vorderen Hals entlang über das Kinn, umrundet den Mundwinkel und zieht oberhalb der Oberlippe die Mittellinie im Philtrum kreuzend jeweils zur Nasolabialfalte der Gegenseite (Di 20).

Von hier nimmt die Leitbahn Kontakt mit Ästen der Magen-Leitbahn auf. Vom Verlauf über das Kinn ziehen Äste zum Zahnfleisch des Unterkiefers.

Silianzi[8] *sprach: Die Hand-Yangming-Dickdarm-Leitbahn gilt mit der Hand-Taiyin-Lungen-Leitbahn als Oberfläche und Inneres; sie führen allesamt viel Blut und Qi. Es gibt die Dickdarm-Leitbahn und den Dickdarm als Fu-Zwischenlager. Seine Leitbahn nimmt die Kreuzung mit dem Hand-Taiyin auf, dann beginnt sie am Ende des Zeigefingers und verläuft entlang der Innenseite dieses Fingers. Aus dem Winkel am Nagelfalz tritt die Pforte shāngyáng* 商陽 *(Di 1) wie an einem Lauchblatt aus. Dann diesen Finger entlang vor dem Grundgelenk dieses Fingers, in der Vertiefung an der Innenseite: die Pforte èrjiān* 二間 *(Di 2), nach oben verlaufend hinter dem Grundgelenk dieses Fingers, in der Vertiefung an der Innenseite: die Pforte sānjiān* 三間 *(Di 3). Dann nach oben zur in der Gabelung der Knochen von Daumen und Zeigefinger gelegenen Pforte hégǔ* 合谷 *(Di 4) und weiter nach oben zur Oberseite der Mitte des Handgelenks, in der Vertiefung zwischen den beiden Sehnen: die Pforte yángxī* 陽谿 *(Di 5). Dann weiter nach oben drei Cun hinter der Mitte des Handgelenks zur Luo-Vernetzung des Hand-Yangming mit dem Abzweig zum Taiyin von der Pforte piānlì* 偏歷 *(Di 6). Dann weiter nach oben zwischen fünf und sechs Cun hinter der Mitte des Handgelenks zur Pforte wēnliū* 溫溜 *(Di 7). Über den unteren Teil des Speichenknochens hinaus ein Cun von shànglián* 上廉 *(Di 9) entfernt, zur außerhalb der Teilung des scharf konturierten Fleisches am Speichenknochen gelegenen Pforte xiàlián* 下廉 *(Di 8). Dann wieder ein Cun unterhalb der Pforte sānlǐ* 三里 *(Di 10): die Pforte shànglián* 上廉 *(Di 9), deren Zweig einzig die Zusammenkunft des Yangming erreicht. Dann wieder zwei Cun unterhalb von qūchí*

[8] Sīliánzǐ 思蓮子 („denkender Lotossamen"): Beiname des Autors Yue Hanzhen.

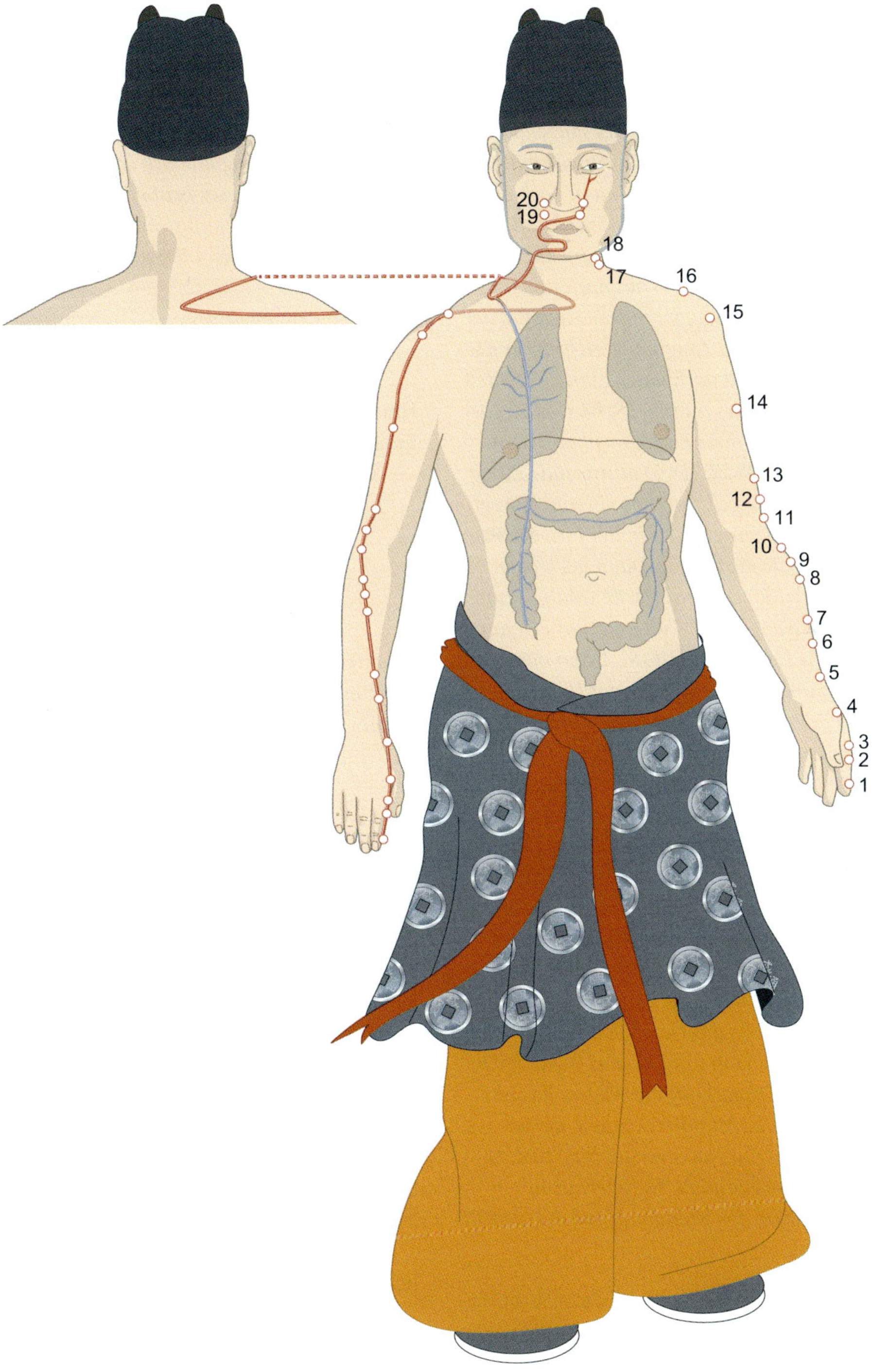

Abb. 13.12 Hand-Yangming-Dickdarm-Leitbahn [L138]

曲池 (Di 11), wo sich beim Drücken das Fleisch abhebt, am Ende des scharf konturierten Fleisches: die Pforte sānlǐ 三里 (Di 10). Dann über die Außenseite des Speichenknochens hinaus, bei gebeugtem Ellenbogen die Vertiefung am Ende der Beugefalte, bei auf die Brust gelegter Hand wird die Pforte qūchí 曲池 (Di 11) ausgemacht. Dann weitere drei Cun über den Ellenbogen hinaus sich nach oben und einwärts bewegend: die im Zentrum des großen Gefäßes liegende Pforte wǔlǐ 五里 (Di 13). Dann weitere sieben Cun nach oben, am Ende des Muskelbauchs ein Cun unterhalb von jiānyú 肩髃 (Di 15) zwischen zwei Sehnen in einer gekrümmten Vertiefung: die Pforte bìnào 臂臑 (Di 14), ein Netzgefäß des Hand-Yangming. Dann weiter nach oben zum Oberarmkopf oberhalb des Schulterendes, in der gekrümmten Vertiefung zwischen den beiden Knochenspalten zur Pforte jiānyú 肩髃 (Di 15). Dann weiter oberhalb des spitzen Endes der Schulter nach oben zur an der Vertiefung an der Aufgabelung der zwei Knochen gelegenen Pforte jùgǔ 巨骨 (Di 16). Dann nach oben zur am Himmelssäulenknochen[9] austretenden Zusammenkunft, wo oben eine Zusammenkunft mit jeder anderen Leitbahn im dàzhuī 大椎 (Du 14) statthat. Vom dàzhuī 大椎 (Du 14) aus nach unten in die Schlüsselbeingrube[10] eintretend, dann außerhalb des Gefäßes der Fuß-Yangming-Leitbahn verlaufend, den Zang-Langzeitspeicher der Lunge mit Netzgefäßen umwickelnd und nach unten zum Zwerchfell ziehend, bis (zum Bereich) außerhalb des tiānshū 天樞 (Ma 25) der Magen-Leitbahn, ist (die Leitbahn) in ihrer Zusammenkunft dem Dickdarm zugehörig. Der aus piānlì 偏歷 (Di 6) austretende Zweig der Leitbahn tritt sogleich in die Schlüsselbeingrube ein und bewegt sich direkt nach oben Richtung Kopf zur ein Cun hinter fútū 扶突 (Di 18) gelegenen Pforte tiāndǐng 天鼎 (Di 17). Dann nach oben ein Cun und fünf Fen oberhalb der Pforte qìshè 氣舍 (Ma 11) zum Kopf hin ein Cun unterhalb der Wangen, ein Cun und fünf Fen hinter rényíng 人迎 (Ma 9): die Pforte fútū 扶突 (Di 18). Dann nach oben die Wange durchziehend und in die Bissspalte der Unterkieferzähne eintretend, wieder zurück austretend und beide Mundwinkel einrahmend, sich gegenseitig inmitten des rénzhōng 人中 (Du 26) überkreuzend, so dass sich das linke Gefäß nach rechts bewegt und das rechte Gefäß sich nach links bewegt. Nach oben die Nasenlöcher einrahmend, unterhalb der Nasenlöcher vorbeiziehend über die fünf Fen seitlich neben shuǐgōu 水溝 (Du 26) gelegene Pforte héliáo 禾髎 (Di 19). Dann weiter nach oben ein Cun über héliáo 禾髎 (Di 19), fünf Fen seitlich neben der unteren Nasenöffnung in der Pforte yíngxiāng 迎香 (Di 20) endet (die Leitbahn) und kreuzt mit der Fuß-Yangming-Magen-Leitbahn. Wird (die Leitbahn) angerührt, so erkrankt man an Zahnschmerzen, da das Gefäß in die Zahnspalte eintritt. Es führt zu Schwellungsgefühl am Kopf, da das Gefäß nach oben zum Kopf zieht. Es führt zur Gelbfärbung der Augen, das ist innere Hitze im Dickdarm. Es führt zu Mundtrockenheit, da das Gefäß den Mund einrahmt. Es führt zur Nasenverstopfung und zu Nasenbluten, da das Gefäß die Nase einrahmt. Es führt zur Bi-Obturation[11] der Kehle, da das Gefäß den Mund umrandend austritt. Es führt zu Schmerzen vorne an der Schulter und am Oberarm; das Gefäß bewegt sich hoch zu Oberarm und Schulter. Es führt zum Funktionsverlust von Daumen und Zeigefinger, da (das Gefäß) von der Pforte des Brunnenwassers am Zeigefinger an aufsteigt. Falls übles Qi einen Überschuss aufweist und zu Fülle führt, so ist das, was über das Gefäß hinwegläuft, vollständig Hitze und erzeugt Schwellung. Falls die aufrechten Einflüsse unzureichend sind und zu Leere führen, so erzeugt dies Kältezittern, das nicht sogleich wiederhergestellt werden kann. Den Überschuss muss man entweichen lassen, die Leere muss aufgefüllt werden. Bei denen das Gefäß eingesunken ist, muss eine Moxibustion erfolgen. Falls der Puls am Renying[12] die dreifache (Stärke) des Cunkou[13] und einen hitzigen (Charakter) aufweist, so herrscht Fülle in dieser Leitbahn, die man entweichen lassen muss, und die Lungen-Leitbahn muss man auffüllen. Falls der Puls am Renying dreifach schwächer als der des Cunkou ist, so herrscht Leere in dieser Leitbahn, die man auffüllen muss, und aus der Lungen-Leitbahn muss man (etwas) entweichen lassen.

Qīng • Yuè Hánzhēn • Jīngxué jiě • Shǒu yángmíng dàchángjīng zǒnglùn (Qing-Dynastie • Yue Hanzhen [1602–1693] • Erläuterung der Leitbahnen und Pforten • Zusammenfassende Erörterung der Hand-Yangming-Dickdarm-Leitbahn)

清 • 岳含珍 • 經穴解 • 手陽明大腸經總論

Hinweise zur Behandlung von häufigen Erkrankungskonstellationen des Dickdarms und der Dickdarm-Leitbahn finden sich in ➤ Kap. 21.3.2.

13.2.3 Verlauf der Magen-Leitbahn (Fuß-Yangming-Magen-Leitbahn)

Synonym: Magen-Meridian
Im oberflächlichen Verlauf der Magen-Leitbahn liegen 45 Akupunkturpforten (➤ Abb. 13.13).

Der oberflächliche Verlauf beginnt seitlich am Nasenflügel und bewegt sich an der Nase entlang zum inneren Augenwinkel, wo ein Kontakt mit der Blasen-Leitbahn besteht. Von hier zieht die Leitbahn zu ihrer ersten Pforte am Unterrand der Augenhöhle und weiter lotrecht zum Mundwinkel. Aus diesem Abschnitt der Leitbahn versorgen Äste das Zahnfleisch des Oberkiefers und umrunden die Lippen, um im Kinngrübchen Kontakt zum Renmai aufzunehmen.

Vom Mundwinkel verläuft die Leitbahn weiter zur Mitte des Unterkiefers und als Gesichtszweig zum Kieferwinkel, um von hier vor dem Ohr über den Jochbeinbogen zur Schläfenregion und in den Bereich der sogenannten „Geheimratsecken" (Ma 8) aufzusteigen.

Der Hauptverlauf der Leitbahn erstreckt sich vom Unterkiefer über den seitlichen Hals und die Halsschlagader zur oberen Schlüsselbeingrube. Hier beginnt der innere Verlauf der Leitbahn, der absteigend durch das Zwerchfell zum zugehörigen Organ, dem Magen, und zur Milz verläuft.

Von der oberen Schlüsselbeingrube bewegt sich der oberflächliche Verlauf der Leitbahn über die Brust und die Brustwarze zum

[9] *tiānzhùgǔ* 天柱骨: gemeint ist die Halswirbelsäule, die in der antiken Chinesischen Medizin als ein solitärer Knochen angesehen wurde.
[10] *quēpén* 缺盆: mangelhafte Schale; die obere Schlüsselbeingrube hat die Form einer unvollständigen Schale.
[11] *bì* 痺: wörtlich „niederträchtige Erkrankung" oder „zustopfende Erkrankung".
[12] *rényíng* 人迎: Bezeichnung für die Pforte Ma 9 und für den Carotispuls.
[13] *cùnkǒu* 寸口: die cun-große Öffnung; der Radialispuls.

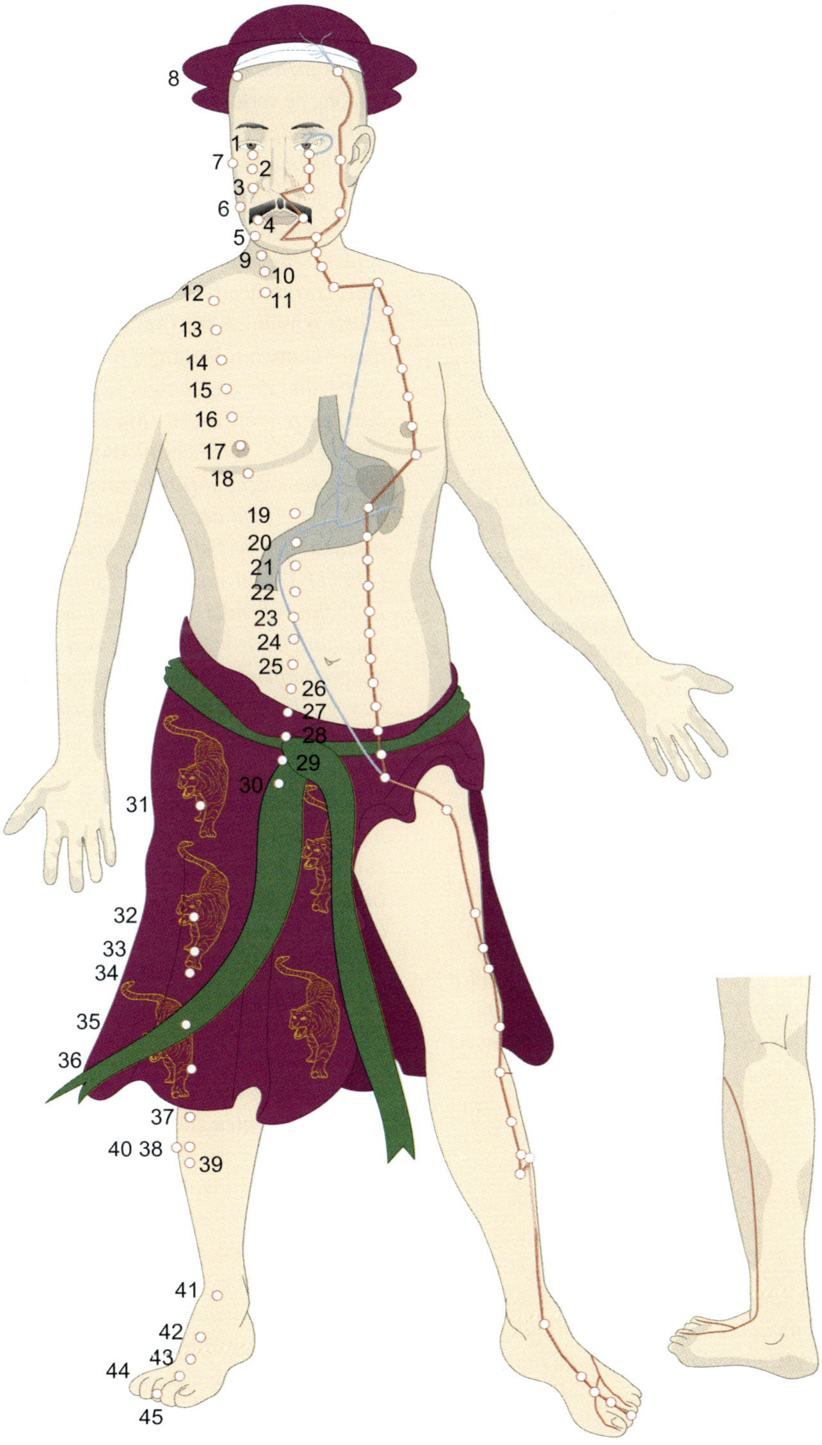

Abb. 13.13 Fuß-Yangming-Magen-Leitbahn [L138]

Bauchbereich, wo die Leitbahn seitlich am geraden Bauchmuskel entlang und am Nabel vorbei zur Leistenbeuge zieht. Ein innerer Ast zieht von der unteren Magenöffnung zur Pforte Ma 30 in der Nähe der Leistenbeuge. Von hier verläuft die Leitbahn oberflächlich weiter über den vorderen Bereich der Oberschenkelaußenseite seitlich zur Kniescheibe und über den vorderen Teil des Unterschenkels sowie den Fußrücken zum äußeren Nagelfalzwinkel der zweiten Zehe.

Von der Pforte Ma 36 unterhalb des Knies zieht ein Ast über den vorderen Bereich der Unterschenkelaußenseite und den Fußrücken zur Außenseite der dritten Zehe. Von der Pforte Ma 42 aus nimmt ein Ast Kontakt mit der Milz-Leitbahn an der Großzehe auf.

Silianzi[14] sprach: Der Fuß-Yangming-Magen, das ist die feuchte Erde, und das Yangming (des Dickdarms) ist das trocken-spröde Metall. Die Oberfläche ist trocken, das Innere feucht. Es steht mit der Milz in der Oberfläche-Innen-Beziehung. Qi und Blut sind allesamt reichlich vorhanden. Es gibt das Fu-Zwischenlager des Yangming und die Leitbahn des Yangming. Die sich im Gesichtsbereich befindende Leitbahn übernimmt die Kreuzung mit der Hand-Dickdarm-Leitbahn. Sie entspringt zu beiden Seiten der Nase, an der Pforte yíngxiāng 迎香 (Di 20) der Hand-Yangming-Dickdarm-Leitbahn, und bewegt sich links und rechts nach oben und sich in der Mitte der Nasenwurzel überkreuzend, um dann über den Bereich der Pforte jīngmíng 睛明 (Bl 1) des Fuß-Taiyang zu streichen und sich nach unten außen an der Nase entlang über die sieben Fen senkrecht unter der Pupille am Auge gelegene Pforte dieser Leitbahn chéngqì 承泣 (Ma 1), die ein Cun unter dem Auge senkrecht unter der Pupille gelegene Pforte sìbái 四白 (Bl 2) und weiter nach unten die Nasenlöcher im Abstand von acht Fen einrahmend senkrecht unter der Pupille auf gleichem Niveau mit shuǐgōu 水溝 (Du 26) zur Pforte jùliáo 巨髎 (Ma 3) zu begeben. Oben wird mitten in die Zähne eingetreten, um dann zurückkehrend an der Einrahmung des Mundes auszutreten, an dem Ort vier Fen seitlich neben beiden Mundwinkeln, wo sich nahe darunter eine winzig kleine Bewegung eines Pulses befindet, die Pforte dìcāng 地倉 (Ma 4) als Treffpunkt der drei Gefäße Hand- und Fuß-Yangming und Yangqiao[15]. Danach wird der Bereich unterhalb der Lippen umrundet, so dass sich linke und rechte (Leitbahn) gegenseitig in der Pforte chéngjiāng 承漿 (Ren 24) überkreuzen. Am unteren Rand der Wangen entlang nach hinten sich zurückwendend und ein Cun zwei Fen vor der Krümmung der Backe, ein pulsierendes Gefäß inmitten einer Knochenvertiefung, auf einer Strecke zwischen Mund und Schulter erhält man die Pforte dàyíng 大迎 (Ma 5). Dann weiter zu dem Bereich acht Fen unterhalb des Ohres, nahe dem Ende der Krümmung der Wange inmitten einer davorliegenden Vertiefung, hier erhält man in Seitenlage bei Mundöffnung das Loch der Pforte jiáchē 頰車 (Ma 6). Dann weiter nach oben vor das Ohr über die Gallenblasen-Leitbahn hinweg unterhalb der Pforte kèzhǔrén 客主人 (alternativer Name von Gb 3), vor dem Ohr an der Unterkante des pulsierenden Gefäßes gibt es bei geschlossenem Mund ein Loch, das sich bei Mundöffnung verschließt, in Seitenlage bei geschlossenem Mund erhält man es, so kommt man zur Pforte xiàguān 下關 (Ma 7). Dann weiter nach oben über die Pforte kèzhǔrén 客主人 (alternativer Name von Gb 3) hinaus, entlang der Haargrenze, im Bereich der beiden Pforten xuánlí 懸釐 (Gb 6) und hànyàn 頷厭 (Gb 4) der Gallenblasen-Leitbahn, schräg nach oben zur Schläfenecke in die Haargrenze eindringend, ein Cun und fünf Fen seitlich neben dem běnshén 本神 (Gb 13) der Gallenblasen-Leitbahn, vier Cun und fünf Fen seitlich neben dem shéntíng 神庭 (Du 23), der Kreuzungspunkt der beiden Gefäße Fuß-Shaoyang-Gallenblasen-Leitbahn und dieser Leitbahn: die Pforte tóuwéi 頭維 (Ma 8). Und wieder umkehrend und vorne verlaufend zum Treffen mit dem in der Mitte der Stirn verlaufenden Dumai in der Pforte shéntíng 神庭 (Du 23), wo der nach oben gerichtete Verlauf dieser Leitbahn endet. Ihr Abzweig verläuft von der Pforte dàyíng 大迎 (Ma 5) ausgehend den Hals hinab, wo die Hand dem großen pulsierenden Gefäß begegnet, von beiden Seiten im Abstand von einem Cun und fünf Fen den Adamsapfel einrahmend, bei zurückgeneigtem Kopf erhält man sie, die Pforte rényíng 人迎 (Ma 9) als Kreuzung des Fuß-Shaoyang mit dieser Leitbahn. Entlang des Kehlkopfs sich nach unten bewegend, vorne über die große, zum Kopf (ziehende) Sehne hinweg, senkrecht darüber rényíng 人迎 (Ma 9), senkrecht darunter qìshè 氣舍 (Ma 11): die Pforte shuǐtū 水突 (Ma 10). Dann weiter den Hals hinab, senkrecht darüber rényíng 人迎 (Ma 9), die Pforte tiāntū 天突 (Ren 22) auf der in der Mitte verlaufenden Ren-Leitbahn, inmitten der Vertiefung auf beiden Seiten: die Pforte qìshè 氣舍 (Ma 11). Damit sind die drei sich am Hals befindenden Pforten dieser Leitbahn vollendet. Dann wird der Halsbereich verlassen und sich nach unten zur inmitten der Vertiefung am unterhalb der Schulter querverlaufenden Knochen gelegenen Pforte quēpén 缺盆 (Ma 12) bewegt, direkt unter der Schlüsselbeingrube[16]. Dann wird ins Innere des Brustkorbs eingedrungen und einem Verlauf außerhalb der Pforte shùfǔ 腧府 (Ni 27) der Nieren-Leitbahn bis unterhalb des Zwerchfells gefolgt, zum Bereich zwischen shàngwǎn 上脘 (Ren 13) und zhōngwǎn 中脘 (Ren 12), wo (die Leitbahn) dem Magen zugehörig ist und sich über Netzgefäße mit der Milz verbindet. Dies (markiert) den sich nach unten und im Inneren bewegenden (Verlauf) eines abgezweigten Astes dieser Leitbahn. Der außen sich senkrecht nach unten bewegende Verlauf (dieser Leitbahn) geht von der Schlüsselbeingrube aus und verläuft an der Innenkante der Mamma abwärts. Unterhalb von jùgǔ 巨骨 (Di 16) zwei Cun zu beiden Seiten der Pforte shùfǔ 腧府 (Ni 27) der Nieren-Leitbahn in der Vertiefung findet sich die Pforte qìhù 氣戶 (Ma 13). Dann weiter nach unten zur Vertiefung ein Cun sechs Fen über qìhù 氣戶 (Ma 13) hinaus zur jeweils vier Cun von der Mittellinie der Ren-Leitbahn entfernten Pforte kùfáng 庫房 (Ma 14); wieder nach unten ein Cun sechs Fen unterhalb von kùfáng 庫房 (Ma 14) in der Vertiefung: die ebenfalls jeweils vier Cun von der Mittellinie entfernt liegende Pforte wūyì 屋翳 (Ma 15); wieder nach unten ein Cun sechs Fen unterhalb von wūyì 屋翳 (Ma 15), ebenfalls jeweils vier Cun von der Mittellinie entfernt die Pforte yīngchuāng 膺窗 (Ma 16); wieder abwärts genau in der Mitte der Brustwarze die

[14] Sīliánzǐ 思蓮子 („denkender Lotossamen"): Beiname des Autors Yue Hanzhen.

[15] *yángqiāo* 陽蹻: Yang-Schreit-Gefäß.

[16] *quēpén* 缺盆: mangelhafte Schale; die obere Schlüsselbeingrube hat die Form einer unvollständigen Schale; die Bezeichnung für die Schlüsselbeingrube ist die gleiche wie für die Pforte Ma 12.

Pforte rǔzhōng 乳中 (Ma 17); wieder abwärts in der Vertiefung ein Cun sechs Fen unterhalb der Mitte der Brustwarze, ebenfalls jeweils vier Cun von der Mittellinie entfernt die Pforte rǔgēn 乳根(Ma 18); damit sind die sich im Brustkorb befindenden Pforten vollendet. Danach verjüngt sich der Verlauf nach innen, abwärts verlaufend wird in den Bauchraum eingetreten und die ein Cun fünf Fen neben yōumén 幽門 (Ni 21) der Fuß-Shaoyin-Nieren-Leitbahn gelegene Pforte bùróng 不容 (Ma 19) überstrichen; erneut abwärts ein Cun unterhalb von bùróng 不容 (Ma 19) die Pforte chéngmǎn 承満 (Ma 20); erneut abwärts ein Cun unterhalb von chéngmǎn 承満 (Ma 20) die Pforte liángmén 梁門 (Ma 21); erneut abwärts ein Cun unterhalb von liángmén 梁門 (Ma 21) die Pforte guānmén 關門 (Ma 22); erneut abwärts ein Cun unterhalb von guānmén 關門 (Ma 22) die Pforte tàiyǐ 太乙 (Ma 23); erneut abwärts ein Cun unterhalb von tàiyǐ 太乙 (Ma 23) die Pforte huáròumén 滑肉門 (Ma 24); damit sind die Pforten unterhalb des Brustkorbs und oberhalb des Nabels vollendet. Nach unten die Pforte tiānshū 天樞 (Ma 25) in der Vertiefung ein Cun jeweils seitlich der Pforte huāngshù 肓腧 (Ni 16) der Fuß-Shaoyin-Nieren-Leitbahn, die Mitte des Nabels zu beiden Seiten jeweils im Abstand von zwei Cun einrahmend; erneut abwärts ein Cun unterhalb von tiānshū 天樞 (Ma 25) die Pforte wàilíng 外陵 (Ma 26); erneut abwärts ein Cun unterhalb von wàilíng 外陵 (Ma 26) im Abstand von zwei Cun zur Mittellinie die Pforte dàjù 大巨 (Ma 27); erneut abwärts ein Cun unterhalb von dàjù 大巨 (Ma 27) im Abstand von zwei Cun zur Mittellinie die Pforte shuǐdào 水道 (Ma 28); erneut abwärts ein Cun unterhalb von shuǐdào 水道 (Ma 28) im Abstand von ein Cun zur Mittellinie die Pforte gūilái 歸來 (Ma 29); erneut abwärts ein Cun unterhalb von gūilái 歸來 (Ma 29) im Abstand von zwei Cun zur Mittellinie, wo die Hand in einer gekrümmten Aushöhlung auf ein pulsierendes Gefäß trifft, von wo aus sich der Chongmai entwickelt, die Pforte qìchōng 氣衝 (Ma 30); damit sind die Pforten auf dem Bauch und unterhalb des Nabels vollendet. Was sich nun senkrecht nach unten bewegt, ist ein abzweigendes Gefäß. Der Zweig, der bis zum Eintritt in die Schlüsselbeingrube sich im Inneren befindet und von dort, wo er dem Gebiet des Magens zugehörig ist, sich also von der unteren Magenöffnung her entwickelt und entlang des Inneren des Bauches und außerhalb der Pforte huāngshù 肓腧 (Ni 16) des Fuß-Shaoyin vorbeiziehend verläuft, bewegt sich darüber hinaus senkrecht auf der Innenseite dieser Leitbahn nach unten bis vor die Mitte der Pforte qìchōng 氣衝 (Ma 30), um sich hier mit dem äußeren senkrechten Verlauf der Leitbahn zu vereinigen, so dass der innere und äußere (Ast der Leitbahn) im qìchōng 氣衝 (Ma 30) aufeinandertreffen, wonach der Bauchraum verlassen und dann hinter der Pforte fútù 伏兔 (Ma 32) die Pforte bìguān 髀關 (Ma 31) in (der Linie) der Kontaktfalte (des Gesäßes) erreicht wird; dann weiter nach unten sich bewegend zu dem sich sechs Cun oberhalb des Knies erhebenden Fleisch, im Sitzen mit rechtwinklig gebeugtem Knie nimmt man, rechts und links jeweils mit drei Fingern abtastend untersuchend, die Pforte fútù 伏兔 (Ma 32) wahr, oberhalb derer sich das Fleisch wie ein kauernder Hase erhebt. Wieder weiter nach unten über die drei Cun oberhalb des Knies gelegene Pforte yīnshì 陰市 (Ma 33), und wieder weiter nach unten über die zwei Cun oberhalb des Knies gelegene Pforte liángqiū 梁丘 (Ma 34); damit sind die Pforten oberhalb des Knies vollendet. Danach erneut sich abwärts unterhalb der Kniescheibe bewegend, oberhalb des Wadenknochens, inmitten der Vertiefung an der großen einschneidenden (Kniescheiben-)Sehne, in der Gestalt einer Ochsennase die Pforte dúbí 犢鼻 (Ma 35). Danach sich nach unten bewegend, fünf Cun auf dem Fußrücken, zu dem sich bewegenden Gefäß zwischen den Knochen, zwei Cun von xiàngǔ 陷谷 (Ma 43) entfernt: die Yuan-Ursprungs-Pforte chōngyáng 衝陽 (Ma 42). Dann weiter nach vorne über den distalen Zwischenraum zwischen der Großzehe und der zweiten Zehe, zwei Cun von neìtíng 內庭 (Ma 44) entfernt: die Stromschnellen-Pforte xiàngǔ 陷谷 (Ma 43) dieser Leitbahn. Dann über die Vertiefung im distalen Zwischenraum zwischen der Großzehe und der zweiten Zehe hinaus: die Quellwasser-Pforte neìtíng 內庭 (Ma 44) dieser Leitbahn. Dann zum Ende der Großzehe an der zweiten Zehe, etwas vom Winkel des wie ein Lauchblatt imponierenden Nagels entfernt: lìduì 厲兌 (Ma 45) und damit das Ende (dieser Leitbahn). Ihr im Bauchraum nach unten ziehender Ast vereint sich mit dem direkten Verlauf im qìchōng 氣衝 (Ma 30) und erreicht drei Cun unterhalb des Knies die Pforte sānlǐ 三里 (Ma 36), außerhalb derer ein weiterer Zweig verläuft, der drei Cun unterhalb des sānlǐ 三里 (Ma 36) in einer Kluft in der Mitte zweier Sehnen die Pforte shànglián 上廉[17] (Ma 37), ein Cun oberhalb von xiàlián 下廉[18] (Ma 39) die Pforte tiáokǒu 條口 (Ma 38) überstreicht. Drei Cun unterhalb von shànglián 上廉 (Ma 37), in der Kluft in der Mitte zweier Sehnen, erhält man in der Hocke, beim Anheben des (Vor)fußes die Pforte xiàlián 下廉 (Ma 39). Dann wieder acht Cun oberhalb des Außenknöchels in einer Vertiefung an der Außenkante des Unterschenkels, der zum Fuß-Taiyin ziehende Vernetzungs-Abzweig des Fuß-Yangming: die Pforte fēnglóng 豐隆 (Ma 40). Dann ein Cun fünf Fen hinter der Pforte chōngyáng 衝陽 (Ma 42), in der Vertiefung auf dem Sprunggelenk, in der gekrümmten Vertiefung direkt über den Strahlen von Großzehe und zweiter Zehe: das vorbeifließende Flusswasser der Feuer-Pforte dieser Leitbahn jiěxī 解谿 (Ma 41). Damit sind die Pforten unterhalb des Knies vollendet. Nach vorne werden chōngyáng 衝陽 (Ma 42), xiàngǔ 陷谷 (Ma 43), neìtíng 內庭 (Ma 44) und lìduì 厲兌 (Ma 45) überstrichen, wo die Vereinigung stattfindet. Wieder bewegt sich ein Abzweig der Pforte chōngyáng 衝陽 (Ma 42) auf dem Fuß und tritt in den Zwischenraum an der Großzehe ein und außerhalb der Pforte xíngjiān 行間 (Le 2) der Fuß-Jueyin-Leitbahn wieder aus, entlang der Unterseite der Großzehe und an ihrem Ende austretend, um sich mit der Fuß-Taiyin-Milz-Leitbahn zu kreuzen. Wird (die Leitbahn) angerührt, so erkrankt man an Kältezittern wie bei einem Wasserguss; man neigt zum Ächzen und Husten und Gähnen, was alles einer Leere des Yangming entspricht. Die „Abhandlung über Malaria“[19] besagt: „Ist das Yangming leer, so (kommt es zu) Kältezittern und Zähneklappern; die Färbung ist dann schwärzlich. In dem Moment, da die Krankheit eintrifft, verabscheut man Menschen und das Feuer; wird der Ton der Holz-Wesenheit vernommen, so wird man vorsichtig, erschrickt und hat das Verlangen nach Bewegung. Da das Yangming das Fleisch beherrscht, ist sein Gefäß mit Blut und Qi üppig angefüllt. Sind üble

[17] Alternative Bezeichnung von *shàngjùxū* 上巨虛 (Ma 37).
[18] Alternative Bezeichnung von *xiàjùxū* 下巨虛 (Ma 39).
[19] *nüè* 瘧: „grausam niederzwingende Erkrankung“; alte Bezeichnung für die Malaria (zitiert wird hier das 35. Kapitel des *Suwen*).

Einflüsse darin zu Gast, so kommt es zu Hitze. Ist die Hitze ausgeprägt, so wird das Feuer verabscheut. Bricht das Yangming zusammen, so treten Schnaufen und Verwirrung auf. Ist man verwirrt, so verabscheut man die Menschen. Der Magen, das ist die Erde. Dass man beim Vernehmen des Holz-Tons erschrickt, das ist die Abscheu der Erde vor dem Holz. Hat sich das Yang erschöpft und ist das Yin üppig vorhanden, so verlangt es einen, Türen und Fenster zu schließen und vor Ort zu verbleiben. Schlimmstenfalls verlangt es einen danach, in die Höhe zu steigen und zu singen, sich von der Kleidung zu trennen und umherzulaufen. Die vier Extremitäten sind die Wurzel allen Yangs. Ist das Yang üppig vorhanden, so sind die vier Extremitäten angefüllt; daher vermag man, in die Höhe zu steigen. Wenn sich die Hitze üppig im Leib verteilt, so streift man die Kleidung ab und läuft umher. Es führt zu Geräuschen am Mageneingang und zur Anspannung des Bauches. Da das Yangming-Feuer üppig vorhanden ist und mit dem Wasser zusammenprallt, ergeben sich Geräusche und Anspannungen. Ist das Qi zusammenbrechend und gegenläufig, so nimmt der Zusammenbruch vom Schienbein seinen Ausgang, denn das Gefäß steigt vom hinteren Teil des Fußes senkrecht außen am Unterschenkel auf. Was die entstehenden Krankheiten anbetrifft, so führt es zur Verrücktheit[20] und zu Malaria. Das zugehörige Qi ist warm oder heiß und überfließend. Es führt zu Schweißausbruch, zu Nasenverstopfung und Nasenbluten, da sich das Gefäß außen an der Nase entlang bewegt. Wenn also diese Leitbahn üble Hitze in sich trägt, dann prägt sich diese Symptomatik aus. Es führt zu Mundschiefe, spröden Lippen; da das Gefäß den Mund einrahmt und die Lippen umrundet, prägt sich diese Symptomatik aus. Es führt zu Halsschwellungen, da das Gefäß am Unterkiefer entlangläuft und am dàyíng 大迎 (Ma 5) austritt; daher prägt sich diese Symptomatik aus. Es führt zur Bi-Obturation[21] der Kehle, da das Gefäß an der Kehle entlangläuft und in die Schlüsselbeingrube eindringt; daher prägt sich diese Symptomatik aus. Es führt zu Wasser-Schwellungen im Bauch, da das Gefäß am Bauch entlangläuft; daher prägt sich diese Symptomatik aus. Es führt zu Schmerzen und Schwellungen an Knie und Kniescheibe, da das Gefäß dieser Leitbahn hier entlangzieht. Es führt zu jedwedem Schmerz im Brustkorb, an der Mamma, im Bereich der Leiste[22], am Oberschenkel, im Bereich oberhalb des Knies[23], an der Außenkante des Unterschenkels und oberhalb des Fußrückens; allesamt Orte, über die das Qi-Gefäß dieser Leitbahn hinwegläuft. Es führt auch zum Ausfall der Funktion des Anhebens der Großzehe, die mit der zweiten Zehe verknüpft ist. Ist übles Qi üppig vorhanden, so ist der vordere Bereich des Leibes insgesamt heiß. Im Magen findet sich ein Überschuss dieser Hitze, so dass das Getreide verschlungen wird und dennoch ein Hungergefühl verbleibt; und es führt zur Gelbfärbung des Urins. Falls das Wahre Qi nicht ausreicht, so ist der vordere Bereich des Leibes insgesamt kalt und zittert; befindet sich Kälte inmitten des Magens, so treten Anspannung und Völlegefühl auf. Falls der Puls am Renying[24] die dreifache (Stärke) des Cunkou[25] aufweist, so befindet sich die Magen-Leitbahn im Fülle-Zustand; daher ist es angebracht, aus dieser Leitbahn etwas entweichen zu lassen und die Taiyin-Milz-Leitbahn aufzufüllen. Falls der Puls am Renying dreifach schwächer als der des Cunkou ist, so befindet sich die Magen-Leitbahn im Leere-Zustand; dann ist es angebracht, diese Leitbahn aufzufüllen und aus der Fuß-Taiyin-Milz-Leitbahn etwas entweichen zu lassen.

Qīng • Yuè Hánzhēn • Jīngxué jiě • Zú yángmíng wèijīng zǒnglùn (Qing-Dynastie • Yue Hanzhen [1602–1693] • Erläuterung der Leitbahnen und Pforten • Zusammenfassende Erörterung der Fuß-Yangming-Magen-Leitbahn)

清 • 岳含珍 • 經穴解 • 足陽明胃經總論

Hinweise zur Behandlung von häufigen Erkrankungskonstellationen des Magens und der Magen-Leitbahn finden sich in ➤ Kap. 21.3.3.

13.2.4 Verlauf der Milz-Leitbahn (Fuß-Taiyin-Milz-Leitbahn)

Synonyme: Milz-Meridian, Milz/Pankreas-Meridian
Im oberflächlichen Verlauf der Milz-Leitbahn liegen 21 Akupunkturpforten (➤ Abb. 13.14).

Die Leitbahn beginnt am inneren Nagelfalzwinkel der Großzehe und zieht von hier in ihrem oberflächlichen Verlauf über die Fußinnenseite an der Grenze der Fußsohlen- zur Fußrückenhaut vor dem Innenknöchel zum Unterschenkel. Am Unterschenkel verläuft die Leitbahn an der Schienbeinhinterkante und kreuzt unterhalb des Knies vor die Leber-Leitbahn. Am Oberschenkel überstreicht sie den vorderen Teil der Schenkelinnenseite.

Oberhalb der Leistenbeuge tritt die Leitbahn mit ihrem inneren Verlauf in den Rumpf ein, zieht durch den Bauchraum zur Milz, ihrem zugehörigen Organ, und nimmt Kontakt mit dem Magen auf. Sie steigt weiter durch das Zwerchfell auf, verläuft seitlich an der Speiseröhre bis zur Zungenwurzel und sendet Äste zur Unterseite der Zunge.

Ein weiterer innerer Zweig zieht vom oberen Magendrittel durch das Zwerchfell zum Herzen und nimmt Kontakt mit der Herz-Leitbahn auf.

Der weitere oberflächliche Verlauf am Rumpf wird in den frühen klassischen Quellen nicht mehr beschrieben. Der Verlauf am Rumpf wird heute allgemein wie folgt dargestellt:

Nachdem die Leitbahn über der Leistenbeuge in den Bauchraum eingetreten ist, tritt sie wiederholt an die Oberfläche, um die Pforten Mi 12 bis Mi 16, die seitlich 4 Cun neben der Mittellinie über dem Bauch liegen, zu versorgen. Nach dem Durchtritt durch das Zwerchfell wird ein Teil der Leitbahn ebenfalls wieder oberflächlich, um die Pforten Mi 17 bis Mi 20 seitlich an der Brust zu versorgen.

Von der Pforte Mi 20 im 2. ICR ziehen Äste zum Rachenraum, zu den Lippen und zum Ohr. Die Leitbahn steigt dann wieder ab in den 6. ICR unterhalb der Achselhöhle zur Pforte Mi 21. Hier beginnt das „Große Netzgefäß der Milz".

[20] *kuáng* 狂: „Wildhund-Herrschaft".
[21] *bì* 痺: „niederträchtige oder zustopfende Erkrankung".
[22] Das Areal von *qìchōng* 氣衝 (Ma 30).
[23] Das Areal von *fútù* 伏兔 (Ma 32).
[24] *rényíng* 人迎: Bezeichnung für die Pforte Ma 9 und für den Carotispuls.
[25] *cùnkǒu* 寸口: die cun-große Öffnung; der Radialispuls

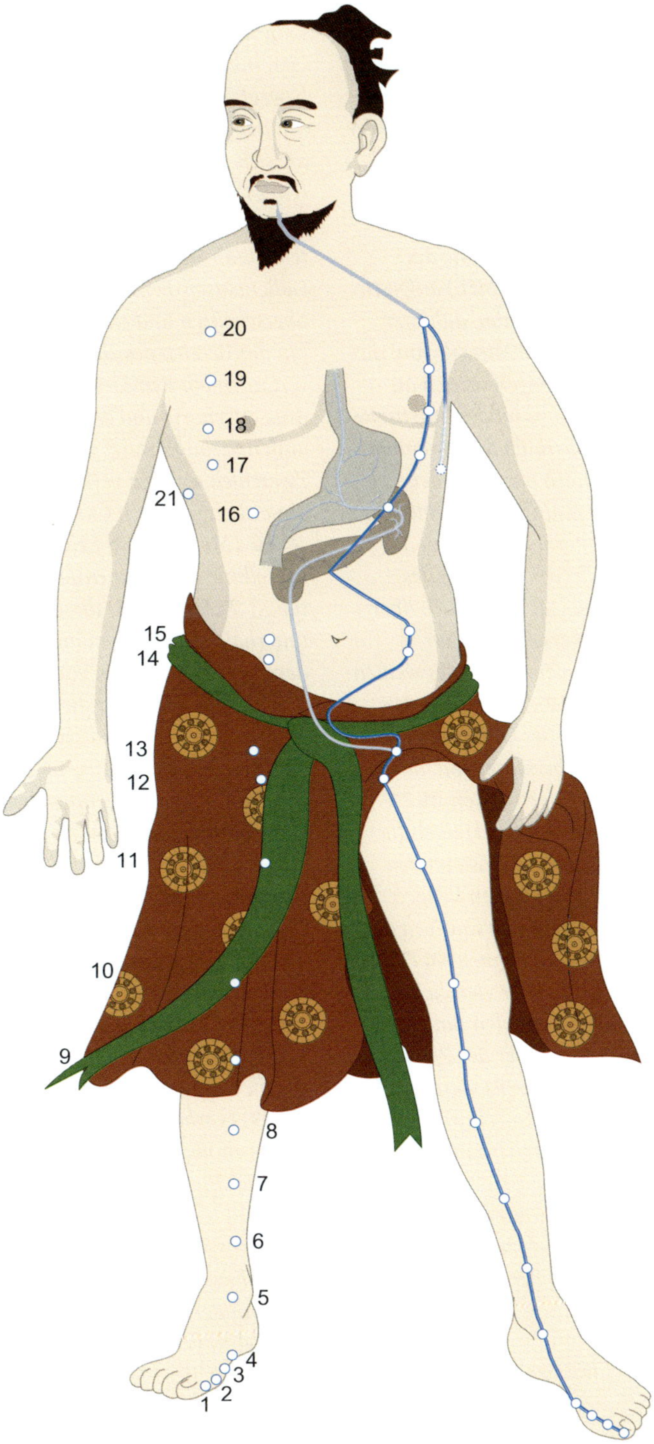

Abb. 13.14 Fuß-Taiyin-Milz-Leitbahn [L138]

Silianzi[26] sprach: Die Milz gilt als Taiyin, mit wenig Blut und viel Qi. Sie nimmt die Kreuzung mit dem Fuß-Yangming in Empfang und entspringt an der Innenseite der Großzehe: an der etwas vom wie ein Lauchblatt imponierenden Nagel entfernt gelegenen Pforte yǐnbái 隱白 *(Mi 1). An der Grenze zum weißen Fleisch[27] der Innenseite der Großzehe entlang in der Vertiefung hinter dem Gelenk der Großzehe in einem Knochenspalt: die Pforte dàdū* 大都 *(Mi 2). Die in der Vertiefung unter dem Mittelfußknochen vor der Überquerung des Knöchels gelegene Pforte tàibái* 太白 *(Mi 3). Dann wieder in der Vertiefung ein Cun hinter dem Grundgelenk der Großzehe: die Pforte gōngsūn* 公孫 *(Mi 4) als Vernetzungs-Gefäß des Taiyin. Dann über die unter und etwas vor dem Innenknöchel in einer Vertiefung, in der Mitte zwischen den beiden Pforten zhōngfēng* 中封 *(Le 4), die sich davor befindet, und zhàohǎi* 照海 *(Ni 6), die sich dahinter befindet, gelegene Pforte shāngqiū* 商邱 *(Mi 5) hinweg. Danach wird der Fußrücken verlassen und zu dem oberhalb der Vorderkante des Innenknöchels gelegenen Pforte sānyīnjiāo* 三陰交 *(Mi 6) aufgestiegen. Davor befindet sich die Fuß-Jueyin-Leber-Leitbahn; dahinter befindet sich die Fuß-Shaoyin-Nieren-Leitbahn; die Mitte davon, das ist die Fuß-Taiyin-Milz-Leitbahn. Allesamt vereinigen sie sich an diesem Ort. Dann weiter oberhalb des Wadenbeins an der Innenseite der Wade hinter dem Schienbein, sechs Cun oberhalb des Innenknöchels: lòugǔ* 漏谷 *(Mi 7). Wieder zwei Cun nach oben, vor der überkreuzenden Jueyin-Leber-Leitbahn, zur fünf Cun unterhalb des Knies gelegenen Pforte dìjī* 地機 *(Mi 8). Weiter nach oben an der Innenseite unterhalb des Knies und unterhalb (des Niveaus) des Wadenbeins: die Pforte yīnlíngquán* 陰陵泉 *(Mi 9). Danach über das Knie hinaus entlang der Innenseite des Oberschenkels zur zweieinhalb Cun oberhalb der Kniescheibe an der Grenze des weißen Fleisches[28] gelegenen Pforte xuèhǎi* 血海 *(Mi 10). Dann über den fischbauch(förmigen Muskel) an der Innenseite des Oberschenkels hinweg und den Raum zwischen den Sehnen überschreitend, dort wo die Hand auf ein pulsierendes Gefäß trifft: die Pforte jīmén* 箕門 *(Mi 11). Dann wird in den Bauchraum eingetreten (und) über die ein Cun unterhalb von fǔshè* 府舍 *(Mi 13), an dem pulsierenden Gefäß zu beiden Enden der (Linie zwischen den) Pforten hénggǔ* 橫骨 *(Ni 11) der Nieren-Leitbahn, jeweils viereinhalb Cun von der Mittellinie des Bauches entfernt gelegene Pforte chōngmén* 衝門 *(Mi 12) hinaus die Pforte fǔshè* 府舍 *(Mi 13) auf der vierten parallelen Bahn zur Mittellinie des Bauches erreicht und in den Bauch(-Abschnitt) der Leitbahn eingetreten, also zwei Cun unter der Pforte fùjié* 腹結 *(Mi 14) dieser Leitbahn, und an dem Ort jeweils viereinhalb Cun von der Mittellinie entfernt, wo sich Fuß-Jueyin, Yinwei[29] und Fuß-Yangming treffen. Das Fuß-Yangming von oben bis unten, das Fuß-Jueyin und -Taiyin, Yinwei von unten bis oben, sie alle treffen sich an diesem Ort und treten dann in den Bauchraum ein, vernetzen sich mit Milz und Leber, knüpfen an Herz und Lunge an. Von den Flanken wird bis zu den Schultern als Zweig der drei Yin[30] und des Fuß-Yangming aufgestiegen. Zudem wird von dieser Pforte ausgehend die Mittellinie des Bauches an den Pforten zhōngjí* 中極 *(Ren 3) und guānyuán* 關元 *(Ren 4) quer überschritten und dann wieder zur eigenen Leitbahn an der Pforte fùjié* 腹結 *(Mi 14), ein Cun drei Fen unterhalb von dàhéng* 大橫 *(Mi 15), jeweils viereinhalb Cun von der Mittellinie des Bauches entfernt, eingeschert. Gemeinsam mit dem Yinwei wird sich nun nach oben bis zur Pforte dàhéng* 大橫 *(Mi 15) dieser Leitbahn, drei Cun und fünf Fen unterhalb von fùāi* 腹哀 *(Mi 16) dieser Leitbahn, an den jeweils viereinhalb Cun von der Mittellinie des Bauches entfernten Ort, bewegt. Hier findet ein Treffen mit dem Yinwei statt und gemeinsam mit dem Yinwei wird die Pforte fùāi* 腹哀 *(Mi 16) dieser Leitbahn, die sich ein Cun und fünf Fen unterhalb der Pforte rìyuè* 日月 *(Gb 24) der Gallenblasen-Leitbahn, an dem jeweils viereinhalb Cun von der Mittellinie des Bauches entfernten Ort befindet, überschritten. Dann werden die Orte rìyuè* 日月 *(Gb 24) der Gallenblasen-Leitbahn und qīmén* 期門 *(Le 14) der Leber-Leitbahn überschritten und entlang des Inneren dieser Leitbahn nach unten hin der Bereich des zhōngwǎn* 中脘 *(Ren 12) auf dem in der Mitte verlaufenden Ren-Gefäß erreicht. Eintretend ist (die Leitbahn) der Milz zugehörig und erreicht mit Netzgefäßen den Magen. Was dann außen verläuft, steigt vom Ort des fùāi* 腹哀 *(Mi 16) aus zum Zwerchfell auf und verläuft entlang der Pforte shídòu* 食竇 *(Mi 17) dieser Leitbahn, ein Cun und sechs Fen unterhalb der Pforte tiānxī* 天谿 *(Mi 18) dieser Leitbahn, an dem jeweils sechs Cun von der Mittellinie der Brust entfernten Ort. Weiter aufwärts zur Pforte tiānxī* 天谿 *(Mi 18) dieser Leitbahn, ein Cun und sechs Fen unterhalb der Pforte xiōngxiāng* 胸鄉 *(Mi 19) dieser Leitbahn, an dem jeweils sechs Cun von der Mittellinie der Brust entfernten Ort. Wieder aufwärts über die Pforte xiōngxiāng* 胸鄉 *(Mi 19) dieser Leitbahn, ein Cun und sechs Fen unterhalb der Pforte zhōuróng* 周榮 *(Mi 20) dieser Leitbahn, an dem jeweils sechs Cun von der Mittellinie der Brust entfernten Ort. Dann wird nach unten abgebogen, oberhalb der Flanken drei Cun unter der Pforte yuānyè* 淵腋 *(Gb 22) der Gallenblasen-Leitbahn, sich in den neun Zwischenrippenräumen der Flankenregion verteilend: die Pforte dàbāo* 大包 *(Mi 21), das große Netzgefäß der Milz-Leitbahn, welches sämtliche Yin- und Yang-Netzgefäße zusammenfasst, da die Milz die Fünf Zang-Langzeitspeicher bewässert. Die Pforten der Milz sind somit vollendet und die Leitbahn findet hier ihr Ende. Dann wird wieder von außerhalb des dàbāo* 大包 *(Mi 21) nach oben aufsteigend und in den Kopf eintretend und sich innen an der Pforte rényíng* 人迎 *(Ma 9) (vorbeidrängend) abgebogen, wo sich ein Treffen mit der Pforte zhōngfǔ* 中府 *(Lu 1) der Lungen-Leitbahn, ein Cun unterhalb der Pforte yúnmén* 雲門 *(Lu 2) der Lungen-Leitbahn, an dem Ort des pulsierenden Gefäßes drei Zwischenrippenräume über der Brustwarze, ergibt. Dann weiter sich an der Magen-Leitbahn vorbeibewegend, die Kehle einrahmend sich nach oben bewegend und mit der Zungenwurzel verbindend, um sich schließlich unter der Wurzel zu verteilen und hier zu enden. Der Verlauf eines Astes zweigt von der Pforte fùāi* 腹哀 *(Mi 16) dieser Leitbahn ab, um erneut von außen im Bereich des Magens an der Pforte zhōngwǎn* 中脘 *(Ren 12) des Gefäßes Ren über das Zwerchfell aufzusteigen und sich in das Innere der Pforte dànzhōng* 膻中 *(Ren 17) der*

[26] Sīliánzǐ 思蓮子 („denkender Lotossamen“): Beiname des Autors Yue Hanzhen.
[27] Gemeint ist die hellere Haut der Fußsohle.
[28] Gemeint ist die hellere Haut an der Innenseite des Oberschenkels.
[29] *yīnwéimài* 陰維脈: Yin-Bündelriemen-Gefäß.
[30] Gemeint sind Milz-, Leber- und Nieren-Leitbahn.

Ren-Leitbahn im Bereich des Herzens zu ergießen, womit eine Kreuzung mit der Hand-Shaoyin-Herz-Leitbahn hergestellt wird. Wird (die Leitbahn) angerührt, so erkrankt man an einer Steifheit der Zungenwurzel, da das Gefäß den Rachen einrahmt, sich mit der Zungenwurzel verbindet und sich unter der Zunge verteilt. Es führt zu Erbrechen nach der Nahrungsaufnahme, da die Milz für die Umwandlung der Speisen zuständig ist. Es führt zu Schmerzen in der Magengrube, da das Gefäß mit dem Magen vernetzt ist. Es führt zu Spannungsgefühlen im Bauchraum, da das Gefäß in den Bauch eintritt. Es führt zur Neigung zum Aufstoßen, weil Kälte-Qi im Magen gastiert und sich eine Zusammenbruch-Gegenläufigkeit[31] von unten nach oben verteilt und erneut im Magen austritt, weshalb das Aufstoßen auftritt. Nachdem man (daran) erkrankt, geht mit dem Stuhl (durch Flatulenz) das Qi verloren, so dass die Krankheit sich rasch wie ein Verfall entwickelt, da das Milz-Qi verloren geht und entweicht. Es führt zum Schweregefühl des gesamten Leibes, denn die Milz beherrscht das Fleisch. Zu den hervorgebrachten Krankheiten zählen Schmerzen der Zungenwurzel, da das Gefäß mit der Zungenwurzel verbunden ist, und der Schmerz eine Verschlimmerung der Steifheit darstellt. Es führt dazu, dass der Leib sich nicht mehr in Bewegung setzen kann, was ebenfalls Ausdruck dessen ist, dass die Milz das Fleisch beherrscht. Es führt dazu, dass Speisen nicht hinabgeführt werden können, und nicht nur zum Erbrechen. Es führt zu Verdrossenheit und zu akuten Schmerzen unter dem Herzen, da sich das Gefäß in die Mitte des Herzens ergießt. Es führt zu breiigem Durchfall, was als nicht angefülltes Milz-Qi zu betrachten ist. Es führt zu Durchfall bei Wucherungen im Unterbauch[32], was als ausströmende Ansammlung zu verstehen ist. Es führt zur Wasser-Sperre, was ausdrückt, dass die schwache Milz das Wasser nicht zu transportieren vermag und der Fuß anschwillt, und was ausdrückt, dass sich Wasser im Inneren ansammelt, so dass die große wie die kleine Notdurft allesamt versperrt sind. Es führt zur Gelbsucht, wenn die Milz feuchte Hitze enthält. Man kann sich nicht hinlegen und nicht fest stehen, Oberschenkel- und Knieinnenseite sind geschwollen, also an Orten wie xuèhǎi 血海 *(Mi 10), jīmén* 箕門 *(Mi 11) und chōngmén* 衝門 *(Mi 12); die Großzehe ist nicht zu gebrauchen, also sind Orte wie yǐnbái* 隱白 *(Mi 1), dàdū* 大都 *(Mi 2) und tàibái* 太白 *(Mi 3) (betroffen). Falls der Puls am Cunkou[33] die dreifache (Stärke) des Renying[34] aufweist, so befindet sich die Milz-Leitbahn im Fülle-Zustand; daher ist es angebracht, etwas entweichen zu lassen und die Magen-Leitbahn aufzufüllen. Falls der Puls am Cunkou dreifach schwächer als der des Renying ist, so befindet sich die Magen-Leitbahn im Leere-Zustand; dies eignet sich dazu, es aufzufüllen und aus der Magen-Leitbahn etwas entweichen zu lassen.*

Qīng • Yuè Hánzhēn • Jīngxué jiě • Zú tàiyīn píjīng zǒnglùn (Qing-Dynastie • Yue Hanzhen [1602–1693] • Erläuterung der Leitbahnen und Pforten • Zusammenfassende Erörterung der Fuß-Taiyin-Milz-Leitbahn)
清 • 岳含珍 • 經穴解 • 足太陰脾經總論

[31] *juéni* 厥逆: dies bezeichnet meist einen Kollapszustand mit kalten Gliedmaßen.
[32] *jiǎ* 瘕: „trügerische Erkrankung".
[33] *cùnkǒu* 寸口: die cun-große Öffnung; der Radialispuls.
[34] *rényíng* 人迎: Bezeichnung für die Pforte Ma 9 und für den Carotispuls.

Hinweise zur Behandlung von häufigen Erkrankungskonstellationen der Milz und der Milz-Leitbahn finden sich in ➤ Kap. 21.3.4.

13.2.5 Verlauf der Herz-Leitbahn (Hand-Shaoyin-Herz-Leitbahn)

Synonym: Herz-Meridian
Im oberflächlichen Verlauf der Herz-Leitbahn liegen neun Akupunkturpforten (➤ Abb. 13.15).

Der innere Verlauf der Leitbahn beginnt am Herzen und an der „Herz-Anbindung" mit allen seinen Verbindungen zu den anderen Organen. Der absteigende Teil der Leitbahn durchstößt das Zwerchfell und zieht zum Dünndarm. Der aufsteigende Teil verläuft entlang der Speiseröhre und zieht zur „Augen-Anbindung", d. h. dem Augapfel mit allen anhängenden Strukturen und Leitbahn-/Gefäß-Anknüpfungen. Der Hauptverlauf der Leitbahn durchzieht die Lunge und tritt seitlich in der Achselhöhle am Punkt He 1 aus dem Brustkorb.

Der oberflächliche Verlauf überstreicht von der Achselhöhle kommend zunächst den hinteren Bereich der Oberarminnenseite, die Innenseite der Ellenbeuge und schließlich den ulnaren Teil der Unterarminnenseite. Im Handgelenksbereich zieht die Leitbahn radial am Erbsenbein vorbei und dann über die Handinnenfläche zum radialen Nagelfalzwinkel des Kleinfingers.

Silianzi[35] sprach: Das Herz hat seinen Zang-Langzeitspeicher und seine Leitbahn, und seine Leitbahn führt viel Qi und wenig Blut. Ihr Beginn entspringt im Herzen; dann läuft sie außen am Renmai entlang. Sie ist der Herz-Anbindung zugehörig und verläuft unter dem Zwerchfell zu dem Bereich zwei Cun oberhalb des Nabels, (um sich dort) mit dem Dünndarm zu vernetzen. Ihr Ast entspringt der Herz-Anbindung außerhalb des Renmai, bewegt sich den Rachen einrahmend nach oben und verknüpft sich mit den Augen. Ein weiterer Ast steigt erneut von der Herz-Anbindung senkrecht nach oben und erreicht den Bereich des Zang-Langzeitspeichers der Lunge. Austretend verläuft (die Leitbahn) entlang der Region unterhalb der Achsel und gelangt zum jíquán 極泉 *(He 1) dieser Leitbahn. Von jíquán* 極泉 *(He 1) abwärts an der inneren und hinteren Kante des Oberarms, hinter den beiden Leitbahnen, nämlich der Hand-Taiyin-Lungen-Leitbahn und der Hand-Jueyin-Herz-Hüter-Leitbahn, über die Pforte qīnglíng* 青靈 *(He 2) dieser Leitbahn hinweg und herunter zur Innenkante des Ellenbogens, wo die Pforte shàohǎi* 少海 *(He 3) dieser Leitbahn erreicht wird. Von shàohǎi* 少海 *(He 3) aus weiter abwärts an der Innen- und Hinterkante des Unterarms entlang die Pforte língdào* 靈道 *(He 4) dieser Leitbahn und die Vernetzungs-Pforte tōnglǐ* 通里 *(He 5) des Hand-Shaoyin überstreichend. Bis zum Ende des Erbsenbeins hinter der Handfläche über die Pforten yīnxì* 陰郄 *(He 6) und shénmén* 神門 *(He 7) hinweg in die Innenkante der Handfläche eintretend bis zur Pforte shàofǔ* 少府 *(He 8) dieser Leitbahn und den Kleinfinger entlang zur am Ende gelegenen Pforte shàochōng*

[35] Sīliánzǐ 思蓮子 („denkender Lotossamen"): Beiname des Autors Yue Hanzhen.

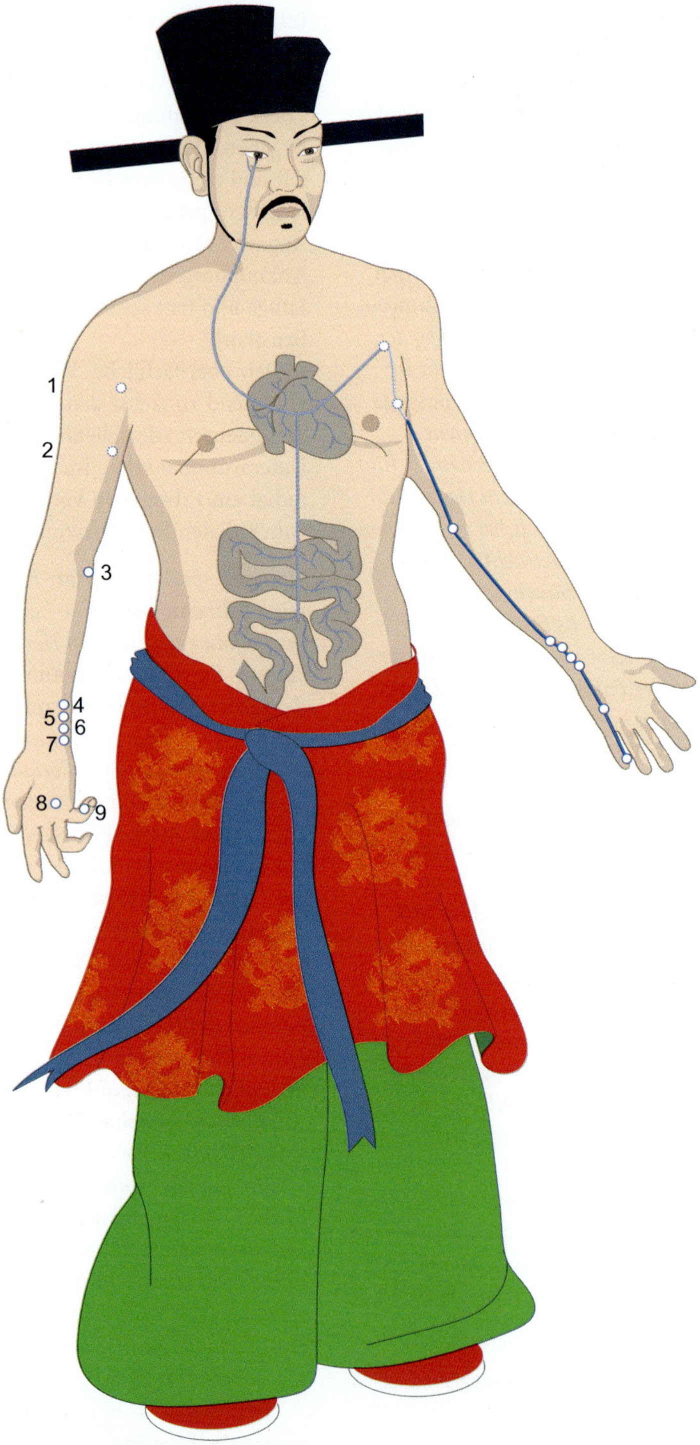

Abb. 13.15 Hand-Shaoyin-Herz-Leitbahn [L138]

少衝 (He 9), wo (die Leitbahn) zum Abschluss kommt, ohne sich einer weiteren Vernetzung zu bedienen, und sich direkt mit der Hand-Taiyang-Dünndarm-Leitbahn kreuzt. Aus dem Grunde, dass das Herz das Amt des Regenten ausübt und ihm die Ehrerbietung der anderen Zang-Langzeitspeicher zuteil wird, heißt es, dass sich die Leitbahn bei der Übernahme ihrer kreuzenden Leitbahn keines abzweigenden Astes bedient. Wird (die Leitbahn) angerührt, so erkrankt man an einem trockenen Rachen, da das Gefäß oben den Rachen einrahmt. Durst mit dem Verlangen zu trinken, das ist im Inneren loderndes Herz-Feuer. Auch führt es zu gegenläufigem Qi des Unterarms, das sich nach oben bewegt, da das Gefäß den Unterarm entlang und dann oberhalb des Ellenbogens zum Oberarm und zur Achsel verläuft. Das sind sämtliche von der Herz(-Leitbahn) hervorgebrachte Krankheiten. Auch führt es zur Gelbfärbung der Augen, da das Gefäß an die Augen-Anbindung anknüpft. Es führt zu Flankenschmerz, da das Gefäß unterhalb der Achsel austritt. Es führt zu Schmerzen an der Innen- und Hinterkante des Unter- und Oberarms, da das Gefäß an der Innen- und Hinterkante von Unter- und Oberarm entlangläuft. Es führt zu Hitze und Schmerzen inmitten der Handfläche. Die Krankheiten des Herz-Hüters sind mit denen des Herzens gleich.[36] Falls der Puls am Cunkou[37] die dreifache (Stärke) des Renying[38] und einen hitzigen (Charakter) aufweist, so befindet sich die Herz-Leitbahn im Fülle-Zustand; daher ist es angebracht, (aus ihr) etwas entweichen zu lassen; die Dünndarm-Leitbahn befindet sich in Leere und muss aufgefüllt werden. Falls der Puls am Cunkou dreimal so schwach wie der des Renying ist und keinen hitzigen (Charakter) aufweist, so befindet sich die Herz-Leitbahn im Leere-Zustand und muss aufgefüllt werden; die Dünndarm-Leitbahn befindet sich dann in Fülle, so dass man (aus ihr) etwas entweichen lassen muss.

Qīng • Yuè Hánzhēn • Jīngxué jiě • Shǒu shàoyīn xīnjīng zǒnglùn (Qing-Dynastie • Yue Hanzhen [1602–1693] • Erläuterung der Leitbahnen und Pforten • Zusammenfassende Erörterung der Hand-Shaoyin-Herz-Leitbahn)

清 • 岳含珍 • 經穴解 • 手少陰心經總論

Hinweise zur Behandlung von häufigen Erkrankungskonstellationen des Herzens und der Herz-Leitbahn finden sich in ➤ Kap. 21.3.5.

13.2.6 Verlauf der Dünndarm-Leitbahn (Hand-Taiyang-Dünndarm-Leitbahn)

Synonym: Dünndarm-Meridian

Im oberflächlichen Verlauf der Dünndarm-Leitbahn liegen 19 Akupunkturpforten (➤ Abb. 13.16).

Die Leitbahn beginnt am ulnaren Nagelfalzwinkel des Kleinfingers. Sie bewegt sich in ihrem oberflächlichen Verlauf über die Außenseite des Kleinfingers und die Handkante an der Grenze zwischen Handflächen- und Handrückenhaut zum Handgelenksbereich. Über den ulnaren Bereich der Unterarminnenseite, den Canalis nervi ulnaris und den hinteren Teil der Oberarmaußenseite zieht die Leitbahn zur hinteren Schulterregion. Sie verläuft im Zickzack über das Schulterblatt und erreicht mit einem Ast den siebten Halswirbel (Du 14).

Von hier nimmt die Leitbahn ihren inneren Verlauf durch die obere Schlüsselbeingrube zur Kontaktaufnahme mit dem Herzen. Die Leitbahn zieht weiter entlang der Speiseröhre nach unten durch das Zwerchfell, erreicht den Magen und tritt schließlich in den Dünndarm, das zugehörige Organ, ein.

Der oberflächliche Verlauf bewegt sich von der oberen Schlüsselbeingrube seitlich am Hals entlang und über den Unterkiefer zum Wangenknochen, um schließlich an der Pforte Dü 19 vor dem Ohr zu enden.

Von der Pforte Dü 18 am Wangenknochen zieht ein Ast zum inneren Augenwinkel, um Kontakt mit der Blasen-Leitbahn aufzunehmen.

Silianzi[39] sprach: Die Hand-Taiyang-Dünndarm-Leitbahn steht mit dem Shaoyin-Herz in der Oberfläche-Innen-Beziehung; es gibt das Fu-Zwischenlager und es gibt die Leitbahn. Die Leitbahn entspringt an der Außenseite des Kleinfingers, an der etwas vom wie ein Lauchblatt imponierenden Nagel entfernt gelegenen Pforte shàozé 少澤 (Dü 1), die die Kreuzung mit der Hand-Shaoyin-Herz-Leitbahn übernimmt. Von hier entlang der Außenseite des Kleinfingers zur in einer Vertiefung vor seinem Grundgelenk gelegenen Pforte qiángǔ 前谷 (Dü 2).[40] Dann weiter über die Außenseite des Kleinfingers hinaus zur in der Vertiefung unter dem am Handgelenk hervorspringenden Knochen gelegenen Pforte wàngǔ 腕骨 (Dü 4), und weiter über die in der Vertiefung außen im Handgelenk unter dem spitzen Knochen[41] gelegene Pforte yánggǔ 陽谷 (Dü 5) hinaus zur in der Vertiefung ein Cun hinter wàngǔ 腕骨 (Dü 4) gelegenen Pforte yǎnglǎo 養老 (Dü 6). Geradewegs weiter an der Unterkante des Unterarmknochens entlang weiter nach oben zur fünf Cun hinter dem Handgelenk gelegenen Pforte zhīzhèng 支正 (Dü 7), dem Vernetzungs-Abzweig dieser Leitbahn, der zum Shaoyin zieht. Danach tritt (die Leitbahn) an der Innenseite des Ellenbogens zwischen den großen Sehnen, außerhalb des großen Knochens des Ellenbogens, in der Vertiefung fünf Fen vom Ende des Ellenbogens entfernt aus: die bei zum Kopf hin gebeugten Ellenbogen zu nehmende Pforte xiǎohǎi 小海 (Dü 8). Danach weiter nach oben entlang der Außenkante des Oberarms, lateral vom Hand-Yangming und Hand-Shaoyang, und oben am Schulterblatt abbiegend hinab zur in der Vertiefung des die beiden Schultern abtrennenden Zwischenraums gelegenen Pforte jiānzhēn 肩貞 (Dü 9). Dann über die Einrahmung (des Schulter-Nacken-Bereichs) durch die Hand-Yangming-Pforte jiānliáo 肩髎 (Sj 14)[42] hinaus, unterhalb des großen Knochens, zur in der Vertiefung an der Vorderkante des Schulterblatts gelegenen Pforte nàoshù 臑腧 (Dü 10), die bei gehobenem Arm genommen wird. Dann zur hinter der Pforte bǐngfēng 秉風 (Dü 12) dieser Leitbahn unter dem großen Knochen, in der Vertiefung an der Vorderkante

[36] Die Aussagen beziehen sich auf die Leitbahnen dieser Organe.

[37] *cùnkǒu* 寸口: die cun-große Öffnung; der Radialispuls.

[38] *rényíng* 人迎: Bezeichnung für die Pforte Ma 9 und für den Carotispuls.

[39] Sīliánzǐ 思蓮子 („denkender Lotossamen"): Beiname des Autors Yue Hanzhen.

[40] Die Pforte *hòuxī* 后溪 (Dü 3) wird im Originaltext nicht erwähnt.

[41] *ruìgǔ* 銳骨: „spitzer Knochen"; hier etwa der Bereich des Processus styloideus ulnae.

[42] Irritierenderweise wird hier Sj 14 der Hand-Yangming-Dickdarm-Leitbahn zugeordnet.

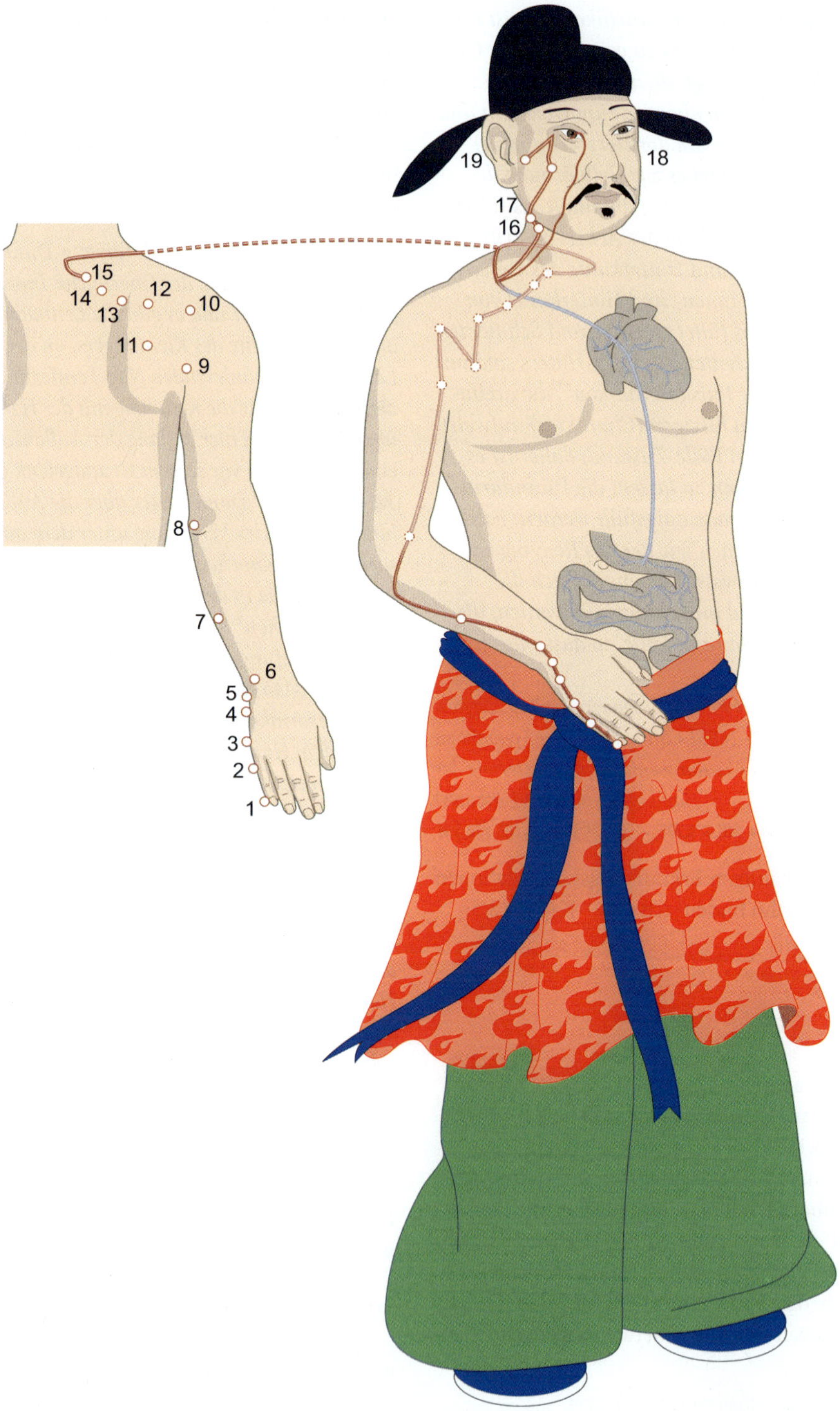

Abb. 13.16 Hand-Taiyang-Dünndarm-Leitbahn [L138]

des Schulterblatts gelegenen Pforte tiānzōng 天宗 *(Dü 11). Dann weiter auf der Hand-Shaoyang-Leitbahn außerhalb der Pforte tiānliáo* 天髎 *(Sj 15), hinter dem auf der Schulter gelegenen kleinen (Teil) der Schulterhöhe, wo sich beim Armanheben ein Leerraum ergibt: die Zusammenkunft der vier Gefäße des Hand-Yangming, des Hand- und Fuß-Shaoyang und dieser Leitbahn in der Pforte bǐngfēng* 秉風 *(Dü 12). Dann zur auf die Mitte der Schulter gerichteten Vertiefung an der Biegung des Schulterblatts: die auf den Druck der Hand schmerzhafte Pforte qūyuán* 曲垣 *(Dü 13). Dann wieder oberhalb der oberen Kante von Schulter und Schulterblatt, drei Cun von der Wirbelsäule entfernt zur in der Vertiefung gelegenen Pforte jiānwàishù* 肩外腧 *(Dü 14). Dann wieder an der Innenkante des Schulterblatts entlang, in der Vertiefung zwei Cun von der Wirbelsäule entfernt: die Pforte jiānzhōngshù* 肩中腧 *(Dü 15). Dann findet weiter oben ein Treffen an der Pforte dàzhuī* 大椎 *(Du 14) des Du-(Gefäßes) statt. Links und rechts überkreuzen sie sich hier gegenseitig (auf dem Niveau) oberhalb beider Schultern und wenden sich von dieser Kreuzung unterhalb (des Niveaus) der Schultern nach unten und treten in die Schlüsselbeingrube[43] ein. Dann an der Schulter entlang und sich in die Richtung der Achseln nach unten bewegend zum Bereich um das dànzhōng* 膻中[44] *herum, das Herz mit Netzgefäßen (umspannend) an der Magen-Anbindung[45] unterhalb des Zwerchfells entlang dem shàngwǎn* 上脘 *(Ren 13) zum Magen. Sich außerhalb des Renmai nach unten bewegend wird (die Leitbahn) drei Cun oberhalb des Nabels dem Dünndarm zugehörig. Ein Zweig verläuft von der Schlüsselbeingrube den Hals hinauf vor den Raum zwischen den großen Sehnen, unter den Backen hinter der Pforte fútū* 扶突 *(Di 18) abbiegend, wo die Hand auf das pulsierende Gefäß an der Pforte tiānchuāng* 天窗 *(Dü 16) trifft. Weiter nach oben unterhalb des Ohres hinter den Backen die in der Krümmung gelegene Pforte tiānróng* 天容 *(Dü 17). Dann weiter oberhalb der Backen zur Vertiefung am spitzen Knochen der Unterkante des Wangenknochens: das gegenseitige Treffen des Hand-Shaoyang mit dieser Leitbahn in der Pforte quánliáo* 顴髎 *(Dü 18), zum äußeren Augenwinkel, über den tóngzǐliáo* 瞳子髎 *(Gb 1) hinweg in die Mitte des Ohres eintretend, dann an der Mitte des Ohres entlang, die etwa von der Größe einer Perle, wie eine kleine rote Bohne ist: das gegenseitige Treffen der drei Gefäße des Hand-Shaoyang, des Fuß-Taiyang und dieser Leitbahn in der Pforte tīnggōng* 聽宮 *(Dü 19), wo (diese Leitbahn) endet. Ein abzweigender Ast verläuft oberhalb der Backen die Wangen entlang zur Nase. Dann wird der innere Augenwinkel an der Pforte jīngmíng* 睛明 *(Bl 1) der Taiyang-Leitbahn erreicht. Netzgefäße (umspannen) die Wangen und kreuzen mit dem Fuß-Taiyang. Wird (die Leitbahn) angerührt, so erkrankt man an Schmerzen im Rachen und an Schwellungen im Nacken, so dass man (den Kopf) nicht umwenden kann, da das Gefäß dieser Leitbahn am Rachen und am Hals entlang nach oben zu den Backen zieht. Es führt zu einem (Gefühl) wie ein Ziehen und zu Schmerzen an der Schulter, da das Gefäß am Schultergelenk austritt und das Schulterblatt einwickelt. Es führt zu einem (Gefühl), als würde der Oberarm zerbrechen, und dazu, dass er schwer anzuheben ist, da das Gefäß den Oberarm entlangläuft. Auch führt es zur Ertaubung des Ohres, da das Gefäß in die Mitte des Ohres entlang dem tīnggōng* 聽宮 *(Dü 19) eintritt. Auch führt es zur Gelbfärbung des Auges, da Äste in den äußeren und inneren Augenwinkel eintreten. Es führt zur Backenschwellung, da sich ein Ast nach oben zur Backe bewegt. Es führt zu Schmerzen an der Hinter- und Außenkante des Halses und Nackens, der Schulter, des Oberarms, des Ellenbogens und des Unterarms, was alles Orte sind, die vom Gefäß der Leitbahn überstrichen werden. Die Leere wird aufgefüllt; bei Fülle lässt man etwas entweichen. Bei Kälte lässt man die Nadel lange verweilen. Ist der Puls nach unten abgesetzt, so wendet man die Moxibustion an. (Ist es) weder überschüssig noch leer, so zieht man allein diese Leitbahn heran, und man muss nicht die Hand-Shaoyin-Herz-Leitbahn heranziehen. Falls der Puls am Renying[46] die dreifache (Stärke) des Cunkou[47] und einen hitzigen (Charakter) aufweist, so befindet sich diese Leitbahn im Fülle-Zustand und ist es angebracht, aus dieser Leitbahn etwas entweichen zu lassen und die Hand-Shaoyin-Herz-Leitbahn aufzufüllen. Falls der Puls am Renying dreimal so schwach wie der des Cunkou ist und keinen hitzigen (Charakter) aufweist, so befindet sich diese Leitbahn im Leere-Zustand und ist es angebracht, aufzufüllen, wohingegen sich das Hand-Shaoyin im Fülle-Zustand befindet, so dass es angebracht ist, (daraus) etwas entweichen zu lassen.*

Qīng • Yuè Hánzhēn • Jīngxué jiě • Shǒu tàiyáng xiǎochángjīng zǒnglùn (Qing-Dynastie • Yue Hanzhen [1602–1693] • Erläuterung der Leitbahnen und Pforten • Zusammenfassende Erörterung der Hand-Taiyang-Dünndarm-Leitbahn)

清・岳含珍・經穴解・手太陽小腸經總論

Hinweise zur Behandlung von häufigen Erkrankungskonstellationen des Dünndarms und der Dünndarm-Leitbahn finden sich in ➤ Kap. 21.3.6.

13.2.7 Verlauf der Blasen-Leitbahn (Fuß-Taiyang-Blasen-Leitbahn)

Synonym: Blasen-Meridian
Im oberflächlichen Verlauf der Blasen-Leitbahn liegen 67 Akupunkturpforten (➤ Abb. 13.17).

Die Leitbahn beginnt mit ihrem oberflächlichen Verlauf am inneren Augenwinkel und zieht über die Stirn und den Schädel. Im Verlauf am Schädel nimmt sie über die Pforte Du 20 Kontakt mit dem Dumai und dem Hirn auf und gibt Äste zur Schläfenregion ab, die das Ohr entlang der Haargrenze umfahren. An der Pforte Bl 10 spaltet sich die Leitbahn in ihre beiden Hauptäste am Rücken auf, die weitgehend parallel zur Mittellinie verlaufen.

---

[43] *quēpén* 缺盆: mangelhafte Schale; die obere Schlüsselbeingrube hat die Form einer unvollständigen Schale; die Bezeichnung für die Schlüsselbeingrube ist die gleiche wie für die Pforte Ma 12.

[44] Dieser Ausdruck wird meist als Hinweis auf die Region der Brustmitte verstanden; der Aufbau des ersten Schriftzeichens legt allerdings die Vorstellung nahe, dass dies der Ort des Altars ist, an dem man sich über das *zōngqì* 宗氣 („Rückverbindungs-Qi) mit der Ahnenenergie verbindet.

[45] *wèixì* 胃系: als „Anbindung" wird in der Regel das betreffende Organ mit seinen umgebenden und dort anknüpfenden Gefäßen und Leitbahnen bezeichnet.

[46] *rényíng* 人迎: Bezeichnung für die Pforte Ma 9 und für den Carotispuls.

[47] *cùnkǒu* 寸口: die cun-große Öffnung; der Radialispuls.

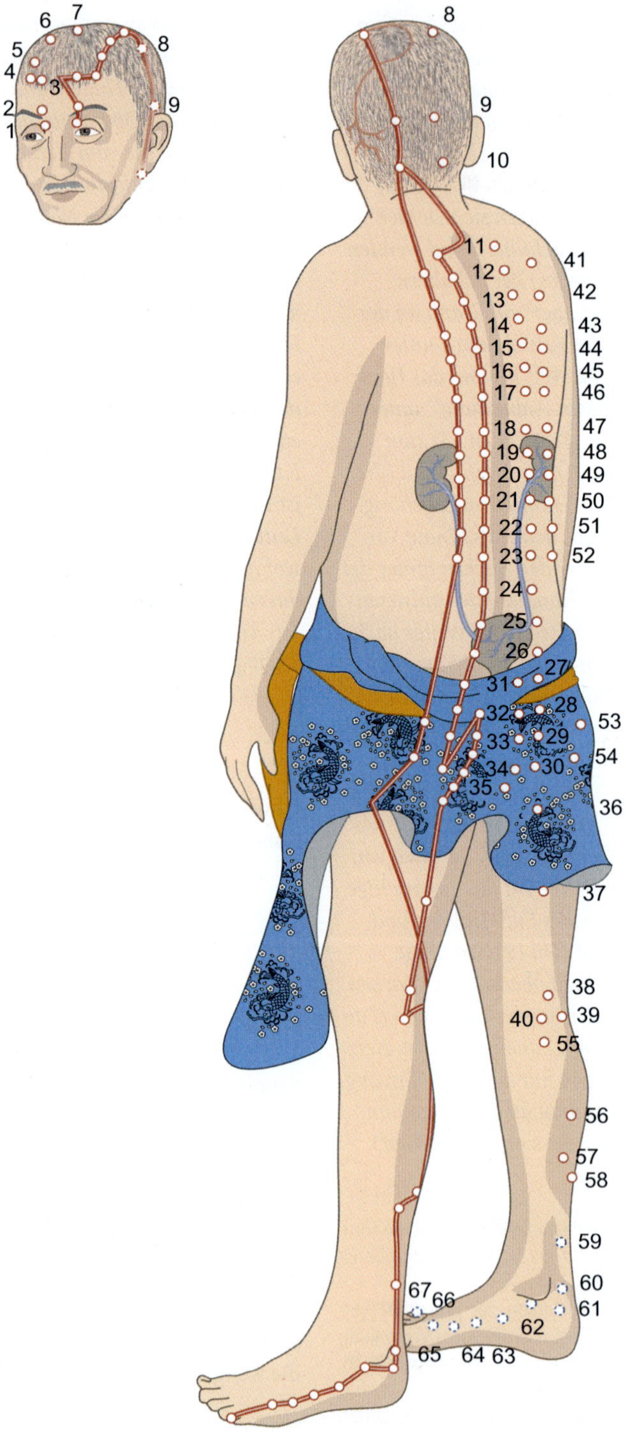

Abb. 13.17 Fuß-Taiyang-Blasen-Leitbahn [L138]

Der erste Ast streift den siebten Halswirbel (Du 14) und verläuft ab dem ersten Brustwirbel paravertebral bis zur Kreuzbeinregion auf Höhe des vierten Sakrallochs. Dann schwenkt die Leitbahn noch einmal weiter nach innen zur Mittellinie und nach cranial, um ab dem ersten Kreuzbeinwirbel über die Sakrallöcher zur Mitte der Gesäßfalte und schließlich über die Mitte der Oberschenkelhinterseite zur Kniekehle zu ziehen.

In der Lendenregion zweigt der innere Verlauf der Leitbahn durch die Lendenmuskulatur in die Leibeshöhle ab, wo Kontakt mit der Niere aufgenommen und das zugehörige Organ, die Blase, erreicht wird.

Der zweite Ast der Leitbahn verläuft oberflächlich von der Pforte Bl 10 abwärts und ab dem zweiten Brustwirbel ebenfalls paravertebral, jedoch in größerem Abstand zur Mittellinie, am Innenrand des Schulterblatts entlang zur Lenden-Kreuzbeinregion über das Gesäß und die Oberschenkelhinterseite ebenfalls zur Kniekehle.

In der Kniekehle vereinigt die Leitbahn beide Äste in der Pforte Bl 40 und zieht weiter über die Mitte der Wade außen an der Achillessehne entlang zur Ferse. Die Leitbahn umrundet den Außenknöchel von hinten und zieht am fünften Strahl des Fußes an der Grenze von Fußsohlen- und Fußrückenhaut entlang zum äußeren Nagelfalzwinkel der Kleinzehe.

Silianzi[48] sprach: Das Fuß-Taiyang ist das gigantische Yang des gesamten Leibes. Was von der Leitbahn außen senkrecht nach oben verläuft, entspringt inmitten einer Krümmung ein Fen außerhalb des Kopfes des inneren Augenwinkels: die Pforte jīngmíng 睛明 *(Bl 1) dieser Leitbahn. Sie nimmt die Kreuzung mit dem Hand-Taiyang auf und stellt tatsächlich den Ort des gegenseitigen Treffens der fünf Gefäße der Hand-Taiyang-Dünndarm-Leitbahn, der Fuß-Taiyang-Blasen-Leitbahn, der Fuß-Yangming-Magen-Leitbahn, des Yin-Schreiters[49] und des Yang-Schreiters[50] dar. Dann weiter nach oben zur Stirn zur inmitten der Vertiefung am Ansatz der beiden Augenbrauen gelegenen Pforte cuánzhú* 攢竹 *(Bl 2). Dann wieder über die senkrecht über den Augenbrauenansätzen zwischen shéntíng* 神庭 *(Du 24) und qūchāi* 曲差 *(Bl 4) gelegene Pforte méichōng* 眉衝 *(Bl 3) dieser Leitbahn. Dann von oberhalb der Augen zur ein Cun und fünf Fen seitlich neben der Pforte shéntíng* 神庭 *(Du 24) des Dumai und in die (Stirn-)Haargrenze eintretend gelegenen Pforte qūchāi* 曲差 *(Bl 4). Dann weiter nach oben über die ein Cun und fünf Fen seitlich neben der Pforte shàngxīng* 上星 *(Du 23) des Dumai gelegenen Pforte wǔchù* 五處 *(Bl 5). Ein Cun und fünf Fen oberhalb der Pforte wǔchù* 五處 *(Bl 5): die Pforte chéngguāng* 承光 *(Bl 6) dieser Leitbahn. Ein Cun und fünf Fen hinter chéngguāng* 承光 *(Bl 6): die Pforte tōngtiān* 通天 *(Bl 7) dieser Leitbahn. Nochmals ein Cun und fünf Fen: die Pforte luòquè* 絡却 *(Bl 8) dieser Leitbahn. Nochmals ein Cun und fünf Fen: die Pforte yùzhěn* 玉枕 *(Bl 9) dieser Leitbahn. Damit ist der zum Gipfel hin gerichtete Verlauf der Leitbahn beendet. Von hier aus ist es dann die den Nacken einrahmende, inmitten der Vertiefung hinter der Haargrenze am Rand der großen Sehnen gelegene Pforte tiānzhù* 天柱 *(Bl 10) dieser Leitbahn. Von hier aus geht es den Nacken hinab, um in den (Bereich des) Rückens einzutreten, zur zu beiden Seiten (des Bereichs) unterhalb des ersten Wirbels jenseits des Nackens, von der Wirbelsäule jeweils ein Cun und fünf Fen entfernt gelegenen Pforte dàzhù* 大杼 *(Bl 11), die Stelle des überkreuzenden Zusammentreffens von Netzgefäßen, die vom mittig verlaufenden Dumai abzweigend die Hand-Taiyang-Dünndarm-Leitbahn erreichen, zusammen mit der Fuß-Shaoyang-Gallenblasen-Leitbahn und dieser Leitbahn. Von hier aus nach unten, zur zu beiden Seiten (des Bereichs) unterhalb des zweiten Wirbels, von der Wirbelsäule jeweils ein Cun und fünf Fen entfernt gelegenen Pforte fēngmén* 風門 *(Bl 12). Erneut abwärts zur zu beiden Seiten (des Bereichs) unterhalb des dritten Wirbels, von der Wirbelsäule jeweils ein Cun und fünf Fen entfernt gelegenen Pforte fèishù* 肺腧 *(Bl 13). Erneut abwärts zur zu beiden Seiten (des Bereichs) unterhalb des vierten Wirbels, von der Wirbelsäule jeweils ein Cun und fünf Fen entfernt gelegenen Pforte juéyīnshù* 厥陰腧 *(Bl 14). Erneut abwärts zur zu beiden Seiten (des Bereichs) unterhalb des fünften Wirbels, von der Wirbelsäule jeweils ein Cun und fünf Fen entfernt gelegenen Pforte xīnshù* 心腧 *(Bl 15). Erneut abwärts zur zu beiden Seiten (des Bereichs) unterhalb des sechsten Wirbels, von der Wirbelsäule jeweils ein Cun und fünf Fen entfernt gelegenen Pforte dūshù* 督腧 *(Bl 16). Erneut abwärts zur zu beiden Seiten (des Bereichs) unterhalb des siebten Wirbels, von der Wirbelsäule jeweils ein Cun und fünf Fen entfernt gelegenen Pforte géshù* 膈腧 *(Bl 17). (Der Bereich) unterhalb des achten Wirbels ist ohne Pforten. Erneut abwärts zur zu beiden Seiten (des Bereichs) unterhalb des neunten Wirbels, von der Wirbelsäule jeweils ein Cun und fünf Fen entfernt gelegenen Pforte gānshù* 肝腧 *(Bl 18). Erneut abwärts zur zu beiden Seiten (des Bereichs) unterhalb des zehnten Wirbels, von der Wirbelsäule jeweils ein Cun und fünf Fen entfernt gelegenen Pforte dǎnshù* 膽腧 *(Bl 19). Erneut abwärts zur zu beiden Seiten (des Bereichs) unterhalb des elften Wirbels, von der Wirbelsäule jeweils ein Cun und fünf Fen entfernt gelegenen Pforte píshù* 脾腧 *(Bl 20). Erneut abwärts zur zu beiden Seiten (des Bereichs) unterhalb des zwölften Wirbels, von der Wirbelsäule jeweils ein Cun und fünf Fen entfernt gelegenen Pforte wèishù* 胃腧 *(Bl 21). Erneut abwärts zur zu beiden Seiten (des Bereichs) unterhalb des dreizehnten Wirbels, von der Wirbelsäule jeweils ein Cun und fünf Fen entfernt gelegenen Pforte sānjiāoshù* 三焦腧 *(Bl 22). Erneut abwärts zur zu beiden Seiten (des Bereichs) unterhalb des vierzehnten Wirbels, von der Wirbelsäule jeweils ein Cun und fünf Fen entfernt gelegenen Pforte shènshù* 腎腧 *(Bl 23). Erneut abwärts zur zu beiden Seiten (des Bereichs) unterhalb des fünfzehnten Wirbels, von der Wirbelsäule jeweils ein Cun und fünf Fen entfernt gelegenen Pforte qìhǎishù* 氣海腧 *(Bl 24). Erneut abwärts zur zu beiden Seiten (des Bereichs) unterhalb des sechzehnten Wirbels, von der Wirbelsäule jeweils ein Cun und fünf Fen entfernt gelegenen Pforte dàchángshù* 大腸腧 *(Bl 25). Erneut abwärts zur zu beiden Seiten (des Bereichs) unterhalb des siebzehnten Wirbels, von der Wirbelsäule jeweils ein Cun und fünf Fen entfernt gelegenen Pforte guānyuánshù* 關元腧 *(Bl 26). Erneut abwärts zur zu beiden Seiten (des Bereichs) unterhalb des achtzehnten Wirbels, von der Wirbelsäule jeweils ein Cun und fünf Fen entfernt gelegenen Pforte xiǎochángshù* 小腸腧 *(Bl 27). Erneut abwärts zur zu beiden Seiten (des Bereichs) unterhalb des neunzehnten Wirbels, von der Wirbelsäule jeweils ein Cun und fünf Fen entfernt gelegenen Pforte*

48 Sīliánzǐ 思蓮子 („denkender Lotossamen"): Beiname des Autors Yue Hanzhen.
49 *yīnqiāo* 陰蹻: Yin-Schreit-Gefäß.
50 *yángqiāo* 陽蹻: Yang-Schreit-Gefäß.

pángguāngshù 膀胱腧 (Bl 28). Erneut abwärts zur zu beiden Seiten (des Bereichs) unterhalb des zwanzigsten Wirbels, von der Wirbelsäule jeweils ein Cun und fünf Fen entfernt gelegenen Pforte zhōnglǚshù 中膂腧 (Bl 29). Erneut abwärts zur zu beiden Seiten (des Bereichs) unterhalb des einundzwanzigsten Wirbels, von der Wirbelsäule jeweils ein Cun und fünf Fen entfernt gelegenen Pforte báihuánshù 白環腧 (Bl 30). Von hier wird das Zentrum des Lendenbereichs erreicht und entlang des Rückgrats verlaufend im Inneren die Niere mit Netzgefäßen umsponnen. Nach unten (ist die Leitbahn) der Blase zugehörig. Bis hierher erschöpft sich der von der Pforte jīngmíng 睛明 (Bl 1) zunächst vorne aufsteigende und dann senkrechte Verlauf (der Leitbahn). Die oberhalb des Nackens verlaufenden, abzweigenden Äste (der Leitbahn) nehmen ihren Ausgang von der Pforte bǎihuì 百會 (Du 20) der Du-Leitbahn. Es gibt quer abzweigende Netzgefäße, die über die Gallenblasen-Leitbahn an der oberhalb des Ohres anderthalb Cun innerhalb der Haargrenze gelegenen Pforte shuàigǔ 率谷 (Gb 8) und der hinter dem Ohr ein Cun innerhalb der Haargrenze verlaufenden Pforte fúbái 浮白 (Gb 10) vorüberziehen. Oberhalb des Mastoids[51] und unterhalb des Hinterhaupts, wo sich bei Schaukelbewegungen ein Loch ergibt, dies ist das Treffen der Hand- und der Fuß-Yangming-Leitbahnen in der Pforte qiàoyīn 竅陰 (Gb 11); alle abzweigenden Äste dieser Leitbahn verlaufen hierüber, um sich über die Sehnen und Gefäße (in diesem Bereich) ernährend zu verteilen. Was senkrecht nach unten verläuft, tritt schließlich in den Lendenbereich ein und verbindet sich über Netzgefäße mit der Niere; die abzweigenden Äste im Zentrum des Lendenbereichs bewegen sich vom Ort ihres Eintritts in die Lende die Wirbelsäule einrahmend entlang der Lende und Hüfte nach unten und verlaufen über die in der ersten Vertiefung gelegene Pforte, die den gemeinsamen Ort der Vernetzung von Taiyang- und Fuß-Shaoyang darstellt, shàngliáo 上髎 (Bl 31). Sich nach unten bewegend zur Pforte cìliáo 次髎 (Bl 32) im zweiten, die Wirbelsäule einrahmenden Loch. Sich wieder nach unten bewegend zum anknüpfenden Treffen der beiden Leitbahnen der sich von unten nach oben bewegenden Fuß-Jueyin-Leber-Leitbahn und der sich von oben nach unten bewegenden Fuß-Shaoyang-Gallenblasen-Leitbahn in der Pforte zhōngliáo 中髎 (Bl 33). Dann wieder sich nach unten zur in der Vertiefung inmitten des vierten Hohlraums gelegenen Pforte xiàliáo 下髎 (Bl 34). Wieder weiter sich nach unten bewegend zur zu beiden Seiten des Kreuz- und Steißbeinbereichs gelegenen Pforte huìyáng 會陽 (Bl 35). Der abzweigende Ast aus der Mitte des Lendenbereichs verlässt die Lenden und durchzieht unten die Nieren. Sind die Nieren erreicht, so geht es nach unten zur in der Mitte der Querfalte gelegenen Pforte chéngfú 承扶 (Bl 36). Wieder nach unten über die drei Cun[52] unter der Pforte fúxì 浮郄 (Bl 38) gelegene Pforte yīnmén 殷門 (Bl 37). Wieder nach unten über die ein Cun oberhalb von wěiyáng 委陽 (Bl 39) gelegene Pforte fúxì 浮郄 (Bl 38) dieser Leitbahn. Wieder nach unten über die sechs Cun unterhalb von chéngfú 承扶 (Bl 36), vor dem Fuß-Taiyang und hinter dem Fuß-Shaoyin, an der Außenkante von wěizhōng 委中 (Bl 40) zwischen zwei Sehnen gelegene, als untere ergänzende Shu-Transport-Pforte[53] der Hand-Shaoyang-Sanjiao-Leitbahn und abzweigende Vernetzung des Fuß-Taiyang dienende Pforte wěiyáng 委陽 (Bl 39). Dann in die Querfalte hinten am Knie eintretend in der Vertiefung an dem pulsierenden Gefäß: die als Eintritt dieser Leitbahn dienende Mündungs-Erde[54] der Pforte wěizhōng 委中 (Bl 40). Nun der oberhalb der Schulter abzweigende Ast, der als zweite die Wirbelsäule einrahmende Reihe verläuft, mit allen Pforten im Abstand von jeweils drei Cun, und der von der Pforte dàzhù 大杼 (Bl 11) ausgehend, nach unten innerhalb der Arme links und rechts als Ast verlaufend, nach unten den Bereich des Schulterblatts und Rückgrats durchziehend, mit allen Pforten im Abstand von drei Cun zur Mittellinie, wie fùfēn 附分 (Bl 41) sich unterhalb des zweiten Wirbels befindet, gegenüber dem innen verlaufenden fēngmén 風門 (Bl 12). Pòhù 魄戶 (Bl 42) befindet sich unterhalb des dritten Wirbels, gegenüber dem innen verlaufenden fèishù 肺腧 (Bl 13). Wieder ein Fen unterhalb des vierten Wirbels, zwei Fen oberhalb des fünften Wirbels, an der vierten Rippe und dem dritten Zwischenraum: gāohuāngshù 膏肓腧 (Bl 43), gegenüber dem innen verlaufenden juéyīnshù 厥陰腧 (Bl 14). Wieder sich abwärts bewegend unterhalb des fünften Wirbels: die Pforte shéntáng 神堂 (Bl 44), gegenüber dem innen verlaufenden xīnshù 心腧 (Bl 15). Wieder sich abwärts an der Innenkante von Schulter und Arm bewegend, (den Bereich) unterhalb des sechsten Wirbels einrahmend: die Pforte yīxī 譩譆 (Bl 45), gegenüber dem innen verlaufenden dūshù 督腧 (Bl 16). Wieder sich abwärts bewegend unterhalb des siebten Wirbels: die Pforte géguān 膈關 (Bl 46), gegenüber dem innen verlaufenden géshù 膈腧 (Bl 17). Wieder sich abwärts bewegend unterhalb des neunten Wirbels: die Pforte húnmén 魂門 (Bl 47), gegenüber dem innen verlaufenden gānshù 肝腧 (Bl 18). Wieder sich nach unten bewegend unterhalb des zehnten Wirbels: die Pforte yánggāng 陽綱 (Bl 48), gegenüber dem innen verlaufenden dǎnshù 膽腧 (Bl 19). Wieder sich nach unten bewegend unterhalb des elften Wirbels: die Pforte yìshè 意舍 (Bl 49), gegenüber dem innen verlaufenden píshù 脾腧 (Bl 20). Wieder sich nach unten bewegend unterhalb des zwölften Wirbels: die Pforte wèicāng 胃倉 (Bl 50), gegenüber dem innen verlaufenden wèishù 胃腧 (Bl 21). Wieder sich nach unten bewegend unterhalb des dreizehnten Wirbels: die Pforte huāngmén 肓門 (Bl 51), gegenüber dem innen verlaufenden sānjiāoshù 三焦腧 (Bl 22). Wieder sich nach unten bewegend unterhalb des vierzehnten Wirbels: die Pforte zhìbiān 秩邊 (Bl 52), gegenüber dem innen verlaufenden shènshù 腎腧 (Bl 23). Unterhalb hiervon, unterhalb des fünfzehnten Wirbels innen verlaufend gibt es noch den qìhǎishù 氣海腧 (Bl 24), und unterhalb des sechzehnten Wirbels gibt es noch den dàchángshù 大腸腧 (Bl 25). Unterhalb des siebzehnten Wirbels gibt es noch den guānyuánshù 關元腧 (Bl 26), und unterhalb des achtzehnten Wirbels gibt es noch den xiǎochángshù 小腸腧 (Bl 27). Diese vier Pforten haben allesamt nach außen nichts, was mit ihnen in Relation stünde. Wird der

[51] *wángǔ* 完骨.

[52] Die Lokalisationsangabe ist nicht konform mit den meisten anderen Angaben in einschlägigen Werken und ergibt auch in der Abfolge der Pforten keinen Sinn, so dass man von einem falschen Eintrag ausgehen muss.

[53] *shùfǔshù* 輸輔腧: bezieht sich auf die Fünf Transport Pforten (*wǔshùxué* 五輸穴); 腧 *shù* ist das allgemeine Wort für Transport-Pforten (*shùxué* 腧穴).

[54] *hétǔ* 合土: hé 合 bezieht sich auf die fünfte der Fünf Transport-Pforten, die das Wasser der Flussmündung repräsentiert, *tǔ* 土 bezieht sich auf die Assoziation dieser Pforte mit der Grundwesenheit Erde.

Bereich unterhalb des neunzehnten Wirbels erreicht, so beginnt dort die Pforte bāohuāngshù **胞肓腧**[55] *(Bl 53), gegenüber dem innen unterhalb des neunzehnten Wirbels verlaufenden pángguāngshù* **膀胱腧** *(Bl 28). Unterhalb des zwanzigsten Wirbels gibt es die Pforte zhìbiān* **秩邊** *(Bl 54), gegenüber dem innen verlaufenden zhōnglǚshù* **中膂腧** *(Bl 29)*[56]*. Somit sind die sich auf dem Rücken befindenden Pforten des Leitbahn-Astes, der sich von fùfēn* **附分** *(Bl 41) aus abwärts bewegt, bis hierhin vollendet. Dann wieder nach unten an Steißbein und Gesäß vorbei über die Gallenblasen-Leitbahn hinweg innerhalb des Oberschenkel-Scharniers und außerhalb von chéngfú* **承扶** *(Bl 36), um sich mit dem in einem Abstand von einem Cun und fünf Fen (zur Hauptleitbahn) über die Mitte des vorderen Lendenbereichs verlaufenden und in die Pforte wěizhōng* **委中** *(Bl 40) eintretenden Leitbahn-Ast wieder zu vereinigen. Hinten am Knie entlang etwa drei Cun unterhalb der Falte (findet sich) die Pforte héyáng* **合陽** *(Bl 55). Innen die Wade durchziehend zur in der Mitte der Muskelbäuche der Wade gelegenen Pforte chéngjīn* **承筋** *(Bl 56). Dann weiter nach unten zur inmitten der Vertiefung zwischen den unteren Teilen der Spitzen der Muskelbäuche der Wade gelegenen Pforte chéngshān* **承山** *(Bl 57). Wieder nach unten über (den Bereich) sieben Cun oberhalb des Außenknöchels: das Luo-Vernetzungs-Gefäß des Fuß-Taiyang, das von der Pforte fēiyáng* **飛揚** *(Bl 58) einen zum Shaoyin ziehenden Zweig entsendet. Wieder nach unten über (den Bereich) drei Cun oberhalb des Außenknöchels zur Pforte fūyáng* **跗陽** *(Bl 59). Dann wird das Bein verlassen und (der Bereich) fünf Fen hinter dem Außenknöchel des Fußes erreicht, wo oberhalb der Ferse die Hand auf ein pulsierendes Gefäß trifft: die dem Fuß-Taiyang als Passage dienende Flusswasser-Feuer-Pforte kūnlún* **崑崙** *(Bl 60). Dann wieder über die Mitte der Vertiefung unterhalb des Fersenknochens: die als Wurzel des Yangqiao*[57] *geltende Pforte púcān* **僕參** *(Bl 61). Dann wieder sich nach vorne bewegend zur Mitte der fünf Fen unter dem Außenknöchel gelegenen Vertiefung, dem Entstehungsort des Yangqiaomai an der Pforte shēnmài* **申脈** *(Bl 62). Dann wieder sich nach unten bewegend und den Außenknöchel leicht hinter sich lassend, mit der Pforte qiūxū* **丘墟** *(Gb 40) der Gallenblasen-Leitbahn hinter sich, vor der Pforte shēnmài* **申脈** *(Bl 62) dieser Leitbahn: die Xi-Spalten-Pforte dieser Leitbahn, die einem Zweig des Yangwei*[58] *zugeordnet ist, jīnmén* **金門** *(Bl 63). Wieder weiter nach vorne vor die Pforte jīnmén* **金門** *(Bl 63) entlang (des Bereichs) unterhalb des großen Knochens an der Fußaußenseite zur Vertiefung an der Grenze von rotem und weißem Fleisch: die diesem Leitbahn-Gefäß als Übertritt dienende Yuan-Ursprungs-Pforte jīnggǔ* **京骨** *(Bl 64). Dann wieder weiter nach vorne an der Außenseite des Fußes entlang bis (zum Bereich) hinter dem Grundgelenk der Kleinzehe inmitten der Vertiefung an der Grenze von rotem und weißem Fleisch: die diesem Leitbahn-Gefäß als Erguss dienende Shu-Stromschnellen-Pforte shùgǔ* **束骨** *(Bl 65). Dann wieder weiter nach vorne an der Außenseite der Kleinzehe entlang bis (zum Bereich) vor dem Grundgelenk der Kleinzehe inmitten der Vertiefung: die dieser Leitbahn als Ausfluss dienende Xing-Quellwasser-Pforte tōnggǔ* **通谷** *(Bl 66). Dann wieder weiter nach vorne an der Außenseite der Kleinzehe entlang zu der am Nagelfalzwinkel wie aus einem Lauchblatt austretenden, dieser Leitbahn als Austritt dienenden Jing-Brunnenwasser-Pforte zhìyīn* **至陰** *(Bl 67), um sich schließlich mit der Fuß-Shaoyin-Nieren-Leitbahn zu kreuzen. Wird (die Leitbahn) angerührt, so erkrankt man an sich in den Kopf ergießendem üblem Qi mit Schmerzen, da sich diese Leitbahn hoch zur Stirn bewegt, sich am Gipfel überkreuzt und sich über Netzgefäße mit dem Gehirn verknüpft. Auch führt es zu (einem Empfinden), als würden sich die Augen herausdrücken, da diese Leitbahn sich vom Innenkanthus des Auges aus erhebt. Auch führt es zu (einem Gefühl), als würde am Nacken gezogen, da noch Äste dieser Leitbahn den Nacken hinabziehen. Auch führt es zu einem schmerzenden Rückgrat, da Gefäße dieser Leitbahn das Rückgrat einrahmen. Auch führt es zu (dem Empfinden), als würde die Lendenregion zerbrechen, da diese Leitbahn die Mitte des Lendenbereichs erreicht. Auch führt es dazu, dass der Schenkel nicht gekrümmt werden kann, da die Gefäße dieser Leitbahn über den Angelpunkt des Schenkels verlaufen. Auch führt es zu (einem Gefühl) der Verknotung in der Kniekehle, da die Gefäße dieser Leitbahn in die Mitte der Kniekehle eintreten. Auch führt es zu (einem Gefühl), als würden die Waden zerbersten, da die Gefäße dieser Leitbahn das Innere der Waden durchziehen. Da es sich um den Ort handelt, über den sämtliches Gefäß-Qi des Außenknöchels hinwegzieht, bringt ein zusammenbrechendes, sich umkehrendes und nach oben verlaufendes Qi alle diese Krankheiten hervor: es führt zum Knöchel-Zusammenbruch. Dass es zur Erkrankung an Hämorrhoiden*[59] *führt, liegt daran, dass die Gefäße dieser Leitbahn das Gesäß durchziehen. Es führt zu Malaria*[60]*, da es unter den Malaria-Arten eine Taiyang-Malaria gibt. Es führt zur Erkrankung an Verrücktheit*[61]*, da das Taiyang das gigantische Yang des gesamten Leibes darstellt. Im Kapitel über die Verrücktheits-Leiden*[62] *wird das Stechen der Taiyang-Leitbahn erwähnt. Es führt zu Schmerzen am Kopf, an der Fontanelle und am Nacken, da diese Leitbahn bis zur Fontanelle aufsteigt, die Scheitellinie überkreuzt, ins Gehirn eintritt und den Nacken herabzieht. Es führt zur Gelbfärbung der Augen und zum Tränenaustritt, da sich das Gefäß am inneren Augenkanthus erhebt. Es führt zu Nasenbluten*[63] *und langwierigen Nasenerkrankungen*[64]*, da sich der innere Augenkanthus in der Nähe der Nase befindet. Es führt auch dazu, dass der Nacken, der Rücken, die Lendenregion, das Rückgrat, der Steiß, die Kniekehle, die Wade und der Fuß, alle (diese Bereiche) schmerzen, und dass die Kleinzehe nicht eingesetzt werden kann; all dies sind Orte, an denen das Gefäß-Qi dieser Leitbahn verläuft. Was schließlich das Tasten der Gefäßbewegung anbetrifft: falls der Puls am Renying*[65] *die dreifache (Stärke) des Cunkou*[66]

[55] Alternative Bezeichnung für *bāohuāng* **胞肓** (Bl 53).

[56] Nach derzeitigem Standard wird Bl 54 auf gleicher Höhe mit Bl 30 und Bl 34 lokalisiert.

[57] *yángqiāo* **陽蹻**: Yang-Schreit-Gefäß.

[58] *yángwéi* **陽維**: Yang-Bündelriemen-Gefäß.

[59] *zhì* **痔**: Erkrankung des heiligen (sakralen) Bereichs.

[60] *nüè* **瘧**: niederzwingende Erkrankung.

[61] *kuáng* **狂**: „Wildhund-Herrschaft"; *diān* **癲**: „Aufrüttelungs-Erkrankung/Erkrankung des Umfallens".

[62] *diānkuáng piān* **癲狂篇**, gemeint ist wahrscheinlich das 22. Kapitel des *Lingshu*.

[63] *nǜ* **衄**: Blut in der Hand.

[64] *qiú* **鼽**: Nase-langwierig/Nasen-Neun.

[65] *rényíng* **人迎**: Bezeichnung für die Pforte Ma 9 und für den Carotispuls.

[66] *cùnkǒu* **寸口**: die cun-große Öffnung; der Radialispuls.

aufweist, so befinden sich diese Leitbahn in Fülle und die Nieren-Leitbahn in Leere; falls der Puls am Renying dreimal so schwach wie der Puls des Cunkou ist, so befinden sich diese Leitbahn in Leere und die Nieren-Leitbahn in Fülle. Die Leere fülle man auf, die Fülle lasse man entweichen.“

Qīng • Yuè Hánzhēn • Jīngxué jiě • Zú tàiyáng pángguāngjīng zǒnglùn (Qing-Dynastie • Yue Hanzhen [1602–1693] • Erläuterung der Leitbahnen und Pforten • Zusammenfassende Erörterung der Fuß-Taiyang-Blasen-Leitbahn)

清 • 岳含珍 • 經穴解 • 足太陽膀胱經總論

Hinweise zur Behandlung von häufigen Erkrankungskonstellationen der Blase und der Blasen-Leitbahn finden sich in ➤ Kap. 21.3.7.

13.2.8 Verlauf der Nieren-Leitbahn (Fuß-Shaoyin-Nieren-Leitbahn)

Synonym: Nieren-Meridian

Im oberflächlichen Verlauf der Nieren-Leitbahn liegen 27 Akupunkturpforten (➤ Abb. 13.18).

Die Leitbahn beginnt mit ihrem oberflächlichen Verlauf an der Unterseite der Kleinzehe und zieht zur Pforte Ni 1 auf der Fußsohle. Von hier bewegt sich die Leitbahn über das Fußgewölbe zum Kahnbein und zur Region hinter dem Knöchel an der Innenseite des Fußes. Hier vollzieht die Leitbahn zunächst eine Schleife, die unter den Innenknöchel reicht und wieder zum hinteren Teil der Unterschenkelinnenseite vor der Achillessehne aufsteigt. Von hier zieht die Leitbahn zum inneren Auslauf der Kniekehle und über den hinteren Bereich der Oberschenkelinnenseite zur Dammregion.

Hier beginnt ab der Pforte Du 1 der innere Verlauf der Leitbahn, welcher zunächst nach cranial innen über die Wirbelsäule führt, dann zur Niere als dem zugehörigen Organ abzweigt und Kontakt mit der Blase aufnimmt. Ein weiterer Zweig zieht von der Niere über Leber und Zwerchfell zur Lunge, wo ein Kontakt mit dem Herzen aufgenommen wird und weitere Verzweigungen im Zentrum der Brust zur Perikard-Leitbahn reichen. Von der Lunge zieht die Leitbahn weiter seitlich im Kehlen- und Rachenbereich zur Zungenwurzel sowie zum Ohr.

Der oberflächliche Verlauf steigt von der Dammregion zum Unter- und Oberbauch auf, wo die Leitbahn sich eng parallel zur Mittellinie bewegt. Über der Brust verläuft die Leitbahn weiter paramedian in etwas größerem Abstand zur Mittellinie bis zum Winkel am Brustbein-Schlüsselbeingelenk.

Silianzi[67] sprach: Die Nieren-Leitbahn ist das Fuß-Shaoyin; (sie führt) viel Qi und wenig Blut. Mit der Blase verhält sie sich wie Oberfläche und Inneres. Die Leitbahn erhebt sich unterhalb der Kleinzehe und neigt sich dann schräg der Pforte yǒngquán 湧泉 (Ni 1) in der Mitte der Fußsohle zu und wendet sich zum Austritt vor dem Innenknöchel unterhalb des großen Knochens an der Pforte rángǔ 然谷 (Ni 2). Unterhalb des Innenknöchels entlang hinter (diesem): die Pforte tàixī 太谿 (Ni 3). Mit einem Zweig in die Mitte der Ferse eintretend: dàzhōng 大鍾 (Ni 4). Wieder nach vorne ziehend unterhalb des Innenknöchels: zhàohǎi 照海 (Ni 6). Schräg weiterziehend unterhalb von tàixī 太谿 (Ni 3): shuǐquán 水泉 (Ni 5). Dann von dàzhōng 大鍾 (Ni 4) weg nach oben umbiegend entlang des Innenknöchels und sich nach oben hinter den beiden Leitbahnen des Fuß-Jueyin und Fuß-Taiyin über die beiden Pforten fùliū 復溜 (Ni 7) und jiāoxìn 交信 (Ni 8) dieser Leitbahn und den sānyīnjiāo 三陰交 (Mi 6) der Milz-Leitbahn überquerend oberhalb des Fußes an der Innenseite der Wade am zhùbīn 築賓 (Ni 9) entlang bewegend und an der Innenseite der Kniekehle austretend wird yīngǔ 陰谷 (Ni 10) erreicht. Nach oben (entlang) der Hinter- und Innenkante des Oberschenkels das Rückgrat durchziehend zum Zusammentreffen des Fuß-Taiyang mit dem Du(-Gefäß) am chángqiáng 長強 (Du 1). Zurückkehrend vorne austretend und nach oben zum Unterbauch an den insgesamt fünf Pforten hénggǔ 橫骨 (Ni 11), dàhè 大赫 (Ni 12), qìxué 氣穴 (Ni 13), sìmǎn 四滿 (Ni 14) und zhōngzhù 中注 (Ni 15) entlang, die alle die Mittellinie (im Abstand von) einem Cun einrahmen und sich nach oben gemeinsam mit dem Chongmai zum Bauchraum bis zum Platz des huāngshù 肓腧 (Ni 16) links und rechts neben dem Nabel, diesen lediglich fünf Fen einrahmend, bewegen. Innen ist es den Nieren zugehörig und überstreicht unterhalb des Nabels guānyuán 關元 (Ren 4) und zhōngjí 中極 (Ren 3) des Ren-Gefäßes und erreicht mit Netzgefäßen die Blase. Der senkrechte Teil verläuft ab huāngshù 肓腧 (Ni 16), als dem Ort, wo er der Niere zugehörig ist, erneut dem Chongmai folgend und lediglich im Abstand von fünf Fen die Mittellinie einrahmend nach oben an shāngqū 商曲 (Ni 17), shíguān 石關 (Ni 18), yīndū 陰都 (Ni 19) und tōnggǔ 通谷 (Ni 20), wo die Leber durchzogen wird, entlang. Nach oben an yōumén 幽門 (Ni 21) oberhalb des Zwerchfells entlang am jeweils im Abstand von zwei Cun die Mittellinie einrahmenden bùláng 步廊 (Ni 22) vorbei aufsteigend und mitten in die Lunge eintretend. An shénfēng 神封 (Ni 23), língxū 靈墟 (Ni 24), shéncáng 神藏 (Ni 25), yùzhōng 彧中 (Ni 26) und shùfǔ 腧府 (Ni 27) entlang und nach oben an der Kehle vorbei mit dem rényíng 人迎 (Ma 9) verschmelzend und schließlich die Zungenwurzel einrahmend. Ein Ast zweigt von shéncáng 神藏 (Ni 25) ab und wickelt das Herz ein und ergießt sich in das dànzhōng 膻中[68] des Brustkorbs, um sich mit der Hand-Jueyin-Herz-Hüter-Netzgefäß-Leitbahn zu kreuzen. Der von hénggǔ 橫骨 (Ni 11) ab aufwärts gerichtete und mit dem Fuß-Shaoyin gemeinsam sich erstreckende Verlauf des Chongmai tritt im Bereich von Rachen und Gesichtsschädel aus, durchtränkt alles Yang, berieselt alles Yin. Ein weiterer herabziehender Ast geht von hénggǔ 橫骨 (Ni 11) aus und ergießt sich in das große Netzgefäß an der Pforte dàzhōng 大鍾 (Ni 4). (Dieses) erhebt sich unterhalb der Nieren, tritt am qìchōng 氣衝 (Ma 30) aus, zieht entlang der Innenkante der Innenseite des Oberschenkels, tritt seitlich in wěizhōng 委中 (Bl 40) ein. Im Verborgenen bewegt (es) sich an der Innenkante des Schienbeins entlang, um gemeinsam mit der Shaoyin-Leitbahn in das Untere des Fußes einzutreten. Ein Abzweig

[67] Sīliánzǐ 思蓮子 („denkender Lotossamen“): Beiname des Autors Yue Hanzhen.

[68] Dieser Ausdruck wird meist als Hinweis auf die Region der Brustmitte verstanden; der Aufbau des ersten Schriftzeichens legt allerdings die Vorstellung nahe, dass dies der Ort des Altars ist, an dem man sich über das *zōngqì* 宗氣 („Rückverbindungs-Qi“) mit der Ahnenenergie verbindet.

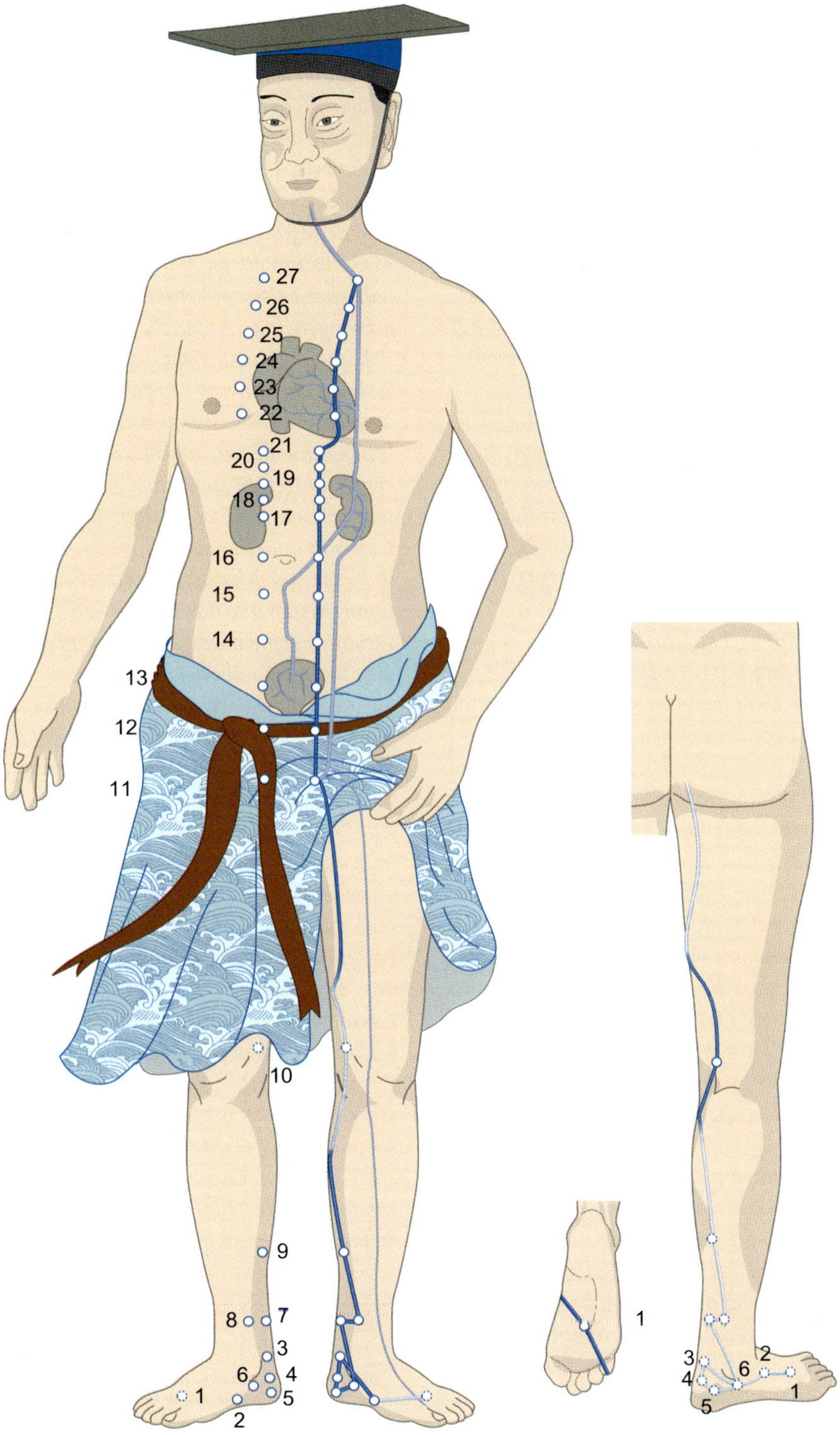

Abb. 13.18 Fuß-Shaoyin-Nieren-Leitbahn [L138]

davon durchsickert zusammen mit dem Shaoyin die drei Yin, tritt seitlich in den Knöchel ein, tritt aus dem verborgenen Verlauf im seitlichen Bereich des Fußrückens aus und bewegt sich am Fußrücken entlang, tritt in den Zwischenraum an der Großzehe ein, durchtränkt alle Netzgefäße und wärmt Fleisch und Muskeln der Leitbahnen des Fußes, weshalb sich das Gefäß beständig bewegt. Sind die abzweigenden Netzgefäße zugeknotet, so bewegt sich nichts auf dem Fußrücken. Bewegt sich nichts, so handelt es sich um einen Zusammenbruch. Ist es zusammengebrochen, so ist es kalt.[69] *Auch gilt der Chongmai als das Meer der Zwölf Leitbahnen; seine obere Austrittsstelle des Transports befindet sich bei dàzhù 大杼 (Bl 11), der untere Austritt ist an der oberen und unteren Kante der riesigen Leere*[70]*. Auch gilt (der) Chong(mai) als Meer des Blutes. Gibt es einen Überschuss, so hält man sich selbst gerne für groß und erkennt mit seiner Großspurigkeit keine Krankheit darin; ist es unzureichend (gefüllt), so hält man sich selbst gerne für klein und erkennt in seiner Verschüchterung keine Krankheit darin. Wird (die Leitbahn) angerührt, so erkrankt man an einem Hungergefühl ohne Verlangen nach Speisen, was auf üppigem Leere-Feuer beruht. Hungergefühl ohne Verlangen nach Speisen: das Milz-Qi ist schwach. Ist das Gesicht schwarz wie die Farbe der Kohle, so liegt es daran, dass Schwarz die Farbe der Niere ist, die so im Äußeren Gestalt annimmt. Husten mit blutigem Auswurf, weil das Gefäß mitten in die Lunge eintritt, daher führt es zu Husten mit Blut im Sputum, was zeigt, dass der Nieren-Regent einen Schaden erlitten hat. Bei denjenigen, die bei lautem Rufen schnaufen müssen, da das Gefäß mitten in die Lunge eintritt, entlang der Kehle verläuft und die Zungenwurzel einrahmt, ist dies als Krankheitszeichen von Wasser-Mangel aufgrund von Feuer-Überschuss anzusehen. Wer im Sitzen das Verlangen verspürt, aufzustehen, weist eine Yin-Leere mit dem Unvermögen, in die Ruhe zu finden, auf. Wenn die Augen verschwommen sehen und nichts erkennen können, so liegt ein Wasser-Mangel bei Nieren-Schwäche vor. Empfindet sich das Herz wie im Schwebezustand aufgehangen und als verspüre es Hunger, so ist ein Ast des Gefäßes, der von der Lunge austritt und das Herz mit Netzgefäßen umspannt, (betroffen). Ist das Qi unzureichend, so gerät man leicht in Furcht. Das Herz ist ständig auf der Hut, als ob man von jemand festgenommen werden soll. Die Niere äußert sich im Gemüt als Furcht; die Furcht schädigt die Niere. All dies beruht darauf, dass die Niere die Knochen regiert, das Qi der Knochen gegenläufig wird und zusammenbricht, was als Knochen-Zusammenbruch*[71] *gilt. Entsteht eine Krankheit, die zu Hitze im Mund, zu Trockenheit der Zunge, zur Schwellung des Rachens, zu nach oben schlagendem Qi, zu Trockenheit und Schmerzen des Rachens führt, so liegt dies darin begründet, dass das Gefäß an der Kehle entlang verläuft, die Zungenwurzel einrahmt und dadurch eine solche Krankheit hervorbringt. Auch führt es zu Verdrossenheit des Herzens und zu Schmerzen in der Herzgegend, da das Gefäß von der Lunge ausgehend das Herz mit Netzgefäßen umspannt. Auch führt es zu Gelbsucht, die als Ermüdungs-Gelbsucht bei Frauen anzusehen ist. Auch führt es zu Wucherungen*[72] *des Darms, da das Gefäß der Niere bis unterhalb des Nabels reicht und den Nabel eng einrahmt als den Ort, wo sich der Dickdarm befindet. Es führt zu Schmerzen an der Innenseite hinten am Rückgrat, als dem Ort, wo das Gefäß sich erstreckt. Es führt zur Schrumpfung*[73]*, also zu Knochen-Schwund. Es führt zum Zusammenbruch, was als schwaches Qi, das die Füße nicht mehr erreicht, zu verstehen ist. Es führt zur Vorliebe zum Daniederliegen; schwinden die Knochen, so zieht man es vor, zu liegen. Es führt zu Hitze und Schmerzen unter dem Fuß, da sich das Gefäß in der Mitte der Fußsohle an der Pforte yǒngquán 湧泉 (Ni 1) erhebt. Was alle oben genannten Krankheiten anbetrifft, so lässt man bei Fülle des üblen Qi etwas entweichen, und bei Leere des aufrechten Qi füllt man etwas auf. Ist die Hitze üppig, so entfernt man die Nadel schnell, um sie so abfließen zu lassen. Bei Kälte belässt man die Nadel längere Zeit, um diese zu erwärmen. Wo (die Bewegung im) Gefäß abgesenkt ist, behandle man dies mit Moxibustion. Wenn es weder überschüssig noch leer ist, so höre man auf, diese Leitbahn heranzuziehen, und man soll es auch nicht erzwingen, indem man die Taiyang-Harnblasen-Leitbahn (zur Behandlung) heranzieht. Falls der Puls am Cunkou*[74] *die dreifache (Stärke) des Renying*[75] *aufweist, so befindet sich die Shaoyin-Nieren-Leitbahn in Fülle, was sich dazu eignet, (etwas) entweichen zu lassen, und die Taiyang-Blasen-Leitbahn in Leere, was sich dazu eignet, aufgefüllt zu werden; falls der Puls am Cunkou dreimal so schwach wie der Puls des Renying ist, so befindet sich die Nieren-Leitbahn in Leere und ist für das Auffüllen geeignet, und die Blase ist in Fülle, was sich dazu eignet, (etwas) entweichen zu lassen. Das Chong-Gefäß und das Nieren-Gefäß unterteilen oben und unten und verlaufen gemeinsam. Daher, wenn der Chongmai eine Krankheit ausprägt, dann überträgt er gleichzeitig die Verantwortung (dafür) auf das Shaoyin. Wenn der Chongmai eine Krankheit ausprägt, so wird das Qi gegenläufig und es kommt zu einem inneren Drang*[76]*, und man sticht die Vertiefung in der Mitte der Brust und das pulsierende Gefäß unterhalb des Brustkorbs. Bei Bauchschmerzen sticht man das pulsierende Gefäß links und rechts des Nabels. Drückt man darauf, so ist (der Schmerz) unmittelbar beendet. Wenn er nicht aufgehört hat, so sticht man die breite Trossstraße des Qi*[77]*. Drückt man darauf, so ist (der Schmerz) unmittelbar beendet. Es führt zum Kollaps mit kalten oder heißen Gliedern*[78] *mit den Krankheitszeichen, dass das Qi aufsteigt und sich in den Rachen ergießt, so dass das Einatmen nicht erreicht wird. Man keucht hörbar beim Einatmen, und das Hinlegen gelingt nicht mehr. Auch führt es zum Schwund-Zusammenbruch*[79]*. Was die Schrumpfung anbetrifft, so schwinden die vier Gliedmaßen und erweichen. Was den Zusammenbruch anbetrifft, so sind die vier Gliedmaßen wie Feuer oder wie Eis. Wenn feuchte Hitze sich zum Schrumpfungsleiden entwickelt, so besteht inmitten des Unzureichenden ein Überschuss, der sich dazu eignet, ihn entweichen zu lassen. Wenn welkes Blut und ausgedörrtes Jing sich zum Schrump-*

[69] Hier wird ein Kollaps der Leitbahnen mit kalten Gliedmaßen beschrieben.
[70] *jùxū zhī shàngxià lián* 巨虛之上下廉; die Bezeichnung für die Pforten *shàngjùxū* 上巨虛 (Ma 37) und *xiàjùxū* 下巨虛 (Ma 39).
[71] *gǔjué* 骨厥.
[72] *pǐ* 癖: „einwickelnde Erkrankung".
[73] *wěi* 痿: „Verkümmerungs-Erkrankung".
[74] *cùnkǒu* 寸口: die cun-große Öffnung; der Radialispuls.
[75] *rényíng* 人迎: Bezeichnung für die Pforte Ma 9 und für den Carotispuls.
[76] *lǐjí* 裏急: „innen-dringlich"; Bezeichnung für Tenesmen, Stuhl- oder Harndrang.
[77] Vgl. die Ausführungen zum Chongmai in Kap. 15.
[78] *juénì* 厥逆: „Zusammenbruch-Gegenläufigkeit".
[79] *wěijué* 痿厥: „Verkümmerungs-Erkrankungs-Zusammenbruch".

fungsleiden entwickeln, so besteht inmitten des Unzureichenden ein weiteres Unzureichendes, was zum Auffüllen geeignet ist.

Qīng • Yuè Hánzhēn • Jīngxué jiě • Zú shàoyīn shènjīng zǒnglùn (Qing-Dynastie • Yue Hanzhen [1602–1693] • Erläuterung der Leitbahnen und Pforten • Zusammenfassende Erörterung der Fuß-Shaoyin-Nieren-Leitbahn)
清．岳含珍．經穴解．足少陰腎經總論

Hinweise zur Behandlung von häufigen Erkrankungskonstellationen der Niere und der Nieren-Leitbahn finden sich in ➤ Kap. 21.3.8.

13.2.9 Verlauf der Herz-Hüter-Leitbahn (Hand-Jueyin-Herz-Hüter-Leitbahn)

Synonyme: Herz-Hüter-Netzgefäß(-Leitbahn), Perikard-Meridian, Kreislauf-Meridian, Kreislauf-Sexus-Meridian
Im oberflächlichen Verlauf der Perikard-Leitbahn liegen neun Akupunkturpforten (➤ Abb. 13.19).

Der innere Verlauf der Leitbahn beginnt in der Brust, wo sie das ihr zugehörige Organ, das Perikard, versorgt. Die Leitbahn wendet sich nach unten und durchstößt das Zwerchfell zum Abdomen, um in Folge Kontakt mit dem Oberen, Mittleren und Unteren Jiao aufzunehmen.

Der oberflächliche Verlauf der Leitbahn beginnt am Austritt aus der Brust seitlich neben der Mamille an der Pforte HH 1. Von hier steigt die Leitbahn zur Achselhöhle auf und zieht an der Innenseite des Oberarms über die Gefäß-Nervenstraße zur Ellenbeuge. Von hier bewegt sich die Leitbahn weiter über die Mitte der Unterarminnenseite zwischen den Sehnen des M. palmaris longus und des M. flexor carpi radialis zur Handinnenfläche und zur Spitze des Mittelfingers.

Ein Ast zieht von der Pforte HH 8 zur Spitze des Ringfingers und nimmt mit der Sanjiao-Leitbahn Kontakt auf.

Silianzi[80] sprach: Das Herz-Hüter-Netzgefäß ist die (schützende) Hülle des Herzens. Es handelt sich um die Hand-Jueyin-Leitbahn mit viel Blut und wenig Qi. Sie erhebt sich inmitten des Brustkorbs und entspringt ihrer Zugehörigkeit zu den einhüllenden Netzgefäßen unterhalb des Herzens, die überkreuzend die Fuß-Shaoyin-Nieren-Leitbahn aufnehmen. Vom dànzhōng 膻中*[81] aus nach unten zum Zwerchfell, über die Pforte zhōngwǎn* 中脘 *(Ren 12) des Renmai hinweg zur unterhalb des Nabels gelegenen Pforte yīnjiāo* 陰交 *(Ren 7), um so den unteren, den mittleren und den oberen, also die Drei Jiao mit Netzgefäßen zu umspannen. Ein Ast bewegt sich von seiner Zugehörigkeit zum Ort der (schützenden) Hülle des Herzens aufwärts entlang des Brustkorbs und tritt an den Achseln aus. Drei Cun unterhalb der Achsel: die Pforte tiānchí* 天池 *(HH 1) dieser Leitbahn. Nach oben sich bewegend und (den Bereich) unterhalb der Achsel erreichend, innen am Oberarm entlang: die Pforte tiānquán* 天泉 *(HH 2) dieser Leitbahn, die an die Hand Taiyin-Lungen-Leitbahn (einerseits) und die Hand-Shaoyin-Herz-Leitbahn (andererseits) angrenzend und in der Mitte zwischen diesen beiden Leitbahnen (verlaufend) in den Ellenbogen an der Pforte qūzé* 曲澤 *(HH 3) dieser Leitbahn eintritt. Wieder von der Ellenbogenmitte den Unterarm hinab, am Unteram sich zwischen den beiden Sehnen bewegend, entlang an den Pforten xìmén* 郄門 *(HH 4) und jiānshǐ* 間使 *(HH 5), nèiguān* 內關 *(HH 6), dàlíng* 大陵 *(HH 7), und dann in die Mitte der Handfläche eintretend, über die Pforte láogōng* 勞宮 *(HH 8) dieser Leitbahn hinweg, den Mittelfinger entlang und an der Pforte zhōngchōng* 中衝 *(HH 9) an seinem Ende austretend. Ein abzweigender Ast verläuft entlang des namenlosen Fingers[82] bis zu seiner Spitze, um sich mit der Hand-Shaoyang-Sanjiao-Leitbahn zu überkreuzen. Wird (die Leitbahn) angerührt, so erkrankt man an Hitzegefühlen in der Mitte der Handfläche, da die Leitbahn über die Pforte láogōng* 勞宮 *(HH 8) inmitten der Handfläche verläuft. Es führt zu anfallsartigen Verkrampfungen im Bereich von Unterarm und Ellenbogen, und es führt zu Achselschwellungen, was alles Orte sind, an denen das Gefäß verläuft. Schlimmstenfalls tritt ein Völlegefühl im Brustkorb und zwischen den Rippen auf, da das Gefäß entlang des Brustkorbs verläuft und an den Rippen austritt. Es führt zu einer starken Bewegung ängstlicher Ruhelosigkeit inmitten des Herzens, da das Gefäß an der (schützenden) Herz-Hülle austritt. Es führt zur Gesichtsrötung, da Rot die wahre Farbe des Herzens ist. Es führt zur Gelbfärbung des Auges, dem das Herz als Essenz dient; daher führt die Erkrankung des Herzens zur Gelbfärbung des Auges. Es führt zu einer Neigung zu pausenlosem Lachen, da das Lachen als stimmliche Äußerung dem Herzen zugeordnet ist. Zu den hervorgerufenen Erkrankungen gehört die Verdrossenheit des Herzens, gehören die Schmerzen in der Herzgegend, gehört die Hitze in der Mitte der Handfläche, gehören alle diese Krankheiten. Steht das üble Qi im Überfluss, so lasse man es entweichen; ist das aufrechte Qi leer, so fülle man es auf. (Liegt) Hitze vor, lasse man sie entweichen und entferne die Nadel rasch; (liegt) Kälte vor, so erwärme man diese und lasse die Nadel länger verweilen. Wo (die Bewegung im) Gefäß eingesunken ist, wende man eine wärmende Moxibustion an. Wenn es kein Überschuss und keine Leere ist, so ziehe man diese Leitbahn heran; man darf nicht die Hand-Shaoyang-Sanjiao-Leitbahn (darum) ersuchen. Falls der Puls am Cunkou[83] die doppelte (Stärke) des Renying[84] und (einen) hitzigen (Charakter) aufweist, so befindet sich der Herz-Hüter in Fülle, die dazu geeignet ist, sie entweichen zu lassen, und die Drei Jiao befinden sich in Leere, die sich zum Auffüllen eignet. Falls der Puls am Cunkou doppelt so schwach wie der des Renying ist und keinen hitzigen (Charakter) aufweist, so befindet sich der Herz-Hüter in Leere, die sich zum Auffüllen eignet, und die Drei Jiao befinden sich in Fülle, die sich dazu eignet, sie entweichen zu lassen.*

Qīng • Yuè Hánzhēn • Jīngxué jiě • Shǒu juéyīn xīnbāojīng zǒnglùn (Qing-Dynastie • Yue Hanzhen [1602–1693] • Erläuterung der Leitbahnen und Pforten • Zusammenfassende Erörterung der Hand-Jueyin-Herz-Hüter-Leitbahn)
清．岳含珍．經穴解．手厥陰心包經總論

[80] Sīliánzǐ 思蓮子 („denkender Lotossamen"): Beiname des Autors Yue Hanzhen.

[81] Dieser Ausdruck wird meist als Hinweis auf die Region der Brustmitte verstanden; der Aufbau des ersten Schriftzeichens legt allerdings die Vorstellung nah, dass dies der Ort des Altars ist, an dem man sich über das *zōngqì* 宗氣 („Rückverbindungs-Qi") mit der Ahnenenergie verbindet.

[82] *wúmíngzhǐ* 無名指: Ringfinger.

[83] *cùnkǒu* 寸口: die cun-große Öffnung; der Radialispuls.

[84] *rényíng* 人迎: Bezeichnung für die Pforte Ma 9 und für den Carotispuls.

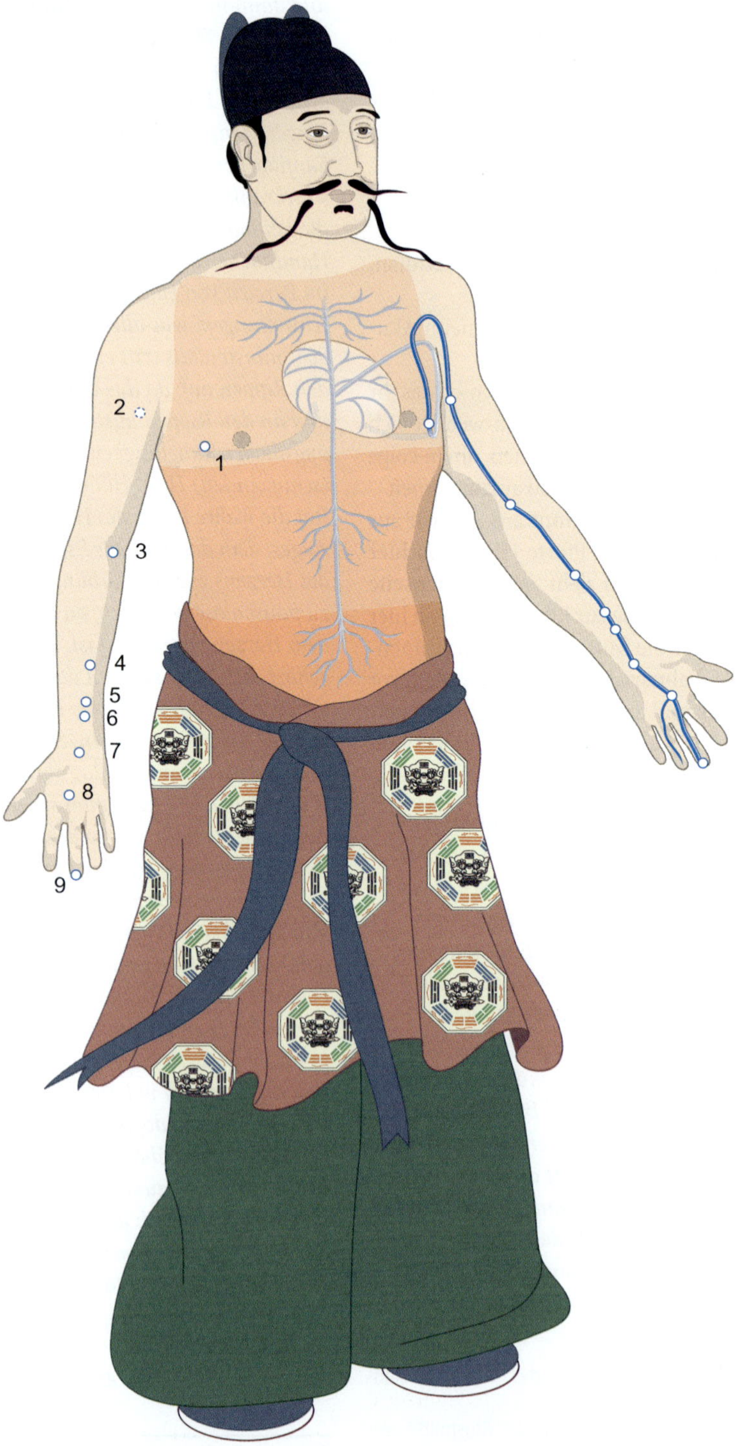

Abb. 13.19 Hand-Jueyin-Herz-Hüter-Leitbahn [L138]

Hinweise zur Behandlung von häufigen Erkrankungskonstellationen des Herz-Hüters und der Herz-Hüter-Leitbahn finden sich in ➤ Kap. 21.3.9.

13.2.10 Verlauf der Sanjiao-Leitbahn (Hand-Shaoyang-Sanjiao-Leitbahn)

Synonyme: 3-Erwärmer-Meridian, Sanjiao-Meridian
Im oberflächlichen Verlauf der Sanjiao-Leitbahn liegen 23 Akupunkturpforten (➤ Abb. 13.20).

Der oberflächliche Verlauf der Leitbahn beginnt am ulnaren Nagelfalzwinkel des Ringfingers. Von hier bewegt sich die Leitbahn über den Handrücken zwischen viertem und fünftem Strahl und über den mittleren Teil der Unterarmaußenseite zwischen Elle und Speiche zur Ellenbogenspitze. Über die Mitte der Oberarmhinterseite erreicht die Leitbahn die hintere Schulter und über einen Ast den siebten Halswirbel (Du 14). Danach tritt die Leitbahn in die obere Schlüsselbeingrube ein.

Hier zieht der innere Verlauf der Leitbahn ins Zentrum der Brust, nimmt Kontakt mit dem Herz-Hüter auf, durchzieht das Zwerchfell und erreicht so alle Teile ihres zugehörigen Organs, des Sanjiao (Oberer, Mittlerer und Unterer Jiao).

Von der Brustmitte zieht die Leitbahn wieder zu ihrem oberflächlichen Verlauf ab der oberen Schlüsselbeingrube über die seitlich-hintere Halsregion zur Ohrmuschel, welche in kurzem Abstand umfahren wird, um schließlich am lateralen Auslauf der Augenbraue zu enden.

Von der Region hinter dem Ohr zieht ein Ast direkt ins Ohr, um vor dem Ohr wieder auszutreten, die Pforte Sj 23 seitlich an der Augenbraue zu erreichen und Kontakt mit der Gallenblasen-Leitbahn seitlich an der Augenhöhle an der Pforte Gb 1 aufzunehmen. Ein Ast von der Pforte Sj 20 über der Ohrspitze zieht zur Schläfenregion mit den Pforten Gb 4 und Gb 5, dann über Gb 3 zur Wange im Bereich von Dü 18 und schließlich zur Region unterhalb der Augenhöhle.

Silianzi[85] sprach: Diese Leitbahn besitzt eine Gestalt und besitzt eine Bezeichnung. Was folglich die Bereiche der Behandlung betrifft: (der Bereich) oberhalb des Zwerchfells gilt als Oberer Jiao, als der Aufenthaltsort von Herz und Lunge; das unterhalb des Zwerchfells gilt als Mittlerer Jiao, also der Aufenthaltsort von Milz und Magen; das unterhalb des Nabels gilt als Unterer Jiao, also der Regierungsort von Niere, Leber, Dick- und Dünndarm sowie Blase. Daher heißt es: Der Obere Jiao ist wie ein Nebel, womit der Verdampfungsprozess des Qi ausgedrückt wird; der Mittlere Jiao ist wie ein Durchfeuchter, womit die Wandlung der Substanzen angesprochen wird; der Untere Jiao ist wie ein Abwassergraben, womit der Austritt der einmal gewandelten Substanzen benannt wird. Dies sind die von den Drei Jiao regierten Bereiche. Alle Orte der oberen und unteren Leibeshöhle inmitten des Bauchraums stehen unter dem Einfluss des Qi der Drei Jiao, so dass alle hier erreichbaren Orte über die Drei Jiao zu behandelnde Orte darstellen, und nicht unbedingt als Aufenthaltsorte oder Plätze der Gestaltbildung der Drei Jiao anzusehen sind. Das Neijing besagt: „Was die Drei Jiao anbetrifft, so handelt es sich um das Bewässerungsamt; der Wandel des Qi vermag daraus hervorzutreten." Die Leitungsgräben speichern das Wasser; die Abwassergräben entlassen das Wasser. Wenn es nicht gespeichert werden kann, so zerstreut es sich und wird nicht aufgenommen. Wenn es nicht austreten kann, so stagniert es und ist nicht durchgängig. Der Aufenthaltsort der Drei Jiao befindet sich unterhalb der beiden Nieren. In der Mitte befindet sich Fett in der Größe der Handfläche, vorne steht das Meer des Qi dem gegenüber. Sobald dieses Qi angeregt wird, können die große und die kleine Notdurft austreten. Was die von den Drei Jiao regierten Bezirke betrifft, so liegen sie oberhalb des Zwerchfells und oberhalb wie unterhalb des Nabels. Überall dort finden sich höhlenförmige Orte, die allesamt die davon beherrschten Bezirke sind. Im Äußeren treten sie den feinen Körperhaaren und den Gewebsspalten entgegen, deren Dicke[86], Angespanntheit[87] und Öffnungszustand[88] sich gemeinsam mit der Blase vollziehen. Ihre Leitbahn erhebt sich an der Außenseite des Endes des folgenden Fingers nach dem Kleinfinger der Hand, an der am Nagelfalzwinkel wie aus einem Lauchblatt austretenden Pforte guānchōng 關衝 (Sj 1), und bewegt sich nach oben zur Gabelung zwischen den Kleinfinger- und Ringfingerknochen mit der beim Halten der Handfläche zu ergreifenden Pforte yèmén 液門 (Sj 2). Wieder aufwärts zur Pforte zhōngzhǔ 中渚 (Sj 3) inmitten der Vertiefung hinter den Grundgelenken des Kleinfingers und Ringfingers. Dann weiter sich nach oben bewegend zur an der Außenseite der Hand inmitten des Handgelenks gelegenen Pforte yángchí 陽池 (Sj 4). Danach außen am Unterarm zwischen den beiden Knochen austretend wird die zwei Cun hinter dem Handgelenk gelegene Pforte wàiguān 外關 (Sj 5) erreicht. Wieder aufwärts an der Außenseite des Arms drei Cun hinter dem Handgelenk zwischen den beiden Knochen: die Pforte zhīgōu 支溝 (Sj 6). Wieder sich aufwärts bewegend drei Cun hinter dem Handgelenk, ein Cun von dem mittleren Leerraum entfernt: die Pforte huìzōng 會宗 (Sj 7). Wieder sich aufwärts bewegend über das große überkreuzende Gefäß des Arms hinweg, ein Cun oberhalb von zhīgōu 支溝 (Sj 6): die Pforte sānyángluò 三陽絡 (Sj 8). Wieder sich nach oben bewegend über (den Bereich) fünf Cun vor dem Ellenbogen, in der Vertiefung an der Außenkante: die Pforte sìdú 四瀆 (Sj 9). Wieder sich noch oben bewegend hinter den großen Knochen außen am Ellenbogen, ein Cun oberhalb des Ellenbogens zwischen den beiden Sehnen des Radiusknochens: die Pforte tiānjǐng 天井 (Sj 10). Dann von tiānjǐng 天井 (Sj 10) sich aufwärts bewegend außen am Arm über den Bereich zwei Cun oberhalb des Ellenbogens hinweg, die bei gestrecktem Ellenbogen und beim Anheben des Arms aufzusuchende Pforte qīnglěngyuān 清冷淵 (Sj 11). Dann wieder über (den Bereich) des Zwischenraums im unterhalb der Schulter außen am Arm schräg von der Achsel weg unten am ellenwärts gelegenen Teil: die Pforte xiāoluò 消濼 (Sj 12). Innerhalb des Hand-Taiyang und außerhalb des Hand-Yangming verlaufend, hoch auf die Vorderkante der Schulter zur Mitte der drei Cun hinter der Schulterkante gelegenen

[85] Sīliánzǐ 思蓮子 („denkender Lotossamen"): Beiname des Autors Yue Hanzhen.

[86] hòubáo 厚薄: dick-dünn.
[87] huǎnjí 緩急: gemächlich-dringlich.
[88] jiézhǐ 結止: angebunden-unterbunden.

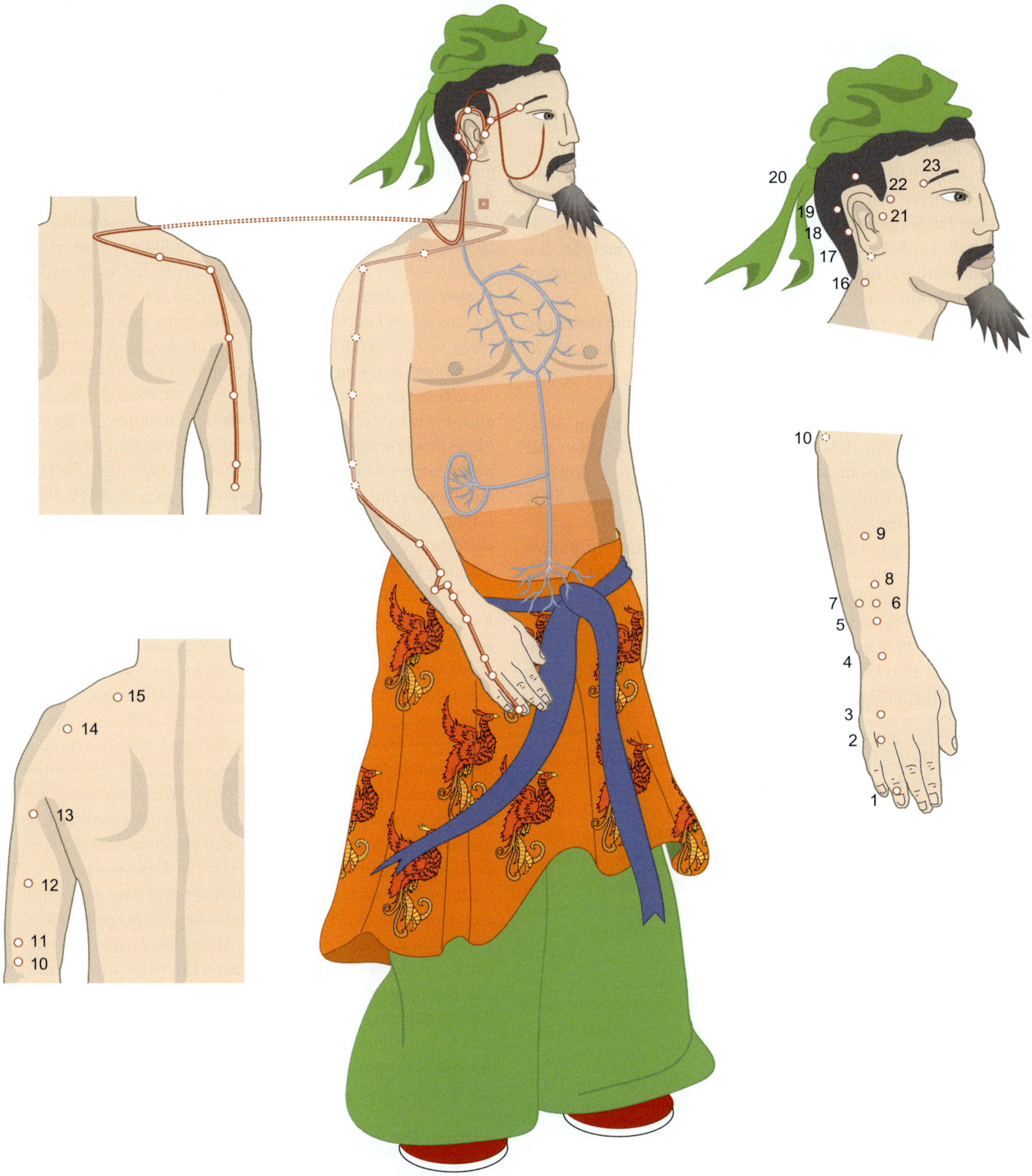

Abb. 13.20 Hand-Shaoyang-Sanjiao-Leitbahn [L138]

Einbuchtung: die mit der außergewöhnlichen Leitbahn Yangwei zusammentreffende Pforte nàohuì 臑會 *(Sj 13). Wieder nach oben inmitten der Vertiefung am Ende der Schulter auf dem Oberarm: die schräg aufzusuchende Pforte jiānliáo* 肩髎 *(Sj 14). Weiter aufwärts zur Mitte der oberen Schlüsselbeingrube*[89]*, im Zentrum der vertieften Aushöhlung am oberen Teil des Schulterblattknochens, auf dem sich dort erhebenden Fleisch: die Zusammenkunft von Hand- und Fuß-Shaoyang und Yangwei in der Pforte tiānliáo* 天髎 *(Sj 15). Dann, nach dem Austritt aus einer Kreuzung mit der Fuß-Shaoyang-Gallenblasen-Leitbahn wird die Hand-Taiyang-Dünndarm-Leitbahn überschritten, außerhalb des tiānliáo* 天髎 *(Sj 15) dieser Leitbahn und oberhalb der Schulter, hinter dem jiānyóng* 肩顒[90]*, in der in dem sich bei angehobenem Arm (bildenden) Leerraum (gelegenen) Pforte bǐngfēng* 秉風 *(Dü 12). In der Mitte der Vertiefung oberhalb der Schulter auf der Fuß-Shaoyang-Gallenblasen-Leitbahn, oberhalb der Schlüsselbeingrube, vor dem großen Knochen: die Pforte jiānjǐng* 肩井 *(Gb 21)*[91]*. Nach dem Eintritt in die unterhalb (dieser Pforte) gelegene Schlüsselbeingrube außerhalb der Fuß-Yangming-Magen-Leitbahn (verlaufend), um sich (dann) mit der Gallenblasen-Leitbahn im Oberen Jiao zusammentreffend zu überkreuzen und (eigene) Netzgefäße sich die Herz-Hüter-Netzgefäße umwickelnd verteilen zu lassen. Dann wird sich nach unten durch das Zwerchfell bewegt und mit Netzgefäßen in die Blase eingedrungen, um sich an den Unteren Jiao anzubinden und sich eng an die rechte Niere anzuschmiegen und (von hier aus) zu sprießen. Ein Ast bewegt sich vom dànzhōng* 膻中[92] *ausgehend in der Schlüsselbeingrube austretend dann außerhalb derselben. Den Nacken hoch über dàzhuī* 大椎 *(Du 14) hinweg zum Zusammentreffen mit dem Fuß-Taiyang, Fuß-Shaoyang und Hand-Taiyang. Dann weicht die Leitbahn wieder zurück und verläuft an der ihr zugehörigen Pforte tiānyǒu* 天牖 *(Sj 16) entlang nach oben hinter das Ohr inmitten der Vertiefung am Winkel in der (unteren) Spitze: die Pforte yìfēng* 翳風 *(Sj 17), an der durch Druck ein Schmerz in der Mitte des Ohres ausgelöst werden kann. Wieder nach oben hinter dem Ohr zur Pforte chìmài* 瘈脈 *(Sj 18) im Bereich der sich hahnenfußartig verteilenden blaugrünen Netzgefäße*[93]*. Dann wieder aufwärts zum Zwischenraum hinter dem Ohr inmitten der sich hahnenfußartig verteilenden blaugrünen Netzgefäße: die Pforte lúxī* 顱息 *(Sj 19). Direkt senkrecht über der Ohrspitze austretend, in mittiger Position zur Ohrmuschel: die Pforte jiǎosūn* 角孫 *(Sj 20) im Leerraum, der sich beim Öffnen des Mundes bildet und in dem die Hand-Taiyang-Dünndarm-Leitbahn und die Fuß-Shaoyang-Gallenblasen-Leitbahn zusammentreffen. Dann schräg aufwärts über die beiden Pforten xuánlí* 懸釐 *(Gb 6) und hànyàn* 頷厭 *(Gb 4) der Gallenblasen-Leitbahn und waagerecht oberhalb der Augenbrauen zur Pforte yángbái* 陽白 *(Gb 14) der Fuß-Shaoyang-Gallenblasen-Leitbahn. Nach unten zur Pforte jīngmíng* 睛明 *(Bl 1) des Fuß-Taiyang und abbiegend von der Wange zum Übergang von Ohr und Backe, also von der Stirn abwärts zur Wange zur Zusammenkunft im Bereich des quánliáo* 顴髎 *(Dü 18). Ein Ast wiederum verläuft von der Pforte yìfēng* 翳風 *(Sj 17) hinter dem Ohr aus in die Mitte des Ohres eintretend über die in der Ohrmitte gelegene, perlgroße, einer kleinen roten Bohne ähnlichen Pforte tīnggōng* 聽宮 *(Dü 19) des Hand-Taiyang über das sich vor dem Ohr auf dieser Leitbahn erhebende Fleisch, zur als Lücke am Ohr dienenden Pforte ěrmén* 耳門 *(Sj 21)*[94]*. Zurückweichend austretend und sich direkt schräg aufwärts zum Außenkanthus des Auges wendend findet eine Zusammenkunft mit der Fuß-Shaoyang-Gallenblasen-Leitbahn an der Pforte tóngzǐliáo* 瞳子髎 *(Gb 1) der Gallenblasen-Leitbahn statt. Weiter zu der inmitten der Vertiefung hinter*[95] *der Augenbraue gelegenen Pforte sīzhúkōng* 絲竹空 *(Sj 23) dieser Leitbahn, wo erneut eine Zusammenkunft mit der Fuß-Shaoyang-Gallenblasen-Leitbahn stattfindet. Nun, obschon das Gefäß der Drei Jiao an der Hand verläuft, so schmiegt sich ihr Fu-Zwischenlager doch eng an die rechte Niere an und sprießt (von dort aus). Daher befindet sich die ihr zugeordnete untere Transport-Pforte wiederum am Fuß, und ihr Gefäß findet sich vor der Kleinzehe, also am Gefäß-Qi-Verlauf der Fuß-Taiyang-Blasen-Leitbahn und hinter dem Gefäß-Qi der Fuß-Shaoyang-Gallenblasen-Leitbahn, in der Kniekehle an der Außenkante austretend, die als Pforte den Namen wěiyáng* 委陽 *(Bl 39) trägt, also eine Pforte des Fuß-Taiyang, wo exakt ihr Netzgefäß abzweigt, und was genau die untere Transport-Pforte der Hand-Shaoyang-Sanjiao-Leitbahn darstellt. Was diese Drei Jiao anbetrifft, so sind sie der Kommandeur der Fuß-Shaoyang-Gallenblasen-Leitbahn wie auch der Fuß-Taiyang-Blasen-Leitbahn, wobei der „Kommandeur" hier das Vize-Kommando ausübt. Die Pforte wěiyáng* 委陽 *(Bl 39) ist die Pforte der Fuß-Taiyang-Leitbahn, an der eine Abzweigung verläuft. Allerdings findet sich fünf Cun oberhalb des Außenknöchels die Luo-Vernetzungs-Pforte guāngmíng* 光明 *(Gb 37) der Fuß-Shaoyang-Gallenblasen-Leitbahn, von der aus die Sanjiao-Leitbahn wiederum einen Zweig entsendet, der die Bäuche der Wadenmuskeln durchzieht und dann gemeinsam (mit den anderen Leitbahnen) an der Pforte wěiyáng* 委陽 *(Bl 39) austritt, um gemeinsam mit dem Haupt-Gefäß der Fuß-Taiyang-Leitbahn ins Innere einzutreten und die Blase mit Netzgefäßen zu umspannen, wodurch sie zusammenwirkend den Unteren Jiao zügeln. Fülle führt zur Erkrankung der eingesperrten Vorwölbung*[96]*. Was die eingesperrte Vorwölbung angeht, so findet keine Beförderung in den Wasserwegen statt, was man entweichen lassen muss. Leere führt zum unwillkürlichen Harnverlust, was der Auffüllung bedarf; dies wiederum entspricht dem unteren Verlauf der Abzweige des Hand-Shaoyang. Im Neijing heißt es: „Dass die Drei Jiao im wěiyáng* 委陽 *(Bl 39) ihre Mündung ausbilden, das wird*

[89] *quēpén* 缺盆: mangelhafte Schale; die obere Schlüsselbeingrube hat die Form einer unvollständigen Schale.

[90] Eine Pforte außerhalb der Leitbahnen, die sich in der Mitte zwischen *jiānyú* 肩髃 (Di 15) und dem Auslauf der vorderen Achselfalte befindet.

[91] Die Pforten *jiānjǐng* 肩井 (Gb 21), *tiānliáo* 天髎 (Sj 15) und *bǐngfēng* 秉風 (Dü 12) befinden sich etwa in einer senkrechten Linie oberhalb des Schulterblattgrats.

[92] Dieser Ausdruck wird meist als Hinweis auf die Region der Brustmitte verstanden; der Aufbau des ersten Schriftzeichens legt allerdings die Vorstellung nahe, dass dies der Ort des Altars ist, an dem man sich über das *zōngqì* 宗氣 („Rückverbindungs-Qi") mit der Ahnenenergie verbindet.

[93] Durchschimmerndes Venengeflecht retroaurikulär.

[94] Die Pforte *ěrhéliáo* 耳和髎 (Sj 22) wird im Text nicht erwähnt.

[95] *hòu* 後: damit ist hier der seitliche Auslauf der Augenbrauen gemeint, der räumlich betrachtet „hinter" den Augenbrauen liegt.

[96] *bìlóng* 閉癃: Harnverhalt, Harnstau.

damit ausgesagt." Die Methode des Auffindens der Pforte wěiyáng 委陽 (Bl 39): man beuge den Leib, um die verborgene Falte bei chéngfú 承扶 (Bl 36) aufzusuchen; man strecke den Leib, um die Längenverhältnisse bei wěiyáng 委陽 (Bl 39) zu bemessen, denn wěiyáng 委陽 (Bl 39) befindet sich sechs Cun unterhalb von chéngfú 承扶 (Bl 36)[97], der in der Mitte der Gesäßfalte gelegen ist, weshalb das Neijing aussagt: „Was das Aufsuchen des wěiyáng 委陽 (Bl 39) anbetrifft, so mache man ihn über das Beugen und Strecken ausfindig." Die Quellwasser- und die Stromschnellen-(Pforten)[98] behandeln das Innere. Um das Innere der Drei Jiao zu behandeln, muss man ihre Mündungs-Pforte wěiyáng 委陽 (Bl 39) heranziehen. Was gilt nun als Inneres? Die eingesperrte Vorwölbung und der unwillkürliche Harnverlust, das sind die inneren Krankheiten der Drei Jiao. Wird (die Leitbahn) angerührt, so erkrankt man an Ertaubung[99] des Ohres wie ein fernes Wasserrauschen, wie eine Abdämpfung; schlimmstenfalls gibt es keine scharf abgrenzbare Wahrnehmung mehr. (Dies ist so), weil das Gefäß dieser Leitbahn von (dem Bereich) hinter dem Ohr in die Ohrmitte eintritt und austretend vor dem Ohr verläuft, sei es, dass es der eigenen Leitbahn entspringt oder aus einer anknüpfenden Leitbahn resultiert. Zu den entstehenden Krankheiten zählt der Schweißaustritt, da der Schweiß als Körperflüssigkeit des Herzens gilt und diese Leitbahn die Oberfläche zum Herz-Hüter-Netzgefäß darstellt. Es führt zu Schmerzen am Außenkanthus des Auges, da das Gefäß dieser Leitbahn den Außenkanthus erreicht. Es führt zur Wangenschwellung, da das Gefäß dieser Leitbahn die Wange überkreuzt. Es führt zu Schmerzen hinter dem Ohr sowie außen an der Schulter, dem Oberarm, dem Ellenbogen und dem Unterarm, was die Bereiche sind, an denen diese Leitbahn verläuft. Es führt dazu, dass der Kleinfinger und der Ringfinger nicht angehoben und benutzt werden können, da dies der Austritt dieser Leitbahn ist. Ist das Aufrechte leer, so muss (es) aufgefüllt werden; ist das Üble in Fülle, so muss (man es) ausströmen lassen; ist der Puls abgesenkt, so muss Moxibustion angewandt werden; wenn es weder übermäßig noch leer ist, so ziehe man erneut diese Leitbahn heran, und darf nicht das Herz-Hüter-Netzgefäß (darum) ersuchen. Falls der Puls am Renying[100] die doppelte (Stärke) des Cunkou[101] und einen hitzig-beschleunigten Charakter aufweist, so ist es angemessen, aus den Pforten dieser Leitbahn etwas entweichen zu lassen und die Pforten der Hand-Jueyin-Herz-Hüter-Netzgefäß-Leitbahn aufzufüllen. Falls der Puls am Renying doppelt so schwach wie der des Cunkou ist und keinen hitzig-beschleunigten Charakter aufweist, so ist es angemessen, die Pforten dieser Leitbahn aufzufüllen und aus den Pforten der Leitbahn des Hand-Jueyin-Herz-Hüter-Netzgefäßes etwas entweichen zu lassen.

Qīng • Yuè Hánzhēn • Jīngxué jiě • Shǒu shàoyáng sānjiāojīng zǒnglùn (Qing-Dynastie • Yue Hanzhen [1602–1693] • Erläuterung der Leitbahnen und Pforten • Zusammenfassende Erörterung der Hand-Shaoyang-Sanjiao-Leitbahn)
清 • 岳含珍 • 經穴解 • 手少陽三焦經總論

Hinweise zur Behandlung von häufigen Erkrankungskonstellationen des Sanjiao und der Sanjiao-Leitbahn finden sich in ➤ Kap. 21.3.10.

13.2.11 Verlauf der Gallenblasen-Leitbahn (Fuß-Shaoyang-Gallenblasen-Leitbahn)

Synonym: Gallenblasen-Meridian
Im oberflächlichen Verlauf der Gallenblasen-Leitbahn liegen 44 Akupunkturpforten (➤ Abb. 13.21).

Der oberflächliche Verlauf der Leitbahn beginnt an der knöchernen Begrenzung des äußeren Augenwinkels und zieht vor das Ohr, um dann zur Schläfenregion aufzusteigen. Von hier verläuft die Leitbahn wieder zum vorderen Teil der Helix am Ohr und umfährt das Ohr bis zur Region des Warzenfortsatzes. Von hier zieht die Leitbahn nochmals bogenförmig über die Schläfenregion zur Stirn, um mit einem leicht nach medial versetzten Rücklauf über den Schädel wieder die Nackenregion an der Pforte Gb 20 zu erreichen.

Von der Pforte Gb 20 läuft ein Ast zum siebten Halswirbel (Du 14) und weiter zur oberen Schlüsselbeingrube. Vom Bereich hinter dem Ohr zieht ein Ast in das Ohr, tritt vor dem Ohr wieder aus und erreicht den äußeren Augenwinkel. Von hier wendet sich der Ast nach caudal zum Unterkiefer im Bereich von Ma 5, um dann wieder die Region unterhalb der Augenhöhle zu erreichen und mit Ästen der Sanjiao-Leitbahn Kontakt aufzunehmen. Vom Unterkiefer zieht ein weiterer Zweig dieses Astes zur Pforte Ma 6 am Kieferwinkel und von hier seitlich am Hals entlang wieder zum Hauptverlauf der Leitbahn über die obere Schlüsselbeingrube.

Von der oberen Schlüsselbeingrube wendet sich der innere Verlauf der Leitbahn in die Brust, durchstößt das Zwerchfell, nimmt Kontakt mit der Leber auf und tritt in ihr zugehöriges Organ, die Gallenblase, ein. Die Leitbahn zieht weiter innen an der Flanke entlang, um im Bereich oberhalb der äußeren Leistenbeuge auszutreten. Von hier bewegt sich die Leitbahn weiter am Rand des Schamhaares vorbei zur Pforte Gb 30 am Gesäß.

Der oberflächliche Verlauf der Leitbahn umfasst die Strecke von der Pforte Gb 20 in der Nackenregion über den absteigenden Teil des M. trapezius zur Region vor der Achselhöhle und seitlich am Brustkorb und den Flanken im Zickzack entlang zur Hüftregion, um sich mit dem inneren Ast an der Pforte Gb 30 zu vereinigen. Von hier verläuft die Leitbahn weiter entlang der mittleren Region der Außenseite des Oberschenkels, außen am Knie vorbei zum mittleren Teil der Unterschenkelaußenseite und vor dem Außenknöchel über den Fußrücken zum äußeren Nagelfalzwinkel der vierten Zehe.

Von der Pforte Gb 41 am Fußrücken verläuft ein Ast zwischen dem ersten und zweiten Strahl zur Großzehe, um hier mit der Leber-Leitbahn Kontakt aufzunehmen.

[97] Die korrekte Angabe wäre: *yīnmén* 殷門 (Bl 37) befindet sich sechs Cun unter *chéngfú* 承扶 (Bl 36) und acht Cun oberhalb von *wěiyáng* 委陽 (Bl 39).
[98] *xíng* 滎, *shù* 腧: die zweite und dritte Position unter den Fünf Transport-Pforten einer Leitbahn.
[99] *lóng* 聾: vom Drachen verschlungenes Ohr.
[100] *rényíng* 人迎: Bezeichnung für die Pforte Ma 9 und für den Carotispuls.
[101] *cùnkǒu* 寸口: die cun-große Öffnung; der Radialispuls.

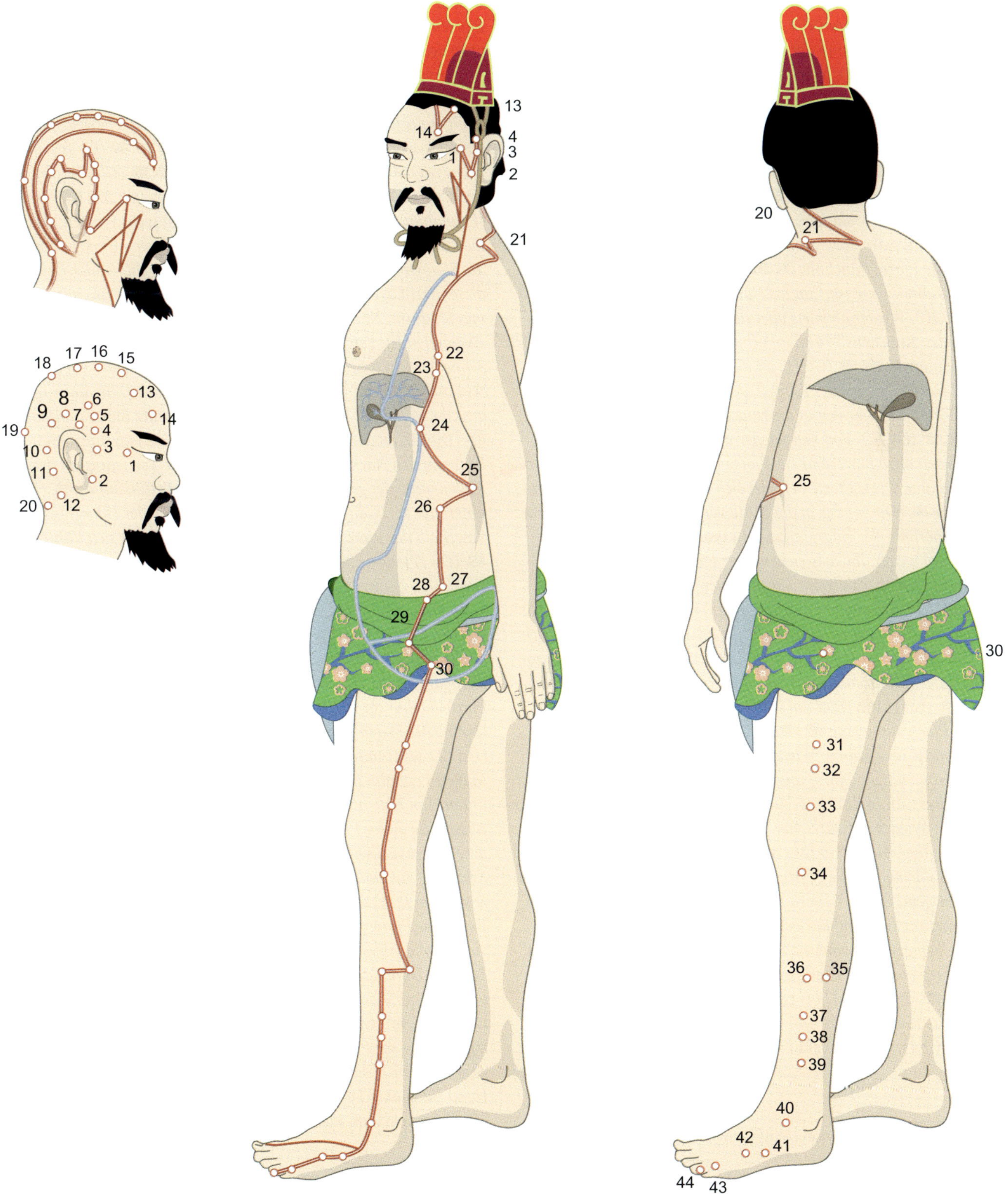

Abb. 13.21 Fuß-Shaoyang-Gallenblasen-Leitbahn [L138]

Silianzi[102] sprach: Die Fuß-Shaoyang-Gallenblasen-Leitbahn (hat) viel Qi und wenig Blut. Der äußere Anteil der Leitbahn erhebt sich im tóngzǐliáo 瞳子髎 *(Gb 1) am äußeren Augenwinkel und bewegt sich schräg nach unten verlaufend bis zur vor dem Ohr in einer Vertiefung gelegenen Pforte tīnghuì* 聽會 *(Gb 2). Die Richtung umkehrend nach oben zum vor dem Ohr sich erhebenden Knochen: die bei geöffnetem Mund in der Leerstelle sich bietende Pforte shàngguān* 上關 *(Gb 3). Mittig wieder senkrecht sich nach oben bewegend unterhalb der gekrümmten Ecke[103]: die Pforte hànyàn* 頷厭 *(Gb 4). Wieder schräg und nach unten gerichtet verlaufend über die beiden Pforten xuánlú* 懸顱 *(Gb 5) und xuánlí* 懸釐 *(Gb 6) und weiter schräg über die oberhalb des Ohres inmitten der Haargrenze gelegene Pforte qūbìn* 曲鬢 *(Gb 7). Wieder waagerecht über den Bereich der Pforte shuàigǔ* 率谷 *(Gb 8) anderthalb Cun über dem Ohr, und wieder abbiegend und oberhalb der Haargrenze hinter dem Ohr: die Pforte tiānchōng* 天衝 *(Gb 9). Wieder nach unten und hinten umkehrend zur ein Cun ins Haar hineinragenden Pforte fúbái* 浮白 *(Gb 10). Wieder abwärts über den Bereich oberhalb des vollendenden Knochens[104] und unterhalb des Kopfkissen-Knochens[105] zur Pforte qiàoyīn* 竅陰 *(Gb 11) an der Leerstelle, die sich beim Hin- und Herschaukeln (des Kopfes) ergibt. Wieder sich hinter das Ohr bewegend und vier Fen in die Haargrenze eintretend: die Pforte wángǔ* 完骨 *(Gb 12). Von hier wieder in der Richtung umkehrend und sich nach oben bewegend zur Pforte běnshén* 本神 *(Gb 13) dieser Leitbahn. Diese Pforte befindet sich drei Cun neben der Pforte shéntíng* 神庭 *(Du 24) der in der Mitte verlaufenden Du-Leitbahn, ein Cun innerhalb der Haargrenze, und immer noch oberhalb der Ohren. Dann weiter abwärts ziehend zur Pforte yángbái* 陽白 *(Gb 14), ein Cun oberhalb der Augenbrauen und zum Zusammentreffen mit dem Taiyang in der Pforte jīngmíng* 睛明 *(Bl 1). Mit dem Erreichen dieser Pforte wird die Richtung erneut umgekehrt und sich nach oben bewegt zur senkrecht über dem Auge und anderthalb Cun innerhalb der Haargrenze inmitten einer Vertiefung gelegenen Pforte línqì* 臨泣 *(Gb 15). Wieder aufwärts ein Cun in das Haar eindringend: die Pforte dāngyáng* 當陽 *(EX KH-2). Eine Abbildung dieser Pforte ist nicht verzeichnet. Wieder aufwärts anderthalb Cun in das Haar eindringend: die Pforte mùchuāng* 目窗 *(Gb 16). Wieder aufwärts drei Cun in das Haar eindringend: die Pforte zhèngyíng* 正營 *(Gb 17). Wieder aufwärts vier Cun in das Haar eindringend: die Pforte chénglíng* 承靈 *(Gb 18). Wieder aufwärts fünfeinhalb Cun in das Haar eindringend: die Pforte nǎokōng* 腦空 *(Gb 19). Dann nach unten abbiegend in den Bereich hinter dem Ohr eindringend zur in einer Vertiefung im Kopfhaar gelegenen Pforte fēngchí* 風池 *(Gb 20). Oben genannt sind die 20 Pforten des Shaoyang seitlich am Kopf mit insgesamt drei Umkehrungen (der Leitbahnrichtung). Vom tóngzǐliáo* 瞳子髎 *(Gb 1) bis zum wángǔ* 完骨 *(Gb 12) erstreckt sich der erste (Leitbahnabschnitt bis zur) Umkehr: eins – tóngzǐliáo* 瞳子髎 *(Gb 1), zwei – tīnghuì* 聽會 *(Gb 2), drei – kèzhǔrén* 客主人*[106] (Gb 3), vier – hànyàn* 頷厭 *(Gb 4), fünf – xuánlú* 懸顱 *(Gb 5), sechs – xuánlí* 懸釐 *(Gb 6), sieben – qūbìn* 曲鬢 *(Gb 7), acht – shuàigǔ* 率谷 *(Gb 8), neun – tiānchōng* 天衝 *(Gb 9), zehn – fúbái* 浮白 *(Gb 10), elf – qiàoyīn* 竅陰 *(Gb 11), zwölf – wángǔ* 完骨 *(Gb 12); der auftaktgebende Umkehrabschnitt umfasst also zwölf Pforten. Von wángǔ* 完骨 *(Gb 12) nach außen umkehrend und aufsteigend bis zum Halt an der Stirn: eins – běnshén* 本神 *(Gb 13), zwei – yángbái* 陽白 *(Gb 14); (der) zweite (Leitbahnabschnitt bis zur) Umkehr umfasst zwei Pforten. Wieder von yángbái* 陽白 *(Gb 14) nach außen umkehrend und sich aufwärts bewegend: eins – línqì* 臨泣 *(Gb 15), zwei – mùchuāng* 目窗 *(Gb 16), drei – zhèngyíng* 正營 *(Gb 17), vier – chénglíng* 承靈 *(Gb 18), fünf – nǎokōng* 腦空 *(Gb 19), sechs – fēngchí* 風池 *(Gb 20); (der) dritte (Leitbahnabschnitt bis zur) Umkehr umfasst sechs Pforten. Dies ist die Zahlenverteilung der Pforten des gekrümmten Umkehrverlaufs des Shaoyang an der Seite des Kopfes, und so gebührt der Gestalt dieser drei Lagen des gekrümmten Umkehrverlaufs ein aufmerksames Studium. Nachdem diese Leitbahn in fēngchí* 風池 *(Gb 20) eingetreten ist, betritt sie den Halsbereich, außerhalb der großen Sehne der Hand-Shaoyang-Sanjiao-Leitbahn am Hals, oberhalb der Schlüsselbeingrube[107], unterhalb der Hand-Taiyang-Dünndarm-Leitbahn am Ohr, hinter der Wangenkrümmung, hinter der Pforte tiānróng* 天容 *(Dü 17), an der hinteren Haargrenze, wo die Fuß-Taiyang-Leitbahn den Nacken einrahmt, inmitten der Vertiefung an der Außenkante der großen Sehne, vor der Pforte tiānzhù* 天柱 *(Bl 10), unterhalb von wángǔ* 完骨 *(Gb 12), oberhalb der Haargrenze, innerhalb der Pforte tiānyǒu* 天牖 *(Sj 16), so dass sich tiānróng* 天容 *(Dü 17) vorne befindet, tiānyǒu* 天牖 *(Sj 16) hinten, und dieses Gefäß sich in ihrer Mitte nach unten bewegt. Unten wird die eigene Leitbahn erreicht und entlang der Pforte jiānjǐng* 肩井 *(Gb 21) der eigenen Leitbahn verlaufen. Dann wieder senkrecht nach unten und nach unten ziehend nach links und rechts abbiegend und hinter dem Shaoyang in die Überkreuzung austretend, waagerecht über die Pforte dàzhuī* 大椎 *(Du 14) der Du-Leitbahn und die Pforte dàzhù* 大杼 *(Bl 11) der Taiyang-Leitbahn hinweg, vor dem bǐngfēng* 秉風 *(Dü 12) des Hand-Taiyang (verlaufend), lateral der Fuß-Yangming-Magen-Leitbahn in die Schlüsselbeingrube eintretend und dann nach unten zum Bauch ziehend. Die sich gekrümmt zurückwendenden Abschnitte dieser Leitbahn mit 20 Pforten am Kopf wurden vordem bereits verzeichnet; jedoch geziemt den überstrichenen Orten der Kreuzung mit anderen Leitbahnen und Anknüpfung an diese an den jeweiligen Pforten noch viel mehr eine detaillierte Darstellung.*

Eins – die Pforte tóngzǐliáo 瞳子髎 *(Gb 1) ist der Ort der Überkreuzung und des Zusammentreffens mit drei Gefäßen: der Hand-Taiyang-Dünndarm-Leitbahn, der Hand-Shaoyang-Sanjiao-Leitbahn und der Fuß-Shaoyang-Gallenblasen-Leitbahn. Zwei – die Pforte tīnghuì* 聽會 *(Gb 2), die nicht mit anderen Leitbahnen zusammentrifft. Drei – die Pforte kèzhǔrén* 客主人 *(Gb 3) ist der Ort des gegenseitigen Zusammentreffens der Hand-Shaoyang-Sanjiao-, der Hand-Yangming-Dickdarm- und der Fuß-Yangming-Magen-Leitbahn mit dieser Leitbahn. Vier – die Pforte hànyàn* 頷厭 *(Gb 4) ist der*

[102] Sīliánzǐ 思蓮子 („denkender Lotossamen"): Beiname des Autors Yue Hanzhen.

[103] *qūjiāo* 曲角: die Schläfenregion.

[104] *wángǔ* 完骨: das Mastoid.

[105] *zhěngǔ* 枕骨: das Occiput.

[106] Alternativer Name von *shàngguān* 上關 (Gb 3).

[107] *quēpén* 缺盆: mangelhafte Schale; die obere Schlüsselbeingrube hat die Form einer unvollständigen Schale.

Boden, auf dem die Hand-Shaoyang-Sanjiao-, die Hand-Yangming-Dickdarm-, die Fuß-Yangming-Magen-Leitbahn und diese Leitbahn sich miteinander treffen. Fünf – die Pforte nǎokōng 腦空 *(Gb 19) ist ebenfalls der Ort des gegenseitigen Zusammentreffens von Hand- und Fuß-Shaoyang und -Yangming. Sechs – die Pforte xuánlí* 懸釐 *(Gb 6) ist ebenfalls der Ort des gegenseitigen Zusammentreffens von Hand- und Fuß-Shaoyang und -Yangming. Sieben – die Pforte qūbìn* 曲鬢 *(Gb 7) ist der Ort des gegenseitigen Zusammentreffens des Fuß-Taiyang mit dieser Leitbahn, ist eine Luo-Vernetzung des Fuß-Taiyang, die waagerecht verlaufend bis zum Ohr reicht. Acht – die Pforte shuàigǔ* 率谷 *(Gb 8) ist ebenfalls ein Ort des gegenseitigen Zusammentreffens des Fuß-Taiyang mit dieser Leitbahn. Neun – die Pforte tiānchōng* 天衝 *(Gb 9) ist ebenfalls ein Ort des gegenseitigen Zusammentreffens des Fuß-Taiyang mit dieser Leitbahn. Zehn – die Pforte fúbái* 浮白 *(Gb 10) ist ebenfalls ein Ort des gegenseitigen Zusammentreffens des Fuß-Taiyang mit dieser Leitbahn. Elf – die Pforte qiàoyīn* 竅陰 *(Gb 11) ist ein Ort des gegenseitigen Zusammentreffens des Fuß-Taiyang und des Hand-Shaoyang mit dieser Leitbahn. Zwölf – die Pforte wángǔ* 完骨 *(Gb 12) ist ebenfalls ein Ort des gegenseitigen Zusammentreffens des Fuß-Taiyang mit dieser Leitbahn. Dreizehn – die Pforte běnshén* 本神 *(Gb 13) ist ein Ort des gegenseitigen Zusammentreffens der außergewöhnlichen Leitbahn Yangwei*[108] *mit dieser Leitbahn. Vierzehn – die Pforte yángbái* 陽白 *(Gb 14) ist ein Ort des gegenseitigen Zusammentreffens der Fuß-Yangming-Magen-Leitbahn, Hand-Yangming-Dickdarm-, Hand-Shaoyang-Sanjiao- und der außergewöhnlichen Leitbahn Yangwei mit dieser Leitbahn. Fünfzehn – die Pforte línqì* 臨泣 *(Gb 15) ist ein Ort des gegenseitigen Zusammentreffens des Fuß-Taiyang und der außergewöhnlichen Leitbahn Yangwei mit dieser Leitbahn. Sechzehn – die Pforte mùchuāng* 目窗 *(Gb 16), siebzehn – die Pforte zhèngyíng* 正營 *(Gb 17), achtzehn – die Pforte chénglíng* 承靈 *(Gb 18), neunzehn – die Pforte nǎokōng* 腦空 *(Gb 19), zwanzig – fēngchí* 風池 *(Gb 20), fünf Pforten also, die allesamt einen Ort des gegenseitigen Zusammentreffens der außergewöhnlichen Leitbahn Yangwei mit dieser Leitbahn darstellen. Zu den oben genannten 20 Pforten am Kopf sind so die Plätze der am Kopf statthabenden gegenseitigen Zusammentreffen mit den jeweiligen anderen Leitbahnen beschrieben. Ein Ast (dieser Leitbahn) zieht vom Bereich der Schläfe hinter dem Ohr, also etwa der Gegend der Pforte nǎokōng* 腦空 *(Gb 19), über die Region der Pforte yìfēng* 翳風 *(Sj 17) der Sanjiao-Leitbahn hinweg und tritt ins Ohr ein (und verläuft weiter) über die Pforte tīnggōng* 聽宮 *(Dü 19) der Dünndarm-Leitbahn hinweg und danach vom tīnggōng* 聽宮 *(Dü 19) zum äußeren Kanthus des Auges, dem Ort der Pforte tóngzǐliáo* 瞳子髎 *(Gb 1) dieser Leitbahn, wo der Ast aufhört. Ein weiterer Ast zweigt seitlich vom Auge an der Pforte tóngzǐliáo* 瞳子髎 *(Gb 1) ab und entwickelt sich nach unten zur Pforte dàyíng* 大迎 *(Ma 5) der Fuß-Yangming-Magen-Leitbahn, verbindet sich an der Wange mit der Hand-Shaoyang-Sanjiao-Leitbahn, also dem Bereich der Pforte quánliáo* 顴髎 *(Dü 18) der Hand-Taiyang-Dünndarm-Leitbahn entsprechend. Abwärts in die Nähe der Pforte jiáchē* 頰車 *(Ma 6), wo der vor dieser Leitbahn gelegene, den Hals hinabsteigende Verlauf beginnt, wobei sich links und rechts gegenseitig überkreuzen und in die Schlüsselbeingrube eingedrungen wird, wo eine gegenseitige Vereinigung (mit der Hauptleitbahn) stattfindet, (und sich dann) abwärts in die Mitte des Brustkorbs bewegt wird. Über (den Bereich) lateral von tiānchí* 天池 *(HH 1) der Hand-Jueyin-Herz-Hüter-Netzgefäß-Leitbahn streichend wird abwärts verlaufend das Zwerchfell durchzogen und sich dem Ort der Pforte qīmén* 期門 *(Le 14) der Fuß-Jueyin-Leitbahn angenähert. Die Leber wird von Netzgefäßen umsponnen, und es wird sich abwärts unter die Pforte rìyuè* 日月 *(Gb 24) dieser Leitbahn bewegt, wo (die Leitbahn) der Gallenblase zugehört. Vom Ort der Zugehörigkeit zur Gallenblase aus wird sich innen an den Flanken entlang innerhalb der Pforte zhāngmén* 章門 *(Le 13) der Fuß-Jueyin-Leber-Leitbahn bewegt und die Pforte qìchōng* 氣衝 *(Ma 30) der Yangming-Magen-Leitbahn erreicht, wo an die Schamhaargrenze herangereicht wird. Dann waagerecht in (den Bereich) der Pforte huántiào* 環跳 *(Gb 30) am Hüftgelenk*[109] *eintretend. Der äußere senkrechte Verlauf vom Ort des jiānjǐng* 肩井 *(Gb 21) abwärts, und von der Schlüsselbeingrube abwärts zur Achsel und am Brustkorb entlang über die drei Cun unterhalb der Achsel gelegene Pforte yuānyè* 淵腋 *(Gb 22) dieser Leitbahn hinweg weiter abwärts nochmals ein Cun weiter senkrecht nach unten, wo diese Leitbahn den Auslauf der dritten Rippe überschreitet, sieben Cun und fünf Fen waagerecht neben dem senkrecht stehenden Brustbein*[110]*: die direkt auf gleicher Höhe mit beiden Brustwarzen gelegene Pforte zhéjīn* 輒筋 *(Gb 23). Diese Pforte ist die Mu-Sammlung(s-Pforte) dieser Leitbahn*[111] *und der Ort des Zusammentreffens des Fuß-Taiyang mit dieser Leitbahn. Wieder abwärts unterhalb der Pforte qīmén* 期門 *(Le 14) der Leber-Leitbahn gelegenen Pforte rìyuè* 日月 *(Gb 24). Diese Pforte ist der Ort des gegenseitigen Zusammentreffens der Fuß-Taiyin-Milz-Leitbahn und der außergewöhnlichen Leitbahn Yangwei mit dieser Leitbahn. Danach schräg nach unten über die Flankenregion zum Knochen in der Mitte der Hüfte, der Überwachungs-Knochen*[112] *genannt wird, unten in der Hüftmitte an der Wurzel der Flanken: die die Wirbelsäule einrahmende, dieser Leitbahn zugehörige Mu-Sammlungs-Pforte der Niere jīngmén* 京門 *(Gb 25). Wieder abwärts ein Cun und acht Fen über die Flankenregion hinaus, zwei Fen oberhalb des Nabels und zu seinen beiden Seiten (im Abstand von) jeweils siebeneinhalb Cun: die Pforte dàimài* 帶脈 *(Gb 26) einer außergewöhnlichen Leitbahn. Wieder abwärts drei Cun unterhalb der Pforte dàimài* 帶脈 *(Gb 26), fünf Cun und fünf Fen neben shuǐdào* 水道 *(Ma 28): die Pforte wǔshū* 五樞 *(Gb 27) dieser Leitbahn, die ebenfalls einen Ort des gemeinsamen Zusammentreffens dieser Leitbahn mit der außergewöhnlichen Leitbahn Daimai*[113] *darstellt. Wieder abwärts fünf Cun und drei Fen unterhalb von zhāngmén* 章門 *(Le 13): die Pforte wéidào* 維道 *(Gb 28) dieser Leitbahn, die ebenfalls einen Ort des gegenseitigen Zusammentreffens dieser Leitbahn mit der außergewöhnlichen Leitbahn darstellt.*

[108] *yángwéimài* 陽維脈: Yang-Bündelriemen-Gefäß.

[109] *bìyàn* 髀厭: „untere Knochen-Absättigung"; Hüftgelenk.

[110] *bìgǔ* 蔽骨: „abdeckender Knochen"; Brustbein.

[111] In der aktuell gültigen Konvention ist Gb 24 die Mu-Sammlungs-Pforte der Gallenblase.

[112] *jiāngǔ* 監骨: möglicherweise eine Bezeichnung für die Lendenwirbelsäule.

[113] *dàimài* 帶脈: Gürtelgefäß.

Wieder abwärts acht Cun und drei Fen unterhalb von zhāngmén 章門 *(Le 13): die Pforte jùliáo* 居髎 *(Gb 29), die ebenfalls einen Ort des gemeinsamen Zusammentreffens dieser Leitbahn mit der außergewöhnlichen Leitbahn Yangqiao*[114] *darstellt. Danach wird in die beiden das Rückgrat einrahmenden Pforten der Fuß-Taiyang-Blasen-Leitbahn shàngliáo* 上髎 *(Bl 31) und zhōngliáo* 中髎 *(Bl 33) eingetreten. Nach unten verlaufend wird die Pforte chángqiáng* 長強 *(Du 1) der außergewöhnlichen Leitbahn Dumai*[115] *überschritten, um sich mit der vorne in das Hüftgelenk eintretenden Pforte huántiào* 環跳 *(Gb 30) gegenseitig zu verbinden, was zudem als Ort des gegenseitigen Zusammentreffens des Fuß-Taiyang mit dieser Leitbahn anzusehen ist. Dann abwärts außerhalb der Hüfte, zwischen den beiden Leitbahnen des Fuß-Taiyang und des Fuß-Yangming verlaufend, den Ort, der vom Mittelfinger der herabhängenden Hand bedeckt wird, überstreichend, zwischen den beiden Sehnen: die Pforte fēngshì* 風市 *(Gb 31) dieser Leitbahn. Wieder (den Bereich) außerhalb der Hüfte übersteichend, fünf Cun oberhalb des Knies inmitten der Vertiefung zwischen dem sich aufteilenden Fleisch: die Pforte zhōngdú* 中瀆 *(Gb 32), die das abzweigende Netzgefäß dieser Leitbahn oberhalb des Knies darstellt, das dann das Gebiet der Jueyin-Leber-Leitbahn überstreicht. Dann abwärts außen am Knie, drei Cun oberhalb des yánglíngquán* 陽陵泉 *(Gb 34), inmitten der Vertiefung außen am dúbí* 犢鼻 *(Ma 35): die Pforte yángguān* 陽關 *(Gb 33) dieser Leitbahn. Wieder abwärts ein Cun unterhalb des Knies inmitten der Vertiefung an der Außenkante des Unterschenkels: die Pforte yánglíngquán* 陽陵泉 *(Gb 34), die als Eintritt dieser Leitbahn dienende Mündungs-Erde*[116]*. Von yánglíngquán* 陽陵泉 *(Gb 34) aus weiter abwärts vor dem Wadenbein, sieben Cun oberhalb des Außenknöchels des Fußes, (dem Bereich) zwischen dem schräg davon sich verteilenden Fleisch des Fuß-Taiyang, Fuß-Shaoyang und Fuß-Yangming zugehörig: die Pforte yángjiāo* 陽交 *(Gb 35) dieser Leitbahn, die als Xi-Spalte der außergewöhnlichen Leitbahn Yangwei zu betrachten ist. Wieder über (den Bereich) sechs Cun oberhalb des Außenknöchels: die Pforte wàiqiū* 外丘 *(Gb 36) dieser Leitbahn. Wieder über (den Bereich) fünf Cun oberhalb des Außenknöchels: die Pforte guāngmíng* 光明 *(Gb 37) dieser Leitbahn, die als Luo-Vernetzung des Fuß-Shaoyang unterhalb des Knies zu betrachten ist und sich abzweigend zum Gebiet der Fuß-Jueyin-Leber-Leitbahn hinbewegt. Wieder über (den Bereich) vier Cun oberhalb des Außenknöchels, vor dem Wadenbein, drei Fen vom Ende des abbrechenden Knochens*[117]*, sieben Cun von der am Fuß befindlichen Pforte qiūxū* 丘墟 *(Gb 40) entfernt und oberhalb (davon): die Pforte yángfǔ* 陽輔 *(Gb 38) dieser Leitbahn, die das vorbeifließende Flusswasser-Feuer*[118] *dieser Leitbahn darstellt. Wieder über (den Bereich) drei Cun oberhalb des Außenknöchels, wo inmitten eines pulsierenden Gefäßes an einer Knochenspitze die Pforte xuánzhōng* 懸鍾 *(Gb 39) ertastet werden kann, die als große Luo-Vernetzung der drei Fuß-Yang zu betrachten ist. Drückt man das Yangming, so bricht die Gefäßpulsation ab, dort nimmt man (die Lokalisation der Pforte) vor. Danach sich nach unten bewegend zum Fuß über den Außenknöchel hinweg unterhalb davon inmitten einer Vertiefung in einem Knochenspalt: die drei Cun von der Pforte línqì* 臨泣 *(Gb 41) dieser Leitbahn entfernte Pforte qiūxū* 丘墟 *(Gb 40), der als Ursprung dienende Übertritt dieser Leitbahn. Wieder sich nach vorne bewegend zur Vertiefung hinter den Grundgelenken*[119] *der Kleinzehe und der folgenden Zehe: die von der Pforte xiáxī* 俠谿 *(Gb 43) dieser Leitbahn ein Cun und fünf Fen entfernte Pforte línqì* 臨泣 *(Gb 41), das als Erguss dienende Stromschnellen-Holz dieser Leitbahn. Wieder sich nach vorne bewegend über (den Bereich) ein Cun hinter den Grundgelenken der Kleinzehe und der folgenden Zehe: die Pforte dìwǔhuì* 地五會 *(Gb 42) dieser Leitbahn. Wieder sich nach vorne bewegend zum Zwischenraum an der Gabelung der Knochen der Kleinzehe und der folgenden Zehe, in der Vertiefung vor den Grundgelenken: die Pforte xiáxī* 俠谿 *(Gb 43), das als Ausfluss dienende Quellen-Wasser dieser Leitbahn. Dann zur Pforte qiàoyīn* 竅陰 *(Gb 44) an der zur Kleinzehe gerichteten Außenseite des wie ein Lauchblatt geformten Nagels der folgenden Zehe: das als Austritt dienende Brunnen-Metall dieser Leitbahn. So finden die 43 Pforten der Fuß-Shaoyang-Gallenblasen-Leitbahn bis hierhin ihr Ende. Ein abzweigender Ast wiederum entwickelt sich vom línqì* 臨泣 *(Gb 41) am Fußrücken und verläuft abseits in die Großzehe eintretend, an der Gabelung der Knochen entlang und an der Großzehe austretend und sogar den Zehennagel durchziehend und bei der Behaarung der Zehe austretend, um eine Kreuzung mit der Fuß-Jueyin-Leber-Leitbahn zu bilden. Wird (die Leitbahn) angerührt, so erkrankt man an bitterem Mundgeschmack, da der Geschmack des Gallensafts bitter ist. Es führt zu einer Neigung zum Seufzen, falls sich das Gallenblasen-Qi nicht entfalten kann. Es führt zu Schmerzen in (der Gegend des) Herzens und der Flanken, so dass man sich nicht auf die Seite drehen kann, da das Gefäß (der Leitbahn) an der Innenseite der Flanken entlang läuft und an der breiten Trossstraße des Qi austritt. Im äußersten Fall zeigt sich das Gesicht leicht staubig, und der Leib ist ohne (den natürlichen) Talgbesatz, da dies der Ort ist, den das Gefäß (der Leitbahn) überstreicht und es sich um eine durch Unterdrückung des Shaoyang-Qi hervorgerufene Krankheit handelt. (Es führt zu einem) Umschlagen in Hitze an der Außenseite des Fußes, da das Gefäß (der Leitbahn) an der Yang-Seite der Hüfte entlang verläuft, an der Außenkante des Knies austritt, sich außen am Wadenbein hinab bewegt, bis zum abbrechenden Knochen reicht und sich am Knöchel hinab bewegt. Da die Gallenblase dem Shaoyang zugeordnet ist, wird durch das aufsteigende und umbrechende Yang-Qi eben dies bewirkt. Es entstehen Krankheiten wie etwa Kopfschmerzen, da sich diese Leitbahn zum seitlichen Bereich des Kopfes bewegt. Es führt zur Wangenschwellung, da das Gefäß (der Leitbahn) an jiáchē* 頰車 *(Ma 6) entlang verläuft. Es führt zu Schmerzen am Außenkanthus*

[114] *yángqiāomài* 陽蹻脈: Yang-Schreit-Gefäß.

[115] *dūmài* 督脈: lenkendes Gefäß.

[116] *hétǔ* 合土: *hé* 合 bezieht sich auf die fünfte der Fünf Transport-Pforten, die das Wasser der Flussmündung repräsentiert, *tǔ* 土 bezieht sich auf die Assoziation dieser Pforte mit der Grundwesenheit Erde.

[117] *juégǔ* 絕骨: Bereich um die gleichnamige Pforte Gb 39 (alternative Bezeichnung; sonst *xuánzhōng* 懸鐘 genannt) herum, an dem das Wadenbein zunehmend von hier ansetzenden Muskeln überdeckt wird.

[118] Vgl. Kapitel „Fünf Grundwesenheiten" (➤ Kap. 9) und „Qi transportierende Pforten" (➤ Kap. 16).

[119] Gemeint sind hier die Gelenke an der Basis der Mittelfußknochen, da die Mittelfußknochen im jeweiligen Strahl als den Zehen zugehörig angesehen werden.

des Auges, da das Gefäß (dieser Leitbahn) sich am Außenkanthus des Auges erhebt. Es führt zu Schwellung und Schmerz in der Schlüsselbeingrube, da das Gefäß (dieser Leitbahn) in die Schlüsselbeingrube eintritt und sich mit seinem Ast in der Schlüsselbeingrube verbindet. Es führt zu Schwellungen unterhalb der Achsel, da das Gefäß (dieser Leitbahn) von der Schlüsselbeingrube aus sich zur Achsel hinab und über die Flankenregion bewegt. Es führt zur säbelförmigen Skrofulose[120], da Kopf, Nacken, Achseln und Flanken allesamt Regionen sind, die vom Gefäß (dieser Leitbahn) überzogen werden. Es führt zu Schweißaustritt, da das Shaoyang über Feuer verfügt. Es führt zu Schüttelfrost bei Malaria-Erkrankung, da das Shaoyang als das eine geeinte Yang gilt, und innerhalb dieses riesigen Yang existieren die drei Yin, denn es gilt als halb-Oberfläche-halb-Innen, weshalb es zur Malaria-Erkrankung mit Schüttelfrost führt. Es führt zu Schmerzen der Brust, der Flanken, der Rippen, der Hüfte, von außen am Knie bis zum abbrechenden Knochen am Unterschenkel, und dazu, dass die vier Zehen am Fuß nicht zu gebrauchen sind. Falls das üble Qi üppig ausgebildet ist, so ziehe man die Nadel mit schneller Bewegung, um dies entweichen zu lassen. Falls das aufrechte Qi leer ist, so lasse man die Nadel länger verweilen, um dies aufzufüllen. Ist der Puls abgesenkt, so benutze man Beifuß, um dies einer Moxibustion zu unterziehen. Falls der Puls am Renying[121] die doppelte (Stärke) des Cunkou[122] aufweist, so befindet sich diese Leitbahn in Fülle, so dass man aus der Gallenblasen-Leitbahn etwas entweichen lassen und die Leber-Leitbahn auffüllen sollte. Falls der Puls am Renying doppelt so schwach wie der des Cunkou ist, so befindet sich diese Leitbahn in Leere, so dass man die Gallenblasen-Leitbahn auffüllen und aus der Leber-Leitbahn etwas entweichen lassen sollte. Falls weder Fülle noch Leere vorliegt, so ziehe man unmittelbar diese Leitbahn heran, ohne dass man die Leber-Leitbahn (darum) ersuchen muss.

Qīng • Yuè Hánzhēn • Jīngxué jiě • Zú shàoyáng dǎnjīng zǒnglùn (Qing-Dynastie • Yue Hanzhen [1602–1693] • Erläuterung der Leitbahnen und Pforten • Zusammenfassende Erörterung der Fuß-Shaoyang-Gallenblasen-Leitbahn)

清・岳含珍・經穴解・足少陽膽經總論

Hinweise zur Behandlung von häufigen Erkrankungskonstellationen der Gallenblase und der Gallenblasen-Leitbahn finden sich in ➤ Kap. 21.3.11.

13.2.12 Verlauf der Leber-Leitbahn (Fuß-Jueyin-Leber-Leitbahn)

Synonym: Leber-Meridian

Im oberflächlichen Verlauf der Leber-Leitbahn liegen 14 Akupunkturpforten (➤ Abb. 13.22).

Der oberflächliche Verlauf der Leitbahn beginnt am äußeren Nagelfalzwinkel der Großzehe und zieht über den Fußrücken zwischen erstem und zweitem Strahl zur Region vor dem Innenknöchel. Von hier nimmt die Leitbahn Kontakt mit dem Punkt Mi 6 auf und bewegt sich zunächst über die Mitte der Schienbeininnenfläche. Unterhalb des Knies kreuzt die Leitbahn wieder hinter die Milz-Leitbahn und zieht innen am Knie vorbei über den mittleren Bereich der Oberschenkelinnenseite, um schließlich die äußeren Genitale und den Schambereich zu umfahren und in den Bauchraum einzutreten.

Der innere Verlauf bewegt sich vom Unterbauch zu den Oberbauchorganen, wobei der Magen umfahren, das zugehörige Organ, die Leber, erreicht und Kontakt mit der Gallenblase aufgenommen wird. Die Leitbahn steigt weiter auf und durchstößt das Zwerchfell, um mit der Lunge und ihrer Leitbahn Kontakt aufzunehmen. Von der Lunge ziehen Zweige zum seitlichen Brustkorb und weiter zur Kehlen-, Rachen- und Nasenregion, um schließlich zur „Augen-Anbindung", d. h. dem Augapfel mit allen anhängenden Strukturen, vorzustoßen.

Der Leitbahnzweig steigt innerlich noch weiter auf und erreicht über die Stirnregion den Scheitel im Bereich der Pforte Du 20, von wo aus Äste das Hirn versorgen. Ein weiterer Ast zieht von der „Augen-Anbindung" zum Kinn und umrundet die Innenseite der Lippen.

Der oberflächliche Verlauf zieht von der Genitalregion weiter zum freien Ende der elften Rippe und zum 6. ICR unterhalb der Brustwarze.

Silianzi[123] sprach: Das Fuß-Jueyin gilt als Leitbahn der Leber mit viel Blut und wenig Qi. Sie erhebt sich an der Brunnen-Holz-Pforte dàdūn **大敦** *(Le 1) an der Außenseite der querverlaufenden Falte der Großzehe des Fußes und verläuft entlang der Oberkante des Fußrückens und über das der Hand entgegentretende pulsierende Gefäß inmitten der Ritze an der Großzehe zur Quellen-Feuer-Pforte xíngjiān* **行間** *(Le 2). Am pulsierenden Gefäß zwei Cun hinter dem Grundgelenk der Großzehe: die Stromschnellen-Erde-Pforte tàichōng* **太衝** *(Le 3). Es wird (der Bereich) ein Cun vor dem Innenknöchel erreicht, wo sich in einer Krümmung innerhalb der Sehne die Fluss-Metall-Pforte zhōngfēng* **中封** *(Le 4) befindet. Von zhōngfēng* **中封** *(Le 4) drei Cun oberhalb des Innenknöchels über die Pforte sānyīnjiāo* **三陰交** *(Mi 6) hinweg die fünf Cun oberhalb des Innenknöchels gelegene Luo-Vernetzung der Leber im lígōu* **蠡溝** *(Le 5) durchlaufend mit Abzweigung zu den Pforten des Shaoyang. Sieben Cun oberhalb des Innenknöchels inmitten des Schienbeins: die Pforte zhōngdū* **中都** *(Le 6). Wieder ein Cun aufwärts, nach dem Austritt aus der Überkreuzung der Fuß-Taiyin-Milz-Leitbahn, oberhalb der Innenkante der Kniekehle, zur zwei Cun unterhalb des dúbí* **犢鼻** *(Ma 35) gelegenen Pforte xīguān* **膝關** *(Le 7). Weiter über die Falte in der Nähe des gekrümmten Knies hinaus an der Innenseite von Knie und Oberschenkel, unterhalb des Wadenbeins[124], oberhalb der großen Sehne und inmitten der Vertiefung unterhalb der kleinen Sehne: qūquán* **曲泉** *(Le 8), das als Eintritt dienende Mündungs-Wasser der Leber-Leitbahn. Den Oberschenkel entlang vier Cun oberhalb des Inneren des Knies, zwischen den Sehnen innen am Oberschenkel, wo sich bei nach innen eingedrehtem Fuß eine Rinne bilden muss, in deren Mitte die Pforte yīnbāo* **陰包** *(Le 9) liegt. Wieder nach oben drei Cun unterhalb von qìchōng* **氣衝** *(Ma 30) an dem pulsierenden Gefäß an der Yin-Seite des Schenkels: die Pforte wǔlǐ* **五里** *(Le 10). Wieder weiter über den zwei Cun von qìchōng* **氣衝** *(Ma 30) entfernten (Bereich)*

[120] *mǎdāo xiáyǐng* **馬刀俠瘿**: pferdemesserförmige, einzwängende, halskettenförmige Erkrankung.

[121] *rényíng* **人迎**: Bezeichnung für die Pforte Ma 9 und für den Carotispuls.

[122] *cùnkǒu* **寸口**: die cun-große Öffnung; der Radialispuls.

[123] Sīliánzǐ **思蓮子** („denkender Lotossamen"): Beiname des Autors Yue Hanzhen.

[124] Bei dem Verweis auf das Wadenbein hier muss es sich um eine fehlerhafte Angabe handeln.

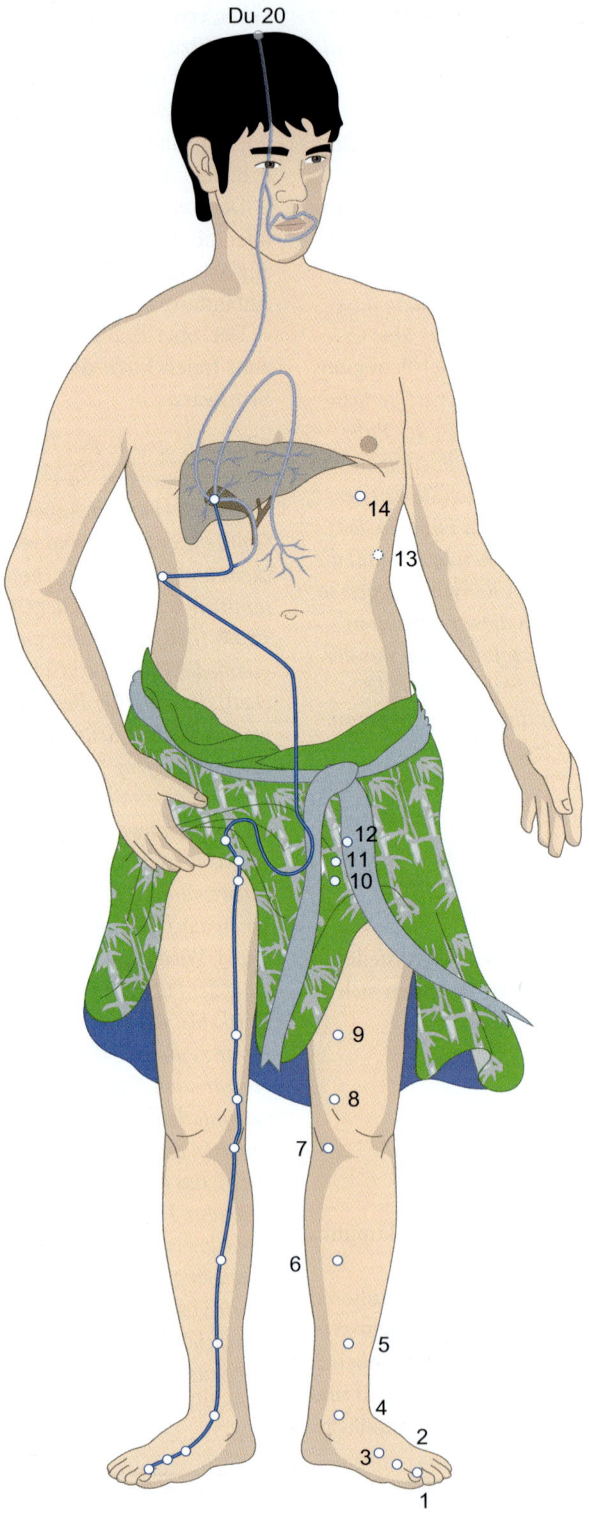

Abb. 13.22 Fuß-Jueyin-Leber-Leitbahn [L138]

unterhalb der Schafpfeilregion[125], wo ein pulsierendes Gefäß der Hand entgegentritt: die Pforte yīnlián 陰廉 (Le 11). Dann chōngmén 衝門 (Mi 12) der Milz-Leitbahn entgegen: die Pforte befindet sich an beiden Enden des Schambeins inmitten des Bauches, von der Mittellinie des Bauches viereinhalb Cun entfernt, in dem Bereich, an dem die Hand auf ein pulsierendes Gefäß trifft. Wieder aufsteigend zum fǔshè 府舍 (Mi 13), die Pforte, die sich zwei Cun unterhalb des fùjié 腹結 (Mi 14) der Milz-Leitbahn befindet, an dem jeweils viereinhalb Cun von der Mittellinie des Bauches entfernten Ort. (Hier) vereinigen sich die drei Gefäße: die Fuß-Taiyin-Milz-Leitbahn und der Yinweimai[126] gemeinsam mit dieser Leitbahn, treten in den Bauchraum ein, umspannen mit Netzgefäßen Milz und Leber und knüpfen an Herz und Lunge an. Von den Flanken aufwärts zur Schulter, der Lokalisation der Taiyin-Spalte und der Abzweige der drei (Hand-)Yin und des Yangming.[127] Dann wieder von fǔshè 府舍 (Mi 13) ab in das Zentrum der Schambehaarung eintretend, wobei sich links und rechts gegenseitig überkreuzen und die äußeren Genitale umkreisen. Der Unterbauch wird erreicht und dann (geht es) zum Treffen mit der Pforte qūgǔ 曲骨 (Ren 2) des Renmai inmitten der Vertiefung an der Haargrenze, an dem Ort, an dem die Hand auf ein pulsierendes Gefäß trifft. Wieder aufwärts über den Renmai vier Cun unterhalb des Nabels: die Mu-Sammlungs-Pforte der Blase zhōngjí 中極 (Ren 3). Wieder den Renmai aufwärts drei Cun unterhalb des Nabels: die Mu-Sammlungs-Pforte des Dünndarms guānyuán 關元 (Ren 4). Dann seitlich aufwärts zum (Ort) drei Cun und fünf Fen unterhalb des fùāi 腹哀 (Mi 16) der Milz-Leitbahn, außerhalb der Pforte dàhéng 大橫 (Mi 15), senkrecht unter dem Ende der Rippe im Hypochondrium, was (einer Höhe von) zwei Cun über dem Nabel entspricht, jeweils sechs Cun zu beiden Seiten: die Pforte zhāngmén 章門 (Le 13), die den Bereich des gegenseitigen Zusammentreffens des Fuß-Shaoyin und -Jueyin darstellt. Wieder aufsteigend zum Ende der beiden Rippen senkrecht unter der Brustwarze: die Pforte bùróng 不容 (Ma 19) der Magen-Leitbahn, drei Cun von der Mittellinie entfernt, ein Cun und fünf Fen seitlich daneben: die als Mu-Versammlungs-Pforte der Leber dienende Pforte qīmén 期門 (Le 14), welche den Boden darstellt, an dem mit den beiden Gefäßen der Fuß-Taiyin-Milz-Leitbahn und des Yinweimai ein gegenseitiges Zusammentreffen stattfindet. Den Magen einrahmend ist (das Gefäß) der Leber zugehörig und steigt dann zum Bereich der Pforte rìyuè 日月 (Gb 24) der Gallenblasen-Leitbahn hinab, die sich fünf Fen unterhalb von qīmén 期門 (Le 14) befindet und den Ort darstellt, an dem mit den drei Gefäßen der Fuß-Taiyin-Milz-Leitbahn, der Fuß-Shaoyang-Gallenblasen-Leitbahn und des Yinweimai ein gegenseitiges Zusammentreffen stattfindet und nach unten ziehende Netzgefäße die Gallenblase erreichen. Der senkrechte Verlauf zieht unmittelbar bis zu qīmén 期門 (Le 14) und durchzieht das Zwerchfell auf dem Weg nach oben außen an der Pforte shídòu 食竇 (Mi 17) der Milz-Leitbahn vorbei. Die Pforte befindet sich ein Cun und sechs Fen unterhalb der Pforte tiānxī 天谿 (Mi 18) der Milz-Leitbahn, jeweils sechs Cun von der Mittellinie des Brustkorbs entfernt, innerhalb der Pforte dàbāo 大包 (Mi 21) der Milz-Leitbahn. Die Pforte befindet sich drei Cun unterhalb des yuānyè 淵腋 (Gb 22) der Gallenblasen-Leitbahn; (das Gefäß) verteilt sich inmitten des Brustkorbs und der Rippen, tritt im neunten Zwischenrippenraum aus und gilt als großes Netzgefäß der Milz. Dann wieder nach oben zwischen die Pforte yúnmén 雲門 (Lu 2) der Lungen-Leitbahn und die Pforte yuānyè 淵腋 (Gb 22) der Gallenblasen-Leitbahn. Sich nach oben bewegend zum Hals in den Bereich außerhalb des rényíng 人迎 (Ma 9) eintretend, wo die Hand auf die Pulsation des großen Gefäßes des Halses trifft, an der ein Cun und fünf Fen neben dem Kehlkopf gelegenen Stelle. Nachdem sich entlang der Kehle bewegt wurde, tritt der Verlauf in den (Übergang von) Hals und Kopf ein und verläuft an den Pforten dàyíng 大迎 (Ma 5) und sìbái 四白 (Bl 2) der Magen-Leitbahn und der Pforte yángbái 陽白 (Gb 14) der Gallenblasen-Leitbahn vorbei. Die Pforte yángbái 陽白 (Gb 14) befindet sich ein Cun oberhalb der Augenbraue, senkrecht über der Pupille, ist innen mit der Augen-Anbindung verbunden und tritt oben an der Stirn aus und bewegt sich innerhalb der Pforte línqì 臨泣 (Gb 15) der Gallenblasen-Leitbahn. Die Pforte línqì 臨泣 (Gb 15) befindet sich oberhalb der Augenbraue inmitten der Vertiefung fünf Fen in die Haargrenze eindringend. Weiter zum Scheitel aufsteigend zum Treffen mit der Pforte bǎihuì 百會 (Du 20) des Dumai. Ein Ast zweigt von der Zugehörigkeit zur Leber am Ort qīmén 期門 (Le 14) das Zwerchfell durchziehend am shídòu 食竇 (Mi 17) der Milz-Leitbahn außen entlang innen von dieser Leitbahn ab, sich nach oben in die Lunge ergießend und nach unten bis in den Mittleren Jiao sich bewegend, den Bereich des zhōngwǎn 中脘 (Ren 12) einrahmend, um sich mit der Hand-Taiyin-Lungen-Leitbahn zu überkreuzen, und wiederum als Beginn des vollständigen Kreislaufs durch den Leib. Das Neijing besagt: „Das Jueyin dient als Türblatt. Ist das Türblatt zerborsten, so bricht das Qi ab, und es tritt eine Neigung zu Traurigkeit auf. Man ziehe das Jueyin heran, beobachte den vorhandenen Überfluss und das Unzureichende und fülle es auf oder lasse es abfließen.“ Wird (die Leitbahn) angerührt, so erkrankt man an Schmerzen des Lendenbereichs, so dass man sich nicht vorbeugen oder zurücklehnen kann, da die Leber mit der Niere in durchgängiger Verbindung steht, so dass die Gefäße der Rückgrat-Sehnen (ebenfalls) in durchgängiger Verbindung mit der Leber stehen. Es führt zu Skrotal-Hernien[128] beim Mann, da die Hoden der Leber zugehörig sind. Es führt zu Schwellungen am Unterbauch bei Frauen, da das Leber-Gefäß nach oben bis zum Unterbauch reicht. Es führt zu einem trockenen Rachen, da das Leber-Gefäß oben an der Kehle entlangzieht. Es führt zu einem staubigen, entfärbten Gesicht, da bei einer Gallenblasen-Krankheit das Gesicht staubig und entfärbt ist und die Leber als das Innere der Gallenblase gilt, so dass die (von beiden) beherrschten Krankheiten die gleichen sind. Zu den hervorgebrachten Krankheiten gehört das Völlegefühl der Brust, da das Gefäß nach oben das Zwerchfell durchdringt. Es führt zu Übelkeit, Erbrechen und Gegenläufigkeit, da das Gefäß den Magen einrahmt. Es führt zum

125 *yángshǐ* 羊矢: „Schaf-Pfeil“; dieser Ausdruck bezeichnet in der Antike den Bereich der Leiste nahe dem äußeren Genitale; auch eine Extra Pforte in der Leiste tragt diesen Namen, der auf den Aspekt des äußeren Genitale anspielt.

126 *yīnwéimài* 陰維脈: Yin-Bündelriemen-Gefäß.

127 An der Schulter findet vorne der Übergang von der Fuß-Taiyin-Milz-Leitbahn auf die Hand-Taiyin-Lungen-Leitbahn statt. In die nahe der Schulter gelegene Schlüsselbeingrube treten vorne die Zweige der drei Yin-Leitbahnen der Hand und der Yangming-Leitbahnen ein. Durch den Bereich von *fǔshè* 府舍 (Mi 13) in der Leistengegend treten die Abzweige der Fuß-Leitbahnen zu ihren inneren Verläufen.

128 *tuí(kuì)shàn* 㿉疝: Berg-Erkrankung des Edelsten und Teuersten.

Durchfall unverdauter Speisereste, da das Gefäß den Unterbauch erreicht. Es führt zu Hernien im Bereich der Leisten[129], da das Gefäß über die äußeren Geschlechtsorgane hinweg verläuft, an den Hoden hochzieht und an den Penis anknüpft. Es führt zu Harnverlust, es führt zu Harnverhalt[130], dies alles, da das Leber-Gefäß an den Hoden hochzieht und an den Penis anknüpft. Falls der Puls am Cunkou[131] die doppelte (Stärke) des Renying[132] aufweist, so befindet sich das Leber-Gefäß in Fülle, was danach verlangt, etwas entweichen zu lassen, und die Gallenblasen-Leitbahn steht in Leere, was aufgefüllt werden sollte. Falls der Puls am Cunkou doppelt so schwach wie der des Renying ist, so befindet sich die Leber-Leitbahn in Leere, was aufgefüllt werden sollte, und die Gallenblasen-Leitbahn steht in Fülle, was danach verlangt, etwas entweichen zu lassen.

Qīng • Yuè Hánzhēn • Jīngxué jiě • Zú juéyīn gānjīng zǒnglùn
(Qing-Dynastie • Yue Hanzhen [1602–1693] • Erläuterung der Leitbahnen und Pforten • Zusammenfassende Erörterung der Fuß-Jueyin-Leber-Leitbahn)
清 • 岳含珍 • 經穴解 • 足厥陰肝經總論

Hinweise zur Behandlung von häufigen Erkrankungskonstellationen der Leber und der Leber-Leitbahn finden sich in ➤ Kap. 21.3.12.

13.3 Die 15 Luo-Netzgefäße 十五絡脈

Bei den Luo-Netzgefäßen handelt es sich um oberflächlich verlaufende Abzweigungen von den Hauptleitbahnen.

Was nun die zwölf Leitbahn-Gefäße anbetrifft, so erstrecken sie sich tief versteckt zwischen den Einteilungen des Fleisches, so dass sie nicht zu sehen sind. Üblicherweise zu Gesicht bekommt man nur das oberhalb des Innenknöchels verlaufende Fuß-Taiyin, da es sich nirgends verstecken kann. Was von allen Gefäßen oberflächlich verläuft und üblicherweise sichtbar ist, das sind allesamt Netzgefäße.

Huángdì nèijīng • Língshū • Jīngmài dìshí
(Leitfaden des Gelben Ahnherrschers, Innerer Band • Drehangel aller Wunderwirkungen • Leitbahnen und Gefäße, als Zehntes)
黃帝內經 • 靈樞 • 經脈第十

Die Leitbahn-Gefäße sind als Inneres anzusehen. Was als Ast (davon) und quer verläuft, gilt als Luo-Netzgefäß. Was von den Luo-Netzgefäßen abzweigt, gilt als Netzgefäß der dritten Generation[133]. Ist ein Netzgefäß der dritten Generation prall mit Blut angefüllt, so müssen rasch ausmerzende Gegenmaßnahmen vollzogen werden. Was sich im Überschuss befindet, leite man hinaus; was sich in Leere befindet, das lasse man flüssige Arzneien einnehmen, um es aufzufüllen.

Huángdì nèijīng • Língshū • Màidù dìshíqī
(Leitfaden des Gelben Ahnherrschers, Innerer Band • Drehangel aller Wunderwirkungen • Die Einteilungen der Gefäße, als Siebzehntes)
黃帝內經 • 靈樞 • 脈度第十七

Die oben zitierten Ausführungen besagen, dass alles, was als größere Formation in der Tiefe und direkt auf den Rumpf zu verläuft, als Leitbahn-Gefäß, und alles, was als kleinere Struktur oberflächlich quer oder abzweigend von einer Leitbahn verläuft, als Netzgefäß anzusehen ist. Das System der Luo-Netzgefäße umspannt alles zwischen den Hauptleitbahnen und füllt den gesamten Leib mit unzähligen kleineren und winzigen Gefäßen aus. Die wiederum von den Netzgefäßen abzweigenden, noch kleinkalibrigeren Äste werden Enkel-Netzgefäße oder Netzgefäße der dritten Generation genannt. Die direkt von den Leitbahnen abzweigenden Netzgefäße werden auch als „große Netzgefäße" bezeichnet, während für weitere Abzweigungen, die an der Oberfläche angesiedelt sind, der Ausdruck „oberflächliche Netzgefäße" benutzt wird.

Der Verlauf der Netzgefäße ist so konzipiert, dass sie jeweils an den Luo-Netzgefäß-Pforten von der Hauptleitbahn abzweigen. Jedes Netzgefäß bildet zwei grundlegende Äste, von denen einer zu der jeweils in der Oberfläche-Innen-Beziehung stehenden Leitbahn verläuft und somit die Aufrechterhaltung der Balance zwischen Yin und Yang unterstützt. Ein weiterer Ast verläuft oberflächlich die Hauptleitbahn begleitend zum Rumpf und zu den Inneren Organen, um auf diese Weise die Beziehung zu dem von der Leitbahn repräsentierten Organ zu verstärken (➤ Abb. 21.19). Diese Netzgefäße nehmen bei anhaltenden und komplexen Erkrankungen vor allem die nicht aus den Leitbahnen eliminierten schädigenden Einflüsse auf, um diese Einflüsse von der Invasion des zugeordneten Organs abzuhalten. Die zwischen Yin- und Yang-Partner-Leitbahn verlaufenden Netzgefäße werden in der modernen Akupunkturliteratur auch als „transversale Netzgefäße" bezeichnet, während die leitbahnbegleitenden Äste „longitudinale Netzgefäße" genannt werden. Beide Funktionen der Netzgefäße können therapeutisch gezielt genutzt werden, was ausführlich im Abschnitt über die Yuan-Luo-Kombinationen (➤ Kap. 21) beschrieben wird.

Auch die sogenannten Leitbahnzweige erfüllen die Funktion, den Ausgleich zwischen Yin und Yang, Innen und Oberfläche zu verstärken und ein Zusammenwirken der einzelnen Leitbahnen zu fördern. Alle diese Gefäße verlaufen vornehmlich an der Oberfläche. Der Unterschied dieser Leitbahnzweige zu den Netzgefäßen besteht unter anderem darin, dass sich die Netzgefäße außen an den vier Gliedmaßen befinden, während sich die Leitbahnzweige meist im Bereich von Kopf und Gesicht sowie innen in Brust- und Bauchhöhle befinden. Das Netzgefäß des Dumai befindet sich hinten am Leib, das Netzgefäß des Renmai vorne und das Große Netzgefäß der Milz seitlich, so dass mit Hilfe aller genannten Gefäße und Zweige schließlich der gesamte Leib von Qi, Blut, Jing und Shen durchströmt wird.

Die Netzgefäße füllen die Bereiche zwischen den Hauptleitbahnen aus, so dass die sogenannten Hautbezirke letztlich als eine definierte Manifestation des Wirkens dieser Gefäße an der Oberfläche zu verstehen sind.

Was sämtliche Luo-Netzgefäße der Zwölf Leitbahnen anbetrifft, (so) sind (sie) die Bezirke der Haut.

Huángdì nèijīng • Sùwèn • Píbùlùn piān diwǔshíliù
(Leitfaden des Gelben Ahnherrschers, Innerer Band • Unbefangene Elementarfragen • 56. Kapitel: Abhandlung über die Hautbezirke)
黃帝內經 • 素問 • 皮部論篇第五十六

---

[129] *húshàn* 狐疝: „Fuchs-Bergerkrankung"; das Wort „Fuchs" kann in der Altchinesischen Medizin als Metapher für die folgenden Aspekte benutzt werden: 1) Fuchsgestank – übler Körpergeruch und dessen Regionen: Achseln und Leisten; 2) Fuchslauf – Ziellosigkeit, Rastlosigkeit; 3) Fuchsfraß – ausgefranst, wie ausgerissen, unregelmäßig begrenzt; der vorgewölbte Aspekt von Hernien wird im chinesischen Schriftzeichen als Berg-Erkrankung ausgedrückt.

[130] *bilóng* 閉癃: Erkrankung der eingesperrten Vorwölbung.

[131] *cùnkǒu* 寸口: die cun-große Öffnung; der Radialispuls.

[132] *rényíng* 人迎: Bezeichnung für die Pforte Ma 9 und für den Carotispuls.

[133] *sūn* 孫 (Enkel).

Diese Aussage zu den Hautbezirken gilt analog für die sogenannten Leitbahn-Sehnen, die das Wirken der Netzgefäße auf die Bewegung der Gelenke über die Anspannung der Sehnen und Muskeln illustrieren.

Manifestiert sich eine Krankheit an der Haut, so wird sie auch an der Hautoberfläche behandelt. Die Trophik der Haut wird von der Versorgung durch Blut und Körpersäfte bestimmt. In den Spalten der Haut zirkuliert das Schutzwächter-Qi. Erkrankungen der Haut werden daher durch Krankheitsmechanismen wie Blut-Leere, Blut-Hitze, Blut-Stase, Trockenheit, Yin-Leere und überschießende Reaktionen des Schutzwächter-Qi dominiert.

Was die Erkrankungen der sehnigen Anteile der Leitbahnen und Gefäße anbetrifft, so gilt hier der bereits in der Antike formulierte Grundsatz, dass das Schmerzhafte als Behandlungsort herangezogen werden kann. Dieses Prinzip findet in der modernen Triggerpunktakupunktur seine Anwendung.

Die nun folgenden Darstellungen orientieren sich an den Angaben im elften Kapitel des Ling-Shu.

13.3.1 Hand-Taiyin-Luo-Gefäß

Das von der Hand-Taiyin-Leitbahn abzweigende Luo-Gefäß ist nach der Pforte Lu 7 *lièquē* 列缺 benannt. Es beginnt proximal des Handgelenks auf der radialen Seite des Unterarms, dort wo sich das Gewebe teilt, und verläuft dann mit der Leitbahn. Das Gefäß tritt in die Mitte der Handfläche ein und verteilt sich an den Grenzen des Thenar. Wenn eine Erkrankung dieses Gefäßes auftritt, dann äußert sich das im Falle einer Fülle durch Hitze am Processus styloideus und an der Handfläche, im Falle einer Leere in ausgiebigem Gähnen, in Harninkontinenz oder frequenter Miktion. Zur Behandlung kann die Pforte Lu 7 *lièquē* 列缺 herangezogen werden. Von dieser Pforte zweigt ein weiteres Luo-Gefäß ab, um die Verbindung zur Hand-Yangming-Leitbahn herzustellen.

13.3.2 Hand-Yangming-Luo-Gefäß

Das von der Hand-Yangming-Leitbahn abzweigende Luo-Gefäß ist nach der Pforte Di 6 *piānlì* 偏歷 benannt. Es beginnt drei Cun proximal des Handgelenks auf der radialen Seite des Unterarms und sendet einen Zweig zur Hand-Taiyin-Leitbahn. Ein weiterer Ast des Gefäßes verläuft dann mit der Leitbahn zur Pforte Di 15 *jiānyú* 肩髃 und weiter über den Nacken zu den Wangen und mit Ästen zu den Zahnwurzeln. Andere Äste des Gefäßes verlaufen weiter nach oben und erreichen die Mitte des Ohres, um sich dort mit verschiedenen anderen Leitbahnen zu vereinen. Wenn eine Erkrankung dieses Gefäßes auftritt, dann äußert sich das im Falle einer Fülle durch Zahnfäule und Hörminderung, im Falle einer Leere in Kälteempfindlichkeit der Zähne oder Blockierung des Zwerchfells. Zur Behandlung kann die Pforte Di 6 *piānlì* 偏歷 herangezogen werden.

13.3.3 Fuß-Yangming-Luo-Gefäß

Das von der Fuß-Yangming-Leitbahn abzweigende Luo-Gefäß ist nach der Pforte Ma 40 *fēnglóng* 豐隆 benannt. Es beginnt acht Cun oberhalb des Außenknöchels und entsendet einen Zweig zur Fuß-Taiyin-Milz-Leitbahn. Ein anderer Zweig steigt entlang der Außenseite des Schienbeins nach cranial auf und erreicht schließlich Kopf und Nacken, um sich dort mit den verschiedenen anderen Leitbahnen und deren Qi zu vereinen. Vom Kopf nach caudal ziehende Äste erreichen die Region des Rachens und der Kehle. Zu den Erkrankungen des Gefäßes gehört das umgekehrte Qi mit Bi-Obturation der Kehle und akuter Aphonie. Im Falle einer Fülle tritt wahnhaftes Erleben auf. Im Falle einer Leere versagen die Füße und werden weich; die Schienbeinmuskulatur kann atrophieren. Zur Behandlung kann die Pforte Ma 40 *fēnglóng* 豐隆 herangezogen werden.

13.3.4 Fuß-Taiyin-Luo-Gefäß

Das von der Fuß-Taiyin-Leitbahn abzweigende Luo-Gefäß ist nach der Pforte Mi 4 *gōngsūn* 公孫 benannt. Es beginnt etwa ein Cun proximal des Gelenks der Großzehe und entsendet einen Zweig zur Fuß-Yangming-Leitbahn. Ein anderer Zweig zieht nach oben in die Mitte des Abdomens und vernetzt sich mit dem Magen und dem Darm. Wenn eine Erkrankung dieses Gefäßes auftritt, dann bewegt sich sein umbrechendes Qi entgegengesetzt seiner natürlichen Richtung, was zum Auftreten von Dysenterie führt. Im Falle einer Fülle werden heftige abdominelle Schmerzen ausgelöst. Im Falle einer Leere ist der Bauch gespannt wie eine Trommel. Zur Behandlung kann die Pforte Mi 4 *gōngsūn* 公孫 herangezogen werden.

13.3.5 Hand-Shaoyin-Luo-Gefäß

Das von der Hand-Shaoyin-Leitbahn abzweigende Luo-Gefäß ist nach der Pforte He 5 *tōnglǐ* 通里 benannt. Es beginnt ein Cun proximal des Handgelenks und entwickelt sich entlang der Leitbahn weiter zur Brust und tritt in die Mitte des Herzens ein. Dann wendet sich das Gefäß wieder nach cranial und nimmt Kontakt mit der Zungenwurzel auf. Weiter cranial ist es der Augen-Anbindung zuzurechnen. Wenn eine Erkrankung dieses Gefäßes auftritt, dann äußert sich das im Falle einer Fülle durch ein unangenehmes, wie aufgestütztes Gefühl zwischen Brust und Zwerchfell. Im Falle einer Leere ist das Sprechen erschwert. Zur Behandlung kann die Pforte He 5 *tōnglǐ* 通里 herangezogen werden. Von dieser Pforte zweigt ein weiteres Luo-Gefäß ab, das den Kontakt zur Hand-Taiyang-Leitbahn herstellt.

13.3.6 Hand-Taiyang-Luo-Gefäß

Das von der Hand-Taiyang-Leitbahn abzweigende Luo-Gefäß ist nach der Pforte Dü 7 *zhīzhèng* 支正 benannt. Es beginnt fünf Cun proximal des Handgelenks auf der ulnaren Seite des Unterarms und ergießt sich nach innen zur Hand-Shaoyin-Herz-Leitbahn. Ein weiterer Zweig verläuft nach proximal über den Ellenbogen und weiter zur Region der Pforte Di 15 *jiānyú* 肩髃. Wenn eine Erkrankung dieses Gefäßes auftritt, dann äußert sich das im Falle einer Fülle durch eine Einsteifung der Gelenke; das Ellenbogengelenk schrumpft, bis es nicht mehr bewegt werden kann. Im Falle einer

Leere treten Hautwucherungen auf, die meist wie bei der Krätze erscheinen. Zur Behandlung kann die Pforte Dü 7 *zhīzhèng* 支正 herangezogen werden.

13.3.7 Fuß-Taiyang-Luo-Gefäß

Das von der Fuß-Taiyang-Leitbahn abzweigende Luo-Gefäß ist nach der Pforte Bl 58 *fēiyáng* 飛揚 benannt. Es beginnt sieben Cun cranial des Außenknöchels und entsendet einen Zweig zur Fuß-Shaoyin-Leitbahn. Wenn eine Erkrankung dieses Gefäßes auftritt, dann äußert sich das im Falle einer Fülle durch eine Nasenkongestion sowie Kopf- und Rückenschmerzen, und im Falle einer Leere in einer Nasenkongestion mit Ausfluss oder Epistaxis. Zur Behandlung kann die Pforte Bl 58 *fēiyáng* 飛揚 herangezogen werden.

13.3.8 Fuß-Shaoyin-Luo-Gefäß

Das von der Fuß-Shaoyin-Leitbahn abzweigende Luo-Gefäß ist nach der Pforte Ni 4 *dàzhōng* 大鐘 benannt. Es beginnt dorsal des Innenknöchels, umkreist die Ferse und nimmt Kontakt mit der Fuß-Taiyang-Leitbahn auf. Ein Zweig des Gefäßes zieht der Leitbahn folgend nach cranial und tritt in das Luo-Gefäß des Herz-Hüters ein. Dann wendet sich das Gefäß wieder nach caudal und erreicht umherstreifend die Lendenwirbelsäule. Wenn eine Erkrankung dieses Gefäßes auftritt, dann wendet sich das kranke, umgekehrt verlaufende Qi nach cranial und erzeugt Verdrossenheit, Beklemmungsgefühle in der Herzgegend und Unruhe. Im Falle einer Fülle sind Miktion und Defäkation gestört, im Falle einer Leere treten Lendenschmerzen auf. Zur Behandlung kann die Pforte Ni 4 *dàzhōng* 大鐘 herangezogen werden.

13.3.9 Hand-Jueyin-Luo-Gefäß

Das von der Hand-Jueyin-Leitbahn abzweigende Luo-Gefäß ist nach der Pforte HH 6 *nèiguān* 內關 benannt. Es beginnt zwei Cun proximal des Handgelenks und tritt zwischen den beiden Sehnen aus. Von hier biegt ein Zweig zur Hand-Shaoyang-Leitbahn ab, ein anderer entwickelt sich entlang der Leitbahn weiter nach proximal, erreicht den Herz-Hüter und vernetzt sich mit der Herz-Anbindung. Wenn eine Erkrankung dieses Gefäßes auftritt, dann treten im Falle einer Fülle Herzschmerzen und im Falle einer Leere Verdrossenheit und Unruheempfinden in der Herzgegend auf. Zur Behandlung kann die Pforte HH 6 *nèiguān* 內關 herangezogen werden.

13.3.10 Hand-Shaoyang-Luo-Gefäß

Das von der Hand-Shaoyang-Leitbahn abzweigende Luo-Gefäß ist nach der Pforte Sj 5 *wàiguān* 外關 benannt. Es beginnt zwei Cun proximal des Handgelenks und verläuft an der Außenseite entlang zum Oberarm. Im weiteren Verlauf ergießt es sich in die Mitte der Brust, um sich mit der Hand-Jueyin-Herz-Hüter-Leitbahn zu vereinen. Wenn eine Erkrankung dieses Gefäßes auftritt, dann treten im Falle einer Fülle Verkrampfungen am Ellenbogen und im Falle einer Leere eine Kraftlosigkeit auf. Zur Behandlung kann die Pforte Sj 5 *wàiguān* 外關 herangezogen werden.

13.3.11 Fuß-Shaoyang-Luo-Gefäß

Das von der Fuß-Shaoyang-Leitbahn abzweigende Luo-Gefäß ist nach der Pforte Gb 37 *guāngmíng* 光明 benannt. Es beginnt fünf Cun cranial des Außenknöchels und entsendet einen Zweig zur Fuß-Jueyin-Leitbahn. Ein anderer Zweig verläuft entlang der Leitbahn nach distal und verteilt sich am Fußrücken. Wenn eine Erkrankung dieses Gefäßes auftritt, dann treten im Falle einer Fülle plötzliche Abkühlungen der Extremitäten auf; im Falle einer Leere treten Atrophien und Kraftlosigkeit der unteren Extremitäten mit Gangstörung auf. Wenn man sich setzt, kann man sich mit dieser Erkrankung nicht mehr aus eigener Kraft erheben. Zur Behandlung kann die Pforte Gb 37 *guāngmíng* 光明 herangezogen werden.

13.3.12 Fuß-Jueyin-Luo-Gefäß

Das von der Fuß-Jueyin-Leitbahn abzweigende Luo-Gefäß ist nach der Pforte Le 5 *lígōu* 蠡溝 benannt. Es beginnt fünf Cun dorsal des Innenknöchels und entsendet einen Zweig zur Fuß-Shaoyang-Leitbahn. Ein weiterer Zweig des Gefäßes zieht der Leitbahn folgend zu den äußeren Geschlechtsorganen, wie dem Hoden und Penis des Mannes oder den Labien der Frau. Wenn sich krankes Qi umgekehrt nach oben bewegt, dann treten plötzlich hernienartige Vorwölbungen an der Bauchdecke, Schwellungen und Schmerzen an den Hoden bzw. äußeren Genitalen auf. Im Falle einer Fülle ist der Penis erigiert, im Falle einer Leere tritt heftiger Juckreiz der Schamgegend auf. Zur Behandlung kann die Pforte Le 5 *lígōu* 蠡溝 herangezogen werden.

13.3.13 Luo-Gefäß des Dumai

Das vom Dumai abzweigende Luo-Gefäß beginnt an der Pforte Du 1 *chángqiáng* 長強. Es entwickelt sich nach cranial entlang der autochthonen Rückenmuskeln zu beiden Seiten der Wirbelsäule bis zur Nackenregion und verteilt sich dann am Kopf. Das Gefäß wendet sich wieder nach caudal und erreicht links und rechts die Region der Schultern und des Schlüsselblatts. Weitere Zweige treten in die Fuß-Taiyang-Blasen-Leitbahn ein und schweifen mit tiefen Ausläufern entlang der Wirbelsäule zu beiden Seiten. Bei einer Erkrankung dieses Gefäßes treten im Falle einer Fülle Steifigkeit und Reizzustände am Rücken entlang der Wirbelsäule auf, so dass der Kopf nicht nach vorne oder hinten gebeugt werden kann; im Falle einer Leere wird ein Schweregefühl des Kopfes beklagt, so dass ein Schütteln des Kopfes nicht möglich ist. Zur Behandlung kann die Pforte Du 14 *chángqiáng* 長強 herangezogen werden.

13.3.14 Luo-Gefäß des Renmai

Das vom Renmai abzweigende Luo-Gefäß ist nach der Pforte *wěiyì* 尾翳 (oberhalb der Pforte Ren 15 *jiūwěi* 鳩尾) benannt. Von hier aus bewegt es sich herab über die Pforte Ren 15 *jiūwěi* 鳩尾, um sich dann in Richtung auf die Bauchregion zu verteilen. Wenn dieses Luo-Gefäß erkrankt, so kommt es bei Fülle zu Schmerzen der Bauchhaut und bei Leere zum Jucken der Bauchhaut. Zur Behandlung ziehe man die Luo-Vernetzungs-Pforte am Austritt aus der Leitbahn *wěiyì* 尾翳 heran.

Tab. 13.4 Topografische Verteilung der Luo-Pforten der Netzgefäße

Luo-Gefäß	Pforte	Verteilungsorte
Hand-Taiyin	Lu 7 *lièquē* 列缺	anderthalb Cun über dem Handgelenk ein Ast zieht zum Hand-Yangming
Hand-Jueyin	HH 6 *nèiguān* 內關	zwei Cun über dem Handgelenk ein Ast zieht zum Hand-Shaoyang
Hand-Shaoyin	He 5 *tōnglǐ* 通里	anderthalb Cun über dem Handgelenk ein Ast zieht zum Hand-Taiyang
Hand-Yangming	Di 6 *piānlì* 偏歷	drei Cun über dem Handgelenk ein Ast dringt ins Hand-Taiyin
Hand-Shaoyang	Sj 5 *wàiguān* 外關	zwei Cun über dem Handgelenk ein Ast vereinigt sich mit dem Hand-Jueyin
Hand-Taiyang	Dü 7 *zhīzhèng* 支正	fünf Cun über dem Handgelenk ein Ast ergießt sich im Inneren in das Hand-Taiyin
Fuß-Yangming	Ma 40 *fēnglóng* 豐隆	acht Cun über dem Außenknöchel ein Ast zieht zum Fuß-Taiyin
Fuß-Shaoyang	Gb 37 *guāngmíng* 光明	fünf Cun über dem Außenknöchel ein Ast zieht zum Fuß-Jueyin
Fuß-Taiyang	Bl 58 *fēiyáng* 飛揚	sieben Cun über dem Außenknöchel ein Ast zieht zum Fuß-Shaoyin
Fuß-Taiyin	Mi 4 *gōngsūn* 公孫	ein Cun hinter dem Großzehengrund-gelenk ein Ast zieht zum Fuß-Taiyin
Fuß-Jueyin	Le 5 *lígōu* 蠡溝	fünf Cun über dem Innenknöchel ein Ast zieht zum Fuß-Shaoyang
Fuß-Shaoyin	Ni 4 *dàzhōng* 大鐘	hinter dem Innenknöchel die Ferse umkreisend ein Ast zieht zum Fuß-Taiyang
Dumai	Du 1 *chángqiáng* 長強	das Rückgrat einrahmend und zum Nacken aufsteigend sich auf dem Kopf verteilend
Renmai	Ren 15 *jiūwěi* 鳩尾	unterhalb des Schwertfortsatzes sich im Bauchraum verteilend
Großes Netzgefäß der Milz	Mi 21 *dàbāo* 大包	drei Cun unterhalb von Gb 22 *yuānyè* 淵腋 austretend sich auf den Rippen und Flanken verteilend

13.3.15 Das große Netzgefäß der Milz

Das Luo-Gefäß des Zang-Organs der Milz ist nach der Pforte Mi 21 *dàbāo* 大包 benannt. Diese Pforte befindet sich drei Cun unterhalb der Achselhöhle. Das Gefäß verteilt sich entlang der Brust und der seitlichen Rippen (➤ Abb. 13.23). Wenn eine Erkrankung dieses Gefäßes auftritt, dann äußert sich dies im Falle einer Fülle in Schmerzen im ganzen Leib und im Falle einer Leere in einer Kraftlosigkeit aller Glieder des Leibes. Dieses Luo-Gefäß vermag das Blut aller anderen Luo-Gefäße aufzunehmen. Eine Störung des Gefäßes vermag Verdrossenheit und Unruhe im Herzen auszulösen. Zur Behandlung kann die Pforte Mi 21 *dàbāo* 大包 herangezogen werden.

Die topografische Verteilung der Luo-Pforten der Netzgefäße ist in ➤ Tab. 13.4 zusammengefasst.

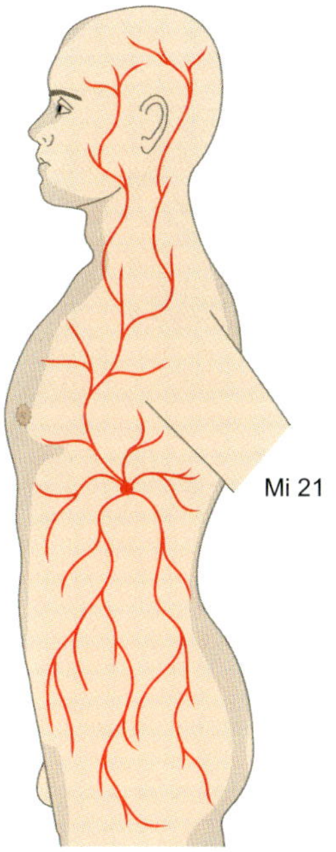

Abb. 13.23 Das große Netzgefäß der Milz [L138]

13.4 Die sehnigen Leitbahnen 經筋

Die sehnigen Leitbahnen stellen die Manifestation der Hauptleitbahnen im Bereich des Bewegungssystems dar (➤ Abb. 13.24, ➤ Abb. 13.25, ➤ Abb. 13.26, ➤ Abb. 13.27, ➤ Abb. 13.28, ➤ Abb. 13.29, ➤ Abb. 13.30, ➤ Abb. 13.31, ➤ Abb. 13.32, ➤ Abb. 13.33, ➤ Abb. 13.34, ➤ Abb. 13.35). Für die sehnigen Leitbahnen gilt das Behandlungsprinzip: das, was (auf Druck) schmerzt, gilt als Transport-Pforte in der Therapie. Die Nadelung bei Störungen der sehnigen Leitbahnen ist folglich primär am Palpationsbefund und an den Angaben des Patienten orientiert.

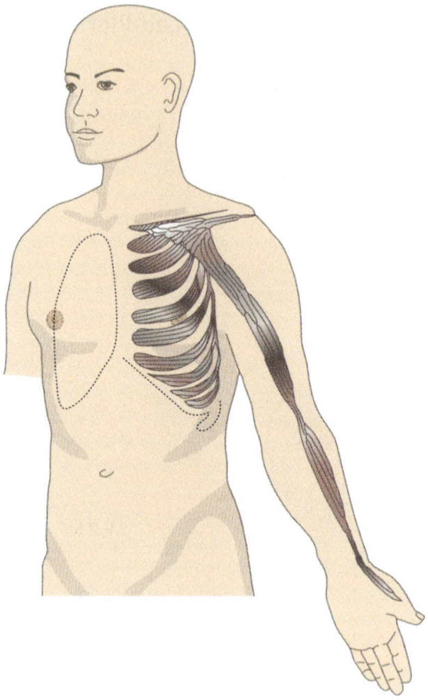

Abb. 13.24 Sehnige Leitbahn des Hand-Taiyin [L138]

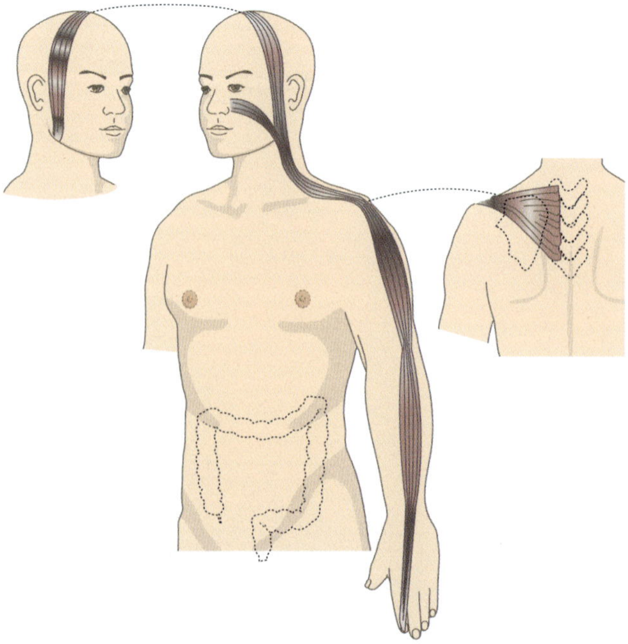

Abb. 13.25 Sehnige Leitbahn des Hand-Yangming [L138]

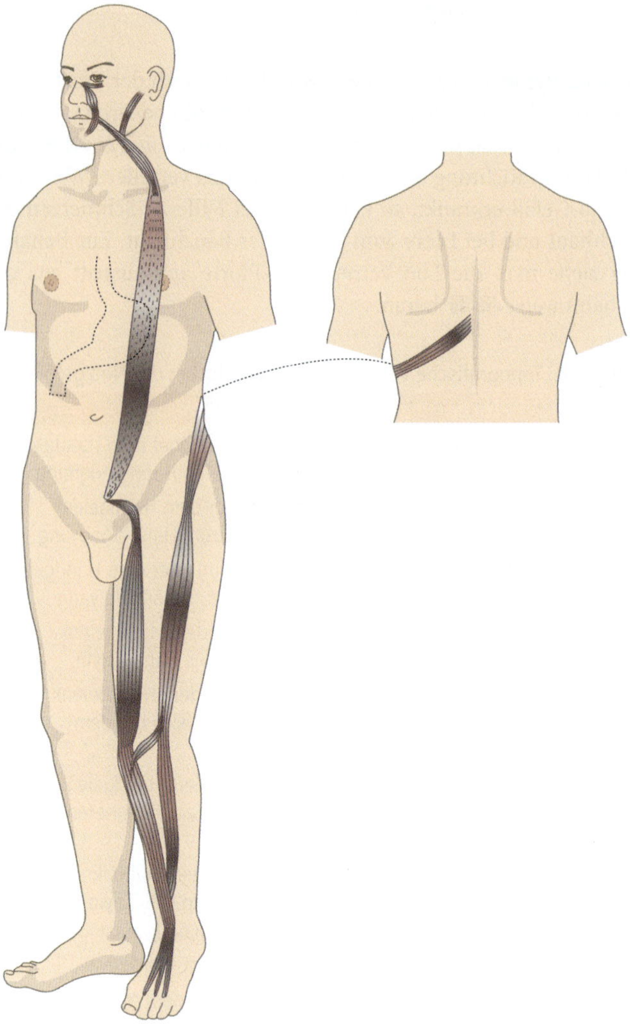

Abb. 13.26 Sehnige Leitbahn des Fuß-Yangming [L138]

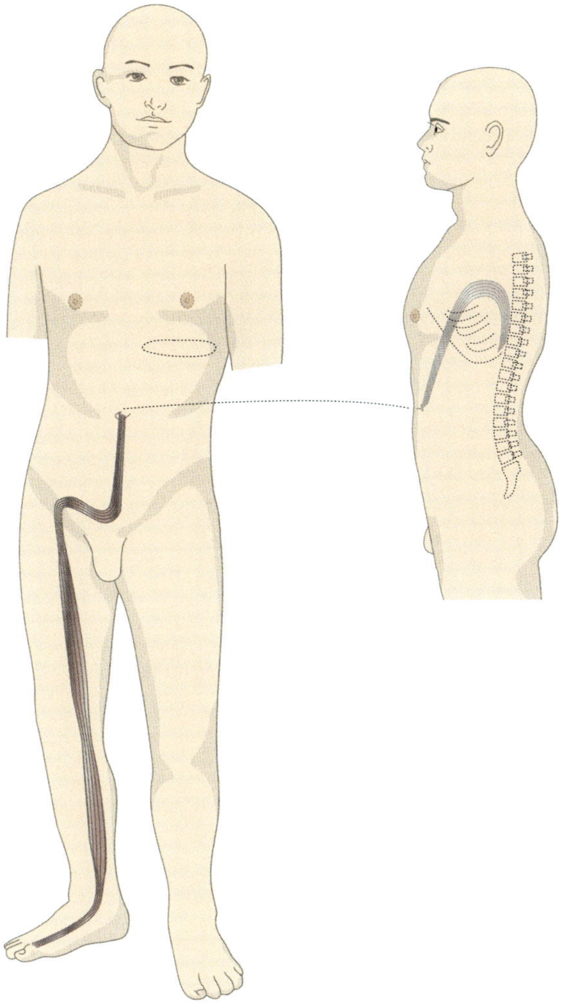

Abb. 13.27 Sehnige Leitbahn des Fuß-Taiyin [L138]

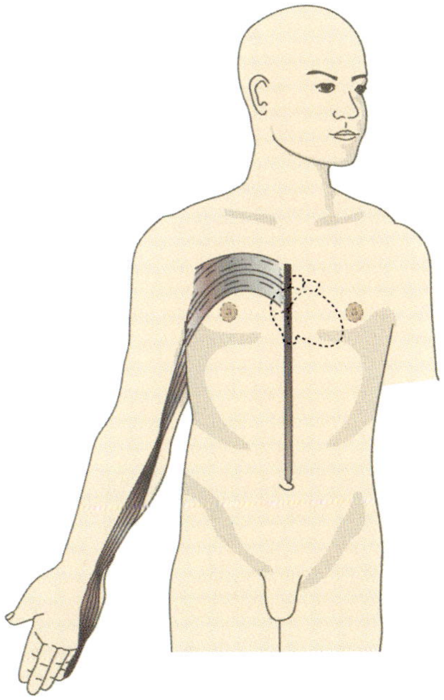

Abb. 13.28 Sehnige Leitbahn des Hand-Shaoyin [L138]

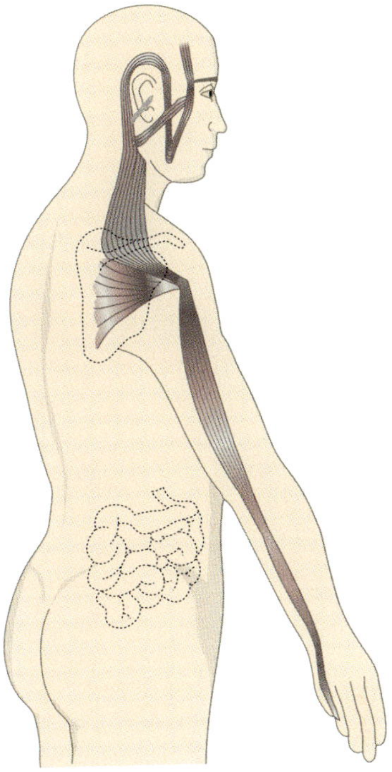

Abb. 13.29 Sehnige Leitbahn des Hand-Taiyang [L138]

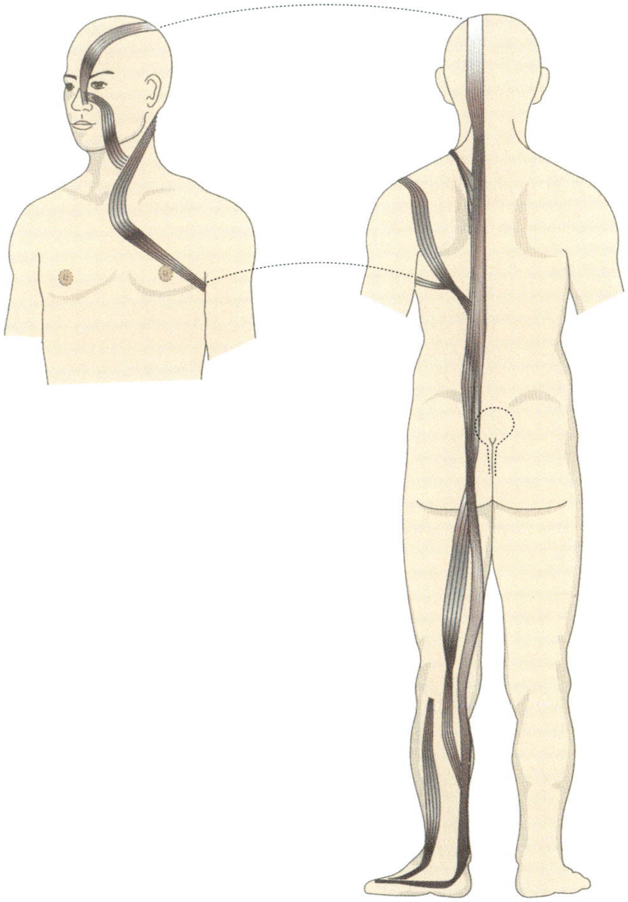

Abb. 13.30 Sehnige Leitbahn des Fuß-Taiyang [L138]

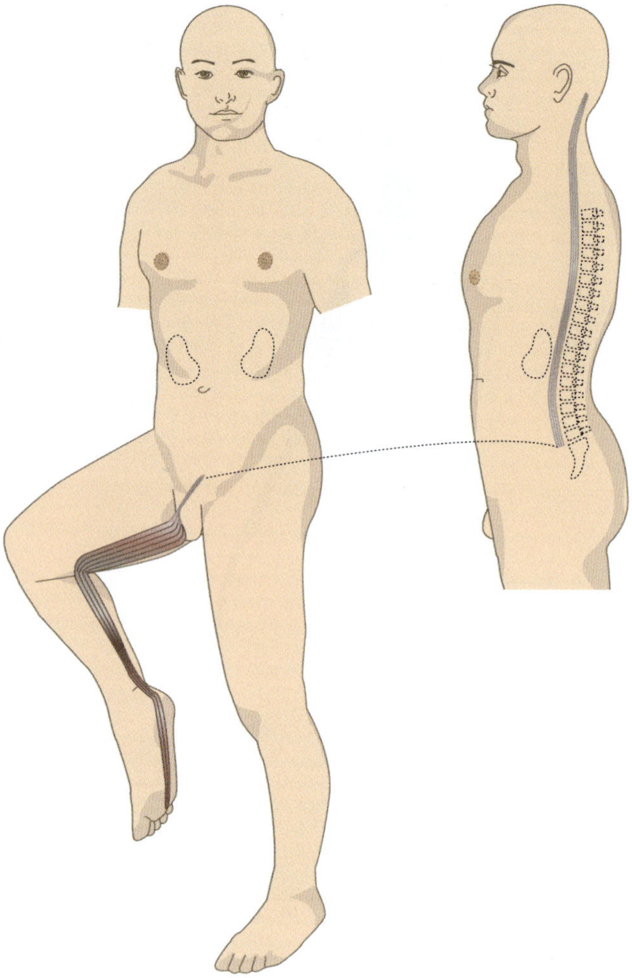

Abb. 13.31 Sehnige Leitbahn des Fuß-Shaoyin [L138]

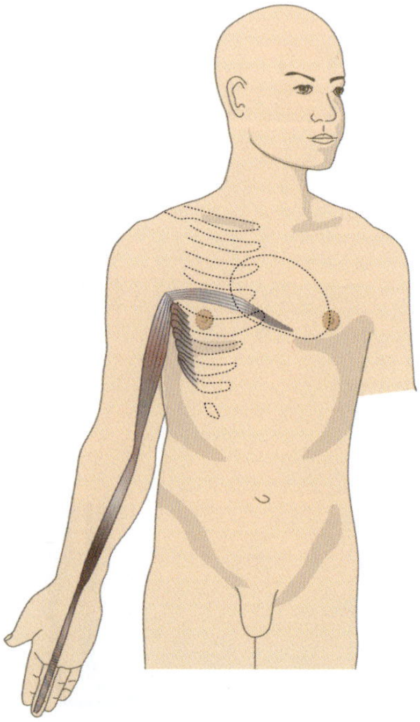

Abb. 13.32 Sehnige Leitbahn des Hand-Jueyin [L138]

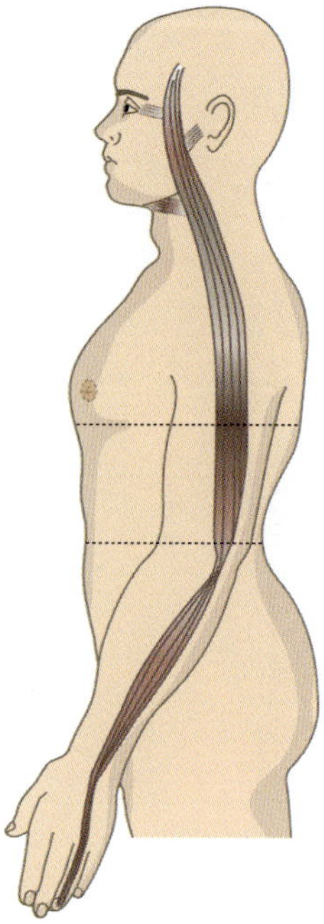

Abb. 13.33 Sehnige Leitbahn des Hand-Shaoyang [L138]

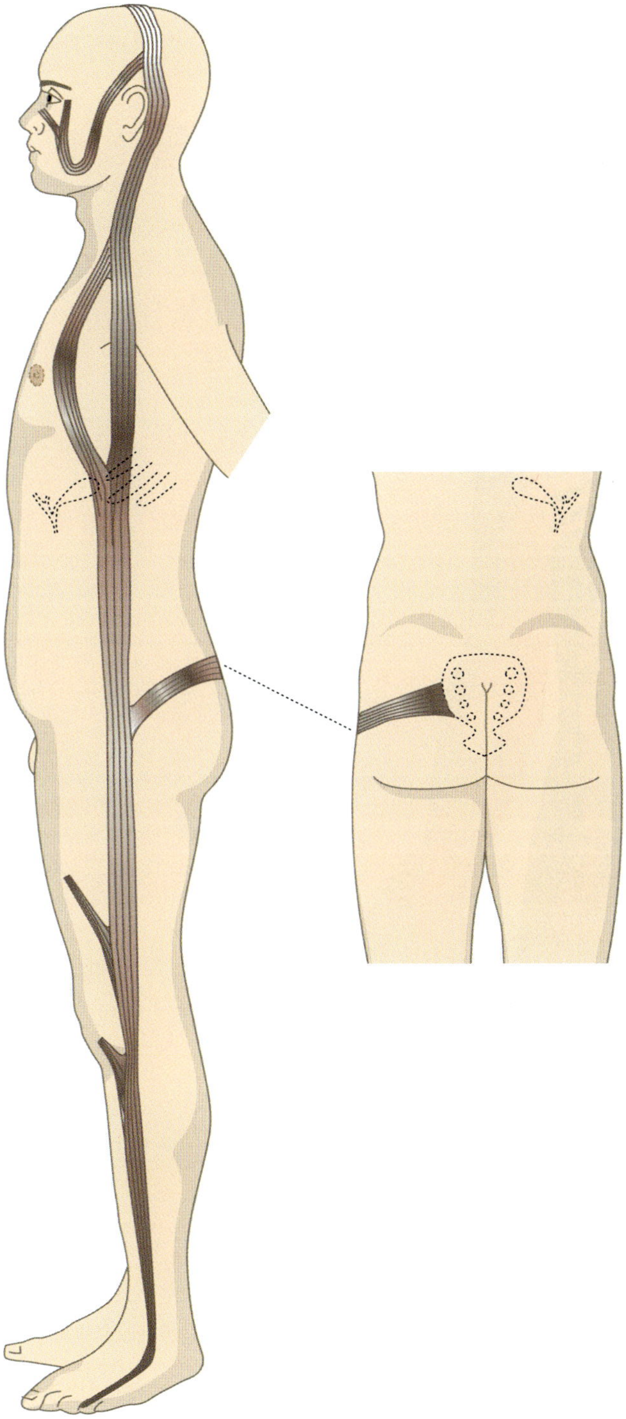

Abb. 13.34 Sehnige Leitbahn des Fuß-Shaoyang [L138]

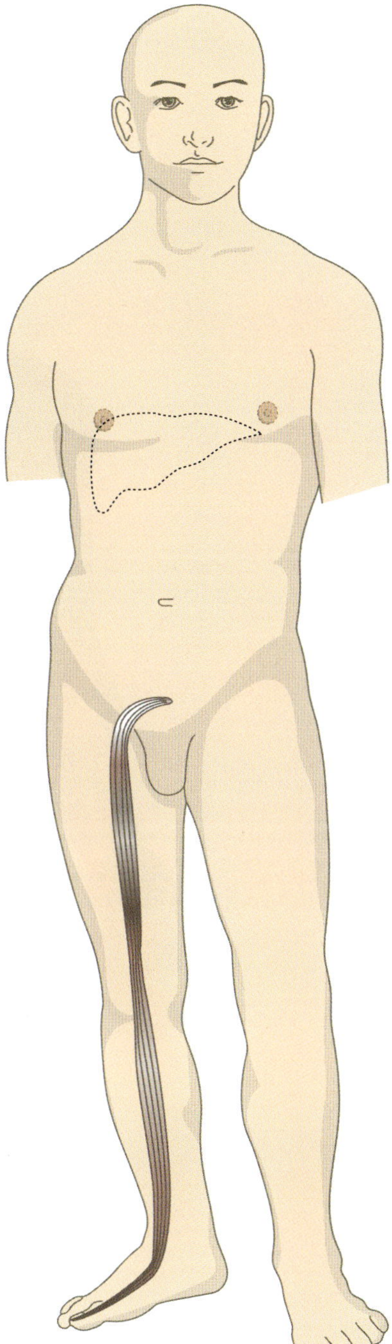

Abb. 13.35 Sehnige Leitbahn des Fuß-Jueyin [L138]

13.5 Die Hautbezirke der 14 Leitbahnen 皮部

Jeder der 14 Hauptleitbahnen ist ein Hautbezirk zugeordnet, der von der jeweiligen Leitbahn versorgt wird (> Abb. 13.36, > Abb. 13.37, > Abb. 13.38). Auffällige Hauterscheinungen können also Hinweise zu der betroffenen Leitbahn und damit auch zu dem ggf. erkrankten Organ liefern. Gleiches gilt für die Verteilung von Sensibilitätsstörungen der Haut. Die Behandlung der Hautbezirke ist häufig flächig unter Einsatz etwa eines wandernden Schröpfkopfes, des Pflaumenblütenhämmerchens oder einer Nadelwalze.

Hinweis: überlappende Bereiche sind in den Abbildungen unterbrochen dargestellt.

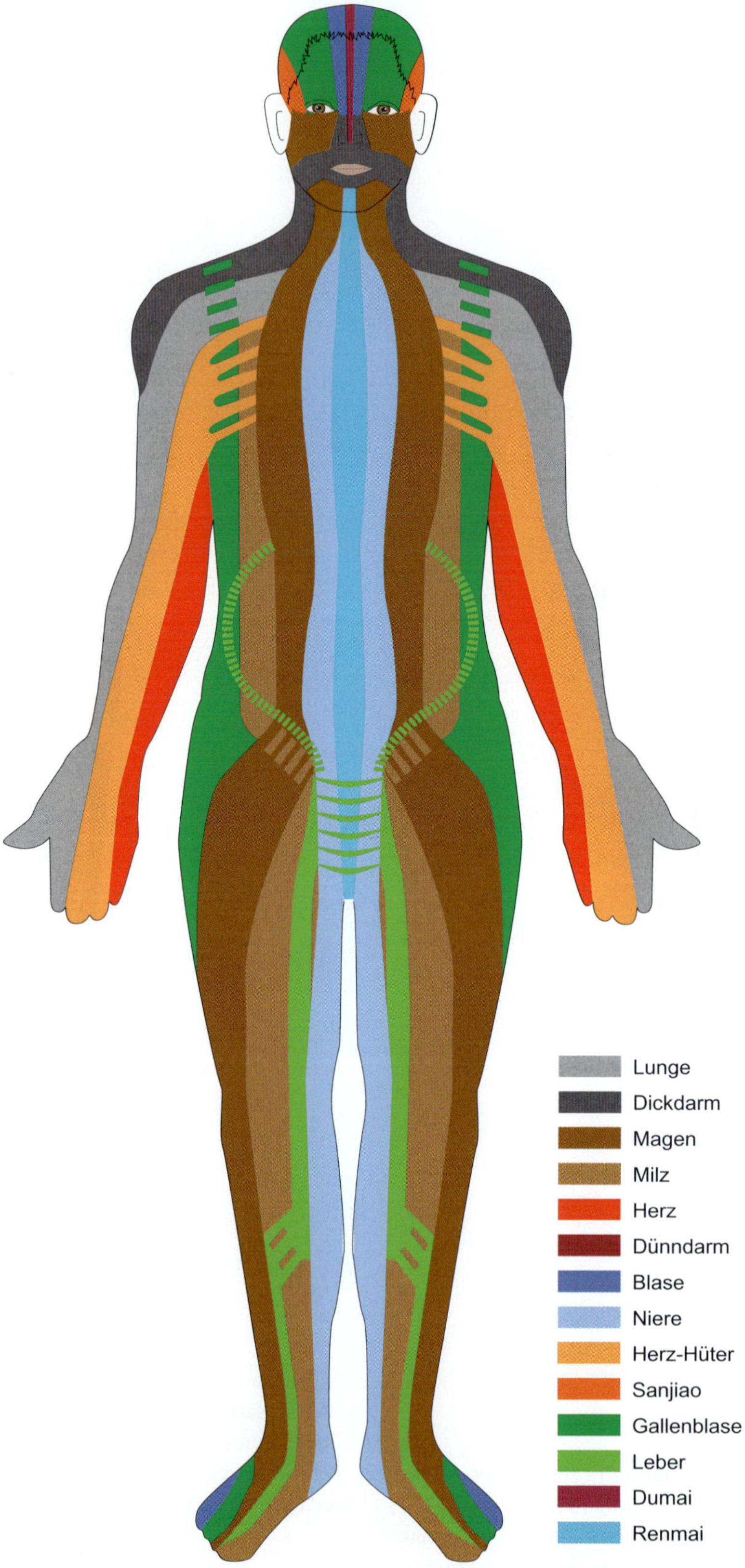

Abb. 13.36 Die 14 Hautbezirke von vorne betrachtet [L138]

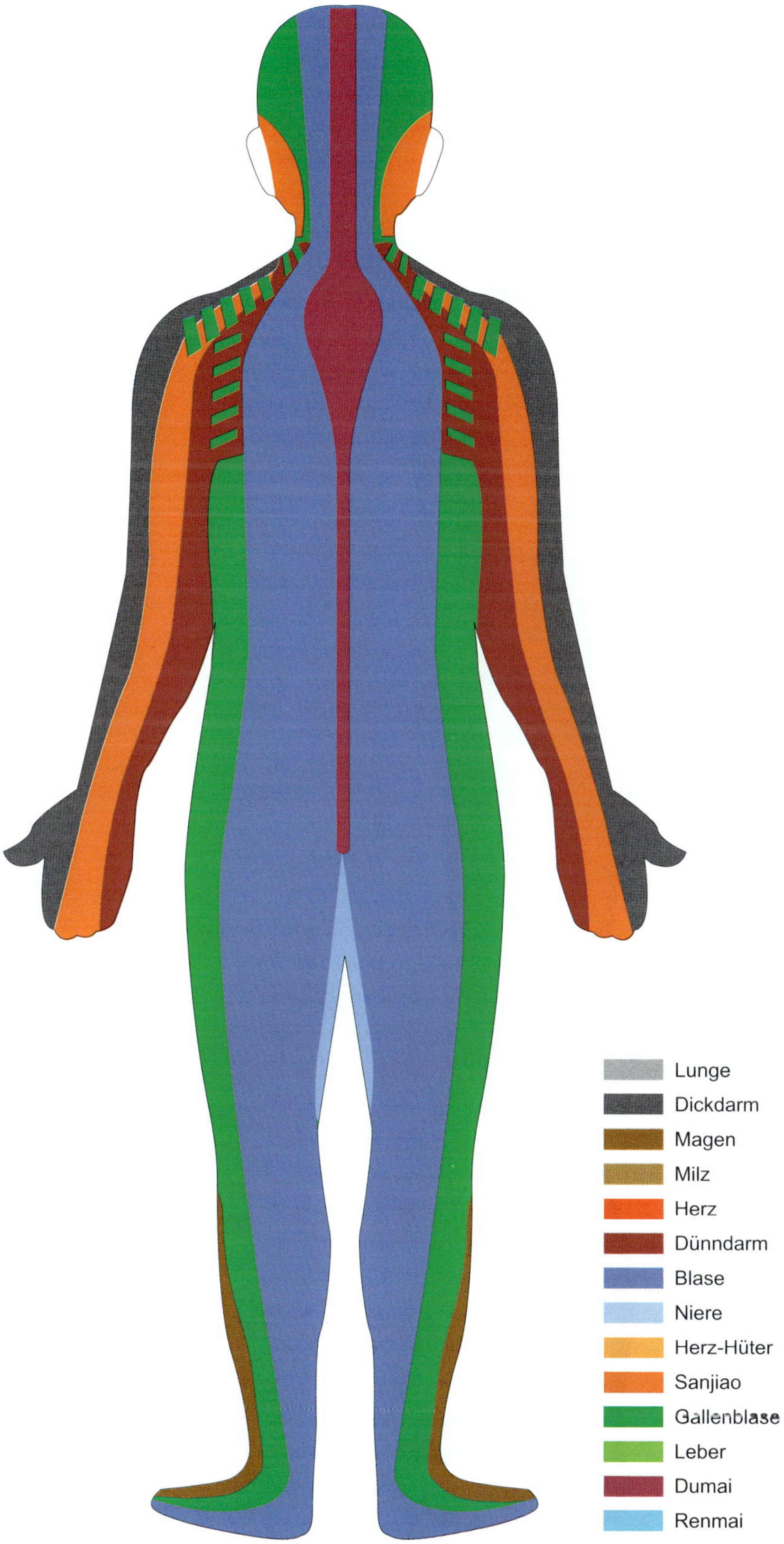

Abb. 13.37 Die 14 Hautbezirke von hinten betrachtet [L138]

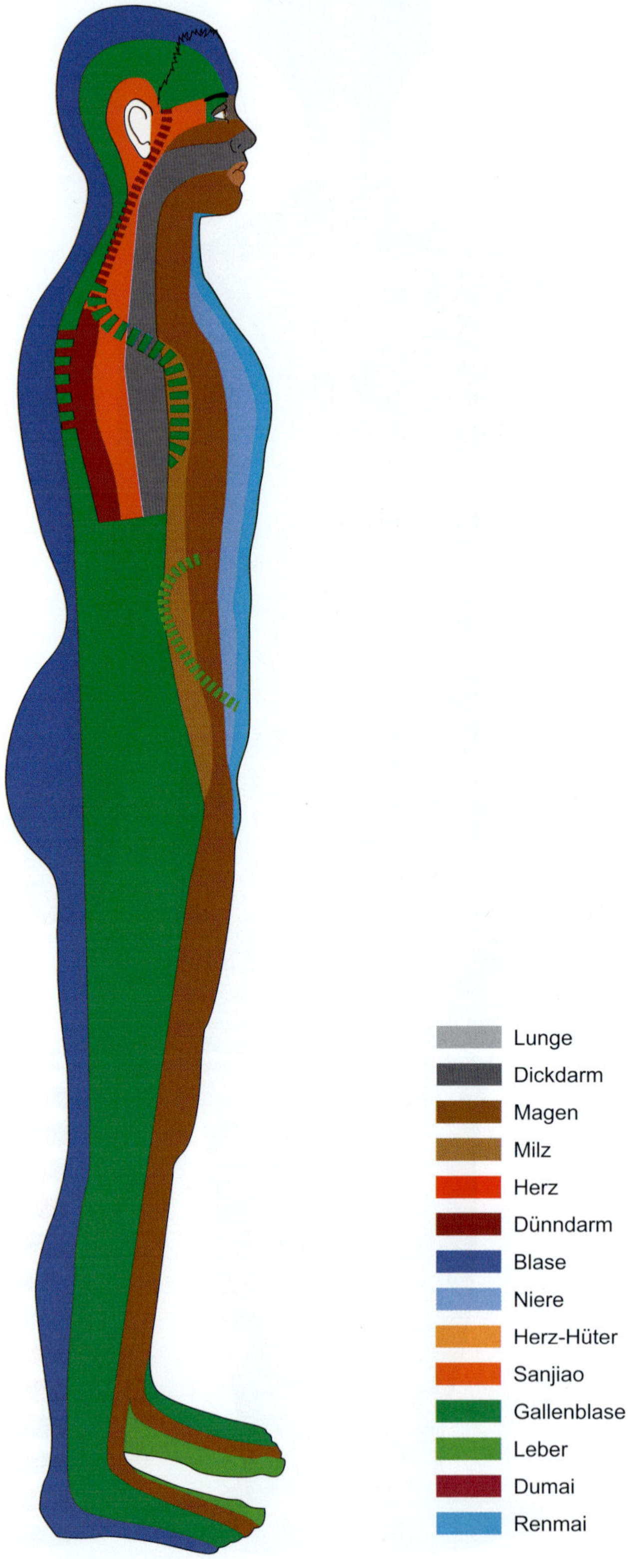

Abb. 13.38 Die 14 Hautbezirke von der Seite betrachtet [L138]

WEITERFÜHRENDE LITERATUR

Cao Tie-Jun, Huang Fang: Diskussion über die Ursprungsquellen der Leitbahnen, Netzgefäße und Akupunkturporten und deren Bedeutung. 曹铁军, 黄芳: 对经络及腧穴起源及其意义的探讨. 中医药学刊; 第24卷第3期2006年3月: 551–552

Li Zhi-Chao: Über die gestaltlosen Durchgangswege für Information des menschlichen Leibes – Zusammenfassende Überlegungen zur Erforschung der Natur der Leitbahnen und Netzgefäße. 李志超: 关于人体的无形信息通道 – 经络实质研究的综合思考. 科技导报 1998/7: 21–23

將軍之藏寶圖

Die Schatzkarten des Generals

KAPITEL

14 Topografische und systemisch-energetische Aspekte der Leitbahnen und deren klinische Anwendung

Yin und Yang, Jing, Qi und Shen, die Drei Jiao und die drei Manifestationen des Mingmen, die vier Richtungen, die Fünf Grundwesenheiten, die Zang- und Fu-Organe, all dies sind die Ordnungsprinzipien des DAO, die allesamt ihren Ausdruck in der Ordnung der Leitbahnen finden. Nicht nur die Unterscheidung von Leitbahntypen und die Zuordnung zu allen in den vorangehenden Kapiteln erläuterten Systematiken charakterisieren eine Leitbahn. Auch die jeweilige Topografie und ihre grundlegende Funktionalität in der Verteilung des Qi entlang der großen Ströme durch den Leib folgen einer höchst ausgeklügelten, systematischen und ineinandergreifenden Ordnung.

Der Leser erhält an dieser Stelle Einblick in die Organisationsstruktur der Distribution des Qi im Organismus und das Zusammenwirken aller Leitbahnen im Aufbau der sogenannten „Qi-Mechanik". Die Grundlage der Behandlung durch Akupunktur ist das Bewegen des Qi. Vergegenwärtigen Sie sich daher jeweils in Form einer bildlichen Vorstellung, welchen grundsätzlichen Bewegungsimpuls eine jeweilige Leitbahn dem Qi verleiht, um in jeder praktischen Anwendung der Nadeltherapie vollkommene Sicherheit im Hinblick auf die angestoßenen Wirkungen zu erlangen.

Die Auswahl geeigneter Pforten für die Behandlung berücksichtigt bei Beschwerden mit einer bestimmbaren Lokalisation Aspekte der topografischen Distribution der Leitbahnen. Grundsätzlich soll eine oben lokalisierte Erkrankung von unten behandelt werden und umgekehrt. Somit bestehen besondere Beziehungen zwischen den Extremitäten und dem Kopf beziehungsweise dem Brustkorb. Jede Fuß-Leitbahn besitzt eine Verankerung an den unteren Extremitäten und eine Anknüpfung im Bereich des Gesichts oder des vorderen Brustkorbs (> Tab. 14.1).

Das Qi im menschlichen Leib ist eine Analogie zum Wasser in der natürlichen Umgebung. Das Wasser wird verfügbar, indem man einen Brunnen gräbt, weshalb die Fuß-Leitbahnen ihre Verankerung in den sogenannten Brunnenwasser-Pforten (> Kap. 16) an den Zehen finden. Die Leitbahnen vereinigen sich am Kopf, wo alle Yang-Leitbahnen zusammentreffen und wohin die Yin-Leitbahnen des Fußes innere Äste entsenden.

Tab. 14.1 Verankerung und Anknüpfung der sechs Fuß-Leitbahnen

Leitbahntyp	Verankerung *gēn* 根 Brunnenwasser-Pforten	Anknüpfung *jié* 結 Kopf/Brust
Taiyang	Bl 67	*mingmén* 命門 Pforte der Lebensbestimmung „Augenregion" ≙ etwa Bl 1
Yangming	Ma 45	*săngdà* 顙大 Stirn-Vergrößerung (wahrscheinlich Jochbein) „Zange vor dem Ohr" ≙ etwa Ma 7
Shaoyang	Gb 44	*chuānglóng* 窗籠 gefensterter Korb (Ohr) „Mitte des Ohrs" ≙ Nullpunkt am Ohr
Taiyin	Mi 1	*tàicāng* 太倉 Größte Lagerhalle ≙ Magenregion
Shaoyin	Ni 1	*liánquán* 廉泉 Quelle an der Kante = Ren 23
Jueyin	Le 1	*yùyīng, dànzhōng* 玉英, 膻中 Jade-Blüte, Zentrum des Opferweihealtars = Ren 18, Ren 17

Die Angaben zur sogenannten Anknüpfung der Fuß-Leitbahnen sind dem 5. Kapitel des *Lingshu* zu entnehmen, das weiter unten zitiert wird.

Neben der klinischen Anwendung in der Kombination sogenannter Nah- und Fernpforten spiegelt sich in den im *Huangdi neijing* beschriebenen Zuordnungen herausgehobener Pforten auf den Leitbahnen auch deren Funktion in der Verteilung des Qi wider. Der Transport des Qi über die breite Trossstraße (*qìjiē* 氣街) erfolgt in einer Allegorie zum Kreislauf des Wassers in der Natur. Daher sind die Fünf Transport-Pforten als Brunnen-, Quell- und Flusswasser, als Stromschnellen und Delta benannt. Zusätzlich fungieren die Yuan-Ursprungs-Qi-Pforten wie Wehre und die Luo-Vernetzungs-Pforten wie Drainagekanäle.

Über die Wirkweise der Fünf-Shu-Transport-Pforten auf die Fortbewegung des Qi entlang der breiten Trossstraße wird folgendes ausgesagt:

Was herauskommt, gilt als Brunnen, was herausströmt, gilt als Quelle, was sich ergießt, gilt als Stromschnelle, was vorbeizieht, gilt als Flusslauf, was eintritt, gilt als Mündung.

Huángdì nèijīng • Língshū • Jiǔzhēn shíèryuán dìyī
(Leitfaden des Gelben Ahnherrschers, Innerer Band • Drehangel aller Wunderwirkungen • Die Neun Nadeln und Zwölf Ursprünge, als Erstes)
黃帝內經 • 靈樞 • 九鍼十二原第一

In einem anderen Kapitel wird diese Funktion des Verteilens des Qi mit einer alternativen Ordnung beschrieben, die jedoch gewisse Überschneidungen mit dem System der Fünf-Shu-Transport-Pforten aufweist. Im 5. Kapitel des *Lingshu* mit dem Titel „Verankerung und Anknüpfung" (*Huángdì nèijīng • Língshū • Gēnjié dìwǔ* 黃帝內經 • 靈樞 • 根結第五) werden die Brunnenwasser-Pforten als Verankerung oder Wurzel beschrieben, die Yuan-Ursprungs- oder die Flusswasser-Pforten als Strömung und die Flusswasser- oder Mündungs-Pforten als vorbeiziehender Fluss. Der Wiedereintritt in die breite Trossstraße des Qi geschieht einerseits an den Luo-Vernetzungspforten und andererseits an sechs Pforten, die zu dem wie eine Halskette angeordneten System der Himmelsfenster-Pforten gehören, wie es im 21. Kapitel des *Lingshu* beschrieben und im 2. Kapitel des gleichen Werkes erwähnt wird.

Um die Funktion dieser Pforten besser zu verstehen, sollte das folgende Zitat vergegenwärtigt werden, wobei der Ausdruck *jié* 節 nicht als „Gelenk", sondern als „Verkehrsknotenpunkt" übersetzt werden sollte:

Die Anbindung über einen Verkehrsknotenpunkt kennt 365 Treffpunkte. Wer um deren Wesentliches weiß, kommt mit einer einzigen Aussa-

ge zum Schluss; wer nicht um deren Wesentliches weiß, verbreitet einen unerschöpflichen Redeschwall. Was „Knotenpunkt" genannt wird, ist das, wo Shen und Qi umherstreifen, aus- und eintreten. Keinesfalls handelt es sich dabei um Haut, Fleisch, Sehnen oder Knochen.[1]

Huángdì nèijīng • Língshū • Jiǔzhēn shíèryuán dìyī (Leitfaden des Gelben Ahnherrschers, Innerer Band • Drehangel aller Wunderwirkungen • Die Neun Nadeln und Zwölf Ursprünge, als Erstes)
黃帝內經 • 靈樞 • 九鍼十二原第一

Der Fluss in den einzelnen Yang-Leitbahnen steht mit den regionalen Qi-Strömungen in den sogenannten „Trossstraßen des Qi" (*qìjiē* 氣街) in Verbindung. Dieses breite Strömen des Qi durch die jeweilige Yang-Leitbahn hindurch findet seine Verankerung an den Akren im Bereich der Brunnenwasser-Pforten, geht dann in eine zunehmende Strömung über, die sich schließlich zu einem mächtigen Vorbeifluss entwickelt. Am Kopf treffen alle Yang-Leitbahnen aufeinander, so dass sich an Hals und Nacken der Eintritt in einen vereinten Fluss ergibt. An den Extremitäten vereinigt sich die Strömung in den Yang-Leitbahnen durch die verbindende Funktion der Netzgefäße, die an den Luo-Vernetzungs-Pforten Anschluss an die Hauptleitbahnen finden (➤ Tab. 14.2).

Das 5. Kapitel des *Lingshu* beschreibt darüber hinaus die funktionelle Bedeutung der Dreiteilung der Leitbahntypen in Taiyang, Shaoyang und Yangming sowie in Taiyin, Shaoyin und Jueyin. Die grundsätzliche Aufgabe eines Leitbahntyps wird hier über die Analogie der Mechanik einer Tür verdeutlicht. Eine Tür weist die drei Grundbestandteile einer Türangel, eines Türblatts und eines Türschlosses auf.

Das Taiyang hat seine Verankerung im zhìyīn 至陰 *(Bl 67) und seine Anknüpfung im mìngmén* 命門*. Was das mìngmén* 命門 *anbetrifft, so handelt es sich dabei um die Augen. Das Yangming hat seine Verankerung im lìduì* 厲兌 *(Ma 45) und seine Anknüpfung im sǎngdà* 顙大[2]*. Was das sǎngdà* 顙大 *anbetrifft, so handelt es sich dabei um das qiáněr* 鉗耳[3]*. Das Shaoyang hat seine Verankerung im qiàoyīn* 竅陰 *(Gb 44) und seine Anknüpfung im chuānglóng* 窗籠[4]*. Was das chuānglóng* 窗籠 *anbetrifft, so handelt es sich dabei um die Mitte des Ohrs*[5]*. Das Taiyang ist als Öffner (und Schließer)*[6] *anzusehen, das Yangming ist als Türblatt anzusehen, das Shaoyang ist als Türangel anzusehen. Ist daher der Öffner zerbrochen, so werden die Segmente des Fleisches durch irregulären Fluss zersetzt, und es erhebt sich eine plötzlich einsetzende Krankheit. Was daher eine plötzlich einsetzende Krankheit anbetrifft, so ziehe man das Taiyang heran und beobachte den Überfluss und das Unzureichende. Was die Zersetzung durch irregulären Fluss anbetrifft, so werden Haut und Fleisch verbogen, ausgedörrt und geschwächt. Zerbricht das Türblatt, so ist das Qi ohne Halt und Erholung, und es erhebt sich ein Verkümmerungsleiden*[7]*. Was daher das Leiden an einer Verkümmerung anbetrifft, so ziehe man das Yangming heran und beobachte den Überfluss und das Unzureichende. Was den fehlenden Halt und die mangelnde Erholung (des Qi) anbetrifft, so wird das Wahre Qi verzögert und aufgehalten, und das üble Qi nistet sich ein. Zerbricht die Türangel, so wackeln prompt die Knochen und man ist unsicher auf dem Boden. Was daher das Wackeln der Knochen anbetrifft, so ziehe man das Shaoyang heran und beobachte den Überfluss und das Unzureichende. Was das Wackeln der Knochen anbetrifft, so sind die Gelenke gelockert und gehorchen nicht. Was das Wackeln der Knochen genannt wird, so handelt es sich (dabei) um Taumelereignisse, die es erfordern, der Wurzel den Garaus zu machen. Das Taiyin hat seine Verankerung im yǐnbái* 隱白 *(Mi 1) und seine Anknüpfung im tàicāng* 太倉[8]*. Das Shaoyin hat seine Verankerung im yǒngquán* 湧泉 *(Ni 1) und seine Anknüpfung im liánquán* 廉泉 *(Ren 23). Das Jueyin hat seine Verankerung im dàdūn* 大敦 *(Le 1) und seine Anknüpfung im yùyīng* 玉英[9]*; es verknüpft sich über Netzgefäße mit dem dànzhōng* 膻中 *(Ren 17). Das Taiyin ist als Öffner (und Schließer) anzusehen, das Jueyin als Türblatt und das Shaoyin als Türangel. Ist daher der Öffner zerbrochen, so bleiben die Kornkammern vom Transport ausgeschlossen; es bestehen*

Tab. 14.2 Verankerung, Strömung, Vorbeifluss und Eintritt der Yang-Leitbahnen als Repräsentanz der breiten Trossstraße des Qi (Bl 10, Dü 17, Ma 9, Dü 16, Sj 16 und Di 18 sind Pforten der sogenannten Himmelsfenster, die in den Kapiteln 2 und 21 des *Lingshu* genannt werden).

Leitbahn	Verankerung *gēn* 根 Brunnenwasser-Pforten	Strömung *liù* 溜 Ursprungs- oder Flusswasser-Pforten	Vorbeifluss *zhù* 注 Flusswasser- oder Mündungs-Pforten	Eintritt *rù* 入 Hals- und Nackenregion bzw. Vernetzungs-Pforten an den Extremitäten	
				oben	unten
Fuß-Taiyang	Bl 67	Bl 64	Bl 60	Bl 10	Bl 58
Fuß-Shaoyang	Gb 44	Gb 40	Gb 38	Dü 17	Gb 37
Fuß-Yangming	Ma 45	Ma 42	Ma 36	Ma 9	Ma 40
Hand-Taiyang	Dü 1	Dü 5	Dü 8	Dü 16	Dü 7
Hand-Shaoyang	Sj 1	Sj 4	Sj 6	Sj 16	Sj 5
Hand-Yangming	Di 1	Di 4	Di 5	Di 18	Di 6

[1] Vgl. auch ➤ Kap. 16, Die Qi-transportierenden Pforten.
[2] „Stirn-Vergrößerung": wahrscheinlich das Jochbein.
[3] „Zange-Ohr": wahrscheinlich das Kiefergelenk, also die Region um Ma 7; es kann auch als ein Hinweis auf den M. temporalis und die Region um Ma 8 verstanden werden.
[4] „Fenster-Korb": das Ohr, insbesondere die Region um die Öffnung des Gehörgangs.
[5] Dies entspricht dem Bereich der Helixwurzel in etwa am Nullpunkt der Ohrakupunktur.
[6] Das „Türschloss".
[7] *wěi* 痿: Muskelschwund, Abschlaffung, Schrumpfung.
[8] „Größte Lagerhalle": die Magenregion.
[9] Eine alternative Bezeichnung für die Pforte *yùtáng* 玉堂 (Ren 18).

Absperrung und Durchdringung. Was nun Absperrung und Durchdringung[10] anbetrifft, so ziehe man das Taiyin heran und beobachte den Überfluss und das Unzureichende. Ist der Öffner zerbrochen, so ist das Qi unzureichend und daher entsteht eine Krankheit. Ist das Türblatt zerbrochen, so ist das Qi prompt verspätet, und man neigt zur Traurigkeit. Was die Traurigkeit anbetrifft, so ziehe man das Jueyin heran und beobachte den Überfluss und das Unzureichende. Ist die Türangel zerbrochen, so zeigen sich eine Verknotung und eine fehlende Durchgängigkeit im Puls. Was die fehlende Durchgängigkeit anbetrifft, so ziehe man das Shaoyin heran und beobachte den Überfluss und das Unzureichende. Bei denen, die Verknotungen aufweisen, ziehe man ganz allgemein dieses (Shaoyin) heran.

Huángdì nèijīng • Língshū • Gēnjié dìwǔ
(Leitfaden des Gelben Ahnherrschers, Innerer Band • Drehangel aller Wunderwirkungen • Verankerung und Anknüpfung, als Fünftes)
黃帝內經 • 靈樞 • 根結第五

Die Aussagen zu den Funktionen der Leitbahnen im Öffnen und Schließen der Passagen des Qi in der Analogie zur Mechanik einer Tür aus dem *Lingshu* fasst (➤ Tab. 14.3) zusammen.

Tab. 14.3 Die Funktionen der Leitbahntypen

Yin-Leitbahnen	Yang-Leitbahnen	Funktion	Bezug
Taiyin	Taiyang	Türschloss	Oberfläche
Jueyin	Yangming	Türblatt	Innen
Shaoyin	Shaoyang	Türangel	Vermittlung

Die Türschloss-Funktion korrespondiert mit dem Eindringen schädigender Einflüsse über die Oberfläche, die Türangel-Funktion korrespondiert mit dem Vordringen der Störfaktoren nach innen, und die Türblatt-Funktion korrespondiert mit den inneren Wurzeln und Schädigungen einer Erkrankung. Fülle-Erkrankungen an der Oberfläche können über die Taiyang-Leitbahnen behandelt werden, Fülle-Erkrankungen im Inneren über die Yangming-Leitbahnen. Befinden sich schädigende Einflüsse auf dem Weg, von der Oberfläche nach innen vorzudringen, so kann man dies über die Shaoyang-Leitbahnen behandeln. Besteht eine Leere an der Oberfläche mit schwachen Schutzwächter-Einflüssen, so kann dies über die Taiyin-Leitbahnen behandelt werden. Besteht eine Leere in den Inneren Organen und Grundwirksamkeiten, so kann dies über die Jueyin-Leitbahnen behandelt werden. Besteht ein inneres Ungleichgewicht von Yin und Yang, von Wasser und Feuer, so kann dies über die Shaoyin-Leitbahnen ausgeglichen werden.

Die Dynamik des Verlaufs und der Qualitäten der Leitbahnen bezieht sich allerdings nicht allein auf ihren Einfluss auf die Verteilung von Qi und Shen und das Aufrechterhalten eines ausgeglichenen Kreislaufs im Ein- und Austreten, Aufsteigen und Absinken. Es ist auch nicht allein auf das Auffinden möglicher Fernpforten für die Therapie bezogen. Der Anfangsbereich und die Endstrombahn der Leitbahnen repräsentieren auch die Beziehung zwischen der Wurzel *běn* 本 als Ursprung einer Erkrankung und den Zweigspitzen *biāo* 標 als Manifestationen der Erkrankung. Im 52. Kapitel des *Lingshu*, „Das Schutzwächter-Qi" (*wèiqì* 衛氣), finden sich die in ➤ Tab. 14.4 zusammengefassten Angaben.

Das 52. Kapitel des *Lingshu* erklärt auch den Aufbau der breiten Trossstraße des Qi:

Bitte sprecht von der breiten Trossstraße des Qi. Das Brust-Qi hat eine Trossstraße, das Bauch-Qi hat eine Trossstraße, das Kopf-Qi hat eine Trossstraße, das Schienbein-Qi hat eine Trossstraße. Befindet sich das Qi am Kopf, so hält man es im Hirn auf; befindet sich das Qi in der Brust, so hält man es in den Flanken und den Rücken-Shu auf; befindet sich das Qi im Bauch, so hält man es in den Rücken-Shu, im emporsprudelnden Gefäß und in den pulsierenden Gefäßen links und rechts des Nabels auf; befindet sich das Qi an den Schienbeinen, so hält man es in der breiten Trossstraße des Qi, an der Pforte chéngshān 承山 (Bl 57) und unterhalb des Bereichs über den Knöcheln auf.

Huángdì nèijīng • Língshū • Wèiqì dìwǔshíèr
(Leitfaden des Gelben Ahnherrschers, Innerer Band • Drehangel aller Wunderwirkungen • Das Schutzwächter-Qi, als Zweiundfünfzigstes)
黃帝內經 • 靈樞 • 衛氣第五十二

Die vier Abschnitte der breiten Trossstraße des Qi speisen die vier Meere, die über jeweilige Durchgangspforten erreicht werden, wie ➤ Tab. 14.5 erläutert.

Treten Bewusstseinsstörungen oder Probleme mit Wachheit, Schlaf und den geistigen Fähigkeiten auf, so kann dies über Du 20 und Du 16 behandelt werden.

Treten Probleme der „Herzensverbindung" auf, also Beziehungsstörungen zu sich selbst, zu anderen Menschen oder in Bezug auf die eigene Lebensbestimmung, so können die Himmelsfenster-Pforten (s. u.) eingesetzt werden.

Treten Probleme der Nahrungsaufnahme und Verdauung auf, so kann dies über Ma 30 und Ma 36 behandelt werden. Ma 30 wird gerne in der Chinesischen Manuellen Medizin mittels ischämischer Kompression behandelt, um systemische Effekte auf das System von Milz und Magen und die Wandlung des Qi anzustoßen.

Treten Störungen der Trophik, der Beschaffenheit der Haut und körperlichen Entwicklung im generellen Sinne einschließlich eines vorzeitigen Verwelkens auf, so können die Pforten Bl 11, Ma 37 und Ma 39 angewandt werden.

Die Kenntnis des Aufbaus des Leitbahnsystems ermöglicht die Durchführung eines grundlegenden Ausgleichs des Qi in seinem Aufsteigen und Absinken, Eintreten und Austreten. Darüber hinaus kann die Beförderung der Qi-Mechanik auch für eine Reinigung des Shen von krankmachenden Gefühlen und Gedanken genutzt werden.

Eine besondere Bedeutung kommt dabei Himmelsfenster-Pforten zu. Zu den Himmelsfenster-Pforten gehören (mit wörtlicher Übertragung ins Deutsche):

- *tiāntū* 天突 (Ren 22, „Himmel-Kamin")
- *rényíng* 人迎 (Ma 9, „Mensch-Begegnung"), Alternativname: *tiānwǔhuì* 天五會 („Himmel-Fünf-Treffen")
- *fútū* 扶突 (Di 18, „Vierfingerbreite-Vorsprung")
- *tiānchuāng* 天窗 (Dü 16, „Himmel-Seitenfenster")
- *tiānróng* 天容 (Dü 17, „Himmel-Antlitz")
- *tiānyǒu* 天牖 (Sj 16, „Himmel-Dachluke")

[10] *gédòng* 膈洞: Zwerchfellblockade und Durchfall.

Tab. 14.4 Wurzel- und Zweigspitzenareal der zwölf Leitbahnen

Leitbahn		Wurzelareal 本	Zweigspitzenareal 標
Fuß 3 Yang	Fuß-Taiyang	mittig 5 Cun oberhalb der Ferse etwa Bl 59	zwei Netzgefäße am Augen-Mingmen Bl 1
	Fuß-Shaoyang	im Bereich von Gb 44	vor dem gefensterten Korb (Ohr) etwa Dü 19
	Fuß-Yangming	Ma 45	Ma 9, so wie die Wangen den Rachen und die Stirn einrahmen
Hand 3 Yang	Hand-Taiyang	hinter dem außenliegenden Knöchel etwa Dü 6	1 Cun oberhalb des Augen-Mingmen (Bl 1) etwa Bl 2
	Hand-Shaoyang	2 Cun oberhalb des Raums zwischen Klein- und Ringfinger etwa Sj 3	hinter dem Ohr an der äußeren Kante, unterhalb der Höhe des äußeren Augenwinkels etwa Sj 20 und Sj 23
	Hand-Yangming	inmitten des Ellenbogen-Knochens, nach oben bis zum Abzweig der Yang-Leitbahn reichend etwa Di 11–14	unterer Gesichtsbereich, oberhalb (?) der Zangen-Vereinigung (wahrscheinlich Kieferwinkel) hinter Ma 9, oberhalb von Di 18
Hand 3 Yin	Hand-Taiyin	inmitten der cun-großen Öffnung etwa Lu 9	am bewegten Gefäß innerhalb der Achsel etwa zwischen Lu 1 und He 1
	Hand-Shaoyin	am Ende des spitz zulaufenden Knochens (Griffelfortsatz der Elle) etwa He 7	Rücken-Shu (Transport-Pforte zum Herzen)
	Hand-Jueyin	2 Cun oberhalb der Handinnenfläche mittig zwischen den beiden Sehnen etwa HH 6	3 Cun unterhalb der Achsel etwa HH 1
Fuß 3 Yin	Fuß-Taiyin	4 Cun mittig oberhalb des Bereichs vor Le 4 etwa Mi 6	Rücken-Shu (Transport-Pforte zur Milz) und die Zungenwurzel
	Fuß-Shaoyin	3 Cun mittig oberhalb des Bereichs unter dem Innenknöchel etwa Ni 8	Rücken-Shu (Transport-Pforte zur Niere) und die zwei Gefäße unter der Zunge
	Fuß-Jueyin	5 Cun oberhalb von Le 2 etwa Le 4	Rücken-Shu (Transport-Pforte zur Leber)

Tab. 14.5 Die Vier Meere und ihre Durchgangs-Pforten

Vier Meere	Lokalisation	Durchgangs-Pforte
Das Gehirn als Meer des Marks	Kopf	Du 20, Du 16
Die Mitte der Brust (Bl 17 „Zentrum des Opferweihealtars") als Meer des Qi	Brust	Pforten in der Nackenregion allgemein, Ma 9
Der Magen als Meer des Wassers und der Getreide	Oberbauch	Ma 30, Ma 36
Das emporsprudelnde Gefäß als Meer des Blutes	Unterbauch	Bl 11, Ma 37, Ma 39

- *tiānzhù* 天柱 (Bl 10, „Himmel-Säule")
- *fēngfǔ* 風府 (Du 16, „Wind-Residenz")
- *tiānfǔ* 天府 (Lu 3, „Himmel-Residenz")
- *tiānchí* 天池 (HH 1, „Himmel-Teich")

Im *Lingshu* werden einmal nur fünf der Pforten und ein anderes Mal alle zehn Pforten gemeinsam besprochen:

Seitlich am Hals finden sich die „renying"-Pforten (Ma 9) auf den Gefäßen in Bewegung. Die renying-Pforten gehören zum Fuß-Yangming und befinden sich vor den Sehnen, welche die Halsketten auf sich tragen (M. sternocleidomastoideus). Hinter den Halsketten-tragenden Sehnen verläuft das Hand-Yangming; die dortige Pforte trägt die Bezeichnung „futu" (Di 18).
Das darauf folgende Gefäß ist das Hand-Shaoyang-Gefäß; die dortige Pforte trägt die Bezeichnung „tianyou" (Sj 16). Das nächst folgende Gefäß ist das Fuß-Taiyang; die dortige Pforte trägt die Bezeichnung „tianzhu" (Bl 10).
Das Gefäß in Bewegung unterhalb der Achsel ist das Arm-Taiyin; die dortige Pforte trägt die Bezeichnung „tianfu" (Lu 3).
Zu Schmerz führendes und dem Kopf zustrebendes Yang, Völlegefühl der Brust und Erschwernis einzuatmen; dies wird mit der Wahl der Pforte „renying" (Ma 9) angegangen.
Plötzlicher Stimmverlust und Steifheit des Qi; dies wird mit der Wahl der Pforte „futu" (Di 18) und Auslass von Blut an der Zungenwurzel angegangen.
Plötzliche Hörminderung und Bedecktheit des Qi, fehlende Klarheit von Ohr und Auge; dies wird mit der Wahl der Pforte „tianyou" (Sj 16) angegangen.
Plötzliche Krämpfe mit Epilepsie und Verschwommensehen, Unvermögen der Füße, den Leib zu tragen; dies wird mit der Wahl der Pforte „tianzhu" (Bl 10) angegangen.
Plötzliche Bi-Obturation und Gegenläufigkeit im Inneren, Leber und Lunge fallen übereinander her, Überfließen des Blutes aus Nase und Mund; dies wird mit der Wahl der Pforte „tianfu" (Lu 3) angegangen.
Dies gilt als die fünf Abteilungen des himmlischen Dachfensters (Sj 16).

Huángdì nèijīng • Língshū • Hánrèbìng dìershíyī
(Leitfaden des Gelben Ahnherrschers, Innerer Band • Drehangel aller Wunderwirkungen • Wechselfieber-Krankheit, als Einundzwanzigstes)
黃帝內經・靈樞・寒熱病第二十一

In der Mitte der Schlüsselbeingruben („unvollständige Schale") befindet sich das beauftragte Gefäß (Renmai); die Pforte dort wird „tiantu" (Ren 22) genannt.
Das erste sich bewegende Gefäß an der Seite des beauftragten Gefäßes (Renmai) ist das Fuß-Yangming; die sich dort befindende Pforte wird „renying" (Ma 9) genannt.
Das an zweiter Stelle folgende Gefäß ist das Hand-Yangming; die sich dort befindende Pforte wird „futu" (Di 18) genannt.
Das an dritter Stelle folgende Gefäß ist das Hand-Taiyang; die sich dort befindende Pforte wird „tianchuang" (Dü 16) genannt.
Das an vierter Stelle folgende Gefäß ist das Fuß-Shaoyang; die sich dort befindende Pforte wird „tianrong" (Dü 17)[11] genannt.
Das an fünfter Stelle folgende Gefäß ist das Hand-Shaoyang; die sich dort befindende Pforte wird „tianyou" (Sj 16) genannt.
Das an sechster Stelle folgende Gefäß ist das Fuß-Taiyang; die sich dort befindende Pforte wird „tianzhu" (Bl 10) genannt.
Das an siebter Stelle folgende Gefäß ist das Gefäß in der Mitte des Nackens, das lenkende Gefäß (Dumai); die sich dort befindende Pforte wird „fengfu" (Du 16) genannt.
Das pulsierende Gefäß innerhalb der Achselhöhle ist das Hand-Taiyin; die sich dort befindende Pforte wird „tianfu" (Lu 3) genannt.
Drei Cun unterhalb der Achselhöhle befindet sich das Gefäß des Hand-Herz-Meisters; die sich dort befindende Pforte wird „tianchi" (HH 1) genannt.

Huángdì nèijīng • Língshū • Běnshù dièr
(Leitfaden des Gelben Ahnherrschers, Innerer Band • Drehangel aller Wunderwirkungen • Die Eigenheiten der Transport-Pforten, als Zweites)
黃帝内經・靈樞・本輸第二

Wie aus den Originaltexten zu ersehen ist, werden im 2. Kapitel des *Lingshu* zehn Akupunkturpforten erwähnt, von denen sich acht wie eine Perlenkette von der Drosselgrube zur Mitte des Hinterhaupts hin entwickeln. Auf die Metapher der Halskette wird im 21. Kapitel des *Lingshu* durch den so benannten Muskel (Sternocleidomastoideus) hingewiesen. Die genannten Pforten liegen also in der aufgeführten Reihenfolge jeweils topografisch von ventral nach dorsal betrachtet hintereinander (➤ Abb. 14.1):

Ren 22 → Ma 9 → Di 18 → Dü 16 → Dü 17 → Sj 16 → Bl 10 → Du 16

Dü 17 steht hier für eine in der Linie der „Halskette" nicht vorhandene Pforte der Gallenblasen-Leitbahn.

Zwei weitere Pforten befinden sich im Bereich der Achselhöhle und tragen das Zeichen *„tiān"* 天 für „Himmel" in ihrem Namen. Mit Ausnahme von Di 18 und Du 16 tragen alle übrigen sechs Pforten ebenfalls das Zeichen *„tian"* („Himmel") in ihrer Bezeichnung. Ma 9 ist auch unter der alternativen Bezeichnung *„tiānwǔhuì"* 天五會 („Himmels-Fünfer-Treffen") bekannt. Der Wind (Du 16) entstammt dem Himmel. Die Pforte Di 18 teilt das Zeichen *„tu"* für „Vorsprung" oder „Kamin" mit der Pforte Ren 22. Es ist ein Hinweis auf den Kehlkopf bzw. die Luftröhre.

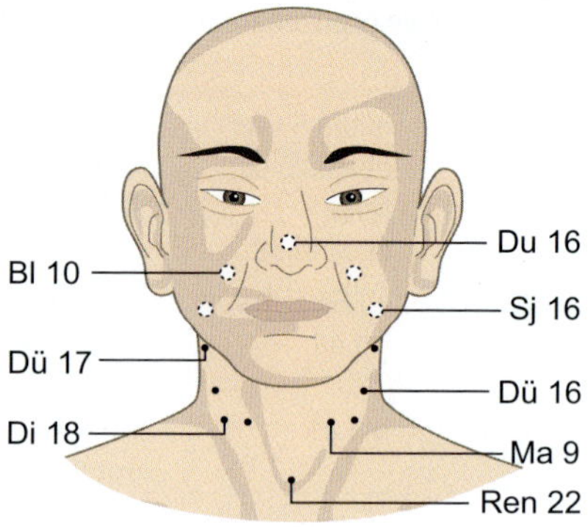

Abb. 14.1 Lokalisation der Himmelsfenster-Pforten am Hals [L138]

Die Bezeichnung „himmlisches Fünfer-Treffen" deutet auf die Ausführungen zu den „fünf Abteilungen des himmlischen Dachfensters" im 21. Kapitel des *Lingshu*. Hier ist das „himmlische Dachfenster" (Dü 16) das Zentrum zweier ventral dazu gelegener Pforten (Ma 9 und Di 18) und zweier sich weiter dorsal befindender Pforten (Bl 10 und Lu 3).

Die Betrachtung der genannten Pforten als „Himmelsfenster" ist eine neuere Entwicklung von Akupunkteuren außerhalb des Ursprungslands China. In China selbst sind diese Diktion und die damit verbundene Betrachtungsweise weniger geläufig. Es finden sich so gut wie keine originär chinesischen Textquellen dazu.

Die Gemeinsamkeiten der genannten Pforten leiten sich aus dem Bezug zum Himmlischen, der Regulation des Strömens des Qi und des klaren Yang zum Kopf und zur Beeinflussung von Wahrnehmung und Bewusstsein her.

An dieser Stelle soll ausdrücklich darauf hingewiesen werden, dass die Wirksamkeit einer Akupunkturpforte nicht als isoliertes Ereignis betrachtet werden darf, das einzig aus bestimmten Eigenschaften der jeweiligen Pforte resultiert, sondern dass die Pforten in der Akupunktur durch ihren Bezug zu einer Leitbahn, der Position der jeweiligen Pforte auf ihrer Leitbahn mit allen Bezügen zu Yin, Yang, Qi, Jing, Blut, Shen und den Fünf Grundwesenheiten sowie der Position und Funktion dieser Leitbahn im gesamten System letztlich ihre Dynamik entwickeln. Daher erfordert die gezielte Anwendung der Leitbahnpforten eine innige Vertrautheit mit dem Aufbau und der Ordnung des Systems der Leitbahnen und Netzgefäße.

WEITERFÜHRENDE LITERATUR

Zhang Jun-Xiu, Li Shao-Dan, Yang Ming-Hui: Andiskussion der Anwendung der Theorie von Türschloss, Türblatt und Türangel aus dem „Inneren Leitfaden" in der Yang-Ming-Erkrankung und der Tai-Yang-Erkrankung gemäß der „Abhandlung über schädigende Kälte". 张俊修, 李绍旦, 杨明会: 浅谈《内径》"开, 阖, 枢"理论在《伤寒论》阳明病与太阴病中的运用.环球中医药2017年8月第10卷第8期 Global Traditional Chinese Medicine, August 2017, Vol 10, No. 8; 843–846

[11] Da es sich bei Dü 17 nicht um eine Pforte der Fuß-Shaoyang-Gallenblasen-Leitbahn handelt, war der Ming-zeitliche Medizingelehrte Mǎ Shí 馬蒔 (etwa 15.–16. Jh. n. Chr.) der Ansicht, dass hier von der Pforte *tiānchōng* 天衝 (Gb 9) die Rede sein müsse. Dem widersprach der japanische Experte Tamba Motoyasu (1755–1810), der darauf hinwies, dass die anderen Pforten im Halsbereich angesiedelt seien und nur diese Pforte sich oberhalb des Ohres befände. Im *Leijing* (1624) findet sich der erklärende Hinweis, dass bereits im *Lingshu* die Pforte Dü 17 als dem Fuß-Shaoyang zugehörig angesehen wurde.

施魔八湖

Die Acht verwunschenen Seen

KAPITEL

15 Die Entschlüsselung der Geheimnisse der Acht Außergewöhnlichen Gefäße

Wie bereits in der Einführung erwähnt, folgen die Acht Außergewöhnlichen Gefäße der Chinesischen Medizin einer eigenen Ordnung und sind daher nicht außer-ordentlich, aber gewiss „außergewöhnlich". Ein Aspekt der Außergewöhnlichkeit dieses Konzepts ist allein darin aufzufinden, dass diese Gefäße im *Huangdi neijing* und auch im *Nanjing* nur in sehr spärlicher Weise beschrieben sind. Der Mangel an Klarheit über die Natur der Acht Gefäße bewog schließlich den Autor der weltberühmten Schrift „Abriss der heimischen Pharmakopöe" (*Běncǎo gāngmù* 本草綱目), sich dieses Themas in einer eigenständigen Ausarbeitung anzunehmen, die er in einer Phase der inneren Sammlung in einer Residenz nahe einem See verfasste, auf die auch sein Beiname Bīnhú 瀕湖 („am See gelegen") zurückgeht.

Die Außergewöhnlichen Gefäße finden zwar bereits im *Huangdi neijing* Erwähnung, jedoch ist ihre Darstellung dort weit weniger systematisch und ausführlich als die der Zwölf Hauptleitbahnen. In seinen „Untersuchungen zu den Acht Außergewöhnlichen Gefäßen" (*Qíjīng bāmài kǎo* 奇經八脈考) schrieb Lǐ Shízhēn 李時珍 (1518–1593) nahe am See:

Wenn der Arzt dies nicht kennt, so späht er auch nicht die zugrundeliegenden Krankheitsmechanismen aus; wenn der Erhabene dies nicht kennt, so wird er schwerlich Herd und Topf zur Ruhe bringen.

„Herd und Topf zur Ruhe bringen" ist eine daoistische Metapher: der Herd ist das untere Dantian mit dem Mingmen-Feuer, der Kochtopf ist das obere Dantian, in dem das Lebenselixier gebildet wird. Wenn ein daoistischer „Zauberlehrling" am Werk ist, der seine Kunst nur halb gelernt hat, dann kocht es in seinem Zaubertranktopf mächtig auf, aber er vermag dies nicht zur Ruhe zu bringen und kein Elixier herzustellen. Die Angelegenheit „fliegt ihm um die Ohren".[1] Wenn man also die Außergewöhnlichen Gefäße anrührt, sich aber nicht damit auskennt, dann kann es eine gefährliche Angelegenheit werden, die außer Kontrolle gerät.

Li Shizhen trug die verfügbaren Erkenntnisse seiner Zeit zu den Acht Außergewöhnlichen Gefäßen zusammen und konnte trotz der Akribie seiner Arbeit viele Fragen zu diesen Bahnen des Qi nicht aufklären. Bis heute versuchen Publikationen in Form von Zeitschriftenartikeln bis hin zu teilweise sehr umfangreichen Monografien die Hintergründe und die klinische Bedeutung der Acht Gefäße aufzudecken.

In diesem Kapitel wird der Leser dazu eingeladen, zunächst die Überlieferungen zu den Außergewöhnlichen Gefäßen eingehend zu studieren, um sich schließlich mit der aus den klassischen Schriften, der Unterrichtung durch Meister der Akupunktur und der eigenen klinischen Erfahrung der Autoren destillierten Systematik dieser Qi-Kanäle vertraut zu machen. Möge der Leser mit der Unterstützung durch die hier dargelegten Einsichten die Acht Außergewöhnlichen Gefäße mit sicherer Hand zur klinischen Anwendung bringen, ohne sich an zu heiß gestrickten Nadeln die Finger zu verbrennen.

Um die Ebene der Metaphern weiter zu verfolgen, ist hier anzumerken, dass die zwölf hauptsächlichen Kanäle des Qi „Leitbahnen" genannt werden, weil sich in ihnen Qi und Blut wie das Wasser in Flüssen, Bächen und Bewässerungsgräben bewegen. Es ist daher von Außergewöhnlichen „Gefäßen" die Rede, weil diese Strukturen Qi und Blut aufnehmen wie es Meere, Seen und Reservoire mit dem Wasser in der Natur tun. In den Leitbahnen strömt und fließt das Qi, in den Gefäßen wird es aufgenommen, kommt zur Ruhe und klärt sich durch Absinken der Verschmutzungen. Die Außergewöhnlichen Gefäße speichern das Ureinheits-Qi wie ein großer Arzneischrank.

Im *Nanjing* finden sich etwas genauere Ausführungen zu den Acht Außergewöhnlichen Gefäßen, die in dieser Schrift auch mit diesem Namen bezeichnet werden:

Es heißt: unter den Gefäßen gibt es acht von den Leitbahnen abweichende Gefäße, die nicht von den zwölf Hauptleitbahnen eingegrenzt werden. Wie verhält es sich damit? Nun, es gibt das Gefäß des Yang-Bündelriemens, des Yin-Bündelriemens, des Yang-Schreiters, des Yin-Schreiters, des sich ergießenden Durchdringers, des Lenkers, des Beauftragten und des Gürtels. Keines dieser acht Gefäße wird von einer Leitbahn eingegrenzt, weshalb man sie die Acht von den Leitbahnen abweichenden Gefäße („Acht Außergewöhnliche Gefäße") nennt. Leitbahnen gibt es zwölf, Netzgefäße gibt es 15, insgesamt 27. Das Qi bewegt sich daran entlang nach oben und nach unten. Wie nun werden einzig und allein diese [Außergewöhnlichen Gefäße] nicht von den Leitbahnen eingegrenzt? Nun. Die [im Einklang mit dem DAO stehenden] Weisen des Altertums entwarfen Bewässerungs- und Drainagekanäle, hielten die Wasserwege durchgängig und beförderten den Fluss darin, um so gut vorbereitet keine Gefahr fürchten zu müssen. Wenn nun der Himmel die Regenfluten herabsandte, so füllten sie die Bewässerungs- und Drainagekanäle, denn wenn man den Zeitpunkt abwarten würde, da sich [bereits] alles ungezügelt umherbewegt, dann könnten die Weisen keine Pläne mehr entwerfen. Wenn die Netzgefäße derart überfließend gefüllt sind, dann können die Leitbahnen dem keinen Einhalt mehr gebieten.

Nànjīng • Èrshíqī nàn

(Leitfaden der schwer zu erwidernden Einwürfe • 27. Einwurf)

難經・二十七難

Die Erläuterungen aus dem *Nanjing* besagen, dass die Außergewöhnlichen Gefäße als Stau- und Speicherseen, als Wasserreservoire zu verstehen sind, die nicht der direkten Kontrolle der Hauptleitbahnen unterliegen (➤ Abb. 15.1).

Die Aussagen in den klassischen Texten zu den Acht Außergewöhnlichen Gefäßen können wie folgt zusammengefasst werden:

Chōngmài 衝脈 (sich ergießendes Gefäß)

- Meer der zwölf Hauptleitbahnen und der Fünf Zang- und Sechs Fu-Organe
- Meer des Blutes, enge Beziehung zum weiblichen Zyklus und zur Fertilität

Rènmài 任脈 (beauftragtes Gefäß)

- Meer aller Yin-Leitbahnen
- Ist für das Bewahren der Leibesfrucht zuständig

[1] Der chinesische Kochtopf *dǐng* 鼎 ist tatsächlich einem Kopf auf Beinen sehr ähnlich und hat seine Henkel dort, wo beim Menschen die Ohren sitzen.

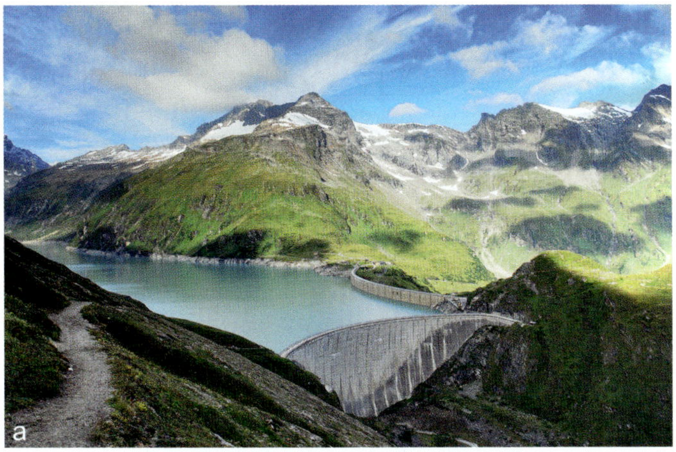

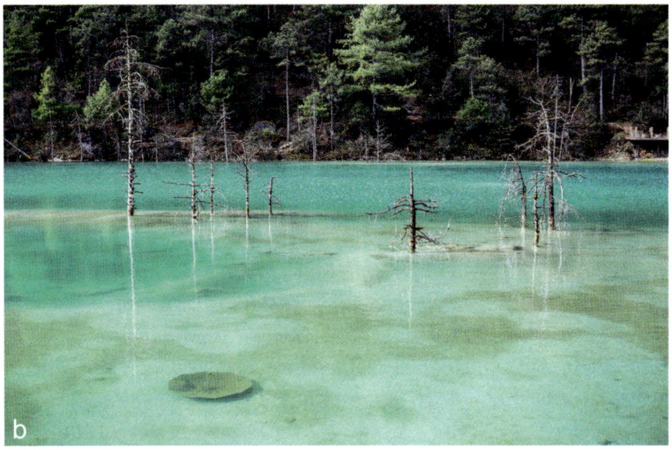

Abb. 15.1 Stauseen und Reservoire im Gebirge [J787][J787-074]

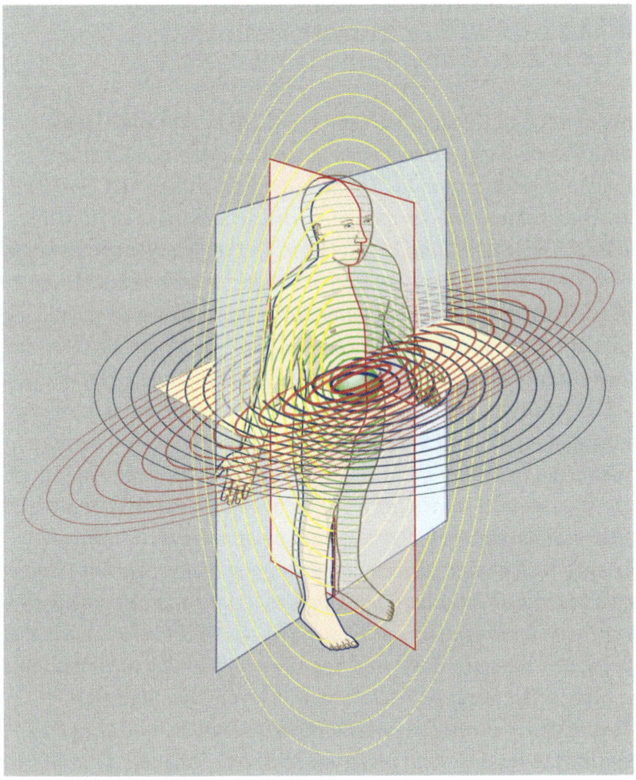

Abb. 15.2 Die Außergewöhnlichen Gefäße und die Grundbewegungsrichtungen des Qi [L138]

Dūmài* 督脈 *(lenkendes Gefäß)

- Meer aller Yang-Leitbahnen
- Enge Verbindung mit dem Gehirn, dem Rückenmark und der Niere

Tab. 15.1 Die vier Paaranordnungen der Gefäße und die Grundbewegungsrichtungen des Qi

Gefäßpaar	Polarität
Chongmai/Daimai	oben – unten
Renmai/Dumai	hinten – vorne
Yinweimai/Yangweimai	innen – außen
Yinqiaomai/Yangqiaomai	links – rechts

Yīnwéimài* 陰維脈*/yángwéimài* 陽維脈 *(Yin-Bündelriemen-Gefäß/Yang-Bündelriemen-Gefäß)

- Regulation aller Yin-Leitbahnen und aller Yang-Leitbahnen

Yīnqiāomài* 陰蹻脈*/yángqiāomài* 陽蹻脈 *(Yin-Schreit-Gefäß/Yang-Schreit-Gefäß)

- Regulation der Beinbewegungen
- Beherrschen das Öffnen und Schließen der Augen

Dàimài* 帶脈 *(Gürtelgefäß)

- Zügelung der drei Yin- und der drei Yang-Leitbahnen des Fußes

Die Acht Außergewöhnlichen Gefäße werden in vier Paaren angeordnet, welche die vier Grundbewegungsrichtungen des Qi repräsentieren. Die Gefäße fungieren als Ausgleichsreservoire, die Qi in das Leitbahnsystem einspeisen oder aus dem Kreislauf herausnehmen können. Ein Paar von Gefäßen bildet dabei auch die Polarität des Zuführens oder Ausleitens ab (> Abb. 15.2, > Tab. 15.1).

Li Shizhen führte zu den Acht Außergewöhnlichen Gefäßen Folgendes aus:

Die Drei Jiao sind nichts anderes als die Anwendung des Mingmen. Sie stehen mit Chong, Ren und Du in gegenseitiger Durchgängigkeit und sind diesen daher anhaftend.

Míng • Lǐ Shízhēn • Qíjīng bāmài kǎo • Chōngmài
(Ming • Li Shizhen [1518-1593] • Untersuchungen zu den Acht Außergewöhnlichen Gefäßen • Das sich ergießende Gefäß)[2]
明 • 李時珍 • 奇經八脈考 • 衝脈

[2] Alle folgenden Zitate von Li Shizhen stammen aus den „Untersuchungen zu den Acht Außergewöhnlichen Gefäßen".

Der Dumai erhebt sich im huìyīn 會陰 (Ren 1), verläuft am Rücken entlang an der Hinterseite des Leibes und dient als Generalgouverneur der Yang-Gefäße, weshalb er als Meer der Yang-Gefäße bezeichnet wird. Der Renmai erhebt sich im huìyīn 會陰 (Ren 1), entwickelt sich entlang des Bauches an der Vorderseite des Leibes und dient als Aufnahmestelle aller Aufträge für die Yin-Gefäße, weshalb er auch als Meer der Yin-Gefäße bezeichnet wird. Der Chongmai erhebt sich im huìyīn 會陰 (Ren 1), verläuft den Nabel umrahmend und geradewegs emporsprudelnd sich nach oben ergießend als Verkehrsknotenpunkt sämtlicher Gefäße, weshalb er das Meer aller Zwölf Hauptleitbahn-Gefäße genannt wird. Der Daimai hingegen umringt horizontal die Lendenregion in der Form wie ein Gürtel, um so insgesamt sämtliche Gefäße zu zügeln. Es ist daher so, dass der Yangwei die Oberfläche des gesamten Leibes regiert, der Yinwei das Innere des gesamten Leibes regiert, so wie von der Welt als Himmel und Erde gesprochen wird. Der Yangqiao regiert das Yang zwischen links und rechts des gesamten Leibes, der Yinqiao regiert das Yin zwischen links und rechts des gesamten Leibes, so wie von Ost und West gesprochen wird. Der Du regiert das Yang an der Hinterseite des Leibes; Ren und Chong regieren das Yin an der Vorderseite des Leibes, so wie von Süden und Norden gesprochen wird. Der Daimai schnürt sämtliche Gefäße horizontal ein, so wie von den Sechs Konjugationen der Erdzweige[3] gesprochen wird. Daher ist es so, dass das, was die Medizin über die Acht Gefäße weiß, ihr aus der großen Zielsetzung der Zwölf Hauptleitbahnen und Fünfzehn Netzgefäße offenbar wird. Was der Unsterbliche über die Acht Gefäße weiß, das erhielt er von Tiger und Drachen, vom Aufsteigen und Absinken, aus dem Mysterium des Entstehens im Weiblichen Schoß, aus den zart-verborgenen Wunder-Wirkungs-Pforten.

Bāmài 八脈 (Acht Gefäße)

Li Shizhen zitiert bezüglich des Yinqiaomai den daoistischen Meister Zhang Ziyang[4] (➤ Abb. 15.3) wie folgt:

Was die Acht Gefäße anbetrifft: Der Chongmai befindet sich unterhalb der Pforte fēngfŭ 風府 (Du 16), der Dumai befindet sich hinter dem Nabel, der Renmai befindet sich vor dem Nabel, der Daimai befindet sich im Lendenbereich, der Yinqiaomai befindet sich vor dem wěilǘ 尾閭 (= chángqiáng 長強, Du 1) und unterhalb des Hodensacks, der Yangqiaomai befindet sich zwei Glieder hinter dem wěilǘ 尾閭 (= chángqiáng 長強, Du 1), der Yinweimai befindet sich ein Cun und drei Fen vor dem Scheitel, der Yangweimai befindet sich ein Cun und drei Fen hinter dem Scheitel. Jeder Mensch verfügt über diese Acht Gefäße, die sämtlich dem Yinshen[5] zugehören; sie sind verschlossen und nicht geöffnet, einzig die Unsterblichen vermögen sie mit Yang-Qi zu erfüllen und zu eröffnen, weshalb sie in der Lage sind, das DAO zu erhalten. Was die Acht Gefäße anbetrifft, so sind sie die Wurzel des vor-himmlischen Großen DAO und die Urahnen sämtlicher Qi. Soll dies genutzt werden, so geht einzig der Yinqiao allen voran, (denn)

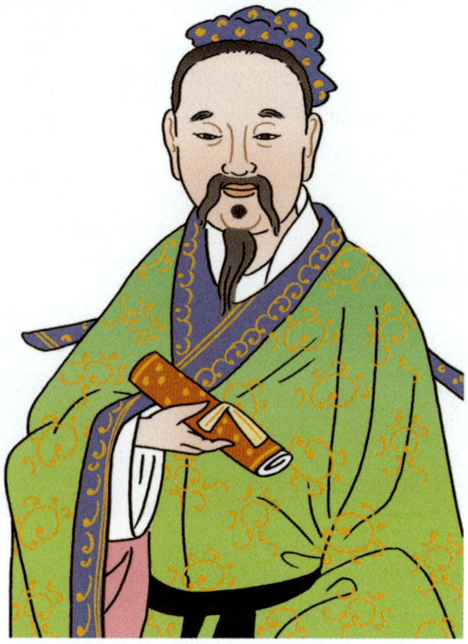

Abb. 15.3 Bildnis des Zhang Boduan (984–1082) [M297]

wenn dieses Gefäß erst in Bewegung gerät, so werden alle Gefäße sämtlich durchgängig. Gefolgt von den drei Gefäßen Du, Ren und Chong sind sie insgesamt die Urquelle der Erschaffung und Umwandlung. Dieses eine Gefäß Yinqiao nun wird verstreut in den Zinnober-Leitfäden[6] (erwähnt), und es trägt (dort) recht viele Namen: Es heißt Himmelswurzel, es heißt Türflügel des Todes, es heißt Schranke der Auferstehung, es heißt Dämonentor zur Hauptstadt der Unterwelt, es heißt die Wurzel von Tod und Leben, es wird von einem Geist regiert, dessen Name besinnliche Pfirsich-Versunkenheit[7] lautet. Es steht oben mit dem schlammigen Erdkloß[8] in Verbindung, unten durchdringt es den yǒngquán 湧泉 (Ni 1). Wenn man dies zu verstehen vermag, so lässt sich das Wahre Qi dazu veranlassen, sich zu sammeln (oder) zu zerstreuen, alles findet darin seinen wundersamen Wendepunkt, so dass sich die Himmels-Pforte beständig öffnet und die irdischen Tore ewig verschlossen bleiben, die Bewegung in den Sakrum-Gefäßen im gesamten Leib zirkuliert, das Obere und das Untere durchgängig durchzieht, das harmonisierte Qi sich aus sich selbst heraus nach oben wendet, das Yang anwächst und das Yin entschwindet, sich inmitten des Wassers das Feuer entwickelt und im Schnee die Blumen ihre Blüten öffnen. Es wird das unbekümmerte Kommen und Gehen in den himmlischen Wurzeln und in der Mondeshöhle[9] oder der in sämtliche 360 Paläste eingekehrte Frühling genannt. Die dies erhalten, (verfügen über einen) leichten und gesunden Leib, und das verfallene Antlitz kehrt zur früheren Stärke zurück; undeutlich und verschwommen, wie

---

3 *liùhé* 六合: Die zwölf Erdzweige werden in sechs Paare der sich jeweils in der Kreisanordnung gegenüberliegenden Zweige eingeteilt.

4 Zhāng Zǐyáng 張紫陽, Beiname des Zhāng Bóduān 張伯端 (984–1082).

5 *yīnshén* 陰神: Dieser Ausdruck besagt, dass es sich um mit der Geist-Seele Shen verbundene Vorgänge handelt, die sich ausschließlich im verborgenen Inneren abspielen, keine konkrete Gestalt annehmen, nicht nach außen sichtbar werden und nur erspürt werden können.

6 *dānjīng* 丹經: die klassischen daoistischen Schriften, insbesondere zum Thema des Lebenselixiers.

7 *táokāng* 桃康: Der Pfirsich symbolisiert in der chinesischen Kultur die Langlebigkeit, die gesunde Lebensführung, die Pfirsichblüte ist mit dem paradiesischen Urzustand einer im DAO verwurzelten Gemeinschaft assoziiert; *kāng* 康 bedeutet auch Besinnlichkeit und friedliche Ruhe.

8 *níwán* 泥丸: ein daoistischer Ausdruck für das Gehirn und seine Funktionen.

9 *yuèkū* 月窟: Es ist ein Synonym für einen maximal entfernt gelegenen Rückzugsort; gleichzeitig gilt das Wort als Metapher für das Gehirn im meditativen Zustand oder auch den Zinnoberfeldpalast (*dāntiángōng* 丹田宮), welcher wiederum dem Augen-Mingmen entspricht (➤ Kap. 12)

berauscht, wie verdummt. Will man die Heimat des Westens und des Südens verstehen lernen, so ist es das der Erde (zugeordnete achte Trigramm) kūn 坤, vor dem wěilǘ 尾閭 (= chángqiáng 長強, Du 1), hinter der Blase, unterhalb des Dünndarms, oberhalb der Geister-Schildkröte[10]. Dies ist, woraus sich Himmel und Erde täglich bilden, und der Ort der Wurzel des Qi, an dem das Blei[11] hergestellt wird; die Angehörigen des ärztlichen Berufsstands wissen nicht, dass es dies gibt.

Dann spricht Li Shizhen wieder selbst:

Binhu[12] sprach: Die Zinnober-Bücher[13] diskutieren über das Yang-Jing des Fluss-Gefährts[14]. Sie thematisieren allesamt stets Ren-, Chong- und Dumai, Mingmen und die Drei Jiao; niemals wird besonders auf den Yinqiao hingewiesen. Ziyangs Aufzeichnungen zu den Leitbahnen und Gefäßen in seinem Leitfaden der Acht Gefäße weichen ein wenig von den Aussagen der Angehörigen des ärztlichen Berufsstands ab. Nun, die Tunnel und Pfade der Inneren Landschaft vermag nur der zur Selbstbeobachtung Zurückkehrende erhellend zu untersuchen, und seine Aussagen müssen daher nicht als unrichtig gelten.

Yīnqiāomài 陰蹻脈 *(Yin-Schreit-Gefäß)*

Aus den klassischen Schriften lässt sich die topografische Ausbreitung, wie in den folgenden Einzeldarstellungen festgehalten, rekonstruieren. Die Außergewöhnlichkeit der Acht Gefäße beruht auf den folgenden Aspekten:

- Auf den Hauptleitbahnen markieren die Pforten auch den oberflächlichen Verlauf dieser Qi-Kanäle. Bei den Acht Gefäßen sind die Topografie-relevanten Pforten die Anzeiger der zugeordneten Trajektorien, während meist andere, von diesen Pforten verschiedene Pforten als Induktorien zu verstehen sind, also die Orte der möglichen therapeutischen Einwirkung darstellen. Jedem Gefäß ist ein hauptsächliches Induktorium zugeordnet, das als „Pforte der Anknüpfung an die Acht Gefäße" (*bāmài jiāohùi xué* 八脈交會穴) bezeichnet wird.
- Dumai und Renmai sind unpaarig.
- Chongmai und Daimai folgen keiner Yin-Yang-Differenzierung.
- Der Daimai verläuft horizontal.
- Die Gefäße wirken als Speicher, weniger als Kanäle.
- Nur Dumai und Renmai prägen eigene Pforten aus.
- Nur Dumai und Renmai verfügen über eigene Netzgefäße.

Silianzi[15] sprach: Außerhalb der Zwölf Leitbahnen gibt es noch die Acht Außergewöhnlichen Gefäße, die sich nicht unter den Zwölf Leitbahnen befinden, die sich als ein Yin – ein Yang in der Oberfläche-Innen-Beziehung miteinander koordinieren. Inmitten der Verbindung des gesamten Bewässerns und Transportierens gibt es nichts, was nicht von den Gefäßen der Zwölf Leitbahnen allseits durchdrungen, gezügelt, gebündelt und verbunden würde. So hat alles sein Yin und sein Yang, seine Einschränkung und seine Anknüpfung. Und so wie die Außergewöhnlichen Gefäße nicht wie die Zwölf Leitbahnen durch Netzgefäße den Zang-Langzeitspeichern und Fu-Zwischenlagern zugeordnet sind, so können die Zwölf Leitbahnen auch nicht aus diesen Zusammenhängen herausgelöst werden. Ein jedes der Außergewöhnlichen Gefäße durchzieht kreuzend die Pforten der Zwölf Hauptleitbahnen. Was nun die von diesen Gefäßen behandelten Erkrankungen betrifft, so stehen sie mit den Krankheitserscheinungen, die von den jeweils durchzogenen und anknüpfenden Leitbahnen behandelt werden, in Zusammenhang. Besitzt der Arzt darüber keine Klarheit, so tappen Akupunktur, Moxibustion und Arzneimittelverschreibung im Dunkeln, und die Hand findet keine Stelle, an der sie ansetzen könnte. Möchte man jede Leitbahn von ihrem Ausgangspunkt bis zu ihrem Ende ausbaggern, so muss man sich dem Verlauf der Hauptleitbahnen im Detail annehmen und zunächst zusammenfassend Ausgangspunkt und Ende eines jeden Außergewöhnlichen Gefäßes im Abriss diskutieren. Die Acht Außergewöhnlichen tragen die Namen Du, Ren, Chong, Dai, Yangwei, Yinwei, Yangqiao und Yinqiao. Der Dumai erhebt sich im huìyīn 會陰 *(Ren 1), bewegt sich entlang des Rückens hinten am Leib nach oben und fungiert als Generalgouverneur der Yang-Gefäße, weshalb er auch „Meer der Yang-Gefäße" genannt wird. Der Renmai erhebt sich im huìyīn* 會陰 *(Ren 1), bewegt sich über den Bauch vorne am Leib und fungiert als Empfänger der Aufträge der Yin-Gefäße, weshalb er auch „Meer der Yin-Gefäße" genannt wird. Auch der Chongmai erhebt sich im huìyīn* 會陰 *(Ren 1) und bewegt sich den Nabel einzwängend und senkrecht nach oben vorstoßend als Verkehrsknotenpunkt aller Gefäße, weshalb er auch „Meer der Zwölf Leitbahnen" genannt wird. Das Gefäß Du ist für das Yang hinten am Leib zuständig, die Gefäße Ren und Chong sind für das Yin vorne am Leib zuständig, so, wie von Nord und Süd gesprochen wird. Der Daimai umrundet horizontal die Lenden in der Form eines einschnürenden Gürtels, so dass er allseits sämtliche Gefäße zügelt, die ausnahmslos als von den Leitbahnen unterschiedene Gefäße vor oder hinter dem Leib nach oben und unten kommen und gehen, so dass nichts verbleibt, das nicht gezügelt und eingebunden würde. Der Yangwei entspringt dem Treffpunkt allen Yangs, vom Außenknöchel nach oben durch den Bereich des wèi* 衛 *(Schutzwächter-Einflüsse) streifend, weshalb er für die Oberfläche des Leibes zuständig ist. Der Yinwei entspringt am Kreuzungspunkt allen Yins, vom Innenknöchel nach oben durch den Bereich des yíng* 營 *(Quartiermeister-Einflüsse) streifend; er ist für das Innere des Leibes zuständig. Über den Yangwei und den Yinwei sollte in der Perspektive von qián* 乾

---

[10] *língguī* 靈龜: Die Schildkröte gehört neben Drache, Phönix und Qilin zu den vier ursprünglichen wundersamen Fabelwesen in der chinesischen Kultur; sie symbolisiert die Langlebigkeit oder Unvergänglichkeit und damit auch das Ureinheits-Qi, das Jing-Qi der Nieren und die Fortpflanzungsorgane; die Schildkröte lebt im Wasser und klettert doch auf Hügel, um sich dort auszuruhen; sie ist sowohl im Himmlischen als auch im Irdischen beheimatet.

[11] *qiān* 鉛: Das Blei symbolisiert im Daoismus zusammen mit dem Quecksilber das sich im Organismus bewegende Qi und Blut und vor allem die Anteile dieser Grundbausteine des Lebendigen, die nur durch innere Arbeit verändert werden können. Beide Substanzen weisen außergewöhnliche Eigenschaften auf: Blei glänzt nicht wie andere Metalle, und Quecksilber ist nicht fest wie andere Metalle.

[12] Bīnhú 瀕湖: Beiname des Lǐ Shízhēn 李時珍 (1518–1593).

[13] *dānshū* 丹書: die daoistische Literatur, insbesondere zum Thema des Lebenselixiers.

[14] *yángjīng héchē* 陽精河車: Das Fluss-Gefährt kann als daoistisches Symbol für das unaufhörliche Fließen des Ureinheits-Qi oder für die beiden Nieren links und rechts und das Mingmen dazwischen aufgefasst werden; das chinesische Schriftzeichen *chē* 車 für den Wagen zeigt eine Ladefläche zwischen zwei Wagenrädern, die mit einer Achse verbunden sind; in diesem Bild wären die beiden Nieren als Wagenräder links und rechts des im Mingmen gespeicherten Yang-Jing anzusehen.

[15] Sīliánzǐ 思蓮子 („denkender Lotossamen"): Beiname des Autors Yue Hanzhen.

und kūn 坴[16] gesprochen werden. Der Yangqiao entspringt inmitten der Ferse, bewegt sich am Außenknöchel entlang nach oben links und rechts des Leibes und ist für das Yang links und rechts am Leib zuständig. Der Yinqiao entspringt inmitten der Ferse, bewegt sich am Innenknöchel entlang nach oben links und rechts des Leibes und ist für das Yin des Leibes zuständig. Daher wird so der Mechanismus des Leibes für das behende Schreiten in Gang gesetzt, was aus der Perspektive von Osten und Westen beschrieben werden sollte. Der Daimai schnürt dies horizontal ein, was aus der Perspektive der Sechs Verbindungen unter den Erdzweigen beschrieben werden sollte.

Qīng • Yuè Hánzhēn • Jīngxué jiě • Qíjīng zǒnglùn (Qing-Dynastie • Yue Hanzhen [1602–1693] • Erläuterung der Leitbahnen und Pforten • Zusammenfassende Erörterung der Außergewöhnlichen Leitbahnen)

清 • 岳含珍 • 經穴解 • 奇經總論

15.1 Basisausgleich der Acht Außergewöhnlichen Gefäße

In einem ersten diagnostischen Schritt können die Außergewöhnlichen Gefäße im Hinblick auf ihren Zustand der Fülle oder Leere beurteilt werden. Jedem Gefäß ist eine Zone der Bauchdeckendiagnostik zugeordnet, die auf ihre verminderte oder gesteigerte Muskelspannung hin beurteilt wird. Die Zonen der Gefäße werden auf ihre Resistenz bei der Druckpalpation hin untersucht und miteinander verglichen. Das Gefäß mit der stärksten Abweichung oder die beiden Gefäße mit den stärksten Abweichungen der Testzone(n) vom Zustand der anderen Zonen wird behandelt. Die zur Behandlung in Frage kommenden Pforten sind aufgeführt. Sie werden in der Regel mit dünnen Nadeln oberflächlich gestochen, wobei die Richtung der Nadel eine Rolle spielt: Bei Fülle steht die Nadel dem Qi-Fluss an der behandelten Pforte entgegen, bei Leere folgt sie dem Fluss. Meist wird nur eine Pforte behandelt, die mittels Palpation als zuständig identifiziert wird.

15.1.1 Chongmai 衝脈

Synonyme

- Sich ergießendes Gefäß
- Durchdringungsgefäß
- Penetrationsgefäß
- Gefäß der breiten Bahn
- Durchgangs-Gefäß

Leitbahnverlauf

Der Chongmai beginnt mit seinem inneren Verlauf im Bereich der Pforte Ma 30 *qìchōng* 氣衝 der Fuß-Yangming-Magen-Leitbahn und vereinigt sich mit der Fuß-Shaoyin-Nieren-Leitbahn im Bereich von fünf Fen neben dem Nabel, um dann weiter nach cranial zu streben. Er erreicht die Mitte der Brust und verteilt sich dann.

Der Chongmai ist das Meer der Fünf Zang- und Sechs Fu-Organe und der Zwölf Hauptleitbahnen. Die Fünf Zang- und Sechs Fu-Organe unterliegen alle der Befeuchtung und Ernährung durch Qi und Blut. Ein nach oben verlaufender Ast der Leitbahn erreicht die obere Öffnung des Rachens und verläuft dann über den seitlichen Gaumen zu den Nasenwegen. Er durchtränkt alle Yang-Leitbahnen mit Jing-Essenz und Qi. Ein nach unten ziehender Ast tritt in das große Luo-Gefäß der Fuß-Shaoyin-Nieren-Leitbahn ein, hat mit diesem Gefäß einen gemeinsamen Ausgang unterhalb der Nieren, tritt im Bereich der breiten Trossstraße des Qi der Fuß-Yangming-Magen-Leitbahn (Ma 30 *qìchōng* 氣衝) an die Oberfläche und bewegt sich entlang der Innenseite der Oberschenkel nach caudal. Der weitere Verlauf biegt zur Mitte der Kniekehle ab und folgt der Innenseite des Schienbeins über den Innenknöchel bis zur Oberkante des Fersenbeins. Hier teilt sich die Leitbahn in zwei Äste auf, von denen ein weiter nach caudal ziehender Ast sich der Fuß-Shaoyin-Nieren-Leitbahn anschließt, um Jing-Essenz und Qi in die drei Yin-Leitbahnen des Fußes einströmen zu lassen und schließlich die Fußsohle zu erreichen. Der zweite, nach ventral verlaufende Ast bewegt sich von der tiefen Region der Oberkante des Fersenbeins hinter dem Innenknöchel weiter zur Oberfläche nach medial und schließlich zum Fußrücken, um den Zehenzwischenraum an der Großzehe zu erreichen. Über größere und kleinere Luo-Gefäße werden Jing-Essenz und Qi ausgegossen, um die Muskeln der Schienbein- und Fußregion wärmend zu nähren (➤ Abb. 15.4, ➤ Abb. 15.5).

Silianzi[17] sprach: Da sich das Gefäß nach oben in den Brustkorb ergießt und sich nach unten in den Fuß ergießt, hat es diese Bezeichnung erhalten. Sein Gefäß in seinem Verlauf nach oben und nach unten, vom Kopf bis zum Abschluss verlässt nie die Abschnitte des Fuß-Shaoyin. Es wird auch „Meer des Blutes" genannt. Das Gefäß entspringt gemeinsam mit dem Renmai inmitten der Blase innen im Unterleib. Die oberfächlichen und äußeren Abschnitte treten zu beiden Seiten des Unterleibs, je zwei Cun von der Mitte der Bauchhaare entfernt an den beiden Enden des Schambeins inmitten der Krümmung am pulsierenden Gefäß, also der Pforte qìchōng 氣衝 (Ma 30) der Fuß-Yangming-Magen-Leitbahn, die eben von der Mitte des Bauches jeweils im Abstand von zwei Cun verläuft, während das Fuß-Shaoyin von der Bauchmitte entfernt verläuft, aus. Was der Chongmai überstreicht, das liegt zwischen den beiden Leitbahnen. Entlang der seitlichen Unterleibsregion horizontal und in den Schamhaarbereich eintretend, die Knochenform wie ein abnehmender Mond, von der Mitte ein halbes Cun entfernt, also die Pforte hénggǔ 橫骨 (Ni 11) der Nieren-Leitbahn. Über die Pforte hénggǔ 橫骨 (Ni 11) der Nieren-Leitbahn hinaus ein Cun nach oben und im Abstand von fünf Fen die Pforte dàhè 大赫 (Ni 12), und wieder ein Cun nach oben über dàhè 大赫 (Ni 12) hinaus und im Abstand von fünf Fen zur Mitte die Pforte qìxué 氣穴 (Ni 13). Dann weiter nach oben über alle Pforten auf beiden Seiten der Nieren-Leitbahn unterhalb des Nabels, ein Cun unter dem zhōngzhù 中注 (Ni 15): der sìmǎn 四滿 (Ni 14), ein Cun unter dem huāngshù 肓腧 (Ni 16): der zhōngzhù 中注

[16] *qián* 乾 ist die Bezeichnung für das Trigramm, das den Himmel, das Helle und das Männliche repräsentiert; *kūn* 坴 (alternatives Zeichen für *kūn* 坤) ist die Bezeichnung für das Trigramm, das die Erde, das Dunkle und das Weibliche repräsentiert.

[17] Sīliánzǐ 思蓮子 („denkender Lotossamen"): Beiname des Autors Yue Hanzhen.

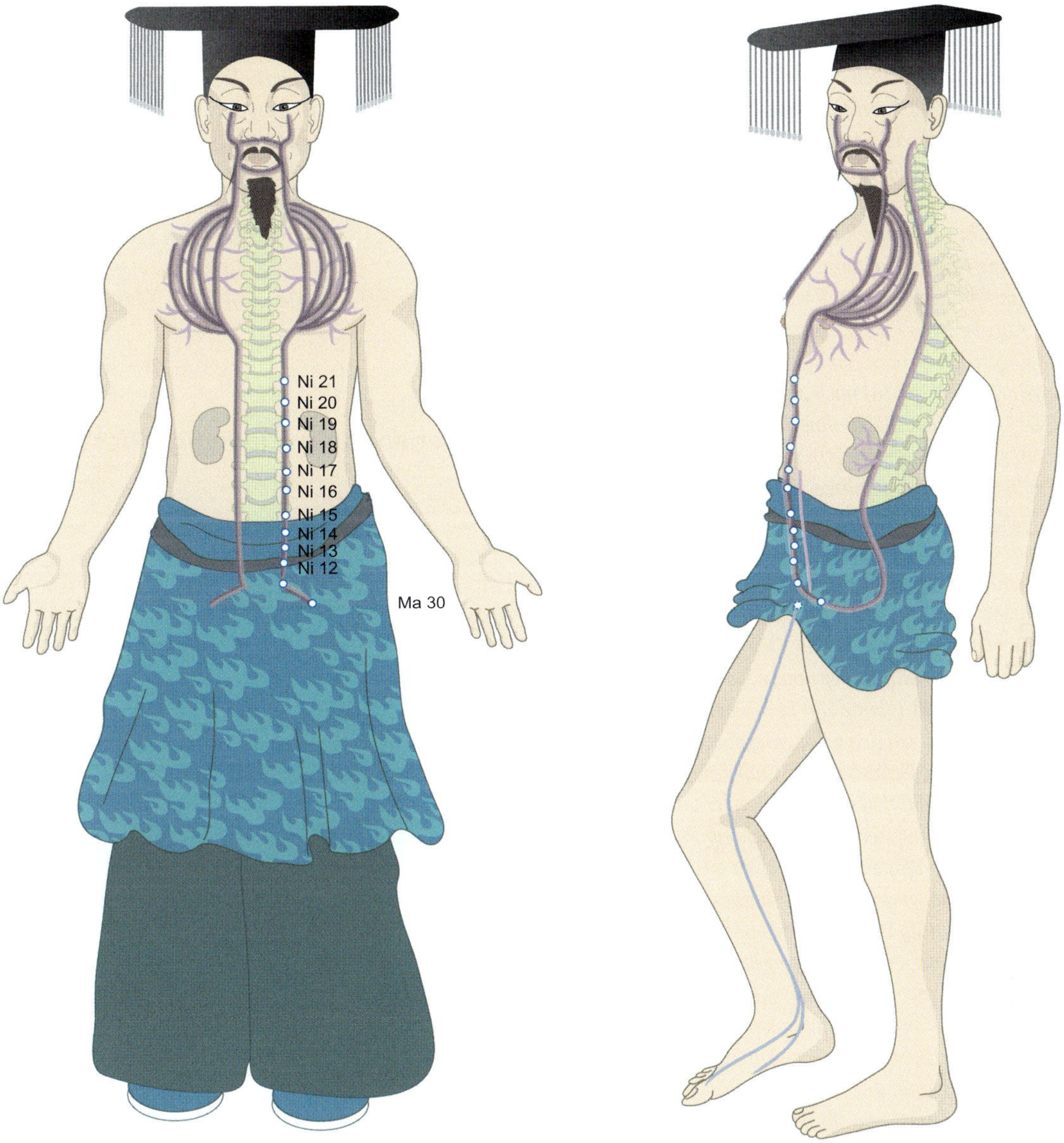

Abb. 15.4 Chongmai (sich ergießendes Gefäß) [L138]

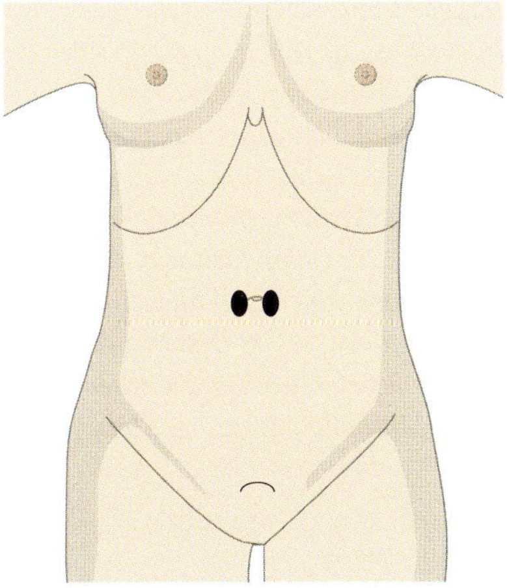

Abb. 15.5 Testzone des Chongmai [L138]

(Ni 15), ein Cun unter dem shāngqū 商曲 *(Ni 17): der huāngshù* 肓腧 *(Ni 16), dies sind die Pforten zu beiden Seiten unterhalb des Nabels. Nun befinden sich unterhalb des Nabels auf der Nieren-Leitbahn fünf Pforten. In den verschiedenen Büchern sind abweichende Angaben zum Verlauf im Abstand von soundsoviel Fen und Cun von der Mittellinie verzeichnet. Im Sùwèn* 素問 *(„Unbefangene Elementarfragen") geben alle Einträge den Verlauf mit dem Abstand Cun-Halbes[18] zur Mittellinie an. Im Tóngrén* 銅人 *(„Bronzemensch" = Bebilderter Leitfaden zu den Aku-Moxi-Transport-Pforten auf dem Bronzemenschen) finden sich Angaben zu einem Verlauf im Abstand von jeweils Cun-Halbes zur Mittellinie, und Angaben von jeweils einem Cun; nun, Cun-Halbes sollte als zutreffend angesehen werden. Vom den Nabel von der Seite einzwängenden huāngshù* 肓腧 *(Ni 16) nach oben verlaufend über den shāngqū* 商曲 *(Ni 17) der Nieren-Leitbahn, shíguān* 石關 *(Ni 18), yīndū* 陰都 *(Ni 19), tōnggǔ* 通谷 *(Ni 20), yōumén* 幽門 *(Ni 21), alle im Abstand von fünf Fen zur Mittellinie, nach oben und unten sind die Pforten jeweils im Abstand von einem Cun voneinander getrennt. Oben wird die Mitte des Brustkorbes erreicht, und weiter nach oben verlaufend die Kehle durchdrungen, Lippen und Mund von abzweigenden Netzgefäßen umsponnen. Der klassische Leitfaden besagt: „Die Überkreuzung der Drei Yin verknüpft mit dem Fuß. Oberhalb des Knöchels ist ein Verlauf über sechs Stellen, das ist der untere Verlauf der Nieren-Leitbahn, der als tàichōng* 太衝 *(Name von Le 3, wörtlich: Größtes Sich-Ergießen; auch ein Verweis auf den Chongmai) bezeichnet wird." Herr Wang[19] sagte: „Das Nieren-Gefäß und der Chongmai bewegen sich gemeinsam nach unten und verbinden sich miteinander am Fuß entlang und entfalten sich zur großen Kraft, weshalb es tàichōng* 太衝 *genannt wird." Das Nànjīng* 難經 *(„Leitfaden der schwer zu erwidernden Einwürfe") besagt: „Ist der Chongmai erkrankt, so ist das Qi gegenläufig, und das Innere wird dringlich (Stuhldrang, Stuhl- und Harndrang)." Das Língshū* 靈樞 *(„Drehangel aller Wunderwirkungen") sagt: „Ist das Qi nach oben gegenläufig, dann steche man die untere Vertiefung inmitten der Brust und das pulsierende Gefäß am unteren Brustkorb. Bei Bauchschmerzen steche man das pulsierende Gefäß auf der linken und rechten Seite des Bauchnabels, man drücke darauf und sofort hört es auf. Hört es nicht auf, dann steche man qìjiē* 氣街 *(Ma 30), drücke darauf und sofort hört es auf."*

Sind die beiden Hand-Pulse oberflächlich, dann ist das Yang vollständig vorhanden, sind sie tief, so ist das Yin vollständig vorhanden. Sind Yin und Yang allesamt kraftvoll, dann ist dies der Puls von Chong und Du. Das Gefäß Du ist die Durchgangsstraße der Zwölf Hauptleitbahnen. Sind Chong und Du mit Aufgaben befrachtet, so kehren sie nicht zu ihrer üblichen Abbildung im Cunkou (Radialispuls) zurück; die hiervon betroffenen Menschen sind geistesabwesend, wahnhaft und schwachsinnig. Auch heißt es: „Kommt der Puls in der Mitte fest und voll, geradewegs bis zur Guan-Taststelle, das ist der Chongmai. Es bewirkt das Leiden an Schmerzen seitlich am Unterbauch, nach oben wird das Herz bestürmt, es gibt Unterbauch-Hernien, Harninkontinenz, lästige Völlegefühle in den Zwischenräumen der Rippen, bei Frauen bleibt die Milchbildung aus." Auch heißt es: „Sind Chi- und Cun-Taststelle allesamt fest, geradewegs von oben bis unten, das ist der Chongmai; im Brustkorb gibt es Kälte-Hernien." Herr Li[20] sagte: „Der gesamte Bereich oberhalb und unterhalb, links und rechts des Bauchnabels hat Qi, ist aufgerichtet, fest und schmerzhaft; genau dies ist die Erkrankung der vier Leitbahnen von Chong, Ren, Fuß-Shaoyin und -Taiyin." Auch heißt es: „Hat des Meer des Blutes einen Überschuss, so empfindet man häufig den eigenen Leib als übergroß, ist es unzureichend, so empfindet man den Leib als zu klein."

Qīng • Yuè Hánzhēn • Jīngxué jiě • Chōngmài
(Qing-Dynastie • Yue Hanzhen [1602–1693] • Erläuterung der Leitbahnen und Pforten • Chongmai)
清・岳含珍・經穴解・衝脈

Der Behandlung zugängige Pforten

Primäre Auswahl

- Bl 11
- Ren 4
- Ren 17
- Du 14
- Ma 36
- Ma 37
- Ma 39

Sekundäre Auswahl

- Bl 57
- Du 15
- Du 20
- Lu 1
- Ma 30

15.1.2 Renmai 任脈

Synonyme

- Beauftragtes Gefäß
- Konzeptions-Gefäß
- Aufnehmende Leitbahn
- Prüfer-Gefäß

Leitbahnverlauf

Im oberflächlichen Verlauf des Renmai liegen 24 Akupunkturpforten.

Der Renmai beginnt mit seinem inneren Verlauf im Bereich von Gebärmutter und Unterbauch, wo auch der Ren- und der Chongmai entspringen. Der innere Verlauf vermischt sich mit dem der Nieren-Leitbahn und dem Dumai und bewegt sich seitlich innen an der Wirbelsäule entlang mit den beiden anderen Leitbahnen nach cranial.

[18] Hier heißt es nur *cùnbàn* 寸半 (Cun-Halbes), womit ein halbes oder mehrere halbe Cun gemeint sein können.

[19] Herr Wang: **Wáng Shūhé** 王叔和, Autor des *Màijīng* 脈經 („Leitfaden der Bewegung in den Gefäßen").

[20] Herr Li: **Lǐ Shízhēn** 李時珍, Autor des *Běncǎo gāngmù* 本草綱目 („Abriss der heimischen Pharmakopöe") und des *Qíjīng bāmài kǎo* 奇經八脈考 („Untersuchungen zu den Acht Außergewöhnlichen Gefäßen").

Von der Ursprungsregion zieht der Renmai zum Dammbereich, wo auch sein oberflächlicher Verlauf beginnt. Er steigt entlang der vorderen Mittellinie über den Unterbauch, das Nabelzentrum, den Oberbauch, den Schwertfortsatz und das Brustbein zur Drosselgrube auf. Der Renmai zieht über die Mittellinie im Bereich der Luftröhre und des Kehlkopfes, wo Kontakte zum Chongmai bestehen, weiter zum Kinngrübchen. Im Verbund mit dem Chongmai umrunden Äste von der Kinnregion ausgehend die Lippen und ziehen zum Bereich unterhalb der Augenhöhle (➤ Abb. 15.6, ➤ Abb. 15.7).

Silianzi[21] sprach: Dieses Gefäß ist das Meer der Yin-Gefäße, denn die Gefäße und ihre netzförmigen Verzweigungen fließen zirkulierend in allen Teilen des gesamten Yin, genauso wie das Wasser, und der Renmai ist deren zentrale Sammelstelle, weshalb er den Namen „Meer der Yin-Gefäße" trägt. Er hat einen gemeinsamen Beginn des Verlaufs mit den beiden Gefäßen Du und Chong und entspringt aus dem Inneren des Unterbauchs, erreicht die Mitte zwischen beiden Yin-Öffnungen[22] an der Stelle der Pforte mit der Bezeichnung huìyīn 會陰 (Ren 1), dann teilt es sich in drei Äste auf. Das Gefäß Du verläuft nach oben im Inneren der Wirbelsäule, das Gefäß Chong verläuft nach oben zu beiden Seiten dieser Leitbahn, während diese Leitbahn selbst dann in der Mitte nach oben verläuft. Außen verläuft diese Leitbahn am Schambein entlang nach oben in die Vertiefung in der Mitte an der Schamhaargrenze, die die Pforte qūgǔ 曲骨 (Ren 2) bildet, oberhalb der Schamhaargrenze bis vier Cun unterhalb des Nabels auf dieser Leitbahn, die Mu-Sammlungs-Pforte der Blase – die Pforte zhōngjí 中極 (Ren 3). Bis zu dieser Stelle verlaufen diese Leitbahn, die Fuß-Jueyin-Leber-Leitbahn, die Fuß-Taiyin-Milz-Leitbahn und die Fuß-Shaoyin-Nieren-Leitbahn gemeinsam im Inneren des Bauches. Es wird drei Cun unterhalb des Nabels auf dieser Leitbahn die Pforte guānyuán 關元 (Ren 4) erreicht, worin sich die drei Yin-Leitbahnen des Fußes treffen. Weiter nach oben über die zwei Cun unterhalb des Nabels gelegene Mu-Sammlungs-Pforte des Sanjiao shímén 石門 (Ren 5), und wieder sich nach oben bewegend bis anderthalb Cun unterhalb des Nabels, das Meer des Hervorbringens des Qi bei Männern, als qìhǎi 氣海 (Ren 6)-Pforte bezeichnet. Sich weiter nach oben bewegend wird dem Fuß-Shaoyin und dem Chongmai ein Cun unterhalb des Nabels begegnet, was der oberen Begrenzung der Blase entspricht und ebenfalls als Mu-Sammlungs-Pforte yīnjiāo 陰交 (Ren 7) des Sanjiao gilt, weiter nach oben entlang des Nabels zur Pforte shénquè 神闕 (Ren 8) dieser Leitbahn. Dann über den Nabel hinaus und nach oben sich bewegend ein Cun oberhalb des Nabels, der unteren Mündung des Dünndarms, der Pforte shuǐfēn 水分 (Ren 9) dieser Leitbahn. Wieder sich nach oben bewegend zur Begegnung des Fuß-Taiyin mit dieser Leitbahn zwei Cun oberhalb des Nabels an der Pforte xiàwǎn 下脘 (Ren 10), dann über die drei Cun oberhalb des Nabels gelegene Pforte jiànlǐ 建里 (Ren 11) dieser Leitbahn, wo danach dann eine Begegnung mit der Hand-Taiyang-Dünndarm-Leitbahn, der Hand-Shaoyang-Sanjiao-Leitbahn und der Fuß-Yangming-Magen-Leitbahn vier Cun oberhalb des Nabels stattfindet an der Mu-Sammlungs-Pforte des Magens zhōngwǎn 中脘 (Ren 12) auf dieser Leitbahn. Dann wieder über den Nabel hinaus fünf Cun oberhalb auf dieser Leitbahn die Pforte shàngwǎn 上脘 (Ren 13), und weiter nach oben sich auf dieser Leitbahn bewegend ein Cun unter der Pforte jiūwěi 鳩尾 (Ren 15) zur Mu-Sammlungs-Pforte des Herzens jùquè 巨闕 (Ren 14) auf dieser Leitbahn, dann über den Bereich vor dem Herzen hinaus zur fünf Fen unter dem Schwertfortsatz gelegenen Pforte jiūwěi 鳩尾 (Ren 15), dann in den Brustkorb eintretend inmitten der Vertiefung ein Cun und sechs Fen unterhalb des weiter oben gelegenen dànzhōng 膻中 (Ren 17) – die Pforte zhōngting 中庭 (Ren 16) dieser Leitbahn. Dann weiter oben zur Pforte dànzhōng 膻中 (Ren 17) auf dieser Leitbahn in der direkten horizontalen Verbindung der beiden Brustwarzen. Von hier aus ein Cun und sechs Fen nach oben – das ist die Pforte yùtáng 玉堂 (Ren 18) dieser Leitbahn, dann nochmal ein Cun und sechs Fen – das ist die Pforte zǐgōng 紫宮 (Ren 19) dieser Leitbahn, und nochmal ein Cun und sechs Fen – das ist die Pforte huágài 華蓋 (Ren 20) dieser Leitbahn, nochmals ein Cun und sechs Fen oberhalb dieser Pforte – das ist die Pforte xuánjī 璇璣 (Ren 21) dieser Leitbahn, nochmals ein Cun und sechs Fen – das ist die Pforte tiāntū 天突 (Ren 22), dann noch über den Kehlenknoten hinaus zur Pforte in der Mitte der Zunge liánquán 廉泉 (Ren 23), danach hoch zum Kinn zur Begegnung mit dem Hand-Yangming-Dickdarm und dem Fuß-Yangming-Magen sowie dem Dumai in der unterhalb der Lippe gelegenen Pforte chéngjiāng 承漿 (Ren 24). Danach werden die Lippen umrundet von oben bis unten zur Verbindungsstelle des Zahnfleischs zwischen den Schneidezähnen, und es treten zwei getrennte Verläufe aus, die entlang des Gesichts sich mit dem Bereich unterhalb der beiden Augen verbinden, in der Mittellinie sieben Fen senkrecht von der Pupille weg zu den beiden chéngqì 承泣 (Ma 1) als Endpunkte. Sein abzweigendes Netzgefäß heißt wěiyì 尾翳 (oberhalb von Ren 15), das ist vorne an dieser Leitbahn die Yuan-Ursprungs-Pforte des gāo 膏 (Baufett[23]) – die Pforte jiūwěi 鳩尾 (Ren 15); nach unten verteilen sie sich im Bauchraum. Bei Fülle schmerzt die Bauchhaut, bei Leere tritt Juckreiz auf. Was die Krankheiten des Renmai betrifft, so sind es bei Männern die inneren Verknotungen, die zu den sieben Arten der Hernien führen, bei Frauen der Ausfluss nach unten und die Wucherungen und

[21] Sīliánzǐ 思蓮子 („denkender Lotossamen"): Beiname des Autors Yue Hanzhen.

[22] Gemeint sind Anus und Harnröhrenöffnung.

[23] Das Sprichwort „die Krankheit ist ins Gaohuang eingedrungen" (病在膏肓 oder 病入膏肓) geht auf eine Begebenheit zurück, von dem in dem Klassiker „Überlieferungen des Herrn Zuo" (*Zuǒzhuàn* 左傳) berichtet wird: Der Herzog Jing von Jin erkrankte schwer. Seine Ärzte wussten keinen Rat, so dass er aus dem Nachbarstaat einen Arzt anforderte. Der dortige Herrscher beauftragte einen Arzt, genannt Huan, dem Herzog medizinisch beizustehen. Noch vor dem Eintreffen des Arztes hatte der Herzog einen Traum. Er sah seine Krankheit in Gestalt zweier Kinder, die in seinem Inneren ihr Unwesen trieben. Da sprach ein Kind zu dem anderen: „Ich habe gehört, dass der Arzt Huan zur Behandlung kommt. Mit seinen Fähigkeiten wird es uns schlecht ergehen." Das andere antwortete: „Ich weiß was wir nun tun. Du versteckst Dich im Gao, und ich ziehe mich ins Huang zurück. Dorthin kann keine Nadel reichen und keine Arznei vordringen. So kann der Arzt uns nicht beikommen." Als der Arzt den Herzog erblickte, sprach er zu ihm: „Die Krankheit ist ins Gaohuang vorgedrungen. Dahin reichen keine meiner Nadeln, dorthin dringt keine meiner Arzneien." Der Herzog lobte das hohe Können des Arztes, der ihm die Wahrheit offen übermittelt hatte, und entlohnte ihn fürstlich. Die Region des Gao soll sich um das Herz herum befinden, zwischen Herz und Zwerchfell, die des Huang im Baufett um die Niere herum. Wenn der Schutzwall des Herz-Hüters überwunden und der Monarch überwältigt wird, dann ist das Reich verloren. Die Pforte Bl 43 trägt eben diese Bezeichnung (Gaohuang) und befindet sich auf Höhe der Transportpforte für den Herz-Hüter.

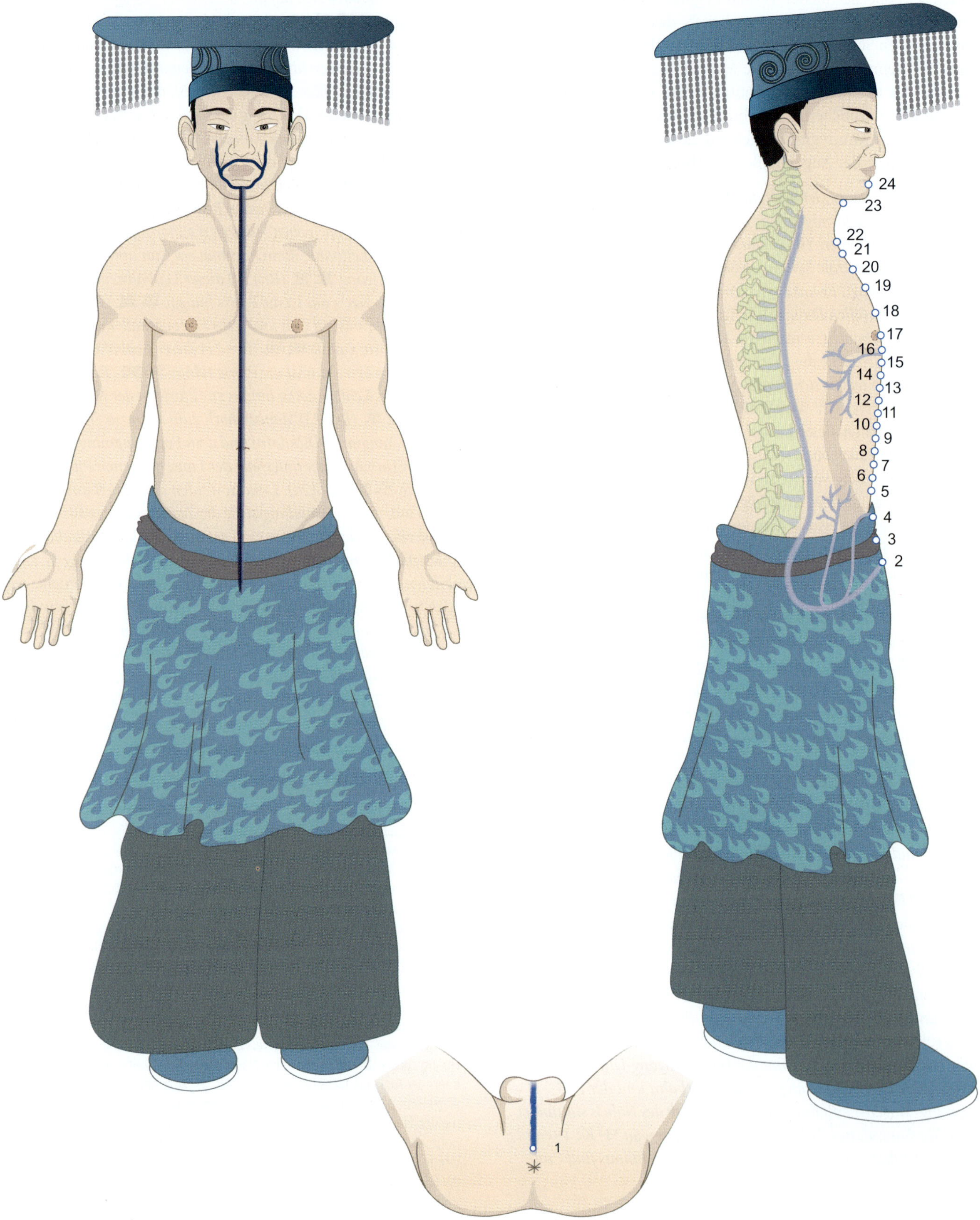

Abb. 15.6 Renmai (beauftragtes Gefäß) [L138]

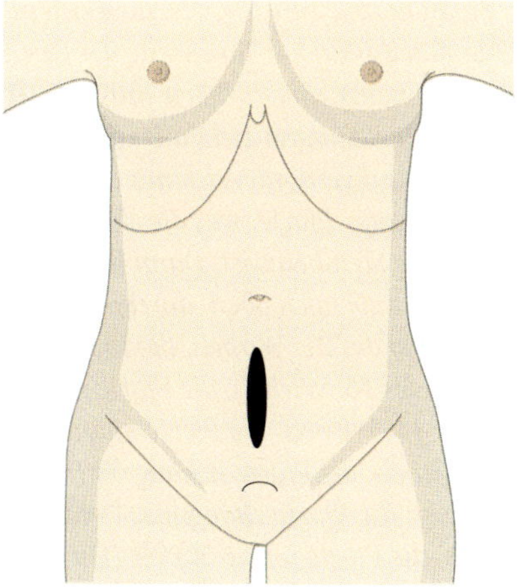

Abb. 15.7 Testzone des Renmai [L138]

Ansammlungen im Bauchraum. Bei Frauen trifft der Himmelstau (tiānguǐ 天癸) mit zweimal sieben Jahren ein, und der Puls bei tàichōng 太衝 (Le 3) ist kraftvoll, die Menses fließt zeitgerecht nach unten; mit sieben mal sieben Jahren ist der Renmai leer, und der Puls bei tàichōng 太衝 (Le 3) wird schwächer, der Himmelstau (tiānguǐ 天癸) erschöpft sich, die irdischen Pfade sind nicht durchgängig (Ausbleiben der Menses), der Leib ist zerschunden und die Frau bleibt ohne Kind. Außerdem, wenn das Qi nach oben schlägt und Geräusche erzeugt, behandle die Mitte der zerbrochenen Schalen (die beiden oberen Schlüsselbeingruben), die auch tiāntū 天突 (Ren 22)-Pforte genannt wird, also die Begegnung des Yinweimai mit dem Renmai. Man steche ein Cun tief, man moxe mit drei Kegeln. Wenn ein Cun zu tief erscheint, sind auch fünf Fen möglich. Wird der pathognomonische Puls an der Cunkou-Stelle (Radialispuls) gesichtet, also beispielsweise gespannt, fein, voll und lang bis zur Guan-Position, das ist der Renmai. Wird dieser Puls gesichtet, so gibt es Beschwerden im Leistenbereich und um den Nabel herum, die nach unten zur Mitte des Schambeins ziehen und schneidende Schmerzen verursachen; man nehme die Pforte guānyuán 關元 (Ren 4) auf dieser Leitbahn zur Behandlung. Erscheint der Cunkou (Radialispuls) an seinen Begrenzungen kugelig, dann ist es ebenfalls der Renmai. Wird dieser Puls gesichtet, dann leidet man an Qi inmitten des Bauchs, als ob Finger nach oben das Herz ergreifen würden, so dass das Heben und Senken des Kopfes nicht erreicht wird und eine akute Bewegungseinschränkung besteht. Ist der Dumai erkrankt, so sieht man zwei Pulsbefunde im Cunkou (Radialispuls): ein Puls ist gespannt, fein und gerade, voll und mit einer Länge, die sich bis zur Guan-Taststelle erstreckt; ein Puls ist kugelig an der Begrenzung des Cunkou (Radialispuls). Diese beiden sind die pathologischen Pulse des Gefäßes Ren. Das Gefäß Ren ist das Meer der zwölf Hauptleitbahnen. Zeigt sich der typische Puls dieser Leitbahn, dann bedeutet es auch, dass sich die zwölf Hauptleitbahnen nicht mehr in ihrem üblichen Zustand im Cunkou (Radialispuls) widerspiegeln. Sobald man also diese Pulse feststellt, dann weiß man, dass der Renmai erkrankt ist. Was nun die Methode des Aufsuchens der Pforten betrifft, so bezieht sie sich auf den Bereich oberhalb und unterhalb des Nabels, so dass alles vom Nabel ausgehend gezählt wird. Oberhalb der Pforten huìyīn 會陰 (Ren 1) und qūgǔ 曲骨 (Ren 2) findet sich vier Cun unterhalb des Nabels zhōngjí 中極 (Ren 3), drei Cun unterhalb des Nabels guānyuán 關元 (Ren 4), zwei Cun unterhalb des Nabels shímén 石門 (Ren 5), ein Cun und fünf Fen unterhalb des Nabels qìhǎi 氣海 (Ren 6), ein Cun unterhalb des Nabels yīnjiāo 陰交 (Ren 7), in der Mitte des Nabels shénquè 神闕 (Ren 8), ein Cun oberhalb des Nabels shuǐfēn 水分 (Ren 9), zwei Cun oberhalb des Nabels xiàwǎn 下脘 (Ren 10), drei Cun oberhalb des Nabels jiànlǐ 建里 (Ren 11), vier Cun oberhalb des Nabels zhōngwǎn 中脘 (Ren 12), fünf Cun oberhalb des Nabels shàngwǎn 上脘 (Ren 13), fünf Cun und sechs Fen oberhalb des Nabels jùquè 巨闕 (Ren 14), und schließlich jiūwěi 鳩尾 (Ren 15) fünf Fen unter dem Schwertfortsatz. Die Pforten im Bereich des Brustkorbs werden von dànzhōng 膻中 (Ren 17) ausgehend gezählt, wobei dànzhōng 膻中 (Ren 17) auf der geraden horizontalen Verbindungslinie zwischen den zwei Brustwarzen liegt. Ein Cun sechs Fen unterhalb von dànzhōng 膻中 (Ren 17) liegt zhōngting 中庭 (Ren 16), ein Cun sechs Fen oberhalb von dànzhōng 膻中 (Ren 17) liegt yùtáng 玉堂 (Ren 18), drei Cun und zwei Fen oberhalb von dànzhōng 膻中 (Ren 17) liegt zǐgōng 紫宮 (Ren 19), vier Cun und acht Fen oberhalb von dànzhōng 膻中 (Ren 17) liegt huágài 華蓋 (Ren 20), sechs Cun und vier Fen oberhalb von dànzhōng 膻中 (Ren 17) liegt xuánjī 璇璣 (Ren 21), ein Cun oberhalb von xuánjī 璇璣 (Ren 21) liegt tiāntū 天突 (Ren 22), womit die Pforten des Brustkorbs beendet sind. Tiāntū 天突 (Ren 22) liegt vier Cun unterhalb des Kehlkopfes, liánquán 廉泉 (Ren 23) befindet sich unterhalb der Lippen in der Mitte des spitz zulaufenden Knochens, chéngjiāng 承漿 (Ren 24) befindet sich vorne am Kinn, unterhalb der Lippenwölbung inmitten der Krümmung. Das ist die Methode des Auffindens der Pforten des Renmai, von unten nach oben, auf dieser Leitbahn von unten weiter aufsteigend, daher in der Mitte des Bauches verlaufend. Insgesamt 24 Pforten, unterhalb des Nabels von huìyīn 會陰 (Ren 1) abgesehen zusammen fünf Pforten, oberhalb des Nabels von shénquè 神闕 (Ren 8) abgesehen zusammen sechs Pforten, oben am Brustkorb von jiūwěi 鳩尾 (Ren 15) abgesehen zusammen sieben Pforten, oben am Hals zwei Pforten, unterhalb der Lippen eine Pforte.

Qīng • Yuè Hánzhēn • Jīngxué jiě • Rènjīng zǒnglùn (Qing-Dynastie • Yue Hanzhen [1602–1693] • Erläuterung der Leitbahnen und Pforten • Zusammenfassende Erörterung der Ren-Leitbahn)
清 • 岳含珍 • 經穴解 • 任經總論

Der Behandlung zugängige Pforten

- Ren 22
- Ren 4

15.1.3 Dumai 督脈

Synonyme

- Lenkendes Gefäß
- Lenker-Gefäß
- Gouverneur-Gefäß
- Leitbahn der Steuerung
- Aufseher-Gefäß

Leitbahnverlauf

Im oberflächlichen Verlauf des Dumai liegen 28 Akupunkturpforten.

Der Dumai beginnt mit seinem inneren Verlauf im Bereich von Gebärmutter und Unterbauch, wo auch der Ren- und der Chongmai entspringen. In der Dammregion findet eine Vermischung mit dem Qi der Nieren- und Blasen-Leitbahn statt. Innen an der Wirbelsäule entlang zieht ein Ast zur Niere und von hier weiterhin seitlich innen an der Wirbelsäule vorbei zum Scheitel, wo der Eintritt ins Hirn erfolgt.

Ein zweiter Ast steigt vom Unterbauch zum Nabel und zum Herz auf. Er verläuft weiter über die Kehlen- und Rachenregion, wo Kontakte zum Chongmai und Renmai bestehen, zum Unterkiefer und zum Unterrand der Augenhöhle. Vom inneren Augenwinkel zieht ein zusätzlicher Ast zum Scheitel.

Der oberflächliche Verlauf der Leitbahn bewegt sich von der Dammregion über den Punkt Du 1 am Steißbein und die hintere Mittellinie im Bereich von Steiß- und Kreuzbein sowie der gesamten Wirbelsäule bis zur Nackenregion. Vom Punkt Du 16 unter der Hinterhauptsschuppe zieht ein Ast zum Hirn. Am Schädel verläuft die Leitbahn weiter über die Mittellinie und über Nase und Philtrum zum Bereich des Oberlippenbändchens (➤ Abb. 15.8, ➤ Abb. 15.9).

Silianzi[24] sprach: Der Dumai verläuft am Rücken des menschlichen Leibes, um das gesamte Yang des Leibes zu umfassen; der Renmai verläuft am Bauch des menschlichen Leibes, um das gesamte Yin des Leibes zu umfassen. Dass der menschliche Leib die Gefäße Du und Ren aufweist, hat die gleiche Bewandtnis wie der Umstand, dass Himmel und Erde Himmelsstämme und Erdzweige zugeordnet sind. Der Dumai umfasst das gesamte Yang des Leibes; daher gilt er als Meer der Yang-Gefäße. Und was das Größte des Yang am menschlichen Leib anbetrifft, so existiert nichts Größeres als das Fuß-Taiyang. Das Taiyang des Menschen verläuft den Rücken einzwängend nach unten, und der Dumai verläuft in der Mitte zwischen dem Taiyang nach oben. Sein Gefäß entspringt unterhalb der Nieren inmitten der Blase und reicht bis in den Unterleib, kehrt zurück entlang der Mitte des Schambeinbogens, erreicht das Ende der Harnröhrenöffnung, verläuft bei Männern entlang der Unterseite des Penis zum Skrotum, bei Frauen sich an den äußeren Genitalien verzweigend, nach dem Umkreisen der Genitale dann in der Dammregion sich vereinend zur Pforte píngyì 屏翳, also in der Mitte zwischen vorderer und hinterer Yin-Öffnung, was auch als huìyīn-Pforte 會陰 (Ren 1) bekannt ist. Gefäßzweige umkreisen das Gesäß und erreichen die mittleren Netzgefäße von Shaoyin und Taiyang, vereinen sich mit dem Shaoyin und verlaufen darauf zur Innenseite der Oberschenkel. Von beiden Seiten des Steißbeins, an der Pforte huìyáng 會陽 (Bl 35) der Fuß-Taiyang-Blasen-Leitbahn zieht das Gefäß dann durch die Wirbelsäule hindurch und verbindet sich mit dem Fuß-Shaoyin über die eigene Luo-Vernetzungs-Pforte, was die chángqiáng-Pforte 長強 (Du 1) am Ende des Steißbeins ist. Dann bewegt sich das Gefäß im Inneren der Wirbelsäule nach oben, durchläuft die Pforte yāoshù 腰腧 (Du 2) unterhalb des 21. Wirbels, die Pforte yángguān 陽關 (Du 3) unterhalb des 16. Wirbels, die Pforte mìngmén 命門 (Du 4) unterhalb des 14. Wirbels, die Pforte xuánshū 懸樞 (Du 5) unterhalb des 13. Wirbels, die Pforte jízhōng 脊中 (Du 6) unterhalb des elften Wirbels, die Pforte zhōngshū 中樞 (Du 7) unterhalb des zehnten Wirbels, die Pforte jīnsuō 筋縮 (Du 8) unterhalb des neunten Wirbels, die Pforte zhìyáng 至陽 (Du 9) unterhalb des siebten Wirbels, die Pforte língtái 靈臺 (Du 10) unterhalb des sechsten Wirbels, die Pforte shéndào 神道 (Du 11) unterhalb des fünften Wirbels, die Pforte shēnzhù 身柱 (Du 12) unterhalb des dritten Wirbels, die Pforte táodào 陶道 (Du 13) unterhalb des großen Wirbels, wo das Gefäß auf das Fuß-Taiyang trifft, und dann weiter nach oben zur Pforte dàzhuī 大椎 (Du 14) oberhalb des großen Wirbels, wo eine Vereinigung mit dem Hand-Taiyang, Fuß-Taiyang, Hand-Shaoyang, Fuß-Shaoyang und Fuß-Yangming stattfindet. Danach wird die Wirbelsäule verlassen, in den Nacken eingetreten und die der Leitbahn zugehörige Pforte yǎmén 啞門 (Du 15) erreicht, wo wieder eine Begegnung mit dem Yangwei stattfindet und eine Anbindung an die Zungenwurzel erfolgt. Sich nach oben bewegend wird die der Leitbahn zugehörige Pforte fēngfǔ 風府 (Du 16) erreicht, wo wieder ein Zusammentreffen mit dem Fuß-Taiyang und dem Yangwei stattfindet und gemeinsam in die Mitte des Gehirns eingetreten wird. Entlang des Hinterhauptknochens sich nach oben bewegend wird die der Leitbahn zugehörige Pforte nǎohù 腦戶 (Du 17) erreicht. Dann weiter nach oben entlang der Leitbahn zur drei Cun hinter der Pforte bǎihuì 百會 (Du 20) gelegenen Pforte qiángjiān 強間 (Du 18), und weiter nach oben zur ein halbes Cun hinter der Pforte bǎihuì 百會 (Du 20) gelegenen Pforte hòudǐng 後頂 (Du 19). Dann weiter hoch zum Gipfel an die der Leitbahn zugehörige Pforte bǎihuì 百會 (Du 20) heran und zur anderthalb Cun vor der Pforte bǎihuì 百會 (Du 20) gelegenen Pforte qiándǐng 前頂 (Du 21), zur drei Cun vor der Pforte bǎihuì 百會 (Du 20) gelegenen Pforte xìnhuì 顖會 (Du 22), dann weiter nach vorne ein Cun über die Pforte xìnhuì 顖會 (Du 22) hinaus zur Pforte shàngxīng 上星 (Du 23), dann weiter nach vorne zur zwei Cun vor der Pforte xìnhuì 顖會 (Du 22) und direkt über der Nase, fünf Fen hinter der vorderen Haargrenze gelegenen Pforte shéntíng 神庭 (Du 24). Diese Pforte gilt als Treffpunkt des Fuß-Taiyang mit dem Dumai. Dann entlang der Mitte der Stirn über die Nase exakt zur Spitze, der der Leitbahn zugeordneten Pforte sùliáo 素髎 (Du 25), dann weiter nach unten entlang der Mitte des Menschen (rénzhōng 人中) zu der der Leitbahn zugehörigen Pforte shuǐgōu 水溝 (Du 26), ein Treffpunkt der Hand-Yangming-Dickdarm-Leitbahn und der Fuß-Yangming-Magen-Leitbahn. Dann wird die dieser Leitbahn zugehörige direkt über dem oberen Ende der Oberlippe gelegene Pforte duìduān 兑端 (Du 27) erreicht. Weiter nach unten an der Oberlippe hinein in den Spalt zwischen den oberen Schnei-

[24] Sīliánzǐ 思蓮子 („denkender Lotossamen"): Beiname des Autors Yue Hanzhen.

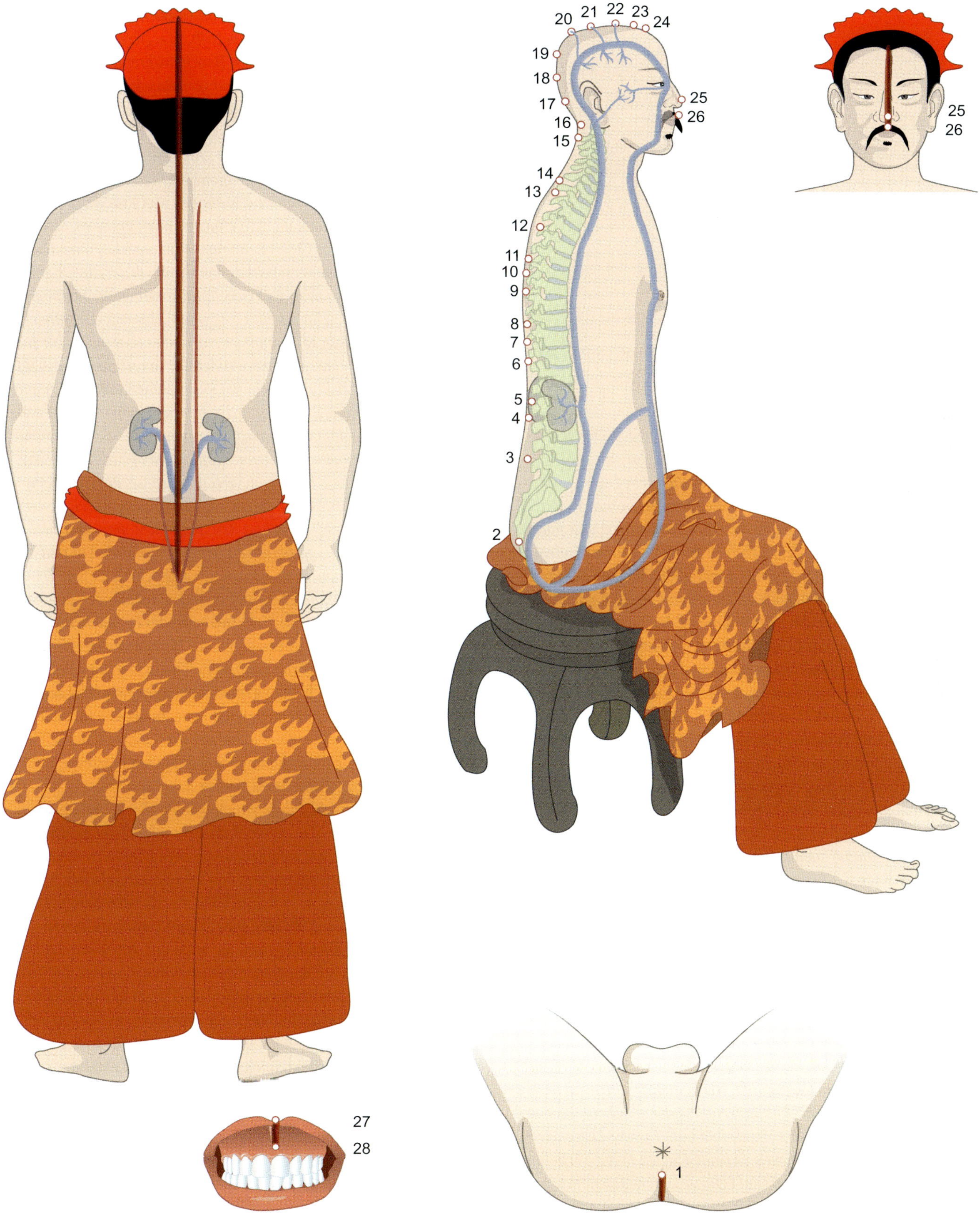

Abb. 15.8 Dumai (lenkendes Gefäß) [L138]

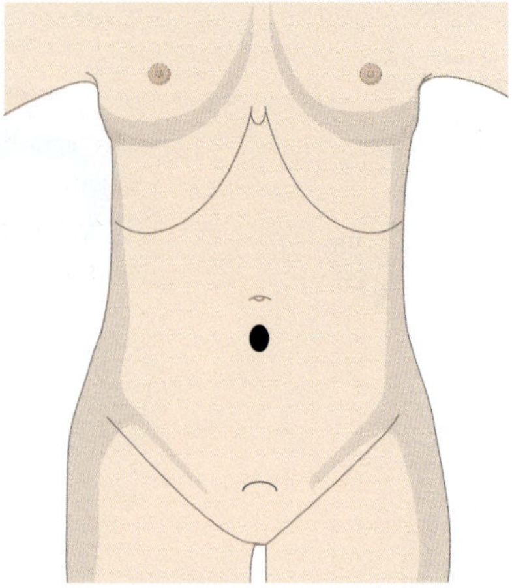

Abb. 15.9 Testzone des Dumai [L138]

dezähnen zu der dieser Leitbahn zugehörigen Pforte yínjiāo 齦交 *(Du 28), wo das Gefäß in der Kreuzung mit dem Renmai und der Fuß-Yangming-Leitbahn endet.*

Nun hat das Gefäß Du wiederum abzweigende Netzgefäße, die von chángqiáng 長強 *(Du 1) zum Renmai ziehen, vorne sich vom Unterbauch gerade nach oben zur Mitte des Nabels bewegen, nach oben durch das Herz ziehen und in die Kehle eintreten, sich weiter nach oben zum Kinn bewegen und die Lippen umkreisen, sich nach oben bewegen, um sich mit dem Zentrum der Augen zu verbinden. Nach unten begegnen die Netzgefäße dem Fuß-Taiyang an der Pforte jīngmíng* 睛明 *(Bl 1) im Bereich des Innenkanthus. Sich nach oben bewegend findet eine Begegnung mit dem Fuß-Jueyin am Gipfelpunkt statt, wo Netzgefäße in das Gehirn eintreten. Wiederum ziehen Abzweige vom Gehirn den Nacken hinab und entlang des Schulterblatts, um dem Hand- und Fuß-Taiyang und -Shaoyang im dàzhù* 大杼 *(Bl 11), in der Vertiefung unterhalb des ersten Wirbels ein Cun und fünf Fen zu beiden Seiten der Mitte der Wirbelsäule, zu begegnen. Die Wirbelsäule einzwängend wird die Mitte des Lendenbereichs berührt, wo an den Wirbeln entlang eingetreten und die Nieren von Netzgefäßen umsponnen werden. Vom huìyīn* 會陰 *(Ren 1) ausgehend verläuft der Dumai getrennt von Ren und Chong nach hinten. Das Hauptgefäß des Dumai zieht eben von diesem Ort aus entlang des Rückens nach oben; Chong und Ren ziehen vom huìyīn* 會陰 *(Ren 1) aus nach vorne und nach oben den Bauch entlang. Der Dumai hat weitere abzweigende Netzgefäße, die vom chángqiáng* 長強 *(Du 1) nach vorne verlaufen und dem Renmai folgend den Bauch hochziehen. Sie durchdringen das Herz, treten in die Kehle ein und steigen zum Kinn auf, teilen sich in zwei Äste und umkreisen die Lippen, um sich dann getrennt voneinander mit den beiden Augen zu verbinden. Getrennt begegnen sie den beiden Fuß-Taiyang-Leitbahnen an der Pforte jīngmíng* 睛明 *(Bl 1). Sie bewegen sich hinauf zur Stirn und begegnen dem Jueyin am Gipfelpunkt, treten in das Gehirn ein und ziehen vom Gehirn den Nacken hinab entlang der Schulterblätter, wo im dàzhuī* 大椎 *(Du 14) dem Hand- und Fuß-Taiyang begegnet wird. Unterhalb des ersten Wirbels zu beiden Seiten in der Vertiefung im Abstand von einem Cun und fünf Fen zur Wirbelsäulenmitte teilen sich zwei Äste auf, die die Wirbelsäule einzwängend bis hinab zum Zentrum der Lenden reichen und dann entlang der Wirbelsäule eintreten, um schließlich die Nieren mit Netzgefäßen zu umspinnen. Gemäß der Unterscheidung von Yin und Yang am menschlichen Leib ist festzuhalten, dass das Yang häufig im Überschuss steht und das Yin umschließt. Was nun Du und Ren betrifft, so regieren das Gefäß Du den Rücken und das Gefäß Ren den Bauch, während die Netzgefäße des Dumai den Renmai umschließend vom Bauch im getrennten Verlauf nach oben ziehen und den Gipfelpunkt erreichen, aber auch den Dumai umschließend nach oben ziehen, nämlich am Rücken am Hauptgefäß des Dumai entlang. Nach unten zwängen sie die Wirbelsäule ein und betreten die Lendenregion. Wo nun die beiden Leitbahnen Du und Ren sich den Himmelsstämmen und Erdzweigen von Himmel und Erde ähnlich im menschlichen Leib verhalten, also bei Fülle das Gefäß Du das Gefäß Ren umschließt, wie das Yang das Yin umschließt, ist es somit vergleichbar dem Himmel, der die Erde umschließt, wobei die Erde als Erscheinung inmitten des Himmels anzusehen ist. Dies reicht bis zum Netzgefäß-Abzweig, der wěiyì* 尾翳 *(oberhalb von Ren 15) genannt wird, und es geht nicht über jiūwěi* 鳩尾 *(Ren 15) hinaus, sondern wendet sich umgekehrt wieder nach unten und verteilt sich im Bauch. Bei Fülle schmerzt die Bauchhaut, bei Leere tritt Juckreiz auf, mehr nicht. Das darf man nicht mit dem allseitigen Kreisen des Dumai, nach vorne und hinten wie ein Rad, und seinem Einschließen des Renmai im Inneren gleichsetzen. Was den menschlichen Leib betrifft, so verhält es sich so, dass das Yang häufig im Überschuss steht und das Yin häufig nicht ausreicht; verfolgt man dies an den Gefäßen Du und Ren, so erreicht man überfließende Klarheit. Wenn man es getrennt betrachtet, so erfahren Yin und Yang jeweils eine eigene Steuerung, zusammen angeschaut fließen Yin und Yang pausenlos aufeinander zu und versinken ineinander, eines als zwei, zwei als eines. Was nun Erkrankungen des Dumai betrifft, so treten vom Unterleib nach oben gegen das Herz anstürmende Schmerzen auf, so dass vorne und hinten[25] nicht erreicht werden, vorstoßende Hernien gebildet werden, eine Unfruchtbarkeit bei Frauen entsteht, Harnverhalt und Harninkontinenz, trockenes Aufstoßen. Die Behandlung liegt in der auf der Ren-Leitbahn, oberhalb des Schambeins in der Mitte der Schamhaargrenze gelegenen Pforte qūgǔ* 曲骨 *(Ren 2). In ernsteren Fällen wird auf der Ren-Leitbahn ein Cun unterhalb des Nabels die Pforte yīnjiāo* 陰交 *(Ren 7) behandelt. Wang Qixuan sprach: „Das ist doch die Erkrankung der beiden Gefäße Ren und Chong. Ich verstehe nicht, wie es dem Dumai zuzurechnen sein soll." Li Binhu korrigierte dies und sprach: „Obwohl der Dumai am Rücken verläuft, so ziehen doch die abzweigenden Netzgefäße des Dumai vom chángqiáng* 長強 *(Du 1) zum Renmai, also vom Unterbauch gerade nach oben und die Mitte des Nabels durchquerend, weiter nach oben durch das Herz ziehend und in die Mitte der Kehle eintretend, weiter nach oben zum Kinn die Lippen umrundend und getrennt in den Innenkanthus am Auge eintretend, weshalb diese Symptome ausgeprägt werden." Das hat Qixuan nicht ausreichend tief untersucht. Was nun Erkrankungen den Verlauf des Du-Hauptgefäßes betreffend angeht, so wird im Sùwèn* 素問 *(„Unbefangene Elementarfragen") ausgesagt: „Bei Fülle des Dumai entsteht ein Opisthotonus, bei Leere wird der Kopf schwer und wackelt heftig. Was an die*

[25] *qiánhòu* 前後 („vorne-hinten"): gemeint sind vordere und hintere Ausscheidungsöffnung, Harnröhrenöffnung und Anusöffnung; „nicht erreicht" meint hier Harnverhalt und Stuhlverstopfung.

Wirbelsäule Einzwängendem hier vorbeizieht, davon nehme man die Abzweige." Das Nànjīng 難經 *(„Leitfaden der schwer zu erwidernden Einwürfe") wiederum sagt: „Wenn der Dumai erkrankt, dann wird die Wirbelsäule steif und man fällt um und wird ohnmächtig." Das Jīnguì* 金櫃 *(„Goldener Bücherschrein") sagt: „Die Steifheit der Wirbelsäule, das ist die zusammenfassende Bezeichnung für die Fünf Arten der heftigen Verkrampfungen, zu den Symptomen gehören ein plötzlicher Trismus und ein Opisthotonus des Rückens sowie Konvulsionen. Was die Arzneien nicht beenden, kann mit Moxibustion der Pforten shēnzhù* 身柱 *(Du 12), dàzhuī* 大椎 *(Du 14) und táodào* 陶道 *(Du 13) angegangen werden. Die hier ausgewählten Pforten liegen alle auf dem Du-Hauptgefäß am Rücken. So betrachtet sind die Pforten am Rücken geeignet, Erkrankungen des Du-Hauptgefäßes zu behandeln, während für die Behandlung der abzweigenden Netzgefäße Pforten am Bauch geeignet sind. Das ist die Bedeutung der Aussage, dass der Dumai den Renmai umfasst." Wenn nun die Erkrankung des Dumai im Cunkou (Radialispuls) sichtbar wird, so sagte dazu Herr Wang[26] im Màijīng* 脈經 *(„Leitfaden der Bewegung in den Gefäßen"): „Sind die proximalen Chi-Pulse und distalen Cun-Pulse allesamt oberflächlich, von oben bis unten, dann ist dies der Dumai, der für Steifheit und Schmerzen der Lenden und der Wirbelsäule zuständig ist, so dass das Heben und Senken des Kopfes nicht erreicht wird, Verrücktheit (‚Umsturz-Erkrankung') bei Erwachsenen, Wind-Epilepsie (‚dazwischentretende Erkrankung'; z. B. Absencen) bei Kindern." Auch wird gesagt: „Wenn der Puls in der Mitte oberflächlich ankommt, Schmerzen von oben bis unten, das ist der Dumai, Leiden an Kälte von Lenden, Rücken und Knien, Verrücktheit (‚Umsturz-Erkrankung') bei Erwachsenen, Epilepsie (‚dazwischentretende Erkrankung'; z. B. Absencen) bei Kindern, all dies eignet sich für die Moxibustion am Scheitel mit drei Kegeln. Das ist die Pforte bǎihuì* 百會 *(Du 20) des Dumai." Im Jīnguì* 金櫃 *(„Goldener Bücherschrein") wiederum steht: „In der Familie der Verkrampfungs-Erkrankungen ist der Puls gut aufgerichtet und saitenförmig; er bewegt sich geradewegs von oben nach unten. Diese Verkrampfungs-Erkrankungen sind Symptomatiken des Dumai." Das Sùwèn* 素問 *(„Unbefangene Elementarfragen") sagt: „Das Wind-Qi bewegt sich von fēngfǔ* 風府 *(Du 16) an aufwärts und ruft den Gehirn-Wind hervor. Der Wind tritt ein und verbindet sich mit dem Kopf, so dass Augen-Wind und Augapfel-Kälte auftreten. Auch das sind Krankheitsmerkmale des Dumai." Herr Wang sagt: „Der Dumai ist der Türflügel des Gehirns und die Begegnung mit dem Fuß-Taiyang." Das Taiyang zwängt den Dumai ein und verläuft nach unten; gemeinsam befinden sie sich am Rücken, weshalb die Krankheitsmerkmale des Gefäßes Du und des Taiyang sich gewöhnlich recht nahe stehen. Nun ist das Gefäß Du das Meer aller Yang-Leitbahnen des Leibes, und es kommandiert alle zwölf Leitbahnen. Sobald sein krankhaftes Pulsmerkmal am Cunkou (Radialispuls) auftritt, bedeutet es, dass die zwölf Leitbahnen nicht mehr zu ihrem üblichen Zustand zurückkehren. Nun werden Qi und Blut des gesamten Leibes vom Dumai genutzt, weshalb es sich geradewegs nach oben und nach unten bewegt; die drei Stellen des Pulses erscheinen wie eines, dann weiß man, dass der Dumai von einer Krankheit erfasst wurde und es nicht den zwölf Leitbahnen als Krankheitsmerkmal anzulasten ist." Insgesamt betrifft es 27 Pforten. Die Pforten am Rücken, das sind fünf Pforten unterhalb von jízhōng* 脊中 *(Du 6) und sieben Pforten oberhalb von jízhōng* 脊中 *(Du 6), mit jízhōng* 脊中 *(Du 6) zusammen 13 Pforten. Vom Kopf bis zur Stirn zählt man zehn Pforten, vor bǎihuì* 百會 *(Du 20) vier Pforten, dahinter sechs Pforten. Von der Nase bis zur Lippe sind es insgesamt vier Pforten. Gemäß der Lokalisation der Pforten werden damit die Krankheitszeichen behandelt. Für alle im Bereich der Wirbelsäule auf dem Dumai ausgewählten Pforten gilt, dass man sie an der Stelle der Fortsätze der Knochengelenke lokalisiert, jedesmal wie beim Prüfen der Fischgräten, so weiß man es. Wenn man es unterhalb der Gelenke lokalisiert, so wird man sicherlich keine Wirkung sehen.*

Qīng • Yuè Hánzhēn • Jīngxué jiě • Dūjīng zǒnglùn
(Qing-Dynastie • Yue Hanzhen [1602–1693] • Erläuterung der Leitbahnen und Pforten • Zusammenfassende Erörterung der Du-Leitbahn)
清 • 岳含珍 • 經穴解 • 督經總論

Der Behandlung zugängige Pforten

Primäre Auswahl

- Ren 2

Sekundäre Auswahl

- Ren 7
- Du 1
- Du 16
- Du 17

15.1.4 Yinweimai 陰維脈

Synonyme

- Yin-Bündelriemen-Gefäß
- Haltenetz des Yin
- Yin-Verbindungsgefäß
- Bewahrer des Yin
- Yin-Binder-Gefäß

Leitbahnverlauf

Sticht man die zugehörige Erkrankung der Luo-Pforte Bl 58 *fēiyáng* 飛揚 der Fuß-Taiyang-Blasen-Leitbahn (Lendenschmerz), dann muss man aus dem Yin das Yang heranziehen. Daher wählt man die fünf Cun über dem Innenknöchel gelegene Pforte Ni 9 *zhùbīn* 築賓. An dieser Pforte, knapp vor der Fuß-Shaoyin-Nieren-Leitbahn besteht eine Kreuzung mit dem Yangweimai. Im weiteren Verlauf des Yinweimai liegen die Pforten Mi 12 chōngmén 衝門, Mi 13 *fǔshè* 府舍, Mi 15 *dàhéng* 大橫, Mi 16 *fùāi* 腹哀, Le 14 *qīmén* 期門, Ren 22 *tiāntū* 天突 und Ren 23 *liánquán* 廉泉 (➤ Abb. 15.10, ➤ Abb. 15.11).

[26] Herr Wang: Wáng Shūhé 王叔和, Autor des *Màijīng* 脈經 („Leitfaden der Bewegung in den Gefäßen").

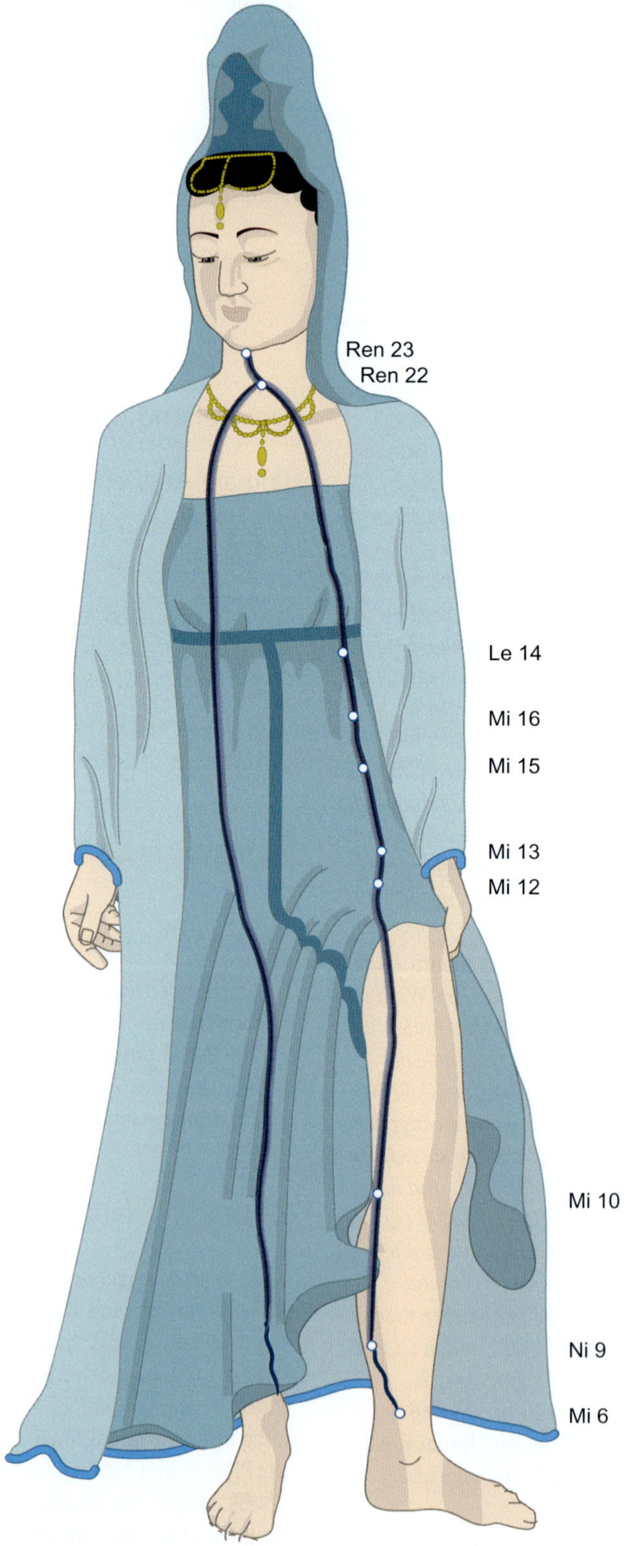

Abb. 15.10 Yinweimai (Yin-Bündelriemen-Gefäß) [L138]

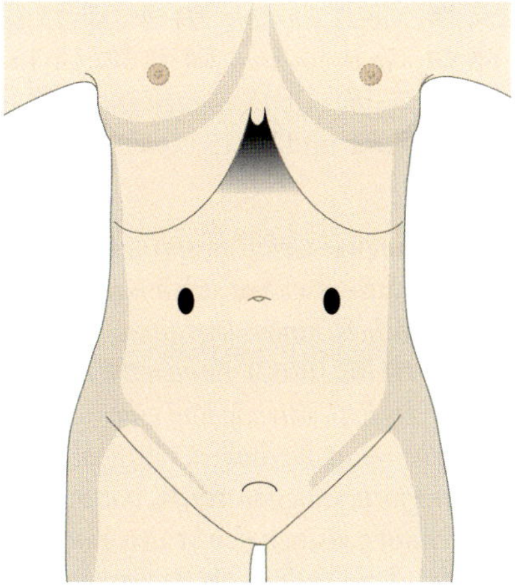

Abb. 15.11 Testzonen des Yinweimai [L138]

Silianzi[27] sprach: Das Yinwei-Gefäß entspringt am Kreuzungspunkt von allem Yin, sein Gefäß entwickelt sich aus der Pforte zhùbīn 築賓 *(Ni 9) der Fuß-Shaoyin-Nieren-Leitbahn, fünf Cun oberhalb des Knöchels inmitten der Auftrennung des inneren Teils der Wadenmuskulatur, was die Xì-*隙*-Spalten-Pforte des Yinwei-Gefäßes darstellt. Nach oben verläuft das Gefäß entlang der Innenkante des Oberschenkels, im weiteren Verlauf nach oben tritt es in den Unterbauch ein, um dann der Fuß-Taiyin-Milz-Leitbahn, der Fuß-Jueyin-Leber-Leitbahn, der Fuß-Shaoyin-Nieren-Leitbahn und der Fuß-Yangming-Magen-Leitbahn in der Pforte fǔshè* 府舍 *(Mi 13) der Milz-Leitbahn zu begegnen. Diese Pforte befindet sich drei Cun unterhalb der Pforte fùjié* 腹結 *(Mi 14) der Milz-Leitbahn, viereinhalb Cun von der Mittellinie des Bauches entfernt, wo die drei Leitbahnen der Milz, der Leber und der Nieren von unten nach oben ziehen, die Magen-Leitbahn von oben nach unten zieht und der Yinweimai ebenfalls von unten nach oben zieht; alles trifft sich an dieser Pforte. Das Gefäß tritt in den Bauchraum ein, umwickelt Milz und Leber mit Netzgefäßen, verknüpft Herz und Lunge und erreicht von der Flankenregion nach oben ziehend die Schulter. Diese Pforte ist eine Xì-*隙*-Spalten-Pforte des Taiyin, der Abzweig von Ästen der drei Yin und des Yangming; somit begegnen sich diese vier Leitbahnen in dieser Pforte. Wiederum weiter im Verlauf den Bauch entlang nach oben wird der Fuß-Taiyin-Milz-Leitbahn in der Pforte dàhéng* 大橫 *(Mi 15) begegnet, drei Cun und sechs Fen unter der Pforte fùāi* 腹哀 *(Mi 16). Weiter nach oben verlaufend wird also der Milz-Leitbahn in der Pforte fùāi* 腹哀 *(Mi 16) begegnet, ein Cun und fünf Fen unterhalb der Pforte rìyuè* 日月 *(Gb 24) auf der Gallenblasen-Leitbahn. Beide Pforten sind viereinhalb Cun von der Mittellinie entfernt. Dann wird am Brustkorb und den Flanken entlang der Fuß-Jueyin-Leber-Leitbahn in der Pforte qīmén* 期門 *(Le 14), ein Cun und fünf Fen unterhalb der Brust, begegnet. Oberhalb des Zwerchfells und des Brustkorbs wird der Rachen eingezwängt und dem Renmai viereinhalb Cun unterhalb des Kehlkopfs inmitten der Krümmung in der Pforte tiāntū* 天突 *(Ren 22) begegnet. Eine weitere Begegnung mit dem Renmai findet sich weiter nach oben bewegend zwei Cun oberhalb des Kehlkopfes in der Mitte in der Pforte liánquán* 廉泉 *(Ren 23) statt. Die insgesamt sieben überstrichenen Pforten, als Erstes der Beginn im zhùbīn* 築賓 *(Ni 9) der Niere, als Zweites die Begegnung mit den drei Yin und dem Yangming im fǔshè* 府舍 *(Mi 13), die dritte und vierte Begegnung, jeweils die Begegnung im dàhéng* 大橫 *(Mi 15) und im fùāi* 腹哀 *(Mi 16) des Fuß-Taiyin, als fünfte separate Begegnung mit der Fuß-Jueyin-Leitbahn im qīmén* 期門 *(Le 14), die sechste und siebte Begegnung im tiāntū* 天突 *(Ren 22) und im liánquán* 廉泉 *(Ren 23) mit der Ren-Leitbahn. Was die Leitbahn überschreitet, das sind eben die Pforten der drei Yin des Fußes und der Ren-Leitbahn, mit dem Beginn in den Nieren, dem Überschreiten von Milz und Leber und dem Enden im Renmai. Alles verläuft im Quartiermeister-Anteil (yíng* 營*) des Yin, weshalb es heißt, dass das Yinwei das Yin einbindet. Kann das Yin nicht im Yin eingebunden werden, so geht frustran die willentliche Kontrolle verloren, und das zerfließende Yin kann sich nicht mehr aus sich heraus einen Zusammenhalt bieten. Die Krankheit des Yinwei führt zum Leiden an Schmerzen in der Herzgegend. Warum entstehen Schmerzen in der Herzgegend? Die Quartiermeister (yíng* 營*) gehören zum Yin; nimmt der Yinwei üble Einflüsse auf, so führt es zu Krankheiten im Inneren; deshalb leidet man an Schmerzen in der Herzgegend.*

Im Cunkou-Puls (Radialispuls), vom Shaoyin schräg zum Jueyin, das ist der Anteil des Yinweimai. Wenn sich das Yin hier nicht bewegt, so ist das Yinwei ohne Krankheit. Wenn sich der Puls an dieser Stelle bewegt, so leidet man an Verrücktheit („Umsturz-Erkrankung") und Epilepsie („dazwischentretende Erkrankung") mit steifem Daniederstürzen und Schafblöken[28]. Auch kann man an steifem Daniederstürzen und dem Verlust der Stimme leiden, an Juckreiz an der Haut und am Fleisch[29], was episodisch spontan auftritt, mit Schweißaustritt und Abneigung gegen Wind sowie Schweregefühl des Leibes. Man nehme yángbái 陽白 *(Gb 14), jīnmén* 金門 *(Bl 63), púcān* 僕參 *(Bl 61). Yángbái* 陽白 *(Gb 14) ist eine Pforte der Gallenblasen-Leitbahn, ein Cun oberhalb der Augenbrauen, senkrecht über der Pupille, als Begegnungsort von fünf Gefäßen, des Hand- und Fuß-Yangming und -Shaoyang sowie des Yangwei. Jīnmén* 金門 *(Bl 63) ist eine Pforte der Blasen-Leitbahn, unterhalb des Außenknöchels gering nach hinten versetzt, hinter dem qiūxū* 丘墟 *(Gb 40) und vor dem shēnmài* 申脈 *(Bl 62), die Xì-*隙*-Spalten-Pforte des Fuß-Taiyang, die einem Ast des Yinwei zugehört. Púcān* 僕參 *(Bl 61) ist ebenfalls eine Pforte der Blasen-Leitbahn in der Vertiefung unterhalb des Fersenbeins; man umfasst den Fuß, um ihn zu lokalisieren. Es ist die Wurzel des Yangqiao. Erhält man in der diagnostischen Untersuchung den Yinwei-Puls tief, groß und voll, dann handelt es sich um ein Leiden an Schmerzen inmitten des Brustkorbs, an einem Völlegefühl zwischen den Rippen an den Flanken und Herzschmerzen. Ist der Puls wie aufgereihte Perlen, dann liegen bei Männern eine Fülle in beiden Flankenregionen mit Schmerzen inmitten der Lenden und bei Frauen Schmerzen im Genitalbereich vor, als befände sich dort ein Geschwür. Auch kann der Yinweimai dem Menschen Lendenschmerzen bereiten. Der*

[27] Sīliánzǐ 思蓮子 („denkender Lotossamen"): Beiname des Autors Yue Hanzhen.

[28] Hier wird die typische Symptomatik eines tonischen Grand-Mal-Anfalls mit unwillkürlichen Vokalisationen beschrieben.

[29] Mit Juckreiz von Haut und Muskeln könnten auch Par- und Dysästhesien allgemein gemeint sein.

klassische Leitfaden besagt: „Das Gefäß des fēiyáng **飛揚** *(Bl 58)*[30] *bewirkt niederschmetternde Lendenschmerzen, schlimmstenfalls wird man von sorgenvoller Ängstlichkeit heimgesucht." Wang führte erläuternd aus: „Dies ist das Gefäß des Yinwei, fünf Cun oberhalb des Innenknöchels inmitten der Aufteilung des Wadenmuskelfleischs, mit der Shaoyin-Leitbahn nach oben verlaufend; man steche das Gefäß des fēiyáng* **飛揚** *(Bl 58)*[31]*." Fünf Cun oberhalb des Innenknöchels, vor dem Shaoyin, dort findet die Begegnung mit dem Yinwei im zhùbīn* **築賓** *(Ni 9) statt. Diese Pforte ist der Beginn der Entwicklung des Gefäßes des Yinwei.*

Qīng • Yuè Hánzhēn • Jīngxué jiě • Yīnwéimài
(Qing-Dynastie • Yue Hanzhen [1602–1693] • Erläuterung der Leitbahnen und Pforten • Yinweimai)
清 • 岳含珍 • 經穴解 • 陰維脈

Der Behandlung zugängige Pforten

Primäre Auswahl

- Bl 63
- Du 21

Sekundäre Auswahl

- Gb 14
- Bl 61

15.1.5 Yangweimai 陽維脈

Synonyme

- Yang-Bündelriemen-Gefäß
- Haltenetz des Yang
- Yang-Verbindungsgefäß
- Bewahrer des Yang
- Yang-Binder-Gefäß

Leitbahnverlauf

Sticht man die zugehörige Erkrankung des Yangweimai (Lendenschmerz), so wählt man einen Ort caudal der Vereinigung dieses Gefäßes mit der Fuß-Taiyang-Blasen-Leitbahn im Bereich der Muskeln am Wadenbein etwa eine Ellenlänge über dem Boden. Dort befindet sich die Pforte Gb 35 *yángjiāo* **陽交**. Das Haltenetz des Yang beginnt im Bereich der Pforte Bl 63 *jīnmén* **金門**, zieht über den Außenknöchel seitlich am Bein und Rumpf entlang zur Schulter und zum Nacken, dann hinter dem Ohr zur Stirn und wieder zurück zum Nacken. Im Verlauf des Yangweimai liegen die Pforten Dü 10 *nàoshù* **臑腧**, Sj 15 *tiānliáo* **天髎**, Gb 21 *jiānjǐng* **肩井**, Gb 13 *běnshén* **本神**, Gb 14 *yángbái* **陽白**, Gb 15 *tóulínqì* **頭臨泣**, Gb 16 *mùchuāng* **目窗**, Gb 17 *zhèngyíng* **正營**, Gb 18 *chénglíng* **承靈**, Gb 19 *nǎokōng* **腦空**, Du 16 *fēngfǔ* **風府** und Du 15 *yǎmén* **啞門** (➤ Abb. 15.12, ➤ Abb. 15.13).

Silianzi[32] *sprach: Das Yangwei-Gefäß entspringt am Begegnungspunkt von allem Yang. Sein Gefäß entwickelt sich aus dem Fuß-Taiyang unterhalb des Außenknöchels, hinter dem qiūxū* **丘墟** *(Gb 40) und vor dem shēnmài* **申脈** *(Bl 62). Jīnmén* **金門** *(Bl 63) ist die Xì-* **隙** *-Spalten-Pforte des Fuß-Taiyang und einem Ast des Yangwei zugeordnet. Dann, sieben Cun oberhalb des Außenknöchels, wird dem Fuß-Shaoyang an der Pforte yángjiāo* **陽交** *(Gb 35) begegnet, die sich in einem schrägen Verlauf zwischen den beiden Yang des Taiyang und des Yangming befindet, dann entlang der Außenkante des Knies hinauf zur Pforte huántiào* **環跳** *(Gb 30) am Hüftgelenk, wo dem Fuß-Taiyang und dem Fuß-Shaoyang begegnet wird. Dann wird die seitliche Region des Unterbauchs berührt und wiederum dem Fuß-Shaoyang acht Cun unterhalb von zhāngmén* **章門** *(Le 13) in der Pforte in der Vertiefung oberhalb des Vorsprungs des Beckenknochens jūliáo* **居髎** *(Gb 29) begegnet. Dann entlang der Rippen in der Flankenregion schräg nach oben und oberhalb des Ellenbogens, um der Hand-Yangming-Dickdarm-Leitbahn, der Hand-Taiyang-Dünndarm-Leitbahn und der Fuß-Taiyang-Blasen-Leitbahn in der sieben Cun oberhalb des Ellenbogens in einer spaltartigen Vertiefung zwischen zwei Sehnen und ein Cun unterhalb der Pforte jiānyú* **肩髃** *(Di 15) gelegenen Pforte bìnào* **臂臑** *(Di 14) zu begegnen. Schließlich über den Bereich vor der Schulter hinaus zur Begegnung mit dem Hand-Shaoyang an der vom vorderen Schulterende drei Cun entfernten, in der Krümmung gelegenen Pforte nàohuì* **臑會** *(Sj 13). Danach oberhalb der Mitte der oberen Schlüsselbeingrube zur an dem inneren Schulterblattwinkel inmitten einer Vertiefung gelegenen Pforte tiānliáo* **天髎** *(Sj 15) und zurück nach hinten hinauf auf die Schulter zur Begegnung mit der Hand-Shaoyang-Sanjiao-Leitbahn, der Fuß-Shaoyang-Gallenblasen-Leitbahn und der Fuß-Yangming-Magen-Leitbahn in der oberhalb der Schulter in einer Vertiefung [soundsoviel] Cun und ein halbes*[33] *vor dem großen Knochen gelegenen Pforte jiānjǐng* **肩井** *(Gb 21). Dann sich zurückbewegend und in den hinteren Teil der Schulter eintretend, um der Hand-Taiyang-Dünndarm-Leitbahn und dem Yangqiao hinten an der Schulter unterhalb des großen Knochens inmitten der von der Pforte nàoshù* **臑腧** *(Dü 10) gebildeten Vertiefung an der oberen Schulterblattgräte zu begegnen. Dann den Nacken hinauf und hinten um das Ohr herum zur Begegnung mit der Hand-Shaoyang-Sanjiao-Leitbahn und der Fuß-Shaoyang-Gallenblasen-Leitbahn an der in der Vertiefung hinter dem Ohr an der Haargrenze gelegenen Pforte fēngchí* **風池** *(Gb 20). Nach dem Aufstieg am Nacken findet dann die Begegnung mit der Fuß-Shaoyang-Gallenblasen-Leitbahn im Verlauf von fünf im Bereich des Nackens gelegenen Pforten statt: Zunächst wird der Gallenblasen-Leitbahn [soundsoviel] Cun und*

[30] Da an den Akupunkturpforten eigene Luo-Gefäße abzweigen, werden die Pforten in den klassischen Schriftzen zuweilen auch als „Gefäße" bezeichnet.

[31] Siehe Fußnote 30.

[32] Sīliánzǐ 思蓮子 („denkender Lotossamen"): Beiname des Autors Yue Hanzhen.

[33] Hier heißt es nur *cùnbàn* 寸半 (Cun-Halbes), und die Darstellung legt nahe, dass jede der genannten Pforten ein halbes Cun Abstand zur vorangehenden oder folgenden hat. Dies entspricht jedoch meist nicht dem Konsens über die Lokalisation dieser Pforten, weshalb hier mit „[soundsoviel Cun] und ein halbes" übersetzt wurde.

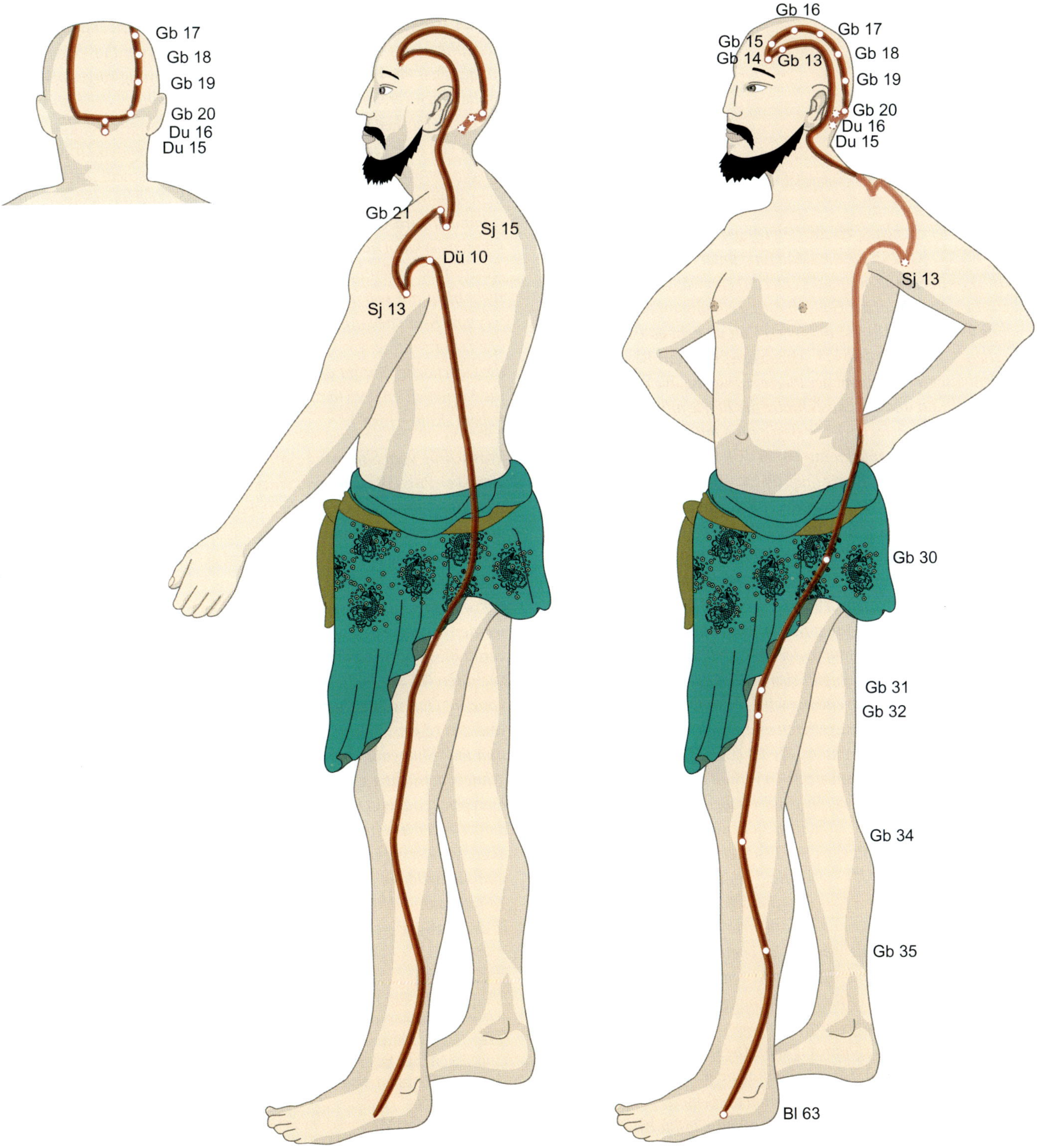

Abb. 15.12 Yangweimai (Yang-Bündelriemen-Gefäß) [L138]

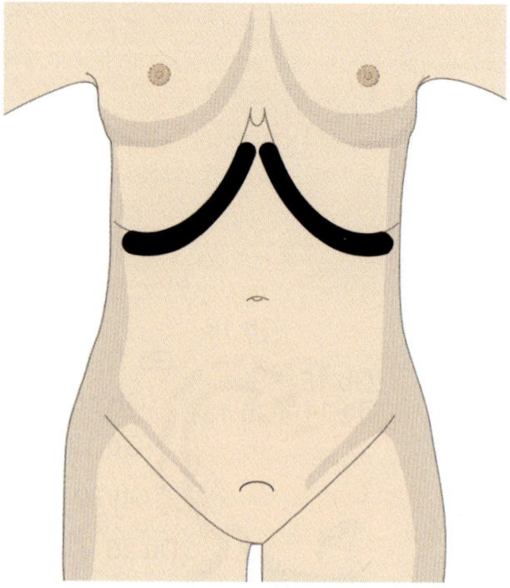

Abb. 15.13 Testzone des Yangweimai [L138]

ein halbes hinter chénglíng 承靈 (Gb 18) begegnet, an der Pforte nǎokōng 腦空 (Gb 19), die die Vertiefung unter dem Jadekissenknochen (Protuberantia occipitalis externa) einzwängt. Als nächstes hoch zur Begegnung mit der Gallenblasen-Leitbahn an der Pforte chénglíng 承靈 (Gb 18), [soundsoviel] Cun und ein halbes hinter der Pforte zhèngyíng 正營 (Gb 17). Als nächstes hoch zur Begegnung mit der Gallenblasen-Leitbahn an der Pforte zhèngyíng 正營 (Gb 17), [soundsoviel] Cun und ein halbes hinter der Pforte mùchuāng 目窗 (Gb 16). Als nächstes hoch zur Begegnung mit der Gallenblasen-Leitbahn an der Pforte mùchuāng 目窗 (Gb 16), [soundsoviel] Cun und ein halbes hinter der Pforte línqì 臨泣 (Gb 15). Als nächstes hoch zur Begegnung mit der Gallenblasen-Leitbahn an der direkt über der Pupille in einer Vertiefung fünf Fen innerhalb der Haargrenze gelegenen Pforte línqì 臨泣 (Gb 15). Dann weiter die Stirn hinab zur Begegnung dieser Leitbahn mit der Hand-Shaoyang-Sanjiao-Leitbahn, der Fuß-Shaoyang-Gallenblasen-Leitbahn, der Hand-Yangming-Dickdarm-Leitbahn und der Fuß-Yangming-Magen-Leitbahn und der Vereinigung zu einem gemeinsamen Verlauf in der ein Cun über der Augenbraue, in senkrechter Linie mit der Pupille sich befindenden Pforte yángbái 陽白 (Gb 14). Den Nacken entlang wird in das Ohr eingetreten und oberhalb des Ohres wieder ausgetreten und geradeaus zur innerhalb der Haarlinie gelegenen Pforte běnshén 本神 (Gb 13), wo die Leitbahn endet. Was die Wei-Gefäße anbetrifft, so verhält es sich so, dass wenn sie sich bis zum Überfließen herangebildet haben, sie nicht mehr in der Lage sind, zirkulierend alle Leitbahnen zu bewässern. Dieses Gefäß hier überstreicht insgesamt 16 Pforten. Als Erstes entwickelt sich sein Beginn aus der Pforte jīnmén 金門 (Bl 63) des Fuß-Taiyang, als Zweites wird dem Fuß-Shaoyang in der Pforte yángjiāo 陽交 (Gb 35) begegnet. Als Drittes wird dem Fuß-Shaoyang in der Pforte jùliáo 居髎 (Gb 29) des Fuß-Shaoyang begegnet. Als Viertes wird oberhalb des Ellenbogens dem Hand-Yangming, dem Hand-Taiyang und dem Fuß-Taiyang im bìnào 臂臑 (Di 14) begegnet. Die fünfte Begegnung findet oben noch vor der Schulter mit dem Hand-Shaoyang im nàohuì 臑會 (Sj 13) und im tiānliáo 天髎 (Sj 15) des Shaoyang statt. Die sechste Begegnung findet mit dem Fuß-Shaoyang und Fuß-Yangming im jiānjǐng 肩井 (Gb 21) statt. Zur siebten Begegnung wird hinten in die Schulter eingetreten, wo sich das Hand-Taiyang und der Yangwei im nàoshù 臑腧 (Dü 10) des Hand-Taiyang treffen. Zur achten Begegnung hinter dem Ohr mit dem Hand- und Fuß-Shaoyang im fēngchí 風池 (Gb 20) des Fuß-Shaoyang. Die neunte Begegnung dann oben mit dem Fuß-Shaoyang in den fünf Pforten nǎokōng 腦空 (Gb 19), chénglíng 承靈 (Gb 18), zhèngyíng 正營 (Gb 17), mùchuāng 目窗 (Gb 16) und línqì 臨泣 (Gb 15). Das Fuß-Shaoyang verläuft über diese fünf Pforten nach hinten, während der Yangwei über diese fünf Pforten nach vorne verläuft. Die zehnte Begegnung die Stirn hinab mit dem Hand-Shaoyang, Fuß-Shaoyang, Hand-Yangming und Fuß-Yangming findet im yángbái 陽白 (Gb 14) des Fuß-Shaoyang statt. Als Elftes wird entlang der Leitbahn in das Ohr eingetreten und zum Treffen des Fuß-Shaoyang im běnshén 本神 (Gb 13) mit dem Hand-Shaoyang vorgestoßen. Weiter oben vereinigen sich alle drei Yang-Leitbahnen der Hand und die drei Yang-Leitbahnen des Fußes mit der Yangwei-Leitbahn, so dass nichts von dem Zusammenkommen des allumfassenden Zirkulierens ausgenommen wäre; was Yangwei genannt wird, erhebt sich aus dem Zusammentreffen allen Yangs, genau dort, wo das gesamte Yang gebündelt wird. Sollte das Yang nicht in das Yang eingebunden werden können, so kann auch der Yinwei das Yin nicht einbinden. So geht frustran die willentliche Kontrolle verloren, und zerfließend kann es sich nicht mehr aus sich heraus einen Zusammenhalt bieten. Prägt der Yangwei eine Krankheit aus, so leidet man an Wechselfieber („Kälte-Hitze"). Die Schutzwächter (wèi 衛) sind als Yang anzusehen und beherrschen die Oberfläche. Nimmt der Yangwei üble Einflüsse auf, dann bringt dies die Krankheit an der Oberfläche hervor; daher entsteht ein Wechselfieber („Kälte-Hitze").

Was schräg vom Shaoyang zum Taiyang zieht, das ist der Fuß-Yangwei-Puls. Wird er von keiner Bewegung erfasst, so ist das Yangwei ohne Krankheit. Gerät ein Teil des Pulses in Bewegung, so ist man an Juckreiz an der Haut und am Fleisch[34] erkrankt, hat Schmerzen in der Haut, die unteren Bereiche sind gefühllos, Schweiß tritt aus und Kälte entsteht. Auch leidet man an Verrücktheit („Umsturz-Erkrankung"), Daniederstürzen und Schafblöken[35]. Hand und Fuß werden aufeinander zugezogen, in schweren Fällen geht die Stimme verloren, so dass man nicht sprechen kann, was sich dazu eignet, den kèzhǔrén 客主人 (Gb 3) heranzuziehen. Die Pforte befindet sich vor dem Ohr, wo der hervorstehende Knochen ein Loch aufweist, was den gegenseitigen Treffpunkt der vier Leitbahnen des Hand- und Fuß-Shaoyang und -Yangming darstellt. Herr Li[36] sagte: „Herr Wang[37] betrachtet die Verrücktheit („Umsturz-Erkrankung") und die Epilepsie („dazwischentretende Erkrankung") als dem Yangwei und dem Yinwei zugehörig, wohingegen das Língshū 靈樞 („Drehangel aller Wunderwirkungen") die Verrücktheit („Umsturz-Erkrankung") und die Epilepsie („dazwischentretende Erkrankung") als dem Yangqiao und dem Yinqiao zugehörig ansah. Beide Sichtweisen sind in der Aussage gleichbedeutend." Herr Wang sprach: „Erhält man in

[34] Mit Juckreiz von Haut und Muskeln könnten auch Par- und Dysästhesien allgemein gemeint sein.

[35] Hier wird die typische Symptomatik eines tonischen Grand-Mal-Anfalls mit unwillkürlichen Vokalisationen beschrieben.

[36] Herr Li: Lǐ Shízhēn 李時珍, Autor des *Běncǎo gāngmù* („Abriss der heimischen Pharmakopöe") und des *Qíjīng bāmài kǎo* 奇經八脈考 („Untersuchungen zu den Acht Außergewöhnlichen Gefäßen").

[37] Herr Wang: Wáng Shūhé 王叔和, Autor des Màijīng 脈經 („Leitfaden der Bewegung in den Gefäßen").

der Untersuchung einen oberflächlichen Puls des Yangwei, so treten kurze Episoden mit Verschwommensehen auf." Ist das Yang energisch und voll, dann leidet man an der Schulter-Atmung (Dyspnoe mit hochgezogenen Schultern zum Einsatz der Atemhilfsmuskeln) und fühlt sich wie von Kälte übergossen. Das Gefäß des Yangwei bereitet den Menschen auch Lenden-Schmerzen. Der klassische Leitfaden besagt: „Yangwei – Lenden-Schmerz. Der Schmerz wandert nach oben, erzeugt Niedergedrücktheit und Schwellung; man steche die Vereinigung des Gefäßes des Yangwei mit dem Taiyang zwischen den Wadenmuskeln, ein Cun zur Erde hin." Herr Wang sprach: „Der Yangwei erhebt sich im Yang, also dort, wo das Taiyang entsteht; gemeinsam ziehen sie nach oben und erreichen den Bereich unterhalb der Wade, wo erneut eine Vereinigung mit dem Taiyang stattfindet und dann weiter aufgestiegen wird." „Ein Cun zur Erde hin" nun das ist die Pforte chéngshān 承山 *(Bl 57), an der Spitze in der Vertiefung, wo sich die Wadenmuskulatur teilt; hier kann man sieben Fen tief stechen. Auch heißt es: „Das Gefäß in der Textur des Fleisches bereitet den Menschen Lenden-Schmerzen, so dass man nicht husten kann; hustet man, so ziehen sich die Sehnen zusammen und machen akute Beschwerden. Sticht man das Gefäß in der Textur des Fleisches, so sticht man zweimal, außerhalb des Taiyang, hinter dem juégǔ* 絕骨 *(Gb 39)*[38]*." Herr Wang*[39] *sagte: „Das Gefäß in der Textur des Fleisches, dort entsteht das Shaoyang, wo sich das Qi des Yangweimai entwickelt, hinter dem juégǔ* 絕骨 *(Gb 39), die Pforte, an der der Yangwei das sich zerteilende Fleisch überschreitet. Sie befindet sich senkrecht über dem Außenknöchel am Ende des juégǔ* 絕骨 *(Gb 39), zwei Fen nach hinten zwischen Sehne und Knochen; hier kann man fünf Fen tief stechen."*

Qīng • Yuè Hánzhēn • Jīngxué jiě • Yángwéimài
(Qing-Dynastie • Yue Hanzhen [1602–1693] • Erläuterung der Leitbahnen und Pforten • Yangweimai)
清 • 岳含珍 • 經穴解 • 陽維脈

Der Behandlung zugängige Pforten

Primäre Auswahl

- Gb 20
- Gb 3
- Bl 59

Sekundäre Auswahl

- Du 16
- Bl 57
- Gb 38
- Du 19

[38] Mit *juégǔ* 絕骨 kann auch wörtlich der „abbrechende Knochen" gemeint sein, also die Stelle, an der die distale Tibia unter darüberliegenden Muskeln verschwindet (etwa in der Breite von vier Fingern über dem Außenknöchel).
[39] Siehe Fußnote 37.

15.1.6 Yinqiaomai 陰蹻脈

Synonyme

- Yin-Schreit-Gefäß
- Yin-Fersen-Gefäß
- Gefäß des aufsteigenden Yin
- Yin-Läufer-Gefäß

Leitbahnverlauf

Der Yinqiaomai ist ein Zweig der Fuß-Shaoyin-Nieren-Leitbahn. Er beginnt unweit des Os naviculare im Bereich der Pforte Ni 6 *zhàohǎi* 照海, zieht oberhalb des Innenknöchels nach cranial entlang der Innenseite des Beins bis zur vorderen Schamgegend und weiter am Abdomen entlang bis zum Inneren der Brust. Das Gefäß tritt in die obere Schlüsselbeingrube ein und erreicht den seitlichen Bereich der Pforte Ma 9 *rényíng* 人迎. Es zieht weiter zur Wangengegend und zum inneren Augenwinkel, wo es sich mit der Fuß-Taiyang-Leitbahn und dem Yangqiaomai vereinigt und weiter nach cranial verläuft. Darüber hinaus wird im *Nànjīng* 難經 beschrieben, dass das Yin-Schreit-Gefäß die Rachengegend erreicht und mit dem Chongmai in Verbindung tritt (➤ Abb. 15.14, ➤ Abb. 15.15).

Silianzi[40] *sprach: Der Yinqiao ist das abzweigende Gefäß des Fuß-Shaoyin. Das Gefäß entspringt inmitten der Ferse hinter der Pforte rángǔ* 然谷 *(Ni 2) und verläuft mit dem Fuß-Shaoyin unterhalb des Innenknöchels zur Pforte zhàohǎi* 照海 *(Ni 6) fünf Fen unter dem Innenknöchel. Zwei Cun nach oben über dem Innenknöchel, über dem Innenknöchelknochen und vor dem Shaoyin, an der Hinterkante des Taiyin zur zwischen Sehne und Knochen gelegenen Pforte jiāoxìn* 交信 *(Ni 8). Diese gilt als Xì-*隙*-Spalten-Pforte. Dann senkrecht nach oben entlang der Innenseite des Oberschenkels in die Genitalien eintretend und weiter nach oben entlang des Inneren des Brustkorbs und aus der oberen Schlüsselbeingrube austretend und weiter oben vor dem rényíng* 人迎 *(Ma 9) wieder eintretend und zur Kehle vorstoßend, um dann den Chongmai durchstoßend zu kreuzen. Es wird in die Innenkante der Wange eingetreten, in die Nase eingetreten und sich nach oben bewegend eine Verbindung mit dem Innenkanthus des Auges hergestellt, wo an der Pforte jīngmíng* 睛明 *(Bl 1) dem Hand-Taiyang, dem Fuß-Taiyang, dem Fuß-Yangming und dem Yangqiao begegnet wird, so dass sich hier also fünf Gefäße treffen und sich nach oben bewegt wird. Bei Frauen ist dies als Leitbahn, bei Männern als Netzgefäß zu betrachten. Der Yinqiao hat jiāoxìn* 交信 *(Ni 8) als Xì-*隙*-Spalten-Pforte. Ist der Yinqiao erkrankt, so ist das Yang verlangsamt und das Yin hat es eilig. Ist das Yang verlangsamt und hat es das Yin eilig, so eilt es vom Innenknöchel aufwärts und verlangsamt sich vom Außenknöchel aufwärts.*

Schnellt der hintere Teil des Cunkou-Pulses (Radialispuls) links und rechts elastisch auf und ab, so ist es Ausdruck des Yinqiao. Bewegt sich dieser Puls nicht, so ist der Yinqiao ohne Krankheit. Bewegt er sich,

[40] Sīliánzǐ 思蓮子 („denkender Lotossamen"): Beiname des Autors Yue Hanzhen.

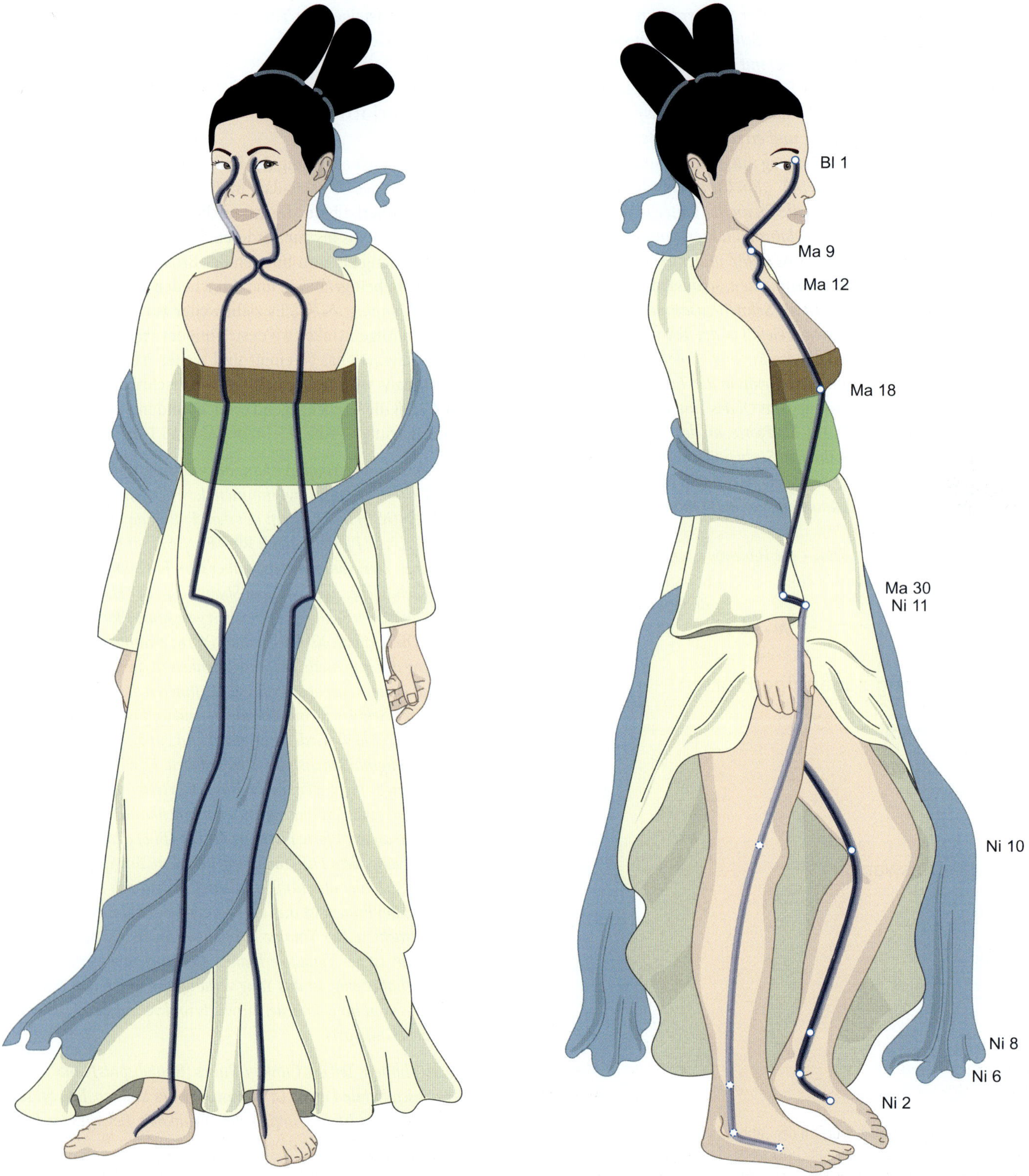

Abb. 15.14 Yinqiaomai (Yin-Schreit-Gefäß) [L138]

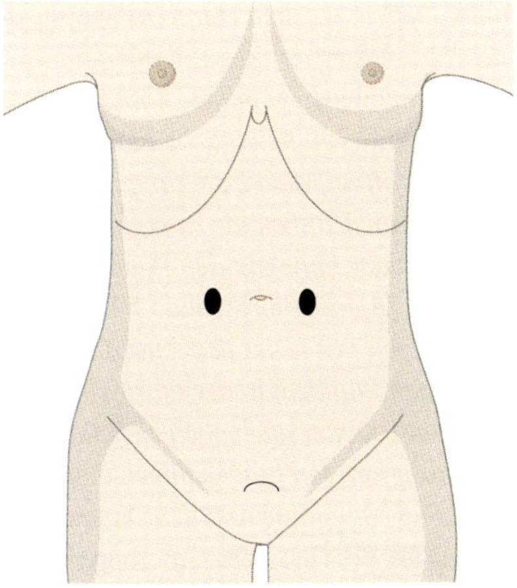

Abb. 15.15 Testzone des Yinqiaomai [L138]

so leidet man an Verrücktheit („Umsturz-Erkrankung"), Epilepsie („dazwischentretende Erkrankung") und Wechselfieber („Kälte-Hitze") sowie Exzess-Bi-Obturation der Haut. Auch erzeugt es Schmerzen am seitlichen Unterbauch, Stuhldrang („innen-dringlich"), die Lenden und der Bereich unter dem Knochenloch der Hüfte sind miteinander verbunden, Schmerzen inmitten des Genitale, Genital-(Skrotal)-Hernien bei Männern, unentwegter Ausfluss nach unten bei Frauen. Auch heißt es: „Verrücktheit („Umsturz-Erkrankung"), Epilepsie („dazwischentretende Erkrankung"), Fieber („Engramm-Erkrankung") und Konvulsionen („Erkrankung des Gehorchen-Müssens"), Anosognosie, Neglect oder Verdrängung („nicht um das Leiden wissen", „das Leiden nicht erkennen"), oberhalb der beiden Qiao, bei Männern Yang, bei Frauen Yin. Der Yinqiao ist unterhalb von Haut und Fleisch, wo das Yin-Gefäß verläuft, das die Fünf-Zang-Langzeitspeicher durchzieht, und besonders für das gesamte Innere zuständig ist, weshalb es die Bezeichnung Netzgefäß des Yinqiao trägt. Ist das Yin in Eile, so kollabiert das Yin und es kommt zu einer ausgestreckten Steifheit. Die fünf Netzgefäße sind nicht durchgängig, Oberfläche und Inneres sind erkrankt, ist das Yin erkrankt, so kommt es zu Hitze; man kann eine Moxibustion an zhàohǎi 照海 (Ni 6) und yánglíngquán 陽陵泉 (Gb 34) vornehmen. Yánglíngquán 陽陵泉 (Gb 34) ist die He-Mündungs-Pforte des Fuß-Shaoyang; Krankheiten der Sehnen werden dadurch behandelt. Zhàohǎi 照海 (Ni 6) ist die Wurzel des Yinqiao." Auch heißt es: „Was sich im Inneren befindet, muss herabgeführt werden." Auch heißt es: „Verrücktheit („Umsturz-Erkrankung") und Epilepsie („dazwischentretende Erkrankung"), tritt der Anfall am Tage auf, nehme man eine Moxibustion des Yangqiao vor, tritt der Anfall in der Nacht auf, nehme man eine Moxibustion des Yinqiao vor." Nun, auch das Gefäß des Yinqiao kann dem Menschen Lenden-Schmerzen bereiten. Der Schmerz zieht zur Brust, die Augen sehen undeutlich, in schweren Fällen kommt es zum Opisthotonus („Zurückkrümmung"). Die Zunge ist eingewickelt und vermag nicht zu sprechen. Man steche dreimal die innere Sehne, vor der großen Sehne oberhalb des Innenknöchels, hinter dem Taiyin an der zwei Cun oberhalb des Innenknöchels gelegenen Stelle[41]. Herr Wang[42] sprach: „Der Yinqiao erhebt sich unterhalb von rángǔ 然谷 (Ni 2) und bewegt sich hinauf oberhalb des Innenknöchels, an der Innenseite des Oberschenkels entlang und ins Genitale eintretend, den Bauch entlang und ins Innere des Brustkorbs eintretend, an der oberen Schlüsselbeingrube austretend und oben vor dem rényíng 人迎 (Ma 9) austretend und in die Innenkante der Wange eintretend, um sich mit dem Innenkanthus des Auges zu verbinden, wo dem Taiyang und dem Yangqiao begegnet wird. Dann weiter nach oben verlaufend, darum verhält es sich mit seinen Erkrankungen wie eben dieses; die innere Sehne, nun das ist die Xì-隙-Spalten-Pforte des Yinqiao jiāoxìn 交信 (Ni 8). Den Krankheitszeichen von Changyang (Acori graminei rhizoma) entsprechend, sind dies genau die Krankheiten in der Ausbreitung des Verlaufs des Yinqiaomai, weshalb das Heranziehen der Xì-隙-Spalten-Pforte des Yinqiao passend ist." Das Língshū 靈樞 („Drehangel aller Wunderwirkungen") sagt: „Treten Rötung und Schmerzen im Auge auf, die am Innenkanthus beginnen, dafür ziehe man den Yinqiao und die Pforte jiāoxìn 交信 (Ni 8) heran." Auch heißt es dort: „Wind-Spasmen („Fluss-Erkrankung") und Opisthotonus („Zurückkrümmung"), dafür ziehe man zunächst die Blut-Netzgefäße des wěizhōng 委中 (Bl 40) des Fuß-Taiyang für einen Aderlass heran. Wenn sich ein Kälte-Übel darin befindet, so ziehe man die Blut-Netzgefäße der Drei Härchen (sānmáo 三毛; Oberseite der Großzehe)[43] für einen Aderlass heran." Herr Li[44] sagte: „Zieht man das Taiyang heran, so wähle man den shùgǔ 東骨 (B 65) des Fuß-Taiyang, der sich an der Außenseite des Fußes hinter dem Grundgelenk der Kleinzehe unter dem großen Knochen in der Vertiefung an der Grenze von rotem und weißem Fleisch[45] befindet. Man kann drei Fen tief nadeln und mit sieben Kegeln moxen. Wěizhōng 委中 (Bl 40) ist eine Pforte der Taiyang-Leitbahn, beim Yinqiao ist es jiāoxìn 交信 (Ni 8), und die Drei Härchen (sānmáo 三毛), das ist die Pforte dàdūn 大敦 (Le 1) der Leber. Die Blut-Netzgefäße, nun das sind die an der jeweiligen Stelle sichtbar mit Blut prall gefüllten, vernetzenden Gefäße, deren Blut herausgelassen werden muss." Auch besagt der klassische Leitfaden: „Sind die Augen geschlossen, so verantwortet dies der Yinqiao."

Qīng • Yuè Hánzhēn • Jīngxué jiě • Yīnqiāomài
(Qing-Dynastie • Yue Hanzhen [1602–1693] • Erläuterung der Leitbahnen und Pforten • Yinqiaomai)
清 • 岳含珍 • 經穴解 • 陰蹻脈

Der Behandlung zugängige Pforten

Primäre Auswahl

- Gb 34
- Le 1

Sekundäre Auswahl

- Ni 7

41 Nach heutigen Festlegungen würde es sich dabei um die Pforte Ni 7 handeln.
42 Herr Wang: Wáng Shūhé 王叔和, Autor des *Màijīng* 脈經 („Leitfaden der Bewegung in den Gefäßen").
43 Es können die Pforten Mi 1 und Le 1 gemeint sein; meist wird Le 1 damit identifiziert.
44 Herr Li: Lǐ Shízhēn 李時珍, Autor des *Běncǎo gāngmù* 本草綱目 („Abriss der heimischen Pharmakopöe") und des *Qíjīng bāmài kǎo* 奇經八脈考 („Untersuchungen zu den Acht Außergewöhnlichen Gefäßen").
45 Grenze von rotem und weißem Fleisch: Übergang der Fußrückenhaut in die Fußsohle.

15.1.7 Yangqiaomai 陽蹻脈

Synonyme

- Yang-Schreit-Gefäß
- Yang-Fersen-Gefäß
- Gefäß des aufsteigenden Yang
- Yang-Läufer-Gefäß

Leitbahnverlauf

Die Fuß-Taiyang-Blasen-Leitbahn besitzt einen Ast, der über den Nacken verläuft, ins Gehirn eintritt und die Wurzel der Augäpfel erreicht, was die Augen-Anbindung genannt wird. Am Nacken zwischen den beiden seitlich verlaufenden Sehnen den Ausgang nehmend, wird erst nach dem Eintritt ins Gehirn der Verlauf in den Yin- und Yangqiaomai aufgeteilt. Yin- und Yangqiaomai überschneiden sich zunächst und teilen sich erst am inneren Augenwinkel auf. Das Yang-Schreit-Gefäß beginnt außen an der Ferse, zieht nach cranial über den Außenknöchel seitlich am Bein und Rumpf zur Schulter und schließlich zum Gesicht. Nach der Vereinigung mit dem Yin-Schreit-Gefäß und der Fuß-Taiyang-Leitbahn endet der Verlauf schließlich im Bereich der Pforte Gb 20 *fēngchí* 風池 (➤ Abb. 15.16, ➤ Abb. 15.17).

Silianzi[46] sprach: Der Yangqiao ist der Abzweig des Taiyang, und das Fuß-Taiyang ist das riesige Yang des ganzen Leibes. Der Yangqiao beherrscht die Schreit-Bewegungen im Yang-Bereich des gesamten Leibes. Daher nimmt der Beginn des Gefäßes seine ursprüngliche Strömung im Gefäß des Fuß-Taiyang. Sein Gefäß erhebt sich inmitten der hinteren Ferse des Fußes. Vorne tritt es in der fünf Fen unter dem Außenknöchel in der Vertiefung an der Grenze von rotem und weißem Fleisch[47] gelegenen Pforte shēnmài 申脈 *(Bl 62) aus. Dann wird hinter dem Außenknöchel die Ferse umrundet, indem der unter dem Fersenknochen in einer Vertiefung aufzufindende púcān* 僕參 *(Bl 61) des Fuß-Taiyang als Anker genommen wird. Dann weiter drei Cun oberhalb des Außenknöchels, vor dem Fuß-Taiyang und hinter dem Fuß-Shaoyang, zwischen Sehne und Knochen, mit dem fùyáng* 附陽 *(Bl 59) des Taiyang als Xì-*郄*-Spalten-Pforte, senkrecht nach oben über das Knie hinaus, an der Außenkante des Oberschenkels entlang, hinter den Flanken entlang bis oberhalb des Schulterblatts zur Begegnung mit der Hand-Taiyang-Dünndarm-Leitbahn und der außergewöhnlichen Leitbahn Yangwei unter dem großen Knochen. In der Vertiefung an der Oberkante des Schulterblatts findet sich die Pforte jùgǔ* 巨骨 *(Di 16) des Hand-Yangming. Dann begegnen sich Hand-Yangming und Hand-Shaoyang am Schulterknochenkopf, oberhalb des Endes der Schulter inmitten des gekrümmten Spalts, dessen Vertiefung man bei gehobenem Arm lokalisiert, der Pforte jiānyú* 肩髃 *(Di 15) des Hand-Yangming. Dann über die Schulter hinaus den Hals hinauf mit der Fuß-Yangming-Magen-Leitbahn, die den Kehlkopf zu beiden Seiten einzwängt, wo ein pulsierendes Gefäß der tastenden Hand an der Pforte rényíng* 人迎 *(Ma 9) entgegentritt. Darüber hinausgehend nach oben zu beiden Seiten der Lippen, wo dem Hand-Yangming, dem Fuß-Yangming und der Verbindung des Renmai mit der Fuß-Yangming-Magen-Leitbahn begegnet wird, im nahen Abstand von vier Fen zu den Mundwinkeln, wo sich die leicht bewegliche Pforte dìcāng* 地倉 *(Ma 4) befindet. Dann gemeinsam mit dem Fuß-Yangming sich nach oben bewegend, im Abstand von acht Fen die Nasenlöcher zu beiden Seiten einzwängend, in senkrechter Linie mit den Pupillen, auf einem Niveau mit shuǐgōu* 水溝 *(Du 26), die Pforte jùliáo* 巨髎 *(Ma 3), wonach wieder dem Renmai sieben Fen unter den Augen begegnet wird, in senkrechter Linie mit den Pupillen, in der Pforte chéngqì* 承泣 *(Ma 1) des Fuß-Yangming. Dann weiter nach oben ziehend zum Innenkanthus des Auges, als Begegnungsort von fünf Gefäßen, dem Fuß-Taiyang, dem Hand-Taiyang, dem Fuß-Yangming und dem Yinqiao mit diesem Gefäß in der Pforte jīngmíng* 睛明 *(Bl 1) des Fuß-Yangming. Dann weiter am jīngmíng* 睛明 *(Bl 1) entlang sich nach oben bewegend und in die vordere Haargrenze eintretend und hinter dem Ohr sich wieder hinabbewegend, um in die Pforte fēngchí* 風池 *(Gb 20) des Fuß-Shaoyang als Endpunkt einzutreten. Was der Yangqiao überschreitet, das sind alle Fuß- und Hand-Yang-Leitbahnen; als Erstes der Beginn aus dem shēnmài* 申脈 *(Bl 62) des Fuß-Taiyang als Wurzel sich erhebend, als Zweites dem Fuß-Taiyang im púcān* 僕參 *(Bl 61) begegnend, als Drittes als Xì-*郄*-Spalten-Pforte im fùyáng* 附陽 *(Bl 59) des Fuß-Taiyang auftretend, als Viertes dem Fuß-Shaoyang im jùliáo* 居髎 *(Gb 29) des Fuß-Shaoyang begegnend, als Fünftes dem Hand-Taiyang und dem Yangwei im nàoshù* 臑腧 *(Dü 10) des Hand-Taiyang begegnend, als Sechstes dem Hand-Yangming im jùgǔ* 巨骨 *(Di 16) des Hand-Yangming begegnend, als Siebtes dem Hand-Yangming und Hand-Shaoyang im jiānyú* 肩髃 *(Di 15) des Hand-Yangming begegnend, als Achtes dem Hand-Yangming und Fuß-Yangming im dìcāng* 地倉 *(Ma 4) des Fuß-Yangming begegnend, als Neuntes wird gemeinsam mit dem Fuß-Yangming nach oben zum jùliáo* 巨髎 *(Ma 3) des Fuß-Yangming aufgestiegen, als Zehntes wird dem chéngqì* 承泣 *(Ma 1) des Fuß-Yangming begegnet. Was überschritten wird, sind alles Orte des hebenden Bewegens und flinken Schreitens aller Yang-Leitbahnen, weshalb es Yang-Schreiter genannt wird. Das Nànjīng* 難經 *(„Leitfaden der schwer zu erwidernden Einwürfe") sagt: „Ist der Yangqiao erkrankt, so ist das Yin gemächlich, und das Yang hat es eilig." Das Nèijīng* 內經 *(„Innerer Band des Leitfadens") besagt: „Hat der Yangqiao es eilig, dann wird (es) vom Außenknöchel aufwärts eilen und vom Innenknöchel aufwärts verlangsamt sein."*

Schnellt der vordere Teil des Cunkou-Pulses (Radialispuls) links und rechts auf und ab, so ist dies der Yangqiao. Bewegt sich der Puls nicht, so ist der Yangqqiao ohne Krankheit. Bewegt er sich, so leidet man an Schmerzen der Lenden und des Rückens, und es treten Verrücktheit („Umsturz-Erkrankung") und Epilepsie („dazwischentretende Erkrankung") mit steifem Daniederstürzen und Schafblöken[48] auf. Bösartige Winde mit Halbseitenverwelkung (Hemiparese) und Lähmungs-Bi-Obturation (z. B. Lähmungen bei rheumatischen und immunologisch vermittelten Erkrankungen), steifer Leib. Auch heißt es: „Ist der Yangqiao[-Puls] winzig und rau, so zeigt dies Wind-Epilepsie (‚dazwischentretende Erkrankung') an, und man ziehe den Yangqiao heran, senkrecht zum Fuß am Ende des abbrechenden Knochens

46 Sīliánzǐ 思蓮子 („denkender Lotossamen"): Beiname des Autors Yue Hanzhen.

47 Grenze von rotem und weißem Fleisch: Übergang der Fußrückenhaut in die Fußsohle.

48 Hier wird die typische Symptomatik eines tonischen Grand-Mal-Anfalls mit unwillkürlichen Vokalisationen beschrieben.

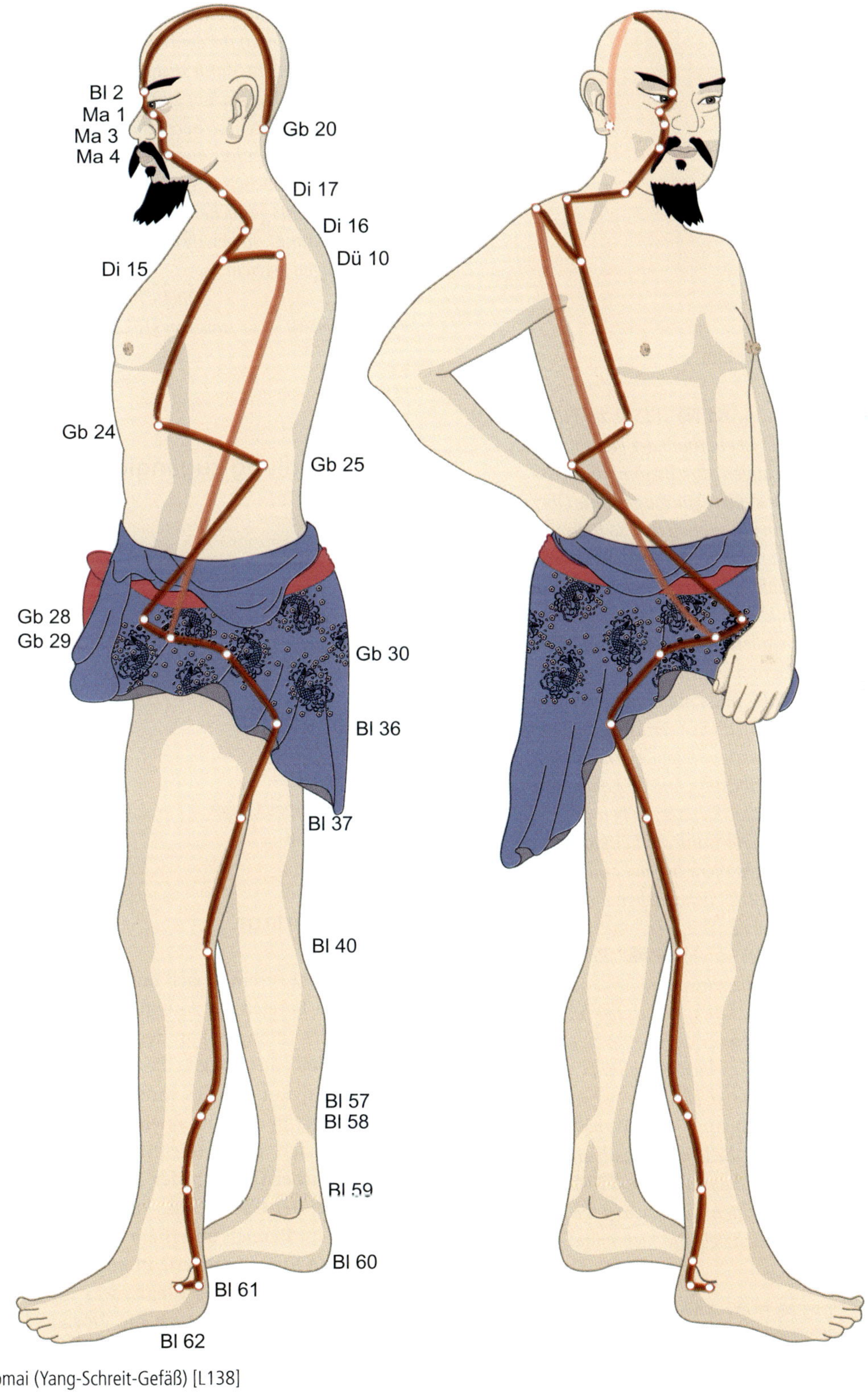

Abb. 15.16 Yangqiaomai (Yang-Schreit-Gefäß) [L138]

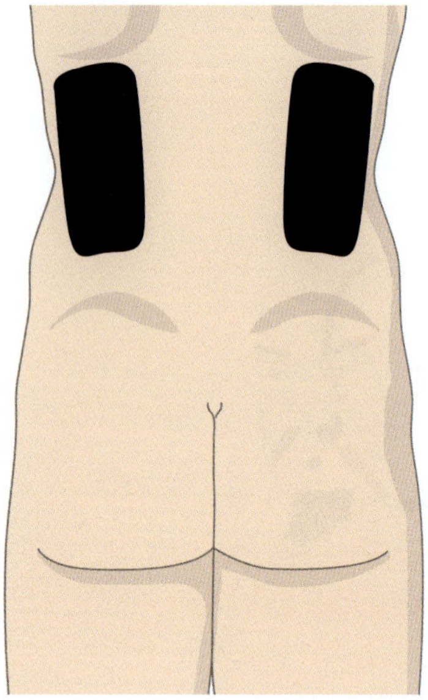

Abb. 15.17 Testzone des Yangqiaomai [L138]

(distale Fibula), also die Pforte fùyáng **附陽** *(Bl 59) des Fuß-Taiyang." Herr Zhang*[49] *sagte: „Der Yangqiao ist oberhalb der Haut und des Fleisches, wo die Yang-Gefäße verlaufen, durchströmt die Sechs Fu-Zwischenspeicher und ist insbesondere für die gesamte Oberfläche zuständig." Prägt der Yangqiao eine Krankheit aus, so hat es das Yang eilig, was zu wahnhaftem Umherlaufen führt; die Augen werden nicht abgedunkelt (Ruhelosigkeit). Krankheiten der Oberfläche werden im Inneren ausgeglichen. Yang-Krankheiten führen zu Kälte; man kann den fēngchí* **風池** *(Gb 20) der Gallenblasen-Leitbahn stechen und den fēngfǔ* **風府** *(Du 16) des Dumai. Auch heißt es: „Was sich im Yang an der Oberfläche befindet, das muss man mit Schweißaustreibung behandeln." Auch heißt es: „Treten Verrücktheit („Umsturz-Erkrankung") und Epilepsie („dazwischentretende Erkrankung") am Tage auf, dann führe man eine Moxibustion am Yangqiao aus." Das Gefäß des Yangqiao kann auch Lenden-Schmerzen beim Menschen bewirken. Das Nèijīng* **內經** *(„Innerer Band des Leitfadens") besagt: „Lendenschmerzen, so dass man nicht mehr heben kann: shēnmài* **申脈** *(Bl 62) und púcān* **僕參** *(Bl 61) beherrschen dies. Sämtliche Pforten des Taiyang sind die Wurzel des Yangwei." Auch heißt es im klassischen Leitfaden: „Das Gefäß des huìyīn* **會陰** *(Ren 1) bereitet den Menschen Lenden-Schmerzen, die schweißtreibend nach oben ziehen. Der Schweiß trocknet aus und kühlt, so dass der Mensch danach verlangt zu trinken; nach dem Trinken verlangt es ihn zu gehen. Man sticht dreimal auf dem Gefäß des senkrechten Yang, fünf Cun unterhalb der Xì-*郄*-Spalten-Pforte auf dem Qiao-Gefäß quer verweilend; sieht man seinen Überfluss, so leite man Blut aus." Herr Wang*[50] *sprach: „Das Gefäß des Fuß-Taiyang verläuft die Lenden hinab und begegnet der hinteren Yin-Öffnung (After), weshalb es huìyīn* **會陰** *(Ren 1) genannt wird. Das Gefäß des senkrechten Yang zwängt die Wirbelsäule ein und bewegt sich nach unten, durchzieht die Nieren und erreicht die Kniekehle und überquert das Hintere des Außenknöchels. Da es wie ein gerader Streifen verläuft, nennt man es das Gefäß des senkrechten Yang. Das Qiao-Gefäß ist hier die vom Yangqiao hervorgebrachte Pforte shēnmài* **申脈** *(Bl 62). Auf dem Qiao-Gefäß, unterhalb der Xì-*郄*-Spalten-Pforte, das ist die Pforte chéngjīn* **承筋** *(Bl 56) inmitten der Vertiefung im Zentrum der Wadenmuskeln etwas nach außen, wo das Qi des Taiyang-Gefäßes entwickelt, das verboten ist für die einfache Nadelung. Wenn man im Zentrum der beiden Waden prall gefüllte Blut-Netzgefäße sieht, dann sticht man diese, um Blut auszulassen." Auch heißt es im klassischen Leitfaden: „Wenn üble Einflüsse im Gefäß des Yangqiao gastieren, so bereitet dies den Menschen Augenschmerzen, die vom inneren Kanthus ausgehen. Man steche ein halbes Cun unterhalb des Außenknöchels, also an der Pforte shēnmài* **申脈** *(Bl 62). Linkes wird rechts gestochen, Rechtes wird links gestochen. Ist der Yangqiao erkrankt, so bewirkt dies beim Menschen, dass das Schließen nicht die Augen erreicht."*

Qīng • Yuè Hánzhēn • Jīngxué jiě • Yángqiāomài
(Qing-Dynastie • Yue Hanzhen [1602–1693] • Erläuterung der Leitbahnen und Pforten • Yangqiaomai)
清・岳含珍・經穴解・陽蹻脈

Der Behandlung zugängige Pforten

- Gb 20
- Du 14
- Bl 64

15.1.8 Daimai 帶脈

Synonyme

- Gürtelgefäß
- Gürtelförmiges Gefäß
- Gürtel-Gefäß

Leitbahnverlauf

Der Chongmai vereinigt sich mit den Gefäßen der Fuß-Yangming-Leitbahn im Bereich der Anhaftung der Sehnen. Nach der Vereinigung tritt der Chongmai an der breiten Trossstraße des Qi (Ma 30 *qìchōng* **氣衝**) aus, so dass dieser Bereich auch dem Daimai zuzuschreiben ist. Ein Ast des inneren Verlaufs der Nieren-Leitbahn vereinigt sich mit der Fuß-Taiyang-Blasen-Leitbahn und zieht nach cranial zur Niere und schließlich genau zum 14. Wirbel (LWK 2). Vom 14. Wirbel (Bereich der Pforte Du 4 *mìngmén* **命門**) tritt nach seitlich der Daimai aus. Folglich beginnt der Daimai zu beiden Seiten im Bereich unterhalb des Knorpels am Ende der elften und zwölften Rippe und verläuft bogenförmig im Bereich der Lenden wie der Gürtel eines Kleids, was die Namensgebung erklärt. Im Verlauf des Daimai liegen die Pforten *dàimài* **帶脉** (Gb 26), *wǔshū* **五樞** (Gb 27) und *wéidào* **維道** (Gb 28) (➤ Abb. 15.18, ➤ Abb. 15.19).

[49] Herr Zhang: Zhāng Zhòngjǐng 張仲景, Autor des *Shānghán lùn* 傷寒論 („Abhandlung über schädigende Kälte").
[50] Herr Wang: Wáng Shūhé 王叔和, Autor des *Màijīng* 脈經 („Leitfaden der Bewegung in den Gefäßen").

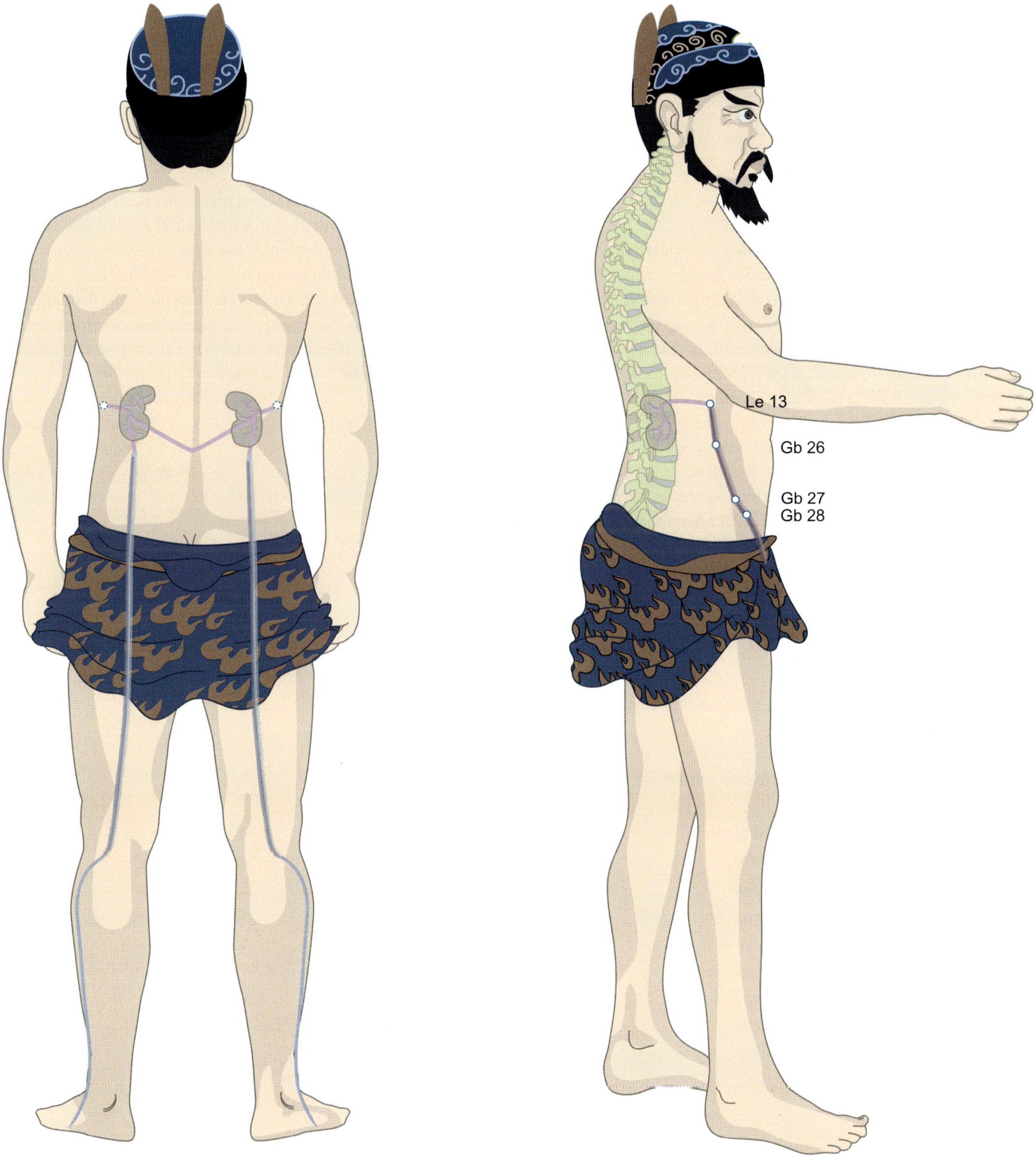

Abb. 15.18 Daimai (Gürtelgefäß) [L138]

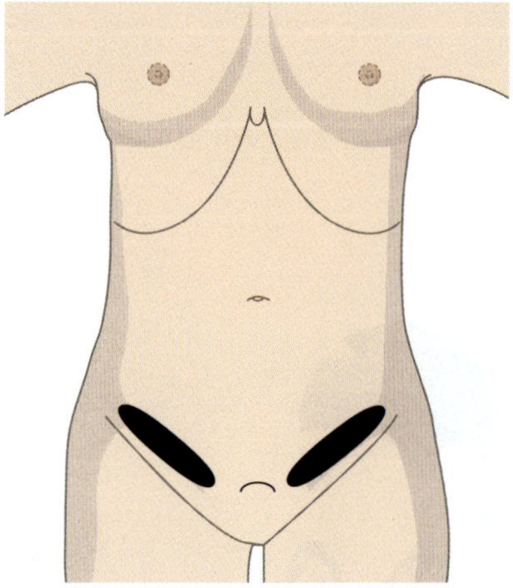

Abb. 15.19 Testzone des Daimai [L138]

Silianzi[51] sprach: Der Daimai umschließt den Leib wie ein enger Gürtel. Sein Gefäß entspringt im Hypochondrium in der Pforte zhāngmén 章門 (Le 13) des Fuß-Jueyin. Diese Pforte stellt die Begegnung der beiden Gefäße der Fuß-Jueyin-Leber- und der Fuß-Shaoyang-Gallenblasen-Leitbahn dar. Sie befindet sich im Hypochondrium am Ende der Knochen, dort, wo sich in Seitenlage die Ellenbogenspitze hin projiziert. Dann gemeinsam mit dem Fuß-Shaoyang entlang der Pforten des Daimai. Die Pforte befindet sich in einer Vertiefung, ein Cun und acht Fen unterhalb des Hypochondriums, wo wieder dem Fuß-Shaoyang in der Pforte wǔshū 五樞 (Gb 27) begegnet wird, die drei Cun unterhalb der Pforte dàimài 帶脉 (Gb 26) liegt. Dann wird erneut dem Fuß-Shaoyang in der Pforte wéidào 維道 (Gb 28) begegnet, die sich fünf Cun und drei Fen unterhalb von zhāngmén 章門 (Le 13) befindet. Das Língshū 靈樞 („Drehangel aller Wunderwirkungen") sagt wiederum: „Die Hauptleitbahn des Fuß-Shaoyin erreicht die Mitte der Kniekehle; ein Nebenlauf zieht zum Taiyang und verbindet sich damit; oben werden die Nieren erreicht, gegenüber dem 14. Wirbel, wo der Austritt dem Daimai zugehörig ist." Das Nànjīng 難經 („Leitfaden der schwer zu erwidernden Einwürfe") besagt: „Ist der Daimai erkrankt, dann kommt es zu Völlegefühl im Bauch, der Lendenbereich sich auflösend, als säße man inmitten von Wasser." Mit „sich auflösend" ist das Gefühl der Verlangsamung gemeint. Das Míngtáng 明堂 („Erleuchtete Halle"; Leitfaden der Moxibustion aus der Erleuchteten Halle, unbekannter Autor der Yuan-Dynastie) sagt: „Die beiden Pforten dàimài 帶脉 (Gb 26) sind zuständig für die Lockerung der Lenden und des Bauchs, ausweichend wie die Flüssigkeit in einem Zystensack, Schmerzen im seitlichen Unterbauch bei Frauen, innen dringlich hinten schwer (Tenesmen), Fieber und Konvulsionen („Engramm-Erkrankung" und „Erkrankung des Gehorchen-Müssens"), Menstruationsunregelmäßigkeiten, roter und weißer Ausfluss nach unten; es kann sechs Fen tief genadelt werden und eine Moxibustion mit sieben Kegeln erfolgen."

Schnellt der mittlere Abschnitt links und rechts elastisch auf und ab, so ist es der Daimai. Bewegt er sich nicht, so ist er ohne Krankheit. Bewegt er sich, so leidet man an Schmerzen zu beiden Seiten des Unterleibs mit Ausstrahlung zum mìngmén 命門 (Du 4). Bei Frauen ist die Menstruation nicht regelrecht, mal bleibt die Fortsetzung aus, dann fließt sie wieder hinab. Es bewirkt, dass die Menschen ohne Kinder bleiben. Bei Männern ist der seitliche Unterleib akut unbeweglich, oder die Essenz (der Samen) wird verloren.

Qīng • Yuè Hánzhēn • Jīngxué jiě • Dàimài
(Qing-Dynastie • Yue Hanzhen [1602–1693] • Erläuterung der Leitbahnen und Pforten • Daimai)
清 • 岳含珍 • 經穴解 • 帶脈

Der Behandlung zugängige Pforten

- Du 20

In ➤ Abb. 15.20 und ➤ Tab. 15.2 findet sich eine Übersicht über die Acht Außergewöhnlichen Gefäße. ➤ Abb. 15.21 zeigt eine Übersicht über die Testzonen.

[51] Sīliánzǐ 思蓮子 („denkender Lotossamen"): Beiname des Autors Yue Hanzhen.

Tab. 15.2 Übersicht über die Außergewöhnlichen Gefäße

Chinesisch	Pinyin	Deutsch	Englisch
衝脈	*chōngmài*	sich ergießendes Gefäß	penetrating vessel
督脈	*dūmài*	lenkendes Gefäß	governing vessel
任脈	*rènmài*	beauftragtes Gefäß	conception vessel
陰維脈	*yīnwéimài*	Yin-Bündelriemen-Gefäß	Yin linking vessel
陽維脈	*yángwéimài*	Yang-Bündelriemen-Gefäß	Yang linking vessel
陰蹻脈	*yīnqiāomài*	Yin-Schreit-Gefäß	Yin heel vessel
陽蹻脈	*yángqiāomài*	Yang-Schreit-Gefäß	Yang heel vessel
帶脈	*dàimài*	Gürtelgefäß	girdle vessel

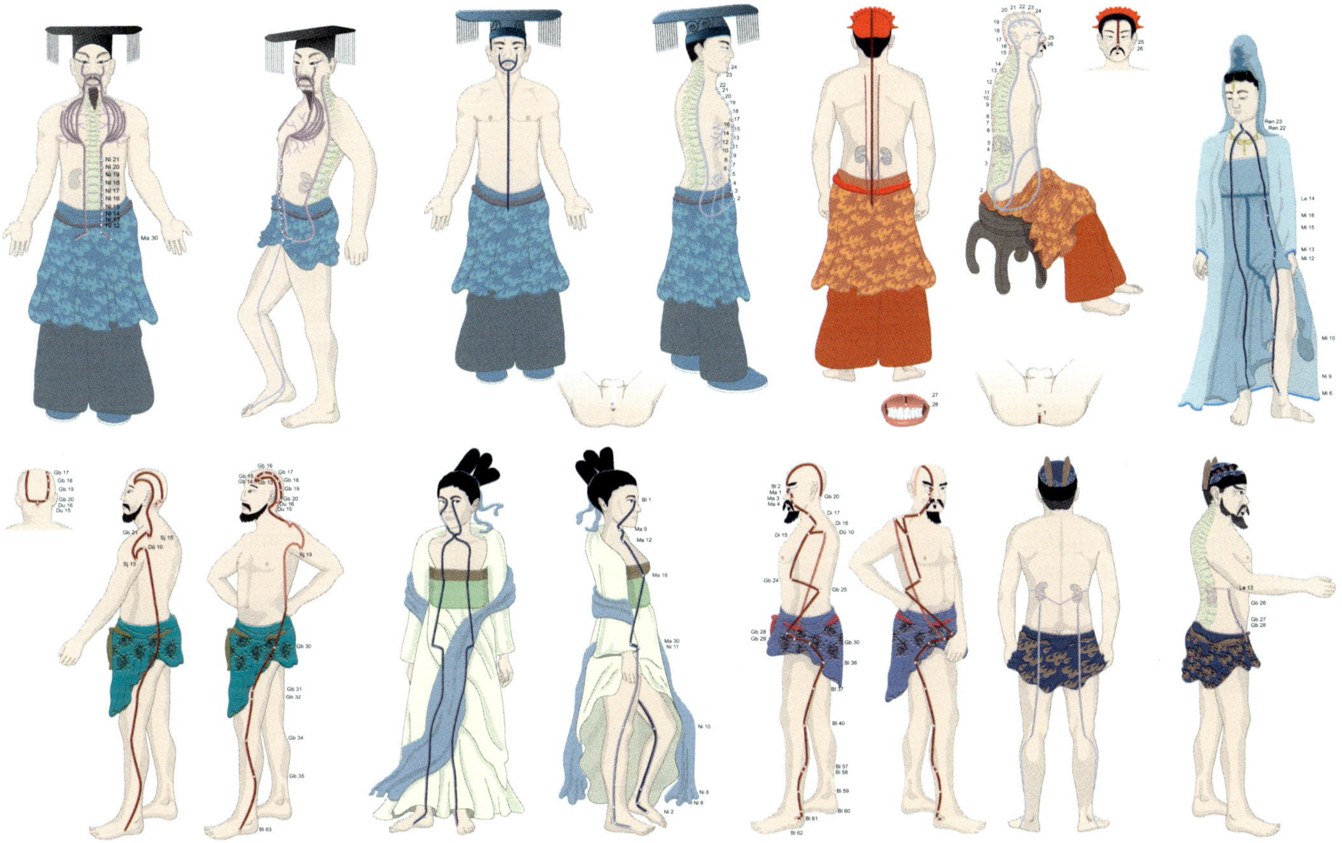

Abb. 15.20 Übersicht Außergewöhnliche Gefäße [L138]

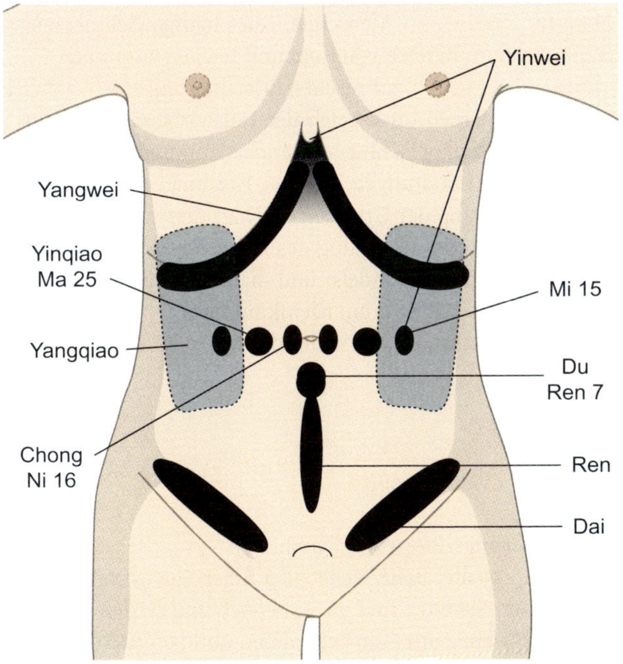

Abb. 15.21 Übersicht über die Testzonen der Acht Außergewöhnlichen Gefäße [L138]

15.2 Weitere Ausführungen über die Natur der Acht Pforten und die Aspekte beim Nadeln

Zu den Acht Außergewöhnlichen Gefäßen werden in den klassischen Schriften Acht Fluss-Aktivierungs-Pforten benannt, die zum Teil nicht im beschriebenen Verlauf des von ihnen angesprochenen Gefäßes liegen, über die jedoch eine aktivierende Verbindung mit dem zugeordneten Gefäß aufgenommen werden kann. Es wurde bereits eingangs erläutert, dass bei den Acht Außergewöhnlichen Gefäßen die Trajektorien (Pforten, die den Gefäßverlauf beschreiben) und die Induktorien (klinisch einflussnehmende Pforten) zum Teil voneinander dissoziieren. Dies ist auch in den meisten Fällen bei den hier beschriebenen Acht Fluss-Aktivierungs-Pforten der Fall (Mi 4, HH 6, Gb 41, Sj 5, Dü 3, Lu 7). Die allgemeine Funktion dieser Pforten wird auch in ➤ Kap. 16 beschrieben.

Die heute üblicherweise verwendete Bezeichnung *bāmàijiāohuìxué* 八脈交會穴 (Kreuzungspforte mit den Acht Gefäßen) geht auf die Akupunkturmeister Liú Chún 劉純 (1363–1489) und Xú Fèng 徐鳳 (1399–1450) zurück. Der Erstbeschreiber Dòu Hànqīng 竇漢卿 (1196–1280) hatte diese Pforten noch als „Acht Löcher des Fließens und Sich-Ergießens" (*liúzhù bāxué* 流注八穴)

bezeichnet. Da mit dem Ausdruck „Kreuzung“ hier keine topografische Überschneidung, sondern das „mit dem Qi der Gefäße Verkehren/In-Verbindung-Stehen“ gemeint ist, haben sich die Autoren zur Vermeidung von Missverständnissen dazu entschlossen, der Diktion von Dou Hanqing folgend diese Einflussstellen mit dem Ausdruck „Fluss-Aktivierungs-Pforten der Acht Gefäße“ zu benennen. Die Anwendung dieser Pforten veranlasst die Acht Gefäße, aus ihrem Ruhezustand als Reservoire auszutreten und ihr Qi in den Gesamtfluss in den Leitbahnen und Netzgefäßen einzuspeisen.

Eine überlieferte Ode über die Fluss-Aktivierungs-Pforten mit den Acht Gefäßen lautet wie folgt:

Gongsun (Mi 4) Chongmai Magen, Herz, Brust
Lieque (Lu 7) Renmai bewegt die Lungen-Anbindung
Houxi (Dü 3) Dumai Innenkanthus und Genick
Neiguan (HH 6) unten vollständiger Einklang
Yangwei Außenkanthus trifft auf Waiguan (Sj 5)
Yinqiao Zhaohai (Ni 6) Zwerchfell, Kehle, Rachen.
Shenmai (Bl 62) Yangqiao vernetzt wie auch durchgängig
Linqi (Gb 41) Gallenblasen-Leitbahn mit Daimai verbunden

In ➤ Tab. 15.3 sind allgemeine Aspekte der klinischen Anwendung der Fluss-Aktivierungs-Pforten aufgeführt.

Tab. 15.3 Allgemeine Aspekte der klinischen Anwendung der Fluss-Aktivierungs-Pforten

Gefäß	Fluss-Aktivierungs-Pforte	Anwendung
Sich ergießendes Gefäß	Mi 4	Übelkeit, Erbrechen und andere Formen des umgekehrten Qi
Beauftragtes Gefäß	Lu 7	Miktionsbeschwerden
Lenkendes Gefäß	Dü 3	Wirbelsäulenbeschwerden; Bewusstseinsstörungen
Yin-Bündelriemen-Gefäß	HH 6	Innere Unruhe
Yang-Bündelriemen-Gefäß	Sj 5	Schüttelfrost
Yin-Schreit-Gefäß	Ni 6	Schlaflosigkeit
Yang-Schreit-Gefäß	Bl 62	Schlafsucht
Gürtelgefäß	Gb 41	Beschwerden der Lendenregion; gynäkologischer Ausfluss

15.3 Spezielle Aspekte der klinischen Anwendung der Acht Fluss-Aktivierungs-Pforten

15.3.1 Mi 4 gōngsūn 公孫

Fluss-Aktivierungs-Pforte des Chongmai
Bedeutung großer Erwärmer des Yang zum Ausmerzen der schmerzhaften Regelblutung und bei Milz-Magen-Erkrankungen
Eigenschaft stärkt die Milz und mehrt das Magen-Qi, reguliert den Chongmai und macht ihn durchgängig, beseitigt abdominelle Verhärtungen
Geeignete Patienten Frauen mit schmerzhafter Regelblutung, Patienten mit wiederholt auftretenden, unklaren abdominellen Schmerzen, Herzschmerzen, Magenschmerzen und Brustschmerzen
Anwendungsgebiete Dysmenorrhoe, unterstützende Behandlung von Magenschmerzen, Übelkeit und Erbrechen, abdominellen Schmerzen, Diarrhoe und Dysenterie
Erweiterte Eigenschaften vermehrt das Feuer-Qi, umhüllt den Daimai, aktiviert Gb 29 und Ren 8, facht das Mingmen-Feuer an

15.3.2 Lu 7 lièquē 列缺

Fluss-Aktivierungs-Pforte des Renmai
Bedeutung Handapotheke zur Bekämpfung des akuten Torticollis und des Halbseitenkopfschmerzes
Eigenschaft verbreitet das Lungen-Qi und zerstreut üble Einflüsse, reguliert die Leitbahnen und Gefäße und macht sie durchgängig
Geeignete Patienten Menschen, die häufig Schmerzen und Erkrankungen im Bereich von Kopf und Nacken ausprägen
Anwendungsgebiete zur raschen Erleichterung von plötzlich auftretenden Schmerzen im Bereich der Halswirbelsäule, akuter Torticollis, Halbseitenkopfschmerz, Gesichtslähmung, unterstützende Behandlung von Erkältungen, Asthma, Husten und Zahnschmerzen

Zur Beschreibung der Grundeigenschaft dieser Pforte kann eine Zeile aus der zehnten Eröffnung des *Daodejing* herangezogen werden: „Wenn du das Qi bündelst und dich zur äußersten Weichheit führst, kannst du dann wie ein Kleinkind sein?“
Erweiterte Eigenschaften verbindet mit dem Renmai und mit Du 20

15.3.3 Dü 3 hòuxī 後溪

Fluss-Aktivierungs-Pforte des Dumai
Bedeutung großer Beherrscher aller Arten von Erkrankungen am Nacken, an der Schulter, im Lendenbereich und an den Wirbeln
Eigenschaft entspannt die Leitbahnen und befördert die Körperlöcher, beruhigt das Shen
Geeignete Patienten Menschen, die häufig am Computer arbeiten, Büroangestellte, Hausfrauen und -männer

Anwendungsgebiete Vorbeugung von Wirbelsäulenverkrümmungen, Schmerzen im Halswirbelsäulen- und Lendenwirbelsäulenbereich und an den Beinen, Bewahrung der Sehkraft, Zurückdrängen der Erschöpfung, füllt die Essenz auf und mehrt das Qi
Erweiterte Eigenschaften verbindet mit dem Dumai, vermehrt das Erd-Qi, aktiviert Bl 60, Bl 65, Bl 48, verstärkt die Verwurzelung von Leib und Seele, indem Ni 1 aktiviert und die Fußsohle in der Erde verankert wird, vermittelt Stabilität, aktiviert Bl 20 und Bl 21

15.3.4 HH 6 nèiguān 內關

Fluss-Aktivierungs-Pforte des Yinweimai
Bedeutung Lösen von Verknotungen des Herzens, die Schönheit pflegende Pforte zur Nährung des Teints und des Herzens
Eigenschaft stillt Schmerzen im Bereich von Brust und Oberbauch, normalisiert den Herzrhythmus und die Herzfrequenz, mehrt das Qi und befriedet das Shen, harmonisiert den Magen, senkt die Gegenläufigkeit ab, weitet die Brust und ordnet das Qi
Geeignete Patienten Menschen, die den Alterungsprozess verlangsamen möchten, Menschen im mittleren und höheren Lebensalter, Menschen mit gedrückter Stimmung, mit Verdrossenheit und innerer Anspannung, mit koronarer Herzkrankheit und akuten Herzerkrankungen
Anwendungsgebiete Singultus, Hitzegefühle der Handflächen, Schmerzen von Ellenbogen und Arm, Rötung und Schwellung unterhalb der Achsel, Schwangerschaftsübelkeit und -erbrechen, Reisekrankheit, Durchfallerkrankungen, unterstützend bei Herz- und Lungenerkrankungen und Erkrankungen der Brustdrüse
Erweiterte Eigenschaften stellt eine Verbindung mit der Milz-Leitbahn her, vermehrt das Feuer-Qi, steht in Resonanz mit brennenden Schmerzen, aktiviert Ni 9 und Bl 40, wärmt den Lendenbereich, leitet den Fluss zum Innenkanthus der Augen

15.3.5 Sj 5 wàiguān 外關

Fluss-Aktivierungs-Pforte des Yangweimai
Bedeutung wundersam wirkende Pforte zur sofortigen Wiederherstellung des Hörvermögens
Eigenschaft klärt Hitze und löst das Gift auf, löst Krämpfe und stillt Schmerzen, macht die Leitbahnen durchgängig und belebt die Netzgefäße
Geeignete Patienten Menschen, die häufig Verkehrsmittel wie Auto und Flugzeug benutzen, Vielreisende, Lumbago, Arthritis, Schultererkrankungen
Anwendungsgebiete Prävention der Presbyakusis, von Ohrgeräuschen und Hörverlust, muskelkaterähnliche Schmerzen im Rücken- und Lendenbereich
Erweiterte Eigenschaften vermehrt das Holz-Qi, verbindet mit der Gallenblasen-Leitbahn und der Blasen-Leitbahn am Kopf, aktiviert Bl 17, Bl 18, Bl 19 und Du 20, vermittelt ein Schweregefühl, steht in Resonanz mit der Gallenblase, den Schultern und dem Schulterblatt, mit Konfusion, mit dem Gefühl einer abgeschnittenen Verbindung, mit dem Gefühl des Abgeschirmt-Seins und der Einpanzerung, aktiviert Gb 30 und EX-KH 3 (Yintang), führt das Qi zum Innenohr und dann zum Auge, zum Du 14 und zum Dü 13

15.3.6 Ni 6 zhàohǎi 照海 (alternativer Name: sickerndes Yin)

Fluss-Aktivierungs-Pforte des Yinqiaomai
Bedeutung wundersam wirkende Pforte zum Abschied von Rachenschmerzen und Schlaflosigkeit, Nieren-stärkend, Feuer-absenkend
Eigenschaft nährt die Niere, klärt Feuer, stimmt die Drei Jiao durchgängig ab
Geeignete Patienten Moderatoren, Rundfunk- und Fernsehsprecher, Sänger und Schauspieler, Lehrer, Geschäftsführer, Menschen mit Schulterentzündungen und Schlaflosigkeit
Anwendungsgebiete Brustbeklemmung, trockener, schmerzender Rachen, Beeinträchtigung der Stimme, chronische Rachenreizung, Schulterentzündung, Schlafstörung
Erweiterte Eigenschaften kühlt das Herz, bewässert den Unterleib, kühlt den Rachen, die Kehle und die Augen, wobei er zunächst den Innenkanthus und dann das ganze Auge erfasst, er fördert die Bewässerung der Yin-Leitbahnen, besonders der Nieren-Leitbahn, der Yin-Vorrat wird nachgefüllt, das Wasser-Qi vermehrt

15.3.7 Bl 62 shēnmài 申脈 (alternativer Name: Yang-Schreiter)

Fluss-Aktivierungs-Pforte des Yangqiaomai
Bedeutung große Medizin von reinem Yang-Charakter bei Menschen mit dem Leib anhaftender Kälte und vielen Krankheiten
Eigenschaft füllt das Yang auf und mehrt das Qi, leitet Wasser-Feuchtigkeit aus
Geeignete Patienten Menschen mit Kälte-Konstitution, ältere Patienten, Menschen mit häufigen Erkältungen, Durchfällen oder Erkrankungen mit Abneigung gegen Kälte durch Wind-Schädigung
Anwendungsgebiete Schwindel und Benommenheit, Schwellung, Rötung und Schmerzen beider Augen, Rückenschmerzen mit muskelkaterähnlichen Beschwerden der Lendenregion, Schmerzen am Sprunggelenk, Unterstützung bei Durchfallerkrankungen und Verdauungsstörungen
Erweiterte Eigenschaften stellt eine Verbindung zu Ni 6 her, erreicht zunächst den Außenkanthus und dann das ganze Auge, aktiviert die Blasen-Leitbahn und die Gallenblasen-Leitbahn, Beine, Kopf und Arme von den Schultergelenken bis zu den Fingern werden ausgerichtet, das Holz-Qi wird vermehrt, die Pforten Bl 17 und Bl 18 werden aktiviert, stellt die bezwingende Kraft eines Generals, der alles überwindet, zur Verfügung, die Yang-Vorräte werden aufgefüllt, Gb 20 und Gb 21 werden freigespült

15.3.8 Gb 41 zúlínqì 足臨泣

Fluss-Aktivierungs-Pforte des Daimai
Bedeutung lebenslanger Wächter des Shaoyang-Qi wie das „Kleine Bupleurum-Dekokt"
Eigenschaft befreit die Oberfläche, zerstreut Hitze, baggert die Leber aus, harmonisiert den Magen, beseitigt Missempfindungen und Völlegefühl der Brust und der Flankenregion, wirkt gegen Appetitlosigkeit, Verdrossenheit und Neigung zum Erbrechen, bitteren Mundgeschmack und trockenen Mund, Verschwommensehen
Geeignete Patienten Menschen mit Feuchtigkeits-Hitze-Konstitution, Menschen mittleren und höheren Lebensalters, Menschen mit Vorliebe für Therapien an den Füßen
Anwendungsgebiete Kopfschmerzen der Gallenblasen-Leitbahn, Lendenschmerzen, Muskelkrämpfe, Augenleiden, Gallenblasenentzündung, Schlaganfall, funktionelle (psychosomatische) Beschwerden

Zhuangzi soll gesagt haben: „Der Wahre Mensch atmet über die Ferse." Die Ferse, das ist auch der Fuß, wo sich diese Pforte befindet. Gb 41 hält wach, hält Wache und bereitet so die Grundlage für die Entwicklung des „Wahren Menschen".
Erweiterte Eigenschaften vermehrt das Wasser-Qi, verbindet mit der Nieren-Leitbahn, dem Abdomen und dem Chongmai

15.4 Paarweise Anwendung der Fluss-Aktivierungs-Pforten als Oben-Unten-Kombinationen (Öffnungs- und Fluss-Aktivierungs-Pforten)

In den klassischen Schriften finden sich Angaben zur paarweisen Anwendung der Acht Fluss-Aktivierungs-Pforten die somit in vier feststehende Kombinationen eingeteilt werden (➤ Tab. 15.4).

Tab. 15.4 Paarweise Anwendung der Fluss-Aktivierungs-Pforten

Kombination	Anwendung
HH 6 + Mi 4	Erkrankungen des Herzens, der Brust und des Oberbauchs Schmerzen in der Herzgegend, epigastrische Schmerzen und Erkrankungen des Verdauungstrakts
Dü 3 + Bl 62	Erkrankungen am inneren Augenwinkel, am Nacken, am Ohr, an den Schultern, an den oberen Extremitäten, Störungen der Harnausscheidung Schlaganfall mit Hemiparese, Bewegungseinschränkungen der Extremitäten, psychische und psychosomatische Erkrankungen
Sj 5 + Gb 41	Erkrankungen am äußeren Augenwinkel, hinter dem Ohr, an den Wangen, am Nacken und an den Schultern Tinnitus, Hörverlust, Augenerkrankungen, Beinschwellungen, Halbseitenkopfschmerz, arterieller Hypertonus
Lu 7 + Ni 6	Störungen der Atmung, Erkrankungen des Rachens, der Brust und des Zwerchfells Sprechstörungen, Reizzustände von Rachen und Kehle, Wechseljahresbeschwerden

15.5 Weitere herausgehobene Pforten der Acht Außergewöhnlichen Gefäße

Jede der Zwölf Hauptleitbahnen trägt eine sogenannte **Ursprungs-Pforte** oder Pforte des Ursprungs-Qi (*yuánxué* 原穴) (➤ Kap. 16). Zusätzlich existiert eine Ursprungs-Pforte des „Baufetts am Herzen" (*gāo* 膏), nämlich Ren 15, und des „Gekröses der Eingeweide" (*huāng* 肓), nämlich Ren 6 (vgl. auch die Ausführungen zur Pforte Bl 43 in der Fußnote 2 in ➤ Kap. 17).

Chong-, Ren- und Dumai haben einen gemeinsamen Ursprung in der Pforte Ren 1. Jede der Zwölf Hauptleitbahnen trägt eine sogenannte **Vernetzungs-Pforte** (*luòxué* 絡穴) (➤ Kap. 16). Zusätzlich weisen auch das Große Netzgefäß der Milz (*pí zhī dàluò* 脾之大絡) sowie die Gefäße Du und Ren eine Vernetzungs-Pforte auf. Die Vernetzungs-Pforte des Renmai ist Ren 1, die Vernetzungs-Pforte des Dumai ist Du 1.

Jede der Zwölf Hauptleitbahnen trägt eine sogenannte **Spalten-Pforte** (*xìxué* 隙穴) (➤ Kap. 16). Zusätzlich weisen auch Yin- und Yangqiaomai sowie Yin- und Yangweimai jeweils eine Spalten-Pforte auf (➤ Tab. 15.5):

Tab. 15.5 Xi-Spalten-Pforten von Yin- und Yangqiaomai sowie Yin- und Yangweimai

Außergewöhnliches Gefäß	Xi-Spalten-Pforte
Yinweimai	Ni 9
Yangweimai	Gb 35
Yinqiaomai	Ni 8
Yangqiaomai	Bl 59

Xi-Spalten-Pforten von Yin-Leitbahnen behandeln bevorzugt Blut-Erkrankungen. Das Blut stellt die Schnittstelle zwischen der in der Niere gespeicherten Essenz „Jing", der materiellen Basis, und dem „Shen", der Geist-Seele und dem Bewusstsein, dar. Xi-Spalten-Pforten von Yang-Leitbahnen behandeln bevorzugt Schmerz-Erkrankungen. Schmerzen können durch körperliche oder seelische Traumatisierung oder durch äußere pathogene Faktoren, die in Yang-Leitbahnen eindringen, ausgelöst werden.

Der therapeutische Zugang zu den Acht Außergewöhnlichen Gefäßen ist nicht auf die Fluss-Aktivierungs-Pforten und die Induktorien beschränkt. Auch Pforten der Kreuzung mit einer anderen Leitbahn (➤ Kap. 16) und die oben genannten herausgehobenen Pforten können zur Behandlung herangezogen werden. Im Hinblick auf die Verteilung und den Transport des Qi im Organismus stellen die Acht Außergewöhnlichen Gefäße die tiefste Schicht dar. Auf ihre herausragende Bedeutung wies der daoistische Heilkundige Lǐ Shízhēn 李時珍 (1518–1593) mit den folgenden Worten hin:

Ist der Heilkundige mit den Acht Gefäßen vertraut, so erschließt sich ihm der Zugang zu den großen Intensionen der Zwölf Hauptleitbahnen und Fünfzehn Netzgefäße; ist der Erhabene mit den Acht

Gefäßen vertraut, so bewegen sich Tiger und Drache auf und ab[52], und es eröffnet sich ihm der Zugang zum Schlüssel zu den wundervollen Geheimnissen um die verborgenen Feinheiten der Allmutter des tiefgründigen Mysteriums[53].

Qíjīng bāmài kǎo
(Untersuchungen zu den Acht Außergewöhnlichen Gefäßen)
奇經八脈考

Die Acht Außergewöhnlichen Gefäße sind nicht nur regulierende Reservoire für Qi und Blut, sie verwalten auch die Essenz der Niere und damit transgenerationale Einflüsse auf Gesundheit und Krankheit. Zusammenfassend ergeben sich die folgenden Verbindungen der Acht Außergewöhnlichen Gefäße mit anderen Substanzen, Strukturen oder Systemen.

Zusammenhang mit der Nieren-Essenz

- Ursprung im Raum zwischen den Nieren (Mingmen)
- Zirkulation der Nieren-Essenz über Du-, Ren- und Chongmai
- Förderung des Abwehr-Qi
- Transformation der Vor-Himmels-Essenz in die Nach-Himmels-Essenz

Zusammenhang mit den Schutzwächter-Einflüssen

Die Essenzen der Nieren sind die Grundlage der Entstehung der Schutzwächter-Einflüsse durch die Tätigkeit des Sanjiao (➢ Kap. 11).
- Versorgung der Bereiche zwischen Haut und Muskeln
- Verteilung des Schutzwächter-Qi im Bereich von Thorax, Abdomen und Rücken
- Mithilfe bei der Abwehr äußerer krankheitsauslösender Faktoren

Zusammenhang mit den Lebenszyklen

Das von den Acht Außergewöhnlichen Gefäßen aufgenommene Ureinheits-Qi und die Essenz der Nieren steuern die Reifungs- und Wachstumsprozesse innerhalb der Lebenszyklen des Menschen.
- Kontrolle der Sieben-Jahres-Zyklen der Frau und Acht-Jahres-Zyklen des Mannes und der allgemeinen 10-Jahres-Zyklen der Organe und Gewebe
- Speicherung und Verteilung der Essenzen
- Umwandlung der Essenzen in Tiangui, d. h. das Menstruationsblut der Frau bzw. das Sperma des Mannes

Zusammenhang mit den Sechs außergewöhnlichen Fu-Organen

Die Außergewöhnlichen Gefäße speisen sich nicht nur in die Zwölf Hauptleitbahnen und Fünfzehn Netzgefäße ein, sondern regulieren auch das Zusammenspiel zwischen allen Inneren Organen.
- Anbindung der außergewöhnlichen Fu-Organe an die Zang- und Fu-Organe
- Gehirn: Dumai, Yin- und Yangqiaomai (Du 4 und Du 20)
- Uterus: Chong- und Renmai (Ren 4 und Ni 13)
- Gefäße: Chongmai (Mi 4, HH 6, Ma 37, Ma 39)
- Gallenblase: Daimai (Gb 41 und Sj 5)
- Mark: Chongmai und Dumai (Du 4 und Du 20)
- Knochen: Chong-, Du- und Renmai (Bl 11, Du 14, Ren 4, Ni 13)

15

Zusammenhang mit den Vier Meeren

Die vier Meere sind die Ansammlungen der vier grundlegenden Substanzen, die über die acht Richtungen der Außergewöhnlichen Gefäße verteilt werden.
- Anbindung der Vier Meere an die Zang- und Fu-Organe
- Meer des Blutes (Unterbauch): Chongmai (topografische Landmarken für die Ausbreitung des zugehörigen Qi: oben Bl 11, unten Ma 37 und Ma 39)
- Meer des Qi (Thorax, Danzhong): Renmai (topografische Landmarken für die Ausbreitung des zugehörigen Qi: vorne Ma 9, hinten Du 14 und andere Pforten am Nacken)
- Meer des Marks (Gehirn): Dumai, Yin- und Yangqiaomai (topografische Landmarken für die Ausbreitung des zugehörigen Qi: obere Begrenzung Du 20, untere Begrenzung Du 16)
- Meer der Nahrung (Magen): Chongmai (topografische Landmarken für die Ausbreitung des zugehörigen Qi: obere Begrenzung Ma 30, untere Begrenzung Ma 36)

Zusammenhang mit den Neun Öffnungen

Die Acht Außergewöhnlichen Gefäße penetrieren alle Funktionssysteme des Organismus und steuern somit auch die Öffnungen für die Sinnesorgane und für den Auslass von Urin und Stuhl.
- Augen: Yin- und Yangqiaomai
- Nase: Dumai
- Mund: Renmai
- Ohren: Yangweimai
- Harnröhrenöffnung und Anus: Du-, Ren- und Chongmai

Übergreifende Regulation

Die Acht Außergewöhnlichen Gefäße stellen ein System der Basisregulation des Organismus dar.
- Regulation des Leitbahn-Qi
- Regulation des Verhältnisses von Yin und Yang
- Regulation der Beziehungen der Leitbahnen zueinander
- Ausgleich zwischen Rumpf und Kopf, oberen und unteren Extremitäten, links und rechts, innen und außen, vorne und hinten

---

[52] Tiger und Drache sind Hinweise auf aus dem Altertum überlieferte Techniken der Nadelstimulation, nämlich „Der weiße Tiger schüttelt sein Haupt" (*báihǔ yáotóu* 白虎搖頭) und „Der blaugrüne Drache wackelt mit dem Schwanz" (*qīnglóng bǎiwěi* 青龍擺尾). Hier sind damit bestimmte Vorgaben zum Drehen der Nadel angesprochen. Mit der Auf- und Abbewegung sind die Vorgaben für die Hebe-Senk-Technik gemeint (➢ Kap. 21.6).

[53] Der Ausdruck „Allmutter des Mysteriums" (*xuánpìn* 玄牝; wörtlich „mystische Vagina") taucht bereits in der 6. Eröffnung des *Daodejing* auf und wurde von Zhōu Dūnyí (周敦頤, 1017–1073) in seiner Darstellung der Kosmogonie des DAO aufgenommen. „Verborgene Feinheiten" (*yōuwēi* 幽微) und „wundervolle Geheimnisse" (*qiàomiào* 竅妙) sind typische daoistische Vokabeln.

- Abstimmung der Funktionen der Zang- und Fu-Organe, außergewöhnlichen Fu-Organe, Vier Meere, Neun Öffnungen, des Baufetts am Herzen (*gāo* 膏) und des Gekröses der Eingeweide (*huāng* 肓)

Die physiologischen Funktionen der Acht Außergewöhnlichen Gefäße können wie folgt zusammengefasst werden:

Physiologische Funktionen der Acht Aussergewöhnlichen Gefässe

- Rückhaltebecken des Ursprungs-Qi
- Verbreitung des Nieren-Qi und der Essenzen
- Unterstützung der Schutzwächter-Einflüsse
- Kontrolle der Lebenszyklen
- Integration der Funktionen der weiteren Organe und Strukturen über die Zang- und Fu-Organe hinaus
- Allgemeine Balance und Stützung

15.6 Erweiterte Einsichten in das Wesen und die Wirkung der Acht Außergewöhnlichen Gefäße aus der praktischen Erfahrung und den klassischen Quellen

Die Acht Außergewöhnlichen Gefäße weisen nicht nur in ihrem Wesen Besonderheiten auf; ihr Potenzial für das Erfassen von Krankheiten und für deren Behandlung ist ebenfalls außergewöhnlich weitreichend. So geht die folgende Aussage auf den berühmten Heilkundigen Yè Tiānshì (葉天士; 1667–1747) (➤ Abb. 15.22) zurück:

Pflanzenarzneien gehören dem Nicht-Fühlenden an. Sie sind nicht in der Lage, Erschöpfungen der Essenz und des Blutes zu behandeln und bleiben daher ohne Wirkung. Solche Zustände eignen sich zur Wiederauffüllung und Nährung durch blutiges Fleisch[54]; man ziehe auch das Durchgängig-Machen und Auffüllen der Außergewöhnlichen Leitbahnen dazu heran.

Línzhèng zhǐnán yīàn
(Medizinische Fallbeispiele als klinische Richtschnur)
臨證指南醫案

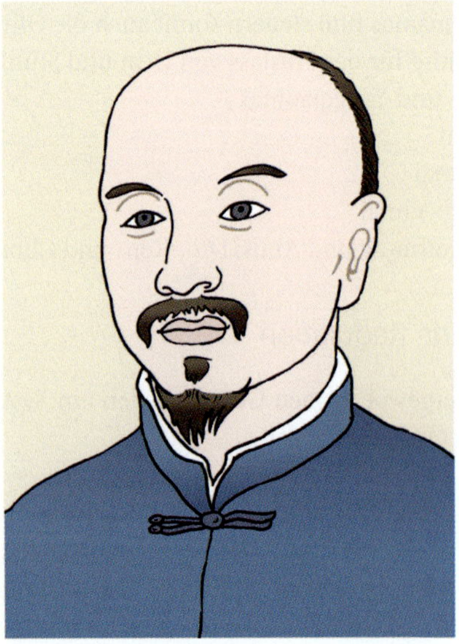

Abb. 15.22 Bildnis des Ye Tianshi [M297]

Trotz der immensen Wichtigkeit der Außergewöhnlichen Gefäße in der Medizin und der umfassenden Entwicklung des Menschen erscheinen die Beschreibungen in den klassischen Schriften unvollständig und lückenhaft. Deshalb ist es notwendig, eine Erweiterung des Wissens aus der medizinischen Praxis und persönlichen Erfahrungen vorzunehmen.

Es ist anzunehmen, dass einiges Wissen um die Acht Außergewöhnlichen Gefäße aus dem Altertum durch den historischen Verlust relevanter Aufzeichnungen nicht mehr direkt zugänglich ist. Die Acht Außergewöhnlichen Gefäße umfassen psychoemotionale, spirituelle und alchimistische Aspekte. Eine profunde Anwendung der Acht Außergewöhnlichen Gefäße findet in der heutigen sogenannten TCM kaum mehr statt, obgleich diese Gefäße einen tiefen Zugang zu den Wurzeln von Erkrankungen ermöglichen können. Zwar finden sich in den letzten Jahren vor allem außerhalb Chinas vermehrt Veröffentlichungen zu diesen Gefäßen, jedoch werden diese in der Regel dem Facettenreichtum und der Vielschichtigkeit des Themas nicht gerecht.

Frühe Erwähnungen der Acht Außergewöhnlichen Gefäße finden sich im *Huangdi neijing* und im *Nanjing.* Eine vollständige Darlegung der Acht Fluss-Aktivierungs-Pforten lieferte erstmals Dòu Hànqīng (竇漢卿; 1196–1280) in seinem Werk „Richtschnur der Akupunktur-Leitfäden“ (*Zhēnjīng zhǐnán* 鍼經指南). Er lieferte jedoch keine Erläuterung für die Festlegung genau dieser acht Pforten als Anknüpfung an die Außergewöhnlichen Gefäße. Die klinische Anwendung der Acht Außergewöhnlichen Gefäße nach den „Acht Methoden der wunderwirkenden Schildkröte“ (*línggui bāfǎ* 靈龜八法) und den „Acht Methoden des Aufwirbelns“ (*fēiténg bāfǎ* 飛騰八法) wurde von Xú Fèng (徐鳳; 1390–1450), dem mingzeitlichen Autor der „Enzyklopädie der Akupunktur“ (*Zhēnjiǔ dàquán* 鍼灸大全), propagiert. Xu Feng riet zur Anwendung von Pforten im Bereich der Trajektorien der Gefäße und beschrieb die paarige Anwendung der Acht Außergewöhnlichen Gefäße.

Die verfügbare klassische Literatur zu den Acht Außergewöhnlichen Gefäßen bezieht sich vornehmlich auf die Topografie und die Anwendung bei bestimmten physischen Symptomen. Dennoch finden sich einige Hinweise auf eine besonders tiefgreifende Wirkung der Gefäße, die jedoch in den Werken nur andeutungsweise erklärt wird.

Die Altchinesische Medizin begreift das Leben als die Wiederholung zyklischer Abläufe, die sich in den Acht Außergewöhnlichen Gefäßen widerspiegeln. Diese Zyklen weisen einen universellen Charakter auf, was als unmittelbare Ausprägung des grundlegenden, alles durchdringenden Prinzips des Lebendigen, des DAO anzusehen ist. Das DAO bringt die polaren Kräfte Yin und Yang hervor, die sich dann zu den Acht Außergewöhnlichen Gefäßen perpetuieren. Die Natur dieser Gefäße beinhaltet Aspekte der Bewegungsorientierung, der gegenseitigen Interaktion und der repetitiven zyklischen Abläufe.

[54] Arzneien tierischen Ursprungs.

Für die therapeutische Anwendung der Acht Außergewöhnlichen Gefäße ist es von besonderer Wichtigkeit, die physischen Störungen mit ihren korrespondierenden emotionalen, mentalen und spirituellen Aspekten in Verbindung zu bringen. Die Behandlung dieser Gefäße ist angezeigt, wenn gleichzeitig viele Leitbahnen von Problemen betroffen sind, bei komplexen Krankheitsbildern, bei einem schwer einzuordnenden Pulsbefund, bei einem kombinierten Zustand mit Hitze und Kälte, mit Fülle und Leere, bei psychischen, psychosomatischen oder neurologischen Erkrankungen, sowie bei schweren Organerkrankungen.

15.7 Die drei Manifestationsebenen der Acht Außergewöhnlichen Gefäße

Diese acht Gefäße regulieren die Lebenszyklen der Entwicklung, die sich bei Frauen über sieben Jahre und bei Männern über acht Jahre erstrecken, wie es im 1. Kapitel des *Suwen* ausgeführt wird. Die Umwandlung der Organe und Gewebe, die ebenfalls von den Acht Gefäßen gesteuert wird, spielt sich in Abständen von zehn Jahren ab, wie es das 54. Kapitel des *Lingshu* darlegt. Die eher oberflächlich gelegenen Hauptleitbahnen nehmen von außen eindringendes pathogenes Qi auf, während die tiefer im Inneren sich erstreckenden Außergewöhnlichen Gefäße verborgene seelische und konstitutionelle Schwächen einsammeln. Physiologischerweise bewahren diese Gefäße das vorgeburtliche Jing und das Ureinheits-Qi, wodurch die grundlegenden Aspekte unserer Persönlichkeit und unseres Seelenlebens, ebenso wie konstitutionelle und transgenerationale Eigenschaften abgebildet werden.

In den Acht Außergewöhnlichen Gefäßen drücken sich drei Ebenen der Menschwerdung aus, die miteinander interagieren.

15.7.1 Die erste Ebene der frühen unbewussten Prägungen

Die drei Gefäße Chong, Ren und Du manifestieren pränatale Einflüsse sowie die frühen postnatalen Interaktionen. Als eine Art energetischer Konditionierung beeinflussen diese Prägungen aus dem ersten Lebenszyklus (von 7, 8 bzw. 10 Jahren) unser ganzes Leben.

15.7.2 Die zweite Ebene der bewussten Selbstfindung und Selbstverwirklichung

Die Wei-Gefäße manifestieren die Interaktion mit Lebensereignissen und mit der Entwicklung in den zyklischen Abläufen des Lebens. Es entwickeln sich Einstellungen und Überzeugungen, physische Reaktionsmuster und gewohnte Verhaltensweisen. Gleichzeitig wird es ermöglicht, diese ausgeprägten Muster bewusst zu reflektieren. Es offenbart sich der Einfluss der Wahrnehmung von Zeit und Raum und der Bezogenheit von Empfindung und Wahrnehmung auf Vergangenheit, Gegenwart oder Zukunft. Durch die Fähigkeit der Bewusstwerdung können über eine Aktivierung der Wei-Gefäße negative Prägungen aus der ersten Lebensphase aufgelöst werden. Die dort gemachten, zunächst unbewussten Erfahrungen sind dazu angetan, im späteren Leben innere Konflikte hervorzurufen und so zu einer Quelle von Dysbalance zu werden. Mit Hilfe des Potenzials dieser Gefäße ist ein Zugang zu tiefsitzenden Verletzungen und Konditionierungen möglich. Beeinträchtigungen der Wei-Gefäße stören die innere Ordnung im Sinne von Yin-Pathologien und die nach außen gerichtete Ordnung an der Oberfläche im Sinne von Yang-Pathologien des Organismus. Durch das Auflösen von Belastungen auf der ersten Ebene und die Vorbereitung für den Ausgleich auf der dritten Ebene sind diese Gefäße von wesentlicher Bedeutung für die Gesunderhaltung, indem sie die Konstitution stärken und ausgleichend-regulierende Mechanismen in Gang setzen.

15.7.3 Die dritte Ebene des Ausgleichs und der Angemessenheit

Diese Ebene wird durch die beiden Qiao-Gefäße und das Gefäß Dai manifestiert. Die Aufgabe der Qiao-Gefäße ist der Ausgleich zwischen links und rechts, das Herstellen einer Balance und das Aufrechterhalten des Gleichgewichts der Kräfte. Daher ist die pathophysiologische Funktion der Qiao-Gefäße die Aufnahme und ggf. die Umwandlung von pathogenem Qi, wie es bei Luo-Gefäßen der Fall ist. Damit eine solche Auflösung zugrundeliegender Pathologien und Muster ermöglicht wird, müssen Chong-, Ren- und Dumai auf der zweiten Ebene geläutert worden sein und ihre Kräfte für die Transformation zur Verfügung stellen. Die Gefäße dieser Ebene nehmen die der jeweiligen Erkrankung zugrundeliegenden Pathologien auf, damit sie bearbeitet und entstört werden können. Akut einwirkende Traumata und Belastungen aus Krisensituationen, negative Kognitionen wie destruktive Überzeugungen, Versagens- und Zukunftsängste können mit Hilfe der Qiao-Gefäße und des Dai-Gefäßes transformiert werden. Im Falle von Belastungen durch frühe Prägungen auf der ersten Ebene, die auf der zweiten Ebene bewusst geworden sind, vermögen die hier genannten Gefäße die auf der ersten Ebene entstandenen Wurzeln der Fehlsteuerung zu beseitigen. Das Gefäß Dai umschließt die Pathologie und lässt sie nicht entweichen. Ein Verdrängen unangenehmer Gedanken und Empfindungen, eine Konfliktvermeidung und ein starres Festhalten an schädlichen Mustern werden dadurch unterbunden. Das Gürtelgefäß offenbart die zugrundeliegenden Konflikte und fördert deren Transformation. Dabei hält es die Intensität des Zustandes auf einem angemessenen Niveau, nicht zu lasch und nachgiebig und nicht zu bedrückend und eng, sondern wie ein gutsitzender Gürtel. Die Schreit-Gefäße verhindern ein Verlassen der Spur, ein Umkippen zur Seite und einen Stillstand auf dem Weg. Das Zusammenwirken der Gefäße dient der Vorbereitung für die weitere tiefere Bearbeitung der pathologischen Thematiken.

15.7.4 Die Entfaltung der drei Ebenen und das Zusammenwirken der Acht Außergewöhnlichen Gefäße

Das Leben entsteht in der Essenz, im Jing, das über die Gefäße Chong, Ren und Du verteilt wird. Diese drei Gefäße dominieren die embryonale Entwicklung und verkörpern quasi den genetischen Code. Zunächst entwickelt sich das Gefäß Chong in Analogie zum Neuralrohr und zu den embryonalen Gefäßen und Blutröhren. Später nimmt das Gefäß seinen Ursprung im Unterleib, bei Frauen im Uterus.

Die Phase um die Geburt wird vom Renmai dominiert. Dieses Gefäß vermittelt die Bindung an die elterlichen Einflüsse über die Nabelschnur zur Mutter, so dass jeweils das Ren-Gefäß von Mutter und Kind miteinander verknüpft sind. Über diese Verbindung werden pränatale Prägungen der emotionalen, mentalen und spirituellen Entwicklung des Kindes übermittelt. Durch die Renmai-Verknüpfung übertragene pathologische Muster können das weitere Leben des Kindes wesentlich beeinflussen und sich auf die Gestaltung von Beziehungen auswirken. Ist die Eltern-Mutter-Kind-Bindung über den Renmai in der Phase um die Geburt gestört, dann können daraus krankhafte Identifikationen entstehen, die von dem Betroffenen jedoch als unzweifelhaft zutreffend erlebt werden. Nur die Bewusstmachung solcher Konditionierungen ermöglicht deren schrittweise Auflösung.

Wird das Essenz-Qi im Dumai aktiv, so vermag das Kleinkind den Kopf zu heben. Eine Fehlentwicklung im Bereich des Dumai bewirkt ein Yang-Defizit, was zur Ausprägung einer zurückhaltenden und wenig zum Voranschreiten und Austauschen mit anderen motivierten Persönlichkeit Anlass geben kann. Ist das lenkende Gefäß zu stark stimuliert, so bedingt der resultierende Yang-Überschuss eine anhaltende Getriebenheit und das Unvermögen, im Moment zu verweilen und das Leben zu genießen.

Auf der zweiten Ebene verbinden die Yang- und Yinwei-Gefäße die verschiedenen Kanäle miteinander und ermöglichen einen Übergang. Wer beständig mit ungelösten Konflikten der Vergangenheit oder mit irrealen Projektionen auf die Zukunft beschäftigt ist, wer sich aus Gedankenschleifen nicht befreien kann, verbraucht Ressourcen an Essenz, Blut oder Qi. Mittels Bewusstwerdung unterstützen die Wei-Gefäße die Loslösung von solchen Anhaftungen, indem sie freies, ungebundenes Qi zur Verfügung stellen und auf den betroffenen Bahnen halten. So modulieren sie die Reaktionen auf Erlebnisse während der gesamten Lebenszeit.

Auf der dritten Ebene werden die aus der Bewusstwerdung gewonnenen Erkenntnisse und Energien dazu benutzt, unsere Lebenshaltung mit Hilfe des Yin- und Yangqiaomai zu steuern, um uns so auf Kurs und im Gleichgewicht zu halten. Wenn das gestörte Bewusstsein keine gesunde Beziehung zum eigenen Selbst und zur Außenwelt erlaubt, können die Qiao-Gefäße überlastet werden und unter Umständen die Balance nicht mehr aufrechterhalten. Diese Gefäße besitzen die Fähigkeit, schädigende Einflüsse zu übernehmen und zu neutralisieren.

Das Dai-Gefäß fungiert wie eine Einschnürung, wie die Engstelle in einer Sanduhr, wie ein Haltering für Fassdauben. Es sortiert alle nicht verarbeiteten, unverdauten Erfahrungen aus und bewahrt die unvergesslichen Erlebnisse. Werden unangenehme Gedanken und Gefühle nicht mehr angerührt, so bedingt dies eine vollständige Stagnation im Dai-Gefäß. Das Ausweichen vor Konflikten und Verdrängen des Unangenehmen überlastet das Gürtelgefäß und führt zur Leckage der gestauten Inhalte. Nicht nur pathogenes Qi sickert hindurch, auch Körpersäfte und Essenz gehen verloren, was physische und psychische Beeinträchtigungen bedingt.

Durch die Behandlung des Daimai wird dieser wieder durchgängig und die Lecks können sich schließen. So können die aus der Tiefe ins Bewusstsein aufsteigenden Inhalte behutsam Schritt für Schritt bearbeitet und einer Lösung zugeführt werden.

Mit dem Modell der drei Ebenen kann erläutert werden, wie die Acht Außergewöhnlichen Gefäße bei der Auflösung prägender Muster und traumatisierender Erfahrungen interagieren und wirksam werden.

Das Leben beginnt mit der Essenz und dem Ureinheits-Qi. Beides zusammen wird auch als Essenz-Qi bezeichnet. Der Chongmai ist das Gefäß, in den diese Urbausteine des Lebens, die auch perinatale Prägungen und genetische Einflüsse beinhalten, aufbewahrt werden. Über diese Lebenskodierung wird die Entwicklung des Menschen vorangetrieben. Auch nach der Geburt können wiederholt einwirkende Einflüsse die Essenz modulieren und so zu einem Teil der Konstitution werden.

Die Essenz ist die Basis aller Strukturen des Leibes, so auch der nach Yin und Yang geordneten Leitbahnen. Aus dem Chongmai bildet sich zunächst der Renmai und dann der Dumai als erste weitere Gefäße. Der Daimai ist eine Art Einschnürung aller anderen vertikal verlaufenden Gefäße. Es kann wie eine Art Nadelöhr betrachtet werden, indem es bei voller Funktionalität nur physiologisches Jing-Qi passieren lässt und pathologische Einflüsse aussortiert. Zudem sorgt das Gürtelgefäß für ein balanciertes Strömen in allen anderen Gefäßen. Die Bewegung der Essenz und des Ureinheits-Qi in den Außergewöhnlichen Gefäßen kann wie das beständige Auf und Ab zwischen Ebbe und Flut in den Meeren oder wie der Wechsel zwischen Füllung und Leerung in den Stauseen betrachtet werden.

Im Falle einer krankhaften Entgleisung werden Yin-Pathologien in den Yin-Gefäßen aufgehoben und Yang-Pathologien in den Yang-Gefäßen. Insgesamt sind alle Acht Außergewöhnlichen Gefäße, die Zwölf Hauptleitbahnen und die Fünfzehn Netzgefäße wie ein System kommunizierender Kanäle miteinander verbunden. Daher führen pathologische Einflüsse, die zunächst in einem Außergewöhnlichen Gefäß aufgenommen werden, im weiteren Verlauf auch zu Veränderungen in den anderen Gefäßen.

In der Behandlung ist es unverzichtbar, nicht nur die aktuellen Manifestationen der Störung zu korrigieren, sondern die Erkrankung zu ihrem Ursprung, zu den Wurzeln zurückzuverfolgen und sie dort zu beseitigen.

Zusammenfassend können die folgenden Aussagen getroffen werden:

Zusammenfassung

- **Chongmai, Renmai und Dumai** stehen mit den Nieren in enger Verbindung und nehmen das vorgeburtliche Qi und die Einflüsse aus der ersten Lebensphase auf.
- **Yinweimai und Yangweimai** stehen mit Leber und Gallenblase, Milz, Blase und Herz-Hüter in enger Verbindung und sammeln die traumatischen Abhaftungen im weiteren Verlauf des Lebens ein.
- **Yinqiaomai, Yangqiaomai und Daimai** stehen mit Lunge, Niere, Blase, Gallenblase, Dickdarm und Magen in enger Verbindung und repäsentieren die innere und äußere Haltung, die Lebenseinstellung und die Resilienz.

Damit sind die wesentlichen psychoemotionalen Aspekte der Acht Außergewöhnlichen Gefäße charakterisiert. Die spirituellen Aspekte lassen sich mit den folgenen Worten umreißen (➤ Tab. 15.6):

Tab. 15.6 Die spirituellen Aspekte der Acht Außergewöhnlichen Gefäße

Außergewöhnliches Gefäß	Spiritueller Aspekt
Chongmai	Die Verankerung
Renmai	Die Verbindung
Dumai	Die Aufrichtung
Yinweimai	Die innere Stabilisierung
Yangweimai	Die äußere Stabilisierung
Yinqiaomai	Der innere Lebensweg
Yangqiaomai	Der äußere Lebensweg
Daimai	Der vollständige Ausgleich

Der Lebensweg ist auf den vollständigen Ausgleich ausgerichtet. Verankerung, Verbindung und Aufrichtung bilden sein Fundament. Durch Bündelung, Fokussierung wird die nötige Stabilität erreicht.

Der Lebensweg kann nur im Inneren beginnen, muss auf die Erforschung des Selbst gründen. Daher wird der Yinqiaomai auch die Himmelswurzel genannt, da auch der Weg zum Himmlischen in der Erde seinen Ausgang nehmen muss. Es ist der Türflügel des Todes, da Leben gleichsam Sterben bedeutet und wir von der einen Seite ins Leben eintreten und auf der anderen Seite mit dem Tod wieder aus ihm heraus. Es ist die Schranke der Auferstehung, da der Geist, kommend aus dem Nichts, wiedereintretend in das Nichts, im Nichts seine Ewigkeit hat. Es ist das Dämonentor zur Unterwelt, da das Helle erst als Licht erkannt wird, nachdem die eigene Dunkelheit in ihrem Zentrum durchschritten wurde. Die Wurzel von Tod und Leben zeigt, dass es sich nicht um Gegensätze handelt, sondern beide Erscheinungen einem Ursprung entwachsen. Dies erschließt sich keinem Geist, der sich den Gesetzen der Logik, der Rationalität unterwirft. Es bedarf der meditativen Versunkenheit des Pfirsichs, der als einzige Frucht eine zentrale Einkerbung aufweist, die auf die Einheit des Seins und die Vereinigung der Gegensätze fokussiert.

Der Yinqiaomai beginnt im Ni 2 (*rángǔ* 然谷), im „brennenden Tal" der Sammlung des Wassers (Qi), das durch ein reinigendes Feuer läuft. Das Yang ist im Yin aufgehoben. Im „Feuerschein-Meer" des Ni 6 (*zhàohǎi* 照海) wird das Meer des Qi beleuchtet, ergründet und in allen seinen Konturen sichtbar. Selbsterkenntnis wird möglich. Ni 8 (*jiāoxìn* 交信) verbindet als „Kreuzung des Vertrauens" mit der Gewissheit, dass auf dem Weg nur verbrennt, was ins Feuer gehört, und dass das Wahrhaftige aus der Läuterung hervorgehen wird. Im „geleerten Becken" des Ma 12 (*quēpén* 缺盆) befindet sich das gereinigte und geläuterte Selbst im Zustand der Leere. Das Qi ist im Irdischen verankert und befindet sich in der empfangsbereiten Verfassung eines nicht angefüllten, leeren Gefäßes. Die Reise endet in der klaren Einsicht des Bl 1 (*jīngmíng* 睛明; „Glanz und Klarheit des Auges"), wo sich das Shen seiner Leuchtkraft bewusst ist und alles zu durchdringen vermag. Hier findet durch die Augen-Anbindung eine Verknüpfung mit anderen Leitbahnen und Außergewöhnlichen Gefäßen statt. Die Augen vermögen nach innen wie auch nach außen zu leuchten und den Lebensweg in ungetrübten Augenschein zu nehmen.

15.8 Erweiterte Betrachtung der Bedeutung der Acht Außergewöhnlichen Gefäße für die Entstehung und Behandlung schwieriger Erkrankungen

15.8.1 Spezifika des Chongmai

Dieses Gefäß verkörpert die Entfaltung des DAO im menschlichen Leib. Der vorne gelegene Renmai, der hinten gelegene Dumai und der sich in der Mitte befindende Chongmai erinnern an die drei Keimblätter der Embryogenese. Zudem kann der Chongmai in der frühen Phase der embryonalen Reifung auch mit dem Neuralrohr assoziiert werden. Das sich ergießende Gefäß ist Ursprung der Verästelung aller weiteren Gefäße und Leitbahnen. Umgekehrt wirkt eine Behandlung anderer Außergewöhnlicher Gefäße zwangsläufig auch auf den Chongmai zurück.

Der Chongmai überführt das Potenzial der Essenz in Struktur, was sich dann als Organe und Gewebe manifestiert. In der Essenz sind der Grundcharakter unseres Wesens und die Vorgeschichte der Ahnen in konzentrierter Form konserviert. Eine Irritation des Chongmai bedeutet daher eine Erschütterung im tiefsten Kern des Wesens eines Menschen. Eine Heilung von im Chongmai wurzelnden Erkrankungen bedarf der bewussten Selbstannahme. Dies bedeutet allerdings nicht, negative Glaubenssätze und pathologische Belastungen von den Vorfahren zu übernehmen, sondern die Annahme der Bedingungen des Lebens an sich. Dann ist es möglich, belastende Erbanteile zu transformieren und von vermeidbaren Konditionierungen frei zu werden, so dass die Lebensbestimmung in die eigene Hand genommen und in eine neue Richtung gelenkt werden kann.

Wenn die durch die Vorfahren und die frühen Prägungen angelegten Konflikte aufgelöst werden, so bedeutet dies, in der lebendigen Gegenwart anzukommen und dem Leben ohne Vorbedingungen aus dem reinen Urzustand der empfänglichen Seele zu begegnen. Wesentliche Konditionierungen durch Einflüsse aus der Familie, der Gesellschaft und den Lebensbedingungen finden in den ersten Lebensjahren, im ersten Zyklus von sieben oder acht Jahren statt.

Über den Chongmai manifestiert die Essenz ihr Potenzial und erfährt ihre Modulation im Hinblick auf die Freisetzung der ursprünglichen Qualitäten oder die Überformung durch eingrenzende Einflüsse. In den weiteren Lebenszyklen ist der Chongmai an der Transformation der Essenz „Jing“ in Geist/Seele und Bewusstsein „Shen“, also an der Kommunikation zwischen Niere und Herz beteiligt. Wie in der Kosmogonie des DAO gezeigt, wird durch die Verbindung des unteren Dantian mit dem Herzen zunächst Essenz (Jing) in Qi verwandelt und weiter Qi zu Shen.

Dies bedeutet, dass im Chongmai bereits das Potenzial zur Offenbarung und Klärung der Konflikte durch Bewusstwerdung und Umwandlung schlummert. Im Herzen können dann die negativen Konditionierungen durch innere Arbeit aufgelöst werden, so dass nicht mehr an übernommenen Mustern festgehalten werden muss. Zielsetzung der Essenz ist ihre Umwandlung in höheres Bewusstsein, und das sich ergießende Gefäß ist die Bahn, die zu diesem Ziel führt. Zum System des Chongmai gehören daher auch die frontalen Pforten des Shen, nämlich Ni 23–25.

Es ist möglich, dass starke negative vor- und nachgeburtliche Konditionierungen den Fluss im Chongmai so stark blockieren, dass der Zugang zum wahren Selbst und zu den spirituellen Dimensionen des Seins weitgehend versperrt bleibt.

Ureinheits-Qi und Jing im Chongmai entstammen dem ununterschiedenen Urzustand des Seins: dem „Ohne-Höchsten“ (*wújí* 無極). Auch wenn aus dem Chongmai die Dualität von Yin und Yang und alle weiteren Unterscheidungen hervorgehen, so kann durch den Läuterungsprozess von Jing in Qi und Qi in Shen schließlich wieder zum ursprünglichen Zustand des Wuji zurückgekehrt werden. Das entwickelte höhere Bewusstsein offenbart, dass der Mensch Teil des Kosmos und dass die Trennung zwischen dem Ich und allem Seienden letztlich nur eine Illusion ist. Im Bewusstsein des DAO und mit der Erfahrung des Wuji stehen Himmel und Erde, Makrokosmos und Mikrokosmos in einer harmonischen Einheit.

Die Pforte Mi 4 verkörpert diese Verbindung zwischen den immateriellen und materiellen Einflüssen. Die Milz beherrscht den Transport und die Transformation und ist die Quelle der nachgeburtlichen Einflüsse. Sie vermag das Trübe aufzulösen und das Klare hervorzubringen.

Der Chongmai ist eng mit dem Verlauf der Shaoyin-Nieren-Leitbahn assoziiert. Die Niere ist die Quelle des Vorgeburtlichen und der Chongmai der Ursprung aller Gefäße und Leitbahnen. Der Chongmai stellt eine Verbindung zwischen Herz und Niere, Jing und Shen her. Die Leitbahnen von Niere und Herz gehören beide dem Shaoyin an und verkörpern die Dualität von Yin und Yang durch die Grundwesenheiten, die sie repräsentieren, nämlich Feuer (Herz) und Wasser (Niere).

Eine weitere Assoziation besteht mit der Yangming-Magen-Leitbahn über die Pforte Ma 30 und die breite Trossstraße des Qi. Der Chongmai unterstützt die Vereinigung von pränatalen und postnatalen Einflüssen und verbindet so die Niere mit dem System Milz-Magen, wo das Qi beständig aus der Nahrung aufgefüllt wird. Ungenügendes Qi der Mitte (Milz/Magen) kann auf die Reserve des Nieren-Qi zurückgreifen. Das Nieren-Qi kann aber nicht durch Mitten-Qi ergänzt werden.

Die durch den Chongmai hergestellte Verknüpfung zwischen den Systemen von Niere und Herz einerseits und den Systemen von Niere und Milz/Magen andererseits ermöglicht die Wandlung auf der Achse Jing-Qi-Shen.

Nachdem sich die Ursprünge in den Yin- und Yang-Gefäßen verwirklicht haben, bedarf auch der Chongmai eines zügelnden und klärenden Gegenspielers in Form des Daimai. Auf der Achse Niere-Milz-Herz manifestiert sich der Chongmai auch als „Meer des Blutes“, wobei das Blut erst im Herzen als solches Gestalt annimmt.

Das Meer des Blutes kann zusätzlich über die Pforten Ma 30, Mi 4 und HH 6 angesprochen werden.

Klinische Anwendung des Chongmai

- Urogenitalerkrankungen
- Gynäkologische Probleme
- Potenz- und Fertilitätsstörungen
- Hüfterkrankungen (Dystrophie)
- Qi-Stagnation allgemein
- Blut-Stase allgemein und psychovegetative Dysregulation
- Gegenläufiges Qi allgemein

Zusätzliche einflussreiche Pforten

- Ren 1
- Ma 30
- Ren 7
- Ni 11–21

15.8.2 Spezifika des Renmai

Im Renmai sammeln sich alle Yin-Einflüsse des Organismus. Zu den Grundeigenschaften des Yin gehören neben dem Aufbau und der Ernährung des Leibes das Herstellen von Verbindung und die Vermittlung des Gefühls der Verbundenheit. Das Grundempfinden, versorgt, behütet und verbunden zu sein, sollte seinen Ursprung in der Familie finden.

Die Urverbindung manifestiert sich im Mutterleib über die Nabelschnurverknüpfung, wodurch die mütterlichen und kindlichen Gefäße Chong und Ren aneinander angeschlossen werden.

Auch nach der Abtrennung der Nabelschnur steht der Renmai mit den Verbindungen zu wichtigen Bezugspersonen in Resonanz. Die möglichen Pathologien der Außergewöhnlichen Gefäße sind von Mangel und Überfluss gekennzeichnet. Zusätzlich können schädigende Einflüsse die Gefäße verstopfen. Daher ist das System des Renmai besonders anfällig für mangelnde oder übertriebene Zuneigung, was primär im Verhalten der Mutter, später auch in der Dynamik anderer inniger Beziehungen begründet liegt. Gestörte Beziehungen können sich so ein ganzes Leben lang negativ auswirken.

Die Verbindung basiert auf dem Verlangen nach leiblicher Nahrung und emotionaler Zuneigung. Unwillkürlich werden dabei Beziehungen zu Menschen mit ähnlicher Prägung aufgebaut, da darin eine größere Chance zur Erfüllung der Bedürfnisse antizipiert wird. Bleiben Beziehungen zu anderen Menschen unerfüllt oder konfliktbehaftet, so sollte eine Störung im Bereich des Renmai erwogen werden. Klinisches Korrelat können auch Ess- oder Suchtstörungen sein.

Im Rahmen der Erkrankung wird das Bedürfnis nach Sättigung und nach dem Empfinden von Vollständigkeit, nach dem Gefühl von Zugehörigkeit und Akzeptanz durch andere nicht ausreichend gestillt. Eine Behandlung kann über die Pforte Mi 4 aufgebaut werden.

Der Mangel an materieller oder emotionaler Erfüllung bedingt mannigfaltige Abhängigkeiten und unterwirft den freien Willen. Es kann jedoch die Willenskraft (*zhì* 志) dazu genutzt werden, die Verstrickungen im Leben aufzulösen. In der altchinesischen Tradition wurden die zugrundeliegenden Störungen mit Hilfe von Qigong und meditativen Übungen erkannt und behoben. Unter dem Einfluss der Übungen und der inneren Arbeit kann ein Zustand aufgebaut werden, der den negativen Konditionierungen Widerstand entgegenzusetzen vermag. Die Aktivierung der aus der Niere stammenden Willenskraft verbindet mit dem Ureinheits-Qi und dem DAO, so dass das Gefühl, von der Schöpfung abgeschnitten zu sein, aufgehoben wird.

Führt Vernachlässigung zum Verkümmern der Kräfte des Renmai und zur Verunsicherung in den Beziehungen mit dem verstärkten Verlangen nach Sicherheit, so resultieren aus Bevormundung und übermäßiger Kontrolle eine verstärkte Ich-Bezogenheit und ein übermäßiges Bedürfnis nach Aufmerksamkeit und Anerkennung. Auch dies kann den Versuch der Kompensation durch Suchtverhalten nach sich ziehen. Beziehungen sind so häufig von besitzergreifender Anhänglichkeit und manipulativem Verhalten geprägt, wobei der Betroffene sich der eigenen Manipulationen und der eigenen Anfälligkeit dafür oft nicht bewusst wird.

Das übersteigerte Bindungsbedürfnis kann eine Stagnation in den Yin-Leitbahnen zur Folge haben, was Verschleimung, Adenome oder auch Tumore erzeugen kann. Voraussetzung für die Loslösung aus einer solchen Situation ist das Erkennen der eigenen Abhängigkeit und die Sehnsucht danach, von diesen Verstrickungen frei zu werden und tiefgreifende Veränderungen stattfinden zu lassen.

Die Therapie sollte über die Anwendung von Nadeln und Kräutern hinaus eine Anleitung zur Lebensführung und zur Lebenspflege mit ausgewählten meditativen Übungen beinhalten.

Eine ausgeprägte Leere des Renmai durch fehlende Verbindung bedingt einen erheblichen Yin-Mangel, der aus dem Unerfüllt-Sein mit sich selbst und dem Leben resultiert. Häufig prägt sich dann aus der inneren Leere eine Unbeweglichkeit bis zur Versteifung und eine Rauigkeit mit Vertrocknung der freudespendenden Lebenssäfte heraus. Die Behandlung des Renmai zielt auf ein verbessertes Vermögen der Verbindung mit dem eigenen Selbst und mit anderen. So wird das Gefühl von Erfüllt-Sein und von Sättigung ermöglicht. Akupunktur des Renmai stärkt das Empfinden des Geborgen-Seins.

Die drei Zinnoberfelder bilden sich auf dem beauftragten Gefäß ab. Zusätzlich stehen die Zinnoberfelder in enger Beziehung zum sich ergießenden Gefäß und zum Lenker-Gefäß.

Das untere Zinnoberfeld (*xià dāntián* 下丹田) beginnt im Bereich von Ren 1 und endet auf Höhe von Ren 8. Es wird vor allem über die Pforten Ren 4 und Ren 6 angesprochen. Das untere Dantian wird von der Essenz „Jing“ dominiert, welche den menschlichen Leib erschafft. Das Nieren-Qi unterhält die Urogenitalfunktion. Die vorgeburtliche Essenz repräsentiert die energetischen Konstellationen der pränatalen und transgenerationalen Einflüsse. In diesem Bereich verwurzelte Störungen sollten mit Auffüllung des unteren Dantian behandelt werden.

Das mittlere Zinnoberfeld (*zhōng dāntián* 中丹田) erstreckt sich zwischen dem Niveau von Ren 8 und dem von Ren 15. Es dient vornehmlich dem Prozess der Transformation. Das Qi in diesem Bereich besitzt das Potenzial zu kontrollieren, zu formen und zu verändern. Es verkörpert die Auswirkung der Taten auf unsere Lebensbestimmung und auf das Karma, das von uns ausgeht. Die Akupunktur der Pforte Ren 12 (oder der Pforten Ren 10–13) aktiviert das Qi in diesem Dantian.

Wenn wiederholt zwanghaft selbstschädigende und nachteilige Handlungen vollzogen werden, muss das mittlere Dantian gereinigt werden.

Das obere Zinnoberfeld (*shàng dāntián* 上丹田) umfasst einen Bereich zwischen der Höhe von Ren 15 und Du 20. Das Qi in diesem Dantian korrespondiert stark mit dem im Herzen gespeicherten Shen und ist mit dem Empfinden von Liebe, mit spiritueller Klarheit und Bewusstheit sowie Selbstentwicklung assoziiert. Eine Umarmung lässt das Qi in diesem Bereich fließen. Wenn das Herz nicht mehr geöffnet und kein Bezug zur Liebe aufgebaut werden kann, wenn der Sinn im Leben abhanden gekommen ist, dann sollte das obere Dantian behandelt werden.

> Die drei Dantian können von pathologischen Qi-Konstellationen besetzt werden, die sich unter den Zinnoberfeldern von einem zum nächsten ausbreiten können. Pränatale Qi-Konstellationen können die Entscheidungsfindung und die Denkweise beeinflussen. Postnatale Qi-Konstellationen können die Fähigkeit zu lieben und das Vermögen zu einer inneren Entwicklung beeinträchtigen.

Die Behandlung eines Zinnoberfelds wirkt sich auch auf den Zustand der anderen Felder aus. Die Zinnoberfelder stehen in unmittelbarem Zusammenhang mit dem Sanjiao, den drei Mingmen (➤ Kap. 12) und den darin abgebildeten Funktionen.

15.8.3 Spezifika des Dumai

Der Dumai ist das Meer allen Yangs. Zu den Qualitäten des Yang zählen Bewegung, Aktivität, Selbstständigkeit, Aufrichtigkeit und Unabhängigkeit. Anfängliche Abhängigkeiten lösen sich mit der vollständigen Entwicklung des Yang auf. Der Zustand des Yang lässt sich anhand des Gangbilds, des Sprechmusters und der Kommunikationsgestaltung mit der Umwelt ergründen. Ein gut entwickeltes Yang ermöglicht es, neue Verbindungen zu knüpfen und offen für neue Erfahrungen zu sein. Der Prozess der Verselbstständigung und Ablösung hängt von dem Aktivierungszustand der drei Mingmen (➤ Kap. 12) ab.

Mit dem Konzept der drei Mingmen wird der Feuer-Aspekt des Yang betrachtet, der sich in Antrieb, Einsicht und

Bewusstseinserhellung manifestiert und als Ausdruck der allgemeinen Vitalität verstanden werden kann. Ohne Mingmen-Aktivierung bewegt sich das Qi zwischen den Nieren nicht ausreichend, so dass das Voranschreiten und die Kontaktaufnahme mit anderen Menschen erschwert sind. Die Einschränkung der Yang-Energie kann auch zu einem Mangel an Inspiration führen. Die Willenskraft ist dann schwach ausgeprägt, und es fällt schwer, den angemessenen Platz im Leben einzunehmen. Zur Aktivierung des Mingmen kann die Pforte Du 4 mit Moxibustion behandelt werden.

Die Pforte Du 14 ist der Ort des Zusammenflusses aller Yang-Leitbahnen, mit der das Yang reguliert werden kann. Hier können Yang-Überschüsse abgeleitet und blockiertes Yang freigesetzt werden. Die Behandlung der Pforte ermöglicht ein beschwerdefreies Aufrichten und Anheben des Kopfes und somit einen umsichtigen Blick auf das Leben.

Die Pforten Du 14, 15 und 16 stellen das für Stimme und Ausdruck benötigte Yang-Qi zur Verfügung. Das Lenker-Gefäß reicht bis zum Bereich des Mundes, des Gaumens und der Lippen. Die Akupunktur von Du 15 befördert die Fähigkeit, sich auszudrücken und sich selbst zu verwirklichen. Probleme mit der aktiven Teilhabe am Leben können über den Dumai behandelt werden.

Die Anwendung der Pforte Du 20 erweitert das Bewusstsein und ermöglicht den Einblick in die himmlische Lebensbestimmung. Dies verleiht die Fähigkeit, Hindernisse der Selbstentwicklung zu überwinden und blockierenden Ballast hinter sich zu lassen. Es gelingt, das der Gesundheit von Seele, Geist und Leib Dienliche klar zu erkennen und der wahren Lebensbestimmung zu folgen. Es wird möglich, mit dem DAO in Kontakt zu treten und die spirituelle Entwicklung voranzutreiben. Von der Pforte Du 20 ausgehend in irdischer Richtung manifestiert sich die himmlische Bestimmung im Augen-Mingmen („drittes Auge") als klare Einsicht, im Shen-Mingmen (Herz) als Freisetzung des wahren Selbst in liebevoller Annahme und im Essenz-Mingmen (Niere) als Integrität und Gesundheit des leiblichen Tempels.

Somit repräsentiert der Dumai in den genannten drei Abschnitten analog zum Renmai ebenfalls die drei Feuer in den Drei Jiao und die drei Dantian.

> Beauftragtes Gefäß und lenkendes Gefäß ergänzen sich in idealer Weise: das eine in seiner versorgenden und behütenden Funktion, das andere in seiner Eigenschaft, die Interaktion und Selbstbehauptung zu fördern. Stehen beide Gefäße im harmonischen Ausgleich, so können sich alle Aspekte von Yin und Yang vollständig entfalten.

15.8.4 Spezifika von Yin- und Yangweimai

Im *Huangdi neijing* und im *Nanjing* finden sich nur spärliche Angaben zu diesen Gefäßen. Erst in der Ming-Dynastie liefern Xú Fèng (徐鳳; 1390–1450) und Lǐ Shízhēn (李時珍; 1518-1593) ausführlichere Beschreibungen.

Die Wei-Bündelriemen-Gefäße stellen als „Haltenetze" eine Art Verbindungsschaltfläche für das Yin bzw. Yang und deren Leitbahnen dar. Das Yin-Qi und das Yang-Qi in diesen Haltenetzen beinhalten auch transgenerationale Einflüsse der Ahnen. Die hier übernommenen energetischen Konstellationen wirken auf den Träger in Form von Konditionierungen weiter, die das Gefühlserleben und die Gedankengänge des Individuums prägen. Neben den vorgeburtlichen Prägungen werden im Verlauf des Lebens auch Muster aus sogenannten life events in den Phasen der Übergänge der Lebenszyklen (Schulanfang, Eintritt in den Beruf, Hochzeit, Nachwuchs) in diesen Gefäßen gespeichert. Jede Art von traumabedingter Reaktionsbildung kann in diesen Gefäßen abgelegt werden und ist hier der Diagnose und Therapie zugänglich. Verletzungen aus der Vergangenheit prägen sich in der Regel in das Haltenetz des Yin ein, während permanente Zukunftssorgen eher Eingang in das Haltenetz des Yang finden.

Grundsächlich deuten anhaltende Sorgen und übermäßiges Grübeln auf eine Affektion der Wei-Bündelriemen-Gefäße. Die Haltenetze des Yin bilden unsere Wahrnehmung und Sichtweise der leiblich-seelischen Prozesse ab, wohingegen die Haltenetze des Yang die Reaktionsbildung auf schädliche Einflüsse ausformen.

Die Wei-Bündelriemen-Gefäße reflektieren die Wahrnehmung der Zeit und die Beziehung zu den Ahnen. Das Anhaften an Vergangenem, die Unzufriedenheit mit dem, was ist, und das Streben nach einem imaginären Besseren untergräbt die Entwicklung des Wahren Selbst und spricht für eine Störung der Haltenetze, die sich auf lange Sicht zu einer tiefgreifenden inneren Zerstörung auswachsen kann. Diagnostik und Therapie wurzeln in diesen Zusammenhängen. Zur Behandlung werden Pforten auf Leitbahnen ausgewählt, die über das Potenzial verfügen, *yì* 意 und *shén* 神 zu stärken. Beispielsweise vermag die Anwendung der Pforte He 4 *língdào* 靈道 dazu zu verhelfen, dem Weg des DAO zu folgen und pathologische Verwicklungen aufzulösen. Mit der Anwendung der Xi-Spalten-Pforten der Wei-Bündelriemen-Gefäße werden Stagnationen durch Ereignisse der Vergangenheit beseitigt.

Ein gutes Beispiel für ein klinisches Syndrom des Yinweimai ist die nicht-organisch bedingte Herzneurose, die auf von dem Haltenetz aufgenomme pathologische Ängste zurückgehen kann. Die auslösenden Pathologien können auf schmerzhaften Erfahrungen aus der Vergangenheit zurückzuführen sein oder sich auf in die Zukunft projizierte Sehnsüchte beziehen.

Die Yangwei-Gefäße bedienen sich an Pforten der Taiyang- und der Shaoyang-Leitbahn sowie des Dumai. Die Mehrzahl der assoziierten Pforten befindet sich allerdings auf der Gallenblasen-Leitbahn. Die Gallenblase nimmt eine Sonderstellung ein, da sie sowohl als Fu-Zwischenlager als auch als Außergewöhnliches Fu-Organ gilt. Aus der Gallenblase stammen die klugen Entscheidungen und der Mut, den eigenen Standpunkt zu verteidigen.

Die Haltenetze des Yang haben das Bestreben, die Muster von Angriffen äußerer krankheitsauslösender Faktoren wiederzuerkennen, um so erneute Attacken gezielter abwehren zu können. Die Haltenetze des Yin beschäftigen sich in analoger Weise mit inneren krankheitsauslösenden Faktoren. Über die Auswahl geeigneter Pforten können die pathogenen Einflüsse ausgeleitet und beseitigt werden, was gleichzeitig die Mobilisierung vitaler Energie in den Leitbahnen fördert und der Entfaltung der Fünf Seelenaspekte dient. Ableitende Nadeltechniken befreien das *yì* 意 von einengenden Denkmustern.

Die Yang-Leitbahnen nehmen die äußeren krankheitsauslösenden Faktoren auf. In den Haltenetzen des Yang können diese

Einflüsse bearbeitet und eliminiert werden. Dysfunktionelle Konditionierungen können diese Prozesse behindern, jedoch durch entsprechende Behandlungen der Haltenetze aufgehoben werden.

In der Regel muss die Wirkung der Nadeltherapie und ggf. der unterstützenden Rezepturen durch innere Arbeit ergänzt werden.

Li Shizhen nennt Bl 63 als Kreuzungspforte aller Fuß-Yang-Leitbahnen. Darüber hinaus stehen noch Gb 29 und Dü 10 als wichtige Kreuzungspforten des Yangweimai mit dem Yangqiaomai für die Behandlung zur Verfügung.

15.8.5 Spezifika von Yin- und Yangqiaomai

Während die Haltenetze die Kräfte von Yin und Yang jeweils bündeln, eröffnen die Schreit-Gefäße das größtmögliche, noch mit Stabilität vereinbare Spannungsfeld zwischen den Polaritäten von Yin und Yang. Sie stehen in starker wechselseitiger Beziehung wie einlaufende und auslaufende Wellen an einem Strand.

Ist der Yin-Schreiter erkrankt, so ist das Yang gemächlich und das Yin in Eile; ist der Yang-Schreiter erkrankt, so ist das Yin gemächlich und das Yang in Eile.

Nànjīng • Èrshíjiŭ nàn
(Leitfaden der schwer zu erwidernden Einwürfe • 29. Einwurf)
難經 • 二十九難

Der Yinqiaomai stellt, wie bereits oben ausgeführt, eine entscheidende Schnittstelle zwischen den gespeicherten traumatischen Informationen in den Gefäßen und der Ingangsetzung heilsamer Prozesse dar. Er ist in der Lage, mit allen pathologischen Qi-Konstellationen in den übrigen Leitbahnen in Kontakt zu treten und diese einer transformierenden Bearbeitung zu überantworten, die durch das Wechselspiel mit seinem Partner, dem Yangqiaomai, angestoßen werden.

Die Schreit-Gefäße stehen in Resonanz mit aktuell einwirkenden pathologischen Konstellationen und den daraus resultierenden Körperhaltungen und Bewegungsmustern. Sie bilden das Verhalten der von den Schreit-Gefäßen detektierten Veränderungen des Funktionszustands des Organismus ab und wirken unmittelbar auf die Qi-Konstellationen in den Zwölf Leitbahnen zurück. Die Veränderung des psychoemotionalen Zustands und der Selbstwahrnehmung wird in der Körpersprache unmittelbar sichtbar. Die Schreit-Gefäße vermögen dem Selbstwertgefühl Ausdruck zu verleihen.

Ein Übermaß von Yin-Qi kann sich in abdominellen Symptomen wie Schweregefühl, Schmerz- und Kälteempfinden äußern. Ein Übermaß von Yang-Qi kann Beschwerden wie Schlafstörung, Schwindel, hohes Fieber, Reizbarkeit und Verkrampfungszustände hervorrufen.

Beide Schreit-Gefäße enden im Bereich der Augen und bestimmen nicht nur die Ausstrahlung eines Menschen, sondern auch den Wachheitsgrad des Bewusstseins und den Blick auf die Dinge durch die Aktivierung des Augen-Mingmen (➢ Kap. 12) im Bereich der Pforte *yìntáng* 印堂. Der Yinqiao ermöglicht den Blick nach innen, der Yangqiao ermöglicht den Blick auf das äußere Leben.

Die Polarität der Schreit-Gefäße speist sich aus dem Yin der Nieren-Leitbahn und dem Yang der Blasen-Leitbahn, weshalb behandlungsrelevante Pforten auf diesen Leitbahnen zu finden sind. Innere Regungen und innere Struktur werden den äußeren Bewegungen und Gegebenheiten angepasst.

Nach den Festlegungen in den modernen TCM-Büchern besitzen Dumai und Renmai jeweils ein eigenes Netzgefäß. Das *Nanjing* äußert sich dazu jedoch in anderer Weise:

Der Einwand lautet: Es gibt 12 Leitbahnen und 15 Netzgefäße. Was die zusätzlichen drei Netzgefäße betrifft, um welche Art von Netzgefäßen handelt es sich dabei? Nun, es verhält sich wie folgt: Es gibt ein Yin-Netzgefäß, es gibt ein Yang-Netzgefäß, es gibt das Große Netzgefäß der Milz. Das Yin-Netzgefäß, das ist das Netzgefäß des Yin-Schreiters; das Yang-Netzgefäß, das ist das Netzgefäß des Yang-Schreiters; deshalb zählt man 15 Netzgefäße.

Nànjīng • Èrshíliù nàn
(Leitfaden der schwer zu erwidernden Einwürfe • 26. Einwurf)
難經 • 二十六難

Der Hinweis auf die Netzgefäße deutet darauf hin, dass die Schreit-Gefäße dazu ausgelegt sind, schädliche Einflüsse aufzunehmen, sie in der Funktion als Netzgefäße zu speichern und sie beizeiten zu bearbeiten. Die Schreit-Gefäße nehmen aktuelle Belastungen des Organismus auf, um einen raschen Ausgleich und die Wahrung der Balance herbeizuführen. Sind die Schreit-Gefäße überlastet, so treten Haltungsschäden und Strukturveränderungen im Bewegungssystem auf, und die Wertschätzung für das Selbst kann darunter leiden.

Die Schreit-Gefäße ermöglichen es, über Körperhaltung, Körpersprache und innere Haltung auf andere Menschen zuzugehen. Der Dumai verhält sich dabei wie die zentrale Achse oder das Hypomochlion der Bewegungen in den beiden Gefäßen. Der Yangqiaomai nimmt äußere Beanspruchungen auf, der Yinqiaomai im inneren entstehende Belastungen.

Bestehen viele Verwicklungen mit der Außenwelt, dann bewirkt dies eine Auslenkung aus der Mitte in der Art, dass das Yang-Qi krisenhafte Überschwänge ausprägt, was zu Kopfschmerzen oder Bluthochdruck führen kann. Gedanken, Sehnsüchte und Erwartungen kennen keine Grenzen mehr, was auf die Hyperaktivität des Yang-Qi zurückzuführen ist. Übelkeit, Erbrechen und migräneartige Kopfschmerzanfälle können die Folge sein. Meditative Übungen können dazu beitragen, die Aktivität des Yang-Qi zu verlangsamen und zu vermindern. Die Lebenseinstellung kann dann wieder neu verankert und die Balance wiederhergestellt werden.

Der Yinqiaomai ist mit der Einstellung zum eigenen Selbst befasst und spiegelt das Selbstbewusstsein und das Selbstwertgefühl wider. Wird das Yin-Schreit-Gefäß aktiv, dann zieht sich der Mensch aus der Außenwelt zurück, um sich auf das Innere zu konzentrieren und dort entstandene Verletzungen ausheilen zu lassen. Traumatisierungen durch Verlust und Tod belasten den Yinqiaomai und führen so aus dem Gleichgewicht. Gelingt die Verankerung im eigenen Selbst nicht mehr, dann ist das Yin-Schreit-Gefäß zu behandeln, damit die innere Seelenverbindung wiederhergestellt werden kann.

Klinische Anwendung des Yinqiaomai

Zu den Anwendungsgebieten des Yinqiaomai zählen:
- Beschwerden am inneren Augenwinkel
- Schwierigkeiten, die Augen zu schließen
- Schmerzen an den Innenseiten der Extremitäten
- Atrophie der lateralen Beinmuskulatur und Verspannung der medialen Beinmuskulatur
- Schlaffe Hemiparesen
- Epilepsie mit Absencen und non-konvulsiven Anfällen
- Dumpfe Schmerzen im Inneren des Kopfes

Klinische Anwendung des Yangqiaomai

Zu den Anwendungsgebieten des Yangqiaomai zählen:
- Beschwerden am äußeren Augenwinkel
- Schwierigkeiten, die Augen zu öffnen
- Schmerzen an den Außenseiten der Extremitäten
- Atrophie der medialen Beinmuskulatur und Verspannung der lateralen Beinmuskulatur
- Spastische Hemiparese
- Konvulsive epileptische Anfälle
- Seitliche Kopfschmerzen

15.8.6 Spezifika des Daimai

Der Daimai verläuft wie ein Gürtelgefäß im Bereich des Unterbauchs. Es ist der Bereich, in dem das Unverdaute, die Überschüsse und das Unaufgelöste deponiert werden. Prägungen, an denen festgehalten wird, zu deren Bearbeitung die Kraft und die Einsicht fehlen, die Auswirkungen von verdrängten Traumatisierungen, all dies wird hier ggf. zu Fleisch.

Verdrängte Konflikte verstopfen das Gürtelgefäß, so dass die persönliche Entwicklung behindert und die Kreativität beeinträchtigt werden. Eine derartige Stagnation bedingt eine Verlangsamung von Reaktionen auf die Herausforderungen des Lebens, so dass dem Spannungsfeld zwischen Vergangenheit und Zukunft nicht angemessen entgegengetreten werden kann. Alle Arten von Anhaftungen im Daimai stören den Kontakt mit der lebendigen Gegenwart und verbrauchen Ressourcen an Qi, Blut und Jing in dem Bemühen um eine Überwindung der sonst zunehmenden Stagnation.

Konfliktablagerungen und im Gürtelgefäß gespeicherte Konditionierungsmuster können und müssen über dieses Gefäß behandelt werden. Die Stagnation kann sich in Form von sichtbarem oder unsichtbarem Schleim manifestieren. Die für die Durchgängigkeit der Leitbahnen und die Penetranz des Qi-Flusses zuständigen Organe Gallenblase und Leber spielen hierbei eine dominante Rolle. Abhängig von der unterliegenden Konstitution kann es zu einer Situation kommen, in der das stagnierende Holz die Erde zu stark zügelt, so dass etwa anhaltende, übermäßige Wut und überschäumender Ärger durch die Stagnation des Leber-Qi eine Verschleimung von Milz und Magen hervorrufen oder über eine Blut-Stase auch Blutungen auslösen können.

Feuchtigkeit und Schleim bzw. Qi- und Blut-Stase korrelieren mit der verlangsamten Reaktionsbildung, dem Verlust an Flexibilität und der reduzierten Fähigkeit, Verbindungen zu Menschen und Dingen aufzubauen. Ein solcher Zustand wird über die Wei-Gefäße und den Daimai behandelt, um Feuchtigkeit und Stagnation aus dem Shaoyang und Yangming zu vertreiben. Das Gürtelgefäß ist mit den Organen und Leitbahnen von Gallenblase, Leber, Niere, Milz, Magen und Blase verknüpft. Es beeinflusst den Unterleib und die Hüftregion und balanciert den Qi-Fluss zwischen den oberen und unteren Regionen des Leibes, zwischen der rechten und der linken Seite.

Klinische Anwendung des Daimai

Zu den Anwendungsgebieten des Daimai zählen:
- Völle- und Spannungsgefühl im Abdomen
- Schwächegefühl im unteren Rücken
- Gynäkologische Probleme
- Uterusprolaps
- Muskelatrophie und Kraftverlust im Bereich des Beckens und der Hüften
- Hüft-, Becken- und ISG-Asymmetrien und daraus resultierende rezidivierende Blockaden
- Feuchtigkeits-Schleim-Erkrankungen des Unteren Jiao
- Gestörter Qi-Fluss im Bereich von Leber, Milz und Niere

15.9 Leibliche Erfahrungen mit den Acht Außergewöhnlichen Gefäßen

Chongmai-Aktivierung über die Pforten Ni 11, Ma 30 und Ni 21

Wird das sich ergießende Gefäß aktiv, so entsteht eine direkte Verknüpfung der irdischen Belange mit der himmlischen Vorsehung. Eine Aufarbeitung der tiefsten Ängste und die Öffnung des Herzens werden möglich. Dem Menschen als himmlischem Wesen auf Erden offenbaren sich die Hintergründe der irdischen Aufgaben. In allen Zinnoberfeldern wird das Qi gereinigt und erneuert. Dumai und Renmai profitieren von der durchdringenden Kraft des Chongmai. Körperliche und seelische Anspannungen lösen sich. Eine neu erlangte Weitsicht und eine erweiterte Perspektive ermöglichen die Befreiung aus den irdischen Verstrickungen. Bl 42 *pòhù* 魄戶 („Türflügel der klaren Seele"), Bl 44 *shéntáng* 神堂 („Halle des Shen"), Bl 47 *húnmén* 魂門 („Tor der flüchtigen Seele"), Bl 49 *yìshè* 意舍 („Herberge der Vorstellungen und Absichten") und Bl 52 *zhìshì* 志室 („Stube der Willenskraft und Erinnerung") werden allesamt angesprochen, wodurch sich die verschiedenen Seelen-Anteile von pathogenem Qi reinigen können und so die schädlichen Einflüsse aus den Fünf Zang-Langzeitspeichern eliminiert werden.

Renmai-Aktivierung über die Pforten Ren 7, HH 6 und Ren 23

Wird das beauftragte Gefäß aktiv, so können mit dem Potenzial dieses Gefäßes alle Arten von Verbindungsstörungen aufgelöst werden, so dass sich ein Gefühl des „Aufgehoben-Seins" und des „Sich-Hingeben-Könnens" einstellt. Der Sanjiao wird gekräftigt und sorgt dafür, dass die Yin-Leitbahnen mit Yin-Qi versorgt werden. Das Herz-Qi wandelt seine Qualität hin zu einer freudigen Verbundenheit mit dem eigenen Selbst, mit dem Leben und dem Universum. Das verstärkte Yin-Qi des Renmai unterstützt in Zusammenarbeit mit dem Dumai wiederum den Chongmai.

Dumai-Aktivierung über die Pforten Du 15 und Du 4

Wird das lenkende Gefäß aktiviert, so entsteht ein verstärktes Bewusstsein für alle Hindernisse im Leben. Rückgrat und Selbstbewusstsein werden gestärkt, erreichbare Ziele zeichnen sich deutlicher ab, und die Kraft zum Voranschreiten im Leben wird gewonnen. Das Qi der Yang-Leitbahnen und das Wei-Qi werden gekräftigt. In Zusammenarbeit mit dem Renmai wird der Chongmai unterstützt.

Yangweimai-Aktivierung über die Pforte Gb 29

Wird das Yang-Bündelriemen-Gefäß aktiviert, so öffnet sich die gesamte Gallenblasen-Leitbahn, wodurch alle mit Enttäuschung und Verbitterung verbundenen und aktuell blockierenden Erfahrungen bewusst werden. Die Transformation des im Yangwei-Gefäß aufgenommenen pathogenen Qi wird ermöglicht. Das „innere Ohr" erfährt eine Reinigung, das „dritte Auge" (oberes Mingmen) öffnet sich. Das nun herausgelöste pathogene Qi wird über tiefere Schichten der Pforte Le 14 in das Herz übergeleitet, wo es seine Transformation erfährt. Le 14 verbindet auch mit den Kräften von Milz und Niere, die zur Reinigung im Herzen beitragen. Nach der Entstörung des Yangweimai ist die Leber-Leitbahn wieder durchgängig, und der Yinweimai wird ebenfalls aktiviert.

Yinweimai-Aktivierung über die Pforte Le 14

Hierdurch werden die Pforten Gb 20, Ma 12 und das obere Mingmen durchgängig. Magen- und Milz-Leitbahn werden vollständig von pathogenen Einflüssen befreit und von ungestautem Qi durchströmt. Die Aktivierung der Pforte Bl 1 im Bereich des oberen Mingmen bewirkt die Durchgängigkeit der Pforten Mi 13 und Mi 14. Transgenerationale Belastungen und Aspekte sowie tief eingeprägte Muster, die sich in aktualisierten pathogenen Qi-Konstellationen manifestieren, können nun eliminiert werden. Es steht hier ausreichend freies und unberührtes Ureinheits-Qi zur Verfügung, um die entstandenen Stagnationen zu beseitigen. Über die Anbindung an den äußeren Ast der Blasen-Leitbahn werden alle Aspekte des Shen geklärt und erneuert. Das Herz füllt sich mit vollständig gereinigtem Shen. Die Einwirkung des himmlischen Ureinheits-Qi entbindet von irdischen Verstrickungen. Im Sanjiao verschmelzen Qi, Jing und Shen zu einer Einheit. Die Blasen-Leitbahn und das gesamte Taiyang werden in allen Bereichen durchgängig und binden den Yangqiaomai über die Pforte Dü 10 mit ein. Das nun verstärkt zirkulierende Yang-Qi erreicht über die Blasen-Leitbahn und Außergewöhnliche Gefäße die Pforte Du 20, die eine Verbindung mit dem kosmischen Qi ermöglicht. Auch die mit allen Yang-Leitbahnen verknüpfende Pforte Du 14 wird von jeglichem pathogenen Qi befreit. Dadurch erschließen sich himmlische Fügung und höhere Lebensbestimmung (das „Mandat des Himmels").

Yinqiaomai-Aktivierung über die Pforte Ma 12

Hierdurch werden die Pforten Ni 1, Le 1 und Mi 1 durchgängig, was mit den irdischen Einflüssen und dem Potenzial der Essenz verbindet. Die in der Milz aufbewahrten Vorstellungen und Absichten klären sich und das Qi der Urahnen wird zugänglich. Das Ursprungs-Qi sammelt sich im unteren Dantian und ein Teil des Shen kondensiert hier wieder in Form von Essenz (Jing). Die Willenskraft und die Aktivitäten der klaren Seele werden unterstützt.

Yangqiaomai-Aktivierung über die Pforten Bl 59, Gb 29 und Gb 20

Hierdurch wird Qi vom Oberen Jiao in den Unteren Jiao abgesenkt. Der Untere Jiao wird gestärkt und der Obere Jiao befreit sich von Hitze und Fülle. Der Daimai wird entstört; sich im unteren und mittleren Dantian ansammelnde Wut wie auch Zorn und Enttäuschung lösen sich auf. Hüfte und Schulter werden durchgängig. Die Kehle wird geöffnet, so dass das Unvermeidliche ausgesprochen werden kann. Die Pforte Bl 46 wird aktiv, so dass sich vermehrt Blut im Körper zu bilden vermag.

Daimai-Aktivierung über die Pforten Gb 27 und Le 13

Hierdurch erfahren alle pathologischen Qi-Konstellationen eine Reinigung; die starken Anhaftungen werden gelöst. Die Po-Seele wird wieder in einen klaren Zustand gebracht, so dass sich der Kehlkopfbereich entstaut. Verlusterfahrung und Kummer können verarbeitet werden. Auch die flüchtige Hun-Seele und das Shen werden wieder verankert. Die nun ungehindert durchgängige Pforte Ma 12 unterstützt die Verdauungsprozesse. Es entsteht ein Gefühl des familiären Zusammenhalts und der Zugehörigkeit. Überzeugungen im Sinne eines „Hintergangen-Worden-Seins" können losgelassen werden. Die Mitaktivierung der Pforte Le 14 führt zur freien Durchströmung aller Zang-Langzeitspeicher.

In ➤ Tab. 15.7 wird eine Übersicht über die Krankheitsmanifestationen der Acht Außergewöhnlichen Gefäße gegeben.

Tab. 15.7 Übersicht über die Krankheitsmanifestationen der Acht Außergewöhnlichen Gefäße

Gefäß	Somatische Krankheitskorrelate	Pathologische Qi-Mechanik	Psychische Krankheitskorrelate
Chongmai	• Störungen im Urogenitalsystem • Fertilitätsstörungen • Hüftprobleme	• Qi-Stagnation und Blut-Stase • Gegenläufiges Qi • Qi-Leere im Unteren Jiao	• Vorgeburtliche Belastungen • Frühe Prägungen und Traumata • Life events
Renmai	• Störungen des Yin-Qi in den Drei Jiao (Unterleib, Mittelbauch, Thorax, Hals und Gesicht)	• Qi-Stagnation im Bereich der drei Dantian • Essenz- und Säfte-Leere • Feuchtigkeit/Schleim	• Mangel an Verbindung (Jing/Qi/Shen) • Unerfüllt-Sein • Sucht- und Essstörungen • Mangel an irdischer Verwurzelung
Dumai	• Wirbelsäulenassoziierte Beschwerden • Lumbosakrale und glutäale Beschwerden • Kräftemangel • Haltungsschwäche • Mangel an Vitalität • Störungen des Marks	• (Yang-Qi-)Leere • Yang-Fülle • Nach unten einsinkendes Qi • Unzureichendes Aufsteigen des klaren Yang	• Antriebsmangel • Depressiv-ängstliche Störungen • Mutlosigkeit und Mangel an „Rückgrat" • Mangel an Kreativität und Spiritualität • Mangel an himmlischer Eingebung
Yinweimai	• Hartnäckige, chronische Erkrankungen der Inneren Organe • Organbezogene Neurosen • Schlafstörungen • Ruhelose Erschöpfung und Krankheitsanfälligkeit	• Alle Formen des ungeordneten Qi-Flusses im Inneren und in den Yin-Leitbahnen • Unfokussiertes *yi* 意	• Verwicklung in Vergangenheit und Zukunft • Mangelnde Selbstannahme des Körperlich-Materiellen • Gestörte Selbstwahrnehmung • Schwere depressive Störungen • Neurosen
Yangweimai	• Mangelnde Dynamik im Bewegungssystem, Schlaffheit • Schwache Funktion des Schutzwächter-Qi • Übererregbarkeit • Chronische oder rezidivierende Erkrankungen durch äußere schädigende Einflüsse	• Alle Formen des ungeordneten Qi-Flusses durch in Yang-Leitbahnen eingedrungene äußere schädigende Einflüsse • Speicherung negativer äußerer Eindrücke	• Störungen der Außenwahrnehmung und Beziehungsgestaltung • Wahnhafte Störungen • Psychosen • Egomanie
Yinqiaomai	• Gangstörungen • Plötzlich einsetzende körperliche Beeinträchtigungen • Plötzliche Überforderung oder Überlastung der Yin-Funktionen des Organismus mit der Folge von Insuffizienz	• Alle pathologischen Konstellationen des Yin (Leere, Kälte, Innen-Störungen) • Schmerzen im Bereich der Inneren Organe • Aufnahme innerer schädigender Einflüsse	• Psychovegetative Erschöpfung • Burn-Out-Zustände • Mangelndes Bewusstsein für eigene emotionale Bedürfnisse • Psychische Anspannung, innerer Druck • Mangelndes Selbstwertgefühl • Mangelnde Aufmerksamkeit für innere Vorgänge • Übermäßige Selbstkritik
Yangqiaomai	• Gangstörungen • Übelkeit und Unwohlsein • Kopfschmerzen • Bluthochdruck • Epilepsie • Akute Gefäßverschlüsse und -blutungen • Plötzliche Entgleisung zur Überfunktion	• Alle pathologischen Konstellationen des Yang (Fülle, Hitze, Oberfläche-Störungen) • Schmerzen im Bereich der Leitbahnen und Netzgefäße • Aufnahme äußerer schädigender Einflüsse	• Unruhezustände und Hyperaktivität • Kopflastigkeit • Workaholic-Verhalten • Zukunftsängste • Mangel an Empathie, sozialer Kompetenz und Einfühlungsvermögen in andere • Mangel an Wertschätzung für andere und äußere Dinge • Übermäßige Kritik für andere und Zustände im Außen
Daimai	• Urogenitale Beschwerden mit Ausfluss • Schwäche des unteren Rücken- und Lendenbereichs • Prolapszustände im Unteren Jiao • Atrophische Muskelschwäche im Hüft- und Beckenbereich	• Feuchtigkeit/Schleim-Belastung des Unteren Jiao • Störungen der Verteilung von Fülle und Leere zwischen den Bereichen oberhalb und unterhalb des Bauchnabels	• Psychoemotionale Überforderungen und Zusammenbrüche • Überschießende emotionale Reaktionen mit heftig aufsteigenden, zuvor verdrängten Emotionen und Erinnerungen

15.10 Pathophysiologische Dynamik in den Acht Außergewöhnlichen Gefäßen

15.10.1 Fortentwicklung von Yang-Störungen

Äußere krankmachende Einflüsse, die in den Hauptleitbahnen und Netzgefäßen nicht abgewehrt werden können, dringen dann in den Yangqiaomai ein. Kann die Störung auch hier nicht aufgelöst werden, so werden sie an den Yangweimai weitergegeben. Kann die Störung weiterhin nicht beseitigt werden, so resultiert daraus eine Erschöpfung des Dumai.

15.10.2 Fortentwicklung von Yin-Störungen

Innere krankmachende Konstellationen, die von den Zang-Langzeitspeichern, den Fu-Zwischenlagern und der Kraft der Fünf Shen nicht aufgelöst werden können, dringen dann in den Yinqiaomai ein. Kann die pathologische Konstellation auch hier nicht aufgelöst werden, so wird die pathologische Konstellation an den Yinweimai weitergegeben. Kann die Störung weiterhin nicht beseitigt werden, so resultiert eine Erschöpfung des Renmai.

15.10.3 Fortentwicklung von anhaltenden Störungen

Kann die krankhafte Konstellation über längere Zeit nicht aufgelöst werden, so beeinflusst sie schließlich die Funktionen des Dai- und des Chongmai. Das Gürtelgefäß fungiert dabei wie der Schutzschild oder das Abfangnetz für das sich ergießende Gefäß, indem es fortwährend versucht, eine allgemeine Balance herzustellen und alle hartnäckigen Störungen zu beseitigen. Wenn auch das Gürtelgefäß mit seiner Aufgabe überfordert ist, dann sickert das pathologische Qi aus dem Daimai in den Chongmai, so dass schließlich das Ureinheits-Qi im sich ergießenden Gefäß beeinträchtigt und die tiefste Form der Störung der Qi-Speicherung und -Verteilung ausgeprägt wird. Diese Form der Störung kann dann auch an die Folgegenerationen weitergegeben werden.

15.11 Fallbeispiel: Therapie auf der Grundlage der Acht Außergewöhnlichen Gefäße

Petra Issel

Patientin: Frau W., 63 Jahre, ehemalige Hauptschulleiterin, seit kurzem im Ruhestand

Beschwerdevortrag

Kurzwährender, blitzartiger Schwindel mit anschließenden Schweißausbrüchen, Übelkeit, Durchfall und Benommenheit, Schwankschwindelempfinden (Stand- und Gangunsicherheit) ausschließlich außerhalb des Hauses, Verschwommensehen, Angstempfinden

Anamnese

Aufgrund einer angeborenen beidseitigen Hüftdysplasie wurde die Patientin mit zwei Hüft-Endoprothesen versorgt. Ihr Großvater mütterlicherseits und ihre Mutter litten unter Chorea Huntington, Mutter und Großmutter unter Ängsten. Ihr bisheriges Leben hat sie als schmerzlich erlebt. Die Pflege ihrer Mutter und ihres krebskranken, mittlerweile verstorbenen Ehemannes und der frühe Tod ihres Bruders haben sie sehr belastet. Ihre Ehe blieb ungewollt kinderlos. Sie fürchtet sich vor Krankheit und Tod.

Körperlicher Untersuchungsbefund

Inspektion Leicht gräuliches Hautkolorit, dunkle Augenringe, Blick getrübt; offenes, zugewandtes Auftreten, suchende Grundhaltung; leicht hinkender, rechtsbetonter Gang; Zunge: normal groß, gerötet, Zahneindrücke, wenig Belag, querverlaufende Risse

Größe und Gewicht 170 cm, 63 kg

Palpation Myogelosen im Schulter-Nacken-Bereich, Nierenbereich kühl; Puls: etwas beschleunigt, insgesamt schwach, leicht arrhythmisch, rechts etwas schwächer als links, Lungenpuls abgeschwächt, Milzpuls schwach, Herzpuls unruhig, Leberpuls saitenförmig, Nierenpulse schwach

Qi-Detektion Qi-Leere im Unteren Jiao, Stau im Solarplexus, Unruhe im Herzbereich mit Trauer, Fülle und Stagnation im Oberen Jiao, im Bereich der Kehle und des dritten Auges, getrübtes Shen, pathogenes Qi in den Wei- und Qiao-Gefäßen, Seitenungleichgewicht, rechts blockiert und abgeschwächt

Diagnostische Einschätzung

- Leere des Nieren-Yin durch Verausgabung
- Leber-Yin-Leere mit aufsteigendem Leber-Yang und innerem Leber-Gallenblasen-Wind
- Rechtsbetont pathogenes Qi im Yin- und Yangweimai, Yin- und Yangqiaomai durch transgenerational weitergegebene und erlebte Traumata
- Konstitutionstyp Metall

Diagnoseerörterung

Es liegt eine konstitutionelle Schwäche der Metall-Grundwesenheit vor. Dies bedingt eine Nieren-Schwäche gemäß der Hervorbringungsreihenfolge, die zu einer Leere des Leber-Yin führt. Insgesamt besteht also eine Yin-Leere mit einem Yang-Überschuss.

Das aufsteigende Leber-Yang wandelt sich in inneren Wind und sorgt für Fülle und Stau in der Gallenblasen-Leitbahn, woraufhin plötzliche Schwindelanfälle ausgelöst werden. Oben besteht eine Fülle durch das aufsteigende Leber-Yang und den Wind; unten besteht eine Qi-Leere im Bereich der Niere, die sich in Form von psychischer Unruhe und Angst manifestiert. Die Patientin leidet an einem Ungleichgewicht zwischen der rechten und linken Körperhälfte, was einer Dysbalance von Yin und Yang entspricht. Pathogenes Qi im Yangqiaomai schädigt die Hüfte und beeinträchtigt den Gang, so dass die Stabilität im Außen herabgesetzt ist. Aufgrund der erlittenen Traumata ist das pathogene Qi tiefer in die Wei-Gefäße eingedrungen, so dass auch die innere Stabilität Einbußen erlitten hat. Bedingt durch ihren Erschöpfungszustand vermag die Patientin die Dysbalance zwischen Yin und Yang nicht mehr auszugleichen, und das pathogene Qi kann sich in die Gallenblasen-Leitbahn, die viele Kreuzungspforten mit dem Yangweimai, Yangqiaomai und Daimai teilt, ausbreiten.

Therapeutische Strategie

Die Erkrankung der Patientin wurzelt tief in den Qiao- und Wei-Gefäßen, deren Durchgängigkeit wiederhergestellt werden muss. Darüber hinaus gilt es, die Balance zwischen Yin und Yang wiederzuerlangen, innere und äußere Stabilität sicherzustellen und den inneren Wind zu besänftigen. So wird die Patientin in die Lage versetzt, sich von den ererbten und erworbenen pathogenen Einflüssen zu lösen und neue Wege zu beschreiten.

Festlegung und Durchführung der Behandlung

Die folgenden therapeutischen Ansätze wurden verfolgt:

- Besänftigung des Leber-Windes
- Auffüllen der Niere
- Reinigung der Wei- und Qiao-Gefäße
- Herstellen der inneren und äußeren Balance

Die folgenden Pforten wurden in der Behandlung eingesetzt:

Gb 20 fēngchí 風池 („Teich des Windes") [auf beiden Seiten]

Gb 20 ist die wesentliche Pforte zur Vertreibung von Wind jeglicher Provenienz, der zu Beschwerden am Kopf und zur Beeinträchtigung der Sinneswahrnehmungen führt. In dieser Pforte treffen Yangqiaomai, Yangweimai und die Shaoyang-Leitbahnen aufeinander. Den Shaoyang-Leitbahnen kommt eine Art Scharnierfunktion zu, durch die das Gleichgewicht zwischen den verschiedenen Polaritäten im Bereich der Yang-Leitbahnen gewährleistet wird. Gb 20 sorgt für eine reibungslose Kommunikation der Steuerzentrale mit allen übrigen Regionen des Leibes und reinigt das klare Yang des Kopfes von allen Verschmutzungen.

Die Pforte befindet sich im Bereich des Meeres des Marks (zwischen Du 20 und Du 16) und unterstützt somit die Funktion sämtlicher Sinnesorgane. Ein klarer Blick, ein sicherer Stand und ein geschmeidiger Nacken werden so ermöglicht.

Du 16 fēngfǔ 風府 („Wind-Residenz")

Eine Prädilektionsstelle für den Angriff von Wind stellt der Kopf dar, weshalb sich an Kopf und Nacken viele Pforten finden, deren Bezeichnung mit dem Wind assoziiert ist. Die Pforte Du 16 vermag inneren wie äußeren Wind abzuwehren. Es handelt sich wiederum um eine Kreuzungspforte mit dem Yangweimai, die mit dem Meer des Marks in Verbindung steht. Die gesunde Funktion des Marks ermöglicht den aufrechten, ungestörten Gang und eine unbeeinträchtigte Wahrnehmung über alle Sinnesorgane, vor allem ein scharfes Sehen mit Hilfe der Augen nach außen und das Durchschauen destruktiver Gedanken und Empfindungen im Inneren. Die Pforte beruhigt die Geist-Seele Shen und beseitigt als Himmelsfenster-Pforte negative Kognitionen, so dass die Wolken vertrieben werden und das klare Himmelsblau wieder sichtbar wird. Fülle oben und Mangel unten können über diese Pforte ausgeglichen werden. Das Bewusstsein wird dabei unterstützt, alle negativ konditionierenden Erfahrungen und einschränkenden Selbstbilder loszulassen. Es handelt sich um eine der 13 Dämonen-Pforten nach Sun Simiao, die den reinen, von Obsessionen und Frustrationen befreiten Geist wachruft, der nicht mehr von den Mauern isolierender Gedanken und Empfindungen gefangen gehalten wird.

HH 6 nèiguān 內關 („Passtor des Inneren") [auf beiden Seiten]

HH 6 ist die Fluss-Aktivierungs-Pforte des Yinweimai auf der Herz-Hüter-Leitbahn, deren Aufgabe darin besteht, alle potenziell störenden Einflüsse vom Herz-Regenten und von der Geist-Seele Shen fernzuhalten. Die Pforte ermöglicht einen Zugang zu den inneren Regungen und stellt einen Ausgleich zwischen innen und außen her. HH 6 baut die Selbstliebe auf und verhilft dem Menschen dazu, in sich selbst zu ruhen. Das Passtor fungiert als eine Kontrollstelle, die bei ihrer Aktivierung Störenfriede wie Ängste und Verunsicherungen nicht mehr zum Herzen vordringen lässt. Durch die Verbindung zum Yinweimai wird die innere Ordnung wiederhergestellt: sich selbst beistehen, zuhören und Mut zusprechen und Einsamkeit ertragen.

Di 16 jùgǔ 巨骨 („Riesiger Knochen") [auf beiden Seiten]

Die Dickdarm-Leitbahn gewährleistet die Kraft und Beweglichkeit der oberen Extremitäten und reguliert das Schutzwächter-Qi zur Abwehr äußerer schädigender Einflüsse wie etwa dem Wind. Diese Pforte stellt eine Kreuzungsstelle der Dickdarm-Leitbahn mit dem Yangqiaomai dar. Über die Dickdarm-Leitbahn vermag die Patientin zudem ihre Metall-Konstitution auszugleichen und Verlusterfahrungen auszugleichen. Die Lokalisation dieser Pforte entspricht spiegelbildlich dem Gb 29 als Anschluss jeweils einer Extremität an den Rumpf. Das Zusammenspiel von Extremitäten und Rumpf ist entscheidend für die Wahrung des Gleichgewichts und die sichere Fortbewegung. Die Dickdarm-Leitbahn ist für die Abwehr und Elimination schädigender Einflüsse an der Oberfläche zuständig, der Dickdarm scheidet das Trübe aus dem Inneren aus. Zentrum und Peripherie werden so in die Balance gebracht.

Ni 9 zhùbīn 築賓 („Für den Gast erbaut") [auf beiden Seiten]

Der befreienden Yin-Pforte an der oberen Extremität (HH 6) wird die unterstützende Yin-Pforte Ni 9 an der unteren Extremität zugesellt. Ziel der Behandlung in dem vorliegenden Fall ist die Wiederherstellung der Balance und die Sicherung des Gleichgewichts der

Kräfte. Die ausgewählten Yang-Pforten werden durch die beiden Pforten auf Yin-Leitbahnen balanciert. Der Yinweimai gewährleistet das Aufrechterhalten des inneren Gleichgewichts. Ni 9 ist die Xi-Spalten-Pforte des Yinweimai, die den freien Fluss des Qi im Inneren fördert und die Funktion der Niere als Fundament des Lebendigen unterstützt. Ni 9 errichtet eine Behausung für das Selbst, so dass sich die Seele als willkommener und geschützter Gast angstfrei im eigenen Leib empfinden kann. Sie klärt das Herz, dessen Leitbahn mit der Nieren-Leitbahn in einem gemeinsamen Umlauf jeweils als Shaoyin eingebunden ist. Das Herz wird gekühlt und von pathogenen Einflüssen geklärt, das Shen wird gereinigt und stabilisiert.

Gb 29 jùliáo 居髎 („Knochenloch beim Platznehmen") [auf beiden Seiten]

Anfallsartige Beschwerden, die den Kopf betreffen und das freie und sichere Fortbewegen stören, sind meist auf eine Mitbeteiligung der Gallenblasen-Leitbahn bei einer Leber-Pathologie zu beziehen. Die Hüft-Dysplasie der Patientin spricht für eine früh angelegte Verstopfung dieser Leitbahn. Der unbeeinträchtigte Gang wird durch die Qiao-Gefäße gewährleistet. Die Abwehr von Wind-Attacken bedarf einer gesunden Funktion des Yangweimai und des Yangqiaomai. An dieser Pforte kreuzen der Yangqiaomai und der Yangweimai die Gallenblasen-Leitbahn. Beschwerden der Hüfte können über diese Pforte sehr gut behandelt werden. Die Nadelung dieser Pforte macht die Leitbahnen und hier vorbeiziehenden Gefäße durchgängig und ermöglicht den vollständigen Bewegungsausschlag entlang der verschiedenen Abschnitte der Gallenblasen-Leitbahn. Dieses Knochenloch lässt den Patienten wieder in allen Lagen sicher seinen Platz einnehmen. Die bereits ab Geburt vorhandenen energetischen Blockierungen im Bereich von Hüfte und Becken werden durch diese Pforte aufgehoben. Die Außergewöhnlichen Gefäße nehmen ihren Ursprung im Bereich des Beckens, die Bündelriemen- und Schreit-Gefäße gewinnen über die Hüften Anschluss an den Rumpf. Die Aufgabe der Gallenblasen-Leitbahn besteht darin, den freien Spielraum der Bewegungen zu gewährleisten. Die Schreit-Gefäße gewährleisten den sicheren Stand und Gang, die Bündelriemen-Gefäße richten Inneres und Äußeres auf ein Zusammenwirken aus.

Behandlungsverlauf

Die Patientin erfuhr durch die Behandlung eine deutliche Reduktion des Schwankschwindels und gewann wieder einen sicheren Stand. Ihre Ängste waren merklich rückläufig, und ihre Stimmung zeigte sich wesentlich gebessert. Sie empfand eine Klarheit im Kopfbereich und sah morgens wieder scharf, erlitt jedoch erneut Einbußen im Tagesverlauf. Belastende Erfahrungen aus der Vergangenheit waren weniger präsent.

Schwindelattacken traten allerdings zuweilen noch auf. Nach den Anfällen war sie von tiefen Trauerempfindungen und Wutgefühlen geplagt, was sie jeweils zu einem sozialen Rückzug veranlasste.

Im weiteren Verlauf waren alle Arten von Schwindelattacken bei der Patientin erheblich vermindert vorhanden. Die Patientin beschäftigte sich weniger mit ihrer Vergangenheit und den erlebten Verlusten. Wut und Unzufriedenheit waren dennoch zuweilen noch spürbar. Die Patientin zeigte sich ungeduldig in Bezug auf die nicht vollständige Rückbildung der Beschwerden. Wirkliche Freude über die Verbesserung konnte sie noch nicht empfinden.

Frau W. erhielt eine weitere Akupunkturbehandlung mit den Pforten Du 20, Gb 20 beidseits, Du 16, Gb 34 rechts und HH 6 links. Gb 34 ist die Delta-Pforte der Fuß-Shaoyang-Leitbahn, die für einen freien Fluss des Shaoyang-Qi sorgt.

Nach dieser zweiten Behandlung traten die heftigen, blitzartigen Schwindelattacken nicht wieder auf. Der Schwankschwindel war allenfalls noch für kurze Momente vorhanden. Die Patientin konnte wieder lange Strecken ohne jegliche Unterstützung laufen und Fahrrad fahren. Sie fühlte sich erheblich sicherer. Schulter-Nacken-Beschwerden bestanden nicht mehr. Die Ängste und Panikzustände waren zurückgebildet und wurden auch nicht mehr von anderen körperlichen Beschwerden getriggert. Am Morgen war sie voller Energie, was zum Nachmittag wieder etwas nachließ. Die Patientin wies insgesamt wieder mehr Lebensmut auf und verbrachte einen zweiwöchigen Urlaub in den Bergen.

WEITERFÜHRENDE LITERATUR

Chace Charles, Shima Miki: An Exposition on the Eight Extraordinary Vessels. Acupuncture, Alchemy & Herbal Medicine. Eastland Press. Seattle 2010

Maciocia Giovanni: Leitbahnen der Akupunktur. Klinischer Einsatz der Sekundärleitbahnen und Außerordentlichen Gefäße. Elsevier/Urban & Fischer Verlag. München 2009

Twicken David: Eight Extraordinary Channels. Qi Jing Ba Mai. Singing Dragon. London/Philadelphia 2013

15

守堡關門

Die Wachtore der Festung

KAPITEL

16 Die Verteilung spezieller Fähigkeiten in den Gruppen der Qi-transportierenden Pforten

16

Der Zugang zum Qi des Patienten erfolgt über die vom Therapeuten auszuwählenden, für die Anregung und Steuerung des Transports des Qi geeigneten Pforten. Mit essenziellen Eigenheiten ausgestattete Pforten auf den Leitbahnen werden in der Altchinesischen Medizin bestimmten Kategorien zugeordnet, durch die ähnliche Funktionsweisen und vergleichbare Wirkmechanismen oder Wirkrichtungen dieser Pforten in Form klassifizierender Gruppenzugehörigkeiten zugeschrieben werden. Die grundlegenden Charakteristika der Pfortenklassen werden mit Hilfe der Metaphorik der Gruppenbezeichnungen ausgedrückt, die vor allem der Beobachtung von Naturphänomenen wie beispielsweise dem Lauf des Wassers entlehnt sind. Hier stellt sich die Aufgabe, sich die Hintergründe und die Systematik der Einteilung der Pforten in unterschiedliche Gruppen in allen Einzelaspekten vor Augen zu führen. Dabei ist es angeraten, die Bildhaftigkeit der Zuordnungen ganz in sich aufzunehmen, um so von dem Wesen der einzelnen Arten von Pforten eine konkrete und lebendige Vorstellung entwickeln zu können. Die Pforten auf den Leitbahnen repräsentieren eine organische Systematik von Regelkreisen und Verteilungsmechanismen, die vollständig aufeinander bezogen und miteinander verwoben sind, was die Kommunikation und Versorgung des einem Staate ähnlichen Gebildes sicherstellt, das wir gemeinhin „menschlicher Organismus" nennen. Nur in Kenntnis der typischen Eigenschaften der jeweiligen Akupunkturpforten und ihrer Stellung in dem gesamten Ordnungssystem kann eine gezielte Harmonisierung des Qi-Flusses herbeigeführt werden.

Eine reine indikationsorientierte Auswahl von Pforten kann bei einfachen Störungen gewisse Behandlungsergebnisse ermöglichen, da das Qi-distribuierende System noch zu flexiblen Reaktionen in der Lage ist. Der ausgelöste therapeutische Effekt bleibt dabei in jedem Fall akzidentiell, da der applizierte Impuls auf das Qi des Patienten nicht spezifisch gestaltet wurde, sondern nur allgemeinen Aspekten folgt, die häufig auf die gegebene individuelle Patientensituation nicht ausreichend zutreffen. Im weitesten Sinne könnte man eine solche Akupunktur mit der Gabe eines Antibiotikums bei Fieber ohne Laborbefunde, Keim- und Resistenzbestimmung vergleichen.

In der Chinesischen Medizin wird Gesundheit mit einem freien Fluss des Qi assoziiert und Krankheit mit einer Behinderung des Flusses oder der Abweichung von den bestimmungsgemäßen Bahnen. In der Akupunkturbehandlung kann über die bekannten Pforten der Leitbahnen und Gefäße der Qi-Fluss reguliert werden.

Die Entstehung aller Hundert Krankheiten steht in Beziehung zum Qi.

Qīng • Xú Língtāi • Nèijīng yàolüè • Zhūtòng lùn

(Qing-Dynastie • Xu Lingtai • Abriss des Wichtigsten aus dem Inneren Leitfaden • Abhandlung über die verschiedenen Schmerzarten)

清 • 徐靈胎 • 内經要略 • 諸痛論

Die Auswirkungen der verschiedenen Erkrankungen gehen alle zurück auf die Verstopfung und Stagnation des Qi in seiner Bewegung, auf das Ausbleiben seiner durchgängigen Verteilung.

Míng • Zhāng Jièbīn • Lèijīng túyì • Zhēnjiǔ zhǔzé

(Ming-Dynastie • Zhang Jiebin • Illustrierter Leitfaden in Kategorien • Die verschiedenen Prinzipien der Akupunktur und Moxibustion)

明 • 張介賓 • 類經圖翼 • 針灸諸則

Bewegt sich das Qi von Himmel und Erde nicht orthograd, dann wandelt sich dies in Unglück und Unheil; steht das Qi des menschlichen Leibes nicht im Ausgleich, dann führt dies zu Erkrankungen.

Qīng • Wú Shàngxiān • Lǐyuè wàizhìfāng yào • Xù

(Qing-Dynastie • Wu Shangxian • Das Wichtigste in Theorie und Praxis der Rezepturen zur äußeren Behandlung • Vorwort)

清 • 吳尚先 • 理瀹外治方要 • 序

Aus dem chinesischen Grundverständnis heraus, dass sich der Makrokosmos Außenwelt im Mikrokosmos Mensch spiegelt, sind alle Bezeichnungen, die Pforten der Akupunktur betreffend, den Phänomenen der Außenwelt entlehnt und auf die Bildhaftigkeit der Vorlagen aus dem Alltäglichen und Geläufigen bezogen. Die benutzten Bezeichnungen in der Nomenklatur der Akupunkturpforten entstammen dem Erfahrungshorizont des täglichen Lebens und werden innerhalb der Akupunkturlehre in einen neuen, spezifischen Kontext gestellt. Es ist daher unentbehrlich, mit der Taxonomie und den Wortbedeutungen der verwendeten Ausdrücke in der Altchinesischen Medizin vertraut zu sein. Die Wortbedeutungen dieser Fachausdrücke enthüllen wichtige Bezüge für das Verständnis der Theorie und der praktischen Anwendung der Akupunktur.

16.1 Chinesische Bezeichnungen der Akupunkturpforten

穴 xué (Loch, Höhle), Pforte

俞，腧，輸 shù Transport(-Pforte)

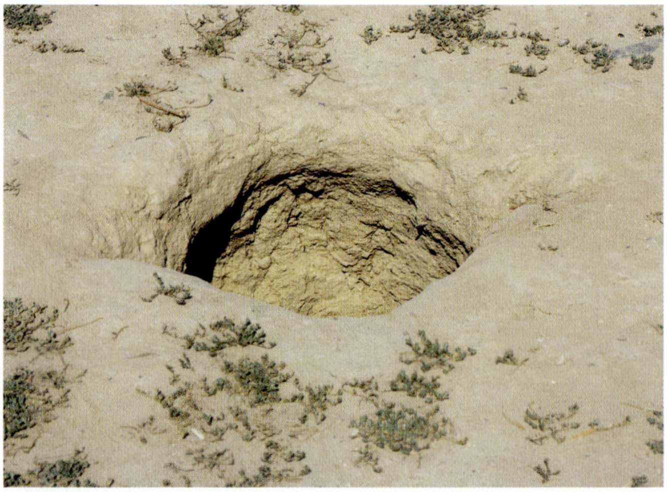

Abb. 16.1 Höhle: die Grundvorstellung über die Beschaffenheit einer Akupunkturpforte [J787-075]

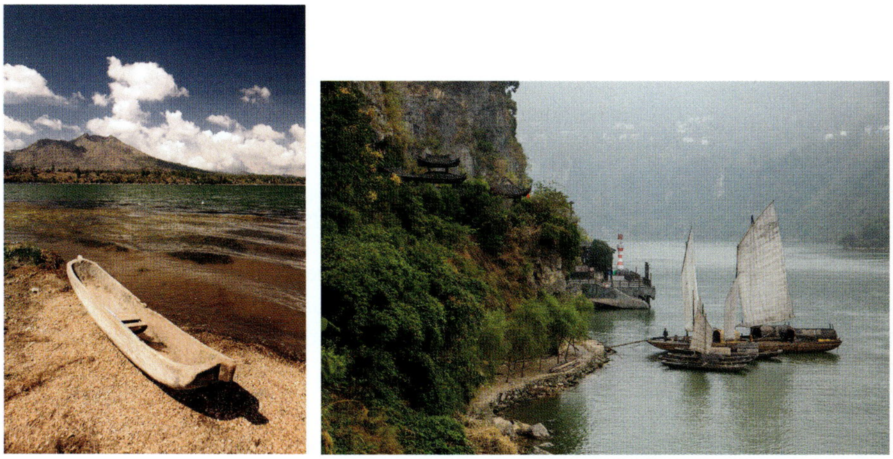

Abb. 16.2 Etymologie des Schriftzeichen für „Transport": ein aus einem ausgehöhlten Baumstamm (亼) hergestelltes Kanu mit einem Segel (月), das auf dem Wasser (巜, 刂) schwimmt [J810-033][J810-034]

Die beiden häufigsten Schriftzeichen in den chinesischen Quellen beziehen sich entweder auf die Morphologie eines Akupunkturpunkts (Loch, Pforte, Vertiefung, ➤ Abb. 16.1) oder auf die Funktion (Transport von Qi und Blut, ➤ Abb. 16.2). Mit dem Ausdruck Loch, Pforte, Höhle oder Vertiefung soll jedoch nicht nur die Beschaffenheit von Akupunkturstellen, wie sie in der Palpation vorzufinden ist, ausgedrückt werden. Die Löcher in der Oberfläche ermöglichen wie Eintrittspforten den Zugang zu verborgenen, in der Tiefe gelegenen Wegen und den Zutritt zu einem labyrinthären Gangsystem von miteinander verbundenen Stollen, über die auch die entlegensten Stellen in der Erde wie im menschlichen Leib erreicht werden können. Höhlen können Aufbewahrungsstätten wertvoller oder auch belastender Dinge sein, oder mit ihren untereinander verbundenen Tunneln helfen, zu diesen Schätzen, Ressourcen oder Ablagerungen vorzudringen.

Mit den von außen zugänglichen Löchern können also auch Zugangspforten zu den Abgabestellen eines verzweigten Transportsystems des Organismus assoziiert werden. Das ursprüngliche Zeichen für Transport zeigt einen ausgehöhlten Baumstamm, der auf dem Wasser als Boot (mit Segel) zum Transport benutzt wird. Die weiteren Varianten ergänzen das Zeichen entweder um das Radikal des Wagens (Schubkarrens 車), ein weiteres Transportmittel, oder um das Radikal des Fleisches (月), um anzuzeigen, dass es sich um einen Teil des Leibes handelt.

16.2 Chinesische Bezeichnungen für die einzelnen Kategorien der Akupunkturpforten

Rücken-Transport-Pforten bèishùxué 背俞穴, 背腧穴

Auf der Blasen-Leitbahn am Rücken finden sich spezielle Pforten, die den Qi-Impuls direkt zu dem zugeordneten inneren Organ oder der jeweiligen damit verbundenen Struktur transportieren (➤ Tab. 16.1).

Tab. 16.1 Übersicht über die Rücken-Shu-Transport-Pforten

Bezeichnung	Transport
fèishù 肺腧 (Bl 13)	Lunge
juéyīnshù 厥陰腧 (Bl 14)	Herz-Hüter
xīnshù 心腧 (Bl 15)	Herz
dūshù 督腧 (Bl 16)	Dumai
géshù 膈腧 (Bl 17)	Zwerchfell
gānshù 肝腧 (Bl 18)	Leber
dǎnshù 膽腧 (Bl 19)	Gallenblase
píshù 脾腧 (Bl 20)	Milz
wèishù 胃腧 (Bl 21)	Magen
sānjiāoshù 三焦腧 (Bl 22)	Sanjiao
shènshù 腎腧 (Bl 23)	Niere
qìhǎishù 氣海腧 (Bl 24)	Meer des Qi
dàchángshù 大腸腧 (Bl 25)	Dickdarm
guānyuánshù 關元腧 (Bl 26)	Drehangel der Ureinheit
xiǎochángshù 小腸腧 (Bl 27)	Dünndarm
pángguāngshù 膀胱腧 (Bl 28)	Blase
zhōnglǚshù 中膂腧 (Bl 29)	Lumbosakralregion
báihuánshù 白環腧 (Bl 30)	weißer Jadering (Jing-Essenz)

Sammlungs-Pforten mùxué 募穴

Aus moderner neurophysiologischer Perspektive wurde in der Altchinesischen Medizin bereits die segmentale Repräsentation der Inneren Organe im Ausbreitungsgebiet jeweils des dorsalen Astes der Spinalnerven durch die Rücken-Shu-Transport-Pforten (背俞穴, 背腧穴 *bèishùxué*) und des ventralen Astes der Spinalnerven durch die Mu-Sammlungs-Pforten (募穴 *mùxué*) beschrieben (➤ Tab. 16.2).

Während die Rücken-Shu-Transport-Pforten (*bèishùxué* 背俞穴) quasi eine Direktverbindung ohne Zwischenstationen zu den Inneren Organen herstellen, können die Mu-Sammlungs-Pforten (*mùxué* 募穴) als Orte für konspirative Treffen von böswilligen

Tab. 16.2 Übersicht über die Rücken-Shu-Transport-Pforten und Mu-Sammlungs-Pforten

Organ	Rücken-Shu	Mu
Lunge	*fèishù* 肺腧 (Bl 13)	*zhōngfǔ* 中府 (Lu 1)
Herz-Hüter	*juéyīnshù* 厥陰腧 (Bl 14)	*dànzhōng* 膻中 (Ren 17)
Herz	*xīnshù* 心腧 (Bl 15)	*jùquè* 巨闕 (Ren 14)
Leber	*gānshù* 肝腧 (Bl 18)	*qīmén* 期門 (Le 14)
Gallenblase	*dǎnshù* 膽腧 (Bl 19)	*rìyuè* 日月 (Gb 24)
Magen	*píshù* 脾腧 (Bl 20)	*zhōngwǎn* 中脘 (Ren 12)
Milz	*wèishù* 胃腧 (Bl 21)	*zhāngmén* 章門 (Le 13)
Sanjiao	*sānjiāoshù* 三焦腧 (Bl 22)	*shímén* 石門 (Ren 5)
Niere	*shènshù* 腎腧 (Bl 23)	*jīngmén* 京門 (Gb 25)
Dickdarm	*dàchángshù* 大腸腧 (Bl 25)	*tiānshū* 天樞 (Ma 25)
Dünndarm	*xiǎochángshù* 小腸腧 (Bl 27)	*guānyuán* 關元 (Ren 4)
Blase	*pángguāngshù* 膀胱腧 (Bl 28)	*zhōngjí* 中極 (Ren 3)

Schädlingen betrachtet werden, die sich hier zu ihren Überfällen und Raubzügen verabreden. Da sich hier Übeltäter versammeln, kommt es zu einer unmittelbaren Reaktion, wenn die Absprache der Schurken aufgedeckt wird: der diagnostisch verwertbare, typische Druckschmerz des fahndenden Fingers in der Head'schen Zone des betroffenen Inneren Organs. Wo sich die schädlichen Einflüsse versammeln, können sie auch vertrieben werden, so dass einige der Mu-Sammlungs-Pforten bei Fülle-Zuständen genutzt werden, um krankmachende Faktoren zu vertreiben (➤ Abb. 16.3).

Fünf-Shu-Transport-Pforten wǔshùxué 五腧穴, 五輸穴

Die distalen Abschnitte der Hauptleitbahnen zwischen den Akren und der Ellenbogen- bzw. Knieregion werden in fünf Stationen eingeteilt, die dem Lauf des Wassers in der Natur nachempfunden sind.

井	*jǐng*	Brunnenwasser
滎	*xíng*	Quellwasser
輸，腧	*shù*	Stromschnellen
經	*jīng*	Flusswasser
合	*hé*	Mündung (Delta)

In den antiken Quellen der Chinesischen Medizin finden sich Hinweise darauf, dass der Fluss des Qi in den Leitbahnen mit dem Lauf des Wassers in der Natur in Analogie gesetzt wurde. Die peripheren

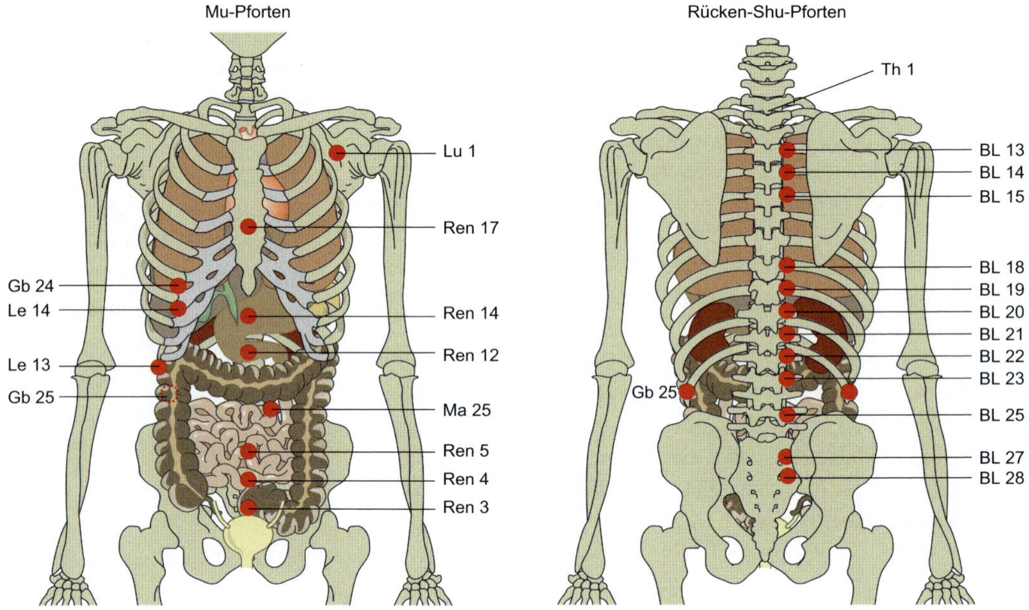

Abb. 16.3 Die Inneren Organe, die Rücken-Shu-Transport- und die Mu-Sammlungs-Pforten [L138]

Verläufe der Leitbahnen von den Akren bis zum Ellenbogen- bzw. Kniegelenk wurden in fünf Segmente unterteilt (➤ Abb. 16.4).

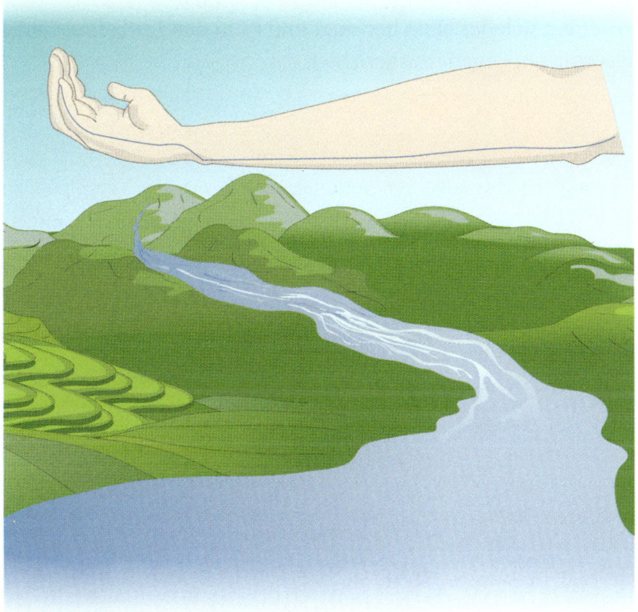

Abb. 16.4 Bildliche Darstellung der Topografie und des Qi-Flusses der Fünf-Shu-Transport-Pforten [L138]

Jing-Brunnenwasser-Pforten jǐngxué 井穴

Das Wasser in der Natur hat seinen Ausgangspunkt im Grundwasser, nach dem man mit Brunnen graben muss. Diese Pforten befinden sich an den Akren (➤ Abb. 16.5, ➤ Tab. 16.3).

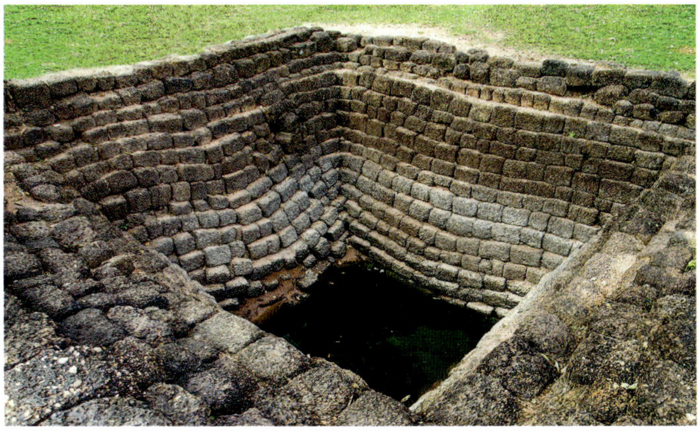

Abb. 16.5 Brunnenwasser [J787]

Tab. 16.3 Übersicht über die Jing-Brunnenwasser-Pforten (Brunnen-Pforten)

Leitbahn	Bezeichnung
Hand-Taiyin-Lunge	*shàoshāng* 少商 (Lu 11)
Hand-Shaoyin-Herz	*shàochōng* 少衝 (He 9)
Hand-Jueyin-Herz-Hüter	*zhōngchōng* 中衝 (HH 9)
Hand-Yangming-Dickdarm	*shāngyáng* 商陽 (Di 1)
Hand-Taiyang-Dünndarm	*shàozé* 少澤 (Dü 1)
Hand-Shaoyang-Sanjiao	*guānchōng* 關衝 (Sj 1)
Fuß-Taiyin-Milz	*yǐnbái* 隱白 (Mi 1)
Fuß-Shaoyin-Niere	*yǒngquán* 湧泉 (Ni 1)
Fuß-Jueyin-Leber	*dàdūn* 大敦 (Le 1)
Fuß-Yangming-Magen	*lìduì* 厲兌 (Ma 45)
Fuß-Taiyang-Blase	*zhìyīn* 至陰 (Bl 67)
Fuß-Shaoyang-Gallenblase	*zúqiàoyīn* 足竅陰 (Gb 44)

Xing-Quellwasser-Pforten xíngxué 滎穴

Die auf das Brunnenwasser folgende Station zeigt das spontan aus der Erde rinnende Quellwasser. Diese Pforten befinden sich am Übergang der Finger und Zehen in die Hände und Füße (➤ Abb. 16.6, ➤ Tab. 16.4).

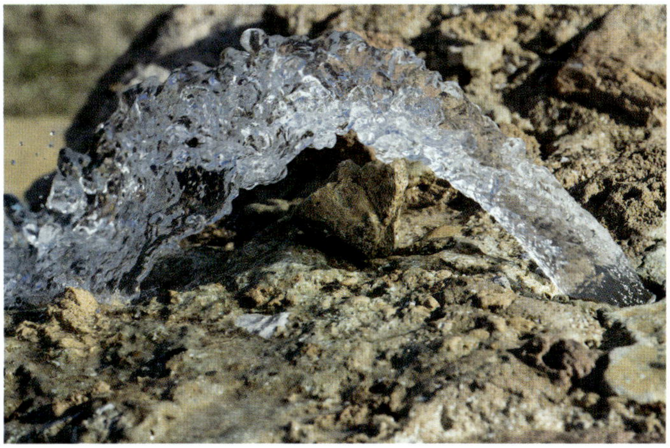

Abb. 16.6 Quellwasser [J787-076]

Tab. 16.4 Übersicht über die Xing-Quellwasser-Pforten (Quellen-Pforten)

Leitbahn	Bezeichnung
Hand-Taiyin-Lunge	*yújì* 魚際 (Lu 10)
Hand-Shaoyin-Herz	*shàofǔ* 少府 (He 8)
Hand-Jueyin-Herz-Hüter	*láogōng* 勞宮 (HH 8)
Hand-Yangming-Dickdarm	*èrjiān* 二間 (Di 2)
Hand-Taiyang-Dünndarm	*qiángǔ* 前谷 (Dü 2)
Hand-Shaoyang-Sanjiao	*yèmén* 液門 (Sj 2)
Fuß-Taiyin-Milz	*dàdū* 大都 (Mi 2)
Fuß-Shaoyin-Niere	*rángǔ* 然谷 (Ni 2)
Fuß-Jueyin-Leber	*xíngjiān* 行間 (Le 2)
Fuß-Yangming-Magen	*neìtíng* 內庭 (Ma 44)
Fuß-Taiyang-Blase	*tōnggǔ* 通谷 (Bl 66)
Fuß-Shaoyang-Gallenblase	*xiáxī* 俠谿 (Gb 43)

Im Bereich der Brunnen und Quellen erfährt das Wasser eine Reinigung (durch Filtration, Sedimentation und Sinterung). Daher werden diese Pforten gerne in der Therapie genutzt, um schädigende Einflüsse zu eliminieren.

Shu-Stromschnellen-Pforten shùxué 輸穴

Das Wasser aus den natürlichen Quellen sammelt sich zu einem gemeinsamen Lauf und fließt beschleunigt die Stromschnellen entlang. Diese Pforten befinden sich im Bereich der Hand- und Fußgelenke (➤ Abb. 16.7, ➤ Tab. 16.5).

Hier erfährt das Wasser durch das Potenzial des Höhenunterschiedes seine stärkste Beschleunigung. Es fließt mit all seiner ureigenen Kraft. Deshalb liegen die Yuan-Ursprungs-Pforten 原穴 in der unmittelbaren Umgebung der Stromschnellen (eine Pforte nach proximal auf den Yang-Leitbahnen) oder sind mit dieser Position identisch (auf den Yin-Leitbahnen).

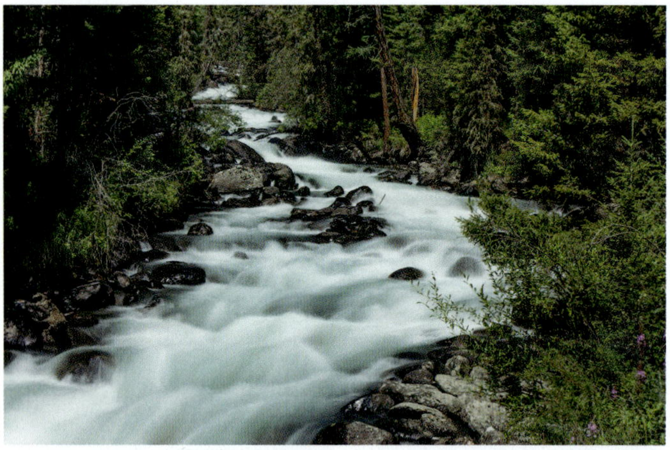

Abb. 16.7 Stromschnellen [J787-077]

Tab. 16.5 Übersicht über die Shu-Stromschnellen-Pforten

Leitbahn	Bezeichnung
Hand-Taiyin-Lunge	*tàiyuān* 太淵 (Lu 9)
Hand-Shaoyin-Herz	*shénmén* 神門 (He 7)
Hand-Jueyin-Herz-Hüter	*dàlíng* 大陵 (HH 7)
Hand-Yangming-Dickdarm	*sānjiān* 三間 (Di 3)
Hand-Taiyang-Dünndarm	*hòuxī* 後谿 (Dü 3)
Hand-Shaoyang-Sanjiao	*zhōngzhǔ* 中渚 (Sj 3)
Fuß-Taiyin-Milz	*tàibái* 太白 (Mi 3)
Fuß-Shaoyin-Niere	*tàixī* 太谿 (Ni 3)
Fuß-Jueyin-Leber	*tàichōng* 太衝 (Le 3)
Fuß-Yangming-Magen	*xiàngǔ* 陷谷 (Ma 43)
Fuß-Taiyang-Blase	*shùgǔ* 束骨 (Bl 65)
Fuß-Shaoyang-Gallenblase	*zúlínqì* 足臨泣 (Gb 41)

Jing-Flusswasser-Pforten jīngxué 經穴

Nach den Stromschnellen fließt das Wasser in der breiten Strömung eines Flusses weiter. Diese Pforten finden sich im Bereich der Unterarme und Unterschenkel (➤ Abb. 16.8, ➤ Tab. 16.6).

Hier hat sich der Fluss beruhigt und ist in den Leitbahnen auf die zugeordneten Organe ausgerichtet.

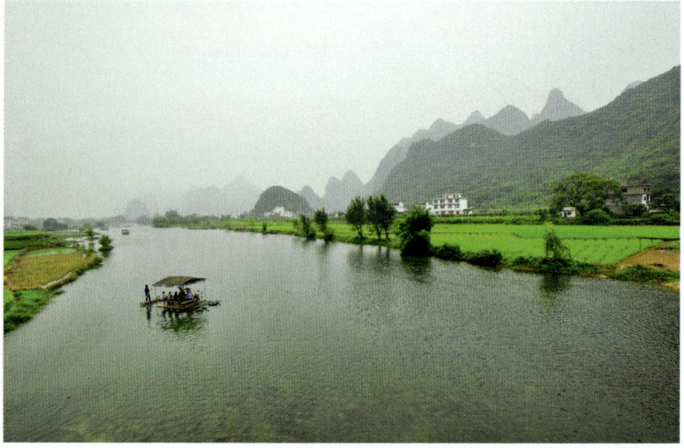

Abb. 16.8 Flusswasser [J787-078]

Tab. 16.6 Übersicht über die Jing-Flusswasser-Pforten (Fluss-Pforten)

Leitbahn	Bezeichnung
Hand-Taiyin-Lunge	*jīngqú* 經渠 (Lu 8)
Hand-Shaoyin-Herz	*língdào* 靈道 (He 4)
Hand-Jueyin-Herz-Hüter	*jiānshǐ* 間使 (HH 5)
Hand-Yangming-Dickdarm	*yángxī* 陽谿 (Di 5)
Hand-Taiyang-Dünndarm	*yánggǔ* 陽谷 (Dü 5)
Hand-Shaoyang-Sanjiao	*zhīgōu* 支溝 (Sj 6)
Fuß-Taiyin-Milz	*shāngqiū* 商邱 (Mi 5)
Fuß-Shaoyin-Niere	*fùliū* 復溜 (Ni 7)
Fuß-Jueyin-Leber	*zhōngfēng* 中封 (Le 4)
Fuß-Yangming-Magen	*jiěxī* 解谿 (Ma 41)
Fuß-Taiyang-Blase	*kūnlún* 崑崙 (Bl 60)
Fuß-Shaoyang-Gallenblase	*yángfǔ* 陽輔 (Gb 38)

He-Mündungs-Pforten (He-Delta-Pforten) héxué 合穴

Das Flusswasser strömt schließlich am Mündungsdelta in das Meer ein. Diese Pforten liegen im Bereich der Ellenbogen und Knie (➤ Abb. 16.9, ➤ Tab. 16.7).

Dies ist die letzte Stelle, an der das Qi noch in eine vorgegebene Richtung (zu den Organen im Inneren) fließt. Nach diesen Pforten schließt sich das Meer an, was versinnbildlichen soll, dass die ab hier nach proximal folgenden Pforten in der Regel nur noch lokale

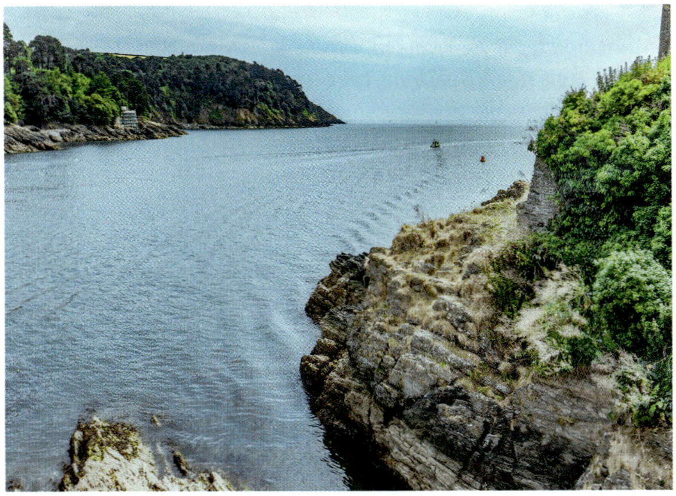

Abb. 16.9 Flussmündung [J787]

Tab. 16.7 Übersicht über die He-Mündungs-Pforten (Delta-Pforten)

Leitbahn	Bezeichnung
Hand-Taiyin-Lunge	*chǐzé* 尺澤 (Lu 5)
Hand-Shaoyin-Herz	*shàohǎi* 少海 (He 3)
Hand-Jueyin-Herz-Hüter	*qūzé* 曲澤 (HH 3)
Hand-Yangming-Dickdarm	*qūchí* 曲池 (Di 11)
Hand-Taiyang-Dünndarm	*xiǎohǎi* 小海 (Dü 8)
Hand-Shaoyang-Sanjiao	*tiānjǐng* 天井 (Sj 10)
Fuß-Taiyin-Milz	*yīnlíngquán* 陰陵泉 (Mi 9)
Fuß-Shaoyin-Niere	*yīngǔ* 陰谷 (Ni 10)
Fuß-Jueyin-Leber	*qūquán* 曲泉 (Le 8)
Fuß-Yangming-Magen	*zúsānlǐ* 足三里 (Ma 36)
Fuß-Taiyang-Blase	*wěizhōng* 委中 (Bl 40)
Fuß-Shaoyang-Gallenblase	*yánglíngquán* 陽陵泉 (Gb 34)

und keine systemische Wirkung innehaben. Die Nadel schlägt hier Wellen um den Einstichort wie in einem Ozean, aber die Wellen werden nicht wie in dem Strom eines Flusses gerichtet fortgeleitet.

Ursprungs-Pforten yuánxué 原穴

Eine jede Leitbahn verfügt über eine Yuan-Ursprungs-Pforte. Diese Pforten regulieren den Zustrom von Ursprungs-Qi in den Leitbahnen (➤ Tab. 16.8).

Um den Fluss in einem Kanalsystem zu regulieren, benötigt man eine Art Ventil, ein Sperrschott, das man unterschiedlich weit öffnen kann.

Dieses Schott befindet sich auf den Leitbahnen dort, wo das Qi seine höchste Geschwindigkeit hat (an den Shu-Stromschnellen-Pforten auf der dritten Position der Fünf-Shu-Transport-Pforten), wo der höchste Druck in der Leitung steckt. Die Funktion dieser regulierenden Schleusen, die das Niveau des ureigenen Qi-Flusses in der jeweiligen Leitbahn einstellen, werden als Yuan-Ursprungs-Pforten 原穴 bezeichnet.

Tab. 16.8 Übersicht über die Yuan-Ursprungs-Qi-Pforten (Ursprungs-Pforten)

Leitbahn	Bezeichnung
Hand-Taiyin-Lunge	*tàiyuān* 太淵 (Lu 9)
Hand-Shaoyin-Herz	*shénmén* 神門 (He 7)
Hand-Jueyin-Herz-Hüter	*dàlíng* 大陵 (HH 7)
Hand-Yangming-Dickdarm	*hégǔ* 合谷 (Di 4)
Hand-Taiyang-Dünndarm	*wàngǔ* 腕骨 (Dü 4)
Hand-Shaoyang-Sanjiao	*yángchí* 陽池 (Sj 4)
Fuß-Taiyin-Milz	*tàibái* 太白 (Mi 3)
Fuß-Shaoyin-Niere	*tàixī* 太谿 (Ni 3)
Fuß-Jueyin-Leber	*tàichōng* 太衝 (Le 3)
Fuß-Yangming-Magen	*chōngyáng* 衝陽 (Ma 42)
Fuß-Taiyang-Blase	*jīnggǔ* 京骨 (Bl 64)
Fuß-Shaoyang-Gallenblase	*qiūxū* 丘墟 (Gb 40)

Vernetzungs-Pforten luòxué 絡穴

Eine jede Leitbahn verfügt über eine Luo-Vernetzungs-Pforte. Diesen Pforten kommt die Aufgabe zu, überschüssiges und verunreinigtes Qi aus den Leitbahnen auszuleiten. Sie nehmen daher die Funktion von drainierenden Seitenarmen der großen Flüsse ein. Diese Pforten befinden sich zwischen den Shu-Stromschnellen- bzw. Yuan-Ursprungs-Pforten und den Jing-Flusswasser-Pforten oder zwischen den Jing-Flusswasser- und den He-Mündungs-Pforten. (➤ Tab. 16.9)

Wenn das Niveau des Flusses in den Leitbahnen jedoch bereits zu hoch ist und nicht mehr in den vorgesehenen Bahnen gebündelt werden kann, oder wenn sich verstopfendes Material im Fluss befindet, dann müssen diese Überschüsse und Fremdstoffe aus dem Kreislauf entfernt werden. Hierzu werden Reservoire und Klärbecken

Tab. 16.9 Übersicht über die Luo-Vernetzungs-Pforten (Abgänge der Netzgefäße)

Leitbahn	Bezeichnung
Hand-Taiyin-Lunge	*lìequē* 列缺 (Lu 7)
Hand-Shaoyin-Herz	*shénmén* 神門 (He 7)
Hand-Jueyin-Herz-Hüter	*nèiguān* 內關 (HH 6)
Hand-Yangming-Dickdarm	*piānlì* 偏歷 (Di 6)
Hand-Taiyang-Dünndarm	*zhīzhèng* 支正 (Dü 7)
Hand-Shaoyang-Sanjiao	*wàiguān* 外關 (Sj 5)
Fuß-Taiyin-Milz	*gōngsūn* 公孫 (Mi 4)
Fuß-Shaoyin-Niere	*dàzhōng* 大鍾 (Ni 4)
Fuß-Jueyin-Leber	*lígōu* 蠡溝 (Le 5)
Fuß Yangming Magen	*fēnglóng* 豐隆 (Ma 40)
Fuß-Taiyang-Blase	*fēiyáng* 飛揚 (Bl 58)
Fuß-Shaoyang-Gallenblase	*guāngmíng* 光明 (Gb 37)
Dumai	*chángqiáng* 長強 (Du 1)
Renmai	*jiūwěi* 鳩尾 (Ren 15)
Großes Netzgefäß der Milz	*dàbāo* 大包 (Mi 21)

16

benötigt. Zu diesen ausgleichenden Containern und Teichen bilden die *Luò*-Vernetzungs-Pforten 絡穴 den Übergang (➤ Abb. 16.10).

Jede Leitbahn verfügt über fünf Shu-Transport-Pforten. Ursprünglich waren den Fünf Zang-Langzeitspeichern fünf Yin-Leitbahnen zugeordnet, was eine Gesamtzahl von 25 Pforten (fünf mal Fünf Shu-Pforten) ergibt. Auf den Yin-Leitbahnen sind die Yuan-Ursprungs-Pforten mit den Shu-Stromschnellen-Pforten identisch. Den Sechs Fu-Zwischenlagern sind sechs Yang-Leitbahnen zugeordnet. Auf den Yang-Leitbahnen nehmen die Shu-Stromschnellen-Pforten und die Yuan-Ursprungs-Pforten separate Lokalisationen ein, so dass sich eine Gesamtzahl von 36 Pforten (sechs mal Fünf Shu-Transport-Pforten plus jeweils eine Yuan-Pforte) ergibt. Von den zwölf Hauptleitbahnen zweigen jeweils zwölf Leitbahn-Zweige ab. Die zwölf Hauptleitbahnen, Dumai, Renmai und das Große Netzgefäß der Milz verfügen jeweils über ein Luo-Netzgefäß, was eine Gesamtzahl von 15 ergibt. 15 Netzgefäße und zwölf Leitbahnzweige ergeben eine Gesamtzahl von 27 verschiedenen Qi-Strömungsqualitäten in den Leitbahnen und Gefäßen. Insgesamt wird eine Zahl von (etwa) 365 Pforten auf den verschiedenen Leitbahnen und Gefäßen erreicht.

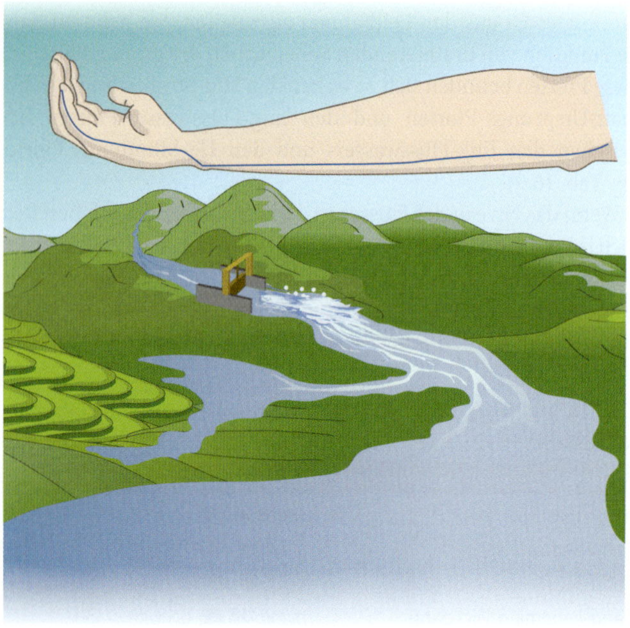

Abb. 16.10 Schott (yuan) und Nebenarm (luo) [L138]

Die verschiedenen Funktionen dieser Leitbahnpforten und ihr Wesen werden in den alten Texten wie folgt klassifiziert:

Huangdi sprach: „Ich möchte mich nach den Austrittsorten der Fünf Zang-Langzeitspeicher und der Sechs Fu-Zwischenlager erkundigen." Qi Bo sprach: „Fünf Zang-Langzeitspeicher fünf Transport (-Pforten), fünf mal fünf, fünfundzwanzig (Stellen des) Transports. Sechs Fu-Zwischenlager sechs Transport(-Pforten), sechs mal sechs, sechsunddreißig (Stellen des) Transports[1]. Zwölf Leitbahn-Gefäße, 15 Luo-Netzgefäße, insgesamt 27 Qi, aufsteigend und absinkend. Was herauskommt, gilt als Brunnen, was herausströmt, gilt als Quelle, was sich ergießt, gilt als Stromschnelle, was vorbeizieht, gilt als Flusslauf, was eintritt, gilt als Mündung. Die Bewegung dieser 27 Qi liegt vollständig in den fünf Transport(-Pforten) begründet. Die Übergabe an die Anknüpfungsstellen findet an 365 Treffpunkten statt. Die um das Wesentliche daran wissen, erfassen es mit einem Wort in Gänze; die nicht um das Wesentliche daran wissen, verbreiten sich endlos (darüber). Was ‚Anknüpfungsstellen' genannt wird, das sind (die Orte, an denen) das Shen-Qi[2] seiner Wege zieht, ein- und austritt. Keineswegs handelt es sich um Haut, Fleisch, Sehnen oder Knochen."

Huángdì nèijīng • Língshū • Jiǔzhēn shíèryuán dìyī
(Leitfaden des Gelben Ahnherrschers • Drehangel aller Wunderwirkungen • Die Neun Nadeln und Zwölf Ursprünge, als Erstes)
黃帝內經 • 靈樞 • 九鍼十二原第一

Die letzten Sätze dieses Abschnitts verdienen besondere Beachtung. Sie besagen, dass wir zum Auffinden von Akupunkturpforten zwar anatomische Landmarken (anspannbare Gewebe: Sehnen, pulsierende Gewebe: Gefäße, und unnachgiebige Gewebe: Knochen; die „drei Begrenzungen" nach Prof. Yang Jiasan[3]) benutzen, dass diese Landmarken aber nicht die Ein- und Austrittsstellen des Qi selbst sind. Sie dienen nur als Anhaltspunkte, da das Qi, wie hier ausgedrückt, ja ein feinstofflich-geistig-seelisches Phänomen und keine materielle Erscheinung ist.

In dem in der Ming-Zeit im Jahr 1390 erschienenen Werk *Pǔjì fāng* 普濟方 („Universell hilfreiche Rezepturen"; 卷三 • 針灸 • 手三陰三陽穴流注法 *Juànsān • Zhēnjiǔ • Shǒusānyīnsānyángxué liúzhùfǎ* „Drittes Heft • Akupunktur und Moxibustion • Die Prinzipien des Strömens und Sich-Ergießens in den Pforten der drei Yin und drei Yang der Hand") wird bezüglich der Fünf-Shu-Transport-Pforten die folgende ergänzende Aussage hinzugefügt: „was übertritt, gilt als Ursprung". Dies bedeutet, dass die Yuan-Ursprungs-Pforten mit einer eigenen Qualität des Qi-Flusses in die Systematik der Fünf-Shu-Transport-Pforten eingefügt werden (➤ Tab. 16.10).

Von ihrer jeweiligen Grundeigenschaft her eignen sich die Yuan-Ursprungs-Pforten 原穴 besonders dazu, einen Mangel, eine Leere auszugleichen, während die Luo-Vernetzungs-Pforten 絡穴 dazu dienen, Überschüsse und Störfaktoren, also Fülle zu beseitigen. Mit Oben-Unten-Kombinationen innerhalb eines Umlaufs von Leitbahnen (gleichnamige Leitbahnen mit jeweiliger Innen-Außen Beziehung) können die tiefer sitzenden Blockierungen in den Leitbahnschichten gelöst und der Qi-Fluss wiederhergestellt werden.

1 Auf den Yin-Leitbahnen sind die an dritter Stelle aufzufindenden Shu-Stromschnellen-Pforten identisch mit den Yuan-Ursprungs-Qi-Pforten, daher fünf Transporte; auf den Yang-Leitbahnen sind die Yuan-Ursprungs-Qi-Pforten separat von den Fünf-Shu-Transport-Pforten angelegt, daher: fünf plus eins macht sechs Transport-Pforten.

2 *shénqì* 神氣: Die beiden Zeichen sollten hier nicht als getrennte Bedeutungen verstanden, sondern im Sinne von „beseeltem, lebendigem, ausgerichtetem Qi" aufgefasst werden.

3 Guo Chang-Qing, Liu Qing-Guo, Hu Bo (Hrsg.): Illustrierte Erläuterung der Lokalisation der Pforten der Akupunktur und Moxibustion nach Yang Jia-san. 郭长青，刘清国，胡波［主编］:杨甲三针灸取穴图解。 人民军医出版社。 北京 2011

Tab. 16.10 Die Fünf (sechs) Shu-Transport-Pforten und ihre Klassifizierung

Bezeichnung	Wasserlauf	Eigenschaft	chinesisch
井 Erste Station: *jǐng* (aus der Tiefe aufsteigen)	Brunnen	Austritt 出 *chū*	所出為 井
滎 Zweite Station: *xíng* (heraussprudeln)	Quelle	Ausfluss 溜 *liù*	所溜為 滎
原 *yuán* (ursprünglich hervortreten) [mit dritter Station identisch oder eigene Position]	Schott	Übertritt 過 *guò*	所過為 原
輸/腧 Dritte Station: *shù* (beschleunigt bewegen)	Stromschnelle	Erguss 注 *zhù*	所注為 腧
經 Vierte Station: *jīng* (geschwind, aber breit hindurchtreten)	Fluss	Vorbeiströmen 行 *xíng*	所行為 經
合 Fünfte Station: *hé* (sich vereinigen mit)	Mündung	Eintritt 入 *rù*	所入為 合

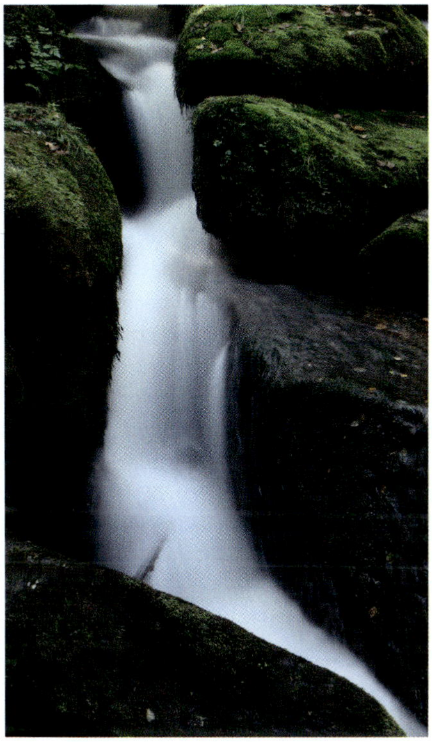

Abb. 16.11 Wasser fließt durch eine enge Felsspalte [J787-079]

(Fels-)Spalten-Pforten xìxué 郄穴

Jede der zwölf Hauptleitbahnen besitzt eine Xi-Spalten-Pforte, die eine präformierte Engstelle darstellt, an der in der pathologischen Situation das Fließen des Qi häufig eine Hemmung durch sich hier verfangende störende Agenzien erfährt, so dass mit der therapeutischen Intervention einer Nadelung an diesen Stellen eine solche Blockierung überwunden werden kann. Diese Pforten werden gerne angewandt, wenn anhaltende Stauungszustände auf den Leitbahnen bestehen (➤ Tab. 16.11).

Jeder Fluss, jede Leitbahn muss auch Engpässe überwinden, die häufig durch Felsspalten gebildet werden. Hier kann sich leicht Fremdmaterial in den Spalten verklemmen, so dass dann der freie Fluss des Qi behindert wird. Daher werden diese Pforten gern zur Elimination von äußeren schädigenden Faktoren und zur Freisetzung des Qi-Flusses auf den Leitbahnen herangezogen (➤ Abb. 16.11).

Tab. 16.11 Übersicht über die Xi-Spalten-Pforten

Leitbahn	Bezeichnung
Hand-Taiyin-Lunge	*kǒngzuì* 孔最 (Lu 6)
Hand-Shaoyin-Herz	*yīnxì* 陰郄 (He 6)
Hand-Jueyin-Herz-Hüter	*xìmén* 郄門 (HH 4)
Hand-Yangming-Dickdarm	*wēnliū* 溫溜 (Di 7)
Hand-Taiyang-Dünndarm	*yǎnglǎo* 養老 (Dü 6)
Hand-Shaoyang-Sanjiao	*huìzōng* 會宗 (Sj 7)
Fuß-Taiyin-Milz	*dìjī* 地機 (Mi 8)
Fuß-Shaoyin-Niere	*shuǐquán* 水泉 (Ni 5)
Fuß Jueyin-Leber	*zhōngdū* 中都 (Le 6)
Fuß-Yangming-Magen	*liángqiū* 梁丘 (Ma 34)
Fuß-Taiyang-Blase	*jīnmén* 金門 (Bl 63)
Fuß-Shaoyang-Gallenblase	*wàiqiū* 外丘 (Gb 36)
Yangweimai	*yángjiāo* 陽交 (Gb 35)
Yinweimai	*zhùbīn* 築賓 (Ni 9)
Yangqiaomai	*fūyáng* 跗陽 (Bl 59)
Yinqiaomai	*jiāoxìn* 交信 (Ni 8)

Acht Hui-Zusammenkunfts-Pforten bāhuìxué 八會穴

Nicht jede Kategorie von Pforten der Akupunktur ist unmittelbar mit besonderen therapeutischen Funktionen verknüpft. Eine hohe Kunst in der chinesischen medizinischen Tradition war und ist die Blickdiagnose oder die direkte Diagnose durch Betastung oder Erspüren: also ohne Befragen des Patienten sein Problem zu erkennen. Die Geheimnisse dieser Fertigkeit sind auch für Eingeweihte über Hinweise aus den Lehren der Akupunktur erschließbar. Die Acht Pforten der Zusammenkunft repräsentieren einen höchst ökonomischen, unaufwändigen und dem Therapeuten unmittelbar zur Verfügung

Tab. 16.12 Übersicht über die Acht Hui-Zusammenkunfts-Pforten

Zusammenkunft	Bezeichnung
Qi	*dànzhōng* 膻中 (Ren 17)
Blut	*géshù* 膈俞 (Bl 17)
Fu-Zwischenlager	*zhōngwán* 中脘 (Ren 12)
Zang-Langzeitspeicher	*zhāngmén* 章門 (Le 13)
Knochen	*dàzhù* 大杼 (Bl 11)
Gefäße	*taìyuān* 太淵 (Lu 9)
Sehnen	*yánglíngquán* 陽陵泉 (Gb 34)
Mark	*xuánzhōng* 懸鐘 (Gb 39)

stehenden Zugang zu Informationen über den Zustand des Qi, des Blutes, der Fu- und Zang-Organe, der Knochen, der Gefäße/Pulse, der Muskeln und des Marks beim Patienten. (➤ Tab. 16.12)

Wir werden uns nun der diagnostischen und therapeutischen Signifikanz dieser Pforten im Einzelnen zuwenden.

Zusammenkunft des Qi: Ren 17 dànzhōng 膻中

Dass dem Organismus noch Qi innewohnt, ist an den in jeder Lebenssituation vorhandenen Bewegungen des Herzens und der Lunge abzulesen. Solange sich der Brustkorb noch hebt und senkt, solange aus dem Brustkorb noch ein Pochen zu vernehmen ist, solange ist der Tod noch nicht eingetreten (➤ Abb. 16.12). Hier strömt das gesamte Qi des Körpers, welches das Blut bewegt und das Qi der Atmung versammelt, zusammen. Hier herrscht unentwegte, geordnete Bewegung als Manifestation von Qi. Generelle Störungen des Qi-Flusses können im Bereich der Pforte Ren 17 *dànzhōng* 膻中 (= Zusammenkunft des Qi) unmittelbar beobachtet oder erspürt werden (Herzrhythmusstörungen, Auslenkung des Lungen-Qi durch äußere schädigende Einflüsse und Emotionen als innere Faktoren). Über diese Pforte kann das Qi von Herz und Lunge, das in der Brust vereinte Zong-Qi wieder in einen geordneten Rhythmus des Fließens geführt werden.

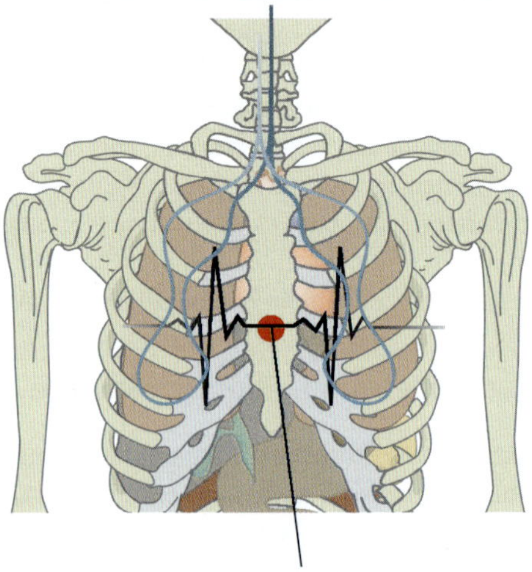

Abb. 16.12 Herzschlag und Atembewegung im Brustkorb [L138]

Zusammenkunft des Blutes: Bl 17 géshù 膈俞

Das Blut wird gemäß der antiken chinesischen Lehre der Physiologie des Menschen im Zwerchfell gebildet. Inaktives, überschüssiges Blut folgt der Schwerkraft und wird in der Leber gespeichert, benötigtes, aktives Blut wird vom Herzen angesaugt und zu allen Organen gepumpt. Die Vorstufen des Blutes entstammen den Verdauungssäften und werden von der Milz emporgehoben. Im Zwerchfell manifestiert sich dann das Blut wie in einer Art Ausfällungsprozess (➤ Abb. 16.13). Ein Druckschmerz an der Pforte Bl 17 *géshù* 膈俞 (= Zusammenkunft des Blutes) kann einen Blut-Mangel oder eine Blutungsneigung oberhalb des Zwerchfells anzeigen. Gleichzeitig kann diese Pforte auch therapeutisch zur Behandlung der genannten Zustände genutzt werden.

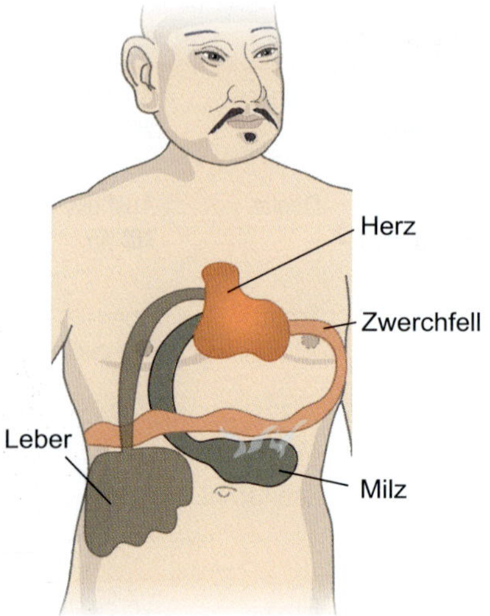

Abb. 16.13 Die Beziehung zwischen Milz, Zwerchfell, Herz und Leber bei der Bildung, Verteilung und Speicherung des Blutes [L138]

Zusammenkunft der Fu-Organe: Ren 12 zhōngwán 中脘

Bei vielen gastrointestinalen Erkrankungen und abdominellen Schmerzen ist die Head'sche Zone um die Pforte Ren 12 *zhōngwán* 中脘 (= Zusammenkunft der Fu-Organe) sehr druckschmerzhaft. Akute Störungen von Magen, Darm und Gallenblase, den Organen im Mittleren und Unteren „Erwärmer" mit auch topografischer Nähe zu dieser Pforte, sind differenzialdiagnostisch möglich. Bildlich gesprochen stoßen die genannten Organe hier aneinander wie bei einer engen Zusammenkunft. Nur die Blase hat als weiteres Fu-Organ keinen direkten Bezug zu dieser Pforte. Neben der diagnostischen Bedeutung kann diese Pforte auch zur Behandlung akuter Erkrankungen von Magen, Dick- und Dünndarm sowie Gallenblase herangezogen werden (➤ Abb. 16.14).

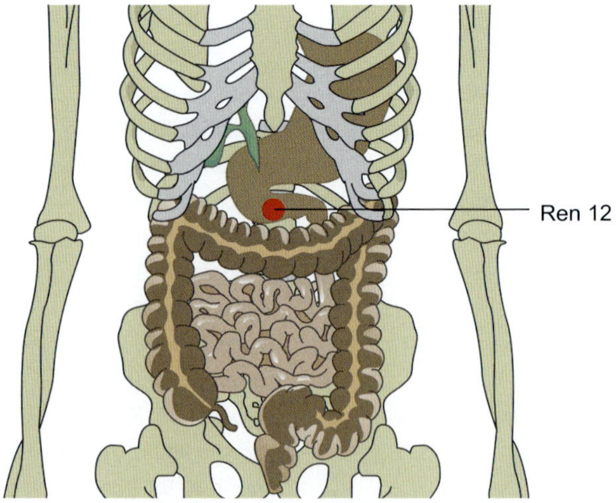

Abb. 16.14 Ren 12 und Magen, Dickdarm, Dünndarm und Gallenblase [L138]

Zusammenkunft der Zang-Organe: Le 13 zhāngmén 章門

Im Bereich der Pforte Le 13 *zhāngmén* 章門 (= Zusammenkunft der Zang-Organe) besteht ebenfalls eine relative topografische Nähe von Yin-Organen: Leber, Niere und Lunge stoßen rechts, Milz, Niere und Lunge links aufeinander (➢ Abb. 16.15). Bei Störungen des Qi-Flusses in diesen Organen prägt dieses Areal eine typische Druckschmerzhaftigkeit aus, die diagnostisch verwertet werden kann. Man kann hier quasi Informationen über die Situation des Qi in diesen Regionen abgreifen. Hier kann auch die Wirksamkeit einer therapeutischen Intervention kontrolliert werden, wenn nämlich der Druckschmerz darunter deutlich nachlässt oder verschwindet.

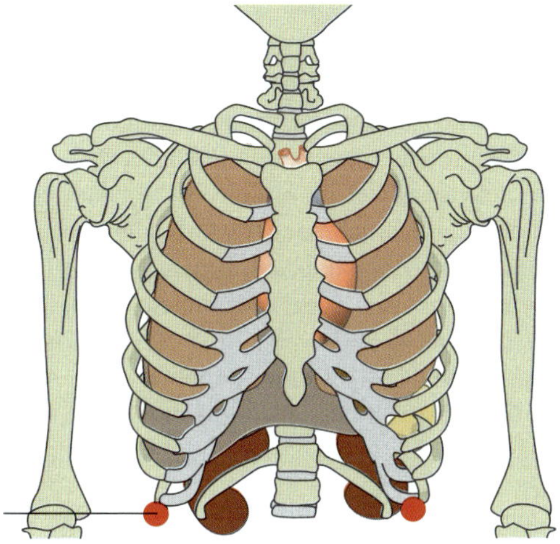

Abb. 16.15 Le 13 und Lunge, Herz, Leber, Nieren und Milz [L138]

Zusammenkunft der Knochen: Bl 11 dàzhù 大杼

Die häufigste Knochenerkrankung ist deren Erweichung, die Osteoporose. Auch die chinesischen Ärzte der Antike kannten den blickdiagnostischen Hinweis: den „Witwenbuckel" oder Gibbus, der sich typischerweise in der Region der Pforte Bl 11 *dàzhù* 大杼 (= Zusammenkunft der Knochen) ausprägt (➢ Abb. 16.16). Hier befindet sich auch mit dem kräftigsten Wirbelkörper, der obersten Rippe und den Schulterblättern eine topografische Ansammlung von Knochen. In Bezug auf Knochenerkrankungen hat diese Pforte allerdings keine besondere Bedeutung.

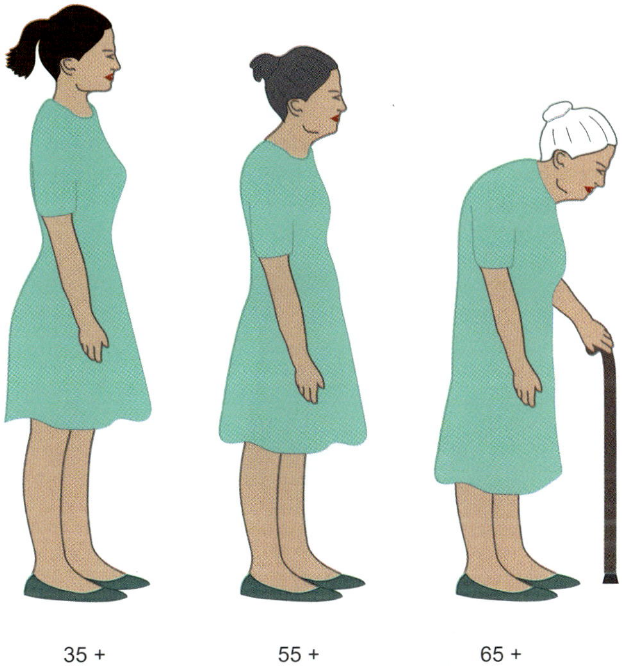

Abb. 16.16 „Witwenbuckel" an der Pforte Bl 11 [L138]

Zusammenkunft der Gefäße: Lu 9 taìyuān 太淵

Die Situation der Bewegung in den Gefäßen, der Puls kann allgemein an der A. radialis beurteilt werden. Der chinesische Ausdruck *maì* 脈 bezeichnet sowohl das Phänomen des Pulses als auch die Struktur, an der es auftritt: die Gefäße. Die Chinesische Medizin kannte die verschiedenen Pulstaststellen, etwa am Hals und in der Leiste, verständigte sich hinsichtlich der Diagnostik jedoch auf die führende Rolle des *cùnkoǔmaì* 寸口脈, des Radialispulses (➢ Abb. 16.17). Die nächstgelegene Pforte der Akupunktur ist Lu 9 *taìyuān* 太淵. Neuzeitliche Quellen sagen der Pforte Effekte bei Pulslosigkeit im Rahmen von Vaskulitiden nach.

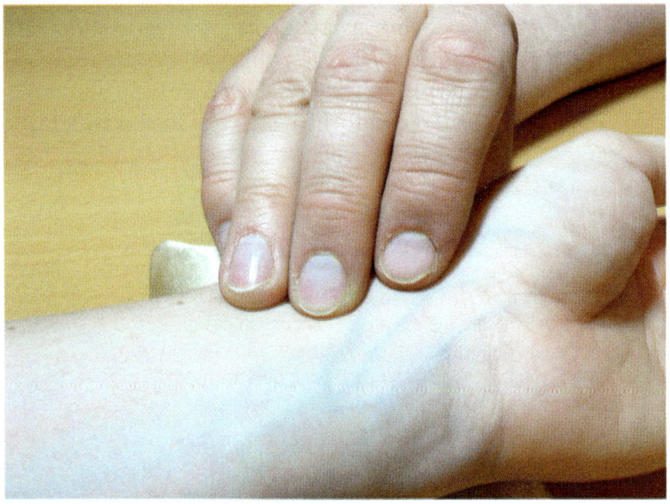

Abb. 16.17 Radialispuls [P434]

Zusammenkunft der Sehnen: Gb 34 yánglíngquán 陽陵泉
Eine generalisierte Krankheit der Muskeln, einen Muskelschwund erkennt man mit einem Blick auf die Waden: die sogenannten Storchenbeine (➤ Abb. 16.18). Die Wadenregion um die Pforte Gb 34 *yánglíngquán* 陽陵泉 herum offenbart am deutlichsten einen Muskelabbau. Allerdings lassen sich nicht allgemein Muskelerkrankungen über diese Pforte behandeln.

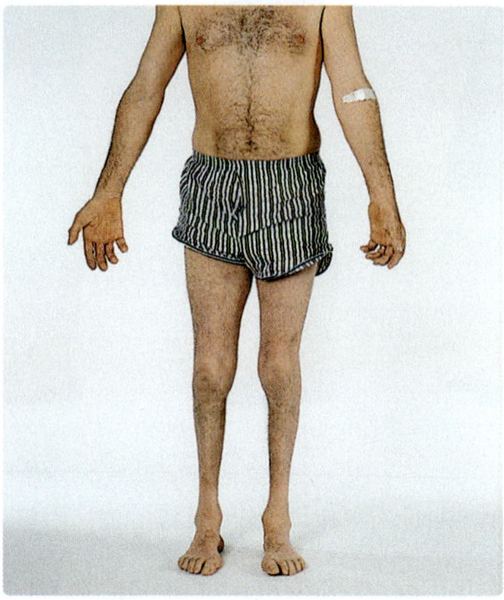

Abb. 16.18 „Storchenbeine" an der Pforte Gb 34 [E761]

Zusammenkunft des Marks: Gb 39 xuánzhōng 懸鐘
Im Kontext der Chinesischen Medizin ist mit dem Ausdruck Mark nicht das Knochenmark, sondern das Gehirn, das verlängerte Mark und das Rückenmark gemeint. Es entsteht durch Transformation aus dem Jing der Nieren. Im heutigen Sinne sind Erkrankungen des Marks näherungsweise als degenerativ bedingte Störungen des zentralen Nervensystems zu verstehen. Ein sehr häufiges Symptom sind Gangstörungen (bei Leukoaraiose, bei Parkinson-Syndromen, beim Normaldruckhydrocephalus, bei der Multiplen Sklerose, bei cervikalen Spinalkanalstenosen usw.). Gangstörungen stellt man rasch fest durch Beobachtung der Schrittlänge und -breite – zwischen den beiden Pforten Gb 39 *xuánzhōng* 懸鐘 links und rechts (➤ Abb. 16.19). Die therapeutische Bedeutung für Erkrankungen des Marks ist wahrscheinlich zu relativieren.

Acht Pforten der Fluss-Aktivierung in den Außergewöhnlichen Gefäßen *liúzhù* **bāxué** 流注八穴 (*bāmàijiāohuìxué* 八脈交會穴 ➤ Kap. 15.2)

Die Acht Außergewöhnlichen Gefäße werden nicht als Leitbahnen bezeichnet, weil sie sich zunächst grundsätzlich in ihrer Funktion von den Kanälen unterscheiden. Ihre Aufgabe besteht nicht darin, Qi in Zirkulation zu halten, sondern als Rückhalte- beziehungsweise Auffangbecken, als Reservoir oder Stausee im Bewässerungssystem zu dienen. Der Ausdruck „Gefäß" ist daher im ganz ursprünglichen Sinne eines Behältnisses, eines Containers zu verstehen. Die Außergewöhnlichen Gefäße haben einen regulatorischen Effekt auf den Fluss des Qi in den Leitbahnen, indem sie Fülle aufnehmen und Leere ausgleichen können. Daher ist gut zu verstehen, dass vier der acht Fluss-Aktivierungs-Pforten gleichzeitig auch Luo-Pforten sind. Die Acht Gefäße sind in vielfacher Hinsicht „außerordentlich". Bei den Hauptleitbahnen liegen die Einflusspforten im Verlauf dieser Kanäle. Die Gefäße sind topografisch durch Pforten charakterisiert, die das Ausbreitungsgebiet im Sinne von Trajektorien markieren. Die wesentlichen einflussnehmenden Pforten, wie beispielsweise ein Teil der Fluss-Aktivierungs-Pforten, liegen jedoch nicht zwingend im Trajektorienverlauf der Außergewöhnlichen Gefäße (Lu 7 *lièquē* 列缺, Dü 3 *hòuxì* 后溪, Sj 5 *wàiguān* 外關, HH 6 *nèiguān* 內關, Mi 4 *gōngsūn* 公孫, Gb 41 *zúlínqì* 足臨泣). Die Acht Außergewöhnlichen Gefäße sind in Paaren angeordnet, in denen die Partner eine Art hydrostatisches Potenzial aufgrund ihrer Polarität zueinander aufbauen (➤ Abb. 16.20):

- *Chóngmài* 衝脈 und *dàimài* 帶脈 (oben – unten)
- *Rènmài* 任脈 und *dūmài* 督脈 (vorne – hinten)
- *Yīnwéimài* 陰維脈 und *yángwéimài* 陽維脈 (innen – außen)
- *Yīnqiāomài* 陰蹻脈 und *yángqiāomài* 陽蹻脈 (links – rechts)

Dü 3 und Bl 62 sind beide Pforten des Taiyang, Sj 5 und Gb 41 sind beide Pforten des Shaoyang. Die Kombinationen von Lu 7 und Ni 6 sowie von HH 6 und Mi 4 verkörpern jeweils die Hervorbringungsreihenfolge der Grundwesenheiten: Metall → Wasser bzw. Feuer → Erde. Lu 7 und Ni 6 verbinden den ersten, vorderen Umlauf mit dem zweiten, hinten gelegenen; HH 6 und Mi 4 verbinden den dritten, in der Mitte gelegenen Umlauf mit dem ersten, vorderen Umlauf.
Eine ausführliche Darstellung der Acht Außergewöhnlichen Gefäße und ihrer Anknüpfungspunkte findet sich in ➤ Kap. 15.

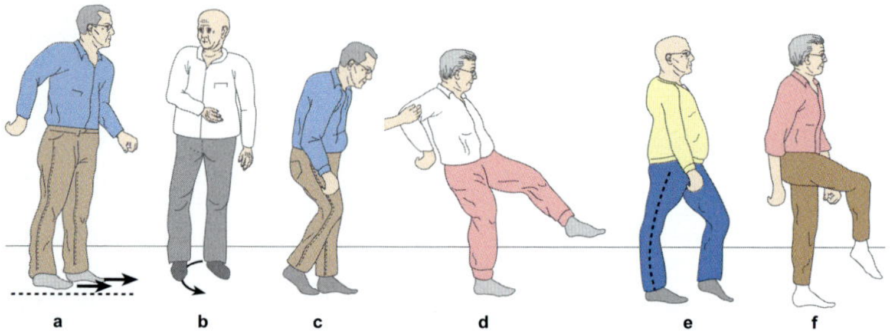

Abb. 16.19 Gb 39 und Gangstörungen: a) „Robotergang" („Scherengang") bei spastischer Parese; b) Gang bei rechtsseitiger, älterer Hemiparese mit Zirkumduktion des rechten Beins und Beugehaltung des adduzierten Arms; c) kleinschrittig propulsiver „schlurfender" Gang bei Parkinson; d) ataktischer Gang mit Rumpfataxie und Hypermetrie bei Kleinhirnerkrankungen; e) „Watschelgang" bei Schwäche der Beckengürtel-Oberschenkel-Muskulatur, Aufsetzen des Standbeins mit durchgestrecktem Knie; f) „Steppergang" („Storchengang") bei peripherer Fußheberparese [L106]

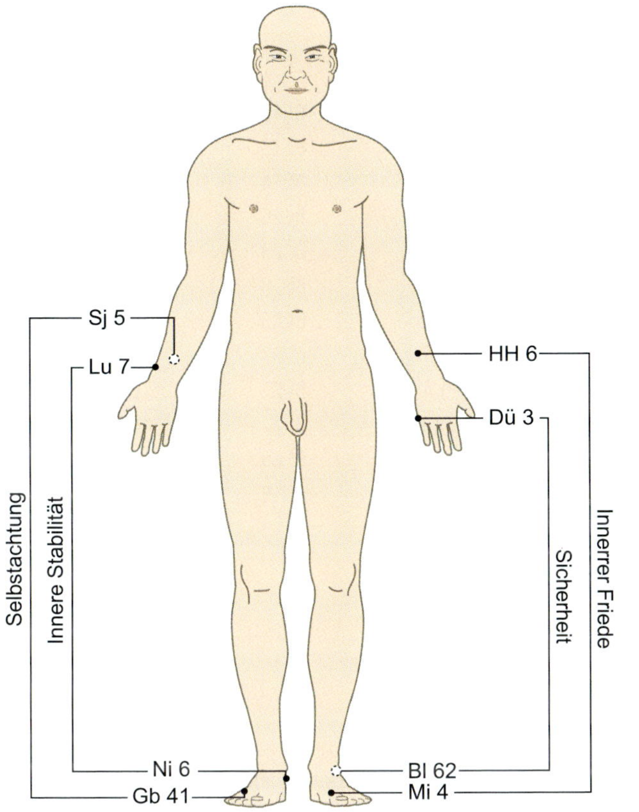

Abb. 16.20 Paarweise Anwendung der Anknüpfungspforten der Acht Gefäße und ihre psychoenergetische Wirkrichtung [L138]

Untere He-Mündungs-Pforten xiàhéxué 下合穴

In den klassischen Schriften heißt es: *hé zhì neìfú* 合治内腑 „Die Mündungs-Pforten behandeln die Fu-Organe im Inneren". Aufgrund des Umstands, dass die Fu-Organe topografisch unterhalb des Zwerchfells aufzufinden sind, können sie bedingt durch die Ordnung des vegetativen Nervensystems nicht wirklich effektiv über Leitbahnen der oberen Extremität angesteuert werden. Allerdings befinden sich die Leitbahnen für Dickdarm, Dünndarm und Sanjiao am Arm. Daher mussten die auf diesen Leitbahnen lokalisierten Mündungs-Pforten für die klinische Anwendung durch „Untere Mündungs-Pforten" vertreten werden (➤ Abb. 16.21). Diese liegen auf der Magen- beziehungsweise Blasen-Leitbahn (Ma 37 *shàngjùxū* 上巨虚, Ma 39 *xiàjùxū* 下巨虚, Bl 39 *weǐyáng* 委陽).

Die besonders ausgewiesenen Akupunkturpforten der Leitbahnen werden in ➤ Tab. 16.13 zusammengefasst.

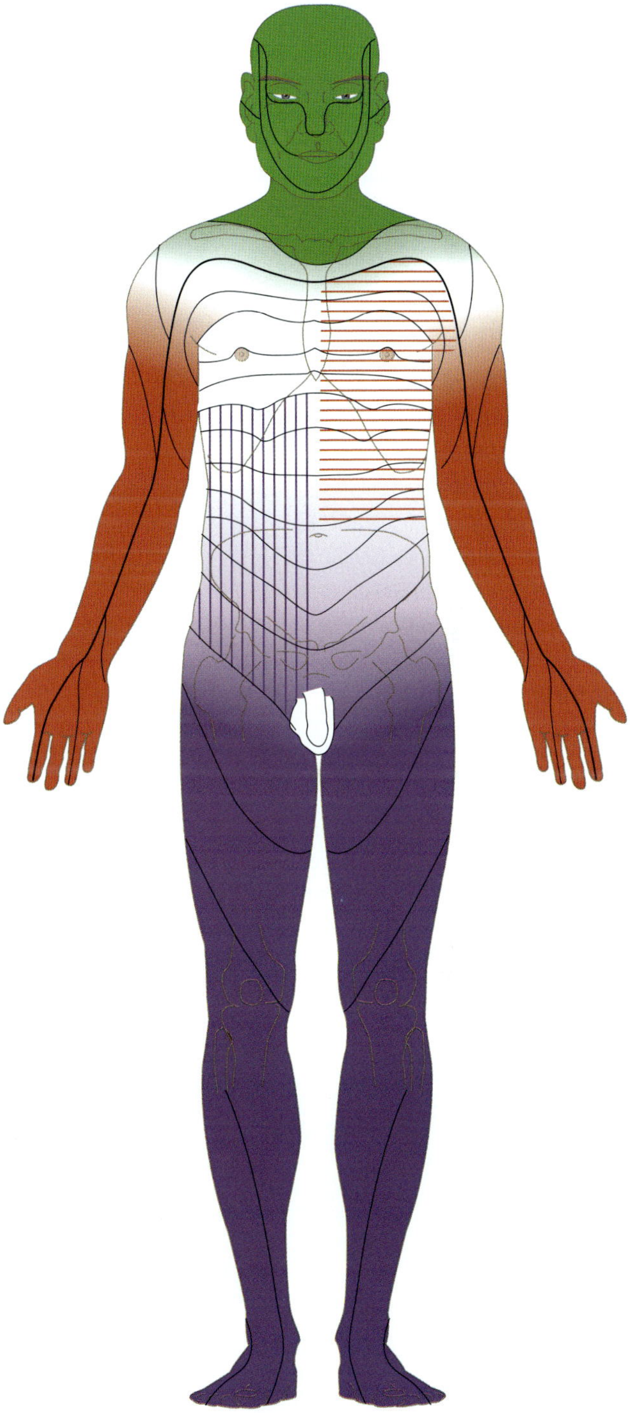

Abb. 16.21 Vegetative segmentale Anatomie; thorakale Segmente sind mit vegetativen Nervenfasern in die Arme ausgesprosst und stehen mit den Brustorganen über segmentale Reflexschleifen in Verbindung; thorakolumbale Segmente ab etwa Th7 abwärts sind mit vegetativen Nervenfasern in die Beine ausgesprosst und stehen mit den Bauchorganen über segmentale Reflexschleifen in Verbindung [L138]

Tab. 16.13 Übersicht über die besonders ausgewiesenen Akupunkturpforten

Leitbahn 經脈	Yuan 原	Luo 絡	Xi 郄	Mu 募	Shu 兪/腧	Xiahe 下合
Hand-Taiyin-Lungen-Leitbahn	Lu 9	Lu 7	Lu 6	Lu 1	Bl 13	
Hand-Shaoyin-Herz-Leitbahn	He 7	He 5	He 6	Ren 14	Bl 15	
Hand-Jueyin-Herz-Hüter-Leitbahn	HH 7	HH 6	HH 4	Ren 17	Bl 14	
Fuß-Taiyin-Milz-Leitbahn	Mi 3	Mi 4	Mi 8	Le 13	Bl 20	
Fuß-Shaoyin-Nieren-Leitbahn	Ni 3	Ni 4	Ni 5	Gb 25	Bl 23	
Fuß-Jueyin-Leber-Leitbahn	Le 3	Le 5	Le 6	Le 14	Bl 18	
Hand-Yangming-Dickdarm-Leitbahn	Di 4	Di 6	Di 7	Ma 25	Bl 25	Ma 37
Hand-Taiyang-Dünndarm-Leitbahn	Dü 4	Dü 7	Dü 6	Ren 4	Bl 27	Ma 39
Hand-Shaoyang-Sanjiao-Leitbahn	Sj 4	Sj 5	Sj 7	Ren 5	Bl 22	Bl 39
Fuß-Yangming-Magen-Leitbahn	Ma 42	Ma 40	Ma 34	Du 12	Bl 21	(Ma 36)
Fuß-Taiyang-Blasen-Leitbahn	Bl 64	Bl 58	Bl 63	Du 3	Bl 28	(Bl 40)
Fuß-Shaoyang-Gallenblasen-Leitbahn	Gb 40	Gb 37	Gb 36	Gb 24	Bl 19	(Gb 34)
Yangweimai (Yang-Bündelriemen-Gefäß)			Gb 35			
Yinweimai (Yin-Bündelriemen-Gefäß)			Ni 9			
Yangqiaomai (Yang-Schreit-Gefäß)			Bl 59			
Yinqiaomai (Yin-Schreit-Gefäß)			Ni 8			
Renmai (beauftragtes Gefäß)		Ren 15				
Dumai (lenkendes Gefäß)		Du 1				

Kreuzungs-Pforten jiāohuìxué 交會穴

Die Leitbahnen, die „Bewässerungsgräben" des Organismus zur Verteilung des Qi, zeigen an einigen Stellen topografische Überlappungen. Pforten, die in Kontakt mit mehr als einer Leitbahn oder einem Gefäß stehen, werden als Kreuzungs-Pforten bezeichnet (➤ Abb. 16.22). Die bekannteste Pforte ist Mi 6 *sānyīnjiāo* 三陰交, die zwar auf der Milz-Leitbahn lokalisiert ist, aber auch mit der Leber- und der Nieren-Leitbahn in Verbindung steht.

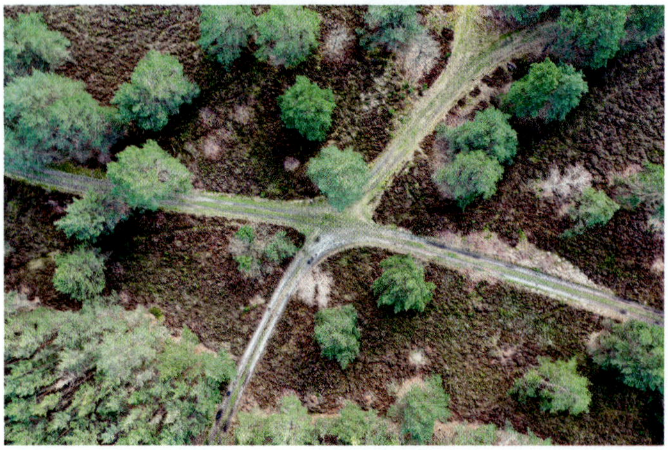

Abb. 16.22 Kreuzung von Verbindungstraßen [J810-029]

Hinweise auf erweiterte Wirksamkeiten von Akupunkturpforten ergeben sich aus dem Umstand, dass sie eine Kreuzungsstelle mit einer anderen Leitbahn als der, zu der sie jeweils zugeordnet sind, darstellen. Dadurch wird einerseits eine überlappende Wirksamkeit der jeweiligen Pforte in alle sich dort kreuzenden Qi-Bahnen ermöglicht. Andererseits zeigen diese Pforten auf, welche Verbindungen die Leitbahnen untereinander eingehen, um so umschriebene oder systemische Synergismen zwischen den einzelnen Leitbahnen und Gefäßen zu ermöglichen. In ➤ Tab. 16.14 sind die Kreuzungs-Pforten der Leitbahnen mit einem Hinweis auf die antiken Textquelle, in der sie erwähnt werden, aufgeführt.

Aus den Darlegungen ergibt sich unschwer, dass einer einzelnen Pforte mehrere Funktionen im Sinne der Kategorisierung der Einflussstellen zugeordnet sein können. Woher „weiß" nun die Pforte, welche der möglichen Funktionen bei der Nadelung genutzt werden soll? Eine Akupunkturpforte kann sowohl als Yuan-Ursprungs-Qi-Pforte als auch als eine der Fünf-Shu-Transport-Pforten fungieren, die gleiche Pforte kann als Luo-Vernetzungs-Pforte oder als Fluss-Aktivierungs-Pforte an ein Außergewöhnliches Gefäß dienen. Was die Pforte bewirkt und wie sie wirkt, bestimmt das Shen des Therapeuten, seine Vorstellung, Intention und Qi-Lenkung beim Setzen und Bewegen der Nadel.

Tab. 16.14 Übersicht über die Anschluss- und Kreuzungs-Pforten der Leitbahnen

Leitbahn	Pforte	Zusammenkunft mit der kreuzenden oder anschließenden Leitbahn	Quelle
Hand-Taiyin	Lu 1	Hand-Taiyin	JYJ
		Hand- und Fuß-Taiyin	SW
Hand-Yangming	Di 14	Hand-Yangming, Hand- und Fuß-Taiyang und Yangwei	QJBMK
		Hand-Yangming und das Luo-Gefäß	JYJ
	Di 15	Hand-Yangming und Yangqiao	JYJ
		Hand-Yangming, -Shaoyang und Yangqiao	QJBMK
		Hand-Taiyang, -Yangming und Yangqiao	TY
	Di 16	Hand-Yangming und Yangqiao	JYJ
	Di 20	Hand- und Fuß-Yangming	JYJ
Fuß-Yangming	Ma 1	Yangqiao, Renmai und Fuß-Yangming	JYJ
	Ma 3	Yangqiao und Fuß-Yangming	JYJ
		Hand- und Fuß-Yangming und Yangqiao	DC
	Ma 4	Yangqiao, Hand- und Fuß-Yangming	JYJ
		Hand- und Fuß-Yangming, Renmai und Yangqiao	QJBMK
	Ma 7	Fuß-Yangming und -Shaoyang	JYJ
	Ma 8	Fuß-Shaoyang und Yangwei	JYJ
		Fuß-Shaoyang und -Yangming	SW
	Ma 9	Fuß-Yangming und -Shaoyang	JY
	Ma 30	Beginn des Chongmai	JYJ
		Chongmai und Qijie (Trossstraße des Qi)	SW
Fuß-Taiyin	Mi 6	Fuß-Taiyin, -Jueyin und -Shaoyin	JYJ
	Mi 12	Fuß-Taiyin und -Jueyin	JYJ
		Fuß-Taiyin und Yinwei	WT
	Mi 13	Fuß-Taiyin, Yinwei und Fuß-Jueyin	JYJ
		Fuß-Taiyin, -Jueyin, -Shaoyin, -Yangming und Yinwei	QJBMK
	Mi 15	Fuß-Taiyin und Yinwei	JYJ
	Mi 16	Fuß-Taiyin und Yinwei	JYJ
Hand-Taiyang	Dü 10	Fuß-Taiyang, Yangwei und Yinqiao	JYJ
		Hand- und Fuß-Taiyang	WT
	Dü 12	Hand-Yangming, -Taiyang, Hand- und Fuß-Shaoyang	JYJ
	Dü 17	Fuß-Shaoyang, Entwicklung des Gefäß-Qi	JYJ
		Fuß-Shaoyang (zugehörig)	LS
	Dü 18	Hand-Shaoyang und -Taiyang	JYJ
	Dü 19	Hand- und Fuß-Shaoyang und Hand-Taiyang	JYJ
Fuß-Taiyang	Bl 1	Hand- und Fuß-Taiyang und Fuß-Yangming	JYJ
		Fünf Gefäße: Hand- und Fuß-Taiyang, Hand und Fuß-Shaoyang, Fuß-Yangming	TR
		Fünf Gefäße: Hand- und Fuß-Taiyang, Fuß-Yangming, Yinqiao, Yangqiao	SW
		Fuß-Taiyang und Dumai	QJBMK
	Bl 11	Fuß-Taiyang und Hand-Taiyang	JYJ
		Hand- und Fuß-Taiyang, -Shaoyang und Dumai	QJBMK
		Dumai, divergente Luo, Hand- und Fuß-Taiyang	SW
	Bl 12	Dumai und Fuß-Taiyang	JYJ
	Bl 31	Fuß-Taiyang und -Shaoyang	JYJ
	Bl 33	Fuß-Taiyang, -Jueyin und -Shaoyang (Verknüpfung mit Überkreuzung der Mittellinie)	SW
		Fuß-Jueyin und -Shaoyang (Anknüpfung)	JY
	Bl 34	Fuß-Taiyang, -Jueyin und -Shaoyang (Verknüpfung mit Überkreuzung der Mittellinie)	SW
	Bl 41	Fuß-Taiyang	JYJ
		Hand- und Fuß-Taiyang	WT

Tab. 16.14 Übersicht über die Anschluss- und Kreuzungs-Pforten der Leitbahnen (*Forts.*)

Leitbahn	Pforte	Zusammenkunft mit der kreuzenden oder anschließenden Leitbahn	Quelle
	Bl 59	Xi-Pforte des Yangqiao	JYJ
	Bl 61	Fuß-Taiyang und Yangqiao	WT
	Bl 62	Entstehung des Yangqiao	JYJ
	Bl 63	Nebenlauf des Yangwei	JYJ
Fuß-Shaoyin	Ni 6	Entstehung des Yinqiao	JYJ
	Ni 8	Xi-Pforte des Yinqiao	JYJ
	Ni 9	Xi-Pforte des Yinwei	JYJ
	Ni 11	Chongmai und Fuß-Shaoyin	JYJ
	Ni 12	Chongmai und Fuß-Shaoyin	JYJ
	Ni 13	Chongmai und Fuß-Shaoyin	JYJ
	Ni 14	Chongmai und Fuß-Shaoyin	JYJ
	Ni 15	Chongmai und Fuß-Shaoyin	JYJ
	Ni 16	Chongmai und Fuß-Shaoyin	JYJ
	Ni 17	Chongmai und Fuß-Shaoyin	JYJ
	Ni 18	Chongmai und Fuß-Shaoyin	JYJ
	Ni 19	Chongmai und Fuß-Shaoyin	JYJ
	Ni 20	Chongmai und Fuß-Shaoyin	JYJ
	Ni 21	Chongmai und Fuß-Shaoyin	JYJ
Hand-Jueyin	HH 1	Hand-Jueyin und Fuß-Shaoyang	JYJ
		Hand- und Fuß-Jueyin und -Shaoyang	JY
Hand-Shaoyang	Sj 13	Qi der beiden Luo-Gefäße des Hand-Yangming und -Shaoyang	SW
		Luo-Gefäße des Hand-Yangming	JYJ
		Hand-Shaoyang und Yangwei	JY
	Sj 15	Hand-Shaoyang und Yangwei	JYJ
		Fuß-Shaoyang und Yangwei	WT
		Hand- und Fuß-Shaoyang und Yangwei	SW
	Sj 17	Hand- und Fuß-Shaoyang	JYJ
	Sj 20	Hand- und Fuß-Shaoyang und Hand-Yangming	JYJ
		Hand- und Fuß-Shaoyang	TR
		Hand-Taiyang, Hand- und Fuß-Shaoyang	SW
	Sj 22	Hand- und Fuß-Shaoyang, Hand-Taiyang	JYJ
		Hand- und Fuß-Shaoyang	WT
	Sj 23	Entwicklung des Gefäß-Qi des Fuß-Shaoyang	JYJ
		Entwicklung des Gefäß-Qi des Hand- und Fuß-Shaoyang	JY
Fuß-Shaoyang	Gb 1	Hand-Taiyang, Hand- und Fuß-Shaoyang	JYJ
		Hand- und Fuß-Taiyang	WT
	Gb 2	Entwicklung des Gefäß-Qi des Hand-Shaoyang	WT
	Gb 3	Hand-Shaoyang und Fuß-Yangming	JYJ
		Hand- und Fuß-Shaoyang und Fuß-Yangming	SW
		Fuß-Yangming und -Shaoyang	TR
	Gb 4	Hand-Shaoyang und Fuß-Yangming	JYJ
		Fuß-Shaoyang und -Yangming	WT
		Hand- und Fuß-Shaoyang und -Yangming	TR
	Gb 5	Hand- und Fuß-Shaoyang und -Yangming	JY
		Entwicklung des Gefäß-Qi des Fuß-Yangming	SW
		Fuß-Shaoyang und -Yangming	TY
	Gb 6	Hand- und Fuß-Shaoyang und -Yangming	JYJ
	Gb 7	Fuß-Taiyang und -Shaoyang	JYJ

Tab. 16.14 Übersicht über die Anschluss- und Kreuzungs-Pforten der Leitbahnen (*Forts.*)

Leitbahn	Pforte	Zusammenkunft mit der kreuzenden oder anschließenden Leitbahn	Quelle
	Gb 8	Fuß-Taiyang und -Shaoyang	JYJ
	Gb 9	Fuß-Taiyang und -Shaoyang	SW
	Gb 10	Fuß-Taiyang und -Shaoyang	JYJ
	Gb 11	Fuß-Taiyang und -Shaoyang	JYJ
		Hand- und Fuß-Taiyang und -Shaoyang	WT
	Gb 12	Fuß-Taiyang und -Shaoyang	JYJ
	Gb 13	Fuß-Shaoyang und Yangwei	JYJ
	Gb 14	Fuß-Shaoyang und Yangwei	JYJ
		Hand- und Fuß-Shaoyang, -Yangming und Yangwei	QJBMK
		Fuß-Shaoyang, Fuß-Yangming und Yinwei	SW
	Gb 15	Fuß-Taiyang, -Shaoyang und Yangwei	JYJ
		Fuß-Shaoyang und -Taiyang	WT
	Gb 16	Fuß-Shaoyang und Yangwei	JYJ
	Gb 17	Fuß-Shaoyang und Yangwei	JYJ
	Gb 18	Fuß-Shaoyang und Yangwei	JYJ
	Gb 19	Fuß-Shaoyang und Yangwei	JYJ
	Gb 20	Fuß-Shaoyang und Yangwei	JYJ
		Hand- und Fuß-Shaoyang und Yangwei	QJBMK
	Gb 21	Hand- und Fuß-Shaoyang und Yangwei	JYJ
		Hand- und Fuß-Shaoyang, Fuß-Yangming und Yangwei	QJBMK
	Gb 23	Fuß-Taiyang und -Shaoyang	JY
	Gb 24	Fuß-Taiyin und -Shaoyang	JYJ
		Fuß-Taiyin, -Shaoyang und Yangwei	TR
	Gb 26	Fuß-Shaoyang und Daimai	SW
	Gb 27	Fuß-Shaoyang und Daimai	SW
	Gb 28	Fuß-Shaoyang und Daimai	JYJ
	Gb 29	Yangqiao und Fuß-Shaoyang	JYJ
		Yangwei und Fuß-Shaoyang	QJBMK
	Gb 30	Fuß-Shaoyang und -Taiyang	SW
	Gb 35	Xi-Pforte des Yangwei	JYJ
		Yangwei und Fuß-Shaoyang	QJBMK
Fuß-Jueyin	Le 13	Fuß-Jueyin und -Shaoyang	JYJ
		Fuß-Jueyin und Daimai	QJBMK
	Le 14	Fuß-Taiyin, -Jueyin und Yinwei	JYJ
		Fuß-Jueyin und Yinwei	QJBMK
Renmai	Ren 1	Luo-Zweig des Renmai; paralleler Verlauf zum Dumai und Chongmai	JYJ
	Ren 2	Renmai und Fuß-Jueyin	JYJ
	Ren 3	Drei Fuß-Yin-Leitbahnen und Renmai	JYJ
	Ren 4	Drei Fuß-Yin-Leitbahnen und Renmai	JYJ
		Drei Fuß-Yin-Leitbahnen, Yangming und Renmai	TY
		Beginn des Chongmai	SW
		Vereinigung dreier Gefäße: Yangming, Taiyin und Renmai (Ren4 liegt drei Cun unterhalb des Nabels)	LS
	Ren 7	Renmai und Chongmai	JYJ
		Renmai, Chongmai und Fuß-Shaoyin	WT
	Ren 10	Fuß-Taiyin und Renmai	JYJ
	Ren 12	Entstehung des Renmai aus Hand-Taiyang, -Shaoyang und Fuß-Yangming	JYJ
	Ren 13	Renmai, Fuß-Yangming und Hand-Taiyang	JYJ
	Ren 17	Fuß-Taiyin, -Shaoyin, Hand-Taiyang, -Shaoyang und Renmai	DC

Tab. 16.14 Übersicht über die Anschluss- und Kreuzungs-Pforten der Leitbahnen (*Forts.*)

Leitbahn	Pforte	Zusammenkunft mit der kreuzenden oder anschließenden Leitbahn	Quelle
	Ren 22	Yinwei und Renmai	JYJ
	Ren 23	Yinwei und Renmai	JYJ
	Ren 24	Fuß-Yangming und Renmai	JYJ
		Hand- und Fuß-Yangming und Yinwei	QJBMK
Dumai	Du 1	Verknüpfung von Fuß-Shaoyin und -Shaoyang	TR
		Luo-Zweig der Dumai und Verknüpfung mit dem Shaoyang	JYJ
		Dumai, Fuß-Taiyang und -Shaoyang	QJBMK
	Du 4	dem 14. Wirbel entsprechend, Ausgang des Daimai	LS
	Du 13	Dumai und Fuß-Taiyang	JYJ
	Du 14	Drei Yang-Leitbahnen von Hand und Fuß und Dumai	TR
		Drei Yang und Dumai	JYJ
	Du 15	Dumai und Yangwei	JYJ
	Du 16	Dumai und Yangwei	JYJ
		Dumai, Fuß-Taiyang und Yangwei	QJBMK
	Du 17	Dumai und Fuß-Taiyang	JYJ
	Du 20	Dumai und Fuß-Taiyang	JYJ
		Drei Yang-Leitbahnen von Hand und Fuß und Dumai	JY
		Dumai, Fuß-Taiyang, Hand- und Fuß-Shaoyang, Fuß-Jueyin	TY
	Du 24	Dumai, Fuß-Taiyang und -Yangming	JYJ
		Fuß-Taiyang und Dumai	QJBMK
	Du 26	Dumai, Hand- und Fuß-Yangming	JYJ
	Du 28	Dumai und Renmai	SW
		Renmai, Dumai und Fuß-Yangming	QJBMK

Legende der Quellen:

DC	*Zhēnjiǔ dàchéng*	針灸大成	Monographie der Akupunktur und Moxibustion (ca. 1601 n. Chr.)
JY	*Zhēnjiǔ jùyīng*	針灸聚英	Sammlung der Essenzen der Akupunktur und Moxibustion (ca. 1529 n. Chr.)
JYJ	*Zhēnjiǔ jiǎyǐjīng*	針灸甲乙經	ABC-Monographie der Akupunktur und Moxibustion (ca. 250 n. Chr.)
LS	*Língshū*	靈樞	Drehangel aller Wunderwirkungen (Kompilation, ca. 500 v. Chr. bis 1000 n. Chr.)
QJBMK	*Qíjīng bāmài kǎo*	奇經八脈考	Nachforschungen zu den Acht Außergewöhnlichen Gefäßen (ca. 1578 n. Chr.)
SW	*Sùwèn*	素問	Unbefangene Elementarfragen (Kompilation; ca. 500 v. Chr. bis 800 n. Chr.)
TR	*Tóngrén shùxué zhēnjiǔ tújīng*	銅人腧穴針灸圖經	Illustrierter Leitfaden zu den Pforten auf dem Bronze-Menschen (ca. 1026 n. Chr.)
TY	*Lèijīng túyì*	類經圖翼	Illustrierter Leitfaden in Kategorien (ca. 1624 n. Chr.)
WT	*Wàitái mìyào*	外臺秘要	Wesentliche geheime Einsichten im Amtssitz in der Provinz (ca. 752 n. Chr.)

WEITERFÜHRENDE LITERATUR

Guo Chang-Qing, Liu Qing-Guo (Hrsg.): Illustrierte Erläuterung der Lokalisation der Pforten der Akupunktur und Moxibustion nach Yang Jia-San. 郭长青，刘清国，胡波 [主编]: 杨甲三针灸取穴图解. 人民军医出版社. 北京 2011

Qiu Mao-Liang: Chinese Acupuncture and Moxibustion. Churchill Livingstone. Oxford 1993

Yang Jia-San (Hrsg.): Die Lehre der Akupunktur und Moxibustion. 杨甲三 [主编]: 针灸学. 人民卫生出版社. 北京 1989

崑
崙
關

Das Passtor im Kunlun-Gebirge

KAPITEL

17 Der Entwicklungsweg des Therapeuten

In der Ausübung ihres Berufes sind Therapeuten mit schwerwiegenden Dilemmata konfrontiert, die sich aktuell zunehmend verschärfen, da die Medizin mannigfachen Fremdeinflüssen ausgesetzt ist. Die Heil- und Pflegeberufe sind Spielball politischer Zielsetzungen, Opfer einer unheilsamen Mischung von Profitorientierung und Sparzwängen, durch die die Akteure zu fallbearbeitenden Erlöstechnikern degradiert werden. Sie sind Spielwiese der Industrialisierung und Technisierung einer zutiefst menschlichen Angelegenheit und nicht zuletzt Gegenstand einer überbordenden Formalisierung der Abläufe, die individuelle Entscheidungsfindungen untergräbt und oft bereits im Keim erstickt. Die Fähigkeiten des Therapeuten verkommen in der Bedeutungslosigkeit angesichts des neu errichteten Goldenen Kalbs der Therapie: der Leitlinie, die nun als letzter Ratschluss in der Form angebetet werden muss, dass die Behandlung nicht mehr dem Patienten und seinen Gegebenheiten, sondern einem von einseitig in Richtung Technisierung, Industrialisierung und Formalisierung orientierten und informierten Gremien vorgefertigten Notfalleinsatzplan „gerecht" werden soll, dabei sich über jedwede erprobte Empirie und individuelle Erkenntnis hinwegsetzend, inhaltliche und werteorientierende Zielsetzungen weitgehend ignorierend, im zertifizierten Aktionismus vorpreschend und den Kranken erstürmend, als wäre dieser Opfer eines terroristischen Anschlags, dem nur mit den aufgestellten Sondereinsatztruppen beigekommen werden darf und kann.

Der Therapeut wird vom Treffen der gemeinschaftlichen Behandlungsentscheidung mit seinem Patienten größtenteils enthoben, von ihr wie von einer Sucht entwöhnt und zum automatisierten Funktionär umprogrammiert. Letztlich wird auf diese Weise der Maschinisierung der Medizin der Weg geebnet und den Beteiligten eine Haltung eingeimpft, als seien vorkalkulierte und durchstrukturierte Abläufe wie in der industriellen Fertigung das ureigene Wesen der Heilkunst. In der klinischen Forschung gilt die Interaktion zwischen Arzt und Patient als relevante Störquelle, in der Praxis der Medizin soll sie auf das Unvermeidbare beschränkt bleiben und im Falle psychosomatischer und psychischer Erkrankung in ihrem Ausmaß im Sinne letztlich einer Rationierung für Jahre im Voraus planbar sein. Das ist die schöne neue medizinische Welt, die von Menschen nicht mehr für Menschen, sondern vordergründig für sich selbst und ihre wirtschaftliche Ausbeutbarkeit geschaffen wurde.

So konstatieren Uexküll und Wesiack (1998, S. 31):

– Das Bild einer Maschine für den Körper, in dem man sich eine Seele nur als Gespenst vorstellen kann, eignet sich nicht für die Aufgabe, für die es entwickelt worden ist. Es ist nicht in der Lage, die Beobachtungen zu erklären, die Ärzte an ihren Patienten machen. Es kann nicht einmal die Beobachtungen deuten, die wir an uns selbst machen.

– Es stellt sich die Frage, was Ärzte veranlasst haben mag, ein Bild vom Menschen zu entwerfen, das sich lediglich zur Deutung partieller Ausschnitte eignet, das aber Beobachtungen, die den ganzen Menschen ins Auge fassen, nicht deuten kann.

Dennoch wird ein Wechsel der Paradigmen weg von den seelenlosen Maschinen-Modellen der Medizin einerseits und weg von der Perversion der ökonomischen Ausbeutbarkeit medizinischen Handelns andererseits nicht vollständig aus dem Dilemma herausführen. Ohne eine innere Revolution der beteiligten Akteure durch Hinwendung zum ursprünglichen Wesen der Medizin und zu den Urquellen menschlichen Seins werden alle Bemühungen nur Stückwerk bleiben.

Dieses Kapitel beabsichtigt daher, dass sich der Leser über die Beschäftigung mit der Altchinesischen Medizin wieder mit den Ursprüngen der therapeutischen Arbeit verbindet, die Fesseln zu lösen und abzustreifen vermag, die von Medizinverwaltungen angelegt werden, und die Wurzeln der Weiterentwicklung der therapeutischen Kompetenz – den alten Meistern nachfolgend – aus sich selbst heraus mit gezielten Kräften stärkt. Der Leser sei also eingeladen, den Wegweisungen in den alten Schriften zu folgen, um den Herausforderungen der Heilkunst mit äußerster Zuversicht, Entschlossenheit und Klarheit begegnen zu können.

Über die wahre Natur der Heilkunst, die außerordentliche Verantwortung des Therapeuten und das der natürlichen Beziehung zwischen Behandler und Behandeltem innewohnende, nicht einfach auflösbare Konfliktpotenzial waren sich die Ärzte des chinesischen Altertums möglicherweise bewusster als heutige Entscheidungsträger. Was in der therapeutischen Arbeit tatsächlich zum Wohl des Patienten berücksichtigt werden muss, wird in den Schriften des Xú Dàchūn 徐大椿 (1693–1771) in außerordentlicher Klarheit dargelegt. Xu war ein herausragender Intellektueller und gelehrter Arzt, ein medizinischer Autor und der Sohn eines Experten der Wasserwirtschaft in der Provinz Jiangsu. Er nahm nie an Beamtenprüfungen teil, wurde jedoch zweimal von den Behörden zu Fragen der Bewässerung konsultiert und zweimal nach Beijing gerufen, um zur Behandlung von hochrangigen Beamten um Rat gefragt zu werden.

So berichtet Xu im Vorwort zu seinem Werk über die „Ursprünge und Entwicklungen in der Medizin":

In meinen jungen Jahren widmete ich mich oft mit ganzem Herzen dem Studium der Klassiker und musste mitansehen, wie viele meiner Angehörigen über lange Jahre von Krankheiten geplagt und schließlich dahingerafft wurden. Ausgiebig lernte ich aus der Literatur über Rezepturen und vernachlässigte dabei das Essen und den Schlaf. So verlief es über viele Jahre, und obschon es mir nicht gelang, eine Rezeptur zu finden, welche meine Angehörigen hätte aus dem Tod zurück ins Leben bringen können, so verfestigten sich doch meine Kenntnisse der Ursprünge der medizinischen Lehre. „Breche dir neunmal den Arm und werde selbst zum Arzt", diesem Wort kann man bis heute Glauben schenken. Zu meinem großen Bedauern musste ich feststellen, dass über die Zeit der Táng 唐 und Sòng 宋 keine Gelehrten mehr wesentliche Beiträge zur Fortentwicklung der Medizin geleistet hatten. Im Gegenteil, die Medizin wurde als niedere Betätigung betrachtet, so dass allmählich die alten Traditionen verloren gingen, die wahren überlieferten Weisheiten nicht mehr aufgefunden werden konnten und zuverlässige Behandlungsprinzipien vergessen wurden. Dies trübt in hohem Maße die Freude an der Medizin, so dass ich befürchte, dass von nun an die Kunst der Pflege des Lebens in der Medizin niemals wieder auferstehen wird. Die Fehler und die Inkompetenz in der Medizin haben ein unerhörtes Ausmaß angenommen, auch wenn die alte Kunst in Worten viel beschworen wird. Selbst wenn man einen Kundigen fände, welcher die verlorene Medizin wieder rekonstruieren oder vervollständigen könnte, so würde diese Aufgabe doch mehr als nur einen Menschen und ein Zeitalter benötigen.

Qīng • Xú Dàchūn • Yīxué yuánliú lùn • Xù (Qing-Dynastie • Xu Dachun • Abhandlung über die Ursprünge und Entwicklung der Medizin • Vorwort [1757])

清 • 徐大椿 • 醫學源流論 • 序

Über die Ärzte schrieb er:

Die meisten Ärzte heutzutage kommen aus ärmlichen Verhältnissen und benutzen die Medizin, um ihren Lebensunterhalt zu bestreiten. Wie können sie verstehen, dass die Medizin ein Weg ist, über den die Weisen die Geheimnisse von Himmel und Erde offenbarten, und die Kräfte des Seins in das rechte Maß setzten, um die Menschheit vom Tode zu erretten?!

Qīng • Xú Dàchūn • Yīxué yuánliú lùn • Yī fēi rénrén kěxué lùn (Qing-Dynastie • Xu Dachun • Abhandlung über die Ursprünge und Entwicklung der Medizin • Abhandlung über den Umstand, dass nicht ein jeder Medizin zu studieren vermag [1757])

清 • 徐大椿 • 醫學源流論 • 醫非人人可學論

Xu Dachun kritisierte in seiner Schrift, die Ärzte seien nicht mehr unabhängig genug von den Patienten, und beschrieb die schwierige Ausgangslage eines Arztes, der in seinem Können andere zu überragen vermag. Er wies darauf hin, dass das ärztliche Handeln nicht von äußeren Erwartungen, auch nicht denen der Patienten selbst, oder von pekuniären Interessen bestimmt sein, sondern einzig der Aufgabe, im Sinne der natürlichen Ordnung den Menschen und der Welt zu dienen, verpflichtet sein darf. Der wahre Arzt bewahrt seinen Patienten vor dem Untergang, in den dieser sich im Rahmen seiner Krankheit selbst zu stürzen gedenkt, nicht in dem Ansinnen, daraus persönlichen oder finanziellen Vorteil zu ziehen, sondern im Sinne der Praxis der weisen Einsicht in die Gesetzmäßigkeiten des Lebendigen.

Xu verfasste daher ein Kapitel „Über die Unmöglichkeit, ein berühmter[1] Arzt zu sein", was sowohl dahingehend zu verstehen ist, dass nicht ein jeder die Fähigkeit in sich trägt, ein wirklich herausragender Heilkundiger zu werden, als auch den Umstand kennzeichnet, dass Patienten gerne Illusionen darüber anhängen, wen sie als medizinische Kapazität erachten und wen nicht, so dass selbst Scharlatane ihren (zweifelhaften) Ruhm genießen können. Die schwere Bürde des Arztseins zeigt viele Facetten: die Verantwortung für Leib und Leben anderer Menschen, die Aufgabe, die eigenen Kräfte zu fokussieren und nicht zu verschwenden, die Auseinandersetzung mit Gefahren, die andere scheuen oder denen sie nicht gewachsen sind oder die kaum beherrschbar sind, die Konsultation bei zugespitzter Ausweglosigkeit und die Fehlbewertungen der medizinischen Leistungen in den Augen der Patienten, der Angehörigen und der gerne beschworenen „öffentlichen Meinung". Von allen diesen Verwicklungen muss sich der Therapeut unabhängig machen, muss versuchen, alle Interessenlagen auszubalancieren, der gefühlten Not des Patienten und den von allen Seiten gestellten Ansprüchen zu begegnen, jeden Fehltritt zu vermeiden, für den weniger berühmte Ärzte niemals gescholten würden, und gleichzeitig seinem Gewissen treu und einzig seiner Aufgabe verpflichtet zu bleiben. Ärzte, die ihre Berühmtheit zu Recht erhalten haben, waren offenbar auch im alten China rar gesät und nicht jederzeit und überall verfügbar, da die Voraussetzungen dafür nicht einfach und zuweilen auch mit äußerster Anstrengung nicht zu erfüllen sind.

Das Arztsein ist wahrlich schwer. Wieviel schwerer ist es, ein berühmter Arzt zu sein. Warum ist dies so? Man kann ihn nicht einfach mit einer herzlichen Einladung zu sich rufen. Es muss ausreichende Veranlassung geben, ihn zu rufen. Dennoch ist zu befürchten, dass man ihn aufsucht und nicht empfangen wird. Seine Niederlassung muss weit entfernt sein, so dass es unmöglich wird, morgens abzureisen und abends anzukommen. Patienten mit geringen Beschwerden werden ihn daher nie um Behandlung bitten. Nur wenn die Schwere der Erkrankung ein gefährliches Ausmaß annimmt, die Ärzte vor Ort vollkommen hilflos sind, und alle denken, dass eine gefährliche Situation eingetreten ist, dann wird man um seine Hilfe bitten. Denn wenn alle denken, dass die Erkrankung gefährlich ist, dann ist sie wirklich gefährlich. Außerdem muss die Erkrankung schon einige Zeit in Gang sein und der Patient bereits mehrmals den Arzt gewechselt und ein weites Spektrum von Mineralien und Kräutern eingenommen haben. Eine fehlerhafte Behandlung folgt der anderen, so dass sich die Natur der Erkrankung mehrfach verändert, bis schließlich zerstörerische Krankheitsbedingungen auftreten.
[…]
Im Bewusstsein dieser Schwierigkeiten kann ein Arzt nicht vorsichtig genug sein. Die Patienten und unbeteiligten Zuschauer sollten allerdings verständiger werden. Dennoch gibt es einige Ärzte, die unverdienten Ruhm ernten. Wo auch immer sie auftreten, schaden sie den Patienten durch fehlerhafte Behandlungen. Aber die Patienten sagen: „Wenn dieser Mensch meine Erkrankung nicht heilen konnte, dann ist es wohl mein Schicksal." Daher bringen diese Ärzte ihre Patienten in der Tat um, werden aber nicht als Mörder bezeichnet. Personen, die dies erreichen, müssen auch in anderen Künsten als nur der Medizin bewandert sein. Dies liegt außerhalb normaler Umstände.

Qīng • Xú Dàchūn • Yīxué yuánliú lùn • Míngyī bùkěwéi lùn (Qing-Dynastie • Xu Dachun • Abhandlung über die Ursprünge und Entwicklung der Medizin • Abhandlung über die Unmöglichkeit, ein berühmter Arzt zu sein [1757])

清 • 徐大椿 • 醫學源流論 • 名醫不可為論

Die Frage, auf welche Herausforderungen der Therapeut in der Ausübung seines Berufes trifft, und welche Voraussetzungen er erfüllen sollte, um für seine Aufgabe gewappnet zu sein, war bereits Thema eines eigenen Kapitels im *Lingshu*. Die nötigen immanenten Begabungen eines Behandlers, die Limitationen bei der Ausschöpfung

[1] Unter einem „berühmten" Arzt versteht man in China gemeinhin nicht einen Mediziner, dessen Name häufig genannt wird, oder der eine bestimmte öffentliche Position erreicht hat, sondern einen Heilkundigen, der aufgrund seiner außergewöhnlichen Erfolge Ruhm und Ansehen erlangt hat.

der naturgegebenen Heilkräfte in einem Therapeuten und sämtliche in der Behandlung zu beachtenden Prinzipien und zu erlernenden Vorgehensweisen werden hier ausführlich dargelegt.

Huangdi wandte sich fragend an Qi Bo und sprach: „Über die Neun Nadeln habe ich vom Meister bereits so reichlich erfahren, dass es in Zahlen nicht zu erfassen ist. Ich will nun meine Schlussfolgerungen darlegen und sie zusammenfassend darstellen. Einen solchen Vortrag will ich nun führen, und der Meister möge den vorgestellten Prinzipien lauschen, um mir das Unrechte daran mitzuteilen, die von mir eingeschlagenen Wege auszurichten und dafür Sorge zu tragen, dass diese Einsichten korrekt und beständig überliefert werden können, um die nachfolgenden Generationen von Unheil zu verschonen. Nur dem Verständigen kann diese Lehre weitergegeben werden; dem Unverständigen kann man dies nicht kundtun."
Qi Bo neigte sein Haupt, drückte abermals seine Ehrerbietung aus und sprach: „So darf ich bitte dem Weg (DAO) des Königs der Weisen lauschen."
Huangdi sprach: „Die Ordnung der Anwendung der Nadel besteht darin, dass man wissen muss, wo sich das Qi des Leibes befindet: links, rechts, oben, unten, Yin, Yang, Oberfläche und Inneres, wieviel Blut und Qi, die Gegenläufigkeit oder Mitläufigkeit der Bewegung, die Anknüpfungsstellen für das Austreten und das Eintreten. Man plant, dort einzuschreiten, wo die Ordnung übertreten wird.
Um zu wissen, wie man Verstrickungen auflöst, muss man wissen, dass Leere aufzufüllen und Fülle abzuleiten ist, die oberen und unteren Tore des Qi kennen und in vollkommener Klarheit mit den Vier Meeren vertraut sein.
Man forsche nach dem Aufenthaltsort der Erkrankung, Kälte, Hitze, die Erschöpfung, als sei man vollständig durchnässt, und den Weitertransport an einen anderen Ort. Sorgfältig beim Regulieren des Qi, vollkommen klar über den Verlauf der Leitbahnen, Zweige und Netzgefäße links und rechts, erschöpfend in der Kenntnis ihrer Versammlungsorte.
Die Kälte ringt mit der Hitze: Man vermag sie zusammenzuführen und dadurch auszugleichen.
Leere und Fülle grenzen aneinander: Man wisse, den trennenden Damm zu durchbrechen, und sie einander zugänglich zu machen.
Linke und Rechte stehen nicht im Ausgleich zueinander: Man ergreife sie und führe sie an der Hand in die ausgleichende Bewegung.
Nur wenn man sich über Gegenläufigkeit und Mitläufigkeit vollkommen klar ist, weiß man, ob eine Behandlung möglich ist.
Dadurch, dass zwischen Yin und Yang keines überwiegt, erkennt man den Zeitpunkt für den Kranken, sich wieder zu erheben.
Sorgfältig in der Beurteilung der Wurzeln und der Endigungen prüft man auf Kälte und auf Hitze, so dass deutlich wird, wo sich die Krankheit befindet, und selbst zehntausende von Nadeln keine Gefahr darstellen.
Weiß man die Neun Nadeln für ihre jeweiligen Zuständigkeiten einzusetzen, so hat man den Weg (DAO) des Stechens vollendet.
Vollkommene Klarheit über die Fünf Transport-Pforten, die Angemessenheit von Gemächlichkeit und Eile, das Beugen, das Strecken, das Austreten und das Eintreten, all dies folgt geordneten Strukturen.
Ein Wort zu Yin und Yang in Verbindung mit den Fünf Grundwesenheiten, den Fünf Zang-Langzeitspeichern und Sechs Fu-Zwischenlagern, die gleichsam etwas besitzen, das sie speichern, den Vier Meeren und den Acht Winden: Alle gehen sie vollkommen auf in Yin und Yang. Jedem gebührt sein eigener Platz, alles vereint sich in der Halle der Erleuchtung, jeder Färbung gebührt ihr angestammter Ort in Widerspiegelung der Fünf Zang-Langzeitspeicher und Sechs Fu-Zwischenlager. Untersucht man, ob ein Schmerz ausgelöst werden kann, links, rechts, oben, unten, dann erlangt man Kenntnis über Kälte und Wärme und bestimmt, auf welcher Leitbahn sich die Erkrankung befindet.
Durch die Untersuchung der Haut auf ihre Kälte, Wärme, Glätte oder Rauheit erlangt man Kenntnis über das Leiden. Das Zwerchfell kennt ein Darüber und ein Darunter, so dass erkennbar wird, wo sich das Qi befindet. Zunächst verschafft man sich einen Zugangsweg, den man mit dünnem Gerät freischaufelt, nur ein wenig eindringend oder etwas tiefer, bis man verweilt; so kann man gemächlich vordringen.
Befindet sich oben große Hitze, so schiebe man sie nach unten.
Was sich von oben nach unten bewegt, das ziehe man an und beseitige es.
Wo sich zunächst ein Schmerz als Symptom zeigt, da ist dieser üblicherweise als Erstes zu ergreifen.
Befindet sich außen große Kälte, dann verweile man und fülle auf. Wird ins Zentrum eingedrungen, dann leite man es aus den He-Delta-Pforten ab. Was die Nadel nicht zustande bringt, dafür eignet sich die Moxibustion.
Ist das obere Qi unzureichend, dann schiebe man dies von unten und hebe es hinauf.
Ist das untere Qi unzureichend, dann sammle man dies und leite es.
Sind Yin und Yang beide leer, dann eignet sich nur noch das Feuer selbst.
Beim Kollaps mit ausgeprägter Kälte, mit Absenkungen an den Kanten der Knochen, und wenn die Kälte über das Knie hinausreicht: xiàlíng 下陵, also *sānlǐ* 三里 *(Ma 36).*
Werden die Yin-Netzgefäße überschritten, erreiche man es und halte inne.
Tritt die Kälte ins Zentrum ein, dann schiebe und bewege man es.
Wo die Leitbahnen nach unten eingesunken sind, ist das Feuer das geeignete Mittel.
Sind die verknoteten Netzgefäße fest und verengt, dann wird dies mit Feuer behandelt.
Wenn nicht bekannt ist, was leidet: das Untere der beiden Schreitgefäße, den Mann im Yin zu behandeln, die Frau im Yang zu behandeln – dem guten Praktiker verbietet sich das. Die ganze Systematik des Nadelns ist darin erfasst.
Das Dienen im Gebrauch der Nadel muss einem Regelwerk und Vorgaben folgen. Oben erblickt man den himmlischen Glanz, unten nimmt man die Acht Jahreszeitenwendetage in Augenschein, um so die abweichenden üblen Einflüsse zu beseitigen. Man zeigt den Hundert Familien, wie man zwischen Fülle und Leere unterscheidet, damit sich das Übel nicht an ihnen vergehen kann.
Dennoch geschieht es, dass man vom Tau der himmlischen Unbilden erfasst wird, oder von der Leere der verschobenen jahreszeitlichen Bedingungen, und der Versuch der Rettung nicht zum Sieg führt, sondern man im Gegenteil dem Unheil anheimfällt.
Daher heißt es: Erst in Kenntnis der vom Himmel gesetzten Einschränkungen kann man über die Bedeutung des Nadelns sprechen.

Die Gesetzmäßigkeiten entstammen dem vergangenen Altertum, werden von der ankommenden Gegenwart bestätigt, im Zarten und Verborgenen beobachtet, mit dem Unerschöpflichen durchdrungen. Der Grobschlächtige vermag dies nicht zu erblicken. Der rechtschaffene Praktiker weiß, dies wertzuschätzen. Niemand kennt seine Gestalt, denn es erscheint wie ein geisterhaftes Trugbild.
Wird der Mensch von üblem Qi getroffen, dann erzittert der Leib wie unter einem kühlen Schauer. Wird der Mensch vom rechtmäßigen Übel der herrschenden Jahreszeitbedingung getroffen, dann wird das zunächst geringfügig an der Färbung erkennbar, ohne dass dies am Leib bereits zu spüren wäre. Mal erscheint es vorhanden, mal erscheint es nicht existent, mal erscheint es verloren, mal erscheint es bewahrt, nimmt Gestalt an und ist ohne Gestalt; niemand weiß um seine wahre Natur.
Daher verhält es sich so, dass der herausragende Praktiker das Qi dadurch ergreift, dass er in der Phase des Aufkeimens Hilfe leistet, während der niedere Praktiker sich um das kümmert, was bereits herausgebildet ist, weshalb er den Leib verliert.
Daher verhält es sich so, dass der Praktiker beim Gebrauch der Nadel wissen sollte, wo sich das Qi befindet, seine Pforten und Türen bewachen, sich bewandert im Regulieren des Qi und dem Auffinden der geeigneten Orte des Auffüllens und Ableitens zeigen, mit der Bedeutung der Gemächlichkeit und der Eile wie auch mit den heranzuziehenden Stellen vertraut sein sollte.
Zum Ableiten müssen Nadeln mit rundem Griff benutzt werden, die man erfasst und dreht: Dann erst bewegt sich das Qi. Rasch und dann gemächlich heraus: Dann erst tritt das üble Qi aus. Mit ausgestrecktem Arm tritt man ihm entgegen, weitet schaukelnd die Öffnung, so kann das Qi rasch austreten.
Zum Auffüllen müssen Nadeln mit kantigem Griff benutzt werden, außen spannt man die Haut auf, um die Pforte zugänglich zu machen, links zieht man den Angelpunkt heran, rechts schiebt man die oberste Gewebeschicht auf.
Leicht drehend schiebt man die Nadel gemächlich hinein. Dabei muss sie senkrecht präsentiert werden, ruhig und bedacht. Fest im Herzen und ohne Zerstreuung zielt man darauf ab, ein wenig zu verweilen. Sinkt das Qi herab, so wird die Nadel rasch herausgezogen und auf die Haut gedrückt. Man bedeckt das äußere Tor; so deponiert man das wahre Qi.
Das Wesentliche des Nadelns besteht darin, dass man niemals das Shen aussparen darf."
Lei Gong wandte sich fragend an Huangdi und sprach: „In der ‚Abhandlung über das Nadeln' heißt es: ‚Trifft man auf einen tauglichen Menschen, so kann man es ihm weitergeben; dem untauglichen Menschen gegenüber verliere man kein Wort.' Woher kann man nun wissen, ob man es diesem weitergeben kann?"
Huangdi sprach: „Wann immer man auf einen solchen Menschen trifft, so beauftrage man ihn damit, wozu er befähigt ist; daraus lässt sich erhellen, wie es um ihn bestellt ist."
Lei Gong sprach: „Ich möchte erfahren, was es mit Amtsauftrag und Befähigung auf sich hat."
Huangdi sprach: „Wer klaren Auges ist, den kann man entsenden, um die Färbungen anzuschauen;
wer über ein scharfes Ohr verfügt, den kann man entsenden, um den Tönen zu lauschen;
wer schnell und behände die Worte zu setzen vermag, den kann man entsenden, um die Erörterung der Lehren weiterzugeben;
wer gemächlich spricht und sich ruhig und besonnen zeigt, mit geschickten Händen und einem sorgfältigen, aufmerksamen Herzen gesegnet ist, den kann man entsenden, um das Nadeln und das Moxen durchzuführen, die Verteilung von Blut und Qi zu ordnen, alle Arten von Gegenläufigkeit und Mitläufigkeit zu regulieren, Yin und Yang zu untersuchen und gleichzeitig alle Arten von Rezepturen aufzustellen;
wer geschmeidige Gelenke, weiche Sehnen und ein harmonisch ausgeglichenes Herz aufweist, den kann man entsenden, um mittels Leiten und Dehnen das Qi zu bewegen;
wer gerne mit giftigen Worten liederliche Reden gegen die Menschen führt, den kann man entsenden, um auf die Eiterbeulen zu spucken und Beschwörungen vorzunehmen;
wer mit groben Klauen und unbarmherzigen Händen ausgestattet ist, und wer seine Neigung (kontrollieren muss), bei allen seinen Verrichtungen Schaden hervorzurufen, den kann man entsenden, um Ansammlungen zu massieren und den Bi-Obturationen entgegenzuwirken.
Einem jeden kommt seine eigene Befähigung zu, wonach er seine Aufgaben durchführen und sein Ruf sich offenbaren kann. Der Ungeeignete wird seine Aufgaben nicht vollenden, so dass sein Lehrmeister keine Berühmtheit erlangt.
Daher heißt es: Trifft man auf einen tauglichen Menschen, so kann man es ihm mitteilen; dem untauglichen Menschen gebe man es nicht weiter. Genau dies soll damit ausgesagt werden.
Ob jemand Gift an seinen Händen trägt, das kann man durch Drücken einer Schildkröte austesten. Dazu lege man die Schildkröte unter ein Gefäß und drücke von oben: innerhalb von 50 Tagen tritt der Tod ein. Ist die Hand mildtätig, dann kehrt das Leben zurück, so wie es zuvor war."

Huángdì nèijīng • Língshū • Guānnéng dìqīshísān
(Leitfaden des Gelben Ahnherrschers, Innerer Band • Drehangel aller Wunderwirkungen • Amtsauftrag und Befähigung, als Dreiundsiebzigstes)
黃帝內經 • 靈樞 • 官能第七十三

Über die Frage der wohlwollenden Mildtätigkeit äußerte sich der „König der Arzneien" Sūn Sīmiǎo (孫思邈 581–682), im 2. Kapitel mit dem Titel „Die tiefgreifende Aufrichtigkeit des Großen Arztes" (*Dàyī jīngchéng* 大醫精誠) seines berühmten Werks „Unentbehrliche Tausend-Dukaten-Rezepturen für den Akutfall" (*Bèijí qiānjīn yàofāng* 備急千金藥方) hinsichtlich der ärztlichen Ethik wie folgt:

Zhāng Zhàn (張湛, Gelehrter der Östlichen Jin-Dynastie) sagte: „Dass die geistige Essenz der Behandlungsverfahren aus den Medizinklassikern so schwer zu erfassen ist, liegt darin begründet, dass deren anfängliche Ursprünge so weit zurückliegen."
Die heutigen Krankheiten zeigen innerlich Ähnlichkeiten mit denen des Altertums, aber äußerlich Unterschiede. Oder aber sie zeigen innerlich Unterschiede und äußerlich Ähnlichkeiten.
Daher sind Leere oder Gefülltsein der Fünf Zang-Langzeitspeicher und der Sechs Fu-Zwischenlager, Durchgängigkeit oder Verstopfung von Blutgefäßen, Schutzwächter- oder Quartiermeister-Einflüssen nicht einfach der Untersuchung durch Auge und Ohr zugänglich: Zunächst müssen die Krankheitsanzeichen genau geprüft werden.

So gibt es an der Cun-großen Öffnung, der Guan- und der Chi-Position die Verwirrung über den oberflächlichen, tiefen, saitenförmigen und gespannten Puls; bei den Strömungen an den Transport-Pforten die Unterscheidung zwischen zur Höhe und nach unten gerichtetem, flachem und tiefdringendem Verlauf; bei der Haut, den Sehnen und Knochen die Verschiedenheit in Dicke und Härte. Nur mit dem gewissenhaften, feinsinnigen und tiefgründigen Arzt kann man über diese Dinge sprechen.

Wenn man aber nun die feinsinnigsten und tiefgründigsten Angelegenheiten mit den grobschlächtigsten und oberflächlichsten Überlegungen anzugehen sucht, liegt dann darin nicht eine große Gefahr?! Wenn man also das Gefülltsein noch vermehrt, die Leere weiter vermindert, das bereits Durchgängige noch durch und durch bereinigen will, dem Verstopften noch mehr den Weg versperrt, die Kälte kühlt und die Hitze erwärmt, dann verschlimmert man die bestehende Erkrankung, und falls man selbst noch auf ein Überleben hofft, so sehe ich doch bereits den Tod herbeieilen.

Daher gilt für die Medizin und das Orakel: Nur mit hoher Beherrschung dieser Künste kann man die Schwierigkeiten in der Ausübung überwinden und zu der geistigen Essenz vorstoßen; und da die Künste nicht von Geisterhand vermittelt werden, stellt sich die Frage, wie man die tief verborgenen Einsichten erlangen kann.

Nun gibt es zuweilen törichte Menschen, die über drei Jahre Rezepte auswendig lernen und dann bei jeder Gelegenheit damit prahlen, dass unter dem Himmel keine Krankheit existiert, die der Behandlung lohnen würde. Und wenn sie dann über drei Jahre Krankheiten behandelt haben, stellen sie erst fest, dass es unter dem Himmel keine Rezeptur gibt, die sie erfolgreich gegen Krankheiten anzuwenden wüssten.

Daher muss sich der Studierende umfassend und ausführlich mit den Quellen der Medizin vertraut machen, konzentriert, fleißig und unermüdlich lernen, sich nicht mit dem Hörensagen zufrieden geben, kein Halbwissen annehmen in dem Sinne, zu glauben, dass über Medizin zu sprechen schon bedeute, das DAO vollendet zu haben: tiefer könnte die Selbsttäuschung nicht sein!

Wann immer ein Arzt von Größe eine Erkrankung behandelt, so muss er seinen Geist beruhigen und seinen Willen zähmen, keinen Gedanken an sein persönliches Begehren verschwenden, sich der Barmherzigkeit öffnen und sich von seinem Mitgefühl leiten lassen. Er must fest entschlossen sein, sich allumfassend den Kümmernissen jeder beseelten Kreatur zu widmen.

Wenn man ihn um medizinische Hilfe ersucht, dann soll er nicht auf die Pracht oder Minderwertigkeit im Äußeren seines Patienten achten, soll nicht nach Reichtum und Armut unterscheiden, sich nicht an Alter oder Schönheit orientieren, unabhängig von der persönlichen Beziehung oder Sympathie den Erkrankten betrachten, Einheimische und Fremde, kluge und einfache Menschen gleich behandeln. Einem Jeden soll der Arzt fest entschlossen wie seinem Allernächsten gegenübertreten.

Keinesfalls sollte man zwischen dem Gewesenen und dem Kommenden durch überflüssige Gedanken die Gegenwart verlieren, mit einem Auge auf den eigenen Vor- oder Nachteil schielen und sich zu sehr um das eigene Schicksal bekümmern.

Das Leid des Betroffenen wird wie eigenes Leid tief im Herzen gespürt. Man soll keine Gefahren scheuen, am Tag und in der Nacht, bei Kälte wie bei Hitze, ob hungrig oder durstig, nie wertvolle Zeit verlieren und nicht versuchen, sich mit hehren Worten aus der Verantwortung zu stehlen. Auf diese Art wird man zum großen Heilkundigen aller lebenden Wesen; verstößt man gegen diese Prinzipien, so wird man zum größten Dieb am Lebendigen.

Daher besteht das Wesen des Großen Arztes darin, sich Klarheit über das Shen zu verschaffen, den Blick nach innen zu wenden, um sich selbst zu erforschen, dadurch stets ernsthaft und würdevoll aufzutreten. Weitherzig und tiefgründig, weder hochmütig noch unterwürfig, so soll der Arzt erscheinen.

Er untersucht die Patienten und diagnostiziert die Erkrankungen mit höchster Aufmerksamkeit und durchdringendem Mitgefühl. Ausgiebig prüft er den Zustand des Leibes und die Krankheitszeichen, ohne dabei die kleinste Faser zu übersehen. Entscheidet er über Nadel und Arznei, dann vermeidet er jede Fehleinschätzung. Auch wenn es heißt, dass die Leiden rasch beseitigt werden sollen, darf sich der Arzt nicht dazu verleiten lassen, über die Gegebenheiten und Notwendigkeiten der jeweiligen Erkrankung hinwegzusehen.

Stets umfassend prüfend und umfassend erwägend, niemals mit den Angelegenheiten des Lebens leichtfertig, voreilig oder selbstdarstellerisch verfahrend, keinesfalls nach Ruhm und Ehre strebend; alles andere wäre zutiefst schändlich und abgestumpft.

Wenn man dann ins Haus eines Patienten gerufen wird, in dem die ausgebreitete Pracht und der zur Schau gestellte Reichtum den Blick zu bannen drohen, darf der Arzt nicht seitwärts schielen. Auch wenn der Wohlklang der Saiten- und Blasinstrumente sein Ohr umschmeichelt, darf er sich nicht den Anschein geben, Gefallen daran zu finden. Werden kostbare Speisen im Wechsel dargereicht, so verzehrt man sie, als seien sie ohne Geschmack. Selbst angesichts der kostbarsten Weine verhält man sich so, als seien sie gar nicht vorhanden. Steht nur Einer im Raum in der Ecke der Krankheit, so sind alle Anwesenden bedrückt, ganz zu schweigen von dem Betroffenen selbst, der sich nur schwerlich von seiner Not trennen kann. Wenn nun der Arzt ganz unbekümmert und vor Freude strahlend herbeieilt, völlig selbstbeschäftigt und -zufrieden seinen Auftritt gestaltet, würde dies nicht jedes natürliche Empfinden in die Schamesröte treiben? Ein höchst entwickelter Mensch könnte sich niemals so aufführen.

Mit all diesem ist das Wesen des Arztseins in seinen Grundzügen umrissen.

Daher ist das vorbildliche ärztliche Verhalten dadurch gekennzeichnet, in der Rede niemals unbedacht zu sein, den Humor sparsam einzusetzen, sich unangemessener Spaßhaftigkeit zu enthalten, niemals in einen polternden Ton zu verfallen, keinen Streit anzuzetteln, nicht rechthaberisch zu argumentieren, und nicht Kollegen zu diffamieren, um sich selbst dadurch aufzuwerten. Selbstzügelung bereitet die Tugend.

Wer unabsichtlich eine falsche Behandlung vornimmt, dann aber die Nase in den Himmel hebt und erhobenen Hauptes sich selbst lobpreisend verkündet, unter der Sonne sei er ohne Gleichen, der schafft den Medizintreibenden ihr persönliches „Gaohuang"[2].

[2] Gaohuang bezieht sich auf eine historische Überlieferung, die besagt, dass Krankheiten, die ins Gaohuang eingetreten sind, nicht geheilt werden können. Im übertragenen Sinne meint es hier einen Charakterfehler, der nicht behoben

Der edle Lao Zi sprach: Wenn jemand die sich offenbarende (Yang-)Tugend befolgt, dann wird ihm dies durch die Menschen selbst vergolten; wenn jemand die verborgene (Yin-)Tugend befolgt, dann wird ihm dies durch die geistige Welt vergolten. Wenn jemand eine offenbare (Yang-)Missetat begeht, so werden die Menschen selbst an ihm Vergeltung üben; wenn jemand eine geheime (Yin-)Missetat begeht, so wird die geistige Welt ihm Schaden zuzufügen wissen. Welchen der beiden Wege man auch verfolgt, jede zieht eine entsprechende Vergeltung nach sich; welche falsche Behauptung sollte darin liegen? Daher sollte der Arzt nicht gestützt auf seine besonderen Kenntnisse und Fähigkeiten konzentrierte Anstrengungen unternehmen, Besitz anzuhäufen, sondern sich vornehmlich des Leids und der Bitterkeit in der Welt annehmen, als ob es das eigene Schicksal wäre; so darf er sich wahrhaft gesegnet fühlen.
Genausowenig darf der Arzt, nur weil ihm sein Gegenüber reich erscheint, diesem deshalb teure Arzneien verordnen, oder dem Patienten den Zugang zur Konsultation erschweren, noch mit den eigenen Fertigkeiten prahlen, und es vor sich selbst entschuldigen, nicht dem Weg der wohlwollenden Tugendtreue zu folgen.
Die ganze Willenskraft muss darauf ausgerichtet sein, sich der Fürsorge und Hilfe für andere hinzugeben. Aus diesem Grunde wurde hier alles so ausführlich und minutiös dargelegt. Der Lernende möge sich durch die offenen und ungeschliffenen Worte nicht provoziert oder beleidigt fühlen.

Wie die hier skizzierte Grundhaltung des Therapeuten weiter geläutert und zu einer Medizin des Herzens verfeinert werden kann, wird im vorletzten letzten Kapitel dieses Buches beschrieben (➤ Kap. 24).

Der Therapeut auf der Höhe seines Vermögens

Ein Motiv findet wie ein roter Faden seinen Niederschlag in den klassischen Werken der Chinesischen Medizin, sei es im „Leitfaden des Gelben Ahnherrschers" (*Huángdì nèijīng* 黄帝内經), im „Leitfaden der schwer zu erwidernden Einwürfe" (*Nànjīng* 難經) oder in der „Abhandlung über schädigende Kälte und verschiedene Krankheiten" (*Shānghán zábìng lùn* 傷寒雜病論): der überragende, in seinen Fähigkeiten hoch entwickelte Therapeut (*shànggōng* 上工 oder *shàngyī* 上醫).

Ein solcher Therapeut dringt zu den wahren Wurzeln der Erkrankung vor, so dass er in der Lage ist, die Krankheiten auf der Ebene des Shen zu diagnostizieren und zu behandeln.

Daher, was Yin und Yang und die Vier Jahreszeiten anbetrifft, so sind sie Ende und Anfang der Zehntausend Dinge und die Wurzel von Tod und Leben. Was sich dagegen stellt, ist eine Katastrophe für das Leben; bei dem, was diesem folgt, erhebt sich keine schwerwiegende Erkrankung. Das nennt man „das DAO empfangen". Was das DAO anbetrifft, so führt der Weise es aus, und der Narr handelt ihm zuwider. Was Yin und Yang folgt, lebt, was sich dagegen stellt, stirbt, was dem folgt, stellt die Ordnung her, was sich dagegen stellt, führt in ein heilloses Durcheinander. Was gegen die Strömung verläuft, gilt als gegenläufig und wird als „innere Sperre" bezeichnet. Aus diesem Grunde behandelt der Weise nicht die bereits ausgebrochene Krankheit; er behandelt die noch nicht ausgebrochene Krankheit. Er behandelt nicht, was bereits in Unordnung geraten ist, und behandelt das, was noch nicht in Unordnung geraten ist. Das ist damit gemeint. Wenn die Krankheit bereits ausgebildet ist, und sie danach mediziert wird, wenn die Unordnung bereits entstanden ist, und sie danach in Ordnung überführt wird, dann ist dies einem Vorgehen ähnlich, bei dem man beginnt, einen Brunnen zu graben, wenn man durstig ist, oder bei dem man beginnt, Waffen zu schmieden, wenn der Kampf längst ausgebrochen ist. Wäre das nicht (deutlich) zu spät?

Huángdì nèijīng • Sùwèn • Sìqì tiáoshén dàlùn piān dìèr (Leitfaden des Gelben Ahnherrschers, Innerer Band • Unbefangene Elementarfragen • 2. Kapitel: Große Abhandlung über das Regulieren des Shen gemäß den Vier Qi)
黄帝内經 • 素問 • 四氣調神大論篇第二

Im *Suwen* finden sich die folgenden Zeilen über den entwickelten und den weniger entwickelten Therapeuten:

Der Praktiker der obersten Kategorie rettet (im Stadium des) Aufkeimens und muss sich zunächst mit dem Qi in den drei Bereichen und den Neun anzeigenden Taststellen (des Pulses) vertraut machen. Er gleicht das vollständig aus, was (noch) nicht verloren ist, und rettet es so; daher spricht man vom Praktiker der obersten Kategorie. Der Praktiker der niederen Kategorie (versucht zu) retten, was bereits ausgebildet ist. Diejenigen, die (versuchen zu) retten, was bereits ausgebildet ist, werden als unkundig der Einbußen der relativen Verhältnisse in den drei Bereichen und den Neun anzeigenden Taststellen (des Pulses) bezeichnet. Bei einer Erkrankung (ist der Patient in ihren Händen) verloren. Diejenigen, die (bloß) über den Ort (der Krankheit) orientiert sind und die (typische) Lokalisation der pathologischen Bewegungen in den Gefäßen in den drei Bereichen und den Neun anzeigenden Taststellen kennen und dies (so) behandeln, werden folglich als (bereits überlistete) Türwächter bezeichnet. (Sie) kennen die (genaue) Sachlage (der Krankheit) nicht und sehen (nur) die Ausprägungen des Schrägläufigen.

Huángdì nèijīng • Sùwèn • Bāzhèng shénmíng lùn piān dìèrshíliù (Leitfaden des Gelben Ahnherrschers, Innerer Band • Unbefangene Elementarfragen • 26. Kapitel: Abhandlung über die Acht geraden Ausrichtungen und die Erleuchtung des Geistes)
黄帝内經 • 素問 • 八正神明論篇第二十六

Der kundige Behandler sollte daher die folgenden fünf Grundsätze bei allen seinen Maßnahmen berücksichtigen:

Der erste (Grundsatz) heißt: beherrsche das Shen; der zweite (Grundsatz) heißt: wisse um das Nähren des Leibes und des wahren Selbst; der dritte (Grundsatz) heißt: erlange Gewissheit im Gebrauch potenziell giftiger Arzneien; der vierte (Grundsatz) heißt: halte spitze Steine (Nadeln) verschiedener Größe bereit; der fünfte (Grundsatz) heißt: sei vertraut mit der Diagnose des Zustands von Qi und Blut in den Zang-Langzeitspeichern und Fu-Zwischenlagern.

Huángdì nèijīng • Sùwèn • Bǎomìng quánxíng lùn piān dìèrshíwǔ (Leitfaden des Gelben Ahnherrschers, Innerer Band • Unbefangene

werden kann und der den Untergang des Arztes bedingt, also sein persönliches „Waterloo". Die Akupunkturpforte Bl 43 trägt diese Bezeichnung im Sinne des letzten Rettungsankers in großer Not.

Elementarfragen • 25. Kapitel: Abhandlung über das Bewahren der Lebensbestimmung und die Vollendung der leiblichen Gestalt)
黃帝內經 • 素問 • 寶命全形論篇第二十五

Neben der Anwendung spezifischer Behandlungsverfahren wurde es von den Meistern der Chinesischen Medizin für eine tiefgreifende und nachhaltige Behandlung als unerlässlich angesehen, den Ausgangspunkt der Erkrankung ausfindig zu machen.

Huangdi stellte die Frage: „Ich habe gehört, dass im Altertum Krankheiten allein durch Bewegen der Essenz und Wandeln des Qi behandelt wurden. Man konnte sich (mit Geist und Seele) an den Ausgangspunkt der Erkrankung wenden und dies erreichen."
[…]
Huangdi sprach: „Ich möchte etwas über den wesentlichen Weg hören."
Qi Bo erwiderte: „Das Kernstück der Behandlung liegt darin, die Färbung (der Ausstrahlung) und die (Bewegung in den) Gefäße(n) nicht zu verlieren. Diese ohne Verwirrung zu benutzen, ist das große Prinzip der Behandlung. Wenn Gegenläufiges und Geradläufiges sich verkehren, Zweigspitzen und Wurzeln sich nicht erreichen, ist das Shen seinem Untergang geweiht, und man verliert die Herrschaft über das Reich. Alte Gewohnheiten abstoßen und sich dem Neuen nähern, dann erst erreicht man den Weg des Wahren Menschen."

Huángdì nèijīng • Sùwèn • Yíjīng biànqì lùn piān dìshísān (Leitfaden des Gelben Ahnherrschers, Innerer Band • Unbefangene Elementarfragen • 13. Kapitel: Abhandlung über das Bewegen der Essenz und das Wandeln des Qi)
黃帝內經 • 素問 • 移精變氣論篇第十三

Der entwickelte Therapeut lässt seine Vorurteile, die eigenen Wertvorstellungen wie auch jegliches Unbehagen beiseite und begegnet dem Patienten mit Verständnis und einem offenen Herzen. Nur so ist er in der Lage, die Situation seines Patienten zu durchdringen und in Kontakt mit dem Qi-Fluss in den Leitbahnen zu treten. Er verbindet sich mit dem Patienten, fühlt in ihn hinein und schaut hinter die Fassaden und Schutzmechanismen, die der Patient aufgrund schmerzhafter Vorerfahrungen aufgebaut hat. Er betrachtet die Schwächen des Patienten mit Mitgefühl und ist sich stets der eigenen Grenzen bewusst. Er sieht das Potenzial seines Patienten, seine eigenen Limitationen und Unzulänglichkeiten zu erkennen, zu überwinden und sich so aus eigenen Verwicklungen zu befreien. Der Patient sucht in der Regel nicht zufällig einen Therapeuten, sondern nimmt häufig unbewusst in seiner Wahl bereits eine Kompetenzzuschreibung und eine Zubemessung von Vertrauen vor. Die innere Reife des Therapeuten verleiht die Fähigkeiten, die es ermöglichen, das Shen des Patienten zu berühren.

Dem Patienten mit Mitgefühl begegnen

Eine wirkliche Heilung kann ohne die Kraft der Liebe und des Mitgefühls nicht geschehen. Die Qualität des Mitgefühls sollte auf den Konstitutionstyp abgestimmt sein, der beim Patienten vorliegt. Über das Mitgefühl wird sich der Therapeut zudem darüber bewusst, was dem Patienten für seine Heilung angeboten werden sollte. Dies entspricht nicht unbedingt der Erwartung des Patienten. Wenn der Therapeut von seinem Zugang überzeugt ist, sollte er auch nichts unversucht lassen, den Patienten von seinem Angebot zu überzeugen. Dennoch ist es möglich, dass Widerstände beim Patienten nicht sogleich überwunden werden können. Zu keinem Zeitpunkt darf sich der Therapeut von den Neigungen und der anerkennenden Wertung und Bestätigung durch den Patienten abhängig machen. In der Überzeugungsarbeit beim Patienten darf niemals ein übermäßiger Druck ausgeübt werden. Eine Konkurrenzsituation um die richtige Sicht der Dinge ist in jedem Falle zu vermeiden. Der Therapeut muss dazu in der Lage sein, es zu erkennen und anzunehmen, wenn der Patient (noch) nicht dazu bereit ist, sich auf die angebotene Therapie einzulassen.

Die folgenden Herangehensweisen sind zu empfehlen:

Konstitutionstyp Holz Er ist anderen Menschen vom Charakter des Holztypus wohlgesonnen, wodurch er lernt, sich selbst wohlwollend zu begegnen. Er sollte motiviert werden, seine Wut nicht zu unterdrücken, sie nicht zu sublimieren oder gar mit Wut auf Wut zu reagieren. Ihm sollte gezeigt werden, wie man die Wut als Kraftquelle für die eigene Produktivität nutzt. Der Therapeut lässt sich nicht in den übersteigerten Ärger und die aggressive Haltung des Patienten hineinziehen und entwickelt keine ablehnende Haltung gegenüber dem Patienten. Er thematisiert die vorhandenen übersteigerten Emotionen, um dem Patienten zu helfen, zu seiner Mitte zurückzufinden.

Konstitutionstyp Feuer Der Therapeut strebt es an, den Patienten mit seinem Herzen und seinem Inneren in Verbindung zu bringen. Er unterstützt den Patienten dabei, seine Reaktionen auf die Erfahrung von Sympathie und Antipathie bei seinen Mitmenschen zu relativieren und eine unkonditionierte Herzensverbindung zu entwickeln. Der Patient sollte lernen, sich lieben zu lassen und in eine liebevolle Haltung einzutreten, ohne daran Erwartungen auf eine Entlohnung zu hegen.

Konstitutionstyp Erde Der Therapeut hilft dem Patienten, aus dem Gefühl des Selbstmitleids heraus in das Gefühl der Geborgenheit und des Aufgehoben-Seins überzutreten. Er zeigt dem Patienten seine vorhandenen Stärken, um ihn aus negativen Gedankenschleifen und sorgenvollen Überlegungen heraus zu befreien.

Konstitutionstyp Metall Dem Metallmenschen sollten eine respektvolle Haltung und Achtung entgegengebracht werden. Für ihn ist es wichtig, die kummervolle Verletzung zu überwinden, nicht angemessen gesehen und geachtet zu werden. Der Metalltyp schließt gerne andere Menschen aus seiner Nähe aus, da er das Gefühl des Ausgeschlossen-Seins als Wunde in sich trägt. Der Therapeut sollte darauf achten, sich durch die zurückweisende Art des Patienten nicht missachtet zu fühlen und im Herzen offen zu bleiben.

Konstitutionstyp Wasser Der Therapeut unterstützt den Wassertypus dabei, sich nicht vor allem im Leben zu fürchten. Er ermutigt den Patienten dazu, wichtige und richtige Schritte in Richtung auf Selbstverwirklichung zu unternehmen und aus der Lähmung herauszutreten, sich den Lebensumständen gerne aus Furcht zu fügen und unterwürfig zu sein.

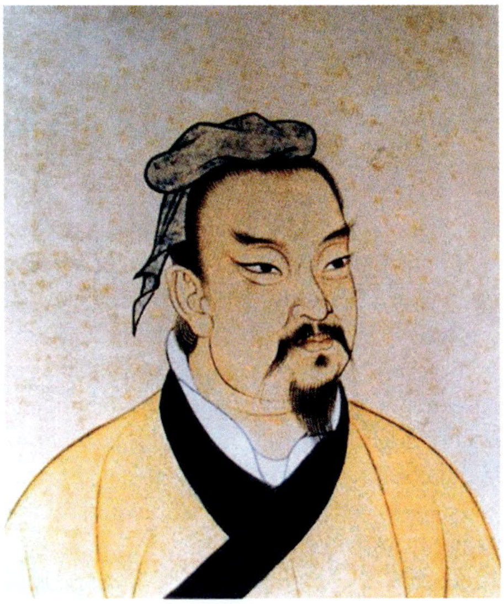

Abb. 17.1 Bildnis des Sunzi (ca. 534–453 v. Chr.) [J810-021]

Für den Kontakt mit dem Patienten können letztlich keine starren Regeln festgelegt werden. Der Therapeut lässt sich von seinem Shen im Herzen führen und bietet all seine Kenntnisse und all seine Erfahrung auf.

Bei jeder Begegnung mit dem Patienten werden die diagnostischen Prozeduren erneut eingesetzt. Wenn der Therapeut auf starke Widerstände beim Patienten trifft, kann er die körperliche Untersuchung nutzen, um die Abwehrmechanismen zu unterlaufen und so über die genaue Beobachtung und die einfühlende Palpation die pathologischen Qi-Konstellationen ausfindig zu machen.

Im 6. Kapitel (*Xūshí* 虛實 „Schwächen und Stärken") seines vielzitierten Werkes über die Kunst des Kriegs schrieb Sunzi als 28. Empfehlung:

故其戰勝不復，而應形于無窮。

Daher gilt: Was den Sieg herbeiführt, ist nicht wiederholbar, sondern muss von der unerschöpflichen (Vielfalt der Möglichkeiten) gestaltet werden.

Chūnqiū • Sūn Wǔ (➤ Abb. 17.1) • Sūnzǐ bīngfǎ
(Periode der Frühlings- und Herbstannalen • Sun Wu [ca. 534–453 v. Chr.] • Meister Suns Künste der Kriegsführung)
春秋・孫武・孫子兵法

Im letzten Abschnitt der „Lehrdichtung der Goldenen Nadel" (*Jīnzhēn fù* 金針賦), wie er im „Großen Kompendium der Akupunktur und Moxibustion" (*Zhēnjiǔ dàchéng* 針灸大成) von Yáng Jìzhōu 楊繼洲 festgehalten wurde, heißt es:

Wahrlich, die Zeiten eines Huangdi und eines Qi Bo liegen weit zurück; Bian Que fiel längst dem Untergang anheim. Diese Wege des DAO sind tief verborgen und nicht mit einem Wort, einem Satz zu erfassen. Ihre Lehrschriften sind feinsinnig und dicht und können nur mit langem, übendem Studium durchdrungen werden.
Sollte es sich dabei um in aller Welt geläufige Binsenweisheiten handeln? Um eine der vielen, in der Tang-Zeit verbreiteten Künste, die das Herz mit Selbstzufriedenheit erfüllen, wenn man ihrer teilhaftig wird, wie beim Bestehen der Beamtenprüfung? Etwas, dessen Anwendung sich darin erschöpft, ein Ziel zu treffen, das vom Auge anvisiert wird?
Die Überlieferung geht auf verehrungswürdige Weise zurück, die dies an die Nachwelt zum Studium weitergaben. Ein Meister der Akupunkturnadel, dessen ganzes Streben auf diese Kunst gerichtet ist, wird unweigerlich – wie hellsichtig – tiefe und feinsinnige Mysterien entdecken und ihre Essenzen und Wunderwirkungen ergründen.
Wenn, wie auf dem Ruhekissen allen Leids dieser Welt, der bereit-Gewordene auf die wahre Nadel trifft, dann werden all seine Krankheiten – der nadelführenden Hand gehorchend – geheilt.

An den entwickelten Therapeuten stellt sich somit ein besonderes Anforderungsprofil, um den mit seiner Aufgabe verbundenen Herausforderungen gewachsen zu sein. Für die präzise Anwendung der diagnostischen Mittel wie etwa der Pulsbeurteilung oder der Wahrnehmung der Ausstrahlung des Patienten in der Altchinesischen Medizin bedarf er der Intuition.

Die Meister des chinesischen Altertums verfügten über außerordentliche Fähigkeiten und ließen sich stets durch ihre Eingebungen leiten. Sie wiesen ihre Schüler wiederholt darauf hin, das ursprüngliche Vermögen, den Geist eines anderen Menschen zu erfassen, seine Emotionen und sein Ausstrahlungsfeld zu erspüren, zu entwickeln und zu kultivieren. Die so gesammelten Daten sortieren und für die Therapie heranziehen zu können, setzt einen vollkommenen Einklang mit sich selbst und dem Sein voraus.

Die Frage der Selbstbeherrschung und der Selbstlenkung und der daraus resultierenden Befähigung wird im *Daodejing* wie folgt erörtert:

Die 3. Eröffnung
[…]
So verhält es sich mit der Beherrschung des im Einklang Stehenden:
Er leert das Herz, füllt den Bauch,
schwächt den Eigensinn, stärkt die Knochen,
hält das Volk stets fern von Schläue und Begehren.
So zügelt er den Übermut der Neunmalklugen
und begnügt sich selbst mit Ungeschäftigkeit;
auf diese Weise bleibt nichts unbeherrscht.

Die 33. Eröffnung
Wer die Menschen kennt,
verfügt über wahres Wissen;
wer sich selbst erkennt,
verfügt über Weisheit.
Wer andere überwindet, hat Kraft.
Wer sich selbst überwindet, hat Stärke.
Wer weiß, wann es genug ist, besitzt Reichtum.
Wer beharrlich und ausdauernd seiner Sache dient,
besitzt Willenskraft.
Wer seiner Sache treu bleibt, kann bestehen.
Wer stirbt und dennoch nicht untergeht,
der erlangt Unsterblichkeit.

Daher ist es für den Therapeuten unerlässlich, in die Alleinheit des DAO einzutauchen, sich durch ihre Weisheit und Ordnung in

Diagnose und Therapie leiten zu lassen und so die eigene Wahrnehmung zu schärfen.

Für die Patienten ist es erforderlich, durch die Behandlung in einen Zustand versetzt zu werden, in dem sie sich vertrauensvoll und ohne Scham mit den ihnen eigenen Unzulänglichkeiten präsentieren können. So sind sie in der Lage, ihre unterliegenden Muster als Ursache der Krankheit zu erkennen und sich ihnen zu stellen, ohne sich hinter der Fassade des Alltäglichen verstecken zu müssen.

Die Akupunkturbehandlung bewirkt eine Reorganisation und Restrukturierung des Qi in Richtung seines originären Zustands. Das Qi wird von Pathogenitäten befreit, so dass das Shen mit dem DAO in Verbindung treten kann, um die rechte Ausrichtung der inneren Ordnung zu gewährleisten.

Sollten in einer Behandlung weder der Patient noch der Arzt in Verbindung oder im Einklang mit dem DAO stehen, so vermag diese auch keine tiefergreifenden Wirkungen im Organismus zu entfalten.

Aus einem eingehenderen Blick auf die Biografie der alten Meister wie etwa Sun Simiao erschließen sich Hinweise, dass sich die der Chinesischen Medizin zugrundeliegenden Einsichten letztlich auf dem Hintergrund einer daoistischen Lebenspraxis entwickelt und sich in Höhen aufgeschwungen haben, die auch von daoistischen Adepten in den heiligen Bergen erklommen wurden. Interessanterweise finden sich im *Huangdi neijing* einige Passagen, die beinahe wörtlich Textstellen des *Daodejing* übernehmen, oder doch zumindest einen ähnlichen Gedankenaufbau und eine parallele Perspektive aufweisen.

In der Altchinesischen Medizin liegt ein Fokus auf der Prävention, die durch gute Ernährung, angemessene Lebensführung und Selbstkultivierung gewährleistet wird. Daher leistet die Chinesische Medizin auch wesentliche Beiträge zur Frage des Umgangs mit chronischen Erkrankungen und mit dem unausweichlichen Schicksal des Alterns.

Wie vermag ein moderner Therapeut seine Nachfolge in der daoistischen Medizinpraxis aus dem Altertum anzutreten? Nun, er wird die Ziele der Prävention von Erkrankungen und des Erreichens einer Langlebigkeit in den Vordergrund stellen. Er wird sich eifrig in der Praxis von Qigong und Taijiquan oder anderer meditativer Praktiken üben. Er wird Interesse für die Weisheit des *Yijing*, die Lehre des Fengshui, der Astrologie und daoistischen Philosophie entwickeln, um aus dem tiefen Reichtum dieses alten Wissens für seine tägliche Praxis zu schöpfen.

Ein solcher Therapeut wird mit den komplexen Zusammenhängen des persönlichen Lebens anderer Menschen vertraut sein, so dass er aus den erhaltenen Informationen herleiten kann, welche Umstände im Bereich des Umfelds des Patienten mit der Krankheit interferieren, welche emotionalen und physischen Faktoren einen Einfluss ausüben, welche Bedeutung den Beziehungen zu anderen Mitmenschen für die Erkrankung zukommt, und auf welche Weise sich die Krankheitsentwicklung abgespielt hat. Er wird auch den Patienten als ökologisches System betrachten und seine Erkrankung auf diesem Hintergrund nachvollziehen.

Daher betreibt ein Therapeut die lebenslange Selbstkultivierung im Sinne der daoistischen Prinzipien, um so seine Einsichten, sein Wissen, seine Fertigkeiten und seine Kräfte den Menschen und der Welt zur Verfügung stellen zu können. Die Selbstverfeinerung des Therapeuten durch eine spirituelle Lebensführung und eine beständige meditative Praxis zeigt sich in der zunehmenden Klarheit, der erhöhten Strahlkraft und dem erweiterten Durchdringungsvermögen seines Shen: die Kommunion mit den Erleuchteten Weisen. Während der so inspirierte Therapeut die Fürsorge für sein eigenes Wohlbefinden betreibt, sieht er seinen Hauptbeitrag für das Wohl der Welt in der Kunst des Dienens.

WEITERFÜHRENDE LITERATUR

Hammes Michael (Herausgeber, Nachwort, Übersetzer): Lao Zi – Dao De Jing. Manesse Verlag. München 2019

Hammes Michael, Schwarz Roya: Das dreizehnte Kapitel des Huang-Di-Nei-Jing: eine Anleitung zur Praxis der entwickelten Stufe der Altchinesischen Medizin. Yin und Yang. 2019; 1: 36–42

Uexküll Thure von, Wesiack Wolfgang: Theorie der Humanmedizin. Grundlagen ärztlichen Denkens und Handelns. 3., völlig überarbeitete Auflage. Urban & Schwarzenberg. München/Wien/Baltimore 1998

紫禁城之鑰匙

Die Schlüssel zur Verbotenen Stadt

KAPITEL

18 Anamnese und Befund – die vier diagnostischen Zugänge und die Diagnosestellung

Von den hochentwickelten historischen Meistern der Altchinesischen Medizin wird in einigen beispielhaften Anekdoten überliefert, dass sie in der Lage waren, den Krankheitszustand des Patienten durch unmittelbare Wahrnehmung zu erfassen. Unter Auslassung der eingehenden Erhebung der Krankheitsgeschichte und ohne weitere körperliche Untersuchung konnten sie bereits eine diagnostische Einschätzung vornehmen, eine Prognose stellen und einen therapeutischen Ansatz finden.

Huangdi wandte sich fragend an Qi Bo und sprach: „Ich habe dies erfahren: Die Färbung seiner Ausstrahlung zu sehen und seine Krankheit zu erkennen, das beschert den Ruf des Erleuchteten; mit der Hand die Bewegung in seinen Gefäßen zu prüfen und seine Krankheit zu erkennen, das beschert den Ruf des Magisch-Göttlichen; nach der Krankheit zu fragen und ihren Ort zu erkennen, das beschert den Ruf des handwerklichen Praktikers.

Huángdì nèijīng • Língshū • Xiéqì zàngfú bìngxíng dìsì (Leitfaden des Gelben Ahnherrschers, Innerer Band • Drehangel aller Wunderwirkungen • Ausgestaltung von Krankheiten durch übles Qi in den Zang-Langzeitspeichern und Fu-Zwischenlagern, als Viertes)

黃帝內經 • 靈樞 • 邪氣藏府病形第四

Nichtdestotrotz wurden die geschickte Befragung des Patienten und seine eingehende Untersuchung als weitere Merkmale eines fähigen Therapeuten angesehen. Der Leser hat hier die Gelegenheit, sich mit den Besonderheiten in der Anamnese- und Befunderhebung sowie der Diagnosestellung vertraut zu machen und die zugrundeliegende Systematik genau kennenzulernen. Die Methodiken der Anamnese- und Befunderhebung und die Prinzipien der Diagnosestellung helfen bei der Sortierung und Zuordnung der erfassten Daten. Um allerdings die Situation von Qi und Blut, Yin und Yang, Jing und Shen umfassend in allen Bereichen erfassen zu können, ist es erforderlich, dass der Therapeut sich vollständig eigener Belange und Thematiken entleert hat, um keine Vermischung dieser Inhalte mit dem Zustand des Patienten aufkommen zu lassen. Gleichzeitig muss die Feinfühligkeit des Therapeuten höchst entwickelt sein, um beispielsweise jeden noch so feinen Anklang eines schrägläufigen Qi im Puls erfassen zu können. Der Therapeut tritt dem Patienten mit einem reinen, klaren und unbeschäftigten Shen gegenüber und wirkt dadurch wie die Oberfläche eines ruhigen Sees, in dem sich alle Aspekte des Patienten widerspiegeln und in dem sich der Patient selbst in aller Stille und mit Bedacht begegnen kann.

Diejenigen, die die Färbung ausspähen, die Augen untersuchen, (um so) um die Zerstreuung oder Wiederherstellung (des Qi) zu wissen, die sich voll und ganz mit den Erscheinungen am Leib vereinen, und nach Bewegung und Stille horchen, von diesen Praktikern der oberen Kategorie heißt es, dass sie die Kondition der Fünf Färbungen an den Augen ablesen. Auch verstehen (diese Praktiker) sich darauf, die Chi- und Cun-(Taststellen) hinsichtlich ihrer Verkleinerung oder Vergrößerung, ihrer Verlangsamung oder Beschleunigung, ihrer Schlüpfrigkeit oder Rauigkeit auszutarieren, um die erkrankten Bereiche zu benennen. Wer um das Schrägläufige und Geradläufige weiß, versteht sich darauf, den Unterschied zwischen den Lüften eines Leere-Übels und eines aufrechten Übels[1] zu bewerten.

Huángdì nèijīng • Língshū • Xiǎozhēn jiě dìsān (Leitfaden des Gelben Ahnherrschers, Innerer Band • Drehangel aller Wunderwirkungen • Erklärungen zur Anwendung der kleinen Nadeln, als Drittes)

黃帝內經 • 靈樞 • 小針解第三

Zur Einteilung der Therapeuten in drei Kategorien findet sich noch der folgende Hinweis im Klassiker:

Daher: Wer sich auf das Austarieren (des Zustands der Haut) an der Ellenseite der Unterarme versteht, befasst sich nicht (ausgiebig) mit (der Beurteilung der Bewegung in den Gefäßen an) der Cun-großen Öffnung. Wer sich auf das Austarieren der (Bewegung in den) Gefäße(n) versteht, befasst sich nicht (ausgiebig) mit (der Beurteilung) der Färbung. Wer all dies verbindend in Betracht zu ziehen weiß und so vorgeht, der kann als Praktiker der höchsten Kategorie gelten. Praktiker der höchsten Kategorie bewahren die Unversehrtheit von neun unter zehn.

Wer zwei Aspekte zu verfolgen weiß, gilt als Praktiker der mittleren Kategorie. Praktiker der mittleren Kategorie bewahren die Unversehrtheit von sieben unter zehn.

Wer einen Aspekt zu verfolgen weiß, gilt als Praktiker der untersten Kategorie. Praktiker der untersten Kategorie bewahren die Unversehrtheit von sechs unter zehn.

Huángdì nèijīng • Língshū • Xiéqì zàngfú bìngxíng dìsì (Leitfaden des Gelben Ahnherrschers, Innerer Band • Drehangel aller Wunderwirkungen • Ausgestaltung von Krankheiten durch übles Qi in den Zang-Langzeitspeichern und Fu-Zwischenlagern, als Viertes)

黃帝內經 • 靈樞 • 邪氣藏府病形第四

Letztlich sollte der an Weiterentwicklung interessierte Therapeut anstreben, mit allen diagnostischen Wegen vertraut zu sein und ihre Anwendung stetig zu vervollkommnen.

Die vier diagnostischen Zugangswege beinhalten die folgenden Aspekte:

- *wàng* 望 das „Sehen", also die Inaugenscheinnahme des Patienten oder Inspektion
- *wèn* 問 das „Fragen", also die Befragung des Patienten oder Anamneseerhebung
- *wén* 聞 das „Riechen und Hören", also das Sammeln olfaktorischer und akustischer Informationen vom Patienten
- *qiè* 切 das „Betasten", also die Untersuchung des Patienten durch Palpation

Auf die Inhalte dieser vier Zugänge zur Diagnostik wird in diesem Kapitel als erstes eingegangen.

[1] Als „Leere-Übel" wird die Einwirkung eines klimatischen Faktors zur Unzeit bezeichnet (etwa ein kalter Luftzug im Sommer); als „aufrechtes Übel" wird die übermäßige Einwirkung eines klimatischen Faktors zur passenden Jahreszeit bezeichnet (etwa extreme Hitze im Sommer).

18.1 Die klassischen Werkzeuge der Diagnostik – Zugänge, um das Unsichtbare sichtbar werden zu lassen

Die über die Sinneseindrücke des Sehens, Riechens, Hörens und tastenden Fühlens vermittelten Informationen sowie die unmittelbare Wahrnehmung des Shen ermöglichen die Detektion jener Qi-Blockaden, die zu den emotionalen, physischen und mentalen Störungen beim Patienten führen. Der diagnostische Prozess beginnt üblicherweise mit dem ersten visuell vermittelten Gesamteindruck des Patienten.

18.1.1 Das Sehen (wàngzhěn 望診)

Die Inspektion des Patienten gehört zu den unmittelbaren Zugängen zu seinem Zustand, wobei Färbungen, Formen und Bewegungsmuster beobachtet werden. Im Gesichtsbereich wird explizit die Schläfenregion in Augenschein genommen. Wenn sich hier keine eindeutigen Zuordnungen ergeben, kann alternativ die Region der Ellenbeuge beurteilt werden.

Daher: was eine Färbung grünlich wie verdorrte Gräser zeigt, stirbt; das wie die Früchte einer Dornenhecke Gelbliche stirbt; das wie Kohleruß Schwärzliche stirbt; das wie klumpiges Blut Rötliche stirbt; das wie welke Knochen Weißliche stirbt. Dies (zeigt, wie man) in den Fünf Färbungen den Tod erkennt. Das wie das Gefieder der Eisvögel Frischgrüne lebt; das wie der Kamm des Hahns kräftig Rote lebt; das wie der Bauch der Krabbe leuchtend Gelbe lebt; das wie Ferkelfett Weiße lebt; das wie die Rabenfeder Schwarze lebt. Dies (zeigt, wie man) in den Fünf Färbungen das Lebendige erkennt. Was dem Herzen entspringt, erscheint wie in dünne weiße Seide gehüllter Zinnober; was der Lunge entspringt, erscheint wie etwas in dünne weiße Seide gehülltes Rotes; was der Leber entspringt, erscheint wie etwas in dünne weiße Seide gehülltes Grünlich-Purpurnes; was der Milz entspringt, erscheint wie in dünne weiße Seide gehüllte Früchte der chinesischen Haarblume; was der Niere entspringt, erscheint wie etwas in dünne weiße Seide gehülltes Violettes. Dies ist der von den Fünf Zang-Langzeitspeichern hervorgebrachte äußere Glanz.

[…]

Also: die Kleinheit, Größe, Schlüpfrigkeit, Rauheit, Oberflächlichkeit und Tiefe der (Bewegung in den) Gefäße(n) kann mit den (tastenden) Fingern unterschieden werden. Die äußeren Manifestationen der (Aktivitäten in den) Fünf Zang-Langzeitspeicher(n) können nach (dem Ähnlichkeitsprinzip) ihrer Wesensart erschlossen werden. Die mit den Fünf Zang-Langzeitspeichern in Resonanz stehenden Tönungen können durch bewusstes Einfühlen erkannt werden. Das feinsinnige Diagnostizieren der Fünf Färbungen gelingt mit dem vom Auge Erspähten. Wer die (Bewegungen in den) Gefäße(n) mit den Färbungen (in der Erscheinung des Patienten) in Verbindung zu bringen vermag, wird (in) zehntausend (Fällen die Gesundheit seiner Patienten) vollkommen erhalten.

Huángdì nèijīng • Sùwèn • Wǔzàng shēngchéng piān dìshí (Leitfaden des Gelben Ahnherrschers, Innerer Band • Unbefangene Elementarfragen • 10. Kapitel: Entstehung und Vervollkommnung der Fünf Langzeitspeicher)

黃帝内經 • 素問 • 五臟生成篇第十

Darüber hinaus werden die verschiedenen Zonen des Gesichts zusätzlich den einzelnen Grundwesenheiten zugeordnet und die Färbungen der jeweiligen Zonen beurteilt.

Aus den Hinweisen in den klassischen Schriften lassen sich die beiden folgenden Kartografien rekonstruieren (➤ Abb. 18.1):

- Herz (Feuer) – Stirn
- Milz (Erde) – Nase

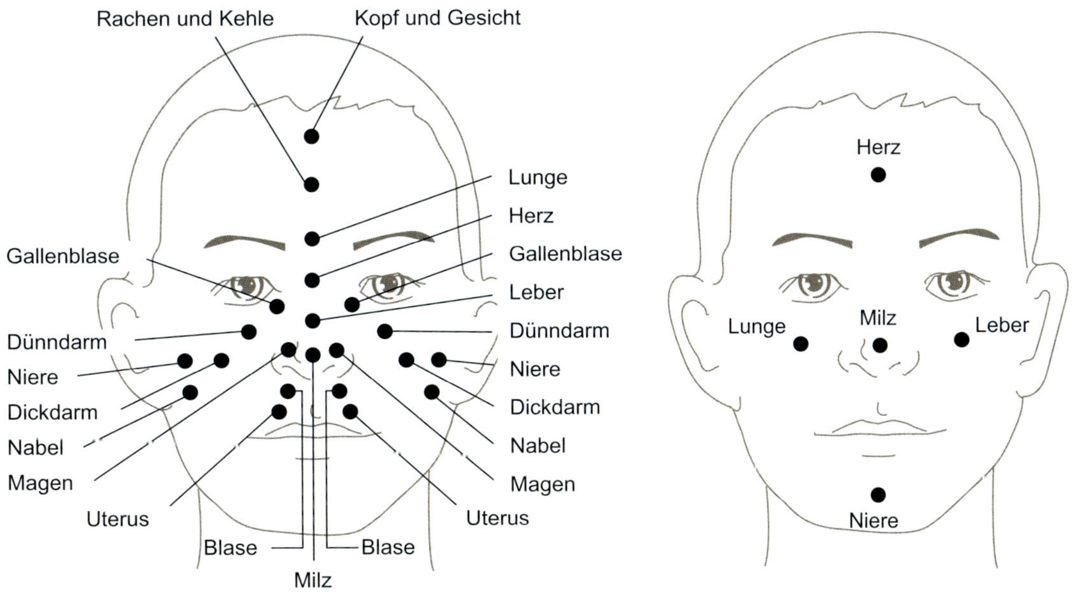

Abb. 18.1 Die diagnostischen Zonen im Gesicht für verschiedene Organe (links) und für die Fünf Zang-Langzeitspeicher (rechts) [L138]

- Niere (Wasser) – Kinn
- Lunge (Metall) – rechte Wange
- Leber (Holz) – linke Wange

Die Inspektion des Patienten ist jedoch nicht auf die Beobachtung auffälliger Färbungen in der äußeren Erscheinung beschränkt. Es werden bewusst alle sichtbaren Regungen des Patienten in Gestik, Mimik, Bewegungsmustern, Körperhaltung und Körpersprache betrachtet. Dabei können die folgenden Eigentümlichkeiten auffallen:

- Der **Holz-Typ** weist gerne eine möglicherweise unmittelbar sichtbare Zornesfalte über der Nasenwurzel auf. Seine Bewegungen erscheinen möglicherweise rigide und starr, bewusst kontrolliert oder übermäßig schlaff.
- Der **Feuer-Typ** zeigt gerne eine übertrieben fröhliche Ausdrucksweise oder eine Traurigkeit mit der Neigung zur raschen Veränderung des Zustands. Oft ist der Muskeltonus im Verlauf der sehnigen Leitbahn des Dünndarms abgeschwächt. Die Hände sind gerne verschwitzt.
- Der **Erd-Typ** kann sich einer zugewandten oder zurückhaltenden Körpersprache bedienen, wobei die Zone des Solarplexus gerne häufiger vom Patienten selbst berührt wird. In der Bereitschaft, körperliche Nähe einzugehen, wird häufig ein Bedürfnis nach Liebe und Zuwendung spürbar. Es wird häufiger ein anorektischer Ernährungszustand oder eine Adipositas vorgefunden.
- Der **Metall-Typ** fällt durch eine distanzierte Körpersprache auf. Meist dauert es eine Weile, bis der Patient Mantel oder Tasche ablegt. Die Gesichtszüge sind meist schlaff und vermitteln eine im Inneren verborgene herbstlich-wehmütige Stimmung. Anders als beim Erd-Typ wird hier nicht nach Mitgefühl gesucht. Menschen des Metall-Typs sehen es als ihnen auferlegt an, ihr Schicksal zu ertragen. Insgesamt ist ihre Mimik eher spärlich ausgeprägt.
- Der **Wasser-Typ** weist eine angespannte Körperhaltung auf; seine Körpersprache drückt mit aufgerissenen Augen eine ständige Alarmbereitschaft aus, oder versucht mit einem Dauerlächeln die äußere Bedrohung abzulenken und zu besänftigen. Die den Menschen vom Wasser-Typ häufig innewohnende Unruhe und Angst zeigt sich an der Oberfläche gerne in Form von Tics oder abrupten Bewegungen.

Im *Huangdi neijing* finden sich weitere Hinweise auf die Fünf Menschentypen:

Menschen der Holz-Gestalt gleichen sich dem oberen Jue-Ton[2] *an und ähneln dem Jadegrünen Ahnherrscher*[3]*. Als Menschen erscheinen sie mit dunkelgrünlicher Färbung, kleinem Kopf, langgezogenem Gesicht, breiten Schultern und breitem Rücken, aufrechter Körperhaltung, kleinen Händen und Füßen, sind talentiert, eifrig und gewissenhaft, verfügen über geringe Körperkraft und sind erfüllt von Sorgen. Sie erschöpfen sich an ihren Aufgaben, vertragen Frühling und Sommer, aber nicht Herbst und Winter, (wo sie gerne) befallen werden, so dass eine Krankheit entsteht. Das Fuß-Jueyin (entspricht ihrer Natur); ihr Auftreten ist distinguiert und in sich selbst ruhend.*

[…]

Menschen der Feuer-Gestalt gleichen sich dem oberen Zhi-Ton[2] *an und ähneln dem Karmesinroten Ahnherrscher*[3]*. Als Menschen erscheinen sie mit kräftig roter Färbung, (besitzen) ausgedehnte Zahnwurzeln, ein schmales Gesicht, einen kleinen Kopf, gut ausbalancierte Schulter-, Rücken-, Gesäß- und Bauchpartien, kleine Hände und Füße. Ihr Gang über den Boden ist hastig und unruhig, ihr Herz gallopiert. Beim Gehen schaukeln sie hin und her. Das Fleisch an Schultern und Rücken ist füllig. Sie besitzen Wagemut und geben dem Besitztum kein Gewicht. Es mangelt ihnen an Vertrauen und sie sind voller Nachdenklichkeit. Mit ihrer raschen Auffassungsgabe durchschauen sie die Dinge leicht. Sie zeigen eine freundliche Miene, haben (jedoch) ein ungeduldiges Herz. Sie leben nicht lange und versterben plötzlich. Sie vertragen Frühling und Sommer, aber nicht Herbst und Winter. Werden sie in Herbst und Winter befallen, so entsteht eine Krankheit. Das Hand-Shaoyin (entspricht ihrer Natur); ihr Auftreten ist von Zuverlässigkeit und Realitätssinn geprägt.*

[…]

Menschen der Erd-Gestalt gleichen sich dem oberen Gong-Ton[2] *an und ähneln dem Ockergelben Ahnherrscher*[3]*. Als Menschen erscheinen sie mit lehmgelber Färbung, (besitzen) ein rundes Gesicht, einen großen Kopf, eine schön anzusehende Schulter- und Rückenpartie, einen großen Bauch, schön anzusehende Ober- und Unterschenkel, kleine Hände und Füße und viel Fleisch. Oben und Unten sind bei ihnen ausgeglichen. Ihr Gang über den Boden ist ruhig, ihr Handeln vertrauenserweckend. Ihr Herz ist friedvoll, und sie sind gerne anderen Menschen dienlich. Sie haben keine Freude an Macht und Einfluss und verstehen sich darauf, Anschluss an andere Menschen zu finden. Sie vertragen Herbst und Winter, aber nicht Frühling und Sommer. Werden sie in Frühling und Sommer befallen, so entsteht eine Krankheit. Das Fuß-Taiyin (entspricht ihrer Natur); ihr Auftreten ist von Anständigkeit und Aufrichtigkeit geprägt.*

[…]

Menschen der Metall-Gestalt gleichen sich dem oberen Shang-Ton[2] *an und ähneln dem Seidenweißen Ahnherrscher*[3]*. Als Menschen erscheinen sie mit kantigem Gesicht und strahlend weißlicher Färbung. Ihr Kopf ist klein, Schultern und Rücken sind klein, der Bauch ist klein, Hände und Füße sind klein, (doch die prominente) Ferse erweckt den Eindruck, dass sich die (anderen) Knochen außerhalb (von ihr) entwickeln. Die Knochen sind leicht (gebaut). Das Wesen ist ehrlich und rechtschaffen, das Herz ungeduldig. (Mal sind sie) regungslos, (mal) voller Ingrimm. Sie eignen sich dazu, mit Staatsgeschäften beauftragt zu werden. Sie vertragen Herbst und Winter, aber nicht Frühling und Sommer. Werden sie in Frühling und Sommer befallen, so entsteht eine Krankheit. Das Hand-Taiyin (entspricht ihrer Natur); ihr Auftreten ist von Anständigkeit und Aufrichtigkeit geprägt.*

[…]

[2] *jué* 角, *zhǐ* 徵, *gōng* 宫, *shāng* 商, *yǔ* 羽: die fünf Grundtöne der altchinesischen Pentatonik.

[3] *cāngdì* 蒼帝 (*qīngdì* 青帝), *chìdi* 赤帝 (*yándì* 炎帝), *huángdì* 黃帝, *báidì* 白帝, *hēidì* 黑帝: Bezeichnungen für die Fünf Thearche oder für fünf vorzügliche Weise des chinesischen Altertums.

Menschen der Wasser-Gestalt gleichen sich dem oberen Yu-Ton[2] an und ähneln dem Rabenschwarzen Ahnherrscher[3]. Als Menschen erscheinen sie mit tiefschwärzlicher Färbung und unebenem Gesicht. Der Kopf ist groß, Kinn und Wangen breit, kleine Schultern, großer Bauch, Hände und Füße bewegen sich (gerne), im Gehen schwankt der Leib hin und her. Das Steißbein ist lang und der Rücken lang ausgezogen. Sie zeigen keine Furcht und verstehen sich darauf, andere Menschen zu beschwindeln. Sie sterben durch die Hand anderer. Sie vertragen Herbst und Winter, aber nicht Frühling und Sommer. Werden sie in Frühling und Sommer befallen, so entsteht eine Krankheit. Das Fuß-Shaoyin (entspricht ihre Natur); ihr Auftreten ist ehrlos.

Huángdì nèijīng • Língshū • Yīnyáng èrshíwǔ rén dìliùshísì (Leitfaden des Gelben Ahnherrschers, Innerer Band • Drehangel aller Wunderwirkungen • Yin und Yang und die fünfundzwanzig Menschentypen, als Vierundsechzigstes)

黃帝內經 • 靈樞 • 陰陽二十五人第六十四

Inspektion der Wirbelsäule, der Extremitäten und der Gelenke

Haltung und Spannung des Leibes werden im Stehen oder Gehen inspiziert. Die Yin-Leitbahnen spiegeln vornehmlich chronische Haltungsschäden wider, während an den Yang-Leitbahnen vor allem Störungen der Bewegung und der Beweglichkeit zum Ausdruck kommen.

Die Yin- und die Yang-Seite des Körpers werden jeweils im Hinblick auf Fehlhaltungen und auffällige Bewegungsmuster beurteilt.

Die Abschnitte des Rückens

Die Wirbelsäule wird in der daoistischen alchimistischen Auffassung als Himmelsleiter bezeichnet. Sie verkörpert die drei Zinnoberfelder in den Bereichen von Kopf/Hals, Brust und Bauch und spiegelt so die Funktionalität der Drei Jiao wider. In den Drei Jiao wiederum ist die Transformation aller Bewusstseinsebenen beheimatet. Fehlhaltungen und Fehlstellungen (z. B. Hyperlordose oder Hyperkyphose) sowie degenerative Veränderungen können Hinweise auf eine Störung der Verbindung der Bewusstseinsebenen von Körper, Geist und Seele bieten. Wirbelsäulenveränderungen können Ausdruck einer Schwächung des Dumai als Quelle des gesamten Yang und Ursprung des Wei-Qi sein. Auch äußere Verletzungen können den Dumai beeinträchtigen. Stürze auf das Steißbein wie auch ein Dammschnitt können den Qi-Fluss im Dumai wie auch die Verbindung zwischen Dumai und Renmai unterbrechen. Das Sakrum hat eine enge Verbindung zu den Außergewöhnlichen Gefäßen, so dass Störungen dieser Region weitreichende Folgen haben können.

- Die Halswirbelsäule steht mit dem Shen in Verbindung; spirituelle Blockaden haben gerne hier ihren Sitz.
- Die Brustwirbelsäule steht mit dem Qi in Verbindung; postnatale Traumata spiegeln sich hier gerne wider.
- Die Lendenwirbelsäule steht mit dem Jing in Verbindung; karmische und transgenerationale Prägungen sind hier gerne niedergelegt.

Alle drei Bereiche sind natürlich Anknüpfungspunkte an das DAO, also Ausdruck des Ausmaßes des Einklangs mit der Lebensbestimmung.

Die Rücken-Shu-Transport-Pforten

Die Bereiche der Rücken-Transport-Pforten für die inneren Organe werden im Hinblick auf Ödembildung, Farbveränderungen, Temperaturabweichungen, Varizenbildung, Hautauffälligkeiten wie die Ausbildung von Nävi, Ekzemen oder Narben und auf Schmerzempfindlichkeit untersucht. Hier können sich Blut-Stasen als Fülle-Symptomatik wie auch vermehrte Schutzbehaarung als Ausdruck einer Organschwäche manifestieren.

Untere Extremitäten

Die Beine werden im Hinblick auf Ödembildung, Farbveränderungen, Temperaturabweichungen, Varizenbildung, Hautauffälligkeiten, Schmerzempfindlichkeit, Ausprägung von Myogelosen, Beinlängendifferenzen und das Vorhandensein künstlicher Gelenke untersucht. Folgende Gegebenheiten sollten berücksichtigt werden:

- Die Leistenregion stellt einen Engpass der drei Yin-Leitbahnen zusammen mit der Magen-Leitbahn dar.
- Die Hüfte ist eine Eintrittspforte für verschiedene schädigende Faktoren, die den inneren Verlauf der Leitbahnen verstopfen können.
- Die Oberschenkelregion reguliert die Ebene des Blutes über die hier verlaufenden drei Yin-Leitbahnen.
- Die Knieregion stellt einen weiteren Engpass der unteren Leitbahnen dar und spiegelt die Anpassungsfähigkeit an die Lebensumstände wider.
- An den Unterschenkeln drücken Magen- und Milz-Leitbahn die Grundwesenheit der Erde, das postnatale Qi und die Anpassungsfähigkeit an die Gegebenheiten von Temperatur, Ort oder Jahreszeit aus.
- Die Füße stellen die Verbindung zum irdischem Qi dar; ihre Verkrümmung oder Fehlstellung, ein Nagelpilz wie auch Verhornungen zeigen eine Schwäche des Qi in den betroffenen Leitbahnen an.

Obere Extremitäten

Die Arme werden im Hinblick auf Ödembildung, Farbveränderungen, Temperaturabweichungen, Varizenbildung, Hautauffälligkeiten, Schmerzempfindlichkeit, Ausprägung von Myogelosen und das Vorhandensein künstlicher Gelenke untersucht. Folgende Gegebenheiten sollten berücksichtigt werden:

- Der Bereich des Schultergürtels stellt einen Engpass der sechs Hand-Leitbahnen und der drei hier verlaufenden Fuß-Yang-Leitbahnen dar.
- Das Schultergelenk ist eine Eintrittspforte für verschiedene schädigende Faktoren, die den inneren Verlauf der Leitbahnen verstopfen können.

- In der Oberarmregion sollten ggf. Impfnarben entstört werden, da sie Toxine enthalten können.
- Im Ellenbogenbereich kann sich schädigendes Qi auf der Lungen- und Dickdarm-Leitbahn sammeln.
- Die Hände drücken die Verbundenheit mit dem Herz-Qi im Leib aus; daher können Temperaturveränderungen, Fehlstellungen und Bewegungseinschränkungen der Hand wie auch Entzündung der regionalen Gelenke als Ausdruck der Blockierung im Kontakt mit der Außenwelt verstanden werden.

Kopf und Gesicht

Die Leber-Leitbahn transportiert mit ihrem inneren Ast Nieren-Yin zum Schädeldach, so dass ein Haarausfall oder ein vorzeitiges Ergrauen der Haare Hinweise auf eine Störung im Bereich von Leber und Niere geben können. Der gesamte Schädel sollte nach Hautauffälligkeiten, Störungen des Haarwuchses und Gelenkblockierungen untersucht werden.

Sinnesorgane

Die Zang-Speicherorgane öffnen sich in den jeweils zugeordneten Sitz eines Wahrnehmungssinnes. An den Sinnesorganen werden Störungen der Funktion, auffällige Färbungen, Haut- und Temperaturveränderungen und Zeichen für Entzündung registriert. Folgende Zusammenhänge sollten berücksichtigt werden:

- Die Augen gelten als das Fenster des Shen, weshalb Pathologien des Herz-Qi anhand von Auffälligkeiten im Blickkontakt entdeckt werden. Behandlungsblockaden aufgrund von neurotischen oder paranoiden Besetzungen werden hier sichtbar. Äste der Leber-Leitbahn versorgen die Augen, weshalb eine Beeinträchtigung des Visus (etwa eine Linsen- oder Glaskörpertrübung oder ein Gesichtsfeldausfall) mit der Leber in Zusammenhang stehen kann.
- Die Ohren sind die Pforte der Niere, so dass ein Zustand der Nieren-Leere zu Ohrenproblemen Anlass geben kann; topografische Bezüge zu den Shaoyang-Leitbahnen können darauf hinweisen, dass Innen und Außen nicht angemessen in Kontakt treten können, oder dass nicht ausreichend auf die innere Stimme, auf das Herz und seinen Hüter, gehört werden kann.
- Die Nase stellt die Öffnung der Lunge dar und weist topografische Bezüge zur Blasen-Leitbahn und den Yangming-Leitbahnen auf.
- Der Mund steht in enger Verbindung mit Milz und Magen; seine Trockenheit deutet auf einen Säfte-Mangel, Mundwinkelrhagaden weisen auf eine mögliche Leber-Qi- oder Magen-Störung hin.

Die Betrachtung der Zunge stellt einen Unterpunkt der Untersuchung durch Inspektion dar. Sie findet meist zu einem späteren Zeitpunkt der Aufnahme eines Erkrankungsfalles statt, so dass die Zungendiagnose in diesem Kapitel weiter unten in ➤ Kap. 18.1.7 dargestellt wird.

18.1.2 Orientierende diagnostische Klassifikationssysteme

Zur raschen Orientierung bei der ersten Einschätzung der diagnostischen Ausrichtung werden häufig einfache Klassifikationssysteme benutzt, die an dieser Stelle kurz umrissen werden sollen.

Das Theorem der Acht Leitkriterien (bāgāng 八綱)

Eine explizite Erwähnung dieses Konzepts findet sich wahrscheinlich in der Geschichte der Chinesischen Medizin erstmalig bei Sūn Yīkuí 孙一奎 (1522–1619) in seinem Werk *Chìshuǐ xuánzhū* (赤水玄珠 „Rotes Wasser und dunkle Perle"[4]). Das Konzept wurde von Zhāng Jǐngyuè 张景岳 (1583–1640, eigentlicher Name Zhāng Jièbīn 張介賓) in seinem Werk *Jǐngyuè quánshū* (景岳全書 „Sämtliche Schriften des Jingyue") aufgenommen und später von dem Autoren Chéng Guópéng 程國彭 (1661–1734; *Yīxué xīnwù* 醫學心悟 „Herzenseinsichten in die Medizin") weiter entwickelt. Xú Língtāi 徐灵胎 (1693–1771) wies in seiner Schrift *Zábìng yuán* (雜病源 „Die Ursprünge verschiedener Krankheiten") darauf hin, dass es sich bei dem Theorem der sogenannten Acht Leitkriterien im Grunde um zwei übergeordnete Kategorien (Yin und Yang) und sechs untergeordnete wesentliche Aspekte handelt (*èrgāng liùyào* 二綱六要). In der Neuzeit trat Zhù Wèijú 祝味菊 (1884–1951) mit Hinweisen zur präzisen Anwendung der Acht Leitkriterien in der praktischen Medizin in seinem Werk *Shānghán zhǐnán* (傷寒指南 „Führer durch die Schädigende Kälte") hervor.

Als die zwei Leitkriterien sind also Yin und Yang anzusehen, die sich in die sechs Aspekte von Innen und Oberfläche, Leere und Fülle, Kälte und Hitze aufteilen. Dabei sind „Innen", „Leere" und „Kälte" dem „Yin" zugeordnet, „Oberfläche", „Fülle" und „Hitze" dem „Yang" (➤ Tab. 18.1).

Tab. 18.1 Das System der Acht Leitkriterien

bāgāng 八綱 Acht Leitkriterien	
èrgāng 二綱 Zwei übergeordnete Kategorien	
yīn 陰	***yáng*** 陽
liùyào 六要 Sechs untergeordnete Hauptaspekte in drei Paaren	
Innen *lǐ* 裏	**Oberfläche** *biǎo* 表
Leere *xū* 虛	**Fülle** *shí* 實
Kälte *hán* 寒	**Hitze** *rè* 熱

Mit dem Terminus **„Oberfläche"** sind hier Störungen auf der Ebene des Schutzwächter-Qi gemeint, im wesentlichen also Wind-Kälte, Wind-Hitze und die Leere des Schutzwächter-Qi (➤ Tab. 18.2). Unter einer Leere des Schutzwächter-Qi ist im Wesentlichen eine Infektanfälligkeit zu verstehen.

[4] Vgl. „Yin und Yang in der Systematik der Bagang" in ➤ Kap. 7.

Tab. 18.2 Differenzialdiagnose von Wind-Kälte und Wind-Hitze

Wind und Kälte schnüren die Oberfläche ein (Wind und Kälte befallen die Oberfläche)	Wind und Hitze greifen die Lunge an
• Starke Abneigung gegen Kälte • Leichte Entwicklung von Hitze • Kein Schweiß • (Kurzatmigkeit) • (Kopf- und) Gliederschmerzen • Verstopfte Nase mit Sekretfluss • Husten mit deutlichem Geräusch • (Dünner), weißer Zungenbelag • Oberflächlicher, gespannter Puls	• Leichte Abneigung gegen Kälte • Starke Entwicklung von Hitze • Leichte Schweißentwicklung • Kopfschmerzen • Roter Rachen • Husten • Trockener Mund • (Dünner), gelber Zungenbelag • Oberflächlicher, beschleunigter Puls

Mit dem Ausdruck **„Innen"** wird auf Störungen im Bereich der Inneren Organe und der Grundwirksamkeiten verwiesen, also Störungsmuster der Zang-Langzeitspeicher und Fu-Zwischenlager und Dysharmonien in den Bereichen von Qi, Blut, Yin, Yang, Geist-Seele Shen, Jing-Essenz und den Körpersäften.

Zum Thema Fülle und Leere heißt es im Klassiker:

(Ist) das üble Qi kraftvoll (und überwiegt es), so (handelt es sich um) Fülle; (wurden) die Jing-Essenzen und das Qi entzogen (und sind sie vermindert), so (handelt es sich um) Leere.

Huángdì nèijīng • Sùwèn • Tōngpíng xūshí lùn piān dìèrshíbā (Leitfaden des Gelben Ahnherrschers, Innerer Band • Unbefangene Elementarfragen • 28. Kapitel: Abhandlung über die durchdringende Bewertung von Leere und Fülle)

黃帝內經 • 素問 • 通評虛實論篇第二十八

Der Ausdruck **„Fülle"** beschreibt folglich Störungen durch äußere pathogene Faktoren (Wind, Kälte, Sommerhitze, Feuchtigkeit, Trockenheit und Feuer) oder aufgrund einer Stauungssituation (Qi-Stagnation, Blut-Stase, Schleim).

Als **„Leere"** werden Mangel-Zustände bezeichnet, die aus einer Erschöpfung der Grundwirksamkeiten oder der Zang-Langzeitspeicher und Fu-Zwischenlager resultieren (Qi-Leere, Blut-Leere, Yin-Leere, Yang-Leere, Jing-Essenz-Leere, Säfte-Leere, Herz-Leere, Lungen-Leere, Nieren-Leere etc.).

In ➤ Tab. 18.3 sind Kriterien zur Unterscheidung von Fülle und Leere dargestellt.

Die Kriterien der typischen Manifestationen von **Hitze** und **Kälte** wurden bereits oben genannt. Bei einer Fülle-Kälte-Erkrankung ist dem Patienten meist eine Kälteexposition in der Vorgeschichte noch erinnerlich. Ein Leere-Kälte-Zustand entwickelt sich meist allmählich. Eine Fülle-Hitze-Situation geht meist mit entzündlichen Prozessen oder Reizzuständen einher. Die Leere-Hitze-Erkrankungen zeigen in der Regel einen schleichenden Verlauf. Grundsätzlich ist festzustellen, dass sich Hitze-Störungen durch Hitzeexposition verschlimmern und sich unter Kühlung verbessern, während sich Kälte-Störungen bei Kälteexposition verschlimmern und durch Erwärmung gebessert werden.

Die Acht Leitkriterien dienen dazu, einen systematischen Überblick über die hauptsächlichen Vektoren der Erkrankung zu gewinnen. Zunächst wird geschaut, ob sich die Erkrankung an der Oberfläche abspielt, oder ob Innere Organe und Grundwirksamkeiten betroffen sind. Störungen der Oberfläche werden über die Dickdarm- und Lungen-Leitbahn, den Dumai und die Taiyang-Leitbahnen behandelt. Die Sanjiao-Leitbahn kann ebenfalls in die Behandlung einbezogen werden.

Tab. 18.3 Kriterien zur Unterscheidung von Fülle und Leere

	Fülle-Zustands-Muster	Leere-Zustands-Muster
Krankheitsverlauf	Kurz (akut)	Langwierig (chronisch)
Konstitution	Meist kräftig und robust	In jedem Fall schwächlich
Emotional-psychische Verfassung	Erregt, angestachelt	Lustlos, matt, niedergeschlagen, antriebslos
Stimme/Atmung	Laut vernehmliche Stimme; verschärfter Atem	Leise Stimme; schwacher Atem
Schmerzen	Verschlimmerung durch Druck; u. U. Abwehrspannung	Besserung durch Druck
Spannungs- und Völlegefühl in Brust und Bauch	Schmerzen durch Druck, kein Nachlassen der Spannungs- und Völleempfindungen dabei	Keine Schmerzen durch Druck, zeitweises Nachlassen der Spannungs- und Völleempfindungen dabei
Hitzeentwicklung	Heftige Hitzeentwicklung (hohes Fieber)	Lästige Hitzeempfindungen in den ‚Fünf Herzen' (Handflächen, Fußsohlen, Brust); leichte Hitzeentwicklung am Nachmittag, Hitzewallungen
Abneigung gegen Kälte	Keine Besserung durch dicke Kleidung oder Bettdecken (Schüttelfrost)	Erleichterung durch zusätzliche Kleidung oder in der Nähe von Wärmequellen (Algorphobie)
Zungenbild	Zäher, fester Zungenkörper, dicker und klebrig-fetter Belag	Zarter Zungenkörper, wenig oder kein Belag
Pulsbild	Kraftvoll	Kraftlos

Die Störungen der Zang-Langzeitspeicher werden über die Basiskombination der jeweiligen Rücken-Transport-Pforte mit der Yuan-Ursprungs-Pforte der entsprechenden Leitbahn angegangen; zur Behandlung der Fu-Zwischenlager kann die jeweilige Mu-Sammlungs-Pforte mit der Unteren He-Mündungs-Pforte kombiniert werden. Für die Pathologien von Qi, Blut, Jing-Essenz und Körpersäften stehen spezifische Pforten zur Verfügung, die im Kapitel zu den Erkrankungszuständen aufgeführt sind (➤ Kap. 19). Die Behandlung von Shen-Pathologien wird in einem eigenen Kapitel dargestellt (➤ Kap. 23).

Wird eine Fülle festgestellt, so ist eine ableitende Behandlung indiziert, die äußere pathogene Faktoren oder Schleim eliminiert und Qi-Stagnation oder Blut-Stase auflöst. Wird eine Leere festgestellt, so ist eine auffüllende Behandlung indiziert, die wieder vermehrt die mangelnden Grundwirksamkeiten zur Verfügung stellt und die Speicherorgane unterstützt.

Bei Fülle-Hitze wird die Hitze geklärt, bei Leere-Hitze wird das Yin genährt. Bei Fülle-Kälte wird diese durch erwärmende Maßnahmen wie die Moxibustion vertrieben, bei Leere-Kälte wird das Yang ebenfalls durch Moxibustion und Wärmebehandlung gestärkt.

Die Acht Leitkriterien stellen ein einfaches, der Orientierung dienendes diagnostisches Schema dar. Darin erschöpft sich natürlich nicht die gesamte Bandbreite der Diagnostik in der Chinesischen Medizin. Um einen kurzen Überblick zu erhalten, seien weitere diagnostische Systeme der Chinesischen Medizin als Aufzählung angefügt. Zu diesen differenzialdiagnostischen Klassifikationssystemen zählen:

- Störungen durch krankheitsauslösende Faktoren
  - Sechs klimatische Exzesse (Wind, Kälte, Sommerhitze, Feuchtigkeit, Trockenheit, Feuer)
  - Seuchen
  - Sieben Emotionen (Freude, Zorn, Grübelei, Trauer, Angst, Schreck, Sorge)
  - Ernährungsfehler
  - Überlastungsfolgen
  - Traumata
- Störungen der Grundwirksamkeiten: Qi, Blut, Yin, Yang, Geist-Seele Shen, Jing-Essenz, Säfte
- Störungen der Zang- und Fu-Organe
- Störungen der Leitbahnen und Netzgefäße
  - Zwölf Hauptleitbahnen
  - Acht Außerordentliche Gefäße
- Störungen der Sechs Leitbahnschichten (*shānghán* 傷寒)
  - Taiyang, Shaoyang, Yangming, Taiyin, Shaoyin, Jueyin
- Störungen der Vier Ebenen (*wēnbìng* 溫病)
  - Schutzwächter-Qi, Qi, Quartiermeister-Qi, Blut
- Störungen der Drei Jiao
- Definierte Krankheitszustände (z. B. Windschlag = Stroke)
- Einzelbeschwerden (z. B. Nasenbluten)

Bi-Syndrome der Obturation bìzhèng 痹證

Die sogenannten Bi-Obturationssyndrome stellen eine Krankheitskategorie dar, die Ähnlichkeiten mit dem volkstümlichen Konzept des Rheumas aufweist. Zu den häufigen Krankheitserscheinungen zählen episodische, aber auch anhaltende Zustände der schmerzhaften Bewegungseinschränkung, der Veränderung der Gewebsbeschaffenheit von Haut, Gefäßen und Strukturen des Bewegungssystems sowie Anzeichen für ein entzündliches Geschehen in den genannten Geweben. Dieses Krankheitsbild findet bereits im *Huangdi neijing* Erwähnung:

Wind, Kälte und Feuchtigkeit, diese drei Qi treten vermischt auf. Sie verbinden sich miteinander und bilden die Bi-Obturation. Wo das Wind-Qi überwiegt, entsteht die wandernde Bi-Obturation. Wo das Kälte-Qi überwiegt, entsteht die schmerzende Bi-Obturation. Wo das Feuchtigkeit-Qi überwiegt, entsteht die anhaftende Bi-Obturation.

Huángdì nèijīng • Sùwèn • Bìlùn piān dìsìshísān
(Leitfaden des Gelben Ahnherrschers, Innerer Band • Unbefangene Elementarfragen •, 43. Kapitel: Abhandlung über die Bi-Obturation)
黃帝內經 • 素問 • 痹論篇第四十三

Der Begriff der Verstopfung, der Obturation, ist auf die Passagewege des Qi in dem Sinne zu beziehen, dass das, was nicht durchgängig ist, schmerzt (*bùtōng zétòng* 不通則痛). Das Qi kann die durch äußere klimatische Faktoren verstopften Leitbahnen nicht mehr frei passieren, so dass Schmerzen, Bewegungseinschränkungen und schließlich sogar Veränderungen der Gestalt auftreten können.

Die Bi-Syndrome werden nach verschiedenen Gesichtspunkten eingeteilt.

Nach den **auslösenden Faktoren** unterscheidet man:

- Die wandernde Bi-Obturation (Wind)
- Die schmerzende Bi-Obturation (Kälte)
- Die anhaftende Bi-Obturation (Feuchtigkeit)
- Die Hitze-Bi-Obturation

Nach dem **Manifestationsort** unterscheidet man:

- Ganzkörper-Bi-Obturation
- Verkrüppelnde Bi-Obturation der kleinen Gelenke
- Knochen-Bi-Obturation
- Haut-Bi-Obturation
- Muskel-Bi-Obturation
- Sehnen-Bi-Obturation

In den Begriffen der modernen Medizin können Bi-Syndrome der Obturation mit den folgenden Krankheiten assoziiert sein:

- Chronische Polyarthritis
- Infekt-reaktive Arthritiden
- Sakroiliitis-Spondylitis-Arthritis-Syndrome
- Arthritis urica
- Vaskulitiden
- Periphere Neuralgien und Neuritiden

In der Behandlung dieser Störung werden entsprechend der Differenzialdiagnose spezifische Maßnahmen zur Elimination von schädigenden Einflüssen und zum Ausgleich von Yin und Yang ergriffen. In der Akupunktur werden lokale und lokoregionale Pforten zum Entstauen und Durchgängig-Machen der Leitbahnen und Netzgefäße sowie zur Umwandlung von Stasen und zur Schmerzstillung angewandt. Bei der wandernden Bi-Obturation und der Hitze-Bi-Obturation kommen feine Nadeln, eine oberflächlich-cutane Nadelung, eine ableitende Stimulation und ggf. blutiges Schröpfen zum Einsatz. Bei der schmerzenden Bi-Obturation ist eine tiefe Nadelung, eine längere Verweildauer der Nadeln und der Einsatz der Moxibustion angezeigt. Die anhaftende Bi-Obturation wird über eine Kombination von Akupunktur, Moxibustion und Schröpfen behandelt.

Anhand der zu berücksichtigenden Aspekte bei den Bi-Syndromen der Obturation lässt sich die Erarbeitung einer Diagnose in der Chinesischen Medizin genauer nachvollziehen. Über das Erstellen der Anamnese und die Erhebung des körperlichen Befundes sollen zunächst die folgenden Aspekte in der Diagnosestellung genauer beleuchtet werden:

- Krankheitsauslösende Faktoren
- Wesen der Erkrankung (Acht Leitkriterien)
- Ort der Erkrankung

- Ausmaß der Erkrankung
- Dynamik der Erkrankung

Werden schließlich alle erhobenen Informationen integriert und zusammengeführt, so ergibt sich daraus die für die Therapie richtungsweisende Diagnose, wobei die folgenden Arten der Diagnosestellung grundsätzlich unterschieden werden können:

- Gesamtleibliche Zustandsmuster
  - Pathologien von Qi, Blut, Yin, Yang und den Körpersäften sowie durch Feuchtigkeit-Schleim
- Zustandsmuster der Zang- und Fu-Organe
- Zustandsmuster der Fünf Shen-Seelen
  - Shen-Pathologien (psychologische Probleme, psychosomatische und psychiatrische Erkrankungen)
- Zustandsmuster der fieberhaften Erkrankungen (*wēnbìng* 溫病)
  - Vier Ebenen: Schutzwächer-Qi ⇒ Qi ⇒ Quartiermeister-Qi ⇒ Blut
- Zustandsmuster der Schädigenden Kälte (*shānghán* 傷寒)
  - Sechs Schichten: Taiyang ⇒ Shaoyang ⇒ Yangming ⇒ Taiyin ⇒ Shaoyin ⇒ Jueyin
- Zustandsmuster der jeweiligen Fachgebiete
  - Innere und Äußere Heilkunde, Frauen-, Kinder-, Hals-Nasen-Ohren- und Augenheilkunde etc.

Erweiterte Aspekte der Erarbeitung einer Diagnose

Die richtig gestellte Diagnose führt zur richtigen Behandlung, die richtige Behandlung trägt die richtige Diagnose in sich.

Die drei Dimensionen des menschlichen Seins, der Leib, der Geist und die Seele müssen in der Diagnosestellung und der Behandlung vollständige Berücksichtigung erfahren. Himmel, Mensch und Erde spiegeln sich im menschlichen Leib in Form der Drei Zinnoberfelder (oberes, mittleres und unteres *dāntián* 丹田) wider. Der Zugang zu jeder einzelnen dieser Ebenen erschließt sich über jeweils eigene diagnostische Werkzeuge.

- Die somatischen Aspekte drücken die Erde im Menschen aus (unteres Dantian).
- Die geistigen Aspekte repräsentieren den Menschen im Menschen (mittleres Dantian).
- Alle Seelen-Aspekte spiegeln den Himmel im Menschen wider (oberes Dantian).

Bei allen diagnostischen Prozeduren müssen diese drei Aspekte berücksichtigt und erfasst werden. In der altchinesischen Terminologie wird auch von den Jing-Essenzen im unteren Dantian, dem Qi im mittleren Dantian und der Geist-Seele Shen im oberen Dantian gesprochen.

In der Diagnose wird der Zustand von Jing und Qi bestimmt, während die Therapie vornehmlich darauf abzielt, Qi und Shen zu regulieren. Die dadurch angestoßenen Prozesse bewirken Veränderungen nicht allein auf der funktionellen Ebene des Qi und der spirituellen Ebene des Shen, sondern ebenfalls auf der somatischen Ebene des Jing.

Eine wesentliche Rolle in der Einwirkung auf Qi und Jing spielt das Shen, das in seiner Subtilität keine Greifbarkeit und keine Sichtbarkeit annimmt und dennoch die Befehlsgewalt über alle Lebensvorgänge innehat. Das *Huangdi neijing* befasst sich intensiv mit genau diesem Thema.

Die Aufgabe der Diagnostik besteht darin, die Spuren des Unsichtbaren und Feinstofflichen aufzunehmen und sie mit Metaphern dynamischer Prozesse und lebendiger Wirkkräfte in eine Bildhaftigkeit zu überführen, sie also durch eine Art „Anfärbung" sichtbar zu machen.

18.1.3 Die Befragung (wènzhěn 問診)

Die Anamneseerhebung – wichtige Aspekte bei der Befragung des Patienten

Die Zusammenfassung der Hauptaspekte der Anamneseerhebung in 10 Punkten geht in der Geschichte der Chinesischen Medizin auf Zhāng Jǐngyuè 張景岳 (1563–1640) zurück. Der Merkspruch zu den zehn wichtigsten Aspekten der Patientenbefragung hat bei Chén Xiūyuán 陳修園 (1753–1823) folgenden Wortlaut:

Als Erstes frage man nach Hitze und Kälte, als Zweites nach dem Schweiß, als Drittes nach dem Kopf und dem ganzen Leib, als Viertes nach den Ausscheidungen, als Fünftes nach Speise und Trank, als Sechstes nach Brust und Bauch, als Siebtes nach dem Hörvermögen (und der Sehkraft), als Achtes nach dem Durst; alles will genau erwogen und unterschieden sein. Als Neuntes erfrage man die früheren Erkrankungen, als Zehntes die krankheitsauslösenden Faktoren. Außerdem ist bei der Einnahme von Arzneien auf Angelpunkte der Veränderung zu achten. Frauen müssen unbedingt nach ihrer Periode befragt werden, die Verlängerung, die Verkürzung, das Ausbleiben und zusätzliche Blutungen, alles ist offen zu legen. Und noch ein paar Worte zur Kinderheilkunde, wo (Hinweise auf) Masern, Pocken, Krampfanfälle und Unterernährung zu prüfen sind.

Qīng • Chén Xiūyuán (➢ Abb. 18.2) • Yīxué shí zaì yì • Wènzhèng shī (Qing-Dynastie • Chen Xiuyuan • Die wahre Natur der Medizin liegt in der Einfachheit • Reimsprüche über die Befragung nach dem Krankheitszustand [1753–1823])

清 • 陳修園 • 醫學實在易 • 問證詩

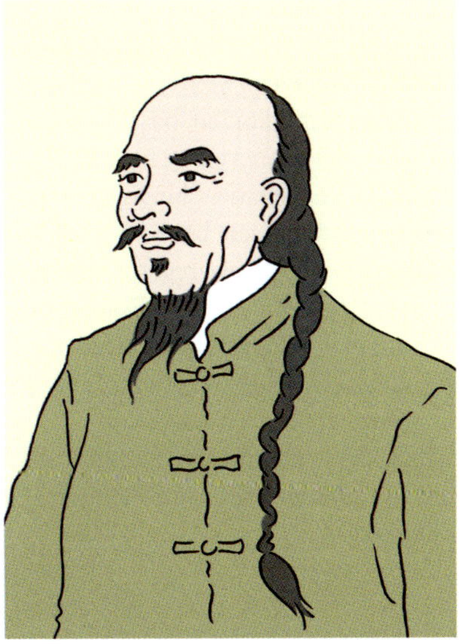

Abb. 18.2 Bildnis des Chen Xiuyuan (1753–1823) [M297]

18

1 Frage nach Hitze und Kälte

- Kälte: Abneigung gegen Wind (bei Vermischung mit Wind), Abneigung gegen Kälte (pathognomonisch, generelle oder lokale Kälteempfindlichkeit), Schüttelfrost
- Hitze: Hitzeempfindungen (subjektiver oder objektiver Art), lokale Temperaturerhöhung (calor), Fieberentwicklung, Wechselfieber
- Erkrankungen der Oberfläche: Wind-Kälte-Invasion, Wind-Hitze-Invasion
- Innen: reine Kälte oder reine Hitze (nur Kältezeichen ohne Fieber oder nur Hitzezeichen ohne Kälteschauer oder Schüttelfrost), Fülle-Kälte (Kälte als von außen eingedrungener pathogener Faktor) oder Fülle-Hitze (Hitze als von außen eingedrungener pathogener Faktor), Leere-Kälte (Yang-Leere) oder Leere-Hitze (Yin-Leere)

Diese Aspekte werden im Theorem der *bāgāng* 八綱 systematisch widergespiegelt. Eine Darstellung dieses Theorems findet sich weiter oben in ➤ Kap. 18.1.2.

2 Frage nach Schweiß

- Schweißaustritt bei Erkältungskrankheiten: Schweiß vor allem an Kopf und Rumpf als Ausdruck einer Leere des Schutzwächter-Qi, leichte Schweißbildung auch bei Fülle-Hitze der Oberfläche
- Kein Schweißaustritt bei Erkältungskrankheiten: insbesondere Fülle-Kälte der Oberfläche
- Schweißaustritt am ganzen Körper: bei Fülle Hitze des Inneren oder als Zeichen des Yang-Verlustes (dabei keine Hitzezeichen!)
- Schweißneigung am Tage ohne erkennbare Ursache: Leere von Qi oder Yang
- Schweißneigung im Schlaf: Yin-Leere

3 Frage nach Kopf und Leib

- Schwindelneigung: Leere der Nieren-Essenz, Leere von Qi und Blut, (heißer) Schleim im Kopfbereich
- Plötzlicher Schwindel: Wind-Schleim, Wind-Hitze, Leber-Wind, Leber-Feuer
- Kopf- und Gliederschmerzen:
  - Dauernder Schmerz mit kurzen, beschwerdearmen oder -freien Intervallen bei Leere von Qi und Blut
  - Attackenförmiger Kopfschmerz bei Erkältungskrankheiten mit Gliederschmerzen, bei Schleim-Feuchtigkeits-Zustandsmustern (dabei Schweregefühl typisch), als stechender Schmerz mit fester Lokalisation bei Blut-Stase, verbunden mit Spannungsgefühl bei nach oben schlagendem Leber-Yang oder Leber-Feuer bzw. bei Qi-Stagnation
- Chronische Lumbalgien: Nieren-Leere
- Wetterabhängige Gliederschmerzen: im Sinne der Bi-Obturation[5] zu differenzieren (an Feuchtigkeit als schädigenden Einfluss denken!)

4 Frage nach Ausscheidungen

- Urin:
  - Reichlich heller Urin bei Leere von Qi und Yang
  - Häufige Miktion bei Yin-Leere, Yang-Leere oder Feuchtigkeit-Hitze-Zustandsmustern
  - Dunkler Urin bei Hitze-Zustandsmustern
  - Inkontinenz bei Nieren-Yang- oder Nieren-Qi-Leere
  - Miktionsbeschwerden bei Nieren-Qi-Leere, Feuchtigkeit-Hitze-Zustandsmustern und Steinleiden
- Stuhlgang:
  - Obstipation bei Fülle-Hitze, Fülle-Kälte oder Leere-Zustandsmustern
  - Diarrhoe bei Feuchtigkeit-Hitze oder Feuchtigkeit-Kälte, Milz-Yang-Leere, Nieren-Yang-Leere und nach Genuss verdorbener Speisen
  - Inkontinenz bei Yang-Leere von Milz und Niere

5 Frage nach Speise, Trank und Mundgeschmack

- Appetitlosigkeit bei Leere des Magen-Qi
- Chronische Appetitlosigkeit mit saurem Aufstoßen, Vorliebe für heiße Speisen und postprandialem Völlegefühl bei Yang-Leere von Milz und Magen
- Verminderte Nahrungsaufnahme trotz Hungergefühls und Mundtrockenheit bei Magen-Yin-Leere
- Schluckbeschwerden, saures Aufstoßen mit Brennschmerzen, Vorliebe für kühle Speisen und häufiges Erbrechen nach der Nahrungsaufnahme bei Magen-Feuer mit umgekehrter Bewegung des Qi
- Abneigung gegen Speisen mit verändertem Geschmack im Mund:
  - Bitterer Geschmack bei Hitze-Zustandsmustern
  - Fader Geschmack bei Kälte-Zustandsmustern
  - Süßer Geschmack bei Feuchtigkeit-Hitze von Milz und Magen
  - Saurer Geschmack, wenn Milz und Magen nicht harmonisieren
  - Salziger Geschmack bei Nieren-Leere mit Innerer Hitze
  - Fettiger Geschmack, wenn Feuchtigkeit Milz und Magen belastet
  - Scharfer Geschmack bei Yin-Leere mit Innerer Hitze
  - Übler Geschmack bei Magen-Feuer oder Akkumulation und Stagnation von Speisen
  - Strenger Geschmack bei Hämoptyse oder Hämatemesis

6 Frage nach Brust und Bauch

- Völlegefühl in der Brust: Qi-Leere, umgekehrte Bewegung des Qi, Wind-Hitze, Kälte greift die Lunge an

[5] Eine Darstellung des Konzepts der Bi-Obturation findet sich weiter oben in Abschnitt 18.1.2.

- Schmerzen in der Brust: Schleim-Obstruktion der Lunge, Leere des Herz-Yang, Blut-Stase des Herzens
- Schmerzen in den Flanken: Depression und Verknotung des Leber-Qi, Blut-Stase, Feuchtigkeit-Hitze von Leber und Gallenblase
- Schmerzen im Oberbauch und im übrigen Bauchraum: Fülle-Hitze des Magens, Blut-Stase, Akkumulation und Stagnation von Speisen, Leere-Kälte von Milz und Magen, Kälte gastiert im Bauchraum

7 Frage nach Ohr und Auge

- Tinnitus: Nieren-Yin-Leere oder Leber-Feuer
- Hörminderung: Nieren-Leere oder Leber-Gallenblasen-Feuer
- Augenschmerzen: stechende Schmerzen, Rötung des Lidwinkels, Kopfschmerzen und Schwindel bei Hitze der Herz-Leitbahn; brennende Schmerzen und Spannungsgefühl, Lichtscheu und Verschwommensehen bei Wind-Feuer der Leber-Leitbahn
- Sehminderung: Leere von Leber und Niere

8 Frage nach Durst

- Fehlendes Durstempfinden: Kälte-Zustandsmuster
- Durstgefühl ohne Verlangen nach Getränken: Feuchtigkeit hält die Hitze im Verborgenen, Hitze des Blutes, Yin-Leere
- Durstgefühl mit dem Verlangen nach Getränken:
  - Verlangen nach kühlen Getränken bei Hitze-Zustandsmustern
  - Verlangen nach warmen Getränken oder geringe Trinkmenge oder Erbrechen nach der Flüssigkeitsaufnahme bei unzureichender Verteilung von Körperflüssigkeiten durch Yang-Leere oder bei Feuchtigkeits-Obstruktion im Inneren oder bei echter Kälte und falscher Hitze

9 Frage nach Schlaf

- Schlaflosigkeit: Blut-Leere, Yin-Leere, Schleim-Feuer, Herz-Feuer, Leber-Feuer, Stagnation von Speisen
- Schläfrigkeit: Feuchtigkeit belastet das Innere, Yang-Leere von Herz und Niere

10 Frage nach der weiblichen Regel

- Periodendauer:
  - Verkürzt bei Blut-Hitze oder Qi-Leere
  - Verlängert bei Blut-Kälte oder Blut-Leere oder Blut-Stase
  - Unregelmäßig bei Depression und Verknotung des Leber-Qi oder bei Milz- und Nieren-Leere oder bei Blut-Stase
- Menstrualblutmenge:
  - Vermehrt bei Blut-Hitze oder Qi-Leere oder Blut-Stase
  - Vermindert bei Blut-Kälte oder Blut-Leere oder Blut-Stase
- Farbe und Beschaffenheit des Menstrualbluts:
  - Dunkel bei Blut-Kälte oder Blut-Hitze oder Blut-Stase
  - Hell bei Blut-Leere
  - Verklumpt bei Qi-Stagnation und Blut-Stase
- Zwischenblutungen oder verlängerte Menses: bei Blut-Hitze oder Qi-Leere
- Amenorrhoe: bei Depression und Verknotung des Leber-Qi oder bei Qi-Stagnation und Blut-Stase oder bei Qi-Leere und Blut-/Yin-Leere oder bei Blut-Kälte oder bei Feuchtigkeit-Schleim-Zustandsmustern
- Dysmenorrhoe:
  - Schmerzen vor oder mit Einsetzen der Menstruation bei Fülle-Zustandsmustern (Blut-Kälte, Blut-Hitze, Blut-Stase, Qi-Stagnation)
  - Schmerzen gegen Ende oder nach der Menstruation bei Leere-Zustandsmustern (Qi-/Yang-Leere, Blut-/Yin-Leere)
- Ausfluss: bei Milz-Leere, bei Feuchtigkeit- und Hitze-Zustandsmustern, bei Leber-Depression mit Umwandlung in Hitze

Die Gesprächsführung in der Altchinesischen Medizin

Eine gut geführte und gezielte Gesprächsführung findet statt, wenn der Therapeut die Ursprünge der pathologischen Veränderungen im Patienten durch seine verfeinerte Wahrnehmung bereits vor Beginn des Anamnesegesprächs ausfindig gemacht hat.

> In allen Schritten der Untersuchung des Patienten muss das Shen des Therapeuten in einem wachen, aufmerksamen, ungestörten und unvoreingenommenen Zustand gehalten werden: wie ein Aufnahmegerät, das noch nichts gespeichert hat und nun Signale aus allen Richtungen mit höchster Empfangsbereitschaft registriert.

Ein strukturierter Anamnesebogen kann helfen, die Organfunktionen und ihre Störungen gezielt abzufragen, ohne von der Fülle der Informationen abgelenkt zu werden. So fällt es oft auch leichter, bewusst auf das Verborgene, nicht Offensichtliche zu achten. Die Frage nach den Vorlieben in den Fünf Geschmacksrichtungen und Farben sowie nach der Beschaffenheit der Körpersäfte dienen dann der Vervollständigung einer bereits gestellten Verdachtsdiagnose.

Neben der Einteilung der Phänomene nach Yin und Yang stellen die Fünf Grundwesenheiten ein weiteres Orientierungssystem für die Einordung von Krankheitszeichen beim Patienten dar. Yin und Yang verweisen auf die Frage der Grundbalance des Organismus, während die Fünf Grundwesenheiten die dynamischen Interaktionen der verschiedenen Wirkkräfte abbilden.

Aus den charakteristischen Neigungen des Patienten auch zu bestimmten Beschwerdekonstellationen ergeben sich die Hinweise auf den vorliegenden Konstitutionstyp. Bei chronischen, schwer beeinträchtigenden oder lebensbedrohlichen Erkrankungen verweisen die Zeichen und Befunde in der Regel auf eine zugrundeliegende Schwäche in einer Grundwesenheit, mit der die „Achillesferse" des Patienten markiert wird. Die unzulänglich aufgestellte Wesenheit im Zyklus der sich gegenseitig beeinflussenden Phasen steht in direktem Zusammenhang mit dem Lebensthema oder der Seelenaufgabe (himmlischer Auftrag *mìng* 命) des Betroffenen. Das Herausarbeiten der konstitutionellen Schwäche und der dem angeborenen

Wesen des Patienten entsprechenden Lebensaufgabe eröffnet einen tiefen Einblick in die Wurzeln der pathologischen Mechanismen. Gleichzeitig zeigt die Identifikation der Wurzel der Erkrankung die Möglichkeiten zur Bewusstwerdung und inneren Verwirklichung des Lebensauftrags auf und weist den Weg zur Rückanbindung zu den Urquellen (*yuán* 元/原) der Lebenskraft.

Bei der Freilegung der Ursprünge der Erkrankung wird der Therapeut in der Regel mit Widerständen und unbewussten Abwehrmechanismen beim Patienten konfrontiert, die auch an der Aufrechterhaltung und Komplizierung der Krankheitssymptomatik beteiligt sind. Ohne diese Offenlegung der Krankheitsmechanismen bis zu den Wurzeln und die Überwindung der Widerstände und schädlichen Angewohnheiten kann die Therapie nicht nachhaltig und tiefgreifend wirksam sein. In dem Moment, in dem der Patient den Kontakt mit den zugrundeliegenden Mechanismen der Erkrankung und den sie perpetuierenden negativen Überzeugungen herstellen kann, ergibt sich für ihn die Chance eine heilende innere Wandlung zu durchleben, die durch die Behandlung angestoßen wird, den Betroffenen wieder mit seinem Wesenskern verbindet und ihn zurück auf seinen im Einklang mit dem DAO stehenden Lebensweg führt.

Das Erfassen emotionaler Aspekte im Patientengespräch

Das Anamnesegespräch sollte nicht nur dazu dienen, die äußeren Umstände und den Werdegang der Erkrankung nachzuvollziehen, sondern auch die Struktur der Gedanken und Empfindungen des Patienten offenzulegen. In der Kommunikation mit dem Patienten können Informationen zu den folgenden Aspekten gesammelt werden:

- Wertesystem des Patienten, Glaubenssätze, Überzeugungen und Konditionierungen
- Unterdrückte Emotionen (z. B. übertriebene Fröhlichkeit als Ausdruck für tiefe Angst)
- Inadäquater Affekt zu life events (z. B. regungslose Schilderung vom Tod einer nahestehenden Person, unangemessenes Lächeln beim Bericht über eine Ungerechtigkeit)
- Nonverbales Verhalten (ggf. durch Vertiefung unangenehmer Themen provozieren)
- Emotionale Reaktionen (durch gezielte Fragen hervorrufen und beobachten)
- Fülle und Leere (emotionaler Stau oder Verdrängung vs. konstitutionelle Schwäche)

Im Falle einer normalen emotionalen Reaktion wird der Affekt zunächst bewusst wahrgenommen, dann verbal ausgedrückt und schließlich abklingen gelassen. Ein pathologisches emotionales Verhalten zeichnet sich durch eine unangemessen übertriebene und oft anhaltende Reaktion aus, bei der der Betroffene sich in sein emotionales Befinden verstrickt, keine Distanz mehr dazu aufbauen kann und die Kontrolle über sein Verhalten verliert. Die Kaskade von Reaktionen im Rahmen des bestehenden Affekts läuft dann wie unter einem unausweichlichen Zwang ab.

Im Falle einer Abspaltung des Affekts, wie es bei traumatischem Erleben der Fall sein kann, sind unterdrückte emotionale Reaktionen zu beobachten, bei denen der Betroffene einen inneren Kampf gegen seine Gefühle austrägt. Unangemessene emotionale Reaktionen, die objektiv betrachtet als vollkommen unpassend zur Situation erscheinen, können in einem definierten Konstitutionstyp oder einer tiefgreifenden Störung und Blockade begründet liegen.

> Im Gespräch mit dem Patienten wird angestrebt, die ursprüngliche Verletzung und ggf. die dabei betroffene Grundwesenheit zu ermitteln. Zu diesem Zweck werden in dem Dialog keine starren Vorgaben verfolgt, sondern einem flexiblen dynamischen Prozess Raum gegeben, der sich aus der individuellen Interaktion zwischen Therapeut und Patient entwickelt.

Die Beobachtung des Patienten hinsichtlich seines Gangs, seiner Bewegungsmuster, seiner Stimme, seiner Intonation etwa bei der Namensnennung, seinem Händedruck etc. beginnt bereits vor dem Betreten des Sprechzimmers. Das Alter des Patienten, das in seiner Generation verbreitete Erleben, spezifische Traumata und Prägungen aus der Lebenswelt des Patienten sind in der Regel von Bedeutung. Geburtsort und ethnische Zugehörigkeit, Kindheitserlebnisse und der Verlauf der Jugend, die Beziehung zu den Eltern und anderen nahestehenden Personen können wichtige Hinweise auf zugrundeliegende Reaktionsmuster und Konditionierungen liefern.

Das Ziel des therapeutischen Prozesses und der Beginn des Weges

Die Behandlung des Patienten zielt letztlich darauf ab, ihn mit den zugrundeliegenden pathologischen Prozessen vertraut zu machen, ihm einen Einblick in den Ausgangspunkt seiner Erkrankung zu vermitteln und gemeinsam mit ihm Prozesse in Gang zu setzen, die zur Ausmerzung auch der inneren Gifte in Form von negativen Emotionen und Kognitionen beitragen können. Die Unwissenheit über die vorliegenden Störungsmuster soll überwunden und durch Einsicht und Mitgefühl in eine Erleuchtung über das eigene ungestörte Selbst überführt werden.

Der Patient kann sich durch den Therapeuten und seine Ratschläge inspiriert und animiert fühlen, sich selbst und seine Krankheit nicht als statische Begebenheit aufzufassen, sondern einen Weg der inneren und äußeren Transformation und Reifung zu durchlaufen. Die Schatten auf der Seele gehen auf prägende Erlebnisse zurück, durch die die Weichen für die Entwicklung von Störmustern gestellt werden. Die Seele sehnt sich jedoch nach der Freiheit von diesen Konditionierungen und wünscht sich Selbstverwirklichung und Weiterentwicklung. Auf ihrem Weg wird sie mit Herausforderungen konfrontiert, die über konfliktbehaftete Lebensumstände die Chance bieten, sich aus den Verstrickungen und Verdunkelungen der Seelenanteile zu befreien. Die zugrundeliegenden Konflikte offenbaren sich zumeist in den Beziehungen zu nahestehenden Personen wie Eltern, Geschwistern oder Lebenspartnern oder auch im Arbeitsumfeld.

Tab. 18.4 Grundwesenheit, Grundemotion und negative Lebenserfahrungen

Grundwesenheit	Geistig-seelische Grundaktivität	Negative Lebenserfahrung
Holz	Wut	• Erfahrung der Demütigung, Unterdrückung, Zurechtweisung • Starker innerer Widerstand gegen das Leben
Feuer	Ungezügelte Erregung	• Erfahrung von Missachtung und Ausgeschlossen-Sein • Mangel an Zugehörigkeitsgefühl und liebevoller Zuwendung oder übertriebene Zuwendung und Fürsorge • Mangel des Empfindens, selbst liebens- und begehrenswert zu sein
Erde	Grübelei	• Das Gefühl, zu kurz gekommen zu sein, nicht versorgt, umsorgt und wirklich verstanden zu sein • Neidempfinden
Metall	Traurigkeit, Enttäuschung	• Minderwertigkeitsgefühle mit dem Erleben der eigenen Erfolglosigkeit und Unfähigkeit • Starker Drang zur Selbstdarstellung und Abhängigkeit von materiellem Reichtum
Wasser	Angst, Unruhe, Zweifelsucht	• Übertriebene Leistungsbereitschaft • Abhängigkeit des Selbstwertgefühls von Leistung • Existenzängste • Leichte Verunsicherbarkeit

Abgespaltenes Gefühlserleben durch traumatische Ereignisse kann zu körperlichen und seelischen Beeinträchtigungen führen und das Auftreten von Suchtverhalten begünstigen. Seelischer Schmerz kann körperlich erlebt werden, und die schmerzauslösenden Faktoren auf der biologischen, psychologischen und sozialen Ebene können vielfach interagieren. Ohne eine Hinwendung an diese Schattenseiten der eigenen Biografie kann eine Heilung oft nicht erreicht werden, da die Seele nicht zu einer umfassenden Einheit findet. Eine genauere Beschreibung der innerlich wirksamen Kräfte in solchen Prozessen ist in dem Kapitel über die Acht Außergewöhnlichen Gefäße enthalten, da diese den Speicherort dieses traumatischen Erlebens darstellen (➤ Kap. 15).

Die Art der negativen Lebenserfahrung korrespondiert mit einer bestimmten Grundwesenheit und der entsprechenden Grundemotion (➤ Tab. 18.4).

Das Erkennen des Konstitutionstyps anhand der Muster des emotionalen Erlebens ist ein entscheidendes Werkzeug für die Ausrichtung der Therapie.

Themen des diagnostischen Gesprächs

Die Ahnengeschichte

Nach Platons Lehre wählt sich jede Seele ihre Vorfahren, Eltern, Familienmitglieder und Lebensumstände entsprechend ihres Entwicklungsplans (ihrer Seelenaufgabe) aus. In der Chinesischen Medizin ist es von großer Wichtigkeit, neben den persönlichen Traumata auch die in einer Familie über die Generationen weitergereichten Verwundungen zu ergründen. Solche traumatischen Familienthemen schreiben sich häufig über bis zu sieben Generationsfolgen fort, wobei zuweilen eine Generation übersprungen werden kann und sich die Störung dann umso deutlicher in der Persönlichkeit und den Charakterzügen der Angehörigen der Folgegeneration offenbart. Diese traumatischen Prägungen wirken sich auch auf das subjektive Erleben der Kindheit aus.

Es sind jedoch nicht die äußeren Umstände und Ereignisse als solche, die zu weitergereichten Verletzungen Anlass geben. Die Verwundung der Seele findet dort statt, wo das Erlebte in der individuellen Wahrnehmung als verletzend, grenzüberschreitend und lieblos empfunden wird. Dies macht jedoch auch deutlich, warum sich Traumata leicht perpetuieren. In der Abfolge der Generationen können durch genetische Mechanismen und Gewohnheiten des Verhaltens, Wahrnehmens und Erlebens sowohl die Veranlagung zur Vulnerabilität als auch ein unbewusst verletzendes Verhalten weitergegeben werden. Die Wunden und die Verwundbarkeit verhärten sich aufgrund von verstärkenden Mechanismen des Empfindens von Ungerechtigkeit, Schuld, Hilflosigkeit und Unentrinnbarkeit.

Das Geflecht gegenseitiger Erniedrigungen und Verletzungen erscheint wie das Handlungsgerüst der Urtragödie des Menschseins ausgetragen in der Familie, in der nur Opferrollen zu besetzen sind und das vergebliche Warten auf eine Art göttlichen Erlösungsmechanismus nur weitere Wunden schlägt. Vermeidungs- und Verdrängungsstrategien sind für die junge, unentwickelte nicht gereifte Seele wahrscheinlich die einzig verfügbare Rettung; zumindest vorläufig. Auf längere Sicht stehen sie der Gesundung der Seele und damit auch der körperlichen Gesundheit entgegen.

Jede Generation steht auf den Schultern ihrer Ahnen. Die Altchinesische Medizin vermittelt den Umgang mit transgenerationalen Störungen sowie genetischen und habituellen Prägungen. Die Bearbeitung dieser Themen und der Beziehungen zu lebenden und verstorbenen Familienmitgliedern und Lebenspartnern hat einen fundamentalen Einfluss auf das Befinden und das Zusammenspiel der dynamischen Aktivitäten des Organismus. Dies gilt insbesondere für Krankheiten mit starken seelischen Komponenten und chronisch maligne oder beeinträchtigende Erkrankungen.

Störungen mit transgenerationalem Hintergrund, mit tief verwurzelten und schwer zu ergründenden Prägungen können einer Behandlung über das Qi der Außergewöhnlichen Gefäße unterzogen werden (➤ Kap. 15). In der Anamneseerhebung sollte der Patient eingehend zu seiner Familiengeschichte, traumatischen kindlichen Erlebnissen oder wiederkehrenden Träumen befragt werden.

Pathologische Ausprägungen der Grundwesenheiten in den Familienstrukturen

Krankhafte Ausgestaltungen der Familienbeziehungen und des Umgangs der Familienangehörigen können den Fünf Grundwesenheiten zugeordnet werden:

- **Holz:** Das Familienleben wird stark von heftigen Wut- und Gewaltausbrüchen oft auf dem Hintergrund eines Alkoholabusus

beherrscht. Auch nonverbale Gewalt in Form der Sanktionierung negativer Emotionen ist neben körperlicher Gewalt durch Misshandlung und Missbrauch der Kinder oder des Ehepartners häufig anzutreffen.
- **Feuer:** Das Familienleben wird gerne von allgemeiner Freudlosigkeit, Pessimismus, Fatalismus und grundsätzlichem Misstrauen dominiert. Es herrscht ein kaltherziger und unnahbarer Umgang miteinander; es mangelt an körperlicher Nähe und Emotionalität. Die Distanz unter den Familienmitgliedern, insbesondere zwischen Eltern und Kindern, wird durch die Praxis des Schweigens, Negierens, Beschönigens und Relativierens als unüberbrückbar erlebt.
- **Erde:** Das Familienleben wird von dem Gefühl der Bringschuld der Kinder gegenüber ihren Eltern beherrscht. Die betroffenen Kinder verinnerlichen die Obligation, den meist über Ermahnungen oder als Beschwerde verbalisierten Ansprüchen der Eltern durch vermehrte Zuwendung und erhöhten Einsatz genügen zu müssen. Sorgen und Nöte werden auf das Kind projiziert oder ihm direkt aufgetragen, so dass es als Kind die Rolle eines Erwachsenen übernimmt, der die verpflichtende Verantwortung für die Eltern, die Geschwister und die gesamte Familie trägt.
- **Metall:** Das Familienleben ist von einer Atmosphäre der Strenge und mangelnden Wertschätzung geprägt. Die Familienmitglieder begegnen sich mit Respektlosigkeit und Missachtung der jeweiligen Bedürfnisse. Es werden gegenseitige Forderungen aufgestellt, und ein Wohlverhalten durch starre Regeln und Sanktionen erzwungen. Das Erleben in der Familie ist von dem Drang nach Leistung beherrscht, die mit besonderer Belohnung und Auszeichnung bedacht wird, während mangelnde Leistung oder fehlender Erfolg mit Entwertung geahndet werden.
- **Wasser:** Das Familienleben ist von diffusen und oft irrationalen Ängsten und Sorgen, die gerne als Fürsorglichkeit oder besondere Verbundenheit deklariert werden, geprägt. Die Zukunft der Familie scheint nie gesichert; Verarmung, Versagen und grundlegendes Scheitern lauern in jedem Moment. Es droht der Verlust des Ansehens, der Freunde, der Unterstützung von außen; alles scheint sich gegen die Familie zu verschwören.

Nach chinesischer Vorstellung kann man den pathologischen Familienprägungen nicht dadurch entgehen, dass man der Familie den Rücken kehrt. Im Gegenteil, ein solches Verhalten verstärkt eher den Einfluss, da die Ablehnung nur eine Reaktion auf die negative familiäre Konditionierung darstellt und nicht Ausdruck des Freiseins von Einflüssen ist. Eine ablehnende Haltung gegenüber der eigenen Familie nährt den Widerstand gegen die Erbschaft des pathologischen Familiensystems, was jedoch letztlich nur die in den Betroffenen eingeborenen und bereits wirksamen Muster verstärkt. Eine Behandlung zur Auflösung dieser Anteile muss einen Weg suchen, der weder in der Rebellion gegen die Einflüsse noch in einer Kapitulation diesen gegenüber besteht. Die Zielsetzung ist mit einem Zustand assoziiert, in dem der Patient sich als vollkommen frei von den Familieneinflüssen erlebt, mit sich selbst verbunden ist und die Gewissheit in sich trägt, nicht mehr in pathologische familiäre Muster verwickelt werden zu können.

Das Erleben von Traumata wie Missbrauch oder Misshandlung, das die Grundlage von späteren psychischen Störungen bilden kann, führt nach chinesischer Vorstellung zu einem Austritt des korrespondierenden Seelenanteils aus seiner Behausung, also dem Verlust des ihm angestammten Sitzes im Leib. Mit modernen Begriffen könnte dies als eine Art Shen-Dissoziation bezeichnet werden. Die Abspaltung der verletzten Anteile ermöglicht es dem Betroffenen, das Trauma zu überstehen und nicht mehr bewusst unter dem Erlebten zu leiden. Ohne die Mechanismen der Verdrängung droht die Seele oder die Person, teilweise oder vollständig durch das Trauma zerstört zu werden.

Es verbleibt jedoch ein Zustand, in dem der Sitz eines Seelenanteils vakant und seine Herberge leer bleibt. Dieser Leere bemächtigen sich gerne fremde Wesenheiten, die dieses Vakuum für sich einnehmen und besetzen. Solche Fremdbesetzungen können einen depressiven, aggressiven oder wahnhaften Charakter aufweisen. Die Betroffenen werden dann von Gefühlen des Ausgeliefertseins, der Ungerechtigkeit oder des Verfolgt-Werdens beherrscht. Es entwickelt sich ein Erleben, das von Unvermögen und Niedergeschlagenheit, Hass und Zorn oder übermächtigen Wesenheiten bestimmt wird. Der Einfluss dieser Besetzungen kann so stark werden, dass der Patient sie als unbedingt begründet, vollkommen berechtigt und unumstößlich gültig erlebt. Aggressive und destruktive Potenziale können sich nach innen und so gegen den Betroffenen selbst oder nach außen in die Lebenswelt richten. Im letzteren Fall können dann die Opfer von Gewalt und Missbrauch selbst zu Tätern werden.

Diese oben skizzierten Thematiken des Beherrscht-Seins des seelischen Erlebens durch Fremdeinflüsse wird in der Chinesischen Medizin als eigener Bereich unter der Bezeichnung „Dämonenmedizin" bearbeitet. Die Weitergabe solcher diabolischer (dämonischer) Beeinflussungen in der Generationenfolge führt dazu, dass bestimmte familiäre Lebensmuster an die Nachkommen weitergegeben werden, bis sie von einem Familienmitglied als ihm fremd und ihn negativ beeinflussend identifiziert und schließlich aufgelöst werden. In der Erhebung der Anamnese sollten diese familiären Störungsmuster ausfindig gemacht und dann mit äußerster Vorsicht und Sorgfalt behandelt werden.

Pathologische Ausprägungen der Grundwesenheiten in den Partnerschaftsbeziehungen

Die gelebte Partnerschaftsbeziehung stimuliert einen Prozess der Selbstoffenbarung. Der Lebenspartner und die Beziehung zu ihm spiegeln häufig die ursprünglichen erlittenen Traumata wider. Die Wahl des Lebenspartners ist gerne Ausdruck der Suche nach einer Heilung der verletzten Seele, die durch den perfekt ausgewählten Partner ermöglicht werden soll. Meist werden grundlegende Bedürfnisse nach Ausgleich und Wiedergutmachung unbewusst in den Partner projiziert, der an einem bestimmten Punkt den Erwartungen, Ansprüchen und Wünschen an seine idealisierte Gestalt nicht mehr gerecht werden kann. Menschen mit einer konstitutionellen Schwäche, einem Mangelerleben und einer emotionalen Unerfülltheit sind stark auf die Bedürfnisbefriedigung durch einen anderen Menschen und nicht auf Eigenverantwortung und Selbstgestaltung fokussiert. So kann dem Partner die Rolle eines Übergangsobjekts, eines Ersatzes für in der Familie und mit den Eltern nicht geteilte Nähe und Zuwendung übertragen werden.

Die Art und Tönung der Bedürftigkeit weisen auf die jeweils konstitutionell zu schwach ausgeprägte Grundwesenheit hin und zeigen den möglichen Ansatz in der Therapie.

- **Holz:** wünscht sich, gewaltfrei geliebt zu werden, Toleranz und Anerkennung zu erleben.
- **Feuer:** wünscht sich, bedingungslose Liebe zu erfahren und grenzenlos vertrauen zu können.
- **Erde:** wünscht sich, in allen Belangen verstanden zu werden, umsorgt und umhüllt zu werden, ohne selbst zu viel geben zu müssen.
- **Metall:** wünscht sich, geachtet und respektiert zu werden, ohne eine besondere Leistung dafür erbringen zu müssen.
- **Wasser:** wünscht sich, jederzeit behütet zu sein, sich in Sicherheit zu befinden und allumfassend versorgt zu sein.

Pathologische Ausprägungen der Grundwesenheiten im Sexualleben

Einen wesentlichen Aspekt der Partnerschaft stellt die Sexualität dar. Auch in diesem Bereich können sich diverse Pathologien der Grundwesenheiten offenbaren und den Weg zur Heilung der aus der Verwundung entstandenen inneren Störung weisen. Die gestörte Sexualität verweist auf wahrscheinliche Einbrüche in die Unversehrtheit der Seele und des Leibes in intimen Bereichen wie Missbrauch, Vergewaltigung und Verhöhnung, was zur Ausprägung von Beeinträchtigungen der Potenz und Fertilität und Ereignissen wie Abtreibungen oder Aborten beitragen kann. Diese Folgen des primären Traumas stellen in sich eine Fortführung der Stigmatisierung und Traumatisierung des Betroffenen dar.

In der Behandlung ist es von entscheidender Bedeutung, dass neben der Psychotherapie auch die von den Traumata ausgelösten Qi-Blockaden, also die begleitenden funktionellen Beeinträchtigungen und Störungen, mit angegangen werden. Die Abweichung der Funktionsabläufe ist aus der Perspektive der Chinesischen Medizin durch Ablenkungen des regulären Flusses in den Leitbahnen bedingt. Diese Entgleisungen können allerdings die Grundlage für pathologische Entwicklungen auf tieferen Ebenen bilden, so dass ein obsessives Verhalten, Süchte, aber auch schwerwiegende psychische und physische Erkrankungen ausgelöst werden können. Das in den Leitbahnen sich bewegende schrägläufige Qi sollte von dem sogenannten aufrechten Qi wieder zurück in die regulären Bahnen geführt werden. Abhängig von der Schwere des vorliegenden Traumas können jedoch diese aufrechten Einflüsse und das ursprüngliche Jing-Qi nicht mehr ausreichend aktiviert werden, da die Wunde die Verbindung mit diesen Ressourcen behindert.

Auch bei den Störungen der Sexualfunktion lassen sich aus den Beschwerden und Auffälligkeiten Bezüge zu den Grundwesenheiten herstellen, die in der Therapie genutzt werden können.

- **Holz:** ständige sexuelle Erregung oder Impotenz.
- **Feuer:** das Bedürfnis, begehrt zu werden, oder Frigidität.
- **Erde:** übersteigertes Verlangen nach sexueller Aktivität oder Ekel davor.
- **Metall:** Suche nach Selbstbestätigung in der Sexualität, oder das Gefühl, abfällig behandelt und benutzt zu werden.
- **Wasser:** Generierung von Selbstentspannung über die Sexualität, oder vollkommene Anspannung und das Gefühl, misshandelt zu werden.

Eine schwach ausgeprägte sexuelle Aktivität kann eine Stagnation des Qi bedingen; eine übersteigerte sexuelle Aktivität kann einen Mangel an Jing-Essenz zur Folge haben.

Sexualfunktionsstörungen können auch mit Problemen in der Beziehung zu den Kindern in Verbindung stehen. Im therapeutischen Gespräch wird die besondere Empfindsamkeit des Patienten zu diesem Thema offenbar. Der Hintergrund für besondere emotionale Reaktionen und körperliche Beeinträchtigungen können der Verlust, die schwere Erkrankung oder die Behinderung des Kindes, wiederholte Konflikte mit dem Kind oder ein unerfüllter Kinderwunsch sein. Die Auffälligkeiten können auch einen Bezug zum Lebensauftrag des Patienten aufweisen.

Kinder stellen eine direkte Verbindung zu unbewussten Anteilen des Seelenerlebens ihrer Eltern her. Was der erwachsene Elternteil in sich selbst unterdrückt, wird gerne von seinem Kind ungehemmt ausgelebt oder als leidvoll ausgedrückt. Dieses Phänomen ist vor allem in der ersten Lebensphase (erstes bis sechstes Lebensjahr) präsent. In einer solchen Konstellation sollte nicht nur der Erwachsene oder nur das Kind alleine, sondern nach Möglichkeit die Störung bei beiden berücksichtigt und behandelt werden.

Pathologische Ausprägungen der Grundwesenheiten in der Berufswahl

Die Berufswahl kann häufiger von ursprünglichen kindlichen Traumata oder familiären Thematiken geprägt werden. Abhängig vom vorliegenden Konstitutionstyp werden so Präferenzen für einen bestimmten Beruf begründet.

- **Holz:** Management (Chefsekretär, Bankangestellter, Politiker, Geschäftsführer).
- **Feuer:** Medien und Öffentlichkeit (Komödiant, Schauspieler, Kleinkünstler, Artist).
- **Erde:** Dienstleistung mit einem Bezug zur Fürsorge (Alten-, Kranken- und Tierpfleger).
- **Metall:** Recht und Ordnung (Lehrer, Polizist, Richter, Rechtsanwalt, Feuerwehrmann).
- **Wasser:** Dienstleistung mit einem Bezug zu Leben und Tod (Notarzt, Chirurg, Pfarrer, Bestatter).

Pathologische Ausprägungen in den Grundwesenheiten können ein gestörtes Verhältnis zum gewählten Beruf begründen, das sich dann in der Art der Berufsausübung niederschlägt.

Jede Einförmigkeit und einseitige Betonung kann wiederum eine Schädigung hervorrufen.

Was die Fünf Erschöpfungen beschädigen: unentwegtes Sehen schädigt das Blut, unentwegtes Liegen schädigt das Qi, unentwegtes Sitzen schädigt das Fleisch, unentwegtes Stehen schädigt die Knochen, unentwegtes Umhergehen schädigt die Sehnen. Dies ist es, was man die Beschädigung durch die Fünf Erschöpfungen nennt.

Huángdì nèijīng • Sùwèn • Xuānmíng wǔqì piān dìèrshísān
(Leitfaden des Gelben Ahnherrschers, Innerer Band • Unbefangene Elementarfragen • 23. Kapitel: Verkündung der erhellenden Einsichten in die Fünf Qi)
黃帝內經 • 素問 • 宣明五氣篇第二十三

Tab. 18.5 Behavoriale Aspekte der Entsprechungen der Fünf Grundwesenheiten

Tätigkeit	Struktur	Zang-Organ	Grundwesenheit	Charakteristik
Gehen	Sehnen	Leber	Holz	(„Umtriebigkeit")
Sehen	Blut	Herz	Feuer	(„Abhängigkeit")
Sitzen	Fleisch	Milz	Erde	(„Anhaftung")
Liegen	Qi	Lunge	Metall	(„Anmaßung")
Stehen	Knochen	Niere	Wasser	(„Erstarrung")

Die im obigen Zitat aufgezeigten Zusammenhänge können auf die in ➤ Tab. 18.5 dargestellten Entsprechungen zurückgeführt werden.

- Der **Holz-Typ** ist anfällig dafür, ständig unterwegs zu sein und nie anzukommen.
- Der **Feuer-Typ** ist anfällig dafür, sich selbst aus dem Auge zu verlieren und alles von den äußeren Eindrücken abhängig zu machen.
- Der **Erd-Typ** ist anfällig dafür, auf seiner Arbeit sitzen zu bleiben und sich nicht davon lösen zu können.
- Der **Metall-Typ** ist anfällig dafür, sich aus Überheblichkeit auf seinen Lorbeeren auszuruhen und es nicht mehr für nötig zu befinden, sich gegen die Anziehung seiner Selbstgefälligkeit zu erheben.
- Der **Wasser-Typ** ist anfällig dafür, unflexibel, rigide zu werden und eingenommene Standpunkte nicht mehr aufzugeben.

Die nach den beschriebenen Prinzipien gewonnenen und mit den Systematiken der Altchinesischen Medizin klassifizierten Information werden dann zu einem Gesamtbild der Störung zusammengefasst.

Nach der Beleuchtung aller biografischen und persönlichen Aspekte der Erkrankung im therapeutischen Gespräch ist der Fokus darauf zu legen, die gesammelten Informationen in einen Gesamtzusammenhang zu stellen, den Konstitutionstyp zu erkennen und ihn mit den aktuellen Beschwerden, Krankheiten und den als unangenehm empfundenen Lebensumständen in Verbindung zu bringen. Dem Patienten soll die Möglichkeit eröffnet werden, seine Beschwerden nicht isoliert voneinander zu betrachten, sondern den Sinn hinter der Erkrankung zu erkennen. Schließlich vermag die Krankheit den Patienten direkt zu seiner himmlischen Vorsehung zu führen. Über die Krankheit ergibt sich für den Patienten der Anstoß und die Chance, eine transformierte und erneuerte Beziehung zu sich selbst und seiner Lebensaufgabe herzustellen, um eine tiefere Sinngebung in seinem Leben vorzunehmen, indem er seine Berufung und Bestimmung erkennt und diese in für ihn bedeutsame Handlungen umsetzt.

In der Einleitung des *Shennong bencao* wird auf die Bedeutung des „Nähren der Lebensbestimmung" mittels Arzneien ausdrücklich hingewiesen.

Es existieren 120 Arten von Arzneien der höchsten Kategorie, die als Regenten dienen. Sie sind zuständig für das Nähren der Lebensbestimmung, um so dem Himmel zu entsprechen. Sie sind ohne Gift, man kann viel davon einnehmen und sie lange einnehmen, ohne dass es dem Menschen schadet. Sie streben an, den Leib zu erleichtern und das Qi zu mehren, die Alterungsprozesse aufzuhalten und die Lebensspanne zu verlängern. Sie sind Grundlage des oberen Teils des Leitfadens. Es existieren 120 Arten von Arzneien der mittleren Kategorie, die als Minister dienen. Sie sind zuständig für das Nähren der Natur, um so dem Menschen zu entsprechen. Manche sind ohne Gift, manche haben Gift in sich. Man nehme ihre Vorzüge in kleinen Schlucken in sich auf. Sie streben an, der Krankheit vorzubeugen und das Leere und Schwache aufzufüllen. Sie sind Grundlage des mittleren Teils des Leitfadens. Es existieren 120 Arten von Arzneien der unteren Kategorie, die als ausgesandte Boten dienen. Sie sind zuständig für das Beherrschen der Krankheit, um so der Erde zu entsprechen. Sie enthalten viel Gift und können nicht langfristig eingenommen werden. Sie streben an, Kälte, Hitze und übles Qi zu beseitigen, Ansammlungen aufzubrechen und die Erkrankung auszuheilen. Sie sind Grundlage des unteren Teils des Leitfadens.

Shénnóng běncǎo jīng • Xùlù
(Leitfaden der heimischen Pharmakopöe des mythischen Landmanns [ca. 300 vor bis 200 n. Chr.] • Vorworteinträge
神農本草經 • 序錄

Die vorgesehene Lebensbestimmung bezieht sich auf den himmlischen Auftrag, in dessen Dienst das eigene Leben gestellt werden soll und den es zu erfüllen gilt. Eine Abweichung von dem gegebenen Mandat des Himmels begünstigt das Auftreten von Krankheiten. Nicht jedem Patienten erscheinen diese tiefen Bezüge als eine transzendentale Offenbarung der eigenen Berufung zu einem Lebensauftrag, was in unserem Kulturkreis in früheren Zeiten als Orakel bekannt war, wirklich oder relevant. Daher ist es wichtig, mit jedem Patienten gemeinsam ein Behandlungsziel zu formulieren, das auf die Symptomenkontrolle beschränkt sein, sich allerdings bis hin zur Unterstützung der Selbstfindung und Selbstverwirklichung im umfassenden Sinne erweitern kann.

18.1.4 Das Riechen (wénzhěn 聞診)

Grundsätzlich ist der ausdünstende Schweiß dem Herzen und der Grundwesenheit des Feuers zugeordnet. Heutige Therapeuten sind es wenig gewohnt, den Geruchssinn in die Diagnostik einzubeziehen. Es gelingt am leichtesten, sich einen Eindruck über den Körpergeruch des Patienten zu verschaffen, wenn er sich gerade entkleidet, da sich der persönliche Duft des Patienten oft rasch verflüchtigt.

- **Holz-Typ:** eine Störung wird von einem aufdringlichen, sich rasch ausbreitenden, käsigen und ranzigen Geruch des Patienten angezeigt.
- **Feuer-Typ:** eine Störung wird von einem Geruch des Patienten nach Verwittertem oder Verbranntem oder nach glühenden Kohlen, der sich in Wellen ausbreitet, angezeigt.
- **Erd-Typ:** eine Störung wird von einem anhaftenden Geruch des Patienten nach überreifem Obst, der längere Zeit im Raum verweilt, angezeigt.
- **Metall-Typ:** eine Störung wird von einem modrigen Geruch, einem Geruch nach geronnenem Blut, nach Fäkalien oder verdorbenem Fisch angezeigt, der dem Patienten beständig anhaftet.

- **Wasser-Typ:** eine Störung wird von einem konzentrierten fauligen Geruch nach abgestandenem Wasser, nach Seetang oder Urin des Patienten angezeigt.

18.1.5 Das Hören (wénzhěn 聞診)

Neben Atemgeräuschen und Geräuschen aus dem Bauchraum wird insbesondere die Stimme des Patienten, die der Lunge und der Grundwesenheit des Metalls zugeordnet ist, beurteilt.

Die Fünf den Grundwesenheiten entsprechenden Stimmarten sind im Gespräch mit dem Patienten zu identifizieren. Nicht allein, was der Patient sagt, sondern auch wie er es sagt, ist von Bedeutung.

- **Holz-Typ:** Wesentliches Merkmal ist die Sprechlautstärke; darüber hinaus sind Unterbrechungen des Redeflusses oder ein unnötiger Nachdruck im Sprechen auffällig. Gerne wird eine Kommunikation erlebt, in der der Therapeut nicht oder nur kaum zu Wort kommt.
- **Feuer-Typ:** Wesentliches Merkmal ist die Sprechdynamik; darüber hinaus ist ein monotones, unbeteiligtes, eher emotionsloses Sprechen auffällig. Auch werden übertriebene Gefühlsausbrüche, inadäquates Weinen oder Lachen beobachtet.
- **Erd-Typ:** Wesentliches Merkmal ist die Sprachmelodie; darüber hinaus sind eine häufig wechselnde Tonlage und eine minutiöse Darlegung aller Symptome auffällig.
- **Metall-Typ:** Wesentliches Merkmal ist die zeternde Stimmlage; die Stimme ist meist leise, weinerlich, nasal und fragil. Auch kann sich eine schneidende Schärfe in die Art des Sprechens einschleichen.
- **Wasser-Typ:** Wesentliches Merkmal ist die ächzende Stimme; sie ist gerne gepresst mit Betonung bestimmter Silben. Das Sprechen wird zuweilen länger unterbrochen; Sätze sind abgehackt und enthalten viele „Ähs".

Der Mangel an Übereinstimmung zwischen verbalem und nonverbalem Ausdruck weist generell auf Qi-Blockaden hin. Stark negativ behaftete Formulierungen wie „Ich hasse mein Leben" offenbaren das Selbsterleben des Patienten und Konflikte zwischen Gefühlsleben und Verstand. Besonders bei solchen Aussagen ist auf den Affekt des Patienten und die Gegenübertragung zu achten. Das Einnehmen einer abgeklärten Haltung im sprachlichen Ausdruck kann ein versteckter Hinweis für eine Überforderung auf der emotionalen Ebene sein.

Das unmittelbare Erspüren emotionaler Regungen

Die klassischen Schriften weisen wiederholt auf die Bedeutung der Emotionen für die Krankheitsentstehung und die Notwendigkeit der Identifikation der inneren Gefühlsregungen in den Patienten hin. Die Hinwendung zu den inneren Regungen beim Patienten kann auch als ein „In-den-Patienten-Hineinhoren" verstanden werden.

Der Himmel verfügt über die vier Jahreszeiten und die Fünf Grundbewegungen, womit er (die Dinge) entstehen, anwachsen, sich sammeln und aufspeichern lässt, und womit er Kälte, Sommerhitze, Trockenheit, Feuchtigkeit und Wind hervorbringt. Der Mensch verfügt über die Fünf Zang-Langzeitspeicher, die die Fünf Qi umwandeln, um die überschwänglich begeisterte Freude, die Wut, die Nachdenklichkeit, den Kummer und die Angst hervorzubringen. Nun, überschwängliche Freude und Wut schädigen das Qi, Kälte und Sommerhitze schädigen den Leib. Ungestüme Wut schädigt das Yin, ungestüme und ungezügelte Fröhlichkeit schädigt das Yang. Kollabierendes Qi bewegt sich nach oben, füllt die Gefäße an und verlässt den Leib. Werden überschwängliche Fröhlichkeit und Wut nicht gezähmt, wenn Kälte und Sommerhitze jedes Maß überschreiten, so kann das Leben nicht mehr gefestigt werden. Daher: überhöhtes Yin muss ins Yang (geführt werden), überhöhtes Yang muss ins Yin (geführt werden). Daher heißt es: Eine Kälte-Schädigung im Winter muss im Frühling zur Wärmekrankheit führen. Eine Wind-Schädigung im Frühling bringt im Sommer das Entweichen unverdauter Speisen hervor. Eine Sommerhitze-Schädigung im Sommer muss im Herbst zu Wechselfieber führen. Eine Feuchtigkeits-Schädigung im Herbst bringt im Winter Husten hervor.

Huángdì nèijīng • Língshū • Yīnyáng yìngxiàng dàlùn piān dìwǔ (Leitfaden des Gelben Ahnherrschers, Innerer Band • Unbefangene Elementarfragen • 5. Kapitel: Große Abhandlung über die dem Yin und dem Yang entsprechenden Erscheinungen)
黃帝內經・素問・陰陽應象大論篇第五

Die emotionale Verfassung wird vom Patienten häufig nicht sogleich benannt; oftmals ist sie dem Patienten auch nicht explizit bewusst. Ein wichtiger Bestandteil des diagnostischen Prozesses ist daher das direkte Wahrnehmen pathogener Emotionen beim Patienten. Nach chinesischer Auffassung entstehen Krankheiten unter anderem durch die Entfremdung von der himmlischen Natur des Menschen, die durch die Fünf himmlischen Emotionen dargestellt wird. Die Entfremdung lässt die sechs (sieben) irdischen Emotionen entstehen, die von den Begierden der sieben Po-Seelen gespeist werden (nähere Informationen hierzu finden sich in ➤ Kap. 23).

Im 13. Kapitel des *Suwen* wird beschrieben, wie ein Zugang zu den verborgenen emotionalen Prozessen im Patienten aufgebaut werden kann. Zudem wird darauf hingewiesen, dass sich aus diesem Zugang eine besondere therapeutische Vorgehensweise herleitet (vgl. Hammes/Schwarz 2019).

Huangdi stellte die Frage: „Ich habe gehört, dass im Altertum Krankheiten allein durch Bewegen der Essenz und Wandeln des Qi behandelt wurden. Man konnte sich (mit Geist und Seele) an den Ausgangspunkt der Erkrankung wenden und dies erreichen. Heutzutage behandelt man Krankheiten mit stark wirkenden Arzneien für das Innere und Nadeln oder spitzen Steinen für das Äußere. Mal erzielt man Heilung, mal nicht. Wie verhält es sich damit?"

[…]

Qi Bo sprach: „Das Wissen um die Färbung (der Ausstrahlung des Patienten) und die (Bewegung in den) Gefäße(n) wird vom obersten Herrscher hoch geschätzt, und wurde von den früheren Meistern in der Lehre weitergegeben."

[…]

Huangdi sprach: „Ich möchte etwas über den wesentlichen Weg hören."

Qi Bo erwiderte: „Das Kernstück der Behandlung liegt darin, die Färbung (der Ausstrahlung) und die (Bewegung in den) Gefäße(n) nicht zu verlieren. Diese ohne Verwirrung zu benutzen, ist das große Prinzip der Behandlung. Wenn Gegenläufiges und Geradläufiges sich verkehren, Zweigspitzen und Wurzel sich nicht erreichen, ist das Shen seinem Untergang geweiht, und man verliert die Herrschaft über das Reich. Alte Gewohnheiten abstoßen und sich dem Neuen nähern, dann erst erreicht man den Weg des Wahren Menschen.“
Huangdi sprach: „Ich habe das Wesentliche von Dir, Meister, gehört. Deine Rede, Meister, verließ nie die Färbung (der Ausstrahlung) und die (Bewegung in den) Gefäße(n), das habe ich bereits verstanden.“
Qi Bo sprach: „Die höchste Form der Behandlung liegt in Einem.“
Huangdi fragte: „Was nennt man dies Eine?“
Qi Bo erwiderte: „Aus dem Befolgen des Einsseins erschließt es sich.“
Huangdi fragte: „Wie geschieht das?“
Qi Bo sprach: „Schließe Tür und Fenster, verbinde Dich mit dem Kranken, frage wiederholt nach seinem Empfinden, um seinen Vorstellungen zu folgen. Wer Shen erhält, gedeiht, wer Shen verliert, geht unter.“
Huangdi schloss: „Vortrefflich!“

Huángdì nèijīng • Sùwèn • Yíjīng biànqì lùn piān dìshísān (Leitfaden des Gelben Ahnherrschers, Innerer Band • Unbefangene Elementarfragen • 13. Kapitel: Abhandlung über das Bewegen der Essenz und das Wandeln des Qi)

黃帝內經．素問．移精變氣論篇第十三

Es ist unumgänglich, mit dem Shen des Patienten in Kontakt zu treten. Die wesentlichen Zugangswege sind die unmittelbare Inaugenscheinnahme und das direkte Spüren sowie das mittelbare Spüren über den Puls.

18.1.6 Die körperliche Untersuchung durch Palpation (qièzhěn 切診)

Durch das Berühren des Patienten entsteht die Möglichkeit zu einer Erweiterung der Verbindung mit den Patienten, die häufig im Gespräch alleine noch verschlossen bleiben. Es finden sich jedoch auch Patienten, die sich der körperlichen Untersuchung gegenüber und für die Pulsdiagnose nicht öffnen können. In der körperlichen Untersuchung sollte analog zur Anamneseerhebung die seelische Ebene des Menschen miterfasst werden.

Die körperliche Untersuchung bietet die Gelegenheit, Reaktionen des Patienten weitgehend ohne kognitive Kontrolle zu registrieren. Hierbei sollte der Therapeut einerseits zurückhaltend und behutsam vorgehen und gleichzeitig den Patienten niemals aus den Augen lassen, um ihn genau beobachten zu können. Für bestimmte Fragestellungen kann es entscheidend sein, den Patienten aufmerksam zu inspizieren, während er sich unbeobachtet fühlt.

Für die Meister der Altchinesischen Heilkunst waren die Informationen aus dem unmittelbaren Kontakt mit der Ausstrahlung und dem Puls des Patienten von besonderem Stellenwert. Sie konnten oft bereits das Leiden des Patienten erfassen, auch ohne den Patienten befragen zu müssen. Direkt nach der Begrüßung konnten sie das Leiden benennen, ohne mit dem Patienten viele Worte gewechselt zu haben.

Huangdi wandte sich fragend an Qi Bo und sprach: „Ich habe dies erfahren: die Färbung seiner Ausstrahlung zu sehen und seine Krankheit zu erkennen, das beschert den Ruf des Erleuchteten; mit der Hand die Bewegung in seinen Gefäßen zu prüfen und seine Krankheit zu erkennen, das beschert den Ruf des Magisch-Göttlichen; nach der Krankheit zu fragen und ihren Ort zu erkennen, das beschert den Ruf des handwerklichen Praktikers.

Und weiter:

Wer alles verbindend in Betracht zu ziehen weiß und so vorgeht, der kann als Praktiker der höchsten Kategorie gelten. Praktiker der höchsten Kategorie bewahren die Unversehrtheit von neun unter zehn.

Wer zwei Aspekte zu verfolgen weiß, gilt als Praktiker der mittleren Kategorie. Praktiker der mittleren Kategorie bewahren die Unversehrtheit von sieben unter zehn.

Wer einen Aspekt zu verfolgen weiß, gilt als Praktiker der untersten Kategorie. Praktiker der untersten Kategorie bewahren die Unversehrtheit von sechs unter zehn.

Huángdì nèijīng • Língshū • Xiéqì zàngfú bìngxíng dìsì (Leitfaden des Gelben Ahnherrschers, Innerer Band • Drehangel aller Wunderwirkungen • Über die Krankheitserscheinungen aufgrund von üblem Qi in den Zang-Langzeitspeichern und Fu-Zwischenlagern, als Viertes)

帝帝內經．靈樞．邪氣臟腑病形第四

Die Inspektion und Palpation des entkleideten Leibes zusammen mit den Geruchsimmissionen liefern erste Anhaltspunkte für eine erweiterte Diagnostik. Der Patient wird in seiner Gesamtheit wahrgenommen, seine Haltung und unkontrollierte Bewegungen beobachtet und die Sprache seines Pulses entschlüsselt.

Die Pulsdiagnose (màizhěn 脈診)

Die Beurteilung der Pulsqualität und der im Puls mitschwingenden Regungen beinhaltet in starkem Maße subjektive und intuitive Faktoren. Die Pulsdiagnose mag sich aus diesem Grund zuweilen schwer oder nicht jedem erschließen. Der Versuch, die Qualität des Pulses zu beschreiben, ähnelt in gewisser Weise dem Bemühen von Konzertbesuchern, ihr während der Vorführung gewonnenes Gesamterlebnis mit anderen zu kommunizieren. In der Chinesischen Medizin wird dabei auf acht häufig anzutreffende Pulsbilder zurückgegriffen, während von den übrigen zwanzig vorbeschriebenen Pulsarten seltener Gebrauch gemacht wird. Daher wird hier ausführlicher auf die acht häufigen Pulsbeschreibungen eingegangen. Selbstverständlich steht es jedem „Konzertbesucher“ frei, sein Tasterlebnis mit eigenen Vokabeln zu beschreiben und der eigenen Intuition im Erfassen der sich im Puls ausdrückenden Grundschwingungen des Patienten zu folgen.

Die Bewegung in den Blutgefäßen, in den Arterien, der Puls also, ist unmittelbarer Ausdruck der Situation von Qi und Shen im Patienten. An dieser Schnittstelle begegnen sich das Shen des Patienten und des Therapeuten im unmittelbaren spürenden, erfühlenden und einfühlsamen Kontakt. Es kann sich dabei ereignen, dass sehr unsichere Patienten ihr Shen aus dem Puls zurückziehen, wenn sie sich noch nicht dazu in der Lage sehen, sich dem Therapeuten vertrauensvoll zu öffnen. Entwickelte Therapeuten vermögen die intime Situation der Pulstastung dazu zu nutzen, den Kontakt mit dem Shen des Patienten aufzubauen und das Vertrauen des Patienten zu entwickeln und zu stärken.

Die gelungene Kontaktaufnahme mit Qi und Shen des Patienten bei der Beurteilung des Pulses vermag somit in eine therapeutische Intervention überzugehen, in der sich der entspannte, entleerte und freie Zustand des Qi und Shen des Therapeuten auf den Patienten überträgt.

In China sind Versuche unternommen worden, die chinesischen Beschreibungen der Pulswelle mit apparativen Methoden zu erfassen. Es existieren auch computergesteuerte Maschinen zur Simulation von Pulsbildern. Sie haben sich in der Ausbildung jedoch bisher nicht durchgesetzt.

In der historischen Entwicklung ist die Betastung der Pulse an neun Referenzpositionen beschrieben (➤ Abb. 18.3).

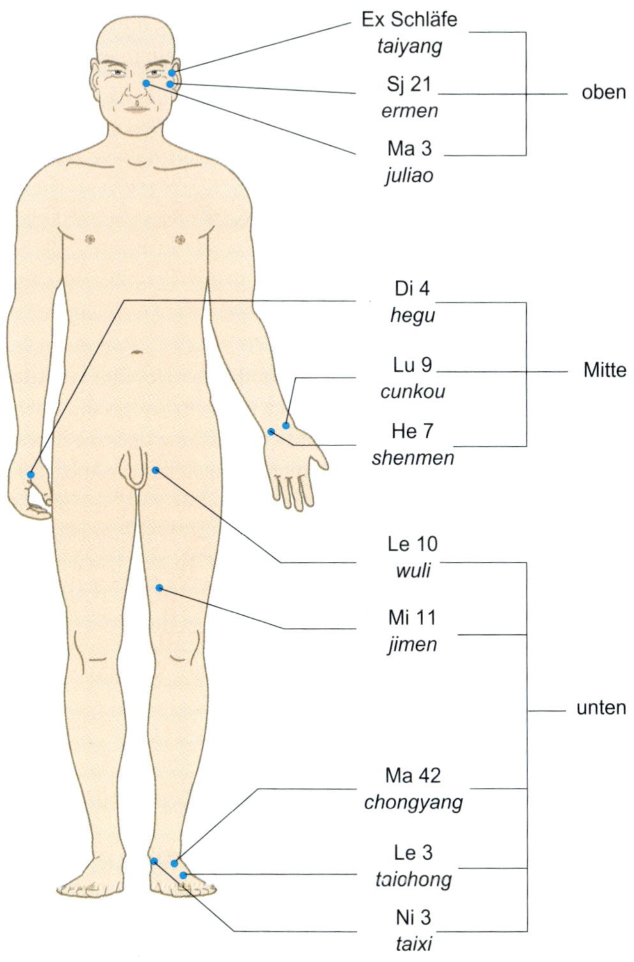

Abb. 18.3 Die neun klassischen Pulstaststellen in der Chinesischen Medizin (Le 10 und Mi 11 sowie Ma 42 und Le 3 werden jeweils als eine Pulstastregion betrachtet) [L138]

Diese neun Pulstaststellen wurden dann zu drei Hauptlokalisationen zusammengefasst (➤ Abb. 18.4).

In der weiteren Entwicklung der Pulsdiagnose in China fokussierte man sich auf die Beurteilung des Radialispulses (➤ Abb. 18.5).

Die Beurteilung des Pulses wird in drei Ebenen der Tasttiefe vorgenommen, nämlich der oberflächlichen ohne wesentlichen Druck

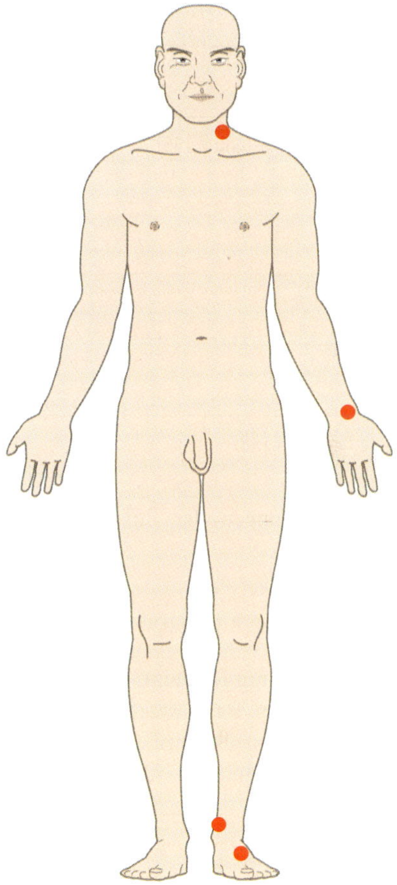

Abb. 18.4 Die drei Hauptlokalisationen der Pulstastung (Hals, Handgelenk, Fußgelenk)[L138]

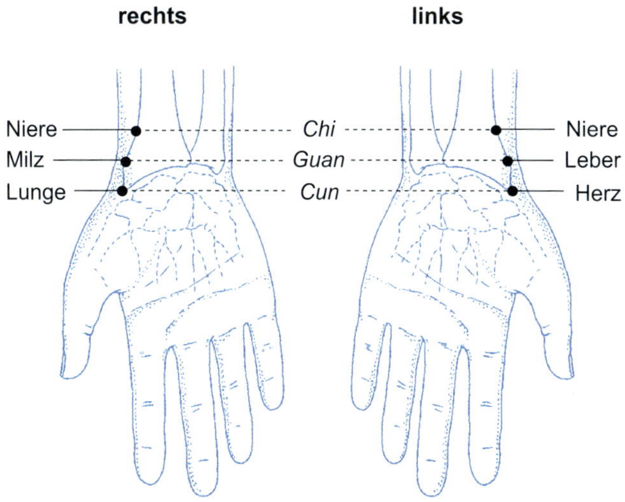

Abb. 18.5 Die drei Taststellen für den Radialispuls [L138]

auf das Gefäß (➤ Abb. 18.6), der tiefen mit Druck bis hinunter zum Knochen (➤ Abb. 18.7) und einer mittleren Tiefe zwischen der oberflächlichen und tiefen Tastung.

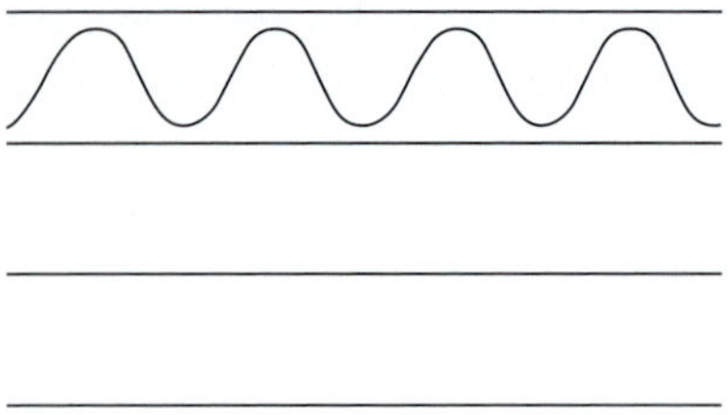

Abb. 18.6 Die oberflächliche Tastung [L138]

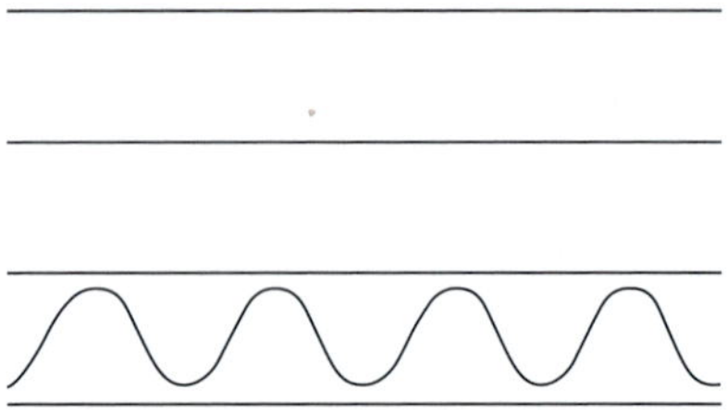

Abb. 18.7 Die tiefe Tastung [L138]

Die gängigen Beschreibungen der Pulsqualität heben auf drei Aspekte ab:

Die Lokalisation der merklichsten Pulsbewegung

1. **Oberflächlich,** d. h. bei nur leichtem Auflegen der Fingerbeeren am deutlichsten zu tasten. Das Tastgefühl lässt nach, je mehr Druck auf die Arterie ausgeübt wird. Das Orchester drängt sich am vorderen Rand der Bühne (➤ Abb. 18.8).

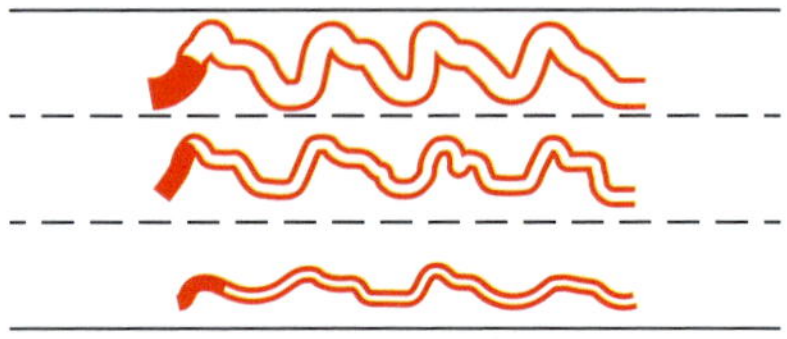

Abb. 18.8 Der oberflächliche Puls [L138]

2. **Normal,** d. h. in einer mittleren Position. Das Tastgefühl ist bei mittlerem Druck auf die Arterie am deutlichsten und jeweils schwächer, wenn die Fingerbeeren nur leicht aufliegen, bzw. wenn die Arterie zunächst vollständig gegen den Knochen komprimiert wird und dann bei leichtem Nachlassen des Fingerdruckes der Puls wiederkehrt. Das Orchester ist auf der Bühne harmonisch verteilt.
3. **Tief,** d. h. der Position direkt über dem Knochen. Das Tastgefühl ist am deutlichsten, wenn die Arterie zunächst vollständig gegen den Knochen komprimiert wird und dann bei leichtem Nachlassen des Fingerdruckes der Puls gerade wiederkehrt. Je mehr dann der Druck verringert wird, desto schwächer wird das Tastgefühl des Pulses. Das Orchester drängt sich am Hintergrund der Bühne (➤ Abb. 18.9).

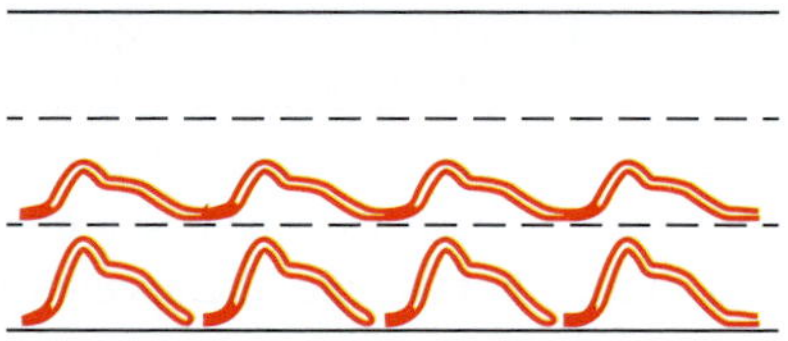

Abb. 18.9 Der tiefe Puls [L138]

Beurteilung der Beschleunigungskraft und der bewegten Masse der Pulswelle

1. **Leer,** d. h. abgemüht kraftlos. Der Puls vermittelt den Eindruck eines schwunglosen Orchesters oder eines Läufers am Ende seiner Kräfte (➤ Abb. 18.10).

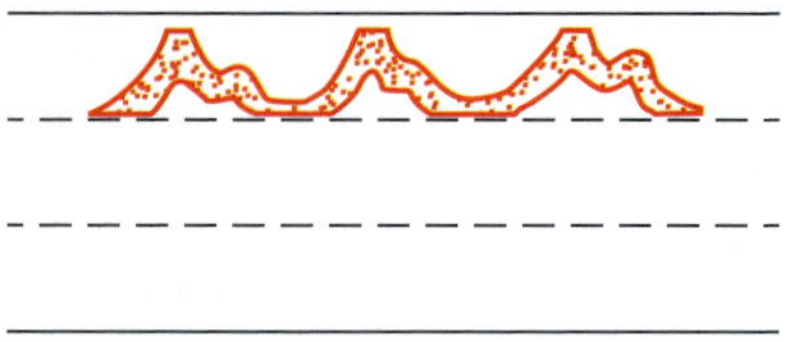

Abb. 18.10 Der leere Puls [L138]

2. **Fein,** d. h. wie ein dünnes Rinnsal. Der Puls vermittelt den Eindruck eines stark unterbesetzten Orchesters, die Ader scheint nicht richtig gefüllt, es fließt ein kleines Bächlein in einem größeren Flussbett (➤ Abb. 18.11).

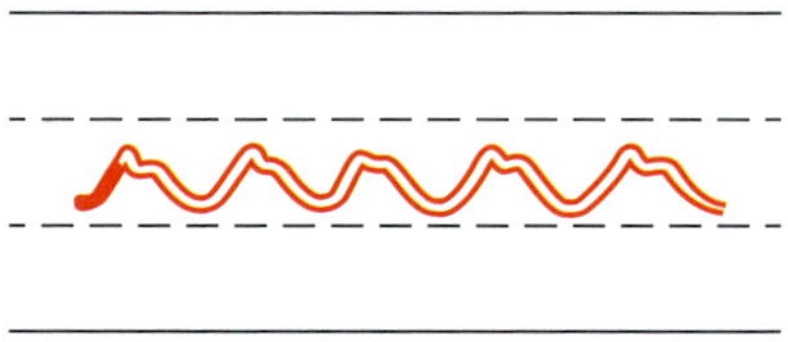

Abb. 18.11 Der feine Puls [L138]

3. **Voll,** d. h. überfließend, außer Rand und Band. Der Puls vermittelt den Eindruck eines schwer zu bändigenden Orchesters mit überschüssigen Kräften. Der Puls fühlt sich an wie ein über die Ufer tretender Fluss oder eine überschäumende Flutwelle (➤ Abb. 18.12).

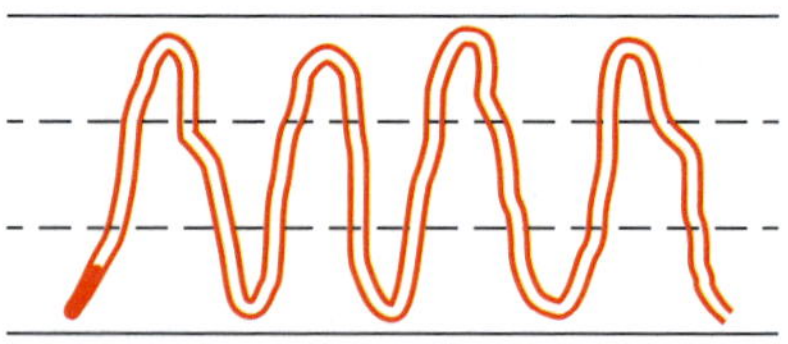

Abb. 18.12 Der volle Puls [L138]

Beurteilung des Bewegungsprofils der Pulswelle

1. **Saitenförmig,** d. h. wie auf einer bis zum Zerreißen gespannten Saite. Die Pulswelle entwickelt sich jäh mit heftigem Anfluten, um dann in sich zusammenzubrechen. Das Abflauen der Welle entgeht der Tastung (➤ Abb. 18.13). Es ist ein unangenehmes Gefühlserlebnis, einen solchen Puls zu tasten. Das Orchester spielt missmutig.

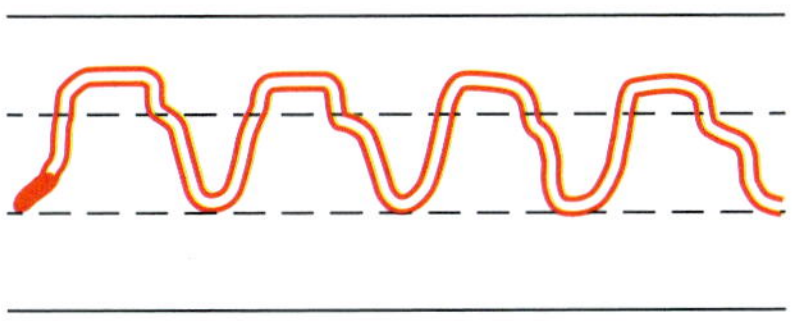

Abb. 18.13 Der saitenförmige Puls [L138]

2. **Gespannt,** d h. wie auf einem angespannten und in sich verdrillten Seil. Die Pulswelle baut sich jäh auf und ab. Das Gefäß erscheint in sich angespannt und verhärtet (➤ Abb. 18.14). Das Orchester friert.

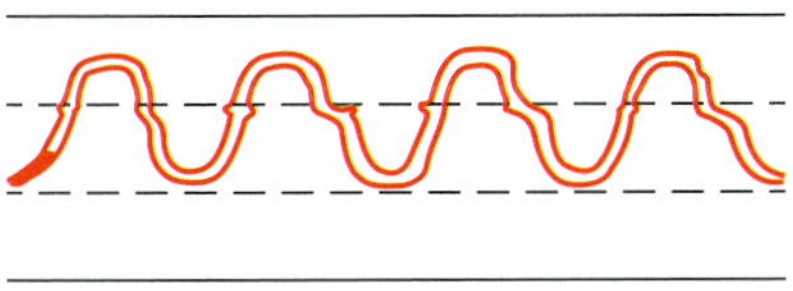

Abb. 18.14 Der gespannte Puls [L138]

3. **Schlüpfrig,** d. h. weggleitend, schwer ortbar. Die Empfindung der Pulswelle an den Fingerbeeren ist unstet, sowohl im Hinblick auf die genaue Lokalisation des Pulsgipfels an der Fingerbeere als auch hinsichtlich des Charakters des An- und Abschwellens (➤ Abb. 18.15). Das Orchester entgleitet dem Dirigenten.

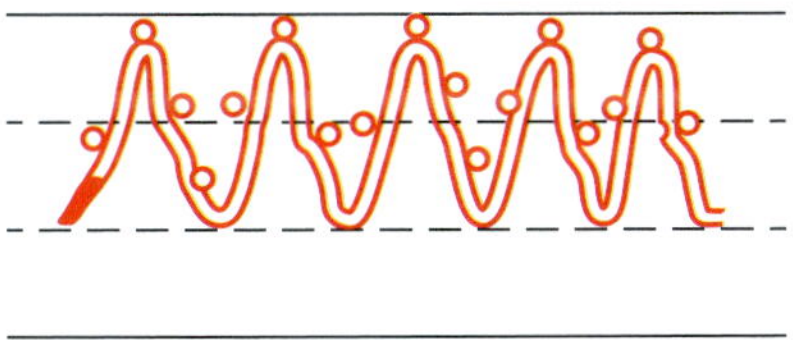

Abb. 18.15 Der schlüpfrige Puls [L138]

Die Deutungsmöglichkeiten dieser acht häufigen Pulsarten sind in ➤ Tab. 18.6 zusammengefasst.

Eine Konkordanz der Bezeichnungen der 28 klassischen chinesischen Pulsqualitäten liefert ➤ Tab. 18.7.

Nach chinesischen Maßgaben wird der Puls an der Arteria radialis beidseits an drei Stellen getastet. Die mittlere Taststelle liegt exakt auf Höhe des Processus styloideus radii. Bei großen Patienten rücken die Finger entsprechend auseinander, bei kleinwüchsigen Menschen und Kindern entsprechend näher zusammen.

Die mittlere Position trägt den chinesischen Namen *guān* 關 wie die Schranke oder der Gebirgspass. Die proximale Position wird als *chǐ* 尺 bezeichnet, was Elle bedeutet. Die distale Position lautet *cùn* 寸, da sich hier der Puls etwa auf der Strecke eines chinesischen Proportionalzolls (Cun) öffnet. Im Normalfall ist die mittlere Position am deutlichsten zu tasten, dann folgt die distale Position und schließlich die proximale und damit in der Regel schwächste Position. Bei Männern sollte der linke Puls kräftiger zu tasten sein, bei Frauen der rechte.
Die drei Pulstaststellen repräsentieren die Drei Jiao:

- Die Cun-Position die Thoraxorgane, rechts die Lunge, links das Herz.

Tab. 18.6 Die acht häufigsten Pulsbefunde

Nr.	Pinyin	Deutsch	Mögliches Zustandsmuster
1	*fúmài* 浮脉	oberflächlicher Puls	Muster der Oberfläche; Leere-Zustand
2	*chénmài* 沉脉	tiefliegender Puls	Muster des Inneren; (Fülle-Zustand bei vollem Puls, Leere-Zustand bei leerem Puls)
3	*xìmài* 細脉	feiner Puls	Leere von Qi und Blut; (Feuchtigkeits-Muster)
4	*xūmài* 虛脉	leerer Puls	Leere-Zustand; unzureichendes Qi und Blut
5	*shímài* 實脉	voller Puls	Fülle-Zustand (Hitze)
6	*huámài* 滑脉	schlüpfriger Puls	Schleim-Muster; Stagnation von Speisen; Fülle-Hitze
7	*xiánmài* 弦脉	saitenförmiger Puls	Muster der Leber und Gallenblase; Schmerzen bei Qi-Stagnation; umgekehrt verlaufendes Qi
8	*jǐnmài* 緊脉	gespannter Puls	Kälte-Muster; Schmerzen; verharrende Speisen

Tab. 18.7 Die 28 klassischen Pulsarten und ihre Bezeichnungen in chinesischer, deutscher, englischer und lateinischer Sprache

Nr.	Pinyin	Deutsch	Englisch	Latein (nach Porkert)
1	*fúmài* 浮脈	oberflächlicher Puls	floating (or superficial) pulse	pulsus superficialis
2	*chénmài* 沉脈	tiefliegender Puls	deep pulse	pulsus mersus
3	*chímài* 遲脈	verlangsamter Puls	slow pulse	pulsus tardus
4	*shuòmài* 数脈	beschleunigter Puls	rapid pulse	pulsus celer
5	*hóngmài* 洪脈	überflutender Puls	overflowing pulse	pulsus exundans
6	*wēimài* 微脈	verschwindender Puls	minute pulse	pulsus evanescens
7	*xìmài* 細脉	feiner Puls	fine (or thin) pulse	pulsus minutus
8	*sǎnmài* 散脈	zerfließender Puls	scattered pulse	pulsus diffundens
9	*xūmài* 虛脉	leerer Puls	empty pulse	pulsus inanis
10	*shímài* 實脉	voller Puls	full pulse	pulsus repletus
11	*huámài* 滑脉	schlüpfriger Puls	slippery pulse	pulsus lubricus
12	*sèmài* 澀脈	rauer Puls	choppy pulse	pulsus asper
13	*chángmài* 長脈	langer Puls	long pulse	pulsus longus

Tab. 18.7 Die 28 klassischen Pulsarten und ihre Bezeichnungen in chinesischer, deutscher, englischer und lateinischer Sprache (*Forts.*)

Nr.	Pinyin	Deutsch	Englisch	Latein (nach Porkert)
14	*duǎnmài* 短脈	kurzer Puls	short pulse	pulsus brevis
15	*xiánmài* 弦脉	saitenförmiger Puls	wiry pulse	pulsus chordalis
16	*kōumài* 芤脈	hohler (zwiebelstängelförmiger) Puls	hollow pulse	pulsus cepacaulicus
17)	*jǐnmài* 緊脉	gespannter Puls	tight pulse	pulsus intentus
18	*huǎnmài* 緩脈	behäbiger Puls	slowed-down pulse	pulsus languidus
19	*gémài* 革脈	trommellederner Puls	leather pulse	pulsus tympanicus
20	*láomài* 牢脈	fester Puls	firm pulse	pulsus fixus
21	*ruòmài* 弱脈	schwacher Puls	weak pulse	pulsus invalidus
22	*rúmài* 儒脈	sanfter Puls	weak-floating (or soft) pulse	pulsus lenis sive mollis
23	*fúmài* 伏脈	versteckter Puls	hidden pulse	pulsus subreptus
24	*dòngmài* 動脈	beweglicher Puls	moving pulse	pulsus mobilis
25	*cùmài* 促脈	hastiger Puls	hasty pulse	pulsus agitatus
26	*jiémài* 結脈	geknoteter Puls	knotted pulse	pulsus haesitans
27	*dàimài* 代脈	(in regelmäßigen Abständen) aussetzender Puls	intermittent pulse	pulsus intermittens
28	*jímài* 疾脈	rasender Puls	hurried pulse	pulsus concitatus

- Die Guan-Position die Oberbauchorgane, rechts den Verdauungstrakt und insbesondere Milz und Magen, links die Leber und die Gallenblase.
- Die Chi-Position die Unterbauchorgane, rechts das Nieren-Yang, links das Nieren-Yin.

Therapeut und Patient sollten bei der Pulstastung ruhig und entspannt sein. Der Therapeut sollte in sich eine völlige Leere erzeugen und der Darbietung seine ganze Aufmerksamkeit schenken – wie in einem Konzert. Der gesunde Puls wird von den Chinesen wie folgt beschrieben: „*cóngróng yǒu wèiqì* 從容有胃氣". Der Puls schwillt an und ab in harmonischer Verteilung *(congrong)* und er besitzt Magen-Qi *(weiqi)*. Dies bedeutet, dass der Untersucher im Puls die Integrität der Verdauungsorgane verspürt, die den Probanden täglich mit neuen Kräften versorgen. Ging das Magen-Qi und damit die Möglichkeit zur Nahrungs- und Flüssigkeitsaufnahme verloren, so war ein Patient in früheren Zeiten rettungslos verloren.

Die Bewertung der Pulstastung ist vor allem bei mangelnder Übung zwischen den Untersuchern nicht vollkommen reproduzierbar. Auch beim Patienten unterliegt der Puls ständigen Schwankungen, so dass bei wiederholter Tastung des gleichen Patienten nicht unbedingt der exakt gleiche Befund vorzufinden sein kann. Die Zuordnung der Taststellen zu verschiedenen Organen und Funktionsbereichen mag willkürlich erscheinen, wird aber in der klinischen Anwendung in der Regel als stimmig und zutreffend erlebt.

Über die Beurteilung der Pulsdiagnostik treten wir in direkten Kontakt mit Qi und Blut des Patienten, können Hinweise auf die Balance von Yin und Yang erhalten und gestörte Funktionsbereiche ausfindig machen. Für den versierten Pulsdiagnostiker können auch Informationen zur Persönlichkeitsstruktur und zum inneren Erleben des Patienten aus der Gefäßbewegung herausgelesen werden. Mit zunehmender Vertrautheit mit der Methode lernt der Anwender auch zwischen aktuellen und vergangenen Situationen im Pulsbild wie auch zwischen eher somatisch getönten und mehr emotional-psychischen Anklängen zu unterscheiden.

Puls und Jahreszeit

Der Puls ist den Kräften der Natur unterworfen. Die Grundwesenheiten prägen die Jahreszeiten in der Natur und finden ihre Entsprechung im menschlichen Leib. Die innere Widerspiegelung von Dynamik und Rhythmik der Vorgänge in der Natur kann über den Puls gut beobachtet werden.

- **Frühling (Holz):** Der Puls ist leicht drahtig, wie auch das Qi, welches der Natur die Wege eröffnet, um neues Leben hervorzubringen.
- **Sommer (Feuer):** Der Puls neigt zur Überflutung, der Hitze entsprechend, die aus dem Leib entweicht.
- **Spätsommer (Erde):** Leicht schlüpfriger Puls, welcher die Qualität der Erde zeigt, Dinge einzubinden und ihnen zum Wachstum zu verhelfen.
- **Herbst (Metall):** Der Puls zeigt Aspekte der Verdichtung; die letzten Kräfte der Natur zeigen sich, bevor sie in den Winterschlaf übergehen.
- **Winter (Wasser):** Der Puls ist abgesenkt, tief und drückt die sich zurückziehenden Kräfte der Natur aus.

Wenn der Puls und seine Qualität unabhängig von den äußeren Gegebenheiten immer in einer Qualität verharrt, dann besteht eine gestörte Verbindung mit den Kräften der Natur, was zu krankhaften Prozessen im Organismus Anlass geben kann.

Der fünfzehnte schwer zu erwidernde Einwurf lautet: Der Klassiker besagt, dass die Frühlings-Bewegung in den Gefäßen (wie) eine gespannte Saite (ist), die Sommer-Bewegung in den Gefäßen (wie) ein gekrümmter Haken (ist), die Herbst-Bewegung in den Gefäßen (wie) ein feines Härchen (ist), die Winter-Bewegung in den Gefäßen schwer (wie) ein rundgeschliffener Stein (ist). Sind (dies) die gedeihlichen Bewegungen in den Gefäßen, oder drückt sich (darin) eine krankhafte Bewegung in den Gefäßen aus?

Nun, das Gespannte wie eine Saite, das Gekrümmte wie ein Haken, das Ausgedünnte wie ein feines Härchen, das Beschwerte wie ein rundgeschliffener Stein, das sind die Bewegungen in den Gefäßen zu den vier Jahreszeiten. Das wie eine Saite Gespannte der Frühlings-Bewegung in den Gefäßen (entspricht) der Leber, der östlichen Rich-

tung und dem Holz, dem beginnenden Entstehen der Zehntausend Dinge, denen noch Zweige und Blätter fehlen. Daher ist die entsprechende Bewegung in den Gefäßen in ihrem Kommen elastisch-weich (wie ein eingetauchter Pinsel), schwach und langgezogen, weshalb sie gespannt wie eine Saite genannt wird. Das wie ein Haken Gekrümmte der Sommer-Bewegung in den Gefäßen (entspricht) dem Herzen, der südlichen Richtung und dem Feuer, dem kräftigen Wachstum der Zehntausend Dinge, (an denen) die Zweige herabhängen und die Blätter austreiben. Alles beugt sich herab wie ein Haken, weshalb das Kommen der entsprechenden Bewegung in den Gefäßen beschleunigt und ihr Gehen verlangsamt ist, weshalb sie gekrümmt wie ein Haken genannt wird. Das wie ein Härchen Feine der Herbst-Bewegung in den Gefäßen (entspricht) der Lunge, der westlichen Richtung und dem Metall, dem Ende der Zehntausend Dinge, der Gräser, der Bäume und der erblühten Blätter, die allesamt herbstlich verwittern und herabfallen, (so dass nur) ihre Zweige vereinsamt verbleiben. Sie ähneln dünnen Härchen, weshalb das Kommen der entsprechenden Bewegung in den Gefäßen leicht, leer und somit an die Oberfläche treibend ist, weshalb sie fein wie ein Härchen genannt wird. Das wie ein geschliffener Stein Schwere der Winter-Bewegung in den Gefäßen (entspricht) der Niere, der nördlichen Richtung und dem Wasser, der Speicherung der Zehntausend Dinge. Zur Zeit des tiefsten Winters gefriert das Wasser und wird einem Stein ähnlich, weshalb das Kommen der entsprechenden Bewegung in den Gefäßen tief absenkend, elastisch-weich (wie ein eingetauchter Pinsel) und gleitend ist, weshalb sie schwer wie ein geschliffener Stein genannt wird. Dies sind die Bewegungen in den Gefäßen zu den vier Jahreszeiten.

Wie verhält es sich bei einer (krankhaften) Veränderung?

Nun, die Umkehrung der wie eine Saite gespannten Frühlings-Bewegung in den Gefäßen gilt als krankhaft.

Was nennt man Umkehrung?

Nun, (wenn) das entsprechende Qi voll und kräftig auftaucht, so nennt man es übermäßig überschreitend; die Krankheit befindet sich im Außen. (Wenn) das Qi schwach und winzig auftaucht, (so) nennt man (es) unzureichend; die Krankheit befindet sich im Inneren. Wenn das Qi zart säuselnd wie ein Flüstern auftaucht, vergleichbar der umfahrenden Berührung eines Ulmenblattes, (so) nennt man (es) ausgeglichen. Ist es überbordend fest und (gleichzeitig) gleitend, als würde man einen langen Bambusstab umfassen, (so) bezeichnet man (es) als krankhaft. Eilt (es) mit Macht und zunehmender Härte dahin, (der Kraft) einer frisch gespannten Bogensaite ähnlich, (so) nennt man (es die Gefäßbewegung des) Tod(es).

Ist die Frühlings-Bewegung in den Gefäßen geringfügig saitenförmig, (so wird sie) als ausgeglichen bezeichnet. Überwiegt das Saitenförmige und (findet sich) wenig Magen-Qi, (so wird sie) als pathologisch bezeichnet. (Ist sie) jedoch überwiegend saitenförmig und (gänzlich) ohne Magen-Qi, (so) nennt man (es die Gefäßbewegung des) Tod(es), (denn) der Frühling hat das Magen-Qi (in der Gefäßbewegung) zur Grundlage.

Die Umkehrung der wie ein Haken gekrümmten Sommer-Bewegung in den Gefäßen gilt als krankhaft.

Was nennt man Umkehrung?

Nun, (wenn) das entsprechende Qi voll und kräftig auftaucht, (so) nennt man (es) übermäßig überschreitend; die Krankheit befindet sich im Außen. (Wenn) das Qi schwach und winzig auftaucht, (so) nennt man (es) unzureichend; die Krankheit befindet sich im Inneren. (Wenn) die entsprechende Bewegung in den Gefäßen spiralig wie eine ununterbrochen sich wiederholende Kreisbewegung auftaucht, dem Umfassen (einer Reihe) von glatten, glänzenden Edelsteinen ähnlich, (so) nennt man (sie) ausgeglichen. Taucht (sie) vermehrt beschleunigt auf, in der Art wie ein Huhn (im Lauf) seinen Fuß hebt, (so wird sie) als pathologisch bezeichnet. Windet (sie) sich vorne (vor der mittleren Taststelle am Radialispuls) und breitet (sie) sich hinten (hinter der mittleren Taststelle am Radialispuls) aus wie ein eingehakter Gürtel, (so) nennt man (dies die Gefäßbewegung des) Tod(es).

Ist die Sommer-Bewegung in den Gefäßen geringfügig hakenförmig, (so wird sie) als ausgeglichen bezeichnet. Überwiegt das Hakenförmige und (findet sich) wenig Magen-Qi, (so wird sie) als pathologisch bezeichnet. (Ist sie) jedoch überwiegend hakenförmig und (gänzlich) ohne Magen-Qi, (so) nennt man (es die Gefäßbewegung des) Tod(es), (denn auch) der Sommer hat das Magen-Qi (in der Gefäßbewegung) zur Grundlage.

Die Umkehrung der wie ein Härchen dünnen Herbst-Bewegung in den Gefäßen gilt als krankhaft.

Was nennt man Umkehrung?

Nun, (wenn) das entsprechende Qi voll und kräftig auftaucht, (so) nennt man (es) übermäßig überschreitend; die Krankheit befindet sich im Außen. (Wenn) das Qi schwach und winzig auftaucht, (so) nennt man (es) unzureichend; die Krankheit befindet sich im Inneren. (Wenn) die entsprechende Bewegung in den Gefäßen geschmeidig und erhaben wie ein Wagenverdeck auftaucht, das sich beim Eindrücken noch weiter aufspannt, (so) nennt man (sie) ausgeglichen. (Befindet sie sich) weder (konstant) oben noch (konstant) unten, und ähnelt (sie) dem Nachfolgen des Flügelschlags eines Huhns, (so wird sie) als pathologisch bezeichnet. Tastet man sie als lose schlagendes Seil in einem Unwetter, als ob eine Windböe ein Härchen vor sich hinbläst, (so) nennt man (es die Gefäßbewegung des) Tod(es).

Ist die Herbst-Bewegung in den Gefäßen geringfügig haarfein, (so wird sie) als ausgeglichen bezeichnet. Überwiegt das Haarfeine und (findet sich) wenig Magen-Qi, (so wird sie) als pathologisch bezeichnet. (Ist sie) jedoch überwiegend haarfein und (gänzlich) ohne Magen-Qi, (so) nennt man (es die Gefäßbewegung des) Tod(es), (denn auch) der Herbst hat das Magen-Qi (in der Gefäßbewegung) zur Grundlage.

Die Umkehrung der wie ein glattgeschliffener Stein schweren Winter-Bewegung in den Gefäßen gilt als krankhaft.

Was nennt man Umkehrung?

Nun, (wenn) das entsprechende Qi voll und kräftig auftaucht, (so) nennt man (es) übermäßig überschreitend; die Krankheit befindet sich im Außen. (Wenn) das Qi schwach und winzig auftaucht, (so) nennt man (es) unzureichend; die Krankheit befindet sich im Inneren. (Wenn) die entsprechende Bewegung in den Gefäßen oben vergrößert und unten spitz zulaufend auftaucht, elastisch-weich (wie ein eingetauchter Pinsel) und glatt wie der Schnabel eines Finken (ist), (so) nennt man (sie) ausgeglichen. (Ist sie wie) ein andauerndes Picken, das zwischendrin (eine) leicht gekrümmte (Bewegung enthält), (so wird sie) als pathologisch bezeichnet. (Ist ihr) Kommen wie ein aufgelöstes Seil, (und ihr) Gehen wie ein steinernes Geschoss aus einer Schleuder, (so) nennt man (es die Gefäßbewegung des) Tod(es).

Ist die Winter-Bewegung in den Gefäßen geringfügig schwer wie ein glattgeschliffener Stein, (so wird sie) als ausgeglichen bezeichnet. Überwiegt die Steinschwere und (findet sich) wenig Magen-Qi, (so wird sie) als pathologisch bezeichnet. (Ist sie) jedoch überwiegend steinschwer und (gänzlich) ohne Magen-Qi, (so) nennt man (es die Gefäßbewegung des) Tod(es), (denn auch) der Winter hat das Magen-Qi (in der Gefäßbewegung) zur Grundlage.
Was den Magen anbetrifft, so ist er das Meer des Wassers und Getreides und für die aufbewahrende Entgegennahme (der Gaben) der vier Jahreszeiten zuständig, (so dass die Aufnahme der Gaben zu) allen (Jahreszeiten) das Magen-Qi als Grundlage nimmt. Das bezeichnet man als die krankhaften Veränderungen in den vier Jahreszeiten, die wesentlichen Erkenntnisse über den Übergang vom Leben zum Tod.
Was die Milz anbetrifft, so ist sie die zentrale Provinz. Ihrer harmonischen Ausgeglichenheit kann man (normalerweise) nicht angesichtig werden; (wenn sie) verfällt, wird (sie) erst sichtbar. Ist das Kommen (der Bewegung in den Gefäßen) wie das Picken eines Finken, wie Wasser, das nach unten aus einem Leck tropft, so handelt es sich um das Antlitz der verfallenden Milz.

Nànjīng • Shíwǔ nàn
(Leitfaden der schwer zu erwidernden Einwürfe • 15. Einwurf)
難經 • 五難

18

Puls und äußere schädigende Faktoren

Im *Nanjing* finden sich die folgenden Ausführungen:

Der neunundvierzigste schwer zu erwidernde Einwurf lautet: Es gibt die in der Hauptleitbahn selbst (entstehende) Krankheit, und es gibt die Schädigung durch die Fünf Übel. Wie ist dies (voneinander) zu unterscheiden?
Nun, im Klassiker heißt es, dass Sorgen, Kummer, Nachdenklichkeit und Grübelei das Herz schädigen; dass eine Erkaltung des Leibes und das Trinken von Kühlem die Lunge schädigen; dass Groll und Zorn das Qi in die Gegenläufigkeit führen, so dass es sich nach oben bewegt und nicht nach unten, was die Leber schädigt; dass (Unregelmäßigkeiten) im Trinken und Essen, Erschöpfung und Übermüdung die Milz schädigen; dass ein längerfristiges Verweilen an feuchten Orten, die gewaltsame (Ausbeutung) der Kräfte und das anschließende Eintauchen ins Wasser die Niere schädigen. Das ist die der Hauptleitbahn eigene Krankheit.
Was nennt man die Fünf Übel?
Nun, es gibt den Windschlag, es gibt die schädigende Sommerhitze, es gibt (die Unregelmäßigkeiten des) Trinken(s) und Essen(s), Erschöpfung und Übermüdung, es gibt die schädigende Kälte, es gibt den Feuchtigkeitsschlag. Das nennt man die Fünf Übel.
Wenn nun das Herz erkrankt, woran erkennt man, dass es von einem Windschlag her rührt?
Nun, die Färbung (des Gesichts des Patienten) sollte rötlich sein. Warum wird das ausgesagt? Die Leber regiert die Färbung. Als eigene Färbung tritt sie als Grünliches ein; in das Herz tritt es als Rötliches ein, in die Milz tritt es als Gelbliches ein, in die Lunge tritt es als Weißliches ein, in die Niere tritt es als Schwärzliches ein. Wenn die Leber dem Herzen als Übel zusetzt, so weiß man, dass die Färbung rötlich sein muss. Die Krankheit (zeigt sich an einem) heißen Leib, einem Völle- und Schmerzgefühl unterhalb der Flanken. Der Puls ist oberflächlich, vergrößert und saitenförmig.
Woran erkennt man, dass es von schädigender Sommerhitze herrührt?
Nun, es muss eine Abneigung gegen üble Gerüche (bestehen). Warum wird das ausgesagt? Das Herz regiert die üblen Gerüche. Es tritt in das eigene (Organ) als Geruch nach Verbranntem ein; es tritt in die Milz als angenehmer Duft ein, es tritt in die Leber als Uringeruch ein, es tritt in die Niere als Geruch nach Verdorbenem ein, es tritt in die Lunge als Geruch nach fauligem Fisch oder Fleisch ein. Daher weiß man, dass falls die Krankheit des Herzens von schädigender Sommerhitze herrührt, eine Abneigung gegen üble Gerüche bestehen muss. Die Krankheit (zeigt sich an einem) heißen Leib, an Verdrossenheit und Schmerzen in der Herzgegend. Der zugehörige Puls ist oberflächlich, vergrößert und zerfließend.
Woran erkennt man, dass es von (Unregelmäßigkeiten des) Trinkens und Essens, von Erschöpfung und Übermüdung herrührt?
Es muss eine Vorliebe für den bitteren Geschmack vorhanden sein. Bei Leere zeigt es sich durch mangelndes Verlangen nach Essen, bei Fülle zeigt es sich durch ein (übermäßiges) Verlangen nach Essen. Warum wird das ausgesagt? Die Milz regiert die Geschmacksrichtungen. Es tritt in die Leber als Saures ein, es tritt in die Lunge als Scharfes ein, es tritt in die Niere als Salziges ein, es tritt in das eigene (Organ) als Süßes ein. Daher versteht man, dass falls das Milz-Übel in das Herz eintritt, es zu einer Vorliebe für den bitteren Geschmack führt. Die Krankheit (zeigt sich an einem) heißen Leib, einem Schweregefühl des Leibes und einem Verlangen zu liegen; die vier Gliedmaßen gehorchen nicht mehr. Der zugehörige Puls ist oberflächlich, vergrößert und gemächlich.
Woran erkennt man, dass es von schädigender Kälte herrührt?
Es muss ein wirres Reden mit absurden Behauptungen vorhanden sein. Warum wird das ausgesagt? Die Lunge regiert die stimmliche Äußerung. Es tritt in die Leber als Rufen ein, es tritt in das Herz als Sprechen ein, es tritt in die Milz als Singen ein, es tritt in die Niere als Ächzen ein, es tritt in das eigene (Organ) als Lachen ein. Daher versteht man, dass falls das Lungen-Übel in das Herz eintritt, es zu wirrem Reden mit absurden Behauptungen führt. Die Krankheit (zeigt sich an einem) heißen Leib, Schüttelfrost und Abneigung gegen Kälte, schlimmstenfalls an einem keuchenden Husten. Der zugehörige Puls ist oberflächlich, groß und rau.
Woran erkennt man, dass es von einem Feuchtigkeitsschlag herrührt?
Es muss eine Neigung zu unstillbarem Schweißaustritt vorhanden sein. Warum wird das ausgesagt? Die Niere regiert die Flüssigkeiten (des Leibes). Sie treten in die Leber als Tränen ein, sie treten in das Herz als Schweiß ein, sie treten in die Milz als wässriger Speichel (der Ohrspeicheldrüsen) ein, sie treten in das eigene (Organ) als schleimiger Speichel (der Unterzungendrüsen und der Unterkieferdrüsen) ein. Daher versteht man, dass falls das Nieren-Übel in das Herz eintritt, es sich durch unstillbaren Schweißaustritt äußert. Die Krankheit (zeigt sich an einem) heißen Leib und Unterbauchschmerzen, kalten Füßen und Unterschenkeln mit gegenläufigem (Durchfluss). Der zugehörige Puls ist tief, sanft und vergrößert.
Dies (beschreibt) die Gesetzmäßigkeiten der Fünf Übel.

Nànjīng • Sìshíjiǔ nàn
(Leitfaden der schwer zu erwidernden Einwürfe • 49. Einwurf)
難經 • 四九難

Die äußeren pathogenen Faktoren können ausgeleitet werden, indem zunächst das Yin genährt wird, was das pathogene Qi zurück zur Oberfläche leitet. Dort kann es über die Yang-Leitbahnen eliminiert werden.

Beurteilung der Yin-/Yang-Balance im Puls

Bei einem zu schwachen und kaum wahrnehmbaren Puls werden die Außergewöhnlichen Gefäße Renmai und Chongmai gestärkt (➢ Kap. 15).

Bei einem vollen, überflutenden Puls, der an allen Positionen kräftig anschlägt, liegt eine Situation zugrunde, in der das Yin das Yang nicht zu kontrollieren vermag. Der Ausgleich wird durch die Kombination der Pforten Du 20 mit Ren 22 herbeigeführt.

Wenn der Befund auf dem Hintergrund von Besetzungen mit zwanghaften Gedanken oder Handlungen sowie Süchten besteht, können die äußeren Drachen-Pforten eingesetzt werden (➢ Kap. 23).

Bei unterdrückter Wut ist es erforderlich, die jeweils krankhaft veränderten Seelenaspekte zu identifizieren und zu behandeln (➢ Kap. 23).

Beurteilung der Beziehungen zwischen den Grundwesenheiten im Sheng-Zyklus der Hervorbringung anhand des Pulses

Die Pulse in der tiefen Tastposition als Widerspiegelung der Yin-Leitbahnen und in der oberflächlichen Tastposition als Widerspiegelung der Yang-Leitbahnen werden entsprechend den Fünf Grundwesenheiten und in der definierten Sequenz abgetastet (➢ Kap. 9).

- Die Pulstastung beginnt auf der Chi-Position der linken Seite, die das Wasser repräsentiert. Diese Position wird mit der Guan-Position der linken Seite verglichen, die das Holz repräsentiert. Wasser bringt Holz hervor.
- Der Holz-Puls auf der Guan-Position der linken Seite wird mit dem Puls an der Cun-Position auf der linken Seite verglichen, die das Feuer repräsentiert. Holz bringt Feuer hervor.
- Nun wird der Minister-Feuer-Puls auf der Chi-Position der rechten Seite mit dem Puls an der Guan-Position der rechten Seite verglichen, die die Erde repräsentiert. Feuer bringt Erde hervor.
- Schließlich wird der Erde-Puls auf der Guan-Position der rechten Seite mit dem Puls an der Cun-Position der rechten Seite verglichen, der das Metall repräsentiert. Erde bringt Metall hervor.
- Zum Abschluss wird der Metall-Puls auf der Cun-Position der rechten Seite mit dem Puls an der Chi-Position der linken Seite verglichen, der das Wasser repräsentiert. Metall bringt Wasser hervor.

Durch den Vergleich der Positionen kann untersucht werden, ob sich die jeweiligen Grundwesenheiten in ausreichender Weise nährend hervorbringen.

Beurteilung der Beziehungen zwischen den Grundwesenheiten im Ke-Zyklus der Bezwingung anhand des Pulses

Die Pulse in der tiefen Tastposition als Widerspiegelung der Yin-Leitbahnen und in der oberflächlichen Tastposition als Widerspiegelung der Yang-Leitbahnen werden entsprechend den fünf Wandlungsphasen und in der definierten Sequenz abgetastet.

- Der Puls auf der Cun-Position der linken Seite, der das Feuer repräsentiert, wird mit dem Puls auf der Cun-Position der rechten Seite verglichen, der das Metall repräsentiert. Feuer bezwingt Metall.
- Der Metall-Puls auf der Cun-Position der rechten Seite wird mit dem Puls auf der Guan-Position der linken Seite verglichen, der das Holz repräsentiert. Metall bezwingt Holz.
- Der Holz-Puls auf der Guan-Position der linken Seite wird mit dem Puls auf der Guan-Position der rechten Seite verglichen, der die Erde repräsentiert. Holz bezwingt Erde.
- Schließlich wird der Erde-Puls auf der Guan-Position der rechten Seite mit dem Puls auf der Chi-Position der linken Seite verglichen, die das Wasser repräsentiert. Erde bezwingt Wasser.
- Zum Abschluss wird der Wasser-Puls auf der Chi-Position der linken Seite mit dem Puls auf der Chi-Position der rechten Seite verglichen, die das Minister-Feuer repräsentiert. Wasser bezwingt Feuer.

Durch den Vergleich der Positionen kann untersucht werden, ob sich die jeweiligen Grundwesenheiten in ausreichender Weise eindämmend bezwingen.

Beurteilung der Übergänge zwischen den Grundwesenheiten in der tageszeitlich angeordneten Qi-Zirkulation in den Leitbahnen anhand des Pulses

Eine Blockierung der tageszeitlich strukturierten Qi-Zirkulation auf den Leitbahnen findet präferentiell an den Übergangsbereichen zwischen den nacheinander durchflossenen Leitbahnen statt.

- Übergang von Holz auf Metall (Beleidigung): Le 14 zu Lu 1; Leber-Puls saitenförmig und voll, Lungen-Puls saitenförmig und leer
- Übergang von Metall auf Erde (Weitergabe an die Mutter): Di 20 zu Ma 1; Dickdarm-Puls saitenförmig und voll, Magen-Puls saitenförmig und leer
- Übergang von Erde auf Feuer (Weitergabe an die Mutter): Mi 21 zu He 1; Milz-Puls saitenförmig und voll, Herz-Puls saitenförmig und leer
- Übergang von Feuer auf Wasser (Beleidigung): Dü 19 zu Bl 1; Dünndarm-Puls saitenförmig und voll, Blasen-Puls saitenförmig und leer
- Übergang von Wasser auf Minister-Feuer (Bezwingung): Ni 27 zu HH 1; Nieren-Puls saitenförmig und voll, Herz-Hüter-Puls saitenförmig und leer
- Übergang von Minister-Feuer auf Holz (Weitergabe an die Mutter): Sj 22 zu Gb 1; Sanjiao-Puls saitenförmig und voll, Gallenblasen-Puls saitenförmig und leer

Die aufgeführten Pulskonstellationen stellen einen Hinweis darauf dar, dass an den genannten Übergangszonen der Leitbahnen für den Wechsel der Grundwesenheit keine durchgängige Qi-Zirkulation erfolgt. Der Grund dafür können Narben im oberflächlichen Verlauf der Leitbahn oder emotionale Verwundungen sein.

Beurteilung der Situation der Drei Jiao anhand des Pulses

Die Cun-Positionen des Pulses repräsentieren den Oberen Jiao, die Guan-Positionen des Pulses repräsentieren den Mittleren Jiao und die Chi-Positionen repräsentieren den Unteren Jiao. Vor allem wenn der Puls auf der linken und der rechten Seite an den korrespondierenden Positionen eine gleiche oder ähnliche Qualität aufweist, so deutet es auf eine Störung im jeweiligen Jiao und zeigt die Natur der Grundproblematik an.

Die palpierende Bauchdiagnostik (fùzhěn 腹診)

Die Beurteilung und Behandlung des Bauches gehören zu den ältesten Bestandteilen der chinesischen Heilkunst.

Im 16. schwer zu erwidernden Einwurf des *Nanjing* wird erwähnt, dass die Diagnose möglichst auf verschiedenen Methoden aufbauen sollte. Es sollten der Pulsbefund, die äußeren Krankheitszeichen, die Empfindungen und Wahrnehmungen des Patienten und die abdominelle Palpation herangezogen werden. Folgende Hinweise sind hier zu finden (➤ Abb. 18.16):

- Bei Erkrankungen der Leber findet sich links vom Nabel eine Bewegung des Qi, die sich bei Druck fest und schmerzhaft anfühlt.
- Bei Erkrankungen des Herzens findet sich oberhalb des Nabels eine Bewegung des Qi, die sich bei Druck fest und schmerzhaft anfühlt.
- Bei Erkrankungen der Milz findet sich am Nabel eine Bewegung des Qi, die sich bei Druck fest und schmerzhaft anfühlt.
- Bei Erkrankungen der Lunge findet sich rechts vom Nabel eine Bewegung des Qi, die sich bei Druck fest und schmerzhaft anfühlt.
- Bei Erkrankungen der Niere findet sich unterhalb des Nabels eine Bewegung des Qi, die sich bei Druck fest und schmerzhaft anfühlt.

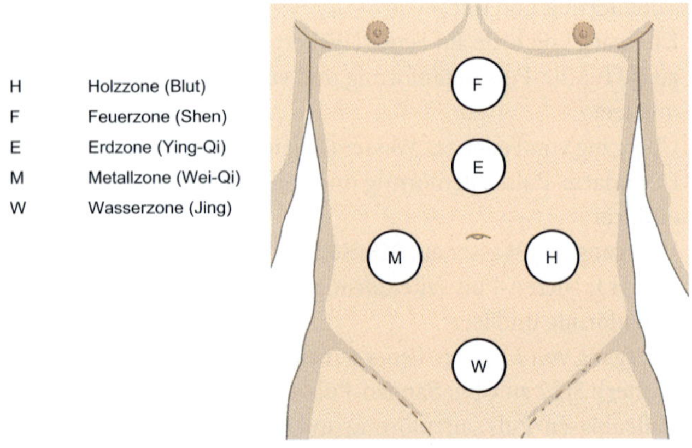

Abb. 18.16 Die fünf Zonen der abdominellen Palpation [L138]

Ein unauffälliger Puls ist kein Garant für Gesundheit, denn ob das zirkulierende Qi des Patienten mit dem Yuan-Qi verbunden ist, wird vornehmlich im Bauchbefund widergespiegelt. Besteht diese Verbindung nicht, so kann der Organismus Qi nach außen verlieren. Zur Durchführung der Bauchdeckendiagnostik werden auch Hautauffälligkeiten und Temperaturunterschiede neben den palpablen Verhärtungen in Betracht gezogen.

Palpation der Sanjiao-Zonen

Diese drei unten genannten Bezirke werden im Hinblick auf Temperatur und Widerstand tastend beurteilt.

- Ren 17: Oberer Jiao
- Ren 12: Mittlerer Jiao
- Ren 7: Unterer Jiao

Palpation der Mu-Sammlungs-Pforten

Akute Yang-Erkrankungen manifestieren sich in den Mu-Pforten; wenn sich diese weiter ins Körperinnere bewegen, entstehen Yin-Erkrankungen. In den Yin-Mu-Pforten zeigen sich diese Pathologien. Wenn man diese behandelt, stärkt man gleichzeitig das Yin- und damit auch das Yang-Organ.

Palpation der Leitbahnen

Zur palpatorischen Untersuchung zählt selbstverständlich auch die Betastung der Leitbahnen und insbesondere die palpatorische Beurteilung der Beschaffenheit der Leitbahn-Sehnen, wo die zu nadelnden Orte anhand der lokalen Schmerzhaftigkeit festgelegt werden (*yǐ tòng wéi shù* 以痛為腧 „der Schmerz weist die Akupunkturpforte aus").

18.1.7 Die Zungendiagnose (shézhěn 舌診)

Auch in der Zungendiagnose sind subjektive Bewertungen relevant. Über die Mittel der Fotografie und Bildverarbeitung sind allerdings bestimmte Aspekte des Zungenbildes in objektive Daten übertragbar. Hier sollen nur die Grundzüge der chinesischen Zungendiagnose dargestellt werden.

Betrachtungsgegenstände

- Zungenkörper
  - Farbe: Situation von Yin, Yang und Blut
  - Form: Situation von Qi und Yin
- Zungenbelag
  - Beschaffenheit: Art und Schwere der schädigenden Einflüsse
  - Feuchte: Situation der Körpersäfte
- Verteilungsmuster der Zungenzeichen.

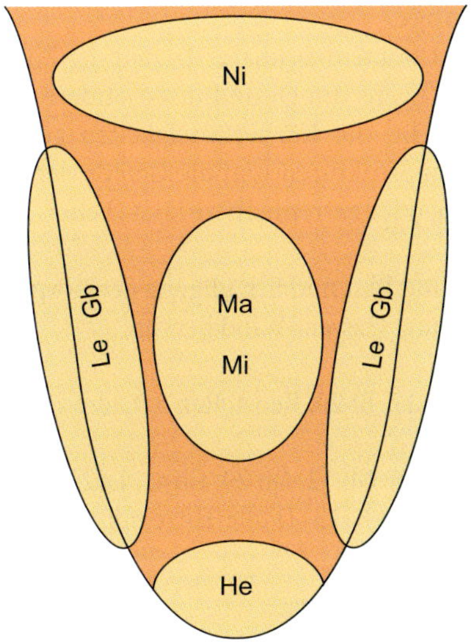

Abb. 18.17 Einteilung der mit den Inneren Organen korrespondierenden Zungenareale [L138]

- Korrespondenz der Zungenareale mit den Organ-Funktionskreisen: Differenzialdiagnose der Zangfu (nicht immer diagnostisch verwertbar)

➤ Abb. 18.17 zeigt einen akzeptierten Konsens der Zuordnung der Zungenareale zu bestimmten Organen und Körperfunktionen.

Farbe des Zungenkörpers

Die blass-rote Zunge

Kennzeichen Aus der Blässe schimmert das Rot hindurch, beides befindet sich in ausgeglichener Durchmischung

Konstellation Qi und Blut florieren

Interpretation Normalbefund

Therapie Keine

Die blass-weiße Zunge

Kennzeichen Die Blässe überwiegt das wenige Rot, u. U. fehlt der vom Roten des Blutes ausgehende Aspekt völlig

Konstellation Das Yang ist leer und seine Funktion des Hervorbringens und der Transformation von Yin und Blut geht zurück, die Antriebskraft für die Fortbewegung der Blutflüssigkeiten erlahmt

Interpretation

- Leere-Kälte (Yang-Leere)
- Defizit von Qi und Blut

Therapie

- Ma 36*, Bl 20*, Bl 21*, Ren 4*, Ren 6*, Du 4* (Yang-Leere) [* = Moxibustion]
- Ma 36, Mi 6, Bl 17, Bl 18, Bl 20, Ren 4, Ren 6 (Defizit von Qi und Blut)

Die rote Zunge (Die scharlachrote Zunge)

Kennzeichen Das Rot überwiegt die Restblässe, u. U. fehlt jegliche Blässe

Konstellation Hitze bewegt das Blut, Qi und Blut sind in üppiger Fülle

Interpretation

- Fülle-Hitze (Hitze-Feuer von Herz und Magen; Hitze dringt in das nährende Qi und das Blut ein)
  - Verbrauchtes Aussehen der Zunge
  - Grannige Oberfläche
  - Dicker, gelber oder gräulich-trockener Belag
- Leere-Hitze (loderndes Feuer bei Yin-Leere)
  - Zarte Zunge
  - Wenig oder kein Belag
  - Risse
  - U. U. noch gute Befeuchtung

Therapie

- Di 11, Ma 44, Mi 10, He 8, Du 9, Du 14 (Fülle-Hitze)
- Mi 6, Bl 23, Ni 2, Ni 3, Ni 6, Le 3, Ren 4 (Leere-Hitze)

Die violette Zunge

Kennzeichen Im blassen, roten oder cyanen Grundton sticht ein Violett hervor

Konstellation Blut-Stase aufgrund von Kälte-, seltener von Hitze-Einwirkung, oder durch Leere von Yang und Qi, oder durch (Feuchtigkeits-)Schleim-Obstruktion

Interpretation

- (Qi-Stagnation und) Blut-Stase
  - Tendenz ins Bläuliche oder Blasse = Kälte
  - Tendenz ins Rötliche = Hitze

Therapie Di 4, Mi 6, Mi 10, Le 3, Le 2, Ren 6

Form, Aussehen und Zustand des Zungenkörpers

Die verbrauchte, aufgezehrte Zunge

Kennzeichen Zerfurchter, derber u. U. fahler Zungenkörper

Konstellation Angriff schädigender Einflüsse, die im Kampf mit noch kräftigen aufrechten Einflüssen stehen

Interpretation Fülle(-Hitze)

Therapie Di 11, Mi 10, Le 2, Du 14, Du 9, Baliao (= Bl 31–34)

Die dicke, geschwollene Zunge

Kennzeichen Verdickter Zungenkörper, u. U. mit Zahneindrücken

Konstellation Stagnation von Feuchtigkeit und Schleim mit folgender Obstruktion durch Yang-Leere von Milz und Niere bzw. Milz-Qi-Leere

Interpretation

- Yang-Leere: blasse Zunge
- Milz-Qi-Leere: Zahneindrücke
- Feuchtigkeits-Schleim-Retention, die sich in Hitze umwandelt: rote Zunge

Therapie

- Ma 36*, Ren 4*, Ren 6*, Du 4* (Yang-Leere) [* = Moxibustion]
- Ma 36, Mi 9, Bl 20, Bl 21, Ren 12 (Milz-Qi-Leere)
- Ma 25, Ma 36, Ma 40, Mi 9, Ren 6, Ren 12, Di 11, Du 14 (Feuchtigkeit-Schleim-Hitze)

Die geschrumpfte Zunge

Kennzeichen Magerer, welker Zungenkörper

Konstellation Qi und Blut, Yin und die Körpersäfte sind nicht ausreichend vorhanden

Interpretation
- Leere von Qi und Blut: blasse Zunge
- Yin-Leere mit loderndem Feuer: rote Zunge

Therapie
- Ma 36, Mi 6, Bl 17, Bl 20, Ren 4, Ren 6 (Leere von Qi und Blut)
- Mi 6, Bl 23, Ni 2, Ni 3, Ni 6, Le 3, Ren 4 (Yin-Leere)

Die rissige Zunge

Kennzeichen Risse im Zungenkörper unterschiedlicher Gestalt und Tiefe

Konstellation Defizit an Essenzen und Blut, Verbrauch von Körpersäften

Interpretation
- Ausgeprägte Hitze schädigt das Yin: rote bis scharlachrote Zunge
- Mangelnde Befeuchtung durch Blut-Leere: eher blasse Zunge
- Milz-Leere mit Belastung durch Feuchtigkeit: eher dicke Zunge mit fetterem Belag

Therapie
- Di 11, Ni 2, Le 2, Du 14, Du 9, Baliao (= Bl 31–34) (Hitze schädigt das Yin)
- Mi 6, Bl 17, Bl 20, Ren 4 (Leere von Blut und Säften)
- Ma 25, Ma 36, Mi 9, Bl 20, Ren 6, Ren 12 (Milz-Leere und Feuchtigkeit)

18

Die steife Zunge

Kennzeichen Die Zungenbewegungen sind nicht mehr flink und behände, zusätzlich erscheint die Sprache als verwaschen

Konstellation Der in die schützende Herzhülle eingedrungene schädigende Einfluss Hitze stört die Geisteskraft des Herzens; oder starke Hitze schädigt das Yin, welches dann die sehnigen Strukturen und die Gefäße nicht mehr ausreichend nähren kann; oder es entsteht eine Obstruktion durch Leber-Wind und Schleim; oder überschießendes Leber-Yang schlägt nach oben u. U. als Wind-Feuer

Interpretation
- Fülle-Hitze: rote bis scharlachrote Zunge
- Leber-Wind (und Schleim)/Leber-Yang: u. U. normaler oder leicht verdickter Zungenkörper

Therapie
- HH 6, Di 11, Gb 20, Le 2, Du 14, Du 26 (Fülle-Hitze)
- Di 4, Bl 10, Bl 18, HH 6, Gb 20, Gb 41, Le 3, Le 2, Du 20, Du 26 (Leber-Wind/Schleim/-Yang)

Die verkürzte Zunge

Kennzeichen Geschrumpfter Zungenkörper, der sich nur schwer herausstrecken lässt

Konstellation Starke Kälte lässt die sehnigen Strukturen und die Gefäße erstarren; oder deutliche Yin-Leere führt zur Unterversorgung mit nährenden Einflüssen

Interpretation
- Kälte-Fülle: blasser oder cyan-violetter Zungenkörper
- Yin-Leere: roter Zungenkörper u. U. ohne Belag

Therapie
- Moxibustion in den betroffenen Arealen (Kälte-Fülle)
- Mi 6, Bl 23, Ni 2, Ni 3, Ni 6, Le 3, Ren 4 (Yin-Leere)

Die zittrige Zunge

Kennzeichen Ununterdrückbarer Tremor der Zunge

Konstellation Leere von Qi und insbesondere Blut, so dass das Yang verloren geht, die Körperflüssigkeiten geschädigt werden und die sehnigen Strukturen und die Gefäße der nährenden Einflüsse entbehren; oder extreme Hitze lässt (Leber-)Wind entstehen

Interpretation
- Leere von Qi und Blut und Schädigung der Körperflüssigkeiten
- Fülle-Hitze bringt (Leber-)Wind hervor

Therapie
- Ma 36, Mi 6, Bl 17, Bl 20, Ren 4, Ren 6 (Leere von Qi, Blut und Säften)
- Di 11, Bl 10, HH 6, Gb 12, Gb 20, Gb 41, Le 2, Du 14, Du 20, Du 26, Taiyang (Ex-KH 3) (Fülle-Hitze mit Leber-Wind)

Farbe des Zungenbelags

Der weiße Belag

Steht für Kälte-Muster der Oberfläche

Interpretation
- Fülle-Kälte der Oberfläche
- [Eindringen schädigender Kälte-Einflüsse in die Lungen- und Dickdarm-Leitbahn]

Anm.: ein dünner weißer Belag ist physiologisch!

Therapie Lu 7, Di 4, Di 11, Di 20, Ma 36*, Bl 12, Du 14*

Der gelbe Belag

Steht für
- Erkrankungen von Milz und Magen
- Syndrom-Muster des Inneren
- Hitze-Syndrom-Muster

Interpretation
- Fülle-Hitze des Magens
- Yang-Leere und fehlende Transformation von Feuchtigkeit mit Umwandlung in Hitze
- Fülle-Hitze der Oberfläche oder Fülle-Kälte, die sich in Hitze umwandelt

Therapie
- Di 11, Ma 21, Ma 34, Ma 44, Le 2, Du 9 (Fülle-Hitze des Magens)
- Ma 25, Ma 36, Mi 6, Mi 9, Bl 20, Ren 6, Ren 12 (Yang-Leere und feuchte Hitze)
- Lu 7, Lu 10, Lu 11, Di 1, Di 4, Di 11, Gb 20, Du 14 (Fülle-Hitze der Oberfläche)

Der graue Belag

Steht für Fortentwicklung bei langem Krankheitsverlauf aus weißem oder gelbem Belag

Interpretation
- Obstruktion durch Kälte-Feuchtigkeit(-Schleim) im Inneren (feuchte Zunge)
- Fülle-Hitze schädigt die Körperflüssigkeiten (trockene Zunge)
- Loderndes Feuer bei Yin-Leere (eher trockene Zunge)

Therapie
- Ma 25, Ma 36*, Ma 40, Mi 9, Bl 20*, Bl 21*, Du 9, Ren 6, Ren 12 (feuchte Kälte)

- Di 11, Ma 44, Le 2, Du 14, Du 9, Baliao (= Bl 31–34) (Fülle Hitze)
- Mi 6, Bl 23, Ni 2, Ni 3, Ni 6, Le 3, Ren 4 (Yin-Leere)

Der schwarze Belag

Steht für Fortentwicklung bei langem Krankheitsverlauf aus grauem oder gelb-verbranntem Belag (Einzelheiten siehe dort)

Beschaffenheit des Zungenbelags

Der dünne und der dicke Belag

Kennzeichen

- Nur wenn der Belag noch den Grund der Zunge durchschimmern lässt, ist er als dünn zu bezeichnen
- Ein vom Blick nicht mehr zu durchdringender Belag wird als dick bezeichnet

Interpretation Der Grad der Dickenzunahme gibt Auskunft über die relative Stärke der anwesenden schädigenden Einflüsse bzw. die Schwäche der aufrechten Einflüsse

Der klebrig-fette Belag

Kennzeichen Erscheint wie ein Auftrag zäher Creme auf der Zunge

Interpretation

- Feuchtigkeits-Schleim-Retention
- [Häufig mit (Umwandlung in) Hitze]

Therapie Ma 25, Ma 36, Ma 40, Mi 9, Bl 20, Bl 21, Ren 6, Ren 12

Der abgeschälte Belag

Kennzeichen Der Belag kann völlig oder nur an einigen Stellen, z. T. landkartenartig verteilt, fehlen

Konstellation Der physiologische Belag ist Ergebnis der Scheidung von Klarem und Trübem durch Milz und Magen; der Belag spiegelt also auch den Zustand von Yin und Yang wider

Interpretation

- Yin-Leere (insbesondere der Niere)
- Fülle-Hitze schädigt die Körperflüssigkeiten, das Qi und das Yin (insbesondere des Magens) und dringt in den Bereich des Blutes ein

Therapie

- Mi 6, Bl 23, Ni 2, Ni 3, Ni 6, Le 3, Ren 4 (Yin-Leere)
- Di 11, Ma 44, Mi 10, Mi 6, Ni 2, Le 2, Du 14, Du 9, Baliao (= Bl 31–34) (Fülle-Hitze)

Feuchte der Zunge

Normale Feuchte

Interpretation Physiologischer Zustand der Körpersäfte

Übermäßige Feuchte

Interpretation Yang-Leere und Feuchtigkeits-Retention

Therapie Ma 36*, Bl 20*, Bl 21*, Ren 4*, Ren 6*, Du 4*

Trockene Zunge

Interpretation

- Yin-Leere-Hitze
- Fülle-Hitze

Therapie

- Mi 6, Bl 23, Ni 2, Ni 3, Ni 6, Le 3, Ren 4
- Di 11, Ma 44, Mi 10, Mi 6, Ni 2, Le 2, Du 14, Du 9, Baliao (= Bl 31–34)

Die Betrachtung der Zunge kann hilfreich sein, wenn der Patient sowohl Zeichen der Yin-Leere als auch Zeichen der Yang-Leere bietet, und wenn festgestellt werden soll, welcher der beiden Mangel-Zustände ausgeprägter ist. Die Zunge kann zusätzliche Anhaltspunkte zur Unterscheidung zwischen Fülle- und Leere-Hitze liefern. Zudem kann die Zunge auf die Beteiligung des pathogenen Faktors Feuchtigkeit hinweisen. Die Diagnosestellung sollte jedoch anhand der vom Patienten geschilderten Beschwerden in der Zusammenschau aller Befunde und nicht allein anhand des Zungenbildes erfolgen. Die Zunge kann eine Beschaffenheit aufweisen, die nach den Theorien der TCM schwer mit dem Zustandsbild des Patienten vereinbar scheint oder sogar dazu im Widerspruch steht. Der Grund dafür erschließt sich in der Regel, wenn alle Aspekte beim Patienten durchdrungen werden. Einige Zungenbilder können auch Ausdruck der individuellen Gesamtkonstitution des Betroffenen sein und stehen dann nicht direkt in Bezug zum aktuellen Krankheitsgeschehen.

18.2 Die Begegnung mit dem Patienten, die diagnostische Einschätzung und der therapeutische Ansatz

In den oben stehenden Abschnitten wurden die vier Zugangswege der Diagnose und hilfreiche diagnostische Raster wie die Acht Leitkriterien, die Fünf Grundwesenheiten, die Drei Jiao und das Konzept der Bi-Obturation dargelegt. Über die reine Sammlung von Daten, die in die Klassifikationssysteme eingeordnet werden können, hinaus ist die unmittelbare, höchst aufmerksame und intuitive Wahrnehmung mit allen Sinnen von entscheidender Bedeutung.

Mit dem ersten Kontakt zum Patienten sollten seine Ausstrahlung, seine Gesamterscheinung und erste Auffälligkeiten des Aussehens, der Bewegung und des Auftretens einschließlich der Stimme beachtet werden. Was strahlen die Augen aus, und welche Empfindungen löst der Patient spontan im Therapeuten aus? Was schwingt in der Stimme, und wie nimmt der Patient Kontakt auf?

Im Gespräch mit dem Patienten sollte nicht nur um eine genaue Schilderung der Beschwerden und ihres Hergangs sowie der modulierenden Faktoren gebeten werden. Es ist wichtig, aufmerksam zu beobachten, bei welchen Themen der Patient in besonderer Weise mit Gestik, Mimik, vegetativen Zeichen oder Änderung der Stimmlage reagiert. Es sollte nicht nur darauf geachtet werden, was der Patient spontan berichtet und wie er es berichtet, sondern auch, worüber er nicht spricht. Fragen zur Familie, vor allen Dingen zu den Eltern, sollten stets gestellt werden.

Die Anamnese sollte sich immer auch Einblick in die Lebenssituation des Patienten in Beruf, Familie und Gesellschaft verschaffen und einschneidende Lebensereignisse genau erfassen. Es ist wichtig zu wissen, wie der Patient seine Kindheit verbracht hat, und wie er seine zwischenmenschlichen Beziehungen gestaltet. Es sollte darauf geachtet werden, ob wiederkehrende Muster in der Lebensgestaltung oder Biografie des Patienten und seiner Familie aufzufinden sind.

Die körperliche Untersuchung sollte – vor allem in den ersten Jahren des Arbeitens mit der Chinesischen Medizin – möglichst vollständig vorgenommen werden. Bei der Untersuchung sollten alle Reaktionen des Patienten sorgsam registriert werden. Unwillkürlich auftretende Phänomene sind nicht selten von besonderem wegweisenden Wert.

Häufig stehen Puls- und Zungendiagnose am Abschluss von Anamnese- und Befunderhebung beim Patienten. Zuweilen können Puls und Zunge zu ganz umschriebenen Fragen im diagnostischen Prozess Auskunft geben, so dass sie auch in den Diagnoseprozess an jeder passenden Stelle eingefügt und auch mehrfach durchgeführt werden können. Die Zunge gibt mehr Auskunft über die Substanzen im menschlichen Leib, während der Puls einen unmittelbaren Zugang zu den Phänomenen von Qi und Shen erlaubt.

Sowohl in der Puls- als auch in der Zungendiagnostik ist es für den Therapeuten unerlässlich, sich neben der Frage, was er sieht bzw. fühlt, auch danach zu fragen, wie es für ihn aussieht bzw. wie es sich für ihn anfühlt und welche spontanen Gedanken und Empfindungen dabei in ihm ausgelöst werden. Durch wiederholte Übung und Abgleich mit erfahrenen Lehrern sollte der Therapeut seine Wahrnehmungsfähigkeit schulen und entwickeln. Es ist von größter Bedeutung, nicht nur theoretischen Unterricht, sondern auch praktische Unterweisung und Supervision zu erfahren.

Die essenzielle Begegnung mit dem Shen

Die Untersuchung des Patienten darf sich niemals auf die Erfassung körperlicher Phänomene beschränken. Neben dem Leib muss zwingend auch die geistig-seelische Dimension des erkrankten Menschen, das Shen, erfasst werden.

Qi Bo sprach: „Ich wurde gebeten, über die Gestalt zu sprechen, das Sich-Gestaltende in der Gestalt. Wenn es sich dem Auge (noch) verdunkelt, so frage man nach dem bei ihm Erkrankten, verfolge es auf den Leitbahnen, die erhellende Einsicht steht unmittelbar bevor. Solange es durch Betasten nicht erfasst wird, weiß man nicht um die genauen Umstände, weshalb es das Sich-Gestaltende genannt wird." Der Ahnherr sprach: „Was nennt man den Geist (shén 神)?" Qi Bo sprach: „Ich wurde gebeten, über den Geist zu sprechen, das Sich-geistig-Manifestierende im Geist. Wenn das Ohr kein (störendes) Geräusch empfängt, das Auge klar, das Herz geöffnet und von Achtsamkeit angeführt ist, so wird einem einzig die erleuchtende Einsicht zuteil. Der Mund findet keine Worte dafür; alles schaut, nur einer sieht. Soeben noch diffus, offenbart es sich nun in aufblitzend klarer Erkenntnis wie vom Wind hinfortgeblasene Wolken, weshalb es das „Sich-geistig Manifestierende" genannt wird. Dienen die Drei Bereiche und die Neun anzeigenden Taststellen (des Pulses) diesem als Quelle, so muss man nicht starr an den Theorien über die Neun Nadeln festhalten."

Huángdì nèijīng • Sùwèn • Bāzhèng shénmíng lùn piān dìèrshílìù (Leitfaden des Gelben Ahnherrschers, Innerer Band • Unbefangene Elementarfragen • 26. Kapitel: Abhandlung über die acht geraden Ausrichtungen und den klaren Geist)

黃帝內經・素問・八正神明論篇第二十六

Daher empfiehlt der Klassiker die folgende Vorgehensweise im Kontakt mit dem Patienten:

Schließe Tür und Fenster, verbinde Dich mit dem Kranken, frage wiederholt nach seinem Empfinden, um seinen Vorstellungen zu folgen. Wer Shen erhält, gedeiht, wer Shen verliert, geht unter.

Huángdì nèijīng • Sùwèn • Yíjīng biànqì lùn piān dìshísān (Leitfaden des Gelben Ahnherrschers, Innerer Band • Unbefangene Elementarfragen • 13. Kapitel: Abhandlung über das Bewegen der Essenz und das Wandeln des Qi)

黃帝內經・素問・移精變氣論篇第十三

Mit dem Erreichen des Shen ist nicht vordergründig gemeint, den Glanz in den Augen des Patienten zu betrachten, um so den Zustand seines Shens zu erfassen. Die Inspektion des Shen (*wàngshén* 望神) ist nicht auf den Sehsinn beschränkt, sondern schließt das innere Sehen, den sogenannten „sechsten Sinn" und die integrierende Wahrnehmung über alle Sinne in sich ein. Das „Shen zu erreichen" bezieht sich auf das Shen des Patienten und des Therapeuten und bedeutet letztlich, dass sich diese beiden Shen gegenseitig erreichen, berühren und verbinden. Daher tritt das Shen eines Therapeuten lange vor dem leibhaftigen Erscheinen des Patienten in der Konsultation in diesen Shen-Kontakt ein. Diese Art des Verbindens basiert nicht auf äußerlichen Wahrnehmungen und Techniken und ist dem über lange Zeit geschulten und entwickelten Therapeuten vorbehalten.

Ohne eine jahrelange meditative Praxis und die Entwicklung eines mitfühlenden Herzens können solche Einblicke nicht ermöglicht werden. Dazu müssen die Grenzen des Verstandes und des üblichen Vorstellungsvermögens überwunden werden. Wenn sich diese erweiterte Sicht eingestellt hat, wird dies auch als erwachtes drittes Auge beschrieben.

Das „dritte Auge" befindet sich im Bereich der Pforte *yìntáng* 印堂 („Siegelhalle"; EX-KH 3) und fungiert als Eingangsbereich zu einer versiegelten Halle bzw. einer Halle der Siegel. Der Ausdruck „Siegel" bezieht sich zum einen darauf, dass dieses „Auge" üblicherweise nicht geöffnet, sondern wie mit einem Siegel verschlossen ist. Zudem ermöglicht diese Pforte den Zugang zu üblicherweise nicht offen zugänglichen, „versiegelten" Informationen. Die chinesische Siegelschrift gibt einen noch ursprünglichen Zustand der chinesischen Schrift in Form von Pikto- und Ideogrammen wieder. In den Siegeln sind also die archaischen Muster der Erscheinungen festgehalten, die über den Shen-Kontakt wahrgenommen werden können. Dabei handelt es sich um Muster der pathologischen Wahrnehmung, des krankhaften Fühlens, Denkens, Erlebens und Handelns.

Die meditative Übung kultiviert die Empfänglichkeit und Durchgängigkeit dieser Pforte und bereitet sie darauf vor, den unmittelbaren Kontakt von Shen zu Shen herzustellen. Die Nase, die Pforte Du 23 *shàngxīng* 上星 („Oberer Stern") und der zentrale Stirnbereich dazwischen werden in der chinesischen Kultur auch als *míngtáng* 明堂 („Audienzhalle der Erhellung") bezeichnet. Diesem lichtdurchfluteten Areal wohnt das Potenzial inne, das Versteckte, Bedeckte und bei den üblichen „Lichtverhältnissen" Unsichtbare zu beleuchten. So werden die Aktivitäten, Regungen und Blockaden des Qi vor dem geistigen Auge des Therapeuten sichtbar.

Die über die herkömmlichen Sinne hinausgehende Wahrnehmung und der Einblick in das innere Erleben des Patienten geschieht durch ein waches Shen, das auch die sich dem Blick auf das Offensichtliche entziehenden Seelenvorgänge zu detektieren vermag. Das achtsame Shen unterscheidet zudem zwischen den für die Erkrankung relevanten und im unmittelbaren Zusammenhang stehenden Unregelmäßigkeiten des Qi-Flusses und akzidenziellen Phänomenen. Das vom Licht durchströmte Shen des Therapeuten beleuchtet auch solche Aspekte, die beim Patienten noch nicht die Schwelle zum Bewussten und zum reflektierten Bewusstsein überschritten haben oder vom Patienten etwa durch Zweifel, Scham und andere emotionale Widerstände abgespalten sind.

Diesem alles erhellenden Licht offenbaren sich schließlich diejenigen Blockaden, in denen die Erkrankung wurzelt und deren Auflösung als Lebensaufgabe angesprochen werden kann. Der Patient kann auf der bewussten Ebene nur die Informationen übermitteln, die ihm als vordergründig relevant und aussagekräftig erscheinen, ohne dass ihnen tatsächlich eine wesentliche Bedeutung im Krankheitsprozess zukommen muss. Die Fähigkeit zur Introspektion ist in vielen Menschen nur schwach ausgeprägt.

Wenn der Therapeut nun Phänomene beim Patienten wahrnimmt, die dieser im Gespräch nicht offenbart hat, so vermag dies eine tiefe Verbindung zwischen Therapeut und Patient herzustellen, welche in der Behandlung bedeutsame und einzigartige Wirksamkeiten entfalten kann. Der Patient fühlt sich gesehen und verstanden, wodurch das Vertrauensverhältnis verstärkt und der Patient für die Therapie gewonnen wird, sodass ihm Heilung widerfahren kann.

Wenn der Therapeut eine ausreichend verlässliche Grundlage für seine Diagnose geschaffen hat, steht er zunächst vor der Aufgabe, den genauen Behandlungsauftrag des Patienten zu eruieren. Möchte der Patient nur die reine Linderung von Beschwerden, möchte er eine nachhaltigere Wirkung erzielen, möchte er, dass auch die unterliegenden Krankheitsmechanismen mit behandelt werden, möchte er tieferliegende Prägungen und Muster auflösen, möchte er etwas über seine Lebensbestimmung, seine Stärken und Schwächen herausfinden, möchte er in eine harmonische Beziehung zu sich und der Welt treten, und sucht er nach einer Art umfassendem Einklang mit sich und dem ganzen Sein?

Eine rasch erlernbare und einfach auszuführende Form der Akupunktur dient der Linderung oder Beseitigung von Beschwerden und der Auflösung von Erkrankungen und Störungen, die oberflächlicher Natur sind, also noch keine tieferen Wurzeln geschlagen haben. Sie kann auch an Patienten praktiziert werden, die keine tiefergehende Behandlung wünschen oder diese nicht für notwendig befinden. Diese Art der Akupunkturbehandlung umfasst die Anwendung von auf Empirie beruhenden Konzepten mit der Auswahl einzelner Pforten oder deren Kombination. Es schließt auch die nur gering individuell variierende Pfortenwahl anhand von Zustandsmustern (➤ Kap. 19) in sich ein.

Die Kategorien der Diagnosestellung und die Überführung in die sechs Ebenen des therapeutischen Ansatzes

Die Behandlung der Gesundheitsstörung des Patienten über die Zuordnung zu einem Zustandsmuster erfordert die Anwendung der Kategorien der Acht Leitkriterien, der Grundwirksamkeiten von Qi, Blut, Yin, Yang, Jing und Säften, der Zang- und Fu-Organe und der Fünf Grundwesenheiten auf die über die Erhebung von Anamnese und Befund gesammelten Daten. Zielsetzung ist ein Ausgleich über allgemeine, nicht stärker individualisierende und die psychische Situation des Patienten noch nicht spezifisch berücksichtigende Ansätze.

Diese therapeutischen Ansätze dienen vornehmlich der Symptomenkontrolle, was bedeutet, dass nach einem Intervall der Linderung die Beschwerden wiederkehren oder sich die Erkrankung mit verschobener Symptomatik zurückmelden kann.

Soll die Krankheitsproblematik des Patienten umfassend aufgearbeitet werden und seinem Entwicklungsgang und seinen Entwicklungswünschen entsprechend adressiert werden, so kann sich der Therapieansatz an den Sechs Ebenen des Lebendigen in der chinesischen Betrachtungsweise orientieren. Diese Ebenen sind wie die Schalen einer Zwiebel umeinander geschichtet, so dass sich eine Ebene an der Oberfläche und ein Kern abbildet.

Die detaillierte Darstellung der Therapie anhand der Sechs Ebenen erfolgt in dem Kapitel zur Behandlungspraxis (➤ Kap. 21).

18

Die Ebene der Sechs – die oberflächlich gelegene Ebene: **liùjīng** 六經 (Die sechs Schichten der Leitbahntypen)

Auf dieser Ebene wird der Qi-Fluss im Bereich der Leitbahnen und Netzgefäße angeregt und von äußeren oder inneren pathogenen Einflüssen gereinigt. Die Leitbahnen repräsentieren eine bestimmte Resonanzebene auf den Schichten der drei Erscheinungsweisen des Yang und des Yin (Taiyang, Yangming, Shaoyang; Taiyin, Jueyin, Shaoyin). Die Leitbahntypen sind systematisch in den drei Leitbahnumläufen angeordnet. Der Umlauf von Yangming/Taiyin (Lu → Di → Ma → Mi) repräsentiert Aspekte des Jing, der Umlauf von Shaoyang/Jueyin (HH → Sj → Gb → Le) repräsentiert Aspekte des Qi, und der Umlauf von Taiyang/Shaoyin (He → Dü → Bl → Ni) repräsentiert Aspekte des Shen. Die Leitbahntypen sind anhand der stärkeren oder geringeren Beförderung von Qi beziehungsweise Blut gekennzeichnet. Sie stehen in einer dynamischen Beziehung von Förderung und Zügelung zueinander. Die Behandlung über die Kombination von Yuan- mit Luo-Pforten fördert die Ausgeglichenheit des Leitbahnflusses und bewirkt so eine größere innere und äußere Stabilität.

Die Ebene der Fünf – die erste Stufe der Vertiefung: **wǔxíng** 五行 (Die Fünf Grundwesenheiten)

Diese Ebene der Behandlung setzt an konstitutionellen Eigenarten, Stärken und Schwächen des Patienten an. Dadurch wird eine Beziehung zwischen den Beschwerden und den Schwachstellen in der Persönlichkeit und dem Charakter des Patienten hergestellt. Defizite werden über die Ressourcen des Patienten ausgeglichen. Zur Feststellung der bestehenden Ungleichgewichte sind Puls- und Zungendiagnose von großer Bedeutung. In den Grundwesenheiten bilden Holz, Erde und Metall die irdische Lebensgrundlagenachse, während Wasser, Erde und Feuer als himmlische Entwicklungssachse betrachtet werden können. Hier können verborgene und angeborene Aspekte des Individuums, machtvolle Prägungen und krankhafte Muster angegangen werden. Die Fünf Shu-Transport-Pforten der Leitbahnen werden vornehmlich zur Behandlung genutzt (➤ Kap. 9.3.6).

Die Ebene der Doppel-Vier – die erweiterte Vertiefungsstufe: qíjīng bāmài 奇經八脈 (Die Acht Außergewöhnlichen Gefäße)

Mit dem Einsatz der Acht Außergewöhnlichen Gefäße können Krankheitsanteile behandelt werden, die mit eigenen traumatischen Erlebnissen und über die Generationen in der Familie weitergegebenen Prägungen und Konditionierungen durch Traumata der Vorfahren in Zusammenhang stehen und daher die Selbstentwicklung und den Aufbau gesunder Beziehungen des Patienten beeinträchtigen. Eine spezielle Bauchdeckendiagnostik kann diagnostische Hinweise bieten. In der Therapie werden die Verbindungspforten und spezielle einflussreiche Pforten genutzt (➤ Kap. 15).

Die Ebene der Drei – das Erschließen des inneren Reichtums: sānbǎo 三寶 (Die drei Schätze des DAO)

Die Hinwendung zu den Drei Schätzen dient dem inneren Aufbau des Patienten, der Vermehrung von Stärke und dem Aufbau von Potenzial. *Qi* 氣, *shén* 神 und *jīng* 精 werden als verbindende Wirkkräfte zwischen Yin und Yang beziehungsweise Himmel und Erde aufgefasst, die dem Patienten dazu verhelfen, eine harmonische und ungeteilte Einheit zu bilden. In der Akupunkturbehandlung werden Aspekte der jahres- und tageszeitbezogenen Schließung und Öffnung von Pforten berücksichtigt. Die Anwendung der Pforten geschieht in Korrespondenz mit den Himmelsstämmen und Erdzweigen. Zudem werden Pforten auf dem äußeren Ast der Blasen-Leitbahn bzw. dem Dumai angewandt (➤ Tab. 23.3). Die Behandlung kann durch Handunterlegen und Fingerdruck in Rückenlage erfolgen. Sie dient in ihrer weiteren Bedeutung der Verbindung von Seele, Geist und Leib und der Entwicklung von Demut, Gleichmut und Leere des Herzens. So können das Sterben und das Leben ineinander integriert werden. Die Behandlung wird durch Unterweisungen in der ausgewogenen Ernährung und gesundheitserhaltenden Lebenspflege ergänzt.

Die Ebene der Zwei – die Vereinigung der Gegensätze: yīn und yáng 陰合陽

Mit Yin wird in der Diagnose und Therapie das angesprochen, was Gestalt angenommen hat. Mit Yang wird das erfasst, was durch Dynamik, Bewegung und Prozesshaftigkeit ausgezeichnet ist.

Die Polaritäten im Patienten und um ihn herum werden zusammengeführt, ihr Übergang ineinander gefördert, ihre gegenseitige Unterstützung und Eingrenzung aufeinander abgestimmt. Aktivität und Regeneration, Himmlisches (Herz) und Irdisches (Niere), weibliche und männliche Qualitäten wirken miteinander auf die Wiederherstellung eines Gleichgewichts hin. Die Behandlung besteht vornehmlich in der Anleitung zu Eigenübungen des Patienten wie Taijiquan, Qigong und Meditationspraktiken.

Die innerste Ebene – die Einheit: dào 道 (Der Weg)

Im Abschluss der Behandlung erfährt der Patient die Auflösung aller krankheitsbedingenden Anhaftungen und die Vereinigung mit allem, was existiert. Dies geschieht nicht durch äußere Maßnahmen, sondern in der tiefen Meditation. Das Sein wird als nicht aufspaltbare Einheit erlebt, was dazu führt, dass sich alle Qi-Bewegungen im Mittelpunkt des Herzens vereinen. Nur auf der Grundlage dieser Alleinheitserfahrung kann ein Leben im Einklang mit allem, was ist, gestaltet werden.

Die Sechs Ebenen zeigen somit den Prozess der Heilung von Krankheit als einen spirituellen Entwicklungsweg zur Durchdringung der inneren Welt des Menschen und des gesamten Seins auf. Die Selbsterkenntnis und Meisterung des Selbst nach dem Vorbild eines vollkommen entwickelten (von allen Anhaftungen und Verwicklungen befreiten), heilen oder heiligen (engl. „holy“ = wholly = vollständig) und erleuchteten Menschen ist Gegenstand dieses Prozesses. Nach der Auffassung des Daoismus ist jedem Individuum das innere Bedürfnis inhärent, seine eigene Vollkommenheit (*dào* 道) in sich zu verwirklichen. Dieses Bestreben entspricht einer universellen vorinstallierten Anlage.

WEITERFÜHRENDE LITERATUR

Deng Tie-Tao (Hrsg.): Die Diagnostik in der Traditionellen Chinesischen Medizin. 邓铁涛 [主编]: 中医诊断学. 人民卫生出版社. 北京 1987

Hammes Michael, Schwarz Roya: Das dreizehnte Kapitel des Huang-Di-Nei-Jing: eine Anleitung zur Praxis der entwickelten Stufe der Altchinesischen Medizin. Yin und Yang. 2019; 1: 36–42

Zhu Wen-Feng, Yuan Zhao-Kai (Hrsg.): Die Lehre der Diagnosestellung in der Traditionellen Chinesischen Medizin. 朱文锋, 袁肇凯 [主编]: 中医诊断学. 人民卫生出版社. 北京 1999

老吳之絹畫集

Die Bilderrollensammlung des Alten Wu

KAPITEL

19 Überblick über die Erkrankungszustände in der Chinesischen Medizin

19

Der Erkrankungszustand des Patienten wird in der Chinesischen Medizin gewöhnlich über eine syndromale Diagnose beschrieben, durch die der Erkrankungsort sowie die beteiligten Feinstoffe und Agenzien benannt werden. Dies ist der erste Schritt hin zu einem funktionellen Verständnis des Krankheitsgeschehens und die vorbereitende Stufe für eine vollständig individualisierende Betrachtung des Zustands des Patienten. Der Leser sei hier eingeladen, dieses diagnostische Orientierungsraster näher kennenzulernen und sich mit den für die Chinesische Medizin relevanten pathognomonischen Zeichen und Befunden vertraut zu machen. Die Beherrschung der der Syndromdiagnose zugrunde liegenden Zuordnungen wird dabei helfen, sich ein plastischeres Bild von der Dynamik der Krankheitsprozesse in der Perspektive der Altchinesischen Medizin zu machen.
Der Aufbau und die Bedeutung der syndromalen Erkrankungszustände können nur auf dem Hintergrund der Theoreme der Altchinesischen Medizin verstanden werden. Die Syndrome beschreiben die momentane Verfassung des Patienten in Form einer Kurzzusammenfassung der beteiligten Prozesse und Mechanismen. Mit ihrer Kenntnis kann der Zustand des Patienten gezielter therapeutisch ausgeglichen werden. Die Erkrankungsmuster erschließen jedoch nicht die Urgründe der Krankheit, so dass auch eine an diesen syndromalen Zuständen orientierte Behandlung nicht an die Wurzeln des Krankseins des Patienten reicht.

19.1 Das Konzept der Erkrankungszustände in der Chinesischen Medizin

Über die Chinesische Medizin wird gerne ausgesagt, dass sie gegebenenfalls „die gleiche Krankheit unterschiedlich behandle“ und „unterschiedliche Krankheiten gleich behandle“. Dies sei ein Charakteristikum der Traditionellen Chinesischen Medizin, das sich aus der Unterscheidung von „Erkrankungszuständen“ oder „Erkrankungsmustern“, was mögliche Übersetzungen des Terminus *zhèng* 證 darstellen, herleite. In der modernen Literatur der heimischen Chinesischen Medizin wird angestrebt, die folgenden Ausdrücke einheitlich und in definierter Bedeutung zu benutzen: *bìng* 病 als „Krankheit“, *jí* 疾 als „Erkrankung“ oder „Leiden“, *zhèng* 症 als „Symptom“ oder „Krankheitszeichen“ und wie bereits erwähnt *zhèng* 證 als „syndromale Beschreibung eines Erkrankungszustands“. Ein solch eindeutig unterscheidbarer Gebrauch dieser Schriftzeichen besteht in der alten chinesischen Medizinliteratur nicht oder nicht durchgängig.
Die Einzelwortbezeichnungen für Krankheiten tragen häufiger das Radikal 疒, was als das Ideogramm eines Krankenbetts aufgefasst werden kann, wobei das Radikal das Ideogramm in vertikaler Ausrichtung zeigt. Die Ausdrücke *zhèng* 症 und *zhèng* 证/證 werden zuweilen synonym sowohl für das abstrahierte Zustandsbild als auch für typische Krankheitsanzeichen, also die die Erkrankung nachweisenden Zeichen und Befunde (Beweismittel), benutzt. Auch zwischen *jí* 疾 und *bìng* 病 wird nicht streng unterschieden, so dass damit eine „Krankheit“, ein „Leiden“, das „Erkranken an etwas“ oder das „unter oder an etwas Leiden“ gemeint sein können. Die über diese Krankheitsbenennungen hinausgehenden Bezeichnungen für Erkrankungszustände stellen dann eine weitere Ebene der Abstraktion dar, indem sie auf bestimmte physiologische oder pathologische Konzepte der Chinesischen Medizin Bezug nehmen. Die Basis für das Verständnis der Erfassung und Deutung von Krankheitserscheinungen in der Altchinesischen Medizin verfolgt als Grundprinzip die Verbindung einzelner Aspekte durch das Phänomen der Entsprechung, und in der erweiterten Betrachtung die Kenntnis der Ordnung der jeweiligen Entsprechungsreihen.

Da diese Basis der Erfassung von Krankheitserscheinungen kondensiert im 8. Kapitel des *Lingshu* dargelegt wurde, sei dieser Text hier ungekürzt wiedergegeben:

Huangdi wandte sich fragend an Qi Bo und sprach: „Sämtliche Anwendungen des Stechens müssen sich zunächst im Shen verwurzeln. Das Blut, die (Bewegung in den) Gefäße(n), die Quartiermeister(-Einflüsse), das Qi, das Essenz-Shen, all dies wird von den Fünf Zang-Langzeitspeichern aufbewahrt. Wenn es nun dazu kommt, dass diesen ein zügelloser Umgang widerfährt und sie die Speicher verlassen, so geht die Essenz verloren, die flüchtige Hun-Seele und die klare Po-Seele steigen auf und fliegen davon, Vorstellungskraft Yi und Erinnerung Zhi werden verwirrt und stürzen in die Konfusion, Weisheit und kluge Überlegung verlassen den Leib. Aus welchem Grunde verhält es sich so? Ist es dem Himmel anzulasten, oder handelt es sich um eine menschliche Übertretung? Was wird Tugend, Qi, Leben, Essenz, Shen, flüchtige Hun-Seele, klare Po-Seele, Herz, Vorstellung, Wille, Denken, Weisheit und Überlegung genannt? Man erlaube mir, nach den Urgründen dafür zu fragen.“ Qi Bo antwortete: „Der Himmel offenbart sich in mir als Tugend 德 *(dé), die Erde offenbart sich in mir als Qi* 氣 *(qì). Die Tugend verströmt sich und das Qi wogt auf und ab, so dass Leben daraus entsteht. Das Kommen des Lebendigen nennt man daher die Essenz Jing* 精 *(jīng), das Ringen der beiden Jing* 精 *(jīng) miteinander nennt man die Geist-Seele Shen* 神 *(shén). Was mit dem Shen* 神 *(shén) kommt und geht, das nennt man die flüchtige Hun-Seele* 魂 *(hún); was zusammen mit dem Jing* 精 *(jīng) ein- und austritt, das nennt man die klare Po-Seele* 魄 *(pò). Was die Dinge bestimmt, das nennt man das Herz* 心 *(xīn). Was das Herz wiedererkennt, das nennt man Vorstellung* 意 *(yì). Was die Vorstellung aufspeichert, das nennt man Erinnerung* 志 *(zhì). Was in der Erinnerung fortbesteht und sich wandelt, das nennt man Gedanken* 思 *(sī). Was das Denken aus der Ferne herbeisehnt, das nennt man die kluge Überlegung* 慮 *(lǜ). Was aufgrund kluger Überlegungen die Dinge regelt, das nennt man Weisheit* 智 *(zhì). Daher sind sich die wahrhaft Wissenden bei ihrer Lebenspflege darüber bewusst, dass sie den vier Jahreszeiten zu folgen haben und der Kälte und der Sommerhitze angemessen begegnen müssen, Fröhlichkeit und Wut harmonisch ausgleichen und sich an einen friedvol-*

len Aufenthaltsort begeben sollten. Yin und Yang sollten sie maßvoll einteilen, Hartes und Weiches in Balance bringen. Wenn es sich so verhält, dann können ungewöhnliche Übel sich nicht einstellen; es beschert ein langes Leben und fortwährend klare Sicht. Daher verhält es sich so, dass die übervorsichtig-ängstlich Überlegenden dem Shen Schaden zufügen. Ist das Shen geschädigt, so streifen Ängste zügellos und unaufhörlich umher. Bei denen, deren Mitte von Kummer und Traurigkeit angerührt wird, führt es zur Erschöpfung und zum Abbrechen (des Qi-Flusses), so dass das Leben eingebüßt wird. Bei den ungehemmt Fröhlichen erlahmt das Shen und wird zerstreut, so dass es keine Speicherung mehr erfährt. Bei den trübselig Besorgten wird das Qi eingeschlossen und blockiert, so dass es sich nicht weiterbewegen kann. Diejenigen, die mit Wut angefüllt sind, werden in die Irre geführt und sind vollkommen konfus, was nicht behandelbar ist. Bei den ängstlich Furchtsamen streift das Shen eingeschüchtert umher und findet nirgends Aufnahme. Ist das Herz mit übervorsichtig-ängstlichen Überlegungen (angefüllt), so schadet es dem Shen. Ist das Shen geschädigt, so entstehen Ängste, und man büßt sein Selbst ein. Es frisst die Muskelbäuche auf, und man fällt vom Fleisch. Die Haare dünnen und bleichen aus. Der Tod tritt im Winter ein. Ist die Milz voller Kummer und Sorgen, die sich nicht auflösen lassen, so wird die Vorstellungskraft geschädigt. Ist die Vorstellungskraft geschädigt, so treten Vereinsamung und Konfusion auf. Die vier Gliedmaßen lassen sich nicht mehr anheben. Die Haare dünnen und bleichen aus. Der Tod tritt im Frühjahr ein. Wenn Kummer und Traurigkeit aus der Leber die Mitte erschüttern, so erleidet die flüchtige Hun-Seele Schaden. Ist die flüchtige Hun-Seele beschädigt, so (ist man) verrückt[1], vergesslich und unverständig. Unverständigkeit hat Unangemessenheit zur Folge. Das Genitale schrumpft, und Verkrampfungen der Sehnen treten auf. Die Rippenknochen zu beiden Seiten lassen sich nicht mehr anheben. Die Haare dünnen und bleichen aus. Der Tod tritt im Herbst ein. Herrscht schrankenlose Fröhlichkeit in der Lunge, so wird die klare Po-Seele geschädigt. Ist die klare Po-Seele geschädigt, so führt es in den Wahnsinn[1]. Was die Wahnsinnigen anbetrifft, so kann die Vorstellungskraft nicht in diesen Menschen bestehen. Die Haut wird ledrig und ausgedörrt. Die Haare dünnen und bleichen aus. Der Tod tritt im Sommer ein. Sind die Nieren unaufhörlich mit Wut angefüllt, so wird das Erinnerungsvermögen geschädigt. Ist das Erinnerungsvermögen geschädigt, so besteht eine Neigung zu vergessen, was man soeben gesagt hat. Der Lendenbereich und das Rückgrat können nicht vor- und zurückgebeugt, nicht gekrümmt und wieder aufgerichtet werden. Die Haare dünnen und bleichen aus. Der Tod tritt im Spätsommer ein. Sich nicht auflösende Ängste schädigen die Essenz. Ist die Essenz geschädigt, so ermüden die Knochen und schmerzen[2], schrumpfen[3] und weichen zurück. Die Essenz bewegt sich zuweilen von selbst herab. Dies verhält sich so aus dem Grunde, dass die Fünf Zang-Langzeitspeicher für die Aufbewahrung der Essenz zuständig sind und nicht geschädigt werden dürfen. Tritt eine Schädigung auf, so geht die (Fähigkeit zur) Aufnahme verloren und das Yin wird leer. Bei Yin-Leere ist man ohne Qi. Ohne Qi tritt der Tod ein. Aus diesem Grund ist es so, dass die Anwender der Nadel den Zustand des Patienten genauestens untersuchen und beobachten, um Einsicht darin zu erlangen, ob Essenz, Shen, flüchtige Hun-Seele und klare Po-Seele bestehen oder vergehen, erreicht werden können oder verloren gehen. Sobald diese Fünf ernsthaft geschädigt sind, vermag die Nadel dies nicht mehr zu behandeln. Die Leber speichert das Blut, das Blut beherbergt die flüchtige Hun-Seele. Ist das Leber-Qi leer, so tritt Angst auf; ist es voll, so kommt es zu Wut. Die Milz speichert die Quartiermeister-Einflüsse. Die Quartiermeister-Einflüsse beherbergen die Vorstellungskraft. Ist das Milz-Qi leer, so sind die vier Gliedmaßen nicht zu gebrauchen, und die Fünf Zang-Langzeitspeicher sind nicht befriedet; ist es voll, so ist der Bauch angespannt, Stuhl und Urin werden nicht befördert. Das Herz speichert die (Pulsation in den) Gefäße(n). Die (Pulsation in den) Gefäße(n) beherbergt das Shen. Ist das Herz-Qi leer, so tritt Traurigkeit auf; bei Fülle kommt es zu pausenlosem Lachen. Die Lunge speichert das Qi, das Qi beherbergt die klare Po-Seele. Ist das Lungen-Qi leer, so ist die Nase verstopft und befördert nicht; so kommt es zu Atemnot. Bei Fülle tritt ein keuchender und schnaufender Atem auf, der Brustkorb ist angefüllt und man atmet in Rückenlage. Die Niere speichert die Essenz, die Essenz beherbergt das Erinnerungsvermögen. Ist das Nieren-Qi leer, so führt es zum Zusammenbruch. Die Fülle führt zu Anspannung, und die Fünf-Zang-Langzeitspeicher sind nicht befriedet. Es ist erforderlich, die Ausgestaltung der Krankheiten in den Fünf Zang-Langzeitspeichern akribisch zu erkunden, um zu erfahren, ob ihr Qi in Leere oder Fülle steht, und dies mit allem Bedacht auszugleichen."

Huángdì nèijīng • Língshū • Běnshén dìbā
(Leitfaden des Gelben Ahnherrschers, Innerer Band • Drehangel aller Wunderwirkungen • Die Verwurzelung im Shen, als Achtes)
黄帝内經 • 靈樞 • 本神第八

Im *Huangdi neijing* sind präzise Beschreibungen der Affektionen der Zang- und Fu-Organe und der Grundsubstanzen von Qi, Blut, Jing und Shen mit der zugehörigen klinischen Symptomatik vorzufinden, mit denen die Wurzeln der Erkrankungen benannt werden. Syndromale Muster werden hier nicht erwähnt. Sie stellen kategorisierende Zusammenfassungen von Befunden und pathogenetischen Erwägungen dar, die im Zuge der Weiterentwicklung der Medizin in China in historisch späteren Schriften eingeführt werden. Dabei bezieht sich häufig bereits der Titel explizit auf das Konzept der syndromalen Erkrankungszustände (*zhèng* **證**), wie beispielsweise im 1602 erschienenen Werk *Zhèngzhì zhǔnshéng* **證治準繩** („Richtschnur der Behandlung nach Zustandsmustern der Erkrankung") oder in dem 1839 vollendeten Buch *Lèizhèng zhìcái* **類證治裁** („Ausschnitte der Behandlung nach den Kategorien der Krankheitszeichen geordnet"). Die Ausrichtung der Behandlung nach den festgestellten Zustandsmustern hatte historisch größeren Einfluss auf die Arzneimitteltherapie als auf die Anwendung der Akupunktur. Erst die Vereinheitlichung der großen Vielfalt in der historischen Praxis unter der Bezeichnung „Traditionelle Chinesische Medizin" brachte die Diktion einer Allgemeinverbindlichkeit der überlieferten Syndrom-Lehre hervor.

Tatsächlich stellt die Syndromdiagnostik nur einen Zwischenschritt zwischen der Kategorisierung nach nicht individualisierenden Krankheiten und der vollständig am aktuellen Zustand des

[1] *kuáng* **狂**: „Wildhund-Herrschaft"; Wahnsinn.
[2] *suān* **痠**: „Herumlungerungs-Erkrankung/Muskelkater-Erkrankung"; Wundheits- und Ermüdungsgefühl.
[3] *wěi* **痿**: „Verkümmerungs-Erkrankung"; Muskelschwund und Abschlaffung; Schrumpfung.

einzelnen betroffenen Patienten orientierten Behandlung dar. Die Beschreibung syndromaler Erkrankungszustände schult das Erfassen dysfunktionaler Prozesse und Störungsmuster und stellt eine metaphorische Terminologie zur Verfügung, die für nicht primär materielle Phänomene und Vorgänge angemessen ist. Die moderne medizinische Psychologie und Psychosomatik hingegen arbeiten mit Begriffen der Störung auf dem Hintergrund der bestehenden Konzepte psychologischer Krankheitsmechanismen (z.B. Neurose, Psychose, Borderline-Störung etc.) oder der Deskription des vorherrschenden körperlichen Erscheinungsbildes (somatoforme Schmerzstörung, dissoziativer Stupor etc.).

Die chinesische Syndromdiagnostik arbeitet mit qualitativen Kategorisierungen von Inhalten der Selbst- und Fremdwahrnehmung und der Krankheitsgeschichte. Die Tönung der erfassten Regungen und ihre grundlegenden Bezüge etwa auf den Ort des Geschehens (Oberfläche versus Innen), das Verhältnis von Störkräften zu gesunderhaltenden Kräften (Fülle versus Leere), das Temperaturverhalten (Kälte versus Hitze), die Grundbalance (Yin und Yang), die wesentlichen Grundkräfte (Qi und Blut), Geist, Bewusstsein, Spiritualität und Seele (Shen) und die entscheidenden Organe der physiologischen Prozesse (Zang-Langzeitspeicher und Fu-Zwischenlager) sind die Aspekte, aus denen die chinesische Diagnose geformt wird, die sowohl den Charakter des festgestellten Geschehens deskriptiv erfasst als auch diese Feststellungen im Sinne der angenommenen inneren Ordnung der Wirkkräfte und Instanzen zusammenfasst und interpretiert.

19

Die folgenden vier Vorgänge fließen in das Erstellen einer syndromalen Erkrankungsdiagnose in der Chinesischen Medizin ein:

1. Kennzeichnung von grundlegenden Reaktionsmustern und Zustandsbildern als Folge der Einwirkung krankheitsauslösender Faktoren auf den menschlichen Organismus (Beispiel: Yin-Überschuss und Yang-Verfall)
2. Bildhafte Benennung der spezifischen Besonderheiten des Umfangs pathologischer Veränderungen und Abweichungen, deren Lokalisation und zugrundeliegende Mechanismen gemäß den Theoremen der Chinesischen Medizin (Beispiel: Leere-Kälte von Milz und Magen)
3. Widerspiegelung spezifischer Gesichtspunkte des Erkrankungsprozesses und Nutzung originärer Beschreibungsgrößen wahrnehmbarer Phänomene auf dem Hintergrund der chinesischen Krankheitslehre und ihrer Terminologie (Beispiel: Feuchte Hitze blockiert die Mitte)
4. Zusammenfassende Berücksichtigung der Stadieneinteilung von außen zugezogener Erkrankungen und der Anzeichen für die Richtung der Dynamik der weiteren Krankheitsentwicklung (Beispiel: maximale Hitze stößt Wind an)

Eine gesamte Kette der Krankheitsentstehung könnte somit wie folgt formuliert werden: Aus der Frühlingswärme dringen Krankheitsübel in den Bereich der Quartiermeister-Einflüsse ein, schädigen das Yin und dörren die Körpersäfte aus, so dass ein Hitze-Überschuss Wind anstößt.

Aus dem Gesagten geht hervor, dass mit der syndromalen Diagnostik von Erkrankungsmustern im Sinne der Chinesischen Medizin noch nicht der tatsächliche individuelle Erkrankungszustand des Patienten erfasst wird und dass die Auswahl möglicher Pforten für die Behandlung nach diesen Gesichtspunkten nur eine allgemeine Annäherung an die zugrundeliegende Problematik darstellt. Die Syndromdiagnostik stellt jedoch eine Art Propädeutik zur Schulung der Wahrnehmung funktioneller Prozesse und immaterieller Phänomene im Krankheitsgeschehen dar und gibt eine Terminologie an die Hand, die eine Beschreibung und Strukturierung des Geschehens ermöglicht, dabei hilft, einzelne Aspekte und Befunde zueinander in Beziehung zu setzen, die den Austausch von Erkenntnissen über die entwickelten sprachlichen Konventionen erleichtert und schließlich die Formulierung einer Behandlungsstrategie unterstützt.

19.2 Überblick über die gebräuchlichen Beschreibungen von Erkrankungszuständen in der Chinesischen Medizin

Die wichtigsten Erkrankungszustände mit ihren klinischen Zeichen und Befunden sowie einer Auswahl an Akupunkturpforten sind in ➤ Tab. 19.1 aufgeführt.

Tab. 19.1 Erkrankungszustände in der Chinesischen Medizin

Bezeichnung	Klinische Zeichen und Befunde	Mögliche Auswahl der Pforten
Gesamtleibliche Zustandsmuster		
Qi-Leere *qìxū* 氣虛	Erschöpfung und Kraftlosigkeit, Kurzatmigkeit, schwache Stimme, Atemnot und Unlust zu sprechen, Appetitlosigkeit, blasse Gesichtsfarbe, Benommenheit und Verschwommensehen, Palpitationen und Spontanschweiß, blasse Zunge, leerer, feiner und kraftloser Puls	• Ma 36 • Ren 4 • Ren 6
Einsinkendes Qi *qìxiàn* 氣陷	Kurzatmigkeit, Kraftlosigkeit, Abgeschlagenheit, Unlust zu sprechen, epigastrisches und abdominelles Spannungsgefühl mit Resistenzen, anhaltender Durchfall, Analprolaps, Vaginal- und Uterusprolaps, blasse und geschwollene Zunge, feiner, gemächlicher und kraftloser Puls	• Ex-BB *títūo* 提托 • Ren 4 • Ren 6 • Ma 36 • Mi 6
Verflüchtigtes Qi *qìtūo* 氣脫	Plötzlicher, heftiger Schweißausbruch am ganzen Leib, lustlose Stimmung, geschlossene Augen, geöffneter Mund, blasse Gesichtsfarbe, Kurzatmigkeit, spontane Inkontinenz, blasse und geschwollene Zunge, feiner und verschwindender oder hohler und vergrößerter Puls	• Du 20 • Du 26 • Ma 36 • Ren 8 (Moxa) • Ren 4 • Du 4 • Mi 6

Tab. 19.1 Erkrankungszustände in der Chinesischen Medizin (*Forts.*)

Bezeichnung	Klinische Zeichen und Befunde	Mögliche Auswahl der Pforten
Qi-Stagnation *qìzhì* 氣滯	Lokales Spannungs-, Völle-, Beklommenheits-, Barriere- oder Schmerzempfinden wechselnder Ausprägung und unsteter Lokalisation, häufig attackenförmige oder ausstrahlende Schmerzen, keine klare zeitliche Ordnung, Völlegefühl in Begleitung von erleichterndem Aufstoßen oder Flatulenz möglich, Einfluss psychischer Faktoren, dünner Zungenbelag, saitenförmiger Puls	• Di 4 • Le 3 • Mi 4 • Bl 18 • Mi 6 (Unterer Jiao) • HH 6 (Mittlerer und Oberer Jiao)
Gegenläufiges Qi *qìnì* 氣逆	Husten und nach oben gerichtetes Qi, verschärfter Atem, schnaufendes Einatmen, geräuschvoller Schluckauf, unaufhörliches Aufstoßen, Übelkeit und Erbrechen, Regurgitation, Blutspucken, Kopfschmerzen, Benommenheit, dünner und klebriger oder gelb-klebriger Zungenbelag, roter Zungenkörper, schlüpfrig-beschleunigter oder saitenförmig-beschleunigter Puls	• HH 6 • Mi 4 • Bl 17 • Bl 18 • Ren 17 (Oberer Jiao) • Ren 12 (Mittlerer Jiao) • Ren 6 (Unterer Jiao) • Mi 6
Eingeschlossenes Qi *qìbì* 氣閉	Plötzliche Bewusstseinseintrübung ohne Prodromi, unruhiges Umherlaufen, rotes Gesicht, Taubheit des Gehörs, verschärfter Atem, Schleimbrodeln, Kieferpresse, Tetanie beider Hände, Stuhlverstopfung, Harnverhalt, gelber oder dick-klebriger Zungenbelag, saitenförmig-beschleunigter oder schlüpfrig-tiefer Puls	• Ren 26 • Du 16 • Gb 20 • Di 11 • Ma 40 • Ni 1
Blut-Leere *xuèxū* 血虛	Kreidebleiches, glanzloses Gesicht oder gelblich-welker Teint, blasse Lippen, Benommenheit, Verschwommensehen, Palpitationen, Schlaflosigkeit, Parästhesien von Händen und Füßen, Hypomenorrhoe, Oligomenorrhoe oder Amenorrhoe, blasse Zunge, tiefer, feiner und kraftvoller Puls	• Du 20 • Bl 17 • Mi 6
Verflüchtigtes Blut *xuètuō* 血脫	Blasses Gesicht, glanzlos wie beim nahenden Tod, Benommenheit, Verschwommensehen, schwere Palpitationen, flaches Atmen und Kurzatmigkeit, kalte Gliedmaßen, blasse Zunge, leerer oder hohler Puls oder verschwindender, feiner Puls, der abzubrechen droht	• Du 20 • Du 26 • HH 6
Blut-Stase *xuèyū* 血瘀	Herz: Brustbeklommenheit, Schmerzen in der Herzgegend, livide Lippen Lunge: Brustschmerz und Bluthusten Magen und Darm: Bluterbrechen, Blut im Stuhl Leber: Flankenschmerzen mit lokalen Verhärtungen Stase-Hitze im Herzen: Anfälle von Wahnsinn Uterus: Unterbauchschmerzen, Zyklusstörungen, Dysmenorrhoe, Amenorrhoe, purpurschwarzes Menstrualblut mit Klümpchen, oder Metrorrhagie Bewegungssystem: umschriebene Schwellung mit Schmerz, livide Verfärbung möglich Allgemein: stechender Schmerz, Induration von Gewebe, Blutaustritt oder rötlich-livid verfärbte Hautveränderung, düster-livide Gesichtsfärbung, vermehrte Gefäßzeichnung, ekzematöse Hautveränderungen, livide Verfärbung von Zunge und Lippen, feiner und rauer oder unregelmäßiger Puls bei Frauen: Dysmenorrhoe mit livid-schwärzlichem, klumpigem Menstrualblut	• HH 6 (Oberer und Mittlerer Jiao) • Mi 10 • Mi 6 (Unterer Jiao) • Le 2
Blut-Hitze *xuèrè* 血熱	Verdrossenheit oder Unruhezustände mit Wahnsinn, Durst ohne Neigung, etwas zu trinken, heißer Leib, in der Nacht vermehrt, Hautausschläge, Erbrechen und Nasenbluten, blutiger Urin, blutiger Stuhl, Hypermenorrhoe oder Metrorrhagie, tiefrote Zunge, feiner und beschleunigter Puls	• Di 11 • Mi 10 • Le 2 • He 8
Blut-Trockenheit *xuèzào* 血燥	Trockener Mund, ausgetrockneter Rachen, trockene Haut mit vergröbertem Relief, trockenes, struppiges Haar, Muskelatrophie, Stuhlverstopfung, wenig Urin, Juckreiz der Haut, schuppige Haut, rote Zunge, trockener Belag, saitenförmiger, feiner und beschleunigter Puls	• Di 11 • Di 4 • Bl 17 • Bl 23 • Mi 10 • Mi 6
Blut-Kälte *xuèhán* 血寒	Taubheitsgefühle der Gliedmaßen, nicht ausreichend befeuchtete Haut, kalte Hände und Füße, Abneigung gegen Kälte, Kälte und Schmerz im Bereich von Herz und Bauch, Besserung der Schmerzen durch Wärme, verspätet einsetzende Menstruation, Dysmenorrhoe, feiner und gemächlicher Puls	• Bl 17 (Moxa) • Mi 10 (Moxa) • Le 2 (Anzünden des Bergfeuers) • Lokale Anwendung der Moxibustion

Tab. 19.1 Erkrankungszustände in der Chinesischen Medizin (*Forts.*)

Bezeichnung	Klinische Zeichen und Befunde	Mögliche Auswahl der Pforten
Yin-Leere *yīnxū* 陰虛	Abmagerung, Mundtrockenheit und ausgetrockneter Rachen, Benommenheit, Schlaflosigkeit, Hitzewallungen, Schwitzen in Ruhe, lästige Hitze der fünf Herzen (innere Unruhe und Bewegungsunruhe von Händen und Füßen), Hitzewallungen mit Hautrötung nachmittags, wenig Urin gelber Färbung, harter, trockener Stuhl, rote Zunge mit kaum Belag, feiner und beschleunigter Puls	• Du 20 (Benommenheit) • Ex-KH 1 (Schlafstörungen) • Bl 23 • Mi 6 • Ni 6
Yang-Leere *yángxū* 陽虛	Abneigung gegen Kälte und kalte Glieder, grell-blasses Gesicht, Abgeschlagenheit und Kraftlosigkeit, Atemnot und Unlust zu sprechen, Spontanschweiß, vermindertes Geschmacksempfinden, kein Durst, reichlich klarer Urin, weicher, breiiger Stuhl, blasse Zunge, leerer und verlangsamter oder tiefer und schwacher Puls	• Ma 36 (Moxa) • Ren 4 (Moxa) • Ren 6 (Moxa) • Du 4 (Moxa, bei Nieren-Yang-Leere)
Leere von Yin und Yang *yīnyáng liǎngxū* 陰陽兩虛	Konstitutionelle Schwäche des Leibes, geistige Abschlaffung und Mattigkeit, Atemnot und Unlust zu sprechen, Abgeschlagenheit und Kraftlosigkeit, kalter Leib und kühle Glieder, Hitzeentwicklung und Schweißausbrüche bei kleinsten Bewegungen, Palpitationen, Verschwommensehen, Benommenheit, Ohrgeräusche, blasse, wenig befeuchtete Zunge, Zahneindrücke möglich, wie abgeschälter Belag möglich, verschwindender, feiner und beschleunigter Puls, Verschlimmerung der Yin-Leere-Symptome durch Einnahme einer warmen Verschreibung, Verschlimmerung der Yang-Leere-Symptome durch Einnahme einer bitter-kalten Verschreibung, komplexe und wechselhafte Symptomatik, keine Zangfu-bezogenen Symptome	• Ma 36 • Ren 4 • Ren 6 • Bl 20 • Bl 21 • Bl 23 • Mi 6
Leere von Qi und Blut *qìxuè liǎngxū* 氣血兩虛	Ermüdung und Kraftlosigkeit, Kurzatmigkeit, Benommenheit und Verschwommensehen, Palpitationen und Schlaflosigkeit, blasse und glanzlose Gesichtsfarbe, Taubheitsgefühle von Händen und Füßen, blasse Fingernägel, Hypomenorrhoe, blasses und dünnes Menstrualblut, Metrorrhagien, blasse und geschrumpfte Zunge, feiner, schwacher und kraftloser Puls	• Ma 36 • Ren 4 • Ren 6 • Bl 17 • Bl 20 • Bl 21 • Mi 6
Leere von Qi und Yin *qìyīn liǎngxū* 氣陰兩虛	Abgeschlagenheit und Kraftlosigkeit, Schweißaustritt und Kurzatmigkeit, trockener Husten, geringe Verschleimung, verminderte Nahrungsaufnahme, Mundtrockenheit, schmerzender Rachen, Benommenheit, Verschwommensehen, Hitzewallungen am Nachmittag, Palpitationen, Hitze im Zentrum von Händen und Füßen, Beschwerden im Lendenbereich wie ein Wundschmerz oder ein Muskelkater, Ohrgeräusche, wenig Urin und fester Stuhl, tiefrote Zunge, wenig Belag, feiner, beschleunigter und kraftloser Puls	• Ma 36 • Ren 4 • Ren 6 • Bl 20 • Bl 21 • Bl 23 • Mi 6
Yin-Verlust *wángyīn* 亡陰	Verhärtete und verkürzte Muskulatur, faltige, vergröberte Haut, trockene Lippen, Zahnbettreizung, Zusammenbruchs-Kühle der Gliedmaßen, Konfusion, Gesichtsblässe, schwacher Atem, blasse und feuchte Zunge, verschwindender Puls, der abzubrechen droht, oder oberflächlicher, beschleunigter und ungefüllter Puls	• Mi 6 (Moxa, kleine Dosis) • Mi 21 (Moxa, kleine Dosis) • Bl 23
Yang-Verlust *wángyáng* 亡陽	Heftiges Schwitzen am ganzen Leib mit dicken Schweißperlen, eingerollt Daniederliegen, Zusammenbruchs-Kühle der Gliedmaßen, Konfusion, Gesichtsblässe, schwacher Atem, blasse und feuchte Zunge, verschwindender Puls, der abzubrechen droht, oder oberflächlicher und beschleunigter Puls	• Ma 36 (Moxa) • Ren 4 (Moxa) • Ren 6 (Moxa) • Mi 21 (Moxa)
Das klare Yang steigt nicht auf *qīngyáng bù shēng* 青陽不升	Benommenheit, Verschwommensehen, Ohrgeräusche, Hörverlust, Abneigung gegen Kälte und kühle Gliedmaßen, Ermüdung und Kraftlosigkeit, Rückgang des Geschmacksempfindens, verminderte Nahrungsaufnahme, breiiger Stuhl, blasse und zarte Zunge, weißer Belag, schwacher oder leerer Puls	• Du 20 • Du 9 (Moxa) • Du 4 (Moxa) • Ma 36
Das trübe Yin senkt sich nicht ab *zhuóyīn bú jiàng* 濁陰不降	Epigastrisches Beklommenheitsgefühl und abdominelles Spannungsempfinden, verminderte Nahrungsaufnahme, breiiger Stuhl oder Stuhlverstopfung, Harnträufeln oder Harnverhalt, Ermüdungs- und Schweregefühl des Leibes, Abgeschlagenheit und Kraftlosigkeit, schlimmstenfalls Knöchelödeme, trüber und klebriger Zungenbelag, sanfter und schlüpfriger Puls	• HH 6 • Mi 4 • Mi 9 • Ren 12
Mangel an Körpersäften *jīnyè kuīsǔn* 津液虧損	Mundtrockenheit und Austrocknung des Rachens, trockene und rissige Nasenflügel und Lippen, trockener Husten und Heiserkeit, welke und ausgetrocknete Haut, gereizte Augen mit reduziertem Tränenfluss, wenig Urin, vertrockneter Darm und erschwerte Defäkation, rote Zunge, wenig Belag oder wie abgeschält, feiner und rauer Puls	• Lu 5 • Bl 23 • Mi 6
Flüssigkeiten halten sich im Inneren auf *shuǐyǐn nèitíng* 水飲內停	Magen- und Darmgluckern, Schwellung und Schweregefühl der Gliedmaßen, Beklemmungsgefühl des Brustkorbs und Flankenschmerzen, Abhusten von Sputum mit dumpfen Schmerzen, schnaufendes Einatmen und Kurzatmigkeit, schaumiges Erbrechen, Kälteareale am Rücken von Handtellergröße, Benommenheit und Verschwommensehen, leichte Gesichtsschwellung, weiß-klebriger Zungenbelag, saitenförmiger oder tiefer und saitenförmiger Puls	• Ren 12 • Ma 25 • Ren 6 • Mi 9 • Ni 7

Tab. 19.1 Erkrankungszustände in der Chinesischen Medizin (*Forts.*)

Bezeichnung	Klinische Zeichen und Befunde	Mögliche Auswahl der Pforten
Überschwemmung mit Wasser-Feuchtigkeit *shuǐshī fànlàn* 水濕泛濫	Leichte Schwellung über den Augen, wie frisch aufgestanden nach dem Liegen, oder leichte Schwellung der Gliedmaßen, die sich nach dem ersten Eindrücken sogleich wieder erhebt und auch beim wiederholten Drücken keinen Fingerabdruck hinterlässt, schlimmstenfalls tritt ein Lungenödem oder Aszites auf, Harnverhalt, Schweregefühl des Leibes, Beklemmungsgefühl des Brustkorbs	• Ren 9 • Mi 9 • Ni 7 • Lu 7
Feuchte Kälte *hánshī* 寒濕	Lästiges Schweregefühl des Kopfes und Leibes, Gelenkschmerzen mit Bewegungseinschränkung, kein Schweiß, Abgeschlagenheit und Abneigung gegen Kälte, leichte Schwellungen im Gesicht und am Leib, vor allem vom Lendenbereich abwärts, epigastrischer Schmerz, breiiger Stuhl, mehr schleimige als blutige Beimengungen, Miktionsstörung, blasse Zunge, feuchter, weißer Belag, sanfter, schwacher oder gespannter Puls	• Moxibustion in den betroffenen Regionen • Du 14 (Moxa) • Di 4 • Mi 9
Feuchte Hitze *shīrè* 濕熱	Hitze des Leibes, der sich kaum mehr erheben kann, lästiges Schweregefühl des Kopfes und Leibes, trockener Mund ohne Verlangen nach Getränken, Beklemmungsgefühl des Brustkorbs, abdominelles Spannungsgefühl, kein Gedanke an Essen oder Trinken, leichte Gelbfärbung von Gesicht, Augenregion oder ganzem Leib, Juckreiz der Haut, stockender, dunkler Urin, dickflüssiger, gelber Ausfluss bei Frauen, schmutzig-trüb und schlecht riechend, klebriger Zungenbelag, sanft-gemächlicher oder sanft-beschleunigter Puls	• Di 11 • Du 14 • Mi 9
Wind-Schleim *fēngtán* 瘋痰	Weißlich-klarer und dünnflüssiger Schleim, Brustbeklemmung, Husten und Schnaufen, kalter Leib und kühle Gliedmaßen, klarer Urin, breiiger Stuhl, blasse Zunge, weißer, schlüpfriger Belag, tiefer und schlüpfriger Puls	• Gb 20 • Du 16 • Bl 12 • Ma 40 • Gb 31
Hitze-Schleim *rètán* 熱痰	Dickflüssiger, gelber Schleim oder weißer, zäher, kaum zu expektorierender Schleim, Husten und schnaufender Atem, Verdrossenheit, Hitzeempfinden und Brustschmerz, Mundtrockenheit und ausgedörrter Rachen, oder Palpitationen und Schlaflosigkeit, oder zuweilen Drang zu übermäßigem Lachen, oder Anfälle von Wahnsinn und Irresein, wenig dunkler Urin, ausgedörrter, harter Stuhl, tiefrotes Gesicht, rote Lippen, rote Zunge, klebriger, gelber Belag, schlüpfriger und beschleunigter Puls	• Di 11 • Du 14 • Ma 40
Trockenheit und Schleim *zàotán* 燥痰	Wenig weißer Schleim, zäh und schwer abzuhusten, trockener, kratzender Rachen mit mangelnder Befeuchtung, Husten und schnaufender Atem, trockene Nase und ausgedörrte Lippen, rote Zunge mit mangelnder Befeuchtung, saitenförmiger, feiner und beschleunigter oder feiner und rauer Puls	• Lu 5 • Bl 23 • Mi 6 • Ma 40
Feuchtigkeit und Schleim *shītán* 濕痰	Husten mit viel weißem und dünnflüssigem Schleim, schaumiges Sputum möglich, Beklemmungsgefühl der Brust, auch verschärftes Schnaufen und Brodeln möglich, Übelkeit und verminderte Nahrungsaufnahme, Schwere- und Zähigkeitsempfinden der Gliedmaßen und des Leibes, gelblich-fahle Gesichtsfarbe, leichte Gesichtsschwellung möglich, blasse und geschwollene Zunge, schlüpfrig-klebriger Zungenbelag, schlüpfriger oder gemächlicher Puls	• Di 4 • Mi 9 • Ma 40 • Ren 12 • Ma 25 • Ren 6
Schleim und Qi miteinander verknüpft *tánqì hùjié* 痰氣互結	Niedergedrückte Stimmung, Hitzigkeit und Jähzornigkeit, Völle- und Beklemmungsgefühl von Brust und Flanken, Neigung zum Seufzen, Kehle wie von einem Pflaumenkern verstopft, Schluckstörung möglich, geistige Retardierung möglich, Strumabildung oder Weichteilschwellung am Hals möglich, dünner, klebriger Zungenbelag, saitenförmig feiner und schlüpfriger Puls	• Di 4 • Le 3 • Ma 40 • Ren 12 • Ma 25 • Ren 6
Schleim und Stase miteinander verknüpft *tányū hùjié* 痰瘀互結	Taubheits- und Schweregefühle, stechender, fixer Schmerz, langwieriger Verlauf, Verschlimmerung durch Kälteexposition, Erleichterung durch Wärmeexposition, fixierte, unveränderliche Schwellungen und Verhärtungen im Leib, Verwirrtheitszustände, Wahn, Agitiertheit und Unruhe, düster-purpurner Zungenkörper, dick-klebriger Belag	• Ma 40 • Ren 12 • Ma 25 • Ren 6 • Mi 10 • Le 2
Zustandsmuster der Zang-Langzeitspeicher und Fu-Zwischenlager		
Herz-Qi-Leere *xīnqì xū* 心氣虛	Palpitationen, Kurzatmigkeit und Kraftlosigkeit, Verstärkung durch körperliche Aktivität, Brustbeklemmung und Unwohlsein, Abgeschlagenheit und spontane Schweißausbrüche, grell-weiße Gesichtsfarbe, blasse Zunge, dünner Belag, feiner und schwacher Puls	• Bl 15 • He 7 • Ma 36 • Ren 4 • Ren 6
Herz-Blut-Leere *xīnxuè xū* 心血虛	Palpitationen, Verdrossenheit, Schlaflosigkeit, Vielträumerei, Schreckhaftigkeit, Vergesslichkeit, Benommenheit und Verschwommensehen, glanzloses Gesicht, blasse Farbe von Lippen und Zunge, feiner und schwacher Puls	• Bl 15 • He 7 • Bl 17 • Mi 6

Tab. 19.1 Erkrankungszustände in der Chinesischen Medizin (*Forts.*)

Bezeichnung	Klinische Zeichen und Befunde	Mögliche Auswahl der Pforten
Herz-Yin-Leere *xīnyīn xū* 心陰虛	Palpitationen, Brustschmerzen und Brustbeklemmung, Vergesslichkeit, Schlaflosigkeit, Vielträumerei, lästige Hitze der Fünf Herzen (Brustmitte, Handflächen und Fußsohlen), trockener Rachen, ausgedörrte Zunge, leichtes Fieber, Schweißausbrüche in Ruhe, rote Zunge mit mangelnder Befeuchtung, feiner und beschleunigter Puls	• Bl 15 • He 7 • Bl 23 • Mi 6
Herz-Yang-Leere *xīnyáng xū* 心陽虛	Palpitationen, Leeregefühl inmitten des Herzens, Übervorsichtigkeit, Beklemmungsgefühl der Brust und der Herzregion, kalter Leib und kühle Gliedmaßen, Kurzatmigkeit und Atemnot, spontane Schweißausbrüche, grell-weiße Gesichtsfarbe, Abgeschlagenheit und Kraftlosigkeit, blasse Zunge, weißer Belag, geschwollen-zarte Zunge, feiner und schwacher oder geknoteter oder verlangsamter Puls	• Bl 15 (Moxa) • He 7 • Ma 36 (Moxa) • Ren 4 • Ren 6
Jähe Verflüchtigung des Herz-Yang *xīnyáng bàotuō* 心陽暴脫	Plötzlicher heftiger Schweißausbruch am ganzen Körper, Zusammenbruchs-Kühle der vier Gliedmaßen, livide Verfärbung von Mund und Lippen, Kurzatmigkeit und Minimalatmung, Vigilanzminderung bis zum Koma, verschwindender Puls, der abzubrechen droht; häufig Prodromi mit Palpitationen und Kurzatmigkeit, Verschlimmerung durch körperliche Aktivität, Abneigung gegen Kälte, düstere Gesichtsfarbe, Beklemmungsgefühl oder Schmerzempfinden in der Herzgegend und in der Brust, blasse oder purpurne, geschwollen-zarte Zunge, tiefer und feiner oder geknoteter Puls	• Du 26 • Bl 15 (Moxa) • Du 14 (Moxa) • Du 4 (Moxa) • Ren 4 (Moxa) • Ren 6 (Moxa) • Ma 36 (Moxa)
Herz-Qi- und -Blut-Leere *xīnqìxuè liǎngxū* 心氣血兩虛	Palpitationen und Kurzatmigkeit, spontane Schweißausbrüche, Beklemmungsgefühl, Abgeschlagenheit und Kraftlosigkeit, fahle Gesichtsblässe, Schlaflosigkeit, blasse Zunge, schwacher Puls	• Bl 15 • Bl 17 • He 7 • Ma 36 • Du 4 • Du 6 • Mi 6
Herz-Qi- und -Yin-Leere *xīnqìyīn liǎngxū* 心氣陰兩虛	Palpitationen, Kurzatmigkeit und Kraftlosigkeit, unruhiges Herz-Shen, Schlaflosigkeit und Erschöpfungs-Verdrossenheit, rasches Schwitzen bei Bewegung, Hitze der Herzen der Hände und Füße, Mundtrockenheit, rote Zungenränder und Zungenspitze, wenig Belag, blasser Zungenkörper, glänzend und wie abgeschält, feiner, beschleunigter oder geknoteter Puls	• Bl 15 • He 7 • Bl 23 • Ma 36 • Mi 6
Üppig überschießendes Herz-Feuer *xīnhuǒ kàngshèng* 心火亢盛	Aphtenbildung im Mund und auf der Zunge, lästige Hitze inmitten des Herzens, Jähzorn und Schlaflosigkeit, Durst mit Verlangen nach Getränken, dunkler und stockender Urin, rote Zunge, beschleunigter Puls	• Bl 15 • He 8 • He 3 • Di 11 • Bl 60
Verstopfende Blockierung der Herz-Gefäße *xīnmài bìzú* 心脈痹阻	Brustbeklemmung und Oppressionsgefühl, Schmerzen in der Herzgegend oder ventral vom Herzen, retrosternales Beklemmungsgefühl und Schmerz, ausstrahlender Schmerz in die Arminnenseite möglich, Schmerzen auch an Schulter und Rücken, die kaum aushaltbar sein können, kommend und gehend, Palpitationen und Kurzatmigkeit, livide Verfärbung von Mund und Lippen, Gesicht und Nägeln, düster-livider Zungenkörper, ekchymosenähnliche Flecken am Zungenrand, rauer oder geknoteter oder tiefer und saitenförmiger Puls	• Bl 15 • Bl 14 • HH 6 • HH 4 • Mi 10 • Le 2
Schleim-Hitze belästigt das Herz *tánhuó rǎoxīn* 痰火擾心	Palpitationen, Verdrossenheit, rotes Gesicht, Mundtrockenheit, Schlaflosigkeit, Vielträumerei, Schreckhaftigkeit, schlimmstenfalls Konfabulieren, unvermutetes Lachen und Weinen, wahnhafte Erregung und Umherirren, dunkelgelber Urin, harter Stuhl, gelb-fettiger Zungenbelag, schlüpfriger und beschleunigter Puls	• Bl 15 • Bl 14 • He 8 • He 3 • HH 6 • Ma 40
Wasser-Qi schikaniert das Herz *shuǐqì língxīn* 水氣凌心	Palpitationen, Schwindel und Taumel, Übelkeit und Erbrechen, kalter Leib und kühle Gliedmaßen, Kurzatmigkeit, Miktionsstörung, Völle- und Druckgefühl in Brust und Oberbauch, Durst ohne Verlangen zu trinken, weiß-klebriger Zungenbelag, tiefer und saitenförmiger oder feiner und schlüpfriger Puls	• Bl 15 • HH 6 • Dü 3 • Du 20 • Bl 62 • Mi 9
Leber-Blut-Leere *gānxuè xū* 肝血虛	Blass-fahle oder welk-gelbe Gesichtsfarbe, Abmagerung, trockene Augen, Nachtblindheit, undeutliches Sehen, Schwindel und Taumel, Tinnitus, Taubheitsgefühle der Hände, Füße und Extremitäten, Unbeweglichkeit der Muskeln und Sehnen, trophische Störungen der Nägel, bei Frauen: Hypomenorrhoe mit schwach gefärbtem Menstrualblut, Amenorrhoe möglich, Mund, Lippen und Zunge blass, feiner oder saitenförmig-feiner Puls	• Bl 18 • Bl 17 • Mi 6 • Le 3

Tab. 19.1 Erkrankungszustände in der Chinesischen Medizin (*Forts.*)

Bezeichnung	Klinische Zeichen und Befunde	Mögliche Auswahl der Pforten
Leber-Yin-Leere *gānyīn xū* 肝陰虛	Schwindel, Taumel und Kopfschmerz, trockene Augen, Lichtscheu, undeutliches Sehen, Nachtblindheit möglich, Tinnitus, Flankenschmerz, Verdrossenheit, Jähzorn, trophische Störungen der Nägel, Überempfindlichkeit der Sehnen und Muskelzucken, Gefühl überflutender Hitze im Gesicht, ausgedörrter Mund, trockener Rachen, rote Wangen und Lippen, lästige Hitze der Fünf Herzen, Hitzewallungen und Schweißausbrüche in Ruhe, Schlaflosigkeit und Vielträumerei, grellrote Zunge mit wenig Belag, saitenförmiger, feiner und beschleunigter Puls; bei Frauen: Oligomenorrhoe, Hypomenorrhie, Amenorrhoe	• Bl 18 • Bl 23 • Mi 6 • Le 3
Leber-Yang-Leere *gānyáng xū* 肝陽虛	Niedergedrückte Stimmung, Jähzorn, Missmut und Freudlosigkeit, Mouches volantes, undeutliches Sehen, kalter Leib, kühle Glieder, Schmerzattacken im Hypochondrium, mangelnde Erwärmung der Beine, Taubheitsgefühle an Kopf und Leib, grünliche Gesichtsfarbe, trophische Störungen und Entzündungen der Nägel, Verhärtungen und Spannungsgefühle im Hypochondrium, Kälteempfindlichkeit, Krämpfe und Verkürzungen der Muskeln und Sehnen, Unfähigkeit, fest zuzupacken, nachlassende Libido oder Sexualfunktion bis zur Impotenz, Kühle der Hoden und feuchter Hodensack, keine Träume, Pollutionen, Schrumpfung des äußeren Genitale, Unterleibsschmerzen, Oligomenorrhoe oder Polymenorrhoe und kühler klarer Ausfluss bei Frauen, Kälte im Unterleib und Unfruchtbarkeit, blasse Zunge, tiefer, feiner, saitenförmiger und verlangsamter Puls, tiefer und schwacher Puls an der linken Guan-Taststelle	• Bl 18 (Moxa) • Le 3 • Ren 6 (Moxa) • Ren 4 (Moxa) • Ma 36
Unterdrückung und Verknotung des Leber-Qi *gānqì yùjié* 肝氣鬱結	Niedergedrückte Stimmung, Völle- und Beklemmungsgefühl oder Schmerzen im Bereich von Brust und Flanke, Neigung zum Seufzen, auch Schmerzen mit Spannungsgefühl der weiblichen Brust und des Unterleibs möglich, Stuhlunregelmäßigkeiten, Zyklusstörungen, dünner Zungenbelag, saitenförmiger Puls	• Bl 18 • Le 3 • Di 4
Nach oben loderndes Leber-Feuer *gānhuǒ shàngyán* 肝火上炎	Schwindel, Benommenheit und Kopfschmerzen, Ohrenrauschen wie das Kommen und Gehen der Gezeiten, schlimmstenfalls plötzliche Ertaubung, rotes Gesicht, gerötete Augen, bitterer Mundgeschmack, trockener Rachen, Schmerzen in der Flankenregion, Verdrossenheit und Reizbarkeit, Schlafstörung und Vielträumerei, Hämoptyse und Epistaxis möglich, saures Aufstoßen, zäher Stuhl, gelber Urin, Rötung der Zungenränder und Zungenspitze, gelber Belag, saitenförmiger und beschleunigter Puls	• Bl 18 • Le 2 • Du 20 • Di 11
Übermäßig aufsteigendes Leber-Yang *gānyáng shàngkàng* 肝陽上亢	Benommenheit, leichtes Spannungsgefühl und Schmerz im Kopf, Verschwommensehen und Lichtscheu, flüchtiger Brechreiz, Ruhebedürfnis, Gesichtsrötung, Ohrgeräusche, trockene Zunge und trockener Mund möglich, Zungenränder gerötet, dünner gelber oder dünner weißer Zungenbelag, saitenförmig-feiner oder saitenförmig-feiner und beschleunigter Puls	• Bl 18 • Le 3 • Du 20 • Gb 20
Sich im Inneren bewegender Leber-Wind *gānfēng nèidòng* 肝风内动	Benommenheit, Kopfschmerzen, Ohrgeräusche, Mund und Auge schief verzogen (Fazialisparese), schlimmstenfalls Ohnmacht und Verlust der Sprache, Verwirrtheit, Taubheitsgefühle der Extremitäten, Zittern und Halbseitenlähmung möglich, auch Krämpfe und Konvulsionen möglich, Zunge meist tiefrot und trocken, Puls meist saitenförmig und beschleunigt oder zusätzlich schlüpfrig, verlängert; ist der Wind durch eine extreme Leere von Yin und Blut entstanden, so ist der Puls meist fein, beschleunigt und kraftlos oder fein, saitenförmig, leer und schwach	• Bl 18 • Le 3 • Di 4 • HH 6 • Gb 20 • Du 16 • Du 20
Stase und Stagnation des Leber-Bluts *gānxuè yūzhì* 肝血瘀滯	Grün-schwärzliche und glanzlose Gesichtsfarbe, schmerzhafte Verhärtungen im Hypochondrium, begleitende abdominelle Spannungsgefühle, Abgeschlagenheit, Inappetenz, düster-roter Zungenkörper mit ekchymosenähnlichen Flecken seitlich, weißer Belag, saitenförmiger Puls	• Bl 18 • Le 2 • Mi 10 • Bl 17
Feuchte Hitze der Leber-Leitbahn *gānjīng shīrè* 肝經濕熱	Gelbsucht, Spannungsgefühl und Schmerzen in den Flanken, verminderte Aufnahme von Speisen und Getränken, bitterer Mundgeschmack, Abneigung gegen den Geruch tierischer Nahrungsmittel, Schweregefühl des Leibes und Kraftlosigkeit; wenn die Feuchtigkeit überwiegt, so ist der Zungenbelag weiß und klebrig und leicht gelb; wenn die Hitze überwiegt, so ist der Belag gelb und klebrig; spärlicher, dunkler Urin, sanfter und beschleunigter oder saitenförmig-schlüpfriger und beschleunigter Puls	• Le 2 • Mi 9 • Gb 34 • Le 13 • Le 14
Kälte-Stagnation der Leber-Gefäße *hán zhì ganmài* 寒滞肝脉	Spannungsgefühl und Schmerz des Unterleibs, in die Hoden ausstrahlende Schmerzen, schlimmstenfalls Atrophie des äußeren Genitale, Linderung der Schmerzen durch Wärme, Abneigung gegen Kälte und kühle Gliedmaßen, grell-weiße Gesichtsfarbe, reichlich klarer Urin, klarer und kühler Ausfluss bei Frauen, Dysmenorrhoe, weißer und schmieriger Zungenbelag, tiefer und saitenförmiger oder tiefer und gespannter sowie verlangsamter Puls	• Le 8 (Moxa) • Le 11 (Moxa) • Le 12 (Moxa) • Ma 29 (Moxa) • Ren 2 (Moxa)

Tab. 19.1 Erkrankungszustände in der Chinesischen Medizin (*Forts.*)

Bezeichnung	Klinische Zeichen und Befunde	Mögliche Auswahl der Pforten
Milz-Qi-Leere *píqì xū* 脾氣虛	Appetitverlust, rasch einsetzendes Sättigungsgefühl oder postprandiales epigastrisches und abdominelles Spannungs- und Völlegefühl, Geschmacksverlust, schlimmstenfalls keinerlei Gedanken an Essensaufnahme, wässrig-breiige Stühle, Schwunglosigkeit, Atemnot und Sprachfaulheit, Kontrollverlust über die vier Gliedmaßen, Abgeschlagenheit und Liegebedürfnis, gelblich-welke und glanzlose Gesichtsfarbe, Abmagerung, blasse Zunge oder blasse und verdickte Zunge mit Zahneindrücken, schwache Konstitution, dünner, weißer Zungenbelag, schwacher und kraftloser Puls	• Bl 20 • Mi 3 (Mi 6) • Ren 12 • Ma 36
Nach unten einsinkendes Milz-Qi *píqì xiàxiàn* 脾氣下陷	Abmagerung, blass-weißes Gesicht, gesenkte Stimme, Abgeschlagenheit und Kraftlosigkeit, Benommenheit und Verschwommensehen, spontanes Schwitzen möglich, verminderte Nahrungsaufnahme, abdominelles Spannungsgefühl, breiiger Stuhl, anhaltende Durchfälle, anhaltende Verdauungsstörung, Analprolaps, Meno- und Metrorrhagien, Gebärmuttersenkung und Uterusprolaps, herabziehendes Gefühl unterhalb des Nabels, blasse Zunge, Zahneindrücke möglich, feiner, schwacher und kraftloser Puls	• Bl 20 • Mi 3 (Mi 6) • Ma 36 • Extra *tituo* 提托
Die Milz umschließt nicht das Blut *pí bù tǒngxuè* 脾不統血	1. Blutaustritt (Blutungen), Hämatochezie, Epistaxis, Hypermenorrhoe, Meno- und Metrorrhagien 2. Gleichzeitige Symptome der Milz-Qi-Leere oder Milz-Yang-Leere oder des nach unten einsinkenden Mitten-Qi: verminderte Nahrungsaufnahme, epigastrisches Spannungsgefühl, breiiger Stuhl, Abgeschlagenheit, Kurzatmigkeit, blass-weißes Gesicht, Abmagerung, schwacher Puls (Milz-Qi-Leere); Abneigung gegen Kälte, kühle Gliedmaßen, epigastrische und abdominelle Schmerzen, Durchfall, Ödeme der Gliedmaßen, dünnflüssiger, klarer Ausfluss bei Frauen möglich (Milz-Yang-Leere); nach unten ziehendes epigastrisches und abdominelles Schweregefühl, anhaltender Durchfall, anhaltende Verdauungsstörung, Analprolaps, Gebärmuttersenkung, Uterusprolaps, weitere Organsenkungen möglich (nach unten einsinkendes Mitten-Qi)	• Bl 20 • Bl 17 • Mi 6 • Mi 1
Milz-Yin-Leere *píyīn xū* 脾陰虛	Kein Gedanke an Nahrungsaufnahme, aufgenommene Speisen werden nicht verdaut, Übelkeit mit Aufstoßen und Würgen ohne Erbrechen, geräuschvolle Magenschmerzen, Mundtrockenheit und Durst, zäher und trockener Stuhl, Muskelschwund, rote Zunge mit wenig Säften, gelber Belag oder kein Belag, feiner und beschleunigter Puls	• Bl 20 • Bl 23 • Mi 6
Milz-Yang-Leere *píyáng xū* 脾陽虛	Abneigung gegen Kälte, kühle Glieder, verminderte Aufnahme von Speisen und Getränken, Empfinden von Kühle und Schmerz im Epigastrium und Abdomen mit dem Verlangen nach Druck und Wärme, ungeformter, dünner Stuhl, oder wässriger Durchfall mit unverdauten Nahrungspartikeln, oder anhaltender Durchfall und anhaltende Verdauungsstörung, fahl-weiße Gesichtsfarbe, Abgeschlagenheit, matter Geist, schaler Mundgeschmack, Vorliebe für warme Getränke, Ausspucken von übermäßig produziertem, klarem Speichel, Ödeme möglich, Miktionsstörung, reichlich dünnflüssiger und klar-weißlicher Ausfluss bei Frauen möglich, blasser und verdickter Zungenkörper mit Zahneindrücken, schmierig-weißer Zungenbelag, tiefer, feiner, verlangsamter und schwacher Puls	• Bl 20 (Moxa) • B 12 (Moxa) • Ma 36 (Moxa) • Mi 6 (Moxa)
Milz-Leere mit lästiger Feuchtigkeit *píxū shīkùn* 脾虛濕困	Beklemmungsgefühl und Verhärtung im Bereich von Epigastrium und Magen, dumpfe epigastrische und abdominelle Schmerzen, verminderte Aufnahme von Speisen und Getränken oder kein Gedanke an Essen und Trinken, klebriges Gefühl im Mundraum, Übelkeit und Erbrechen, breiiger und dünner Stuhl, müde Gliedmaßen und schwerer Leib, Empfinden des Kopfes als schwer und wie eingewickelt, gelblich-welke und düster-stagnierte Gesichtsfarbe, schlimmstenfalls ubiquitäre Ödeme möglich, vermehrt weißlicher Ausfluss bei Frauen, blasse oder verdickte Zunge, schmierig-weißer oder klebrig-weißer Belag, sanfter und gemächlicher Puls	• Bl 20 • Ren 12 • Ren 6 • Ma 25 • Mi 9
Lungen-Qi-Leere *fèiqì xū* 肺氣虛	Keuchen, Husten, Kurzatmigkeit, gesenkte und zögerliche Stimme, spontanes Schwitzen und Abneigung gegen Wind, Erkältungsneigung, weißes Gesicht und matter Geist, verdickte Zunge mit blassem Körper und weißem Belag, leerer und schwacher Puls	• Bl 13 • Lu 9 • Ma 36
Lungen-Yin-Leere *fèiyīn xū* 肺陰虛	Trockener Husten, wenig und zähes Sputum, blutig tingiertes Sputum möglich, trockener Rachen, raue oder heisere Stimme, Abmagerung, Hitzewallungen nach dem Mittag, lästige Hitze der Fünf Herzen (Handflächen, Fußsohlen und Brustmitte), Schwitzen in Ruhe, gerötete Wangen, rote Zunge mit wenig Säften, feiner und beschleunigter Puls	• Bl 13 • Lu 5 • Mi 6
Lungen-Yang-Leere *fèiyáng xū* 肺陽虛	Reichliches Abhusten von klarem und dünnflüssigem, blasig-schaumigem Sputum und Speichel, kalter Leib, kühle Glieder, spontanes Schwitzen, handtellergroße Kälteareale am Rücken, Erkältungsneigung, weißes Gesicht, matter Geist, Kurzatmigkeit und schwacher Atem, kein Durst, verdickter und blasser Zungenkörper, weißer und schmieriger Belag, verlangsamt-gemächlicher oder verlangsamt-saitenförmiger Puls	• Bl 13 (Moxa) • Lu 9 • Ma 36 (Moxa)

Tab. 19.1 Erkrankungszustände in der Chinesischen Medizin (*Forts.*)

Bezeichnung	Klinische Zeichen und Befunde	Mögliche Auswahl der Pforten
Lungen-Qi und -Yin-Leere *fèiqìyīn liǎngxū* 肺氣陰兩虛	Schnaufen, Husten und Kurzatmigkeit, gesenkte und zögerliche Stimme, spontanes Schwitzen und Schwitzen in Ruhe, ausgetrockneter Mund und trockener Rachen, matter Geist und Kraftlosigkeit, weißes Gesicht, Hitzewallungen und gerötete Wangen, glänzend-roter Zungenkörper mit wenig Belag, feiner, beschleunigter und kraftloser Puls	• Bl 13 • Bl 23 • Ma 36 • Mi 6
Verfallendes und aufgebrauchtes Lungen-Qi *fèiqì shuāijué* 肺氣衰絕	Schwacher Atem, stockender Atem, oder zuweilen fließender und zuweilen stockender Atem, Schweißaustritt in dicken Perlen, Abneigung gegen Kälte, grell-weiße oder düsterpurpurne Gesichtsfarbe, blasse oder grünlich-purpurne Zunge, oberflächlicher und ungeordnet zerfließender oder verschwindender, schwacher und kraftloser Puls, schlimmstenfalls Atemaussetzer oder Atemstillstand	• Ma 11 • Du 25 • Du 26
Wind und Kälte greifen die Lunge an *fēnghán fànfèi* 風寒犯肺	Nasenkongestion, belegte Stimme, Niesen, klarer Nasenausfluss, Husten, Expektorieren von klarem, dünnflüssigem Schleim, Kopfschmerzen, Abneigung gegen Kälte, Entwicklung von Hitze, kein Schwitzen, dünner weißer Zungenbelag, gespannter oder oberflächlicher Puls	• Bl 12 (Moxa) • Du 14 (Moxa) • Di 4 • Gb 20
Wind und Hitze befallen die Lunge *fēnghán xífèi* 風寒襲肺	Abneigung gegen Wind und Entwicklung von Hitze, Husten, Expektorieren von gelbem und zähem Sputum, das nicht leicht abzuhusten ist, rote Zunge, oberflächlicher und beschleunigter Puls, begleitende Halsschmerzen, trüber Nasenausfluss, Mundtrockenheit mit dem Bedürfnis zu trinken möglich, in schweren Fällen schnaufender Atem mit flatternden Nasenflügeln und innere Unruhe	• Du 14 (blutig schröpfen) • Bl 12 (blutig schröpfen) • Di 11 • Gb 20 • Lu 11 (Mikroaderlass bei Halsschmerzen)
Trockenheits-Übel greift die Lunge an *zàoxié fànfèi* 燥邪犯肺	Trockener Husten ohne Schleim oder zäher, schwer abzuhustenden Schleim, Blutbeimengungen im Schleim möglich, Halsschmerzen, Trockenheit von Mund und Nase, Brustschmerzen, rote Zunge, dünner, gelber und trockener Belag, feiner und beschleunigter Puls	• Bl 13 • Bl 23 • Lu 5 • Mi 6
Kalter Schleim blockiert die Lunge *hántán zǔfèi* 寒痰阻肺	Husten und Schnaufen, Abhusten von weißlich-klarem und dünnflüssigem Schleim, Verschlimmerung durch Kälteexposition, Schleimbrodeln in der Kehle, Völle- und Beklommenheitsgefühl in Brust und Zwerchfell, Abneigung gegen Kälte und kühle Glieder, schmierig-weißer Zungenbelag, tiefer und verlangsamter Puls	• Du 14 (Moxa) • Bl 12 (Moxa) • Ma 40
Schleim-Hitze verstopft die Lunge *tánrè yōngfèi* 痰熱壅肺	Hitzeentwicklung, Husten, Beklommenheitsgefühl in Brust und Zwerchfell, Abhusten von gelblich-trübem Schleim, Blutbeimengungen im Sputum möglich, schlimmstenfalls Atemnot, Schmerzen im Thorax und im Hypochondrium, rote Zunge, gelblich-klebriger Belag, schlüpfriger und beschleunigter Puls	• Du 14 (blutig schröpfen) • Bl 12 (blutig schröpfen) • Bl 16 (blutig schröpfen) • Di 11 • Ma 40
Wasser-Kälte nimmt die Lunge unter Beschuss *shuǐhán shèfèi* 水寒射肺	Husten, Schnaufen, reichlich dünnflüssiges und weißes Sputum, fahl-weiße oder düstere Gesichtsfarbe, kalter Leib, kühle Glieder, schlimmstenfalls Völlegefühl der Brust und verschärfter Atem, Unmöglichkeit zu liegen, Benommenheit und Verschwommensehen, Schwellungen im Bereich von Gesicht und Auge, klebrig-weißer Zungenbelag, sanfter und gemächlicher oder schlüpfriger Puls	• Bl 12 (Moxa) • Bl 13 (Moxa) • Du 14 (Moxa) • Mi 9
Nieren-Yin-Leere *shènyīn xū* 腎陰虛	Lästige Hitze der Fünf Herzen (Handflächen, Fußsohlen und Brustmitte), Schlaflosigkeit und Schwitzen in Ruhe, Trockenheit von Mund und Rachen, Fersenschmerz, Wundheits- und Weichheitsempfinden im Bereich von Lende und Knie, unwillkürlicher Samenverlust, Meno- und Metrorrhagien bei Frauen, roter Zungenkörper, feiner und beschleunigter Puls	• Bl 23 • Ni 3 • Mi 6
Nieren-Yang-Leere *shènyáng xū* 腎陽虛	Abneigung gegen Kälte, grell-weiße Gesichtsfarbe, Wundheits- und Kälteempfinden im Bereich von Lende und Knie, reichlich klarer Urin, Inkontinenz möglich, Ödeme vor allem abwärts der Lendenregion, Potenzstörung und unwillkürlicher Samenverlust, kühler und klarer Ausfluss bei Frauen, Uterus-Kälte und Unfruchtbarkeit, blasse Zunge und weißer Belag, tiefer und feiner oder tiefer und verlangsamter Puls an der Chi-Taststelle	• Du 4 (Moxa) • Bl 23 (Moxa) • Ni 3 (Moxa) • Mi 6 (Moxa)
Nieren-Yin und -Yang-Leere *shènyīnyáng liǎngxū* 腎陰陽兩虛	Abneigung gegen Kälte und eingerolltes Liegen, Hitze der Handflächen und Fußsohlen, Trockenheit von Mund und Rachen, dennoch Verlangen nach heißen Getränken, Benommenheit und Ohrgeräusche, Wundheits- und Weichheitsempfinden im Bereich von Lende und Knie, klarer, langsam ausströmender Urin, Nachträufeln möglich, Potenzstörung und unwillkürlicher Samenverlust bei Männern, Unfruchtbarkeit bei Frauen, Ausfluss, weißer Zungenbelag an der Wurzel, verdickter Zungenkörper, leichte Rötung des Zungenkörpers, feiner und schwacher Puls an der Chi-Taststelle	• Du 4 (Moxa) • Bl 23 • Ni 3 • Mi 6
Nieren-Qi-Leere *shènqì xū* 腎氣虛	Nachlassendes Hörvermögen, Ohrgeräusche, Benommenheit, Wundheits- und Weichheitsempfinden im Bereich von Lende und Knie, vermehrtes nächtliches Wasserlassen, unwillkürlicher und/oder vorzeitiger Samenverlust, blasse Zunge und weißer Belag, feiner und schwacher Puls	• Ren 4 • Ren 6 • Ni 3

Tab. 19.1 Erkrankungszustände in der Chinesischen Medizin (*Forts.*)

Bezeichnung	Klinische Zeichen und Befunde	Mögliche Auswahl der Pforten
Nicht gefestigtes Nieren-Qi *shènqì bùgù* 腎氣不固	Häufiges Wasserlassen vor allem in der Nacht, dabei klarer Urin, Nachträufeln, Inkontinenz möglich, unwillkürlicher und/oder vorzeitiger Samenverlust, Wundheits- und Weichheitsempfinden im Bereich von Lende und Knie, klarer und dünnflüssiger Ausfluss bei Frauen, Neigung zu Aborten, weißer Belag, blasse Zunge, tiefer und feiner Puls	• Ren 4 • Ren 6 • Ni 13 • Mi 6
Die Niere nimmt das Qi nicht in Empfang *shèn bù nàqì* 腎不納氣	Schnaufen und Kurzatmigkeit, unregelmäßige Atmung, verlängertes Exspirium, verkürztes Inspirium, schnappendes Einatmen, Zunahme des Schnaufens bei Bewegung, schlimmstenfalls Schweißaustritt und kühle Gliedmaßen, langsam ausströmender Urin, Dranginkontinenz, blasse Zunge, tiefer und feiner Puls	• Ni 3 • Ren 4 • Ren 6 • Ma 36 • Ren 17
Unzureichendes Nieren-Jing *shènjīng bùzú* 腎精不足	Benommenheit, Ohrgeräusche, Wundheits- und Weichheitsempfinden im Bereich von Lende und Knie, Potenzstörungen, Unfruchtbarkeit der Frau, Entwicklungsverzögerung bei Kindern, geistige Retardierung oder verzögerte Entwicklung des Bewegungsvermögens, Schrumpfung und Schwäche des Skeletts, verzögerter Fontanellenschluss, vorzeitige Alterung bei Menschen im höheren Lebensalter, Schrumpfung und Schwäche im Bereich der Füße, Gangstörung, demenzielle Entwicklung, psychomotorische Verlangsamung, feiner und kraftloser Puls	• Du 20 • EX-KH 1 • Ma 2 • Bl 23 • Ni 3
Nieren-Yang-Leere mit überflutendem Wasser *shènyángxū shuǐfàn* 腎陽虛水泛	Wenig Urin, ubiquitäre, nicht eindrückbare Ödeme, insbesondere abwärts der Lendenregion, Abneigung gegen Kälte und kühle Glieder, Wundheits- und Kälteempfinden im Bereich von Lende und Knie, abdominelles Spannungs- und Völlegefühl, zarter und verdickter Zungenkörper, blasse Zunge mit Zahneindrücken, schmieriger weißer Belag, tiefer und verlangsamter Puls	• Du 4 (Moxa) • Bl 23 (Moxa) • Ma 36 (Moxa) • Ren 9 (Moxa) • Mi 9
Herz- und Leber-Blut-Leere *xīngān xuèxū* 心肝血虛	Benommenheit und Verschwommensehen, Palpitationen, Schlaflosigkeit und Vergesslichkeit, unruhiger Schlaf, Oligomenorrhoe, Hypomenorrhoe, Amenorrhoe möglich, Krämpfe von Händen und Füßen, glanzlose Gesichtsfarbe, blasse Zunge, dünner Belag, feiner und saitenförmiger oder feiner und rauer Puls	• Bl 15 • Bl 17 • Bl 18 • He 7 • Le 3 • Mi 6
Herz- und Lungen-Qi-Leere *xīnfèi qìxū* 心肺氣虛	Palpitationen, Kurzatmigkeit, Husten, Atemnot, schnaufendes, verschärftes Atmen, Verschlimmerung bei Bewegung, grell-weiße Gesichtsfarbe, spontanes Schwitzen, Infektanfälligkeit, schlimmstenfalls Schwellungen im Bereich von Gesicht und Gliedmaßen, Lippenzyanose, düster-blasser Zungenkörper, dünner weißer Belag, tiefer, feiner und schwacher Puls	• Bl 13 • Bl 15 • Lu 9 • He 7 • Ma 36
Herz- und Milz-Leere *xīnpí liǎngxū* 心脾兩虛	Palpitationen und Vergesslichkeit, wenig Schlaf und viele Träume, welk-gelbliche Gesichtsfarbe, verminderte Nahrungsaufnahme und Abgeschlagenheit, abdominelle Spannungsgefühle und breiiger Stuhl, Kurzatmigkeit, Nervosität, Einblutungen in die Haut möglich, Zyklusanomalien bei Frauen, blasses aber reichliches Menstrualblut, Metro- und Metrorrhagien, Hypomenorrhoe bis zur Amenorrhoe möglich, blasser und zarter Zungenkörper, weißer Belag, feiner und schwacher Puls	• Bl 15 • Bl 17 • Bl 20 • He 7 • Ma 36 • Mi 6
Leber und Milz nicht aufeinander abgestimmt *gānpí bùtiáo* 肝脾不調	Spannung- und Völlegefühl sowie Schmerzen in der Brust und im Hypochondrium, Neigung zum Seufzen, niedergedrückte Stimmung oder Verdrossenheit und Wutausbrüche, bitterer Mundgeschmack, trockener Rachen, verminderte Nahrungsaufnahme, abdominelles Spannungsgefühl, breiiger Stuhl, Darmgrimmen und Entweichen von Darmwinden, abdominelle Schmerzen und Durchfall möglich, weißer oder klebriger Belag, saitenförmiger Puls	• Bl 18 • Bl 20 • Le 3 • Mi 3
Leber-Feuer greift die Lunge an *gānhuǒ fànfèi* 肝火犯肺	Hustenanfälle, gegenläufiges Qi, Abhusten von gelbem und zähem Schleim, schlimmstenfalls Expektoration von frischem Blut, Schmerzen von Brust und Flanken, Jähzorn, Verdrossenheit und bitterer Mundgeschmack, Benommenheit und gerötete Augen, trockener, knotiger Stuhl, gelblich-rötlicher Urin, rote Zunge, dünner gelber Belag, saitenförmiger und beschleunigter Puls	• Bl 13 • Bl 18 • Le 2 • Lu 9 • Du 12 (blutig schröpfen)
Yin-Leere von Leber und Niere *gānshèn yīnxū* 肝腎陰虛	Undeutliches Sehen oder Nachtblindheit, verhärtete Muskeln und Sehnen, Taubheitsgefühle, Krämpfe, trophische Störungen der Nägel, Flankenschmerzen, Benommenheit und Ohrgeräusche, Wundheits- und Weichheitsempfinden im Bereich von Lende und Knie, wacklige Zähne und Haarausfall, unwillkürlicher Samenverlust, Abmagerung, Trockenheit von Mund und Rachen, lästige Hitze der Fünf Herzen (Handflächen, Fußsohlen, Brustmitte), Hitzewallungen nach dem Mittag, Rötung der Wangen, Schwitzen in Ruhe, Leere-Verdrossenheit und Schlaflosigkeit, gelber Urin, trockener Stuhl, rote Zunge mit wenig oder fehlendem Belag, tiefer, saitenförmiger, feiner und beschleunigter Puls	• Bl 18 • Bl 23 • Mi 6 • Le 3

19

Tab. 19.1 Erkrankungszustände in der Chinesischen Medizin (*Forts.*)

Bezeichnung	Klinische Zeichen und Befunde	Mögliche Auswahl der Pforten
Qi-Leere von Milz und Lunge *pífèi qìxū* 脾肺氣虛	1. Lungen-Qi-Leere: anhaltender Husten mit Schnaufen, weißes, dünnflüssiges Sputum, Brustbeklommenheit und Kurzatmigkeit, gesenkte Stimme, matter Geist, spontanes Schwitzen, Erkältungsneigung 2. Unzureichendes Milz-Qi: verminderte Nahrungsaufnahme, epigastrisches Spannungsgefühl, breiiger Stuhl, Gliederschwere, schlimmstenfalls Schwellungen im Gesicht und an den Füßen; blasse Zunge, weißer Belag, feiner und schwacher Puls	• Bl 13 • Bl 20 • Ma 36 • Ren 12
Yang-Leere von Milz und Niere *píshèn yángxū* 脾腎陽虛	Kalter Leib, kühle Glieder, grell-weißes Gesicht, Abmagerung und matter Geist, Unterleibsschmerz mit Kälteempfinden, Ausscheiden unverdauter Speisereste, Hahnenschrei-Diarrhoe (heftiger Stuhldrang unmittelbar beim Aufwachen), Wundheits- und Kälteempfinden im Bereich von Lende und Knie, häufiges Wasserlassen, Nachträufeln, sehr häufige Nykturie, Miktionsstörung möglich, Gesichts- und Gliederschwellung, schlimmstenfalls Aszites mit Spannungs- und Völlegefühl, Sexualfunktionsstörungen beim Mann und unwillkürlicher Samenverlust, Unfruchtbarkeit infolge Uterus-Kälte bei Frauen, klarer, dünnflüssiger Ausfluss, blasse und verdickte Zunge mit Zahneindrücken, tiefer, verlangsamter, feiner und schwacher Puls	• Bl 20 (Moxa) • Du 4 (Moxa) • Bl 23 (Moxa) • Ma 36
Yang-Leere von Lunge, Milz und Niere *fèipíshèn yángxū* 肺脾腎陽虛	1. Lungen-Qi-Leere: Husten, Schnaufen, Kurzatmigkeit, Schleimexpektoration, spontanes Schwitzen, weißes Gesicht, gesenkte Stimme 2. Milz-Leere: verminderte Nahrungsaufnahme, epigastrisches Spannungsgefühl, breiiger Stuhl, Abgeschlagenheit, vermehrte Bildung von dünnflüssigem und weißem Schleim 3. Unzureichende Niere: kalter Leib, kühle Glieder, Wundheitsgefühl im Lendenbereich, verlangsamt ausströmender klarer Urin, Miktionsstörung möglich, schlimmstenfalls Entstehung von Ödemen; blasse und verdickte Zunge, Zahneindrücke möglich, schwacher Puls	• Bl 13 (Moxa) • Bl 20 (Moxa) • Bl 23 (Moxa) • Du 4 (Moxa) • Ma 36
Yin-Leere von Lunge und Niere *fèishèn yīnxū* 肺腎陰虛	Husten mit wenig Sputum, Blutauflagerung auf dem Sputum möglich, Trockenheit von Mund und Rachen, raue und heisere Stimme, Wundheits- und Weichheitsempfinden im Bereich von Lende und Knie, Verdrossenheit und wenig Schlaf, dampfende Knochen und Hitzewallungen, Schwitzen in Ruhe, Wangenrötung, rote Zunge, wenig Belag, feiner und beschleunigter Puls	• Bl 13 • Bl 23 • Mi 6
Gallenblasen-Qi-Leere *dǎnqì xū* 膽氣虛	Mutlosigkeit, Palpitationen, Furchtsamkeit, Unentschlossenheit, unruhiger Schlaf, Vielträumerei, Kurzatmigkeit und Kraftlosigkeit, begleitende Benommenheit mit Verschwommensehen möglich, Sehstörungen, saitenförmiger und feiner Puls, blassroter Zungenkörper	• Bl 19 • Gb 24 • Gb 36 • HH 6
Gallenblasen-Hitze *dǎnrè* 膽熱	Benommenheit, Ohrgeräusche, bitterer Mundgeschmack, trockener Rachen, Verdrossenheit und Schlaflosigkeit, rotes Gesicht, gerötete Ohren, Bitterkeit und Völlegefühl von Brust und Flanken, rote Zunge, gelber Belag, saitenförmiger Puls	• Gb 24 • Du 8 • Gb 34 • Le 2
Gallenblasen-Unterdrückung und Schleim-Belästigung *dǎnyù tánrǎo* 膽鬱痰擾	Benommenheit und Verschwommensehen, bitterer Mundgeschmack, Übelkeit und Erbrechen, Verdrossenheit, Schlaflosigkeit, Brustbeklommenheit, klebrig-gelber Zungenbelag, saitenförmiger und schlüpfriger Puls	• Gb 24 • HH 6 • Mi 4 • Ma 40
Magen-Qi-Leere *wèiqì xū* 胃氣虛	Dumpfe epigastrische Schmerzen, Erleichterung durch Druck, kein Gedanke an Essen oder Trinken, postprandiale Verdauungsbeschwerden oder Erbrechen nach der Nahrungsaufnahme möglich, häufig begleitende Kurzatmigkeit und Sprachfaulheit, gesenkte und dünne Stimme, welk-gelbliche Gesichtsfarbe, blasse Zunge, weißer Belag, leerer und schwacher Puls	• Bl 21 • Ren 12 • Ma 36
Magen-Yin-Leere *wèiyīn xū* 胃陰虛	Kein Gedanke an Essen oder Trinken, oder verminderte Aufnahme von Speisen und Getränken, Hungergefühl ohne Essensdrang, Trockenheit von Mund und Rachen, trockener Stuhl, Verdrossenheit und leichte Temperaturerhöhung, rote Zunge, wenig Belag, feiner und beschleunigter Puls	• Ren 12 • Ma 36 • Mi 6
Magen-Kälte *wèihán* 胃寒	Subjektives Empfinden von Kühle im Magen, schlimmstenfalls dort verborgenen Eiswürfeln ähnlich, Kühle-, Schmerz-, Spannungs- und Völleempfinden, klar-wässriges Erbrechen, Zunahme der Schmerzen bei Kälteexposition, Linderung durch Kontakt mit Wärme, blasse Zunge, schmieriger weißer Belag, saitenförmiger, gespannter oder verlangsamter Puls	• Ren 12 (Moxa) • Ma 21 (Moxa) • Ma 36 (Moxa)
Nach oben gegenläufiges Magen-Qi *wèiqì shàngnì* 胃氣上逆	Kein Gedanke an Essen oder Trinken, epigastrisches Spannungs- und Schmerzempfinden, Übelkeit und Erbrechen, Aufstoßen, Schluckauf, saitenförmiger und schlüpfriger Puls, dünner weißer oder klebrig-weißer Zungenbelag	• Ren 12 • HH 6 • Mi 4 • Ma 34

19

Tab. 19.1 Erkrankungszustände in der Chinesischen Medizin (*Forts.*)

Bezeichnung	Klinische Zeichen und Befunde	Mögliche Auswahl der Pforten
Magen-Hitze *wèire* 胃熱	Vermehrte Nahrungsaufnahme, Heißhunger, Durst mit dem Verlangen nach kühlen Getränken, epigastrischer Schmerz oder Brenngefühl, Mundgeruch und Stuhlverstopfung, schmerzhaft geschwollenes Zahnfleisch, rote Zunge, gelber Belag, beschleunigter und kraftvoller Puls	• Ren 12 • Ma 21 • Ma 44 • Di 11
Feuchte Hitze des Dickdarms *dàcháng shīrè* 大腸濕熱	Zähflüssiger Stuhl oder eitrig-blutiger Stuhl, attackenartiger Stuhldrang, dickflüssiger oder gelblich-wässriger Stuhl mit Afterbrennen möglich, begleitende abdominelle Schmerzen, Fieberentwicklung, Schweißaustritt, Zunahme des Fiebers nach dem Mittag, Völle- und Beklommenheitsgefühl im Thorax und Epigastrium, Schweregefühl des Leibes und der Glieder, verminderte Nahrungsaufnahme, Übelkeit und Erbrechen, gelb-klebriger Zungenbelag, schlüpfriger und beschleunigter Puls	• Ma 25 • Di 11 • Ma 37 • Ma 44 • Mi 9
Geballte Hitze des Dickdarms *dàcháng jiérè* 大腸結熱	Trockener Stuhl mit Verstopfung, Afterbrennen, Mundtrockenheit mit lästigem Durst, spärlich fließender dunkler Urin, abdominelle Spannungen und Verhärtungen mit Völlegefühl, schlimmstenfalls abdominelle Schmerzen mit Abwehrspannung, heißer Leib, rotes Gesicht, gelber, trockener Zungenbelag, schlimmstenfalls braun-schwärzlich mit Erdbeerzunge, überflutender, beschleunigter und kraftvoller Puls	• Ma 25 • Ma 28 (links) • Ma 29 (links) • Ma 37 • Ma 44
Säfte-Mangel im Dickdarm *dàcháng jīnkuī* 大腸津虧	Harter, fester, nur mit großer Mühe abzusetzender Stuhl, schlimmstenfalls Stuhlverstopfung, Mundtrockenheit und Mundgeruch, Benommenheit und Verschwommensehen möglich, glanzlose Gesichtsfarbe, häufiges, aber spärliches Wasserlassen, rote Zunge mit wenig Säften, gelber Belag, feiner, möglicherweise gleichzeitig beschleunigter Puls	• Ma 25 • Bl 23 • Ma 37 • Mi 6
Leere-Kälte im Dickdarm *dàcháng xūhán* 大腸虛寒	Dumpfe abdominelle Schmerzen, Besserung auf Druck und Wärme, nicht warm werdende Glieder, Darmgrimmen und breiiger Durchfall von schwacher Färbung, Stuhlverstopfung möglich, blasse Zunge, schmierig weißer Belag, tiefer und verlangsamter Puls	• Ren 12 (Moxa) • Ma 25 (Moxa) • Ma 37 (Moxa)
Leere-Kälte im Dünndarm *xiǎocháng xūhán* 小腸虛寒	Unaufhörliche Schmerzen im Abdomen, Besserung auf Druck, Darmgrimmen und breiiger Durchfall, häufiges, erschwertes Wasserlassen mit verlangsamt ausströmendem, klarem Urin, blasse Zunge, dünner weißer Belag, feiner und gemächlicher Puls	• Ren 4 (Moxa) • Ren 3 (Moxa) • Ma 39 (Moxa) • Mi 6
Qi-Stagnation im Dünndarm *xiǎocháng qìzhì* 小腸氣滯	Kolikartige Unterbauchschmerzen, abdominelles Spannungsgefühl und Darmgrimmen, schmerzhafte Skrotalhernien, dünner weißer Belag, tiefer und saitenförmiger oder saitenförmiger und schlüpfriger Puls	• Ren 4 • Ren 6 • Le 3 • Le 5
Feuchte Hitze der Blase *pángguāng shīrè* 膀胱濕熱	Häufiges Wasserlassen, Harndrang, stockender Harnfluss mit etwas Harnträufeln, Brennschmerz in der Harnröhre, gelb-roter und trüber oder blutiger Urin, Gries im Urin möglich, Krämpfe beim Wasserlassen möglich, begleitende Fieberentwicklung und Verdrossenheit möglich, rote Zunge, gelber Belag, beschleunigter Puls	• Ren 3 • Mi 9 • Mi 6 • Le 2
Leere-Kälte der Blase *pángguāng xūhán* 膀胱虛寒	Häufiges Wasserlassen mit klarem, verlangsamt ausströmendem Urin, nicht einzuhaltendes Harnträufeln möglich, Inkontinenz oder unkontrollierter Harnfluss möglich, weißes Gesicht, matter Geist, Wundheits- und Weichheitsempfinden im Bereich von Lende und Knie, blasse Zunge, weißer Belag, tiefer und schwacher Puls	• Ren 4 (Moxa) • Ni 11 (Moxa) • Mi 6 (Moxa) • Bl 39
Üppiges Feuer von Herz und Magen *xīnwèi huǒshèng* 心胃火盛	Epigastrischer Brennschmerz, Verdrossenheit und Ärgerlichkeit, Bluterbrechen oder Blutspucken, Aphtenbildung, geschwollenes und schmerzhaftes Zahnfleisch oder Zahnfleischbluten, Mundgeruch, rotes Gesicht, Durst mit Verlangen nach kühlen Getränken, Stuhlverstopfung, gelber Urin, rote Zunge, gelber Belag, schlüpfriger und beschleunigter Puls	• Bl 15 • Bl 17 • Bl 21 • Du 28 • He 6 • HH 8 • Ma 45
Unruhe von Herz und Gallenblase *xīndǎn bùníng* 心膽不寧	Palpitationen und innere Unruhe, Mutlosigkeit und Neigung zu Ängsten, Vielträumerei, Brustbeklemmung und Kurzatmigkeit, zuweilen spontaner Schweißaustritt, Zungenkörper blass, dünner weißer Belag, feiner, saitenförmiger und kraftloser Puls	• Bl 15 • Bl 19 • He 7 • Du 20 • Ren 14
Feuchte Hitze von Leber und Gallenblase *gāndǎn shīrè* 肝膽濕熱	Bitterer Mundgeschmack, verminderte Nahrungsaufnahme, Übelkeit und Erbrechen, epigastrisches und abdominelles Spannungs- und Beklemmungsgefühl, Spannungsgefühl und Schmerz im Bereich der Rippen und Flanken, dunkler Urin, unregelmäßiger Stuhlgang, Gelbfärbung von Haut und Skleren möglich, nässende Ekzeme im Genitalbereich, Spannungsgefühle und Schmerzen der Hoden, Pruritus vulvae möglich, gelber und übelriechender Ausfluss, gelblich-klebriger Zungenbelag, saitenförmiger und beschleunigter Puls	• Bl 18 • Bl 19 • Du 9 • Gb 24 • Mi 9 • Le 2 • Gb 43

Tab. 19.1 Erkrankungszustände in der Chinesischen Medizin (*Forts.*)

Bezeichnung	Klinische Zeichen und Befunde	Mögliche Auswahl der Pforten
Leber und Magen harmonieren nicht *gānwèi bùhé* 肝胃不和	Epigastrisches Spannungs- und Völlegefühl sowie Schmerzen, die ausstrahlend in beide Flanken ziehen, Schluckauf und Aufstoßen, geräuschvolle saure Regurgitation, aufgenommene Speisen bleiben unverdaut, Verdrossenheit und Wutausbrüche, dünner weißer oder dünner gelber Zungenbelag, saitenförmiger Puls	• Bl 18 • Bl 21 • Ren 12 • Le 3 • Mi 4 • HH 6
Speisen schädigen Milz und Magen *shíshāng píwèi* 食傷脾胃	Epigastrisches Spannungs- und Völlegefühl mit Schmerzen, Abwehrspannung, Übelkeit und Erbrechen von sauer-vergorenem Magensaft, Aufstoßen, Abscheu gegen Speisen, Darmgrimmen und abdominelle Schmerzen möglich, Durchfall von jaucheartigem Kot mit dem Gestank fauler Eier, auch Stuhlverstopfung möglich, dick-klebriger Zungenbelag, schlüpfriger oder saitenfömiger und schlüpfriger Puls	• Ren 12 • Ma 21 • Ma 25 • Ma 36 • Mi 6
Feuchte Hitze von Milz und Magen *píwèi shīrè* 脾胃濕熱	Epigastrische und abdominelle Verhärtungen und Beklemmungsgefühle, Übelkeit, Erbrechen und Abscheu gegen Speisen, Schweregefühl des Leibes und der Glieder, breiige und übelriechende Durchfälle, spärlich fließender und dunkler Urin, Gelbfärbung von Gesicht, Skleren oder Haut, heißer Leib und unentwegter Schweißaustritt, roter Zungenkörper, gelblich-klebriger Zungenbelag, sanfter und beschleunigter Puls	• Bl 20 • Bl 21 • Ren 12 • Ma 36 • Mi 9 • Ma 44
Starker Magen und schwache Milz *wèiqiáng píruò* 胃強脾弱	Neigung zu Hungerempfinden trotz guter Nahrungsaufnahme, Abmagerung, abdomineller Lärm und Spannungsgefühle, breiige Durchfälle, Verdrossenheit und Benommenheit möglich, Entwicklung einer Gelbsucht möglich, Vorliebe zum Verspeisen von Fremdkörpern möglich, trockene und welke Behaarung, gelber Zungenbelag, roter Zungenkörper, feiner, saitenförmiger, intermittierend aussetzender und beschleunigter Puls	• Bl 20 • Bl 21 • Ren 12 • Ma 36 (ableitend) • Mi 6 (auffüllend)
Yang-Leere von Milz und Magen *píwèi yángxū* 脾胃陽虛	Epigastrisches und abdominelles Kälteempfinden mit Schmerzen, Hochwürgen von klarem, wässrigen oder schleimigem Mageninhalt, verminderte Nahrungsaufnahme, Darmgrimmen und abdominelle Schmerzen, Durchfall unverdauter Speisepartikel, Kühle der Gliedmaßen, Abgeschlagenheit, gelblich-welke Gesichtsfarbe, Benommenheit, blasse Lippen, verdickter und zarter Zungenkörper, weißer oder schmieriger Belag, leerer und schwacher oder tiefer und feiner Puls	• Bl 20 (Moxa) • Bl 21 (Moxa) • Ren 12 (Moxa) • Ma 36 (Moxa)

19.3 Der Stellenwert der Einteilung der Erkrankungszustände in der Behandlungspraxis

Abschließend sei noch einmal auf entscheidende Aspekte der hier dargestellten Inhalte hingewiesen. Die moderne Literatur zur Akupunktur im Sinne der sogenannten Traditionellen Chinesischen Medizin erweckt in der Regel den Anschein, dass die an den hier dargestellten Erkrankungszuständen orientierte Behandlung das Kernstück dieser Medizin sei. Entsprechend verwundert zeigten sich die Teilnehmer einer klinischen Hospitation in der Ambulanz der Hochschule für Traditionelle Chinesische Medizin in Nanjing, als ihnen auf den Wunsch, einer solchen syndromorientierten Behandlung beizuwohnen, entgegnet wurde: Man werde sich bemühen, einen geeigneten Patienten zu finden. Tatsächlich wurde auch während der zweiwöchigen Praktikumsphase ein solcher Patient präsentiert!

In der klassischen Literatur zur klinischen Anwendung der Akupunktur findet die besagte Syndromdiagnostik meist keine wesentliche Erwähnung. Das erste Kompendium seiner Art, die „ABC-Monographie zur Akupunktur und Moxibustion" des Autors Huángfǔ Mì 皇甫謐 (215–282 n. Chr.; *Zhēnjiǔ jiǎyǐ jīng* 針灸甲乙經) (➤ Abb. 19.1) diskutiert das Erschließen des Krankheitsgeschehens anhand der Erkenntnisse aus den klassischen Schriften, vornehmlich dem *Huangdi neijing*. Die Pforten der Akupunktur werden in Bezug auf die damit behandelbaren Zustände und Krankheitskonstellationen beschrieben. Beschreibungen wie „stärkt die Milz und harmonisiert den Magen" finden sich darin nicht.

Aus diesem Grund werden die im modernen Schrifttum vorzufindenden Formulierungen und Darstellungsweisen auch als

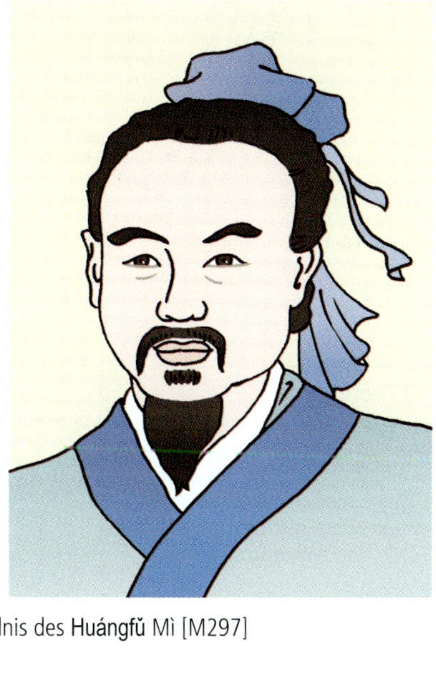

Abb. 19.1 Bildnis des Huángfǔ Mì [M297]

„Herbalisierung der Akupunktur" bezeichnet, da sie viel stärker in der chinesischen Arzneimitteltherapie beheimatet sind. Die mögliche Veranlassung für diese Begründung therapeutischen Vorgehens in der modernen Chinesischen Medizin, die sich selbst als „traditionell" bezeichnet, findet sich in einer aufschlussreichen wissenschaftlichen Aufarbeitung:

Die TCM wurde so geschmiedet, dass sie weder dem Prinzip der Lehre der Chinesischen Medizin noch der biomedizinischen Theorie widerspricht. TCM-Theorie integriert viele unterschiedliche Facetten des Lernens, die Gegenwart und die Vergangenheit, Chinesisches und Westliches. Dies wird im Chinesischen als Systematisierung bezeichnet (Xitonghua) (Hsu 1999, S. 229, in Cheng 2003).

Diese bemerkenswerte Aussage konstatiert, dass die TCM ein für bestimmte, zum Teil politisch motivierte, Zielsetzungen angefertigtes Kunstprodukt ist, das viele Einflüsse in sich zu vereinen sucht, aber beileibe keine einfache Fortführung vorbestehender „Traditionen" darstellt. Die Syndromdiagnose im Sinne der modernen TCM soll in klinischen Studien als Einteilungskriterium dienen (Bian et al. 2014) und zunehmend formalisiert und standardisiert werden. Die Diagnosestellung soll auch zunehmend technologisch unter-

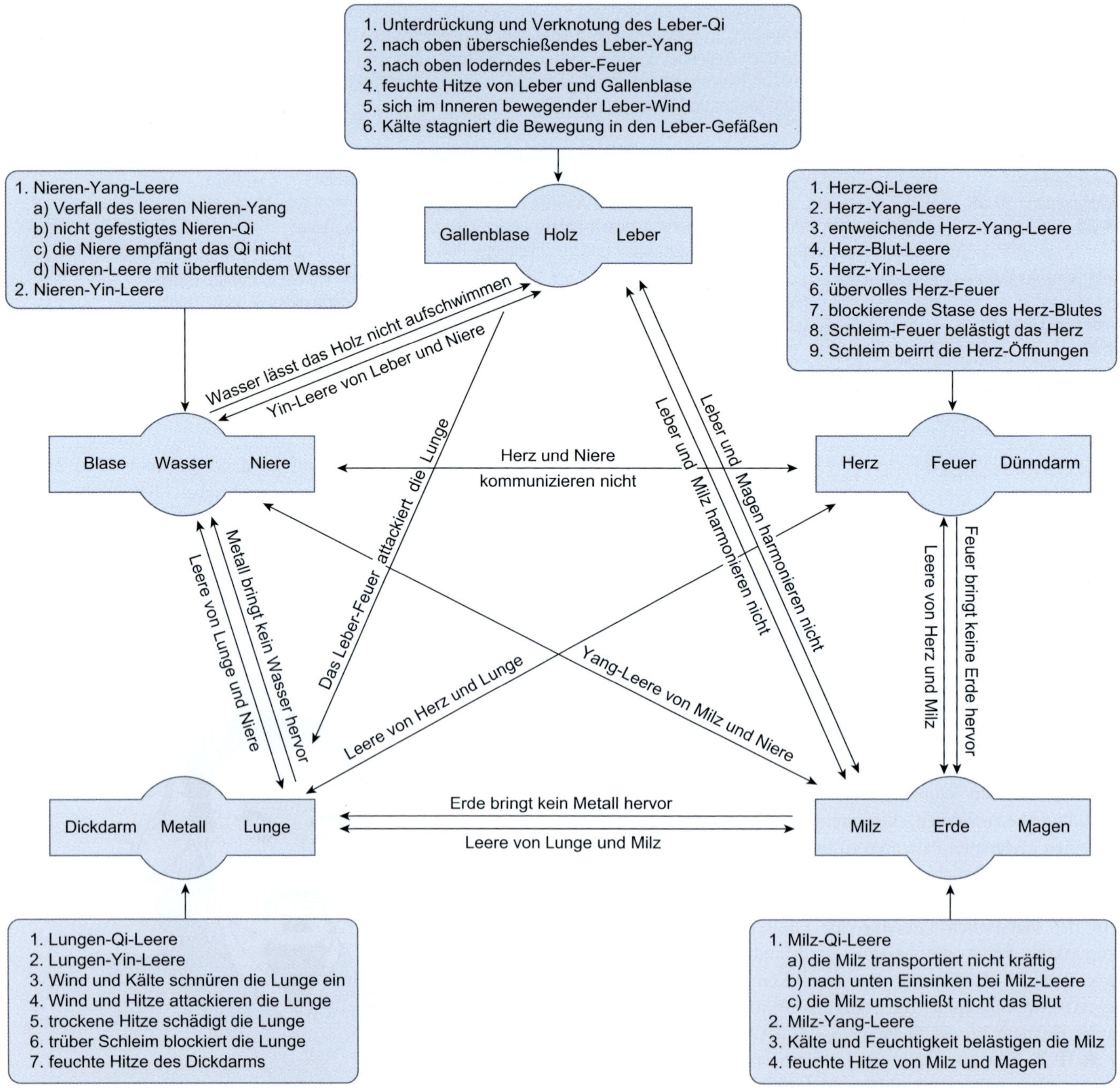

Abb. 19.2 Übersicht über die wichtigsten Erkrankungszustände in der Chinesischen Medizin [P434][L138]

mauert werden (Cen et al. 2019). Erklärtes Ziel der chinesischen Regierung ist es, die TCM-Syndrom-Kategorien Eingang in die neu zu erstellende Online-Version der ICD finden zu lassen.

Aufgrund der beschriebenen Umstände sollte die Syndromdiagnostik im hier relevanten Zusammenhang als ein Schritt verstanden werden, mit dem die einzelnen, beim Patienten vorzufindenden Beschwerden und Befunde im Sinne der Theoreme der Chinesischen Medizin systematisch geordnet und zusammengefasst werden können. Dennoch stellt diese syndromale Kennzeichnung immer noch eine verallgemeinernde Abstraktion der individuellen Situation des Patienten dar. Die sogenannten Syndrome sind idealisierende Typisierungen des tatsächlichen Geschehens beim Patienten, die der Orientierung dienen, aber nicht den primären Gegenstand der Behandlung darstellen. Behandelt wird mit der Altchinesischen Medizin der aktuelle individuelle Erkrankungszustand des Patienten. Es wird dabei der Patient als Person, als Subjekt, und nicht in erster Linie als objektivierbarer Tatbestand gewürdigt.

Mit Hilfe der Syndromdiagnostik kann wiederum die allgemeine und generelle Wirkrichtung bestimmter Akupunkturpforten charakterisiert werden. Somit dient die Syndromzuordnung zusätzlich der Annäherung an das spezifische Wirkprofil von Akupunkturpforten. Um die vollständigen Möglichkeiten der Akupunktur auf der Basis der Altchinesischen Medizin auszuschöpfen, ist es notwendig, sich von der Verknüpfung der Pforten mit einzelnen Beschwerden oder definierten Krankheitsbildern zu lösen und deren jeweils einzigartige und unverwechselbare Einwirkung auf das komplexe Zusammenspiel „orthostatischer" und „heteropathischer" Kräfte im Organismus zu erfassen.

Aus diesem Grund sind die Angaben zu den Akupunkturpforten in der hier vorgelegten Darstellung in ➤ Tab. 19.1 nicht als vollständige und in sich abgeschlossene Behandlungsvorschriften (Rezepturen) anzusehen, sondern als mögliche Auswahl solcher Pforten, die mit dem skizzierten Krankheitsgeschehen in engerer Beziehung stehen. Dies bedeutet letztlich, dass die hier erstellte Übersicht als eine Art Propädeutik einer hoch individualisierenden Akupunkturbehandlung dienen kann: als Zwischenschritt, jedoch noch nicht als Endpunkt eines solchen Bemühens.

WEITERFÜHRENDE LITERATUR

Bian ZX, Xu H, Lu AP, Lee MS, Cheung H: Insights of Chinese medicine syndrome study: From current status to future prospects. Chinese Journal of Integrative Medicine, Vol. 20 (2014), 326–331 (doi: https://doi.org/10.1007/s11655-014-1808-4)

Cen W, Hoppe R, Sun AW, Ding HY, Gu N: Machine-readable Yin-Yang imbalance: traditional Chinese medicine syndrome computer modeling based on three-dimensional noninvasive cardiac electrophysiology imaging. J Int Med Res, (2019) Apr;47(4): 1580–1591 (doi: https://doi.org/10.1177/0300060518824247)

Chinesische Forschungsakademie für Traditionelle Medizin (herausgebende Organisation): Die Lehre der Differentialdiagnose der Zustandsmuster in der Traditionellen Chinesischen Medizin. 中国中医研究院 [主编单位]: 中医证候鉴别诊断学. 人民卫生出版社. 北京 1987

Hsu Elisabeth: The transmission of Chinese medicine. UK: Cambridge University Press, 1999; zitiert in: Cheng, Huei-Chu (Zhèng Huì-Zhū 鄭惠珠): Medizinischer Pluralismus und Professionalisierung. Entwicklung der chinesischen Medizin in Taiwan. Dissertation zur Erlangung des akademischen Grades Doktor der Sozialwissenschaften (Dr. rer. soc.) an der Fakultät für Soziologie Universität Bielefeld. 2003

寒風濕傳

Die Räuber vom kaltwindigen Sumpf

KAPITEL

20 Krankheitsauslösende Faktoren, Krankheitsauslösung und krankheitsunterhaltende Mechanismen

Ein wesentlicher und unentbehrlicher Aspekt der Diagnosestellung in der Altchinesischen Medizin ist die Bestimmung der Umstände, die zu der Erkrankung geführt haben. Die Chinesische Medizin hat eine eigenständige und klar strukturierte Systematik der krankheitsauslösenden Faktoren entwickelt und legt Wert darauf, die Umstände der Auslösung einer Erkrankung klar zu beschreiben. Auch zu den Mechanismen, die zur Aufrechterhaltung eines Krankheitszustands beitragen, finden sich in der Chinesischen Medizin originäre Erklärungskonzepte. Die Kenntnis der Krankheitsauslösung auf dem Hintergrund der Theoreme der Altchinesischen Medizin ist unentbehrlich, um gezielte therapeutische Gegenmaßnahmen ergreifen zu können. Der Leser sei an dieser Stelle aufgerufen, die Konzepte der Altchinesischen Medizin zur Entstehung von Erkrankungen in ihren Besonderheiten und Eigenarten, die nicht mit dem Verständnis in anderen Medizinsystemen konfundiert werden dürfen, eingehend zu studieren und ihre klinische Anwendung zu erlernen. Die spezifischen krankheitsunterhaltenden Mechanismen werden hier in der Diskussion der einzelnen krankheitsauslösenden Faktoren dargestellt.

20.1 Das Grundverständnis von Krankheit

Chinesische Schriftzeichen enthalten tiefgründige Hinweise über das Wesen der mit ihnen bezeichneten Erscheinung. Zur Bezeichnung von Erkrankung oder Krankheit werden üblicherweise zwei Schriftzeichen benutzt: *jí* 疾 und *bìng* 病. Beide Zeichen werden aus dem Radikal 疒 gebildet, das – wie bereits in ➤ Kap. 19 erörtert – eine Liege oder ein Krankenbett piktographisch darstellen soll. Wenn man das Zeichen um 90 Grad gegen den Uhrzeigersinn dreht, erkennt man die Liegefläche mit zwei Bodenstützen und ein aufrecht stehendes Teil, das als Kopf- und Rückenstütze genutzt werden kann.

Das Zeichen *jí* 疾 enthält das Partikel 矢, das „Pfeil“ oder „pfeilschnell“ bedeutet. Es drückt das plötzliche und unerwartete Getroffen-Sein von einer Erkrankung aus. Gleichzeitig bedeutet das Zeichen aber auch, etwas zu „verabscheuen“, also etwas aus dem Weg gehen zu wollen, um so dem Verhängnis zu entrinnen.

Das Zeichen *bìng* 病 enthält das Partikel 丙, das den dritten Himmelsstamm bezeichnet. Die zehn Himmelsstämme sind mit den Fünf Grundwesenheiten und mit der Yin-Yang-Dichotomie (➤ Kap. 9) assoziiert. Der dritte Himmelsstamm steht in Verbindung mit dem Yang, dem Süden, dem Feuer und somit auch dem Herzen. Das Feuer ist der Inbegriff des von einer Krankheit „Angesteckt-Werdens“. Das Herz beherbergt das Regenten-Feuer und entspricht dem Monarchen. Alles Heil und alles Verderben geht von diesem einen Zentrum aus.

Nun wäre aus diesem Gesichtspunkt vielleicht zu erwarten gewesen, dass das Schriftzeichen für Krankheit den ersten Himmelsstamm, die Eins, als Partikel enthalten würde. Allerdings ist die chinesische Schrift und sind die alten chinesischen Schriften in der Regel nicht so vordergründig, sondern äußerst tiefsinnig: In einem Emblem werden gleichzeitig verschiedene Bedeutungen erfasst.

Ein Himmelsstamm ist assoziiert mit einer Richtung, einer Ausrichtung, einer Kategorisierung von Erscheinungen, die eine Gemeinsamkeit teilen. Eine Krankheit hat einen Ursprung, der letztlich im Herzen zu suchen ist, kennt aber viele verschiedene Mechanismen, die die Krankheit auslösen können. Ursprung und Mechanismus, das ergibt bereits die Zahl zwei, aber allein mit der Kenntnis dieser beiden Aspekte ist die Krankheit noch nicht durchschaut. Nur durch die Beziehung zwischen diesen beiden Komponenten entsteht überhaupt die Erkrankung, und nur wenn die Beziehung zwischen dem Ursprung und dem Mechanismus verstanden wird, kann die Krankheit erfolgreich überwunden werden.

Dies bedeutet, dass bereits das Schriftzeichen für Krankheit darauf hinweist, dass sämtliche das Phänomen von Krankheit betreffenden Prozesse letztlich auf das Herz und das dort beherbergte Shen zu beziehen sind. Die Zahl Drei verweist auch auf die Drei Schätze von Jing, Qi und Shen und den Transformationsprozess, der schließlich ins Shen mündet (➤ Kap. 8). Das Shen wiederum ist die Resonanzebene der Sieben emotionalen Zustände. Die emotionalen Zustände können auf drei Weisen ihre Wirkung entfalten: als physiologische Seelenaktivität, als pathologischer Seelenzustand, der Krankheiten auslöst, und als Antidot pathologisch entgleister Seelenzustände.

Entgegen diesem hoch bedeutsamen Stellenwert der Emotionen in der Altchinesischen Medizin (vgl. Hammes 2011) schenkt ihnen die zeitgenössische TCM in der Regel nur marginale Aufmerksamkeit. Überhaupt scheinen Inhalte der klassischen Schriften in der Chinesischen Medizin heute ein eher museales Dasein zu fristen, wenn sie nicht unmittelbar mit dem Grundverständnis einer materialistischen Wissenschaft in Übereinstimmung gebracht werden können. Ein wesentlicher Bestandteil der antiken Chinesischen Medizin, die sogenannte Dämonenmedizin, wird im heutigen China weitgehend ausgeblendet und als Aberglaube stigmatisiert (vgl. Hammes 2012).

Der überwiegende Anteil der Praktizierenden der modernen Chinesischen Medizin, sei es in China oder im Westen, neigt dazu, der Ätiologie von pathologischen Zuständen des Qi durch emotionalen Stress keine Beachtung zu schenken. Im Gegensatz dazu waren sich die bedeutenden Ärzte der Altchinesischen Medizin darüber bewusst, dass nur erleuchtete oder erwachte Menschen die Fähigkeit entwickeln können, den krankheitsauslösenden Einflüssen der Emotionen zu entkommen, während der Durchschnittsmensch ihrem pathogenen Potenzial in der Regel schutzlos ausgesetzt ist.

20.2 Krankheitsauslösende Faktoren (bìngyīn 病因)

Mit Fug und Recht kann ausgesagt werden, dass die Kenntnis der krankheitsauslösenden Faktoren den Dreh- und Angelpunkt allen Geschehens in der Chinesischen Medizin darstellt. Die Auslösefaktoren verbinden mit dem Ort und der Art des Krankheitsgeschehens, den zugrundeliegenden Mechanismen und den notwendigen Behandlungsmaßnahmen, um die Krankheit aufzulösen. Alle relevanten Aspekte der Erkrankung kulminieren in der Identifikation des einen Ursprungs der Krankheit.

Alles Leben ist Strömen des Qi, und alle Krankheit ist aus den Fugen geratene Bewegung des Qi. Die krankheitsauslösenden Faktoren sind pathogene Agenzien, die eine Schrägläufigkeit des Qi und ein Ungleichgewicht seiner Verteilung bedingen. Die Auslösefaktoren werden in die drei Gruppen der inneren Faktoren, der äußeren Faktoren und der weder äußeren noch inneren Faktoren eingeteilt. Zur letzteren Gruppe gehören etwa Parasitenbefall und Folgen von äußeren Verletzungen.

Das Prinzip der **äußeren** krankheitsauslösenden Faktoren ist an den Modellfällen der klimatischen Exzesse entwickelt, also heftig einwirkenden Zuständen des Wetters in der jeweiligen Lebensatmosphäre des Individuums. Da in der auf die Beobachtung von dynamischen Prozessen geschulten Chinesischen Medizin der Analogieschluss ein zulässiges und breit genutztes Erkenntnismittel darstellt, sind die Sechs klimatischen Entgleisungen nicht nur als faktischer Wetterzustand, sondern auch als Beschreibung von Zuständen, die nur so erscheinen, als ob der jeweilige Faktor einwirken würde, aufzufassen.

Das Prinzip der **inneren** krankheitsauslösenden Faktoren ist an den Modellfällen der emotionalen Grundzustände entwickelt, also konflikthaft nicht auflösbaren oder konditioniert unangemessen auftretenden Gefühlsstimmungen und seelischen Empfindungen aus der Innenwelt des Individuums. Die ebenso in der intuitiven und mitfühlenden Wahrnehmung der Dynamik innerer Seelenvorgänge geschulte Chinesische Medizin beschränkt ihre Beschreibungen nicht auf die sieben explizit benannten Emotionen, sondern schließt alle Nuancen und Zwischentöne dieser Grundzustände mit ein.

Um in der Lage zu sein, über die geeignete Behandlung für den Patienten zu entscheiden, auch im Hinblick auf die geeignete Therapieform, ist es für den Behandler unabdingbar, vollkommene Klarheit über die Elemente und Mechanismen der Entstehung des Leidens des Betroffenen zu erlangen. Fehlt die Einsicht in diese Zusammenhänge, bleibt die Therapie ohne wirklichen Ansatzpunkt.

Wie Xú Dàchūn 徐大椿 ausführte, muss in der Erschließung der Krankheitsprozesse natürlich zunächst zwischen dem Leiden selbst und seiner Hervorbringung unterschieden werden:

Das, woran die Menschen leiden, nennt man Krankheit. Das, was diese Krankheiten erzeugt, nennt man Auslösefaktoren.

Qīng • Xú Dàchūn • Yīxué yuánliú lùn • Bìngtóng yīnbié lùn (Qing-Dynastie • Xu Dachun • Abhandlung über die Ursprünge und Entwicklung der Medizin • Abhandlung über die Verschiedenheit der Auslösefaktoren bei gleicher Krankheit [1757])

清 • 徐大椿 • 醫學源流論 • 病同因別論

Die Chinesische Medizin verwendet verschiedene Ausdrücke zur Bezeichnung dieser Auslösefaktoren, wie:

- krankheitserzeugende Faktoren (*zhìbìng yīnsù* 致病因素),
- Krankheitsübel (*bìngxié* 病邪),
- Krankheitsursprung (*bìngyuán* 病原).

Zu diesen krankheitsauslösenden Faktoren zählen wie oben bereits erwahnt die Sechs klimatischen Exzesse und die Sieben Gemütszustände, Ernährungsentgleisungen, das Missverhältnis von Anstrengung und Erholung, äußere Verletzungen, Parasitenbefall und Produkte von Krankheitsprozessen.

Da mit dem Wort „Qi“ in der chinesischen Sprache auch atmosphärische Zustände allgemein bezeichnet werden, ist zuweilen statt von den „Sechs klimatischen Exzessen“ auch von den „Sechs Qi“ die Rede.

Die Sechs Qi heißen: Yin, Yang, Wind, Regen, Düsterheit und Helle. Sie werden gemäß der vier Jahreszeiten eingeteilt und nach den fünf Abschnitten geordnet. Wird ihre Regelhaftigkeit übertreten, so führt ihr Eindringen zu Unheil: übermäßiges Yin – Kälte-Erkrankung, übermäßiges Yang – Hitze-Erkrankung, übermäßiger Wind – Erkrankung der Extremitäten, übermäßiger Regen – Erkrankung des Abdomens, übermäßige Düsterheit – Erkrankung an Täuschungen, übermäßige Helle – Erkrankungen des Herzens.

Chūnqiū • Zuǒzhuàn • Zhāogōng yuánnián (Frühlings- und Herbstperiode • Überlieferung des Herrn Zuo • Erstes Jahr der Regierung des Herzogs Zhao)

春秋 • 左傳 • 昭公元年

Nun, zur Entstehung der üblen Einflüsse: Entweder entwickeln sie sich aus dem Yin, oder sie entwickeln sich aus dem Yang. Diejenigen, die sich aus dem Yang entwickeln, waren dem Wind, dem Regen, der Kälte und der Sommerhitze ausgesetzt. Diejenigen, die sich aus dem Yin entwickeln, waren Ernährungs(entgleisungen) und den (ungeeigneten) Aufenthaltsorten, dem (Ungleichgewicht) von Yin und Yang sowie (ausgelassener) Fröhlichkeit und (ungezähmter) Wut ausgesetzt.

Huángdì nèijīng • Sùwèn • Tiáojīng lùn piān dìliùshíèr (Leitfaden des Gelben Ahnherrschers, Innerer Band • Unbefangene Elementarfragen • 62. Kapitel: Abhandlung über das Regulieren der Leitbahnen)

黄帝内經 • 素問 • 調經論篇第六十二

Die tausend Arten von Schmerz und Unglück gehen doch nicht über drei (grundsätzliche) Bedingungen hinaus: Erstens – die Leitbahnen und Netzgefäße nehmen üble Einflüsse auf, die dann in die Zang-Langzeitspeicher und Fu-Zwischenlager eindringen, was als Auslösung im Inneren gilt; zweitens – an den vier Gliedmaßen und den neun Öffnungen werden Verstopfung und Nicht-Durchgängigkeit zwischen den Blutgefäßen gegenseitig weitergegeben, was als Getroffensein der Haut gilt; drittens – die Schädigungen durch (ungezügelten) Geschlechtsverkehr, durch Metallklingen, Parasiten und Wildtiere. Mit diesen Ausführungen sind sämtliche Krankheitsgründe erschöpfend erfasst.

Hàn • Zhāng Zhòngjǐng • Jīnguì yàolüè • Zàngfǔ jīngluò xiānhòu bìng màizhèng (Han-Dynastie • Zhang Zhongjing [150–219] • Abriss des Wesentlichen aus dem Goldenen Bücherschrein • Abfolge der Erkrankung der Zang-Langzeitspeicher und Fu-Zwischenlager, ihrer Leitbahnen und Netzgefäße mit den Pulsbefunden und der Symptomatik)

漢 • 張仲景 • 金匱要略 • 藏府經絡先後病脉証

Jede Behandlung einer Krankheit muss zunächst um den Auslösefaktor wissen. Ist der auslösende Faktor nicht bekannt, dann ist die Krankheitsquelle ohne Angriffsziel. An Auslösefaktoren existieren drei: Sie werden innere, äußere und weder innere noch äußere (Faktoren) genannt. Innere (Faktoren) sind die Sieben Gemütszustände,

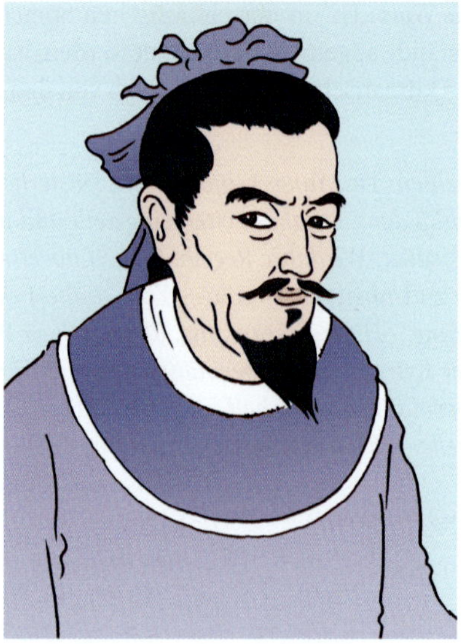

Abb. 20.1 Bildnis des Chen Yan (1121–1190) [M297]

äußere (Faktoren) sind die Sechs klimatischen Exzesse, nicht innen und nicht außen, das ist die Umkehrung des Regelhaften.

Sòng • Chén Yán (➤ Abb. 20.1) • Sānyīn jíyī bìngzhèng fānglùn • Juàn èr • Wǔkē fánlì

(Song-Dynastie • Chen Yan • Abhandlung darüber, dass mit den Drei Auslösern von den Krankheitszeichen bis zur Rezeptur alles in Einem umfasst wird • 2. Heft • Sämtliche Beispiele zu den Fünf Fachgebieten [1174])

宋 • 陳言 • 三因極一病證方論 • 卷二 • 五科凡例

Die modernisierte, sogenannte Traditionelle Chinesische Medizin schlüsselt die krankheitsauslösenden Faktoren in sieben Gruppen auf:

- Von außen zugezogenes saisonales Qi
- Die Grenzen überschreitende Gemütszustände
- Unausgewogene Ernährung
- Unverhältnismäßigkeit von Anstrengung und Erholung
- Äußere Verletzung des Leibes
- Einwirkung giftiger Substanzen
- Vererbung von krankhaftem Qi

Die Identifikation des krankheitsauslösenden Faktors beruht auf den folgenden drei Prinzipien:

- Direkt beobachtbare Einwirkung:
  - Beispielsweise die Auslösung durch Zugluft.
- Analogieschluss:
  - Was sich beispielsweise in Richtung Rötung, Überwärmung und Schwellung entwickelt und wie verbrannt wirkt, ist durch Feuer ausgelöst.
- Rückschluss aus der spezifischen Symptomatik:
  - Was sich beispielsweise mit einem Schweregefühl und/oder intermittierenden Schwellungen manifestiert, ist durch Feuchtigkeit ausgelöst.
  - Es kann auch auf den vorherrschenden Mechanismus rückgeschlossen werden, wie etwa bei fixierten stechenden Schmerzen nach äußerer Verletzung oder Überlastung auf eine zugrundeliegende Blut-Stase.

Ganz allgemein kann die Entstehung von Krankheiten auf ein einziges zugrundeliegendes Problem zurückgeführt werden, dass nämlich die verbliebenen Kräfte des Organismus nicht dazu ausreichen, sich von durch innere, äußere oder weder innere noch äußere Faktoren ausgelösten Ablenkungen des Qi zu befreien und das ungeordnete Qi wieder in seine vorgesehenen Bahnen zurückzuführen. In der Terminologie der Chinesischen Medizin ist dann das Aufrechte Qi (*zhèngqì* 正氣) dem Schrägläufigen Qi (*xiéqì* 邪氣) unterlegen.

20.3 Von außen zugezogene Krankheitsfaktoren (wàigǎn bìngyīn 外感病因)

20.3.1 Die Sechs klimatischen Exzesse (liùyín 六淫)

Als die sechs klimatischen Exzesse gelten Wind, Hitze, Sommerhitze, Feuchtigkeit, Trockenheit und Kälte. Es ist allerdings anzumerken, dass etwa das *Huangdi neijing* an einigen Stellen von Hitze (*rè* 熱) spricht, in anderen Kapiteln wiederum vom Feuer (*huǒ* 火). Mit dem Ziel der Vereinheitlichung des Sprachgebrauchs wird daher heute der krankheitsauslösende Faktor als „Feuer" bezeichnet, und der daraus oder aus anderen Erkrankungskonstellationen resultierende Zustand als „Hitze".

Zu den pathognomonischen Eigenheiten der sechs klimatischen Exzesse gehören die folgenden Aspekte:

- Einfall über die Haut und die Oberfläche, den Mund und die Nase.
- Häufig saisonale Bindung (Auftreten bei Präsenz des jeweiligen Faktors im aktuellen Wetter).
- Abhängigkeit von den Umgebungsbedingungen (beispielsweise klimatische Gegebenheiten).
- Spontanes Einzelereignis oder rezidivierendes Auftreten.
- Im Krankheitsprozess kann sich der Krankheitscharakter ändern (etwa zunächst Schüttelfrost als Ausdruck von Kälte und dann hohes Fieber als Ausdruck von Hitze).

Die klimatischen Exzesse sind durch spezifische Charakteristika und pathognomonische Aspekte der Auslösung von Erkrankungen gekennzeichnet.

Der Wind (fēngxié 風邪)

Der Wind fällt durch Veränderlichkeit, Sprunghaftigkeit und Nicht-Sesshaftigkeit auf. Er verleiht eine gewisse Leichtigkeit und Auftrieb, öffnet und drainiert. Er ist dem Frühjahr zugeordnet, kann jedoch zu allen Jahreszeiten auftreten. Der Wind ist veränderlich, durchdringend und strebt nach oben und außen.

Der konkret beobachtbare Modellfall des Windes als krankheitsauslösender Faktor ist die Zugluft. Er weist die folgenden Charakteristika auf:

- Wind ist ein schädigender Yang-Einfluss:
  Wind ist mobil und bleibt nicht an einem Ort, er treibt nach oben und außen.
- Sein Charakter ist öffnend und ausleitend:
  Wind öffnet die Poren und erzeugt so Windempfindlichkeit der Oberfläche sowie Schweißaustritt.

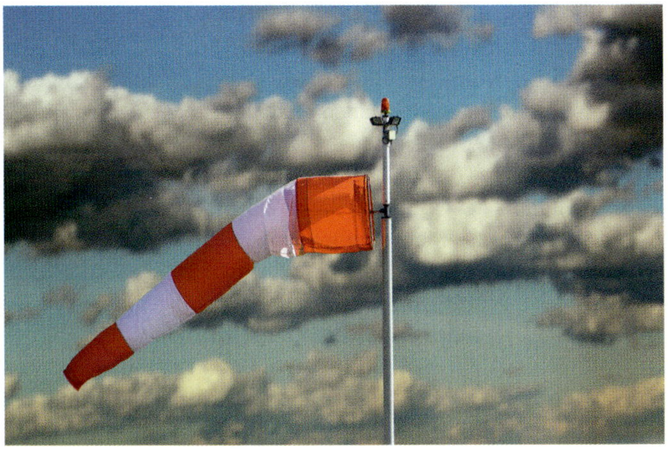

Abb. 20.2 Versinnbildlichung des Windes [J787]

- Wind befällt vornehmlich Yang-Regionen:
  Störungen durch Wind betreffen den Kopf und die oberen Körperregionen, die Yang-Leitbahnen und die Oberfläche mit Haut und Muskeln.
- Seinem Charakter entspricht es, sich zu bewegen und sich häufig zu verändern:
  Wind erzeugt Symptome von wechselnder Lokalisation, Stärke und Art. Seinem Wesen nach ist er jäh und schroff.
- Wind ist der Anführer der hundert Erkrankungen:
  Wind vermischt sich häufig mit anderen schädigenden Einflüssen und verhilft ihnen zum Eintritt in den Körper (z. B. Wind-Kälte, Wind-Hitze, Wind-Feuchtigkeit).

Der Wind tritt plötzlich, anfallsartig auf, wie eine Bö, wie ein Windstoß, der einen Strauch schief in eine Richtung zieht und das Qi in den Leitbahnen verwirbelt (➤ Abb. 20.2). Der Wind wechselt häufig den Angriffspunkt und erzwingt gerne die Bewegung in eine bestimmte Richtung. Eine Empfindlichkeit gegenüber Zugluft kann auftreten.

Das Feuer (huǒxié 火邪)

Ein Feuer wird entzündet; daher ist ein mögliches Äquivalent des Feuers in der modernen Medizin die Entzündung: wenn das Gewebe wie in Flammen steht. Das Feuer hat die Eigenschaft aufzulodern, aufzusteigen und nach oben zu springen. Es ist dem Sommer zugeordnet, kann jedoch auch in den anderen Jahreszeiten auftreten: im Frühling in Verbindung mit Wind, im Spätsommer als Hitzschlag oder Sommergrippe, im Herbst in Verbindung mit Trockenheit und im Winter aus einer Erkältung heraus.

Das Feuer erzeugt den Zustand der Hitze. Der Hitze kommt eine besondere Eigenschaft zu, da sich alle klimatischen Exzesse und auch andere Krankheitskonstellationen in Hitze verwandeln können. Folgende Charakteristika sind mit der Hitze beziehungsweise dem Feuer assoziiert:

- Feuer ist ein schädigender Yang-Einfluss; der Charakter des Feuers ist auflodernd:
  Hohes Fieber, Abneigung gegen Hitze, verzehrender Durst, Gesichtsröte, rote Augen, Schweißausbrüche und übervoller Puls sind die typischen Zeichen für Feuer. Feuer verstimmt zudem das Gemüt.
- Feuer verbraucht gerne das Qi und schädigt die Körpersäfte:
  Unter dem Einfluss von Feuer entstehen Durstgefühl und Verlangen nach kühlen Getränken sowie eine Trockenheit von Zunge und Rachen. Es wird wenig Urin ausgeschieden, und der Stuhl ist verstopft und fest. Die Grundfunktionen des Organismus werden stark eingeschränkt. Feuer löst eine Überwärmung und Fieber aus und entkräftet.
- Feuer bringt gerne Wind auf und stößt das Blut an:
  Unter dem Einfluss von Feuer können (Fieber-)Krämpfe und Nackensteife sowie Blutungen und rote Hauterscheinungen auftreten.
- Feuer [Hitze] führt gerne zu Geschwüren:
  Hitze-Übel kann Gift anziehen, so dass Schwellungen, Eiterungen und Geschwüre entstehen. Umschriebenes Auftreten von Rötung, Schwellung und Überwärmung (rubor, tumor, calor) ggf. mit Eiterung zeigt Feuer an.
- Hitze-Übel neigen zur Belästigung des Shen:
  Da das Herz selbst der Wandlungsphase Feuer entspricht und das Shen beherbergt, entstehen unter dem Einfluss des Feuers Unruhezustände, Schlafstörungen, Bewusstseinsbeeinträchtigungen und Verwirrtheit.

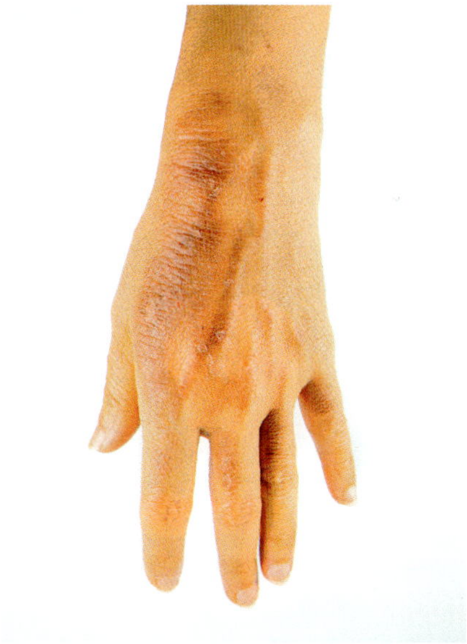

Abb. 20.3 Beispiel für eine Krankheitsauslösung durch Feuer [J810-030]

Bei einer Verbrennung tritt das Feuer als reales Agens auf. Der Großteil der klinischen Situationen geht mit Feuer im Sinne eines Zustands „als ob" einher: die betroffene Region erscheint so, als ob ein Feuer in ihr brennen würde (➤ Abb. 20.3).

Die Sommerhitze (shǔxié 暑邪)

Die Sommerhitze bezieht sich auf die übermäßige Einwirkung der Sonneneinstrahlung bei ungenügender Kompensation durch Kühlung (➤ Abb. 20.4). Sie weist die folgenden Merkmale auf:

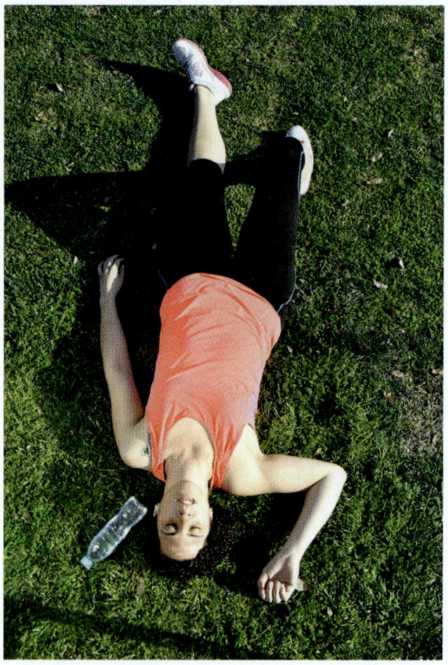

Abb. 20.4 Einwirkung von Sommerhitze [J787-115]

- Sommerhitze ist ein schädigender Yang-Einfluss und vom Charakter her glühend:
  Sommerhitze ruft Fieber, Unruhe, Gesichtsrötung und einen übervollen Puls hervor. Sie präsentiert sich beispielsweise als Hitzschlag oder Sonnenbrand.
- Der Charakter der Sommerhitze ist anhebend und zerstreuend; sie schädigt die Säfte und verbraucht das Qi:
  Sommerhitze ähnelt einem lodernden Feuer und führt zu starken Schweißausbrüchen, was die Körpersäfte aufzehrt und zu Mundtrockenheit, Durstgefühl und der Ausscheidung von wenig dunklem Urin führt. Der Verbrauch von Qi wird durch das Auftreten von Kurzatmigkeit, Kraftlosigkeit und Abgeschlagenheit angezeigt.
- Die Sommerhitze führt oft Feuchtigkeit mit sich:
  Die Sommerhitze verdunstet die Feuchtigkeit, was Sommergewitter nach sich zieht. Als Reaktion auf die Sommerhitze nimmt der Mensch viele kühle Speisen und Getränke zu sich, die Feuchtigkeit in den Körper einschleusen. Die Gesichtsfarbe wird gräulich, der Leib schwer und abgeschlagen, die Brust beklommen, und es treten Übelkeit, Erbrechen und Durchfall, Schwereempfinden, Abgeschlagenheit und Brustbeklommenheit auf.

In der Behandlung werden die Prinzipien der Klärung des Herzens, der Kühlung der Quartiermeister-Einflüsse, der Umwandlung von Schleim und der Öffnung der Körperlöcher, der Kühlung der Leber und des Auslöschens des Windes angewandt.

Die Feuchtigkeit (shīxié 濕邪)

Die Feuchtigkeit als krankheitsauslösender Faktor erzeugt Schwere, Trübung, zähen Ausfluss und einen Zug nach unten. Sie ist dem Spätsommer zugeordnet. Unabhängig von jahreszeitlichen Wettereinflüssen kann die Feuchtigkeit auch durch Umherlaufen mit ungeeignetem Schuhwerk auf nassem oder überschwemmtem Untergrund, Arbeiten im Wasser, Aufenthalt in feuchten Räumen oder feuchter Umgebung, durch häufiges Schwitzen oder Tragen feuchter Kleidung auf den Organismus einwirken und in ihn eindringen. Sie wird an den folgenden Charakteristika erkennbar:

- Feuchtigkeit ist ein schädigender Yin-Einfluss, blockiert die Ausbreitung des Qi und schädigt gerne das Yang-Qi:
  Die Hemmung des Qi-Flusses führt zu Brustbeklemmung und Druckgefühl in der Magengrube. Harnverhalt, zäher Stuhl, Bauchschmerzen mit Stuhldrang und Druckgefühl am After sind typisch. Feuchtigkeit beeinträchtigt das Milz-Yang, so dass Verdauungsstörungen und Ödeme auftreten können.
- Der Charakter der Feuchtigkeit ist schwer und trübe:
  Schweregefühl des Kopfes und das Empfinden des Eingeschnürt-Seins, Schweregefühl der Glieder oder des ganzen Leibes und starke Abgeschlagenheit sind typische Symptome der Feuchtigkeit. Es können Missempfindungen der Gliedmaßen und Schmerzen mit Schweregefühl der Gelenke oder eine Erschwerung von Bewegung auftreten. Sekrete wie etwa die Tränenflüssigkeit oder der Urin zeigen eine Trübung, der Stuhl wird breiig. Bei längerer Einwirkung kommt es zu „Fäulniserscheinungen" in Geweben wie Eiterungen, blasenbildenden Hauterkrankungen oder zum Ausfluss bei Frauen.
- Der Charakter der Feuchtigkeit ist klebrig und stagnierend:
  Feuchtigkeit ist von zäher und hinderlicher Natur, wodurch die Qi-Mechanik behindert wird, was die Absonderung von Körperausscheidungen erschwert und zu einem prolongierten oder rezidivierenden Krankheitsverlauf führt. Die Öffnungen der Sinnesorgane werden verstopft, so dass Schwindel, Verschwommensehen und Hörstörungen auftreten können. Im Oberen Jiao kann es Auswurf bewirken, im Mittleren Jiao zu nach oben gegenläufigem Qi im Magen und zu Durchfällen nach unten führen. Im Unteren Jiao können Stuhlgang und Wasserlassen beeinträchtigt und die Beschaffenheit der Ausscheidungen wie in einem Sumpf verändert sein. Sekrete und Ausscheidungen werden zäh und klebrig. Die Krankheitserscheinungen treten immer wieder auf und sind lange Zeit vorhanden.
- Der Charakter der Feuchtigkeit tendiert nach unten; sie befällt gerne Yin-Regionen:
  Die Feuchtigkeit entspricht der Grundwesenheit des Wassers, das das Bestreben aufweist, sich nach unten zu bewegen. Daher kann eine Art Sog nach unten entstehen, so dass viele Krankheitssymptome eine Richtung nach unten aufweisen können (Harnträufeln, Ausfluss nach unten, Durchfall, nach distal zunehmende Ödeme der unteren Extremitäten).
- Die Feuchtigkeit kann sich mit anderen Faktoren verbinden:
  Die Feuchtigkeit vermischt sich vor allem mit Wärmeeinflüssen und bildet so etwa feuchte Hitze, bei der zusätzlich Fieber oder Entzündungssymptome auftreten können. Bei Wind und Feuchtigkeit können wechselnde Gelenksbeschwerden mit Schmerzen und Schwellungen das klinische Bild beherrschen. Bei feuchter Kälte werden die Beschwerden durch Wärmeexposition gebessert. Meist sind Blase oder Dickdarm oder die Leber-Leitbahn betroffen. Wind, Kälte und Feuchtigkeit sind häufiger bei rheumatischen Beschwerden der Gelenke anzutreffen.

Ein Befall mit Feuchtigkeit kann mit einer Wetterfühligkeit für neblige und regnerische oder schwüle Tage einhergehen. Bild-

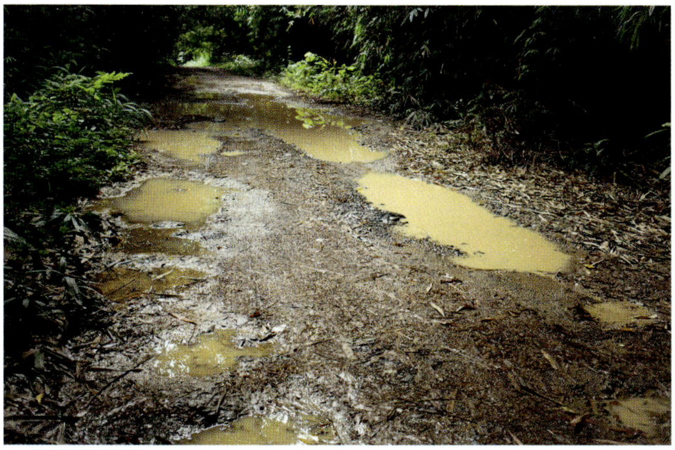

Abb. 20.5 Der Feuchtigkeitsbefall einer Landschaft in Analogie zum Feuchtigkeitsbefall des menschlichen Organismus [J787]

lich gesprochen ähnelt es einer „Versumpfung" bestimmter Körperregionen oder des gesamten Leibes (➤ Abb. 20.5). Faulige Gerüche können vorhanden sein.

Die Trockenheit (zàoxié 燥邪)

Symptome der Austrocknung, des Sich-Zusammenziehens und der Aufrauung deuten auf den krankheitsauslösenden Faktor der Trockenheit (➤ Abb. 20.6). Es ist das Ergebnis einer typischen Wetterlage am Beginn des Herbstes im Übergang aus dem Sommer mit mangelnden Niederschlägen als Wärme-Trockenheit und am Ende des Herbstes im Übergang in den Winter mit ungenügendem Regenfall als Kühle-Trockenheit. Der Zang-Langzeitspeicher der

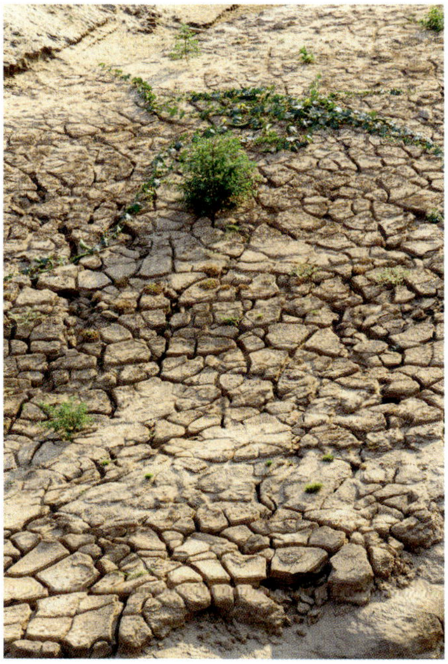

Abb. 20.6 In Analogie zur Trockenheit des Ackerbodens erschließt sich die Symptomatik von Trockenheit in der Haut oder der Lunge [J787-116]

Lunge und die Haut sind vornehmlich anfällig für das Eindringen von Trockenheit. In den klassischen Werken findet sich keine Aussage zur Yin/Yang-Zuordnung dieses Faktors. Er weist die folgenden Charakteristika auf:

- Der Charakter der Trockenheit ist austrocknend und aufrauend; sie schädigt gerne die Körpersäfte und wird meist als Yang-Faktor angesehen:
  Typische Zeichen sind trockener Mund, trockener Rachen sowie trockene Nase und trockene bis rissige Haut, Durstgefühl, struppige Haare, wenig Urin, fester Stuhl.
- Die Trockenheit greift vor allem das fragile Organ der Lunge an: Die Lunge liebt die Befeuchtung und verabscheut die Austrocknung. Trockenheit ruft trockenen, wenig produktiven Reizhusten hervor. Mund, Nase und Haut sind trocken. Es können leicht blutiges Sputum, Atemnot und Brustschmerz auftreten.

In die Behandlung von Trockenheits-Erkrankungen wird stets die Nährung des Yin mit einbezogen. Die „spezifische" Maßnahme gegen die Trockenheit ist die ausreichende Flüssigkeitszufuhr.

Die Kälte (hánxié 寒邪)

Die Kälte als krankheitsauslösender Faktor kann mit den Vorgängen der Verkühlung, Erkältung oder sogar Erfrierung assoziiert werden (➤ Abb. 20.7). In vielen Fällen findet sich eine Kälteexposition zu Beginn der Erkrankung. Die Kälte ist der dominierende Einflussfaktor des Winters, kann jedoch auch an kühlen Tagen in den anderen Jahreszeiten einwirken. Sie wirkt versteifend und zusammenziehend, so dass schmerzhafte Bewegungseinschränkungen die Folge sein können. Bei Kälteerkrankungen tritt in der Regel eine besondere Empfindlichkeit gegenüber Kälteeinflüssen in einem bestimmten Bereich oder System des Organismus auf. Durch Kälte werden die Beschwerden verschlimmert und durch Wärme gebessert. Die Charakteristika der Kälte stellen sich wie folgt dar:

- Es handelt sich um ein Yin-Übel, das gerne das Yang-Qi schädigt:
  Kälte setzt sich gerne an einem Ort fest und ruft dort Kälteempfindlichkeit hervor.
- Der einfrierende Charakter der Kälte führt zu einer Stagnation von Qi und Blut:
  Kälte hemmt stark die fließende Bewegung von Qi und Blut. Was nicht durchgängig ist, was nicht fließt, bedingt Schmerzen.

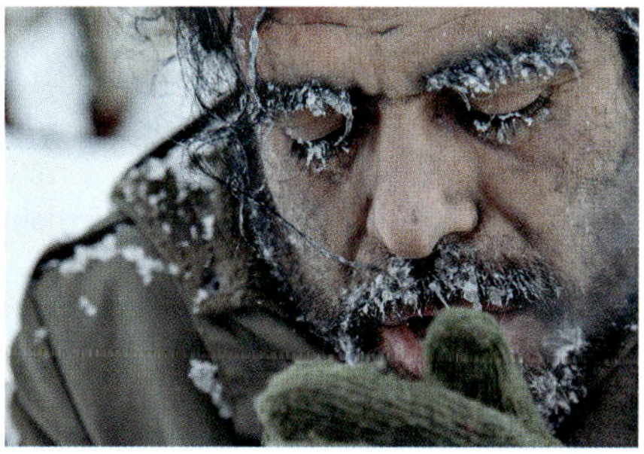

Abb. 20.7 Die Kälte – Verkühlung, Erkältung, Erfrierung als die verbreiteten Modellfälle [J787]

20

- Der Charakter der Kälte ist verschließend und zusammenziehend: Kälte führt zu Verhärtungen, Versteifungen und Krämpfen. Sie bedingt häufig eine schmerzbedingte Einschränkung des Bewegungsradius. Bei Erkältungskrankheiten dieses Typs fehlt typischerweise die Schweißbildung durch die zusammenziehende Wirkung der Kälte auf die Poren der Haut.

Die Behandlung der kältebedingten Schädigung erfordert grundsätzlich den Einsatz einer Wärmequelle wie etwa der Moxibustion im Bereich der durch Kälte beeinträchtigten Region.

Die folgenden Zusammenhänge im Hinblick auf die Einflüsse der Jahreszeiten sollten in Prävention und Therapie Berücksichtigung finden.

20.3.2 Einflüsse der Jahreszeiten

Frühlingswetter (Übermaß an Holz-Einflüssen)

Bei einem Überschuss an Holz-Einflüssen wird die Erd-Phase überstark kontrolliert, so dass die geschwächte Erde die Wasser-Phase nicht in Schach halten kann. Dies vermag eine Kälte-Pathologie hervorzurufen, die zu vermehrten Durchfällen und kalten Extremitäten in den Frühlingsmonaten führt.

Sommerwetter (Übermaß an Feuer-Einflüssen)

Bei einem Überschuss an Feuer-Einflüssen wird das Metall überstark kontrolliert, so dass das geschwächte Metall die Holz-Phase nicht in ihre Schranken zu verweisen vermag. Dies wiederum erzeugt eine Wind-Pathologie, die sich in Hitze umzuwandeln und Schwindel wie auch Krämpfe hervorzubringen vermag. Bei einer starken Sommerhitze mit Feueraktivität kann daher auch ein Sonnenstich mit ähnlichen Symptomen wie zuvor beschrieben auftreten.

Spätsommerwetter (Übermaß an Erd-Einflüssen)

Bei einem Überschuss an Erd-Einflüssen wird das Wasser übermäßig eingedämmt, wodurch das geschwächte Wasser die Feuer-Phase nicht mehr zu kompensieren vermag, was wiederum zu üppigem Feuer führt. Dies äußert sich in Magenschmerzen, Übersäuerung, Blähungen, Hautausschlag und Juckreiz, was als im Verdauungssystem (Yangming) entzündetes Hitze-Feuer anzusehen ist. Wenn dann ein warmes Spätsommerwetter die Feuchtigkeit sogar mit der Hitze paart, so kann die dadurch ausgelöste Kaskade zu all den genannten Problemen der Verdauung führen. Aus diesem Grund treten vermehrt derartige Feuchte-Hitze-Symptome im Verdauungstrakt in genau dieser Jahreszeit auf.

Herbstwetter (Übermaß an Metall-Einflüssen)

Bei einem Überschuss an Metall-Einflüssen wird die Umtriebigkeit des Holzes erheblich gestutzt, wodurch das so eingeschränkte Holz die Erd-Phase nicht ausreichend aufzulockern vermag. Die verdichtete und angedickte Erde kann dann Pathologien von Feuchtigkeit und Schleim erzeugen. Diese Situation zeigt sich in Schwellungen, in Lethargie und Verdauungsstörungen wie Durchfällen mit unverdauten Speiseresten und in Störungen der weiteren Verwertung der Nahrung.

Winterwetter (Übermaß an Wasser-Einflüssen)

Bei einem Überschuss an Wasser-Einflüssen wird das Feuer übermäßig abgelöscht, so dass das verminderte Feuer die Metall-Phase nicht hinreichend durch Schmelze zum Fließen bringen kann. Das überspröde Metall begünstigt das Aufkommen von Trockenheitsbeschwerden wie Husten, trockener Haut, Reizzuständen der Atemwege mit trockenen Schleimhäuten.

Aus dem Gesagten wird ersichtlich, dass im Hinblick auf die Vermeidung von Erkrankungen, ihre Diagnosestellung und Behandlung die klimatischen Verhältnisse und Wettereinflüsse berücksichtigt und die Verflechtungen und gegenseitigen Beeinflussungen des Mikroklimas im persönlichen Leben und des Makroklimas in der allgemeinen und spezifischen Lebenswelt aufgedeckt werden müssen. Die auf ein Ungleichgewicht zielenden inneren und äußeren Störfaktoren erfordern eine permanente Regulation, um das unter ihrem Einfluss aus seiner Balance ausgelenkte Gleichgewicht der Kräfte wiederherzustellen.

20.3.3 Das hochkontagiöse Qi (lìqì 癘氣)

Die Chinesische Medizin war bereits früh mit seuchenartig verlaufenden Erkrankungen vertraut. In ihren Schriften finden sich verschiedene Bezeichnungen für ansteckende Krankheiten:

- *lìqì* 癘氣 (zehntausendfaches Erkrankungs-Qi)
- *yìqì* 疫氣 (wie eine Hellebarde einfallendes Erkrankungs-Qi)
- *yìdú* 疫毒 (wie eine Hellebarde einfallendes Erkrankungs-Gift)
- *lìqì* 戾氣 (pervertiertes Qi)
- *guāilì zhī qì* 乖戾之氣 (abartiges Qi)
- *yìqì* 異氣 (aberrantes Qi)

In einem historisch frühen Verständnis war das ansteckende Qi ein unzeitgemäßes, ungezügeltes und fehlgerichtetes klimatisches Qi, das nicht der üblichen Regelhaftigkeit der Jahreszeiten folgt. Die Entstehung und Verbreitung dieses hochansteckenden Qi steht mit den folgenden Einflussfaktoren in Verbindung:

- Wettereinflüsse, insbesondere ungewöhnliche, unzeitgemäße und extreme Wetterlagen
- Hygienemissstände in der unmittelbaren Umgebung, im Wasser oder in den Nahrungsmitteln
- Unzureichende Vorbeuge- und Quarantänemaßnahmen
- Besondere Umstände wie Kriege, Hungersnöte oder Naturkatastrophen

Zu den typischen Merkmalen des hochkontaginösen Qi zählen daher:

- Hohe Virulenz und leichte Ausbreitung
- Rasche Krankheitsentwicklung und schwerer Verlauf
- Ein bestimmtes Qi erzeugt eine bestimmte Erkrankung; dennoch sind die Symptome der einzelnen Erkrankungen ähnlich

20.4 Innerlich verletzende Krankheitsfaktoren (nèishāng bìngyīn 內傷病因)

20.4.1 Die Bedeutsamkeit der Emotionen in der Entstehung von Krankheiten

Sämtliche Schmerzen, sämtlicher Juckreiz und alle Geschwüre sind ausnahmslos dem Herzen zuzuschreiben.

Huángdì nèijīng • Sùwèn • Zhìzhēnyào dàlùn piān dìqīshísì (Leitfaden des Gelben Ahnherrschers, Innerer Band • Unbefangene Elementarfragen • 74. Kapitel: Große Abhandlung über das Wichtigste der höchsten Wahrheiten)

黃帝內經 • 素問 • 至真要大論篇第七十四

In der modernen Medizin wird eine Bedeutsamkeit emotionaler Einflüsse auf eine Erkrankung häufig nur für die „Sonderfälle" einer psychosomatischen oder psychiatrischen Störung angenommen. Eine Betrachtung, Beschreibung oder Behandlung des emotionalen Zustands des Patienten findet in der somatischen Medizin in der Regel nicht statt und wird allenfalls an Psychologen, Psychosomatiker oder Psychiater delegiert. In erster Linie wird angestrebt, für die geschilderten Beschwerden eine körperliche Ursache ausfindig zu machen. Wenn dies nicht gelingt oder der Einfluss psychischer Faktoren sich abzeichnet, verlieren somatisch orientierte Ärzte zuweilen das Interesse an diesen Patienten. Zudem besteht nicht selten die Annahme, dass emotionaler Stress allenfalls das Befinden, oder – etwas despektierlicher ausgedrückt – die Befindlichkeit des Patienten beeinflussen kann, aber nicht als Grundlage körperlicher Beschwerden oder gar Krankheiten in Betracht kommt.

Entgegen diesen Betrachtungsweisen schreibt die klassische Chinesische Medizin den Emotionen eine wesentliche Bedeutung für die Entstehung aller Arten von Krankheiten einschließlich der körperlichen zu. Die antike chinesische Philosophie sieht in der emotionalen Empfindsamkeit des Menschen sein wesentliches Entwicklungspotenzial, um auf seinem Lebensweg die ihm gegebene himmlische Aufgabe zu meistern. Andererseits bergen die menschlichen Temperamente auch ein immenses Schädigungspotenzial, wenn sie nämlich beginnen, den Menschen zu beherrschen und zu Reaktionen zu zwingen.

Auch wenn die Psychosomatische Medizin im 20. Jahrhundert Theorien zur gegenseitigen Beeinflussung der Phänomene von Leib, Geist und Seele entwickelt hat, wird gemeinhin in der sich einem materialistischen Wissenschaftsverständnis verschreibenden Medizin die subtile und nicht-quantifizierbare Natur der Emotionen als zu nebulös angesehen, um sie diagnostisch oder therapeutisch in Betracht zu ziehen und angemessen zu würdigen. Dies führt dazu, dass der moderne Arzt in der Regel Probleme wie Stress, Depression und Angst allein als klinische Symptomatik betrachtet, sie nicht weiter ergründet, ihre individuellen Zusammenhänge im jeweiligen Patienten ausblendet oder gar nicht erst wahrnimmt, und eine Medikamentengabe als vornehmliches, angemessenes und zielführendes Instrument der Therapie erachtet.

Diese weniger aus den eigentlichen Wissenschaften, sondern eher aus der Weltanschauung resultierenden Tendenzen führen auch zu nachteiligen Auswirkungen auf die Ausübung der Traditionellen Chinesischen Medizin, so dass die institutionalisierte heutige Chinesische Medizin sich mit dem Thema der Emotionen ebenfalls nur noch sehr limitiert befasst.

Chinesische Medizin mag zuletzt wie eine „Produktmarke" für spezielle medizinische Exportgüter der Volksrepublik China erscheinen, die unter der Bezeichnung „TCM" gehandelt werden. Dabei wird zwar die Behandlung von nicht-lokalen und nicht-strukturellen Beschwerden propagiert, jedoch entbehren die einschlägigen Lehrbücher und die übliche akademische Unterweisung auf dem Gebiet der TCM eines in die Tiefe gehenden Zugangs zu der Natur und Dynamik des Qi und der Emotionen.

Aus diesem Grunde erschien es den Autoren dieses Kompendiums als besonders relevant, eine angemessene Aufmerksamkeit für die ursprüngliche Bedeutung und differenzierte Betrachtung der Emotionen in der klassischen chinesischen Weisheits- und Gesundheitsliteratur zu erzeugen, da die zum Teil mehr als 2000 Jahre alten klassischen Texte der Altchinesischen Medizin ihre Aktualität und Relevanz im Hinblick auf die Wichtigkeit der Bewusstwerdung der Emotionen als Krankheitsauslöser erweisen.

20.4.2 Die Dynamik von Geist, Leib und Seele

Der zeitgenössische Philosoph Liú Chánglín 劉長林 (> Abb. 20.8) beschreibt die Altchinesische Medizin als eine zeitbasierte Therapie, die auf der antiken Wissenschaft von energetischer Dynamik basiert, während es sich bei der Westlichen Medizin und der zeitgenössischen Chinesischen Medizin um eine raumbasierte Therapie handelt, die in der modernen Wissenschaft und in der Materie verwurzelt ist.

Ich glaube, dass es zwei verschiedene menschliche Methodiken des Wissens gibt: eine ist zeitorientiert, und die andere ist raumorientiert.

Liu Changlin 2005

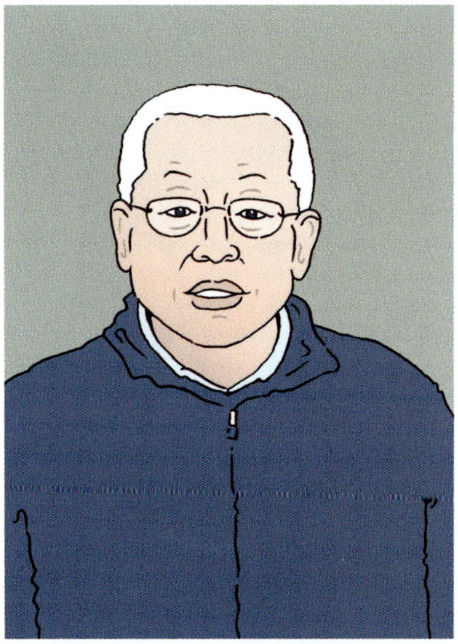

Abb. 20.8 Bildnis des Liu Changlin (*1941) [M297]

Mit der Zeitorientierung ist das Interesse für die Dynamik der Krankheitsprozesse auf allen Ebenen gemeint. Zeit ist in ständigem Fluss, den man begleiten, aber nicht festhalten kann. Die Raumorientierung bezieht sich auf die Mess- und Darstellbarkeit physischer Substrate in einem allgemein akzeptierten Koordinatensystem. Hierbei werden statische Phänomene ausschließlich in den zuvor festgelegten Dimensionen betrachtet.

Der moderne Arzt richtet daher seine Aufmerksamkeit auf die Analyse von sichtbaren physischen Parametern. Die Betrachtungsweise der antiken Chinesischen Medizin hingegen ergründet die Beziehung zwischen Natur, Materie, dynamischen Prozessen und deren Wirkkräften und dem Bewusstsein des Menschen. Die aktuell verbreiteten Medizinrichtungen, die im Evidenz-basierten Materialismus verwurzelt sind, erheben die materielle Erscheinungsform zu einer übergeordneten und alles bestimmenden Größe, der Geist und Emotionen nachgeordnet sind, da sie nur als Funktionen der Materie und Erscheinungen an Materie aufgefasst werden.

Ein Primat des Physischen, Greifbaren wird zum Teil auch in antiken chinesischen Weisheitstexten reklamiert:

Sobald das himmlische Amt seinen Posten bezieht und die Verdienste des Himmels sich heranbilden, steht der Leib bereit und die Geist-Seele Shen entsteht. Vorliebe, Abneigung, Freude, Ärger, Kümmernis und Frohlocken sind darin enthalten. Daher nennt man dies auch die himmlischen Empfindungen.

Zhànguó • Xúnzǐ (> Abb. 20.9) • Tiānlùn piān dìshíqī
(Zeit der Streitenden Reiche • Xunzi [ca. 300–239 v. Chr.] • Kapitel der Abhandlung über den Himmel, als siebzehntes)
戰國 • 荀子 • 天論篇 第十七

20

In der hier skizzierten Beziehung wird vom Himmel zunächst der materielle Leib gesetzt, dem die Geist-Seele Shen erwächst. Diesem Verständnis zufolge wird Bewusstsein aus der Materie geboren. Daher bezeichnen moderne chinesische Autoren in ihrem Werk zur Pathologie psychosomatischer Erkrankungen auch die meisten buddhistischen und taoistischen Werke über das Thema Materie als „idealistische Grübeleien, die durch die rückschrittlichen Bedingungen in Chinas feudalistischer Vergangenheit" bedingt sind (Dong 1991, S. 1).

In den klassischen Texten der Altchinesischen Medizin werden die Phänomene des Lebendigen und der Erkrankung vornehmlich anhand der immateriellen Konzepte von Qi und Shen erläutert. Qi könnte aus biomedizinischer Sicht als funktionelle Aktivität und Wirkkraft verstanden, Shen als Äquivalent von Geist, Seele und Bewusstsein erläutert werden. In dieser Perspektive sind die materiellen Manifestationen Ausdruck dieser physiologischen Lebenskräfte.

Das Erste, das ist der Himmel. Was den Himmel anbetrifft, so ist er Yang.
Das Zweite, das ist die Erde. Was die Erde anbetrifft, so ist sie der Ackerboden. Was im Menschen dem Ackerboden entspricht, das ist das Fleisch.

Huángdì nèijīng • Língshū • Jiǔzhēn lùn dìqīshíbā
(Leitfaden des Gelben Ahnherrschers, Innerer Band • Drehangel aller Wunderwirkungen • Abhandlung über die Neun Nadeln, als Achtundsiebzigstes)
黃帝內經 • 靈樞 • 九鍼論 第七十八

Liú Zhòu 劉晝, ein Philosoph in daoistischer Tradition, führt aus:

Was den Leib anbetrifft, so ist er das Gefäß des Lebendigen. Was das Herz anbetrifft, so ist es die Wurzel des Leibes. Was die Geist-Seele Shen anbetrifft, so ist sie das Kleinod des Herzens. Daher: Wenn sich die Geist-Seele Shen in Stille befindet, so ist das Herz ausgeglichen; ist das Herz harmonisch ausgeglichen, so ist der Leib vollständig und unversehrt. Wird die Geist-Seele Shen zu Ungestüm gereizt, so (stürzt es) das Herz in Zügellosigkeit. Ist das Herz zügellos geworden, so nimmt der Leib Schaden. Will man (also) die Unversehrtheit des Leibes (bewahren), so hängt dies zuallererst vom Ordnen des Shen ab.

Běiqí • Liú Zhòu (> Abb. 20.10) • Liúzǐ • Qīngshén dìyī
(Nördliche Qi-Dynastie • Liu Zhou • Meister Liu • Das Klären des Geistes, als Erstes)
北齊 • 劉晝 • 劉子 • 清神 第一

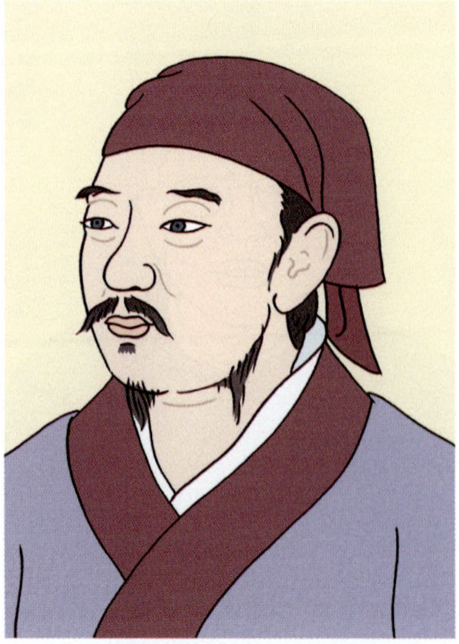

Abb. 20.9 Bildnis des Xunzi (ca. 300–239 v. Chr.) [M297]

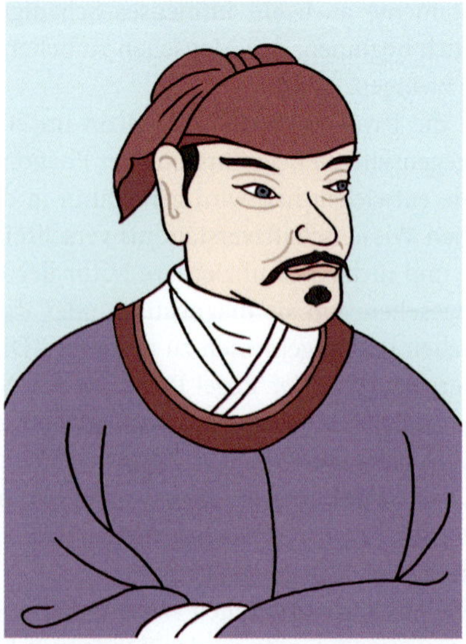

Abb. 20.10 Bildnis des Liu Zhou (Nördliche Qi-Dynastie) [M297]

20.4.3 Die Sieben Gemütszustände (qīqíng 七情)

Als die Sieben Gemütszustände gelten die überschwängliche Begeisterung, die Wut, der Kummer, die Nachdenklichkeit, die Traurigkeit, die Angst und der Schreck. Die Benennung dieser Sieben Grundzustände des Gemüts wird in den verschiedenen überlieferten Texten mit teilweise unterschiedlicher Nomenklatur bezeichnet. In den Zitaten in diesem Buch wird jeweils der Wortlaut der originalen Bezeichnungen übertragen.

Überschwängliche begeisterte Freude, Wut, Wehmut, Furcht, liebevolle Zuneigung, Abneigung und Begehren, diese Sieben beherrscht man, ohne sie erlernen (zu müssen).

Zhànguó • Lǐjì • Lǐyùn
(Streitende Reiche • Aufzeichnungen der Riten • Anwendung der Riten)
戰國 • 禮記 • 禮運

Im *Huangdi neijing* werden in verschiedenen Kapiteln insgesamt acht Gemütszustände erwähnt: die überschwänglich begeisterte Freude, die Wut, der Kummer, die Nachdenklichkeit, die Traurigkeit, die Angst, der Schreck und die Furcht.

Was die Sieben Gemütszustände anbetrifft, so handelt es sich um die überschwänglich begeisterte Freude, die Wut, den Kummer, die Nachdenklichkeit, die Traurigkeit, die Angst und den Schreck.

Sòng • Chén Yán • Sānyīn jíyī bìngzhèng fānglùn • Juàn èr • Sānyīn lùn
(Song-Dynastie • Chen Yan • Abhandlung darüber, dass mit den Drei Auslösern von den Krankheitszeichen bis zur Rezeptur alles in Einem umfasst wird • 2. Heft • Abhandlung über die Drei Auslöser [1174])
宋 • 陳言 • 三因極一病證方論 • 卷二 • 三因論

Die Gemütszustände stehen mit den Zang-Organen in Resonanz, insofern sie über das spezifische Shen des jeweiligen Zang-Langzeitspeichers wahrgenommen werden. Von den Sieben Gemütszuständen werden in der Regel fünf eindeutig einem Zang-Organ zugeordnet, während beispielsweise der Schreck sowohl das Herz als auch die Niere erfassen kann und die Sorge sowohl die Lunge als auch die Milz zu beschäftigen vermag.

Der Mensch verfügt über die Fünf Zang-Langzeitspeicher, die die Fünf Qi umwandeln, um die überschwänglich begeisterte Freude, die Wut, die Nachdenklichkeit, den Kummer und die Angst hervorzubringen.

Huángdì nèijīng • Sùwèn • Tiānyúanjì dàlùn piān dìliùshíliù
(Leitfaden des Gelben Ahnherrschers, Innerer Band • Unbefangene Elementarfragen • 66. Kapitel: Große Abhandlung über die Aufzeichnungen zu den im Himmel verankerten Ur-Gegebenheiten)
黃帝內經 • 素問 • 天元紀大論篇第六十六

Die folgenden Zusammenhänge zwischen den Fünf Zang-Langzeitspeichern und den Gemütszuständen finden eine relativ durchgängige Nennung in den klassischen Texten:

- Die Leber: in den Gemütszuständen als Wut
- Das Herz: in den Gemütszuständen als überschwänglich begeisterte Freude
- Die Milz: in den Gemütszuständen als Nachdenklichkeit
- Die Lunge: in den Gemütszuständen als Kummer
- Die Niere: in den Gemütszuständen als Angst

Diesen Gemütszuständen liegt eine physiologische Aktivität der genannten Speicherorgane zugrunde. Dabei handelt sich um eine natürliche Reaktion auf entsprechende Gegebenheiten. Nur das Aufkommen dieser emotionalen Reaktionen über Gebühr, ihr Fortbestehen über die entsprechende Situation hinaus und ihr unangemessenes Auftreten ohne adäquaten Anlass sind als pathologische Gegebenheit mit krankmachendem Potenzial anzusehen.

Die Sieben Gemütszustände sind (Ausdruck) der gewöhnlichen Natur des Menschen. Werden sie angestoßen, so entwickeln sie sich zunächst aus einer Verdichtung in den Zang- und Fu-Organen und nehmen außen in den Gliedmaßen und im Rumpf Gestalt an; sie gelten als (krankheitsauslösende) Faktoren des Inneren.

Sòng • Chén Yán • Sānyīn jíyī bìngzhèng fānglùn • Juàn èr • Sānyīn lùn
(Song-Dynastie • Chen Yan • Abhandlung darüber, dass mit den Drei Auslösern von den Krankheitszeichen bis zur Rezeptur alles in Einem umfasst wird • 2. Heft • Abhandlung über die Drei Auslöser [1174])
宋 • 陳言 • 三因極一病證方論 • 卷二 • 三因論

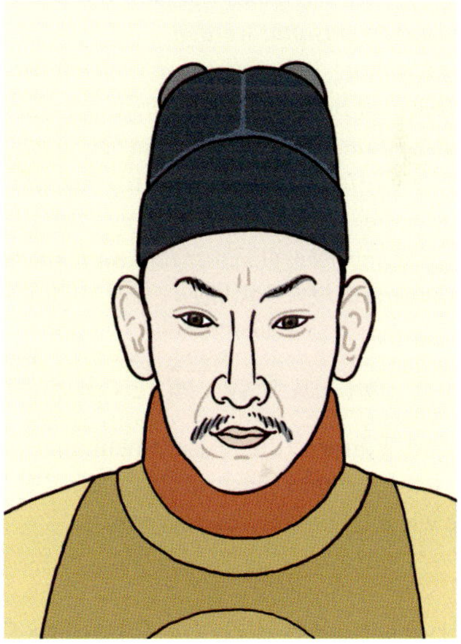

Abb. 20.11 Bildnis des Li Chan (Ming-Dynastie) [M297]

Auch wenn die Gemütszustände mit verschiedenen Inneren Organen in Resonanz stehen, so entsteht das Bewusstsein darüber, ereignet sich die Wahrnehmung dieser Zustände im Herzen, das die Geist-Seele Shen speichert, beziehungsweise, wie es historisch später aufgefasst wird, im Gehirn.

Es gibt das Herz aus Blut und Fleisch.
Es gibt das Herz der klaren Geisteskraft (shén 神).

Míng • Lǐ Chān (➤ Abb. 20.11) • Yīxué rùmén • Xīn
(Ming-Dynastie • Li Chan • Eintrittspforte in die Medizinlehre • Das Herz [1575])
明 • 李梴 • 醫學入門 • 心

Das Gehirn ist das Fu-Zwischenlager der Ureinheits-Geisteskraft (yuánshén 元神).

Míng • Lǐ Shízhēn • Běncǎo gāngmù • Xīnyí
(Ming-Dynastie • Li Shizhen • Abriss der heimischen Pharmakopöe • Magnoliae Flos [1596])
明 • 李時珍 • 本草綱目 • 辛夷

Aus den Zitaten wird deutlich, dass in der Chinesischen Medizin zwischen dem kardiozirkulatorisch aktiven Herzen und dem Herzen im übertragenen Sinne als Sitz des Bewusstseins und der Wahrnehmung unterschieden wurde und dass die Geisteskraft Shen sowohl im Zang-Langzeitspeicher Herz als auch im außergewöhnlichen Fu-Zwischenlager Gehirn beheimatet ist. Den Zusammenhang zwischen dem Herz-Shen und den anderen kognitiven und emotionalen Aktivitäten des menschlichen Organismus erläutert Zhāng Jǐngyuè 脹景岳 (eigentlicher Name: Zhāng Jièbīn 張介賓) wie folgt:

Das Herz ist der Regent der Zang-Langzeitspeicher und Fu-Zwischenlager; es kommandiert in Gesamtheit die flüchtige Hun-Seele (hún 魂) und die klare Po-Seele (pò 魄) und betrifft zudem Überlegung und Vorstellung (yì 意) wie auch Willenskraft und Erinnerung (zhì 志). Wird also das Herz durch Kummer angerührt, so antwortet die Lunge. Wird das Herz durch Nachdenklichkeit angerührt, so antwortet die Milz. Wird das Herz durch Wut angerührt, so antwortet die Leber. Wird das Herz durch Angst angerührt, so antwortet die Niere. Dies zeigt, dass die Fünf Gemütszustände einzig und allein vom Herzen entsandt werden.
Auch wenn die Fünf Zang-Langzeitspeicher jeweils ihre Entsprechung besitzen, so ist (bei dem Bemühen), den Ursprung einer Schädigung durch die Gemütszustände ausfindig zu machen, doch nichts aufzufinden, was nicht vom Herzen her seinen Ausgang nähme.

Míng • Zhāng Jièbīn • Lèijīng • Jíbìng lèi • Qíngzhì jiǔqì
(Ming-Dynastie • Zhang Jiebin [1563–1640] • Nach Kategorien geordneter Leitfaden • Kategorie der Erkrankungen • Die Gemütsverfassung und die Neun Qi)
明・張介賓・類經・疾病類・情志九氣

Zusammenfassend können die Zusammenhänge zwischen den Organen und der Krankheitsauslösung durch die Zustände von Geist und Seele wie folgt beschrieben werden.

Das Herz: überschwänglich begeisterte Freude

Das Herz regiert das Blut und speichert die Geisteskraft Shen (*shén* 神). Unter den Gemütszuständen entspricht ihm die überschwänglich begeisterte Freude. Das Herz treibt das Blut voran und regiert alle Aktivitäten des Lebendigen einschließlich der Wahrnehmung, des Bewusstseins und des Denkens.

Bei überschwänglich begeisterter Freude entzieht sich die Geisteskraft (shén 神), wird zerstreut und (kann) nicht gespeichert werden.

Huángdì nèijīng • Língshū • Běnshén dìbā
(Leitfaden des Gelben Ahnherrschers, Innerer Band • Drehangel aller Wunderwirkungen • Die Verwurzelung im Shen, als Achtes)
黃帝內經・靈樞・本神第八

Weist das Shen einen Überschuss auf, so gibt es unentwegtes Gelächter; ist das Shen unzureichend, so tritt Traurigkeit auf.

Huángdì nèijīng • Sùwèn • Tiáojīng lùn piān dìliùshíèr
(Leitfaden des Gelben Ahnherrschers, Innerer Band • Unbefangene Elementarfragen • 62. Kapitel: Abhandlung über das Regulieren der Leitbahnen)
黃帝內經・素問・調經論篇第六十二

Die Leber: Wut

Die Leber regiert das Ausbaggern und Drainieren, speichert das Blut und speichert die flüchtige Hun-Seele (*hún* 魂). Unter den Gemütszuständen entspricht ihr die Wut. Die Leber bevorratet das Blut und reguliert die Blutmenge. Sie sorgt für die ungehinderte Durchgängigkeit der Ausbreitungsmechanik des Qi im gesamten Organismus und gleicht die Gemütszustände aus. Kann sich die Qi-Mechanik gut abgestimmt entfalten, so können sich die Gemütszustände behaglich ausbreiten, und die Stimmung ist heiter. Verliert die Leber das Vermögen, auszubaggern und zu drainieren, so wird das Leber-Qi unterdrückt und verknotet. Dann sind die Emotionen nicht gelöst. Die Stimmung wird gedrückt und freudlos; die Sorgen nehmen zu, und man neigt zum Grübeln. Ist das Leber-Qi im Überschwang, so ist man schnell gereizt und gerät leicht in Wut.

Bei Wut wird das Qi gegenläufig; schlimmstenfalls entstehen Muterbrechen und Durchfall unverdauter Speisen.

Huángdì nèijīng • Sùwèn • Jǔtòng lùn piān dìsānshíjiǔ
(Leitfaden des Gelben Ahnherrschers, Innerer Band • Unbefangene Elementarfragen • 39. Kapitel: Erörterung des Aufkommens von Schmerzen)
黃帝內經・素問・舉痛論篇第三十九

Wenn etwas über die flüchtige Hun-Seele (hún 魂) gesagt werden soll: so (entstehen) beispielsweise verworrene Träume, Situationen mit wechselnden Illusionen und Umherwandern. All dies gehört dazu.

Míng • Zhāng Jièbīn • Lèijīng • Zàngxiàng lèi/sānjuàn • Jiǔ: běnshén
(Ming-Dynastie • Zhang Jiebin • Nach Kategorien geordneter Leitfaden [1624] • Kategorie der äußeren Erscheinungen der Zang-Langzeitspeicher/Drittes Heft • Neun: Wurzeln des Shen)
明・張介賓・類經・臟象類/三卷・九本神

Im Bereich des Physiologischen ist die Leber mit Blut reichlich angefüllt; Ausbaggern und Drainieren erfolgen im angemessenen Umfang, so dass die Geisteskraft (*shén* 神) ruhig und die flüchtige Hun-Seele (*hún* 魂) friedvoll sind. Im Bereich des Pathologischen ist das Leber-Blut unzureichend vorhanden; Ausbaggern und Drainieren büßen ihre Angemessenheit ein, so dass leicht ein Zustand auftritt, in dem die Herberge der flüchtigen Hun-Seele (*hún* 魂) unbehütet ist, was zu einem unruhigen Schlaf, Schreckhaftigkeit und Vielträumerei, Sprechen und Umherlaufen im Schlaf, zum morgendlichen Verlust der flüchtigen Hun-Seele (*hún* 魂) und zum Ausfall der klaren Po-Seele (*pò* 魄) (*shīhún luòpò* 失魂落魄; Ausdruck für Zerfahrenheit und ausgeprägte Unruhe) führt. Das Konzentrationsvermögen geht verloren, die Stimmung ist unstet, es tritt eine Ängstlichkeit auf, visuelle und optische Halluzinationen können entstehen.

Die Milz: Nachdenklichkeit

Die Milz regiert das Transportieren und Transformieren; sie speichert die Überlegung und Vorstellung (*yì* 意). Die Geisteskraft (*shén* 神) bildet sich aus der vor-himmlischen Jing-Essenz, benötigt jedoch die nährende Zufuhr aus der nach-himmlischen Jing-Essenz.

Unter den Gemütszuständen entspricht der Milz die Nachdenklichkeit. Das Denken ist die physiologische Aktivität der Milz, unangemessene Nachdenklichkeit führt in die Pathologie. Denken und Nachdenklichkeit werden in den Texten der Chinesischen Medizin mit dem gleichen Schriftzeichen *sī* 思 ausgedrückt.

Im Denken ist das Herz aufgehoben und die Geisteskraft (shén 神) hat einen Rückzugsort; (es kann allerdings dazu führen), dass das Aufrechte Qi verweilt und sich nicht (mehr) weiterbewegt, weshalb sich das Qi verknotet.

Huángdì nèijīng • Sùwèn • Jǔtòng lùn piān dìsānshíjiǔ (Leitfaden des Gelben Ahnherrschers, Innerer Band • Unbefangene Elementarfragen • 39. Kapitel: Erörterung des Aufkommens von Schmerzen)
黃帝內經 • 素問 • 舉痛論篇第三十九

Die Lunge: Kummer/Traurigkeit

Die Lunge regiert das Qi und speichert die klare Po-Seele (*pò* 魄). Unter den Gemütszuständen entspricht ihr der Kummer (die Traurigkeit). Die Lunge regiert das Qi des gesamten Organismus und lenkt die Atmung. Durch die Rhythmik der Atmung reguliert die Lunge die Qi-Mechanik im gesamten Leib und unterstützt das Herz bei der Bewegung des Blutes. Durch das Vermögen der Lunge zum Ausbreiten und Absenken des Qi wird auch die Verteilung der Körpersäfte geordnet und ausgeglichen.

Bei Trauer verbraucht sich das Qi.

Huángdì nèijīng • Sùwèn • Jǔtòng lùn piān dìsānshíjiǔ (Leitfaden des Gelben Ahnherrschers, Innerer Band • Unbefangene Elementarfragen • 39. Kapitel: Erörterung des Aufkommens von Schmerzen)
黃帝內經 • 素問 • 舉痛論篇第三十九

Weist das Shen einen Überschuss auf, so gibt es unentwegtes Gelächter; ist das Shen unzureichend, so tritt Traurigkeit auf.

Huángdì nèijīng • Sùwèn • Tiáojīng lùn piān dìliùshíèr (Leitfaden des Gelben Ahnherrschers, Innerer Band • Unbefangene Elementarfragen • 62. Kapitel: Abhandlung über das Regulieren der Leitbahnen)
黃帝內經 • 素問 • 調經論篇第六十二

Traurigkeit und Kummer können also auch bei einer Erschöpfung der Zang-Langzeitspeicher von Herz und Lunge entstehen.

Die Niere: Angst

Die Niere speichert die Jing-Essenz und speichert Willenskraft und Erinnerung (*zhì* 志). Unter den Gemütszuständen entspricht ihr die Angst. Die gespeicherte Jing-Essenz bringt das Mark hervor; das Gehirn bildet sich aus einer Ansammlung von Mark. Die Geisteskraft (*shén* 神) ist eine Form des Qi, die auch aus der Nahrung, aus „Wasser und Getreide" gebildet, durch das Blut genährt und vom Mark des Gehirns gespeichert wird. Aufgrund dieser Zusammenhänge soll das antike Konzept der Vier Meere hier erläutert werden.

Huangdi wandte sich fragend an Qi Bo und sprach: „Ich habe von Ihnen, Meister, etwas über die Prinzipien des Stechens gehört. Wovon Sie, Meister, sprachen, verließ nie (die Themen) der Quartiermeister- und Schutzwächter-Einflüsse, des Qi und des Blutes. Nun, was die Zwölf Leitbahn-Gefäße anbetrifft, so gehören sie innen den Fu-Zwischenlagern und Zang-Langzeitspeichern an und sind außen mit den Gliedmaßen und Gelenken vernetzt. Wie vermögen Sie, Meister, dies nun mit den Vier Meeren zu verbinden?" Qi Bo antwortete und sprach: „Der Mensch besitzt ebenfalls vier Meere (und eben) Zwölf Leitbahn-Gewässer. Was die Leitbahn-Gewässer anbetrifft, so ergießen sie sich allesamt in Meere. Bei den Meeren gibt es den Osten, den Westen, den Süden und den Norden. (Sie) werden die Vier Meere genannt." Huangdi sprach: „Welches ist dazu die Entsprechung im Menschen?" Qi Bo sprach: „Der Mensch besitzt ein Mark-Meer, ein Blut-Meer, ein Qi-Meer und das Meer von Wasser und Getreide. Diese insgesamt Viere (beim Menschen) entsprechen den Vier Meeren (in der Außenwelt)." Huangdi sprach: „Das reicht wahrlich weit! Ihre Vereinigung von Himmel, Erde und den Vier Meeren mit dem Menschen, Meister, dazu möchte ich noch hören, wie es sich mit den Entsprechungen verhält." Qi Bo erwiderte: „Zunächst ist ein klares Wissen über Yin und Yang, die Oberfläche und das Innere, die Lokalisation der Quellen- und Stromschnellen-Pforten erforderlich; daraus werden die Vier Meere bestimmt." Huangdi sprach: „Wovon werden sie bestimmt?" Qi Bo sprach: „Was den Magen betrifft, so ist er das Meer von Wasser und Getreide. Seine Transport(-Pforte) befindet sich oben im Ma 30 (qìjiē 氣街[1]), unten wird der Ma 36 (sānlǐ 三里) erreicht. Was das sich ergießende Gefäß Chongmai anbetrifft, so gilt es als das Meer der Zwölf Hauptleitbahnen. Seine Transport(-Pforte) befindet sich oben im Bl 10 (dàzhù 大杼), unten tritt es im Ma 37 und Ma 39 (jùxū zhī shàngxià lián 巨虛之上下廉) aus. Was den zentralen Brustraum[2] anbetrifft, so gilt er als das Meer des Qi. Seine Transport(-Pforte) befindet sich oben oberhalb und unterhalb des Säulen-Knochens[3] (etwa Du 14, Du 15 und Du 16) und vorne im Ma 9 (rényíng 人迎). Das Gehirn ist das Meer des Marks. Seine Transport(-Pforte) befindet sich oben in seiner Bedeckung[4] und unten im Du 16 (fēngfǔ 風府)." Huangdi sprach: „Was alle diese Vier Meere anbetrifft, was ist ihnen nützlich, und was fügt ihnen Schaden zu, was lässt sie aufleben, und was zerstört sie?" Qi Bo sprach: „Was die Mitläufigkeit erreicht, lebt auf, was die Gegenläufigkeit erreicht, wird zerstört. Wer um den

1 Alternative Bezeichnung von *qìchōng* 氣衝 (Ma 30).

2 *dànzhōng* 膻中 ist auch der Name der Akupunkturpforte Ren 17; in der Literatur wird diese Bezeichnung in der Regel im Sinne einer anatomischen Region, nämlich der Mitte des Brustraums, verstanden. Das Zeichen *dàn* 膻 trägt das Radikal 月 (肉), was anzeigt, dass es sich um einen Teil des Leibes handelt. Der rechtsstehende Teil des Zeichens 亶 sollte sowohl als laut- als auch als sinnbestimmend verstanden werden. Er ist auch Bestandteil des Zeichens *tán* 壇, das „Altar" bedeutet und in dem Wort *tiāntán* 天壇 („Himmelstempel") vorkommt. Die Region von Herz und Herz-Hüter ist der Ort, an dem sich der Mensch seines himmlischen Auftrags bewusst wird und sich dieser Bestimmung wie auf einem Altar weiht. So wie der Kaiser dem Himmel für die Ernte dankt, bedankt sich der Mensch aus der Tiefe seiner Brust für das Leben, das ihm geschenkt wurde.

3 *zhùgǔ* 柱骨: Die Halswirbelsäule wurde in der antiken Chinesischen Medizin als ein kompakter Knochen ohne Untergliederung betrachtet, der Säulen-Knochen genannt wurde.

4 Hier: die Schädeldecke (Du 20).

Ausgleich weiß, (bewirkt) Nutzen; wer nicht um den Ausgleich weiß, (bewirkt) Schaden." Huangdi sprach: „Wie verhält es sich genau mit Gegenläufigkeit und Mitläufigkeit?" Qi Bo sprach: „Wenn das Qi-Meer einen Überschuss aufweist, so entstehen ein Qi-Völlegefühl inmitten der Brust, eine Beklommenheit, ein keuchender Atem und ein rotes Gesicht. Ist das Qi-Meer unzureichend (gefüllt), so tritt eine Kurzatmigkeit auf, dass es zum Sprechen nicht reicht. Wenn das Blut-Meer einen Überschuss aufweist, so entsteht der Eindruck, der eigene Leib sei vergrößert. Kümmernis stellt sich ein, (doch) man erkennt nicht, dass eine Erkrankung vorliegt. Ist das Blut-Meer unzureichend (gefüllt), so entsteht der Eindruck, der eigene Leib sei verkleinert. Ein Gefühl der Einengung stellt sich ein, (doch) man erkennt nicht, dass eine Erkrankung vorliegt. Wenn das Meer des Wassers und Getreides einen Überschuss aufweist, so entsteht ein Völlegefühl im Bauch. Ist das Meer des Wassers und Getreides unzureichend (gefüllt), so entsteht ein Hungergefühl, (doch) Getreidenahrung wird nicht aufgenommen. Wenn das Meer des Marks einen Überschuss aufweist, so führt es zu einer Leichtigkeit und kraftvoller Stärke, dass man seine eigenen Grenzen überschreitet. Ist das Meer des Marks unzureichend (gefüllt), so verdreht sich das Hirn, und im Ohr treten summende Geräusche auf. Die Unterschenkel prägen ein muskelkaterähnliches Wundheitsgefühl aus, und man verspürt eine Benommenheit und Umnebelung. Die Augen sehen nicht (klar). Es stellt sich eine Faulheit ein, bei der man bequem daniederliegt." Huangdi sprach: „Ich habe bereits etwas über Gegenläufigkeit und Mitläufigkeit erfahren. Wie verhält es sich nun mit dem Ausgleich?" Qi Bo sprach: „Untersuche sorgfältig die (zuständigen) Transport(-Pforten) und gleiche Leere und Fülle aus, ohne einen schädlichen Regelverstoß zu begehen. Das Mitläufige führt zur Gesundung, das Gegenläufige führt unweigerlich in die Zerstörung." Huangdi sprach: „Ausgezeichnet!"

Huángdì nèijīng • Língshū • Hǎilùn dìsānshísān
(Leitfaden des Gelben Ahnherrschers, Innerer Band • Drehangel aller Wunderwirkungen • Abhandlung über die Meere, als Dreiunddreißigstes)
黃帝內經 • 靈樞 • 海論第三十三

20

Die Niere speist mit der Jing-Essenz das Meer des Marks. Ist dieses Meer gefüllt, so ergibt sich eine Widerstandsfähigkeit auch gegen psychische Verunsicherungen, die heute Resilienz genannt wird. Eine Schwächung der Niere bedingt ein nicht genügend gefülltes Meer des Marks, was nicht nur zu einer allgemeinen Erschlaffung, sondern auch zu einer Schwächung der Willenskraft und einer Anfälligkeit für Ängste führt. Das Wasser nährt dann auch nicht das Holz von Leber und Gallenblase, so das sich die Ängstlichkeit noch weiter verstärkt. Da das Wasser zudem das Feuer nicht ausreichend kühlt, stellt sich ein unruhiges Shen ein, das für viele emotionale Stimuli eine Überempfindlichkeit entwickelt und kein Gefühl der Selbstsicherheit entwickeln kann.

20.4.4 Voraussetzungen für die Schädigung durch die Sieben Gemütszustände

Grundsätzlich sind die Sieben Gemütszustände physiologische Korrelate der Attribution des Gefühlserlebens zu einer bestimmten äußeren oder inneren Reizpräsentation. Emotionale Reaktionen können durch die Wahrnehmung einer Szenerie oder durch Gedanken und Erinnerungen, Vorstellungen oder Träume ausgelöst werden. Sofern die Emotionen wieder aufgelöst werden können, wird nicht über das Aufnahme-, Anpassungs- und Verarbeitungsvermögen der jeweiligen Person hinausgegangen. Erst wenn die physiologische Kapazität des emotionalen Erlebens überschritten wird und ein anhaltender oder wiederkehrender emotionaler Konflikt entsteht, erlangen die Sieben Emotionen krankmachendes Potenzial.

In ihrer Qualität oder Stärke unangemessene und in unangenehmer Weise wiederkehrende emotionale Reaktionen können dem Menschen Schaden zufügen. Die Frage des schädigenden Potenzials hängt natürlich ebenso von dem System ab, auf das die auslösenden Reize treffen. Der jeweilige Zustand der Zang- und Fu-Organe, von Qi und Blut, Yin und Yang, die psychologischen Besonderheiten im Charakter eines Menschen und die Beschaffenheit seiner Konstitution bestimmen mit darüber, ob ein emotionales Erleben sich im physiologischen oder pathologischen Bereich abspielt. Störungen der inneren Regulation in den Organen und Grundwirksamkeiten können Anlass dazu sein, dass ein emotionales Erleben ohne adäquaten Auslöser auftritt und pathologischen Charakter annimmt.

Ist das Leber-Qi leer, so bestehen Ängste, bei Fülle tritt Wut auf.

Huángdì nèijīng • Língshū • Běnshén dìbā
(Leitfaden des Gelben Ahnherrschers, Innerer Band • Drehangel aller Wunderwirkungen • Die Verwurzelung im Shen, als Achtes)
黃帝內經 • 靈樞 • 本神第八

Hat das Blut einen Überschuss, so tritt Wut auf; ist es unzureichend, so führt es zu Ängsten.

Huángdì nèijīng • Sùwèn • Tiáojīng lùn piān dìliùshièr
(Leitfaden des Gelben Ahnherrschers, Innerer Band • Unbefangene Elementarfragen • 62. Kapitel: Abhandlung über das Regulieren der Leitbahnen)
黃帝內經 • 素問 • 調經論篇第六十二

Charakter, Konstitution und Reizpräsentation bestimmen, ob ein Gefühlszustand ausgelöst wird, welcher Art er ist, und ob er schädigenden Charakter annimmt und eine Erkrankung auslöst.

20.4.5 Besonderheiten der Schädigung durch die Sieben Gemütszustände

Grundsätzlich können vier Umstände die Krankheitsauslösung durch emotionale Faktoren charakterisieren:

1. Die Auslösung von ungewöhnlichen emotionalen Reaktionen durch eine Reizpräsentation
2. Eine direkte Beeinträchtigung physiologischer Aktivitäten der Zang-Langzeitspeicher durch einen emotionalen Faktor
3. Eine unmittelbare Auslenkung der physiologischen Qi-Mechanik
4. Eine Verschlimmerung oder Komplizierung einer bestehenden Erkrankung durch den Einfluss emotionaler Faktoren

Übermäßige Einwirkung emotionaler Faktoren

Unlösbare oder sich zuspitzende Konflikte in der Familie, in der Beziehung, am Arbeitsplatz oder in der Gesellschaft können Reize darstellen, die übermäßige emotionale Reaktionen hervorrufen.

Unmittelbare Schädigung der Zang-Langzeitspeicher

- Wut schädigt die Leber
- Überschwänglich begeisterte Freude schädigt das Herz
- Übermäßige Nachdenklichkeit schädigt die Milz
- Kummer schädigt die Lunge
- Angst schädigt die Niere

Was die Fünf Ermüdungen anbetrifft, so benutzen sie sämtlich die Wahrnehmung zu ihrem Wirken. Ihr Übermaß schädigt die Fünf Zang-Langzeitspeicher und führt die Fünf Shen-Geist-Seelen in die Unruhe und in die Ausprägung von Krankheiten, weshalb man von den Fünf Ermüdungen spricht. Weil nämlich das Überlegen mit aller Kraft zur Leber-Ermüdung führt, das Verbiegen der geistigen Klarsicht zur Herz-Ermüdung, die unglückliche Ausrichtung der Gedanken zur Milz-Ermüdung, aufgrund von Vorahnungen bekümmert zu sein, führt zur Lungen-Ermüdung, eine verzagte Willensverankerung führt zur Nieren-Ermüdung. In jedem Falle gilt: Werden die eigenen Anlagen nicht richtig bemessen und wird einer übermäßig abweichenden Angelegenheit begegnet, so folgt sogleich eine Schädigung der Fünf Zang-Langzeitspeicher.

Sòng • Chén Yán • Sānyīn jíyī bìngzhèng fānglùn • Juànbā • Wǔláo zhèngzhì (Song-Dynastie • Chen Yan • Abhandlung darüber, dass mit den Drei Auslösern von den Krankheitszeichen bis zur Rezeptur alles in Einem umfasst wird • 8. Heft • Krankheitszeichen und Behandlung der Fünf Ermüdungen [1174])

宋・陳言・三因極一病證方論・卷八・五勞證治

Die Gemütszustände können jeweils einen spezifischen pathologischen Einfluss auf das Verhalten des Qi in den betroffenen Organen ausüben:

- Die Wut schädigt die Leber, das Leber-Qi entwickelt sich gegenläufig nach oben, das Leber-Yang steigt übermäßig auf, Yin und Blut der Leber werden verbraucht.
- Die überschwänglich begeisterte Freude schädigt das Herz, das Herz-Qi wird zerstreut und die Geist-Seele Shen heimatlos.
- Die übermäßige Nachdenklichkeit schädigt die Milz, die Milz verliert ihre gesunde Fähigkeit zum Transport, die Qi-Mechanik wird niedergedrückt und verknotet sich.
- Kummer und Traurigkeit schädigen die Lunge, das Lungen-Qi wird verzehrt.
- Die Angst schädigt die Niere, Jing-Essenz und Qi der Niere werden verbraucht.
- Der Schreck schädigt Herz und Gallenblase.

Auch wenn die jeweilige Qualität der emotionalen Erregung mit bestimmten Organen in Resonanz steht, so handelt es sich dabei lediglich um eine Präferenz, nicht um eine festgeschriebene und ausschließliche Beziehung. Grundsätzlich können alle Organe von jeder übermäßigen oder unangemessenen Gefühlsaktivität geschädigt werden. Die Beeinflussung der Organe Herz, Leber und Milz ist häufig anzutreffen, da das Herz die Geist-Seele Shen beherbergt, die Leber das Blut speichert und für das Ausbaggern und Drainieren zuständig ist und die Milz den Angelpunkt des Aufsteigens und Absenkens des Qi darstellt.

Unmittelbare Beeinträchtigung der Qi-Mechanik

Der Ahnherrscher sprach: „Mir ist bekannt geworden, dass die Hundert Krankheiten im Qi entstehen. Bei Wut bewegt sich das Qi aufwärts, bei überschwänglich begeisterter Freude lockert sich das Qi, bei Traurigkeit braucht sich das Qi auf, bei Angst bewegt sich das Qi abwärts, bei Kälte wird das Qi zurückgehalten, bei Hitze läuft das Qi aus, durch Schreck gerät das Qi in Unordnung, durch Ermüdung wird das Qi verbraucht, bei übermäßiger Nachdenklichkeit wird das Qi verknotet. Welche Krankheiten entstehen aus diesen neun verschiedenen Qi?" Qi Bo sprach: „Bei Wut entwickelt sich das Qi gegenläufig, schlimmstenfalls treten Bluterbrechen und Durchfall unverdauter Speisepartikel auf; somit bewegt sich das Qi aufwärts. Bei überschwänglich begeisterter Freude ist das Qi harmonisch abgestimmt und die Willenskraft erreicht alles, Quartiermeister- und Schutzwächter-Einflüsse werden durchgängig befördert; somit ist das Qi gelockert. Bei Traurigkeit ist die Herz-Anbindung beunruhigt, die Lunge bläht sich auf, und die Lungenblätter werden angehoben. Der Obere Jiao ist nicht durchgängig, und die Quartiermeister- und Schutzwächter-Einflüsse werden nicht verteilt, Hitze -Qi befindet sich in der Mitte; somit wird das Qi aufgebraucht. Bei Angst zieht sich das Qi zurück, und hat es sich zurückgezogen, so ist der Obere Jiao verschlossen. Ist er verschlossen, so kehrt das Qi zurück. (Ist es) zurückgekehrt, so dehnt sich der Untere Jiao aus; somit bewegt sich das Qi nach unten. Bei Kälte verschließen sich die Spalten in den Gewebstexturen, das Qi bewegt sich nicht (weiter); somit wird das Qi zurückgehalten. Bei Hitze öffnen sich die Spalten in den Gewebstexturen, Quartiermeister- und Schutzwächter-Einflüsse können sich hindurchbewegen, und heftige Schweißausbrüche treten auf; somit läuft das Qi aus. Bei Schreck bleibt das Qi ohne Stütze, die Geist-Seele Shen ohne Einkehr, die Überlegungen ohne Verankerung; somit gerät das Qi in Unordnung. Bei Ermüdung treten ein keuchender Atem und Schweißausbrüche auf, innen wie außen kommt es zu Grenzübertritten; somit verbraucht sich das Qi. Durch Nachdenklichkeit wird dem Herzen ein Aufenthaltsort zuteil, die Geist-Seele Shen findet ihre Einkehr, das Wahre Qi verweilt und bewegt sich nicht weiter; somit verknotet sich das Qi.

Huángdì nèijīng • Sùwèn • Jǔtòng lùn piān dìsānshíjiǔ (Leitfaden des Gelben Ahnherrschers, Innerer Band • Unbefangene Elementarfragen • 39. Kapitel: Erörterung des Aufkommens von Schmerzen)

黃帝內經・素問・舉痛論篇第三十九

Zusammenfassend kann der Einfluss der Emotionen auf die Qi-Mechanik wie folgt dargestellt werden:

- Bei Zorn steigt das Qi auf.

- Bei überschwänglicher Freude wird das Qi gelockert.
- Bei Trauer verbraucht sich das Qi.
- Bei Angst wird das Qi nach unten gedrückt.
- Bei Schreck gerät das Qi in Unordnung.
- Bei Grübelei verknotet sich das Qi.

Beeinflussung des Erkrankungszustands durch die emotionale Verfassung

Allgemein gesprochen bessert sich der Erkrankungszustand unter dem Einfluss als angenehm empfundener emotionaler Faktoren und verschlimmert sich unter dem Einfluss als unangenehm empfundener emotionaler Faktoren. Plötzlich einwirkende, heftige emotionale Reize können beispielsweise Migräneattacken auslösen, zu Bewusstseinsstörungen, pectanginösen Beschwerden, Herzinfarkten und Schlaganfällen führen.

Die Chinesische Medizin hat bereits die positive Wirkung von Stressbewältigung, Selbstentspannung und Meditationstechniken beschrieben.

Die auf uns herabgekommenen Lehren der Weisen des Altertums besagen: Vor den durch Leere sich einstellenden üblen Einflüssen und den diebischen Winden muss man sich beizeiten zurückziehen, Stille und Entleerung suchen und in sich ruhen. Dann finden die wahren Ursprünge wieder ihre Ausrichtung, Jing-Essenz und Geist-Seele Shen werden im Inneren bewahrt. Woher soll dich dann Krankheit befallen? Mit sorglosem Wollen und gemindertem Verlangen beruhigt sich das Herz und wird ohne Furcht. Die Arbeit ermüdet den Leib nicht und das Qi gehorcht seiner Richtung. Alles nimmt den gewünschten Lauf und findet Erfüllung. Daher verschönere dein Essen, lockere deine Kleidung, bereichere deinen Umgang mit Freude, sehne dich nicht nach hoher oder niedriger Position. Solche Menschen nennt man wohl schlicht. Auf diese Weise können deine Begehren deine Sinne nicht ermüden und üble Einflüsse nicht dein Herz verwirren. Ob dumm, weise, tugendhaft oder ehrlos, die Angst vor den Dingen ist gebannt und der Einklang mit dem rechten Weg (DAO) hergestellt. Daher ist es für alle möglich, hundert Jahre zu verbringen, ohne ihre Bewegung zu erschöpfen. So ist ihre Tugend vollkommen und ungefährdet.

Huángdì nèijīng • Sùwèn • Shànggǔtiān zhēnlùn piān dìyī (Leitfaden des Gelben Ahnherrschers, Innerer Band • Unbefangene Elementarfragen • 1. Kapitel: Wahre Abhandlung über den Himmel des hohen Altertums)

黃帝內經 • 素問 • 上古天真論篇第一

Hier wird eine Krankheitsvorbeugung durch Eintritt in einen regenerativen Zustand der Leere und achtsamen Selbstwahrnehmung beschrieben. Neue Befunde aus den Neurowissenschaften deuten darauf hin, dass entsprechende Übungen ein sogenanntes „default mode network“ (DMN) im Gehirn aktivieren, das wesentliche Beiträge zur Stabilisierung kognitiver Fähigkeiten und zur Integration sensorischer und autonomer Funktionen des Organismus liefert (vgl. Mak et al. 2017, Zhang et al. 2019, Vatansever et al. 2015, Remírez-Barrantes et al. 2019). Es gibt auch Hinweise darauf, dass ein Teil der klinischen Wirkungen der Akupunktur durch das DMN vermittelt wird.

Darüber hinaus hat die antike Chinesische Medizin auch die Möglichkeit beschrieben, durch Veränderung des emotionalen Zustands einen blockierten emotionalen Status zu überwinden.

Die Wut schädigt die Leber; Traurigkeit besiegt die Wut.
Überschwänglich begeisterte Freude schädigt das Herz; Angst besiegt die Freude.
Übermäßige Nachdenklichkeit schädigt die Milz; Wut besiegt die Nachdenklichkeit.
Kummer schädigt die Lunge; Freude besiegt den Kummer.
Angst schädigt die Niere; Nachdenklichkeit besiegt die Angst.

Huángdì nèijīng • Sùwèn • Yīnyáng yìngxiàng dàlùn piān dìwǔ (Leitfaden des Gelben Ahnherrschers, Innerer Band • Unbefangene Elementarfragen • 5. Kapitel: Große Abhandlung über die dem Yin und dem Yang entsprechenden Erscheinungen)

黃帝內經 • 素問 • 陰陽應象大論篇第五

20.5 Die Feuer-Hitze-Schule von Liú Wánsù 劉完素

Liú Wánsù 劉完素 (1110–1200, ➤ Abb. 20.12) stellte den pathogenen Faktor des Feuers und die Entstehung von Hitze in den Mittelpunkt seiner Betrachtung und propagierte die kühlende Behandlung mit kalten Agenzien (➤ Kap. 2.4, „Die Schule aus der Stadt Hejian“). Liu bezog sich in seinen Ausführungen explizit auf die Lehren in den klassischen Schriften, in erster Linie auf das *Huangdi neijing*. Als richtungsweisend und unmittelbar erhellend sah Liu das 74. Kapitel des *Suwen* an:

Huangdi sprach: „Mich verlangt es zu fragen, wie es sich mit den Krankheitsmechanismen verhält.“ Qi Bo sprach: „Jede Fallneigung und Benommenheit durch Wind ist der Leber zugehörig. Jedes Sich-Zusammenziehen durch Kälte ist der Niere zugehörig. Jedes unterdrückte und angefüllte Qi ist der Lunge zugehörig. Jede

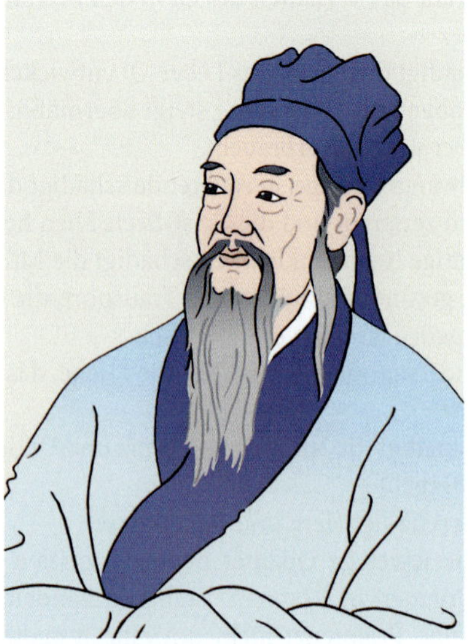

Abb. 20.12 Bildnis des Liu Wansu (1110–1200) [M297]

Schwellung und Anfüllung durch Feuchtigkeit ist der Milz zugehörig. Jede Beklommenheit mit Fieberkrämpfen durch Hitze ist dem Feuer zugehörig. Jeder Schmerz, jeder Juckreiz und jedes Geschwür ist dem Herzen zugehörig. Jede Umkehrung, jede Verfestigung und jedes Entweichen ist dem Unteren (Jiao) zugehörig. Jede Abschlaffung, jedes Keuchen und jedes Erbrechen ist dem Oberen (Jiao) zugehörig. Jede Kiefersperre mit aufgeblasenen Backen und erschauderndem Zittern, als verlöre man die Kontrolle über den Geist, ist dem Feuer zugehörig. Jede verkrampfte Starre und Nackensteifheit ist der Feuchtigkeit zugehörig. Jede Umkehrung und jedes Anstürmen nach oben ist dem Feuer zugehörig. Jede Anspannung und Vergrößerung des Bauches ist der Hitze zugeordnet. Jede wahnhafte Erregung, jeder Überschwang ist dem Feuer zugehörig. Jede plötzliche ausgestreckte Versteifung ist dem Wind zugehörig. Alle Krankheiten mit einem Geräusch wie von einer angeschlagenen Trommel sind der Hitze zugehörig. Alle Krankheiten mit Anschwellungen, Schmerzen, Wundheitsgefühl und Schock sind dem Feuer zugehörig. Jede Verdrehung und Verkrümmung, jede Eintrübung von Flüssigkeiten ist der Hitze zugehörig. Alle Krankheiten mit (Auftreten von) klaren und kühlen Flüssigkeiten sind der Kälte zugeordnet. Jedes saure Erbrechen und jeder plötzliche auftretende Andrang nach unten ist der Hitze zugehörig. Aus diesem Grund besagt die Schrift ‚Das Allerwichtigste' (dàyào 大要): ‚Um des sorgfältigen Erfassens des Krankheitsmechanismus willen ordne (jeder Erscheinung) ihre jeweilig zugehörige Entsprechung zu. Wo sie vorhanden ist, strebe ihr zu, wo sie nicht vorhanden scheint, strebe ihr (ebenfalls) zu. Das Überschüssige nehme in die Pflicht, das Leere nehme in die Pflicht. Zunächst muss (unter den) Fünf (Grundwesenheiten diejenige ausfindig gemacht werden, welche die) Oberhand (gewonnen hat). Das Flussbett von Qi und Blut wird ausgebaggert, damit dafür gesorgt wird, dass (beides) in ausgeglichener Weise (überall) hingelangt und so ein harmonischer Ausgleich erzielt wird.' Das ist damit gemeint."

Huángdì nèijīng • Sùwèn • Zhìzhēnyào dàlùn piān dìqīshísì (Leitfaden des Gelben Ahnherrschers, Innerer Band • Unbefangene Elementarfragen • 74. Kapitel: Große Abhandlung über das Wichtigste der höchsten Wahrheiten)

黃帝內經・素問・至真要大論篇第七十四

Um auf die Bedeutung und Häufigkeit von Feuer-Hitze-Pathologien aufmerksam zu machen, bezog sich Liú Wánsù 劉完素 ausdrücklich auf dieses Kapitel im Klassiker. Zu seiner eigenen Schrift sagte der Autor im Vorspann:

Diesen (Leitgedanken) folgend bis zur greifbaren Gestalt wird hier die natürliche Ordnung von Himmel und Erde, vom Bewegen des Qi und der Herbeiführung der Veränderung eingehend in mehr als 20.000 Worten erörtert, um somit allgemein verbreitete, absurde Theorien zu korrigieren. Auch wenn hier nicht alle diese Fehler angeführt werden, so kann doch die wahre Bedeutung erhellt werden; auch wenn hier nicht sämtliche Erkrankungen diskutiert werden, so kann doch (aus dem Gesagten auf andere Erkrankungen) geschlossen werden, und damit die Sechs Qi, Yin und Yang, Fülle und Leere in der Krankheit erkannt und somit (der Sinn) annähernd erfasst werden. Wird also die Bedeutung der Beschreibungen von Manifestationen des Bewegens des Qi erfragt, so erhält man daraus (Einsicht in) die wunderbare Vernünftigkeit der Natur. Das Buch der Wandlungen (yì 易) besagt: „Ein Buch vermag nicht alle Worte erschöpfend zu erfassen, Worte vermögen nicht alle Bedeutungen erschöpfend zu erfassen. Die Acht Trigramme wurden aufgestellt, um alle Situationen erschöpfend zu erfassen. Man verknüpft es zu kunstvollen Sätzen, um alle Aussagen erschöpfend zu erfassen. Man entwickelt und verbreitet dies, um jeden Nutzen erschöpfend daraus zu ziehen. Man begeistert sich dafür wie (für Musik) mit Trommelschlag und Tanz, damit der Geist erschöpfend erfasst wird." Laozi (Lǎozǐ 老子) sprach: „Ohne aus der Tür zu treten, kann man alles unter dem Himmel verstehen. Ohne auch nur durch einen Spalt im Fenster zu spähen, kann man das DAO des Himmels erkennen. Je weiter man ausschreitet, desto weniger versteht man."[5] Also ist mit den richtigen Instrumenten Maß zu nehmen.[6] Denn das DAO des Bewegens des Qi wird damit vollständig erfasst. Ach! Wer sich nun aufgerufen sieht, den Dienst des Aufzeichnens solcher Zeilen zu verrichten, den sollte nicht allein danach verlangen, sich selbst zufrieden zu stellen und nicht auch die Menschen, er sollte sich nicht um den Ruhm besorgt zeigen und dabei den Nutzen vernachlässigen. Diejenigen hingegen, die das Lernen wertschätzen, gelangen leicht zur rechten Einsicht und gehen so vor, dass ihnen keine unnötigen Irrtümer unterlaufen.

Jīn-Yuán Shídài • Liú Wánsù • Sùwèn xuánjī yuánbìng shì (Jin- und Yuan-Dynastie • Liu Wansu [1110–1200] • Die verborgenen Mechanismen in den ursprünglichen Mustern der Erkrankung in den „Unbefangenen Elementarfragen")

金元時代・劉完素・素聞玄機原病式

Die Kernaussage von Lius Doktrin wird in dem Satz „*Alle Sechs Qi können sich in Feuer verwandeln*" zusammengefasst. Um das hinter dieser Doktrin verborgene umfassende Konzept zu verstehen, sollen hier wichtige Passagen aus der Schrift von Liu wiedergegeben werden.

Im Detail führt Liu in dem oben zitierten Text aus:

Jede Fallneigung und Benommenheit durch Wind ist dem Leber-Holz zugehörig.
[…]
Der Wind beherrscht die Bewegung, darum ist es so. Was nun ausgeprägtes Wind-Qi genannt wird, bei denen, wo sich Kopf und Augen benommen und wie bewegt anfühlen, aus dem Grund, dass das Wind-Holz üppig gedeiht, muss das Metall schwach geworden und nicht mehr dazu in der Lage sein, dem Holz Einhalt zu gebieten. Das Holz wiederum bringt das Feuer hervor. Wind und Feuer, beides ist dem Yang zugehörig, und beide wandeln sich oftmals gleichzeitig. Das Yang beherrscht die Bewegung; beide bewegen sich und ringen miteinander, so dass sie umeinander kreisen. Da sich das Feuer von Natur aus bewegt, zeigt die dem Wind ausgesetzte Flamme eine flackernde Kreisbewegung.
Jeder Schmerz, jeder Juckreiz und jedes Geschwür ist dem Herz-Feuer zugehörig. Wenn sich der Mensch dem Feuer-Qi nähert, führt schon

[5] Vgl. die 47. Eröffnung des *Daodejing* (Hammes 2019, S. 267).

[6] Liu spielt hier auf einen Ausspruch aus dem 28. Kapitel des Mengzi an, der wie folgt lautet: „Die Regelhaftigkeit von Zirkel und Winkelmaß, das ist die ultimative Festlegung des Rechtwinkligen und des Gekrümmten. Der im Einklang Stehende, das ist die ultimative Festlegung der menschlichen Beziehungen. Wer als Regent wirken will, erfülle das DAO des Regenten; wer als Vasall wirken will, der erfülle das DAO des Vasallen."

geringe Hitze zu Juckreiz. Ausgeprägte Hitze führt zu Schmerz. Wenn man in die unmittelbare Nähe gerät, so entsteht eine Verbrennung mit einer schwärigen Wunde. All dies ist die Wirkung des Feuers.
Jede Schwellung und Anfüllung durch Feuchtigkeit ist der Milz-Erde zugehörig; die Konstitution des Bodens, das ist die Erde. Ist die Hitze äußerst kraftvoll, so führt es zu Geschwulsten, Verstopfungen, Schwellungen und Anfüllungen. Werden Dinge feucht, so verhält es sich leicht auf diese Weise. Da der Spätsommer der Erde zugehörig ist, gedeihen zahlreiche Dinge in üppiger Form.
Jedes der Unterdrückung zustrebende Qi und jede Erkrankung an Abschlaffung ist dem Lungen-Metall zugehörig. Das Zustreben wird auch eiliges Erstreben der Anfüllung genannt. Die Unterdrückung wird auch erzwungenes Eilen (in eine Richtung) genannt. Die Abschlaffung wird auch die Schwächung und Erschlaffung der Hände und Füße bis zur Kraftlosigkeit für jede Bewegung genannt. Alles in allem regiert die Lunge das Qi; das Qi gilt als Yang; das Yang ist für das Aufsteigen durch Erleichterung und Klärung zuständig, weshalb die Lunge den oberen Bereich bewohnt. Bei einer Erkrankung wird ihr Qi angefüllt und dazu gezwungen, (in eine Richtung) zu eilen, so dass es nicht mehr nach oben aufzusteigen vermag, was zur Abschlaffung und Schwächung von Händen und Füßen führt, so dass ein Halten nicht mehr möglich ist. Da nun das Lungen-Metall seinem Wesen nach trocken ist und durch Trockenheit ausgelöste Krankheiten zu einem Verfall und einer Verminderung des Blutes und der Säfte führen, können schließlich die Hundert Knochen nicht genährt werden. Wenn Hände und Finger das Blut erhalten, so vermögen sie (etwas) aufzunehmen; wenn die Faust vom Blut erreicht wird, so vermag sie sich zu ballen; wenn die Füße das Blut erhalten, vermögen sie zu gehen. Wenn das Herbst-Metall erblüht, führt das neblige Qi zu Bedeckung und Unterdrückung, so dass die Gräser und Hölzer verwelken und (abgestorbene Teile von ihnen) herabfallen; diese Gestalt nimmt auch die Erkrankung an: das Verwelken, das gleicht der Abschlaffung.
Jedes Sich-Zusammenziehen durch Kälte ist dem Nieren-Wasser zugehörig. Das Sich-Zusammenziehen und Anspannen geht auf die Wirkung der Kälte zurück. Daher kommt es in der Winter-Kälte zur einschränkenden Schrumpfung.

Liu unterteilt die Sechs Qi in die folgenden Kategorien:
- Kategorie Wind
- Kategorie Hitze
- Kategorie Feuchtigkeit
- Kategorie Feuer
- Kategorie Trockenheit
- Kategorie Kälte

Den größten Raum in der Schrift von Liu nehmen die Ausführungen zu Hitze und zum Feuer ein. Unter den Kategorien Hitze und Feuer werden auch psychoemotionale Auffälligkeiten diskutiert:

Hitze
- Schreck (*jīng* 驚)
- Verwirrte Verzweiflung (*huò* 惑)
- Traurigkeit (*bēi* 悲)
- Lachzwang (*xiào* 笑)
- Redesucht/Logorrhoe (*zhān* 譫)
- Verrücktheit (*wàng* 妄)

Feuer
- Benommenheit (*mào* 瞀)
- Anmaßung (*màomèi* 冒昧)
- Raserei (*zàorǎo* 躁擾)
- Wahn (*kuángyuè* 狂越)
- Panik (*jīnghài* 驚駭)

Der Schreck: Das Herz wird plötzlich bewegt und kann nicht mehr still sein. Das Feuer regiert die Bewegung, weshalb die Herz-Feuer-Hitze ausgeprägt ist. Wenn dies so ist, da sich extreme Hitze im Inneren befindet, so hat dieses Feuer-Extrem ein Pendant im Wasser und neigt daher zum Erschrecken. Was also umgekehrt die gleichzeitige Angst des Nieren-Wassers anbetrifft, so ist der Grund darin zu finden, dass ein Übermaß zur Schädigung und die Ausbeutung (des Feuers durch das Wasser) allerdings zur Eindämmung führt. Was die „Vorliebe zum Schreck aufgrund der Angst" genannt wird, verhält sich so, dass die Angst zur Schädigung der Niere und zum Verfall des Wassers führt; (dann) nimmt das Herz-Feuer von alleine zu, weshalb die Vorliebe zum Erschrecken besteht.
Die verwirrte Verzweiflung: Zweifelsucht, Gehemmtheit, Konfusion, so dass die Willenskraft und Erinnerung nicht einheitlich ausgerichtet sind. Von der chaotischen Erscheinung eines irregulär (flackernden) Feuers. Daher: Ist das Feuer in Fülle, so gerät das Wasser in Verfall, Willenskraft und Erinnerungsvermögen gehen verloren, und ein Chaos bricht aus. Was Willenskraft und Erinnerung anbetrifft, so handelt es sich um das Shen des Nieren-Wassers.
Die Traurigkeit: Die Gemütsverfassung der Metall-Lunge. Das Metall ist von seiner Natur her trocken; es vermag das Trockene ins Feuer zu führen. Das Herz-Feuer regiert über die Hitze, die gerne Schmerzen (auslöst). Daher verhält es sich bei den schmerzlich Trauernden und von Kummer Gequälten so, dass sich das Herz-Shen verdrießlich erhitzt und in ungestüme Unordnung verfällt und sich nicht mehr ruhig und friedlich verhält. Daher verhält es sich bei den aus Trauer Weinenden, an denen die Fünf Körperflüssigkeiten allesamt austreten, so, dass ein extremer Überschuss an Feuer-Hitze besteht und gleichzeitig der Umstand eintritt, dass die Umwandlung des Wassers eingeschränkt wird. Was nun die Fünf Zang-Langzeitspeicher anbetrifft, so handelt es sich (dabei) um Leber, Herz, Milz, Lunge und Niere. Und die Gemütszustände der Fünf Zang-Langzeitspeicher (lauten) Wut, euphorischer Überschwang, Trauer, Nachdenklichkeit und Angst. Trauer wird auch als Kümmernis aufgefasst. Falls die Gemütszustände über ihr Maß hinausschießen, so führt dies zur Erschöpfung. Ist eine Erschöpfung eingetreten, so schädigt dies den zugehörigen Zang-Langzeitspeicher. Mit allen durch die Fünf Gemütszustände ausgelösten Schädigungen verhält es sich insgesamt so.
Was nun beispielsweise die Sechs (Tore der) lustbetonten Unbeherrschtheit anbetrifft, so handelt es sich (dabei) um die Augen, die Ohren, die Nase, die Zunge, den Leib und die Vorstellung. Was die Sieben emotionalen Stimmungen betrifft, so handelt es sich (dabei) um Bevorzugung, Zorn, Wehmut, Furcht, Zuneigung, Abscheu und Verlangen. Zuweilen wird es auch als Vorliebe, Zuneigung und Abscheu aufgefasst. Was nun die Schädigungen durch die emotionalen Stimmungen anbetrifft, so sind sie allesamt dem Feuer und der Hitze zugehörig. Deshalb heißt es auch: Das Yang bewegt, das Yin beruhigt. Sind daher Leib und Geist-Seele Shen erschöpft,

so treten ein hitziges Durcheinander und Friedlosigkeit auf; besteht Stille, so herrschen Klarheit und Ausgeglichenheit. Daher (sollte) das Obere wohlwollend wie das Wasser und das Untere einfältig wie das Feuer erscheinen. Die altvorderen Weisen sprachen: „Die Sechs Unbeherrschtheiten und die Sieben emotionalen Stimmungen gelten als Leiden des DAO. Daher sind sie dem Feuer zugehörig."

Was nun den Wind-Schlag mit einseitiger Verwelkung[7] anbetrifft, so entwickelt sich aus einer plötzlichen Übersteigerung des Herz-Feuers ein Verfall des Wassers, der dies nicht mehr einzudämmen vermag. So vermag (zwar) das Feuer das Metall zu bezwingen, (jedoch) vermag das Metall nicht (mehr) das Holz zu bezwingen, so dass das Leber-Holz von selbst (in einen) übersteigerten (Zustand gerät), und es bei gleichzeitiger (Einwirkung) von Feuer-Hitze zu einem plötzlichen Versteifen und Daniederfallen kommt. Meist wird (dies) durch ein Übermaß in den Fünf Gemütszuständen und Sieben emotionalen Stimmungen ausgelöst, was zu einer akuten Erkrankung führt. Auch kann beispielsweise eine Trunkenheit zur Hitze führen, so dass sich die Fünf Gemütszustände und Sieben emotionalen Stimmungen im Wettstreit miteinander erheben. Daher besagt der Klassiker: „Erzittern, Schreck und Verwirrtheit, Traurigkeit und Lachzwang, Logorrhoe und Verrücktheit, unkontrollierbares Singen, Schimpfwut und wahnhafte Verrücktheit sind allesamt als Hitze anzusehen. Daher prägen alle wahnhaft Verrückten dieses Zustandsbild aus."

Der Lachzwang: eruptiv, erfrischend, entfaltend, offenbarend – die Wandlungen des Feuers. Daher gilt der euphorische Überschwang als die Gemütsstimmung des Herz-Feuers. Dem Funkeln des brennenden Feuers ähnlich (muss) der euphorische Überschwang hinausgerufen (werden), dergestalt ist das Lachen. Daher (deutet) das krankhafte Lachen auf die Übersteigerung des Feuers. Zudem ist das Wesen des Herzens nicht der euphorische Überschwang. Wenn auf eine herablassende Provokation hin gelacht wird, nennt der Volksmund dies „kühles Lachen". Es betrifft Menschen, die nicht mit dem DAO in Einklang stehen und einen solchen Gegenschlag führen, die dazu verleitet werden, auf schamvolle Weise ihre Selbstbeherrschung zu verlieren, und die (nur) gerne lachen, weil sie (bereit sind), gegen das eigene Herz zu verstoßen.

Die Logorrhoe: das viele Reden. Das Reden ist die Stimme des Herzens. Dem Funkeln des brennenden Feuers ähnlich (muss) es hinausgerufen (werden). Daher führt die Feuer-Hitze des Herzens zum vielen Reden. Der Trunkenheit ähnlich führt es zur Herz-Hitze und daher zum vielen Reden. Was beispielsweise diejenigen anbetrifft, die im Schlaf viel reden, das nennt man im Volksmund die „Schlummer-Sprache", was einer schwachen Hitze entspricht. Ist die Hitze übersteigert, so erwacht man aus dem Schlaf, aber die Geist-Seele Shen ist verwirrt und nicht klar, so dass man sich in einem Redeschwall ergießt. Spontanes Schwitzen, Palpitationen und Zähneknirschen, auf diese Art stellt sich alles dar. Was nun „der Schlaf" genannt wird, so können darin die Quartiermeister- und die Schutzwächter-Einflüsse sich nicht nach außen ausbreiten, so dass das Qi im Inneren unterdrückt wird. Aus diesem Grunde entwickelt sich Hitze im Inneren.

Nun: oben wohlwollend dem Wasser ähnlich, unten einfältig wie das Feuer. Gesetzt, dass sich die Sechs Unbeherrschtheiten und Sieben emotionalen Stimmungen oben vom Wohlwollen entfernen und unten von der Einfalt abrücken, so werden dann im Schlaf die Sieben Stimmungen des euphorischen Überschwangs, des Zorns, des Kummers, der freudigen Erregung, der Vorlieben, der Abscheu und der Zuneigung in dreister Weise vorüberziehen, ohne dass man sie bezwingen kann, weil nämlich im Schlaf die unterdrückte innere Hitze eine Übersteigerung erfährt. Alle Menschen, die träumen, was im Volksmund der Traum im Traum genannt wird, verlassen das DAO und entfernen sich davon immer mehr. Das Gefühl im Traum wirkt noch wie ein Traum vom DAO, so dass das reife DAO als großes Empfinden erscheint, dem die Sechs Unbeherrschtheiten und Sieben Stimmungen nichts (mehr) anhaben können. Die Menschen des Altertums sprechen davon, dass bei den Träumenden die Geist-Seele Shen in die Irre geführt wird. Dass bei einer Hitze-Krankheit eine Beeinflussung durch die Sieben Stimmungen erfolgen kann, ist im Verfall des Wassers und der Entfernung vom DAO begründet.

Die Verrücktheit: der trügerische Wahn. Das Feuer gilt als Yang, das im Außen klar und leuchtend und im Inneren trüb und verborgen ist. Es beherrscht die Bewegung und die Unordnung, so dass bei übersteigerter Feuer-Hitze des Herzens das Nieren-Wasser verfällt und die Gemütszustände nicht (mehr) rein und einheitlich sind. Das Erleben eines trügerischen Wahns ist von einem Frage- und Antwortspiel mit sich selbst gekennzeichnet, so dass die Zustände von Gemüt und Stimmung jede Regelhaftigkeit einbüßen und beispielsweise dämonische Geistwesen wahrgenommen werden. Das dämonische Geistwesen kann auch dem Yin entsprechen, so dass man es als ein extremes Yin, das dem Yang entspringt, wahrnimmt. Was diejenigen ohne Yang-Qi anbetrifft, so ist ihre Rede von Irrsinn erfüllt.

Die Benommenheit: auch Verwirrtheit und Konfusion. Wie schnapstrunken mit übersteigerter Feuer-Hitze des Herzens, so dass die Geist-Seele Shen getrübt wird und sich in benommener Konfusion verhüllt. Auch Bewegung, auch fein springende Bewegung, die Eigenart des Feuers.

Die Anmaßung: noch ohne Kontakt zum Begehrten unbewusst Begehrlichkeiten entwickeln. Blind (mèi 昧): das bedeutet dunkel, verborgen, unbewusst. Ist das Qi heiß, so wird die Geist-Seele Shen getrübt und anmaßend, die Eigenart des Feuers.

Die Raserei: hitzige Bewegung und lästige Hitze, angestiftete Unruhe und Unfriede, die Eigenart des Feuers. Befindet sich übersteigerte Hitze im Außen, so werden die Gliedmaßen und der Rumpf zur Unruhe angestiftet; befindet sich übersteigerte Hitze im Inneren, so geraten die Gemütszustände in hitzige Bewegung. (Es treten) wiederholte Verrücktheiten mit Daniederfallen auf. Verärgerung verdrießt das Herz, so dass kein Einschlafen erreicht wird. Auch wird von Erbrechen mit Singultus und lästigen Herz-Schmerzen ausgelöst durch Magen-Kühle gesprochen, was (hier aber) nicht (gemeint) ist. Beispielsweise entstehen eine Verdrießlichkeit im Herzen und Herz-Schmerzen, wo bei leerem Bauch Hitze aufkommt und sich entwickelt, (aber) bei Aufnahme von Speisen sich die Hitze zurückbildet und abschwächt. (Auch kommt es) beispielsweise zu gegenläufigem Qi mit hitzigen Bewegungen – üblicherweise ist hier von Rachen und Kehle die Rede – da das Wasser verfallen und das Feuer erblüht ist, so dass es der Bewegung des Feuers gleichkommt. Wenn also Herz und Brustraum sich in hitziger Bewegung befinden, so nennt man das Palpitation. Im Volksmund heißt es „grundlegende Herz-Erschütterung". All dies (kann) als Hitze gelten.

[7] zhōngfēng piānkū 中風偏枯: Schlaganfall mit Halbseitenlähmung.

Die wahnhafte Übertretung: Was den Wahnsinn anbetrifft, so (ist es) Verrücktheit und Verwirrung ohne im Rechten ausgerichtete Bestimmtheit. Was die Übertretung anbetrifft, so (ist es) das widersinnige Übergehen der Riten und Gesetzesregelungen, so dass die Beständigkeit des Üblichen verloren geht. Also (ist es) im Außen klar und im Inneren trübe, die Unordnung und das Unstete werden angestoßen, die Eigenart des Feuers. Stille, Mitläufigkeit, Klarheit und Helle, korrekt und daher aufrichtig und ausgeglichen, die Eigenheit des Wassers. Aufgrund des Umstands, dass das Nieren-Wasser die Erinnerung und die Willenskraft regiert, und da Wasser und Feuer im Gegensatz zueinander stehen, führt das üppige Herz-Feuer zu einem Verfall des Nieren-Wassers, wodurch Willenskraft und Erinnerung verloren gehen und es zur wahnhaften Übertretung kommt. Sämtliche Hitze im Inneren (befällt) meist als erstes die Yangming-Magen-Leitbahn. Im Klassiker heißt es: „Der Zusammenbruch des Yangming führt zur Verrücktheits-Erkrankung mit dem Verlangen umherzulaufen, mit einem abdominellen Völlegefühl, so dass das Liegen nicht erreicht, das Gesicht errötet und heiß und sinnloses Gerede geführt wird."
Die Panik: Das ängstliche Erschrecken, das ist die erschütternde Furcht. Es ist gleichbedeutend mit (der Erschütterung des) Regenten-Feuers.

In der Perspektive von Liu Wansu steht die Bildung von Feuer im Inneren des Organismus im Zentrum des Geschehens der meisten Erkrankungen. Feuer ist gleichzeitig ein Exponent des Dualismus von Yin und Yang, so dass die gesamte Betrachtung stets das Verhältnis zum Gegenpol des Wassers zu berücksichtigen hat. Das Feuer stellt darüber hinaus eine der Fünf Grundwesenheiten dar, deren Beziehung zu den übrigen vier Phasen der Umwandlung untersucht werden muss.

20

Als Gründe für die zentrale Stellung des Feuers in der Dynamik von Erkrankungen sind die folgenden Aspekte zu nennen:

- Feuer ist eines der Sechs Qi, der sechs klimatischen Exzesse, die Krankheiten auszulösen vermögen.
- Hitze ist eine Erscheinungsform des Feuers.
- Wind, Trockenheit, Feuchtigkeit und Kälte können sich allesamt in Feuer umwandeln.

Die Grundlage der Umwandlung der genannten Faktoren in Hitze ist der Umstand, dass alle diese Faktoren eine Stauungssituation des Qi hervorrufen, da das Qi von ihnen in eine gehemmte oder vom natürlichen Zustand abweichende Bewegungsform gezwungen wird. Das so eingezwängte Qi, dessen freier Fluss unterbunden wird, erzeugt eine Art innere Reibung, die schließlich zur Erhitzung und Entflammung führt.

Das universale Qi weist das Bestreben auf, sich in einem beständigen freien Fluss zu befinden. Gehemmtes Qi im Organismus führt zur Entstehung von Krankheiten.

- Wird das Qi behindert, so erhält das DAO keine Form.
- Kann sich das Qi nicht entfalten, so ist das Entstehen von Leben nicht möglich.
- Die beständige Bewegung und Wandlung des Qi ist die Quelle alles Lebendigen.
- Die Veränderung des Qi bringt die mannigfaltigen Formen und Ausprägungen des Lebendigen hervor.
- Die Ausbreitung des Qi stärkt den Organismus.
- Die Hemmung und Abschwächung des Qi schwächt den Organismus.
- Ein gesundes Qi harmonisiert das Lebendige.
- Ein aus seiner Bahn abweichendes Qi ruft Krankheiten hervor.
- Ein wesentlicher Verlust von Qi führt zum Tod.

Neben den Sechs pathogenen Qi vermögen auch die Fünf Gemütszustände zur Entstehung von Feuer beizutragen. Wut treibt das Qi nach oben, wo dann eine Stauung im Oberen Jiao entsteht, die schließlich zur Überhitzung des Herzens führt. Wut ist der Leber und dem Holz zugeordnet. Das in Fülle stehende Holz verstärkt das von ihm hervorgebrachte Feuer. Dass das Holz in Fülle gerät, deutet zudem auf eine Schwäche des Metalls als kontrollierender Phase. Ein schwaches Metall vermag nicht ausreichend das Wasser hervorzubringen, so dass das Feuer weiter Überhand gewinnt.

Die überschwänglich begeisterte Freude ist selbst dem Herzen und der Grundwesenheit des Feuers zugeordnet, so dass diese Emotion das Feuer im Herzen verstärkt. Das Übermaß an Feuer schwächt das Metall, so dass schließlich auch weniger Wasser hervorgebracht werden kann, wodurch sich die Situation weiter verschärft.

Übermäßige Nachdenklichkeit schädigt die Milz und somit die Grundwesenheit der Erde, wodurch innere Feuchtigkeit entstehen kann. Die Feuchtigkeit hemmt das Qi, was zur Entstehung von Hitze beitragen kann. Aufgrund der Feuchtigkeit kann auch das Wasser schlechter zirkulieren, so dass sein kompensatorischer Einfluss auf das Feuer abgeschwächt wird.

Kummer und Trauer schädigen die Lunge, was eine Schwächung der Grundwesenheit Metall hervorruft. Das geschwächte Metall vermag nicht mehr genügend Wasser hervorzubringen, so dass dessen kompensatorischer Effekt auf das Feuer abgeschwächt wird.

Angst und Schreck beeinträchtigen die Niere, also unmittelbar die Grundwesenheit des Wassers, das dann das Feuer nicht mehr hinreichend auszugleichen vermag. Schreck kann auch eine Beschleunigung der Bewegung des Herzens hervorrufen, also direkt die Grundwesenheit des Feuers stimulieren.

> Den Sechs Qi kann man durch eine den Umgebungsbedingungen und jahreszeitlichen Einflüssen angepasste Lebensweise und Ernährung begegnen. Die Fünf Gemütszustände bedürfen des beständigen Ausgleichs durch innere Arbeit.

20.6 Ausgestaltung der Erkrankung bei innerer Auslösung in Bezug auf den Konstitutionstyp

Die potenziellen Auswirkungen von äußeren Vektoren wurden bereits oben skizziert. Die Möglichkeit schädlicher Entgleisungen aus den Bedingungen des inneren Milieus heraus soll nun weiter beleuchtet werden. So kann die jeweilige Grundkonstitution eines Menschen das Auftreten bestimmter krankhafter Entwicklungen begünstigen (➤ Kap. 9.3.5).

Bei einem **Holz-Konstitutionstyp** kann eine übersteigerte und ausgeprägte Aggressionsneigung, die gerne verdrängt oder unterdrückt wird, die Folge sein, dass die Erd-Phase übermäßig gehemmt wird. Die gestauten Erd-Einflüsse können unaufhörliche Gedankenschleifen und unverdauliche Sorgen hervorbringen. Die Stauung der Erde kann an die Kind-Phase des Metalls weitergegeben werden. In einer solchen Konstellation der Konstitution können leicht Gefühle der Hoffnungslosigkeit und Sinnlosigkeit, gepaart mit Sorge und Lethargie, aufkommen.

Bei einem **Feuer-Konstitutionstyp** können eine nicht beherrschbare und starke innere Unruhe gepaart mit Panikanfällen einen enormen Verbrauch von Feuer-Einflüssen bedingen, so dass die Metall-Phase nicht ausreichend unter die Kontrolle des Schmelzflusses gebracht werden kann. Das überstarke, steife Metall bringt vermehrt das kühlende Wasser hervor, was der Ausbildung einer inneren Kälte und der Ausbreitung des Gefühls des Getrenntseins vom Lebendigen Vorschub leistet. Der erschöpfte Feuertyp empfindet sich daher gerne als ausgebrannt und niedergedrückt. Dieser Zusammenhang wird auch als Beleidigung des Feuers durch das widerspenstige Metall bezeichnet.

Bei einem **Erd-Konstitutionstyp** kann ein unaufhörlicher Gedankenstrom entstehen, der der Erde die Kraft nimmt, das Wasserelement zu kontrollieren. Aus dauerhaften Grübeleien entwickeln sich daher angstbesetzte Gedanken. Wenn dieser Zustand länger vorhält, kann die Erkrankung der Wasser-Phase an das Metall-Element weitergegeben werden. Die schwache Erde entwickelt nicht genügend Fürsorge und Zuwendung, um die dem Wasser zugehörigen Ängste einzudämmen. Daher breitet sich eine starke Lust- und Kraftlosigkeit mit einer vornehmlich depressiven und fatalistischen Grundhaltung aus.

Bei einem **Metall-Konstitutionstyp** wird oft das Metall durch Lebenstraumata wie den Verlust der Eltern bzw. Geschwister oder die Trennung von einem Lebenspartner zusätzlich beansprucht, so dass sich der ohnehin labile Metalltyp mit seiner Tendenz zur inneren Kälte noch stärker zum Rückzug aufgerufen fühlen kann. Der Metalltyp erleidet gerne das Schicksal, in dieser inneren Haltung einzusteifen. Solche Menschen erscheinen häufig als enorm verhärmt. Sie können keinerlei Lebensfreude und keinen Sinn im Leben finden. Selbst freudige Ereignisse werden von dieser inneren Frostigkeit überschattet.

Bei einem **Wasser-Konstitutionstyp** wird durch eine anhaltende Rastlosigkeit und einen enormen Leistungsdruck die Mutter-Phase des Metalls erheblich gefordert. Ist das Metall diesen Anforderungen nicht mehr gewachsen, so kommt es schließlich zu einem kompletten Zusammenbruch der Person mit aushöhlender Perspektivlosigkeit. Ein Entrinnen aus der Angst scheint nicht mehr möglich, und die Person wird von dem Gefühl der Haltlosigkeit überschwemmt. Sie erlebt sich als auf sich selbst gestellt und dem Schicksal völlig ausgeliefert.

Zusammenfassend kann festgestellt werden, dass ein pathologischer Feuer-Überschuss auf der somatischen Ebene meist Reiz- und Entzündungszustände hervorruft. Auf der psychischen Ebene stellt sich das krankhafte Feuer als dysfunktional dar, indem es einerseits nicht mehr begeisternd, sondern beunruhigend, verwirrend und agitierend wirkt, und ihm andererseits die Strahlkraft fehlt, die Erscheinungen zu be- und durchleuchten, so dass der Erkrankte zum Spielball seiner illusionären Verkennungen wird, die sich ihm jedoch wie eine unumstößliche Wahrheit einbrennen.

20.7 Ernährungsfehler (yǐnshí shīyí 飲食失宜)

Eine unangemessene Ernährung, also eine unregelmäßige Nahrungsaufnahme, der Verlust des natürlichen Hunger- und Sättigungsgefühls, eine hastige und ungezügelte Aufnahme von Speisen und Getränken, ein übermäßiger Genuss alkoholischer Getränke, die Aufnahme verunreinigter Speisen und Getränke oder ein einseitiges Ernährungsverhalten können zu Erkrankungen führen. Die Schule der Mitte weist auf die herausragende Bedeutung von Milz und Magen für die Gesundheit des Menschen hin.

Wenn Trinken und Essen keiner Regel folgen, so erkrankt der Magen. Ist der Magen erkrankt, so entstehen Kurzatmigkeit und ein Mangel von Jing-Essenz und Geist-Seele Shen. Zudem bildet sich eine große Hitze; zuweilen bewegt sich Feuchtigkeits-Feuer nach oben und verbrüht vornehmlich das Gesicht.

Yuán • Lǐ Dōngyuán • Píwèi lùn • Píwèi shèngshuāi lùn
(Yuan-Dynastie • Li Dongyuan • Abhandlung über Milz und Magen [1249] • Abhandlung über Blüte und Verfall von Milz und Magen)
元.李東垣.脾胃論.脾胃盛衰論

Sobald das Qi von Milz und Magen Schaden genommen hat, kann sich auch das Ureinheits-Qi nicht auffüllen, so dass sich sämtliche Krankheiten von diesem Ausgangspunkt aus erheben.

Yuán • Lǐ Dōngyuán • Píwèi lùn • Píwèixūshí chuánbiàn lùn
(Yuan-Dynastie • Li Dong-Yuan • Abhandlung über Milz und Magen [1249] • Abhandlung über die gewandelte Weitergabe von Leere und Fülle in Milz und Magen)
元.李東垣.脾胃論.脾胃虛實傳變論

Über die Ernährung wird die nach-himmlische (nach-geburtliche) Wurzel aufgebaut. Nur über Milz und Magen kann der Organismus mit frischem Qi und Blut versorgt werden, so dass sich Jing-Essenzen und Körpersäfte regenerieren können. Essen und Trinken ist unabdingbar für den Fortbestand des Lebens, und ihre Qualität entscheidet über die Qualität des Lebens.

Die Entstehung von Ernährungsfehlern mit allen Folgen für die Gesundheit kann wie folgt aufgegliedert werden:

- Verlust des natürlichen Empfindens für Hunger und Sättigung
  - Übermäßiges Hungern
  - Hyperphagie
  - Essen und Trinken zur Unzeit
- Mangelnde Ernährungshygiene
  - Genuss verdorbener, verunreinigter oder belasteter Nahrungsmittel
- Einseitige Ernährung

Umgekehrt kann die Auswahl einer geeigneten Nahrungszusammenstellung in der Behandlung genutzt werden, wie der folgende Abschnitt aus dem Klassiker zeigt:

Die Farbe der Leber ist Pflanzengrün, süße Speisen sind geeignet; Japonica-Reis, Rindfleisch, Datteln, Quirl-Malven, all dies ist süß.

Die Farbe des Herzens ist Scharlachrot, saure Speisen sind geeignet; Adzukibohnen, Hundefleisch, Pflaumen, Schnittknoblauch, all dies ist sauer. Die Farbe der Lunge ist Reinweiß, bittere Speisen sind geeignet. Weizen, Hammelfleisch, Aprikosen, Schalotten, all dies ist bitter. Die Farbe der Milz ist Ockergelb, salzige Speisen sind geeignet. Sojabohnen, Schweinefleisch, Kastanien, Blätter der Sojapflanze, all dies ist salzig. Die Farbe der Niere ist Tiefschwarz, scharfe Speisen sind geeignet. Kolbenhirse, Hühnerfleisch, Pfirsiche, Frühlingszwiebeln, all dies ist scharf. Die Schärfe zerstreut, das Saure zieht zusammen, das Süße mildert, das Bittere festigt, das Salzige erweicht. Giftige Arzneien attackieren die üblen Einflüsse, die Fünf Getreidesorten werden zur Nährung herangezogen, die Fünf Fruchtarten dienen als Unterstützung, die Fünf Arten von Tieren als Erweiterung, die Fünf Gemüsearten als Vervollständigung. (Die verschiedenen) Qi und Geschmacksrichtungen verbinden sich miteinander und werden einverleibt, um so die Jing-Essenz aufzufüllen und das Qi zu mehren. Von diesen Fünf (Geschmacksrichtungen) gibt es also das Scharfe, das Saure, das Süße, das Bittere und das Salzige, allen kommt ein eigener Nutzen zu. Sei es nun das Zerstreuen, das Zusammenziehen, das Abmildern, das Anstacheln, das Festigen oder das Erweichen, in den Vier Jahreszeiten und den Fünf Zang-Langzeitspeichern findet (jede) Krankheit ihre geeignete Entgegnung in den Fünf Geschmacksrichtungen.

Huángdì nèijīng • Sùwèn • Zàngqì fǎshí lùn piān dìèrshíèr (Leitfaden des Gelben Ahnherrschers, Innerer Band • Unbefangene Elementarfragen • 22. Kapitel: Abhandlung über die Befolgung der jahreszeitlichen Gesetzmäßigkeiten des Qi in den Zang-Langzeitspeichern)

黃帝內經・素問・臟氣法時論篇第二十二

Eine Krankheitsauslösung durch Bevorzugung einer ungeeigneten Auswahl von Speisen beruht meist auf den drei nachfolgend genannten Prinzipien:

Einseitigkeit in der Kälte-Hitze-Dichotomie

Die Bevorzugung kalter Speisen schädigt das Yang von Milz und Magen und schleust Kälte in den Magen und Darm ein. Die Bevorzugung heißer Speisen schädigt das Yin von Milz und Magen und schleust Hitze in den Magen und Darm ein. Je nach Veranlagung kann die häufige Zufuhr von Rohkost zu Meteorismus und Stuhlunregelmäßigkeiten führen und der Genuss scharf gewürzter Speisen Sodbrennen hervorrufen.

Einseitigkeit in Bezug auf die Fünf Geschmacksrichtungen

Die Folgen einer einseitigen Bevorzugung einer Geschmacksrichtung sind in den klassischen Schriften präzise beschrieben:

Nun, die Fünf geschmacklichen Ausprägungen betreten den Magen, und eine jede findet ihrer Neigung folgend Einkehr. Daher betritt das Saure zunächst die Leber, das Bittere betritt zunächst das Herz, das Süße betritt zunächst die Milz, das Scharfe betritt zunächst die Lunge, das Salzige betritt zunächst die Niere. So wird das Qi beständig ergänzt, und daraus ergibt sich die Regelhaftigkeit des Substanzwandels. Ist das Qi ergänzt und wird (dennoch dieser Prozess) verlängert, so (verkehrt sich dies in) den Ausgangspunkt der Vernichtung.

Huángdì nèijīng • Sùwèn • Zhìzhēnyào dàlùn piān dìqīshísì (Leitfaden des Gelben Ahnherrschers, Innerer Band • Unbefangene Elementarfragen • 74. Kapitel: Große Abhandlung über das Wichtigste der höchsten Wahrheiten)

黃帝內經・素問・至真要大論篇第七十四

Ist der Geschmack übertrieben im Sauren, so verengt sich das Leber-Qi zur Furt, worauf das Milz-Qi aufgebraucht wird. Ist der Geschmack übertrieben im Salzigen, so erschöpft sich das Qi der großen Knochen, die Muskeln verkürzen sich, und das Herz-Qi wird unterdrückt. Ist der Geschmack übertrieben im Süßen, so wird das Herz-Qi keuchend und bereitet ein Völlegefühl, es tritt eine dunkel-schwärzliche (Gesichts-)färbung auf, und das Nieren-Qi ist nicht balanciert. Ist der Geschmack übertrieben im Bitteren, so wird das Milz-Qi nicht (ausreichend) befeuchtet, worauf das Magen-Qi angedickt wird. Ist der Geschmack übertrieben im Scharfen, so wird (die Bewegung in den) Sehnen und Gefäßen ausgebremst, worauf Jing-Essenz und Geist-Seele Shen ihrem Ende entgegengehen.

Huángdì nèijīng • Sùwèn • Shēngqì tōngtiān lùn piān dìsān (Leitfaden des Gelben Ahnherrschers, Innerer Band • Unbefangene Elementarfragen • 3. Kapitel: Abhandlung über das Hervorbringen des Qi und die durchdringende Verbindung mit dem Himmel)

黃帝內經・素問・生氣通天論篇第三

Daher verhält es sich so, dass bei vermehrtem Verzehr von Salzigem (der Fluss in den) Gefäße(n) erstarrt und stockt und die Färbung (des Gesichts) sich wandelt. Bei vermehrtem Verzehr von Bitterem verwittert die Haut, und die Körperhaare fallen aus. Bei vermehrtem Verzehr von Scharfem sind die Sehnen angespannt, und die Nägel verdorren. Bei vermehrtem Verzehr von Saurem wird das Fleisch hart und runzelig, und die Lippen werden hochgezogen. Bei vermehrtem Verzehr von Süßem schmerzen die Knochen und das Haupthaar fällt herab.

Huángdì nèijīng • Sùwèn • Wǔzàng shēngchéng piān dìshí (Leitfaden des Gelben Ahnherrschers, Innerer Band • Unbefangene Elementarfragen • 10. Kapitel: Entstehung und Vervollkommnung der Fünf Langzeitspeicher)

黃帝內經・素問・五臟生成篇第十

Daher verhält es sich so, dass der umsichtige und ausgewogene (Umgang mit den) Fünf Geschmacksrichtungen (dazu führt, dass) die Knochen korrekt ausgerichtet und die Sehnen nachgiebig sind, dass Qi und Blut ihren Fluss und die Texturen der Gewebsspalten ihre Dichte erreichen. Auf diese Weise erreicht das Knochen-Qi seine Verfeinerung. Aufmerksam beachtet (man) das DAO als grundlegendes Prinzip, so dass (man) dauerhaft über das Mandat des Himmels verfügt.

Huángdì nèijīng • Sùwèn • Shēngqì tōngtiān lùn piān dìsān (Leitfaden des Gelben Ahnherrschers, Innerer Band • Unbefangene Elementarfragen • 3. Kapitel: Abhandlung über das Hervorbringen des Qi und die durchdringende Verbindung mit dem Himmel)

黃帝內經・素問・生氣通天論篇第三

Der angemessene Umgang mit den Aspekten der Fünf Geschmacksrichtungen und des Qi der Nahrung kann zur Gesunderhaltung beitragen und die Behandlung von Krankheiten unterstützen. Der unangemessene Umgang mit den Prinzipien des DAO in der Ernährung vermag Erkrankungen Vorschub zu leisten.

Einseitige Bevorzugung von fetten, süßen und intensiv schmeckenden Speisen

Die Ernährungsweise kann zur Entstehung von Hitze im Inneren und zur Auslösung von Schlaganfällen beitragen, wenn etwa ein Übermaß an Zuckern und Fetten zu sich genommen wird.

Auch die schädigende Wirkung des häufigen Genusses alkoholischer Getränke wurde in den klassischen Schriften ausführlich beschrieben. Die Hinweise zeigen eine hohe Übereinstimmung mit den heutigen klinischen Beobachtungen bei der Alkoholkrankheit.

20.8 Unangemessenes Verhältnis von Anstrengung und Muße (láoyì shīdù 勞逸失度)

Bezüglich der Einflüsse von Arbeit und Erholung auf die Gesundheit hat die Chinesische Medizin die folgenden Zusammenhänge beschrieben:

- Schädigung durch Überanstrengung
  - Physische Überanstrengung
  - Psychische Überanstrengung
  - Sexuelle Überanstrengung
- Schädigung durch übermäßigen Müßiggang
  - Mangelnde körperliche Ertüchtigung
  - Mangelnde seelisch-geistige Betätigung
  - Mangelnder sozialer Umgang

20.9 Krankheitsauslösung durch Bildung pathologischer Substrate (bìnglǐ chǎnwùxìng bìngyīn 病理產物性病因)

Äußere wie innere krankheitsauslösende Faktoren wie auch Schwäche-Zustände der Inneren Organe können zur Entstehung pathologischer Substanzen im Leib führen. Dazu zählen

- Schleim-Schlacken (*tányǐn* 痰飲),
- Blut-Stase (*yūxuè* 瘀血) und
- Stein-Konkremente (*jiéshí* 結石).

Feuer *huǒ* 火 gilt als ein äußerer krankheitsauslösender Faktor. Das typische von ihm gebildete pathologische Substrat ist die Hitze *rè* 熱. An dieser Stelle muss darauf hingewiesen werden, dass letztlich jede auch von anderen krankheitsauslösenden Faktoren bedingte Stauung des Qi-Flusses ebenfalls zur Entstehung von Hitze führen kann.

20.9.1 Schleim-Schlacken (tányǐn 痰飲)

Als Schleim-Schlacken werden die zäh- oder dünnflüssigeren Absonderungen bezeichnet, die nicht als physiologische Sekrete wie Tränenflüssigkeit, Speichel oder etwa Scheidenschleim zu betrachten sind. Alle oben genannten krankheitsauslösenden Prinzipien können in die Bildung von Schleim-Schlacken münden. Da der Milz die physiologische Aufgabe der Umwandlung von Feuchtigkeit im Inneren des Leibes zukommt und da die Drei Jiao für die Regulierung der Wasserwege und Verteilung der Säfte im Leib mit verantwortlich sind, ist eine mögliche Beteiligung dieser beiden Organsysteme bei der Bildung von Schleim-Schlacken stets in Erwägung zu ziehen.

Den Schleim-Schlacken kommen die folgenden Besonderheiten bei der Krankheitsauslösung zu:

- Blockierung der Fortbewegung von Qi und Blut
- Beeinträchtigung der Umwandlung von Köperflüssigkeiten und Säften
- Zudeckende Einnebelung des Herz-Shen
- Komplexe und vielfältig veränderliche Symptomatik

In der Chinesischen Medizin wird sowohl gestalthafter wie gestaltloser Schleim beschrieben, also Schleim, der als pathologisches Sekret zum Vorschein kommt (Auswurf aus der Lunge), oder eine Verschlackung, die sich tast- und vernehmbar im Bauchraum sammelt (Aszites), wie auch Krankheitszeichen, die so anmuten, als sei die betreffende Region oder das betreffende Organsystem „zugekleistert". Zu den Symptomen der Akkumulation von Schleim-Schlacken können die folgenden Erscheinungen gezählt werden:

- **Schleim:** Brustbeklemmung, produktiver Husten, Übelkeit, Erbrechen, Durchfall, Palpitationen, Durchfall, Schwindelempfinden, Trugwahrnehmungen und Wahnvorstellungen, Beeinträchtigung der Sinneswahrnehmungen einschließlich Taubheitsgefühlen der Haut, schmerzhafte Bewegungseinschränkungen der Gelenke mit Schwellungen und Spannungsgefühlen, tastbare weiche Tumore, chronische Eiterbildung
- **Schlacken:** brodelnder Husten, Ödeme, diffuse Schmerzen mit Druckempfindlichkeit, dünnflüssiger Durchfall und Gluckern im Abdomen

Schleim befällt gerne die Regionen oberhalb des Zwerchfells, die Schlacken sammeln sich im darunter liegenden Bauchraum.

20.9.2 Blut-Stase (yūxuè 瘀血)

Mit dem Ausdruck Blut-Stase wird nicht in den physiologischen Blutfluss eingebundenes, stockendes und dysfunktionelles Blut bezeichnet. Die Ausbildung einer Blut-Stase geht im Wesentlichen auf zwei Aspekte zurück:

- Ausprägung aufgrund eines Blutaustritts, einer Blutung (spontaner oder traumatischer Auslösung)
- Ausprägung als Folgezustand langer Einwirkung der oben genannten krankheitsauslösenden Faktoren oder der Schwächung oder Blockierung des Qi-Flusses

Zu den Besonderheiten der Krankheitsauslösung durch eine Blut-Stase gehören:

- Rückwirkende Beeinträchtigung der Qi-Mechanik mit Auslösung von Schwellungs- und Spannungsempfinden
- Verlegung der Leitbahnen und Gefäße und somit Auslösung von Schmerz
- Fixierte Lokalisation der Beschwerden
- Neigung zum Übergang in bedrohliche Erkrankungen (z. B. Herzinfarkt)

Zu den häufigen und pathognomonischen Anzeichen einer Blut-Stase-Erkrankung zählen:

- Erhebliche Schmerzen
- Druckempfindliche Tumore
- Austritt von Blut
- Entwicklung von Hitze
- Auftreten livider Verfärbungen
- Typische Pulsbefunde: fein und rau, tief und saitenförmig, geknotet

Die folgenden klinischen Symptome oder Krankheiten können diesem Erkrankungsmuster entsprechen, wobei die Darstellung nach dem Manifestationsort (Organ oder Körperregion) erfolgt:

- **Herz:** Palpitationen, Brustenge, Schmerzen in dem Bereich vor dem Herzen bis zur Angina pectoris, Vernichtungsschmerz, Bewusstseinsstörung, heftige Schweißausbrüche, livide Verfärbung von Zunge, Lippen und Nägeln
- **Lunge:** heftiges Schnaufen und Husten, Brustschmerzen, Bluthusten oder eitrig-blutiger Auswurf
- **Leber:** Flankenschmerzen, tastbare Verhärtungen unter den Rippenbögen
- **Magen und Darm:** epigastrische und abdominelle Schmerzen, Bluterbrechen, Teerstuhl
- **Uterus:** mittlerer oder seitlicher Unterbauchschmerz, Zyklusanomalien, Dysmenorrhoe, Amenorrhoe, düster-livides und klumpiges Menstrualblut, Metrorrhagien oder anhaltende Blutungen nach der Entbindung
- **Kopf und Gesicht:** Haarausfall, Augenschmerzen und konjunktivale Injektion, „Säufernase" (Rhinophym), Presbyakusis, Vitiligo, dem Lichen ähnliche Hauterkrankungen, ulzerative Gingivitis
- **Texturen der Gewebsspalten:** Fieberentwicklung und Abneigung gegen Kälte, Wechselfieber
- **Muskeln:** irreguläre Fieberschübe, Spontanschweiß, Schwitzen in Ruhe, Folgen äußerer Verletzungen

20.9.3 Steinleiden (jiéshí 結石)

Die Altchinesische Medizin hat steinartige Konglomerate als Auslöser von Erkrankungen früh beschrieben. Die Steinbildung kann auf die nachfolgend genannten Faktoren zurückzuführen sein:

- Unangemessene Ernährung
- Emotionaler Stress
- Schwaches Nieren-Qi
- Parasitenbefall
- Einnahme ungeeigneter Arzneimittel
- Äußere Verletzung
- Konstitutionelle Neigung

Zu den Besonderheiten der Steinleiden zählen:

- Bevorzugter Befall von Leber, Gallenblase, Magen, Niere und Blase
- Oft langwierige Erkrankung
- Beeinträchtigung der Qi-Mechanik
- Auslösung von Schmerzen

Am häufigsten treten Steinleiden in der Gallenblase und den Gallenwegen und im harnableitenden System auf.

20.10 Weder äußere noch innere Faktoren (bù nèiwài yīn 不内外因)

Als weder äußere noch innere Krankheitsauslösung werden in der Chinesischen Medizin Verletzungen durch Unfälle oder gefährliche Gegenstände, Verbrennungen und Verbrühungen, Verkühlungen und Erfrierungen, Tierbiss oder -stich und Parasitenbefall gerechnet.

20.11 Grundlegende Prinzipien der Krankheitsauslösung (fābìng jīběn yuánlǐ 發病基本原理)

Die Vorstellungen der Chinesischen Medizin zur Entstehung von Erkrankungen können zusammenfassend wie folgt dargestellt werden:

- Ein unzureichendes „Aufrechtes Qi" (*zhèngqì* 正氣) ist der innere krankheitsbegünstigende Faktor.
- Die Einwirkung von „Schrägläufigem Qi" (*xiéqì* 邪氣) ist die wesentliche Voraussetzung für die Entwicklung einer Erkrankung.
- Aufrechtes und Schrägläufiges ringen miteinander; obsiegt das Schrägläufige und unterliegt das Aufrechte, so entwickelt sich eine Erkrankung.

Wird die Erkrankung von der Schwäche der aufrechten Einflüsse dominiert, so gilt dies als Leere; wird die Erkrankung durch die Stärke der schrägläufigen Einflüsse bestimmt, so gilt dies als Fülle.

Die Erkrankung wird in Art und Schwere durch die folgenden Faktoren beeinflusst:

- Emotionaler Zustand
- Konstitutionelle Voraussetzungen
- Umgebungseinflüsse (Wetter, Klima, Lebensgewohnheiten usw.)
- Gesellschaftliche Einflüsse (Überzeugungen, Prägungen, Tabus)

Folgende Typen von Pathomechanismen werden beschrieben:

- Auftreten von Fülle oder Leere oder Fülle und Leere
- Dysbalance von Yin und Yang (Yin-Leere oder Yang-Leere oder Leere von Yin und Yang)
- Normabweichungen im Fluss von Qi und Blut
- Abweichungen in der Bildung und Umwandlung der Körpersäfte
- Funktionsstörungen der Fünf Zang-Langzeitspeicher, der Sechs Fu-Zwischenlager und der Außergewöhnlichen Fu-Zwischenlager
- Blockierungen in den Hauptleitbahnen und Netzgefäßen
- Störungen der Sehnigen Leitbahnen und der Hautbereiche

- Beeinträchtigungen der Acht Außergewöhnlichen Gefäße
- Erkrankungen durch direkte Einwirkung auf die leibliche Gestalt
- Erkrankungen an den Sinnesorganen

Die Ausführungen in diesem Kapitel zeigen, wie anhand der Bildhaftigkeit der im chinesischen Altertum entwickelten Kategorien auch komplexe somatische und psychische Beschwerdekonstellationen und deren Krankheitsdynamik erfasst und nachvollzogen werden können.

Die präzise Identifikation der dem Krankheitsgeschehen unterliegenden Prozesse ist die unabdingbare Voraussetzung für die Entwicklung einer geeigneten Behandlungsstrategie und deren Umsetzung in eine höchst spezifische und zielgerichtete Behandlung.

Wenn pathologisch entgleiste Prozesse lange anhalten, weil die Krankheit nicht überwunden werden kann, besteht die Möglichkeit, dass das Krankheitsgeschehen nicht auf die Schrägläufigkeit des Qi beschränkt bleibt, sondern auf der Ebene der Shen-Zustände eigenständige Pathologien auftreten (➤ Kap. 23). Das Auftreten krankhaft entarteter Shen-Zustände wird vor allem begünstigt, wenn emotionale Faktoren einen starken Einfluss auf die Krankheitsdynamik ausüben. Diese aberranten Verfassungen des Shen werden in der Chinesischen Medizin auch als Dämonen (*guǐ* 鬼) bezeichnet (vgl. Hammes 2012). Darunter sind alle Erkrankungen gefasst, bei denen das Gefühlserleben des Patienten bildlich gesprochen in Gefangenschaft und unter eine Art Fremdeinfluss gerät, oder die Wahrnehmungen und Überzeugungen durch wahnhafte Inhalte besetzt sind. Wenn der Schutzwall des Herz-Hüters das Regenten-Feuer ausreichend abschirmt, also modern ausgedrückt Mechanismen der Verdrängung genügend aktiv sind, kann die Shen-Pathologie mild ausgeprägt sein und sich nur in einer Freudlosigkeit oder einem versteckten Unglücklich-Sein zeigen. Dann besteht die Möglichkeit, dass die schädigenden Shen-Zustände eine Art „Wurm-Gift" erzeugen, das die Physis zerfrisst und sich beispielsweise in einer Carzinom-Erkrankung, einer chronisch-neurodegenerativen Erkrankung oder einer chronisch-immunologisch entzündlichen Erkrankung manifestiert.

Diese Erkrankungsformen wurden in der Chinesischen Medizin als Gu-Syndrome (*gǔ* 蠱) bezeichnet. Das Schriftzeichen zeigt drei Würmer in einem Topf und geht auf die Vorstellung zurück, dass sich ein besonders aggressiver und zerstörerischer Wurm züchten lässt, indem man mehrere schädliche Würmer längere Zeit in ein Gefäß sperrt, so dass zuletzt nur der giftigste und zäheste überlebt, wobei er dann das gesammelte pathologische Potenzial aller anderen gefressenen Würmer in sich birgt. In diesem Werk soll die Thematik der Gu-Syndrome (vgl. Frühauf 2009a und 2009b) nicht weiter vertieft werden. Aufgrund der Eignung für eine Akupunkturbehandlung wird auf die Shen-Pathologien in einem eigenen Kapitel eingegangen (➤ Kap. 23).

WEITERFÜHRENDE LITERATUR

Dong Lian-Rong: Psychosomatische Krankheitslehre in der Chinesischen Medizin. 董连荣: 中医形神病学. 光明日报出版社. 北京 1991

Frühauf Heiner (Übersetzung von Manfred Goeke 2009): Vertreiben von Dämonen und Schlangen – Das Gu-Syndrom – Ein vergessener klinischer Ansatz bei chronisch-entzündlichen Erkrankungen (zu finden auf: www.classicalchinesemedicine.org)

Frühauf, Heiner (Übersetzung von Sepp Leeb 2009): Die Behandlung chronischer Entzündungen mit chinesischer Arzneimitteltherapie – Ein Interview mit Heiner Frühauf über die therapeutischen Möglichkeiten bei Gu-Syndrom (zu finden auf: www.classicalchinesemedicine.org)

Hammes Michael: Der Begriff der Psyche in der chinesischen Medizingeschichte – Ein transkultureller Vergleich. Dt. Ztschr. f. Akupunktur 54, 4/2011, 6–13 (DOI: https://doi.org/10.1016/J.DZA.2011.07.014)

Hammes Michael: Krankmachende Geisterwesen – Aspekte der Dämonenmedizin in China. Dt. Ztschr. f. Akupunktur 55, 1/2012, 12–17 (DOI: https://doi.org/10.1016/J.DZA.2012.02.011)

Hammes Michael (Herausgeber, Nachwort, Übersetzer): Lao Zi – Dao De Jing. Manesse Verlag. München 2019

Liu Chang-Lin. "Fazhan zhongyixue de guanjian" ("How to Develop the Core Essence of Chinese Medicine"). In: Zheyan kan zhongyi (Chinese Medicine Seen Through Philosophers Eyes). Ed.: Zhongguo Zhongyiyao Baoshe. Beijing: Beijing Kexue Jishu Chubanshe, 2005, S. 28–34 (Englische Übersetzung von Heiner Frühauf im Internet zu finden auf: www.classicalchinesemedicine.org)

Mak LE, Minuzzi L, MacQueen G, Hall G, Kennedy SH, Milev R: The Default Mode Network in Healthy Individuals: A Systematic Review and Meta-Analysis. Brain Connect. 2017 Feb;7(1): 25–33. doi: https://doi.org/10.1089/brain.2016.0438

Ramírez-Barrantes R, Arancibia M, Stojanova J, Aspé-Sánchez M, Córdova C, Henríquez Ch-RA: Default Mode Network, Meditation, and Age-Associated Brain Changes: What Can We Learn from the Impact of Mental Training on Well-Being as a Psychotherapeutic Approach? Neural Plast. 2019 Apr 2;2019: 7067592. doi: https://doi.org/10.1155/2019/7067592

Vatansever D, Menon DK, Manktelow AE, Sahakian BJ, Stamatakis EA: Default Mode Dynamics for Global Functional Integration. J Neurosci. 2015 Nov 18;35(46): 15254–62. doi: https://doi.org/10.1523/JNEUROSCI.2135-15.2015

Zhang Y, Zhang H, Nierhaus T, Pach D, Witt CM, Yi M: Default Mode Network as a Neural Substrate of Acupuncture: Evidence, Challenges and Strategy. Front Neurosci. 2019 Feb 11;13: 100. doi: https://doi.org/10.3389/fnins.2019.00100

煉丹門

Die Schule der Zaubertränke

KAPITEL

21 Zugänge, Strategien und Ordnungsprinzipien in der Therapie

Dieses Kapitel beschreibt die wesentlichen Gesichtspunkte in der Gestaltung der Therapie im Sinne der Altchinesischen Medizin. Es zeigt den Weg auf, den der Therapeut in der klassischen Akupunktur mit seinen Patienten beschreiten kann, an dessen Anfang in der Regel Beschwerden und Nöte stehen, der den Patienten jedoch zu einer erneuerten und gesünderen Beziehung zu sich selbst zu führen und seine Entwicklung im Leben in einen größeren Zusammenhang zu stellen vermag.

Ziel der Darstellungen in diesem Werk ist es daher, das gesamte Spektrum der möglichen Anknüpfungspunkte und Wirkebenen der Akupunktur abzubilden. Dies bedeutet zunächst, die Erkrankung des Patienten umfassend und erschöpfend mit Hilfe der Konzepte der Altchinesischen Medizin zu erfassen und dem Patienten einen Weg der vollständigen Flurbereinigung anzubieten, der es ihm ermöglicht, den eigenen Ackerboden ohne Altlasten neu zu bestellen.

Das beinhaltet nicht nur, dass sich die Behandlung aller relevanten Aspekte der Erkrankung, auch der tief im Verborgenen liegenden, annimmt und sämtliche Zusammenhänge, die sich anhand der Altchinesischen Medizin erschließen, berücksichtigt. Es integriert zudem die Anwendung aller therapeutischen Angebote der Chinesischen Medizin über die Akupunktur hinaus im Sinne weiterer Medizinpraktiken wie Arzneimitteltherapie, manuelle Behandlungen, Meditation, Qigong und bestimmte Formen der Musik- und Aromatherapie, die sich im Sinne der Chinesischen Medizin klassifizieren lassen. Akupunktur auf dem Hintergrund der Altchinesischen Medizin bedeutet nicht, eine Nadelstichtherapie letztlich auf dem gewohnten Hintergrund der naturwissenschaftlich orientierten Medizin zu betreiben.

In diesem Kapitel werden einleitend die Perspektiven einer symptom- und beschwerdeorientierten Akupunktur sowie die Bezugnahme auf Zustandsmuster in der Pfortenauswahl berücksichtigt. Die Darstellungen sind als allerdings exemplarisch und nicht als enzyklopädisch zu verstehen.

Nun wird der Leser alle bisher erlernten Inhalte zu der Frage bündeln können, wo bei seinen Patienten der Ansatz zur Therapie zu finden ist und welche Hebel an welchen Stellen anzusetzen sind, um eine Wendung im Krankheitsprozess anzustoßen. Dieses Kapitel ist folglich das Herzstück dieses Buches, das an den verschiedenen Stellen dazu anregen wird, Themen der voranstehenden Kapitel noch einmal aufzugreifen und ihre Bedeutung für den Aufbau der Therapie vertieft zu erfassen.

21.1 Die Besonderheiten der Akupunktur auf der Grundlage der Altchinesischen Medizin

Moderne Darstellungen der Akupunkturtherapie einschließlich solcher, die sich auf die sogenannte Traditionelle Chinesische Medizin berufen, stellen die Nadelbehandlung als ein eigenständiges Verfahren vor, das sich vornehmlich des Nadelstichs bedient. Das Nadelstechen wird als geeignet für die Kupierung von Symptomen und Beschwerden vorgestellt, wobei dies auf dem Hintergrund einer Krankheits- oder Störungsdiagnose der modernen Medizin, anhand der Zuschreibung von Zustandsmustern auf dem Hintergrund der Chinesischen Medizin oder auch ohne solche Referenzen erfolgen kann. Letztlich gehen alle diese Ansätze nicht wesentlich über die Symptomenkontrolle und die Regulation entgleister Funktionen hinaus. In der Altchinesischen Medizin ist sich der Therapeut stets darüber bewusst, auf welcher Ebene seine Behandlung ansetzt und welche Rolle dieser Ansatz auf dem gesamten möglichen Entwicklungsweg des Patienten spielt.

In diesem Teil des Buches werden zunächst allgemeine Aspekte der Therapiegestaltung und der Auswahl geeigneter Behandlungspforten besprochen, bevor schließlich eine systematische und umfassende Therapie beschrieben wird, die sich auf sechs aufeinander bezogene und in der Abfolge aufeinander aufbauende Behandlungsebenen bezieht, die auch als therapeutische Räume bezeichnet werden.

21.1.1 Der Schlüssel zum wirklichen Gelingen der Behandlung

Wenn man zum ersten Mal mit der Akupunktur in Berührung kommt, mag es so erscheinen, als müsse man nur die richtigen Behandlungspforten finden, um alle Probleme des Patienten zu lösen, denn in der reichhaltigen Literatur zur Nadeltherapie ist sicher für jedes erdenkliche Problem eines Menschen eine passende Akupunkturpforte beschrieben. Wenn es tatsächlich so einfach wäre, würden wir bereits eine vollkommen gesunde Welt mit nur gesunden Menschen vorfinden. Tatsächlich gibt es Aspekte, die unbedingt berücksichtigt werden müssen, da sonst unweigerlich ein Scheitern der Behandlung oder zumindest eine erhebliche Einschränkung ihrer Wirksamkeit droht.

Auf die Bedingungen für eine gelungene therapeutische Anwendung der Akupunktur weisen zunehmend auch Publikationen aus der Volksrepublik China hin.

Der Schwerpunkt der Behandlung von Erkrankungen mit Akupunktur und Moxibustion liegt in der Beherrschung des Shen. Daher ist das Beherrschen des Shen eine unerlässliche Voraussetzung in der klinischen Anwendung von Akupunktur und Moxibustion; es ist auch der wesentlich unterscheidende Aspekt der Therapie mit Akupunktur und Moxibustion im Vergleich zu anderen Behandlungsverfahren. Das muss von den Therapeuten in der Akupunktur und Moxibustion unbedingt beachtet werden. Es besteht eine enge Verbindung zwischen dem Ausbleiben oder Zustandekommen eines Behand-

lungseffekts und der Frage, ob das Beherrschen des Shen verstanden wird oder nicht. Das Beherrschen des Shen besteht aus den beiden Inhalten des Beherrschens des Shen durch den Therapeuten und des Beherrschens des Shen durch den Patienten. Das Beherrschen des Shen durch den Therapeuten beinhaltet die verstärkte Kultivierung der medizinischen Tugend, die Konzentration seiner Energie und das Erlangen eines Zustands, in dem das Herz ohne äußeres Verlangen und die volle Aufmerksamkeit auf ein Ziel ausgerichtet ist. Nur so ist man in der Lage, sorgfältig auszuspähen, wo sich die Erkrankung verbirgt, feinsinnig und geschickt die verschiedenen Maßnahmen zur Anwendung zu bringen und das Leiden des Patienten aufzulösen. Das Beherrschen des Shen durch den Patienten verlangt von ihm ein ausgeglichenes Herz, ein harmonisches Qi, eine gewisse Zurückhaltung in seinen Stimmungen und eine innige Kooperation in der Behandlung mit dem Therapeuten. Konkret sind darunter die folgenden inhaltlichen Aspekte gefasst:

Die Beherrschung des Shen durch den Therapeuten

- die Tugenden kultivieren und das Selbst ausrichten (xiūdé zhèngjǐ **修德正己***)*

[…]

- den Geist befrieden und die Willenskraft auf ein Ziel ausrichten (ānshén dìngzhì **安神定志***)*

[…]

Die Beherrschung des Shen durch den Patienten

- das Qi auf die Stille festlegen, dann erst stechen (dìngqì nǎicì **定氣乃刺***)*

[…]

- vor der Behandlung der Krankheit erfolgt zuerst die Behandlung des Herzens (zhìbìng xiān zhìxīn **治病先治心***)*

[…]

Xie/Guan 2007, S. 57–62

In der Akupunktur bringt nicht nur das präzise Aufsuchen der Lokalisation der Behandlungspforte, nicht nur die Schärfe und Länge der Nadel, nicht nur die Richtigkeit der Auswahl der Behandlungsorte, der Reizart und der Reizdosis, sondern auch die Klarheit des Therapeuten über den Zustand des Patienten, das Bewusstsein für den von ihm gewählten Behandlungsansatz und für die genaue Botschaft eines jeden von ihm gesetzten Reizes, seine Konzentration auf die Ausführung der Behandlung und seine Ausrichtung auf die intendierten Wirkungen und nicht zuletzt seine geschickte handwerkliche Umsetzung des therapeutischen Plans das gesamte Problem der Erkrankung auf den Punkt und setzt so die Genesung in Gang. So kann der Therapeut beispielsweise die Akupunktur allein zur Linderung einer bestimmten Beschwerde einsetzen oder seinen Behandlungsansatz auf eine jeweils tiefer liegende Schicht der komplexen Zusammenhänge in der Entstehung und den krankheitsunterhaltenden Mechanismen beim Patienten ausrichten.

21.1.2 Gesichtspunkte in der Übersetzung der Diagnose in ein Therapiekonzept der Akupunktur

Nachdem eine Klarheit über die diagnostische Einschätzung des Krankheitsgeschehens beim Patienten erlangt wurde, so dass daraus die Zielsetzungen der Behandlung formuliert werden können, stellt sich als erstes die Aufgabe, geeignete Akupunkturpforten auszuwählen, mit denen die entsprechenden Wirkungen erzielt werden sollen. Die Akupunktur als eigenständiges Behandlungsverfahren kann natürlich auf der einfachsten Stufe der Umsetzung, wie bereits erwähnt, allein für den Zweck der Beschwerdelinderung und des Zurückdrängens von Symptomen eingesetzt werden.

In den therapeutischen Entscheidungen zur Auswahl von Pforten spielen die folgenden Gesichtspunkte eine wesentliche Rolle:

- Auswahl nach der Lokalisation: Wo sich das transportierende Loch befindet, bestimmt, welche hauptsächlichen Behandlungsfähigkeiten ihm zukommen (*shùxué suǒzài, zhǔzhì suǒnéng* **腧穴所在, 主治所能**)
- Auswahl nach dem Organ- und Leitbahnbezug: Wo die Leitbahnen und Gefäße entlanglaufen, bestimmt, an welche Erkrankungszustände die Behandlungsfähigkeiten der jeweiligen Pforten heranreichen (*jīngmaì suǒguò, zhǔzhì suǒjí* **經脉所在, 主治所及**)
- Auswahl nach der besonderen Eigenschaft im Leitbahnsystem: Besonders ausgewiesenen transportierenden Löchern kommt ein besonders ausgewiesener hauptsächlicher Behandlungsbereich zu (*tèdìng shùxué, tèdìng zhǔzhì* **特定腧穴, 特定主治**)
- Die gleiche Pforte vermag je nach Reizart und Intention des Therapeuten aufzufüllen oder abzuleiten, zu kühlen oder zu wärmen, anzuheben oder abzusenken, zu konzentrieren oder zu zerstreuen: Dasselbe transportierende Loch entfaltet sein hauptsächliches Behandlungspotenzial in beide Richtungen (*tóngyī shùxué, shuāngxiàng zhǔzhì* **同一腧穴, 雙向主治**)
- Pforten von vergleichbarem Anwendungsspektrum unterscheiden sich dennoch in ihrem Wirkmechanismus und daher in dem jeweiligen Effekt, den sie ausüben: vergleichbares Behandlungspotenzial, Unterschiede in der Behandlungswirkung (*zhǔzhì xiāngtóng, liáoxiào yǒubié* **主治相同, 療效有别**)

Der therapeutische Einsatzbereich von Akupunkturpforten leitet sich von ihrer Lokalisation und ihrer Leitbahnzugehörigkeit ab. Die Pforten behandeln die der jeweiligen Leitbahn zugeordneten Störungen; die Pforten der in der Oberfläche-Innen-Beziehung stehenden Leitbahn können zur Unterstützung herangezogen werden. Akupunkturpforten lösen Wirkungen in ihrer unmittelbaren Umgebung aus. Die an den vier Extremitäten insbesondere von Ellenbogen und Knie nach distal gelegenen Pforten zeitigen Behandlungseffekte auf dem Hintergrund ihrer Leitbahnzugehörigkeit; die Pforten im Kopf- und Gesichtsbereich und am Rumpf gelegenen Pforten entfalten vor allem lokale und segmentale Wirkungen; die Pforten an Hals und Kopf wirken zudem auf das Shen.

21.2 Allgemeine Aspekte einer Behandlung zur Linderung akuter Beschwerden

Bereits in den klassischen Schriften der Akupunktur wie etwa der „ABC-Monographie der Akupunktu" von Huangfu Mi und zahlreichen zeitgenössischen Werken werden Akupunkturpforten in Zusammenhang mit Krankheitserscheinungen und Einzelaspekten der Pathophysiologie der Störung beschrieben. Die in diesen Schriften festgehaltenen Auswahlen und Zusammenstellungen von Akupunkturpforten weisen eine gewisse Kongruenz auf, an der sich die hier gewählten Darstellungen orientieren.

In der Chinesischen Medizin trifft man auf den Grundsatz: „im akuten Falle behandle man die Manifestation („Zweigspitzen"), bei gemächlichem Verlauf behandle man den Ursprung („Wurzel") (*jí zé zhìqíbiāo, huǎn zé zhìqíběn* 急則治其標，緩則治其本). Hierzu finden sich erhellende Ausführungen bei dem Ming-zeitlichen Autor Zhang Jiebin:

Was den Umstand anbetrifft, dass Krankheiten Zweigspitzen[1] und Wurzeln[2] aufweisen, so gelten die Wurzeln als die Quellen der Krankheiten und die Zweigspitzen als das Veränderliche der Krankheiten. Die Wurzel der Krankheit ist einzig eine, verborgen und schwierig zu erhellen, der Veränderungen in der Krankheit (finden sich) äußerst viele, offensichtlich und leicht zu erkennen. Was die Behandlung von Krankheiten vom Altertum bis zur heutigen Zeit anbetrifft, so gibt es viele, die nicht um die Wurzeln und Endigungen wissen und sich einzig auf das stützen, was (ihnen) vor Augen liegt, womit sie im höchsten Maße diesem Weg der großen krankhaften (Verirrung) folgen. Zudem schenken (sie) den zeitgenössischen Ärzten ihr Gehör, die da sprechen: im eiligen (Falle) behandle man die Zweigspitzen, im gemächlichen (Falle) behandle man die Wurzel. So geben (sie es) gegenseitig weiter im Rezitativ und beten es als verehrenswerte Maxime an, indem sie wähnen, damit das Wesentliche erfasst zu haben.

Míng • Zhāng Jièbīn • Jǐngyuè quánshū • Biāoběn lùn (Ming-Dynastie • Zhang Jiebin [1563–1640] • Sämtliche Schriften des Jingyue[3] • Abhandlung über die Zweigspitzen und Wurzeln)
明・張介賓・景岳全書・標本論

Zhang Jiebin kritisierte die Anwendung dieses Mottos (akut – Beschwerdebehandlung, subakut – Behandlung der Wurzeln) im Sinne zweier sich gegenseitig ausschließender Prinzipien und betrachtete die beiden Herangehensweisen als sich ergänzende Prinzipien. Er wies darauf hin, dass im *Huangdi neijing* die Behandlung der Wurzeln als letztlich unumgänglich für eine vollständige Heilung dargestellt wird und dass die Frage von Wurzeln und Zweigspitzen, von Eile und Gemächlichkeit eine komplexe Angelegenheit darstellt, die einer präzisen Analyse bedarf.

> Für die gezielte Behandlung ist es unbedingt erforderlich, dass der Therapeut eine umfassende Klarheit darüber erlangt, zu welchem Zweck er die jeweilige Pforte einsetzt und auf welchen Aspekt der gesamten Erkrankung diese Auswahl abzielt. Ein Patient, der stark unter akuten Beschwerden leidet, kann nicht längere Zeit auf die Kurierung der Ursprünge seiner Erkrankung warten, sondern muss eine rasche Linderung erfahren, um Vertrauen in den Behandler und die Therapie zu entwickeln und in die Lage versetzt zu werden, die Bearbeitung der Ursprünge in Angriff nehmen zu können.

1 *biāo* 標.
2 *běn* 本.
3 Der Beiname von Zhang Jiebin lautet Jǐngyuè 景岳 (Zhang Jingyue).

21.2.1 Die Pforten zur Akutbehandlung

Im Sinne einer primär symptomatischen Therapie können die im Folgenden genannten klinischen Beschwerden mit den aufgeführten Pforten der Akupunktur behandelt werden (➤ Tab. 21.1).

In den „„Nichts-zu-danken'-Rezepturen der Akupunktur und Moxibustion" (*Zhēnjiǔ bùxiè fāng* 針灸不謝方) werden die folgenden Zusammenstellungen von Akupunkturpforten zu den erwähnten Anwendungen empfohlen (vgl. Sun et al. 1997, S. 179–194):

Du 14, Di 11, Di 4

Ein Wind-Kälte-Zustand mit Abneigung gegen Kälte, Entwicklung von Hitze,
Du 14, Di 11, Di 4 zusammen,
vermögen die innere Hitze zu klären und die Oberfläche zu befreien,
und sind auch bei äußeren Sommerhitze-Feuchtigkeits-Übeln heranzuziehen,
falls Steife und Schmerz von Kopf und Nacken deutlich ausgeprägt sein sollten,
darf man Gb 20 und Du 16 nicht vergessen,
üppige Hitze, verdrossenes Herz begleitet von gelbem Urin,
HH 6 die beiden Pforten außergewöhnliche Wirkung entfalten,
Faseleien und Obstipation – der Hausstand des Magens in Fülle,
Ma 36 kombiniert mit Ma 40 werden das beherrschen,
Flankenschmerz und Erbrechen, das syndromale Zeichen des Shaoyang
Sj 6 und Gb 34 zusammen genutzt,
gegenläufiges Qi führt zu Husten und Keuchen,
die Pforte Lu 10 und dann noch Lu 11 dazu,
verstopfte Nase, laufender Rotz und schwere Stirn,
die Pforte Du 23 gemeinsam mit Bl 7,
und sollte es sich um eine allergische Urtikaria handeln,
so lasse man den Di 4 fallen und nehme Ma 36 hinzu.
Also sämtliche Wind-Kälte-Sommerhitze-Feuchtigkeits-Übel lassen sich beseitigen; man vermag das Innere zu klären und an die Oberfläche heranzureichen.

Di 4, Ni 7

Dickdarm Di 4, Nieren Ni 7,
im Altertum hieß es entfacht den Schweiß und stillt den Schweiß,
zum Entfachen fülle man Di 4 auf und leite Ni 7 ab,
zum Stillen fülle man Ni 7 auf und leite Di 4 ab,
das Yang anstacheln, das Wasser befördern und das Qi bewegen,
Kälte-Trank, Schnaufen bei Gegenläufigkeit, Ödem, dies wird beherrscht.
Ni 7 auffüllen, Di 4 ableiten, vermag den Schweiß zu stillen; Ni 7 ableiten, Di 4 auffüllen, vermag den Schweiß auszutreiben.

Tab. 21.1 Auswahl von Akupunkturpforten nach klinischen Beschwerden

Anwendung	Pfortenauswahl			
Fieber	Du 14	Di 11	Di 4	
Bewusstlosigkeit	Du 26	EH-AH 11		
Kollaps	Ren 4 (Moxa)	Ren 7 (Moxa)	Ma 36	
Schweißneigung	Di 4	Ni 7		
Nachtschweiß	Ni 3	He 6		
Schlafstörung	He 7	Mi 6		
Vielträumerei	Bl 15	He 7	Gb 44	
Heiserkeit	Di 18	Di 4	HH 5	
Bruxismus	Ma 7	Ma 6	Di 4	
Pharyngitis	Di 4	Lu 11		
Palpitationen	HH 6	HH 4		
Husten	Ren 22	Lu 7		
Appetitlosigkeit bei Kindern	EX-AH 10			
Mangelnder Milcheinschuss	Dü 1	Ma 18		
Arterieller Hypertonus	Ma 9	Du 20	Gb 20	Le 2
Blutstillung	Mi 1			
Pruritus vulvae	Le 5	He 8		
Würgereiz	Ren 24	HH 6		
Brustbeklemmung	Ren 12	HH 6		
Brustschmerz	Ren 17	HH 6		
Übelkeit/ Erbrechen	HH 6	Mi 4		
Singultus	HH 6	Bl 17	He 8	
Blähungen	Ma 25	Ren 6	HH 6	Ma 36
Flankenschmerz	Sj 6	Gb 34		
Verdauungsstörungen	Ma 36	Mi 4		
Miktionsstörungen	Mi 6	Mi 9		
Sexualfunktionsstörungen	Ren 4	Mi 6		
Inkontinenz	Ren 2	Mi 6		
Obstipation	Ma 25	Ma 28 li	Ma 29 li	
Kniegelenksdistorsion	Bl 57	Gb 34		
Juckreiz	Di 11	Mi 10	Mi 6	
Erschöpfung	Ren 4	Ma 36	Ren 6	

Di 11, Di 4

Die Natur des Di 11 ist es, umherzugehen und nicht innezuhalten,
Di 4 vermag anzuheben und vermag zu zerstreuen,
beide Pforten gehören gemeinsam zum Hand-Yangming,
Wind-Hitze des Oberen Jiao vermag man zu klären und zu zerstreuen,
bei allen Erkrankungen der Öffnungen von Kopf und Gesicht,
vermag die kombinierte Auswahl dieser Pforten die Wende zu erbringen,
Gb 20 und Ma 8 bei Benommenheit, Schwindelempfinden und Kopfschmerz,
Bl 1 und Sj 23 bei Ausbildung eines Flügelfells am Auge,
Di 20 und Di 19 bei Nasennebenhöhlenproblemen und Polypen,
Gb 2 und Sj 17 bei Ohrgeräuschen und Ertaubung,
Du 26 und HH 8 behandeln Mundgeruch,
Lu 10 vermag die Schwellung und Schmerzen des Rachens zu heilen,
Zahnfleischschwellung und Zahnschmerz: die Pforte Ma 7,
Mund und Auge schief verzogen, so nadele Ma 4 und Ma 6.
Di 11 und Di 4, um Hitze zu klären und den Wind zu zerstreuen; die wesentlichen Pforten, um den Qi-Bereich des Oberen Jiao zu ordnen.

Du 26, Du 16

Du 26 befindet sich vorne, Du 16 hinten,
beide Pforten ergänzen sich in der Behandlung akuter Störungen,
alles was plötzlich den Menschen betrifft und ihm sein Bewusstsein raubt,
(die Kombination) beherrscht sämtlichen Wind und die Kiefersperre.
Öffnet die Gelenke, löst den Zubiss, macht das Yang durchgängig, erweckt das Shen, sammelt den Wind ein und entspannt die Leitbahnen, beherrscht sämtliche plötzlich einsetzende akute Störungen mit Kollaps und Ohnmacht, bei Kiefersperre und Bewusstseinsstörungen.

Di 15, Di 11

Di 15 und Di 11 verbreiten Qi und Blut,
ordnen das Qi, beglücken das Zwerchfell und sammeln Wind-Übel ein,
Schlaganfälle mit Halbseitenwelkung sowie sämtliche Arten der Bi-Obturation,
beide Pforten werden als Anführer und Unterstützer zusammen angewandt.
Di 15 und Di 11 verbreiten das Qi und bewegen das Blut, ordnen die Lunge, beglücken das Zwerchfell, sammeln den Wind ein und führen das Qi in die Mitläufigkeit.

Gb 30, Gb 34

Gb 30 und Gb 34 regulieren Qi und Blut,
sammeln den Wind ein, beseitigen Feuchtigkeit, machen Leitbahnen und Netzgefäße durchgängig,
beide Pforten gehören zum Fuß-Shaoyang,
ihrer Natur nach vermögen sie die Sehnen zu entspannen und das Gelenkspiel zu fördern,
sämtliche Bi-Obturationen mit Gefühls- und Bewegungsstörungen, Schmerzen der Lenden- und Beinregion sowie Muskelschwund.
Gb 30 und Gb 34 machen die Leitbahnen und Netzgefäße durchgängig, stimmen Qi und Blut ab, sammeln den Wind ein und beseitigen Feuchtigkeit.

Di 11, Bl 40, Ma 39

Di 11, Bl 40 und Ma 39,
machen das Yang durchgängig, zerteilen den Wind und befördern gleichzeitig die Feuchtigkeit,

Wind-Bi-Obturation und Feuchtigkeits-Übel mit Schmerzen in Ellenbogen und Knie,
mit diesen als Anführern mit Einfügungen und Auslassungen anzuwenden,
falls der Schmerz zu nicht festgelegten Orten zieht,
Gb 31, Ma 33, Ma 36,
Beinschmerzen in der näheren Umgebung des Kniegelenks,
Gb 34, Mi 9, Ma 36.
Als hauptsächliche Auswahl bei
Wind-Kälte-Feuchtigkeits-Bi-Obturation.

Di 11, Gb 34

Di 11 am Ellenbogen lokalisiert, und Gb 34,
an den Gelenken der vier Extremitäten gelegen,
klären die Lunge, gehen an die Oberfläche, bewegen Qi und Blut,
entspannen die Sehnen, befördern die Gelenke und vermögen das Innere auszuleiten,
Qi-Unterdrückung in Leber und Lunge mit Schmerzen von Brust und Flanken,
Hitze ballt sich in Darm und Magen zusammen, all dies lässt sich heilen.
Halbseitenlähmung, Hauptauswahl bei allen Bi-Obturationen sämtlicher Gelenke.

Di 11, Mi 6

Die Pforte Di 11 kombiniert mit Mi 6,
klärt das Blut, sammelt den Wind ein, das ist ihr Hauptgeschäft,
bewegt das Qi, belebt das Blut und vermag die Stasen zu zerstreuen,
gynäkologische Tumore und Amenorrhoe,
Schwellungen, Schmerzen, Geschwürs-Gift, Wind-Feuchtigkeit-Bi-Obturation,
all dies vermag diese Pfortenkombination zu beherrschen.
Hauptauswahl zum Klären des Blutes und zum Einsammeln von Wind.

Ma 36, Mi 6

Ma 36 und Mi 6,
Leere-Kälte von Milz und Magen mit magerem Qi und Blut,
heben das Yang, mehren das Magenpotenzial, regulieren und klären das Trübe,
nähren das Yin, stärken die Milz, ordnen die Leere-Erschöpfung,
bei Hernien mit Hodentiefstand füge man Ma 29 hinzu,
bei postpartalem Blutverlust mit Benommenheit und Schwindelempfinden kommt Sj 6 zur Hilfe.
Hauptauswahl bei Leere-Kälte von Milz und Magen und Mangel-Leere von Qi und Blut.

Gb 34, Ma 36

Ma 36 kombiniert mit Gb 34,
die Hauptauswahl zur Behandlung, wenn Leber und Magen nicht miteinander harmonieren,
saures Aufstoßen, bitterer Mundgeschmack und Brechdurchfall,
Knieschmerzen und verkrampfte Sehnen, für alles eignet es sich.
Hauptauswahl bei fehlender Harmonie zwischen Leber und Magen.

Die Vier Passtore: Di 4, Le 3

Di 4 und Le 3 werden die „Vier Passtore" genannt,
die Hauptauswahl, wenn Qi und Blut erkrankt sind,
sammelt den Wind ein, ordnet die Bi-Obturation und öffnet die Gelenke,
Zyklusstörungen der Frau und kindliche Epilepsie,
ringt den Schleim nieder, leitet das Feuer aus, behandelt Verrücktheit und Wahn,
noch Ma 40 und Gb 34 hinzugefügt,
ein epileptischer Zustand, Du 20 und He 7,
führen das Qi in die Mitläufigkeit, dämpfen und beruhigen das Shen und befrieden die Stimmung.
Öffnet die Gelenke, sammelt den Wind ein, ordnet die Bi-Obturation, bewegt Qi und Blut, macht die Leitbahnen durchgängig und bewegt die Stasen.

Ma 40, Gb 34

Ma 40 ist die Luo-Vernetzungs-Pforte der Magen-Leitbahn,
ein Ast zieht zum Taiyin, seine Natur ist die Durchgängigkeit,
dann noch Gb 34 der Gallenblasen-Leitbahn hinzugefügt,
macht den Stuhlgang durchgängig und ist von herabsinkender Natur,
immer wenn Zustände von Schleim und Hitze im Yangming angetroffen werden,
vermögen durchgängig zu machen, vermögen abzusenken, vermögen, das Shen zu befrieden.
Der Stuhlgang wird durchgängig gemacht, mit einer Wirkung vergleichbar dem Dekokt, das mit dem Qi auf Reisen geht[4], aber nicht mit der Heftigkeit der Dekoktwirkung vergleichbar ist.

Ren 6, Ma 25

Die Mu-Sammlungs-Pforte des Dickdarms ist Ma 25,
Ren 6 befindet sich anderthalb Cun unter dem Nabel,
der Untere Jiao akkumuliert Kälte in Form einer hartnäckigen Verkühlung,
der Bauch schmerzt, es entsteht ein Harnverhalt und der Zyklus gerät durcheinander,
erreicht das Yang-Qi im Unteren Jiao eine Ausdehnung,
vermag dies das Trübe zu klären und die Stagnation zur Ausheilung zu führen.
Regt das Yang-Qi des Unteren Jiao an, klärt das Trübe und führt aus der Stagnation.

Ren 12, Ma 36

Ren 12 ist die Hui-Zusammenkunfts-Pforte der Sechs Fu-Zwischenlager,
hebt das Klare an, senkt das Trübe ab: Ma 36,
die Hauptauswahl zur Regulation des Fu-Zwischenlagers des Magens,
behandelt sämtliche Erkrankungen im Bauch,
oben Erbrechen, unten Durchfall, die Magen-Darm-Krankheiten,
das Klare anheben, das Trübe absenken, so kann die Krankheit heilen,

[4] *Chéngqì tāng* 乘氣湯.

sieht man einen Zustand der Leere-Kühle am unteren Ursprung[5], so wird nach dem Nadeln noch eine Moxibustion an Ren 6 vorgenommen,
befindet sich eine unterdrückte Hitze im Oberen Jiao, so leite man Bl 66 ab,
ist das Qi der Zang-Langzeitspeicher unzureichend, so fülle man Le 13 auf,
bei Ansammlungen und Stagnation inmitten des Darms füge man Ma 25 hinzu,
bei unstillbarem Erbrechen assistiert HH 5,
Schmerzen in der Magengrube und im Bauch sowie Spannungsempfinden,
da möge man die beiden Pforten Mi 4 nicht vergessen.
Die Auswahl speziell zur Regulation des Fu-Zwischenlagers des Magens, zuständig für die Behandlung sämtlicher Erkrankungen im Bauch.

Di 4, Ma 36

Die Pforten Ma 36 und Di 4,
regulieren den Mittleren Jiao und machen das Fu-Zwischenlager des Magens durchgängig,
angesammelte Speisen und verweilende Getränke, Spannungsempfinden in Magengrube und Bauch,
feuchte Hitze blockiert die Mitte, Übelkeit, Erbrechen und Aufstoßen,
man leite Ma 36 ab und ziehe das Qi am Di 4 zusammen,
führe das Trübe hinaus, senke das Gegenläufige ab, so dass die Krankheit ausgetrieben werden kann.
Reguliert den Mittleren Jiao, entstaut das Fu-Zwischenlager des Magens und macht es durchgängig.

Ma 36

Der Magen ist die Wurzel des Nachgeburtlichen,
die Qi und Blut zu vermehren, Mangel und Verlust aufzufüllen vermag,
Ma 36 ist die Erde inmitten der Erde,
die die Mitte trockenzulegen, zu klären und aufzufüllen vermag,
ein Sprichwort besagt, dass wenn man den Leib in Sicherheit wissen will,
der Ma 36 niemals ungetrocknet[6] bleiben darf.
Hebt das Klare an, senkt das Trübe ab, leitet den Schleim hinaus und bewegt das Stagnierte.

HH 8, Ma 36

Die Pforte HH 8 kombiniert mit Ma 36,
klärt absenkend Herz und Magen und beherrscht Feuer-Gegenläufigkeit,
die Verknotung der Brust, Völlegefühl mit abdominellen Verhärtungen, Übelkeit, Erbrechen und Aufstoßen,
Singultus, saure Regurgitation und Feuer-Konglomerat werden ausgeheilt.
Absenkende Klärung von Herz und Magen, von Feuer-Hitze und nach oben strebender Gegenläufigkeit.

Mi 6

Am Mi 6 treffen sich Leber, Milz und Niere,
harmonisiert das Blut, nährt das Blut und lässt das Milz-Yin sprießen,
Zustände von Yin-Leere mit Hitzeentwicklung und Erschöpfung,
verwelktes Blut, verschlossene Regelblutung und Unterleibsschmerz.
Stärkt die Milz, nährt das Blut, lässt es in der Milz sprießen und harmonisiert das Yin.

Mi 1

Die Pforte Mi 1 ist die Wurzel des Taiyin,
füllt das Milz-Qi auf und vermehrt es, hebt das einsinkende Yang,
Bauchspannung, Durchfall, Gebärmutterblutung und Ausfluss,
bei Langschläfertum mit Albträumen addiere man Ma 45.
Wärmt die Milz, ordnet die Mitte, hebt das Yang empor und stillt das Blut.

Le 1

Le 1 ist die Jing-Brunnenwasser-Pforte der Leber,
die das Leber-Qi zu regulieren und Leitbahn und Netzgefäß durchgängig zu halten vermag,
sämtliche Zustände mit Kälte-Wucherungen und Schmerzen im Unterleib,
Kopfschmerzen, Benommenheit und Schwindelempfinden, sich emporhebendes Leber-Feuer,
ausgeprägte Kälte mit sich zusammenziehenden Eierstöcken und ausstrahlenden Bauchschmerzen,
da füge man Mi 1, Le 3 und Le 8 hinzu,
entdeckt man eine Wind-Feuchtigkeits-Bi-Obturation der vier Gliedmaßen,
so nehme man noch Di 11 und Bl 40 hinzu,
attackiert das Qi vom Unterleib nach oben ziehend das Herz,
so behandelt Ren 4 mit zusätzlicher Moxibustion das rennende Wildschwein[7].
Reguliert das Leber-Qi, macht Leitbahn und Netzgefäß durchgängig.

Du 14, HH 6

Du 14, das Treffen der Drei Yang auf dem Dumai,
HH 6, die Luo-Vernetzung des Jueyin mit dem Shaoyang,
lenkt die Abscheidungen, senkt das Gegenläufige ab und reguliert das Wasser-Qi,
die Wirkung ist vergleichbar dem „Blaugrünen-Drachen-Dekokt“[8] und dem „Kokospilz-Zimt-Dekokt“[9],
verweilende Abscheidungen in Brust und Magengrube, Spannungs- und Völlegefühl der Lunge,

[5] Gemeint ist die Niere mit dem Ureinheits-Qi und dem Ureinheits-Yang.

[6] Will sagen, man soll ihn regelmäßig mittels Moxibustion durchtrocknen, so dass sich keine stagnierende Feuchtigkeit in ihm sammeln kann.

[7] Gefühl des vom Unterbauch zur Brust aufsteigenden Qi, ähnlich einer epigastrischen Aura.

[8] *Xiǎo qīnglóng tāng* 小青龍湯.

[9] *Líng guī zhú gān tāng* 苓桂朮甘湯.

Schnaufen, Husten und gegenläufiges Qi, bei allen diesen Problemen kann man sie verwenden,
nach oben gegenläufiges Qi am Kopf, am Nacken und in der Kehle,
die Lokalisation der Pforte HH 9 sollte man wohl kennen,
das gegenläufige Feuer des Dünndarms stößt zum Rachen und zur Kehle vor,
die beiden Pforten HH 8 befinden sich im Herzen der Hand.
Reguliert das Qi, bewegt das Wasser, lenkt die Abscheidungen, senkt das Gegenläufige ab.

HH 6, Mi 6

Die Pforten HH 6 und Mi 6,
klären die Hitze und nähren das Herz, behandeln die Leere-Erschöpfung;
dampfende Knochen, geraubter Schweiß und Husten,
Inkontinenz beim Träumen, verschlossene Regelblutung lassen sich ebenfalls regulieren,
bei Schlaflosigkeit füge man He 7 hinzu,
HH 6 und Mi 6 sind für Milz und Magen gut.
Die Hauptauswahl zum Klären der Hitze und Nähren des Yin.

Lu 10, Ni 3

Lu 10 gehört zur Lunge, Ni 3 zur Niere,
mangelndes Yin und beschädigtes Yang, vielerlei Erschöpfungszustände,
maximiert das Yin, ordnet die Erschöpfung, Lungen-Nieren-Erkrankungen,
der Bedeutung des Dekokts zum Klären der Trockenheit und zur Rettung der Lunge[10] *im Ursprung gleich.*
Die Hauptauswahl zur Maximierung des Yin und Ordnung der Erschöpfung.

Bl 10, Bl 11

Bl 11 vermag das gegenläufige Qi der Leitbahn zu regulieren.
Bl 10 klärt den Kopf und beruhigt,
Ist das Qi der Fünf Zang-Langzeitspeicher in einem Durcheinander am Kopf,
ist der Kopf benommen, sehen die Augen verschwommen und klingen die Ohren,
ist die Nahrungsaufnahme verringert, das Herz verdrossen, dass es nicht in den Schlaf findet,
nehme man noch Ma 36 und He 7 hinzu.
Klärt den Kopf und beruhigt, führt das Qi in die Bewegung hinab und zurück in die Leitbahn.

Di 16

Di 16 ist der Dickdarm-Leitbahn zugehörig,
öffnet die Brust, ringt die Gegenläufigkeit nieder, sein Charakter ist herabsinkend,
breitet die Lunge aus, ordnet das Qi, behandelt Brust und Zwerchfell,
die nach oben gegenläufige Hitze – er vermag sie zurückzudrängen,
bei Qi-Leere und Shen-Schwäche vermeide man den Gebrauch,
das Drücken der Pforte zeigt einen gewissen Effekt.
Schlägt Angriffe zurück, senkt die Gegenläufigkeit ab, besänftigt das Schnaufen, stillt den Husten, wandelt das Stase-Blut inmitten der Brust um.

Ni 27, Lu 2

Öffnet die Brust, bringt das Qi in die Mitläufigkeit, das beherrscht Lu 2,
Ni 27 nimmt das Qi entgegen und senkt den Angriff des Gegenläufigen ab,
ordnet die Lunge, nimmt das Qi in Empfang, behandelt Husten und Schnaufen,
beim Nadeln der beiden Pforten lasse man Vorsicht walten.
Husten, Qi-Schnaufen, die Lunge ordnen, der Niere helfen, das Qi in Empfang zu nehmen.

Ren 6, Ren 4, Ren 3, EX-BB 1

Ren 4, Ren 3 und EX-BB 1,
mehren das Jing, behandeln das Blut und regulieren die Regelblutung,
dann noch Ren 6, das regt das Yang-Qi an,
bei Männern im Jing, bei Frauen im Blut, vermag die Kälte ausgetrieben zu werden.
Mehrt das Jing-Qi, reguliert das Menstrualblut.

Lu 11, Di 1, Di 4

Der Charakter von Lu 11 vermag die Hitze in der Lunge zerstreuend auszubreiten,
Di 1 befördert das Qi und drainiert den Dickdarm,
will man die Hitze des Oberen Jiao klären und zerstreuen,
so kombiniere man Di 4 dazu mit ausgezeichnetem Effekt,
klärt und befreit Oberfläche und Inneres wie das Doppel-Befreiungs-Pulver[11]*,*
die Kehlenheilkunde benutzt häufig diese beiden Pforten.
Ist zuständig für sich im Inneren zusammenrollendes Hitze-Übel des Taiyin und Yangming, das sich oben in Rachen und Kehle verknotet,
in der Kinderheilkunde innere Hitze, die nach oben angreift und in der Lunge flirrt, überlappender Zuzug von außen[12]*, Husten, Schnaufen, Gegenläufigkeit und Fieberentwicklung.*

HH 3, Bl 40

HH 3 in der Ellenbeuge, Bl 40 in der Kniekehle,
vermögen Sommerhitze, Feuchtigkeit und schmutzige Trübungen auszutreiben,
choleraähnliche Beschwerden, Verdrossenheit des Herzens, Erbrechen und Durchfall,
Zustände des plötzlichen Verschlusses mit Ohnmacht und Kollaps,
EX-KH 12, EX-KH 13 bei unstillbarem Erbrechen,
Lu 11, Di 1 und Di 4 assistieren,

---

[10] *Qīngzào jiùfèi tāng* 清燥救肺湯

[11] *Shuāngjiě sǎn* 雙解散.

[12] Zusätzlicher Befall mit äußeren krankheitsauslösenden Faktoren.

bei Verdrossenheit des Herzens, inmitten der Unruhe – He 9,
bei Bauchschmerzen knüpft man an Ren 12 und Ma 25 an.
Vertreibt Sommerhitze und Feuchtigkeit sowie seuchenartige Unreinheit, choleraähnliche Beschwerden mit Brechdurchfall, Ohnmacht und Kollaps.

EX-AH 10, Ma 25

Bei Zuständen der Ansammlung von Speisen, der Fehlernährung und der abdominellen Schwellungen bei Kleinkindern
nutzt man EX-AH 10 und Ma 25 gemeinsam,
mit dem Ritzen von EX-AH 10 lässt man eine zähe, gelbliche Flüssigkeit austreten,
Ma 25 lenkt das Trübe und trennt das Klare ab,
bei intermittierenden Bauchschmerzen addiere man Mi 1,
bei Konvulsionen EX-KH 3 und Bl 60.
Innere Schädigung und Speisen-Ansammlung bei Kleinkindern, Fehlernährung und abdominelle Verhärtungen.

Du 14, Du 4, Bl 43, Bl 52, Baliao (Bl 31–34), Ren 4, Ma 36

Du 14, Du 4 und Bl 43,
Bl 52, Baliao plus Ren 4,
heben das Klare und senken das Trübe, Ma 36,
reguliert sämtliche Arten der Leere in Ergänzung zur obenstehenden Pfortenauswahl.
Regulation sämtlicher Formen der Leere, bei Entkräftung in der Rekonvaleszenz nach Krankheit; die Pforten haben allesamt einen stärkenden und ordnenden Effekt auf die Leere.

Di 11, Ma 36, Bl 20, Bl 22, Bl 25, Bl 27

Bl 20, Di 11, Ma 36,
Bl 22, 25 und 27,
regen die Funktion von Darm und Magen an,
beschleunigen die Verdauung und vermehren den Appetit.
Anregung der Magen-Darm-Funktion, Förderung der Verdauung, Steigerung der Aufnahme von Speisen und Getränken.

Du 4, Gb 26

Du 4 füllt die Niere auf und unterstützt das Yang,
zusammen mit Gb 26 angewandt wird die feuchte Hitze ausgetrieben,
reguliert den Zyklus und stoppt den Ausfluss bei Frauenleiden,
bei Nieren-Leere und Wundheitsgefühl der Lendenregion ebenfalls heranzuziehen.
Vermag den Zyklus zu regulieren und den Ausfluss zu stoppen.

21.2.2 Grundlegende Aspekte der Kombination von Akupunkturpforten

Werden komplexere Störungen behandelt, bei der nicht nur einzelne Beschwerden, sondern auch der Erkrankung zu Grunde liegende Pathomechanismen adressiert werden sollen, kommen speziell zugeschnittene Kombinationen von Pforten zum Einsatz. In der Entscheidung über diese zu behandelnden Pforten der Akupunktur werden im Allgemeinen die vier folgenden Aspekte berücksichtigt. In der Auswahl sollte zu jeder Pforte reflektiert werden, welchen Aspekt sie repräsentiert.

Die vier allgemeinen Aspekte der Auswahl von Pforten in der Akupunktur lauten:

1. Auswahl lokoregionaler Pforten: bei Beschwerden oder Erkrankungen, die an einer bestimmten Stelle auftreten oder einer umschriebenen Region zuzuordnen sind
2. Auswahl von Pforten entlang der betroffenen Leitbahn(en): ebenfalls bei Beschwerdebildern mit fixer Lokalisation, häufig in Kombination mit lokoregionalen Punkten; (sog. „Fernpunkte")
3. Auswahl von Pforten nach differenzialdiagnostischen Kriterien der Chinesischen Medizin: bei Ganzkörperbeschwerden oder psychischen Störungen; hier sind zwei Aspekte zu beachten: zum einen die Korrektheit der chinesischen Diagnose und zum anderen die Kenntnis der Wirkweise und des Anwendungsbereichs häufig benutzter Akupunkturpforten
4. Auswahl von Pforten mit besonderer Wirkung: aus der klinischen Erfahrung gewonnene Kenntnis von der besonderen Wirkung einzelner Pforten auf bestimmte Erkrankungen oder Symptome; (sog. „Erfahrungspforten" sowie die Extra-Pforten außerhalb der Leitbahnkategorisierung)

Werden in die Erfassung des medizinischen Problems des Patienten Betrachtungen aus der modernen Medizin und der Altchinesischen Medizin berücksichtigt, so unterliegen die Erwägungen in der Regel den nachfolgend aufgeführten Prinzipien.

Erweiterte Prinzipien der Kombination von Pforten in der Akupunktur

Bei der Aufstellung eines Behandlungskonzepts in der Akupunktur werden häufig nahegelegene Pforten mit fernen Pforten kombiniert. Die Auswahl wird durch Pforten ergänzt, die auf die zugrundeliegenden Pathomechanismen abzielen, Evidenz-basiert oder empirisch begründet sind. Auch lassen sich Pforten auf dem Hintergrund der Funktionsweise des Nervensystems heranziehen, indem beispielsweise Segmente und Somatotopien berücksichtigt werden.

- Nahpforten: lokoregional
- Fernpforten: ergänzend fernab der Beschwerden
- Diagnosebezogene Pforten: nach diagnostischen Prinzipien der modernen oder der Altchinesischen Medizin
- Pforten mit besonderen Anwendungen: Extra-Pforten, Pforten mit besonderen, empirisch begründeten Anwendungen
- Gesichtspunkte aus der modernen klinischen Medizin: Definition von umschriebenen anatomischen Zielstrukturen (z. B. M. piriformis beim Piriformis-Syndrom)
- Gesichtspunkte aus klinischen und grundlagenwissenschaftlichen Untersuchungen: z. B. Anwendung von HH 6 bei Übelkeit und Erbrechen
- Gesichtspunkte der modernen Physiologie und Pathologie: Definition der Wirkweise einer Pforte in Bezug auf Konzepte der modernen Medizin (z. B. Pforten, die auf das Immunsystem wirken sollen), Berücksichtigung der segmentalen Ordnung des Nervensystems etc.

Detaillierter Überblick über Selektionskriterien in der Pfortenauswahl

- Lokoregionale Pforten
- Fernpforten auf der betroffenen Leitbahn
- Unterstützende Pforten auf anderen Leitbahnen
  - Auf der in der Oberfläche-Innen-Beziehung stehenden Leitbahn
  - Nach dem krankheitsauslösenden Faktor
  - Nach dem Pathomechanismus
- Fernpforten auf der gleichnamigen Leitbahn („Achse")
- Korrespondierende Pforten auf der Gegenseite
  - Nach der betroffenen Leitbahn
  - Nach dem Erkrankungsort
  - Nach der Zugehörigkeit zu einer Pfortenkategorie (Yuan, Luo, Xi etc.)
  - Nach Yin/Yang-Gesichtspunkten
  - Nach Gesichtspunkten der Fünf Grundwesenheiten
- Spiegelpforten auf der gleichnamigen Leitbahn
- Symptombezogene Pforten
- Pforten mit besonderen Eigenschaften
  - Fünf-Shu-Transport-Pforten
    - Nach der Position
    - Nach den Beziehungen zwischen den Grundwesenheiten
  - Yuan-Ursprungs-Pforten
    - Therapeutisch
    - Diagnostisch
  - Luo-Vernetzungs-Pforten
    - Therapeutisch
    - Diagnostisch
  - He-Mündungs-Pforten
    - Therapeutisch
    - Diagnostisch
  - Xi-Spalten-Pforten
    - Therapeutisch
    - Diagnostisch
  - Rücken-Shu-Transport-Pforten
    - Therapeutisch
    - Diagnostisch
  - Mu-Sammlungs-Pforten
    - Therapeutisch
    - Diagnostisch
  - Acht-Hui-Zusammenkunfts-Pforten
  - Fluss-Aktivierungs-Pforten der Acht Außergewöhnlichen Gefäße
- Bezugnahme auf Aspekte der modernen naturwissenschaftlichen Medizin
  - Allgemeine anatomische Aspekte
  - Segmentanatomie des Nervensystems
  - Radikuläre Ordnung des Nervensystems
  - Somatotopien des Nervensystems
- Nach Ergebnissen klinischer und experimenteller Studien

In jedem Fall sollte der Beweggrund für die Entscheidung zur Behandlung einer Pforte bewusst reflektiert und bei der Durchführung der Nadeltherapie im Sinne einer intentionalen Lenkung des Qi eingesetzt werden. Der Therapeut sollte sich seiner Überlegungen in der Festlegung der Therapie stets bewusst sein und diese explizit in Worte fassen können.

Wesentliche Kombinationskriterien in der Pfortenwahl

Die Kombination von Akupunkturpforten in der Behandlung von Erkrankungen berücksichtigt in der Regel die nachfolgend genannten Gesichtspunkte:

- Nahegelegene Pforten oder nahe- und ferngelegene Pforten
- Yuan-(Ursprungs-) und Luo-(Vernetzungs-)Pforten
- (Rücken-)Shu-(Transport-) und Mu-(Sammlungs-)Pforten
- Pforten auf gleichnamigen Leitbahnen
- Auswahl unter den Fünf-Shu-(Transport)-Pforten
- Oben-unten-Kombinationen
- Rechts-links-Kombinationen
- Vorne-hinten-Kombinationen
- Yin-Yang-Kombinationen
- Kombination synergistisch wirkender Pforten aufgrund der Leitbahnverknüpfungen oder der spezifischen „energetischen" Wirkweisen der Pforten

Folgende Akupunkturpforten werden aufgrund der Lokalisation der Beschwerden in der Behandlung kombiniert (➤ Tab. 21.2):

Tab. 21.2 Kombination von Akupunkturpforten anhand der Lokalisation der Erkrankung

Anwendung	Pfortenauswahl				
Augenerkrankungen	Bl 1	Gb 1	EX-KH 7	Bl 2	Gb 20
Nasenerkrankungen	Di 20	Ma 3	Ren 23	Bl 7	
Ohrerkrankungen	Dü 19	Sj 17	Gb 20		
Zahn- und Kieferschmerz	Ma 5	Ren 24	Ma 6	Ma 7	EX-KH 5
Schulterschmerz	Di 15	Sj 14	Dü 10	Dü 11	
Knieschmerz	Ma 34	EX-BF 5	Gb 34	Ma 36	Mi 10
Magenschmerz	Ren 12	Ma 21	Le 13		
Nierenerkrankungen	Bl 23	Bl 52			
Ellenbogenschmerz	Di 11	Di 10			

Eine Übersicht über häufige Kombinationen von Nah- und Fernpforten liefert ➤ Tab. 21.3.

Eine Kombination von Pforten nach der betroffenen Leitbahn gestaltet sich wie folgt (➤ Tab. 21.4).

Tab. 21.3 Kombinationen von Nah- und Fernpforten entsprechend der betroffenen Region

Anwendung	Nahpfortenauswahl				Fernpfortenauswahl			
Stirn	EX-KH 3	Gb 14	Du 23	Ma 8	Di 4	Ma 44		
Schläfen	EX-KH 5	Gb 4	Gb 8	Gb 20	Sj 5	Gb 41		
Hinterhaupt	Bl 10	Du 19	Gb 20		Dü 6	Bl 63	Bl 67	
Nase	Di 20	EX-KH 3	Du 23		Di 4	Lu 7		
Zähne	Ma 7	Ma 6	EX-KH 5		He 5	HH 7	Ni 6	Mi 5
Ohr	Sj 21	Dü 19	Gb 2	Sj 17	Sj 3	Gb 41	Ni 3	
Zunge	Ren 23	Du 15		Ren 12	Ma 21	Le 13		
Rachen	Dü 17				Lu 7	Ni 6	Ma 44	
Brust	Ren 17	Bl 13	Lu 1		Lu 5	HH 6		
Oberbauch	Ren 12	Ma 21	Bl 21		Ma 36	Mi 4		
Mittelbauch	Ma 25	Ren 6	Bl 25		Ma 37	Ma 36		
Unterbauch	Ren 4	Ren 3	Ren 6		Mi 6			
Flankenregion	Le 14	Gb 24	Bl 18		Sj 6	HH 6	Gb 34	Le 3
Genitalorgan	Ren 3	Ren 4			Le 1	Le 3	Ni 3	
Anus	Du 1	Bl 30			Bl 57	Bl 65	Du 20	

Tab. 21.4 Auswahl von Pforten anhand der Region und der betroffenen Leitbahn

Region		Leitbahn	Hauptpforten	Ergänzende Pforten
Kopf	Hinterhaupt	Blase	Bl 65, Bl 60	Gb 20, Du 16
	Schläfen	Gallenblase/Sanjiao	Gb 38, Sj 3	Ma 8
	Vertex	Dumai, Blase, Leber	Le 3, Bl 65	Du 20
	Stirn	Magen	Ma 44	Gb 14, Ma 41
	Wangen	Dünndarm	Dü 3	Dü 18
	Nase	Magen	Ma 41	Di 20
	Unterkiefer	Magen	Ma 41	Ma 6, Ma 7
	Kinn	Magen, Renmai	Ma 41	Ren 24
Hals	Vorderer Hals	Magen, Renmai	Ma 41, Ren 22	Lu 7, Ma 10
	Seitlicher Hals	Dick- und Dünndarm, Sanjiao	Di 4, Dü 3, Sj 5, Gb 40	Sj 6
	Nacken	Gallenblase, Dumai, Blase	Bl 60, Du 16	Gb 20, Bl 10
Rücken	Wirbelsäule	Dumai, Blase	Bl 60, Bl 40	Du 14, Du 6, Du 4
	Rückenmuskeln	Blase	Bl 60, Bl 65	Bl 40, lokale Pforten
	Schulterregion	Dünndarm	Dü 3	Gb 34
Brust	Achsellinie	Gallenblase	Gb 38	HH 4, Le 3
	Sternum	Renmai, Niere	Ren 17, Ni 3	Sj 6
	Parasternal	Niere	Ni 3	Sj 6
	Mamillarlinie	Magen	Ma 40	Sj 6
	Seitliche Rippen	Leber, Gallenblase, Milz	Le 3, Gb 40	Sj 6, HH 4
Bauch	Medianlinie	Renmai	Ren 12, Ren 4	Ma 36
	Mamillarlinie	Milz	Mi 3, Mi 6	Ma 36
	Seitlich	Leber, Gallenblase	Le 3, Gb 34	Ma 36, Le 13
	Schamregion	Leber	Le 3, Le 5	Ren 3, Mi 6
Innenseite der Arme	Radial	Lunge	Lu 9, Lu 7	Lu 5
	Median	Herz-Hüter	HH 6	HH 3
	Ulnar	Herz	He 5	He 3
	Handfläche	Herz-Hüter, Herz	HH 8, He 8	HH 6

Tab. 21.4 Auswahl von Pforten anhand der Region und der betroffenen Leitbahn (*Forts.*)

Region		Leitbahn	Hauptpforten	Ergänzende Pforten
Außenseite der Arme	Radial	Dickdarm	Di 4	Di 11
	Median	Sanjiao	Sj 5	Sj 10
	Ulnar	Dünndarm	Dü 3	He 3
Gesäß und Hüfte	Vorne	Magen	Ma 31	Ma 34
	Außen	Gallenblase	Gb 31	Gb 30
	Hinten	Blase	Bl 36	Bl 54
Beine	Vorne	Magen	Ma 36, Ma 32	Ma 40
	Hinten	Blase	Bl 40, Bl 37	Ma 30, Bl 36
	Innen	Leber, Milz, Niere	Mi 6, Le 3, Ni 3	Le 14, Le 9, Ni 10
	Außen	Gallenblase	Gb 34, Gb 31	Gb 30, Gb 39

21.2.3 Die allgemeine klinische Anwendung von Akupunkturpforten

Einige Pforten der Akupunktur werden unter Zugrundelegung einer geprüften klinischen Erfahrung oder bestimmter von der Empirie bestätigter Regelhaftigkeiten, die aus der Zugehörigkeit zu einer Kategorie von Pforten (Yuan, Luo, Fünf-Shu, Rücken-Shu, Mu, Xi, usw.) abgeleitet werden, zur Behandlung herangezogen. Diese allgemeinen, nicht auf die jeweilige Patientensituation individualisierten Wirksamkeiten werden in diesem Abschnitt dargestellt.

Die Anwendung von Akupunkturpforten nach allgemein geteilter Empirie

Die folgenden klinischen Anwendungen werden mindestens von Beobachtungsstudien und gesammelten Falldarstellungen gestützt (> Tab. 21.5):

Tab. 21.5 Auswahl von Pforten mit empirisch ermittelter Wirksamkeit bei verschiedenen Beschwerden

Beschwerde	Auswahl der Pforten	Manipulation
Pylorospasmus	HH 6, Ma 36	Ableitend
Fersenschmerz	HH 7	Ableitend
Handgelenkszerrung	Sj 5, Sj 2	Ableitend
Schultersteife	Ma 38 auf Bl 57 zu tief nadeln	Ableitend
Uterusblutung	Le 1	Moxibustion
Pulslosigkeit	Lu 9 oder Ma 9	Ableitend
Neurosen und dissoziative Störungen	HH 6	Ableitend
Nystagmus	Ex-KH 7 (Qiuhou)	Neutral
Epilepsie	Du 1	Mikroaderlass
Orchitis/Epididymitis	Le 4	Ableitend
Unterernährung bei Kindern	Ex-AH 10 (Sifeng)	Ritzen
Unzureichender Milcheinschuss	Ren 17	Neutral

Tab. 21.5 Auswahl von Pforten mit empirisch ermittelter Wirksamkeit bei verschiedenen Beschwerden (*Forts.*)

Beschwerde	Auswahl der Pforten	Manipulation
Darmverschluss	HH 6, Ma 36	Ableitend
Stomatitis	HH 8	Ableitend
Analprolaps	Du 20	Moxibustion
Influenza	Du 14	Auffüllend
Ptosis	Mi 10	Auffüllend
Hämorrhoidalblutung	Ex-AH 2 (Erbai)	Auffüllend
Gespanntes Abdomen	Mi 4	Auffüllend
Geschlechtskrankheit mit Brennen und Jucken	Le 5	Ableitend
Gespannte Mamma	HH 6	Ableitend
Dysenterie	Di 11	Ableitend

Die allgemeine klinische Anwendung der Fünf-Shu-Transport-Pforten

Die Fünf-Shu-Transport Pforten folgen einer regelhaften Distribution von akral nach proximal bis zu den Ellenbogen- und Kniegelenken. An den Pforten tritt abhängig von der Position in der Abfolge ein unterschiedliches Nadelgefühl in dem Sinne auf, dass die Brunnenwasser-Pforten ein scharfes, helles, kurz andauerndes, umschriebenes und schmerzhaftes Nadelgefühl vermitteln, das abgeschwächt auch an den Quellwasser-Pforten ausgelöst werden kann. An den Stromschnellen-Pforten tritt in der Regel ein intensives Nadelgefühl mit Ausstrahlung auf, das sich an den Flusswasser-Pforten in etwas gedämpfter, auch dumpferer und noch weiter sich ausbreitender Form hervorrufen lässt. An den Mündungs-Pforten stellt sich gemeinhin ein diffuses, dumpfes, in viele Richtungen ausstrahlendes Nadelgefühl ein, das auch mit einem Schwereempfinden assoziiert sein kann. Aufgrund der besonderen Qualität der Qi-Bewegung und des Nadelgefühls an der jeweiligen Shu-Transport-Pforte können bestimmte allgemeine Wirkweisen abgeleitet werden (> Tab. 21.6).

Die Anwendung der Fünf-Shu-Transport-Pforten zum Ausgleich zwischen den Grundwesenheiten wird später in diesem Kapitel erörtert.

Tab. 21.6 Allgemeine Wirkrichtung der Fünf-Shu-Pforten

Fünf Shu-Pforten 五輸穴	Anwendung	Angesprochenes Organ
jǐng 井	Völlegefühl unter dem Herzen	Leber
xíng 滎	Hitze des Leibes	Herz
shù 輸	Schwere des Leibes und Gelenkschmerz	Milz
jīng 經	Schnaufen, Husten und Wechselfieber	Lunge
hé 合	Gegenläufiges Qi und Diarrhoe	Niere

Die allgemeine klinische Anwendung der Yuan-Ursprungs-Pforten

Die Yuan-Pforten stehen in enger Verbindung mit dem Ursprungs-Qi im Sanjiao. Sie werden zur Behandlung von Störungen der Inneren Organe herangezogen, insbesondere der Zang-Organe (➤ Tab. 21.7). Die Bezeichnungen für die Yuan-Pforten auf den Yin-Leitbahnen beginnen alle mit dem Zeichen *tài* 太 (größtes) oder *dà* 大 (groß). Eine Ausnahme bildet die Herz-Leitbahn: Hier heißt die Yuan-Pforte *shénmén* 神門 (Pforte des Shen). Dies zum einen, weil das Herz als Regent eine herausgehobene Stellung besitzt, und zum anderen aus der Erwägung, dass aus Symmetriegründen zu den Fünf-Zang-Organen ein sechstes mit einer eigenen Leitbahn hinzugefügt wurde. Zu diesem Zweck wurde das Herz in das Herz selbst und seinen Hüter aufgeteilt, was eine weitere Besonderheit des Herzens darstellt. Daher weicht der Name der Yuan-Pforte der Herz-Leitbahn von der Regel ab.

Tab. 21.7 Übersicht über die Yuan-Ursprungs-Pforten

Yin-Leitbahn	Pforte	Yang-Leitbahn	Pforte
Hand-Taiyin-Lunge	Lu 9	Hand-Yangming-Dickdarm	Di 4
Hand-Shaoyin-Herz	He 7	Hand-Taiyang-Dünndarm	Dü 4
Hand-Jueyin-Herz-Hüter	HH 7	Hand-Shaoyang-Sanjiao	Sj 4
Fuß-Taiyin-Milz	Mi 3	Fuß-Yangming-Magen	Ma 42
Fuß-Shaoyin-Niere	Ni 3	Fuß-Taiyang-Blase	Bl 64
Fuß-Jueyin-Leber	Le 3	Fuß-Shaoyang-Gallenblase	Gb 40

Die klinische Anwendung der Yuan-Ursprungs-Pforten umfasst die folgenden Prinzipien:

- Behandlung des jeweiligen Organs auf der stellvertretenden Leitbahn (z. B. Lunge – Lu 9, Dickdarm – Di 4, Magen – Ma 42 usw.)
- Kombination der Yuan-Ursprungs-Pforten mit den Luo-Vernetzungs-Pforten
  - Nach der Oberfläche-Innen-Beziehung der Leitbahnen (siehe weiter unten im Abschnitt „Die allgemeine klinische Anwendung von Yuan-Luo-Pforten-Kombinationen")
  - Als Yin-Yang-Ausgleich innerhalb der Leitbahn-Umläufe (Kap. 21.5.2, Abschnitt „Die Yuan-Luo-Kombinationen bei tiefwurzelnden Gesundheitsstörungen")
- Kombination von Yuan-Ursprungs-Pforten zum Yin-Yang-Ausgleich (wenn sich die Störung des Organs vornehmlich mit Symptomen der Oberfläche oder an den Sinnesorganen manifestiert)
  - Nach den Leitbahn-Qualifikationen als Oben-unten-Kombination:
    - Shaoyin mit Shaoyang (z. B. Ni 3 + Sj 4)
    - Taiyin mit Taiyang (z. B. Lu 9 + Bl 64)
    - Jueyin mit Yangming (z. B. Le 3 + Di 4)
- Kombination von Yuan-Ursprungs-Pforten mit den nach dem betroffenen Organ korrespondierenden Rücken-Shu-Transport-Pforten (vornehmlich bei den Yin-Organen, bei Leere, Erkrankungen des Inneren, Kälte; z. B. Lu 9 + Bl 13)
- Kombination von Yuan-Ursprungs-Pforten mit den nach dem betroffenen Organ korrespondierenden Mu-Sammlungs-Pforten (z. B. Lu 9 + Lu 1, Di 4 + Ma 25)
- Kombination von Yuan-Ursprungs-Pforten mit den nach dem betroffenen Organ korrespondierenden He-Mündungs-Pforten zur gegenseitigen Wirkverstärkung (vornehmlich bei den Yang-Organen, bei Fülle, Störungen der Oberfläche, Hitze)
  - Nach der Oberfläche-Innen-Beziehung (z. B. Di 4 + Lu 5, Ma 42 + Mi 9)
  - Auf derselben Leitbahn (z. B. Di 4 + Di 11, Ma 42 + Ma 36)
  - Auf der gleichnamigen Leitbahn als Oben-unten Kombination (z. B. Di 4 + Ma 36, Gb 40 + Sj 10)

Die allgemeine klinische Anwendung der Luo-Vernetzungs-Pforten

Die Luo-Vernetzungs-Pforten können sowohl das Organ der eigenen Leitbahn als auch das Organ der in der Innen-Oberfläche-Beziehung stehenden Leitbahn behandeln (z. B. behandelt Mi 4 Milz und Magen).

Gemäß den Aufzeichnungen im *Lingshu,* Kapitel 10, *Jingmai pian* kann **gegenläufiges Qi** der Leitbahn durch Mikroaderlass und können **Fülle- und Leere-Zustände** der durch die Leitbahn vertretenen Organe oder der jeweiligen Gefäße selbst über die 15 Luo-Vernetzungs-Pforten behandelt werden (➤ Tab. 21.8, ➤ Tab. 21.9, ➤ Tab. 21.10).

Fülle-Zustände der Leitbahn, des zugehörigen Organs oder des jeweiligen Gefäßes mit der nachfolgend genannten klinischen Symptomatik können über die Luo-Pforten abgeleitet werden (➤ Tab. 21.9).

Tab. 21.8 Behandlung von gegenläufigem Qi über Luo-Vernetzungs-Pforten

Leitbahn	Luo-Vernetzungs-Pforte	Anwendung
Magen	Ma 40	Mikroaderlass bei Obturation der Kehle mit erschöpfter Heiserkeit
Milz	Mi 4	Mikroaderlass bei Dysenterie
Niere	Ni 4	Mikroaderlass bei Verdrossenheit und (Herz-)Beklemmung
Leber	Le 5	Mikroaderlass bei Hodenschwellung und plötzlichen Hernien

Tab. 21.9 Behandlung von Fülle-Zuständen über die Luo-Vernetzungs-Pforten

Leitbahn	Luo-Vernetzungs-Pforte	Anwendung
Lunge	Lu 7	Ableitend bei Hitze der Handfläche bis zu den Fingerspitzen
Herz	He 5	Ableitend bei Versperrung des Zwerchfells
Herz-Hüter	HH 6	Ableitend bei Schmerzen in der Herzgegend
Dünndarm	Dü 7	Ableitend bei Spannungsverlust der Sehnen und Gebrauchseinschränkung des Ellenbogens
Dickdarm	Di 6	Ableitend bei Zahnfäule und Ertaubung
Sanjiao	Sj 5	Ableitend bei Krämpfen am Ellenbogen
Blase	Bl 58	Ableitend bei Nasenkongestion, Kopf- und Rückenschmerzen
Gallenblase	Gb 37	Ableitend bei umbrechendem Qi mit Kollaps
Magen	Ma 40	Ableitend bei Wahn und Verrücktheit
Milz	Mi 4	Ableitend bei schneidenden Schmerzen des Darms
Niere	Ni 4	Ableitend bei Harnverhalt
Leber	Le 5	Ableitend bei Verlängerung und Verhärtung (des Penis; z. B. Enduratio penis plastica)
Renmai	Ren 15	Ableitend bei schmerzender Bauchdecke
Dumai	Du 1	Ableitend bei Steifheit der Wirbelsäule
Großes Netzgefäß der Milz	Mi 21	Ableitend bei Schmerzen überall im Leib

21

Leere-Zustände der Leitbahn, des zugehörigen Organs oder des jeweiligen Gefäßes können über die Luo-Pforten wie oben beschrieben behandelt werden (➤ Tab. 21.10).

Tab. 21.10 Behandlung von Leere-Zuständen über die Luo-Vernetzungs-Pforten

Leitbahn	Luo-Vernetzungs-Pforte	Anwendung
Lunge	Lu 7	Auffüllend bei Gähnzwang und Harnverlust
Herz	He 5	Auffüllend beim Verlust der Sprache
Herz-Hüter	HH 6	Auffüllend bei Steifheit des Kopfes
Dünndarm	Dü 7	Auffüllend bei Warzenbildung wie kleine Schwären an den Fingern
Dickdarm	Di 6	Auffüllend bei Zahn-Kälte und Obturation des Zwerchfells
Sanjiao	Sj 5	Auffüllend bei Kraftlosigkeit im Ellenbogen
Blase	Bl 58	Auffüllend bei Epistaxis
Gallenblase	Gb 37	Auffüllend bei Abschlaffung des Beins und Hinken, so dass man sich vom Sitzen nicht mehr erheben kann
Magen	Ma 40	Auffüllend bei Kraftlosigkeit am Fuß und verdorrendem Unterschenkel
Milz	Mi 4	Auffüllend bei trommelartiger Anspannung des Bauchs
Niere	Ni 4	Auffüllend bei Harnverhalt
Leber	Le 5	Auffüllend bei Hodenschwellung mit Spannungsgefühl und bei Hernien
Renmai	Ren 15	Auffüllend bei Juckreiz und Kratzzwang
Dumai	Du 1	Auffüllend bei Schweregefühl des Kopfes
Großes Netzgefäß der Milz	Mi 21	Auffüllend bei vollständiger Erschlaffung sämtlicher Gelenke

Die allgemeine klinische Anwendung von Yuan-Luo-Pforten-Kombinationen

Die klinische Anwendung der Kombination von Yuan- und Luo-Pforten gemäß der Oberfläche-Innen-Beziehung der Leitbahnen zur Ausnutzung des zwischen den gekoppelten Leitbahnen bestehenden Synergismus stellt sich wie folgt dar (➤ Tab. 21.11; das Organ, das Austragungsort der klinischen Symptomatik ist, wird in diesem Zusammenhang als „Gastgeber" und das in der Yin-Yang-Beziehung zugeordnete Partner-Organ als „Gast" bezeichnet).

Die Anwendung von Yuan-Luo-Kombinationen zum Ausgleich des Qi in den Leitbahn-Umläufen wird im Kap. 21.5.2 unter „Die Yuan-Luo-Kombinationen bei tiefwurzelnden Gesundheitsstörungen" erörtert.

Tab. 21.11 Klinische Anwendungen der Yuan-Luo-Kombinationen nach der Oberfläche-Innen-Beziehung

Gastgeber	Gast	Yuan-Pforte	Luo-Pforte	Klinische Anwendung
Lunge	Dickdarm	Lu 9	Di 6	Tracheobronchitis, Pharyngitis, Laryngitis, Atemnot, Verschleimung der Atemwege, Schweißaustritt, Hitzeempfindungen im Zentrum der Handfläche, Schmerzen an der Innenseite der Schulter, Mastodynie
Dickdarm	Lunge	Di 4	Lu 7	Parodontitis, Zahnwurzelschmerz, Schwellung der submandibulären Lymphknoten, Parotitis, Pharyngitis, Laryngitis, Mundtrockenheit, Sklerenikterus, klarer nasaler Ausfluss, Schmerzen an der Vorderseite der Schulter
Milz	Magen	Mi 3	Ma 40	Steifheit der Zunge, abdominelle Schmerzen, Übelkeit und Erbrechen, Kraftlosigkeit und Schweregefühl des Leibes, Obstipation, Ikterus, Schmerzen an der Innenseite der unteren Extremität, Malaria
Magen	Milz	Ma 42	Mi 4	Epistaxis, Fazialisparese, Neurasthenie, Schmerzen an der Vorderseite der unteren Extremität, Malaria, abdominelles Spannungsgefühl
Herz	Dünndarm	He 7	Dü 7	Angina pectoris, Tachykardie, Mundtrockenheit, Sklerenikterus, Schmerzen an der ulnaren Seite der oberen Extremität
Dünndarm	Herz	Dü 4	He 5	Schmerzen und Schwellung im Bereich vom Unterkiefer, Schulterschmerzen, Nackenschmerzen, Hörminderung, Schmerzen an der Außen- und Hinterseite der oberen Extremität
Niere	Blase	Ni 3	Bl 58	Neurasthenie, Abgeschlagenheit, Appetitlosigkeit, nachlassende Sehkraft, muskelkaterähnliche Lendenschmerzen, Kraftlosigkeit der Beine, dunkel-fahle Gesichtsfarbe
Blase	Niere	Bl 65	Ni 4	Augenschmerzen und supraorbitale Schmerzen, Nackenschmerzen, Schmerzen des Rückens, der Lendenregion und der Beine, Epilepsie, psychiatrische Störungen, Opisthotonus, Epistaxis, Analprolaps, Hämorrhoiden, Malaria
Sanjiao	Herz-Hüter	Sj 4	HH 6	Hörverlust, Pharyngitis, Laryngitis, Konjunktivitis, Schmerzen im Bereich von Schulter und Rücken, Zwischenrippenschmerzen, Obstipation, Harnverhalt, Harninkontinenz
Herz-Hüter	Sanjiao	HH 7	Sj 5	Krämpfe und Schmerzen im Bereich von Unterarm, Hand und Fingern, Brust- und Rippenschmerzen, Palpitationen, Verdrossenheit, Schmerzen in der Herzgegend, Hitzeempfindungen im Zentrum der Handfläche, Lachzwang
Leber	Gallenblase	Le 3	Gb 37	Orchitis, schmerzhafte Hernien, Lendenschmerzen, Völlegefühl der Brust, Übelkeit und Erbrechen, abdominelle Schmerzen, Diarrhoe, Harnverhalt, Harninkontinenz
Gallenblase	Leber	Gb 40	Le 5	Brust- und Rippenschmerzen, Kopfschmerzen, Augenschmerzen, Lymphknotenschwellungen im Nacken, Struma, Malaria

Die allgemeine klinische Anwendung der Rücken-Shu-Transport- und der Mu-Sammlungs-Pforten

1. Für Erkrankungen der Zang-Organe werden überwiegend die Rücken-Shu-Pforten, für Erkrankungen der Fu-Organe überwiegend die Mu-Pforten eingesetzt (> Tab. 21.12).
2. Für akute Erkrankungen werden überwiegend die Mu-Pforten, für chronische Erkrankungen überwiegend die Rücken-Shu-Pforten eingesetzt.
3. Für Fülle-Erkrankungen werden überwiegend die Mu-Pforten, für Leere-Erkrankungen überwiegend die Rücken-Shu-Pforten eingesetzt.

Die in > Tab. 21.13 aufgeführten Pforten werden vornehmlich bei intermittierenden oder subakuten Erkrankungen eingesetzt. Über diese klassischen Rücken-Shu-Transport-Pforten und Mu-Sammlungs-Pforten hinaus sind noch funktionelle Shu- und Mu-Pforten bekannt, die bei chronischen Erkrankungen mit vornehmlich körperlicher Symptomatik bzw. bei intermittierenden, subakuten

Tab. 21.12 Übersicht über die Rücken-Shu-Transport-Pforten und die Mu-Sammlungs-Pforten und ihre klinischen Anwendungsbereiche

Zang/Fu-Organ	Shu	Mu	Klinische Anwendung
Lunge	Bl 13	Lu 1	Störungen der Atmung wie Husten, verschärfte Atemgeräusche, Spannungs- und Völlegefühl der Brust
Herz-Hüter	Bl 14	Ren 17	Herzerkrankungen, Schmerzen in der Herzgegend, Palpitationen
Herz	Bl 15	Ren 14	Erkrankungen von Herz und Magen, Palpitationen, funktionelle Störungen, Magenschmerzen
Leber	Bl 18	Le 14	Erkrankungen von Leber und Magen, Schmerzen im Leberareal, Übelkeit, Erbrechen, saures Aufstoßen
Gallenblase	Bl 19	Gb 24	Erkrankungen von Leber und Gallenblase, Schmerzen in der Rippengegend, Gallenikterus
Milz	Bl 20	Le 13	Erkrankungen von Leber und Milz, Leber- oder Milzvergrößerung, Schmerzen im Bereich von Leber oder Milz, abdominelle Spannungen und Schmerzen, Verdauungsstörungen
Magen	Bl 21	Ren 12	Beschwerden in der Magengegend, Magenschmerzen, Völlegefühl des Magens, verminderter Appetit
Sanjiao	Bl 22	Ren 5	Störung der Ausscheidung von Flüssigkeiten, Ödeme, Aszites, wässrige Durchfälle
Niere	Bl 23	Gb 25	Erkrankungen der Niere mit Leere von Qi, Jing, Yin oder Yang, Nierenkoliken
Dickdarm	Bl 25	Ma 25	Obstipation, Diarrhoe, Lendenschmerzen, Lenden-Bein-Schmerzen
Dünndarm	Bl 27	Ren 4	Entzündungszustände im Unterleib, Störungen der Urinausscheidung
Blase	Bl 28	Ren 3	Erkrankungen von Blase, Uterus und Prostata

Tab. 21.13 Die funktionellen Shu- und Mu-Pforten für intermittierende und subakute Erkrankungen mit vorwiegend körperlichen Beschwerden

Grund-wesenheit	Zang-Fu	Blut-Problematik Mu-Pforte	Qi-Problematik Rücken-Shu-Pforte
Holz	Leber	Ni 21	Bl 14
	Gallenblase	Ni 20	Bl 30
Feuer	Herz	Ni 11	Bl 16
	Dünndarm	Ni 12	Bl 26
Minister-Feuer	Herz-Hüter	Ma 30	Keine
	Sanjiao	Ni 19	Keine
Erde	Milz	Ni 18	Bl 17
	Magen	Ni 17	Keine
Metall	Lunge	Ni 14	Bl 12
	Dickdarm	Ni 15	Bl 24
Wasser	Niere	Ni 16	Bl 11
	Blase	Ni 13	Bl 29

Tab. 21.14 Die funktionellen Shu- und Mu-Pforten für intermittierende und subakute Erkrankungen mit vorwiegend psychischen Beschwerden

Grund-wesenheit	Zang-Fu	Blut-Problematik Mu-Pforte	Qi-Problematik Rücken-Shu-Pforte
Holz	Leber	Ma 18	Du 8
	Gallenblase	Ma 19	Du 2
Feuer	Herz	Ma 15	Du 11
	Dünndarm	Ma 27	Du 10
Minister-Feuer	Herz-Hüter	Keine	Du 14
	Sanjiao	Ma 22	Du 5
Erde	Milz	Ma 20	Du 6
	Magen	Ma 21	Du 9
Metall	Lunge	Ma 13	Du 12
	Dickdarm	Ma 25	Du 3
Wasser	Niere	Ma 23	Du 4
	Blase	Ma 28	Du 13

Tab. 21.15 Die funktionellen Shu- und Mu-Pforten für chronische Erkrankungen mit vorwiegend psychischen Beschwerden

Grund-wesenheit	Zang-Fu	Blut-Problematik Mu-Pforte	Qi-Problematik Rücken-Shu-Pforte
Holz	Leber	Ma 14	Bl 47
	Gallenblase	Ma 30	Bl 48
Feuer	Herz	Ma 16	Bl 44
	Dünndarm	Ma 26	Bl 45
Minister-Feuer	Herz-Hüter	Keine	Bl 53
	Sanjiao	Keine	Bl 51
Erde	Milz	Ma 17	Bl 49
	Magen	Keine	Bl 50
Metall	Lunge	Ma 12	Bl 42
	Dickdarm	Ma 24	Bl 43
Wasser	Niere	Ma 11	Bl 52
	Blase	Ma 29	Bl 46

oder chronischen Erkrankungen mit vornehmlich psychischer Symptomatik eingesetzt werden können (➢ Tab. 21.14, ➢ Tab. 21.15).

Die hier aufgeführten Rücken-Shu-Pforten spielen eine wichtige Rolle bei der Behandlung von Shen-Pathologien (➢ Kap. 23).

Die allgemeine klinische Anwendung der Xi-Spalten-Pforten

Die Xi-Spalten-Pforten stellen eine präformierte Engstelle der jeweiligen Leitbahn dar, an der sich Stagnationen und krankheitsauslösende Faktoren festsetzen können, woraus sich der Anwendungsbereich ableiten lässt (➢ Tab. 21.16).

Tab. 21.16 Klinische Anwendungen der Xi-Spalten-Pforten

Leitbahn	Xi-Pforte	Klinische Anwendung
Hand-Taiyin-Lunge	Lu 6	Bluthusten, Hämorrhoidalblutung, schnaufende Atmung, Lungentuberkulose, Tracheitis
Hand-Yangming-Dickdarm	Di 7	Zahnschmerzen, schmerzender Wind, Hämorrhoidalleiden
Fuß-Yangming-Magen	Ma 34	Magenschmerzen, akute und chronische Gastritis
Fuß-Taiyin-Milz	Mi 8	Akute Enteritis, Ödeme
Hand-Shaoyin-Herz	He 6	Pectanginöse Beschwerden, epileptische Anfälle, Schlaflosigkeit
Hand-Taiyang-Dünndarm	Dü 6	Verschwommensehen, Tinnitus
Fuß-Taiyang-Blase	Bl 63	Wadenkrämpfe, Konvulsionen bei Kleinkindern
Fuß-Shaoyin-Niere	Ni 5	Dysmenorrhoe, Uterusprolaps
Hand-Jueyin-Herz-Hüter	HH 4	Herzerkrankungen, Interkostalneuralgie, pectanginöse Beschwerden
Hand-Shaoyang-Sanjiao	Sj 7	Pectanginöse Beschwerden, Appendizitis
Fuß-Shaoyang-Gallenblase	Gb 36	Tollwutähnliche Erkrankungen, epileptische Anfälle
Fuß-Jueyin-Leber	Le 6	Hernien, Uterusblutungen
Yang-Schreit-Gefäß	Bl 59	Akute Gastroenteritis, Ischialgie, Lumbalgie, Beinlähmung
Yin-Schreit-Gefäß	Ni 8	Orchitis, skrotale Hyperhidrose, Amenorrhoe, Nachtschweiß
Yang-Bündelriemen-Gefäß	Gb 35	Brustschmerz, Pleuritis, Beinlähmung
Yin-Bündelriemen-Gefäß	Ni 9	Hohes Fieber, Hernien, juckende und nässende Füße

Die allgemeine klinische Anwendung der Fluss-Aktivierungs-Pforten der Acht Außergewöhnlichen Gefäße zur Linderung von Einzelbeschwerden

Auch die Fluss-Aktivierungs-Pforten der Acht Außerordentlichen Gefäße können zur Behandlung einzelner Symptome benutzt werden (➢ Tab. 21.17) (vgl. Sun et al. 1997, S. 210–216):

Tab. 21.17 Die Anwendung der Fluss-Aktivierungs-Pforten der Außergewöhnlichen Gefäße zur Symptomenkontrolle

Gefäß	Fluss-Aktivierungs-Pforte	Anwendung
Dumai (lenkendes Gefäß)	Dü 3 *hòuxī* 後谿	• Wirbelsäulenbeschwerden, Bewusstseinsstörungen • Spasmen von Händen und Füßen, Einschränkung des Beugens und Streckens, Schüttellähmung, Benommenheit, Verschwommensehen und Schwindelempfinden • Schlaganfall mit Aphasie, Bewusstlosigkeit, Vigilanzminderung oder Orientierungsstörung • Kopfschmerzen, plötzlich auftretendes Feuer-Auge mit heißen Tränen • Wandernde Bi-Obturation, Schmerzen des Rückens, Lendenbereichs, der Beine und der Knie, Ganzkörperschmerzen • Nackensteife, Erkältung, fehlender Schweißaustritt, Kälte der Blasen-Leitbahn • Schwellung und Schmerzen des Zahnfleischs, der Wangen, des Rachens und der Kehle, nach oben loderndes Magen-Feuer • Schweißaustritt im Schlaf
Renmai (beauftragtes Gefäß)	Lu 7 *lièquē* 列缺	• Miktionsbeschwerden • Hämorrhoiden, Afterschwellung, rote und weiße Dysenterie, Sickerblutung, gehemmter Harnfluss, feuchte Hitze des Unteren Jiao • Rötlicher Auswurf, Husten, Schleimauswurf, Zahnschmerzen, Schwellung der Kehle, Schluckbeschwerden, Hitze von Lunge und Magen • Schmerzen der Herzgegend, der Brust und des Bauches, Lendenschmerzen, paraumbilicale Schmerzen, gemeinsame Erkrankungen von Du- und Renmai • Unstillbare Lochien, Angriff von verdorbenem Blut nach oben, steife Zunge und Mutismus, fehlender Abgang des abgestorbenen Fötus
Chongmai (sich ergießendes Gefäß)	Mi 4 *gōngsūn* 公孫	• Übelkeit, Erbrechen und andere Formen des umgekehrten Qi • Die neun Arten des Herzschmerzes (Trank-Schmerz, Speise-Schmerz, Kühle-Schmerz, Angsterschütterungs-Schmerz, Hitze-Schmerz, Parasiten-Schmerz, sich ergießender Stickluft-Schmerz, kommender und gehender Schmerz, Wind-Schmerz) • Befreiung des Brustkorbs • Regurgitation, Alkoholvergiftung, Nahrungsmittelvergiftung, Stagnation von Speisen, Magen- und Darmgrimmen • Stagnierende Ansammlung von Getränken, Speisen oder Qi unterhalb des Zwerchfells • Wechselfieber • Darm-Wind • Ausbleibende Plazentalösung
Daimai (Gürtelgefäß)	Gb 41 *zúlínqì* 足臨泣	• Beschwerden der Lendenregion, gynäkologischer Ausfluss • Extremitätenparesen bei Schlaganfall • Kopfwind mit Schwindel und Benommenheit, ggf. mit Schwellung oder Schmerz, Ausstrahlung in verschiedene Regionen des Kopfes, Nackens und Halses, Rachenrötung • Umherziehende Wind mit Juckreiz • In die Muskeln und Sehnen der Flanken, Extremitäten und Rippen ausstrahlende Schmerzen der Lendengegend
Yinweimai (Yin-Bündelriemen-Gefäß)	HH 6 *nèiguān* 內關	• Innere Unruhe • Völlegefühl der Mitte, klumpiges Spannungsgefühl im Brustkorb und in der Herzgegend • Darmgeräusche, Durchfall und Analprolaps • Dysphagie (z. B. bei Alkoholkrankheit) • Verhärtungen im Bereich der Därme unter den Rippenbögen • Flanken- und Herz-Schmerzen bei Frauen • Stuhldrang und Tenesmen • Schädigende Kälte mit Einschnürung der Brust und Verhärtungs-Schmerz • Malaria, Innen-Fülle, Dysregulation des Yin
Yangweimai (Yang-Bündelriemen-Gefäß)	Sj 5 *wàiguān* 外關	• Schüttelfrost • Schmerzen und Schwellung der Extremitätengelenke, Kühle-Obturation der Knie, Schwäche und Bewegungseinschränkung der Extremitäten • Seitlicher und mittiger Kopfschmerz, Schmerzen im Bereich von Rücken und Wirbelsäule, Lenden und Hüften, Sehnen und Knochen, Nacken und Stirn, Spontanschweiß im Yangming-Stadium schädigender Kälte, sich heftig präsentierende, dampfende Hitze • Taubheit und Hitzeentwicklung von Händen und Füßen, Schwellung und Schmerzen der Ferse, Nachtschweiß

Tab. 21.17 Die Anwendung der Fluss-Aktivierungs-Pforten der Außergewöhnlichen Gefäße zur Symptomenkontrolle (*Forts.*)

Gefäß	Fluss-Aktivierungs-Pforte	Anwendung
Yinqiaomai (Yin-Schreit-Gefäß)	Ni 6 *zhàohǎi* 照海	• Schlaflosigkeit • Fehlende Durchgängigkeit des Rachens, Schwellungen und Schmerzen inmitten der Brust, üppiges Feuer des Oberen Jiao • Qi-Schmerzen der Blase, Miktionsstörung, zusammengeknotete Hitze des Unteren Jiao • Akkumulation von Speisen oder Alkohol, Hitzeentwicklung, Schädigung der Milz durch feuchte Hitze • Paraumbilicaler Schmerz, Brechdurchfall, Umkehrung des Magens, Erbrechen von Speisen, Abszess der weiblichen Brust, harter, trockener Stuhlgang, Dysharmonie von Magen und Darm • Erschwerte Geburt, schmerzende Blut-Stase-Klumpen, Bewusstlosigkeit, Darm-Wind mit sich abwärts bewegendem Blut, Blut-Stase im Unteren Jiao • Globus hystericus, Blockierung von Rachen und Kehle durch Gefühl eines nicht abhustbaren und nicht herunterschluckbaren Fremdkörpers
Yangqiaomai (Yang-Schreit-Gefäß)	Bl 62 *shēnmài* 申脈	• Schlafsucht • Steife der Lendenregion, des Rückens und der Wirbelsäule, Schmerzen, dass ein Heben und Senken des Kopfes nicht möglich ist • Fußknöchel-Wind mit Rötung und Schwellung • Abneigung gegen Wind, Spontanschweiß, Kopfschmerzen, plötzlich auftretendes Feuer-Auge, Schmerzen am Augenbrauenwulst, Hörverlust, Epistaxis, nach innen einfallende Wind-Hitze • Taubheitsgefühle, Spasmen, Konvulsionen, lästige Schmerzen der Extremitätengelenke, Yin-Leere mit Yang-Überschuss und Umwandlung in Wind • Halbseitige Schwellung mit Völlegefühl des Leibes, triefender Schweiß am Kopf, innerlich dampfende feuchte Hitze • Rötung und Schwellung der stillenden Mamma

An der oberen Extremität erscheinen bei den Fluss-Aktivierungs-Pforten der Außergewöhnlichen Gefäße die Herz-Leitbahn und die Dickdarm-Leitbahn ausgespart, an der unteren Extremität die Leber-Leitbahn und die Magen-Leitbahn. Tatsächlich sind jedoch diese Leitbahnen wie folgt an die Acht Außergewöhnlichen Gefäße angeschlossen:
Lu 7 verbindet mit der Dickdarm-Leitbahn, die Herz-Hüter-Leitbahn vertritt die Herz-Leitbahn, Leber und Niere sind gleichen Ursprungs (zudem bringt Wasser Holz hervor), und Mi 4 verknüpft mit der Magen-Leitbahn. Lu 7 und Ni 6 wirken nach innen, Dü 3 und Bl 62 wirken auf die Oberfläche, Sj 5 und Gb 41 sind auf den Rumpf gerichtet, HH 6 und Mi 4 behandeln Probleme von Herz und Milz, die sich im Bereich von Herz und Brust, Magen und Bauch manifestieren.

Eine ausführliche Darstellung der klinischen Anwendungsmöglichkeiten der Acht Fluss-Aktivierungs-Pforten der Außergewöhnlichen Gefäße ist bereits in ➤ Kap. 15 erfolgt.

Die Zuordnung klinischer Beschwerden zu der betroffenen Leitbahn

Unter der Zielsetzung der Beschwerdelinderung und Symptomenkontrolle können die Beschwerden ihrer Natur nach einer betroffenen Leitbahn zugeordnet und danach anhand der Zuordnung zu einem typischen Störungsmuster der jeweiligen Leitbahn behandelt werden (➤ Tab. 21.18).

Im Folgenden wird die Auswahl von Pforten anhand der den Leitbahnen zugeordneten typischen Erkrankungskonstellationen skizziert. Auch diese Konzepte sind in erster Linie symptom- und beschwerdeorientiert.

21.3 Allgemeine Aspekte der leitbahnorientierten klinischen Anwendung der Akupunktur

Die Traditionelle Chinesische Medizin beschreibt Zustandsmuster, die den Zwölf Hauptleitbahnen und den Gefäßen Du und Ren zugeschrieben werden können.

21.3.1 Die Behandlung von häufigen Erkrankungskonstellationen der Lunge und der Lungen-Leitbahn

Allgemeine Physiologie und Pathologie

Die Lunge lenkt die Ein- und Ausatmung und regiert das gesamte Qi des Körpers; sie ist nach außen mit den Poren der Haut und nach oben über die Kehle mit dem Rachen verbunden; die Lunge gilt als fragiles Zang-Organ, sie verabscheut die Kälte und fürchtet das Feuer; die Pathologie besteht im Verlust der notwendigen Ausbreitung und Absenkung des Qi, dem Verlust der Fähigkeit zur Klärung und Besänftigung. Organ und Leitbahn stehen in enger Verbindung zur Milz, zur Niere und zur Dickdarm-Leitbahn; mit der Dickdarm-Leitbahn steht die Lungen-Leitbahn in der gegenseitigen Oberfläche-Innen-Beziehung.

Tab. 21.18 Zuordnung häufiger Beschwerden zu den 14 Leitbahnen

	Leitbahn	Anwendungsbereich
3 Yin Hand	Hand-Taiyin-Lungen-Leitbahn *shǒu tàiyīn fèijīng* 手太陰肺經	Erkrankungen der Lunge, des Rachens und des Brustraums
	Hand-Jueyin-Herz-Hüter-Leitbahn *shǒu juéyīn xīnbāojīng* 手厥陰心包經	Erkrankungen des Herzens, des Magens und des Brustraums; Störungen von Geist und Seele
	Hand-Shaoyin-Herz-Leitbahn *shǒu shàoyīn xīnjīng* 手少陰心經	Erkrankungen des Herzens und des Brustraums; Störungen von Geist und Seele
3 Yang Hand	Hand-Yangming-Dickdarm-Leitbahn *shǒu yángmíng dàchángjīng* 手陽明大腸經	Erkrankungen im Bereich vom Gesichtsschädel, von Nase, Zahn, Mund und Kieferknochen, vom Auge, von Rachen und Kehlkopf; fieberhafte oder mit Überwärmung verbundene Erkrankungen
	Hand-Shaoyang-Sanjiao-Leitbahn *shǒu shàoyáng sānjiāojīng* 手少陽三焦經	Erkrankungen im Bereich des seitlichen Schädels, der seitlichen Rippen- und Flankenregion, der Ohren und Augen, von Rachen und Kehlkopf; fieberhafte oder mit Überwärmung verbundene Erkrankungen
	Hand-Taiyang-Dünndarm-Leitbahn *shǒu tàiyáng xiǎochángjīng* 手太陽小腸經	Erkrankungen im Bereich des Hinterhaupts, der Schulterregion, der Augen und Ohren, von Rachen und Kehlkopf; Störungen von Geist und Seele; fieberhafte oder mit Überwärmung verbundene Erkrankungen
3 Yin Fuß	Fuß-Taiyin-Milz-Leitbahn *zú tàiyīn píjīng* 足太陰脾經	Erkrankungen von Milz und Magen, Störungen im Zusammenhang mit dem weiblichen Zyklus oder mit Leukorrhoe, Erkrankungen der ableitenden Harnwege
	Fuß-Jueyin-Leber-Leitbahn *zú juéyīn gānjīng* 足厥陰肝經	Erkrankungen der Leber, des äußeren Genitale, Störungen im Zusammenhang mit dem weiblichen Zyklus oder mit Leukorrhoe, Erkrankungen der ableitenden Harnwege
	Fuß-Shaoyin-Nieren-Leitbahn *zú shàoyīn shènjīng* 足少陰腎經	Erkrankungen der Niere, des Rachens und des Kehlkopfs, der Lunge, Störungen im Zusammenhang mit dem weiblichen Zyklus oder mit Leukorrhoe, Erkrankungen der ableitenden Harnwege
3 Yang Fuß	Fuß-Yangming-Magen-Leitbahn *zú yángmíng wèijīng* 足陽明胃經	Erkrankungen im Bereich des Gesichtsschädels, des Mundes, der Zähne, von Rachen und Kehlkopf, des Magen-Darm-Trakts; Störungen von Geist und Seele; fieberhafte oder mit Überwärmung verbundene Erkrankungen
	Fuß-Shaoyang-Gallenblasen-Leitbahn *zú shàoyáng dǎnjīng* 足少陽膽經	Erkrankungen im Bereich des seitlichen Schädels, der Ohren und Augen, der seitlichen Rippen- und Flankenregion; Störungen von Geist und Seele; fieberhafte oder mit Überwärmung verbundene Erkrankungen
	Fuß-Taiyang-Blasen-Leitbahn *zú tàiyáng pángguāngjīng* 足太陽膀胱經	Erkrankungen im Bereich des Hinterhaupts, der Lendenregion und des Rückens; Anwendungen der paravertebralen Rücken-Transport-Pforten in Bezug auf die Zang- und Fu-Organe; Augenerkrankungen; Störungen von Geist und Seele; fieberhafte oder mit Überwärmung verbundene Erkrankungen
Dumai	Dumai (lenkendes Gefäß) *dūmài* 督脈	Bewusstseinsstörungen; fieberhafte oder mit Überwärmung verbundene Erkrankungen; Erkrankungen im Bereich von Kopf und Gesicht; Störungen von Geist und Seele; Erkrankungen im Bereich von Mund und Zähnen, Rachen und Kehlkopf, im Brustraum, Erkrankungen der Lunge, der Milz, des Magens, des Darms, der Nieren, der Blase; Störungen im Zusammenhang mit dem weiblichen Zyklus oder mit Leukorrhoe
Renmai	Renmai (beauftragtes Gefäß) *rènmài* 任脈	Wiederbelebung bei Kollaps; Festigung von Prolapszuständen; allgemeine Stärkung; Störungen von Geist und Seele; Erkrankungen im Bereich von Mund, Zähnen, Rachen und Kehlkopf, im Brustraum; Erkrankungen der Lunge, der Milz, des Magens, des Darms, der Niere, der Blase; Störungen im Zusammenhang mit dem weiblichen Zyklus oder mit Leukorrhoe

Leere-Konstellationen

Aufbrauch des Lungen-Yin

Krankheitszeichen: trockener Husten mit wenig Auswurf, Hämoptyse, Hitzeempfindungen am Nachmittag, Wangenröte, „geraubter“ Schweiß (im Ruhezustand), Mundtrockenheit, ausgetrockneter Rachen, Heiserkeit, rote Zunge mit wenig Belag, feiner und beschleunigter Puls

Auswahl der Pforten: Lu 9 (Yuan), Bl 13 (Rücken-Shu), Lu 5 (Fünf-Shu)

Behandlungsweise: auffüllende Nadeltechnik, keine Moxibustion

Aufbrauch des Lungen-Qi

Krankheitszeichen: Husten mit Kurzatmigkeit, klarer, flüssiger Auswurf, kalter Leib, Spontanschweiß, Abgeschlagenheit, Mundfaulheit, fahles Gesicht, blasse Zunge mit weißem Belag, leerer und schwacher Puls

Auswahl der Pforten: Lu 9 (Yuan), Bl 13 (Rücken-Shu), Bl 20 (Rücken-Shu), Ren 17 (Acht Hui), Lu 10 (Fünf-Shu/Leitbahn)

Behandlungsweise: auffüllende Nadeltechnik, Moxibustion möglich

Fülle-Konstellationen

Von außen zugezogene Wind-Kälte
Krankheitszeichen: Abneigung gegen Kälte und Fieberentwicklung, Kopf- und Gliederschmerzen, keine Schweißbildung, Nasenkongestion mit Ausfluss, Husten mit dünnflüssigem Auswurf, dünner, weißer Zungenbelag, oberflächlicher und gespannter Puls
Auswahl der Pforten: Lu 9 (Yuan), Lu 7 (Luo), Bl 13 (Rücken-Shu), Lu 10 (Fünf-Shu/Leitbahn)
Behandlungsweise: ableitende Nadeltechnik, Moxibustion möglich

Schädigende Hitze befällt die Lunge
Krankheitszeichen: Husten mit klebrigem Auswurf, erschwertes Atmen, Völlegefühl und Schmerzen der Brust, heißer Leib, Durstempfinden, trüber, übelriechender Nasenausfluss, entzündeter Rachen, trockene, rote Zunge, gelber Belag, beschleunigter Puls
Auswahl der Pforten: Bl 13 (Rücken-Shu), Ren 17 (Acht Hui), Lu 5 (Fünf-Shu), Ma 40 (Ergänzung), Lu 11 (Fünf-Shu/Leitbahn)
Behandlungsweise: ableitende Nadeltechnik

Trüber Schleim verstopft die Lunge
Krankheitszeichen: Husten mit erschwertem Atmen, Brodeln in der Kehle, reichlich zäher Ausfluss, Völlegefühl und Schmerzen von Brust und Rippen, aufrechte Position erleichtert das Atmen, Unruhe, rote Zunge, gelber Belag, schlüpfriger und beschleunigter Puls
Auswahl der Pforten: Lu 6 (Xi), Bl 13 (Rücken-Shu), Lu 5 (Fünf-Shu), Ma 40 (Ergänzung), Lu 11 (Fünf-Shu/Leitbahn)
Behandlungsweise: ableitende Nadeltechnik

Leitbahnstörung

Krankheitszeichen: Schwellungen und Schmerzen von Rachen und Kehle
Auswahl der Pforten: Lu 5 (Fünf-Shu), Ex-KH 6 (Ergänzung), Lu 11 (Fünf-Shu/Leitbahn)
Behandlungsweise: ableitende Nadeltechnik, Mikroaderlass

21.3.2 Behandlung von häufigen Erkrankungskonstellationen des Dickdarms und der Dickdarm-Leitbahn

Allgemeine Physiologie und Pathologie

Der Dickdarm ist das Organ der Weiterleitung; er leitet den Abfall hinaus. Nach oben ist die Dickdarm-Leitbahn mit der Lunge, den Zähnen und dem Zahnfleisch verknüpft; die Pathologie besteht im Verlust der notwendigen Funktion des Weiterleitens. Organ und Leitbahn stehen in enger Verbindung zu Milz, Magen und zur Lungen-Leitbahn; mit der Lungen-Leitbahn steht die Dickdarm-Leitbahn in der gegenseitigen Oberfläche-Innen-Beziehung.

Kälte-Konstellation

Krankheitszeichen: abdominelle Schmerzen, Durchfall, Darmgluckern, etwas vermehrter weißer Zungenbelag, tiefer und verlangsamter Puls
Auswahl der Pforten: Ma 25 (Mu), Ma 37 (Unterer He), Di 11 (Fünf-Shu)
Behandlungsweise: auffüllende Nadeltechnik, Moxibustion

Hitze-Konstellation

Krankheitszeichen: Hitzeempfindungen und Schmerzen am After, stinkende Stühle mit Blut- oder Schleimbeimengungen, Darmgeschwüre, gelber Zungenbelag, schlüpfriger und beschleunigter Puls
Auswahl der Pforten: Ma 25 (Mu), Ma 37 (Unterer He), Di 2 (Fünf-Shu), Ma 44 (Ergänzung)
Behandlungsweise: ableitende Nadeltechnik

Leere-Konstellation

Krankheitszeichen: relative Stuhlinkontinenz, Analprolaps, blasse Zunge, dünner Belag, feiner und schwacher Puls
Auswahl der Pforten: Di 11 (Fünf-Shu), Du 20 (Ergänzung), Du 1 (Ergänzung)
Behandlungsweise: auffüllende Nadeltechnik, Moxibustion möglich

Fülle-Konstellation

Krankheitszeichen: abdomineller Schmerz mit Abwehrspannung, Verstopfung oder Tenesmus ani, dicker Zungenbelag, tiefer und voller Puls
Auswahl der Pforten: Ma 25 (Mu), Bl 25 (Rücken-Shu), Ma 37 (Unterer He), Di 2 (Fünf-Shu)
Behandlungsweise: ableitende Nadeltechnik

Leitbahnstörung

Krankheitszeichen: Zahnfleischschwellungen und Zahnschmerzen, Schwellung am Hals und Mundgeruch, rote Zunge, gelber Belag, überflutender und schlüpfriger Puls
Auswahl der Pforten: Di 2 (Fünf-Shu), Ex-KH 5 (Ergänzung), Di 4 (Leitbahn), Extrapunkt Zahnschmerz (auf der Handinnenfläche zwischen drittem und viertem Strahl, einen Querfinger proximal der Fingeransatzfalten)
Behandlungsweise: ableitende Nadeltechnik

21.3.3 Behandlung von häufigen Erkrankungskonstellationen des Magens und der Magen-Leitbahn

Allgemeine Physiologie und Pathologie

Der Magen verwaltet die Aufnahme der Speisen; die Funktion von Milz und Magen den Speisen und Getränken gegenüber ist die Aufnahme, Vergärung, Verdauung, Einverleibung und Beförderung an die Zielorte. Wenn die beiden Organe nicht mehr ihres Amtes walten und der Grundmechanismus des Aufsteigens und Absenkens nicht mehr geregelt abläuft, treten die typischen Krankheitserscheinungen auf.

Leere-Konstellation

Krankheitszeichen: Verstopfungsgefühl in Brust und Magengrube, verminderte Nahrungsaufnahme, Aufstoßen, schnappender und kraftloser Atem, blassrote Zunge, schwacher Puls an der rechten Guan-Position
Auswahl der Pforten: Ren 12 (Mu), Bl 21 (Rücken-Shu), Ma 36 (He), Ma 41 (Fünf-Shu)
Behandlungsweise: auffüllende Nadeltechnik, Moxibustion möglich

Fülle-Konstellationen

Heftig loderndes Magen-Feuer
Krankheitszeichen: Polyphagie, Durst mit dem Verlangen nach Getränken
Auswahl der Pforten: Ma 36 (He, Leitbahn), Ma 44 (Fünf-Shu, Wasser), Ma 34 (Xi), Ren 12 (Mu, Acht-Hui), Di 11 (Yangming, Hitze)
Behandlungsweise: ableitende Nadeltechnik, Mikroaderlass (Ma 44)

Stagnation von verweilenden Speisen
Krankheitszeichen: epigastrische und abdominelle Spannungs- und Engegefühle, Abwehrspannung, rote Zunge mit dickem, gelbem Belag, überflutender und großer Puls an der rechten Guan-Position
Auswahl der Pforten: Ma 40 (Luo), Ren 12 (Mu, Acht-Hui), Bl 21 (Rücken-Shu), Ma 36 (He, Leitbahn), Ma 45 (Fünf-Shu)
Behandlungsweise: ableitende Nadeltechnik

Kälte-Konstellation

Krankheitszeichen: Spannungs- und Völlegefühl der Magengrube, Übelkeit, Erbrechen, Singultus, Hochwürgen klaren Schleims, Bedürfnis nach warmen Getränken, kalte Gliedmaßen, weißer, schlüpfriger Zungenbelag, tiefer und verlangsamter Puls an der rechten Guan-Position
Auswahl der Pforten: Ren 12 (Mu, Acht-Hui), Bl 21 (Rücken-Shu), Ma 36 (He, Leitbahn), Ma 41 (Fünf-Shu)
Behandlungsweise: zwischen Auffüllen und Ableiten ausgeglichene Nadeltechnik, Moxibustion möglich

Hitze-Konstellation

Krankheitszeichen: heißer Leib, Durstgefühl, Bedürfnis nach Kühlung, Abneigung gegen Hitze, rasches Erbrechen nach der Nahrungsaufnahme, zäher Stuhl, dicker, gelber und trockener Zungenbelag, überflutend großer Puls
Auswahl der Pforten: Ren 12 (Mu, Acht-Hui), Ma 36 (He, Leitbahn), Ma 45 (Fünf-Shu)
Behandlungsweise: zwischen Auffüllen und Ableiten ausgeglichene Nadeltechnik

Leitbahnstörung

Krankheitszeichen: Durst, trockene, wunde Lippen, Schwellung am Hals und in der Kehle, Zahnschmerz, Schwellung des Zahnfleischs, gelber Zungenbelag, überflutender Puls
Auswahl der Pforten: Ma 45 (Fünf-Shu), Di 4 (Ergänzung), Ma 36 (Leitbahn)
Behandlungsweise: ableitende Nadeltechnik

21.3.4 Behandlung von häufigen Erkrankungskonstellationen der Milz und der Milz-Leitbahn

Allgemeine Physiologie und Pathologie

Die Milz beherrscht die Beförderung und Wandlung; ihre natürliche Bewegungsrichtung ist das Aufsteigen. Die Milz umschließt das Blut. Organ und Leitbahn stehen in enger Verbindung zum Magen; mit der Magen-Leitbahn steht die Milz-Leitbahn in der gegenseitigen Oberfläche-Innen-Beziehung.

Leere-Konstellation

Krankheitszeichen:
- Unregelmäßigkeit von Beförderung und Wandlung: gelblich-ockerne Gesichtsfarbe, Kurzatmigkeit und Mundfaulheit, Kraftlosigkeit, Abmagerung
- Regungslosigkeit des Milz-Yang: abdominelles Völlegefühl, breiiger Stuhl, kalte Gliedmaßen, Ödeme, blasse Zunge, weißer Belag, sanfter und schwacher Puls

Auswahl der Pforten: Mi 3 (Yuan), Le 13 (Mu), Bl 20 (Rücken-Shu), Mi 2 (Fünf-Shu)
Behandlungsweise: auffüllende Nadeltechnik, Moxibustion möglich

Fülle-Konstellation

Krankheitszeichen: abdominelle Spannungsgefühle und Schmerzen, gelblich-ockerfarbene Gesichtsfarbe, kräftig gefärbter Urin, Engegefühl der Magengrube, Blasen- und Mastdarmentleerungsstörungen, rote Zunge, sanfter und beschleunigter Puls
Auswahl der Pforten: Mi 4 (Luo), Le 13 (Mu), Bl 20 (Rücken-Shu), Mi 5 (Fünf-Shu)
Behandlungsweise: ableitende Nadeltechnik

Kälte-Konstellation

Krankheitszeichen: abdominelle Schmerzen, Durchfall, unvollständige Verdauung, kalte Gliedmaßen, reichlich klarer Urin, blasse Zunge, weißer Belag, tiefer und verlangsamter Puls
Auswahl der Pforten: Mi 3 (Yuan), Mi 4 (Luo), Le 13 (Mu), Bl 20 (Rücken-Shu), Mi 2 (Fünf-Shu)
Behandlungsweise: auffüllende Nadeltechnik, Moxibustion möglich

Hitze-Konstellation

Krankheitszeichen: Schweregefühl des Leibes, Verstopfungsgefühl der Magengrube, klebrige Mundhöhle, Appetitlosigkeit oder süßlicher Geschmack im Mund mit vermehrter Speichelbildung, wenig gelblicher Urin, fetter, gelber Zungenbelag, sanfter und beschleunigter Puls
Auswahl der Pforten: Mi 4 (Luo), Le 13 (Mu), Bl 20 (Rücken-Shu), Mi 5 (Fünf-Shu)
Behandlungsweise: ableitende Nadeltechnik

Leitbahnstörung

Krankheitszeichen: Zungenschmerz, Schmerzen im Rachen
Auswahl der Pforten: Mi 5 (Fünf-Shu), He 5 (Ergänzung)
Behandlungsweise: ableitende Nadeltechnik

21.3.5 Behandlung von häufigen Erkrankungskonstellationen des Herzens und der Herz-Leitbahn

Allgemeine Physiologie und Pathologie

Das Herz beherrscht das Blut und seine Bewegung in den Gefäßen; zudem regiert es den klaren Geist. Die krankhaften Veränderungen spiegeln sich daher in der Zirkulation des Blutes und im geistigen Zustand wider. Das Herz steht mit der Leber und der Niere in enger Verbindung. Die Herz-Leitbahn steht mit der Dünndarm-Leitbahn in der gegenseitigen Oberfläche-Innen-Beziehung.

Leere-Konstellationen

Unzureichendes Herz-Yang
Krankheitszeichen: Palpitationen, Panikattacken, Kurzatmigkeit und erschwertes Atmen, blasse Zunge mit dünnem Belag, verschwindender und schwacher Puls
Auswahl der Pforten: He 7 (Yuan, Leitbahn), Bl 15 (Rücken-Shu), Lu 9 (Acht-Hui), He 9 (Fünf-Shu), HH 6 (Ergänzung)
Behandlungsweise: auffüllende Nadeltechnik, Moxibustion möglich

Aufbrauch des Herz-Yin
Krankheitszeichen: Palpitationen und erschöpfte Verdrossenheit, reduzierter Schlaf, Vielträumerei, „geraubter" Schweiß (in Ruhe), Vergesslichkeit, Hitzegefühle der Handinnenflächen, blass-rote Zunge mit wenig Belag, feiner und beschleunigter Puls
Auswahl der Pforten: He 7 (Yuan, Leitbahn), Bl 15 (Rücken-Shu), Lu 9 (Acht-Hui), He 9 (Fünf-Shu), HH 6 (Ergänzung)
Behandlungsweise: auffüllende Nadeltechnik

Fülle-Konstellationen

Herz-Feuer lodert aufwärts
Krankheitszeichen: Aphten der Zunge und Mundschleimhäute, „hölzerne" Zunge (rot bis purpurn, geschwollen, steif, taub), schwere Zunge, schmerzender Rachen, bitterer Mundgeschmack, wenig stark gefärbter Urin, Hämoptysis, Epistaxis, scharlachrote Zunge, mit gelbem Belag, beschleunigter Puls
Auswahl der Pforten: He 7 (Yuan, Fünf-Shu), Bl 15 (Rücken-Shu), Lu 9 (Acht-Hui), He 5 (Fünf-Shu)
Behandlungsweise: ableitende Nadeltechnik

Verdeckung durch betäubende Schleim-Hitze
Krankheitszeichen: Bewusstseinsstörungen, wirres Reden, Schlaflosigkeit mit Schreckhaftigkeit und Agitiertheit, hohes Fieber, rotes Gesicht, scharlachrote oder trocken-rissige Zunge, gelber Belag, schlüpfriger, überfließender und beschleunigter Puls
Auswahl der Pforten: He 7 (Yuan, Fünf-Shu), He 6 (Xi), EX-AH 11 oder die 12 Jing-Brunnenwasser-Pforten (Ergänzung)
Behandlungsweise: ableitende Nadeltechnik

Leitbahnstörung

Krankheitszeichen: muskelkaterähnliche Schmerzen im Verlauf der Leitbahn
Auswahl der Pforten: He 3 (Leitbahn)
Behandlungsweise: nur Stechen

21.3.6 Behandlung von häufigen Erkrankungskonstellationen des Dünndarms und der Dünndarm-Leitbahn

Allgemeine Physiologie und Pathologie

Der Dünndarm ist das Organ der Aufnahme; er verwaltet das Amt der Trennung von Klarem und Trübem. Die Pathologie besteht hauptsächlich in Unregelmäßigkeiten von Stuhl und Harn. Mit der Herz-Leitbahn steht die Dünndarm-Leitbahn in der gegenseitigen Oberfläche-Innen-Beziehung.

Kälte-Konstellation

Krankheitszeichen: Darmgluckern, Durchfall, wenig Urin, abdominelle Schmerzen, die sich auf Druck bessern, weißer Zungenbelag, verlangsamter Puls
Auswahl der Pforten: Du 4 (Mu), Ma 39 (Unterer He), Dü 3 (Fünf-Shu)
Behandlungsweise: auffüllende Nadeltechnik, Moxibustion

Hitze-Konstellation

Krankheitszeichen: kräftig gefärbter Urin, brennendes Gefühl bei der Miktion, reibender Schmerz, Verdrossenheit und Durstempfinden, Aphten der Zunge und der Mundschleimhaut, Hämaturie, rote Zungenspitze, beschleunigter Puls
Auswahl der Pforten: Dü 7 (Luo), Du 4 (Mu), Ma 39 (Unterer He), Dü 8 (Fünf-Shu), Du 3 (Ergänzung), Bl 40 (Ergänzung)
Behandlungsweise: ableitende Nadeltechnik

Leitbahnstörung

Krankheitszeichen: muskelkaterähnliche Schmerzen im Bereich von Hals und Nacken und der Außenseiten von Schulter, Oberarm und Ellenbogen
Auswahl der Pforten: Dü 4 (Yuan), Dü 8 (Fünf-Shu), Dü 6 (Leitbahn), Dü 9 (Leitbahn)
Behandlungsweise: ableitende Nadeltechnik

21.3.7 Behandlung von häufigen Erkrankungskonstellationen der Blase und der Blasen-Leitbahn

Allgemeine Physiologie und Pathologie

Die Blase ist das Residenz-Organ der Körpersäfte; sie lenkt den Harn. Die Pathologie besteht in Unregelmäßigkeiten des Öffnens und Schließens der Blase. Die Blase steht mit der Niere in der gegenseitigen Oberfläche-Innen-Beziehung.

Leere-Kälte-Konstellation

Krankheitszeichen: häufiger Harndrang, Harninkontinenz, Verschlimmerung durch Kälte, schlüpfriger Zungenbelag, schwacher Puls
Auswahl der Pforten: Ren 3 (Mu), Bl 28 (Rücken-Shu), Bl 40 (He), Bl 67 (Fünf-Shu), Bl 60 (Leitbahn)
Behandlungsweise: auffüllende Nadeltechnik, Moxibustion

Fülle-Hitze-Konstellation

Krankheitszeichen: spärlicher und stockender, trüber Urin, Harnverhalt oder eitriger, blutiger und sandiger Urin, Brennschmerz im Penis, Völlegefühl des Unterleibs, scharlachrote Zunge, gelber Belag, voller und beschleunigter Puls
Auswahl der Pforten: Bl 63 (Xi), Ren 3 (Mu), Bl 28 (Rücken-Shu), Bl 40 (He), Bl 65 (Fünf-Shu), Bl 60 (Leitbahn)
Behandlungsweise: ableitende Nadeltechnik

Leitbahnstörung

Krankheitszeichen: Schmerzen im Bereich des Nackens, Rückens, der Lenden, des Gesäßes, der Kniekehle und des Hinterhaupts
Auswahl der Pforten: Bl 40 (He), Bl 65 (Leitbahn)
Behandlungsweise: ableitende Nadeltechnik

21.3.8 Behandlung von häufigen Erkrankungskonstellationen der Niere und der Nieren-Leitbahn

Allgemeine Physiologie und Pathologie

Die Niere beherrscht das Wasser und das Speichern der Essenz; sie ist die Wurzel des Ureinheits-Qi und die Quelle des Mingmen-Feuers; die Niere hat ihre Öffnung in den Ohren; das Essenz-Qi ergießt sich nach oben in die Augen. Die Nieren-Leitbahn steht mit der Blasen-Leitbahn in der gegenseitigen Oberfläche-Innen-Beziehung.

Yang-Leere-Konstellationen

Unzureichendes Nieren-Yang
Krankheitszeichen: Erektionsstörungen und vorzeitiger Samenerguss, viel Harn und Harninkontinenz, muskelkaterähnliche Beschwerden der Lenden, Kraftlosigkeit von Knien und Füßen, Benommenheit, Ohrgeräusche, Abneigung gegen Kälte, blasse Zunge, schwacher Puls
Auswahl der Pforten: Ni 3 (Yuan, Leitbahn), Bl 23 (Rücken-Shu), Ni 7 (Fünf-Shu), Ren 4 (Ergänzung), Du 4 (Ergänzung)
Behandlungsweise: auffüllende Nadeltechnik, Moxibustion

Die Niere nimmt das Qi nicht auf
Krankheitszeichen: Kurzatmigkeit, erschwertes Atmen und Husten, Spontanschweiß, Mundfaulheit, Schwindel und Taumel, kalte Füße mit Abneigung gegen Kälte, blasse Zunge, oberflächlicher und schwacher Puls
Auswahl der Pforten: Ni 3 (Yuan, Leitbahn), Bl 23 (Rücken-Shu), Ren 17 (Acht-Hui), Ni 7 (Fünf-Shu), Ren 6 (Ergänzung)
Behandlungsweise: auffüllende Nadeltechnik, Moxibustion

Yang-Leere mit überflutendem Wasser
Krankheitszeichen: Aufgedunsenheit des ganzen Leibs, kaltes Abdomen, breiige Stühle, feuchte und schlüpfrige Zunge, tiefer und verlangsamter Puls
Auswahl der Pforten: Ni 3 (Yuan), Bl 23 (Rücken-Shu), Ni 7 (Fünf-Shu), Ren 9 (Ergänzung)
Behandlungsweise: zwischen Auffüllen und Ableiten ausgeglichene Nadeltechnik, Moxibustion

Yin-Leere-Konstellation

Krankheitszeichen: Benommenheit, Ohrgeräusche, Schlaflosigkeit und Vergesslichkeit, Sexualfunktionsstörungen des Mannes, Vielträumerei, trockener Mund und ausgetrockneter Rachen, Hitzewallungen, muskelkaterähnliche Beschwerden der Lenden, weiche Knie, Husten mit leicht blutig tingiertem Auswurf möglich, rote Zunge, wenig Belag, feiner und beschleunigter Puls

21

Auswahl der Pforten: Ni 3 (Yuan), Bl 23 (Rücken-Shu), Ni 7 (Fünf-Shu)
Behandlungsweise: auffüllende Nadeltechnik

Leitbahnstörung

Krankheitszeichen: Kälteempfinden und Schmerzen im hinteren und inneren Bereich der oberen Extremität, Verschwommensehen, Atrophie und Schwäche
Auswahl der Pforten: Ni 3 (Yuan), Bl 23 (Rücken-Shu), Ni 10 (Leitbahn)
Behandlungsweise: zwischen Auffüllen und Ableiten ausgeglichene Nadeltechnik

21.3.9 Behandlung von häufigen Erkrankungskonstellationen des Herz-Hüters und der Herz-Hüter-Leitbahn

Allgemeine Physiologie und Pathologie

Das Netzgefäß des Herz-Hüters ist die Palastmauer des Herzens; seine Funktion ist es, das Speicher-Organ des Herzens zu behüten und zu beschützen; die Pathologie manifestiert sich hauptsächlich im Bewusstseinszustand; die Herz-Hüter-Leitbahn steht mit der Sanjiao-Leitbahn in der gegenseitigen Oberfläche-Innen-Beziehung.
Krankheitszeichen: Bewusstseinsstörungen; Fallsucht, Wahn, Cholerik und Agitation sind die hauptsächlichen Krankheitszeichen.

Die Behandlungsprinzipien sind die gleichen wie für das Herz.

Leitbahnstörung

Krankheitszeichen: Schmerzen im Bereich der Mitte der Innenseite des Unterarms
Auswahl der Pforten: HH 7 (Yuan), HH 3 (Ergänzung), HH 6 (Leitbahn)
Behandlungsweise: ableitende Nadeltechnik

21

21.3.10 Behandlung von häufigen Erkrankungskonstellationen des Sanjiao und der Sanjiao-Leitbahn

Allgemeine Physiologie und Pathologie

Der Sanjiao beherrscht die Wandlung des Qi; verliert die Wandlungsfunktion des Qi ihre Regulation, so ist die durchgängige Abstimmung der Wasserwege gestört, was schließlich zur Retention von Wasser und Feuchtigkeit führt; die mit dem Sanjiao verknüpften Organstörungen betreffen die Lunge, die Milz, den Magen, die Niere und die Blase.

Leere-Konstellation

Krankheitszeichen: Schwellungen und Spannungsgefühl der Muskeln, abdominelles Spannungsgefühl, Umkehrung des Qi, kalter Bauch, Harninkontinenz, weißer, schlüpfriger Zungenbelag, tiefer und feiner Puls
Auswahl der Pforten: Ren 5 (Mu), Bl 22 (Rücken Shu), Bl 39 (Unterer He), Sj 3 (Fünf-Shu)
Behandlungsweise: auffüllende Nadeltechnik

Fülle-Konstellation

Krankheitszeichen: Hitze des Leibes, Umkehrung des Qi, Schwellungen und Spannungsgefühl der Muskeln, Harnverhalt, rote Zunge, gelber Belag, schlüpfriger und beschleunigter Puls
Auswahl der Pforten: Ren 5 (Mu), Bl 22 (Rücken Shu), Bl 39 (Unterer He), Sj 10 (Fünf-Shu)
Behandlungsweise: ableitende Nadeltechnik

Leitbahnstörung

Krankheitszeichen: Hörsturz, Ohrgeräusche, Schmerzen am inneren und äußeren Augenwinkel, Wangenschwellung, Achselschwellung, Hauterkrankungen am Hals, Rippenschmerzen, Hitze des Leibes, trockener Rachen, rote Zunge, gelber Belag, beschleunigter Puls
Auswahl der Pforten: Sj 5 (Luo/Leitbahn), Sj 7 (Xi), Sj 3 (Fünf-Shu)
Behandlungsweise: ableitende Nadeltechnik

21.3.11 Behandlung von häufigen Erkrankungskonstellationen der Gallenblase und der Gallenblasen-Leitbahn

Allgemeine Physiologie und Pathologie

Die Gallenblase beherrscht die Entschlusskraft, ihre Natur ist die Unnachgiebigkeit; die Gallenblase ist der Leber angefügt und steht mit ihr in der gegenseitigen Oberfläche-Innen-Beziehung; daher werden die Krankheiten der Gallenblase meist durch übermäßig aufwallendes Leber-Feuer hervorgerufen.

Fülle-Konstellation

Krankheitszeichen: Kopfschmerzen, Augenrötung, bitterer Mundgeschmack, Hörverlust, Ohrgeräusche, Übelkeit und Erbrechen bitterer Flüssigkeit, rote Zunge mit betonten Papillen, saitenförmiger und beschleunigter Puls
Auswahl der Pforten: Gb 24 (Mu), Gb 38 (Fünf-Shu)
Behandlungsweise: ableitende Nadeltechnik

Leere-Konstellation

Krankheitszeichen: Furchtsamkeit, Schreckhaftigkeit, Ängstlichkeit, Schlaflosigkeit, undeutliches Sehen, weißer und schlüpfriger Zungenbelag, feiner und schwacher Puls
Auswahl der Pforten: Gb 37 (Luo), Gb 24 (Mu), Bl 19 (Rücken-Shu), Gb 43 (Fünf-Shu)
Behandlungsweise: auffüllende Nadeltechnik

Leitbahnstörung

Krankheitszeichen: Schmerzen im Bereich der Außenseite der unteren Extremität
Auswahl der Pforten: Gb 34 (He), Gb 38 (Fünf-Shu), Gb 30 (Leitbahn)
Behandlungsweise: zwischen Auffüllen und Ableiten ausgeglichene Nadeltechnik

21.3.12 Behandlung von häufigen Erkrankungskonstellationen der Leber und der Leber-Leitbahn

Allgemeine Physiologie und Pathologie

Die Leber ist das Speicher-Organ des Windes und des Holzes; ihrer Natur gemäß liebt sie das Sich-Ausbreiten und das Überall-Hinreichen; die Leber speichert das Blut und beherrscht die Sehnen; sie hat ihre Öffnung in den Augen; daher haben alle Augenerkrankungen, alle Krankheiten der Sehnen und alle gynäkologischen Störungen einen Bezug zum Speicher-Organ Leber. Die Leber-Leitbahn steht mit der Gallenblasen-Leitbahn in der gegenseitigen Oberfläche-Innen-Beziehung.

Fülle-Konstellationen

Unterdrückung und Verknotung des Leber-Qi
Krankheitszeichen: ausstrahlende und nicht fixierte Schmerzen der Rippen und Flanken, Engegefühl der Brust, Umkehr des Qi, Würgereiz oder saures Aufstoßen, abdominelle Schmerzen, Durchfall, rote Zunge, fetter Belag, deutlich saitenförmiger Puls
Auswahl der Pforten: Le 3 (Yuan), Le 14 (Mu), Bl 18 (Rücken-Shu), Le 2 (Fünf-Shu), Sj 6 (Ergänzung)
Behandlungsweise: ableitende Nadeltechnik

Leber-Wind bewegt sich im Inneren
Krankheitszeichen: plötzliches Fieber und Bewusstlosigkeit, Krämpfe, Opisthotonus, Durstgefühl, Halbseitenlähmung, Anarthrie oder Aphasie, tiefrote Zunge, dicker Belag, deutlich saitenförmiger Puls
Auswahl der Pforten: Le 3 (Yuan), Le 6 (Xi), Bl 18 (Rücken-Shu), Le 2 (Fünf-Shu), Du 26 (Ergänzung), EX-AH 11 (Ergänzung), Gb 34 (Ergänzung)
Behandlungsweise: ableitende Nadeltechnik

Übermäßig aufwallendes Leber-Feuer
Krankheitszeichen: Spannungsgefühl und Schmerzen von Kopf und Augen, Scheitelkopfschmerz, Verschwommensehen, Verdrossenheit und Schlaflosigkeit, Augenrötung, rote Zunge, gelber Belag, deutlich saitenförmiger Puls
Auswahl der Pforten: Le 3 (Yuan), Bl 18 (Rücken-Shu), Le 2 (Fünf-Shu), Le 4 (Ergänzung), Gb 38 (Ergänzung)
Behandlungsweise: ableitende Nadeltechnik

Leere-Konstellation

Krankheitszeichen: trockene Augen, Nachtblindheit, Taubheit der Gliedmaßen, Muskelzittern und Tics der Augenlider, austrocknende Hitze und trockener Rachen, Schlaflosigkeit und Vielträumerei, rote Zunge mit wenig Speichel, saitenförmiger, feiner und beschleunigter Puls
Auswahl der Pforten: Le 3 (Yuan), Bl 18 (Rücken-Shu), Gb 34 (Acht Hui), Le 8 (Fünf-Shu)
Behandlungsweise: auffüllende Nadeltechnik

Leitbahnstörung

Krankheitszeichen: Hodentiefstand, Spannungsgefühl und Schmerzen am Hoden, die zur Leiste ziehen, schlüpfriger, weißer Zungenbelag, tiefer, saitenförmiger Puls
Auswahl der Pforten: Ni 3 (Yuan), Bl 23 (Rücken-Shu), Ni 10 (Leitbahn)
Behandlungsweise: zwischen Auffüllen und Ableiten ausgeglichene Nadeltechnik

21.3.13 Behandlung von häufigen Erkrankungskonstellationen des Dumai (lenkendes Gefäß)

Allgemeine Physiologie und Pathologie

Der Dumai ist der Generalgouverneur aller Yang-Gefäße des Leibes, er durchzieht die Wirbelsäule und ist der Niere zugehörig; er steigt zur Stirn empor und überkreuzt dabei den Vertex, wo er mit Netzgefäßen in das Gehirn eindringt. Die Erkrankungen der Niere, des Gehirns und des Marks können sich im Dumai widerspiegeln.
Krankheitszeichen: Steifigkeit und Schmerzen der Wirbelsäule, Opisthotonus
Auswahl der Pforten: Bl 11 (Acht-Hui), Gb 34 (Acht-Hui), Du 14 (Leitbahn), Du 6 (Leitbahn), Du 4 (Leitbahn)
Behandlungsweise: ableitende Nadeltechnik

21.3.14 Behandlung von häufigen Erkrankungskonstellationen des Renmai (beauftragtes Gefäß)

Allgemeine Physiologie und Pathologie

Der Renmai ist das Meer aller Yin-Gefäße und führt alle Yin-Gefäße des Leibes an; er entspringt der Region des Uterus und steigt innen an der Bauchdecke und dem Brustbein empor und erreicht das Kinn. Erkrankungen des Bauchraums und Probleme mit den Geschlechtsorganen der Frau oder in der Schwangerschaft stehen in Beziehung zum Renmai.
Krankheitszeichen: Hernien, Ausfluss, abdominelle Verhärtungen
Auswahl der Pforten: Gb 26 (Ergänzung), Ren 4 (Leitbahn), Ren 3 (Leitbahn)

Behandlungsweise: zwischen Auffüllen und Ableiten ausgeglichene Nadeltechnik, Moxibustion

21.4 Die tiefgreifende und systematische Behandlung komplexer Erkrankungssituationen im Sinne der Altchinesischen Medizin

Für den heutigen Therapeuten beschränkt sich die Herausforderung in der Medizin meist auf die Behandlung von Symptomen oder Beschwerden, von deren Konstellationen oder von Krankheiten. Es ist jedoch das ureigene Wesen der Altchinesischen Medizin, insbesondere bei anhaltender Erkrankung und beim fehlenden Ansprechen auf im Grunde erfolgversprechende Strategien, der bei dem Patienten bestehenden Situation auf den Grund zu gehen, alle zu der Erkrankung beitragenden Faktoren ausfindig zu machen und ein individuell auf diesen einen Patienten zugeschnittenes Therapiekonzept zu entwerfen. Diese Aufgabenstellung stellt eine weitaus größere Herausforderung dar, als ein rein an den Beschwerden orientiertes Vorgehen.

Aufgrund dieser besonderen Aufgabenstellungen, die einen Entwicklungsweg erfordern, der zur Ausbildung außergewöhnlicher diagnostischer und therapeutischer Fähigkeiten beiträgt, ist es möglich, dass nicht ein jeder Aspirant, der der Altchinesischen Medizin ein gewisses Interesse entgegenbringt, diesen Prozess der Kultivierung der eigenen Professionalität auch bis zum Ende zu meistern imstande ist.[13]

Xu Dachun widmete der Problematik der Eignung zum Therapeuten der Altchinesischen Medizin ein eigenes Kapitel in seinen Schriften (➤ Kap. 17).

Über den Umstand, dass nicht ein jeder geeignet ist, Medizin zu studieren

Wer auch immer heutzutage Medizin studiert, tut dies aus tiefster Not und dem Kalkül, aus diesem Berufszweig seine Kleidung und sein Brot zu erwerben. Wer weiß noch, dass der Weg der Medizin sich darauf gründet, womit die Weisen des Altertums die Geheimnisse von Himmel und Erde enthüllt und ihr Recht auf Beteiligung an allem Sein erworben haben, um so die Menschen vor dem Tod zu erretten. Ihre Einsichten künden von höchster Vervollkommnung. Wer über keine Klugheit und keinen Scharfsinn verfügt, ist nicht in der Lage, diese Feinheiten zu studieren.
Die Worte in den Schriften des Huangdi[14], Shennong[15], Yueren[16], und Zhongjing[17] sind alt überliefert und voller Mysterien. Sie umspannen ein weites Feld. Wer nicht zu den profund belesenen Menschen gehört und keine durchdringende Vernunft aufweist, kann diese Geheimnisse nicht studieren.
Die Veränderungen der Krankheitsumstände vollziehen sich in kürzester Zeit. Das Wahrhaftige und das Scheinbare lassen sich schwerlich innerhalb eines Moments unterscheiden. Ein Augenblick des Zögerns entscheidet über Leben und Tod. Ein nicht aufgeschlossener und anpassungsfähiger Mensch kann die Medizin nicht studieren.
Die Zahl der Bezeichnungen für Krankheiten umfasst die Tausende, die Zahl der Krankheitszeichen umfasst die Zehntausende. Die Lehren aus der Literatur über die Zang-Langzeitspeicher und Fu-Zwischenlager, die Leitbahnen und Netzgefäße, die innere Einnahme von Medikamenten und die äußere Behandlung, die Rezepturen und die Arzneimittel lassen sich über viele Jahre nicht erhellen. Wer sich nicht fleißig der Lektüre widmet und keine Begabung für das Einprägen aufweist, kann diese Inhalte nicht erlernen.
Zudem spalteten sich nach dem Neijing verschiedene Schulen ab, und jeder wurde sein eigener Lehrer, was nicht ohne Scheuklappensicht vonstatten ging. Immer mehr merkwürdige und abwegige Theorien entstanden. Schändliche und populistische Ansichten, verwirrende Darlegungen und Fehleinschätzungen verbreiteten sich, Irrlehren wurden hundertfach weitergegeben. Wird einmal einer Unwahrheit Glauben geschenkt, rückt man ein ganzes Leben lang nicht mehr davon ab. Wer nicht zur genauesten Untersuchung und zum Erkennen des Zutreffenden in der Lage ist, eignet sich nicht zum Studium der Medizin.
Wer immer diesen Weg einschlägt, muss mit seinen Begabungen andere Menschen übertreffen und über eine universelle Bildung verfügen. Er muss in der Lage sein, seine Alltagsangelegenheiten beiseite zu stellen, und sich über viele Jahre auf sein Ziel fokussieren. Wenn er dann noch von einem kundigen Lehrer unterrichtet wird, so ist er fähig, eine geheime Durchdringung der Wahrheit und ein erschöpfendes Verständnis der Absichten der alten Weisen zu erlangen.
Die heutigen Studierenden der Medizin erfüllen jedoch keine der vielen vorgenannten Bedingungen, ganz im Gegenteil. Wie sollte auch ein vollkommen ungebildeter Mensch ohne Zeit zu verschwenden einer Aufgabe gewachsen sein, die ein aufs Lernen versessener in seinem gesamten Leben nicht vollenden kann?!
Daher wird diese Kunst mit jedem Tag geschwächt, denn die sinnlos Verstorbenen säumen jeden Winkel unter dem Himmel.

Qīng • Xú Dàchūn • Yīxué yuánliú lùn • Yīfēi rénrén kěxué lùn (Qing-Dynastie • Xu Dachun • Abhandlung über die Ursprünge und Entwicklung der Medizin • Abhandlung darüber, dass nicht ein jeder geeignet ist, Medizin zu studieren [1757])
清 • 徐大椿 • 醫學源流論 • 醫非人人可學論

Die Hinwendung an die Inhalte der alten Chinesischen Medizin erfordern die Entwicklung neuer Perspektiven und die Einnahme einer inneren Haltung, die zur beständigen Überwindung innerer Widerstände und Begrenzungen bereit ist. In der Akupunkturbehandlung beginnt die Öffnung für neue Betrachtungsweisen beispielsweise in der erweiterten Wahrnehmung der Wirkweise von Akupunkturpforten.

[13] Diesem Aspekt der Vorbereitung auf einen möglichen Ausbildungsgang in der Altchinesischen Medizin wurde bereits eine andere Veröffentlichung der Autoren gewidmet (vgl. Hammes/Schwarz 2018).
[14] Huángdì 黃帝: der Gelbe Ahnherrscher.
[15] Shénnóng 神農: der Mythische Landmann.
[16] Yuèrén 越人: Qín Yuèrén 秦越人, ein anderer Name von Biān Què 扁鵲.
[17] Zhòngjǐng 仲景: Zhāng Zhòngjǐng 張仲景 oder Zhāng Jí 張機, der Verfasser des *Shānghán lùn* 傷寒論.

21

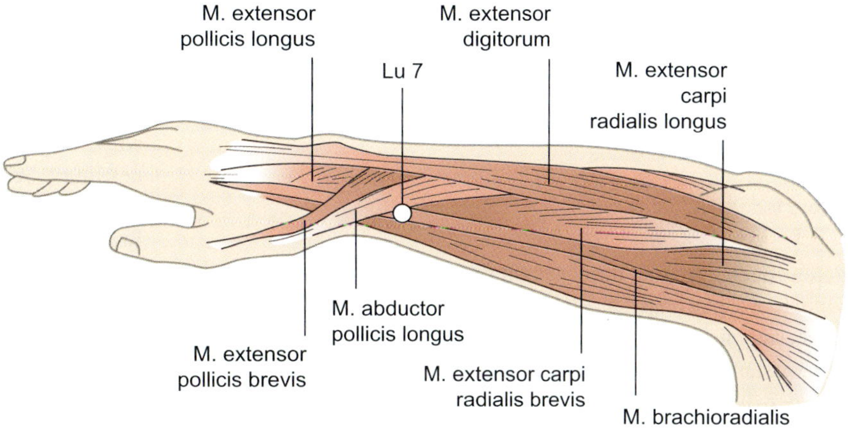

Abb. 21.1 Lu 7 [L138]

Synopsis der Offenbarung der inneren Geheimnisse wichtiger Akupunkturpforten

In China war es in der Antike üblich und ist es ein bis heute fortwährend genutztes Verfahren des Wissenserwerbs, Texte aus Lehrbüchern auswendig zu lernen. Hierzu wurden unter anderem die Erkenntnisse zur Wirkweise der Akupunkturpforten in unzähligen Reimsprüchen festgehalten. Neben dem Memorieren von Texten ist die meditative Vorstellung des Wirkens einer Pforte am eigenen Leib eine weitere zwingend durchzuführende Methode, um Kenntnisse und deren Verknüpfungen tief in Gedächtnis und Vorstellungsvermögen zu verankern.

Erkenne Dich selbst

Mit der meditativen Arbeit mit den folgenden Pforten vermag der Therapeut das Netzwerk der Qi-transportierenden Kanäle und Pforten weiter zu durchdringen. Die Vertrautheit mit der altchinesischen Akupunkturlehre ergibt sich nicht mehr vornehmlich durch die zunehmende Komplexität der miteinander verknüpften Informationen; vielmehr erhält der Therapeut durch sein geöffnetes und geschultes Sensorium einen erweiterten Zugang zu sich selbst und zur Disparität seiner Patienten.

Das Erspüren des therapeutischen Potenzials von 14 häufig angewandten Pforten der Akupunktur: die 14 Pforten der Schicksalserhellung (shísì míngmìng xué 十四明命穴) nach Hammes/Schwarz (2018)

Alle hier aufgeführten Pforten haben eine starke und schnelle Wirksamkeit und zeitigen bei wiederholter Stimulation einen aktivierenden Effekt auf alle Kreisläufe des Qi. Die Pforten besitzen eine Beziehung untereinander, da sie ihre Wirkkraft gegenseitig dadurch vermehren, dass sich ihre dynamischen Qualitäten synergistisch bei der Eliminierung von pathogenem Qi ergänzen. Alle angesprochenen Pforten weisen einen Bezug zum Wirken der Drei Jiao auf und können als kardinale Einflussorte gemäß ihrer jeweiligen Zuordnung auch auf anderen Leitbahnen weitere Pforten mit Schlüsselfunktionen aktivieren. Die genannten Pforten zeitigen eine starke Wirkung auf die Seele. Sie alle erschöpfen sich nach starker Stimulation, so dass sie erst nach etwa drei Tagen ihre volle Ausschöpfbarkeit wiedererlangen. Bei Schwäche-Zuständen kann dieser Prozess bis zu 21 Tage in Anspruch nehmen. Zu beachten ist, dass die spezifischen Wirkqualitäten dieser Pforten in erster Linie durch das Shen des Therapeuten, also sein Bewusstsein über die Behandlungsintention und seinen Heilungsimpetus, zum Einsatz gebracht werden.

Lu 7 lièquē 列缺 („Unterbrochene Reihenfolge/Blitz und Wolkenbruch")
(➤ Abb. 21.1)

Wundverschluss
Besonders psychogen aktiver Punkt, insbesondere bei Kindheitstraumata. Begrenzungen werden durch den Einstrom aus dem Renmai überwunden. Bei Verzweiflung und Ängsten vor Verlust und Versagen vermittelt er die Haltung, das Unerreichbare ziehen zu lassen und einengende Prinzipien aufzugeben. Bei emotionaler Verschlossenheit und Abgespaltenheit holt er verdrängte Trauer zurück zur Oberfläche des Bewusstseins, damit die Trauer losgelassen und transformiert werden kann. Über den Renmai verbindet die Pforte mit der Nieren-Leitbahn, was in die Tiefe ursprünglicher Ängste und zur Wurzel der Trauer führt. Hier wird das Gefühl der Unüberwindbarkeit erlebt. Dieses Empfinden beinhaltet transgenerationale Anteile und sammelt sich im Luo-Gefäß von Lu 7 wie in einem Abwasserkanal. Die Pforte verbindet mit den Konstellationen der Ahnen. Mit Hilfe von Di 4 und Ma 42 auf den Yangming-Leitbahnen kann das pathogene Qi dieses Bereichs rasch entfernt werden.

Di 4 hégǔ 合谷 („Vereinigungs-Tal")
(➤ Abb. 21.2)

Überwindungskraft
Ein Tal, in dem sich die ursprünglichen Erd- und Metall-Qi-Qualitäten von Magen, Milz, Dickdarm und Lunge sammeln. Die Stimulation dieser Pforte regt die Brunnenwasser-Pforten der vier Leitbahnen von Lunge, Dickdarm, Magen und Milz an, macht

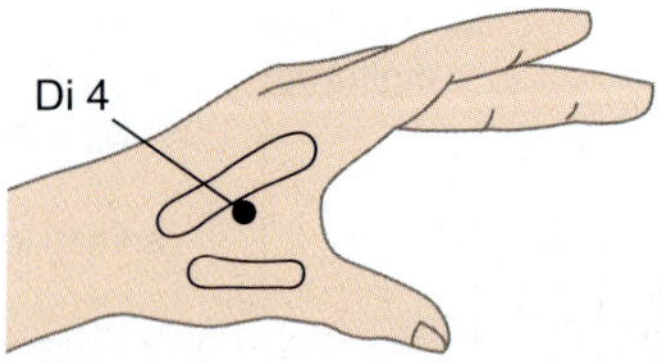

Abb. 21.2 Di 4 [L138]

deren innere Verläufe durchgängig und versorgt die Kreisläufe mit sauberem Ursprungs-Qi. Ein Zugang zum innersten Tal der Seele wird ermöglicht, wo sich in der Tiefe das DAO auffinden lässt, wenn der Verstand sich zur Ruhe setzt und sich ein innerer Raum eröffnet, der die für die Transformation nötige Sammlung ermöglicht. Le 3 verstärkt diesen Effekt. Die Kombination mit Lu 7 ermöglicht, schädigende Einflüsse wie Wind und Trauer abzuleiten. Die Pforte gleicht alle Missverhältnisse des Qi in den oben genannten Leitbahnen aus und reinigt dadurch die verstopften Kanäle. Bei Entgiftung, Drogenentzug, psychischer und physischer Schwere zeigt die Pforte eine außerordentliche Wirkkraft. Nach Ma Danyang ist Di 4 eine Himmelsstern-Pforte, die den Du 20 zu aktivieren vermag, womit eine Verbindung zwischen Himmels- und Erd-Qi hergestellt wird. Die Pforte verhilft, innere Schattenseiten zu beleuchten, und dient als Wegweiser auf dem Pfad der Befreiung. Minderwertigkeitsgefühle werden ausgeglichen. Die Unzufriedenheit mit sich selbst und anderen offenbart sich und kann dann losgelassen und verdaut werden. Lu 7 verknüpft mit Di 4, dem Renmai und schließlich auch dem Dumai, reinigt die Drei Jiao und führt zu einer allgemeinen deutlichen Reduktion des Schmerzempfindens. Di 4 ist ein Sinnbild für die konstruktiv zu füllende Leere und hilft gemeinsam mit Mi 4 dabei, die Botschaften des Himmels zu erfassen und das Ego loszulassen. Diese Kombination von Pforten ermöglicht es, sich von elterlichen Zwängen zu befreien und eine gesunde Verbindung zu seinen eigenen energetischen Wurzeln aufzubauen. Die Anwendung der Pforte erzeugt einen entspannten, gelassenen und heiteren Zustand.

Ma 36 zúsānlǐ 足三里 („Drei Weiler zum Fuß")

(➢ Abb. 21.3)

Lebensbestimmung

Die Bezeichnung „Drei Weiler" weist auf eine Analogie zu den Drei Jiao hin, denn schließlich harmonisiert Ma 36 die Drei Jiao, ähnlich wie dies Di 4 bewirkt. Als Wurzel-Pforte (Ben) ist Ma 36 die Heimstätte der Wandlungsphase Erde. Sie nährt den Leib mit dem Qi der Erde bei allen physischen und psychischen Erschöpfungszuständen. Lebenstraumata, vor allem väterlicherseits, sind hier gespeichert. Das Wort Li bedeutet Heimatort oder Weiler, aber auch den Abstand zwischen solchen Ortschaften (etwa eine „Meile"). Tatsächlich wird die Wirkkraft von Ma 36 benötigt, um sich auf der Erde beheimatet zu fühlen und einen Sinn im menschlichen Dasein zu erkennen. Die Regulierung des gesamten Bauchraums und das Wohlgefühl im Bauch, die Verwurzelung im Leben werden durch Ma 36 bewerkstelligt. Die drei Meilen weisen darauf hin, dass dieser Punkt Bewegung unterstützt. Innere Starre, innere und äußere Trägheit werden überwunden. Dann fühlt sich die Seele wieder beweglich und kann zu neuen Ufern aufbrechen. Zusammen mit der Anwendung der Drei-Weiler-Pforte zur Hand am Arm (Di 10) wird ein einvernehmliches Lebensziel für Seele, Geist und Körper bestimmt. Schuldgefühle können aufgelöst werden. Die Pforte aktiviert auch Di 1, HH 9 und Sj 1. Sie leitet das pathogene Qi aus der Brust, dem Bauch und dem Kopf heraus und hilft zu verdauen, was unverdaut war. Innere Widerstände werden abgebaut, das Rebellieren des Magen-Qi und die innere Rebellion (gegen sich selbst, gegen das Leben, gegen den Vater oder die Mutter, gegen Autorität) werden unterbunden. Ma 36 aktiviert zunächst den oberflächlichen Verlauf der Magen- und der Milz-Leitbahn mit einer rasanten Geschwindigkeit, wodurch die Pforte einen Einfluss auf die Sehnen ausübt. Sie verstärkt auch relativ schnell die Qi-Zirkulation in der Leber-Leitbahn. Recht rasch füllt sich das erschöpfte Qi im Bauchraum auf. Das Nieren-Yang wird aufgefüllt, das Durchhaltevermögen und die Willenskraft werden gestärkt. Das dritte Auge wird erweckt, was den Blick auf das innere Ziel ermöglicht. Der Kiefer wird entspannt, das Gefühl der Anspannung im Kopf gelöst. Das Shen wird klar und zentriert. Die Sicht auf sich und andere wird geschärft, das Mitgefühl verstärkt.

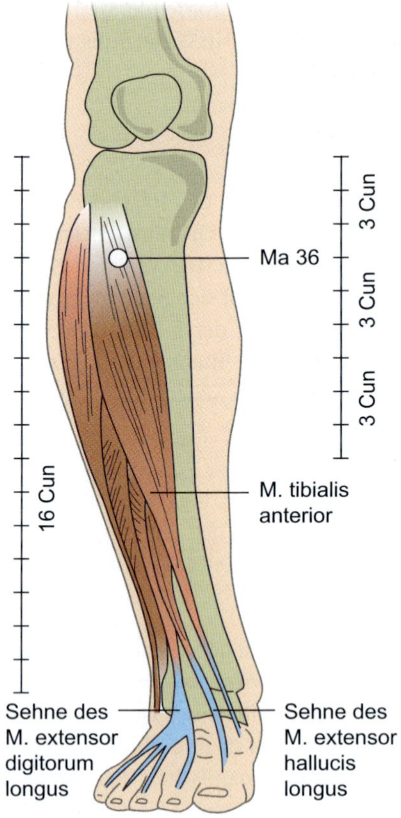

Abb. 21.3 Ma 36 [L138]

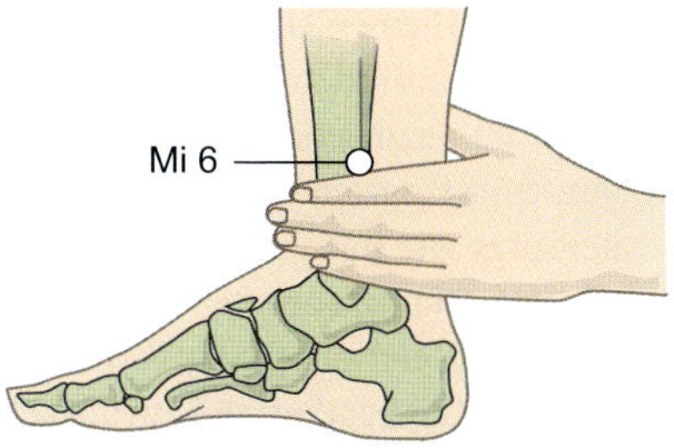

Abb. 21.4 Mi 6 [L138]

Mi 6 sānyīnjiāo 三陰交 („Kreuzung der drei Yin")
(➤ Abb. 21.4)

Refugium

Die Pforte bündelt die Kräfte von Milz, Leber und Niere. Die konzentrierte Wirkkraft aus allen Yin-Leitbahnen verstärkt die Bildung von Qi, Blut und Säften. Sie ist bei allen Yin-Leere-Störungen indiziert, die gleichzeitig starke Erschöpfung und Depressivität mit sich bringen. Durch übermäßiges Grübeln und übermächtige Sorgen entsteht ein großer Mangel, der auch bipolare Störungen hervorbringen kann. Wenn das Qi im Urogenitalbereich von pathogen Faktoren oder einer anhaltenden Leber-Qi-Stagnation befallen wird, kann das schrägläufige Qi durch Mi 6 beseitigt werden. Blut-Stase und Feuchtigkeit werden ausgeleitet. Gemeinsam mit der Anwendung von Ma 36 wird eine Transformation des pathogenen Qi im Unteren Jiao erreicht. Störungen in der Tiefe des Leibes wie in der Tiefe der Seele lösen sich auf. Der Blick für die Gegenwart wird dadurch geschärft. Lebenstraumata, vor allem mütterlicherseits, sind hier gespeichert und können im Zusammenhang mit der aktuellen Lebenssituation durchleuchtet werden. Die Feuchtigkeit wird aus der Lunge gezogen, wie auch die Trauer und das Gefühl des Verlassenseins. Trübe und sorgenvolle Gedanken sowie die Beklommenheit des Herzens können mit Anwendung von Mi 6 transformiert werden. Das Herz-Qi wird von trüben Anteilen befreit. Mi 6 fördert die Durchlässigkeit der Nieren-Leitbahn, stellt eine Verbindung zu Ni 1 her und verstärkt die Bodenständigkeit und den gesunden, realistischen Blick auf das Leben. Man kann nun die Süße des Lebens genießen und muss nicht länger durch pathologisches Ess- oder Suchtverhalten das Aushungern der Seele kompensieren.

He 7 shénmén 神門 („Tor des Shen")
(➤ Abb. 21.5)

Ganzheit

Diese Pforte stellt eine Verbindung zum Yuan-Qi, zur Erde und zum Shen her. Wie bei allen Pforten, welche als Tor oder Tür benannt sind, ist dieser Bereich nicht ohne einen Schlüssel zugänglich. Den Schlüssel stellt hier die kontemplative Haltung des Therapeuten dar. So können alle Dimensionen des menschlichen Daseins, Himmel, Mensch und Erde durch diese Pforte betreten werden. Folglich besitzt die Pforte alle Qi-Qualitäten: himmlisches, irdisches und menschliches Qi. Die Eigenschaft der Pforte erinnert an das Eingangstor zur Residenz des Kaisers. Die gute Funktionalität dieser Pforte hat eine entscheidende Bedeutung für das Wohlbefinden des

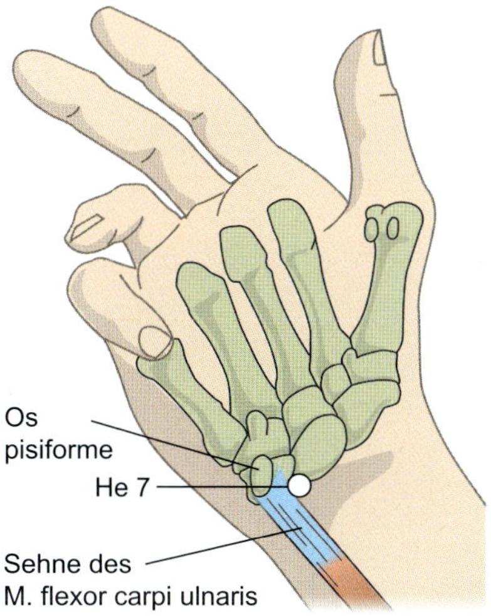

Abb. 21.5 He 7 [L138]

Individuums: Nach außen hin muss man sich nicht mehr beweisen. Hier kann man ungezwungen verweilen und die innere Schönheit offenbaren und genießen. Traumata können diesen Zustand beeinträchtigen. Dann findet das Herz keine Ruhe, keinen erholsamen Schlaf. Dies kann Engstirnigkeit oder vollkommene Abgestumpftheit hervorrufen. Das Herz verschleimt, und ein unsteter, schlüpfriger oder leerer Puls auf der Herzposition ist die Folge. Dieses Tor soll verhindern, dass Shen unbemerkt austritt, wie dies bei psychischen Störungen, insbesondere den Psychosen und bipolaren Störungen der Fall ist. Wenn die Verbindung zwischen Herz und Niere gestört wird, können Panikattacken ausgelöst werden. In Kombination mit Bl 58 vermag die Pforte, das pathogene Qi im Herzen wieder aufzulösen und die harmonische Verbindung zwischen Wasser und Feuer wiederherzustellen. He 7 aktiviert zudem die Anfangs- und Endpforten der Herz-Leitbahn. So vermag das freigesetzte Shen das Ego zu identifizieren und sich von ihm zu lösen.

Dü 3 hòuxī 後溪 („Hinterer Schluchtenbach")
(➤ Abb. 21.6)

Freudenfeuer

Das Qi von Dü 3 wird wie in einer Schlucht, in einer tiefen Ebene, aufbewahrt. Ihre dynamische Wirkung verdankt die Pforte ihrer Holz-Qualität und ihrer Funktion als Fluss-Aktivierungs-Pforte für den Dumai. Als Holz-Pforte vermag Dü 3, Wind als pathogenen Faktor aus dem Körper auszutreiben, und ist daher besonders wirksam bei versteiftem Nacken durch Zugluft, bei Blähungen im Bauch oder beim Hörsturz. Alle für das Shen schädlichen äußeren Einflüsse werden abgewehrt, da die Anwendung der Pforte die Fähigkeit verstärkt, das Böse vom Guten zu unterscheiden. Auf der seelischen Ebene regt die Pforte einen Neubeginn und das Wachstum an: Alles kann herankommen, um dann nutzvoll eingesetzt zu werden, und sich wieder entfernen, wenn es nicht mehr benötigt wird. Das alt Gewordene muss losgelassen werden, weshalb die tiefe Stimulation von Dü 3 auch Di 4 erreicht. Die Kraft des Unterscheidens setzt eine eigenständige Persönlichkeit mit starkem Rückgrat voraus. Dü 3 verknüpft mit dem Dumai und stärkt das gesamte Rückgrat.

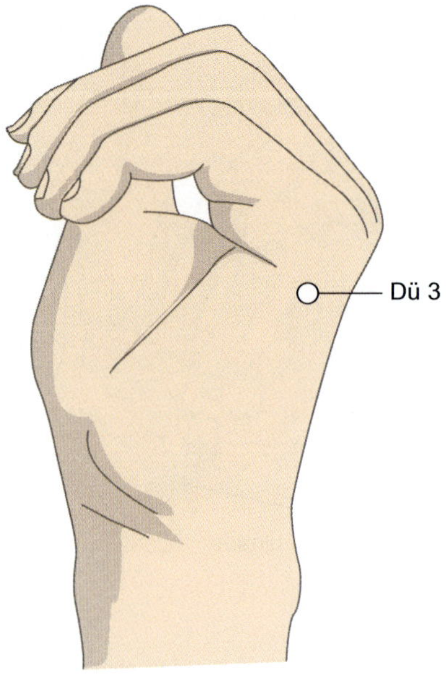

Abb. 21.6 Dü 3 [L138]

Zudem unterstützt Dü 3 die Milz bei der Trennung von Klarem und Trübem. Die Pforte Ma 41, die Feuer-Pforte des Magens, wird mit aktiviert. Muskuläre Verspannungen im gesamten Verlauf der Dünndarm-Leitbahn und des Dumai lösen sich. Die Augen werden durch Anwendung der Holz-Pforte Dü 3 (Holz im Feuer) von trübem Qi gereinigt. Die tiefe Sicht auf die Dinge wird ermöglicht. Alle Netzwerke des Gehirns werden miteinander verbunden. Die Blase wird angeregt, Wasseransammlungen im Leib auszuscheiden. Die Selbstreflexion wird verstärkt, so dass starre Ansichten leicht aufgegeben werden können. An der Schulter trifft die Dünndarm-Leitbahn auf die Gefäße von Dickdarm, Magen und Gallenblase. Daher wird das trübe Qi der Schulter vor allem durch Anwendung von Dü 3 beseitigt, was die zuverlässige Wirkung auf die Nackensteifigkeit und beim Schulter-Arm-Syndrom erklärt.

Bl 60 kūnlún 崑崙 (Kunlun Gebirge)

(➤ Abb. 21.7)

Hingabe

Die Feuer-Pforte auf einer Wasser-Leitbahn steht für die Erleuchtung im Wesen des Irdischen. Sie aktiviert zugleich Sj 15 und Du 20.

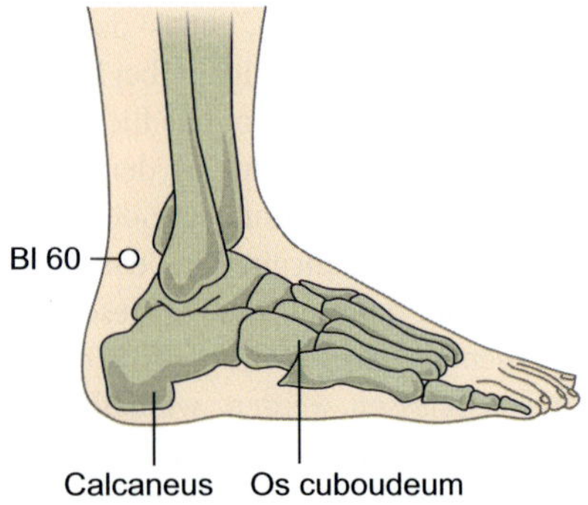

Abb. 21.7 Bl 60 [L138]

Die Pforte behandelt die Themen der Wiedergeburt und der Auferstehung des Shen. Bei chronischen Kälte-Zuständen einschließlich der Gefühlskälte ist Bl 60 anzuwenden, da sich das Qi der gesamten Blasen-Leitbahn, dem längsten aller Kanäle, hier sammelt. Das Wasser ist hier allerdings wie im Gebirge zu Eis gefroren, was das Potenzial der Wiedererweckung zum Leben versinnbildlichen soll. Das gefrorene Wasser wird erst durch das Feuer wieder verfügbar, wenn es in den flüssigen Aggregatzustand zurückkehrt. Das Qi von Blase und Niere wird durch Angst erstarrt und kann mit dem Feuer von Bl 60 wieder geschmolzen werden. Wegen seiner besonderen Funktion für die obere und untere Wirbelsäule zählt Bl 60 ebenfalls zu den Zwölf Himmelsstern-Pforten des Ma Danyang. Die Pforte fördert die innere Aufrichtung, verstärkt den Handlungsdrang und die Willensstärke, nährt Ni 26 („Blühendes Zentrum“), unterstützt das Selbstwertgefühl und entfaltet die innere Schönheit, so dass der Betroffene Selbstzweifel und die Angst, keine Liebe und Anerkennung zu finden, hinter sich lassen kann.

Ni 3 tàixī 太溪 („Größter Schluchtenbach“)

(➤ Abb. 21.8)

Entfesselung

„Größte“, da die Pforte wie alle Yuan-Ursprungs-Pforten große Mengen an Qi reguliert, und „Schluchtenbach“, da dies auf den Charakter der Nieren-Pforte im Erd-Element hinweist. Die Erdnatur der Bergschlucht bändigt das Wasser einem Staudamm ähnlich, um es speichern und kontrolliert führen zu können. Dies entspricht der Beziehung im Kontrollzyklus, in dem die Erde (Bewusstsein) das Wasser (Furcht) kontrolliert. Ohne die eindämmende Wirkung der Erde kann der Wasserspeicher auslaufen, was dann zu Dürre führt. Der Verstand soll nicht im Denken untergehen. Alles, was an Ängsten hochkommt, wird in Dü 7 aufbewahrt, damit es nicht zum Herzen gelangt. Die Kombination beider Pforten bewirkt, dass der Mensch sich ohne Angst vor Verletzungen mit anderen zu verbinden vermag. Ni 3 öffnet den Ma 9 („Die Mitte [den Menschen] empfangen“) für einen Menschen, dem die Liebe vorenthalten wurde, welcher zunächst durch Abweisungen sich von anderen distanziert und sich in Isolation eingerichtet hat. Der bedürftige Nierentyp kann seine Bedürftigkeit artikulieren und um Hilfe und Unterstützung

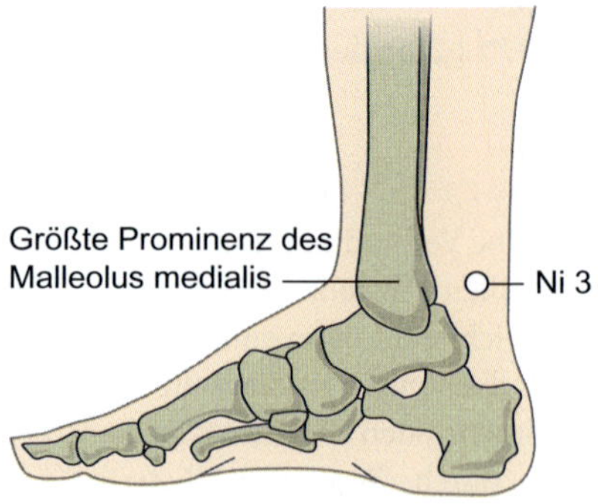

Abb. 21.8 Ni 3 [L138]

bitten. Man wird durch diese Verbindung mit dem Himmelsfenster Ma 9 wieder empfänglich für Unterstützung. Geben und Empfangen wird angeglichen. Die Hun-Seele wird daran gehindert aufzusteigen, so dass der Po-Seelenanteil mit Hilfe von Ni 3 fest in der Lunge verankert bleibt.

HH 6 nèiguān 内關 („Passtor des Inneren")

(➤ Abb. 21.9)

Selbstliebe

Diese Luo-Pforte betreibt eine enge Zusammenarbeit mit der Pforte Sj 5. Ist dieses Tor geschlossen, so besteht keine Möglichkeit, mit dem eigenen Selbst (Shen) in Verbindung zu treten. Angst und Unruhe können die Folge sein, wobei die betroffene Person diese Emotionen oft nicht explizit wahrnimmt. Die Anwendung der Pforte hilft dabei, pathogene Faktoren aus dem Herzen zu entfernen. Insbesondere in Kombination mit der Pforte Gb 40 wird die innere und äußere Seelenbalance wiederhergestellt. HH 6 aktiviert die Pforte Dü 1 und kann mit Hilfe der reinigenden Kraft des Dünndarm-Feuers die inneren Gemächer des Kaisers sauber halten. Ähnlich wie die Pforte Sj 5 öffnet HH 6 auch die Pforte Bl 47, so dass das Shen Einblick in die flüchtigen Seelenanteile (Hun) erhalten kann. Auch die Pforte Ma 2 („Klar in alle vier Himmelsrichtungen") wird aktiviert, so dass das Innere in die Lage versetzt wird, einen geklärten Blick auf sich selbst, die Mitmenschen und das Wirken von Himmel und Erde zu werfen, so dass der Einklang mit dem DAO erreicht werden kann. Es wird möglich, in ausgewogener Weise den Blick nach innen oder außen zu richten. Die Pforte verbindet mit Sj 15 („Himmels-Knochenloch") und Sj 16 („Himmelsluke"). Diese Pforten erlauben die Aufnahme von himmlischem Qi wie auch die Abgabe von pathogenem Qi. Dies erzeugt eine heitere Stimmung und lässt sowohl die Selbstständigkeit wie das Selbstwertgefühl und die Selbstsicherheit wachsen. So wird das Herz für die Botschaften des Himmels vorbereitet, die dann zunächst in den Kopf einströmen. Die Pforte Bl 49 („Herberge der Vorstellungen"), die den Shen-Aspekt der Milz repräsentiert und dadurch reflektiertes Denken ermöglicht, erfährt über die Nadelung von HH 6 eine Anregung. Diese Herberge ist wie ein Pavillon des Kaisers, wo er nach Erledigung seiner Aufgaben wieder zu sich selbst kommen kann. Durch das im DAO ausgeglichene Shen werden Außenorientierung und Innenschau ausbalanciert und miteinander versöhnt. Damit wird auch die Verwirklichung himmlischer Eingebungen auf den Weg gebracht.

Sj 5 wàiguān 外關 („Äußeres Passtor")

(➤ Abb. 21.10)

Selbstverteidigung

Diese Pforte hat eine Abwehrfunktion inne, um das pathogene Qi fernzuhalten, da sie mit dem Yangweimai verknüpft. Gleichzeitig wird die physische und psychische Ordnung, die Ordnung im Leben hergestellt. Als Luo-Pforte einer Feuer-Leitbahn wird hier vor allem Hitze ausgeleitet. Zusammen mit Le 3 angewandt, vervielfacht sich die Wirkkraft von Sj 5. Die Pforte besitzt die Fähigkeit, physiologisches Qi aufzunehmen. Ist die Funktionalität der Pforte gestört, dann fällt es schwer, mit anderen Menschen in Kontakt zu treten und offenherzig zu sein. Öffnet sich das Tor zu weit nach außen, wird man von äußeren Angelegenheiten vereinnahmt und ist beschäftigt mit den Sorgen anderer. Eine Störung dieser Pforte kann sich in Selbstsucht oder unkritischer Gutmütigkeit äußern, denn sie stellt den Wächter an der Stadtmauer dar, wie der Herz-Hüter („Perikard") der Torwächter des kaiserlichen Palastes (Herz) ist. Der Dünndarm fungiert als

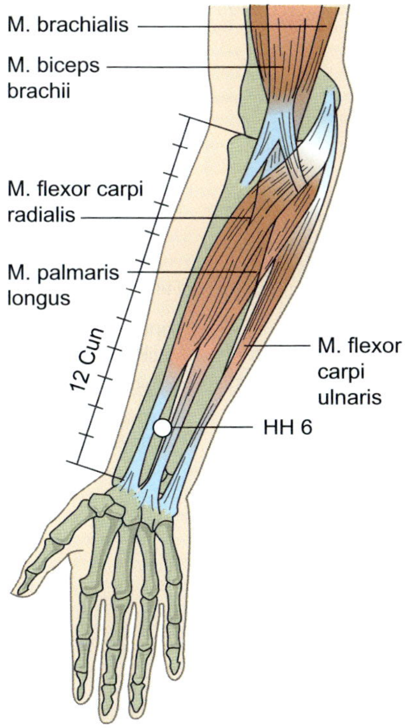

Abb. 21.9 HH 6 [L138]

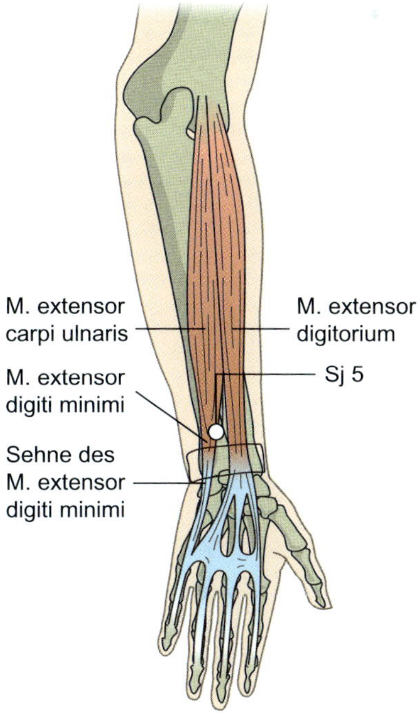

Abb. 21.10 Sj 5 [L138]

persönlicher Leibwächter des Kaisers, indem er nur die feinen und gereinigten Säfte zu ihm durchdringen lässt.

Die Leitbahnen der angesprochenen Organe verkörpern unterschiedliche Ebenen der Kommunikation und Verbindung. Die Dünndarm-Leitbahn ermöglicht die Kommunikation über das Shen mit den inneren Einsichten, die Herz-Hüter-Leitbahn erlaubt die Kommunikation zwischen den Liebenden, und die Sanjiao-Leitbahn steht für die Verbindung und Kommunikation mit der Außenwelt. Daher sollte vor Anwendung dieser Pforte sichergestellt sein, dass die Pforte HH 6 durchgängig ist. Erst wenn eine Beziehung zum eigenen Selbst hergestellt ist und man sich mit sich selbst im Einklang befindet, kann mit der Außenwelt in Verbindung getreten werden. Beschwerden im Bereich von Schulter, Arm und Händen weisen auf einen eingeschränkten Aktionsradius im Kontakt mit der Außenwelt und eine Schwächung der Sanjiao hin. Pathogene Faktoren, die über diese Pforte eingedrungen sind, können hier auch wieder austreten. Die Anwendung dieser Pforte öffnet gleichzeitig Ma 21 („Tor der Speisen“) und Ma 22 („Tor am Engpass“). Die Pforte steht in direkter Verbindung zum Nahrungs-Qi des Kaisers. Die innersten Gemächer des Kaisers können auch durch Sj 5 erreicht werden. Ähnlich wie ein Hausmeister mit Generalschlüssel hat Sj 5 Zugang zu den inneren Palasträumen über die Pforten Bl 47 („Tor der flüchtigen Seele“), Ma 15 („Hausbedeckung“) und Bl 44 („Halle des Shen“). So erschließt diese Pforte auch die privaten Kammern des Regenten und die Residenz des Shen.

Gb 34 yánglíngquán 陽陵泉 („Quelle am Yang-Hügel“)

(➤ Abb. 21.11)

Beweglichkeit

Auch diese Pforte wird zu den Himmelsstern-Pforten nach Ma Danyang gerechnet. Als He-Mündungs-Pforte und Erd-Pforte der Gallenblasen-Leitbahn sorgt sie für einen ausgewogenen Tonus der Bänder, Sehnen und Muskeln und festigt den Stand auf dem Erdboden. Gestaute Wut im Bereich des Solarplexus, die zur Gallensteinbildung führt, wird über diese Pforte aufgelöst. Diese Wut kann auch chronische Knieschmerzen bereiten. Die Pforte vermag Feuchtigkeit aus den Knien auszuleiten. Sie aktiviert Gb 24 („Sonne und Mond“), was auf den Ausgleich von Yin und Yang verweist, also die Harmonisierung des Qi-Flusses nach oben und unten, hinten und vorne, rechts und links, innen und außen. Die Schärfe des Verstandes (Sonne) wird durch die Milde der Intuition (Mond) ausgewogen. So findet der Gallentyp in seine Mitte. Darüber hinaus wird Gb 22 aktiviert, und über diese Pforte dann He 1, insbesondere dann, wenn das gestaute Qi in der Gallenblase das Herz angegriffen hat. So können zurückgehaltene Gefühle von Ärger sich im Brustbereich wieder auflösen. Bei Schwäche-Zuständen der Gallenblase (Mutlosigkeit) hilft die Pforte, sich ein Herz zu fassen, und verleiht die Entscheidungsfreude, die notwendig ist, um sich den Widrigkeiten des Lebens zu stellen. Der Qi-Stau im Bauchraum wird durch die zusätzliche Aktivierung von Ren 15 („Taubenschwanz“) und eine direkte Verbindung nach dorsal zu Du 7 („Mittlere Türangel“) gelöst. So kann ein Ausgleich zwischen den Wesenheiten von Erde und Holz erreicht werden. Es entsteht ein ausgeglichenes Verhältnis zwischen den Polen der Entschlossenheit und der Flexibilität. Durch Kummer in der Milz oder Ärger in der Leber blockiertes Qi kann abfließen und wieder zirkulieren. Ego-bezogenes Verhalten und negatives Denken kommen zu Bewusstsein. Von Du 7 bewegt sich das Qi zu Du 24 und zur Pforte Yintang. In dieser Region des „dritten Auges“ etabliert sich eine ausgewogene Sichtweise, die Einsicht beispielsweise in das Wirken von gestautem Leber-Qi in Hinblick auf Engstirnigkeit und Reizbarkeit gewährt. Eine tiefere Einsicht in die kosmischen und individuellen Zusammenhänge wird ermöglicht, so dass diese umfassende Sicht auf das Leben wieder das Gefühl von Leichtigkeit und freudiger Erwartung vermittelt.

Le 3 tàichōng 太衝 („Größtes Sich-Ergießen“)

(➤ Abb. 21.12)

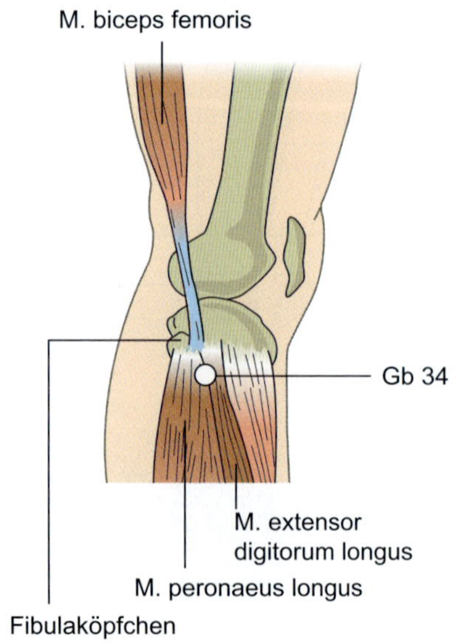

Abb. 21.11 Gb 34 [L138]

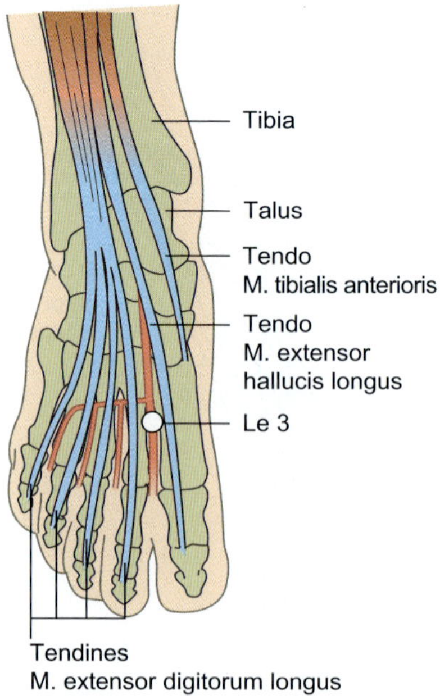

Abb. 21.12 Le 3 [L138]

Lichtgestalt

Auch diese Pforte wird von Ma Danyang als Himmelsstern-Pforte angegeben. Es handelt sich um die Erd-Pforte und Shu-Stromschnellen-Pforte der Leber-Leitbahn. Sie ist in der Lage, die Neigung des Leber-Qi zur stark überschießenden Strömung zu besänftigen. Starke und unkontrollierte Wutausbrüche können über diese Pforte gezügelt werden. Bei Schwäche-Zuständen vermag die Pforte große Mengen an Qi bereitzustellen. Bei Fülle bringt die Pforte den Betroffenen auf den Boden der Tatsachen zurück; bei zu schwachem Durchsetzungsvermögen stärkt die Zufuhr von Qi die Kräfte der Selbstbehauptung. Bevor allerdings das hier freigesetzte Qi die oberen Bereiche des Leibes erreicht, werden Schwächen im Milz- und Nieren-Qi ausgeglichen. Bei Anwendung dieser Pforte wird die gesamte Leitbahn rasch von Qi durchflutet und ein schneller Qi-Fluss geradewegs zu Du 20 etabliert. Materielle Verwicklungen werden auf dem Weg zum Vertex zurückgelassen, so dass das DAO ungetrübt erfahren werden kann.

Du 20 baǐhuì 百會 („Hundert Begegnungen“)

(➢ Abb. 21.13)

Himmlisches DAO

Die „hundert Begegnungen“ können auf die hundert Blütenblätter des Lotos im Kronenchakra hinweisen, wo sich alles Irdische mit dem Himmlischen vereint. Es ist der Sitz der Eingebung und des kreativen Potenzials, von wo aus sich die aus dem DAO hervorgehenden polaren Gegensätze entwickeln. Hier schlüpft die Po-Seele hinein in und hinaus aus dem Leib, sowohl im Zustand der Meditation als auch beim physischen Tod. Aufsteigendes Leber-Yang vermag daher auch die Po-Seele auf ihren Wanderungen zu beeinträchtigen und sich mit Schmerzen unter der Schädeldecke oder Störungen von Atmung, Appetit und Schlaf zu manifestieren. Die Pforte vermag jedoch als Begegnungsstätte der unterschiedlichsten Einflüsse und Wesenheiten auch die Hun-Seele zu nähren. Schließlich zählt die Begegnung der Seele mit sich selbst auch als eines von hunderten der hier stattfindenden Treffen. Die Pforte verbindet mit Ren 17 und ermöglicht so die Entwicklung einer liebevollen Beziehung zu sich selbst. Mit Hilfe dieser Pforte kann die gesamte Leber-Leitbahn von schräglaufendem Qi befreit werden.

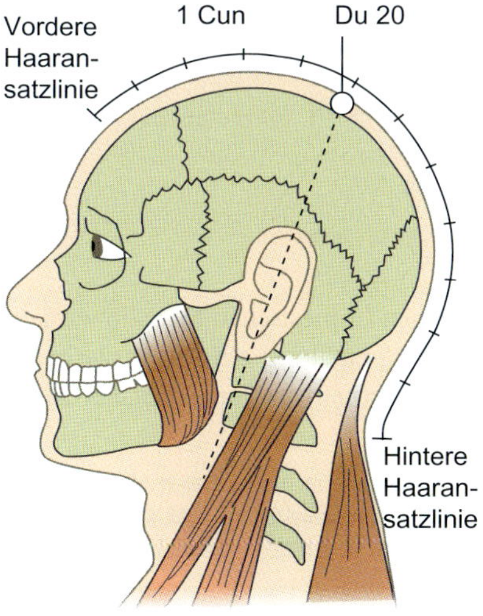

Abb. 21.13 Du 20 [L138]

Ren 17 dànzhōng 膻中 („Zentrum des Opferweihealtars“)

(➢ Abb. 21.14)

Wahres Sein

In seiner Aufgabe dem Himmelstempel gleich, findet sich diese Pforte in der Nähe des Herzchakras, dem Wohnsitz des Kaisers. Der einmal jährlich das Amt des Hohepriesters ausübende Monarch stellt über das Ernteopfer die Vereinigung von Himmel und Erde dar. Himmlische Einflüsse werden durch Du 20 absorbiert, irdische Essenzen werden über die Pforte Mi 21 verteilt. So vermag der Herrscher Schaden von seinem Reich abzuwehren und vollzieht das Mandat des Himmels. Am Opferweihealtar stehen dem Kaiser die Minister zur Seite (Lungenflügel) und unterstützen ihn im Amt. Als Himmelssohn vollzieht der Kaiser die konfuzianischen Riten der Ahnenverehrung (*lǐ* 禮). Ist die in der Lunge weilende Po-Seele geschwächt, so erscheint die Brust eingesunken. Die Anwendung dieser Pforte stärkt den Kontakt zum himmlischen Shen und die Integration von Po und Hun sowie letztlich aller fünf Erscheinungsformen des Shen. Zur Unterstützung vor allem von Menschen mit einer Metall-Konstitution werden die Lungen- und die Dickdarm-Leitbahn über diese Pforte mit himmlischem Qi gespeist. Geben und Nehmen gleichen sich aus. Der irdische Weg der Erkenntnis findet hier sein Ende und öffnet sich dem spirituellen Aspekt der Erkenntnis des Wesens des Lebens (DAO).

Die Vier allumfassenden Pforten (sìzǒngxué 四總穴)

Bereits in der historischen Entwicklung der Akupunktur wurden einzelne Pforten deutlich gegenüber der Vielzahl anderer hervorgehoben, da sie in außergewöhnlicher, selektiver und spezifischer Weise auf die Bewegung des Qi Einfluss nehmen. Als erstes

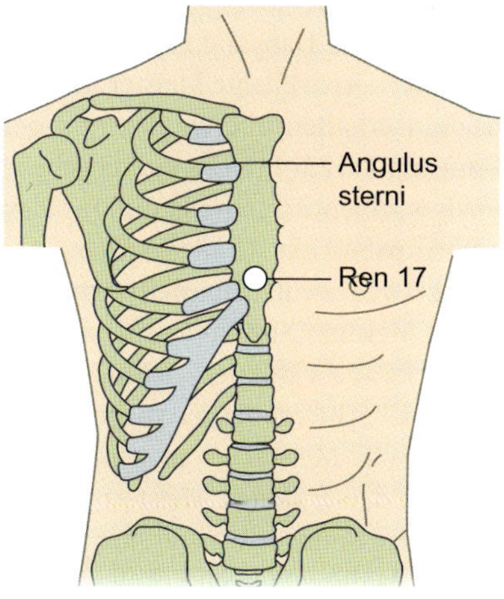

Abb. 21.14 Ren 17 [L138]

Beispiel für eine solche Auszeichnung von herausragend wirkenden Pforten seien die „Vier allumfassenden Pforten" hier vorgestellt.

Der Reimspruch zu den vier allumfassenden Pforten Ma 36, Bl 40, Lu 7 und Di 4 lautet:

Dùfù sānlǐ liú, yāobèi wěizhōng qiú,
tóuxiàng xún lièquē, miànkǒu hégǔ shōu.
肚腹三里留，腰背委中求，
頭項尋列缺，面口合谷收
Bauch und Leib im Ma 36 verweilen, die zwei Bl 40 Lende und Rücken zu Hilfe eilen,
für Kopf und Nacken den Lu 7 gesucht, Gesicht und Mund im Di 4 verbucht.

Die Pforten haben eine stark dynamische Wirkung auf die Grundbewegungsrichtungen des Qi:

Ma 36
- Nach oben hebend und nach unten senkend
- Hebt das Milz-Qi an und senkt das Magen-Qi ab

Bl 40
- Klärend-eintretend und durchgängig-machend-austretend
- Tritt ins Blut ein und klärt dort die Hitze, macht die Leitbahn durchgängig und lässt gestautes Qi und Blut austreten

Lu 7
- Klärend-eintretend und befreiend-austretend
- Tritt in die Lunge ein und klärt dort die Hitze, befreit die Oberfläche und lässt die schädigenden Faktoren austreten

Di 4
- Ableitend-eintretend-absenkend und zerstreuend-austretend-anhebend
- Leitet schädigende Faktoren aus Dickdarm und Lunge aus, lässt das Klare in alle Leitbahnen eintreten und senkt das Gegenläufige ab, zerstreut schädigende Einflüsse an der Oberfläche und lässt sie über die Poren mit dem Schweiß austreten und hebt das klare Yang nach oben zu Gesicht und Kopf

Die Zwölf Pforten des Ma Danyang (Mǎ Dānyáng shíèrxué 馬丹陽十二穴)

Eine weitere Auswahl von herausragenden Pforten wird dem daoistischen Akupunkteur Ma Danyang zugeschrieben. Der Legende nach soll der wahrhaft verwirklichte Meister Xue diese Pforten von Bian Que überliefert erhalten und sie dann an den daoistischen Adepten Ma Danyang (1123–1183) weitergegeben haben. In der 1529 von Gao Wu veröffentlichten „Sammlung der Essenzen der Akupunktur und Moxibustion" (*Zhēnjiǔ jùyīng* 鍼灸聚英) ist der „Reimspruch zu den Zwölf Himmelsstern-Pforten des wahrhaft verwirklichten Meisters Xue" (*Xuē zhēnrén tiānxīng shíèrxué gē* 薛真人天星十二穴歌) verzeichnet. Über die zeitlichen Distanzen in dieser Überlieferungsgeschichte soll man sich nicht wundern, da daoistische Meister es gewohnt sind, sich über die Grenzen der Zeit mit den früheren Meistern des Altertums spirituell zu verbinden. Der Reimspruch soll hier in Übersetzung wiedergegeben werden, da diese Pforten Eckpfeiler des Bewegens des Qi in den Leitbahnen darstellen:

Ma 36 und die Pforte Ma 44, Di 11 mit Di 4 verknüpft,
Bl 40 zu Bl 57 hinzugefügt, Le 3 und die Pforte Bl 60,
Gb 30 und Gb 34, He 5 wie auch Lu 7,
als Doppel vereint – in der Anwendung vermehrend,
als Einzelnes vereint – in der Anwendung vermindernd,
dreihundertsechzig Pforten,
gehen doch nicht über zwölf Kniffe hinaus,
behandeln die Krankheiten wie von Geisterhand,
geschlämmt wie über Schnee gesprenkelte Brühe,
vom Großen Wagen senkt sich das Wahre der geheimen Mechanismen herab[18]*,*
das Goldene Schloss[19] *lehrt es gänzlich zu erschließen,*
an entwickelte Menschen kann man es weitergeben,
vor Spitzbuben halte man keine ausschweifenden Reden.

Die Himmelsstern-Pforten umfassen drei Pforten auf Yin-Leitbahnen (Le 3, He 5, Lu 7) und neun auf Yang-Leitbahnen (Ma 36, Ma 44, Di 11, Di 4, Bl 40, Bl 57, Bl 60, Gb 30, Gb 34), vier an der oberen Extremität (Di 11, Di 4, He 5, Lu 7), acht an der unteren (Ma 36, Ma 44, Bl 40, Bl 57 Bl 60, Gb 30, Gb 34, Le 3), keine Pforten auf der Herz-Hüter-, Sanjiao-, Dünndarm-, Milz- oder Nieren-Leitbahn. Der Reimspruch weist darauf hin, dass erst die genannten Paarkombinationen das volle Potential der Pforten entfalten.

Die Sechs Pforten zur Beruhigung nach Prof. Gao Lishan (zhènjìng liùxué 鎮靜六穴)

Auch in der zeitgenössischen Akupunktur hinterlassen berühmte Therapeuten ihre Auswahl hocheffektiver Pforten der Nachwelt. Als allgemeines Konzept zur Beruhigung von rastlosen und in der Stimmung gequälten Patienten kann die folgende Zusammenstellung von Pforten nach Prof. Gao Lishan vom Guanganmen-Hospital in Beijing herangezogen werden:

- Ma 36
- He 7
- Di 20
- Herz, Lunge und Shenmen am Ohr

21.5 Die Entwicklung einer umfassenden Therapie anhand der Sechs Ebenen des Lebendigen

21.5.1 Grundgedanken

In der ursprünglichen Chinesischen Medizin wird der Blick auf den Menschen aus der Vorstellung eines organischen Ganzen heraus entwickelt. Die Gesamtheit des menschlichen Seins offenbart sich

[18] Der Himmel mit den in der Nacht sichtbaren Sternen übermittelte den Menschen wie ein Orakel die Zahlencodes und Konstellationen, mit denen das Geschehen auf der Erde strukturiert nachvollzogen und durchschaut werden kann.

[19] Vollständig: *jīnsuǒ yùguān* 金鎖玉關 (Goldenes Schloss und Jade-Verschluss), ein auch vom Kaiser genutztes magisches Instrument der Astrologie und Wahrsagekunst auf Basis u. a. der Acht Trigramme.

in unterschiedlichen Tiefen, Schichten und Ebenen. Die jeweiligen dynamischen Prozesse in diesen verschiedenen Bereichen sind bedeutsam für die Aufrechterhaltung der Gesundheit des Leibes, des Geistes und der Seele. Durch eine harmonische Verteilung von Qi wird eine förderliche Verbindung zwischen den einzelnen Bereichen gewährleistet.

Der Duktus dieses Buches ist genau diesen Zusammenhängen verpflichtet, weshalb alle beteiligten Systeme und sämtliche erklärenden Theoreme möglichst ausführlich und nachvollziehbar dargestellt wurden. Die hier in der Strukturierung der Therapie genutzten Ebenen sind allesamt den Grundlagen der Altchinesischen Medizin entwachsen und entfalten das Potenzial der diesen Lehren innewohnenden Weisheit und Durchdringung des Lebendigen.

Die im Folgenden beschriebenen Ebenen stellen sich somit als direkte praktische Umsetzung der in den aufgeführten Theoremen der Altchinesischen Medizin gegebenen Zusammenhänge in der Durchführung der Behandlung dar.

Alle Zusammenhänge der gegenwärtigen Lebenssituation, alle vergangenen Erfahrungen und kosmischen Konstellationen bei der Geburt, alle transgenerational konstruierten und konditionierten Überzeugungen und Glaubenssätze haben dadurch einen Einfluss auf die Gesundheit, dass sie die Bewegung des Qi in den verschiedenen Bereichen des Lebendigen verändern. In der Perspektive der Ganzheit des Organismus sind alle Bereiche durch Wechselwirkungen miteinander verwoben.

In der altchinesischen Kultur ist die Annäherung an die Bedingungen des eigenen Selbst eine unabdingbare Voraussetzung für ein Gesundsein. Es gilt, über einen Prozess der Selbstoffenbarung alle bestehenden Gegensätze im eigenen Selbst zu vereinen, und alle Ebenen oder Räume, welche die Entwicklungsstufen des Menschen repräsentieren, zu durchdringen.

In der altchinesischen Heilkunst ist der Behandler zunächst aufgefordert, die eigenen Ebenen des Lebendigen zu erforschen und zu erfahren. In diese Nähe zu dem eigenen Inneren, der eigenen Seele zu gelangen, setzt eine aktive Auseinandersetzung mit dem eigenen Selbst voraus. Es bedeutet, sich auf einen Weg zu begeben, der zum eigenen Herzen führen soll. Nur aus der Vertrautheit mit den Bedingungen der eigenen Lebensebenen ist der Therapeut dazu in der Lage, in der Behandlung die jeweilige betroffene Ebene bei seinem Patienten zu identifizieren und das Bewusstsein des Patienten auf diese Ebene zu lenken.

Wenn die Entstehung der Beschwerden des Patienten dem Therapeuten nicht offenbar wird, weil ihm der Zugang zu dieser Ebene auch bei sich selbst fehlt, dann ist eine nachhaltig wirkende Therapie nahezu unmöglich. Wenn ohne durchdringende Klarheit auf einer beliebigen Ebene behandelt wird, erfolgt in der Regel lediglich eine Symptomenkontrolle. Eine solche Behandlung klammert die inneren Zusammenhänge und die Entwicklung des Patienten weitgehend aus, so dass kaum eine tiefergehende Veränderung stattfinden kann.

Widerstände gegen die Beschäftigung mit den verborgenen Prozessen sind auf beiden Seiten, beim Therapeuten und beim Patienten hinderlich. Es erscheint zunächst als natürlicher Impuls, chronische Beschwerden, Krankheiten wie auch unangenehme Situationen und Ereignisse rasch abstreifen oder gänzlich ignorieren zu wollen. Ein wichtiger Aspekt der Therapie in der Altchinesischen Medizin besteht daher darin, dem Patienten zu helfen, sich selbst besser wahrzunehmen und den eigenen Anteil an der Entstehung einer Krankheit erkennen zu können. Die Einsicht in die Zusammenhänge und die Annahme der eigenen Verflechtung ist für eine tiefgreifende Genesung zwingend erforderlich.

Nach den altchinesischen Vorstellungen existieren sechs Räume in unserem Inneren, die wie energetische Felder unser ganzes Leben auf der Erde bestimmen. Ein ganzheitliches Therapiekonzept muss daher all diese Ebenen umfassen. Soll die gesamte Tiefe des Menschen erfasst und bis in die Räume der inneren Seelenvorgänge und der übergeordneten lebensbestimmenden Konstellationen vorgedrungen werden, müssen alle Ebenen von der äußersten bis zur innersten ergründet werden. Es ist nicht möglich, eine Stufe der Entwicklung zu überspringen.

Jede Ebene stellt für sich ein komplexes System dar, welches von seiner davor geschalteten Ebene beeinflusst und reguliert wird. Demzufolge ist die zuvorderste Ebene, welche der Bearbeitung bedarf, die oberflächlichste, sechste und somit am leichtesten zugängliche Ebene.

> Da in der Therapie auf diese Ebenen eingewirkt wird, bezeichnen wir die Ebenen auch als Räume, in denen Behandler und Patient gemeinsam arbeiten.

Alle Ebenen können über die bekannten Pforten der Akupunktur, über Übungen des Qigong und der Meditation, sowie mit Hilfe der Lebensführung und Selbstentwicklung behandelt werden.

Die Anwendung der Akupunktur ist keineswegs als mechanisches Abnadeln vorgegebener und schematischer Rezepte von Pfortenkombinationen zu verstehen. Bereits bei der Diagnosestellung fühlt sich der Therapeut nicht nur über die Pulsdiagnose, sondern ebenso über die Leitbahnen und Pforten, über die Erscheinung und Aura („Ausstrahlung") des gesamten Leibes des Patienten in dessen Qi-Situation ein. Über die Nadel nimmt der Therapeut direkten Kontakt mit dem Qi des Patienten auf und sendet Impulse, die das Qi modulieren und lenken.

Der moderne Mensch bewegt sich mit seinem Bewusstsein und seinen Sinnen vornehmlich in der äußeren Welt. Fast seine gesamte Aufmerksamkeit gilt dem Geschehen um ihn herum. Von den leiblichen und seelischen Vorgängen in seinem Inneren ist er zunehmend entfremdet. Eine Praxis der Selbstreflexion und der Aufmerksamkeit für den eigenen Gemütszustand und die herrschenden Gedanken wird selten gepflegt. Es findet eine Überbetonung des Mess- und Fassbaren statt, während das nur Spürbare unterdrückt, vernachlässigt oder in unangemessener Weise mystifiziert wird.

In der Physiologie und Pathologie des Menschen werden nicht nur materielle Fakten, sondern auch das subjektive Erleben und Einordnen, Gefühle, Gedanken und Überzeugungen wirksam. Eine umfassende Therapie muss darauf abzielen, beide Aspekte, das subjektiv Empfundene wie das objektiv Festgestellte, adäquat zu berücksichtigen und wieder zu vereinen.

Eine tief in der Selbstregulation und Selbstwahrnehmung verankerte Nadelbehandlung setzt ein Bewusstsein, ein Fühlen des Qi-Zustands durch den Therapeuten, aber auch durch den Patienten voraus. Der Patient sollte ein zunehmendes Gespür für die von der Akupunktur angestoßenen Veränderungen seines Zustands entwickeln.

Der auf das Qi gerichtete Impuls ist nicht auf ein punktförmiges Areal an der Nadelspitze beschränkt und spiegelt sich nicht ausschließlich oder vornehmlich in einem ausgelösten Deqi-Gefühl in der Umgebung der gestochenen Nadel wider. Mit der Nadel wird ein gesamtes Regulationssystem von Eintrittspforten, Kanälen und Prozessgeneratoren angesprochen, so dass der Patient auch Auswirkungen der Nadelung einer Pforte an vielen weiteren Stellen in seinem Leib wahrnimmt. Auch werden sich seine Stimmung, seine Selbstwahrnehmung, seine Herzensempfindungen, sein Körpergefühl, sein Befinden, sein Erleben und seine Gedanken in der Folge der Akupunktur verändert haben.

21.5.2 Überblick über die Sechs Ebenen als grundlegende Räume der Therapie

Der erste Raum des *dào* 道 befindet sich im tiefen Inneren unseres Seins, bildlich oder leiblich gesprochen in unserem Herzen. Die weiteren Räume verdichten sich aus dem ersten Raum und stellen sozusagen konkretere Manifestationsformen des ersten Raumes dar. Jeder Raum ist in seiner Eigenheit vollkommen und vollständig. Er ist ein Spiegelbild aller Erscheinungen des Lebendigen und steht in Verbindung mit den Manifestationen in den verschiedenen Entwicklungsstufen.

Die Durchdringung des Inneren kann auch als spirituelle Entwicklung bezeichnet werden. Die Selbsterkenntnis und Meisterung des Selbst nach dem Vorbild eines vollkommenen, heilen oder heiligen (engl. „holy" = „wholly" vollständig, ganz) und erleuchteten Menschen ist Gegenstand des Entwicklungsprozesses.

Nach der Auffassung des Daoismus ist jedem Individuum das innere Bedürfnis inhärent, seine eigene Vollkommenheit (*dào* 道) in sich zu verwirklichen. Dieses Bestreben entspricht einer universellen vorinstallierten Prägung.

In den alten chinesischen Schriften, insbesondere in schamanistischen oder heilkundlichen Texten, wird wiederholt auf diese Grundsätze verwiesen. Durch ihre innere Entwicklung waren die alten chinesischen Meister in der Lage, außergewöhnliche Heilerfolge zu erzielen.

Der innerste Raum: dào 道 (Der Weg)

- Auflösung und Vereinigung mit allem, was existiert
- Ausschließlich meditativ erfahrbar
- Chinesischer Ausdruck: *tǐ* 體: der in die Alleinheit des Kosmos eingetretene, entindividualisierte Leib als ununterschiedener, grenzenloser Organismus allen Seins
- Die absolute Annahme des Einen
- Alle Qi-Bewegungen fügen sich zu einer Einheit im Mittelpunkt des Herzens
- Voraussetzung für die Gestaltung des Lebens im Sinne der universellen Ordnung

Dieser Raum wird durch eine vielfältige meditative Praxis von Übungen zur Kultivierung der Stille und Leere aufgebaut. Um einen vollkommenen Einklang in diesem innersten Raum herzustellen, ist es notwendig, dass in den übrigen Räumen ein ausgeglichener Zustand herrscht. Nur wenn in diesem Raum eine Verankerung erreicht wird, ist ein anhaltend harmonischer Zustand des Inneren gewährleistet. Die Verankerung besteht in einer Alleinheitserfahrung, die auch als Erleuchtung oder vollkommenes Gewahrsein beschrieben wird. Es gestaltet sich als die Wiedervereinigung der Geist-Seele mit ihrem Ursprung und die Befolgung aller Gesetze der großen Ordnung des DAO.

Jede wirksame Behandlung im Sinne der Altchinesischen Medizin stellt eine Verbindung mit diesem innersten Raum her, die den Patienten in einen Zustand des Gelöst-Sein versetzt, der auch als Qigong-Zustand bezeichnet wird. Das Erreichen solcher Zustände ist ein wesentlicher Beitrag zur Eindämmung maligner und unheilbarer Erkrankungen.

Nähere Ausführungen zu diesem Thema finden sich in ➤ Kap. 4.

Der zweite Raum: yīn und yáng 陰合陽

- Yin in Bezug auf Form, Yang in Bezug auf Bewegung
- Polaritäten im Menschen und außerhalb von ihm
- Übergang der Gegensätze ineinander, gegenseitige Unterstützung und Begrenzung
- Der Ausgleich zwischen Gegensätzen wie Himmel (Herz/Feuer) und Erde (Niere/Wasser) wird möglich
- Gewahrwerden der himmlischen und irdischen Aspekte der Erscheinungen

Der Ausgleich von Yin und Yang wird vornehmlich durch die Praxis von Qigong-Übungen und des Taijiquan erreicht. Zudem sollte die Kälte/Hitze-Dichotomie in der Ernährung beachtet werden.

In der Akupunktur wird grundsätzlich in der Auswahl der Pforten auf den Ausgleich zwischen oben und unten, links und rechts, hinten und vorne sowie Yin- und Yang-Leitbahnen geachtet. Darüber hinaus werden der unentwegte gegenseitige Übergang von Yin und Yang und ihre abwechselnde Zirkulation und gegenseitige Überführung im Aufsteigen und Absinken, im Anschwellen und Sich-Zurückbilden im menschlichen Leib durch die beiden Gefäße Du und Ren repräsentiert.

Zur einfachen Orientierung kann die Regel dienen, dass man Hitze auf dem Dumai ableitet und die Kälte durch Erwärmung des Dumai vertreibt. Leere und Erschöpfung bedürfen der Auffüllung auf den Gefäßen Du und Ren; bei hartnäckig fortbestehenden Erkrankungen müssen die Gefäße Du und Ren durchgängig gemacht werden. Bei allen bedrohlichen und chronischen Erkrankungen sollten die Patienten durch Qigong-Übungen den kleinen himmlischen Kreislauf (Qi-Zirkulation im Dumai und Renmai) aktivieren. Bei allen diesen Übungen ist es von entscheidender Bedeutung, den Kreislauf zwischen Du- und Renmai oben durch das Anheben der Zunge an den Gaumen und unten durch Anspannung des Beckenbodens zu erleichtern.

Yin/Yang-Pathologien fallen durch die Überbetonung eines Aspekts in einer Dichotomie auf. Dies kann sich etwa in einer Seitenpräferenz, einer wiederkehrenden Überwärmung oder beständigen Übererregung manifestieren. Auch die mangelnde oder gestörte Beziehung zu den Yin- und Yang-Aspekten der eigenen Natur ist als

Ausdruck einer solchen Pathologie anzusehen. Ziel der Therapie ist es letztlich, einen Ausgleich der Yin/Yang-Manifestationen in allen Regulationssystemen des Organismus zu erreichen und wieder ein ausgewogenes Gleichgewicht herzustellen. Die Behandlung in diesem Raum stellt ein Gefühl der Balance her und vermittelt die Fähigkeit, angemessen und ohne Reibungsverlust zwischen den Zuständen der Regeneration und der Aktivität, des Loslassens und des Bearbeitens zu wechseln.

Der Yin- und Yang-Ausgleich sollte in allen Behandlungen auf sämtlichen Ebenen als wesentlicher Aspekt berücksichtigt werden, da praktisch jede Erkrankung dieses Gleichgewicht auslenkt und nur über die Abgleichung anhaltende Wirkungen erreicht werden.

Nähere Ausführungen zu diesem Thema finden sich in ➤ Kap. 7.

Der dritte Raum: sānbǎo 三寶 (Die Drei Schätze des DAO)

- *qì* 氣, *shén* 神 und *jīng* 精
- Die verbindenden Wirkkräfte zwischen Yin und Yang oder Himmel und Erde
- Der Mensch vereint alle diese drei Kräfte in sich
- Das Zusammenspiel von Himmel und Erde im Menschen
- Ausdruck der Bewegungen von Himmel und Erde im Menschen
- Jahres- und tageszeitbezogene Schließung und Öffnung von Qi-Pforten
- Verständnis für die konstitutionellen Gegebenheiten beim Patienten
- Anwendung in der Akupunkturtherapie oder zur Bewusstwerdung der Eigenarten des Patienten
- Hinwendung zur Ganzheit im Patienten
- Prägung durch kosmische Konstellationen von Himmel und Erde
- Erweitertes Verständnis der Chinesischen Medizin im Hinblick auf die Ausrichtung der Lebensgestaltung, die Sinngebung und Zielsetzung
- Einklang mit dem Selbst, mit Himmel (Transzendenz) und Erde (Immanenz)
- Entwicklung von Demut, Gleichmut und Leere des Herzens
- Annahme des Lebens und des unvermeidlichen Sterbens
- Anwendung von Pforten in Korrespondenz mit den Himmelsstämmen und Erdzweigen, Pforten auf dem äußeren Ast der Blasen-Leitbahn bzw. dem Dumai
- Behandlung der Pforten am Rücken mit Handauflegen oder Fingerdruck in Rückenlage möglich

Die Drei Schätze dienen dem Einklang von Körper, Geist und Seele. Sie sind stark mit der Sinnfindung im Leben, dem Erkennen und Verwirklichen der eigenen Lebensaufgabe verknüpft. Gespräche mit dem Patienten zur Unterstützung und Lenkung der Selbstreflexion sind wichtig. Möglicherweise muss sich der Patient in seinen Lebensbereichen neu ausrichten. Er soll motiviert werden, sich selbst und die ihm angemessene gesunde Lebensführung zu entdecken. Bestehende Widerstände beim Patienten sollen bearbeitet und mit Freude verbundene Betätigungen gefördert werden. In dieser Phase der Entwicklung lernt der Patient, zwischen den für ihn förderlichen und schädlichen Faktoren zu unterscheiden und die Verwicklung mit negativen Einflüssen aufzulösen. Der Patient entwickelt ein wesentlich erweitertes Selbst-Bewusstsein. Über das Jing verbindet sich der Mensch mit seinem irdischen Dasein und seinen materiellen Grundlagen, über das Qi mit seinem Gefühlserleben und über das Shen mit seiner Spiritualität. Allen diesen Aspekten des Seins muss sich der Mensch in einem ausgewogenen Verhältnis widmen.

In der Akupunkturtherapie können die folgenden Pforten unterstützend eingesetzt werden:

- Pforten zum Festigen des Jing: Bl 23, Ni 12, Ni 2
- Pforten zum Auffüllen des Qi: Ma 36, Ren 4, Ren 6
- Pforten zum Schärfen des Shen: Du 20, EX-KH 3, He 7
- Pforten zur durchgängigen Regulation des Sanjiao: Ren 12, Ma 25, Ren 7

Nähere Ausführungen zu diesem Thema finden sich in ➤ Kap. 8.

Der vierte Raum: qíjīng bāmài 奇經八脈 (Die Acht Außergewöhnlichen Gefäße)

- Beeinflussung der kosmologischen (transpersonalen, transgenerationalen) Anteile im Krankheitsgeschehen
- Speicherung traumatischer Ereignisse
- Verbindung zu den Zwölf Hauptleitbahnen zum Zweck der tiefgreifenden ausgleichenden Regulierung und Befreiung von pathogenen Einflüssen
- Bauchdeckendiagnostik möglich
- Verbindungspforten und spezielle Pforten für die Therapie

Die komplexen Hintergründe der Behandlung über die Acht Außergewöhnlichen Gefäße wurden bereits in einem eigenen Kapitel dargestellt (➤ Kap. 15). Zusammenfassend gesprochen nimmt der Chongmai die Prägungen aus der Ahnenreihe auf, der Renmai die Prägungen aus der Verbindung mit der Mutter bis zur Geburt und der Dumai die frühkindlichen Prägungen. Die individuellen charakterlichen Prägungen eines Menschen sind im Yin- und Yangqiaomai abgelegt, während der Yin- und der Yangweimai traumatisches Erleben auf dem weiteren persönlichen Lebensweg eines Menschen abspeichert. Die Acht Außergewöhnlichen Gefäße sind in der Therapie zu berücksichtigen, wenn in den wiederkehrenden Störungen des Patienten Muster erkennbar werden, die auf die tieferliegenden Wurzeln hinweisen, gleichzeitig zur beständigen Ausprägung neuer Erkrankungen beitragen und das Ausheilen bestehender Erkrankungen behindern.

Die Außergewöhnlichen Gefäße sind stets zu berücksichtigen, wenn der Patient von wahnhaften Verkennungen und unbeirrbaren Überzeugungen beherrscht wird. Nur wenn dem Patienten die wiederkehrenden Muster zu Bewusstsein kommen und er seine Muster als in ihm wirkende Blockaden anerkennt, kann eine Behandlung dieser Gefäße unternommen werden. Es ist für die Therapie unabdingbar, dass die bestehenden Widerstände als solche und in allen ihren Auswirkungen erkannt werden. Ohne ein solches Bewusstsein bleibt das reine Nadeln entsprechender Akupunkturpforten ohne größere Auswirkung.

Wenn die Behandlung auf dieser Ebene greift, fühlen sich die Patienten von einer Last befreit, die sie bislang als untrennbar von ihnen selbst angesehen haben. Sie fühlen sich leicht und frei von den zuvor unentwegt erlebten Einbrüchen einer Fremdbestimmung. Sie sehen sich wieder dazu in der Lage, eine realistische Sicht ihrer eigenen inneren Situation und der äußeren Bedingungen zu entwickeln. Es fällt ihnen nun wesentlich leichter, sich selbst und die Verwicklungen des Lebens zu durchschauen. Auch gelingt es ihnen, sich ohne die frühere Anstrengung in andere Menschen hineinzuversetzen. Sind Yin- und Yangweimai freigesetzt, gelingt es den Patienten, die neu gewonnenen Einsichten in ein angemessenes und wirkungsvolles Handeln umzusetzen. Der freie Fluss des Qi im Daimai bewirkt eine wesentlich gesteigerte Resilienz des Menschen. Ein gereinigter Renmai bedingt ein Ankommen und Aufgehoben-Sein in der materiell-irdischen Lebenssituation. Über den Dumai wird die spirituelle Selbstverwirklichung als freudig und beglückend wahrgenommen. Der entstaute Chongmai stellt schließlich die Anbindung an das All-Eins-Sein im DAO her.

Nähere Ausführungen zu diesem Thema finden sich in ➤ Kap. 15.

Der fünfte Raum: wǔxíng 五行 (Die Fünf Grundwesenheiten)

- Puls- und Zungendiagnose
- Holz, Erde und Metall als Lebensachse; Wasser, Erde und Feuer als Himmelsachse
- Die verborgenen Aspekte des Individuums, machtvolle Prägungen, krankhafte Muster
- Die Fünf-Shu-Transport-Pforten
- Die Zyklen innerhalb der Grundwesenheiten
- Unterstützung durch Rücken-Shu-Transport- und Shen-Pforten auf dem äußeren Ast der Blasen-Leitbahn sowie Dumai-Pforten[20]
- Zehn goldene Nadeln

Der Umgang mit den Fünf Grundwesenheiten einschließlich der Überlegungen zur Pfortenauswahl wurden bereits in ➤ Kap. 9 beschrieben. Hier sei die Vorgehensweise noch einmal in den einzelnen Schritten dargelegt.

1. Schritt: Feststellung des Konstitutionstyps

Als Beispiel soll hier von einem Holz-Konstitutionstyp ausgegangen werden.

2. Schritt: Unterscheidung zwischen Yin-Erkrankung und Yang-Erkrankung

Festlegung des betroffenen Zang-Langzeitspeichers bzw. Fu-Zwischenlagers

Stehen Bewegungsstörungen oder Schmerzen wie beispielsweise Gallenkoliken im Vordergrund, so liegt eine Yang-Erkrankung vor und die Gallenblasen-Leitbahn ist betroffen. Steht mehr eine allgemeine Reizbarkeit und Kränkbarkeit mit cholerischen Ausbrüchen im Vordergrund, so liegt eine Yin-Erkrankung vor und die Leber-Leitbahn ist betroffen.

Grundsätzlich könnte jeweils der Holz-Aspekt auf den Holz-Leitbahnen angesprochen werden (Gb 41 – Holz im Yang-Holz bzw. Le 1 – Holz im Yin-Holz), was jedoch noch wenig Dynamik entfalten würde. Gb 41 könnte genadelt werden, wenn Schmerzen in die Lendenregion und in den Bereich des Daimai ausstrahlen. Le 1 könnte herangezogen werden, wenn Schmerzen am äußeren Genitale bestehen.

Es wäre auch möglich, die Yin-Krankheit im Yang und die Yang-Krankheit im Yin zu behandeln. Also könnte man beispielsweise bei Halbseitenkopfschmerzen im Rahmen einer Leber-Störung Gb 41 einsetzen und bei abdominellen Spannungsgefühlen im Rahmen einer feuchten Hitze in der Gallenblase Le 1.

Viel häufiger wird die Pfortenauswahl jedoch von den folgenden weiteren Schritten bestimmt.

Unterscheidung zwischen Fülle- und Leere-Erkrankung

Bei Leere soll die Mutter-Phase aufgefüllt werden (*xū zé bǔ qí mǔ* 虛則補其母), bei Fülle soll die Kind-Phase abgeleitet werden (*shí zé xiè qí zǐ* 實則瀉其子). Dies sei anhand der Erkrankungsmuster der Leber erläutert. Bei einer Leber-Yin-Leere mit Reizbarkeit, Benommenheit, Verschwommensehen und Nachtschweiß könnte formal gesehen Le 8 (Wasser im Yin-Holz) zur Behandlung herangezogen werden. Es könnte jedoch auch das Holz auf der Wasser-Leitbahn mit Ni 1 (Holz im Yin-Wasser) gestärkt werden. Diese Pforte wird bei Benommenheit und Verschwommensehen eingesetzt. Sie befindet sich an der Fußsohle direkt gegenüber Le 3 am Fußrücken, der Yuan-Ursprungs-Pforte der Leber-Leitbahn. Leber und Niere greifen auf eine gemeinsame Quelle zurück (*gānshèn tóngyuán* 肝腎同源)[21], so dass über diese Pforte unmittelbar ein Austausch zwischen Niere und Leber, zwischen Wasser und Holz geschaffen werden kann.

Sollte ein Fülle-Zustand im Sinne einer Leber-Qi-Stagnation mit einem prämenstruellen Syndrom vorliegen, so kann Le 2 (Feuer im Yin-Holz) genadelt werden, insbesondere falls untypischerweise eine Hypermenorrhoe vorliegen sollte. Diese Pforte vermag die Unterleibsschmerzen zu verringern, die Qi-Stagnation und Blut-Stase aufzulösen und die Blut-Hitze zu kühlen. He 9 (Holz im Yin-Feuer) kann benutzt werden, wenn die innere Unruhe, möglicherweise mit Palpitationen, und die Verdrossenheit im Vordergrund stehen sollten.

3. Schritt: Überprüfung der Beteiligung weiterer Grundwesenheiten an dem Geschehen

Eine Fülle- bzw. Leere-Situation der Grundwesenheit Holz kann unter Beteiligung der folgenden anderen Grundwesenheiten bestehen:

- Holz in Fülle führt zur Schwächung der Erde (Holz bezwingt Erde): z. B. „sich ein Loch in den Bauch ärgern"
- Holz in Fülle führt zur Fülle im Feuer (Weitergabe an das Kind): z. B. anhaltende emotionale Erregung führt zu traumgestörtem Schlaf

[20] Vgl. die Ausführungen zu den Shu-Mu-Kombinationen in diesem Kapitel und die Darstellungen in dem Kapitel zur Therapie von Shen-Pathologien (➤ Kap. 23).

[21] Leber und Niere partizipieren beide stark am Yin und ergänzen sich dabei, das Leber-Qi kommandiert das Nieren-Jing im weiblichen Zyklus und bei der Ejakulation des Mannes; in den klassischen Texten heißt es auch: „Die Niere bringt die Knochen und das Mark hervor, das Mark bringt die Leber hervor."

- Holz in Fülle führt zur Schwächung des Feuers (Weitergabe an das Kind): z. B. anhaltende emotionale Erregung führt zu Palpitationen und rascher Erschöpfbarkeit
- Holz in Fülle führt zur Schwächung des Wassers (Weitergabe an die Mutter): z. B. anhaltende psychische Erregung führt zu Sexualfunktionsstörungen
- Holz in Leere führt zur Schwächung des Wassers (Weitergabe an die Mutter): z. B. anhaltende Minderwertigkeitsgefühle führen zu Angststörungen
- Holz in Leere aufgrund einer Metall-Fülle (Metall bezwingt Holz): z. B. anhaltende Minderwertigkeitsgefühle aufgrund einer übermäßigen Kontrolle durch Zwänge
- Holz-Leere aufgrund einer Feuer-Fülle (Weitergabe an die Mutter): z. B. Reizbarkeit durch übermäßige geistige Betätigung und Schlafmangel

In allen beschriebenen Konstellationen können Pforten auf der primär betroffenen Leitbahn oder der involvierten Leitbahn aufgrund der genannten Interaktionen zwischen den Grundwesenheiten nach den Aspekten von Yin und Yang, von Fülle und Leere ausgewählt werden. Über die konkrete Festlegung der zu behandelnden Pforte entscheiden dann die Fragen nach der vordringlich zu behandelnden klinischen Symptomatik oder den zugrundeliegenden Pathomechanismen und den genauen Wirkqualitäten der einzelnen formal in Frage kommenden Pforten, wie es bereits oben an verschiedenen Beispielen vorgeführt wurde. Letztlich werden die Pforten ausgewählt, die gleichzeitig bestmöglich die bestehenden Problemfelder beim Patienten adressieren.

Über die Feststellung des Konstitutionstyps wird der Ausgangspunkt der Erkrankung ermittelt, aus dem sich alle weiteren Konstellationen ableiten. In dieser Grundwesenheit sind dann alle Behandlungsmaßnahmen zu verankern, indem ermittelt wird, wie sich die pathologische Konstitution auf die anderen Grundwesenheiten auswirkt. Die zu behandelnden Pforten sollten einerseits die klinische Symptomatik abdecken und andererseits die gestörten Beziehungen zwischen den Grundwesenheiten ausgleichen.

Der Ausgleich der Grundwesenheiten bewirkt nicht nur die Überwindung charakterlicher Schwächen aufgrund des vorliegenden Konstitutionstyps. Wenn die Therapie gelingt, vermag der Patient schließlich die Wandlung von einer Grundwesenheit in die nächste zu vollziehen und sich aus seinem Bestimmt-Sein durch den ursprünglichen Konstitutionstyp zu befreien. Dann sehen wir einen wandlungs- und anpassungsfähigen, in seinen Gedanken, Empfindungen und Handlungen nicht mehr auf starre Muster festgelegten Menschen.

Die Fünf-Shu-Transport-Pforten repräsentieren die Grundwesenheiten jeweils in der Hervorbringungsreihenfolge. Sie beginnen auf den Yin-Leitbahnen mit der Phase des Holzes und auf den Yang-Leitbahnen mit der Phase des Metalls (➢ Tab. 21.19, ➢ Tab. 21.20). In dieser Funktion der Repräsentation einer Grundwesenheit werden die selbigen Fünf-Shu-Pforten auf den Leitbahnen hier als „Fünf-Phasen-Pforten" bezeichnet. Als Fünf-Shu-Transport-Pforten auf den Leitbahnen markieren diese Pforten die Entwicklung des Nadelgefühls über fünf Stationen, die eine Allegorie mit dem Lauf des Wassers in der Natur bilden (➢ Kap. 16). In der klinischen Anwendung ist es erforderlich, dass der Therapeut stets bewusst reflektiert, welche Funktion der jeweiligen Pforte er zur Anwendung bringen möchte. Dies moduliert den Qi-Impuls, der über die Nadel an den Patienten vermittelt wird. Als Fünf-Phasen-Pforten genutzt bezieht sich der therapeutische Impuls an diesen Reizorten auf die Konstellationen innerhalb der Beziehungen der Grundwesenheiten. In der Anwendung als Fünf-Shu-Transport-Pforten wird die unterschiedliche Qualität des Leitbahn-Qi an diesen fünf Stationen für Wirkungen entlang der Leitbahn oder in Bezug zum inneren Organ genutzt.

Wenn der Ausgleich zwischen den Grundwesenheiten wiederhergestellt ist (➢ Kap. 9), kann das Behandlungsergebnis mit einer Pfortenkombination gestärkt werden, die auf die Stabilisierung der Mitte abzielt. Milz und Magen gelten als die Instanz der Mitte, als die wichtigste Quelle der Gesunderhaltung des Organismus und daher auch als die Grundlage aller Krankheiten. Eine Schwächung von Milz und Magen als Auslöser für die meisten Erkrankungen war ein Konzept, das bereits von Lǐ Dōngyuán 李東垣 in seiner 1249 veröffentlichten Schrift „Abhandlung über Milz und Magen" (*Píwèi lùn* 脾胃論) aufgestellt wurde. Über die Urheberschaft der Kombination der Zehn Goldenen Nadeln (*jīnshízhēn* 金十針) oder der Zehn Altbewährten Nadeln (*lǎoshízhēn* 老十針) bzw. der Zehn Magen-Nadeln (*wèishízhēn* 胃十針) besteht ein gewisser Dissens. Zum einen wird das Konzept dem berühmten Akupunkteur Wáng Lètíng 王樂亭 (1895–1984) aus der Provinz Hebei zugeschrieben, zum anderen gilt der zeitgenössische Professor am Guanganmen-Hospital in Beijing Gāo Lìshān 高立山 (geb. 1938 in der Provinz Shanxi) als Urheber der Pfortenzusammenstellung. Die zehn Nadeln setzen sich wie folgt zusammen:

- Ren 13, Ren 12, Ren 10, Ren 6 (jeweils eine Nadel)
- Ma 36, Ma 25, HH 6 (jeweils beidseits)

Tab. 21.19 Die Fünf-Phasen-Pforten der Yin-Leitbahnen

Fünf Shù-Pforten 五輸穴	Yin-Leitbahnen					
	Lunge	Herz-Hüter	Herz	Milz	Leber	Niere
jǐng 井 (Holz)	Lu 11	HH 9	He 9	Mi 1	Le 1	Ni 1
xíng 滎 (Feuer)	Lu 10	HH 8	He 8	Mi 2	Le 2	Ni 2
shù 輸 (Erde)	Lu 9	HH 7	He 7	Mi 3	Le 3	Ni 3
jīng 經 (Metall)	Lu 8	HH 5	He 4	Mi 5	Le 4	Ni 7
hé 合 (Wasser)	Lu 5	HH 3	He 3	Mi 9	Le 8	Ni 10

Tab. 21.20 Die Fünf-Phasen-Pforten der Yang-Leitbahnen

Fünf Shù-Pforten 五輸穴	Yang-Leitbahnen					
	Dickdarm	Sanjiao	Dünndarm	Magen	Gallenblase	Blase
jǐng 井 (Metall)	Di 1	Sj 1	Dü 1	Ma 45	Gb 44	Bl 67
xíng 滎 (Wasser)	Di 2	Sj 2	Dü 2	Ma 44	Gb 43	Bl 66
shù 輸 (Holz)	Di 3	Sj 3	Dü 3	Ma 43	Gb 41	Bl 65
jīng 經 (Feuer)	Di 5	Sj 6	Dü 5	Ma 41	Gb 38	Bl 60
hé 合 (Erde)	Di 11	Sj 10	Dü 8	Ma 36	Gb 34	Bl 40

Der sechste und äußerste Raum: liùjīng 六經 (Die Sechs Schichten der Leitbahntypen)

- Betrifft die Zwölf Hauptleitbahnen und ihre Verbindung in den Leitbahnumläufen
- Unterscheidung der Leitbahntypen anhand des Transports von viel oder wenig Qi beziehungsweise Blut und der Art des aufgenommenen schrägläufigen Qi
- Gegenseitige Förderung oder Hemmung
- Ausgleich unter den Leitbahnen in einem Umlauf bedingt größere innere Stabilität

Dieser Raum stellt die oberfächlichste Ebene, also die äußere Zwiebelschale dar. Die Leitbahnen verbinden die Oberfläche mit dem Inneren des Leibes, mit den Zang-Langzeitspeichern und den Fu-Zwischenlagern. Sie stellen eine ausgeglichene und beständige Durchströmung des Organismus mit Qi und Blut sicher. Sie organisieren die gleichmäßige Distribution der Stoffe und Kräfte des Lebens.

Eine essenzielle Aufgabe für die den Himmelssohn vertretenden kaiserlichen Beamten war die Strukturierung der Wasserwirtschaft. Auf den Reisfeldern war ein optimaler Pegelstand der Bewässerung der Schlüssel zu einer reichen Ernte. Dabei mussten auch terrassenartig angeordnete Felder mit jeweils unterschiedlichem hydrostatischem Niveau dennoch eine gleichförmige Wasserzufuhr erhalten (➤ Abb. 21.15).

Analog zu den Erfahrungen aus der Bewässerung der Reisfelder entwickelte der chinesische Arzt Zhāng Zhòngjǐng 張仲景 (142–220 n. Chr.) ein Erklärungsmodell zur Entstehung von Kälteschädigungen im menschlichen Organismus, das er in seinem Buch *Shānghán lùn* 傷寒論 beschrieb (➤ Kap. 2.2). Er entwarf ein Konzept der energetischen Schichtung des Kanalsystems des Organismus (drei äußere Yang-Schichten sowie drei innere Yin-Schichten).

Vom Äußeren zum Inneren des Organismus ergibt sich nach seiner Auffassung die folgende Staffelung in der Qualität des Qi auf der jeweiligen Ebene (➤ Abb. 21.16.):

1. *Tàiyáng* 太陽 Größtes Yang (Bl/Dü)
2. *Shàoyáng* 少陽 Kleines Yang (Gb/Sj)
3. *Yángmíng* 陽明 Überstrahlendes Yang (Ma/Di)
4. *Tàiyīn* 太陰 Größtes Yin (Lu/Mi)
5. *Shàoyīn* 少陰 Kleines Yin (He/Ni)
6. *Juéyīn* 厥陰 Umbrechendes Yin (HH/Le)

Die von Zhang Zhongjing diesen Schichten zugeordneten Krankheitszustände lassen sich wie in ➤ Tab. 21.21 und ➤ Abb. 21.17 gezeigt zusammenfassen.

Das Modell von Zhang Zhongjing lässt sich auch auf die Schädigung durch innere krankheitsauslösende Faktoren wie negative Gedanken und Gefühle, Traumata und einengende familiäre Prägungen anwenden. Bei genauerer Betrachtung des Aufbaus des Leitbahnsystems ist zu erkennen, dass die Leitbahnschichten nicht nur verschiedene Ausprägungsgrade des Yang-Qi bzw. Yin-Qi repräsentieren und für den Ausgleich sowohl zwischen diesen Schichten selbst als auch zwischen Yin und Yang in seinen jeweiligen Qualitäten Sorge tragen. Da die Leitbahnen auch jeweils von einer bestimmten Grundwesenheit geprägt sind, werden auch auf der Ebene der Leitbahnen die verschiedenen Beziehungen zwischen den Grundwesenheiten widergespiegelt (➤ Abb. 21.18).

Aus der Abbildung ist zu erkennen, dass der erste Umlauf die hervorbringende Beziehung zwischen Erde (Mutter) und Metall (Kind) widerspiegelt, der zweite Umlauf die bezwingende Beziehung zwischen Wasser und Feuer und der dritte Umlauf wiederum die hervorbringende Beziehung zwischen Erde und Metall. Somit wird in der Behandlung nicht nur ein Ausgleich von Yin, Yang, Qi und Blut in den drei Leitbahnumläufen und auf den sechs Etagen von Yin und Yang erwirkt, sondern auch die Regulation in den Zyklen der Grundwesenheiten gefördert. Dies weist auf die Überlappung und den Übergang zwischen den Sechs Räumen der Therapie hin.

In der Systematik der Leitbahnen und Netzgefäße besteht die Hauptaufgabe der Leitbahnen darin, die allumfassende Versorgung mit gesundem Qi und Blut zu gewährleisten, während die Netzgefäße vor allen Dingen dafür sorgen, schädigende Einflüsse aus dem

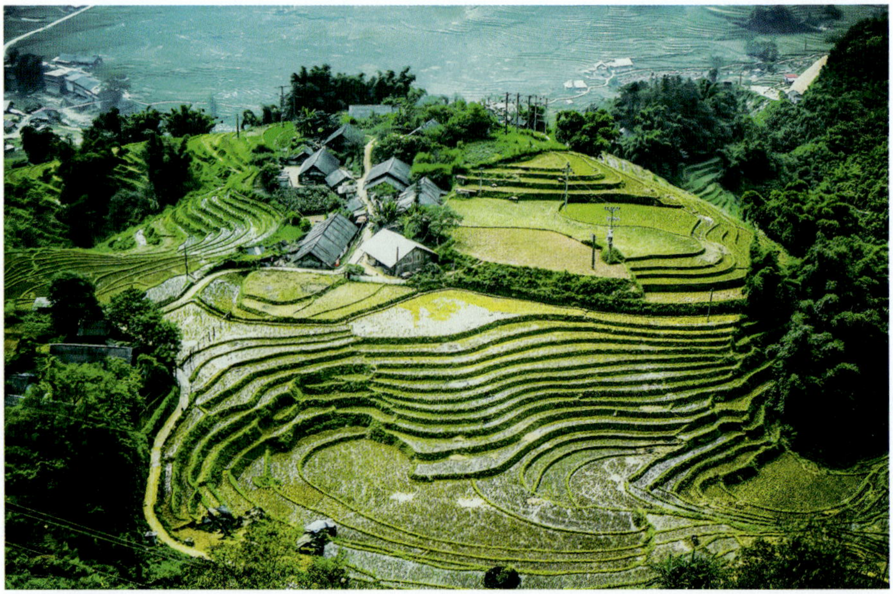

Abb. 21.15 Die Herausforderung der Terrassenbewässerung [J787]

21

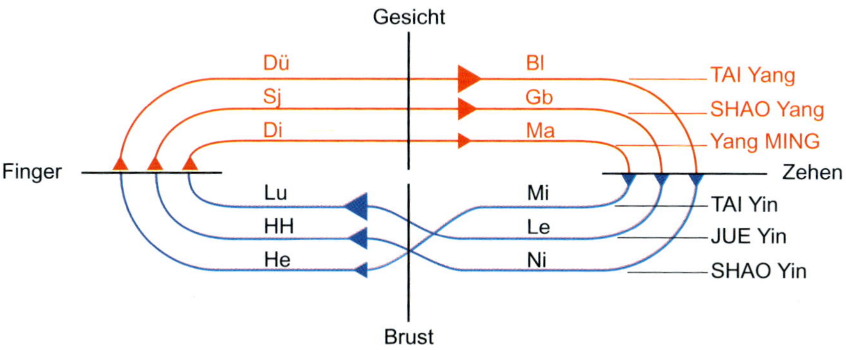

Abb. 21.16 Darstellung der sechs Leitbahnschichten innerhalb der drei Umläufe [L138]

Tab. 21.21 Leitbahnschichten und Erkrankungszustände

Leitbahn-schicht	Zustandsmuster	Krankheitszeichen	Puls
Taiyang	Erkrankung der Oberfläche	Abneigung gegen Kälte, Hitzeentwicklung, Schweißbildung oder kein Schweiß, Kopfschmerzen, Schmerzen des gesamten Leibes, Nacken- und Rückenschmerzen	oberflächlich
Yangming	Innen-Hitze-Fülle	Hitze des gesamten Leibes, Schweißaustritt, keine Abneigung gegen Kälte, stattdessen Abneigung gegen Hitze, Durstgefühl, Stuhlverstopfung, abdominelles Völlegefühl mit Schmerzen	überflutend, groß, tief, voll
Shaoyang	Halb-Oberfläche-Halb-Innen	Bitterer Mundgeschmack, trockener Rachen, Verschwommensehen, wechselnd Schüttelfrost und Fieber, Schmerzen und Völlegefühl in der Brust und an den Flanken, Verdrossenheit, Brechreiz	saitenförmig
Taiyin	Innen-Leere-Kälte	Abdominelles Völlegefühl, zuweilen schmerzend, Erbrechen, Durchfall, Stagnation von Speisen	schwach
Shaoyin	Leere-Kälte des gesamten Leibes	Ständiges Schlafbedürfnis, Abneigung gegen Kälte, eingerollter Leib, kollaptische Kälte der Gliedmaßen	verschwindend, fein
Jueyin	Kälte und Hitze ineinander verzahnt	Verzehrender Durst, von unten in die Brust vorstoßendes Qi-Gefühl, Hitze- und Schmerzempfinden inmitten der Herz-Gegend, Hungerempfinden ohne das Bedürfnis zu essen, Erbrechen wie dünne Würmer, Durchfall	voll und gespannt

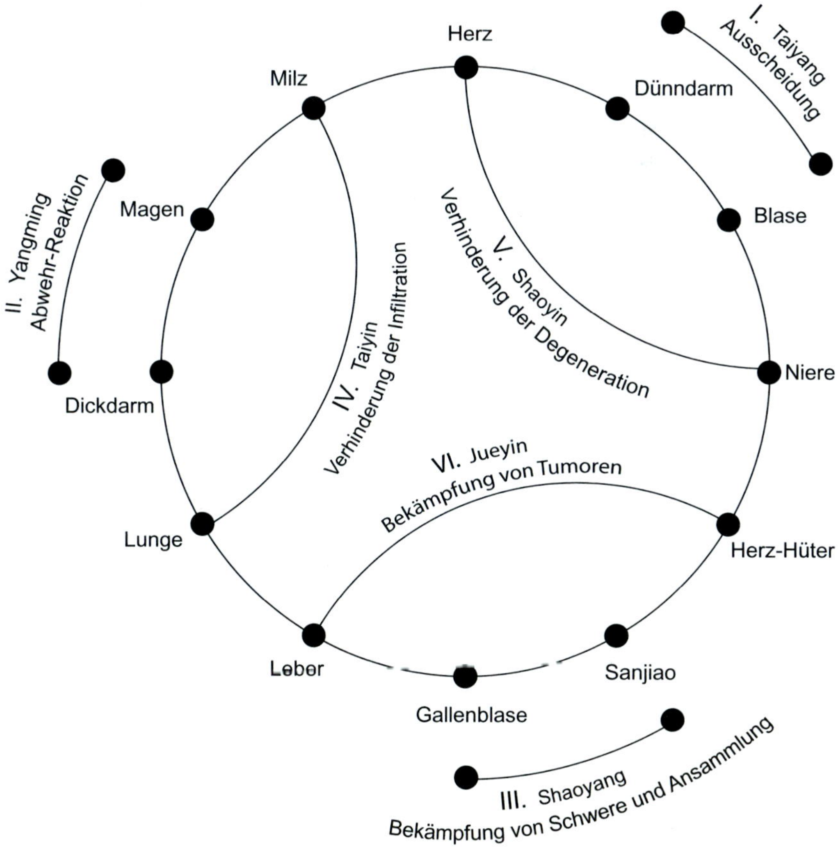

Abb. 21.17 Die Leitbahnschichten und ihre allgemeinen Funktionen im Sinne der modernen Medizin [L138]

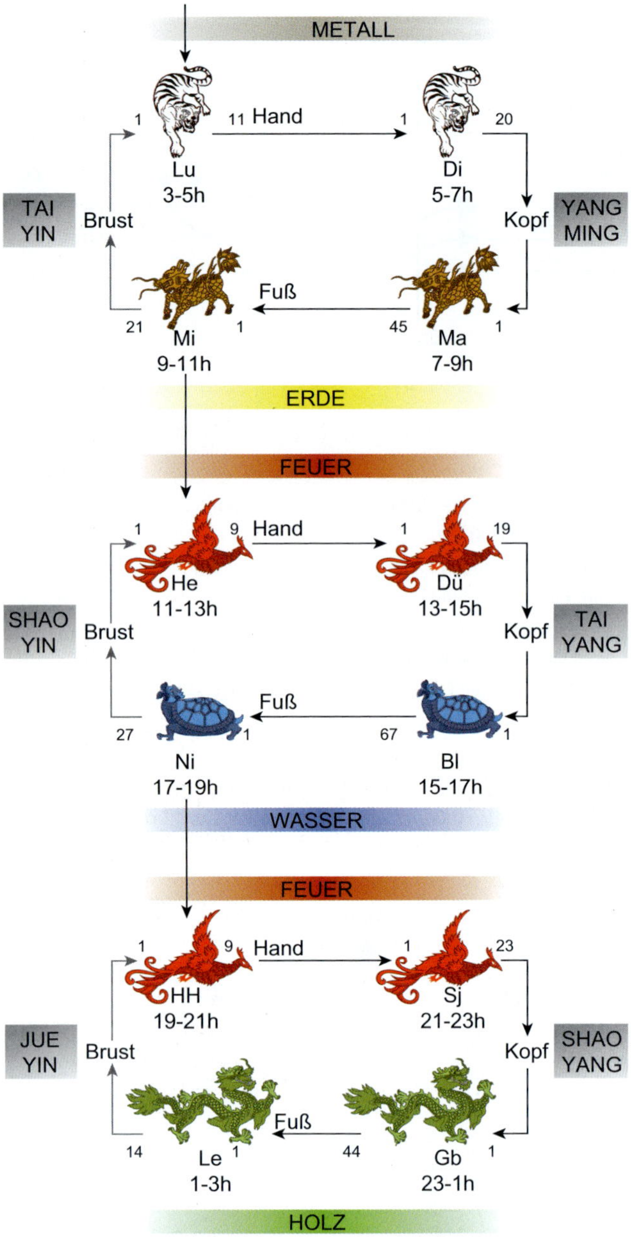

Abb. 21.18 Darstellung der drei Leitbahnumläufe in Bezug zu den jeweils repräsentierten Grundwesenheiten [L138]

Leitbahnsystem und den Organen fernzuhalten. Das Strömen von Ursprungs-Qi und Blut auf den Leitbahnen wird über die Yuan-Ursprungs-Pforten reguliert. Die Elimination von schädigenden Einflüssen erfolgt über die Luo-Vernetzungs-Pforten. Von den Vernetzungs-Pforten zweigen zwei Arten von Netzgefäßen ab:

1. Die transversalen Netzgefäße, die zur gekoppelten Leitbahn in der Oberfläche-Innen-Beziehung ziehen und die einerseits einen Ausgleich zwischen Yin und Yang bewerkstelligen und andererseits das Zusammenspiel zweier Leitbahnen mit der gleichen Grundwesenheit verstärken.
2. Die longitudinalen Netzgefäße, die parallel zur Hauptleitbahn zum repräsentierten Organ ziehen und gleichzeitig mit ihren sekundären und tertiären Abzweigungen alle Gewebe um die Leitbahnen herum versorgen. Diese Netzgefäße nehmen das pathogene Qi auf und speichern es (> Abb. 21.19).

Die Bedeutung der Luo-Vernetzungs-Pforten (luòxué 絡穴) für die Therapie im Sechsten Raum

In der Behandlung im Sechsten Raum wird die Funktion der longitudinalen Netzgefäße über die Nadelung der Luo-Vernetzungs-Pforten zur Entfernung von pathogenem Qi aus dem Leitbahn-System genutzt. Die in den Netzgefäßen gespeicherten schädigenden Einflüsse werden mobilisiert und durch die reinigende Kraft des Ursprungs-Qi eliminiert. Auf der sechsten Ebene kann das Qi durch Akupunktur leicht erreicht, bewegt und wieder in einen geordneten Fluss zurückgeführt werden. Die Yin- und Yang-Qualitäten des Qi, seine Ausprägungen in den Grundwesenheiten und seine Dimensionen in den Zang- und Fu-Organen sind allesamt auf den Leitbahnen erreichbar.

Zu den in den Netzgefäßen gespeicherten Qi-Formen gehören auch verdrängte Erinnerungen an traumatisierende Ereignisse und negative Konditionierungen, die über die Akupunktur der entsprechenden Luo-Vernetzungs-Pforten wieder zu Bewusstsein kommen können, weshalb unter der Behandlung starke physische und psychische Reaktionen auftreten können.

Die Bedeutung der Yuan-Ursprungs-Pforten (yuánxué 原穴) für die Therapie im Sechsten Raum

Die Yuan-Ursprungs-Pforten wirken wie Schleusentore auf den Hauptleitbahnen, mit denen die Stärke des Qi-Flusses auf den Leitbahnen reguliert und frisches Ursprungs-Qi in die Leitbahn eingespeist werden kann. In der Behandlung im Sechsten Raum kommt den Yuan-Ursprungs-Pforten die Aufgabe zu, die aus den Netzgefäßen ausgelesenen und ins Bewusstsein gerufenen Informationen zu verarbeiten und die dadurch ausgelösten Blockierungen des Qi-Flusses aufzuheben.

Die Arbeit der Yuan-Pforten kann durch die Anwendung der Xi-Spalten-Pforte auf der gleichen Leitbahn unterstützt werden. Darüber hinaus können die Pforten des Himmelfensters (> Kap. 23) mit in das Behandlungskonzept einbezogen werden.

Das therapeutische Konzept der Yuan-Luo-Kombination im Sechsten Raum

Wenn Erkrankungen nicht durch bewährte therapeutische Maßnahmen überwunden werden können oder bei dem Patienten eine zurückgedrängte Erkrankung durch eine nächste abgelöst wird, ohne dass der Patient nachhaltig in einen besseren Gesundheitszustand gebracht werden kann, oder wenn der Patient auch durch leichtere körperliche Beschwerden wesentlich in seiner Gemütsverfassung beeinträchtigt ist, sind die Möglichkeiten einer symptom- und krankheitsorientierten Therapie erschöpft. Es bedarf eines erweiterten Ansatzes, der zu einer Veränderung des gesamten Zustands des Patienten einschließlich seiner Gedanken, Empfindungen und Wahrnehmungen führt.

Anhaltenden Erkrankungen liegen in der Regel pathologische Konditionierungen zugrunde, die im Verständnis der Altchinesischen Medizin zunächst in den Netzgefäßen gespeichert werden und eine anhaltende Ablenkung des Qi aus seinem harmonischen Strömen bedingen. Die dem Patienten zumeist nicht bewussten Muster seiner Prägungen müssen mit Unterstützung der Akupunktur zu Bewusst-

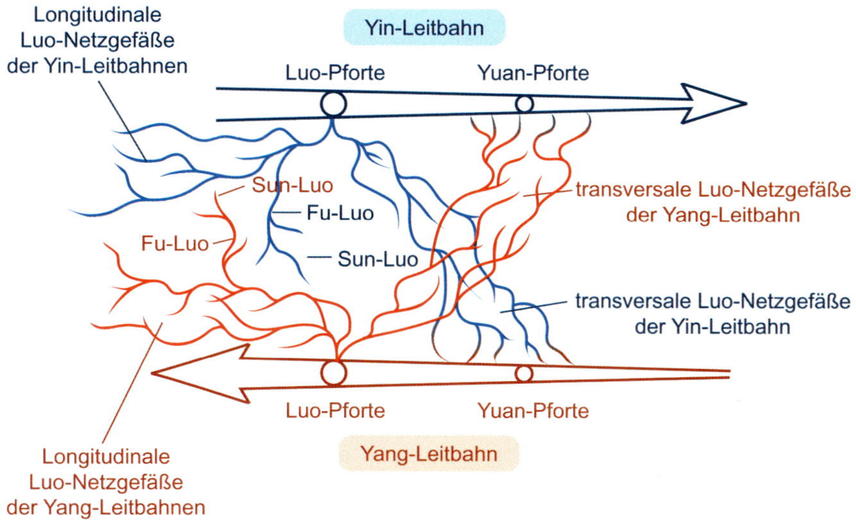

Abb. 21.19 Der Aufbau der Luo-Netzgefäße an den in der Oberfläche-Innen-Beziehung gekoppelten Leitbahnen; Fu-Luo = oberflächliche Zweige der Netzgefäße, Sun-Luo = tertiäre Zweige der Netzgefäße (Enkelgefäße) [L138]

sein gebracht und aufgelöst werden, so dass wieder Gedanken und Empfindungen entstehen, die mit den individuellen und für das wahre Wesen des Patienten charakteristischen Qi-Flüssen in Einklang stehen. Alle Impulse sollen wieder in eine Mitläufigkeit geführt werden. Die Anwendung der hier beschriebenen Yuan-Luo-Kombinationen führt nicht nur zu einer Entstauung der Leitbahnen und Netzgefäße und zu einer Beseitigung pathologischer Gegenläufigkeiten, sondern fördert das Zusammenwirken aller Kräfte von Yin und Yang und den Fünf Grundwesenheiten und das Zusammenspiel der Inneren Organe. Der Patient gewinnt dadurch wieder innere Stärke und Zuversicht zurück, entdeckt sein wahres Selbst und kann sich so wieder wohlwollend annehmen.

Wenn das vollständig durchgängige und geöffnete Herz das freigesetzte Qi in alle Organe, Gewebe und Regionen schickt, können durch die Behandlung im Äußersten Raum auch die anderen Ebenen mit ihren Räumen erreicht werden. Solche therapeutischen Wirkungen kommen jedoch nur zustande, wenn bei dem Patienten eine innere Bereitschaft zu einem grundlegenderen Wandel vorliegt.

Ausbleibende Therapieeffekte gehen häufig auf einen Mangel an Zuversicht und Bereitschaft beim Patienten wie beim Therapeuten zurück. Ist der Therapeut unsicher, ob er die Kraft und Einsicht besitzt, zum Kern des Problems beim Patienten vorzudringen, schreibt der Patient diese Kompetenz seinem Therapeuten nicht zu oder verhindern Scheu, Scham und mangelndes Vertrauen, dass sich der Patient auf die Behandlung ohne Einschränkung einlässt, so können die daraus resultierenden Therapieblockaden zu einem erheblichen Verlust von Wirkpotenzial oder zum Scheitern der Behandlung beitragen.

In der hier beschriebenen Herangehensweise werden durch die Nadelbehandlung weder akzidentielle, mit bestimmten Pforten verbundene Wirkungen noch vorprogrammierte Kaskaden von Reaktionen abgerufen. Tiefergreifende Veränderungen können nur angestoßen werden, wenn sich sowohl der Therapeut als auch sein Patient der auslösenden Pathologie bewusst sind und beide Seiten die notwendige Überwindung pathologischer Zustände gezielt und explizit beabsichtigen. Dann führt die Behandlung nicht nur zur Befreiung von krankheitsbedingenden Agenzien, sondern auch durch die optimierte Abstimmung aller Funktionseinheiten aufeinander zu einer Stabilisierung des gesamten Organismus und zu einer erhöhten Widerstandsfähigkeit.

Die Paarbildung zu einer Yuan-Luo-Kombination berücksichtigt in der hier vorgestellten Art der Behandlung besondere Regelhaftigkeiten und Aspekte der Anwendung.

Die Verbindung der verschiedenen Leitbahnschichten durch die paarige Kombination von Luo-Vernetzungs- und Yuan-Ursprungs-Pforten

Die hier zu besprechenden Paare von Yuan- und Luo-Pforten sind immer als Oben-unten-Kombination innerhalb eines Umlaufs zu verstehen. Der Umlauf verbindet eine bestimmte Yin-Qualität (Schicht) mit der in der jeweiligen Oberfläche-Innen-Koppelung zugehörigen Yang-Qualität (Schicht). Somit sind die Paarungen auch gleichzeitig Yin- und Yang-Kombinationen und Oberfläche-Innen-Verbindungen. Die folgenden paarigen Kombinationen werden dabei möglich:

oben	Yang	Yuan	**mit**	unten	Yin	Luo
oben	Yang	Luo	**mit**	unten	Yin	Yuan
oben	Yin	Yuan	**mit**	unten	Yang	Luo
oben	Yin	Luo	**mit**	unten	Yang	Yuan

Innerhalb der drei Umläufe ergeben sich die folgenden Kombinationen von Leitbahnschichten (siehe auch obige Übersicht):

Yangming	**mit**	Taiyin	**oben:** Di/Lu	**unten:** Ma/Mi
Taiyang	**mit**	Shaoyin	**oben:** Dü/He	**unten:** Bl/Ni
Shaoyang	**mit**	Jueyin	**oben:** Sj/HH	**unten:** Gb/Le

Yángmíng 陽明 und tàiyīn 太陰

- Untere (innere) Schicht
- Verbindung zwischen Lu/Di (Mensch bzw. Metall) und Ma/Mi (Erdboden bzw. Erde)[22]

[22] In der Dreiteilung der Lebenssphären ist in der chinesischen Sprache von

21

- Verstärkung des *jīng* 精
- Auf die energetische Konstellation des ersten und zweiten Chakras in der indischen Medizin bezogen

Das Thema dieser Paarung der Leitbahnschichten ist „Annahme". Dies umfasst die Selbstannahme wie auch die Annahme von Herausforderungen durch Schicksalsschläge im Leben wie Krankheit und Verlust. Es bedeutet die Gegebenheiten des eigenen Lebens in der Familie, den gesellschaftlichen Beziehungen, dem Beruf und allein mit sich als die Grundpfeiler des eigenen Lebens zu betrachten. Milz und Magen als die Erd-Organe werden auch als „Mitte" bezeichnet und ins Zentrum der anderen Wesenheiten gestellt. Zu der Erd-Wesenheit gehören Empfindungen wie Sympathie, Mitgefühl und die Fähigkeit des Mitempfindens. Über die Erde wird eine Verbindung mit allen Wesen der Welt einschließlich dem eigenen Selbst hergestellt. Der Charakter dieser Wesenheit ist dem einer nährenden Mutter vergleichbar.

Die Erd-Wesenheit sorgt für die angemessene leibliche wie geistige Nahrung und umsorgt mit liebevoller Zuwendung die Seele. Ihre Halt gebende Kraft ermöglicht es, dass Bindungen zu Beziehungen reifen, die ein gegenseitiges Wachstum stimulieren. Auf die Erde folgt die Wesenheit des Metalls, die den Prozess der Individuation fördert, indem sie das Potenzial für die Transformation und Expansion der eingegangenen Beziehungen zur Verfügung stellt. Während die Erd-Wesenheit bereits im Mutterleib aktiv ist, beginnt das Metall sein Werk mit dem Augenblick der Geburt, indem sich die Lungen erstmalig füllen und für eine von der Mutter unabhängige Existenz sorgen. Während Milz und Magen die Essenz aus der grobstofflichen Nahrung ziehen, lädt das Metall der Lunge das Qi mit den feinstofflichen Einflüssen aus der klaren und reinen Atemluft auf. Die in der Lunge beheimatete klare Po-Seele weckt das Bewusstsein für sämtliche Bedürfnisse des Organismus.

Zu den erweiterten Bedürfnissen des Menschen gehört über die Sicherstellung der materiellen Grundlagen durch Milz und Magen hinaus der Wunsch, den eigenen Ansprüchen gerecht zu werden, sich also an Prinzipien wie Loyalität, Rechtschaffenheit, Ehrlichkeit und Offenheit zu messen. Das Yin des Metalls fördert die Bereitschaft, sich in der Beziehung als zuverlässig und beständig zu erweisen. Das Yang des Metalls stimuliert die ständige Erweiterung der Grenzen, die Unabhängigkeit von äußeren Ansprüchen und Erwartungen, indem einengende Vorstellungen, Gefühle oder auch Menschen losgelassen werden. Dieses Loslassen beinhaltet die Geste des Verzeihens und die innere Loslösung durch Vergebung, indem der Kontrolle entsagt und sich einem frei aus sich selbst heraus entwickelnden Prozess Raum gegeben wird. Mit dem Metall schneiden wir die Fäden durch, die uns noch an Menschen binden und die Grundlage der sonst fortbestehenden vielfältigen Verwicklungen bilden, die eine sich frei von Konditionierungen gestaltende Beziehung verhindern.

Mit der Bewegung von der Erd-Wesenheit hinein in das Metall können sich die Fähigkeit zur Liebe entwickeln und spirituelles Wachstum Raum greifen.

tiān 天 (Himmel), *rén* 人 (Mensch) und *dì* 地 (Erdboden) die Rede; unter den Grundwesenheiten ist mit *tǔ* 土 (Erde) der nährstoffreiche Ackerboden gemeint.

Shàoyáng 少陽 und juéyīn 厥陰

- Verbindung der äußersten mit der innersten Schicht
- Verbindung sowohl mit dem Himmel als auch mit der Erde
- Verbindung zwischen der eigenen äußeren Oberfläche und dem inneren Selbst
- Torpedierung der Verbindung durch Leber-Qi-Stagnation
- Übernahme der Abgrenzung (‚Nein' sagen können); Mut, zu sich zu stehen
- Alle Arten von Verirrungen und Verstrickungen des Egos durch Traumata
- Schmerz und Leid aus der Verdrängung zurück ins Bewusstsein holen
- Verstärkung des *qì* 氣
- Auf die energetische Konstellation des dritten und vierten Chakras in der indischen Medizin bezogen

Diese Paarung der Leitbahnschichten dient als eine Art Scharnier zwischen den sich an der Oberfläche und im Inneren manifestierenden Aspekten einer Person. Diese beiden Perspektiven müssen sich nicht in Kongruenz zueinander befinden. Auf dieser Ebene der Behandlung wird das Ziel verfolgt, die inneren Widersprüche und ungelösten Konflikte bewusst zu machen, um wieder zu einem Ausgleich zwischen den verschiedenen Anteilen des Selbst zu kommen. Eine typische Aussage von Patienten, die in dieser Schicht behandelt werden sollten, wäre etwa: „Das wollte ich schon immer tun, aber ich konnte mich bisher nicht dazu aufraffen/kam bisher nicht dazu/habe mich das die ganze Zeit nicht getraut."

Der Patient findet wieder einen Zugang zu seiner ihm bisher verborgenen Identität, seinem unterdrückten oder vernachlässigten ureigenen Wesen. Ihm wird bewusst, wie viele Regungen dieses Selbst er bisher ignoriert, weggedrückt oder heruntergeschluckt hat. Für dieses neu zu entwickelnde Selbstbewusstsein wie auch für die Erinnerung an zurückliegende Verletzungen ist die in der Leber beheimatete flüchtige Hun-Seele zuständig. Das System von Leber und Gallenblase spiegelt viele „Ego"-assoziierte Problematiken wider. Sanjiao und Herz-Hüter dienen der Kommunikation des Selbst, sei es noch ego-behaftet oder weitgehend befreit, mit dem Umfeld. Das Sanjiao fungiert als Trennfilter an der Oberfläche, der Herz-Hüter ist der Torwächter an der Schwelle zum Innersten wie auch der ständig zwischen den Empfangshallen und dem Thronsaal hin- und hereilende Gesandte. Darüber hinaus bindet das Sanjiao alle weiteren benötigten Instanzen mit in die auf Prosperität ausgerichteten Aktivitäten ein. Leber und Gallenblase steuern ihre strategisch-planenden Fähigkeiten bei. Niere und Blase stellen Beharrlichkeit und klare Erinnerung zur Verfügung. Milz und Magen helfen, das Nicht-Bearbeitete zu verdauen, das Akkumulierte aufzulösen und sich das aus dem Verarbeitungsvorgang hervorgehende Brauchbare einzuverleiben. Von allen Seiten wird das Herz dabei unterstützt, zu den richtigen Entscheidungen, zu der rechten Erkenntnis und der angemessenen Einstellung zu kommen.

Die Aufgabe in dieser Schicht besteht darin, den Ausgleich zwischen dem Innen und dem Außen herzustellen und zu einem gesunden Gleichgewicht zwischen Verausgabung und Bewahrung, Vertrauen und Rückzug, Leidenschaft und Vernunft zu finden. Die Leber speichert das Blut, nährt so die Sehnen und kontrolliert die

Anspannung der Muskeln und die in den Nerven fließenden Impulse. Sie bewirkt den freien Fluss des Qi und die abgestimmte Koordination zwischen den Zang- und Fu-Organen. Das Leber-Yang lässt vorpreschen und aufsteigen, das Leber-Yin lässt sich zurückziehen, entspannen und absenken. Stehen beide Kräfte im Gleichgewicht, so zeigt sich in der Regel eine kreative und flexibel anpassungsfähige Persönlichkeit, der sowohl ein Durchsetzungsvermögen als auch die Fähigkeit zum Nachgeben innewohnt. Die Elastizität der Leber im Pendeln zwischen Anspannung und Entspannung wird von der Weisheit der entscheidungstragenden Instanz des von seinem Hüter bewachten Herzens moduliert.

Auch wenn der Leber-Gallenblasen-General die Schlachten für den Herz-Regenten führt, so sollte dennoch sein Handeln nicht von Hass, sondern von Nächstenliebe geprägt sein. Zu diesem Zweck wird eine abwägende Haltung eingenommen werden, die die Perspektiven aller Kontrahenten berücksichtigt und sich nicht einseitigen Interessen von Macht und Gewinn beugt. Das Holz der Leber transzendiert die Selbstsucht und den Groll auf erlebtes Unrecht und Leid, indem es sich selbst verbrennt und sich dadurch in das Feuer der umfassenden Selbst- und Nächstenliebe verwandelt. Die Gallenblase verleiht den Mut, sich dieser schwierigen Aufgabe zu stellen; Herz-Hüter und Sanjiao tragen das Licht und das Feuer der liebenden Verbindung an die Oberfläche, nach außen und in jeden noch so entlegenen inneren Winkel.

Shàoyīn 少陰 und tàiyáng 太陽

- Das Tiefste und Innerste (Wasser) vereint sich mit dem Höchsten und Äußersten (Feuer)
- Durchlässigkeit für das Fließen des Qi
- Niere (Wasser): das In-sich-selbst-Ruhen
- Herz (Feuer): Herzlichkeit und Leidenschaft
- Nichts mehr beweisen müssen, die eigene innere Schönheit offenbaren und genießen
- Verstärkung des *shén* 神
- Auf die energetische Konstellation des sechsten und siebten Chakras in der indischen Medizin bezogen

In dieser Paarung der Leitbahnschichten offenbart sich die Achse des Lebens zwischen den beiden extremen Ausprägungen von Yin und Yang (Wasser und Feuer). In der Kommunion der Organe von Niere und Herz vollzieht sich die Vereinigung von Himmel und Erde. Nachdem in der zweiten Ebene das Selbst von den Ego-Anteilen befreit wurde, ergibt sich nun die Frage, worauf sich dieses gereinigte Selbst ausrichten und welchem höheren Zweck es dienen möchte. Was möchte nun aus diesem Menschen heraus leben und sich einer nicht mehr selbstsüchtigen Lebensaufgabe hingeben? Arbeiten Niere und Herz harmonisch zusammen, so kann dieser Weg mit Gelassenheit beschritten werden.

Während die Niere der Verankerung dient, repräsentiert das Feuer des Herzens das Bedürfnis nach Kontakt und Austausch. Das Feuer, bildlich gesprochen aus dem „göttlichen Funken" entzündet, als Inbegriff der höchsten Aktivierung, steht für die Entfaltung der erhellten Bewusstheit, der Kreativität, der liebevollen und leidenschaftlichen Hingabe an das Leben. Das Yin im Feuer-Organ des Herzens verleiht die Einsicht in die Zusammenhänge und die Inspiration für ein tieferes Verständnis, das in einen Kontext der liebevollen Verbindung eingebunden ist. Das Herz-Yang verleiht die Flügel, diesen Einblicken einen angemessenen Ausdruck zu verleihen.

Die Thematik dieser Ebene umfasst das Bewusstsein für das eigene Dasein, die tiefere Sinngebung und die Hingabe an bedeutsame Zielsetzungen im Leben. Dieses Gewahr-Werden des Lebendigen und seiner Entelechie bahnt sich im ersten Schrei im Leben, in der ersten Liebeserklärung und in dem leidenschaftlichen Bekenntnis zur innersten Überzeugung. Das Herz-Yang prägt die Manifestationen des kreativ-Begeisterten in der Philosophie und in allen schaffenden Künsten wie der Architektur, bildenden Kunst, Musik oder Literatur.

Das Feuer ist in der Chinesischen Medizin vierfach besetzt: nicht allein im Herzen, sondern auch im Dünndarm, im Herz-Hüter und im Sanjiao. Der Dünndarm nutzt sein Feuer, um im Bereich der Säfte und Feinstoffe das Klare vom Trüben, das Bedeutsame vom Unbedeutenden, das Wesentliche vom Nebensächlichen zu trennen. Der Herz-Hüter trägt das Feuer des Herzens in die Welt und erhellt die Anliegen der Welt dem Herzen. Das Sanjiao trägt das Feuer der Transformation in alle Bereiche des Leibes und des Lebendigen. Die Integration aller dieser Aktivitäten findet durch das Shen im Herzen statt, wodurch die individuelle Persönlichkeit und sämtliche emotionalen, mentalen und spirituellen Anlagen zur Entfaltung gebracht werden. In den Nieren sind alle für diesen Zweck notwendigen Anlagen und Talente gespeichert.

Die Niere befehligt im Sinne der modernen Medizin das hormonelle System und birgt in sich die Fähigkeit der Reproduktion. Bildlich gesprochen verknüpft sie somit die Vergangenheit mit der Zukunft. Die Zirkulation des Wassers, seine Bewegung und der Wechsel zwischen den Aggregatzuständen bis hin zur fast gänzlichen Auflösung der Stofflichkeit des Wassers im Dampf, in der Feuchte der Luft, sind nur durch die Einwirkung des Feuers möglich. Ohne das Feuer gehorcht das Wasser allein seiner Tendenz, der Schwerkraft zu folgen und zur Ruhe zu kommen, was schließlich in den Stillstand, in einen eingefrorenen Zustand führt.

Das Feuer vermittelt den Eindruck des unendlichen Ausdehnungsvermögens und verleitet den Intellekt dazu, an die eigene unbegrenzte Erkenntnisfähigkeit zu glauben. Die Endlichkeit des Lebens, den Tod vermag der Verstand jedoch nicht zu erfassen. Ein Empfinden der Finalität, der Begrenzung des einzelnen Lebens wird durch die Resonanz der Niere mit dem Gefühl der Angst, letztlich der Angst, das Leben zu verlieren, vermittelt. Die Niere birgt jedoch auch das Vermögen, die Angst vor dem Sterben und der jederzeit möglichen Konfrontation mit der Endlichkeit des Lebens in Weisheit, in Wissen um die wahre Natur des Lebens zu transformieren.

Die Lebenskraft, die bewegende und transformierende Tugend der Niere ist im Mingmen-Feuer oder im Nieren-Yang abgelegt. Die Fähigkeit, Angst zu empfinden, verankert gleichzeitig den unbändigen Willen zum Leben in der Niere. Das Nieren-Yin bewahrt das Erbe der Vergangenheit, das Nieren-Yang stößt die Tore der Zukunft auf.

So wie sich die Kundalini-Energie in der indischen Medizin an der Wirbelsäule entlang entwickelt und die sieben Chakren vertikal orientiert verteilt sind, gestaltet sich der Leib als Landschaft in der Altchinesischen Medizin wie ein Aufstieg in die höchsten Gebirge als Verbindung des Bodens mit der Sphäre des Himmlischen (➤ Abb. 21.20).

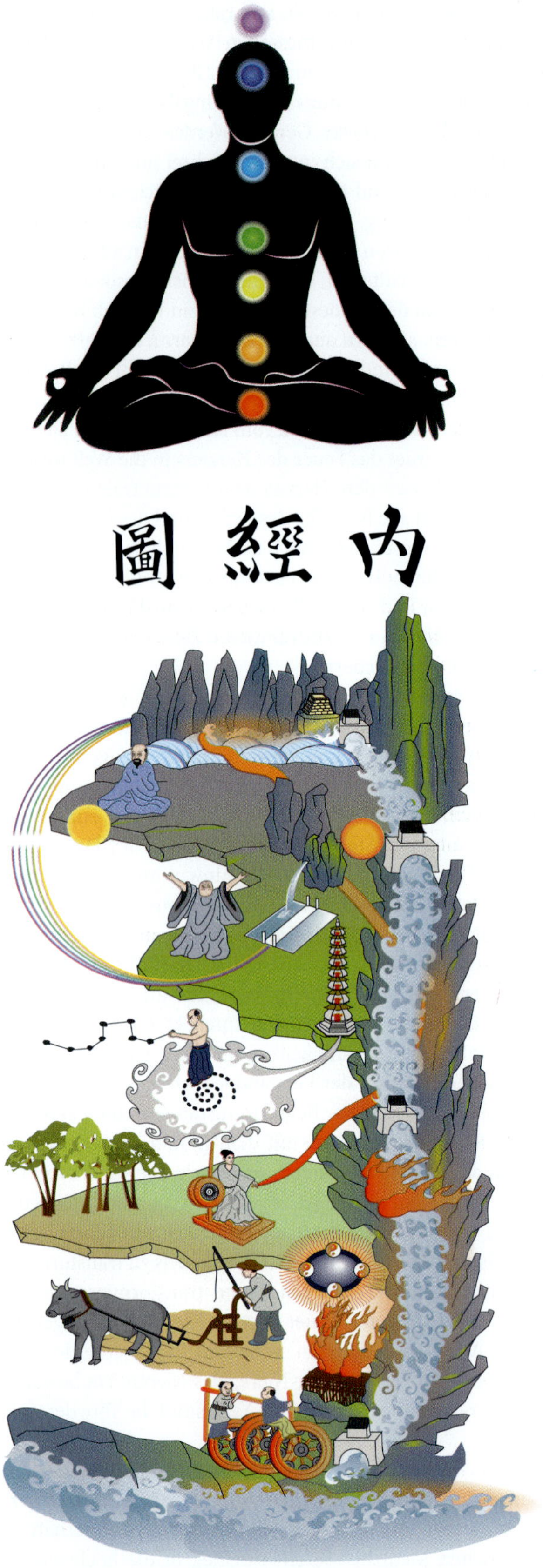

Abb. 21.20 Die Chakren der indischen Medizin und der Leib als innere Landschaft in der Chinesischen Medizin [J787][L138]

Die Yuan-Luo-Kombinationen bei tiefwurzelnden Gesundheitsstörungen

Der erste Umlauf: yángmíng 陽明 und tàiyīn 太陰 (Di-Ma/Lu-Mi)

Ma 40 und Lu 9

- Bei Patienten mit Schleim-Symptomatik und Arrhythmien
- Macht sicher und selbstbewusst
- Ma 40 aktiviert gleichzeitig Mi 3 und Du 20
- Selbstannahme
- Lu 9 bei Atem- und Hautproblemen
- Das Loslassen und die Verbindung mit dem himmlischen Qi
- Die Reise nach Innen wird ermöglicht

Di 6 und Mi 3

- Die Trauer wird in die Erde geleitet
- Di 6 beim Gefühl der zusammengeschnürten Kehle
- Über lange Zeit hinuntergeschluckte Trauer
- Mi 3 verleiht ein Gefühl der Erdung
- Steigerung des Selbstvertrauens und der Selbstverbundenheit
- Tiefe Trauer kann zugelassen werden

Mi 4 und Di 4

- Freiheit vom Einfluss der Eltern
- Verstärkung der Verbindung zu den Großeltern
- Mi 4 verknüpft auch mit dem Chongmai und dadurch auch zur Nieren-Leitbahn
- Bei Blutungen
- Löst das lange Zeit Unterdrückte und Hinuntergeschluckte (dabei Auslösung von Übelkeit, Erbrechen und Durchfall möglich)
- Fehlende Druckempfindlichkeit der Pforte als Hinweis auf weggeschlossenes seelisches Erleben
- Möglicher Neubeginn (Schnitt im Leben durch die Einwirkung der Metall-Wesenheit)
- Di 4 („Vereinigungs-Tal") ist eine Metapher für den Eintritt in das Ungefüllte, in die Leere, Stille und Unberührtheit des Tals der Leere, indem man einengende Muster loslässt und sich so vom Ego entfernt
- Bereitet darauf vor, wieder auf die innere Stimme und äußere Hinweise zu achten
- Die hier beschriebene Wirkung von Di 4 unterscheidet sich wesentlich von der seiner Kombination mit Le 3, Lu 7, Ma 36, Mi 6 oder Ni 7

Lu 7 und Ma 42

- Nicht verwirklichte Ziele
- Das Alte abstoßen, die Lunge befreien
- Befreiung von falschen Prinzipien
- Die Verbindung zu den Ahnen
- Lu 7 bei Besetzung mit einengenden Mustern, die auch im Renmai gespeichert sind
- Beim Gefühl des Versagens
- Verständnis für sich selbst
- Durchbricht ein Verhängnis und lässt den Segen des Himmels auf die Erde regnen
- Ma 42 bewegt das Magen-Qi stark abwärts
- Befreit Kopf und Beine
- Unterstützend bei zwischenmenschlichen Konflikten

Der zweite Umlauf: shàoyáng 少陽 und juéyīn 厥陰 (Sj-Gb/HH-Le)

Le 5 und Sj 4

- Le 5 bei Störungen im Bereich des Genitale
- Bei depressiven Störungen
- Ermöglicht das Erleben wichtiger Themen in Träumen
- Stimuliert das Erleben tiefer Gefühle
- Sj 4 bei jeder Form der Unausgeglichenheit zwischen Yin und Yang
- Hält Körper, Geist und Seele zusammen
- Stimuliert die vielfältige Selbstentwicklung

Gb 37 und HH 7

- Gb 37 erhellt das Augenlicht
- Verbindet mit dem Bedürfnis der Seele nach Klärung
- Verleiht den Mut, den Eingebungen der Seele zu folgen
- HH 7 behütet das Herz vor Verwirrung
- Führt in einen Zustand der bedächtigen Andacht
- Bewirkt einen inneren Ausgleich

HH 6 und Gb 40

- HH 6 führt auf die Reise zum eigenen Selbst und ins Herz
- Bringt starre Vorstellungsmuster der Milz, verborgenen Kummer der Lunge, verdrängte Ängste der Niere und die Verwirrung des Herzens zum Vorschein
- Öffnet Brust und Bauch und befreit den Leib von Anspannung
- Gibt Einblick in dissoziatives Erleben, Wahrnehmen und Empfinden
- Legt alle in den Zellen gespeicherten traumatischen Ereignisse offen
- Gb 40 vermag innerlich blockiertes Qi an die Oberfläche zu heben
- Bändigung von zügellosem Qi
- Verleiht HH 6 die Kraft, die Reise nach innen anzutreten

Sj 5 und Le 3

- Sj 5 vermag sehr viel Qi zu mobilisieren
- Bewirkt eine ungestörte Zusammenarbeit von Herz und Niere
- Le 3 verstärkt die Kraft aller anderen Pforten
- Die Wasser-Wesenheit im Holz wird gefördert, was die Schnellkraft und Flexibilität des Holzes erhöht
- Unter dem Einfluss des Wassers wird die Bezwingung der Erde durch das Holz verringert, was wiederum die Erd-Wesenheit unterstützt
- Die Kombination eignet sich vor allem bei Kontaktstörung zu den eigenen Emotionen oder den Empfindungen anderer
- Fördert das eigene Bauchgefühl

Der dritte Umlauf: shàoyīn 少陰 und tàiyáng 太陽 (Dü-Bl/He-Ni)

Bl 58 und He 7

- Bl 58 lässt das Yang heftig nach oben zum Kopf steigen
- Bei Kopf- und Nackenproblemen
- Bei Depression und Angst
- Bl 60 kann bei allen tiefsitzenden Ängsten zusätzlich genadelt werden
- Für windempfindliche Menschen, die stark frieren oder unter Hitzeempfindungen leiden
- He 7 vertritt die Erd-Wesenheit auf der Feuer-Leitbahn
- Feuer bringt die Erde hervor, so dass He 7 auch Milz und Magen stärkt
- Erde bezwingt das Wasser, das wiederum das Feuer bezwingt
- Somit spricht He 7 die Himmelsachse der Grundwesenheiten (Wasser – Erde – Feuer) an
- Bei Schlafstörungen und innerer Unruhe
- Fördert das Vertrauen, vermindert Ängste und vermehrt die innere Sicherheit

Dü 7 und Ni 3

- Befreit den Kopf von angstbesetzten Vorstellungen
- Dü 7 weist eine ähnliche Wirkung wie Bl 58 auf und hält störende Einflüsse aus Nieren und Blase vom Herzen fern
- Bei Menschen, die ein perfektes Bild von sich der Gesellschaft gegenüber zeigen wollen
- Ni 3 stärkt das Nieren-Yin, dämpft das Feuer von Dünndarm und Herz und verleiht Selbstvertrauen
- Bei Nieren-Leere mit Tinnitus und Hörsturz
- Ni 3 repräsentiert die Erd-Wesenheit im Wasser, wodurch der Prozess angeregt wird, alles aufzulösen und zu verdauen
- Ni 3 unterstützt die Tätigkeit des Sanjiao in der Zirkulation von Wasser und Qi und der Transformation der Drei Schätze von Jing, Qi und Shen
- Unterstützt die Pforte Dü 7 in ihrer Anregung des Dünndarms zur Reinigung und Verfeinerung des Qi

Ni 4 und Dü 4

- Ni 4 reinigt alles Trübe in Niere und Blase
- Bei Impotenz oder Fehlgeburten
- Bei gehemmtem Qi der Niere mit Schläfrigkeit und Neigung zu sozialem Rückzug
- Zur Bewusstmachung vorhandener Schwächen
- Dü 4 unterstützt Ni 4 bei der Öffnung des Herzens
- Bei Störung des Kontakts zu sich selbst und zu anderen Menschen
- Bei Menschen, die stottern
- Rückkehr in die Lebensgemeinschaft und Beendigung des Daseins als Fremder und Außenseiter

He 5 und Bl 64

- He 5 verhilft zur Durchdringung des eigenen Seins und zum Vorstoß zum eigenen Herzen
- Unentbehrlich bei psychischer Verwirrung auch bei schweren Fällen
- Bei Schlafstörung mit Schweißausbrüchen
- Direkter Zugang zu den eigenen Herzensangelegenheiten
- Bl 64 ist die entscheidende Pforte für die Versorgung des gesamten Leibs mit Qi
- Wichtig zur Förderung der Bereitschaft zur Therapie
- Bei Epilepsie und Angststörungen
- Verbindung mit den eigenen Ahnen
- Überwindung der durch Traumata ausgelösten Blockierung des Übergangs zwischen Bl 8 (Verbindung mit dem Gehirn: bewusstes Wahrnehmen) und Bl 7 (Verbindung mit dem Himmel: eigene Lebensbestimmung)
- Fördert die Verbindung zwischen den beiden Gehirnhälften

Die Unterstützung der Behandlung über die Yuan-Luo-Kombinationen durch zusätzliche Anwendung der Xi-Spalten-Pforten

Die Xi-Spalten-Pforten überwinden Stasen des Blutes und Stagnationen des Qi. Sie fördern das Fließen von Qi und Blut auf den Leitbahnen und beseitigen alle Hindernisse für einen freien Fluss. Aufgrund dieser Wirkung sind die Xi-Spalten-Pforten dazu in der Lage, die therapeutische Arbeit mit den Yuan-Luo-Kombinationen zu unterstützen.

Die Xi-Spalten-Pforten im ersten Umlauf

Lu 6
- Wenn nichts mehr vorangeht und alle Hoffnung geschwunden ist

Ma 34
- Bei Appetitverlust
- Entstaut das Magen-Qi

Di 7
- Ausleitung überschüssiger Wärme und Klärung von Hitze
- Befreiung des Herzens von schädigenden Einflüssen, selbst wenn diese den Charakter von Dämonen angenommen haben

Mi 8
- Bei sozialem Rückzug und Abschied von irdischen Bezügen

Die Xi-Spalten-Pforten im zweiten Umlauf

Sj 7
- Kontaktaufnahme mit den Ahnen
- Bewusstwerdung alter Traumata

HH 4
- Förderung eines herzlichen und mitfühlenden Umgangs mit anderen
- Förderung des Bewusstseins für die Beziehung zu sich und anderen

Gb 36
- Bei fibromyalgischen Beschwerden
- Verbindung des Nieren-Wassers mit dem Feuer (grundlegender Yin-Yang-Ausgleich)

Le 6
- Aktivierung aller Xi-Spalten-Pforten
- Bei Beschwerden des Unterleibs

Die Xi-Spalten-Pforten im dritten Umlauf

He 6
- Öffnung des Herzens und Wiederentdeckung des eigenen höheren Seins

Ni 5
- Die am stärksten bewegend wirkende Pforte der Wasser-Leitbahn

Dü 6
- Trennung zwischen dem Förderlichen und dem Abträglichen

Bl 63
- Bewegt das Nieren-Qi nach oben und führt es auf seinen Weg durch das Innere
- Bei Epilepsie und Psychosen

Mit der gelungenen Behandlung in der äußersten sechsten Ebene werden nicht nur die pathologischen Auffälligkeiten beim Patienten behoben. Wir sehen zum Ende dieses Behandlungsschritts einen für sich selbst und alle Belange des Lebens geöffneten Patienten, der seine Kräfte nicht durch innere Blockierungen oder den wiederholten Einfall schädigender Faktoren verzehrt.

Entscheidend für die Ausrichtung der Wirksamkeit aller in der Behandlung eingesetzten Pforten ist die Klarheit über die Situation des Patienten und den intendierten Effekt, den der Therapeut intensiv visualisiert und als Qi-Impuls über die Nadel an den Patienten weitergibt. Der Impuls zur Bewegung des Qi kann durch Anwendung bestimmter Stimulationstechniken zusätzlich moduliert werden.

21.6 Wichtige Stimulationstechniken in der Akupunktur

21.6.1 Klassische Nadelstimulationstechniken zum Anregen und Bewegen des Qi

Die dunkelgrüne Schildkröte erforscht ihre Höhle (cānguī tànxué 蒼龜探穴)

Die Nadeltechnik dient dem Aufsuchen des Qi-Gefühls an der Pforte. Hierzu wird von der Penetrationsstelle der Nadel durch die Haut aus die Nadel in verschiedene Richtungen und Tiefen mit einem leichten Impuls vorgeschoben, bis sich das Nadelgefühl einstellt (➤ Abb. 21.21).

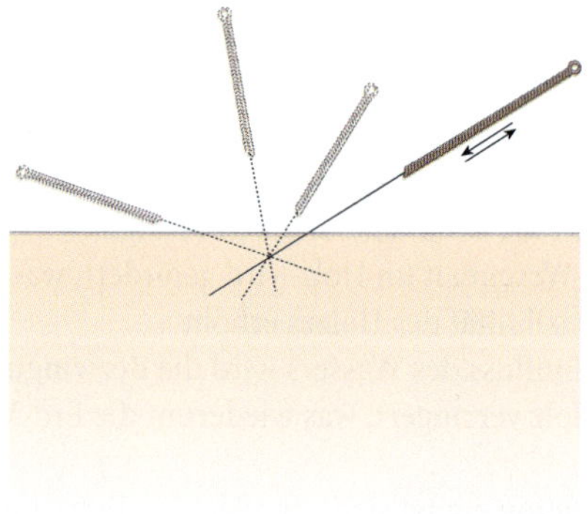

Abb. 21.21 Nadeltechnik – Die dunkelgrüne Schildkröte erforscht ihre Höhle [L138]

Der weiße Tiger schüttelt sein Haupt (báihǔ yáotóu 白虎摇頭)

Bei dieser Nadeltechnik wird die Nadel nach dem Auslösen des Qi-Gefühls am Ende des Griffs zwischen Daumen und Zeigefinger gefasst und in der intendierten Bewegungsrichtung des Qi hin- und herbewegt, so dass sich die Nadel vor- und zurückkrümmt (➤ Abb. 21.22). Diese Stimulationstechnik wird angewandt, um das Qi-Gefühl in eine bestimmte Richtung weiter ausstrahlen zu lassen.

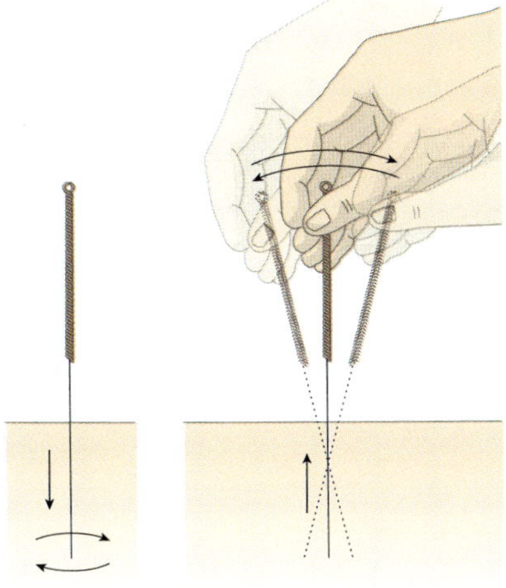

Abb. 21.22 Nadeltechnik – Der weiße Tiger schüttelt sein Haupt [L138]

Der blaugrüne Drache wackelt mit dem Schwanz (qīnglóng bǎiwěi 青龍擺尾)
Es handelt sich um eine Stimulationstechnik mit ähnlichem Effekt wie die Technik des weißen Tigers, jedoch mit stärkerer Intensität. Bei dieser Nadeltechnik wird der Kopf der Nadel zwischen Daumen und Zeigefinger gehalten, während der Mittelfinger auf den Übergang des Nadelgriffes zum Schaft klopft (➤ Abb. 21.23). Dies löst kleine Wackelbewegungen der Nadelspitze in der Tiefe aus, die ebenfalls das Nadelgefühl stärker ausstrahlen lassen und das Qi in eine gepulste Bewegung versetzen sollen.

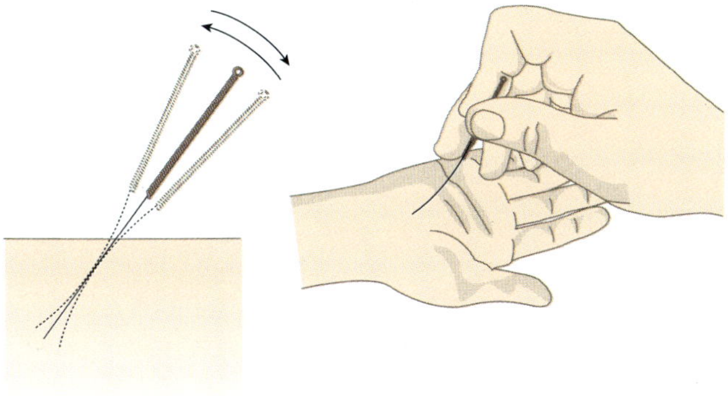

Abb. 21.23 Nadeltechnik – Der blaugrüne Drache wackelt mit dem Schwanz [L138]

Der rote Phönix kehrt in sein Nest zurück (chìfèng yíngyuán 赤鳳迎源)
Bei dieser Nadeltechnik wird der Kopf der Nadel zwischen Daumen und Zeigefinger etwa in Höhe des Daumenendgelenks eingeklemmt. Dann führen die aneinanderliegenden Finger der Hand eine Bewegung wie ein Flügelschlag eines Vogels aus (➤ Abb. 21.24). Dies übt einen kurzen und starken Impuls auf die Nadelspitze im Gewebe aus, so dass eine gepulste Stimulation ausgelöst wird.

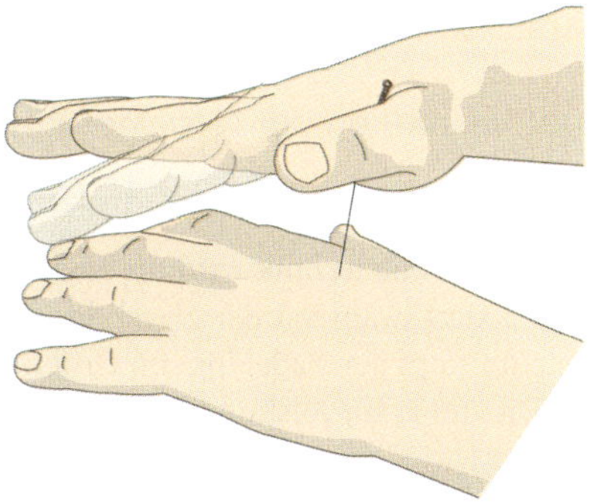

Abb. 21.24 Nadeltechnik – Der rote Phönix kehrt in sein Nest zurück [L138]

21.6.2 Basistechniken der Nadelstimulation

Die Hebe-Senk-Technik
Nach dem Stich durch die Haut wird die Nadel im Gewebe angehoben und abgesenkt, bis sich ein Nadelgefühl einstellt (➤ Abb. 21.25).

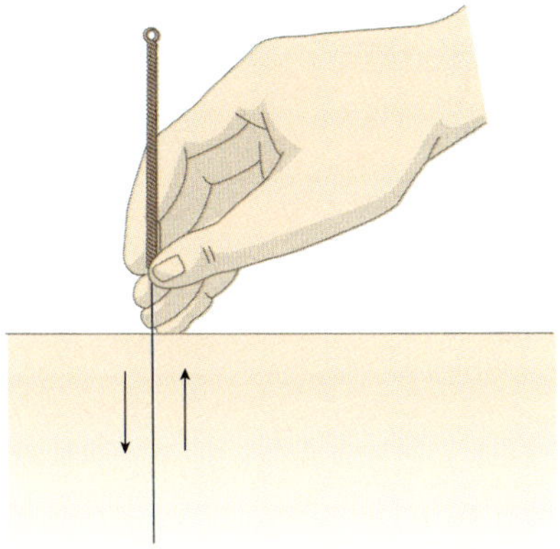

Abb. 21.25 Die Hebe-Senk-Technik der Nadelstimulation [L138]

Die Dreh-Technik
Nach dem Stich durch die Haut wird die Nadel mit und gegen den Uhrzeigersinn hin- und hergedreht, bis sich ein Nadelgefühl einstellt (➤ Abb. 21.26).

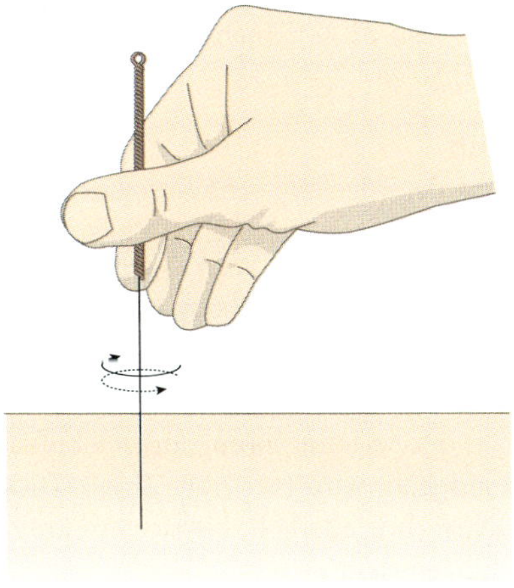

Abb. 21.26 Die Dreh-Technik der Nadelstimulation [L138]

21.6.3 Ergänzende Nadeltechniken

Techniken zum Verstärken des Nadelgefühls

Kratztechnik

Zur Durchführung der Kratztechnik wird die Nadel an ihrem Kopf mit dem Daumen fixiert, während der Nagel des Zeigefingers mit einer Bewegung zum Kopf der Nadel hin am Griff der Nadel kratzt (➤ Abb. 21.27). Dies führt zur Auslösung eines in der Regel sanften Nadelgefühls.

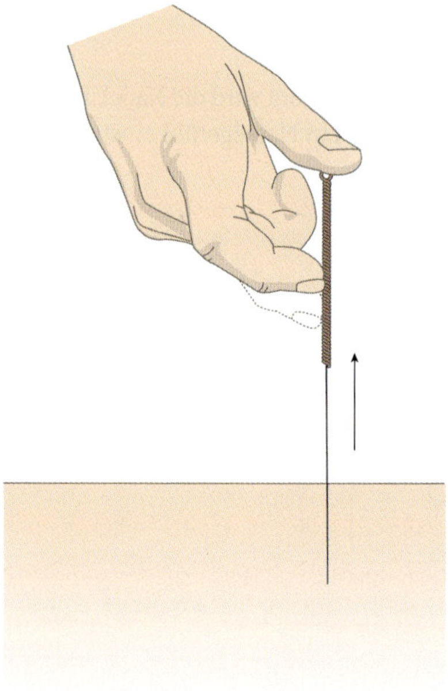

Abb. 21.27 Die Kratztechnik [L138]

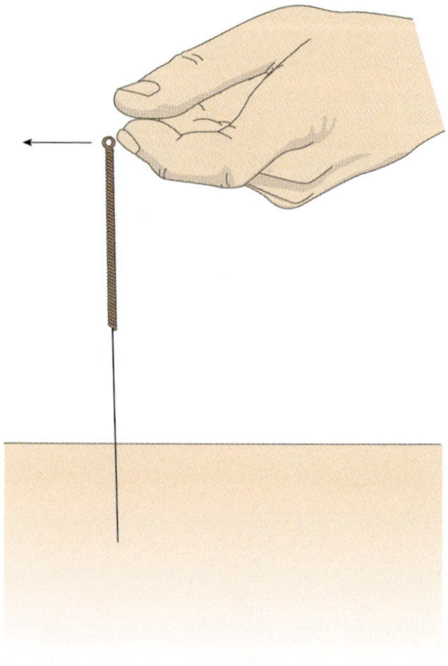

Abb. 21.28 Die Schnipstechnik [L138]

Schnipstechnik

Zur Durchführung der Schnipstechnik wird die gestochene Nadel im Bereich ihres Kopfes vom schnipsenden Zeigefinger in eine Vibration versetzt (➤ Abb. 21.28). Auch dies führt zur Auslösung eines sanften Nadelgefühls.

Vogelflugtechnik

Zur Durchführung der Vogelflugtechnik wird eine Kombination aus zwei oder drei Bewegungen ausgeführt. Zunächst wird die Nadel zwischen Daumen und Zeigefinger gedreht. Ggf. kann diese Drehbewegung auch mit einer Hebe-und Senkbewegung der Nadel kombiniert werden. Dann wird die Nadel losgelassen und die Hand öffnet sich, so dass mit dem Zeigefinger oder der Handfläche im Bereich des Grundgelenks des Zeigefingers ein kurzer klopfender Impuls auf den Nadelkopf ausgeübt wird (➤ Abb. 21.29). Diese Bewegungsabfolge wird mehrfach wiederholt, bis sich ein kräftiges, ausstrahlendes Nadelgefühl einstellt.

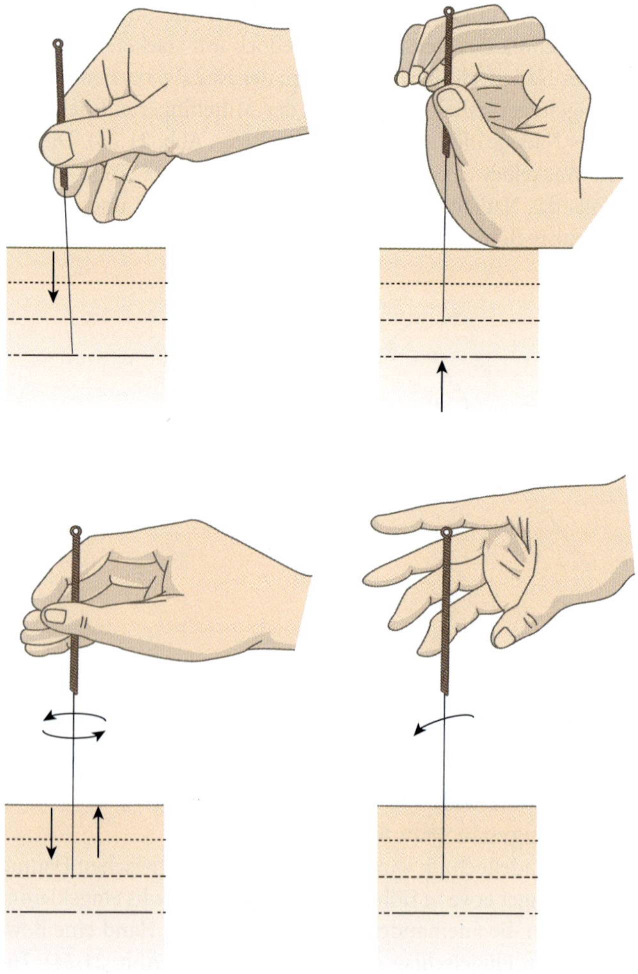

Abb. 21.29 Die Vogelflugtechnik [L138]

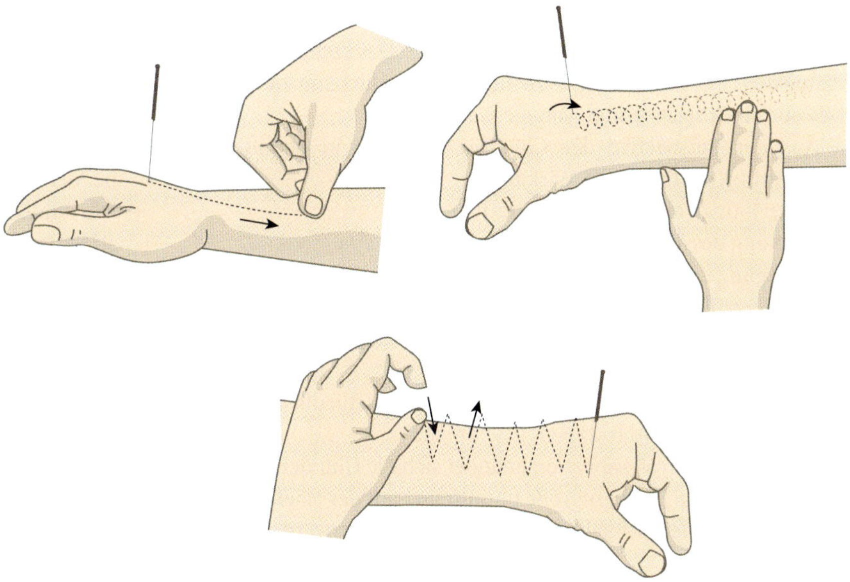

Abb. 21.30 Leitbahnmassage [L138]

Techniken, um das Nadelgefühl ausstrahlen zu lassen

Leitbahnmassage

Diese Technik wird durchgeführt, indem bei gesetzter Nadel mit einem Finger entlang der jeweiligen Leitbahn gestrichen wird, oder mit mehreren Fingern eine spiralig-streichende Bewegung entlang der Leitbahn ausgeführt wird, oder der Verlauf der Leitbahn mit den Fingern beklopft wird (> Abb. 21.30).

21.6.4 Nadelstimulationstechniken zum Auffüllen und Ableiten

Auffüllende Nadeltechniken

Auffüllende Dreh-Technik

- Wechselnd im und gegen den Uhrzeigersinn
- Hochfrequent (etwa 2–5 Repetitionen/sec)
- Niedrigamplitudig (etwa eine halbe bis vollständige Rotation der Nadel um sich selbst)
- Impuls auf den Patienten zu gerichtet
- Am Abdomen mit Unterstützung der Atmung: beim Einatmen gegen den Uhrzeigersinn vom Patienten weg, beim Ausatmen mit dem Uhrzeigersinn auf den Patienten zu

Auffüllende Hebe-Senk-Technik

- Wechselnd auf und ab
- Hochfrequent (etwa 2–5 Repetitionen/sec)
- Niedrigamplitudig (wenige mm)
- Impuls auf den Patienten zu gerichtet
- Am Abdomen mit Unterstützung der Atmung: beim Einatmen etwas die Nadel anhebend vom Patienten weg, beim Ausatmen etwas die Nadel tiefer vorschiebend auf den Patienten zu, also konkordant zur Bewegung der Bauchdecken

- Vor allem bei Pforten, die üblicherweise tangential genadelt werden: Stichrichtung mit dem Leitbahnverlauf – auffüllend

Ableitende Nadeltechniken

Ableitende Dreh-Technik

- Wechselnd im und gegen den Uhrzeigersinn, mit Betonung der Bewegung vom Patienten weg
- Niederfrequent (weniger als 2 Repetitionen/sec)
- Hochamplitudig (mehrere vollständige Rotationen der Nadel um sich selbst)
- Impuls vom Patienten weg gerichtet
- Am Abdomen mit Unterstützung der Atmung: beim Einatmen mit dem Uhrzeigersinn auf den Patienten zu, beim Ausatmen gegen den Uhrzeigersinn vom Patienten weg, also diskordant zur Bewegung der Bauchdecken

Ableitende Hebe-Senk-Technik

- Wechselnd auf und ab mit der Betonung der Bewegung vom Patienten weg
- Niederfrequent (weniger als 2 Repetitionen/sec)
- Hochamplitudig (größer als etwa 0,5 cm)
- Impuls vom Patienten weg gerichtet
- Am Abdomen mit Unterstützung der Atmung: beim Einatmen die Nadel absenkend auf den Patienten zu, beim Ausatmen die Nadel anhebend vom Patienten weg, also diskordant zur Bewegung der Bauchdecken

- Vor allem bei Pforten, die üblicherweise tangential genadelt werden: Stichrichtung gegen den Leitbahnverlauf – ableitend

21.6.5 Die Moxibustion

Im modernen Sprachgebrauch werden üblicherweise das Nadeln (*zhēn* 針) und das Erwärmen durch Moxibustion (*jiǔ* 灸) zu einem gesamten Begriff für eine Fachrichtung der Chinesischen Medizin zusammengezogen: Akupunktur und Moxibustion (*zhēnjiǔ* 針灸). Das Wort „Moxibustion“ bezeichnet eine Erwärmungsbehandlung durch glimmendes Beifußkraut, das meist als feingeschnittene

21

Wolle der getrockneten Beifußblätter oder als gerollte Zigarre aus dem besagten Kraut zur Anwendung kommt. Das angezündete und dann langsam abglimmende Beifußkraut strahlt eine tief in das Gewebe eindringende und wohlige Wärme ab.

Aus der Perspektive der Chinesischen Medizin entfaltet die Moxibustion die folgenden Wirkungen:

- Vertreibung von Kälte (und Wind)
- Stärkung des Yang
- Bewegung von Qi und Blut
- Schmerzstillung
- Auflösung von Stagnation und Stase
- Eintrocknung von Feuchtigkeit

Die Applikation der Moxibustion kann auf unterschiedliche Art und Weise erfolgen (➤ Abb. 21.31).

- Bei der direkten Moxibustion befindet sich die Glut der Moxa-Wolle in Reiskorngröße unmittelbar auf der Haut, so dass kleine oberflächliche Verbrennungen gesetzt werden (➤ Abb. 21.32). Diese Methode wird aus kosmetischen Gründen nur noch selten angewandt.
- Bei der indirekten Moxibustion befindet sich das Moxa-Kraut in unmittelbarer Nähe der Hautoberfläche. Die Haut wird durch eine Schicht Salz, eine Ingwer- oder Knoblauchscheibe oder eine kleine Menge Vaseline vor Verbrennung geschützt (➤ Abb. 21.33).
- Die mild-erwärmende Moxibustion erfolgt durch kreisende oder streichende Bewegungen einer glimmenden Moxa-Zigarre in einer gewissen Entfernung zur Hautoberfläche (➤ Abb. 21.34).
- Bei der Vogelpicktechnik wird die glimmende Moxa-Zigarre in rasch aufeinander folgenden Bewegungen auf die Haut an der zu behandelnden Stelle zu und wieder davon weg bewegt.
- Sehr häufig wird ein Stück einer Moxa-Zigarre auf den Griff einer eingestochenen Akupunkturnadel aufgesteckt und dann zum Abglimmen angezündet. Die Nadel fixiert die Wärmeeinwirkung auf das Zielareal und fungiert als Abstandshalter der Wärmequelle zur Haut (➤ Abb. 21.35).

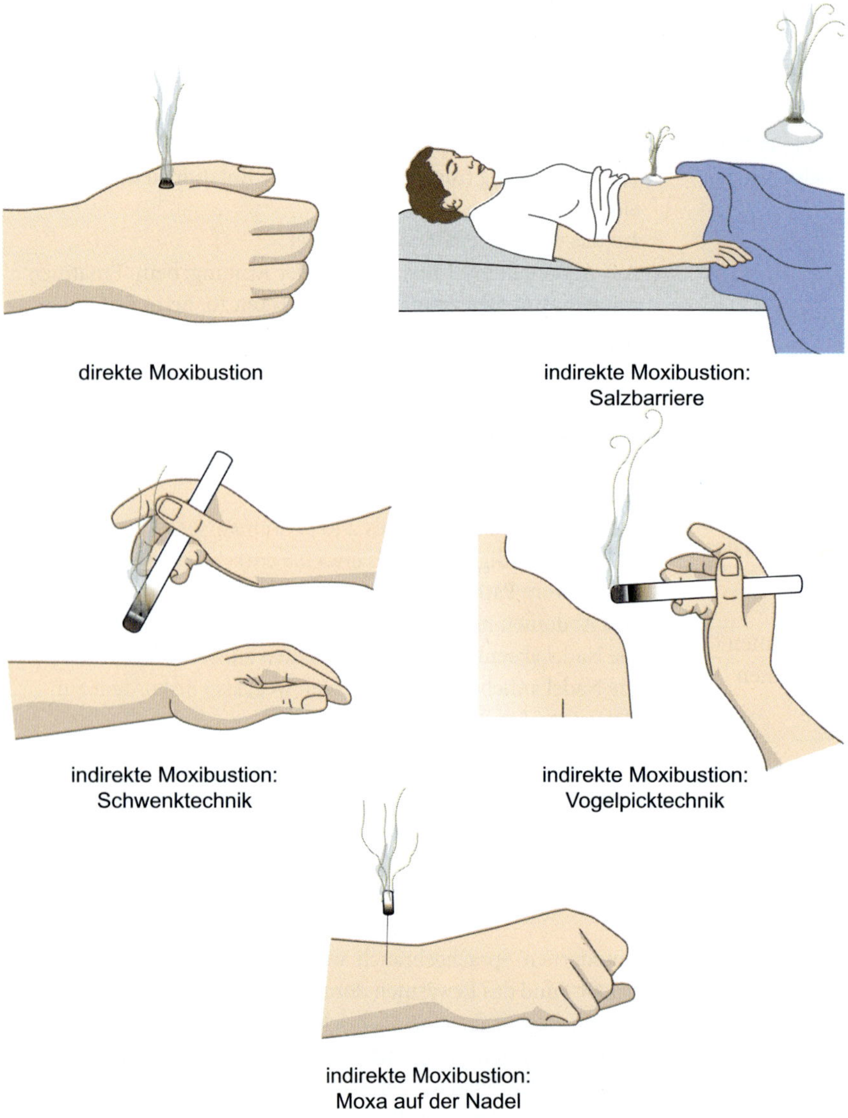

Abb. 21.31 Applikationsmöglichkeiten der Moxibustion [L138]

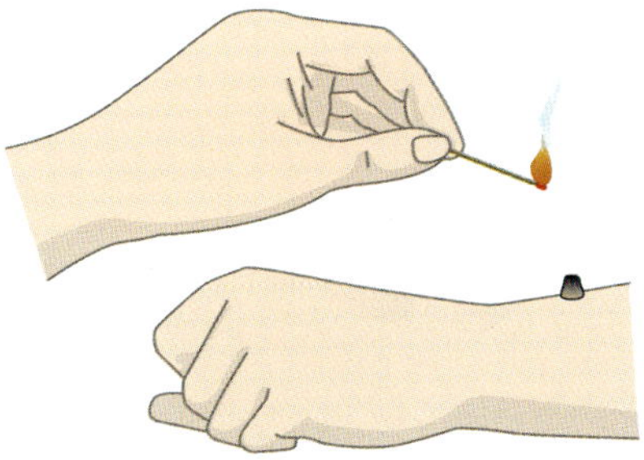

Abb. 21.32 Die direkte Moxibustion [L138]

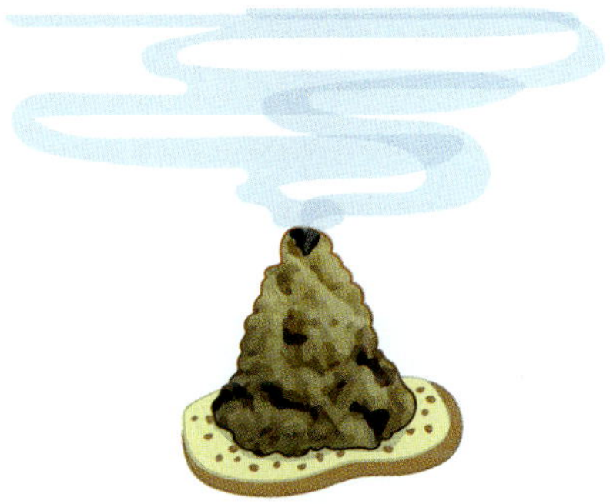

Abb. 21.33 Die indirekte Moxibustion [L138]

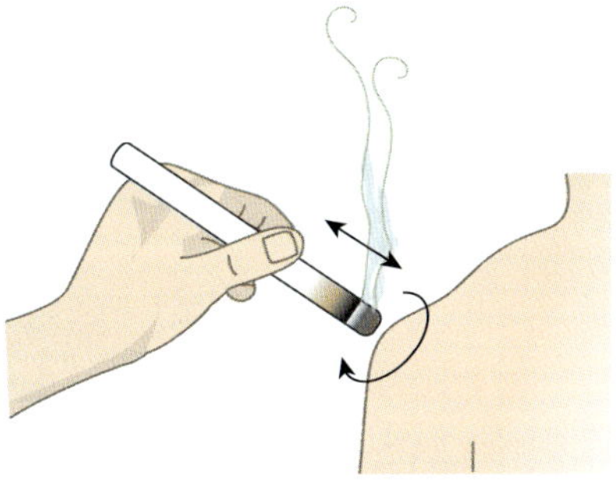

Abb. 21.34 Die mild-erwärmende Moxibustion mit kreisenden Bewegungen [L138]

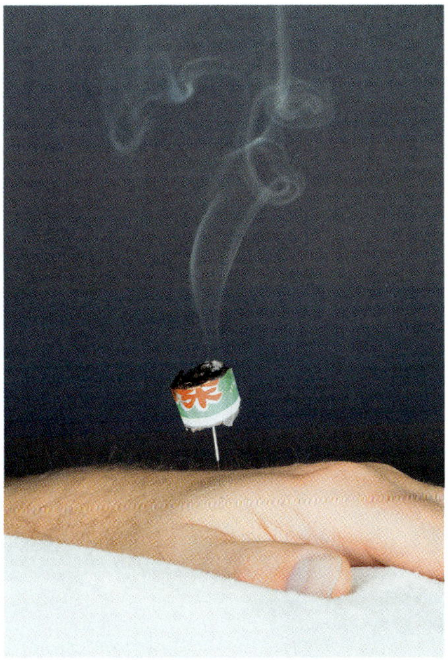

Abb. 21.35 Die Moxibustion auf der Nadel [J810-037]

21.6.6 Das Schröpfen

Das Schröpfen stellt eine Saugbehandlung der Haut und des Unterhautgewebes dar, die zu kleinen flächigen und petechialen Blutaustritten aus den Gefäßen führt. Das Schröpfen regt die lokale Durchblutung und den Stoffwechsel an und führt reaktiv zu einer Muskelentspannung in der Region.

Aus der Perspektive der Chinesischen Medizin entfaltet das Schröpfen die folgenden Wirkungen:

- Vertreibung von Wind (und Hitze)
- Anregung des Schutzwächter-Qi
- Bewegung von Blut
- Schmerzstillung
- Auflösung von Blut-Stase
- Bewegen und Einsaugen von Feuchtigkeit

Bei der traditionellen Form des Schröpfens wird zunächst die Luft in einem Schröpfglas durch Erhitzung zur Ausdehnung gebracht, so dass beim Wiederabkühlen ein relativer Unterdruck zur umgebenden Atmosphäre entsteht, der das darunter liegende Gewebe in das Schröpfglas hineinsaugt (➤ Abb. 21.36).

Der Unterdruck zum Ansaugen der Haut und des unterliegenden Gewebes kann auch durch Auspressen eines mit dem Schröpfglas kommunizierenden Gummibalgs erzeugt werden (➤ Abb. 21.37).

Eine weitere Methode des Aufbaus eines Unterdrucks sind mit einem Ventil versehene Schröpfköpfe, bei denen die Luft über eine an das Ventil anzuschließende Unterdruckpumpe aus dem Schröpfkopf evakuiert wird (➤ Abb. 21.38).

Als stärker ausleitend wirkende Variante des Schröpfens vor allem bei Schmerzen, entzündlichen und fieberhaften Erkrankungen sowie Blut-Stase kann das blutige Schröpfen vorgenommen werden, bei dem die Haut vor dem Schröpfen beispielsweise mit der klassischen Dreikantnadel ein- bis dreimal geritzt wird (➤ Abb. 21.39).

Bei ausgedehntem Schmerzareal, zur starken Aktivierung des Schutzwächter-Qi oder als stark vegetativ umstimmende Behandlung kann eine Schöpfmassage erfolgen, bei der ein Gleitmittel auf die Haut aufgetragen und der Schröpfkopf über die Haut in verschiedene Richtungen beispielsweise auf einer Strecke hin und her oder zirkulär vorgeschoben wird, bis sich der Unterdruck im Schröpfkopf erschöpft hat und erneuert werden muss (➤ Abb. 21.40).

Allgemein gesprochen kann das Schröpfen über dem Areal einer Akupunkturpforte, entlang einer Leitbahn oder in einem Gebiet mit Beschwerden durchgeführt werden. Häufig wird am Rücken, an den Schulter-, Ellenbogen- und Kniegelenken geschröpft, zuweilen über dem Nabel, selten im Gesicht.

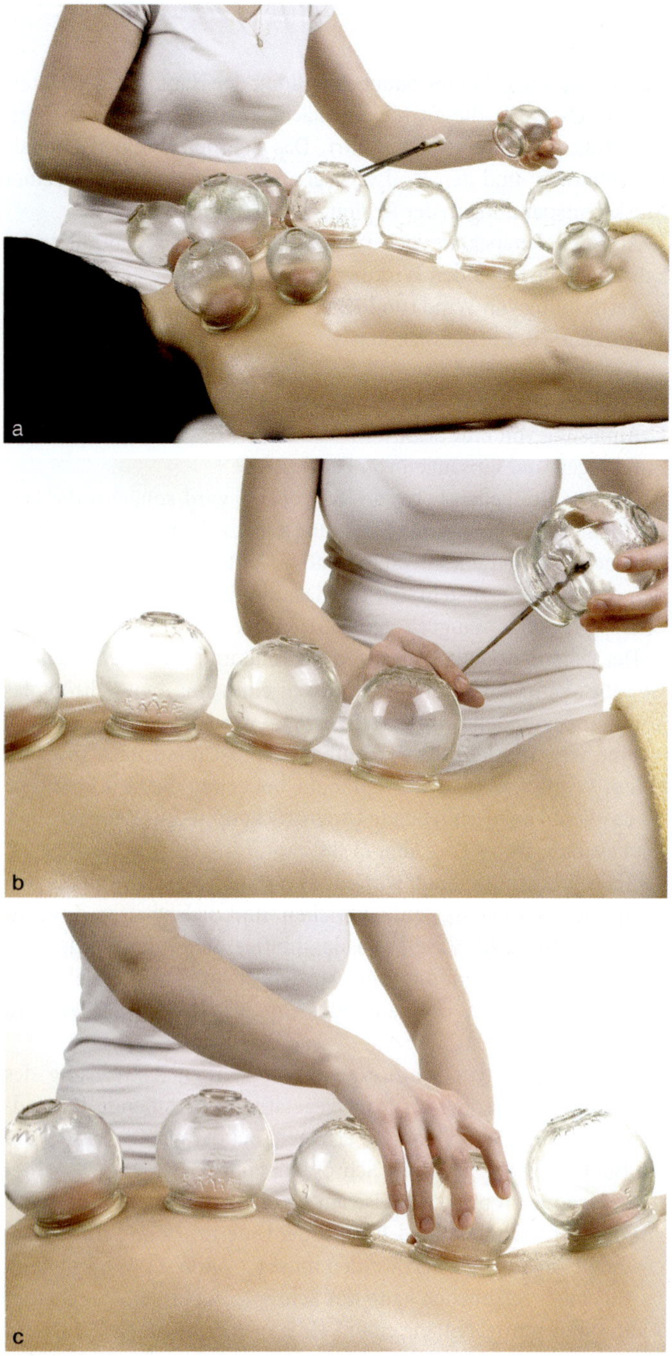

Abb. 21.36 a, b, c Die klassische Unterdruckmethode des Schröpfens mit Flamme [J787-117]

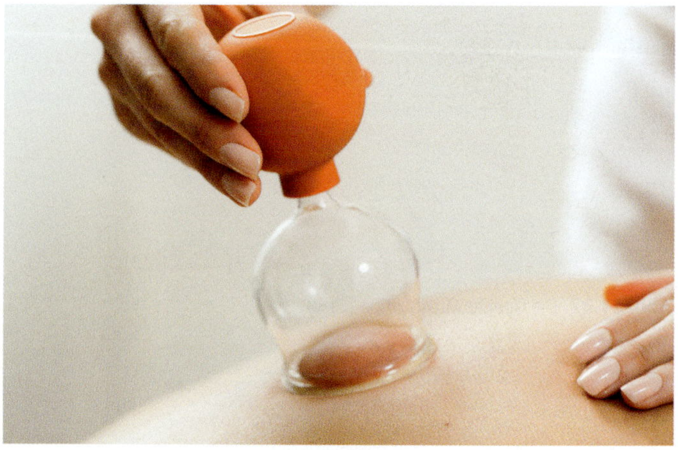

Abb. 21.37 Schröpfköpfe mit Vakuum-Gummibällen [J787-120]

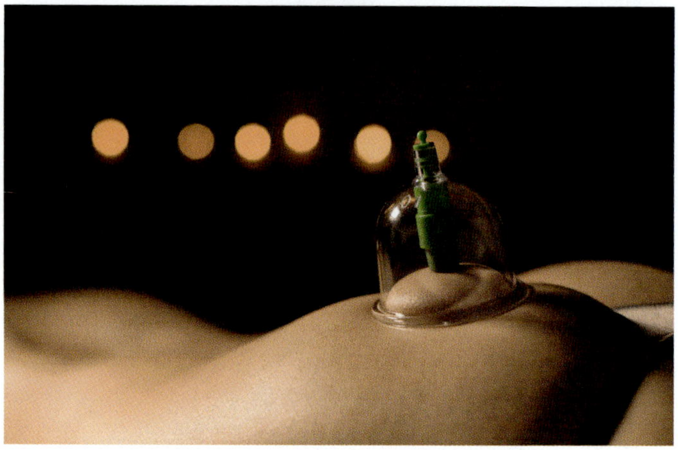

Abb. 21.38 Schröpfköpfe mit Vakuum-Ventilen [J787-121]

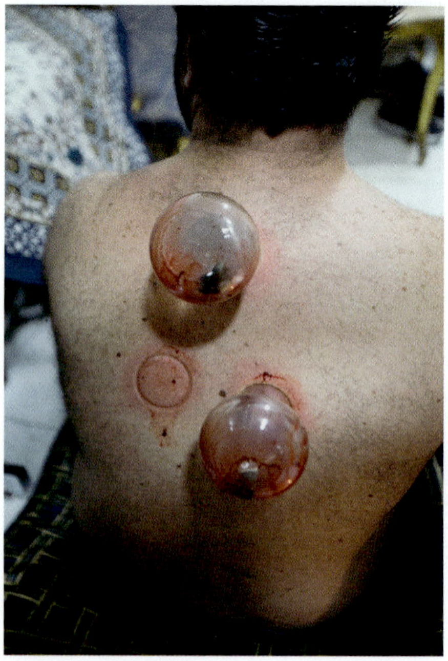

Abb. 21.39 Blutiges Schröpfen [J810-031]

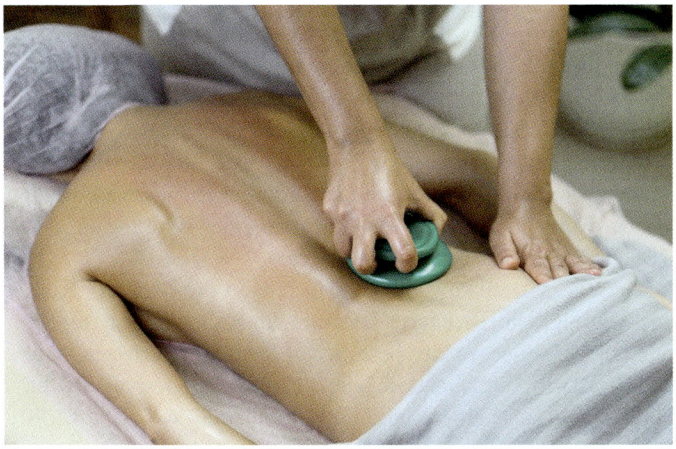

Abb. 21.40 Schröpfmassage [J787-118]

21.7 Abschließende Betrachtung

Die Darlegungen in diesem Kapitel zeigen, dass die Akupunktur ein breites Spektrum ihrer Wirkweise entfalten kann, das von der reinen Symptomenkontrolle bis hin zur Förderung der Selbstentwicklung des Menschen reicht und zu seiner Befreiung von Konditionierungen und Verstrickungen beitragen kann. Auf welche Weise das Potenzial der Akupunktur genutzt wird, hängt vom Entwicklungs- und Ausbildungsstand des Therapeuten und von dem Wunsch und Willen des Patienten ab, einen selbstverantwortlichen Pfad zur Gesundung einzuschlagen und den nächsten Schritt auf diesem Weg zu gehen.

21.8 Fallbeispiel: Ausgleich der Hauptleitbahnen und Vertreibung von schädlichem Qi durch Anwendung einer Yuan-Luo-Kombination

Michaela Deubel

Patientin: Frau K., 32 Jahre, Einzelhandelskauffrau

Beschwerdevortrag

Saisonale Beschwerden im Bereich der Nase und der Augen unter Exposition von Baumpollen und Gräsern

Anamnese

Eine erste Hyposensibilisierungsbehandlung erfolgte über insgesamt fünf Jahre zwischen dem 12. und 19. Lebensjahr mit vorübergehender Linderung der allergischen Beschwerden. Augentränen, Juckreiz, Nasenlaufen und Niesreiz nahmen jedoch nach kurzem beschwerdeärmerem Intervall wieder zu und konnten durch eine zweite Hyposensibilisierung in den drei Jahren vor der Konsultation nicht mehr positiv beeinflusst werden.

Vor einigen Jahren wurde bei der Patientin aufgrund einer zufällig diagnostizierten Venenklappenschwäche eine Operation am rechten Bein vorgenommen. Frau K. nimmt bei Bedarf während der Allergiesaison Antihistaminika ein. Die Familienanamnese ist bezüglich allergischer Erkrankungen unauffällig. Hinweise auf Kreuzallergien ergeben sich bislang nicht. Unter Stress treten Reizdarmsymptome wie Durchfall und Blähungen auf. Zudem beklagt Frau K. leichte Unterleibsbeschwerden bei der Menstruation. Bei anstrengenden Schichtdiensten fühlt sich die Patientin gelegentlich erschöpft; bei schwerem Heben treten zuweilen Beschwerden in der Nackenregion zwischen den Schulterblättern und selten auch Kopfschmerzen auf. Es besteht eine gewisse Neigung zu kalten Füßen.

Körperlicher Untersuchungsbefund

Inspektion Schlanke Statur, aufrechte Haltung, wache Augen, freundlicher Blick, unauffälliger Teint, keine sichtbaren Ödeme oder Varizen; Zunge: leichte Zahneindrücke, diskret gedunsener Zungenkörper, Zungenspitze gering gerötet, kein auffälliger Belag

Größe und Gewicht 175 cm, 70 kg

Palpation Bauchdecke ohne Druckdolenz in allen Regionen um den Nabel, geringe Abwehrspannung in der Nabelregion, jedoch keine Resistenzen; Puls: Lungenpuls und Milzpuls schwächer als die restlichen Pulse, insgesamt feiner und regelmäßiger Puls

Qi-Detektion Leichtes Druckempfinden im Bereich von Thorax und Nase, geringer Qi-Mangel an den Füßen

Diagnostische Einschätzung

- Dysbalance von Taiyin und Yangming
- Lungen- und Milz-Qi-Schwäche, rezidivierender Nieren-Qi-Mangel
- Äußere Wind-Kälte mit teilweiser Umwandlung in Hitze
- Konstitutionstyp Metall (frühes Auftreten allergischer Beschwerden, Kombination mit Darmbeschwerden, Neigung zur raschen Erschöpfung des Qi vor allem an der Oberfläche)

Diagnoseerörterung

Auf der Basis einer Metall-Konstitution wird die Lungen-Schwäche bereits im Alter von zwölf Jahren durch äußere Provokationsfaktoren (Pollen; „Wind") initiiert und manifest. Durch wiederholtes Eindringen von Wind und Kälte über die Lungen-Leitbahnen kann schließlich die Lunge das Qi nicht mehr verteilen und absenken. Daraus resultiert eine lokale Stagnation von Qi und Blut in der Nase mit vermehrter Nasensekretion. Die Wurzel der Erkrankung ist somit eine konstitutionelle Schwäche der Lunge und eine erworbene Störung im Vorgang des Verteilens und Absenkens des Qi. Das Qi der Lunge bewegt sich in umgekehrter Richtung nach oben. Die Mutter (Milz) versucht, das Kind (Lunge) vermehrt zu unterstützen und verliert dadurch ihre eigene Fähigkeit zum

21

Transport von Qi und Körpersäften. Es entsteht eine Neigung zur Stagnation und Stase von Qi und Blut. Die Milz vermag nicht mehr ausreichend das Blut zu umschließen, was sich in der festgestellten Venenklappenschwäche manifestiert. Die wiederholt einfallende Wind-Kälte wandelt sich teilweise in Hitze, was durch die etwas gerötete Zungenspitze angezeigt wird. Zusätzliche Überforderungssituationen im privaten und beruflichen Umfeld schwächen die Niere, die als weitere Quelle des Qi nach der Milz versucht, den Mangel des Lungen-Qi auszugleichen.

Therapeutische Strategie

Die bestehende Situation erfordert einen stärkenden Ausgleich zwischen Lunge und Milz. Das Qi der Lunge muss sich wieder ordnungsgemäß verteilen und absenken können. Das erschöpfte Milz-Qi muss aufgefüllt werden. Die pathogenen Einflüsse vor allem in Form des Windes müssen aus dem System der Lunge entfernt werden.

Festlegung und Durchführung der Behandlung

Bei der bestehenden Lungen- und Milz-Qi-Schwäche bietet sich die Behandlung über eine Yuan-Luo-Kombination an, da sich die Leitbahnen der beiden betroffenen Organe in einem gemeinsamen Umlauf befinden. Geeignete Pforten finden sich auf den Leitbahnen von Lunge und Magen sowie von Dickdarm und Milz. Die oben vorhandene relative Fülle kann über eine Yin-Leitbahn der Hand und die unten bestehende Leere über eine Yang-Leitbahn des Fußes angegangen werden.

Die Luo-Pforte der Lungen-Leitbahn am Unterarm leitet pathogenes Qi der Lunge aus, während die Yuan-Pforte der Magen-Leitbahn am Fuß mit ihrer hoch wirksamen Steuerungsfunktion den Qi-Fluss im Bereich von Magen und Milz reguliert.

Lu 7 lièquē 列缺 („Unterbrochene Reihenfolge", „Blitz und Wolkenbruch") [rechts]

Die Luo-Pforte der Lungen-Leitbahn leitet Wind aus, senkt das Lungen-Qi ab, bewegt das Schutzwächter-Qi, öffnet die Nase, nährt das Yin, beseitigt Hitze, eliminiert Kälte und reguliert die Wasserwege. Sie macht die Leitbahn der Lunge frei, wirkt auf Nacken und Hinterkopf und stellt eine Verbindung zum Renmai her, wodurch auch Unterleibsbeschwerden im Bereich des Darms und der Gebärmutter positiv beeinflusst werden können. Die herausragende Vielfältigkeit der Pforte Lu 7 in der klinischen Anwendung wird auch durch die Eingruppierung in die Vier Hauptpforten und die Himmelsstern-Pforten nach Ma Danyang dokumentiert. Bei auffälligen Pulsen der Lungen- und Milz-Position erfolgte die Nadelung auf der rechten Seite.

Ma 42 chōngyáng 衝陽 („Hindurchströmendes Yang") [links]

Die Yuan-Ursprungs-Pforte der Magen-Leitbahn bändigt das Yang und senkt es ab. Sie wird beim Wechsel zwischen Kälte und Hitze eingesetzt, stärkt die Milz, transformiert Feuchtigkeit, harmonisiert den Magen und beruhigt das Shen. Die Pforte führt das aberrante Yang aus dem Kopfbereich abwärts, und das Yang des Magens wieder zum harmonischen Zusammenwirken mit dem Yin der Milz. Im Sinne der Dynamisierung der Wirkung auf den Qi-Fluss erfolgte die Nadelung linksseitig.

Die Magen-Leitbahn führt zwar bereits in die Nähe der Nase, doch verfügt die Dickdarm-Leitbahn über die engsten topographischen Bezüge zu der betroffenen Struktur. Auch verwaltet die Dickdarm-Leitbahn das Schutzwächter-Qi, weshalb in die Behandlung auch eine Yuan-Luo-Kombination zwischen Dickdarm und Milz eingefügt wurde, so dass letztlich alle Leitbahnen des ersten Umlaufs stimuliert werden können.

Di 6 piānlì 偏歷 („Schräger Durchlauf") [links]

Die Luo-Vernetzungs-Pforte der Dickdarm-Leitbahn befreit die Nase von schädigenden Krankheitseinflüssen wie dem Wind und setzt das Schutzwächter-Qi in Umlauf. Nachdem die Pforte Lu 7 rechts gestochen wurde, erfolgt hier die Nadelung auf der linken Seite.

Mi 3 tàibái 太白 („Große Weiße (Venus)") [rechts]

Die Yuan-Ursprungs-Pforte der Milz-Leitbahn mobilisiert unverfälschtes Erd-Qi, mit dem das Lungen-Metall unterstützt werden kann. Das Schutzwächter-Qi der Lunge speist sich aus dem Nahrungs-Qi der Milz. Die Fülle aus dem Kopf wird nach unten in den Mittleren Jiao geführt, um dort verdaut und aufgelöst zu werden.

Behandlungsverlauf

Da die Ohrakupunktur bei einer Pollinose eine sehr gute Ergänzung in den Behandlungsoptionen darstellt, wurden bei dieser Patientin zusätzlich am linken Ohr der Allergiepunkt, der Punkt Shenmen, der Punkt des Plexus bronchopulmonalis sowie die Punkte für Auge und Nase mit Bestimmung der exakten Lokalisation und zur Therapiekontrolle nach der RAC-Technik genadelt. Die Patientin konnte unter der Behandlung die Pollensaison sehr gut überstehen. Lediglich in der Phase der heftigen Zirkulation von Gräserpollen litt die Patientin unter Augensymptomen und nicht wie sonst üblich unter einer Behinderung der Nasenatmung. Durch Nadelung von Gb 20 und des Augenpunkts am linken Ohr konnten auch diese Beschwerden aufgelöst werden.

WEITERFÜHRENDE LITERATUR

Hammes Michael, Schwarz Roya: Das Geheimnis der Goldenen Nadel. Die Entwicklung wahrer therapeutischer Kräfte aus den antiken Lehren der Chinesischen Medizin. Elsevier/Urban & Fischer Verlag. München 2018

Hecker Ulrich, Steveling Angelika et al.: Lehrbuch und Repetitorium Akupunktur. Hippokrates Verlag. Stuttgart

Sun Zhen-Huan, Gao Li-Shan, Gao Feng: Die Herzenseinsichten der Akupunktur und Moxibustion. Die erste Zusammenstellung von Essenzen der Akupunktur und Moxibustion nach Gao Li-Shan. 孙震寰, 高立山, 高峰: 针灸心悟.高立山针灸汇粹之一. 学苑出版社. 北京 1997

Xie Xi-Liang, Guan Ling: Grundlegende Fähigkeiten in Akupunktur und Moxibustion. 谢锡亮, 关玲: 针灸基本功. 人民卫生出版社. 北京 2007

登上玉堂

Der Aufstieg zum Jadetempel

KAPITEL

22 Medizin und die Möglichkeit der Heilung

22

Wir möchten dem Leser an dieser Stelle den Raum eröffnen, eine Reflexion über die Aufgabenstellung des Therapeuten und die erreichbaren Ziele anzustellen. Heil-Sein heißt ein Ganzes sein. Lassen Sie uns gemeinsam erforschen, wie wir als Therapeuten in uns selbst ein Ganzes sein können, wie wir eine umfassende, an Ganzheit orientierte Medizin praktizieren und damit imstande sind, den Weg dahin zu bereiten, dass die Patienten zu ihrer Einheit und Ganzheit, ihrem Heil finden.

22.1 Die Bedeutung des Heilseins in der Altchinesischen Medizin

Das Wissen in der Altchinesischen Medizin basiert auf mehr als 2000 Jahren Erfahrung in der erfolgreichen Arbeit mit den physischen und metaphysischen Aspekten des Menschen, vor allem mit seinen feinstofflichen und spirituellen Dimensionen. Die Altchinesische Medizin hat sich nicht mit einer oberflächlichen Analyse der materiellen Konstruktion des Menschen begnügt, sondern sich damit befasst, das zarte, tiefe und subtile Meisterwerk des Seins freizulegen.

In der chinesischen Sprache existieren zwei ursprüngliche Zeichen, die mit der Bedeutung von Heilung assoziiert sind: *chài* 差 und *yù* 愈. Chai ist ein Sinnbild für das Zerreiben des Weizens zwischen den Händen – die rituelle Reinigung der Hände des Heilers und ihre Aufladung mit der Kraft des Weizens, der die Wiederauferstehung und das immerwährende Leben symbolisiert.

Das Zeichen Yu weist in seinem unteren Teil darauf hin, dass die Heilung im Herzen stattfinden muss. Der obere Teil kann im Sinne von „transportieren" verstanden werden – dass alles zum Herzen gebracht werden muss. Eine andere Bedeutungsvariante dieses oberen Teils berührt den Aspekt, dass etwas von einer höheren Instanz gebilligt, dass es zugelassen werden muss und nicht allein in den Händen der agierenden Menschen liegt. Dieser Teil des Zeichens ist in der Aussprache Shu auch eine Bezeichnung für Akupunkturpforten. Das vollständige Zeichen Yu bedeutet auch „mehr und mehr", „zunehmend" im Sinne eines allmählichen Prozesses.

Von beiden erwähnten Zeichen existiert jeweils eine Variante mit dem Radikal für das Krankenbett 疒: *chài* 瘥 und *yù* 瘉, die beide im Sinne von „Heilung", „Wiederherstellung" verwendet werden.

Die Heilung eines Menschen, sei es auf der einfachen physischen oder feinstofflich-spirituellen Ebene, basiert auf dem Erreichen eines Gleichgewichts und einer Verbindung des physischen Bewusstseinszustands mit den auf den Menschen einwirkenden Heilkräften. Laut den Lehren der Altchinesischen Medizin gibt es eine zentrale Instanz, DAO genannt, die allen Erscheinungen von Form und Materie zugrunde liegt (vgl. ➤ Kap. 4.1, ➤ Kap. 4.2). Diese universelle Kraft wird in den verschiedenen Kulturen mit unterschiedlichen Namen bezeichnet.

In der Altchinesischen Medizin wurde der Heiler konsequent als Vehikel für diese allumfassend ordnende und lebensspendende Kraft des DAO angesehen. Das Sein in der Perspektive des DAO verleiht dem Menschen alle Anlagen, Talente und Kräfte, die er zur Offenbarung und Verwirklichung seiner wahren Natur benötigt.

Die Lehren der Altchinesischen Medizin beinhalten, dass die Wirkkräfte des DAO – Shen, Qi und Jing – unseren gesamten Organismus und alle seine Organe funktionell beeinflussen. Diese Kräfte bauen sich aus der aufgenommenen Nahrung, den physischen und mentalen Aktivitäten des Menschen sowie seiner psychischen Verfassung auf. Die Art und Weise des Qi-Flusses in allen sichtbaren und unsichtbaren Schichten und subtilen Zonen der Leitbahnen korreliert direkt mit dem Gesundheitszustand. Das Qi stellt die wesentliche Lebenskraft dar und baut unter anderem eine Verteidigungslinie des menschlichen Immunsystems auf, die noch vor dem Einsetzen immunphysiologischer Vorgänge im Leib wirksam wird.

Die Altchinesische Medizin befasst sich mit allen Aspekten des menschlichen Seins. Sie integriert die physischen, mentalen, emotionalen und spirituellen Dimensionen des Individuums in der Intention, ein Gleichgewicht aller Wirkkräfte und die Einheit des Qi zu wahren. Die für den Menschen als geistigem Wesen relevanten physischen und metaphysischen Aspekte werden berücksichtigt, damit ein nachhaltig ausgeglichener und gleichförmiger Qi-Fluss auf allen Ebenen erreicht werden kann.

Wissenschaftliche Studien legen mittlerweile nahe, dass Glaubenssätze, Weltanschauungen, Wertvorstellungen, Erwartungshaltungen, Grundstimmungen und Zielsetzungen auf vielfältige Weise dazu beitragen, Behandlungseffekte auszulösen, zu verstärken, zu begünstigen oder zu modulieren, um so positiv wie auch negativ auf Heilungsprozesse im Individuum einzuwirken. Beeinflusst von der pharmakologischen Forschung werden solche Effekte gerne als „Placebo"- oder „Nocebo"-Wirkung bezeichnet. Dies stellt allerdings nicht nur eine unzulässige Simplifizierung der tatsächlich stattfindenden Prozesse dar, sondern geht im Ansatz an der Realität der beteiligten Phänomene vorbei. Wissenschaftliche Anstrengungen in diese Richtung werden unglücklicherweise immer noch mit dem Ausdruck „Placebo-Forschung" belegt, was grundsätzlichen Missverständnissen über die Natur des Untersuchungsgegenstands weiter Vorschub verleiht.

Der Mensch ist sich in der Regel nicht über die Vorgänge in seinem Inneren bewusst, weshalb er auch nicht mit den heilenden Kräften seines Leibes oder des Seins insgesamt in Verbindung steht. Das sogenannte zivilisierte Leben ist der bewussten Reflexion über das eigene Sein und die darin wirksamen Kräfte weitgehend entwöhnt. Der moderne Mensch hat sein ursprüngliches, in Gesundheit und Ganzheit ruhendes, natürliches Wesen weitgehend eingebüßt und sich in die Abhängigkeit von äußerer Maschinenkontrolle (Laborwerte, Messverfahren, MR-Tomografie) und äußerer manipulativer Stimulation (Pharmaka, Operationen) gestürzt. Unbegrenzt verfügbare Potenziale zur Heilung aus dem physischen, mentalen, emotionalen und spirituellen Bereich sind nicht mehr bekannt. Der moderne Mensch sucht seine Heilung nicht mehr primär in sich selbst, obwohl ihm alle benötigten Fähigkeiten, Kräfte und Talente für eine Heilung durch das Sein in der Perspektive des DAO verliehen wurden. In jedem Menschen wartet ein schöpferisches Genie darauf, seine Werke zu entfalten.

Um die Heilwerdung aus dem Verständnis der Altchinesischen Medizin vollumfänglich nachzuvollziehen, ist ein erneuertes Erklärungsmodell erforderlich, das Feinstoffliches und Grobstoffliches in gleicher Weise berücksichtigt und zu einem Ganzen vereint.

Der modernen Naturwissenschaft ist ein Steuerungssystem im menschlichen Leib bekannt, das mit elektrischen Impulsen arbeitet und als Nervensystem bezeichnet wird. Ein in der naturwissenschaftlichen Medizin nicht beschriebenes System integriert alle Regulationen über das Nervensystem, über das hormonelle System, das die Blutgefäße als allumspannende Synapse nutzt, und über die genetischen und biochemischen Steuerungsvorgänge. Dieses übergreifende Steuerungs- und Ausgleichssystem wird von einigen Forschern als von elektromagnetischen Feldern aufgebaut beschrieben. Sicherlich ist die Vorstellung einer Impuls- und Informationsweitergabe durch Wellenüberlagerungen ein vielversprechender Ansatz zur Überwindung der Beschränkung auf rein stoffgebundene Erklärungsmodelle.

Eine andere Betrachtungsweise wäre es zu sagen, dass den Beschreibungen der Lebensvorgänge in der Altchinesischen Medizin keine bislang erfassbaren physikalischen Prozesse zugrunde liegen, sondern dass es sich um die reine Beschreibung von Ordnung und ordnenden Kategorien wie auch Ordnung schaffenden Prozessen handelt, die sich weder auf eine materielle Grundlage noch auf die Wirkung von Schwingungen und Resonanzen bezieht.

Ob sich nun diese Regulationsprinzipien des Lebendigen in der Altchinesischen Medizin auf elektromagnetische Felder gründen oder auf die reine geistig-spirituelle Einsicht in die große Ordnung des Lebendigen, so stellen die aufgestellten Theoreme letztlich ein inneres Kraftfeld als Quelle des Lebens vor, das sich eines Verteilungssystems von zwölf Hauptleitbahnen und einer Vielzahl energetischer Pforten bedient und das sein Potenzial auf alle nachrangigen Steuersysteme, seien sie elektrischer, magnetischer oder stofflicher Natur, zu transformieren vermag.

In jedem Fall lassen sich Akupunktur und Altchinesische Medizin nur sehr unvollkommen und bruchstückhaft, reduktionistisch und simplifizierend mit den gängigen physiologischen Modellen in der modernen Medizin erklären. Die moderne Medizin selbst verfügt über kein integrierendes Erklärungsmodell für somatisch-materielle und immaterielle seelisch-geistige Phänomene.

Innerhalb des Erklärungsansatzes der Altchinesischen Medizin sind alle feinstofflichen, nicht-materiellen Phänomene als Behüter und Vektoren des Lebendigen aufzufassen. Das Zentrum dieser Lebenskräfte durchzieht den Leib wie ein vertikales Feld von Einflüssen, das sich vom Kopf bis in den Unterleib hinein erstreckt. Dieses Feld übt alle Funktionen in der Organisation, Strukturierung und Durchführung der Prozesse des Lebendigen aus und bedient sich der konkreten kontinuierlichen Arbeit der verschiedenen Organe, Drüsen und Gewebe. Analog zum Weitertransport elektrischer Impulse im Nervensystem und zur Zirkulation des Blutes in den Gefäßen wird durch die Lebenskräfte das Qi als Lebenskraft durch den Leib geführt und dadurch pathogenes Qi in aufrechtes umgewandelt.

Jede Störung der ursprünglichen Quelle der Lebenskraft beeinträchtigt die Funktionen sämtlicher nachgeordneter Systeme. Daher kann jede Erkrankung, sei sie somatischer oder psychischer oder wechselseitiger Natur, auf eine Beeinträchtigung dieses Ursprungs zurückgeführt werden.

Umgekehrt spiegelt sich das Heilsein in der alten chinesischen Perspektive nicht allein in einem gesunden Leib, einem klaren Geist oder einer glücklichen Seele wider. Vielmehr zeigt sich das Leben in einer ungestörten Einheit in numinosen Attributen wie Liebe, Friedfertigkeit, Dankbarkeit und Mitgefühl, die auf dauerhafte und natürliche Weise in das tägliche Leben eingebunden sind. Der geheilte oder ganze Mensch verfügt über einen inneren Reichtum an Liebe, Gelassenheit und Freiheit von Angst, Eingrenzung und Anhängigkeit, mit dem er sein wahres Selbst und die Einheit allen Seins zu erfassen vermag.

Es ist an der Zeit, dass die Errungenschaften der Altchinesischen Medizin nicht mehr als unvollkommener Ersatz für die moderne naturwissenschaftlich geprägte Medizin angesehen oder sogar grundsätzlich in Frage gestellt werden. Sie sollten unbedingt als nicht zu entbehrende Ergänzung der Medizin begriffen werden. Wenn sich die in den Heilberufen Tätigen dazu autorisieren, das Beste aus zwei Welten, aus dem Altüberlieferten und dem Neuergründeten, zu vereinen, wird eine wahre Heilung der Kranken erlangt werden.

22.2 Der Heilungsprozess in der heutigen Zeit

Die etwa seit dem 19. Jahrhundert verbreitete moderne Medizin hat sich stark an den Ideen der Evolutionstheorie und der Humangenetik orientiert. Die Entdeckung materieller Substrate des Lebendigen können als Schlüsselerlebnisse in der Identitätsfindung der heutigen Medizin aufgefasst werden. Die physikalische Vorstellungswelt des heutigen Mediziners sieht sich meist noch nicht herausgefordert, wesentlich über die Prinzipien der Newtonschen Mechanik hinauszugehen.

Mit der Entdeckung der Quantenphysik hat die Wissenschaft gezeigt, dass die innerste Struktur der Dinge nicht als stofflich, nicht als Materie aufgefasst werden kann. In dieser Perspektive ist die Betrachtung der Welt als aus Substanzen aufgebaut illusionär. Den von uns wahrgenommenen Phänomenen liegen letztlich Quantenfelder zugrunde. Auf dem Hintergrund dieser Erkenntnisse erscheinen die antiken Erklärungen über die immaterielle Natur der Welt weit weniger abwegig als aus einem materialistischen Blickwinkel. Alle unsere verbreiteten Vorstellungen und Wahrnehmungen des Lebendigen, die sich auf das Sicht- und Greifbare beziehen, sind somit unvollständig und fehlerhaft.

In der Medizin entsteht ein zunehmendes Bewusstsein für nicht-materielle Einflüsse auf Erkrankungen. Studien der Grundlagenforschung und der klinischen Medizin erbringen klare Hinweise auf den Einfluss von Kognitionen und Emotionen auf das Heilsein von Seele, Geist und Körper. Die Maschinenmodelle des menschlichen Organismus sind als veritables Abbild der leiblichen Realität nicht haltbar. Der Mensch ist kein biochemisches Ereignis, das sich aus umschriebenen und konstant ablaufenden Einzelphänomenen zusammensetzt.

Wechselwirkungen zwischen Gedanken, Gefühlen, biochemischen Prozessen und elektrischen Entladungen im Organismus stellen ein deutlich realistischeres Szenario dar. Phänomene des Lebendigen sind nicht als strenger Determinismus zu erfassen. Vielmehr sind die Einflussgrößen mannigfaltig und erzeugen eine schier unvorstellbare Variationsbreite. Eine umfassende Therapie muss in der Lage sein, alle diese Bedingungen in ihre Überlegungen einzubeziehen. Denn wenn beispielsweise die pharmakologischen Theorien zutreffend wären, würden wir keine Patienten kennen, die nicht auf bestimmte Medikamente ansprechen.

22.3 Die Integration der Altchinesischen Medizin in eine zeitgemäße Heilkunde

Zu einer gewissen Nachdenklichkeit und Offenheit für neue Betrachtungsweisen können auch die Krankengeschichten von Menschen beitragen, deren Erkrankungen der Überzeugung der modernen Medizin nach unheilbar waren und die deshalb als „austherapiert“ galten. Menschen, die sich nicht auf diese Weise ins Abseits stellen lassen wollen, erreichen zuweilen nicht für möglich gehaltene Heilungen oder erhebliche Verzögerungen ihres Krankheitsprozesses. Diese Patienten haben sich auf ihrem Weg in den meisten Fällen komplementärmedizinischer Ansätze bedient und eine spirituelle Auseinandersetzung mit ihrer Erkrankung gesucht. Dieser Umgang mit dem eigenen Kranksein entspricht den Grundprinzipien der Chinesischen Medizin und fördert die Heilung aller Aspekte des Menschen, also seiner physischen, geistigen, emotionalen und spirituellen Dimension.

Zum Erreichen eines umfassenden Heilseins greift die Altchinesische Medizin auf fünf wesentliche Säulen in der Therapie zurück, die mit den Fünf Grundwesenheiten assoziiert sind (➤ Kap. 9):

1. Die Stärkung des Leibes durch die richtige Ernährung (chinesische Diätetik); unterstützt hauptsächlich die **Erd-Wesenheit**
2. Die gezielte Entgiftung zur Ausleitung pathogener Substanzen, von schrägläufigem Qi, von emotionalen und mentalen Giften (Schröpfen/Aderlass); nutzt hauptsächlich die Eigenschaften der **Holz-Wesenheit**
3. Die Regulierung der Organe des Leibes (Zang und Fu) und der Wirksamkeiten (Qi, Blut, Säfte) durch die Chinesische Arzneimitteltherapie; greift hauptsächlich auf die **Wasser-Wesenheit** zurück
4. Die Einflussnahme auf das regulierende System aller Leitbahnen und Gefäße (Tuina, Moxibustion, Akupunktur und passives Qigong); macht sich die Kraft der **Feuer-Wesenheit** zunutze
5. Die persönliche Anleitung zur Lebensführung (Fengshui, Qigong, Taijiquan, Meditation), um alle äußeren Einflüsse und persönlichen Schwächen (angeboren und erworben) zu kompensieren und um ein Lebensziel (Seelenziel) zu bestimmen; benötigt den Einsatz der strukturierenden Energie der **Metall-Wesenheit**

Den überlieferten Einsichten folgend kann keine schwerwiegende Erkrankung einzig und allein mit Hilfe einer dieser Säulen behandelt werden. Patienten zeigen sich oft enttäuscht, wenn sie einmal eine Akupunkturbehandlung erhalten, diese jedoch bei ihnen keine Wirkung zeigt. Daher ist es notwendig, alle Säulen in der geeigneten Relation zum Einsatz zu bringen und dabei die individuellen Gegebenheiten bei den therapeutischen Entscheidungen zu berücksichtigen.

WEITERFÜHRENDE LITERATUR

Evers AWM, Colloca L, Blease C, Annoni M, Atlas LY, Benedetti F, Bingel U, Büchel C, Carvalho C, Colagiuri B, Crum AJ, Enck P, Gaab J, Geers AL, Howick J, Jensen K.B, Kirsch I, Meissner K, Napadow V, Peerdeman KJ, Raz A, Rief W, Vase L, Wager TD, Wampold BE, Weimer K, Wiech K, Kaptchuk TJ, Klinger R, Kelley JM: Implications of Placebo and Nocebo Effects for Clinical Practice: Expert Consensus. *Psychother Psychosom* 2018;**87**(4):204–210. https://doi.org/10.1159/000490354. Epub 2018 Jun 12.

Kaptchuk TJ, Shaw J, Kerr CE, Conboy LA, Kelley JM, Csordas TJ, Lembo AJ, Jacobson EE: "Maybe I made up the whole thing": placebos and patients' experiences in a randomized controlled trial. *Cult Med Psychiatry* 2009 Sep;33(3):382–411. https://doi.org/10.1007/s11013-009-9141-7.

Kong J, Kaptchuk TJ, Polich G, Kirsch I, Vangel M, Zyloney C, Rosen B, Gollub RL: An fMRI study on the interaction and dissociation between expectation of pain relief and acupuncture treatment. *Neuroimage* 2009 Sep;47(3):1066–76. https://doi.org/10.1016/j.neuroimage.2009.05.087. Epub 2009 Jun 6.

Lown Bernard: Die verlorene Kunst des Heilens. Anstiftung zum Umdenken. Stuttgart: Schattauer-Verlag; 2002.

Wasan AD, Kong J, Pham LD, Kaptchuk TJ, Edwards R, Gollub RL: The impact of placebo, psychopathology, and expectations on the response to acupuncture needling in patients with chronic low back pain. *J Pain* 2010 Jun;11(6):555–63. https://doi.org/10.1016/j.jpain.2009.09.013.

Wilkinson M: Mind, brain and body. Healing trauma: the way forward. *J Anal Psychol* 2017 Sep;62(4):526–543. https://doi.org/10.1111/1468-5922.12335.

鬼城內亂

Aufruhr in der Geisterstadt

KAPITEL

23 Pathologien der Geist-Seele Shen und deren Behandlung

Da bei der Behandlung von Erkrankungen, die das emotionale Erleben des Patienten und seine geistig-seelischen Wahrnehmungen primär oder sekundär betreffen, besondere Gegebenheiten zu berücksichtigen sind, wird hier diesem Thema ein eigenes Kapitel gewidmet, das die Hintergründe der Shen-Pathologien beleuchtet und den Leser mit schlüssigen und klar strukturierten therapeutischen Herangehensweisen vertraut macht.

Die Bedeutung der Emotionen als innere krankheitsauslösende Faktoren wurde bereits in ➤ Kap. 20.4.1 beschrieben. Während die zeitgenössische Literatur zur Traditionellen Chinesischen Medizin die Emotionen in der Regel nur im Rahmen ihres pathogenen Potenzials diskutiert, finden sich in den klassischen Texten Hinweise auf eine Doppelnatur der menschlichen Empfindungen, insofern sie als sogenannte „himmlische Emotionen" die Selbstentwicklung und charakterliche Kultivierung des Menschen fördern können, während der irdische Aspekt der Emotionen eben den Ausgangspunkt von krankhaften Entwicklungen und seelischen Störungen darstellen kann. Dies soll nun genauer dargelegt werden.

23.1 Die Krankheiten der Seele in der Altchinesischen Medizin

23.1.1 Irdische und himmlische Aspekte im Menschen

Bei Meister Meng (Mèngzǐ 孟子) findet sich eine wesentliche Aussage über die Natur des Menschen:

Das Wasser unterscheidet nicht zwischen (seinem Fluss nach) Osten oder Westen; unterscheidet es (dann auch) nicht zwischen (seinem Fluss nach) oben oder unten? Nun, die Güte in der Natur des Menschen, gleicht sie nicht dem Wasser, das sich geradewegs herabbewegt? Im Menschen findet sich nichts, das nicht gütig wäre, (wie sich) im Wasser nichts findet, das sich nicht herabbewegen würde. Wenn das Wasser nun heranstürmt und aufwallt, so kann es dazu getrieben werden, selbst die höchstgelegenen Orte zu überschreiten. Wird seine Bewegung (maximal) angeregt, so kann es selbst die Berge hinaufgetrieben werden. Entspricht das etwa der ursprünglichen Natur des Wassers? Es ist unter dem Einfluss eines Zwangs, dass (das Wasser) sich so verhält. Den Menschen kann man (ebenfalls) dazu treiben, nicht gütig zu sein, so dass es auch so erscheint, als (sei es) seine Eigenart. Wenn wir also (von) der natürlichen Eigenart (sprechen), so handelt es sich um die Möglichkeit, sich gütig zu verhalten. Das nennt man (innewohnende) Güte. Wird sich allerdings nicht gütig verhalten, so ist dies nicht den Anlagen (des Menschen) anzulasten.

Zhànguó • Mèngzǐ • Gàozǐ shàng

(Zeit der Streitenden Reiche • Mengzi [ca. 370–290 v. Chr.] • Meister Gao, oberer Band)

戰國 • 孟子 • 告子上

Aus der antiken chinesischen Sicht befähigen die ureigenen Kräfte des Shen im Herzen zur Wahrnehmung eines dynamischen Kampfes zwischen den irdischen Dämonen des nicht entwickelten, untransformierten Leibes und den tugendhaften Geisteskräften seiner entwickelten himmlischen Natur.

Interessanterweise findet sich im frühsten Wörterbuch der chinesischen Sprache, dem *Shuōwén jiězì* 說文解字, im Eintrag zum Schriftzeichen für das Herz (*xīn* 心) Folgendes:

Das menschliche Herz ist ein Erd-Speicher. Es befindet sich in der Mitte des Leibes. (Das Schriftzeichen weist den) Piktogrammtyp (auf). (Andere) Gelehrte sagen, dass es als Feuer-Speicher anzusehen sei.

Das Shen im Herzen weist eine zweiseitige Verbindung sowohl zur himmlischen Sphäre des Feuers als auch zur Manifestation im Irdischen auf. Das Herz ist einerseits ein gestalthaftes, materielles Organ und andererseits die Auffangschale aller Erscheinungen des immateriellen Shen.

Im gesunden Zustand penetriert das Shen im Herzen die höchste Klarheit, wie sie sich in der Himmelssphäre offenbart (通神明 *tōng shénmíng*). Emotionen von negativem Charakter können das Herz vergiften.

Die chinesische Sprache legt einen unmittelbaren Zusammenhang zwischen der Emotionalität des Menschen und der Anregung durch Musik nahe. Das Schriftzeichen 樂 bedeutet in der Aussprache *yuè* die „Musik" und in der Aussprache *lè* die „freudige Erregung". Es handelt sich bei dem chinesischen Zeichen um die Abbildung des Schellenbaums, eines uralten volkstümlichen Medizininstruments, das auch für schamanistische Interventionen genutzt wurde.

Wie bereits in ➤ Kap. 9 ausgeführt, legt das System der Entsprechungen gemäß der Fünf Grundwesenheiten nahe, dass verschiedene Erscheinungen in der Außenwelt und äußere Reize mit bestimmten Organen, körperlichen Funktionen und Wahrnehmungen in Resonanz stehen. Die klassische chinesische Musik basiert auf den fünf Tönen, und die Lebenswelt des Menschen schwingt in einem Fünfer-Rhythmus. Somit sind auch die Emotionen in dieses Geflecht von Resonanzräumen eingebettet, in denen Erscheinungen jeweils unterschiedlicher Natur aufgrund ihrer Qualität und ihrem Charakter miteinander in Verbindung stehen. Vor allem die Emotionen können mit den korrespondierenden Farben, Tönen, Geschmacksrichtungen oder über die zugeordneten Sinnesorgane diagnostisch und therapeutisch angesprochen werden.

Der Mensch ist Wasser. Jing-Essenz und Qi von Mann und Frau vereinigen sich, und Wasser fließt zu einer Gestalt zusammen. Mit drei Monaten ist es wie ein Saugen. Was ist mit diesem Saugen gemeint? Es meint die Fünf Geschmacksrichtungen. Was sind die Fünf Geschmacksrichtungen? Es meint die Fünf Zang-Langzeitspeicher. Das Saure regiert die Milz, das Salzige regiert die Lunge, das Scharfe regiert die Niere, das Bittere regiert die Leber, das Süße regiert das Herz. Sind die Fünf Zang-Langzeitspeicher erst eingerichtet, so bildet sich danach das Fleisch. Die Milz bringt das Zwerchfell hervor, die Lunge bringt die Knochen hervor, die Niere bringt das Gehirn hervor, die Leber bringt die schützende Haut hervor, das Herz bringt das Fleisch hervor. Sind die Fünf Arten des Fleisches eingerichtet, so prägen sich danach die Neun Körperöffnungen aus: Die Milz bildet die Nase aus, die Leber prägt die Augen aus, die Niere prägt die Ohren aus, die Lunge prägt die weiteren Körperlöcher aus. Mit fünf Monaten wird eine vollständige Ausprägung (erreicht), mit zehn Monaten wird (es) ins Leben (gestellt). (Ist es) ins Leben geboren, so sieht das Auge, hört das Ohr, erwägt das Herz (die Dinge). Was das Auge erblickt, ist nicht allein die Ansicht der Berge; (es) untersucht auch das Nebulöse. Was das Ohr hört, ist nicht allein der Klang des Donnergrollens; (es) untersucht auch die feinen und leisen Töne. Was das Herz erwägt, sind nicht nur Grobschlächtigkeiten; (es) untersucht auch die subtilen Mysterien. Daher kultiviere (man) in erster Linie die Jing-Essenz. Schließlich, aus (dem Mischungsverhältnis des) Wassers, das sich in der Jade sammelt, treten die neun Ausprägungsstufen der Tugenden hervor. (Ihre) Verdichtung bildet den Menschen, und die Neun Körperlöcher und Fünf Abwägungsarten treten hervor. Genau dies ist die Jing-Essenz, in feiner, grober und verdichteter Form. Es vermag fortzubestehen und vermag nicht zu vergehen.

Chūnqiū • Guǎnzǐ • Shuǐdì piān dìsānshíjiǔ
(Frühling-und-Herbst-Periode • Meister Guan [etwa 7. Jhdt. v. Chr.] • Kapitel Wasser und Erde, als Neununddreißigstes)
春秋 • 管子 • 水地篇 第三十九

Auf die Einteilung aller Erscheinungen in fünf Kategorien im Sinne der Fünf Grundwesenheiten nehmen viele antike Texte Bezug. Die Numerologie ist ein bedeutsamer Weg zum Verständnis des Aufbaus der Welt in der antiken chinesischen Weisheitslehre. Unter den Lebewesen ist der Mensch wie auch das Herz mit der Wesenheit der Erde verbunden (> Tab. 23.1).

Tab. 23.1 Manifestationen der Grundwesenheiten im Lebendigen

Grundwesenheit	Art des Lebewesens	Repräsentant	Zahl
Wasser	Geschuppte Lebewesen	Drache	1
Feuer	Geflügelte Lebewesen	Phönix	2
Holz	Behaarte Lebewesen	Einhorn	3
Metall	Gepanzerte Lebewesen	Schildkröte	4
Erde	Nackte Lebewesen	Mensch/der Weise	5

23.1.2 Die antike Numerologie und die Emotionen

Den Zahlen als Ordnungssysteme kommt eine spezifische und eigenständige Bedeutung in den von der Altchinesischen Medizin benutzten Kategorien zur Einteilung der Phänomene zu. Auf die Bedeutung von Zahlen als Schlüssel zum Verständnis der großen Ordnung des DAO wird an vielen Stellen im *Huangdi neijing* hingewiesen. In der chinesischen Kultur ist die Jade eine Manifestation des Erhabenen, Umfassenden, die Sphären von Himmel, Mensch und Erde Durchdringenden. Die Zeichen für die Jade *yù* 玉 und für den König *wáng* 王 sind in ihrer ursprünglichen Form kaum zu unterscheiden. Um die Differenz deutlich zu machen, wurde dem Zeichen für die Jade dann später ein Element in Form eines Punktes hinzugefügt.

Dieses grundlegende Schriftzeichen ist gleichsam ein Schlüssel zu den Basiszahlen und der Betrachtung der Erscheinungen in der Welt aus der Perspektive der Zahlenmagie. Das Schriftzeichen verbindet drei (3) horizontale Linien durch eine (1) vertikale, womit Einheit und Dreiteilung der Welt verkörpert werden. Die Linien sind in zwei (2) Richtungen angeordnet, womit das Prinzip der Dualität seine Berücksichtigung findet. Das Schriftzeichen für Jade schließlich ist aus fünf (5) Bestandteilen zusammengesetzt, womit alle grundlegenden Ordnungsprinzipien in den Aufbau dieser Schriftzeichen eingeflossen sind.

In der chinesischen Tradition werden viele Gegebenheiten im Himmel, auf der Erde und im Menschen mit der Zahl 12 beschrieben. Im Sinne des Analogiedenkens manifestiert sich in allen Erscheinungen der Welt eine jeweils unterliegende Wesenheit. Diese Manifestationen sind jeweils als Entsprechung zu einer bestimmten Grundeigenschaft aufzufassen. Das System der Entsprechung findet sich jedoch nicht nur in Bezug auf die typische Natur der Erscheinung, sondern auch in Form der Variation festgelegter Zahlenverhältnisse als Ausdruck der Urordnung der Welt. Diese Ordnung gestaltet sich aus den 12 grundlegenden Himmelshäusern und spiegelt sich in den 12 Feudalstaaten Chinas wider. Diese Herrschaftseinteilung wiederum findet ihre Entsprechung in den 12 Funktionsorganen und dem sie regulierenden Netzwerk von Kanälen des Qi im menschlichen Leib.

Ein auf der Zahl 12 basierendes Ordnungssystem findet sich in vielen antiken Traditionen auf der ganzen Welt. In China ging dem wahrscheinlich ein Elfer-System voran, das die Yang-Zahl 5 mit der Yin-Zahl 6 kombinierte. Der Himmel der antiken Welt war der Schauplatz der *wǔyùn liùqì* 五運六氣 (Fünf Bewegungen [der Planeten] und Sechs klimatische Einflüsse), während der Mensch das Terrain der *wǔzàng liùfǔ* 五臟六腑 (Fünf Zang-Langzeitspeicher und Sechs Fu-Zwischenlager) darstellte. Auch heute noch werden die Inneren Organe mit diesem Ausdruck (*zàngfǔ* 臟腑) bezeichnet, auch wenn der Herz-Hüter im *Huangdi neijing* als sechster Zang-Langzeitspeicher eingeführt wurde, so dass der Zwölfer-Ordnung des irdischen Universums entsprochen werden konnte. Die Zehn Himmelsstämme ergeben sich aus der Anwendung der Yin-Yang-Dichotomie auf die Fünf Bewegungen, während die Zwölf Erdzweige aus der Kombination der Sechs Qi mit der Einteilung nach Yin und Yang resultieren.

Nach dieser Fünfer- und Sechser-Systematik werden auch die menschlichen Empfindungen als *wǔxìng* 五性 (Fünf Seelenzustände) und *liùqíng* 六情 (Sechs Gemütsstimmungen) eingeteilt. Man kann diese Unterscheidung auch als die Fünf himmlischen Erscheinungen der menschlichen Natur und die Sechs irdischen emotionalen Ausdrücke auffassen. Die Fünf Naturen und Sechs Emotionen erzeugen das innere Wetter im

Mikrokosmos Mensch als Entsprechung der Fünf Planetenbewegungen und Sechs Klimazustände im Makrokosmos. Zur Vereinfachung und Vereinheitlichung der Nomenklatur wird im Folgenden von den Fünf himmlischen und Sechs irdischen Emotionen die Rede sein.

Die Zahl Fünf repräsentiert die äußerste Emotion der Liebe als Vereinigung der ersten Yang-Zahl Drei und der ersten Yin-Zahl Zwei. Sie stellt daher auch den Dreh- und Angelpunkt der Verkörperung des Himmlischen im Irdischen und der Bezugnahme auf die Transformation zwischen Yin und Yang, zwischen den drei Schätzen von Jing, Qi und Shen sowie zwischen den Sphären der Erde, des Menschen und des Himmels dar.

Yin und Yang vereinen sich im Herzen, das nach dem Yin der Erde und dem Yang des Feuers charakterisiert werden kann. Die Zahl Fünf steht in Verbindung mit dem Shen, das zwischen Erde und Himmel vermittelt. Die Fünf Grundwesenheiten sind gleichsam als Phasenübergänge einer Kette von zum Himmel aufsteigenden und sich zur Erde herabsenkenden Transformationen zu verstehen, die den Fluss des „Menschseins" und aller statthabenden Umwandlungen des lebendigen himmlischen Shen innerhalb des materiellen irdischen Leibes beschreiben.

Die Transformation im Fünfer-Rhythmus betrifft die Fünf Zang-Langzeitspeicher, die Fünf Klänge, die Fünf Farben, die Fünf Geschmacksrichtungen und die Fünf Jahreszeiten. Der Mensch vereint die Aspekte einer verdichteten Substanz und von irdischen Erinnerungen mit einer himmlischen Mission. Während die meisten Tiere sich auf vier Beinen bewegen, so dass ihr Bewusstsein vom Kontakt zur Erde geprägt wird, schreiten die Menschen aufrecht mit zum Himmel erhobenem Haupt durch das Leben.

Im Sinne der altchinesischen Weisheitslehren birgt das menschliche Herz das Potenzial, sich mit den höheren Dimensionen des Daseins vertraut zu machen, sich mit der universellen Ordnung zu verbinden, um sich so umfassend über das Leben zu orientieren und ein durch Störeinflüsse und Verirrungen verloren gegangenes Gleichgewicht wiederherzustellen. Die wilde Feuer-Natur des Herzens muss durch die haltgebende Kraft der Wesenheit der Erde gebunden werden. Das *shén* 神 als Feuer-Aspekt des Herzens wird gerne durch die emotionalen Zustände beeinträchtigt und verwickelt.

23.1.3 Die Fünf himmlischen Emotionen

Die fünf Manifestationen der himmlischen Natur im Menschen (*wǔxìng* 五性) werden in verschiedenen klassischen Texten erwähnt, wie etwa bei Meister Xun (Xúnzǐ 荀子), in dem Werk „Reichhaltiger Tau von Frühling und Herbst" (*Chūnqiū fánlù* 春秋繁露), in den „Aufzeichnungen der Rituale durch Dai, den Älteren" (*Dàdài lǐjì* 大戴禮記) und im „Überblick über die Diskussionen im Pavillon des Weißen Tigers" (*Báihǔ tōng* 白虎通).

In den modernen chinesischen Lehrbüchern der TCM vermisst man ihre Erwähnung hingegen fast durchgehend. Der Grund dafür ist auch darin zu sehen, dass es sich um die gleichen Schriftzeichen handelt, mit denen die gewöhnlichen Emotionen wie Ärger, Freude, Grübelei, Trauer und Angst bezeichnet werden, die jedoch auch als deren jeweils entwickelter, transformierter Zustand aufgefasst werden können.

- Hingabe (*nù* 怒), assoziiert mit dem Holz-Organ Leber
- Glückseligkeit (*xǐ* 喜), assoziiert mit dem Feuer-Organ Herz
- Besinnlichkeit (*sī* 思), assoziiert mit dem Erd-Organ Milz
- Aufopfernder Enthusiasmus für die ersehnte Vervollkommnung (*bēi* 悲), assoziiert mit dem Metall-Organ Lunge
- Ehrfurcht (*kǒng* 恐), assoziiert mit dem Wasser-Organ Niere

Diese himmlischen Emotionen regen das Qi zu physiologischen Bewegungen an, die auch wie folgt aufgefasst werden können:

- Hingabe führt zur Erhebung des Herzens.
- Glückseligkeit führt zur Öffnung des Herzens.
- Besinnlichkeit führt zur Sammlung im Herzen.
- Bei aufopferndem Enthusiasmus für die ersehnte Vervollkommnung verschenkt sich das Herz.
- Ehrfurcht führt zur Widerstandslosigkeit des Herzens.

Wenn die himmlischen Tönungen der Seelenzustände beständig auf den Menschen einwirken, bringen sie die *wǔcháng* 五常 (Fünf beständige Tugenden) hervor:

- Hingabe kultiviert das menschliche Mitgefühl (*rén* 仁).
- Glückseligkeit kultiviert die Sittsamkeit (*lǐ* 禮).
- Besinnlichkeit kultiviert die Verlässlichkeit (*xìn* 信).
- Aufopfernder Enthusiasmus für die ersehnte Vervollkommnung kultiviert die Selbstlosigkeit (*yì* 義).
- Ehrfurcht kultiviert die weise Einsichtsfähigkeit (*zhì* 智).

23.1.4 Die Sechs irdischen Emotionen

Die emotionalen Zustände in ihrer reinen, in sich selbst erfüllten Form führen den Menschen in die Vervollkommnung seines Selbst, in die Entwicklung des wahren Selbst, das sich vom Ego zu lösen vermag. Unter dem Einfluss von Selbstsucht, durch seelische Traumata und Schicksalsbelastungen in der Familiengeschichte kann die negative, pathogene Seite der Emotionen zum Vorschein kommen und die Oberhand gewinnen. Der Fluss des Qi wird aus seinen natürlichen Bahnen gerissen, so dass der Mensch von seinem himmlischen Auftrag abgelenkt wird.

- Die Emotion der Holz-Wesenheit wandelt sich in Ärger.
- Die Emotion der Feuer-Wesenheit wandelt sich in hysterischen Überschwang.
- Die Emotion der Erd-Wesenheit wandelt sich in Sorge.
- Die Emotion der Metall-Wesenheit wandelt sich in Traurigkeit.
- Die Emotion der Wasser-Wesenheit wandelt sich in Angst.

Als sechste irdische Emotion ist der Umstand anzusehen, dass sich die höchste himmlische Emotion der Liebe in einseitige Vorlieben oder krankhafte Neigungen (*hào* 好) verwandeln kann.

Die Sechs irdischen Emotionen bergen die Gefahr in sich, das dem Menschen innewohnende himmlische Potenzial in seiner Entwicklung zu hemmen. Daher sollten die Fünf himmlischen Veranlagungen im Menschen durch Meditation kultiviert und dadurch der Überschwang der Sechs Emotionen zunehmend stillgelegt werden. Das Mandat des Himmels besteht darin, sich aus den irdischen Begierden und den menschlichen Verwicklungen zu lösen und die reine Essenz der Zang-Langzeitspeicher zu offenbaren.

Die emotionale Regung (qíng 情), beruhige sie (jìng 靜); die natürlichen Seelenzustände (xìng 性), entfache sie (shēng 生).

Hàn • Bān Gù • Báihǔ tōng • Juàn bā • Xìngqíng
(Han-Dynastie • Ban Gu [32–92] • Überblick über die Diskussionen im Pavillion des Weißen Tigers • 8. Heft • Urnatur und Emotion)
漢 • 班固 • 白虎通 • 卷八 • 性情

Im *Daodejing* heißt es bezüglich der Störungen von Wahrnehmung und Verhalten:

Die 12. Eröffnung

Die Fünf Farben lassen die Augen der Menschen erblinden;
die Fünf Töne betäuben die Ohren der Menschen;
die Fünf Geschmäcker machen die Münder der Menschen begierig;
immer auf wilder Jagd, wird das Herz der Menschen zügellos;
schwer erhältliche Güter führen zu gestörtem menschlichen Verhalten.
Deshalb sorgt der im Einklang Stehende für seinen Bauch, nicht für seine Augen;
daher unterlässt er jenes und wählt dieses.

Im chinesischen Altertum war man sich auch des Umstandes bewusst, dass durch die Emotionen bedingte Erkrankungen oft nicht allein mit Arzneimitteltherapie oder Nadelung behandelt werden können. Sūn Yīkuí 孫一奎 empfahl daher folgendes Vorgehen:

Nun, für die Schädigungen durch ein Übermaß der Fünf Gemütszustände existieren keine Arzneimittel, die dies behandeln könnten. Man behandelt es mit (der Grundwesenheit), durch die (der bestehende Zustand) überwunden wird. Trauer überwindet die Wut; Fröhlichkeit überwindet die Trauer; Angst überwindet überschwänglich entgleiste Fröhlichkeit; Wut überwindet die Grübelei; abwägendes Nachdenken überwindet die Angst; auf diese Weise stellt es sich dar. Was nun das Vermögen der Trauer, die Wut zu überwinden, anbetrifft: mit einer Rede voller Kummer und Leid führe man das Mitgefühl herbei. Dass die Fröhlichkeit die Trauer zu überwinden vermag: mit ungehemmt neckenden und etwas anzüglichen Worten führe man dies in die vergnügte Zerstreuung. Dass Furcht die überschwänglich entgleiste Fröhlichkeit zu überwinden vermag: mit einem einschüchternden Vortrag über Tod und Verderben löse man ein Erschrecken aus. Dass Wut die sorgenvolle Grübelei zu überwinden vermag: mit beleidigenden und verleumderischen Worten löse man eine Provokation aus. Dass abwägendes Nachdenken die Angst zu überwinden vermag: indem man dieses erwägt und jenes verwirft, befreie man sich. Nach dieser Art verhält es sich.

Míng • Sūn Yīkuí • Chìshuǐ xuánzhū • Dìyī juàn • Huǒrè mén • Wàinèi jūnxiàng piān
(Ming-Dynastie • Sun Yikui [1522–1619] • Rotes Wasser und Dunkle Perle • 1. Heft • Fachbereich von Feuer und Hitze • Schrift über Außen, Innen, Regent und Minister)
明 • 孫一奎 • 赤水玄珠 • 第一卷 • 火熱門 • 外內君相篇

Die gezielte Auslösung einer emotionalen Reaktion als „Antidot" gegen eine krankmachende Gefühlslage des Menschen wird in historischen Anekdoten aus China beschrieben. Allgemein wird eine Mäßigung im Gefühlserleben, eine Harmonisierung der Inneren Bewegungen und eine angemessene rhythmische Abfolge der Emotionen empfohlen. Über die Weisen wird meist ausgesagt, dass sie sich heftiger emotionaler Ausbrüche enthielten, stets zentriert waren und sich nicht durch ihre Empfindungen in ein Geschehen hineinverwickeln ließen. Der mit allem im Einklang stehende Mensch kennt als wesentliche emotionale Haltungen das Mitgefühl und die Nachsicht, wodurch er nicht nur pathologische innere Prozesse bei sich selbst vermeiden, sondern auch von schädlichen Stimmungen befallene Menschen stabilisieren kann.

Der Mensch birgt das Qi des Himmels, der Erde, von Yin und von Yang. (Er) verfügt über die Stimmungen von Zuneigung, Wut, Kummer und Fröhlichkeit. Die vom Himmel verliehene Natur vermag man (scheinbar) nicht zu bändigen. Der weise Mensch vermag diese zu bändigen, ohne dass er sich dabei erschöpfen würde. Daher erschafft er Rituale und Musik nach dem Vorbild von Himmel und Erde, womit er die leuchtende Klarheit des Shen durchdringt, die menschlichen Beziehungen einrichtet, Stimmungen und natürliche Anlagen ausrichtet und die Zehntausend Angelegenheiten dirigiert. Zur menschlichen Natur gehören die Gefühlsregungen von Mann und Frau und (der) spaltende (Einfluss der) Eifersucht: Der Ritus zur Festlegung des Ehestands wurde (hierzu) eingerichtet. Es gibt die Rangfolge im Verkehr von Jung und Alt: Der Ritus des festlichen Umtrunks wurde (hierzu) eingerichtet. Es gibt die Empfindungen der Trauer um die Verstorbenen und der Sehnsucht nach dem Vermissten: Der Ritus der Gedächtnisfeiern wurde (hierzu) eingerichtet. Es gibt den Herzenswunsch der Verehrung der Hochgestellten: Der Ritus der würdevollen Audienz wurde (hierzu) eingerichtet. Die Trauer hat ihre Phasen des aufspringenden Heulens; die Fröhlichkeit trägt das Antlitz von Musik und Tanz. Bei den aufrechten Menschen reicht es, ihre Aufrichtigkeit zu vervielfältigen; bei den ins Übel abgewichenen Menschen reicht es, ihre Verfehlungen zu verhüten.
Wird daher der Ritus der Ehe aufgegeben, so verdorrt das DAO der Eheleute, und ungezügelt lasterhafte Ausschreitungen werden häufig anzutreffen sein. Wird der Ritus des feierlichen Umtrunks aufgegeben, so gerät die Rangfolge von Alt und Jung in Unordnung, und unzählige Streitigkeiten kommen zur Anklage. Wird der Ritus der Gedächtnisfeiern aufgegeben, so dünnen die Bande der verwandtschaftlichen Wohltätigkeit gegenüber dem eigenen Fleisch und Blut aus, allenthalben wird den Verstorbenen der Rücken zugekehrt, und die Altvorderen geraten in Vergessenheit. Wird der Ritus der würdevollen Audienz aufgegeben, so erheben sich Missstände der Respektlosigkeit und Beleidigung.

Hàn • Bān Gù • Hànshū • Juàn èrshíèr • Lǐyuè zhì • Dìèr
(Han-Dynastie • Ban Gu [32–92] • Schriften der Han • 22. Heft • Aufzeichnungen über die Riten und die Musik, als Zweites)
漢 • 班固 • 漢書 • 卷二十二 • 禮樂志 • 第二

Der Text von Ban Gu macht deutlich, dass noch vielfältige Entsprechungen der Grundwesenheiten im Bereich psychologischer und sozialer Aspekte und der Wesensprägungen des Menschen bestehen (➤ Tab. 23.2).

23

Tab. 23.2 Soziopsychologische Entsprechungen der Fünf Grundwesenheiten im Menschen (vgl. Frühauf 2010)

Grundwesenheit	Holz	Feuer	Erde	Metall	Wasser
Zang-Langzeitspeicher	Leber	Herz	Milz	Lunge	Niere
Urquellen	Ursprüngliche Natur (*yuánxìng* 元性)	Ursprüngliche Geist-Seele (*yuánshén* 元神)	Ursprüngliche Lebenskraft (*yuánqì* 元氣)	Ursprüngliche Gefühlsregung (*yuánqíng* 元情)	Ursprüngliche Essenz (*yuánjīng* 元精)
Tugenden	Wohlwollen (*rén* 仁)	Sittsamkeit (*lǐ* 禮)	Verlässlichkeit (*xìn* 信)	Aufrichtigkeit (*yì* 義)	Weisheit (*zhì* 智)
Förderliche Eigenschaft	Einfallsreichtum (*zhǔyì* 主意)	Einsichtsfähigkeit (*mínglǐ* 明禮)	Ehrlichkeit (*xìnshí* 信實)	Charisma (*xiǎngliàng* 響亮)	Milde (*róuhé* 柔和)
Charakterstärke	Toleranz (*róng* 容)	Hochachtung (*jìng* 敬)	Beharrlichkeit (*zhí* 執)	Urteilsvermögen (*bié* 別)	Einfühlungsvermögen (*lín* 臨)
Emotionale Gifte	Wut (*nù* 怒)	Hass (*hèn* 恨)	Vorwürflichkeit (*yuàn* 怨)	Anklage (*nǎo* 惱)	Verdrießlichkeit (*fán* 煩)
Vergehen	Töten	Sexuelle Entgleisung	Lügen	Stehlen	Trinken
Position in der Familie	Ältestes Kind	Vater	Vorfahren	Jüngere Kinder	Mutter
Soziale Stellung	Arbeiter	Führer	Bauer	Gelehrter	Geschäftsmann
Religion	Christentum	Konfuzianismus	Taoismus	Islam	Buddhismus
Gesichtsform	Lang	Spitz	Kantig	Rund	Füllig
Sprechwerkzeug	Zähne	Zunge	Nase	Lippen	Kehle
Stimmlicher Ausdruck	Abrupt	Hoch	Flach	Langgezogen	Tief

Im System der Entsprechungen der Fünf Grundwesenheiten sind die Tugend des Anstands und die Rituale (die Sittsamkeit) mit dem Zang-Langzeitspeicher des Herzens verbunden.

Konzepte, die den moralischen Anstand, die Mäßigung der emotionalen Empfindungen und die Durchführung von Ritualen zur Behandlung heranziehen, sind in der heutigen Zeit nicht wirklich populär und nicht einfach in den bestehenden klinischen Kontext zu integrieren. Dennoch finden sich auch in der heutigen Volkrepublik China Therapeuten, die die konfuzianischen Lehren der Tugenden und der die Emotionen konsolidierenden Rituale und sozialen Beziehungen als primäres Werkzeug der Behandlung betrachten. Dabei ist der Leitgedanke darin zu sehen, dass in dieser Perspektive Krankheiten durch eine Verdunkelung der hellen Aspekte der menschlichen Natur und durch einen Schleier von unangemessenen Emotionen hervorgerufen werden.

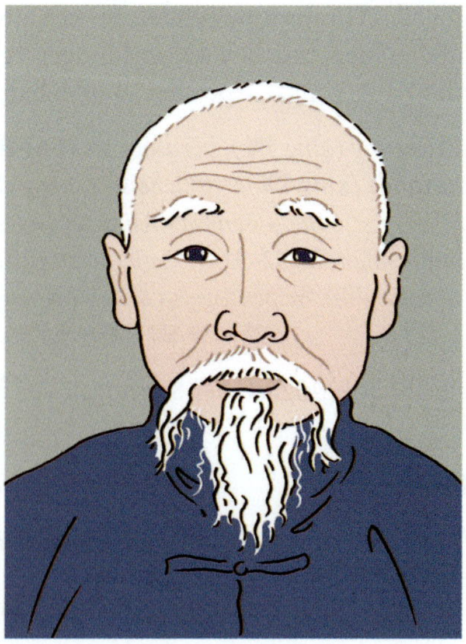

Abb. 23.1 Bildnis des Wang Fengyi (1864–1938) [M297]

Die Ursprünge dieser Heilweise, die noch verbreitet in den nördlichen Provinzen Liaoning, Jilin und Heilongjiang praktiziert wird, können in den Lehren von Wáng Fèngyí 王鳳儀, einem im bäuerlichen Umfeld aufgewachsenen konfuzianischen Erzieher und Heiler, der Anfang des 20. Jahrhunderts einen starken Einfluss in diesem Teil Chinas ausübte, aufgefunden werden (➤ Abb. 23.1). In Wangs Biografie wird beschrieben, dass ihm während der traditionellen dreijährigen Wache am Grab seines Vaters eine Erleuchtung offenbart wurde, die ihm Einsicht in die Mechanismen der Verursachung von Krankheiten durch die menschlichen Emotionen verlieh (vgl. Wang 2020).

Wangs mündliche Vorträge und die von ihm weitergegebenen Geschichten waren zu seinen Lebzeiten legendär und zogen große Zuhörerschaften unter den Bauern an. Es wird berichtet, dass viele Teilnehmer weinten, ohnmächtig wurden oder sich erbrachen, wenn sie durch die Übertragung des Meisters in einen Zustand von Einsicht und Reue gebracht wurden.

Wang Fengyi und seine Schüler haben gezeigt, wie als antiquiert oder überholt angesehene Konzepte, die letztlich auf klassische Überlieferungen zurückgehen, ein zeitloses Wissen mit ungebrochener Relevanz für die Gegenwart darstellen können.

Viele von Wangs Lehren klingen der folgenden Passage, die im 2. Jahrhundert v. Chr. von Dǒng Zhòngshū 董仲舒 verfasst wurde, erstaunlich ähnlich:

Was die Frühlings- und Herbstannalen als ordnend zu gestalten (ausgeben), das ist (die Beziehung) zwischen den Menschen und mir. Was (die Beziehung) zwischen den Menschen und mir ordnend gestaltet, das sind das wohlwollende Mitgefühl und die Aufrichtigkeit. Mit Hilfe des wohlwollenden Mitgefühls trösten wir die Menschen, mit Hilfe der Aufrichtigkeit richten wir unser Selbst in der rechten Weise aus. Was das wohlwollende Mitgefühl dem Menschen übermittelt, was die Aufrichtigkeit dem Selbst verleiht, das darf nicht unerkannt bleiben. Viele Menschen sind sich dessen nicht gewahr und geben sich selbst mit verdrehtem Mitgefühl größeren Raum, und mit ihrer Aufrichtigkeit stellen sie Ansprüche an andere. Wird die natürliche Ordnung derart umgekehrt, kann das Chaos kaum vermieden werden.

[…]

Daher besagen die Frühlings- und Herbstannalen, dass (es sich mit) der Ausübung der Prinzipien des wohlwollenden Mitgefühls und der Aufrichtigkeit (wie folgt verhält): Das Prinzip des wohlwollenden Mitgefühls besteht darin, die Menschen zu lieben, nicht sich selbst zu lieben; das Prinzip der Aufrichtigkeit besteht darin, sich selbst am Rechten auszurichten, nicht mit anderen Menschen zu rechten. Ich selbst bin nicht am Rechten ausgerichtet und sehe mich dennoch in der Lage, andere Menschen zurechtzurücken? Das kann nicht als Aufrichtigkeit gelten. Die Menschen werden nicht von mir geliebt, doch meine Eigenliebe ist dick aufgetragen – das kann nicht als wohlwollendes Mitgefühl gelten.

[…]

Die Liebe für die anderen Menschen, das nennt man wohlwollendes Mitgefühl. Die Aufrichtigkeit sich selbst gegenüber, das ist (wahre) Aufrichtigkeit.

[…]

Wie könnte man den Umgang mit dem wohlwollenden Mitgefühl und der Aufrichtigkeit undiskutiert lassen? Auch die Wirkung des höchsten Wohlgeschmacks bleibt unentdeckt, wenn er nicht durchgekaut wird. Auch die wahre Bedeutung des äußerst entwickelten DAO der weisen Menschen bliebe unerkannt, wenn sie nicht erörtert wird.

Dǒng Zhòngshū • Chūnqiū fánlù • Rényì fǎ dìèrshíjiǔ
(Dong Zhongshu [179–104 v. Chr.] • Üppiger Tau von Frühling und Herbst • Die Prinzipien des wohlwollenden Mitgefühls und der Aufrichtigkeit, als Neunundzwanzigstes)
董仲舒•春秋繁露•仁義法 第二十九

Wang folgte einem Grundgedanken des Konfuzius (➤ Abb. 23.2):

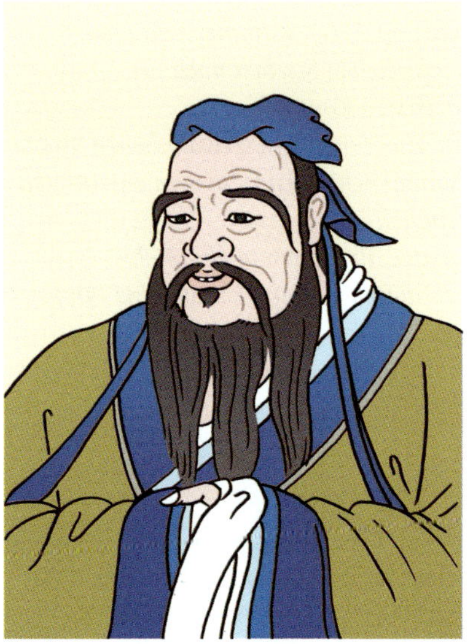

Abb. 23.2 Bildnis des Konfuzius (551–479 v. Chr.) [M297]

Das Alte wiederaufleben lassen, um das neu Aufkeimende zu erkennen, (so) kann man als Lehrer dienen.

Kǒngzǐ • Lúnyǔ • Dìèr zhāng • Wéizhèng piān
(Kongzi [551–479 v. Chr] • Gespräche • 2. Kapitel • Abschnitt über die Regierungsausübung)
孔子•论语•第二章•为政篇

23.2 Therapie der Emotionen

In der heutigen Praxis der Chinesischen Medizin werden Patienten im Allgemeinen gebeten, über ihre Emotionen zu sprechen, und der Arzt diagnostiziert eine bestimmte Tugend-Verfehlung, die auf eines der fünf emotionalen Gifte, nämlich Wut (Holz), Hass (Feuer), Vorwürflichkeit (Erde), Anklage (Metall) oder Verdrießlichkeit (Wasser), zurückgeht.

Der Heilungsprozess einer auf emotionale Konflikte zurückgehenden Erkrankung ist allerdings mit der Diagnose der emotionalen Entgleisung nicht vollzogen. Es erfordert eine besondere Fähigkeit des Therapeuten, den Patienten durch seine sorgfältig ausgewählten Worte und seine Art der Erzählung von der eigenen emotionalen Verstrickung zu befreien und ihn zu unterstützen, die Zusammenhänge der Krankheitsentstehung zu erkennen und anzunehmen, sowie die Schuldzuweisungen sich selbst und anderen gegenüber aufzudecken und zu überdenken. So wird eine vollständige Veränderung der eigenen Glaubenssätze und Konditionierungen herbeigeführt.

In einem derartigen Prozess der inneren Transformation weist der Patient Zeichen von physischer Reinigung wie etwa Weinen auf. Das Praktizieren eines solchen therapeutischen Ansatzes bedarf zuvor der inneren Reinigung des Therapeuten selbst. Dieser verbringt in der Regel mehr als 20 Jahre, um sich von seinen eigenen emotionalen Problemen zu befreien.

Die Bedeutung der Shen-Regulation im Sinne einer Bereinigung der emotionalen Prozesse im Menschen für die medizinische Behandlung wird im *Huangdi neijing* wie folgt beschrieben:

Huangdi sprach: „Der Mensch tritt mit einer Gestalt ins Leben und entfernt sich nie von Yin und Yang. Himmel und Erde vereinen das Qi, teilen sich in die neun Felder auf und unterscheiden sich in den vier Jahreszeiten. Der Mond erscheint zuweilen kleiner, zuweilen größer, das Tageslicht scheint zuweilen kürzer, zuweilen länger. Die zehntausend Wesen erscheinen gleichzeitig, und ihre Zahl ist nicht zu bewältigen. Fülle und Leere schon anhand eines Glucksens oder Gähnens zu erkennen, nach dieser Kunst erkühne ich mich zu fragen."
Qi Bo sprach: „Wenn das Metall das Holz erreicht, dann wird es gefällt; wenn das Wasser das Feuer erreicht, dann wird es gelöscht, wenn das Holz die Erde erreicht, dann wird sie vollständig durchdrungen, wenn das Feuer das Metall erreicht, dann zerfällt es und wird aufgelöst, wenn die Erde das Wasser erreicht, dann wird es eingedämmt und abgeschnitten.
Mit den zehntausend Wesen verhält es sich allesamt dergestalt, und dies in unerschöpflicher Weise. Daher hängt bezüglich des Nadelns Fünferlei vom Himmel herab, was das gemeine Volk gleichsam für Speisereste hält, denn es weiß rein gar nichts darüber.

Das Erste heißt: beherrsche das Shen; das Zweite heißt: wisse um das Nähren des Leibes und des wahren Selbst; das Dritte heißt: erlange Gewissheit im Gebrauch potenziell giftiger Arzneien; das Vierte heißt: halte spitze Steine (Nadeln) verschiedener Größe bereit; das Fünfte heißt: sei vertraut mit der Diagnose des Zustands von Qi und Blut in den Zang-Langzeitspeichern und Fu-Zwischenlagern.
Diese fünf Grundsätze stehen allesamt fest und haben ihren eigenen Hintergrund. Das Stechen in der jüngsten Zeit stellt sich wie folgt dar: was leer ist, wird angefüllt, was voll ist, lässt man entweichen; dieses Wissen wird von allen Praktikern geteilt. Wenn nun die Kunst im Himmel verankert ist, die Prinzipien der Erde entstammen und das therapeutische Handeln diesen Grundsätzen entsprechen soll, dann antwortet man im Einklang auf die Anweisung wie ein Echo und folgt der Form der gegebenen Prinzipien wie ein Schatten. Das DAO ist ohne Dämonen und Geister: es kommt als Einziges, es geht als Einziges."
Huangdi sprach: „Nach diesem DAO will ich mich erkundigen."
Qi Bo sprach: „Vor allem wahrhaftigen Stechen muss zunächst das Shen beherrscht werden. Erst wenn der Zustand der Fünf Speicher bestimmt ist und Klarheit über die Neun Leitanzeichen besteht, dann kann das Nadeln bestehen. Man hält sich nicht mit der Betrachtung der vielfältigen Pulse auf, man folgt nicht im Zuhören dem Bann der vielen üblen Vorzeichen, so dass Innen und Außen sich schließlich gegenseitig erreichen können.
Dem Gestalthaften wird nicht der Vorzug gegeben. Erst wenn man in der Lage ist, das Kommen und Gehen zu würdigen, kann man es am Menschen ausführen. Der Mensch kennt Fülle und Leere; auf die Fünf Leeren[1] darf man nicht schnurstracks zugehen; vor den Fünf Füllen[2] darf man nicht einfach zurückschrecken. Ist der passende Moment loszuschlagen gekommen, dann darf kein Augenblick mehr dazwischen Einkehr halten.
Die Hand bewegt sich wie geführt, die Nadel glänzt und zeigt sich in ausgewogener Form, die Vorstellung wird still und trachtet nach dem Rechten, und man beobachtet die sich einstellenden Veränderungen. Das nennt man eine verborgene Wesenheit, eine unbestimmbare Gestalt, die wie ein vorbeihuschender Schwarm von Krähen erscheint, der eine nicht bestimmbare Mannigfaltigkeit aufweist. Im Verfolgen seiner Flugbahn kann man es nicht festlegen: verweilend wie eine gespannte Armbrust und dann sich pfeilschnell erhebend wie nach dem Betätigen des Abzugs."
Huangdi sprach: „Und wie begegnet man der Leere? Und wie begegnet man der Fülle?"
Qi Bo sprach: „Sticht man eine Leere, dann bedarf sie der Auffüllung, sticht man eine Fülle, dann bedarf sie der Entleerung. Ist das Qi der Leitbahn eingetroffen, dann hüte man es vorsichtig, ohne es zu verlieren. Tiefes und an der Oberfläche Gelegenes präge man sich ein, Fernes und Nahes behandele man gleich, stets so, als ob man sich einem Abgrund nähert, die Hand, als ob sie einen Tiger bezwingen soll, das Shen nicht an den vielen Dingen haftend."

Huángdì nèijīng • Sùwèn • Bǎomìng quánxíng lùn piān dìèrshíwǔ (Leitfaden des Gelben Ahnherrschers, Innerer Band • Unbefangene Elementarfragen • 25. Kapitel: Abhandlung über das Bewahren der Lebensbestimmung und die Vollendung der leiblichen Gestalt)
黃帝內經 • 素問 • 寶命全形論篇第二十五

Auf den ersten Seiten eines Buches über das therapeutische Vorgehen von Wáng Fèngyí 王鳳儀 sind die folgenden Gedanken formuliert:

Du sehnst Dich nach dem Glücklichsein? Du wirst dies erlangen.
Die Menschen begehen zahllose Vergehen und Gräuel; im Moment der Reue löst es sich auf.
Das Eingeständnis der eigenen Verfehlungen beschert eine Weisheit von der Tiefe des Wassers; die Suche nach den Vorzügen in den Menschen beschert eine leuchtende Klarheit vom Glanz des Metalls.
Zur Überwindung des Eingeständnisses der eigenen Verfehlungen nehme man das klärende und kühlende Pulver; zur siegreichen Suche nach den Vorzügen in den Menschen schlucke man die herzwärmende Pille.
Die Suche nach den Vorzügen eröffnet den Weg zur himmlischen Halle; das Eingeständnis der eigenen Verfehlungen verschließt das Tor zur irdischen Hölle.
Mit der Vision der höchsten Glückseligkeit vor Augen fliegt der Staub der Welt dahin und fallen die Barrikaden in sich zusammen.
Einmal glückselig, immer glückselig, so ist dir ein Sitz in der himmlischen Halle gewiss, hier bekümmert und dort bekümmert und stets bekümmert, so beginnt deine Reise und bleibst du auf der Reise in die Hölle auf Erden.
Du kannst nicht lachen? Schau in den Spiegel und bringe dir das Lachen bei! Lache so, dass es noch schlimmer anzusehen ist als dein Weinen.
Zu Beginn mag es noch ein gezwungenes Lachen sein, aber mit der Zeit wandelt sich dein aufgesetztes Lachen in echtes Lachen und wahre Glückseligkeit erwachsen deinem Herzen.

(zitiert nach Wilms 2014, S. 2)

Der Vorsteher eines taoistischen Klosters in China stellte einem Buch über die Transformation der Inneren Natur nach den Lehren von Wáng Fèngyí 王鳳儀 die folgenden Zeilen voran:

Lasse ab von Ruhm, Vorteil, Ehre und Schande.
Lasse ab von Lust und Ärger, Kummer und Leid.
Lasse ab vom beharrlichen Streben nach Erkenntnis.
Lasse ab von Logik und Kontrolle.
Lasse ab von Yin und Yang, vom Gewöhnlichen und vom Heiligen.
Bitte das helle Sonnenlicht darum, in dich einzutreten und dein Selbst zu durchspülen.
Dann schießen Blitze aus heiterem Himmel.
Zerreiße die illusionären Gespinste und deine Puppenkleider.

(Der taoistische Zurückgezogene Xìngdé 興德 im zweiten Wintermonat des Bingshen-Jahrs [wahrscheinlich 2016] auf dem Berg des weißen Pferdes im Wudang-Gebirge im Tempel der Fünf Unsterblichen, zitiert nach Hausen 2018, S. ix)

Der erste Schritt zur Genesung besteht darin, die Menschen davon in Kenntnis zu setzen, was ihrer Gesundheit nutzt und was dieser Schaden zufügt. Zu den schädigenden Einflüssen gehören insbesondere die Empfindungen, Überzeugungen und Gewohnheiten des Patienten.

[1] 1. feiner Puls, 2. kalte Haut, 3. Atemnot, 4. Harn- und Stuhlinkontinenz, 5. Appetitlosigkeit.
[2] 1. kräftiger Puls, 2. heiße Haut, 3. abdominelle Spannung, 4. Harnverhalt und Stuhlverstopfung, 5. Brustbeklemmung und Verschwommensehen.

Dazu führt das *Huangdi neijing* aus:

„In der Behandlung, was ist da als erstes zu tun?“ Qi Bo sprach: „Was die Empfindungen der Menschen anbetrifft, so gibt es sicher niemanden, der nicht den Tod verabscheut und das Leben liebt. Man unterrichte sie also darüber, was sie ins Verderben stürzt. Man spreche mit ihnen darüber, was ihrem Wohle dient. Man führe sie an das heran, was ihnen zuträglich ist. Man öffne sie für das, was ihnen Leid zufügt. Selbst wenn es sich um jemand ohne Verbindung zum DAO handelt, wie könnte der diesem kein Gehör schenken?“

Huángdì nèijīng • Língshū • Shīchuán dìèrshíjiǔ
(Leitfaden des Gelben Ahnherrschers, Innerer Band • Drehangel aller Wunderwirkungen • Des Meisters Lehre, als Neunundzwanzigstes)
黃帝內經 • 靈樞 • 師傳第二十九

Da Stimmungen und Gefühle, Gedanken und gewohnheitsgemäße Reaktionen wiederum eng mit dem Grundcharakter eines Menschen in Verbindung stehen, ist es erforderlich, über die Konstitution eines Menschen und seinen Typus orientiert zu sein.

23.2.1 Die Durchdringung des Himmlischen

Im *Huangdi neijing* findet sich die folgende Grundeinteilung des unterschiedlichen Charakters der Menschen:

Huangdi richtete sich fragend an Shaoshi und sprach: „Ich habe einmal gehört, dass es bei den Menschen auch ein Yin und ein Yang gibt. Was bezeichnet man als Yin-Menschen, was als Yang-Menschen?“
Shaoshi sprach: „Zwischen Himmel und Erde und innerhalb der Sechs zusammenführenden Ausrichtungen[3] verlässt nichts die Zahl Fünf, und auch der Mensch entspricht diesem. Es ist nicht alles mit einem Yin, einem Yang zu erfassen. Wollte man dies mit knappen Worten erläutern, so wäre der Mund doch nicht imstande, dies umfassend und klar darzulegen.“
Huangdi sprach: „Ich bin geneigt, etwas in aller Kürze über die Bedeutung zu erfahren. Es gibt tugendhafte Menschen, es gibt weise Menschen; vermag das Herz sich darauf vorzubereiten und es dann umzusetzen?“
Shaoshi sprach: „Insgesamt gibt es die Taiyin-Menschen, die Shaoyin-Menschen, die Taiyang-Menschen, die Shaoyang-Menschen und die hinsichtlich Yin und Yang harmonisch ausgeglichenen Menschen. Bei allen diesen Fünf Menschentypen ist das Gebaren verschieden. Ihre Sehnen und Knochen, ihr Qi und ihr Blut sind alle unterschiedlich.“
Huangdi sprach: „Was ihre Unterschiedlichkeit anbetrifft: kann ich dazu etwas hören?“
Shaoshi sprach: „Die Taiyin-Menschen sind unersättlich und ohne menschliches Mitgefühl. Sie geben sich wohlanständig, aber verfolgen eine verborgene Agenda. Sie lieben es zu nehmen, und verabscheuen es, zu geben. Ihr Herz ist ausgeglichen, aber teilt sich nicht mit. Sie erledigen ihre Aufgaben nicht beizeiten, sondern erst nachdem andere die Initiative ergriffen haben. So sind die Menschen vom Taiyin-Typus.
Die Shaoyin-Menschen sind weniger unersättlich und doch besitzen sie ein diebisches Herz. Sehen sie einen anderen Menschen einen Verlust erleiden, so gebaren sie sich oft so, als sei es ihr Gewinn. Sie lieben es, zu schaden und zu verletzen. Sehen sie einen anderen Menschen einen Verdienst erreichen, so erregt es umgekehrt ihr eigenes Ärgernis. Ihr Herz ist voller Neid und ohne Güte. So sind die Menschen vom Shaoyin-Typus.
Die Taiyang-Menschen müssen allerorts Selbstdarstellung betreiben und sprechen gerne von großen Angelegenheiten. Ihnen fehlt aber jegliche Begabung, so dass sie nur hohl daherreden. Ihnen steht der Sinn danach, sich auf allen Gebieten gleichzeitig zu betätigen, und wenn sie eine Sache anpacken, dann bekümmert es sie nicht, was wirklich so ist und was nicht. Ihre Angelegenheiten richten sie nach dem Eigensinn und Eigennutz aus. Selbst wenn sie in einer Sache versagen, so zeigen sie meist kein Bedauern. So sind die Menschen vom Taiyang-Typus.
Die Shaoyang-Menschen gehen sehr sorgfältig vor und zeigen große Selbstachtung. Wird ihnen auch nur ein kleines Amt zuteil, so müssen sie über ihre eigene Großartigkeit prahlen. Sie lieben es, sich den Außenkontakten zu widmen, und vermögen nicht, im Stillen zu dienen. So sind die Menschen vom Shaoyang-Typus.
Die hinsichtlich Yin und Yang harmonisch ausgeglichenen Menschen führen ein Leben in friedlicher Stille. Nichts versetzt sie in Angst und Schrecken, nichts vermag grenzenloses Entzücken in ihnen auszulösen. In höflicher und angemessener Weise widmen sie sich den Dingen. Niemals geraten sie in Streit; sie wandeln sich zu gegebener Zeit. Ehrungen nehmen sie bescheiden entgegen. Sie argumentieren überzeugend und müssen keine Führung erzwingen. Das nennt man die höchste Form der Führung.
Wer sich im Altertum auf den Gebrauch von Nadeln und Moxa verstand, der betrachtete zunächst die Fünf Arten des Gebarens der Menschen, und dann behandelte er dies. Was im Überfluss steht, wird abgeleitet, was in Leere steht, wird aufgefüllt.“
Huangdi sprach: „Wie behandelt man die Fünf Arten des Gebarens der Menschen?“
Shaoshi sprach: „Die Taiyin-Menschen haben viel Yin und sind ohne Yang. Ihr Yin und ihr Blut sind trübe. Ihr Schutzwächter-Qi fließt rau. Yin und Yang stehen bei diesen Menschen nicht in Harmonie. Ihre Sehnen sind erschlafft, und ihre Haut ist dick. Wird dies nicht rasch abgeleitet, so kann man dies nicht mehr wegschaffen.
Die Shaoyin-Menschen haben viel Yin und wenig Yang. Ihr Magen ist klein, ihr Darm groß. Die Sechs Fu-Zwischenlager sind nicht ausgeglichen. Ihr Yangming-Puls ist klein, und der Taiyang-Puls ist groß. Man muss dies sorgfältig untersuchen und dann ausgleichen, denn ihr Blut tritt leicht heraus, und ihr Qi ist leicht zu vernichten.
Die Taiyang-Menschen haben viel Yang und wenig Yin. Dies muss behutsam ausgeglichen werden. Man lasse ihr Yin nicht austreten und leite ihr Yang ab. Bei denen das Yang heftig austritt, führt es leicht zum Wahnsinn. Bei denen alles Yin und Yang austritt, führt dies zu einem plötzlichen Versterben, und sie erkennen die Menschen dabei nicht mehr.
Die Shaoyang-Menschen haben viel Yang und wenig Yin. Die Leitbahnen sind klein und die Netzgefäße groß. Das Blut befindet sich inmitten des Leibes und das Qi außen am Leib. Man fülle das Yin und leere das Yang. Wenn man jedoch nur die Netzgefäße stark

23

---

[3] *liùhé* 六合 Sechs Ausrichtungen: Norden, Süden, Osten, Westen, Oben, Unten.

ableitet, so tritt kräftiges Qi aus und entfernt sich rasch, so dass das Mitten-Qi unzureichend wird und der Patient sich nicht mehr von der Krankheit erhebt.
Die im Hinblick auf Yin und Yang harmonisch ausgeglichenen Menschen weisen ein harmonisches Yin- und Yang-Qi auf. Die Gefäße des Blutes sind ausgeglichen. Dies erfordert eine sorgfältige Diagnostik von Yin und Yang, um so die üblen und die aufrechten Einflüsse zu erkennen. Anhand der äußeren Anzeichen werden Überfluss und Mangel beurteilt. Besteht ein Überschuss, so wird dieser abgeleitet; besteht eine Leere, so wird diese aufgefüllt. Ist kein Überschuss und keine Leere vorhanden, so ergreife man die Krankheit auf der jeweiligen Leitbahn. Dies beschreibt den Ausgleich von Yin und Yang und die Unterscheidung der Fünf Arten des menschlichen Gebarens."
Huangdi sprach: „Mit den Menschen, die diese Fünf Arten des Gebarens aufweisen, bin ich bislang nicht in Kontakt gekommen. Sollte ich mit ihnen unvermutet zusammentreffen, so ist mir ihr Verhalten noch nicht bekannt. Wie kann ich sie dennoch unterscheiden?"
Shaoshi antwortete: „Unter den üblichen Gruppierungen der Menschenmassen kann man die Fünf Typen des menschlichen Gebarens nicht wiederfinden. Die Fünf Archetypen des menschlichen Gebarens sind nämlich in den fünf mal fünf, also fünfundzwanzig Menschentypen gar nicht enthalten. Die Fünf Typen des menschlichen Gebarens kommen unter den alltäglichen Menschenmassen überhaupt nicht vor."
Huangdi sprach: „Wie unterscheidet man denn dann die Fünf Typen des menschlichen Gebarens?"
Shaoshi sprach: „Die Menschen vom Taiyin-Typus weisen eine düstere Erscheinung von schwärzlicher Färbung auf. Sie geben sich unterwürfig, überragen aber mit ihrem hohen Wuchs andere. Sie humpeln mit angezogenem Knie, ohne tatsächlich an einer Behinderung zu leiden. So sind die Menschen vom Taiyin-Typus.
Die Menschen vom Shaoyin-Typus hüllen sich in Erhabenheit in ihrem Auftreten, sind tatsächlich aber sehr durchtrieben. Im Grunde sind sie Schädlinge, die im Verborgenen agieren. Im Stehen weisen sie eine gefährliche Unruhe auf, im Gehen sind sie nach vorne geneigt. So sind die Menschen vom Shaoyin-Typus.
Die Menschen vom Taiyang-Typus haben ein hochtrabendes und selbstgefälliges Auftreten. Der Leib ist nach hinten gebogen; die Kniekehlen sind eingeknickt. So sind die Menschen vom Taiyang-Typus.
Die Menschen vom Shaoyang-Typus neigen dazu, mit erhobenem Haupt zu stehen. Sie neigen zu einem schwankenden Gang, und ihre beiden Oberarme und beiden Ellenbogen stoßen häufig aus dem Rücken hervor. So sind die Menschen vom Shaoyang-Typus.
Die Menschen mit einem harmonischen Ausgleich von Yin und Yang haben ein vornehmes und würdevolles Auftreten. Sie sind anpassungsfähig, majestätisch, liebenswürdig, vornehm und vergnügt. Von allen Menschen werden sie als vollendete Edelleute angesprochen. So sind die im Hinblick auf Yin und Yang harmonisch ausgeglichenen Menschen."

Huángdì nèijīng • Língshū • Tōngtiān dìqīshíèr
(Leitfaden des Gelben Ahnherrschers, Innerer Band • Drehangel aller Wunderwirkungen • Das Durchdringen des Himmlischen, als Zweiundsiebzigstes)
黃帝內經 • 靈樞 • 通天第七十二

Neben diesen menschlichen Grundcharakteristika bietet vor allem die Konstitution nach den Fünf Grundwesenheiten mit den korrespondierenden Zang-Langzeitspeichern einen Angriffspunkt für die Entwicklung einer Shen-Pathologie.

Huangdi wandte sich fragend an Qi Bo und sprach: „Alle Vorgaben für das Nadeln müssen sich zunächst im Shen verwurzeln. Blut, Gefäße, Quartiermeister-Einflüsse, Qi und Essenz-Shen, das alles wird von den Fünf Zang-Langzeitspeichern gespeichert. Allein, wenn mit ihnen ausschweifend und verschwenderisch umgegangen wird, so verlassen sie die Speicher und Jing-Essenz geht verloren, die flüchtige Hun-Seele und die klare Po-Seele fliegen davon, die Willens- und die Vorstellungskraft geraten in Verwirrung, Weisheit und Denkvermögen verlassen den Leib. Aus welchem Grund verhält es sich so? Ist es ein Vergehen des Himmels (oder) eine Übertretung durch den Menschen? Was heißt Tugend, Qi, Leben, Essenz, Shen, Hun-Seele, Po-Seele, Herz, Vorstellungskraft, Willenskraft, Denken, Weisheit, Überlegung? Ich möchte mich nach den Hintergründen erkundigen."
Qi Bo antwortete: „Der Himmel offenbart sich in mir als Tugend, die Erde offenbart sich in mir als Qi. Die Tugend verströmt sich und das Qi wogt auf und ab, so dass Leben daraus entsteht. Das Kommen des Lebendigen nennt man daher die Essenz Jing, das Ringen der beiden Jing-Essenzen miteinander nennt man die Geist-Seele Shen. Was mit dem Shen kommt und geht, das nennt man die flüchtige Hun-Seele; was zusammen mit der Jing-Essenz ein- und austritt, das nennt man die klare Po-Seele. Was die Dinge bestimmt, das nennt man das Herz. Was das Herz wiedererkennt, das nennt man Vorstellung. Was die Vorstellung aufspeichert, das nennt man Erinnerung. Was in der Erinnerung fortbesteht und sich wandelt, das nennt man Gedanken. Was das Denken aus der Ferne herbeisehnt, das nennt man die kluge Überlegung. Was aufgrund kluger Überlegungen die Dinge regelt, das nennt man Weisheit. Daher müssen die Weisen beim Betreiben der Lebenspflege sich an den Vier Jahreszeiten ausrichten und sich der Kälte wie der Sommerhitze anpassen, einen Ausgleich zwischen Fröhlichkeit und Ärger herbeiführen und ihren Aufenthaltsort in Frieden halten, Yin und Yang sparsam einsetzen, Hartes und Weiches aufeinander abstimmen. Auf diese Weise wird man selbst von den ungewöhnlichsten Übeln nicht erreicht, genießt ein langes Leben und blickt in eine dauerhafte Zukunft[4]*.*
Daher verhält es sich so, dass die furchtsam Denkenden und Überlegenden damit ihr Shen schädigen. Ist das Shen geschädigt, so wird man von Ängsten unentwegt überschwemmt. Wird infolge von Kummer und Betrübnis die Mitte erschüttert, so verliert man das Leben durch Überanstrengung und Verbrauch. Bei den überschwänglich Euphorischen wird das Shen verscheucht und nicht mehr gespeichert. Bei den Trübseligen wird das Qi eingeschlossen und kann sich nicht mehr bewegen. Die heftig Wütenden sind so verwirrt und konfus, dass dem kein Einhalt zu bieten ist. Bei den Schreckhaften und Ängstlichen wird das Shen aufgescheucht und nicht mehr in Empfang genommen.

[4] *chángshēng jiǔshì* 長生久視: Diese Zeichen finden sich auch in der letzten Zeile der 59. Eröffnung des *Daodejing;* sie sind im Sinne des „überdauernden Bestehens" und der „anhaltenden Präsenz" im Leben zu verstehen.

Das Herz:
Furchtsames Denken und Überlegen schädigt das Shen. Ist das Shen geschädigt, so kommen Ängste auf und man verliert das Selbst. Die Fettpolster werden zerstört und man fällt vom Fleisch. Die Körperhaare bleichen aus und die Färbung verblasst. Der Tod tritt im Winter ein.
Die Milz:
Wird Trübsal nicht aufgelöst, so wird die Vorstellungskraft geschädigt. Ist die Vorstellungskraft geschädigt, so führt es zu Verwirrung und Unordnung. Die vier Gliedmaßen heben sich nicht mehr. Die Körperhaare bleichen aus und die Färbung verblasst. Der Tod tritt im Frühjahr ein.
Die Leber:
Kummer und Betrübnis erschüttern die Mitte, so dass die Hun-Seele geschädigt wird. Ist die Hun-Seele geschädigt, so treten Wahn, Vergesslichkeit und Geistlosigkeit auf. Aus Geistlosigkeit resultiert Unbotmäßigkeit. Die äußeren Genitale der betroffenen Menschen schrumpfen und Sehnen verkrampfen sich. Die Rippenknochen zu beiden Seiten heben sich nicht mehr. Die Körperhaare bleichen aus und die Färbung verblasst. Der Tod tritt im Herbst ein.
Die Lunge:
Grenzenlose Euphorie schädigt die Po-Seele. Ist die Po-Seele geschädigt, so kommt es zu Wahn. Bei den Wahnhaften verbleibt die Vorstellungskraft nicht im Menschen, und die Haut wird ledrig und vertrocknet. Die Körperhaare bleichen aus und die Färbung verblasst. Der Tod tritt im Sommer ein.
Die Niere:
Unentwegte heftige Wut schädigt die Willenskraft und das Erinnerungsvermögen. Sind die Willenskraft und Erinnerung geschädigt, so neigt man dazu, zu vergessen, was soeben gesagt wurde. Die Lendenregion und das Rückgrat lassen sich nicht mehr vor- oder zurückbeugen. Die Körperhaare bleichen aus und die Färbung verblasst. Der Tod tritt im Spätsommer ein.
Unaufgelöste Ängste schädigen die Essenz Jing. Ist das Jing geschädigt, so schmerzen die Knochen wie nach Anstrengung, bilden sich zurück und versagen ihren Dienst. Zuweilen bewegt sich die Essenz Jing spontan hinab.
Dies beruht darauf, dass die Fünf Zang-Langzeitspeicher für die Speicherung der Essenz Jing zuständig sind und somit nicht geschädigt werden dürfen. Tritt eine Schädigung ein, so geht die Fähigkeit des Festhaltens und Bewahrens verloren, was eine Yin-Leere hervorruft. Ist das Yin leer, so ist man ohne Qi. Ohne Qi stirbt man.
Deshalb verhält es sich so, dass die Anwender der Nadel den Zustand des Patienten genau beobachten, um herauszufinden, ob die Essenz Jing, die Geist-Seele Shen, die klare Seele Po und die flüchtige Seele Hun vorhanden oder abhanden gekommen sind, ob sie empfangen werden oder verloren gehen. Sobald alle diese Fünfe geschädigt sind, kann dies die Nadel nicht mehr behandeln.
Die Leber speichert das Blut, das Blut beherbergt die flüchtige Hun-Seele. Ist das Leber-Qi leer, so tritt Angst auf, bei Fülle Wut.
Die Milz speichert die nährenden Einflüsse, die nährenden Einflüsse beherbergen die Vorstellungen. Ist das Milz-Qi leer, so lassen sich die vier Gliedmaßen nicht mehr gebrauchen, und die Fünf Zang-Langzeitspeicher sind in Unfrieden. Bei Fülle treten Anspannungen im Bauch auf; die Regelblutung und Urinentleerung werden nicht befördert.
Das Herz speichert die Gefäßpulse, die Gefäßpulse beherbergen das Shen. Ist das Herz-Qi leer, so tritt Traurigkeit auf, bei Fülle lacht man ohne Pause.
Die Lunge speichert das Qi, das Qi beherbergt die klare Po-Seele. Ist das Lungen-Qi leer, so wird die Nase verstopft, und Atemnot tritt auf. Bei Fülle treten lautes Keuchen, Brustfülle und Atmen in Rückenlage auf.
Die Niere speichert die Essenz Jing, das Jing beherbergt die Willenskraft. Ist das Nieren-Qi leer, so tritt ein Zusammenbruch auf, bei Fülle Anspannung, und die Fünf Zang-Langzeitspeicher stehen in Unfrieden. Es müssen die Krankheitsäußerungen der Fünf Zang-Langzeitspeicher genau untersucht werden, um Fülle und Leere des Qi ausfindig zu machen; dann kann dies behutsam ausgeglichen werden.

Huángdì nèijīng • Língshū • Běnshén dìbā
(Leitfaden des Gelben Ahnherrschers, Innerer Band • Drehangel aller Wunderwirkungen • Die Verwurzelung im Shen, als Achtes)
黃帝內經 • 靈樞 • 本神第八

Der Yin-/Yang-Typus und der Konstitutionstyp begründen die Anfälligkeiten für bestimmte Seelenverletzungen, Vernachlässigungen der Seele oder geistig-emotionale Verstrickungen, die wiederum den Ausgangspunkt für die Entwicklung einer Shen-Pathologie darstellen.

23.2.2 Pathologien der Geist-Seele Shen

Die menschliche Seele befindet sich in einem ständigen Fluss und verändert sich unentwegt. Für die Gesundheit des Organismus ist es unabdingbar, dass alle Aspekte der Geist-Seele Shen vollständig vorhanden, unversehrt und in den Organen gut verankert sind. Ein Trauma, das Anteile des Shen beschädigt, kann sowohl seelische Störungen als auch organische Fehlfunktionen zur Folge haben. Aus der Art der auftretenden negativen Emotionen und pathognomonischen körperlichen Symptome kann erschlossen werden, welcher Seelen-Anteil bei einem Patienten betroffen ist (➤ Abb. 23.6).

Die fünf Shen-Aspekte in der Chinesischen Medizin stehen auch in Beziehung zu intuitiven Wahrnehmungen im Arzt-Patienten-Kontakt. Für den geübten Therapeuten werden die Gefühle des Patienten unmittelbar erspürt, wenn der erste Kontakt zum Patienten stattfindet. Zudem drückt sich der Zustand des Shen in den Augen eines Patienten aus, die beispielsweise leer, unruhig, suchend, abweisend oder stumpf sein können.

Jeder Shen-Seelenaspekt kann zudem eine spezifische Dysbalance manifestieren, welche erfasst und bei der Seelen-Behandlung angesprochen werden muss. Es ist entscheidend, diese individuellen und spezifischen Störungsmuster zu identifizieren, um sie adäquat behandeln zu können. Die Voraussetzung für die Fähigkeit einer präzisen intuitiven Diagnostik der Shen-Pathologie besteht darin, dass der Therapeut selbst ausreichend über gesunde Shen-Seelen-Anteile verfügt.

Beim Therapeuten ergründet sein Shen-Anteil das Wesen der Störung, sein Hun-Anteil erfasst und formuliert die Ursprünge des Ungleichgewichts. Sein Po-Anteil verleiht ihm die Sensibilität, den Qi-Zustand des Patienten wahrzunehmen und zu erfühlen. Der

Yi-Aspekt verarbeitet die gestellte Diagnose, übersetzt sie in eine Behandlungsstrategie und gibt die Anweisungen zu deren Umsetzung. Der Zhi-Anteil stellt die Motivation und die Antriebskraft zur Verfügung, um sich die therapeutischen Bedürfnisse des Patienten zu eigen zu machen, und so konsequent und nachhaltig das bestehende Ungleichgewicht zu beheben.

Die Besonderheiten der Po-Seelen-Pathologie

Die klare Po-Seele manifestiert grobstoffliche Seelenaspekte und gewährleistet die Vitalität des physischen Leibes. Sie nimmt die Integration mit den übrigen Seelenanteilen des Menschen vor.

Die klare Po-Seele ermöglicht dem Menschen, seine Ziele mit Hartnäckigkeit und Engagement tapfer gegen alle Widrigkeiten zu verfolgen. Wenn ein großer Verlust oder eine tiefe Trauer in die Seele einschneiden, kann der Po-Seelenanteil Schaden nehmen. Durch übersteigerten Kummer oder übermäßig intensive meditative Praxis kann die klare Po-Seele aus ihrer Verankerung in der Lunge gerissen werden und den Leib verlassen. Die klare Po-Seele kann durch derart getönte Empfindungen zersplittert oder abgedämpft werden.

Ist die klare Po-Seele geschwächt, so will sich der Patient in einem Loch verkriechen und sich aus dem Leben zurückziehen. Solche Menschen sind hochsensibel, fragil und erleben sich häufig als abgeschnitten. Sie neigen dazu, sich die Probleme anderer zu eigen zu machen und leiden dann unter den gleichen physischen Symptomen wie ihre Mitmenschen.

Ist der natürliche Zustand der klaren Po-Seele wiederhergestellt, so strahlt der Patient eine gefestigte und selbstbewusste Energie aus und kann sich den Veränderungen im Leben ohne große Mühe anpassen.

Sind die Kräfte der klaren Po-Seele hingegen eingeschränkt, so strahlt der Patient eine depressive und traurige Energie aus, ohne vorwärts aus seinen Verletzungen und Verstrickungen heraustreten zu können, da er ein Gefangener der eigenen Traurigkeit geworden ist.

> Ist die klare Po-Seele unbefangen und frei von Last, so kann der Patient Leichtigkeit erfahren und stabile und starke Bindungen eingehen. Er kann sich leicht auf neue Kontakte einlassen und bleibt dabei stabil und selbstsicher.

23

Über die Pforte Bl 42 *pòhù* 魄戶 („Türflügel der klaren Seele") kann die klare Po-Seele wieder in den Leib einkehren und sich mit dem Lungen- Qi verbinden.

Die Besonderheiten der Shen-Seelen-Pathologie

Der Shen-Aspekt der Seele stellt die reinste Form der ursprünglichen und schöpferischen Kraft dar und etabliert eine Verbindung zum DAO.

Wann auch immer diese im Herzen residierende Kraft durch pathogene Einflüsse, insbesondere durch Traumata, Schaden nimmt, kann der Mensch seine Verbindung zum Himmel, zum höheren Sein, verlieren. Die numinose Shen-Seele zieht sich dann aus dem Leib zurück und hinterlässt einen dissoziierten Seelenzustand.

Das Herz-Qi öffnet sich in die Zunge als in Resonanz stehendem Sinnesorgan. Im Falle von pathologischen Zuständen, in denen das Shen-Qi seine Verankerung im Herzen einbüßt, kann der Betroffene weder Gedanken noch Emotionen verständlich zum Ausdruck bringen, oder er verstummt gänzlich. Die Verbindung zu dem Shen-Aspekt, der über alle inneren und äußeren Regungen wacht und diese zu integrieren vermag, ist dann aufgelöst. Der Betroffene kann keinen ausreichenden Einblick mehr in sein eigenes Geist-Seelenleben und das anderer nehmen.

Die so destabilisierte Shen-Seele leidet an Verwirrung und Panikzuständen, ohne dass es dem Betroffenen gelingt, das in ihm statthabende Geschehen zu durchschauen. Diese Patienten strahlen eine ungeordnete Unruhe aus. Werden sie befragt, so steht ihre Selbstbeschreibung in Widerspruch zu ihrem Verhalten und ihrer Gesamterscheinung. Sie scheinen nicht in der Lage zu sein, für sie förderliche Einflüsse zu erkennen. Ihr ganzes Auftreten wirkt unecht und aufgesetzt.

> Ist die Shen-Seele gesund und stabil verankert, so strahlt der Mensch eine innere Zufriedenheit aus, verfügt über eine durchdringende Klarheit und erledigt seine Aufgaben mit großer Leichtigkeit. Seine Freude ist ungezwungen und spiegelt sich in seinen leuchtenden Augen wider.

Über die Pforte Bl 44 *shéntáng* 神堂 („Halle des Shen") kann die Shen-Seele dazu eingeladen werden, wieder ihren angestammten Platz auf dem Thron in der großen Halle einzunehmen.

Die Besonderheiten der Hun-Seelen-Pathologie

Eine unausgeglichene Hun-Seele ist nicht in der Leber verankert und kann dissoziierte Aspekte aufweisen. Patienten mit einer Hun-Seelen-Pathologie sind zurückhaltend, fühlen sich schüchtern und unentschlossen. Solchen Patienten fehlt die Orientierung, und sie lassen sich leicht von anderen Menschen unterdrücken oder in den Hintergrund drängen.

Wenn die flüchtige Hun-Seele eine solide Verankerung findet, entwickelt sich das Vertrauen in das Leben und damit eine sinnerfüllte Lebensperspektive. Entscheidungen können dann mit Leichtigkeit und Sicherheit getroffen werden. Ausgeglichenheit breitet sich aus.

Patienten mit einer Beeinträchtigung ihrer Hun-Seelen-Anteile nehmen oft eine konfrontative Haltung ein. Sie geraten schnell in Streit und zeigen sich besessen von Themen, die sie zunehmend in Konflikte verstricken. Ihre Ausstrahlung kündet von Wut und Ärger, so dass sie zuweilen wie ein eingesperrtes wildes Tier wirken.

> Eine gesunde Hun-Seele verleiht die Fähigkeit, allen Herausforderungen des Lebens mutig und zuversichtlich zu begegnen. Eine verletzte Hun-Seele hingegen baut Widerstände auf, die sie an der Nutzung der ihr innewohnenden Fähigkeiten hindern.

Die flüchtige Hun-Seele ermöglicht dem Menschen, einer schweren Krise mit innerer Stärke zu begegnen. Eine gesunde Hun-Seele verleiht Mut und Kraft, sich den eigenen inneren Verletzungen zu stellen. So wird eine wichtige Voraussetzung dafür geschaffen, sich aus eigener traumatischer Verwicklung zu lösen.

Die Hun-Seele kann als eine Art „Lebergehirn" angesehen werden, das über alle nötigen Erkenntnisse zur Bewältigung einer Krise verfügt. Mit einer starken und entwickelten Hun-Seele ist man für alle Herausforderungen im Leben gewappnet. Die Hun-Seele entwirft die Strategien, während die in der Niere wurzelnde Zhi-Seele die nötige Stabilität für eine stete Standfestigkeit verleiht. In einer lebensgefährlichen Situation werden beide Seelenanteile stark gefordert.

Ist die Hun-Seele allerdings durch tiefe Kränkung und Verletzung aus ihrer Verankerung gerissen worden, so folgt sie ihrer flüchtigen Natur und lässt sich nicht mehr in das gesamte Shen integrieren.

Ist die Hun-Seele jedoch mit unerschütterlicher Festigkeit integriert, so vermag man im Leben auf alle Umstände adäquat und mit Weitsicht zu reagieren. Die von allen Fesseln befreite Hun-Seele verleiht der Person eine friedvolle Ausstrahlung.

Über die Pforte Bl 47 *húnmén* 魂門 („Tor der flüchtigen Seele") vermag sich die Hun-Seele wieder in das gesamte Shen zu integrieren und an tief sitzendende emotionale Blockaden anzuknüpfen. So erhält die Hun-Seele wieder den Überblick über die Situation zurück und ist in der Lage, Lösungsstrategien zu entwickeln.

Die Besonderheiten der Yi-Seelen-Pathologie

Die Fähigkeit einer Person, strukturierte Gedankengänge zu generieren, wird durch die Kraft der Yi-Seele, der Fähigkeit zur abwägenden Überlegung und Entwicklung klarer Vorstellungen, gewährleistet. Traumata können eine Trübung der Yi-Seele zurücklassen, wodurch der Betroffene keine Distanz zu den traumatischen Ereignissen aufzubauen vermag. Der frustrane Versuch der Verarbeitung des Geschehenen vollzieht sich in einer unauflöslichen, endlosen Schleifenbewegung, die bereits durch geringe Stimulation aufrechterhalten oder sogar verstärkt wird.

Durch übermäßiges Grübeln kann das klare Denkvermögen zu verzerrten und irrationalen Gedanken entarten; Konzentrationsfähigkeit und Gedächtnis werden dann beeinträchtigt. Einem derartigen Zustand liegt eine enorme physische und mentale Angespanntheit zugrunde. Die Verarbeitung äußerer Reize ist dabei stark beeinträchtigt.

Die Yi-Seele kann unter Destabilisierung und Einengung leiden. Zwanghafte Gedanken und Handlungen sind dazu angetan, dass sich ein Gefühl von Melancholie und Schwere ausbreitet. Man vermag zwar möglicherweise noch, neue Ideen zu generieren, sie aber nicht in die Tat umzusetzen. Aus dem Trauma resultieren negative Kontrollüberzeugungen und Zwangsgedanken, die den Betroffenen in ihren Bann ziehen und nicht mehr loslassen.

Ist die Yi-Seele unverstrickt, so fühlt man sich unbelastet und reagiert gelassen, besonnen und anmutig. Man verfügt über einen uneingeschränkten Tatendrang und fühlt sich aller Lasten enthoben.

Die Pforte Bl 49 *yìshè* 意舍 („Herberge der Vorstellungen und Absichten") reinigt die Yi-Seele und spendet dem Verstand die klärende Kraft der Überlegung und Vorstellung, so dass die Gedanken wieder zentriert und geordnet werden können.

Die Besonderheiten der Zhi-Seelen-Pathologie

Der Zhi-Seelenaspekt gewährleistet, dass der Mensch über den Willen zum Leben verfügt. Ein Patient, dessen Zhi-Seele gestört ist, vermittelt einen ausgeprägten Eindruck von Angst. Ihm fehlen Mut und Hoffnung, um sein Leben annehmen und sich seinen Ängsten stellen zu können. Seine Ausstrahlung wird wie eingefroren und nicht aktiviert wirken.

Ein solcher Mensch wird leicht zu erschüttern und zu erschrecken sein. Im Kontakt vermitteln diese Patienten den Eindruck eines reduzierten Antriebs und einer Überempfindlichkeit auf Reize. Wird ein Behandlungsfortschritt erzielt, so geht das Gefühl der Entschlossenheit von dem Patienten aus.

Die Zhi-Seele verleiht einer Person die Fähigkeit, an einem Plan oder einem Projekt festzuhalten und dies in der materiellen Welt zu realisieren. Sie überträgt der Person die notwendige Kraft für Standfestigkeit, Durchhaltevermögen und Widerstandsfähigkeit.

Die Zhi-Seele stellt darüber hinaus die Verbindung zur Ahnenenergie und zur persönlichen Geschichte her. Traumata, die die Ahnen erlitten haben, können über die Verankerung der Zhi-Seele in den Jing-Essenz speichernden Nieren von Generation zu Generation weitergegeben werden. Durch jede Art von übersteigerter Angst und tiefsitzende Schockerlebnisse können die Willenskraft Zhi und das Gesamt-Shen ihre Verbindung zueinander verlieren. Der Mensch ist dann von seiner inneren Weisheit abgetrennt und entbehrt der Impulse, die ihm sein himmlisches Mandat offenbaren. Dies hat zur Folge, dass es der Person nicht gelingt, echte Willensstärke und uneingeschränktes Vertrauen ins Leben zu entwickeln.

Über die Pforte Bl 52 *zhìshì* 志室 („Stube der Willenskraft und Erinnerung") kann die Zhi-Seele gestärkt, wieder mit der Kraft der Wasser-Wesenheit aufgeladen und in den Nieren gebunden werden.

23.2.3 Die Behandlung von Shen-Pathologien

Die Behandlung von Shen-Pathologien kann über die folgenden Systeme von Pforten der Akupunktur erfolgen:

- Die Pforten der Fünf Shen
- Die Pforten mit Assoziation zum Shen
- Pforten am Dumai entlang (Du 20, Du 23, Du 24, EX-KH 1, EX-KH 3)
- Die 13 Dämonen-Pforten nach Sun Simiao
- Die sieben Drachen-Pforten
- Die Himmelsfenster-Pforten

Die segmentale Shen-Therapie mit den Pforten der Fünf Shen

Die fünf Aspekte des Shen in den Fünf Zang-Langzeitspeichern sind auf den Leitbahnen in segmentaler Ordnung repräsentiert mit jeweils einer medialen Pforte auf dem Dumai, zwei lateralen Pforten in Form der Rücken-Shu-Pforten auf dem inneren Ast der Blasen-Leitbahn und zwei weiter lateral gelegenen Pforten, die unmittelbar den jeweiligen Shen-Aspekt verkörpern, auf dem äußeren Ast der Blasen-Leitbahn. Die Zang-Langzeitspeicher und die Shen-Aspekte vertreten jeweils eine Grundwesenheit, so dass die Wirksamkeit der Pforten durch Anwendung der spezifisch korrespondierenden Reizart (Metall – Nadel, Feuer – Moxa, Holz – Massagestab, Erde – Stein, Wasser – Öl; ➤ Kap. 9.3.6) gesteigert werden kann (➤ Tab. 23.3, ➤ Abb. 23.3).
Die Funktionen der Pforten in der segmentalen Shen-Therapie können wie folgt beschrieben werden:

Po-Seelen-Therapie

Bl 42 pòhù 魄戶 („Türflügel der klaren Po-Seele")
Die Pforte Bl 42 vermag die Po-Seele wieder in den Leib hineingleiten zu lassen, wenn durch übersteigerte Trauer, übertriebene meditative Techniken oder eine Nahtod-Erfahrung die Po-Seele dazu veranlasst wurde, aus dem Leib auszutreten.

Bl 13 fèishù 肺腧 („Transportpforte der Lunge")
Durch Anwendung der Pforte Bl 13 wird das Qi der Lunge gereinigt, so dass durch die Verbindung zu Bl 42 der himmlische Anteil der Po-Seele wieder seinen Platz in der Lunge einnehmen kann. Es ist unabdingbar, dass sich die Lunge von der Anheftung an niedere Emotionen und dem daraus resultierenden Suchtverhalten befreit, bevor der reine Seelenaspekt des Po durch seine „Tür" sein Reich betritt. Durch die Pforte Bl 42 vermag das Po ein- und auszutreten. In der Verbindung mit dem Jing über das gereinigte Lungen-Qi kann die Po-Seele fest im Körper verankert werden.

Du 12 shēnzhù 身柱 („Leibessäule")
An dieser Pforte manifestiert sich der Einfluss der Po-Seele auf die aufrechte Struktur des Leibes (Wirbelsäule/Rückgrat). Zudem wird das dem Himmlischen zugewandte Shen durch die Po-Seele mit der Erde verbunden, um so seine Verankerung im Leib und mit der Erde zu fördern. Auf diese Weise wird der Leib von einer starken Säule gestützt, die mit einer breiten Basis auf der Erde bis in den Himmel reicht. Darüber hinaus wird die Po-Seele von Trauer befreit und kann sich so vollständig entfalten.

Shen-Seelen-Therapie

Bl 44 shéntáng 神堂 („Halle des Shen")
Die Anwendung der Pforte Bl 44 lädt die Shen-Geist-Seele dazu ein, wieder ihren Platz auf dem Thron in der großen Halle des Regierens einzunehmen. Die Shen-Seele löst sich aus ihrer Bindung an den Leib, wenn starke Traumata erlebt werden, oder wenn zu wenig Blut im Leib vorhanden ist, wie es etwa bei einem „blutleeren Menschen", den nichts mit dem Leben verbindet, oder bei schwerer Auszehrung

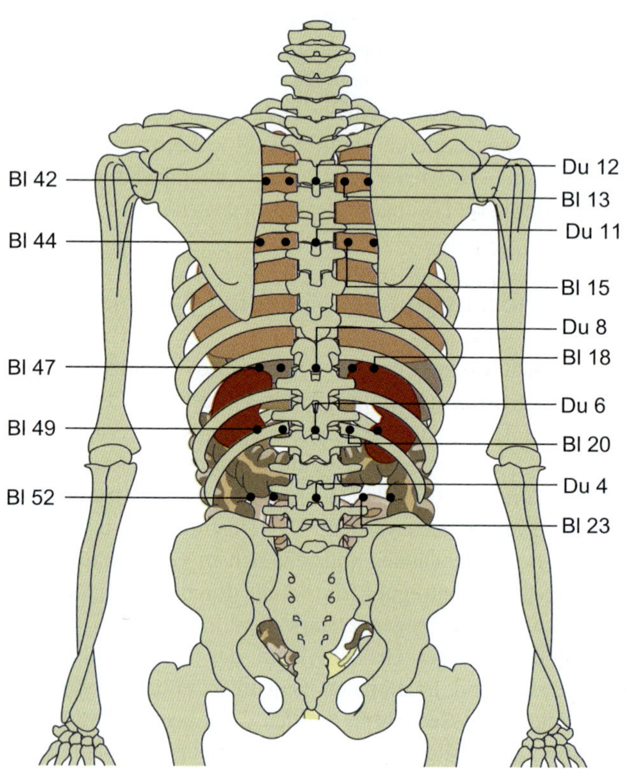

Abb. 23.3 Topografie der Shen-Pforten [L138]

Tab. 23.3 五神穴 Die Pforten der Fünf Arten des Shen

Pforten auf dem Dumai			Rücken-Shu-Pforten auf dem inneren Ast der Blasen-Leitbahn			Reizart	Shen-assoziierte Pforten auf dem äußeren Ast der Blasen-Leitbahn			
Du 12	shēnzhù	身柱	Bl 13	fèishù	肺腧	Nadelstich	Bl 42	pòhù	魄戶	Po-Türflügel
Du 11	shéndào	神道	Bl 15	xīnshù	心腧	Moxibustion	Bl 44	shéntáng	神堂	Shen-Halle
Du 8	jīnsuō	筋縮	Bl 18	gānshù	肝腧	Holzstabmassage	Bl 47	húnmén	魂門	Hun-Tor
Du 6	jǐzhōng	脊中	Bl 20	píshù	脾腧	Warmer Stein	Bl 49	yìshè	意舍	Yi-Herberge
Du 4	mìngmén	命門	Bl 23	shènshù	腎腧	Aromaöl	Bl 52	zhìshì	志室	Zhi-Stube

der Fall ist. Nach einschneidenden Erlebnissen dissoziieren die traumatisierten Seelenanteile aus der Integrität von Leib und Seele, so dass seelisches und körperliches Erleben in den sensiblen Bereichen nicht mehr als aufeinander bezogen wahrgenommen werden. Die Aktivierung von Bl 44 führt zur Auflösung von Qi-Stagnationen im unteren, mittleren und oberen Dantian.

Bl 15 xīnshù 心腧 („Transportpforte des Herzens")
Sobald sich im menschlichen Leib Verunreinigungen ansammeln und in Form einer Qi-Stagnation oder Qi-Leere die Organe angreifen, benötigt der Körper eine reinigende Kraft, mit welcher er diese Verschmutzungen und Blockaden wieder beseitigen kann. Die Quelle dieser reinen Energie befindet sich im Herzen, solange das Shen dort residiert und nicht daran gehindert wird, in den Bereich des Kopfes aufzusteigen, um dort die Verbindung zum DAO aufzubauen. Durch Traumata kann diese Verbindung unterbrochen werden. In der Folge geht das Vermögen, negative Gefühle wie Angst, Trauer oder Wut zu transformieren und ihren hemmenden Einfluss aufzuheben, verloren. Durch Anwendung von Bl 15 wird die reine Feuer-Energie im Herzen verstärkt, was auch die physische Kraft des Herzens vermehrt. Mit dieser Verstärkung kann sich das Shen wieder unbeeinträchtigt im Herzen verankern.

Du 11 shéndào 神道 („Weg des Shen")
Durch die Anwendung von Du 11 vermag das Shen mit dem DAO zu kommunizieren, so dass Verstrickungen in negative Emotionen und Kognitionen durch neue Perspektiven und veränderte Wahrnehmungen ersetzt werden können.

Die hier genannten drei Pforten beschreiben gemeinschaftlich die Beziehung zwischen Herz, Shen und DAO.

Hun-Seelen-Therapie

Bl 47 húnmén 魂門 („Tor der flüchtigen Hun-Seele")
Tiefe Kränkungen und Verletzungen können die Hun-Seele verschrecken und bewirken, dass sich diese verflüchtigt. Die Anwendung der Pforte Bl 47 als Tor des Hun fördert die Wiederangliederung der Hun-Seele an das Shen. So wird eine Kontaktaufnahme mit tief wurzelnden emotionalen Blockaden ermöglicht.

Bl 18 gānshù 肝腧 („Transportpforte der Leber")
Während Bl 18 das Qi der Leber von der Stagnation befreit, vermag diese Pforte im Zusammenwirken mit Bl 47 die Hun-Seele wieder aus ihrer Zerrissenheit zu befreien. Die Hun-Seele folgt dem Shen, sofern Herz und Leber frei von schrägläufigem Qi sind. Dann achtet das Shen darauf, dass die Hun-Seele ihre Behausung nicht verlässt. Wenn die Hun-Seele jedoch nicht in der Leber verankert werden kann, entstehen Hoffnungs- und Orientierungslosigkeit, starke Wutausbrüche und ein Mangel an physischer Kraft. Eine zerstreute Hun-Seele ist anfällig für die Entwicklung von Süchten.

Du 8 jīnsuō 筋縮 („Sehnen-Kontraktion")
Wenn eine Verbindung zwischen den Pforten Du 8 und Bl 47 aufgebaut ist, stehen das Shen und die Hun-Seele miteinander in Kontakt, wodurch sich emotionale Blockaden leichter offenbaren. Mit der Hilfe des aktivierten Yang-Qi können sich tiefsitzende Anspannungen des Dumai lösen, die häufig aus einem Stau unverarbeiteter Wut im hinteren Solarplexus im Bereich von Du 8 resultieren. Das hier blockierte Qi vermag Schlaganfälle oder einen arteriellen Hypertonus auszulösen und die Hingabe an ein spezifisches Lebensziel zu unterbinden. Der Einsatz dieser Pforte eröffnet die Möglichkeit, alle Widerstände gegenüber den Lebensumständen aufzulösen, wodurch sich das Zwerchfell entspannt und das Qi vom mittleren Dantian ungehindert hoch in das obere zu fließen vermag.

Yi-Seelen-Therapie

Bl 49 yìshè 意舍 („Herberge der Vorstellungen und Absichten")
Durch Grübelei können das klare Denkvermögen getrübt und verzerrte, irrationale Gedanken hervorgebracht werden. Das Konzentrationsvermögen und das Gedächtnis leiden. Die Anwendung der Pforte Bl 49 aktiviert die Verstandeskraft durch die Verbindung zur Yi-Seele, die imstande ist, Vorstellungen, Gedanken und Absichten zu zentrieren und aus der Ruhe heraus auszurichten. Bl 49 stärkt die mentale Verdauung und Verarbeitung von Informationen, vor allem im Falle einer übersteigerten Gedankenaktivität, und bewirkt den Aufbau des rekonstruktiven Denkens. Patienten mit einer Yi-Schwäche sind nicht in der Lage, sich in angemessener Weise auf sich selbst zu fokussieren und mit sich alleine zu bleiben. Meist kümmern sie sich um andere oder sind so sehr um sich selbst besorgt, dass sie keine wirkliche innere Ruhe finden können. Die Herberge des Yi verankert die Yi-Seele in der Weise, dass sie in die zentrierte Stabilität und Stille finden kann.

Bl 20 píshù 脾腧 („Transportpforte der Milz")
Die Anwendung der Pforte Bl 20 vermag die Milz zu reinigen und zu stärken, damit sich die Yi-Seele in aller Ruhe in ihrer Herberge zentrieren kann.

Du 6 jǐzhōng 脊中 („Mitte der Wirbelsäule"; alternativer Name: shénzōng 神宗 „Ahnentempel des Shen")
Mit ihrer Verbindung zum in der Pforte Bl 49 beherbergten Shen der Milz vermag die Pforte Du 6 nicht nur das Rückgrat zu stärken, sondern auch den in Gedanken verwickelten Patienten wieder in seine Mitte zurückzuführen. So ist der Patient in der Lage, sich auf sich selbst zu besinnen, ohne sich im Außen zu verlieren oder durch andere Menschen abgelenkt zu sein. Dadurch entwickelt der Patient ein gesundes Selbstbewusstsein und eine Wertschätzung für sich selbst, wenn er beispielsweise durch negative Erfahrungen und Konfrontation mit Entwertung in seinem Leben seine Mitte verloren hat. Diese Pforte speichert darüber hinaus den transgenerationalen Anteil des Shen („Ahnentempel"), der durch die Anwendung von Du 6 zur Selbstreinigung und Transformation angeregt wird.

Zhi-Seelen-Therapie

Bl 52 zhìshì 志室 („Stube der Willenskraft und Erinnerung")
Durch übersteigerte Ängste und heftiges Schockerleben können Shen und Zhi dissoziieren. Dann ist die Quelle der inneren Weisheit nicht zugänglich, und Zhi vermag nicht mehr das Mandat des

Himmels zu übernehmen, so dass keine echte Willensstärke und kein Vertrauen ins Leben mehr aufgebaut werden können. Zhi baut die innere Weisheit auf, nach welcher man sein Leben ausrichtet. Es verkörpert den Willen und das Potenzial des Shen. Wenn Zhi und Shen verbunden sind, sorgt die Zhi-Seele dafür, dass der himmlische Auftrag (*mìng* 命) zustimmend erfüllt wird. Bei einer Schwäche des Zhi fehlt dem Menschen grundsätzlich die Kraft, einen zielgerichteten Willen zu entwickeln. Die einsichtige Weisheit und der Wille, nach dem DAO zu leben, wird in der Stube des Zhi aufbewahrt. Je entwickelter die Zhi-Seele ist, desto weniger Ressourcen werden verschwendet und alle verfügbaren Kräfte gezielt für das himmlische Mandat eingesetzt.

Bl 23 shènshù 腎腧 („Transportpforte der Niere")

Die Pforte Bl 23 stärkt die Kraft der Niere und wird zudem bei Schwächungszuständen aller anderen Organe eingesetzt. Es bedarf des Potenzials der Niere, um die wahre innere Reinigungskraft des Wasser-Elements zum Einsatz zu bringen und die Zhi-Seele in einem gereinigten Auffangbecken aufzunehmen. Über die Pforte Bl 23 wird das Nieren-Yang direkt angesprochen, um stattgehabte Traumata im Unterleib – wie beispielsweise durch Vergewaltigung oder Fehlgeburt – zu überwinden.

Du 4 mìngmén 命門 („Tor der Lebensbestimmung")

In der Deutung der Bezeichnung als „Tor des Lebens" wird auf die physiologische Bedeutung des von dieser Pforte angeregten Nieren-Yang hingewiesen. Übersetzt man das Wort Ming als Bestimmung oder Lebensauftrag, offenbart sich die profunde Bedeutung dieser Pforte für die Verbindung des Menschen mit dem DAO im Sinne der Übereinstimmung mit dem himmlischen Mandat. Der Shen-Aspekt der Niere tritt durch das Zusammenwirken der Pforten Bl 52 und Du 4 in Kontakt mit der Jing-Essenz, um die Erfüllung des himmlischen Auftrags sicherzustellen. Wenn dieser Auftrag nicht erfüllt werden kann, so löst dies Blockierungen im Bereich der Pforte Du 4 aus, wodurch sich die Essenzen dann für irdisches Verlangen verbrauchen und erschöpfen. Dies bedeutet, dass der Willens-Aspekt im Shen der Niere, ein Leben gemäß dem DAO zu führen, sich nicht zu verwirklichen vermag.

Um dem Weg des DAO folgen zu können, wird die Willenskraft benötigt, die eine Ausrichtung nach innen bewirkt. Beim Verfehlen der Umsetzung des Lebensplans resultiert daraus eine Schwächung aller Shen-Pforten und insbesondere ein fortschreitender Rückzug des Zhi-Aspekts des Shen mit Ausprägung eines Nieren-Qi-Mangels.

Hieraus lässt sich die Bedeutung der Erneuerung erschließen, insofern das Feuer des Mingmen (Du 4) die Jing-Essenz in Yuan-Qi zu verwandeln und den reinen und unbeschadeten Zustand des Ursprungs-Qi, frei von Konditionierung und Folgen von Traumata, wiederherzustellen vermag. Die Pforte der Lebensbestimmung erlaubt einen Zugang zur wahren Bestimmung des Individuums, das frei von irdischen Verstrickungen nicht mehr in Abhängigkeiten verfällt.

Die folgenden, aufgrund ihrer Namensgebung ebenfalls mit dem Shen assoziierten Pforten können unterstützend in der Behandlung eingesetzt werden (➤ Tab. 23.4). Die Pforten liegen entweder auf der Herz-Leitbahn, ventral am Brustkorb auf der gemeinsam mit der Herz-Leitbahn als Shaoyin qualifizierten Nieren-Leitbahn in der Nähe des Herzens oder im Bereich des Kopfes. Ren 8 ist die Eintrittspforte des Shen der Ahnen.

Einen Überblick über die Beziehung der Fünf Shen zueinander und zum DAO liefert ➤ Abb. 23.4.

Tab. 23.4 Weitere mit dem Shen assoziierte Pforten

Pforte	Pinyin	Bedeutung	Schriftzeichen
He 2	*qīnglíng*	Jugendliche Geisteskraft	青靈
He 4	*língdào*	Weg der Geisteskraft	靈道
He 7	*shénmén*	Tor des Shen	神門
Ni 23	*shénfèng*	Versiegeltes Shen	神封
Ni 24	*língxū*	Hügel der Geisteskraft	靈墟
Ni 25	*shéncáng*	Speicher des Shen	神藏
Gb 13	*běnshén*	Wurzel des Shen	本神
Gb 18	*chénglíng*	Unterstützung der Geisteskraft	承靈
Du 10	*língtái*	Terrasse der Geisteskraft	靈臺
Du 11	*shéndào*	Weg des Shen	神道
Du 24	*shéntíng*	Hof des Shen	神庭
Ren 8	*shénquè*	Wachtor der Geisteskraft	神闕
Ex-HN 1	*sìshéncong*	Vier zur Schärfung der Geisteskraft	四神聰

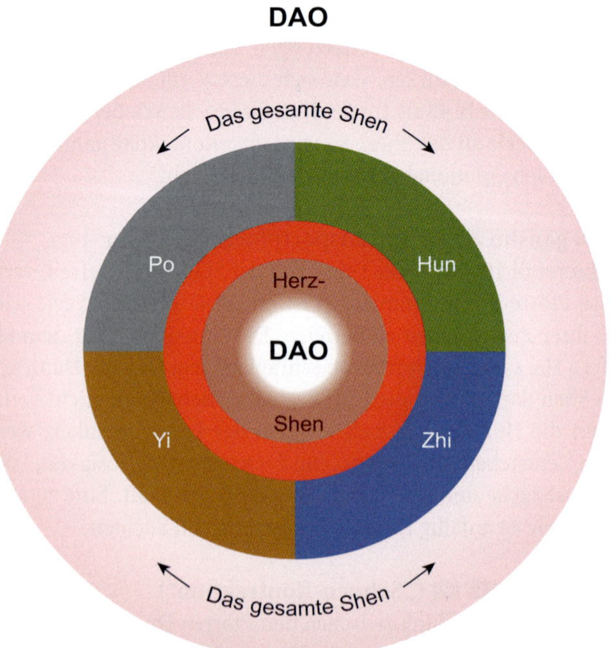

Abb. 23.4 Die Fünf Shen [L138]

Die 13 Dämonen-Pforten, überliefert von Sun Simiao nach den Lehren der Schule des Bian Que

Die 13 Pforten, die jeweils als erstes Zeichen *guǐ* 鬼 für „Geist" oder „Dämon" in ihrer Bezeichnung tragen, werden von Sūn Sīmiǎo 孫思邈 (➤ Abb. 23.5) in seinen beiden großen Werken *Qiānjīn yàofāng* 千金要方 („Unentbehrliche Rezepturen im Wert von tausend Golddukaten") und *Qiānjīn yìfāng* 千金翼方 („Unterstützende Rezepturen im Wert von tausend Golddukaten") erwähnt. Der Autor weist darauf hin, dass die sogenannten Dämonen-Pforten auf den legendären Arzt Biǎn Què 扁鵲 (➤ Abb. 23.6) zurückgehen, über den von dem berühmten Historiografen Sīmǎ Qiān 司馬遷 berichtet wird und dessen Schriften in einem Bibliothekskatalog erwähnt werden.

Bān Gù 班固 (32–92), der eine Bibliografie der Han-Dynastie erstellte (*Hànshū* • *Yìwén zhì* 漢書 • 藝文志 „Schrifttum der Han – Annalen der Kunst und Literatur"), listete die folgenden medizinischen Schriften auf, von denen nur das *Huangdi neijing* erhalten ist:

- *Huángdì nèijīng* 黃帝內經 18 Hefte „Leitfaden des Gelben Ahnherrschers, Innerer Band"
- *Huángdì wàijīng* 黃帝外經 39 Hefte „Leitfaden des Gelben Ahnherrschers, Äußerer Band"
- *Biān Què nèijīng* 扁鵲內經 9 Hefte „Leitfaden des Bian Que, Innerer Band"
- *Biān Què wàijīng* 扁鵲外經 12 Hefte „Leitfaden des Bian Que, Äußerer Band"
- *Báishì nèijīng* 白氏內經 38 Hefte „Leitfaden der Familie Bai, Innerer Band"
- *Báishì wàijīng* 白氏外經 36 Hefte „Leitfaden der Familie Bai, Äußerer Band"

Mit Ausnahme des ersten erwähnten Titels gelten alle anderen Werke als verschollen. Es wird davon ausgegangen, dass die Schule des Bian Que früher entstanden ist als die Schule des Huangdi. Den Schriften der Huangdi-Schule ist zu entnehmen, dass man bereits eine Unterscheidung zwischen den arzneikundigen Ärzten *yī* 醫 und den mit Beschwörungen arbeitenden schamanischen Ärzten *wū* 巫 vorzunehmen gewohnt war. Einer Han-zeitlichen Steinabreibung zufolge wurde Bian Que noch als schamanischer Akupunkteur im Vogelkleid wahrgenommen (➤ Abb. 23.7).

Die historische Entwicklung der Aufspaltung der Medizin in verschiedene Fachgebiete kann mit zwei prägenden Epochen skizziert werden, wobei deutlich wird, dass über lange Zeit schamanistische Praktiken als integraler Bestandteil der Medizin erachtet wurden:

Tang-Zeit (618–907):

- Akupunktur (*zhēnkē* 針科)
- Arzneiverschreibungen (*yīkē* 醫科)
- Manualtherapie (*ànmó* 按摩)
- Magische Beschwörungen (*zhòujìn* 咒禁)

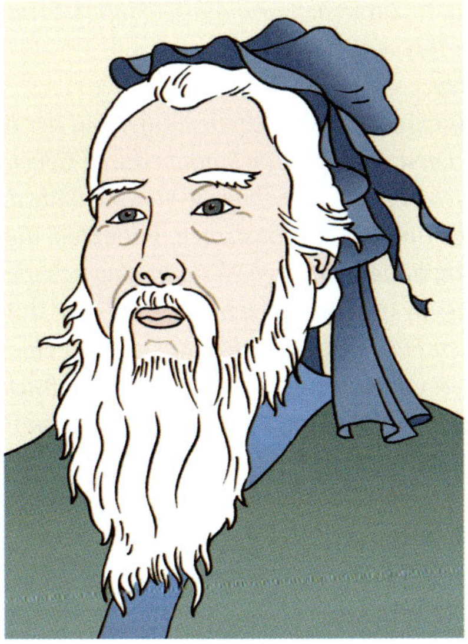

Abb. 23.5 Bildnis des Sūn Sīmiǎo [M297]

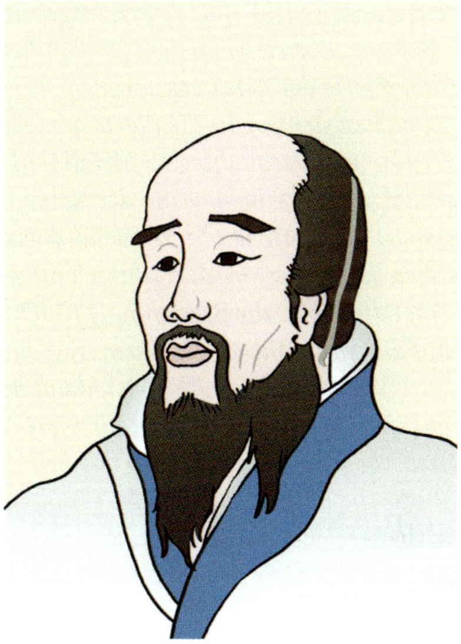

Abb. 23.6 Bildnis des Biǎn Què [M297]

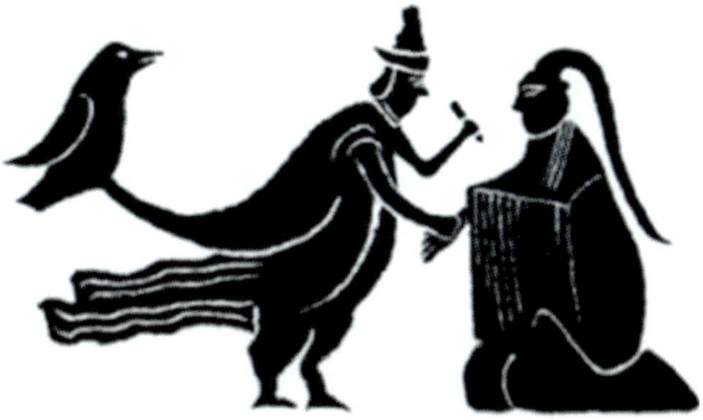

Abb. 23.7 Steinabreibung mit Darstellung des akupunktierenden Bian Que als schamanischer Vogel [O250]

Yuan-Dynastie (1271–1368):
- Akupunktur und Moxibustion (*zhēnjiǔ* 針灸)
- Arzneiverschreibungen für Erwachsene (*dàfāngkē* 大方科)
- Arzneiverschreibungen für Kinder (*xiǎofāngkē* 小方科)
- Medizin verschiedener Erkrankungen (*zábìngkē* 雜病科)
- Medizin der durch Wind bedingten Erkrankungen (*fēngkē* 風科)
- Geburtshilfe (*chǎnkē* 產科)
- Beschwörungen (*zhùyóukē* 祝由科)
- Amulette und Bannsprüche (*jìnkē* 禁科)
- Knochenrichtkunst (*zhènggǔkē* 正骨科)
- Wundversorgung (*jīnchuāngkē* 金瘡科)
- Augenheilkunde (*yǎnkē* 眼科)
- Mund- und Zahnheilkunde (*kǒuchǐkē* 口齒科)
- Rachen- und Kehlenheilkunde (*yānhóukē* 咽喉科)

Sun Simiao führt ausdrücklich aus, dass die Bezeichnungen der Akupunkturpforten wichtige Hinweise auf deren klinisches Potenzial und die Anwendung in der Praxis enthalten.

Was nun sämtliche Öffnungen auf den Leitbahnen anbetrifft, so wurden die Bezeichnungen nicht ohne Zweck vergeben: Alle beinhalten eine tiefe Bedeutung. Daher, wenn der Name in Verbindung zu Holz steht, so ist die Pforte der Leber zuzuordnen; wenn der Name in Verbindung zum Shen steht, so ist die Pforte dem Herzen zuzuordnen; wenn der Name in Verbindung zu Metall und Jade steht, so ist die Pforte der Lunge zuzuordnen; wenn der Name in Verbindung zu Wasser steht, so ist die Pforte der Niere zuzuordnen. Abhängig davon, wie das Shen gespeichert wird, ergibt sich die jeweilige Entsprechung. Trägt die Pforte die Bezeichnung fǔ 府 *(Residenz), dann deutet es auf die Ansammlung des Shen; trägt die Pforte die Bezeichnung mén* 門 *(Tor) oder hù* 戶 *(Tür), dann deutet es auf das Austreten und Eintreten des Shen; trägt die Pforte die Bezeichnung shè* 舍 *(Herberge), dann deutet es auf das Behütet-Sein des Shen; trägt die Pforte die Bezeichnung tái* 臺 *(Terrasse), dann deutet es auf das Umherziehen und Ausschau-Halten des Shen. Worauf die Bezeichnung der Pforte jeweils hindeutet, das hat alles seinen Hintergrund und lässt auf hunderte Richtungen schließen; vielfach verhält es sich so.*

Sūn Sīmiǎo • Qiānjīn yìfāng dièrshíbā • Zhēnjiǔ xià • Záfǎ dìjiǔ • Yòngzhēn fǎ

Sūn Sīmiǎo (581–682) • Flankierende Tausend-Dukaten-Rezepturen, 28. Heft • Akupunktur und Moxibustion, unterer Abschnitt • 9. Kapitel: Verschiedene Prinzipien und Methoden • Prinzipien der Nadelanwendung

孫思邈 • 千金翼方卷第二十八 • 針灸下 • 雜法第九 • 用針法

Xu Dachun führte eine tiefsinnige Argumentation bezüglich der durch sogenannte Dämonen verursachten Erkrankungen. Die in ➢ Kap. 8 angeführte Textstelle aus dem Werk „Abhandlung über die ursprünglichen Quellen und Entwicklungen in der Medizin" soll an dieser Stelle noch etwas umfänglicher zitiert werden:

Wenn jemand böse Einflüsse in seinem Leib hat, so muss ihnen an einer gewissen Stelle Einlass gewährt worden sein. Sie wurden sozusagen an ihren Aufenthaltsort gerufen! Wenn die Jing-Essenz und die Geist-Seele Shen eines Menschen vollständig und stark sind, wird es kein äußeres Übel wagen, diese Person anzugreifen. Wenn jedoch die Kräfte, deren Aufgabe es wäre, äußeres Übel abzuwehren, versagen, werden sich die Angreifer an diesem Ort einnisten.
Wenn böse Dämonen eine Krankheit ausgenutzt haben, glauben ungebildete Menschen daran, dass Dämonen wirklich Menschen Schaden zufügen können, während diejenigen, welche die natürlichen Prinzipien verstehen, überzeugt sind, dass solche Krankheiten sicher nichts mit bösen Dämonen zu tun haben. Beide irren in gleichem Maße.
Dämonen können mit schädigenden Einflüssen wie Wind, Kälte, Hitze und Feuchtigkeit verglichen werden. Wenn das Schutzwächter-Qi leer ist, zieht man sich Kälte zu. Wenn das Quartiermeister-Qi leer ist, zieht man sich Hitze zu. Wenn das Shen-Qi leer ist, so zieht man sich Dämonen zu. Das Shen entspricht dem Yang. Ist das Yang geschwächt, so treten Dämonen auf.
Im Neijing steht, dass bei Erkrankungen der Fünf Zang-Langzeitspeicher der Dämon in der korrespondierenden Farbe erscheint. Das Nanjing sagt: Wenn das Yang verloren wird, sieht man Dämonen. Daher findet man unter den Löchern auf den Leitbahnen manche mit dem Namen Dämonenlager oder Dämonenstube. All diese Löcher hängen vom Shen-Qi ab, um ausgefüllt und verschlossen zu sein.
Wenn eine Leere des Shen-Qi besteht, so bemächtigen sich Dämonen des Shen. Dies kann man mit einer Schädigung durch Wind oder Kälte vergleichen. Behandelt man Kälte-Schädigungen, so stärkt man das Yang. Behandelt man Hitze-Zustände, so stärkt man das Yin. Wenn man Fälle von Dämonen-Befall behandelt, so stärkt man einfach das jeweilige Shen.
In den Fällen, wo die Erkrankung durch Schleim oder durch Grübelei oder durch eine schreckliche Erfahrung hervorgerufen wurde, muss nach dem Ursprung der Erkrankung gefahndet und diese behandelt werden. Daher werden die Gelehrten, die sich auf die Grundsätze des Lebens verstehen, alle Umstände in Betracht ziehen und eine eingehende Untersuchung der Auslösung der jeweiligen Erkrankung anstellen. Nur so können sie alle Zweifel zerstreuen und eindeutige Evidenz erhalten. Denjenigen, die daran scheitern, eine solche Untersuchung zu führen, und die an einseitigen Betrachtungen festhalten, werden die wahren Tatsachen und die beteiligten Prinzipien verborgen bleiben. Ihre Anstrengungen werden in Verwirrung in jeder Hinsicht münden.
Darüber hinaus existieren Krankheiten aufgrund der Beleidigung eines Dämons. Diese Krankheiten können durch Gebete geheilt werden. Es bestehen noch vielzählige weitere Gründe dafür, dass Dämonen Rache für ein Unrecht suchen. Patienten, die unter solchen Dämonen leiden, haben ihr Unglück dadurch geschaffen, dass sie einen tiefen Hass in sich entstehen ließen, der nicht aufgelöst werden kann. In anderen Fällen kann die Erkrankung mit einem Verwandten des Patienten verknüpft sein, oder es kann unabsichtlich anderen Schaden zugefügt worden sein. Für all diese Vorkommnisse existieren unwiderlegbare Beweise.
[…] Solche Dämonen sind weder durch Medikamente und Mineralien noch durch Gebete zu vertreiben.

Qīng • Xú Dàchūn • Yīxué yuánliú lùn • Juànshàng • Bìng yǒu guǐshén lùn
(Qing-Dynastie • Xu Dachun • Abhandlung über die ursprünglichen Quellen und Entwicklungen in der Medizin • 1. Band • Abhandlung über Krankheiten, die einen dämonischen Geist beinhalten [1757])

清 • 徐大椿 • 醫學源流論 • 上卷 • 病有鬼神論

Wenn Xu ausführt, dass es sowohl ein Irrtum sei, Dämonen für nicht existent zu halten, als auch sie für real existierende Wesen zu halten, so zielt dies darauf ab, dass die Vorstellung von Dämonen, die ihr Unwesen mit dem Shen einer Person treiben, ein hilfreiches Konzept für das Verständnis und die Behandlungsführung bestimmter Erkrankungen ist, auch wenn diesen Geistern keine eigene äußere Realität zukommt.

In der Biografie des Xu Dachun findet sich eine Anekdote, die zudem erläutert, dass die Therapie nicht immer hauptsächlich oder ausschließlich auf der Substanzebene, also im Materiellen stattfindet, sondern dass auch Assoziation und Intention in der Behandlung und der Steuerung ihrer Wirkung eine entscheidende Rolle einnehmen können:

(Ein Kranker) … lag sechs Tage danieder. Er aß nicht und sprach nicht. Seine klaren Augen blickten starr geradeaus. Herr Xu sagte: dies ist ein Fall, wo Yin und Yang einander bekämpfen. Kurz nachdem Herr Xu dem Patienten eine erste Dosis einer Medizin verabreicht hatte, wurde der Blick des Patienten getrübt und er war in der Lage zu sprechen. Dann nahm er eine andere heiße Flüssigkeit ein und sprang mit einem Seufzer auf und sprach: In dem Moment, da sich meine Krankheit kritisch zuspitzte, waren da zwei Männer, ein roter und ein schwarzer, die um mich herumwirbelten und ihr Spiel mit mir trieben. Plötzlich wurde der schwarze Mann von einem Blitz getroffen, und sofort danach wurde der rote Mann von einem weißen Tiger fortgeführt. Herr Xu antwortete mit einem Lächeln: Der Blitz war das Fuzi-Donnerschlag-Pulver, das Dir gegeben wurde. Der weiße Tiger war das Weißer-Tiger-vom-Himmel-Dekokt, das ich Dir verabreichte. Der Patient war erstaunt und hielt Herrn Xu für einen Genius.

(zitiert nach Unschuld 1991, S. 38)

Hier scheint es so, dass die Rezepturen ihre Schlagkraft auf der psychischen Ebene insbesondere durch ihre Bezeichnung und den damit verbundenen Behandlungsauftrag entfaltet haben und der Patient auf dieser Ebene reagiert hat.

In den alten Schriften wird die Anwendung der Dämonen-Pforten meist bei Störungen empfohlen, die – wie in dem Bericht über Xu Dachuns Behandlung – mit einem krankhaften Bewusstseinszustand einhergehen. Aus dem heutigen China stammen viele Fallberichte und Fallkontrollstudien über die Behandlung verschiedener psychiatrischer, psychosomatischer und neurologischer Erkrankungen mit Anwendung der von Sun Simiao überlieferten Dämonen-Pforten (➤ Tab. 23.5).

Da Aufzeichnungen zu diesen Pforten häufig eine konkrete Reihenfolge der Anwendung angeben, erschien es vielversprechend, eine neue Deutung dieser Therapie unter Heranziehung der Bedeutung der Bezeichnungen für diese Pforten zu entwickeln. Die Ergebnisse dieser Betrachtungen werden nun hier erstmals veröffentlicht.

Die Aufschlüsselung der aus den Pfortenbezeichnungen herauszulesenden Assoziationen lässt es möglich erscheinen, dass diese Form der Behandlung über die Dämonen-Pforten letztlich die verschiedenen Stationen eines psychotherapeutischen Prozesses markiert und einen solchen heilenden Prozess begleitet, unterstützt und voranbringt. Daher werden, wie von Sun Simiao bereits angemerkt, nicht alle Pforten auf einmal angewandt, sondern abhängig von der Situation und Verfassung des Patienten einzelne passende Pforten zur Behandlung herangezogen. Sun Simiao wies darauf hin, dass bei männlichen Patienten zunächst auf der linken Seite genadelt wird und bei weiblichen Patienten zunächst auf der rechten Seite. Über das Geburtsjahr, den Monat und die Doppelstunde der Geburt können die Pforten identifiziert werden, in denen sich der „Dämon" am tiefsten verwurzelt hat. Die so identifizierten Pforten können als Anker für den Aufbau der Akupunkturbehandlung dienen.

Die erste Dämonen-Pforte: Du 26

- Bezeichnung bei Sun Simiao: *guǐgōng* 鬼宮 „Dämonen-Palast"
- Geläufige Bezeichnung: *rénzhōng* 人中 „Mitte des Menschen"
- Funktion: den Dämon an seinem Aufenthaltsort ausfindig machen, ihn dort aufstöbern, die dämonische Besetzung

Tab. 23.5 Die 13 Dämonen-Pforten und ihre Nomenklatur

	Bezeichnung bei Sun Simiao 孫思邈			Heutige Bezeichnung		
Akupunkturpforte	Pinyin	Schriftzeichen	Übersetzung	Pinyin	Schriftzeichen	Übersetzung
Du 26	*guǐgōng*	鬼宮	Dämonen-Palast	*rénzhōng*	人中	Mitte des Menschen
Lu 11	*guǐxìn*	鬼信	Dämonen-Signatur	*shàoshāng*	少商	junge Metallphase
Mi 1	*guǐlěi*	鬼壘	Dämonen-Wall	*yǐnbái*	隱白	verborgene Weiße
HH 7	*guǐxīn*	鬼心	Dämonen-Herz	*dàlíng*	大陵	großer Grabhügel
Bl 62	*guǐlù*	鬼路	Dämonen-Pfad	*shēnmài*	申脉	ausgestrecktes Gefäß
Du 16	*guǐzhěn*	鬼枕	Dämonen-Kissen	*fēngfǔ*	風府	Wind-Residenz
Ma 6	*guǐchuáng*	鬼床	Dämonen-Bett	*jiáchē*	頰車	Kiefer-Vehikel
Ren 24	*guǐ-shì*	鬼市	Dämonen-Markt	*chéngjiāng*	承漿	Aufnahme des Breis
HH 8	*guǐkū*	鬼窟	Dämonen-Höhle	*láogōng*	勞宮	Palast der Mühen
Du 23	*guǐtáng*	鬼堂	Dämonen-Halle	*shàngxīng*	上星	oberer Stern
Ren 1	*guǐcáng*	鬼藏	Dämonen-Speicher	*huìyīn*	會陰	Zusammenkunft des Yin
Di 11	*guǐtuǐ*	鬼腿	Dämonen-Bein	*qūchí*	曲池	gekrümmter Teich
EX-KH 11	*guǐfēng*	鬼封	Dämonen-Siegel	*hǎiquán*	海泉	Meere und Quellen

erkennen und kenntlich machen, Einsicht in das eigene Betroffen-Sein erhalten
- Geläufige Anwendungen: Schlaganfall, Bewusstseinsstörungen, Gesichtslähmung, Epilepsie, wahnhafte Störungen
- Stimulation: Akupunktur
- Anmerkung bei Sun Simiao: Die Nadel soll von der linken Seite her eingestochen und zur rechten hin herausgezogen werden.
- Assoziierter Erdzweig: *yín* 寅 (Ehrerbietung), Tiger (虎 *hǔ*), Yang-Holz
- Geburtsjahre: 1926/1938/1950/1962/1974/1986/1998/2010/2022/2034/2046/2058/2070/2082/2094
- Geburtsmonat: der erste im Mondkalender (etwa Ende Januar–Februar), Doppelstunde der Geburt: 4 und 5 Uhr

Die zweite Dämonen-Pforte: Lu 11
- Bezeichnung bei Sun Simiao: *guǐxìn* 鬼信 „Dämonen-Signatur"
- Geläufige Bezeichnung: *shàoshāng* 少商 „junge Metallphase"
- Funktion: den Dämon enttarnen, exponieren, markieren, „anfärben", die dämonischen Agenzien offenbaren, dem Dämon den Spiegel (Metall) vorhalten
- Geläufige Anwendungen: Hitze-Erkrankungen, Bewusstlosigkeit, Epilepsie und wahnhafte Störungen
- Stimulation: Mikroaderlass
- Anmerkung bei Sun Simiao: Es soll 3 Fen tief eingestochen werden.
- Assoziierter Erdzweig: *wǔ* 午 (Kampf), Pferd (馬 *mǎ*), Yang-Feuer
- Geburtsjahre: 1930/1942/1954/1966/1978/1990/2002/2014/2026/2038/2050/2062/2074/2086/2098
- Geburtsmonat: der fünfte im Mondkalender (etwa Ende Mai–Juni), Doppelstunde der Geburt: 12 und 13 Uhr

Die dritte Dämonen-Pforte: Mi 1
- Bezeichnung bei Sun Simiao: *guǐlěi* 鬼壘 „Dämonen-Wall"
- Geläufige Bezeichnung: *yǐnbái* 隱白 „verborgene Weiße"
- Funktion: Versuch des Dämons, sich zu verstecken, sich verborgen zu halten, hinter einem Schutzwall in Verteidigungsstellung zu gehen, der Aufklärung (Weiße) zu entgehen; selbst aus der Deckung kommen, vorpreschen, Ansturm gegen die Mauer, die „feindliche Stellung überrennen", zum Befreiungsschlag ausholen, ungehinderte Öffnung des Dritten Auges (alternative Bezeichnung der Pforte: *guǐyǎn* 鬼眼 „Dämonen-Auge"), das Verborgene ans Tageslicht holen
- Geläufige Anwendungen: Epilepsie, wahnhafte Störungen, Schlaflosigkeit, Vielträumerei, dissoziative Konvulsionen
- Stimulation: Akupunktur
- Anmerkung bei Sun Simiao: Es soll 2 Fen tief eingestochen werden.
- Assoziierter Erdzweig: *hài* 亥 (Befruchtung), Schwein (豬 *zhū*), Yin-Wasser
- Geburtsjahre: 1935/1947/1959/1971/1983/1995/2007/2019/2031/2034/2055/2067/2079/2091/2103
- Geburtsmonat: der zehnte im Mondkalender (etwa Ende Oktober–November), Doppelstunde der Geburt: 22 und 23 Uhr

Die vierte Dämonen-Pforte: HH 7
- Bezeichnung bei Sun Simiao: *guǐxīn* 鬼心 „Dämonen-Herz"
- Geläufige Bezeichnung: *dàlíng* 大陵 „großer Grabhügel"
- Funktion: Blattschuss ins Herz, dem Dämon den Garaus machen, ihn zu Grabe tragen und verbrennen; (alternative Pfortenwahl: Lu 9 *tàiyuān* 太淵 „Äußerst tiefes Wasser", aus: *Qiānjīn yàofāng* 千金要方; den Dämon in einen tiefen Abgrund hinabstoßen, in der Tiefe der Versenkung verschwinden lassen)
- Geläufige Anwendungen: Verdrossenheit, Schmerzen in der Herzgegend, Epilepsie, wahnhafte Störungen, Bewusstseinsstörungen
- Stimulation: Akupunktur
- Anmerkung bei Sun Simiao: Es soll 0,5 Cun tief eingestochen werden.
- Assoziierter Erdzweig: *shēn* 申 (Erweiterung), Affe (猴 *hóu*), Yang-Metall
- Geburtsjahre: 1932/1944/1956/1968/1980/1992/2004/2016/2028/2040/2052/2064/2076/2088/2100
- Geburtsmonat: der siebte im Mondkalender (etwa Ende Juli–August), Doppelstunde der Geburt: 16 und 17 Uhr

Die fünfte Dämonen-Pforte: Bl 62
- Bezeichnung bei Sun Simiao: *guǐlù* 鬼路 „Dämonen-Pfad"
- Geläufige Bezeichnung: *shēnmài* 申脈 „ausgestrecktes Gefäß"
- Funktion: den Weg des Dämons zurückverfolgen, den ganzen Plan aufdecken, die gesamte Strecke der Verschwörung entrollen
- Geläufige Anwendungen: Schlaflosigkeit, Epilepsie, wahnhafte Störungen
- Stimulation: (Feuernadel drei bis sieben Mal), Ersatz durch Moxa auf der Nadel
- Anmerkung bei Sun Simiao: Es soll mit der Feuernadel sieben Mal 3 Fen tief eingestochen werden.
- Assoziierter Erdzweig: *xū* 戌 (Verletzung und Zerstörung), Hund (狗 *gǒu*), zweite Yang-Erde
- Geburtsjahre: 1934/1946/1958/1970/1982/1994/2006/2018/2030/2042/2054/2066/2078/2090/2102
- Geburtsmonat: der neunte im Mondkalender (etwa Ende September–Oktober), Doppelstunde der Geburt: 16 und 17 Uhr

Die sechste Dämonen-Pforte: Du 16
- Bezeichnung bei Sun Simiao: *guǐzhěn* 鬼枕 „Dämonen-Kissen"
- Geläufige Bezeichnung: *fēngfǔ* 風府 „Wind-Residenz"
- Funktion: nicht mehr von dem Dämon eingelullt werden, sich nicht vorzeitig zur Ruhe begeben, Warnung vor „Schläfer-Dämonen" (ruhende Konflikte, verdrängte Traumata)
- Geläufige Anwendungen: Schlaganfälle mit Halbseitenlähmung, Dysarthrie, Epilepsie, wahnhafte Störungen
- Stimulation: Akupunktur
- Anmerkung bei Sun Simiao: Es soll mit der Feuernadel sieben Mal 3 Fen tief eingestochen werden.
- Assoziierter Erdzweig: *chǒu* 丑 (Wachstum), Büffel (牛 *niú*), Yin-Erde
- Geburtsjahre: 1925/1937/1949/1961/1973/1985/1997/2009/2021/2033/2045/2057/2069/2081/2093
- Geburtsmonat: der zwölfte im Mondkalender (etwa Ende Dezember–Januar), Doppelstunde der Geburt: 2 und 3 Uhr

Die siebte Dämonen-Pforte: Ma 6

- Bezeichnung bei Sun Simiao: *guǐchuáng* 鬼床 „Dämonen-Bett"
- Geläufige Bezeichnung: *jiáchē* 頰車 „Kiefer-Vehikel"
- Funktion: sich nicht auf den Lorbeeren ausruhen, die Sache komplett ausfechten, die Dämonen im Schlaf kalt erwischen, sich durch alle Schwierigkeiten durchbeißen
- Geläufige Anwendungen: Gesichtslähmung, Aphonie
- Stimulation: (Feuernadel), Ersatz durch Moxa auf der Ingwerscheibe mit drei bis fünf Kegeln nach der Akupunktur
- Anmerkung bei Sun Simiao: Es soll mit der Feuernadel sieben Mal 3 Fen tief eingestochen werden.
- Assoziierter Erdzweig: *chén* 辰 (Schwangerschaft), Drache (龍 *lóng*), Yang-Erde
- Geburtsjahre: 1928/1940/1952/1964/1976/1988/2000/2012/2024/2036/2048/2060/2072/2084/2096
- Geburtsmonat: der dritte im Mondkalender (etwa Ende März–April), Doppelstunde der Geburt: 8 und 9 Uhr

Die achte Dämonen-Pforte: Ren 24

- Bezeichnung bei Sun Simiao: *guǐshì* 鬼市 „Dämonen-Markt"
- Geläufige Bezeichnung: *chéngjiāng* 承漿 „Aufnahme des Breis"
- Funktion: die eigene Suppe auslöffeln (genetische oder transgenerationale Disposition), den Marktplatz aufsuchen, wo die ursprüngliche Verschwörung ausgeheckt wurde, die Verstrickung aufdecken und auflösen, der Sache auf den Grund gehen und sie „öffentlich" zum Markt tragen (sich offenbaren)
- Geläufige Anwendungen: Gesichtslähmung, Halbseitenlähmung, plötzliche Heiserkeit
- Stimulation: Akupunktur
- Anmerkung bei Sun Simiao: Die Nadel soll von links eingestochen und nach rechts herausgezogen werden.
- Assoziierter Erdzweig: *mǎo* 卯 (Empfangen), Hase (兔 *tù*), Yin-Holz
- Geburtsjahre: 1927/1939/1951/1963/1975/1987/1999/2011/2023/2035/2047/2059/2071/2083/2095
- Geburtsmonat: der zweite im Mondkalender (etwa Ende Februar–März), Doppelstunde der Geburt: 6 und 7 Uhr

Die neunte Dämonen-Pforte: HH 8

- Bezeichnung bei Sun Simiao: *guǐkū* 鬼窟 „Dämonen-Höhle"
- Geläufige Bezeichnung: *láogōng* 勞宮 „Palast der Mühen"
- Funktion: aus den tiefsten Höhlen das kaum zugängliche Unbewusste ans Tageslicht bringen, weit zurückreichende und tief in der Dunkelheit versteckte Ursachen ausgraben, Gefahr der Verirrung im Dunkeln, drohender Rückfall, mühevolles Vorankommen; (alternative Pfortenwahl: HH 5 間使 *jiānshǐ* „dazwischentretender Gesandter", aus: *Qiānjīn yìfāng* 千金翼方, *Zhēnjiǔ dàquán* 針灸大全, *Zhēnjiǔ jùyīng* 針灸聚英; sich dem eigenen Schicksal in den Weg stellen, in den scheinbar vorbestimmten Ablauf eingreifen)
- Geläufige Anwendungen: Palpitationen, Epilepsie, wahnhafte Störungen, Bewusstseinsstörungen
- Stimulation: Akupunktur
- Anmerkung bei Sun Simiao: keine
- Assoziierter Erdzweig: *wèi* 未 (vollständige Entwicklung), Schaf (羊 *yáng*), zweite Yin-Erde
- Geburtsjahre: 1931/1943/1955/1967/1979/1991/2003/2015/2027/2039/2051/2063/2075/2087/2099
- Geburtsmonat: der sechste im Mondkalender (etwa Ende Juni–Juli), Doppelstunde der Geburt: 14 und 15 Uhr

Die zehnte Dämonen-Pforte: Du 23

- Bezeichnung bei Sun Simiao: *guǐtáng* 鬼堂 „Dämonen-Halle"
- Geläufige Bezeichnung: *shàngxīng* 上星 „Oberer Stern"
- Funktion: Sammlung und Zusammensetzen aller verfügbaren Informationen, sich allen Dämonen stellen, Transformation der Besetzung durch das himmlische Licht der umfassenden Einsicht
- Geläufige Anwendungen: Kopfschmerzen, Hitze-Erkrankungen, Epilepsie, wahnhafte Störungen
- Stimulation: Akupunktur
- Anmerkung bei Sun Simiao: Es soll mit der Feuernadel sieben Mal 3 Fen tief eingestochen werden.
- Assoziierter Erdzweig: *zǐ* 子 (Geburt), Ratte (鼠 *shǔ*), Yang-Wasser
- Geburtsjahre: 1924/1936/1948/1960/1972/1984/1996/2008/2020/2032/2044/2056/2068/2080/2092
- Geburtsmonat: der elfte im Mondkalender (etwa Ende November–Dezember), Doppelstunde der Geburt: 0 und 1 Uhr

Die elfte Dämonen-Pforte: Ren 1

- Bezeichnung bei Sun Simiao: *guǐzàng* 鬼藏 „Dämonen-Speicher"
- Geläufige Bezeichnung: *huìyīn* 會陰 „Zusammenkunft des Yin"
- Funktion: das Waffenarsenal der Dämonen ausräumen, das Vorratslager der Dämonen plündern, sich selbst mit den geeigneten Werkzeugen der Heilung „bewaffnen", „auf zum letzten Gefecht", den Dämonen ihre materielle Grundlage (Yin) entziehen, sich selbst mit einer soliden materiellen Basis (Yin) ausstatten
- Geläufige Anwendungen: Bewusstseinsstörungen, Epilepsie, wahnhafte Störungen
- Stimulation: nur Moxibustion
- Anmerkung bei Sun Simiao: Es sollen drei Moxakegel abgebrannt werden.
- Assoziierter Erdzweig: keiner

Die zwölfte Dämonen-Pforte: Di 11

- Bezeichnung bei Sun Simiao: *guǐtuǐ* 鬼腿 „Dämonen-Bein"
- Geläufige Bezeichnung: *qūchí* 曲池 „gekrümmter Teich"
- Funktion: dem Dämon die Beine wegschlagen, ihm den Boden unter den Füßen wegziehen, ihm die Unterstützung, die Basis entziehen, ihn immobilisieren, dafür sorgen, dass er sich nie wieder erheben kann, „die Kurve kriegen", alles zum Guten wenden, die Umkehr einleiten; (alternative Bezeichnung: 鬼臣 *guǐchén* „Dämonen-Vasall", aus: *Qiānjīn yàofāng* 千金要方, *Qiānjīn yìfāng* 千金翼方, *Zhēnjiǔ dàquán* 針灸大全, *Zhēnjiǔ jùyīng* 針灸聚英; dem Dämon jegliche Gefolgschaft entziehen, den Dämon seines Amtes vollständig entheben)

- Geläufige Anwendungen: Hitze-Erkrankungen, Epilepsie, wahnhafte Störungen, Missempfindungen und Juckreiz
- Stimulation: (Feuernadel drei bis sieben Mal), ggf. Ersatz durch Moxa auf der Nadel; Akupunktur
- Anmerkung bei Sun Simiao: Es soll mit der Feuernadel sieben Mal 3 Fen tief eingestochen werden.
- Assoziierter Erdzweig: *yǒu* 酉 (Vergärung), Hahn (雞 *jī*), Yin-Metall
- Geburtsjahre: 1933/1945/1957/1969/1981/1993/2005/2017/2029 /2041/2053/2065/2077/2089/2101
- Geburtsmonat: der achte im Mondkalender (etwa Ende August–September), Doppelstunde der Geburt: 18 und 19 Uhr

Die dreizehnte Dämonen-Pforte: EX-KH 11

- Bezeichnung bei Sun Simiao: *guǐfēng*鬼封 „Dämonen-Siegel"
- Geläufige Bezeichnung: *hǎiquán*海泉 „Meere und Quellen"
- Funktion: Abschluss der Heilung durch ein Siegel, das Schicksal ist besiegelt, endgültig vor dem Untergang gerettet; πάντα ῥεῖ (panta rhei) – alles fließt, alles ist wieder angeschlossen, der gesamte Kreislauf ist wiederhergestellt von den Quellen bis zu den Ozeanen
- Geläufige Anwendungen: Epilepsie, wahnhafte Störungen, Hitze-Erkrankungen, Bewusstseinsstörungen
- Stimulation: Akupunktur mit mehrfachen, kurzen und oberflächlichen Einstichen
- Anmerkung bei Sun Simiao: Mit einer Nadel soll die Zunge von unten nach oben durchstochen werden, so dass die Nadel an der Oberfläche austritt. Mit einer zweiten Nadel, die horizontal in Richtung Zungengrund vorgeschoben wird, soll die Zunge so fixiert werden, dass sie sich nicht mehr bewegen kann.
- Assoziierter Erdzweig: *sì* 巳 (Reife), Schlange (蛇 *shé*), Yin-Feuer
- Geburtsjahre: 1929/1941/1953/1965/1977/1989/2001/2013/2025 /2037/2049/2061/2073/2085/2097
- Geburtsmonat: der vierte im Mondkalender (etwa April–Mai), Doppelstunde der Geburt: 10 und 11 Uhr

Im therapeutischen Prozess dienen die ersten drei Pforten dazu, den Dämon zu identifizieren und dingfest zu machen. Die Pforten vier bis sieben haben die Aufgabe, dem Dämon zuzusetzen und ihm nachzusetzen. Die Pforten acht, neun und zehn offenbaren alle Hintergründe und tiefliegenden Auslöser der Erkrankung. Die letzten drei Pforten bereiten dem Dämon den Garaus, besiegeln sein Schicksal und den Erfolg der Behandlung.

Die sieben Drachen-Pforten und die Behandlung von Traumata

Auf den britischen Akupunkteur Jack Reginald Worsley (1923–2003) geht die Beschreibung von sieben inneren und sieben äußeren Drachen-Pforten zurück. Nach den Angaben von Worsley nehmen die Zusammenstellung dieser Pforten ebenso wie die 13 Dämonen-Pforten auf die Lehren von Sun Simiao Bezug. Die Kenntnisse der Drachen-Pforten seien Worsley von einem schamanischen Akupunkteur überliefert worden. Die sieben Drachen sollen Kräfte der geistigen Welt repräsentieren, denen das Vermögen zugesprochen wird, Erkrankungssituationen zu beherrschen, bei denen eine sogenannte „innere Blockade" entstanden ist. Üblicherweise kommen bei diesen Störungen die „Inneren Sieben Drachen" zum Einsatz. Ist diese Behandlung nicht erfolgreich oder ist die Störung durch eine begleitende Depression oder Substanzabhängigkeit kompliziert, so werden die „Äußeren Sieben Drachen" angewandt.

Die sieben Behandlungsstellen, die als **„Innere Drachen"** bezeichnet werden, lauten:

- Ren 15 *jiūwěi* 鳩尾 („Taubenschwanz")
- Ma 25 *tiānshū* 天樞 („Türangel des Himmels") auf beiden Seiten nadeln
- Ma 32 *fútù* 伏兔 („Kauernder Hase") auf beiden Seiten nadeln
- Ma 41 *jiěxī* 解谿 („Freigesetzter Schluchtenbach, wo man die Schuhbänder löst") auf beiden Seiten nadeln

Die sieben Behandlungsstellen, die als **„Äußere Drachen"** bezeichnet werden, lauten:

- Ren 15 *jiūwěi* 鳩尾 („Taubenschwanz")
- Ma 32 *fútù* 伏兔 („Kauernder Hase") auf beiden Seiten nadeln
- Mitte zwischen Ma 36 *zúsānlǐ* 足三里 („Drei Längen zum Fuß") und Ma 37 *shàngjùxū* 上巨虚 („Obere riesige Leere") auf beiden Seiten nadeln
- Ma 41 (*jiěxī* 解谿 „Freigesetzter Schluchtenbach, wo man die Schuhbänder löst") auf beiden Seiten nadeln

Bevor wir uns der klinischen Anwendung der Sieben Drachen in einem umfassenden Behandlungskonzept zuwenden, müssen wir eine Vorstellung von der von Worsley als „innere Blockade" bezeichneten Störung entwickeln. Diese Blockierung, bei der auch Mechanismen der Verdrängung und Sublimierung zum Tragen kommen, gehen häufig auf traumatische Erlebnisse zurück.

Jeder Mensch erleidet in seiner Lebenszeit emotionale oder auch submnestische Traumata. Solche Verletzungen können sich bereits im Uterus ereignen, während und nach der Geburt, im Kindesalter oder Erwachsenenalter auftreten.

Das Trauma wird in der Regel im Rahmen sogenannter life events ausgelöst, also bei besonders einschneidenden oder lebensbedrohlichen, in der Regel gewaltbesetzten Ereignissen wie Krieg und Zerstörung, bei Unfällen, beim Verlust eines geliebten Menschen, bei seelischem oder emotionalem Missbrauch, bei der Mitteilung einer schlimmen Diagnose oder im Rahmen von operativen oder andersartigen invasiven medizinischen Eingriffen.

Der Ausdruck „Trauma" geht auf das griechische Wort τραύμα für „Wunde" zurück. Die durch Traumata ausgelösten Eindrücke agieren wie eine nicht heilende Wunde im Leib des Betroffenen und können ihn nicht nur schwächen, sondern letztlich zu tiefgreifenden seelischen Störungen führen. Wenn ein Trauma nicht die Möglichkeit findet, durch Kompensationsmechanismen überwunden zu werden, kann die Störung zu ubiquitären Beeinträchtigungen Anlass geben. Diese Fälle sprechen wir als posttraumatische Belastungsstörung an.

Wissenschaftlichen Studien zufolge führen traumatische Ereignisse nicht nur zu einem pathologisch veränderten Erleben des Betroffenen, sondern auch zu Umstrukturierungen auf der Ebene der DNA, die auch im Erbgang weitergegeben werden können, wie dies bei

Holocaustnachkommen gezeigt werden konnte (vgl. Daskalakis et al. 2020). Ebenso gut erforscht sind die direkten Zusammenhänge zwischen der Entwicklung somatischer Beschwerden und den durchgemachten traumatischen Erlebnissen (vgl. Crofford 2007, Granot et al. 2018 und Weinberger/Kantor 1976–1977). Emotionale und somatische Traumata können negative Glaubenssätze und Kontrollüberzeugungen kreieren, wodurch die Betroffenen bei bestimmten Schlüsselerlebnissen, aber auch generalisiert in ihrer Wahrnehmung und Reaktion beeinträchtigt sind.

In der Altchinesischen Medizin werden die Sieben Emotionen als potenzielle Auslöser für die Entwicklung vielfältiger Erkrankungen beschrieben. Die Drosselung physiologischer Regulationsmechanismen im Organismus kann die Folge einer pathologischen Einwirkung seelischer Erlebnisse sein. Traumatische Ereignisse vermögen erhebliche emotionale Dysregulationen auszulösen und können, sofern sie nicht effektiv zurückgedrängt werden, Anlass für die Entwicklung verschiedenster chronischer und auch maligner Erkrankungen sowie anhaltender Schmerzen sein. Deshalb ist es von entscheidender Bedeutung, bei jedem Patienten mit hartnäckigen und chronischen Beschwerden auch die mögliche Grundlage in einem traumatischen Erlebnis zu suchen.

Bei jedem Menschen hinterlässt ein verletzendes Ereignis unterschiedliche Spuren. Während die eine Person ein Vorfall nicht sonderlich tangiert, kann dasselbe Ereignis für einen anderen Menschen von kaum zu ermessender Tragweite sein. Eine mögliche konstitutionelle Schwäche des Betroffenen gemäß der Lehre der Fünf Grundwesenheiten kann ausschlaggebend dafür sein, dass Denken und Fühlen außergewöhnliche Ausprägungen auf Stress oder traumatisches Erleben zeigen. Nach der chinesischen Auffassung von den Grundwesenheiten werden die Persönlichkeit eines Menschen, seine Verhaltensmuster, seine Widerstandsfähigkeit und seine Reaktionsmuster auf Belastung einerseits durch grundlegende Prägungen beeinflusst, und andererseits durch seine Befähigung, einen Einklang mit der Ordnung der Welt, dem DAO, herzustellen, modifiziert.

Die Fünf Grundwesenheiten können auch als eine Art Resonanzgefüge aufgefasst werden, das in fünf grundlegenden Tönungen aufgebaut ist, etwa analog zur Fünftonmusik. Die Grundeinheit der Lebenskraft und der davon initiierten Lebensprozesse ist das Qi. Seine Qualität kann als feine Schwingungen aufgefasst werden, zu der die unterschiedlichsten Phänomene auf der Basis der zugehörigen Grundschwingung und deren Vielfachen eine Resonanz aufbauen können. Die sich in den Fünf Shen ausdrückenden geistig-seelischen Attribute eines Menschen verkörpern somit jeweils mit dem Himmel assoziierte Aspekte der Fünf Grundwesenheiten, während sich die irdischen Aspekte in den Inneren Organen manifestieren. Wenn alle Schwingungsaspekte zusammen eine Harmonie erzeugen, fühlt sich der Mensch gesund und ausbalanciert.

Abhängig davon, auf welche konstitutionelle Schwäche eines Menschen ein Trauma trifft, können unterschiedliche Schädigungsmuster und resultierende Blockierungen des Qi entstehen. In den verschiedenen Lebensphasen ist jeweils eine andere Grundwesenheit besonders anfällig für negative Eindrücke (➤ Tab. 23.6). Die Altchinesische Medizin ging davon aus, dass der werdende Mensch bereits im Uterus prägenden, potenziell stärkenden oder schwächenden Einflüssen ausgesetzt ist. Im ungünstigen Fall kann dies dazu führen, dass sich die Fünf Shen nicht ausreichend in den jeweiligen Organen verankern können, was sich dann in merklichen psychischen und physischen Dysbalancen manifestiert.

Tab. 23.6 Anfälligkeit der einzelnen Seelenanteile in den verschiedenen Lebensphasen

Lebensphase	Grundwesenheit/ Speicher	Shen-Seelen-Anteil
In uteri	Wasser/Niere	*zhì* 志
Bis zum 7. Lebensjahr	Holz/Leber	*hún* 魂
Teenagerzeit	Feuer/Herz	*shén* 神
Erwachsenenalter	Metall/Lunge	*pò* 魄

Folgeschäden emotionaler Traumata

Gemäß den Überlieferungen in den chinesischen Klassikern sind die Sieben irdischen Emotionen sehr häufig ausschlaggebend für die Entwicklung von Störungen des Shen, Qi und Jing oder der Körpersäfte. Hieraus können sich auf lange Sicht physiologische Fehlregulationen und Beeinträchtigungen auf der seelischen, geistigen und körperlichen Ebene entwickeln.

Wenn eine traumatische Erinnerung durch entsprechende Trigger reaktiviert wird, können erneut pathologische emotionale Situationen und resultierende Blockaden im Leitbahnsystem mit den zugehörigen entgleisenden physiologischen Vorgängen ausgelöst werden. Hierzu gehören respiratorische, gastrointestinale, endokrine oder kardiozirkulatorische Fehlfunktionen, bestimmte Hauterscheinungen wie Rashes und andere, flüchtige oder auch länger bestehende Exantheme, sowie insbesondere chronische Schmerzzustände.

Bis zur Kompensation und Auflösung diese Dysbalance werden die Essenzen des Leibes beansprucht und verbraucht, so dass die Lebensqualität des betroffenen Menschen stark beeinträchtigt ist und er nicht zur Entfaltung seines vollen Potenzials imstande ist.

Traumata als Vehikel der Transformation

Leibliche und emotionale Traumata, so schmerzlich sie auch sind, gehören andererseits zu den wertvollsten menschlichen Erfahrungen, denn durch sie erhält der Betroffene die Chance, über sein vermutetes Potenzial hinaus innerlich zu wachsen. Der Betroffene erhält die Gelegenheit, das Erlebte in einen unmittelbaren Zusammenhang zu seinen Lebensthemen zu stellen, wodurch sich ihm eine einzigartige Möglichkeit bietet, seine persönlichen Defizite und Problemfelder zu bearbeiten. Wenn ein traumatisches Ereignis verdrängt wird und nicht bewusst verarbeitet werden kann, so vermag es auch keine positive Wirkung in der Persönlichkeitsentwicklung zu entfalten, sondern führt meist zu anhaltenden Beeinträchtigungen.

Die Verdrängung sollte als Schutzmechanismus aufgefasst werden, der auch darauf hinweist, dass ein Leben mit Beeinträchtigungen für das Individuum als weniger schrecklich erachtet wird als die erneute direkte Konfrontation mit dem Trauma. Andererseits ist es auch möglich, dass traumabedingte Defizite zu einem späteren Zeitpunkt, mit anderen Kräften, veränderter Motivationslage und neuen

Konstellationen angegangen werden können. Im Sinne daoistischer und buddhistischer Ansicht wiederholen sich den Menschen herausfordernde Ereignisse in verschiedenen Facetten in seinem Leben oder dem seiner Nachfahren solange, bis die Lektion gelernt und die Botschaft umgesetzt ist.

Ein traumatisches Ereignis bietet demnach auch die Möglichkeit zur Selbstverfeinerung. Die Bearbeitung eines Traumas dient als Katalysator, um die harte Schale des schützenden Panzers abzulegen, das Ego zu reduzieren und das Herz zu öffnen.

In der altchinesischen Tradition ermöglicht die Traumaerfahrung ein tiefes Verständnis für die inneren Vorgänge im Menschen und ebnet so den Weg hinaus aus seelischen Erschütterungen und hinein in die Selbstverwirklichung. Ist eine positive Verarbeitung des Traumas möglich und gelingt die Umsetzung, so vermag der Mensch seine wahre Natur freizulegen und sich wieder mit der Ureinheit des Seins zu verbinden.

Das Trauma erschüttert das Urvertrauen, bringt es zum Einsturz und vergräbt es unter seinem Schutt. Dieses unbedingte Vertrauen muss freigeräumt und mit umfassender Stabilität wiederaufgebaut werden.

Pathologische Auswirkungen eines Traumas auf die Drei Schätze

Unabhängig davon, ob ein Trauma aus transgenerationalen Informationen resultiert oder individuell erworben wurde, vermag es in jedem Fall ein destruktives Potenzial für die Drei Schätze des Lebens darzustellen. Die Auswirkungen auf die essenziellen homöostatischen Kräfte des Organismus stellen sich wie folgt dar (➤ Tab. 23.7):

Tab. 23.7 Pathologische Auswirkungen auf die Drei Schätze

Die Drei Schätze	Pathologischer Zustand
jīng 精	Gemindert, versiegelt, eingefroren
qì 氣	Erschöpft, ungerichtet, chaotisch
shén 神	Verstört, entwurzelt, verwirrt

Die Phasen einer Trauma-Erkrankung

Der Ablauf der Entwicklung einer posttraumatischen Störung kann in drei Phasen untergliedert werden (➤ Tab. 23.8).

Tab. 23.8 Die Phasen einer Trauma-Erkrankung

1. Phase Traumatisches Ereignis	• Zerstreuung des Qi • Trübung der Erd-Wesenheit • In dem Versuch, das Trauma zu kontrollieren, verengt und verdichtet sich der Brustraum, um das Herz-Qi zu schützen • Die Emotionen befallen den Körper wie der Wind, können sich in Hitze oder Kälte wandeln, Verschleimung und Blockaden von Qi, Jing und Shen auslösen
2. Phase Bearbeitungsphase	• Die Bearbeitung des Traumas erzeugt erneut Hitze und Wind • Die resultierenden Blockaden unterbrechen wiederholt den Fluss des Qi • Ein gegenläufiges Qi kann entstehen

Tab. 23.8 Die Phasen einer Trauma-Erkrankung (*Forts.*)

3. Phase Unaufgelöstes Trauma	• Das fortbestehende Trauma verschärft die Blockierungssituation und erzeugt Hitze oder Kälte, Wind und Schleim • Qi, Blut, Yin und Yang werden weiter geschwächt bis zur vollkommenen Erschöpfung • Das Trauma überformt die Persönlichkeitszüge des Betroffenen

Die Trauma-Therapie

Die detaillierten Angaben über die pathologischen inneren Prozesse des Shen in der Altchinesischen Medizin erlauben es, zunächst die Ursprünge des Traumas gewissenhaft zu ergründen. Aus den Wurzeln des Traumas leiten sich alle seine Manifestationen und die Ansatzpunkte für eine tiefgehende Therapie ab.

Im *Huangdi neijing* werden diese Vorgänge folgendermaßen beschrieben (vgl. Hammes/Schwarz 2019):

Huangdi entgegnete: „Gut gesprochen! Ich möchte gerne Patienten aufsuchen, die Zeichen von Leben und Tod beobachten und über zweifelhafte Fälle entscheiden. Ich möchte das Wesentliche verstehen lernen und eine Klarheit wie das Licht von Sonne und Mond[5] erreichen. Kann ich dazu etwas zu hören bekommen?"
Qi Bo sprach: „Das Wissen um die Färbung (der Ausstrahlung des Patienten) und die (Bewegung in den) Gefäße(n)[6] wird vom obersten Herrscher hoch geschätzt und wurde von den früheren Meistern in der Lehre weitergegeben.
Im Altertum gab es einen berühmten Arzt mit Namen Jiu Dai Ji, der sich hervorragend auf die (Wahrnehmung der) Färbung (der Ausstrahlung des Patienten) und (der Bewegung in den) Gefäße(n) verstand. Er durchdrang die leuchtende Klarheit des Shen und konnte die Zeichen von Metall, Holz, Wasser, Feuer und Erde, von den vier Jahreszeiten, den acht Winden und sechs Richtungen in Beziehung setzen. Er verließ nie das Beständige darin und betrachtete den Wandel und die gegenseitige Ineinanderbewegung, damit sich ihm

[5] Werden die Zeichen von „Sonne" (日) und „Mond" (月) zu einem neuen Ideogramm zusammengefasst (明 *míng*), so verweist die Bedeutung auf „Klarheit", „mit Licht durchdringen" und „Erleuchtung". Um wahrhaftig die komplexen Krankheitsprozesse aufzudecken, muss man die eigenen Schatten der Erkenntnis im sogenannten „Dritten Auge" (Mond) auflösen und mitfühlend das Herz von seinen Begierden und Alltagsverstrickungen erlösen, so dass es innere Klarheit (Sonne) erlangen kann. Werden Herzens- und Verstandeseinsicht vereint, so findet man bei Dunkelheit wie im grellen Sonnenlicht stets den rechten Weg.

[6] Hier wird das Wahrnehmen von „Tönungen" oder „Färbungen" oder „Mustern schwingender Bewegungen" als höchste Beherrschung der Heilkunst angesehen. Dies kann auch als Aufforderung, die verschiedenen Ausdrucksformen des Qi unmittelbar zu erfassen, verstanden werden. Beharrlichkeit und das Verknüpfen der eigenen Eindrücke mit den natürlichen Ordnungsprinzipien führen zu einer Klarheit, die alles durchleuchtet. Das erwachte Shen, das nicht mehr verwickelte Bewusstsein, vermag alles zu durchdringen und den Weg in die Gesundheit des Lebendigen zu weisen. Große Meister des Altertums wie Jiu Dai Ji bedienen sich mit ihrem entwickelten Shen der inneren Erkenntnis ebenso wie der die äußere Welt erklärenden Naturwissenschaften. Indem diese Meister beide Wege der Erkenntnis miteinander vereinen, können sie eine umfassende Einsicht in die komplexen Zusammenhänge einer Erkrankung erlangen und den Kranken aus der Position des „Königs der Weisen" wieder zurück auf den Weg zu der ihnen angemessenen, gesunden Lebensweise führen.

23

die verborgenen Feinheiten offenbarten. Um schließlich das Wesentliche zu entdecken, war er innerlich fest entschlossen und erfüllt von dem Ansinnen, das Wesentliche zu entdecken. Daher zeigten die Färbung (der Ausstrahlung) und die (Bewegung in den) Gefäße(n) ihm genau dieses.
Die Färbung (der Ausstrahlung) entspricht der Sonne, die (Bewegung in den) Gefäße(n) dem Mond. Wer beharrlich dieses Wesentliche erfleht, dem offenbart sich daraus das Wesentliche. Nun, der Wandel der Färbung (der Ausstrahlung) wiederum entspricht den (Bewegungen in den) Gefäßen zu den vier Jahreszeiten. Diese Erkenntnis wird vom obersten Herrscher hoch geschätzt und mit der leuchtenden Klarheit des Shen verbunden. So entfernt man sich vom Tod und nähert sich dem Leben. Dies beschert einen langen Lebensweg und den Ruf des Königs der Weisen.

[…]

Huangdi sprach: „Ich möchte etwas über den wesentlichen Weg hören."
Qi Bo erwiderte: „Das Kernstück der Behandlung liegt darin, die Färbung (der Ausstrahlung) und die (Bewegung in den) Gefäße(n) nicht zu verlieren. Diese ohne Verwirrung zu benutzen, ist das große Prinzip der Behandlung. Wenn Gegenläufiges und Geradläufiges sich verkehren, Zweigspitzen und Wurzel sich nicht erreichen, ist das Shen seinem Untergang geweiht, und man verliert die Herrschaft über das Reich. Alte Gewohnheiten abstoßen und sich dem Neuen nähern, dann erst erreicht man den Weg des Wahren Menschen."
Huangdi sprach: „Ich habe das Wesentliche von Dir, Meister, gehört. Deine Rede, Meister, verließ nie die Färbung (der Ausstrahlung) und die (Bewegung in den) Gefäße(n), das habe ich bereits verstanden."
Qi Bo sprach: „Die höchste Form der Behandlung liegt in Einem."
Huangdi fragte: „Was nennt man dies Eine?"
Qi Bo erwiderte: „Aus dem Befolgen des Einsseins erschließt es sich."
Huangdi fragte: „Wie geschieht das?"
Qi Bo sprach: „Schließe Tür und Fenster, verbinde Dich mit dem Kranken, frage wiederholt nach seinem Empfinden, um seinen Vorstellungen zu folgen. Wer Shen erhält, gedeiht, wer Shen verliert, geht unter."
Huangdi schloss: „Vortrefflich!"

Huángdì nèijīng • Sùwèn • Yíjīng biànqì lùn piān dìshísān
(Leitfaden des Gelben Ahnherrschers, Innerer Band • Unbefangene Elementarfragen • 13. Kapitel: Abhandlung über das Bewegen der Essenz und das Wandeln des Qi)
黃帝内經 • 素問 • 移精變氣論篇第十三

Hier wird das Prinzip der Einheit in Diagnose und Therapie weiter vertieft. Über die unverfälschte Wahrnehmung von Tönungen, Färbungen und Bewegungsmustern des Qi, mittels des Erspürens, verbindet man sich zu einer Einheit mit dem Patienten. Alle störenden Einflüsse werden aus dieser Verbindung ferngehalten. Dem ungeteilten Bewusstsein erschließt sich alles. Das ist die vollständige Hinwendung zum Ausgangspunkt des Traumas, was die tatsächliche Bedeutung der „magischen Beschwörung" darstellt. Wenn diese uneingeschränkte All-Verknüpfung gelingt, kann das Trauma vollständig aufgelöst werden. Das Wesentliche in der Behandlung besteht darin, stets alle Aspekte miteinander zu verbinden: Äußeres mit Innerem, den Leib mit der Seele, das Yin mit dem Yang.

Im oben zitierten 13. Kapitel (man erinnere sich auch der 13 Dämonen-Pforten!) wird von einem unmittelbaren Weg der Behandlung gesprochen, der sich nicht mit den üblichen Mitteln wie Nadeln oder Arzneien vollzieht.

Huangdi stellte die Frage: „Ich habe gehört, dass im Altertum Krankheiten allein durch Bewegen der Essenz und Wandeln des Qi behandelt wurden. Man konnte sich (mit Geist und Seele) an den Ausgangspunkt der Erkrankung wenden und dies erreichen. Heutzutage behandelt man Krankheiten mit stark wirkenden Arzneien für das Innere und Nadeln oder spitzen Steinen für das Äußere."

Huángdì nèijīng • Sùwèn • Yíjīng biànqì lùn piān dìshísān
(Leitfaden des Gelben Ahnherrschers, Innerer Band • Unbefangene Elementarfragen • 13. Kapitel: Abhandlung über das Bewegen der Essenz und das Wandeln des Qi)
黃帝内經 • 素問 • 移精變氣論篇第十三

Reine Stille vermag die Verarbeitung und Transformation der emotionalen Traumata zu ermöglichen und letztendlich das verborgene, dem Menschen innewohnende Potenzial zu aktivieren. Dieses Prinzip wird bereits von Laozi in dem Text *Daodejing* betont:

Die 15. Eröffnung

[…]

Wer vermag in der Stille das Trübe sich allmählich klären zu lassen?

Wer vermag die beständige Bewegung zur Ruhe zu bringen und alles zum Leben zu erwecken?

[…]

Danach folgt die genaue Beschreibung des Heilungsprozesses in der Überwindung etwa von durch Traumaeinwirkung ausgelösten Konditionierungen.

Die 16. Eröffnung

Erzeuge die höchste Leere,
beruhige die Stille aufs innigste.
Die Zehntausend Wesen erzeugen sich gegenseitig;
ich betrachte die Wiederkehr darin.
Im Wirrsal der Wesen kehrt doch jedes zu seiner Wurzel zurück.
Die Rückkehr zur Wurzel nennt man Stille,
Stille heißt auch Rückkehr zur Bestimmung.
Die Rückkehr zur Bestimmung nennt man Beständigkeit,
die Beständigkeit zu kennen bedeutet Klarheit.
Die Beständigkeit nicht zu kennen, bedeutet unbesonnen Unheil zu stiften.
Die Beständigkeit zu kennen, führt zu Weitherzigkeit.
Aus Weitherzigkeit entsteht gemeinschaftliche Verbindung.
Die Gemeinschaftlichkeit verbindet mit Allem;
mit allem verbunden zu sein, führt zum Himmel,
im Himmel ruht das DAO, das DAO ist ewig.
Ohne angreifbares Selbst steht man außerhalb der Gefahr.

Emotionale Traumata verändern oft das Bewusstsein eines Individuums und behindern seine innere Verwirklichung. Diese innere Trübung von Qi und den Essenzen erzeugt ein emotionales Ungleichgewicht mit vielfältigen Konflikten.

Daher sollte jede Person, die traumatische Erfahrungen durchlebt hat, im Sinne der Altchinesischen Medizin ihr Shen zur Ruhe bringen und zentrieren. In diesem Zustand erfolgt automatisch eine Art Reintegration von Wahrnehmung und Bewusstsein[7], indem sich das aufgewühlte Qi in den Außergewöhnlichen Gefäßen wieder von der Trübheit des dort angesammelten Schlamms befreit.

Durch den Zugriff auf die Ressourcen des Shen wird ein protektives und heilendes Feld geschaffen, in das sich der Patient begeben kann, ohne weiter die potenzielle Bedrohlichkeit der Welt kontrollieren zu müssen. Der so erzeugte Abstand zu den schädigenden Agenzien führt zur Unterbrechung ansonsten permanent einwirkender pathologischer Prozesse, so dass sich die stattgehabten Prägungen bis hinunter zu den zellulär gespeicherten Informationen transformieren können und somit eine Metamorphose ermöglicht wird.

Die Weisheit der Altchinesischen Medizin ermutigt den Menschen, alle negativen Erfahrungen als eine Brücke zu betrachten, um schließlich auf den Pfad des DAO zu gelangen. Diese altbewährte Heilmethode birgt ein substanzielles Potenzial zur Einbettung in eine moderne integrative Praxis der Traumatherapie.

Die therapeutischen Stufen in der Traumabehandlung

Die Therapie von Traumata gliedert sich in drei Stufen mit jeweils spezifischer Zielsetzung (> Tab. 23.9).

1. Stufe: Restauration und Zentrierung des Qi

- Das aus einem Trauma resultierende pathogene Qi wird zur Erd-Wesenheit transportiert, um hier verdaut werden zu können. Die nährende Erkenntnis aus diesem Prozess wird einverleibt.
- Zu diesem Zweck werden diejenigen Drachen-Pforten verwendet, die sich auf der Magen-Leitbahn oder in der Nähe von Milz und Magen befinden. Sie ergreifen mit ihren Klauen das pathogene Qi. Zudem werden durch die Pforte des Renmai die Mitte und der Mittlere Jiao gestärkt.
- Sollte das pathogene Qi nicht von der Erd-Grundwesenheit aufgefangen und transformiert werden, so wird es in die Luo-Gefäße weitergeleitet und dort aufbewahrt, um es zunächst von den Hauptleitbahnen fernzuhalten. In einem solchen Fall würde sich dann eine Behandlung über die Yuan-Luo-Kombinationen (> Kap. 21) anschließen.
- Falls das pathogene Qi nicht in den Luo-Gefäßen verweilen kann, erreicht es die Einflusssphäre des Herz-Hüters. Hier wird es durch das Feuer der schützenden Herz-Hülle transformiert, was durch Anwendung einer Pforte dieser Leitbahn unterstützt werden kann. Wird ein stark pathogenes Qi hier nicht aufgehalten, so vermag es, in das Herz oder andere Organe tiefer einzudringen und hier den Shen-Aspekt der Organe zu beeinträchtigen. In einem solchen Fall ziehen sich die Fünf Shen zurück oder verlieren ihre integrierende Verankerung im Leib. Die so entstandenen Krankheitszustände werden über den Shen-Aspekt behandelt, der aktuell bei dem betroffenen Patienten hauptsächlich gestört ist.

Tab. 23.9 Die therapeutischen Stufen in der Traumabehandlung

1. Stufe Restauration und Zentrierung des Qi	Das Qi des Patienten wird von Blockaden befreit und wieder mit seinen himmlischen und irdischen Ursprüngen verbunden. Dabei wird zunächst das Qi der Mitte wiederaufgebaut, der Mittlere Jiao und die Erd-Wesenheit werden gestärkt, Shen wird beruhigt und erneut verankert.
2. Stufe Deaktivierung des Trauma-Gedächtnisses	Durch Ausleitung des pathogenen Qi wird die negative Zellerinnerung schrittweise aufgelöst. Entstandenes Feuer oder aufgekommener Wind können reduziert und es kann eine Verbindung zum Yuan-Qi hergestellt werden.
3. Stufe Beheben des individuellen Ungleichgewichts	Mögliche konstitutionelle Schwächen als Grund für entgleiste Reaktionen auf Auslöseereignisse werden identifiziert und ausgeglichen.

2. Stufe: Deaktivierung des Trauma-Gedächtnisses

- Kann die Pathologie nicht auf der Ebene des bewussten Shen durch Modifikation von Verhalten und Erleben aufgelöst werden, so bildet sich eine zunehmende Störung der gesunden Entfaltung der Fünf Grundwesenheiten in ihren himmlischen, also förderlichen und inspirierenden Aspekten heraus. Die Zang-Langzeitspeicher können ihre auf ihre Grundwesenheit bezogenen Funktionen nicht ausreichend wahrnehmen, so dass somatische Beschwerden und pathologische Wahrnehmungs- und Verhaltensmuster aufkommen.
- Auf dieser Ebene können Charakterzüge negativ akzentuiert werden und ein krankhaft verändertes Bild der Persönlichkeit des Patienten vermitteln. Eine traumatische Beeinträchtigung beispielsweise der Zhi-Seele erzeugt ein Störungsmuster mit vielen Entsprechungen in der Grundwesenheit des Wassers. So können auch Patienten ohne vorangehende Anfälligkeit für Ängste nach einem Trauma eine konstitutionelle Schwäche der Wasser-Phase ausprägen.
- Kann die weitere Ausbreitung von pathologischem Qi auf dieser Ebene nicht aufgehalten werden, so erreicht es tieferliegende Schichten im menschlichen Organismus und dringt schließlich in die Reservoire der Lebenskraft, die Acht Außergewöhnlichen Gefäße, vor. Auf dieser Ebene müssen – bezogen auf das jeweilige Lebensthema – diese gesonderten Gefäße von pathologischem Qi befreit werden (> Kap. 15, > Kap. 21). Ansonsten kann sich durch die innere Reibung des blockierten Qi starke Hitze oder heftiger Wind im Leib heranbilden. Zur Reinigung der Acht Außergewöhnlichen Gefäße wird das aktuelle Qi des Patienten mit dem alles klärenden Yuan-Qi verbunden.

3. Stufe: Beheben des individuellen Ungleichgewichts

Die Reaktion auf ein traumatisches Erlebnis ist bei jedem Menschen unterschiedlich. Die Art der Reaktion hängt vor allem davon ab,

[7] Vgl. die Ausführungen zum default mode network in > Kap. 20.

ob bereits eine deutliche konstitutionelle Schwäche besteht, die für die aus einem Trauma resultierenden Beeinträchtigungen anfällig macht. Ist eine solche Schwäche des Patienten mit pränatalen und postnatalen Anteilen vorhanden, so sollte dies in der Behandlung berücksichtigt und ausgeglichen werden. Konstitutionelle Schwächen können etwa auf der Ebene der Acht Außergewöhnlichen Gefäße oder in der Ausprägung der Grundwesenheiten in den Fünf Shen-Aspekten bestehen.

Die Auswahl der Pforten in der Trauma-Therapie

Eine Übersicht über die Aspekte bei der Auswahl der Pforten zur Behandlung von Traumata liefert ➤ Tab. 23.10:

Tab. 23.10 Übersicht über die Auswahl von Pforten in der Trauma-Therapie

Therapeutische Zielsetzung	Pfortenauswahl
Restauration und Zentrierung des Qi Verbindung mit dem Yuan-Qi	**Die Sieben Drachen-Pforten zur Behandlung des inneren Traumas** • ohne Depression oder Substanzmissbrauch: Ren 15, Ma 25 bds., Ma 32 bds., Ma 41 bds. • mit Depression oder Substanzmissbrauch: Ren 15, Ma 32 bds., Mitte zwischen Ma 36 und Ma 37 bds., Ma 41 bds. **Weitere Unterstützung** • Erd-Phase stärken und Blut nähren: HH 6, Ren 12, Mi 6 • Yuan-Luo-Kombinationen • den Acht Außergewöhnlichen Gefäßen zugeordnete Pforten
Zentrierung und Verankerung des Shen	• Du 20, Du 23, Du 24, EX-KH 1 • Dämonen-Pforten • 5-Shen-Pforten • Andere Shen-assoziierte Pforten (s. o. unter „Die segmentale Shen-Therapie", ➤ 23.2.3)
Beheben der konstitutionellen Schwäche	Fünf-Shu-Phasen-Pforten der Leitbahnen

Die konkrete Entscheidung über die in der Behandlung heranzuziehenden Pforten ergibt sich aus dem Thema des Traumas und den daraus hervorgerufenen weiteren Schädigungen, Konflikten, Beschwerden, Reaktionsmustern und den in der Folge ausgebildeten Krankheiten.

Zur Langzeitstabilisierung von Trauma-Patienten können die sogenannten Himmelsfenster-Pforten eingesetzt werden, die den Betroffenen in Kontakt mit dem reinen Yuan-Qi, dem DAO und seinem von Himmel empfangenen Auftrag bringen.

Die Himmelsfenster-Pforten (tiānchuāngxué 天窗穴)

Als sogenannte Himmelsfenster-Pforten werden die folgenden Einstichstellen bezeichnet (mit sinngemäßer Übertragung ins Deutsche; ausführlicher werden die Himmelsfenster-Pforten in ➤ Kap. 14 beschrieben):

- Ren 22 *tiāntū* 天突 („Himmels-Kamin")
- Ma 9 *rényíng* 人迎/*tiānwǔhuì* 天五會 („Den Menschen empfangen/Himmels-Fünfer-Treffen")
- Di 18 *fútū* 扶突 („Vierfingerbreiter Vorsprung")
- Dü 16 *tiānchuāng* 天窗 („Himmels-Seitenfenster")
- Dü 17 *tiānróng* 天容 („Himmels-Antlitz")
- Sj 16 *tiānyǒu* 天牖 („Himmels-Dachluke")
- Bl 10 *tiānzhù* 天柱 („Himmels-Säule")
- Du 16 *fēngfǔ* 風府 („Wind-Residenz")
- Lu 3 *tiānfǔ* 天府 („Himmels-Residenz")
- HH 1 *tiānchí* 天池 („Himmels-Teich")

Alle genannten Pforten können eingesetzt werden, wenn beim Patienten eine Verbindung zum Himmlischen aufgebaut oder verstärkt werden soll.

23.3 Fallbeispiel: Traumabehandlung in der Akupunkturtherapie

Roya Schwarz

Patient: Herr K., 80 Jahre, Kapitän i. R.

Beschwerdevortrag

Angststörung mit Panikattacken, starke Unruhe, Schlafstörung mit Unterbrechung des Schlafs durch Albträume mit starker vegetativer Symptomatik; Sehstörungen in Form von Verschwommensehen zu einer Seite, Benommenheit, Übelkeit, Schwindelempfinden, Kopfschmerzen und Gangunsicherheit, bis zu vier Stunden anhaltend nach dem Aufstehen. Starke Orientierungs- und Konzentrationsstörungen, Gefühls- und Bewegungsstörungen der unteren Extremitäten bei Spinalkanalstenose, Antriebslosigkeit mit depressiver Verstimmung

Anamnese

Seit über 4 Jahren bestehen massive lebensqualitätseinschränkende vegetative Symptome, welche ambulant durch verschiedene Ärzte und Heilpraktiker, aber auch stationär behandelt worden waren und schließlich als austherapiert deklariert wurden. Die Erkrankung begann im Herbst 2014 mit anhaltender, innerer Unruhe, die zur Verabreichung von Bromazepam bzw. Diazepam führte. Vorangegangen war ein plötzlicher Herzstillstand der Ehefrau, wo der Patient bei der Reanimation zugegen war. Nach einer schweren Panikattacke, die eine stationäre Einweisung durch den Notarzt nach sich zog, wurde der Patient im

Krankenhaus auf den Wirkstoff Lorazepam umgestellt. Aufgrund einer Medikamentenunverträglichkeit war schließlich eine stationäre Entzugsbehandlung im Juni 2015 erforderlich.

Im Rahmen der stationären Behandlung konnte keine somatische Ursache für die bestehenden Beschwerden ausfindig gemacht werden. Dem Patienten wurde eine ambulante Psychotherapie empfohlen, die jedoch nach etwa dreivierteljähriger Durchführung ohne befriedigendes Ergebnis verlief.

Der Hausarzt versuchte, sich aufgrund der Medikamentenunverträglichkeit mit Naturheilkunde zu behelfen, und überwies den Patienten zusätzlich zur Mitbehandlung an eine Praxis mit Schwerpunkt „Akupunktur und Osteopathie". Auch diese Behandlung wurde schließlich nach über einem Jahr durch die behandelnden Ärzte ohne greifbares Ergebnis abgebrochen.

In einer Mail des Hausarztes an den Patienten äußerte sich der Schulmediziner und Naturheilkundler wie folgt: „Sie kennen ja meine Meinung zu Ihrem Problem: es ist anscheinend von Menschenhand nicht zu lösen. Ihre Beschwerden werden sich eines Tages verlieren – oder auch nicht. Alle Erscheinungen geschehen aus sich selbst heraus. Es dauert eine ganze Weile, bis der Verstand erschöpft aufgibt und DAS akzeptiert. Mit DAS ist das Unaussprechliche, für den Verstand nicht Fassbare gemeint."

Hiernach versuchte der Patient leider weiterhin vergeblich, bei verschiedenen Heilpraktikern eine wirkungsvolle Therapie zu finden.

Bei der ersten Konsultation drückte er sich so aus: „Durch Bekannte erfuhr ich von Ihnen und Ihren Erfolgen dort, wo andere nicht helfen konnten. Für mich ein neuerlicher, besagter ‚Strohhalm', denn die Hoffnung […]."

Befragt wurde der Patient nun erstmalig nach dem Inhalt der von ihm berichteten Albträume, die sich nach seinem Bekunden immer mit erlebten Traumata während der Ausübung des Berufes als Kapitän beschäftigen. Der Patient war nämlich in zwei Schiffbrüche verwickelt, bei welchen Besatzungsmitglieder zu Tode gekommen waren. Andere Besatzungen und auch er selbst waren dabei knapp dem Tod entronnen. Die angstbesetzten Träume führten regelmäßig zu einem verfrühten Aufwachen in der Zeit zwischen 5 und 6 Uhr morgens mit Schweißausbrüchen und Herzrasen. Darüber hinaus berichtete der Patient, als Adoptivkind aufgewachsen zu sein. Aufgrund der erlebten Traumata entwickelte der Patient einen Alkoholabusus, der mehrmals Fehler in der Berufsausübung bedingte. Der Patient bestätigte mit großer Scham die diesbezüglichen Schilderungen seiner anwesenden Ehefrau.

Körperlicher Untersuchungsbefund

Inspektion Rhinophym, gerötetes Gesicht, gewichtiges Auftreten, Hyperkyphose der oberen Brustwirbelsäule; Zunge vergrößert und rissig, Zahneindrücke, Spitze gerötet, dicker, gelber Belag, gestaute Zungengrundvenen

Psyche Schreckhaftigkeit, um die Thematik der Albträume kreisende Gedanken, ausgeprägte Antriebslosigkeit, frustrierter Affekt

Größe und Gewicht: 175 cm, 74 kg

Palpation Puls: Nierenpulse leer, Leberpuls saitenförmig, Lungenpuls voll, Milzpuls saitenförmig und voll, Herzpuls saitenförmig und leer, Dünndarmpuls saitenförmig und voll, Blasenpuls saitenförmig und leer

Qi-Detektion Unruhe im Herzen, starke Stauung im Solarplexus, Mangel des Nieren-Qi, Angst, Trauer, Verzweiflung, aber auch Willen und Lust auf das Leben, Wut auf das Schicksal, große Hilflosigkeit mit wenig Flexibilität für die Situation, starker Widerstand gegen jeglichen Kontrollverlust, kein Bezug zum Thema Transzendenz, pedantische Grundhaltung, Kontrollzwang, unterdrückte Ängste und negative Erwartungshaltung

Diagnostische Einschätzung

- Shen-Störung
- Zangfu-Obturation von Leber, Lunge, Herz und Milz
- Wind-Schlag in die Leitbahnen und Zangfu-Organe, vor allem in das Herz und die Leber
- Leber-Qi-Stagnation
- Qi-Leere der Nieren
- Konstitutionstyp Feuer (Unruhe, Windschlag betrifft das Herz, verdrängte Emotionen, insbesondere Ängste, starke Orientierung nach Außen, Vermeiden der Innenschau, Anfälligkeit für eine Angst- und Panikstörung)

Behandlungsauftrag

Überwindung des seit Jahren anhaltenden Zustands, der nicht nur jegliche Teilnahme am täglichen Leben verhindert, sondern sowohl den Patienten selbst als auch seine Ehefrau an die Grenzen der Belastbarkeit bringt, in den Worten des Patienten: „Wenn man auf die 80 zugeht hat man auch nicht mehr soo viel Zeit, auf ein Wunder zu hoffen, möchte aber dennoch ein wenig vom Leben haben!"

Diagnoseerörterung

Durch eine langjährige Anspannung nach erlebten Traumata auf dem Boden einer Feuer-Konstitution kommt es schließlich zu einer Überforderung von Kompensationsmechanismen mit der Folge der Verdrängung der nicht bearbeiteten Belastungen. Diese Lasten häufen sich im Bereich der Außergewöhnlichen Gefäße auf, vor allem in den Wei- und Qiao-Gefäßen. Aufgrund der Vergiftung in der stofflichen Ebene durch den Alkoholabusus mit Erschöpfung der Verdrängungsmechanismen konnte schließlich einer Konfrontation mit den belastenden Ereignissen und deren Folgen nicht mehr ausgewichen werden. Die aus dem traumatischen Erleben gebildeten Blockierungen konnten nicht mehr in den Außergewöhnlichen Gefäßen zurückgehalten werden und verschoben sich daher in oberflächlichere Leitbahnschichten.

Durch die Überlastung der Hauptleitbahnen und Netzgefäße büßte die Leber ihre Fähigkeit zum Verteilen und Drainieren ein. Das Leber-Yang stieg nach oben auf und das Leber-Qi stagnierte. Das pathogene Qi wurde dabei vom aufsteigenden Leber-Yang zum Vertex geführt und wandelte sich dort in Wind, welcher als Wind-Schlag die Leitbahnen und Zangfu-Organe obstruierte. Es bildeten sich Symptome sowohl im Bereich der Gallenblasen- und Blasen-Leitbahn als auch im Bereich der Drei Jiao und des Herz-Hüter heraus.

Der Wind-Schlag in das Zang-Organ des Herzens löste eine starke Angst- und Panikstörung und eine allgemeine innere Unruhe aus. Die Fülle-Situation der Leber bedingte eine übermäßige

Bezwingung der Erde, so dass die Milz ihre Fähigkeit zum Transport verlor und das Milz-Qi dysfunktional wurde, was die Akkumulation von Feuchtigkeit und Schleim begünstigte. Schleim und Feuchtigkeit breiteten sich in den Leitbahnen und Netzgefäßen aus, wodurch die Fähigkeit zum Verdauen mentaler Belastungen zusätzlich beeinträchtigt wurde.

Der Schockcharakter dieser traumatischen Erfahrung beförderte den Austritt des Shen aus seiner Herberge und erschwerte seine Verankerung im Herzen, woraus sich die Shen-Problematik mit Freudlosigkeit, Unruhe, Schlaf- und Angststörung heranbildete. Die physiologische Einkehr und Verwurzelung des Shen während des Schlafs fand nicht mehr statt. Der mit dem Leber-Yang aufsteigende feuchte Schleim beeinträchtigte zudem das klare Denken und machte den Patienten anfällig für Schwindel und Kopfschmerzen.

Der Patient hatte die Themen der Sinngebung und der Endlichkeit des Lebens im Rahmen seines erlebten Kontrollverlustes in der akuten Erkrankung und deren Folgen bisher nicht wesentlich reflektiert. Ängste vor dem Tod hatte er bislang durch eine disziplinierte Lebensgestaltung kompensiert. Nun hatte jedoch der anhaltende dysfunktionelle Zustand Qi und Shen der Nieren angegriffen und die physiologische Einkehr und Präsenz des Shen im Herzen gestört.

Die Hun-Seele konnte keine ausreichende Biegsamkeit entwickeln, um auch schwere Schicksalsschläge anzunehmen. Herr K. zeigte daher große Widerstände gegen jegliche Art von drohendem erneuten Kontrollverlust und damit letztlich gegen seinen faktisch bestehenden Zustand.

Die Po-Seele war aufgrund der mangelnden Einbindung in die Ursprungsfamilie und die traumatischen Verlusterfahrungen geschwächt, was die Vitalität des physischen Leibes negativ beeinflusste.

Die fehlende Verankerung der Geist-Seele Shen im Herzen bewirkte eine zunehmende innere Unruhe und einen unphysiologischen Schlafablauf.

Die erlittenen Traumata bewirkten eine Trübung der Yi-Seele, so dass der Betroffene keine Distanz zu den traumatischen Ereignissen mehr aufzubauen vermochte und endlosen Gedankenschleifen, Zwangs- und Angstgedanken und sich wiederholenden Albträumen ausgesetzt war.

Da alle den Schlaf regulierenden Seelenanteile von den pathologischen Vorgängen betroffen waren, konnte auch kein erholsamer und ungestörter Schlafablauf mehr erreicht werden.

Therapeutische Strategie

Um die sich im Bereich von Leib, Geist und Seele manifestierenden Beeinträchtigungen durch die erlebten Traumata zu adressieren, musste das Shen zentriert und geklärt, die Zangfu-Organe gestärkt, alle betroffenen Leitbahnen wieder durchgängig gemacht und der Leber-Wind besänftigt und ausgeleitet werden. Zudem war es erforderlich, die Qi-Stagnation zu bewegen, pathologisches Qi und Schleim zu drainieren, Nieren-, Herz-, Lungen- und Milz-Qi zu stärken, damit alle Shen-Aspekte wieder Einkehr in ihren Behausungen halten können.

Festlegung und Durchführung der Behandlung

Gesprächstherapie, Genussmittelkarenz und ausgewogene Ernährung wurden empfohlen, um die mentalen und physischen Toxine auszuleiten und um die Holz- und Erd-Phase zu stärken.

Die Behandlung fußte auf der Traumabehandlung und der Regulation des Shen beim Patienten:

Das Trauma wurde bei dem Patienten über drei Stufen systematisch behandelt.

1. Stufe: Restauration und Zentrierung des Qi

1. Sitzung:
Aktivierung der Drachen-Pforten, um die Mitte zu stärken und pathogenes Qi auszuleiten; Besänftigung, Zentrierung und Verankerung des Shen

- Du 20, Du 23, Ah Shi
- Ren 15, Ma 32, EX-Pforte in der Mitte von Ma 36 und 37, Ma 41

2. Sitzung:
Befreiung der Luo-Netzgefäße von pathogenen Einflüssen über die kombinierte Anwendung entsprechender Yuan- und Luo-Pforten, Stärkung der Mitte über den Renmai und die Drei-Jiao-Aktivierung, Besänftigung und Ausleitung des Leber-Windes, Durchgängig-Machen der betroffenen Leitbahnen

- Du 20, Gb 13, EX- HN 1, Lu 9, Ma 40, Le 3, Sj 5, He 5, Bl 64, Ren 15

3. Sitzung:
Stärkung der Zangfu-Organe, Durchgängig-Machen von Yangwei- und Dumai

- Bl 10, Gb 20, Du 16, Bl 13, 15, 18, 20, 23, Du 4

Vor der Behandlung wurde eine Schröpfglasmassage am Rücken des Patienten vorgenommen.

2. Stufe: Deaktivieren des Trauma-Gedächtnisses

4. Sitzung:
Ausgleich der Missverhältnisse unter den von den Zangfu-Organen repräsentierten Grundwesenheiten von Erde, Feuer, Metall und Holz, um schließlich den Shen-Aspekt der betreffenden Zang-Organe zu stabilisieren. Das Feuer ist zu schwach, um das Metall zu kontrollieren und die Erde hervorzubringen. Das Wasser hat sich erschöpft, so dass es nicht genügend Holz hervorzubringen und das Feuer nicht hinreichend zu kontrollieren vermag. Die geschwächte Erde vermag das Wasser nicht einzudämmen.

- Du 20, um das pathogene Qi auszuleiten und den Patienten mit dem DAO und dem Yuan-Qi zu verbinden
- He 9 (Holz im Feuer), um vermehrt Lebensfeuer zu produzieren, so dass der Patient wieder Hoffnung und neue Perspektiven gewinnen kann
- Lu 10 (Feuer im Metall), um das pathogene Qi der Lunge zu bezwingen, so dass sich der Patient von seinem Kontrollbedürfnis distanzieren und dem Heilungsprozess hingeben kann
- Sj 10 (Erde im Feuer), um über die Erdung im Feuer-Element die Unruhe aufzuheben und Panikattacken zu besänftigen

- Ni 10 (Wasser im Wasser), um der Hitze im Oberen Jiao entgegenzuwirken, so dass der Patient mental stabilisiert werden und mehr Vertrauen ins Leben gewinnen kann
- Ni 3 (Erde im Wasser), um Ängste über eine verstärkte Erdung zu bezwingen und eine mögliche Überwältigung durch Angstgefühle zu unterbinden
- Le 2 (Feuer im Holz), um das pathogene Qi zur Umwandlung zu zwingen, so dass das pathogene Leber-Qi besser umgewandelt werden kann: Freude kann anstelle der Wut Einzug halten
- Gb 43 (Wasser im Holz), um dem Holz mehr Flexibilität zu verleihen, so dass der Patient seine Widerstände gegen die bestehenden Beschwerden leichter aufgeben kann

3. Stufe: Beheben der individuellen Dysbalance

5. Sitzung:

Aufhebung der Schwächung im Bereich der Acht Außergewöhnlichen Gefäße, insbesondere im Yinwei-, Yangwei- und Yinqiaomai, und der Dysfunktionalität des Shen in Bezug zur konstitutionellen Schwäche der Feuer-Wesenheit durch Aktivierung von Himmelsfenster-, Dämonen- und Xi-Pforten

- Du 20, Du 23, Du 26, Ren 24, Sj 15, HH 6, Mi 4, Ni 9, Sj 5, Gb 41

6. Sitzung:

Segmentale Shen-Therapie

- Bl 42, Bl 13, Du 12
- Bl 44, Bl 15, Du 11
- Bl 47, Bl 18, Du 8
- Bl 49, Bl 20, Du 6

Behandlungsverlauf

Alle ausgewählten Pforten haben einen Einfluss auf das Shen und stehen in Bezug zu den ordnenden Seelenaspekt-Anteilen. Sie verankern das Shen in den Zang-Organen und stellen eine Verbindung mit dem Yuan-Qi her. Der Patient war vor der Erkrankung sehr auf die eigene Kontrolle über das Leben bezogen. Die körperlichen und kognitiven Einschränkungen mit massiven vegetativen Symptomen ließen die Ängste des Patienten zum unbeherrschbaren Thema mit Erleben von Kontrollverlust werden. Nach der hier skizzierten Behandlungsserie zeigte sich bei dem Patienten zunächst initial eine Verstärkung der Symptome. Seine innere Unruhe nahm zu, obwohl die Albträume rasch unter Kontrolle gebracht werden konnten. Die allgemeine Verfassung des Patienten änderte sich im weiteren Verlauf der Behandlung grundlegend, und der Patient bekam zunehmend Zuversicht und Hoffnung. Es zeigte sich eine stetige Beschwerdebesserung zunächst der somatischen Probleme und schließlich auch der Angststörung und des belastenden Charakters der Albträume. Bereits nach der ersten Behandlung war der Patient zunächst für einige Zeit frei von Albträumen, die dann noch selten in weniger belastender Form auftraten, bis sie schließlich vollständig verschwanden.

Der Patient konnte sich nach dem Rückgang der Beschwerden sehr gut auf ein längeres therapeutisches Gespräch einlassen, in welchem die Themen von Ängsten, negativen Erwartungen, eigener Unduldsamkeit und Frustration, aber auch der tiefen Traurigkeit über die traumatischen Erlebnisse bearbeitet werden konnten. Dabei zeigte der Patient nicht mehr die zuvor bestehende resignative Einstellung und konnte seiner Trauer Raum geben. Der zu Beginn der Behandlung überwiegend nicht belastbare Patient konnte zum Schluss zu Reisen in Begleitung seiner Frau motiviert werden. Die psychischen Beschwerden traten im Laufe der nächsten Monate komplett in den Hintergrund und tauchten selten und nur vereinzelt wieder auf, bis der Patient schließlich komplett beschwerdefrei aus der Behandlung entlassen werden konnte. Diese Beschwerdefreiheit hält bis zum heutigen Tage, also zwei Jahre nach der ersten Konsultation, an. Trotz einer Einschränkung des Bewegungsradius durch die residuellen Einschränkungen nach operativer Versorgung der Spinalkanalstenose mit mehreren schwerwiegenden life events während der Behandlungszeit konnte sich der Patient vollständig stabilisieren und erholte sich von den Folgen der erlebten Traumata.

WEITERFÜHRENDE LITERATUR

Crofford LJ: Violence, stress, and somatic syndromes. Trauma Violence Abuse 2007 Jul;8(3): 299–313. doi: https://doi.org/10.1177/1524838007303196

Daskalakis NP, Xu C, Bader HN, Chatzinakos C, Weber P, Makotkine I, Lehrner A, Bierer LM, Binder EB, Yehuda R: Intergenerational trauma is associated with expression alterations in glucocorticoid and immune-related genes. Neuropsychopharmacology. 2020 Nov 10. doi: https://doi.org/10.1038/s41386-020-00900-8. Online ahead of print. PMID: 33173192

Frühauf Heiner: Jede Krankheit kommt vom Herzen – Die Schlüsselrolle der Emotionen in der klassischen chinesischen Medizin. 2010 (zu finden auf www.classicalchinesemedicine.org)

Granot M, Yovell Y, Somer E, Beny A, Sadger R, Uliel-Mirkin R, Zisman-Ilani Y: Trauma, attachment style, and somatization: a study of women with dyspareunia and women survivors of sexual abuse. BMC Womens Health 2018 Jan 30;18(1): 29. doi: https://doi.org/10.1186/s12905-018-0523-2

Hammes Michael (Herausgeber, Nachwort, Übersetzer): Lao Zi – Dao De Jing. Manesse Verlag. München 2019

Hammes Michael, Schwarz Roya: Das dreizehnte Kapitel des Huang-Di-Nei-Jing: eine Anleitung zur Praxis der entwickelten Stufe der Altchinesischen Medizin. Yin und Yang. 2019; 1: 36–42

Hausen Johan, Akers Jonas T.: Discourse on Transforming Inner Nature. Purple Cloud Press, ohne Ort, 2018

Unschuld Paul U.: Forgotten Traditions of Ancient Chinese Medicine. The I-hsüeh Yüan Liu Lun of 1757 by Hsü Ta-Ch'un. Translated and Annotated by Paul U. Unschuld. Paradigm Publications. Brookline 1991

Wang Feng-Yi nian-pu yu yu-lu (王凤仪年谱与语录; Lebenslauf und Gesprächsaufzeichnungen des Wang Feng-Yi): https: //wenku.baidu.com/view/19a744eb814d2b160b4e767f5acfa1c7ab008215.html

Weinberger JL, Kantor M.: Possible sequelae of trauma and somatic disorder in early life. Int J Psychiatry Med 1976–1977;7(4): 337–50. doi: https://doi.org/10.2190/hl5e-hk4g-9txb-dwkq

Wilms Sabine: Twelve Characters – A Transmission of Wang Fengyi's Teachings. Happy Goat Productions. Corbett, Oregon 2014

修心之煉金師

Der Alchimist des veredelten Gemüts

KAPITEL

24 Das Geheimrezept zur Behandlung von „Herzerkrankungen“ des Mönchs Shitou Xiqian

24

Ein chinesisches Sprichwort besagt: Der Mensch bringt täglich sein Haar in Ordnung, warum nicht auch sein Herz? In der Chinesischen Medizin gilt der Grundsatz: „Alles Leid ist dem Herzen zugehörig“ (*zhǔtòng shǔxīn* 諸痛屬心). Die Umkehrung dieser Einsicht ist in gleicher Weise gültig: Ein heiles Herz ermöglicht auch die Heilung sämtlicher Krankheiten an anderen Orten des Leibes. Ähnlich der Einrichtung der Klostermedizin und der an Klöster assoziierten Heilstätten im europäischen Mittelalter sahen sich auch die Stätten buddhistischen Wirkens zur tätigen Barmherzigkeit am Menschen aufgerufen, indem sie den Mittellosen medizinische Hilfe anboten. Wie die Einbeziehung des Herzens und damit der Geist-Seele Shen in den Heilungsprozess vonstatten geht und die Unversehrtheit des Herzens gewahrt oder wiederhergestellt werden kann, wird in einzigartiger Weise von der geheimen Rezeptur eines buddhistischen Mönches illustriert.

In der Tang-Zeit lebte ein berühmter zenbuddhistischer himmlischer Meister: der in der Medizin bewanderte Mönch Shítóu 石頭 („Stein-Kopf“) (700–790; ➤ Abb. 24.1). Er verfügte über eine Handschrift mit einem besonderen Geheimrezept zur Behandlung von Herzerkrankungen, das nun im Huating-Tempel (*huátíngsì* 華亭寺) in Kunming aufbewahrt wird. Folgender Wortlaut ist verzeichnet:

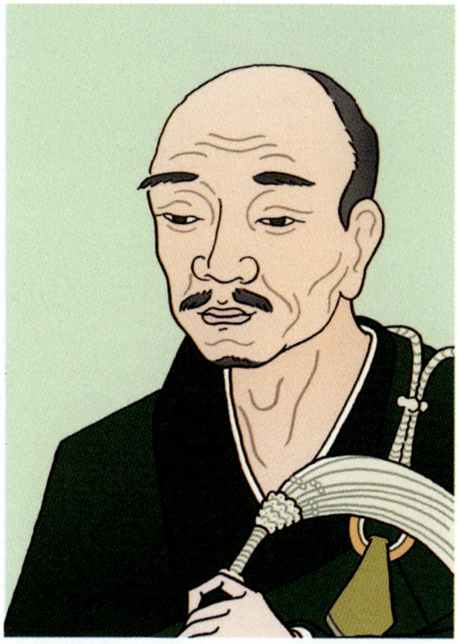

Abb. 24.1 Der zenbuddhistische Mönch Shitou Xiqian im Alter von 35 Jahren [M297]

Ein jeder, der gewillt ist, die Familie zu ordnen, das Reich zu regieren, das DAO zu studieren und sein Selbst zu verfeinern, muss zunächst meine wundersame Arznei mit zehn Bestandteilen einnehmen, dann erst wird es ihm gelingen.
Die Zutaten der Arznei: eine Scheibe mildtätiges Herz, ein Stück gutes Bauchgefühl, eine halbe Unze Sanftheit, drei Gramm Verständigkeit, fünf Quentchen glaubwürdiges Auftreten [unentbehrlich][1], ein ganzes Stück Aufrichtigkeit, zehn Gramm Gehorsamkeit, Ehrlichkeit komplett, Wohltätigkeit im Verborgenen – im Ganzen anzuwenden, von Mühelosigkeit nicht zu viel und nicht zu wenig.
Zubereitung: im Wok der Weitherzigkeit braten, nicht anbrennen lassen, nicht hochkochen lassen, das Feuer um drei Stufen verringern, in einer gebrauchsüblichen Schale wohlüberlegt zu Pulver zermörsern und mit dem Honig der Sechs Vollkommenheiten zu einer Kugel in der Größe der Rudrashka-Gebetsperlen formen.
Einnahme: Jeden Tag drei Stück davon zu einem frei wählbaren Zeitpunkt einnehmen, mit Hilfe des „Dekokts zur Harmonisierung des Qi“ herabsenden. Wenn man es genauso wie hier beschrieben anwendet, dann gibt es keine Krankheit, von der man sich nicht erholen könnte.
Kontraindikationen: streng tabu ist die Heuchelei[2], Vorteilsnahme zum Schaden anderer, gut versteckte Hinterlist[3], Gehässigkeit sowie vergiftete Gedanken und Gefühle[4], kaltlächelnde Heimtücke[5], aufbrausender Jähzorn und viel Wind um nichts[6]. Diese oben genannten sieben Unarten sollte man sich rasch abgewöhnen.
Wirkungen: Werden die vorgenannten zehn Ingredienzien vollständig angewandt, so können höchstes Glück und höchste Langlebigkeit erzeugt werden. Man kann zum Buddha und zum Gründervater werden. Nutzt man nur vier oder fünf der Bestandteile, dann können Verbrechen ausgelöscht, die Lebensjahre verlängert, das Unheil beseitigt und das Leid vermieden werden. Wird überhaupt keine Rezeptur angewandt, dann kann auch die Reue nichts mehr wettmachen, und sogar Bian Que, dem Arzt aus dem Staate Lu, fiele es schwer, die sogenannte sich im Gaohuang[7] befindende Krankheit zu heilen. Selbst Himmel und Erde werden angefleht, die leuchtende Klarheit des Geistes wird beschworen, so ergeht es sämtlichen Schülern.“

凡欲齊家、治國、學道、修身，先須服我十味妙藥，方可成就。
藥材:慈悲心一片，好肚腸一条，温柔半两，道理三分，信行要緊[1]，中直一塊，孝順十分，老實一个，陰騭全用，方便不拘多少。
制作:此藥用寬心鍋内炒，不要焦，不要燥，去火性三分，於平等盆内研碎。三思为末，六波羅蜜为丸，如菩提子大。
用法:每日進三服，不拘時候，用和气湯送下。果能依此服之，無病不瘥。
禁忌:切忌言清行濁[2]，利己損人，闇中箭[3]，肚中毒[4]，笑裏刀[5]，平地起風波[6]。以上七件，速須戒之。
療效:此前十味，若能全用，可以致上福上壽，成佛作祖。若用其四五味者，亦可滅罪延年，消災免患。各方俱不用，后悔無所補，虽扁鹊卢醫，所謂病在膏肓[7]，亦難療矣；縱禱天地，祝神明，悉徒然哉。

In der Folge nahmen viele Berühmtheiten dies zum Motto der Methode zur Meisterung des Lebens.

[1] In einer anderen Textversion heißt es 信行五錢.

[2] 言清行濁: wörtlich „Sprechen klar, Verhalten trübe“.
[3] 暗中箭: wörtlich „Pfeile in der Dunkelheit“.
[4] 肚中毒: wörtlich „Gift im Bauch“.
[5] 笑裏刀: wörtlich „inmitten des Lächelns ein Messer“.
[6] 平地起風波: wörtlich „auf ebenem Boden Windböen aufkommen lassen“.
[7] 病在膏肓 oder 病入膏肓: Das Sprichwort „die Krankheit ist ins Gaohuang eingedrungen“ geht auf eine Begebenheit zurück, von der in dem Klassiker „Überlieferungen des Herrn Zuo“ (*Zuǒzhuàn* 左傳) berichtet wird (➤ Kap. 15, Fußnote 23).

Zu den Rezeptbestandteilen

Das sagenhafte Rezept von Shitou enthält zehn Bestandteile. Die Zahl Zehn drückt ein abgeschlossenes erfülltes Ganzes aus und steht für die Vollkommenheit. Gelingt es einem, alle zehn Bestandteile und die sieben Verbote zu beherzigen, kann ein krankes Herz wieder gesunden.)

Der Tenor dieses Rezeptes ist **Widerstandslosigkeit** des Herzens in verschiedensten Facetten (➢ Tab. 24.1).

Alles spricht für die Wirksamkeit der Rezeptur, denn mit diesen Zutaten wurde der weise Mönch Shitou bereits zur damaligen Zeit 90 Jahre alt!

Tab. 24.1 Die Rezeptbestandteile und ihre Bedeutung

Rezeptbestandteil	Bedeutung
Eine Scheibe mildtätiges Herz	Ein Herz gefüllt mit Liebe, mit Herzenswärme, ein Tempel, in dem sich die Seele wohl fühlt, ein Wirkort des Mitgefühls
Ein Stück gutes Bauchgefühl	Intuition, Führung, Verbunden-Sein mit sich und dem, was größer ist als man selbst, spirituelle Eingebung
Eine halbe Unze Sanftheit	Mit sich und anderen in Liebe stehen, nachgiebig nach außen und widerstandslos gegen die innere Führung
Drei Gramm Verständigkeit	Verständnis für sich und andere entwickeln, Empathie und Toleranz leben, Einblick in die große Ordnung haben, nicht urteilen, nicht werten, nicht auf sein Recht pochen, Verständigung suchen
Fünf Quentchen glaubwürdiges Auftreten [unentbehrlich]	Nicht Wasser predigen und Wein trinken, Integrität und Solidität pflegen, Zuverlässigkeit, Transparenz
Ein ganzes Stück Aufrichtigkeit	Nicht den Vorteil suchen, kein Theater spielen, Authentizität, keine Heuchelei, kein Opportunismus, Wahrheitsliebe
Zehn Gramm Gehorsamkeit	Sich-Fügen-Können, Autorität anerkennen, nicht dem Eigensinn folgen, Kooperationswille, Gemeinschaftssinn, Flexibilität, Demut, Lernwille, Aufnahmebereitschaft, Annahme
Ehrlichkeit komplett	Niemals lügen und keine Lügen akzeptieren, Wahrhaftigkeit, niemanden hinters Licht führen, niemals betrügen, Ehrlichkeit auch gegen sich selbst, nach außen und nach innen
Wohltätigkeit im Verborgenen – im Ganzen anzuwenden	Uneingeschränkte Unterstützung, Wohlwollen, Altruismus, Dienen um der Dienlichkeit willen, keine Zur-Schau-Stellung, Gutes im Hintergrund tun, nicht auf Anerkennung schielen
Mühelosigkeit, nicht zu viel und nicht zu wenig	Niemals gegen Widerstände angehen, liebevolle Disziplin leben, aber keinen krankhaften Ehrgeiz entwickeln, Gnade annehmen, Leichtigkeit finden und genießen, Anpassungsvermögen, nicht insistieren, Sein, nicht Haben und Wollen, Ausgeglichenheit zwischen Bemühen und Unbekümmertheit, zwischen Angehen und Loslassen, ohne Verbissenheit und nicht ohne angemessenes Engagement

Zur Herstellung

„Im Wok der Weitherzigkeit braten" will besagen, dass man die Anweisungen nicht mit dem Verstand erfassen sollte, sondern mit einem offenen, geweiteten und empfänglichen Herzen entgegennehmen sollte.

„Nicht anbrennen lassen" bedeutet, dass man die Anleitung nicht wörtlich nehmen sollte, dass man nicht kleinlich, versessen und verbissen ein rasches Ergebnis anstreben sollte.

„Nicht hochkochen lassen" weist darauf hin, dass jeder Übereifer fehl am Platze wäre, dass man sich der Selbstmissionierung und der Missionierung der Welt enthält, damit die guten Zutaten nicht überlaufen und so verloren gehen. Die Rezeptur eignet sich eher für ein langsames Garkochen, einen kontinuierlichen Entwicklungsprozess.

„Das Feuer um drei Stufen verringern" will sagen, von der Hitze des Verstandes zurücktreten in die beständige Schmorwärme des Herzens, drei Etagen hinabsteigen, vom Kronenchakra in das weiter unten gelegene Herzchakra, es nicht übertreiben wollen und nicht glauben, viel hilft viel.

Die Inhaltsstoffe/Zutaten werden verbunden, um etwas „Neuartiges", Einheitliches zu erzeugen. Es geht hierbei um Balance, die richtige Temperatur und das Beobachten und Gewahrsein. Beim Kochen muss man im Moment sein, weil es sonst anbrennt. Auch wenn wir uns auf unser Herz besinnen wollen, müssen wir uns im Hier-Und-Jetzt befinden.

Wenn wir schnelle Resultate wollen: das Ego ist in diesem Fall zu groß, der Kopf ist der Regent; hier muss man drei Stufen hinunter ins Herz gehen (vom Kronenchakra bis ins Herzchakra sind es drei Chakren). Ganz nach dem Motto von Konfuzius: „Wenn Du es eilig hast, gehe langsam". „Gehe langsam" ist ein bis heute üblicher Verabschiedungsgruß in China.

Um mit dem Herzen in Einklang zu kommen, bedienen wir uns der inneren und äußeren Kräfte der Grundwesenheiten. Hilfreich und unterstützend sind diese Elemente in einer produktiven Wechselwirkung:

- Das Herz wird vom **Feuer-Element** beherrscht; hier stellt das Feuer die Verbindung zum Shen her. Was auch immer durch das Herz empfangen wird, ist weise, denn nur durch das Feuer des Herzens ist der Mensch in der Lage, zum Himmelreich Kontakt herzustellen. Das Feuer ist allerdings hitzig, verbrennend, deswegen müssen Übereifer und Hysterie unbedingt vermieden werden.
- Der Wok steht für das **Metall-Element:** Metall verwandelt; dieses unterstützt uns beim Loslassen von Altem, vom Karma.
- Feuer lässt verdampfen; dieses zu verdampfende **Wasser** befindet sich im Metall (Wok). Man benötigt Weisheit, Vorausschau und Demut, um den Weg des Herzens zu beschreiten.
- Um Feuer zu machen, braucht man **Holz** als Nährstoff des Feuers im Herzen. Holz hat die Eigenschaft der Biegsamkeit und der Annahme von allem, was das Leben uns gibt, ob dunkel oder hell. Aus dieser Grundhaltung sollten Menschlichkeit und Güte entwickelt werden.
- Am Ende erzeugt das Feuer im Herzen die **Erde:** aus ihr entsteht alles (die säende und erntende Grundqualität). Vertrauen,

Warmherzigkeit und Ernsthaftigkeit sind die Anzeichen eines gesunden Herzens im Einklang mit dem DAO.

Die Rezeptur ist nun hergestellt.

Das Geheimrezept und sieben Dinge, die wir vermeiden sollten

Compliance ist entscheidend, damit ein Medikament seine volle Wirkung entfalten kann. Das gilt erst recht für die wunderbare Geheimrezeptur des Zen-Mönches Shítóu 石頭. Und auch bei den Verboten geht es wie bei den Zutaten wieder um eine magische Zahl, nämlich die Sieben als Pendant zur Lebenszeit.

Ist die Meditation der Schlüssel, um in die Mitte, in die innere Balance zu kommen, so sind es die Verbote, die uns davon abhalten, dieses überaus sensible Gleichgewicht zu verlieren. Wir nehmen die Geheim-Medizin in Form der achtsam praktizierten Meditation zu uns und die Verbote helfen uns dabei, auch im Alltag bewusst und achtsam zu agieren. Beide zusammen, Meditation und Beachtung der Grenzen, bilden die Richtschnur, um unser Leben zu meistern.

Hier also die Verbote:

Jedes Wort des Trübsals: Dunkle intensive Phasen, in denen wir mit unserem Schicksal hadern und es nicht schaffen, ein wenig Licht in unser Herz zu bringen, sind eine enorme Belastung für unser Herz. Sie können sogar zum Broken-Heart-Syndrom, dem Syndrom des gebrochenen Herzens, führen. Buddha lehrt uns die „Vier Edlen Wahrheiten": die Wahrheit vom Leiden, von der Entstehung des Leidens, von der Aufhebung des Leidens und von dem zur Aufhebung des Leidens führenden Weg. Nach Buddhas Lehre ist Leben Leiden. Doch es gibt einen Weg aus dem Leid. Und wir können durch Meditation in einen Zustand der Akzeptanz, der Widerstandslosigkeit gelangen. Damit ist nicht gemeint, dass wir nicht trauern dürfen, aber wir nehmen alles im Leben so an, wie es ist.

Vorteilsnahme: Es ist wichtig, dass wir uns bewusst werden, wie viel von unserem eigenen Glück mit dem Glück anderer zu tun hat. Es gibt kein individuelles Glück, welches von dem Glück anderer ganz unabhängig wäre. Schaden wir anderen, indem wir versuchen sie zu übervorteilen, verunreinigen wir laut Buddha unser eigenes Herz. Indem wir auf Vorteilsnahme bewusst verzichten, wenden wir uns unserem eigenen Licht zu und entdecken gleichzeitig das Licht in anderen.

Angriffe unterhalb der Gürtellinie: Es gibt Menschen, die uns übel mitspielen. Sie wecken in uns vielleicht den Wunsch, zurückzuschlagen, ebenfalls zu verletzen, uns zu rächen. Doch das alles sind Angriffe unterhalb der Gürtellinie, die unserer Herzgesundheit schaden. „Lass das Verhalten anderer nicht deinen inneren Frieden stören", legt uns der Dalai Lama ans Herz. Und: „Verzeihen oder Geduld haben heißt nicht, dass man immer alles hinnimmt, was andere einem zufügen." Es bedeutet, dass wir für uns einen klaren Standpunkt einnehmen müssen – manchmal müssen wir sogar einen Schlussstrich ziehen und loslassen. In Frieden. Wir können anderen Menschen vergeben und verzeihen, aber trotzdem die Entscheidung treffen, nichts mehr mit ihnen zu tun haben zu wollen. Auch wenn diese es nicht verstehen.

Giftige Gedanken: Buddha sagt: Der Mensch schafft die Welt mit seinen eigenen Gedanken. Manchmal ist unsere Alltagswahrnehmung getrübt: alles läuft scheinbar schief, die Menschen um uns herum verhalten sich unfair. Unser Geist ist vergiftet. Es ist wichtig, dass wir erkennen, was wir tun. Wichtig ist zu sehen, wie wir uns selbst krank machen, indem wir unseren Geist vergiften. Dabei steckt in uns allen so viel mehr – so viel Tiefe, so viel Liebesfähigkeit. Wenn wir bereit sind, Verantwortung für uns zu übernehmen, uns von unseren Opferrollen zu verabschieden und unseren Widerstand aufgeben, können wir erkennen, dass wir viel strahlender, mächtiger und wissender sind, als wir bisher dachten. Wir öffnen unseren Geist der Stille und somit unser Herz dem Licht und der Freude.

Wolf im Schafspelz: Diese Redewendung findet sich auch in der Bibel. Sie wird für jemanden gebraucht, der schadenbringende Absichten durch ein harmloses Auftreten zu tarnen versucht. Wenn wir jemandem durch unser vorgetäuschtes Interesse oder unsere vermeintliche Freundschaft schaden wollen, bringen wir Dunkelheit in unser Herz. Denn alles, was wir anderen antun, tun wir in Wahrheit auch uns selbst an. Wir erzeugen schlechtes Karma und trüben unseren Geist. Unsere Taten mögen winzigen Kieselsteinen gleichen, die in einem riesigen Meer versinken. Doch jede einzelne Tat löst eine kleine Welle von Wirkungen aus, die den ganzen Ozean des Lebens beeinflusst. Wir alle sind Wanderer, die die Landschaften unserer Seele durchstreifen. Unsere Seele ist ein Universum. Und jedes Mal, wenn wir darauf verzichten, andere zu täuschen oder ihnen übel mitzuspielen, tut sich für uns ein neuer, heller Pfad auf, auf dem wir weitergehen können.

Doppelzüngigkeit: Sprechen wir mit gespaltener Zunge, belasten wir unser Herz mit negativen Schwingungen. Buddha übte sich darin, Lügen und falsche Worte zu vermeiden, und mit diesem tugendhaften Streben verband er den Wunsch, dass die Menschen nur Gutes über ihre Lippen bringen und die Freuden an der Gemeinschaft derer kennenlernen mögen, die seinen Lehren folgen.

Viel Wind um Nichts: Indem wir Ereignisse dramatisieren, überlassen wir unserem Ego die Regie über unsere Handlungen. Wer Wind sät, wird Sturm ernten.

Viel zu oft suchen wir die Ursachen für unsere Schwierigkeiten und unser inneres Ungleichgewicht im Außen. Fast jeder von uns ist davon überzeugt, dass es so etwas wie gerechtfertigten Ärger gibt. Wir erzählen uns selbst Geschichten darüber, was uns jemand anderes angetan hat oder wie hart unser Schicksal ist. Was wir stattdessen tun können, ist Verantwortung für das Leben zu übernehmen. Wir selbst sind Instrumente für Schmerz oder Liebe. Für Frieden oder Krieg. Buddha legt uns ans Herz, statt Hass Liebe oder zumindest Mitgefühl zu wählen. Für uns selbst und für andere.

Ausstieg aus dem Rad des Leidens

Die moderne Forschung zeigt: Nervenzellen im Herzen sind in der Lage, unser Erleben zu steuern. Herzintelligenz bedeutet ganz konkret, mit positiven Gefühlen einen optimalen Zustand für körperliche Gesundheit und seelisches Wohlbefinden zu erreichen. Die Zutaten des Geheimrezepts erzeugen nachweislich ein Muster im

Herzen - die sogenannte Herzkohärenz. Diese Kohärenz führt zu Gesundheit, Ruhe und Gelassenheit. Auch die Psycho-Kardiologie bestätigt die Wirksamkeit des Geheimrezepts. Sie setzt dort ein, wo die herkömmliche Medizin an ihre Grenzen stößt, denn sie untersucht das Zusammenspiel zwischen körperlichem und seelischem Herz. Ihre Erkenntnis: Vermeintliche Infarktsymptome sind oft ein deutliches Warnsignal, dass wir einen falschen Weg eingeschlagen haben. Dass sich unser Herz erschöpft und gestresst fühlt.

Dazu müssen wir wissen, dass sich unser Herz ständig mit der Amygdala austauscht. Das ist der Bereich im Gehirn, der die Verarbeitung unserer Gefühle steuert. Und dies wiederum führt dazu, dass die Signale des Herzens messbar unsere Hirnstrommuster und die Aktivität in den Neuronenverbänden verändern. So beeinflusst das Herz am Ende die Wahrnehmung und die geistigen Fähigkeiten, aber auch die Emotionen und unsere Gesundheit.

Der Weg zur Selbstbeeinflussung vegetativer Vorgänge, des Zusammenspiels der verschiedenen Organsysteme, des inneren Erlebens der Welt der Gedanken und Gefühle, zur Selbstreinigung von pathologischen Einflüssen und zur Selbstkultivierung besteht in der Ausübung meditativer Praktiken.

In der Meditation geht es darum, die Konzentration nach innen zu richten, in die Stille zu gehen. Dadurch erzeugen wir biochemische Veränderungen, die über das Blut und die Nervenbahnen unsere Organe erreichen und Heilungsprozesse einleiten. Indem wir uns an dieses Geheimrezept halten, helfen wir dem körperlichen Herzen und dem seelischen Herzen, gesund zu bleiben, und bringen dauerhaft Licht in unser Leben – und in das unserer Mitmenschen.

Große Menschen leben nach Erkenntnissen. Mittlere Menschen reden über Wissen, und kleine Menschen reden über andere.
Große Menschen spüren den Schmerz anderer. Mittlere Menschen bemitleiden andere, und kleine Menschen sind schadenfroh.
Große Menschen sehen die Größe anderer. Mittlere Menschen suchen nach ihrer eigenen Größe, und kleine Menschen sehen ihre eigene Größe in der Erniedrigung anderer.
Große Menschen suchen nach Weisheit. Mittlere Menschen suchen nach Wissen, und kleine Menschen suchen nach Ruhm.
Große Menschen bringen Heilung. Mittlere Menschen suchen nach Lösungen für die Heilung, und kleine Menschen bringen anderen Schaden.
Erleuchtete suchen die Antworten im Inneren. Der sich auf dem Weg befindende Mensch stellt Fragen, und der dumme Mensch denkt, die Antwort auf alle Fragen zu kennen.
Dr. med. Roya Schwarz 2021

WEITERFÜHRENDE LITERATUR

Davidson RJ, Kabat-Zinn J, Schumacher J, Rosenkranz M, Muller D, Santorelli SF, Urbanowski F, Harrington A, Bonus K, Sheridan JF: Alterations in brain and immune function produced by mindfulness meditation. Psychosom Med Jul-Aug 2003;65(4):564–70. doi: https://doi.org/10.1097/01.psy.0000077505.67574.e3

Fjorback LO: Mindfulness and bodily distress. Dan Med J. 2012 Nov;59(11):B4547

Fox KC, Nijeboer S, Dixon ML, Floman JL, Ellamil M, Rumak SP, Sedlmeier P, Christoff K: Is meditation associated with altered brain structure? A systematic review and meta-analysis of morphometric neuroimaging in meditation practitioners. Neurosci Biobehav Rev. 2014 Jun;43:48–73. doi: https://doi.org/10.1016/j.neubiorev.2014.03.016.Epub 2014 Apr 3

Gilbert P: Compassion: From Its Evolution to a Psychotherapy. Front Psychol. 2020 Dec 9;11:586161. doi: https://doi.org/10.3389/fpsyg.2020.586161. eCollection 2020

Herwig U, Kaffenberger T, Jäncke L, Brühl AB: Self-related awareness and emotion regulation. Neuroimage. 2010 Apr 1;50(2):734–41. doi: https://doi.org/10.1016/j.neuroimage.2009.12.089.Epub 2010 Jan 4

van Lutterveld R, van Dellen E, Pal P, Yang H, Stam CJ, Brewer J: Meditation is associated with increased brain network integration. Neuroimage. 2017 Sep;158:18–25. doi: https://doi.org/10.1016/j.neuroimage.2017.06.071. Epub 2017 Jun 27

桃花園林

Pfirsichblüten im Garten

KAPITEL

25 Schlussbemerkungen

25

Das vorliegende Buch ist mit dem Anspruch entstanden, die Aussagen zur Altchinesischen Medizin anhand von Zitaten aus der klassischen Literatur zu belegen und so diese Medizin aus den hinterlassenen Schriften zu rekonstruieren. Das bis heute aus der Zeit etwa vor dem Ende des Kaiserreichs in China erhaltene Schrifttum zur heimischen Medizin und Arzneikunde ist äußerst reichhaltig und umfasst nach unvollständigen Erhebungen schätzungsweise etwa 13.000 Hefte, also die einzelnen in der klassischen Fadenheftung erstellten Bände von größeren Werken. Diesen Werken ist die Bezugnahme auf die Klassiker wie das *Huangdi neijing* mit seinen beiden Büchern des *Suwen* und des *Lingshu,* aber auch das *Nanjing* oder das *Shanghan lun* ein gemeinsam geteiltes Merkmal. Die chinesische Medizinliteratur erscheint wie ein prächtiger uralter Baum mit Wurzeln in zum Teil nicht mehr verfolgbarer Eingebung und Einsicht, mit einem Hauptstamm des Gelben Ahnherrschers, einigen starken Zweigen, vielen weiteren Verästelungen und der wundersamen Eigenschaft, viele verschiedene und auch seltsame Blüten zu treiben und die unterschiedlichsten, genießbaren und zuweilen auch ungenießbaren Früchte zu tragen.

Die Wiederbelebung der alten Wurzeln und Triebe musste daher anhand der originalen Aussagen aus den Quelltexten erfolgen. Dabei war es dennoch unmöglich, die gesamte Vielfalt und den Detailreichtum des historischen Schatzes der Medizin in China abzubilden. Daher wurde eine Vorgehensweise gewählt, die sich nicht als eklektische Sammlung von Perlen der Chinesischen Medizin versteht, sondern sich dem Anspruch unterstellt, ein eindeutiges Thema anhand eines roten Fadens zu verfolgen.

Das Thema des Werks ist die Rekonstruktion der klassischen chinesischen Praxis der Akupunktur und Moxibustion für eine moderne, zeitgemäße Anwendung und die Integration mit den etablierten Strömungen der modernen naturwissenschaftlichen Medizin. Als roter Faden ist die Orientierung an allen überlieferten Kenntnissen und Zusammenhängen zu bezeichnen, die für das Verständnis und die Anwendung der Akupunktur und Moxibustion nach altchinesischem Vorbild unentbehrlich sind. Dabei sollte die Einführung in die Erklärungsmodelle systematisch und aufeinander aufbauend erfolgen, so dass auch die vielfältigen Verflechtungen der Theoreme untereinander erkenn- und nachvollziehbar werden.

Zuletzt sollte in der Darstellung der praktischen Anwendung die Bedeutung aller erlernten Theoreme und Inhalte erkannt und eindeutig zugeordnet werden können. Als durchgehender roter Faden wurde der Ausdruck „Shen“ erkoren, der für den bewussten und sinnerfüllten Umgang mit allen diagnostischen und therapeutischen Aufgaben steht.

Die Ausführungen in diesem Buch konnten nicht sämtliche Aspekte der Chinesischen Medizin erfassen und sind auch nicht als einzig mögliche Deutung dieser Medizin misszuverstehen. Die autoritäre und zentralistische Bündelung aller Beschäftigungen mit dem Thema der heimischen Medizin in der Volksrepublik China mag zwar dazu verleiten, eine Einheitsdeutung vielleicht sogar der chinesischen Kultur schlechthin reklamieren zu wollen. Die geschichtliche Entwicklung dieser Medizin zeigt jedoch eine Bewegung in eine stetig wachsende Breite und Tiefe hinein, die grundsätzlich jeden frischen Ansatz und jeden neuen Trieb begrüßt.

Hier darf auch nicht der von den Verfassern selbst erlebte Zugewinn des Bemühens darum, einen Sachverhalt in verständlichen Worten darzulegen, unerwähnt bleiben. Wächst doch mit dem Ringen um die richtigen Worte die eigene Einsicht und Klarheit zu der Fragestellung als unweigerliches weiteres Ergebnis eines solchen Unterfangens und als unabdingbare Voraussetzung für eine gelingende Didaktik. Selbstverständlich soll eine Veröffentlichung nicht allein auf die Zufriedenheit der Autoren treffen. Diese stellen sich vor, dass der geneigte Leser nach dem Studium dieses Buches den in dem folgenden chinesischen Sprichwort beschriebenen Impuls folgen möge:

Am Rande eines tiefen Wassers die Fische zu bewundern, kommt nicht dem gleich, umzukehren und ein Netz zu knüpfen.
(línyuān xiànyú, bùrú tuì ér jiéwǎng 臨淵羨魚，不如退而結網*)*

Die Beschäftigung mit den klassischen Ursprüngen der Chinesischen Medizin sollte nicht als historische Exkursion missverstanden werden. Daher kann auch keine der drei Arten der von Nietzsche in seinen „Unzeitgemäßen Betrachtungen“ beschriebenen Formen der Geschichtsbetrachtung (antiquarisch, monumentalisch und kritisch) auf den hier gewählten Ansatz zutreffen. Die Rückschau auf die ursprüngliche Verfassung der Chinesischen Medizin war nicht durch eine antiquarische Liebhaberei motiviert, die kuriose Schaustücke in Vitrinen ausstellt. Auch wurde keine monumentalische Überhöhung des gewählten Sujets angestrebt, indem die Altchinesische Medizin als allwissend, alles umfassend und einzig wahre Erkenntnis zur Kunst des Heilens deklariert und die Ärzte des Altertums zu medizinischen Helden verklärt würden.

Sogar die kritische Herangehensweise, der sich etwa das Fachgebiet der Medizinhistorie oder Sinologie üblicherweise verpflichtet sieht, entsprach nicht dem Ansinnen dieses Buches. Vielmehr wurde ein Ansatz gewählt, der auf eine bestmögliche Ausschöpfung der Einsichten, Erkenntnisse und Fähigkeiten des medizinischen Altertums in China für eine heutige umfassende Praxis der Heilkunst abzielte.

Nicht nur in Übersee, sondern zunehmend auch aus der Feder von einzelnen Autoren in der Volksrepublik China selbst wurde verstärkt darauf hingewiesen, dass die Beschäftigung mit den medizinischen Texten des chinesischen Altertums und den in ihnen festgehaltenen Weisheiten für das Studium und die Praxis der nun „traditionell“ genannten einheimischem Medizin unentbehrlich ist. Die Auseinandersetzung sollte jedoch nicht auf Worte und Papier beschränkt sein. Damit die Aktivitäten nicht zur reinen Skandierung von Parolen verkommen, war und ist es erforderlich, den folgenden Grundsatz zu „beherzigen“:

Der Mund gibt es wieder, das Herz bewahrt es und setzt es fort.
(kǒu ér sòng, xīn ér wéi 口而誦，心而維*)*

Im Sinne dieser Worte wünschen die Autoren, dass der Leser dieses Werkes nicht der Versuchung anheimfällt, allein dem Treiben bunter Fische in der Tiefe beizuwohnen, sondern dass ihm die unentbehrlichen Kenntnisse, Einsichten und Weisungen der Altchinesischen Medizin ins Netz gehen konnten, so dass sie in der eigenen Praxis zu gesunderhaltenden Kostbarkeiten ausgebraten werden können.

Im *Huangdi neijing* findet sich eine kryptisch anmutende Textstelle, die jedoch auf sehr subtile Weise den rechten Umgang mit den Einsichten der alten Meister der Chinesischen Medizin beschreibt.

Der Ahnherr erhob sich wie vom Donner gerührt, bekundete erneut seine Ehrerbietung, senkte sein Haupt zu Boden und sprach: „Gut dargelegt! Die wesentlichen Kenntnisse über die Bewegung in den Gefäßen und die höchste Zahlenordnung unter dem Himmel habe ich erlangt. Das DAO der Schriften ‚Fünf Tönungen', ‚Wandel der Bewegungen in den Gefäßen', ‚Abschätzung der Ausmaße' und ‚Normabweichungen' findet sich in Einem. Das Shen kreist in seiner Entwicklung, aber dreht sich niemals zurück. Dreht es sich zurück, so entwickelt es sich nicht mehr kreisend, denn dann verliert es seine Dynamik[1]. Mit der Kenntnis des Wesentlichen der höchsten Zahlenordnung dringt man an die subtilen Feinheiten heran, die auf eine Jadetafel niederzuschreiben und in einer sicheren Lagerstätte aufzubewahren sind. Jeden Morgen soll man darin lesen, und ihre Bezeichnung sei ‚Jade-Generator'[2].

Huángdì nèijīng • Sùwèn • Yùjī zhēnzàng lùn piān dìshíjiǔ (Leitfaden des Gelben Ahnherrschers, Innerer Band • Unbefangene Elementarfragen • 19. Kapitel: Abhandlung über den Jade-Generator und das Wahre der Zang-Langzeitspeicher

黃帝內經 • 素問 • 玉機真臟論 篇第十九

Keinesfalls war es eine Intention dieses Buches, Entwicklungen in der Medizin zurückzudrehen. Vielmehr soll die Lektüre dazu einladen, sich an der fortgesetzten Drehung der Entwicklungsspirale der Altchinesischen Medizin zu beteiligen und ihre Schwingung um weitere Facetten zu bereichern.

Möge somit das inspirierte und lebendige Shen in seiner unerschöpflichen Entwicklungsspirale in einer zunehmenden Zahl inspirierter Heilschaffender unentwegt kreisen.

Auch für die Regierung der Volksrepublik China ist der Auszug der heimischen Medizin, die als „traditionell" bezeichnet wird, in die Welt Programm.

Das von den Weisen des Altertums hinterlassene medizinische Erbe soll der ganzen Menschheit in ihrem Bemühen um Heilung und Gesunderhaltung dienen. Diesem Ansinnen ist in aller Ehrfurcht vor den klassischen Meistern dieses Buch gewidmet.

[1] *jī* 機 bedeutet wörtlich „Mechanismus", „Apparat", „Maschine"; mit einer solchen Übersetzung würde sich der Sinn jedoch nicht unmittelbar erschließen. Hier sind eine Mechanik und eine Maschine gemeint, die sich beständig spiralförmig bewegt, entwickelt und verwandelt, weshalb der Ausdruck „Dynamik" gewählt wurde.

[2] *yùjī* 玉機 bedeutet wörtlich „Jade-Mechanismus"; da hier aber eine Dynamik gemeint ist, die den lebendigen und sich entwickelnden Geist hervorbringt, wurde dies mit dem Ausdruck „Generator" übertragen. Die Jade deutet auf die höchste Kostbarkeit dieser Schöpferkraft des lebendigen Geistes.

Anhang

Glossar chinesischer Ausdrücke

Pinyin	Schriftzeichen	Übertragung ins Deutsche
bāgāng	八綱	Acht Leitkriterien
bāguà	八卦	Acht Trigramme
bāhuìxué	八會穴	Acht Hui-Zusammenkunfts-Pforten
bāmài jiāohuì xué	八脈交會穴	Fluss-Aktivierungs-Pforten der Acht Außergewöhnlichen Gefäße
bèishùxué	背俞穴, 背腧穴	Rücken-Shu-Transport-Pforten
biǎo	表	Oberfläche
bìng	病	Krankheit
chán	禪	Zen (jap.)
chōngmài	衝脈	Sich ergießendes Gefäß
dàcháng	大腸	Dickdarm
dàimài	帶脈	Gürtelgefäß
dǎn	膽	Gallenblase
dāntián	丹田	Zinnoberfeld
dào	道	DAO (wörtlich: der Weg, im übertragenen Sinne Grenzenlosigkeit/Unbenennbarkeit des Seins)
dūmài	督脈	Lenkendes Gefäß
fèi	肺	Lunge
gān	肝	Leber
gǔ	蠱	Gu-Syndrom („Wurm-Gift"-Erkrankung; besonders aggressive Erkrankung)
guǐ	鬼	Dämon(en)
héxué	合穴	Mündungs-Pforten (Delta-Pforten)
hòutiān zhī qì	後天之氣	Nach-Himmels-Qi, nachgeburtliches Qi
hún	魂	Flüchtige/wolkige Seele, die in der Leber verankert ist (Hun)
jí	疾	Krankheit, Leiden
jiāo	焦	„Bräter", Erwärmer *siehe auch sānjiāo*
jiāohuìxué	交會穴	Kreuzungs-Pforten
jīnyè	津液	Körperflüssigkeiten/-säfte
jīng	精	Essenz
jīngjīn	經筋	Sehnige Leitbahnen
jīngluò	經絡	Qi-transportierende Kanäle; Leitbahnen und Netzgefäße
jīngluò zhī qì	經絡之氣	Qi der Leitbahnen und Netzgefäße
jīngqì	精氣	Essenz-Qi
jīngshén	精神	Essenz-Shen
jǐngxué	井穴	Brunnenwasser-Pforten
jīngxué	經穴	Flusswasser-Pforten
juéyīn	厥陰	Jueyin (umbrechendes Yin)
jūnhuǒ	君火	Regenten-Feuer
lǐ	裏	Innen
luòxué	絡穴	Luo-Vernetzungs-Pforten
luòmài	絡脈	Luo-Netzgefäße
mìngmén	命門	Tor/Pforte der Lebensbestimmung
mùxué	募穴	Mu-Sammlungs-Pforten
pángguāng	膀胱	Blase

Pinyin	Schriftzeichen	Übertragung ins Deutsche
pí	脾	Milz
píbù	皮部	Hautbezirke
pò	魄	Klare Seele, die in der Lunge verankert ist (Po)
qì	氣	Qi (Lebenskraft)
qíhéng zhī fŭ	奇恒之腑	Außergewöhnliche Fu-Zwischenlager
qìjiē	氣街	Trossstraßen des Qi
qíjīng bāmài	奇經八脈	Acht Außergewöhnliche Gefäße
qìnì	氣逆	Gegenläufiges Qi
qìxū	氣虛	Qi-Leere
qìzhì	氣質	Qi-Stagnation
rènmài	任脈	Beauftragtes Gefäß
sānbăo	三寶	Drei Schätze
sānjiāo	三焦	Drei Jiao (wörtlich: Drei Bräter)
shàoyáng	少陽	Shaoyang (kleinstes Yang)
shàoyīn	少陰	Shaoyin (kleinstes Yin)
shén	神	Geist-Seele Shen; Bewusstsein/Geist; der entwickelte Geist
shèn	腎	Niere
shí	實	Fülle
shíèr zhèngjīng	十二正經	Zwölf Hauptleitbahnen
shùxué	輸穴	Stromschnellen-Pforten
tàijí	太極	Das Allerhöchste
tàiyáng	太陽	Taiyang (größtes Yang)
tàiyīn	太陰	Taiyin (größtes Yin)
tīanguǐ	天癸	Himmelstau
wèi	胃	Magen
wèiqì	衛氣	Schutzwächter-Qi
wŭcaí	五才	Fünf elementare Zustandsformen/Fünf Vermögen
wŭshén	五神	Fünf Shen
wŭshénxué	五神穴	Pforten der Fünf Shen
wŭshùxué	五腧穴，五輸穴	Fünf-Shu-Transport-Pforten
wŭxíng	五行	Fünf Grundwesenheiten (Fünf Wandlungsphasen)
xiàhéxué	下合穴	Untere Mündungs-Pforten (Untere Delta-Pforten)
xiànghuŏ	相火	Minister-Feuer
xiāntiān zhī qì	先天之氣	Vor-Himmels-Qi, vorgeburtliches Qi
xiăocháng	小腸	Dünndarm
xiéqì	邪氣	Übles Qi
xīn	心	Herz
xīn mìngmén	心命門	Herz-Mingmen
xīnbāoluò	心包絡	Herz-Hüter-Netzgefäß
xíng	形	Leib
xíngxué	滎穴	Quellwasser-Pforten
xìxué	郄穴	Xi-Spalten-Pforten
xū	虛	Leere
xué	穴	(Akupunktur-)Pforte, Loch, Vertiefung
xuè	血	Blut
xuèrè	血熱	Blut-Hitze
xuèxū	血虛	Blut-Leere
xuèyū	血瘀	Blut-Stase
yáng	陽	Yang (wörtlich: die Sonnenseite eines Hügels)
yángmíng	陽明	Yangming (überstrahlendes Yang)

Pinyin	Schriftzeichen	Übertragung ins Deutsche
yángqiāomài	陽蹻脈	Yang-Schreit-Gefäß
yángwéimài	陽維脈	Yang-Bündelriemen-Gefäß
yì	意	Gedanken und Vorstellungen, die in der Milz verankert sind (Yi)
yīn	陰	Yin (wörtlich: die Schattenseite eines Hügels)
yīnqiāomài	陰蹻脈	Yin-Schreit-Gefäß
yīnwéimài	陰維脈	Yin-Bündelriemen-Gefäß
yíngqì	營氣	Quartiermeister-Qi
yuánqì	元氣	Ureinheits-Qi
yuánxué	原穴	Yuan-Ursprungs-Pforten
zàngfŭ	臟腑	Zang- und Fu-Eingeweide, Zang-Langzeitspeicher und Fu-Zwischenlager
zàngfŭ zhī qì	臟腑之氣	Qi der Zang- und Fu-Eingeweide
zhēnjiŭ	針灸	Akupunktur und Moxibustion
zhēnqì	真氣	Wahres Qi
zhēnrén	真人	„Wahre Menschen“
zhèng	證	Erkrankungszustand/-muster
zhèng	症	Symptom
zhèngqì	正氣	Aufrechtes Qi
zhì	志	Willenskraft und Erinnerung, die in der Niere verankert sind (Zhi)
zōngqì	宗氣	Rückverbindungs-Qi

Erläuterungen zu den Kapitelüberschriften

Vorwort	Ein himmlischer Auftrag 天命	Der chinesische Kaiser wurde als „Himmelssohn" betrachtet, dessen Regierungsauftrag als das „Mandat des Himmels" galt.
Einleitung	Ein Schreiben zum Geleit 護送函	Wer sich zu einer Reise in die verschiedenen Provinzen des Reiches im alten China aufmachte, kam mit einem Geleitschreiben leichter voran.
Kapitel 1	Der Flug des Drachen 飛龍	Der Drache ist ein Identifikationssymbol für die chinesische Kultur. In seinem Flug vermag er die Zehntausend Dinge aus der himmlischen Perspektive zu betrachten.
Kapitel 2	Der Tempel der Ahnen 宗廟	Im alten China verfügte jeder Ort und jede Familie über einen Ahnentempel. In diesem Kapitel versammeln sich die ehrwürdigen Ahnväter der Chinesischen Medizin wie in dem ihnen zugehörigen Tempel.
Kapitel 3	Das Ausweiden der Knochen 分清骨肉	Einer Angelegenheit auf den Grund zu dringen, um sich Klarheit zu verschaffen, wird in der chinesischen Sprache auch als das „Trennen des Fleischs von den Knochen" bezeichnet.
Kapitel 4	Die schwarze Perle 玄珠	Die schwarze Perle ist das geheime Elixier des Gelben Ahnherrschers. Die diesbezügliche von Zhuang Zi überlieferte Begebenheit wird auch in diesem Buch erwähnt.
Kapitel 5	Die Reise nach Osten 東遊記	Die „Reise in den Westen" ist eine der berühmtesten Erzählungen Chinas, in der viele Sagengestalten aufeinandertreffen. Die Reise, zu der dieses Buch einlädt, ist ein Spiegelbild dazu.
Kapitel 6	Der Traum der gefüllten Kammern 滿樓夢	„Der Traum der roten Kammer" zählt zu den herausragenden Sittenromanen Chinas, in dem auch einige medizinische Begebenheiten berichtet werden.
Kapitel 7	Die zwei unvergleichlichen Schwestern 二妹無雙	Die „beiden Schwestern" sind ein beliebtes Motiv der nach der Republikgründung in China vermehrt aufkommenden Werbeplakate, vor allem für Zigaretten und Konsumgüter. Die beiden abgebildeten Schwestern waren unverkennbar und einzigartig, ja unzertrennlich wie Yin und Yang.
Kapitel 8	Silber, Schnaps und Schlehenduft 銀品莓	Ein weiterer berühmter chinesischer Roman dreht sich um die drei Schönheiten Jin, Ping und Mei, hier mit anderen Schriftzeichen als Yin (Silber, festes Aggregat), Pin ([Schnaps, flüssiges Aggregat] verkosten), Mei (Schlehe[nduft, gasförmiges Aggregat]) wiedergegeben. Das Kapitel handelt von den Kostbarkeiten der Chinesischen Medizin.
Kapitel 9	Die Fünf Ahnherrscher 五帝	Zu den mythologischen Überlieferungen Chinas zählen die Berichte über die Fünf Urkaiser. Die Fünf Grundwesenheiten stellen ein zentrales und einzigartiges Theorem der Chinesischen Medizin dar, mit dem die ureigenen Betrachtungsweisen der antiken Weltanschauung ihre Verankerung finden.
Kapitel 10	Fünf Kaiserreiche, sechs Fürstentümer 五國六地	Die Fünf Zang- und Sechs Fu-Eingeweide werden in der Chinesischen Medizin in Analogie zum Staatswesen und den Beziehungen zwischen verschiedenen Reichen betrachtet.
Kapitel 11	Die drei Brände des Phönix 鳳三燒	Die drei Jiao sind Manifestationen von drei Feuern des Lebendigen, mit denen sich der Leib beständig reinigt und neu erschafft – wie ein Phönix aus der Asche.
Kapitel 12	Der Lichtertanz der drei Lotosblüten 光蓮三舞	Die Trinität in der Chinesischen Medizin projiziert sich auch auf drei Zentren der Selbstentwicklung des Menschen. Die Lotosblüte symbolisiert die spirituelle Reinigung in diesem Prozess.
Kapitel 13	Die Wasserstraßen des Reichs 帝國水道	Die Konzepte der Chinesischen Medizin über die Leitbahnen und Gefäße sind anhand von Analogien zu den Aufgaben der Bewässerung im Ackerbau ausgebildet worden.
Kapitel 14	Die Schatzkarten des Generals 將軍之藏寶圖	Über die Kartografie der Kanäle und Zugangspforten können die therapeutischen Strategien formuliert werden. Wenn die Illustrationen Zusammenhänge offenbaren, in die sonst niemand Einsicht hat, erhalten sie den Wert von Schatzkarten.
Kapitel 15	Die Acht verwunschenen Seen 施魔八湖	Die Vorgänge in den Außergewöhnlichen Gefäßen spielen sich im Verborgenen ab. Sie zu ergründen, ist wie der Besuch an einem verwunschenen See.
Kapitel 16	Die Wachtore der Festung 守堡關門	Der menschliche Leib ist wie eine Festung, an deren Außenmauern die Akupunkturpforten wie Wachtürme kontrollieren, was hier Eintritt und Ausgang hält.
Kapitel 17	Das Passtor im Kunlun-Gebirge 昆侖關	Das Kunlun-Gebirge steht für das Erklimmen des Orts der höchsten Einsicht und Weisheit, wo der vollständige Überblick über alle Dinge der Welt ermöglicht wird.
Kapitel 18	Die Schlüssel zur Verbotenen Stadt 紫禁城之鑰匙	Der Eintritt in die „Verbotene Stadt", den Kaiserpalast, erfordert besondere „Zugangsrechte" und die passenden „Schlüssel" für seine 9999 Kammern. Der Zugang zum menschlichen Organismus ergibt sich, wenn das über die zutreffende Diagnose gefundene passende Schloss (Akupunkturpforte) von dem dazugehörigen Schlüssel (klare Intention des Therapeuten, geeignete Stimulation) im Rahmen der korrekten Therapie geöffnet wird.

Kapitel 19	Die Bilderrollensammlung des Alten Wu 老吳之絹畫集	Die Kunst der chinesischen Rollbilder besteht in der Konzentration auf das Wesentliche: mit wenigen Pinselstrichen das Ganze zu erfassen. Die chinesischen Syndromdiagnosen stellen eine bildhafte Zusammenfassung wesentlicher Aspekte des Krankheitsgeschehens dar, um die grundlegende Ausrichtung ihrer Dynamik anzugeben. Manche chinesische Schriftzeichen werden nur als Familiennamen benutzt, aber manche dieser Zeichen besitzen auch eine zusätzliche Eigenbedeutung. Der „Alte Wu" könnte auch als der „großartige alte Meister" oder als der „alte Meister, der alles laut und deutlich ausspricht" verstanden werden.
Kapitel 20	Die Räuber vom kaltwindigen Sumpf 寒風濕傳	Zu den berühmten Romanerzählungen Chinas zählt die Geschichte „Die Räuber vom Liangshan-Moor" (datiert auf 1524, möglicherweise schon im 14. Jahrhundert entstanden). Das Wort Liang (in der Geschichte der Name eines Berges: Liangshan) wird gleich ausgesprochen wie das Wort für „kühl, kalt".
Kapitel 21	Die Schule der Zaubertränke 煉丹門	Die Behandlung mit der Akupunktur im Sinne der Altchinesischen Medizin gleicht der Herstellung eines heilsamen Elixiers, in der jeder Schritt, jede Zutat und alle Feinheiten der Applikation wohlabgewogen sein müssen.
Kapitel 22	Der Aufstieg zum Jadetempel 登上玉堂	Die Jade verkörpert in der asiatischen Kultur das höchste Potenzial der inneren Reinigung und Heilung.
Kapitel 23	Aufruhr in der Geisterstadt 鬼城內亂	Psychische Erkrankungen werden auch als Geisteskrankheiten bezeichnet, wobei der Geist und die Seele, das Empfinden und Wahrnehmen wie von übelwollenden Geistern beherrscht erscheinen.
Kapitel 24	Der Alchimist des veredelten Gemüts 修心之煉金師	Mönche betätigen sich zuweilen auch als Alchimisten, die Heilmittel entwerfen, mit denen das vollständige Potenzial eines geöffneten, unbeladenen Herzens ausgeschöpft werden kann.
Kapitel 25	Pfirsichblüten im Garten 桃花園林	Das Bild des ursprünglichen harmonischen Zusammenlebens und der inneren Ausgeglichenheit des Einzelnen wurde von Tao Yuanming in seiner Geschichte „Aufzeichnung vom Pfirsichblütenquell" entworfen. Der dort beschriebene Einklang der Bewohner dieses Ortes sollte von jedem in seinem eigenen Garten kultiviert werden.

Literaturverzeichnis

Deutschsprachige Literatur

Badelt Felix: Chinesische Klassik aus ärztlicher Sicht. Die Bedeutung altchinesischer Funktionsmodelle für unsere heutige Medizin. Handbuch der Akupunktur und Aurikolulotherapie (hrsg. v. Prof. Dr. med. Johannes Bischko). Karl F. Haug Verlag. Heidelberg 1983

Bauer Wolfgang: China und die Hoffnung auf Glück. Paradiese, Utopien, Idealvorstellungen. dtv Verlag. München 1974

Chargaff Erwin: Das Feuer des Heraklit. Klett-Cotta Verlag. Stuttgart 1979

Eich Günter: Aus dem Chinesischen. Suhrkamp Verlag. Frankfurt 1973

Fisch Guido: Die traditionelle Chinesische Medizin. Georg Wenderoth Verlag. Kassel 1994

Frühauf Heiner (Übersetzung von Manfred Goeke 2009): Vertreiben von Dämonen und Schlangen – Das Gu-Syndrom – Ein vergessener klinischer Ansatz bei chronisch-entzündlichen Erkrankungen (zu finden auf: www.classicalchinesemedicine.org ,zuletzt aufgerufen am 12.11.2021)

Frühauf Heiner (Übersetzung von Sepp Leeb 2009): Die Behandlung chronischer Entzündungen mit chinesischer Arzneimitteltherapie – Ein Interview mit Heiner Frühauf über die therapeutischen Möglichkeiten bei Gu-Syndrom (zu finden auf: www.classicalchinesemedicine.org,zuletzt aufgerufen am 12.11.2021)

Frühauf Heiner: Jede Krankheit kommt vom Herzen – Die Schlüsselrolle der Emotionen in der klassischen chinesischen Medizin. 2010 (zu finden auf www.classicalchinesemedicine.org, zuletzt aufgerufen am 12.11.2021)

Fuchs Thomas: Coenästhesie. Zur Geschichte des Gemeingefühls. Zeitschrift für Klinische Psychologie, Psychopathologie und Psychotherapie 43 (1995): 103–112

Giesen Hans: Pa Fa. Klassische Akupunktur für den Praktiker. Erweitertes Wissen – erweitertes Therapiespektrum. WBV Biologisch-medizinische Verlagsgesellschaft mbH & Co KG. Schorndorf 1990

Granet Marcel: Das chinesische Denken. Inhalt, Form, Charakter. Übers. u. eingel. v. Manfred Porkert. Suhrkamp Verlag. Frankfurt a. M. 1985

Hammes Michael, Ots Thomas: 33 Fallbeispiele zur Akupunktur aus der VR China. Ein klinisches Kompendium. Mit Falldarstellungen von Li Xue-Wu, Ma Xiu-Ling, Ren Jun, Shen De-Hui, Wu Xiu-Fen. Hippokrates-Verlag. Stuttgart 1996

Hammes Michael: Der Begriff der Psyche in der chinesischen Medizingeschichte – Ein transkultureller Vergleich. Dt. Ztschr. f. Akupunktur 54, 4/2011, 6–13 (DOI: https://doi.org/10.1016/J.DZA.2011.07.014)

Hammes Michael: Krankmachende Geisterwesen – Aspekte der Dämonenmedizin in China. Dt. Ztschr. f. Akupunktur 55, 1/2012, 12–17 (DOI: https://doi.org/10.1016/J.DZA.2012.02.011)

Hammes Michael: „Doktor, lesen Sie mir aus den alten buddhistischen Schriften vor?" – Die Integration der Psychotherapie in die aktuelle Praxis der traditionellen Medizin in China. Dt. Ztschr. f. Akupunktur 55, 3/2012b, 5–10 (DOI: https://doi.org/10.1016/J.DZA.2012.08.002)

Hammes Michael, Schwarz Roya: Das Geheimnis der Goldenen Nadel. Die Entwicklung wahrer therapeutischer Kräfte aus den antiken Lehren der Chinesischen Medizin. Elsevier/Urban & Fischer Verlag. München 2018

Hammes Michael (Herausgeber, Nachwort, Übersetzer): Lao Zi – Dao De Jing. Manesse Verlag. München 2019

Hammes Michael, Schwarz Roya: Das dreizehnte Kapitel des Huang-Di-Nei-Jing: eine Anleitung zur Praxis der entwickelten Stufe der Altchinesischen Medizin. Yin und Yang. 2019; 1: 36–42

Hempen Carl-Hermann: Die Medizin der Chinesen. Erfahrungen mit fernöstlicher Heilkunst. C. Bertelsmann Verlag. München 1988

Kirschbaum Barbara, Noll Andreas (Hrsg.): Stresskrankheiten. Vorbeugen und behandeln mit chinesischer Medizin. Elsevier/Urban & Fischer Verlag. München 2006

Kirschbaum Barbara: Die 8 außerordentlichen Gefäße in der traditionellen chinesischen Medizin. ML-Verlag in der Mediengruppe Oberfranken. Kulmbach 2019

Klein Heinz: Die Esoterik der Medizinphilosophie Chinas. Ulrich Burgdorf-Verlag. Göttingen 1986

Kubny Manfred: Qi – Lebenskraftkonzepte in China. Definition, Theorien und Grundlagen. Karl F. Haug Verlag. Heidelberg 1995

Linck Gudula: Yin und Yang – Die Suche nach Ganzheit im Chinesischen Denken. Verlag Karl Alber. Freiburg 2017

Lorenzen Udo: Mikrokosmische Landschaften, Band 1. Übergreifende Konzepte in der Chinesischen Medizin. 2. überarb. Aufl. Shaker Media. Aachen 2016

Lown Bernard: Die verlorene Kunst des Heilens. Anstiftung zum Umdenken. Schattauer-Verlag. Stuttgart 2002

Maciocia Giovanni: Leitbahnen der Akupunktur. Klinischer Einsatz der Sekundärleitbahnen und Außerordentlichen Gefäße. Elsevier/Urban & Fischer Verlag. München 2009

Mann Felix: Akupunktur – Ein Weg zur Heilung von vielen Krankheiten. Karl F. Haug Verlag. Heidelberg 1976

Messner Angelika C.: Zirkulierende Leidenschaft. Eine Geschichte der Gefühle im China des 17. Jahrhunderts. Böhlau Verlag. Köln, Weimar, Wien 2016

Needham Joseph: Wissenschaft und Zivilisation in China. Bd. 1 der von Colin A. Roman bearbeiteten Ausgabe. Suhrkamp Verlag. Frankfurt 1988

Ni Mao-Shing: Der Gelbe Kaiser. Das Grundlagenwerk der Traditionellen Chinesischen Medizin. O. W. Barth Verlag. München 1995

Nietzsche Friedrich: Also sprach Zarathustra. Sämtliche Werke Bd. 4 – Kritische Studienausgabe hrsg. v. Giorgio Colli und Mazzino Montinari. De Gruyter, Berlin 1999

Ots Thomas: Medizin und Heilung in China. Annäherungen an die traditionelle chinesische Medizin. 3., überarb. und erw. Aufl. Dietrich Reimer Verlag. Berlin 1999

Pohl Karl-Heinz: Weiblich – männlich, Yin und Yang: Kulturelle und philosophische Hintergründe in China. Zeitschrift für Qigong Yangsheng, 2016, 23–39

Porkert Manfred: Die energetische Terminologie in den chinesischen Medizinklassikern. Verlag für Recht und Gesellschaft. Therwil, Schweiz 1965

Porkert Manfred: Die chinesische Medizin. Econ Verlag. Düsseldorf 1986

Uexküll Thure von, Wesiack Wolfgang: Theorie der Humanmedizin. Grundlagen ärztlichen Denkens und Handelns. 3., völlig überarbeitete Auflage. Urban & Schwarzenberg. München/Wien/Baltimore 1998

Unschuld Paul U.: Die Praxis des traditionellen chinesischen Heilsystems. Franz Steiner Verlag. Wiesbaden 1973

Unschuld Paul U.: Medizin in China. Eine Ideengeschichte. Verlag C. H. Beck. München 1980

Unschuld Paul U.: Das Heil der Mitte. Theorie und Praxis, Ursprung und Gegenwart der Medizin in China. Cygnus Verlag. München/Linz 2005

Unschuld Paul U.: Traditionelle Chinesische Medizin. Verlag C. H. Beck. München 2013

Unschuld Paul U.: Antike Klassiker der Chinesischen Medizin. 1. Huang Di Nei Jing, Su Wen 2. Nan Jing. Der vollständige chinesische Text mit kommentierter deutscher Übersetzung. Cygnus Verlag. Berlin 2015

Unschuld Paul U.: Antike Klassiker der Chinesischen Medizin. 3. Huang Di Nei Jing Ling Shu. Der Text vollständig und unkommentiert in deutscher Übersetzung. Cygnus Verlag. Berlin 2013

Weber-Bluhm Josef: Ebene VI: Die sechs Schichten und ihre „luo-yuan" Kombinationen. Der Weg zum Herzen und der Weg des Herzens. Ein praktisches und ganzheitliches Behandlungskonzept. Mit einem Prolog zu den Ebenen VI bis I. Bacopa Verlag. Schiedlberg 2012

Wolfe Honora Lee, Crescenz Rose: Höhepunkte klassischer Akupunkturpunktkombinationen. Empirisch belegte Akupunkturpunktkombinationen und Moxibustionsempfehlungen. Übersetzung von Ingrid Leibold. Verlag für Ganzheitliche Medizin Wühr. Kötzting 1999

Yanagiya Sorei: Familiengeheime Ein-Stich-Akupunktur. Karl F. Haug Verlag. Heidelberg 1981

Yuan He-Ping: Traditionelle chinesische Akupunktur. Behandlung mit den 60 wichtigsten Punkten. Ullstein Medical. Wiesbaden 1999

Zhuangzi – Das Buch der Spontaneität. Herausgegeben und aus dem Chinesischen ins Englische übertragen von Victor H. Mair. Aus dem Englischen übersetzt von Stephan Schuhmacher. Aitrang 2008

Englischsprachige Literatur

Beijing College of Traditional Chinese Medicine, Shanghai College of Traditional Chinese Medicine, Nanjing College of Traditional Chinese Medicine, The Acupuncture Institute of the Academy of Traditional Chinese Medicine: Essentials of Chinese Acupuncture. Foreign Languages Press. Beijing 1980

Bertschinger Richard (Translator): The golden needle – and other odes of traditional acupuncture. Churchill Livingstone. Edinburgh 1991

Bertschinger Richard: Essential Texts in Chinese Medicine. The Single Idea in the Mind of the Yellow Emperor. Singing Dragon. London/Philadelphia 2015

Bertschinger Richard: The great intent. Acupuncture odes, songs and rhymes. Singing Dragon. London/Philadelphia 2013

Bian ZX, Xu H, Lu AP, Lee MS, Cheung H: Insights of Chinese medicine syndrome study: From current status to future prospects. Chinese Journal of Integrative Medicine, Vol. 20 (2014), 326–331 (doi: https://doi.org/10.1007/s11655-014-1808-4)

Bowers John Z., Hess William J., Sivin Nathan (editors): Science and medicine in twentieth-century China – research and education. Science, medicine & technology in East Asia 2. The University of Michigan, Center for Chinese Studies. Ann Arbor 1988

Cen W, Hoppe R, Sun AW, Ding HY, Gu N: Machine-readable Yin-Yang imbalance: traditional Chinese medicine syndrome computer modeling based on three-dimensional noninvasive cardiac electrophysiology imaging. J Int Med Res, (2019) Apr;47(4): 1580–1591 (doi: https://doi.org/10.1177/0300060518824247)

Chace Charles, Shima Miki: An Exposition on the Eight Extraordinary Vessels. Acupuncture, Alchemy & Herbal Medicine. Eastland Press. Seattle 2010

Chen You-Bang, Deng Liang-Yue (chief editors): Essentials of Contemporary Chinese Acupuncturists' Clinical Experiences. Foreign Languages Press. Beijing 1989

Cheng Xin-Nong (chief editor): Chinese Acupuncture and Moxibustion. Foreign Languages Press. Beijing 1987

Chen Kai-Guo, Zheng Shun-Chao: Openinig the Dragon Gate. Translated by Thomas Cleary. Tuttle Publishing. Rutland 1996

Chia Mantak: Fusion of the Eight Psychic Channels. Opening and Sealing the Energy Body. Destiny Books. Rochester 2009

Crofford LJ: Violence, stress, and somatic syndromes. Trauma Violence Abuse 2007 Jul;8(3): 299–313. doi: https://doi.org/10.1177/1524838007303196

Daskalakis NP, Xu C, Bader HN, Chatzinakos C, Weber P, Makotkine I, Lehrner A, Bierer LM, Binder EB, Yehuda R: Intergenerational trauma is associated with expression alterations in glucocorticoid and immune-related genes. Neuropsychopharmacology. 2020 Nov 10. doi: https://doi.org/10.1038/s41386-020-00900-8. Online ahead of print. PMID: 33173192

Davidson RJ, Kabat-Zinn J, Schumacher J, Rosenkranz M, Muller D, Santorelli SF, Urbanowski F, Harrington A, Bonus K, Sheridan JF: Alterations in brain and immune function produced by mindfulness meditation. Psychosom Med Jul-Aug 2003;65(4):564–70. doi: https://doi.org/10.1097/01.psy.0000077505.67574.e3

de Bary WM. Theodore, Chan Wing-Tsit, Tan Chester: Sources of Chinese Tradition, Vol. II. Columbia University Press. New York 1960

Dechar Lorie Eve: Five spirits. Alchemical Acupuncture for Psychological and spiritual Healing. Lantern Books. New York 2006

Evers AWM, Colloca L, Blease C, Annoni M, Atlas LY, Benedetti F, Bingel U, Büchel C, Carvalho C, Colagiuri B, Crum AJ, Enck P, Gaab J, Geers AL, Howick J, Jensen KB, Kirsch I, Meissner K, Napadow V, Peerdeman KJ, Raz A, Rief W, Vase L, Wager TD, Wampold BE, Weimer K, Wiech K, Kaptchuk TJ, Klinger R, Kelley JM: Implications of Placebo and Nocebo Effects for Clinical Practice: Expert Consensus. Psychother Psychosom 2018;87(4):204–210. doi: https://doi.org/10.1159/000490354. Epub 2018 Jun 12

Fjorback LO: Mindfulness and bodily distress. Dan Med J. 2012 Nov;59(11):B4547

Fox KC, Nijeboer S, Dixon ML, Floman JL, Ellamil M, Rumak SP, Sedlmeier P, Christoff K: Is meditation associated with altered brain structure? A systematic review and meta-analysis of morphometric neuroimaging in meditation practitioners. Neurosci Biobehav Rev. 2014 Jun;43:48–73. doi: https://doi.org/10.1016/j.neubiorev.2014.03.016.Epub 2014 Apr 3

Fu Wei-Kang: The story of Chinese Acupuncture & Moxibustion. Beijing 1975

Geng Jun-Ying, Huang Wen-Quan, Sun Yong-Ping: Selecting the Right Acupoints – A Handbook on Acupuncture Therapy. New World Press. Beijing 1995

Gilbert P: Compassion: From Its Evolution to a Psychotherapy. Front Psychol. 2020 Dec 9;11:586161. doi: https://doi.org/10.3389/fpsyg.2020.586161. eCollection 2020

Granot M, Yovell Y, Somer E, Beny A, Sadger R, Uliel-Mirkin R, Zisman-Ilani Y: Trauma, attachment style, and somatization: a study of women with dyspareunia and women survivors of sexual abuse. BMC Womens Health 2018 Jan 30;18(1): 29. doi: https://doi.org/10.1186/s12905-018-0523-2

Hammer Leon: Dragon rises, red bird flies – psychology and Chinese medicine. Station Hill Press. New York 1990

Hausen Johan, Akers Jonas T.: Discourse on Transforming Inner Nature. Purple Cloud Press, ohne Ort, 2018

Herwig U, Kaffenberger T, Jäncke L, Brühl AB: Self-related awareness and emotion regulation. Neuroimage. 2010 Apr 1;50(2):734–41. doi: https://doi.org/10.1016/j.neuroimage.2009.12.089.Epub 2010 Jan 4

Holman CT: Treating Emotional Trauma with Chinese Medicine. Integrated Diagnostic and Treatment Strategies. Singing Dragon. London/Philadelphia 2017

Hsu Elisabeth: The transmission of Chinese medicine. UK: Cambridge University Press, 1999; zitiert in: Cheng, Huei-Chu (Zhèng Huì-Zhū 鄭惠珠): Medizinischer Pluralismus und Professionalisierung. Entwicklung der chinesischen Medizin in Taiwan. Dissertation zur Erlangung des akademischen Grades Doktor der Sozialwissenschaften (Dr. rer. soc.) an der Fakultät für Soziologie Universität Bielefeld. 2003

Hsu Hong-yen, Peacher William G.: Shang Han Lun – Wellspring of Chinese Medicine by Chang Chung-Ching. With a modern interpretation by Otsuka Keisetsu. Keats Publishing, Inc. New Canaan 1981

Kerr CE, Shaw JR, Conboy LA, Kelley JM, Jacobson E, Kaptchuk TJ: Placebo acupuncture as a form of ritual touch healing: a neurophenomenological model. Conscious Cogn 2011 Sep;20(3): 784–91. doi: https://doi.org/10.1016/j.concog.2010.12.009

Kirkwood John: The way of the Five Elements. 52 weeks of powerful acupoints for physical, emotional, and spiritual health. Singing Dragon. London/Philadelphia 2018

Kong J, Kaptchuk TJ, Polich G, Kirsch I, Vangel M, Zyloney C, Rosen B, Gollub RL: An fMRI study on the interaction and dissociation between expectation of pain relief and acupuncture treatment. Neuroimage 2009 Sep;47(3):1066–76. doi: https://doi.org/10.1016/j.neuroimage.2009.05.087. Epub 2009 Jun 6

Lee Miriam: Master Tong's Acupuncture. An Ancient Alternative Style in Modern Clinical Practice. Blue Poppy Press, Boulder 1992

Li Ding: Acupuncture, meridian theory and acupuncture points. Foreign Languages Press. Beijing 1991

Liu Chang-Lin. "Fazhan zhongyixue de guanjian" ("How to Develop the Core Essence of Chinese Medicine"). In: Zheyan kan zhongyi (Chinese Medicine Seen Through Philosophers' Eyes). Ed.: Zhongguo Zhongyiyao Baoshe. Beijing: Beijing Kexue Jishu Chubanshe, 2005, S. 28–34 (Englische Übersetzung von Heiner Frühauf im Internet zu finden auf: www.classicalchinesemedicine.org, zuletzt aufgerufen am 12.11.2021)

Liu Gong-Wang (editor-in-chief): A Complement Work of Present Acupuncture and Moxibustion – Acupoints & Meridians. Huaxia Publishing House. Beijing 1997

Liu Gong-Wang (editor-in-chief): A Complement Work of Present Acupuncture and Moxibustion – Techniques of Acupuncture and Moxibustion. Huaxia Publishing House. Beijing 1998

Liu Gong-Wang (editor-in-chief): Clinical Acupuncture & Moxibustion. Tianjin Science & Technology Translation & Publishing Corp. Tianjin 1996
Liu Gong-Wang, Akira Hyodo: Fundamentals of Acupuncture & Moxibustion. Tianjin Science & Technology Translation & Publishing Corp. Tianjin 1994
Liu Guo-Hui: Foundations of theory for Ancient Chinese Medicine. Shang Han Lun and contemporary medical Texts. Singing Dragon. London/Philadelphia 2018
Lu Gwei-Djen, Needham Joseph: Celestial Lancets. A History and Rationale of Acupuncture and Moxa. Routledge. Cambridge 1980
Luo Xi-Wen (compilation and translation): Treatise on febrile diseases caused by cold with 500 cases. New World Press. Beijing 1993
Maciocia Giovanni: Foundations of Chinese Medicine: A Comprehensive Text for Acupuncturists and Herbalists. Churchill Livingstone. Oxford 1989
Maciocia Giovanni: The Channels of Acupuncture. Clinical Use of the Secondary Channels and the Eight Extraordinary Vessels. Churchill Livingstone. Oxford 2006
Maciocia Giovanni: The Practice of Chinese Medicine. The Treatment of Diseases with Acupuncture and Chinese Herbs. Churchill Livingstone. Oxford 1989
Mak LE, Minuzzi L, MacQueen G, Hall G, Kennedy SH, Milev R: The Default Mode Network in Healthy Individuals: A Systematic Review and Meta-Analysis. Brain Connect. 2017 Feb;7(1): 25–33. doi: https://doi.org/10.1089/brain.2016.0438
Mann Felix: Reinventing Acupuncture. A new concept of ancient medicine. Butterworth-Heinemann Ltd. Oxford 1992
Mann Felix: Textbook of Acupuncture. Butterworth-Heinemann Ltd. Oxford 1987
Matsumoto Kiiko, Birch Stephen: Extraordinary Vessels. Paradigm Publications. Brookline 1986
Medicine in China (collection of newspaper articles). China Reconstructs. Beijing 1979
Mitchell Ellinor R.: Plain Talk about Acupuncture. Whalehall, Inc. New York 1987
O'Connor John, Bensky Dan (translation and editing): Acupuncture – A Comprehensive Text by Shanghai College of Traditional Medicine. Eastland Press. Seattle 1981
Qiu Mao-Liang: Chinese Acupuncture and Moxibustion. Churchill Livingstone. Oxford 1993
Ramírez-Barrantes R, Arancibia M, Stojanova J, Aspé-Sánchez M, Córdova C, Henríquez Ch-RA: Default Mode Network, Meditation, and Age-Associated Brain Changes: What Can We Learn from the Impact of Mental Training on Well-Being as a Psychotherapeutic Approach? Neural Plast. 2019 Apr 2;2019: 7067592. doi: https://doi.org/10.1155/2019/7067592
Sackett DL, Rosenberg WM, Gray JA, Haynes RB, Richardson WS: Evidence based medicine: what it is and what it isn't. 1996. In: Clinical orthopaedics and related research. Bd. 455, Februar 2007, 3–5, doi: https://doi.org/10.1136/bmj.312.7023.71; PMID 17340682
Scheid Volker: Chinese medicine in contemporary China. Plurality and synthesis. Duke University Press. Durham & London 2002
Scheid Volker: Currents of Tradition in Chinese Medicine 1626–2006. Eastland Press. Seattle 2007
Sivin Nathan (general editor): Traditional medicine in contemporary China. Science, medicine & technology in East Asia 2. The University of Michigan, Center for Chinese Studies. Ann Arbor 1987
Sun Xue-Quan: Applied Chinese Acupuncture for Clinical Practitioners. Shandong Science and Technology Press. Jinan 1985
The International Acupuncture Training Center, Nanjing College of Traditional Chinese Medicine: Acupuncture Treatment of Common Diseases based upon Differentiation of Syndromes. Compiled by Xu Heng-Ze, Ni Yi-Tian, Liu Yao-Guang, Wu Zhong-Chao. The People's Medical Publishing House. Beijing 1988
Twicken David: Eight Extraordinary Channels. Qi Jing Ba Mai. Singing Dragon. London/Philadelphia 2013
Twicken David: The Divergent Channels. Jing Bie. Singing Dragon. London/Philadelphia 2014
Twicken David: The Luo Collaterals. Singing Dragon. London/Philadelphia 2015
Unschuld Paul U. (editor): Approaches to Traditional Chinese Medical Literature. Proceedings of an International Symposium on Translation Methodologies and Terminologies. Kluwer Academic Publishers. Dordrecht 1989
Unschuld Paul U.: Forgotten Traditions of Ancient Chinese Medicine. The I-hsüeh Yüan Liu Lun of 1757 by Hsü Ta-Ch'un. Translated and Annotated by Paul U. Unschuld. Paradigm Publications. Brookline 1991
Unschuld Paul U.: Introductory Readings in Classical Chinese Medicine. Compiled and translated by Paul U. Unschuld. Kluwer Academic Publishers. Dordrecht 1988
Unschuld Paul U.: Nan-ching – The Classic of Difficult Issues. University of California Press. Berkeley 1986
van Lutterveld R, van Dellen E, Pal P, Yang H, Stam CJ, Brewer J: Meditation is associated with increased brain network integration. Neuroimage. 2017 Sep;158:18–25. doi: https://doi.org/10.1016/j.neuroimage.2017.06.071. Epub 2017 Jun 27
van Nguyen Quang, Pivar Marjorie: Fourth Uncle in the Mountain. The Remarkable Legacy of a Buddhist Itinerant Doctor in Vietnam. St. Martin´s Press. New York 2004
Vatansever D, Menon DK, Manktelow AE, Sahakian BJ, Stamatakis EA: Default Mode Dynamics for Global Functional Integration. J Neurosci. 2015 Nov 18;35(46): 15254–62. doi: https://doi.org/10.1523/JNEUROSCI.2135-15.2015
Veith Ilza: The Yellow Emperor's Classic of Internal Medicine. New Edition. University of California Press. Berkeley 1972
Wasan AD, Kong J, Pham LD, Kaptchuk TJ, Edwards R, Gollub RL: The impact of placebo, psychopathology, and expectations on the response to acupuncture needling in patients with chronic low back pain. J Pain 2010 Jun;11(6):555–63. doi: https://doi.org/10.1016/j.jpain.2009.09.013
Weinberger JL, Kantor M.: Possible sequelae of trauma and somatic disorder in early life. Int J Psychiatry Med 1976–1977;7(4): 337–50. doi: https://doi.org/10.2190/hl5e-hk4 g-9txb-dwkq
Wilkinson M: Mind, brain and body. Healing trauma: the way forward. J Anal Psychol 2017 Sep;62(4):526–543. doi: https://doi.org/10.1111/1468-5922.12335
Wilms Sabine: Twelve Characters – A Transmission of Wang Fengyi's Teachings. Happy Goat Productions. Corbett, Oregon 2014
Wiseman Nigel, Boss Ken: Glossary of Chinese Medical Terms and Acupuncture Points. Translated and Compilated by Nigel Wiseman with Ken Boss. Churchill Livingstone. Brookline 1990
Wu Zhong-Xian, Taylor Wu Karin: TianGan DiZhi – Heavenly Stems and Earthly Branches: The Heart of Chinese Wisdom Traditions. Singing Dragon. London/Philadelphia 2016
Wu Zhong-Xian: Seeking the Spirit of The Book of Change: 8 Days to Mastering a Shamanic Yijing (I Ching) Prediction System. Singing Dragon. London/Philadelphia 2017
Wu Zhong-Xian: Vital Breath of the Dao: Chinese Shamanic Tiger Qigong – Laohu Gong. Jessica Kingsley Publishers. London 2008
Yang Shou-Zhong, Chace – Charles (translation): The Systematic Classic of Acupuncture & Moxibustion by Huang-fu Mi. Blue Poppy Press. Boulder 1994
Yang Shou-Zhong: The Heart & Essence Of Dan-xi's Methods of Treatment. A Translation of Zhu Dan-xi's Dan Xi Zhi Fa Xin Yao by Yang Shou-zhong. Blue Poppy Press. Boulder 1993
Yin Hui-He, Shuai Xue-Zhong: Fundamentals of Traditional Chinese Medicine. Foreign Languages Press. Beijing 1992
Zhang Yu-Huan, Rose Ken: A Brief History of Qi. Paradigm Publications. Taos 2001
Zhang Y, Zhang H, Nierhaus T, Pach D, Witt CM, Yi M: Default Mode Network as a Neural Substrate of Acupuncture: Evidence, Challenges and Strategy. Front Neurosci. 2019 Feb 11;13: 100. doi: https://doi.org/10.3389/fnins.2019.00100

Chinesischsprachige Literatur

Ban Gu: Überblick über die Diskussionen und Schlussfolgerungen im Pavillon des Weißen Tigers. 班固: 白虎通義. 中國書店. 北京 2018

Cai Ming-Zong, Zhang Jia-Wei, Lin Zhao-Geng: Das Dan-Tian ist einfach das Ming-Men. 蔡明宗, 張家維, 林昭庚: 丹田即是命門. 台灣中醫臨床醫學雜誌 2007: 13 (2) 163–169

Cao Tie-Jun, Huang Fang: Diskussion über die Ursprungsquellen der Leitbahnen, Netzgefäße und Akupunkturpforten und deren Bedeutung. 曹铁军, 黄芳: 对经络及腧穴起源及其意义的探讨. 中医药学刊; 第24卷第3期2006年3月: 551–552

Chang Yu, Li Man-Di (Hrsg. und Autoren): Das Buch der wirklichen Geschichten um die Traditionelle Chinesische Medizin. 常宇, 李漫荻 [编著]: 中医是本故事书. 化学工业出版社. 北京 2009

Chen Ding-San: Erkundung der Ursprünge der Medizin. 陈鼎三: 医学探源. 上海中医学院出版社. 上海 1987

Chen Mo-Jin: Geschichten aus der Traditionellen Chinesischen Medizin. 陈沫金: 中医的故事. 百花文艺出版社. 天津 2011

Chen Qian, Zhao Jia: Jahrtausendalte Chinesische Medizin, jahrtausendalte Begebenheiten. 陈倩, 赵佳: 千古中医千古事. 武汉出版社. 武汉 2009

Chen You-Bang, Deng Liang-Yue, Shi Xue-Min, Wu Xue-Zhang: Die Therapie mit chinesischer Akupunktur und Moxibustion. 陈佑邦, 邓良月, 石学敏, 吴学章 [主编]: 中国针灸治疗学. 中国科学技术出版社. 北京 1990

Cheng Ya-Jun: Geschichte der chinesischen Medizinphilosophie. Erster Band: Zeitspanne von der frühen Qin-Dynastie bis zu den beiden Han-Dynastien. 程雅君: 中医哲学史. 第一卷: 先秦两汉时期. 巴蜀书社. 武汉 2009

Chinesische Forschungsakademie für Traditionelle Medizin (herausgebende Organisation): Die Lehre der Differentialdiagnose der Zustandsmuster in der Traditionellen Chinesischen Medizin. 中国中医研究院 [主编单位]: 中医证候鉴别诊断学. 人民卫生出版社. 北京 1987

Deng Tie-Tao (Hrsg.): Die Diagnostik in der Traditionellen Chinesischen Medizin. 邓铁涛 [主编]: 中医诊断学. 人民卫生出版社. 北京 1987

Ding Guang-Di (Hrsg.): Kollation und Kommentierung der „Abhandlung über Ursprung und Symptomatologie sämtlicher Erkrankungen“. 丁光迪 [主編]: 諸病源候論校注. 人民衛生出版社. 北京 2013

Ding Guang-Di, Wen Kui (Edition und Kollation): Li Gao (Verfasser) – „Gesammelte medizinische Schriften des Dong-Yuan“. 丁光迪, 文魁 [編校]: 李杲撰 – 東垣醫集. 湖南科学技术出版社. 长沙 2018

Dong Lian-Rong: Psychosomatische Krankheitslehre in der Chinesischen Medizin. 董连荣: 中医形神病学. 光明日报出版社. 北京 1991

Duan Yi-Shan (Hrsg.): Klassische Medizinliteratur. 段逸山 [主編]: 醫古文. 人民衛生出版社. 北京 2001

Duan Yi-Shan, Wang Qing-Qi (Hrsg.): Gesamtüberblick berühmter Aussprüche in der Traditionellen Chinesischen Medizin mit Erläuterungen. 段逸山, 王庆其 [主编]: 中医名言通解. 人民衛生出版社. 北京 2001

Fan Xue-Hong, Jin Xian (Hrsg. und Autoren): Das äußerst einfache Denken der komplexen Chinesischen Medizin. 樊学鸿, 金藓 [编著]: 复杂中医的极简思考. 化学工业出版社. 北京 2017

Fan Xue-Hong, Jin Xian (Hrsg. und Autoren): Die Chinesische Medizin des Qi und des Dao: Mit dem Qi das Qi behandeln – es durchgängig zu machen, gilt als Behandlung. 樊学鸿, 金藓 [编著]: 复杂中医的极简思考. 化学工业出版社. 北京 2017

Gai Jian-Min: Daoistische Medizin. 盖建民: 道教医学. 宗教文化出版社. 北京 2001

Gao Li-Shan, Gao Feng: Das Herzenstor der Akupunktur und Moxibustion. Die dritte Zusammenstellung von Essenzen der Akupunktur und Moxibustion nach Gao Li-Shan. 高立山, 高峰: 针灸心扉. 高立山针灸汇粹之三. 学苑出版社. 北京 1997

Gao Li-Shan, Gao Feng: Weitergabe aus dem Herzen in Akupunktur und Moxibustion. Die zweite Zusammenstellung von Essenzen der Akupunktur und Moxibustion nach Gao Li-Shan. 高立山, 高峰: 针灸心传. 高立山针灸汇粹之二. 学苑出版社. 北京 1997

Gao Xin-Zhu (Hrsg.): Praktisches Wörterbuch der Akupunktur und Moxibustion. 高忻洙 [主编]: 使用针灸学词典. 江苏科学技术出版社. 南京 1996

Guangzhou-Provinz Hochschule für Traditionelle Chinesische Medizin (Hrsg.): Die Lehre von Akupunktur und Moxibustion. 广州中医学院 [主编]: 针灸学. 中医古籍出版社. 北京 1987

Guo Ai-Chun (Hrsg. und Autor): Kollation, Kommentierung und Übersetzung des „Leitfadens des Gelben Ahnherrschers, Innerer Band – Drehangel aller Wunderwirkungen“. 郭靄春 [編著]: 黄帝内經灵枢校注语译. 天津科学技术出版社. 天津 1991

Guo Ai-Chun (Hrsg.): Kollation und Kommentierung des „Leitfadens des Gelben Ahnherrschers, Innerer Band – Unbefangene Elementarfragen“. 郭靄春 [主編]: 黄帝內經素問校注. 人民衛生出版社. 北京 2013

Guo Ai-Chun (Hrsg.): Wörterbuch des „Leitfadens des Gelben Ahnherrschers, Innerer Band“. 郭靄春 [主編]: 黄帝内經词典. 天津科学技术出版社. 天津 1991

Guo Ai-Chun (Hrsg.): Wörtliche Übersetzung des „Leitfadens des Gelben Ahnherrschers, Innerer Band – Unbefangene Elementarfragen“. 郭靄春 [主编]: 黄帝内经素问语译. 人民卫生出版社. 北京 2013

Guo Chang-Qing, Liu Qing-Guo (Hrsg.): Illustrierte Erläuterung der Lokalisation der Pforten der Akupunktur und Moxibustion nach Yang Jia-San. 郭长青，刘清国，胡波 [主编]: 杨甲三针灸取穴图解. 人民军医出版社. 北京 2011

He Pu-Ren (Gesamtherausgeber): Die wunderwirkenden Methoden von Akupunktur und Moxibustion. 贺普仁 [总主编]: 针灸灵法. 北京科学技术出版社. 北京 2014

He Ren (Hrsg.): Kollation und Kommentierung des „Abrisses des Wesentlichen aus dem Goldenen Bücherschrein“. 何任 [主編]: 金匱要略校注. 人民衛生出版社. 北京 2013

He Ren (Hrsg.): Wörtliche Übersetzung des „Abrisses des Wesentlichen aus dem Goldenen Bücherschrein“. 何任 [主编]: 金贵要略语译. 人民卫生出版社. 北京 2013

Hebei-Provinz Hochschule für Medizin: Kollation und Übersetzung des „Leitfadens der Drehangel aller Wunderwirkungen“. 河北医学院 [校释]: 灵枢经校释. 人民卫生出版社. 北京 1982

Hu Su-Hua (verantwortlicher Redakteur): Gesammelte Medizinische Schriften des Xu Da-Chun. 呼素華 [責任編輯]: 徐大椿醫書全集. 上／下本. 清· 徐大椿 撰. 人民衛生出版社. 北京 1988

Hu Yi-Xuan: Dao-Medizin. 胡逸玄: 道医. 河北科学技术出版社. 武汉 2017

Huang Long-Xiang (Kollation und Kommentierung): „ABC-Leitfaden-Monographie der Akupunktur und Moxibustion des Gelben Ahnherrschers“. 黄龙祥 [校注]: 黄帝针灸甲乙经. 中国医药科技出版社. 北京 1990

Huang Long-Xiang: Forschungen zur klassischen Literatur der Akupunktur und Moxibustion. 黄龙祥: 针灸典籍考. 北京科学技术出版社. 北京 2017

Huang Long-Xiang: Kompendium der Rückverfolgung zu den Ursprüngen und der Rekonstruktion der Theorie der Leitbahnen und Gefäße. 黄龙祥: 经脉理论还原与重构大纲. 人民卫生出版社. 北京 2016

Jin Dong-Chen, Song Chao-Zong: Klassische Literaturstellen aus dem Gelehrtenwald der Medizin. 金东辰，宋朝宗: 医林典故. 百花文艺出版社. 天津 2009

Jin Xian (Ergänzende Redaktion und überarbeitete Herausgabe), Huang Long-Xiang (redaktionelle Bearbeitung): Das Große Kompendium der Akupunktur und Moxibustion von Yang Ji-Zhou. 靳贤 [补辑重编], 黄龙祥 [整理]: 杨继洲 – 针灸大成. 人民卫生出版社. 北京 2017

Kuang Tiao-Yuan: Die Lehre vom Herz-Shen des „Höchsten Wandels“. Erkundung der Kerngedanken im «Huangdi Neijing». 匡调元: 太易心神学.《黄帝内经》核心思想探研. 中国中医药出版社. 北京 2018

Li Chu, Zhao Jing-Sheng, Wu Ji-Dong: Auswahl klassischer Abhandlungen über Akupunktur und Moxibustion. 李锄，赵京生，吴继东：针灸经纶选. 人民卫生出版社. 北京 1993

Li De-Xin, Liu Yan-Chi (Hrsg.): Basistheorie der Traditionellen Chinesischen Medizin. 李德新，刘燕池［主编］：中医基础理论. 人民卫生出版社. 北京 2001

Li Ding (Hrsg.): Die Lehre der Akupunktur und Moxibustion. 李鼎［主編］：針灸學. 人民衛生出版社. 北京 1995

Li Jing-Rong et al.: Kollation und Übersetzung der „Hauptsächlichen Rezepturen im Wert von tausend Golddukaten zur Vorbereitung auf Notfälle" von Sun Si-Miao. 李景荣 等［校释］：孙思邈 – 备急千金要方校释. 人民卫生出版社. 北京 2014

Li Jing-Rong et al.: Kollation und Übersetzung der „Hilfreichen Rezepturen im Wert von tausend Golddukaten" von Sun Si-Miao. 李景荣 等［校释］：孙思邈 – 千金翼方校释. 人民卫生出版社. 北京 2014

Li Jing-Wei et al.: Großes Wörterbuch der Traditionellen Chinesischen Medizin. 李经纬 等［主编］：中医大辞典. 人民卫生出版社. 北京 2004

Li Jin-Yong: Abschriften von Aussprüchen in den klassischen Schriften. 李今庸：古籍录语. 学苑出版社. 北京 2018

Li Jin-Yong: Überlegungen zur Chinesischen Medizin – Herzenseinsichten aus medizinischer Lektüre. 李今庸：中医思考 读医心得. 学苑出版社. 北京 2018

Li Shi-Hua (verantwortlicher Redakteur): „Erläuterungen der Leitbahnen und Pforten" von Yue Han-Zhen aus der Qing-Dynastie. 李世華［責任編輯］：經穴解. 清 · 岳含珍 撰. 人民衛生出版社. 北京 1990

Li Xi-Ru, Dong Run-Sheng, Zhu Xian-Min (Hrsg.): Wörterbuch des aktuellen Wissens in Akupunktur und Moxibustion. 李僖如，董润生，朱现民［主编］：针灸新知识辞典. 人民卫生出版社. 北京 1994

Li Zhi-Chao: Über die gestaltlosen Durchgangswege für Information des menschlichen Leibes – Zusammenfassende Überlegungen zur Erforschung der Natur der Leitbahnen und Netzgefäße. 李志超：关于人体的无形信息通道 – 经络实质研究的综合思考. 科技导报 1998/7: 21–23

Lin Yun-Gui: Illustrierte Erläuterungen der Leitbahnen und Netzgefäße. 蔺云桂：经络图解. 福建科学技术出版社. 福州 2016

Ling Yao-Xing: Wörtliche Übersetzung des „Leitfadens der schwierig zu erwidernden Einwürfe". 凌耀星：难经语译. 人民卫生出版社. 北京 2013

Liu Bing-Fan: Anleitung zu den wesentlichen Aspekten der klinischen Zustandsmuster aus dem Leitfaden des Gelben Ahnherrschers, Innerer Band. 刘炳凡：黄帝内经临证指要. 湖南科学技术出版社. 长沙 1999

Liu Cong (Kollation und Kommentierung): „ABC-Monographie-Leitfaden der Akupunktur und Moxibustion" von Huang-Fu Mi aus der Jin-Dynastie. 刘聪［校注］：针灸甲乙经. 晋 · 皇甫谧 撰. 人民卫生出版社. 北京 2007

Liu Cong-Ming et al. (Interpunktion und Kollation): „Das Große Kompendium der Akupunktur und Moxibustion" von Yang Ji-Zhou. 刘从明 等［点校］：杨继洲 – 针灸大成. 中医古籍出版社. 北京 1998

Liu Dao-Qing, Zhou Yi-Mou (Hrsg.): „Großes Lexikon der berühmten Aussprüche in der Traditionellen Chinesischen Medizin". 刘道清，周一谋［主编］：中医名言大辞典. 中原农民出版社. 郑州 1991

Liu Du-Zhou (Hrsg.): Kollation und Kommentierung der „Abhandlung über schädigende Kälte". 劉渡舟［主編］：傷寒論校注. 人民衛生出版社. 北京 2013

Liu Du-Zhou (Hrsg.): Wörtliche Übersetzung der „Abhandlung über schädigende Kälte". 刘渡舟［主编］：伤寒论语译. 人民卫生出版社. 北京 2013

Liu Guan-Jun, Wang Fu-Chun, Li Ying (Hrsg.): Sammlung der Akupunkturrezepturen und Akupunkturkünste berühmter zeitgenössischer Ärzte in China. 刘冠军，王富春，李影［主编］：中国当代名医针方针术集成. 吉林科学技术出版社. 长春 1994

Liu Guan-Jun: Erhellung der Theorie und der klinischen Zustandsmuster der Akupunktur und Moxibustion. 刘冠军：针灸明理与临证. 人民卫生出版社. 北京 1990

Liu Jie-Sheng: Aufzeichnungen zur klinischen Anwendung der Tai-Yi-Shen-Akupunktur und -Moxibustion bei verschiedenen Zustandsmustern. 刘洁声：太乙神针灸临证录. 陕西科学技术出版社. 西安 1984

Liu Li-Gong, Huang Qin-Feng, Hu Dong-Pei (Hrsg.): Abriss der klinischen Akupunktur und Moxibustion vom Altertum bis zur heutigen Zeit. 刘立公，黄琴峰，胡冬裴［主编］：针灸临证古今通论. 心肺肝脾分册. 人民卫生出版社. 北京 2017

Liu Li-Hong: Nachdenken über die Traditionelle Chinesische Medizin. 刘力红：思考中医. 广西师范大学出版社. 桂林 2003

Liu Shao-Yi: Erklärungen und Aufzeichnungen über die Akupunkturverfahren in der Akupunktur und Moxibustion des „Leitfadens des Gelben Ahnherrschers, Innerer Band". 柳少逸：《黄帝内经》针法针方讲记. 上，下册. 中国中医药出版社. 北京 2017

Liu Yun-Yao, Zhang Yun-Peng (Hrsg.): Großer Überblick über denkwürdige Aussprüche in den historischen Perioden der Traditionellen Medizin in China. 刘云峣，张云鹏［主编］：中国历代中医格言大观. 文匯出版社. 上海 1992

Lu Chuan-Mu: Rückeroberung der anderen Hälfte der Traditionellen Chinesischen Medizin. 卢传牧：找回中医的另一半. 中医古籍出版社. 北京 2018

Lu Hui: Der altchinesischen Medizin gewahr werden. 路辉：古中医悟. 中国中医药出版社. 北京 2016

Lu Qing-Shan: Die Neuerschaffung der Traditionellen Chinesischen Medizin. 卢青山：创新中医. 山西科学技术出版社. 太原 2010

Luo Da-Lun: Die klassische Chinesische Medizin. 罗大伦：古代的中医. 中国中医药出版社. 北京 2009

Luo Xian-Ming: „Die tiefgreifende Aufrichtigkeit des Großen Arztes" – die Biographie des Sun Si-Miao. 罗先明：大医精诚 – 孙思邈传. 作家出版社. 北京 2015

Ma Ji-Xing: Dokumentenkunde der Traditionellen Chinesischen Medizin. 马继兴：中医文献学. 上海科学技术出版社. 上海 1990

Nan-Jing Hochschule für Traditionelle Chinesische Medizin (Hrsg.): Übersetzung des „Leitfadens des Gelben Ahnherrschers, Innerer Band – Unbefangene Elementarfragen". 南京中医学院［编著］：黄帝内经素问译释. 上海科学技术出版社. 上海 1959

Nan-Jing Hochschule für Traditionelle Chinesische Medizin (Kollation und Übersetzung): Kollation und Übersetzung des Leitfadens der schwierig zu erwidernden Einwürfe. 南京中医学院［校释］：难经校释. 人民卫生出版社. 北京 1979

Pang Xian-Qing, Pang Chao-Xuan (Hrsg.): Interessante Geschichten aus der Chinesischen Medizin und Pharmazie. 庞宪清，庞朝轩［编著］：中医药故事趣闻. 中医古籍出版社. 北京 2013

Qiu Mao-Liang (Hrsg.): Therapiekunde der chinesischen Akupunktur und Moxibustion. 邱茂良［主编］：中国针灸治疗学. 江苏科学技术出版社. 南京 1988

Qiu Pei-Ran (Hrsg.): Lexikon berühmter Worte der Chinesischen Medizin. 裘沛然［主编］：中医名言辞典. 湖南科学技术出版社. 长沙 1992

Redaktion der „Illustrierten Erläuterungen der Klassiker": Illustrierte Erläuterungen des „Leitfadens des Gelben Ahnherrschers, Innerer Band". 《图解经典》编辑部：图解黄帝内经. 江西科学技术出版社. 南昌 2014

Redaktion der „Illustrierten Erläuterungen der Klassiker": Illustrierte Erläuterungen der „Tausend-Dukaten-Rezepturen". 《图解经典》编辑部：图解千金方. 吉林科学技术出版社. 长春 2017

Redaktionskomitee des „Großen Wörterbuchs des Traditionellen Chinesischen Medizin" (Hrsg.): Kurzgefasstes Wörterbuch der Traditionellen Chinesischen Medizin. 《中医大辞典》编辑委员会［编］：简明中医辞典（修订本）. 人民卫生出版社. 北京 1992

Shan Yu-Tang: Ausgewählte Kommentare zu den Kombinationen der Pforten in der Akupunktur und Moxibustion in der „Abhandlung über schädigende Kälte". 单玉堂：伤寒论针灸配穴选注. 人民卫生出版社. 北京 1984

Shan-Dong-Provinz Hochschule für Traditionelle Chinesische Medizin, He-Bei-Provinz Hochschule für Medizin: Kollation und Übersetzung des „Leitfadens des Gelben Ahnherrschers, Innerer Band – Unbefangene

Elementarfragen. 山东中医学院, 河北医学院 [校释]: 黄帝内经素问校释.上, 下册. 人民卫生出版社. 北京 1982
Shen Yan-Nan (Hrsg.): Kollation und Kommentierung des „Leitfadens der Bewegungen in den Gefäßen". 沈炎南 [主編]: 脈經校注. 人民衛生出版社. 北京 2013
Shen Yan-Nan (Hrsg.): Wörtliche Übersetzung des „Leitfadens der Bewegungen in den Gefäßen". 沈炎南 [主编]: 脉经语译. 人民卫生出版社. 北京 2013
Shi Xue-Min (Hrsg.): Außergewöhnliche Fähigkeiten in der chinesischen Akupunktur und Moxibustion. 石学敏 [主编]: 中国针灸奇术. 天津科技翻译出版公司. 天津 1992
Shi Xue-Min (Hrsg.): Therapiekunde der Akupunktur und Moxibustion. 石学敏 [主编]: 针灸治疗学. 人民卫生出版社. 北京 2001
Song Tian-Bin, Hu Wei-Guo: Erkundung der Ursprünge der daoistischen Medizin. 宋天彬, 胡卫国: 探探道医源. 学苑出版社. 北京 2018
Sun Guo-Jie (Hrsg.): Akupunktur und Moxibustion. 孙国杰 [主编]: 针灸学. 人民卫生出版社. 北京 2000
Sun Guo-Zhong, Fang Xiang-Hong (Interpunktion und Kollation): In Kategorien angeordneter Leitfaden – Der Leitfaden des Gelben Ahnherrschers, Innerer Band, nach Kategorien eingeteilt, erläutert und analysiert. 孙国中, 方向红 [点校]: 类经 – 黄帝内经分类解析. 张介宾 著. 上/中/下本. 学苑出版社. 北京 2005
Sun Wai-Zhu (Interpunktion und Kollation), Shi Xue-Min (Lektorat): „Das Große Kompendium der Akupunktur und Moxibustion" von Yang Ji-Zhou. 孙外主 [点校], 石学敏 [审定]: 杨继洲 – 针灸大成. 天津科学技术出版社. 天津 1993
Sun Zhen-Huan, Gao Li-Shan, Gao Feng: Die Herzenseinsichten der Akupunktur und Moxibustion. Die erste Zusammenstellung von Essenzen der Akupunktur und Moxibustion nach Gao Li-Shan. 孙震寰, 高立山, 高峰: 针灸心悟.高立山针灸汇粹之一. 学苑出版社. 北京 1997
Tao Yu-Feng (Hrsg.): Weitere Aufzeichnungen über verschiedene berühmte medizinische Begebenheiten. 陶御风 [主编]: 笔记杂著医事别录. 人民卫生出版社. 北京 2006
Tian Dai-Hua (redaktionelle Bearbeitung): „Der Leitfaden des Gelben Ahnherrschers, Innerer Band – Unbefangene Elementarfragen". 田代华 [整理]: 黄帝内经素问. 人民卫生出版社. 北京 2017
Tian Dai-Hua (redaktionelle Bearbeitung): „Herzenseinsichten der Medizin" von Cheng Guo-Peng. 田代华 [整理]: 医学心悟.程国彭 撰. 人民卫生出版社. 北京 2006
Tian He-Lu: Aufdeckung des geheimen Wesens des Augen-Ming-Men. 田合禄: 目命门实质揭密. 浙江中医药大学学报2016年12月第40卷第12期
Tian He-Lu: Erkundung der verborgenen wissenschaftlichen und philosophischen Kernbedeutung der Aussage „Der Leib vervollständigt sich in der Geist-Seele Shen". 田合禄: "形与神俱"之科学和哲学实质探秘. 浙江中医药大学学报2017年5月第41卷第5期 (345–351)
Tian He-Lu: Erkundung des Ursprungs des San-Jiao-Theorems im „Leitfaden des Gelben Ahnherrschers, Innerer Band". 田合禄:《黄帝内经》三焦说探源.浙江中医药大学学报2018年1月第42卷第1期 (1 – 7)
Tian Si-Sheng (Hrsg.): Sämtliche medizinische Schriften des Zhu Dan-Xi. 田思胜 [主编]: 朱丹溪医学全书. 中国中医药出版社. 北京 2015
Verlag für Volkshygiene (Redaktion): „Leitfaden des Gelben Ahnherrschers, Innerer Band – Unbefangene Elementarfragen". Fotomechanische Reproduktion. 人民卫生出版社 [整理]: 黄帝内经素问 (上/下) 影印本. 人民卫生出版社. 北京 2015
Verlag für Volkshygiene (Redaktion): „Leitfaden des Gelben Ahnherrschers, Innerer Band – Drehangel aller Wunderwirkungen". Fotomechanische Reproduktion. 人民卫生出版社 [整理]: 黄帝内经灵枢 影印本. 人民卫生出版社. 北京 2015
Wang De-Shen: Synopsis der Dokumente zur chinesischen Akupunktur und Moxibustion. 王德深: 中国针灸文献提要. 人民卫生出版社. 北京 1996
Wang Feng-Yi nian-pu yu yu-lu (王凤仪年谱与语录; Lebenslauf und Gesprächsaufzeichnungen des Wang Feng-Yi): wenku.baidu.com/view/19a744eb814d2b160b4e767f5acfa1c7ab008215.html (zuletzt aufgerufen am 12.11.2021)
Wang Fu-Chun (Hrsg.): Das große Kompendium der Akupunkturmethoden. 王富春 [主编]: 针法大成. 人民卫生出版社. 北京 2011
Wang Hong-Tu (Hauptherausgeber): Großes Kompendium der Forschung zum Leitfaden des Gelben Ahnherrschers, Innerer Band, in drei Bänden. 王洪图 [总主编]: 黄帝内经研究大成. 上, 中, 下本. 北京出版社. 北京 1997
Wang Ji: Fragen und Antworten zur Akupunktur und Moxibustion. Kollation und Kommentar von Li Lei. 汪机: 针灸问对.李磊校注. 山西科学技术出版社. 太原 2011
Wang Li-Zao (Hrsg.): Großes Kompendium der Rezepte in der chinesischen Akupunktur und Moxibustion. 王立早 [主编]: 中国针灸处方大成. 江西科学技术出版社. 南昌 1990
Wang Wen-De: Die Gestalt des Dao der Akupunktur ertasten. 王文德: 针道摸象. 中国中医药出版社. 北京 2011
Wang Xiao-Dao, Huang Cheng-Hui, Du Wen-Dong, He Wen-Bin: Erforschung der psychologischen Betrachtungsweisen im „Inneren Klassiker". 王效道, 黄成惠, 杜文东, 何文彬:《内经》心理思想研究. 南京铁道医学院印刷厂. 南京 1984
Wu Jian-Fei: Diskussion der Medizin im Zeichen des Drachen. 吴见非: 龙图论医. 中医古籍出版社. 北京 2008
Xie Xi-Liang, Guan Ling: Grundlegende Fähigkeiten in Akupunktur und Moxibustion. 谢锡亮, 关玲: 针灸基本功. 人民卫生出版社. 北京 2007
Xing Ru-Wen: Leitfaden des Gelben Ahnherrschers, Innerer Band; die Kapitel der Drehangel aller Wunderwirkungen. 邢汝雯: 黄帝内经, 灵枢篇. 华中科技大学出版社. 武汉 2017
Xu Jia-Song: Erläuterungen zu sieben Kapiteln des Leitfadens des Gelben Ahnherrschers, Innerer Band, Unbefangene Elementarfragen, über die Fünf Bewegungen und Sechs Qi. 许家松: 黄帝内经素问运气七篇讲解. 人民卫生出版社. 北京 2007
Yang Zhao-Min, Ju Chuan-Jun: Handbuch zur praktischen Pfortenauswahl in Akupunktur und Moxibustion. 杨兆民, 鞠传军: 实用针灸选穴手册. 金盾出版社. 北京 1990
Yang Jia-San (Hrsg.): Die Lehre der Akupunktur und Moxibustion. 杨甲三 [主编]: 针灸学. 人民卫生出版社. 北京 1989
Yi Li-Bian: Berühmte Kernsprüche des klassischen China. 乙力编: 中国古代名言警句. 三秦出版社. 西安 2012
Yin Hui-He, Zhang Bo-Ne (Hrsg.): Die Basistheorie der Traditionellen Chinesischen Medizin. 印会河, 张伯讷 [主编]: 中医基础理论. 人民卫生出版社. 北京 1989
Yin Zhen: Eine kurzgefasste Diskussion der Herzensmethoden der Akupunktur und Moxibustion. 尹真: 针灸心法浅谈. 中国发展出版社. 北京 2017
Zhan Jia-Yang et al. (Kollation und Kommentar): Sammlung ausführlicher Kommentare der Mentoren zum Leitfaden des Gelben Ahnherrschers, Innerer Band, Unbefangene Elementarfragen von Gao Yi-Zhu, Luo Ji-Chuan, Zhang Ying-Chuan, Da-Yu-Zi, Qian Yi aus der Qing-Dynastie. 战佳阳 等 [校注]: 黄帝内经素问详注直讲全集. 清· 高亿著, 罗济川, 张映川, 大愚子, 乾一. 中国中医药出版社. 北京 2016
Zhang Can-Jia, Xu Guo-Qian (Hrsg.): Kollation und Kommentierung der ABC-Monographie der Akupunktur und Moxibustion. 張燦玾, 徐國仟 [主編]: 鍼灸甲乙經校注 (上下冊). 人民衛生出版社. 北京 2014
Zhang Deng-Ben (Hrsg.): Gesammelte medizinische Schriften des Wang Tao. 张登本 [主编]: 王焘医学全书. 中国中医药出版社. 北京 2006
Zhang Jin-Zhu: Kollation und Übersetzung des Großen Kompendiums der Akupunktur und Moxibustion. 张缙主: 针灸大成校释. 人民卫生出版社. 北京 2009
Zhang Jun-Xiu, Li Shao-Dan, Yang Ming-Hui: Andiskussion der Anwendung der Theorie von Türschloss, Türblatt und Türangel aus dem „Inneren Leitfaden" in der Yang-Ming-Erkrankung und der Tai-Yang-Erkrankung gemäß

der „Abhandlung über schädigende Kälte“. 张俊修, 李绍旦, 杨明会: 浅谈《内经》“开, 阖, 枢“理论在《伤寒论》阳明病与太阴病中的运用.环球中医药2017年8月第10卷第8期 Global Traditional Chinese Medicine, August 2017, Vol 10, No. 8; 843–846

Zhang Nian-Shun (Hrsg.): Gesammelte medizinische Schriften des Li Dong-Yuan. 张年顺 [主编]: 李东垣医学全书. 中国中医药出版社. 北京 2015

Zhang Qi-Wen (Hrsg.): Großes Kompendium der chinesischen Moxibustionsmethoden. 张奇文 [主编]: 中国灸法大全. 天津科学技术出版社. 天津 1993

Zhang Shu-Sheng, Zhang Kuan-Zhi: Klinische Pflichtlektüre der Traditionellen Chinesischen Medizin. 张树生, 张宽智: 中医临床必读. 中国中医药出版社. 北京 1999

Zhao Er-Kang: Die Lehre der chinesischen Akupunktur und Moxibustion. 趙爾康: 中華鍼灸學. 北京市中國書店. 北京 1987

Zhao Jing-Sheng: Die Bedeutung der Akupunktur. 赵京生: 针意. 人民卫生出版社. 北京 2019

Zheng Yi-Min: Der Arzt-Genius Bian Que. 郑一民: 神医扁鹊. 花山文艺出版社. 石家庄 2014

Zhou Guang-Rong (verantwortlicher Redakteur): „Hauptsächliche Rezepturen im Wert von tausend Golddukaten zur Vorbereitung auf Notfälle“ von Sun Si-Miao 周光榮 [責任編輯]: 孫思邈 – 備急千金要方. 大展出版社有限公司. 臺北 2014

Zhou Mei-Sheng (Hrsg. und Autor), Yang Ming (redaktionelle Bearbeitung): Erweiternde Einfälle zu den Rezepturen der Akupunktur und Moxibustion in den klassischen Schriften. 周楣声 [编著], 杨明 [整理]: 针灸经典处方别裁. 安徽科学技术出版社. 合肥 1992

Zhu Wen-Feng, Yuan Zhao-Kai (Hrsg.): Die Lehre der Diagnosestellung in der Traditionellen Chinesischen Medizin. 朱文锋, 袁肇凯 [主编]: 中医诊断学. 人民卫生出版社. 北京 1999

Zi Tu: Gesamtausgabe des Leitfadens des Gelben Ahnherrschers, Innerer Band. Ausgabe mit vollständiger Übersetzung und erläuternden Illustrationen. 紫图: 黄帝内经全集. 全译图解版. 陕西师范大学出版社. 西安 2012

Literatur in chinesischer und englischer Sprache

Hsu Hong-Yen, William G. Peacher: Chen's History of Chinese Medical Science. Modern Drug Publishers Co. Taipei 1977. 許鴻源, 畢毬· 威廉: 陳存仁 中國醫學史. 新醫藥出版社. 台北 1977

Li Shao-Zhi, Tan Xiao-Hong (Editor in chief): Chinese Therapeutic Methods of Acupoints. English-Chinese Edition. Hunan Science & Technology Press. Changsha 1998. 李绍芝, 谭晓红 [主编]: 中国穴位疗法.英汉对照本. 湖南科学技术出版社. 长沙 1998

Library of Chinese Classics (Chinese–English): Yellow Emperor's Canon of Medicine – Plain Conversation I/II/III. Translated into English by Li Zhao-Guo. Translated into Modern Chinese by Liu Xi-Ru. World Publishing Corporation. Xi'an, Beijing, Guangzhou, Shanghai 2005. 大中华文库 (汉英对照): 黄帝内经· 素问.李照国 英译.刘希茹 今译. 世界图书出版公司. 西安,北京, 广州, 上海 2005

Wang De-Chen (senior editor): China Zhenjiuology. Tianjin Science & Technology Translation & Publishing Corp. Tianjin 1992. 王德琛 [主編]: 中國針灸學. 天津科技翻譯出版公司. 天津 1992

Wang Hua, Chen Xing-Jian, Zhang Sen, Luo Ji-Min, Guo Jin-Wen (edt.): Chinese–English dictionary of acupuncture and moxibustion. 王华, 陈行健, 张森, 罗济民, 郭锦文 [编]: 汉英针灸辞典. 湖北科学技术出版社. 湖北 1992

Wiseman Nigel: English-Chinese Chinese-English dictionary of Chinese medicine. 王一方 [责任编辑]: 英汉汉英中医词典. 湖南科学技术出版社. 长沙 1995

Zhang Rui-Fu, Wu Xiu-Fen, Nissi S. Wang (compilation): Illustrated Dictionary of Chinese Acupuncture. Jointly published by Sheep's Publications (HK) Ltd., People's Medical Publishing House. Hong Kong & Beijing 1985. 張瑞馥, 吳秀芬, 王升艾 [编著]: 中國針灸學圖解辭典. 書業出版 (香港) 有限公司, 中國人民衛生出版社, 合作出版. 香港&北京 1987

Namensregister

Register

M